TRATADO DE HEMATOLOGIA

HEMOTERAPIA — Outros Livros de Interesse

Alves – Dicionário Médico Ilustrado Inglês-Português
APM-SUS – O Que Você Precisa Saber sobre o Sistema Único de Saúde
APM-SUS – Por Dentro do SUS
Atala – UNIFESP – Manual do Clínico para o Médico Residente
Brandão Neto – Prescrição de Medicamentos em Enfermaria
Carvalho Argolo – Guia de Consultório - Atendimento e Administração
CBC – Colégio Brasileiro de Cirurgiões – Hemorragias
Clementino Fraga – Evocações
Covas – Hemoterapia – Fundamentos e Prática
Covas – Livro de Hemoterapia
Decourt – A Didática Humanista de um Professor de Medicina
Doyle Maia – Faculdade Nacional de Medicina
Drummond – Dor – O Que Todo Médico Deve Saber
Drummond – Medicina Baseada em Evidências 2a ed.
Elias Knobel – Memórias em Espanhol
Gil e Rocha – Oncologia Molecular
Goldenberg – Coluna: Ponto e Vírgula 7a ed.
Gottschall – Do Mito ao Pensamento Científico 2ª ed.
Gottschall – Pilares da Medicina
Grotto – Interpretação Clínica do Hemograma
Hospital Israelita Albert Einstein – Protocolos de Conduta do Hospital Israelita Albert Einstein
Jatene – Medicina, Saúde e Sociedade
Knobel – Memórias Agudas e Crônicas de uma UTI
Kutner – Manual de Orientação para o Uso de Sangue, Hemocomponentes e Aféreses Terapêuticas
Lopes – Clínica Médica – Equilíbrio Ácido-base e Distúrbio Hidroeletrolítico 2ª ed.
Lottenberg – A Saúde Brasileira Pode Dar Certo
Marcopito Santos – Um Guia para o Leitor de Artigos Científicos na Área da Saúde
Mastroeni – Biossegurança Aplicada a Laboratório e Serviços de Saúde
Medronho – Epidemiologia 2a ed.
Morales – Terapias Avançadas – Células Tronco

Novais – Como Ter Sucesso na Profissão Médica – Manual de Sobrevivência 3a ed.
Nydia Bacal – Aplicação Prática em Citometria de Fluxo
Perrotti-Garcia – Curso de Inglês Médico
Perrotti-Garcia – Dicionário Português-Inglês de Termos Médicos
Perrotti-Garcia – Grande Dicionário Ilustrado Inglês-Português de Termos Odontológicos e de Especialidades Médicas
Protasio da Luz – Medicina um olhar para o futuro
Protásio da Luz – Nem Só de Ciência se Faz a Cura 2a ed.
Ramires – Didática Médica – Técnicas e Estratégias
Sanvito – As lembranças que não se apagam
Segre – A Questão Ética e a Saúde Humana
Sylvia Vargas – 1808-2008 – Faculdade de Medicina
Soc. Bras. Clínica Médica – Série Clínica Médica Ciência e Arte
Lopes – Equilíbrio Ácido-base e Hidroeletrolítico 2a ed. revista e atualizada
SPSP Braga – Hemtologia para o Pediatra
Tadeu Covas – Manual de Medicina Transfusional
Terra – Coagulação 3a ed.
Therezinha Verrastro – Hematologia e Hemoterapia – Fundamentos de Morfologia, Fisiologia, Patologia e Clínica
Vallada – Manual de Técnicas Hematológicas
Viana Leite – Fitoterapia – Bases Científicas e Tecnológicas
Vilanova – Anticoagulação em Cardiologia
Vilela Ferraz – Dicionário de Ciências Biológicas e Biomédicas
Vincent – Internet – Guia para Profissionais da Saúde 2a ed.
Voltarelli – Imunologia Clínica
Voltarelli – Transplante de Medula Óssea
Walter Tavares – Antibióticos e Quimioterápicos para o Clínico (Livro Texto e Livro Tabelas)
Xenon – Xenon 2008 – O Livro de Concursos Médicos (2 vols.)
Zago – Hematologia – Fundamentos e Prática
Zago Covas – Células-tronco

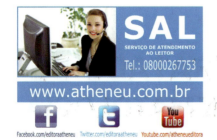

TRATADO DE HEMATOLOGIA

Editores

Marco Antonio Zago

Roberto Passetto Falcão

Ricardo Pasquini

Editores Associados

Nelson Spector

Dimas Tadeu Covas

Eduardo Magalhães Rego

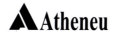

EDITORA ATHENEU

São Paulo — Rua Jesuíno Pascoal, 30
Tel.: (11) 2858-8750
Fax: (11) 2858-8766
E-mail: atheneu@atheneu.com.br

Rio de Janeiro — Rua Bambina, 74
Tel.: (21)3094-1295
Fax: (21)3094-1284
E-mail: atheneu@atheneu.com.br

Belo Horizonte — Rua Domingos Vieira, 319 — conj. 1.104

CAPA: Equipe Atheneu
PLANEJAMENTO GRÁFICO/DIAGRAMAÇÃO: Triall Composição Editorial Ltda.
PRODUÇÃO EDITORIAL: Equipe Atheneu

Dados Internacionais de Catalogação na Publicação (CIP)
(Câmara Brasileira do Livro, SP, Brasil)

Tratado de hematologia / editores Marco Antonio Zago, Roberto Passetto Falcão, Ricardo Pasquini; editores associados Nelson Spector, Dimas Tadeu Covas, Eduardo Magalhães Rego. -- São Paulo : Editora Atheneu, 2013.

Bibliografia
ISBN 978-85-388-0454-3

1. Hematologia I. Zago, Marco Antonio. II. Falcão, Roberto Passetto. III. Pasquini, Ricardo. IV. Spector, Nelson. V. Covas, Dimas Tadeu. VI. Rego, Eduardo Magalhães.

CDD-616.15
NLM-WH 100

13-11638

Índices para catálogo sistemático:
1. Hematologia : Medicina 616.15

ZAGO, M. A.; FALCÃO, R. P.; PASQUINI, R.
Tratado de Hematologia

© EDITORA ATHENEU
São Paulo, Rio de Janeiro, Belo Horizonte, 2013

Sobre os editores

EDITORES

Marco Antonio Zago

Professor Titular de Clínica Médica da Faculdade de Medicina de Ribeirão Preto da Universidade de São Paulo (FMRP-USP).

Roberto Passetto Falcão

Professor Titular de Clínica Médica da Faculdade de Medicina de Ribeirão Preto da Universidade de São Paulo (FMRP-USP).

Ricardo Pasquini

Professor Titular de Hematologia e Oncologia da Universidade Federal do Paraná (UFPR).

EDITORES ASSOCIADOS

Nelson Spector

Professor Titular de Hematologia da Universidade Federal do Rio de Janeiro (UFRJ).

Dimas Tadeu Covas

Professor Titular de Clínica Médica da Faculdade de Medicina de Ribeirão Preto da Universidade de São Paulo (FMRP-USP).

Eduardo Magalhães Rego

Professor Titular de Clínica Médica da Faculdade de Medicina de Ribeirão Preto da Universidade de São Paulo (FMRP-USP).

Sobre os colaboradores

Alex Freire Sandes

Assessor Médico da Hematologia do Fleury Medicina e Saúde. Médico de Pesquisa e Desenvolvimento do Grupo Fleury.

Alfredo Mendrone Júnior

Doutor em Hematologia pela Faculdade de Medicina da Universidade de São Paulo (FMUSP). Diretor Técnico Científico da Fundação Pró-Sangue Hemocentro de São Paulo.

Ana Cristina Silva Pinto

Médica Hematologista e Hemoterapeuta do Hemocentro de Ribeirão Preto. Doutora em Ciências Médicas pela Faculdade de Medicina de Ribeirão Preto da Universidade de São Paulo (FMRP-USP).

Andrea Aparecida Garcia

Doutora em Ciências Médicas (Hematologia) pela Faculdade de Medicina de Ribeirão Preto da Universidade de São Paulo (FMRP-USP).

Ângelo Maiolino

Professor Adjunto de Hematologia da Faculdade de Medicina da Universidade Federal do Rio de Janeiro (FMUFRJ).

Antonio Fabron Junior

Professor Adjunto da Disciplina de Hematologia e Hemoterapia da Faculdade de Medicina de Marília (UNIMAR).

Audrey Krüse Zeinad Valim

Médica Assistente do Serviço de Hematologia, Grupo de Hemostasia, do Hospital das Clínicas da Faculdade de Medicina da Universidade de São Paulo (HCFMUSP).

Belinda Pinto Simões

Professora Doutora do Departamento de Clínica Médica da Faculdade de Medicina de Ribeirão Preto da Universidade de São Paulo (FMRP-USP). Coordenadora da Unidade de Transplante de Medula Óssea do Hospital das Clínicas de Ribeirão Preto (FMRP-USP).

Bernardo Garicochea

Mestre e Doutor pela Universidade de São Paulo (USP). Pós-doutorado em Biologia Molecular pelo Royal Postgraduate Medical School, Londres. Pós-doutorado em Genética de Câncer pelo Memorial Sloan Kettering Cancer Center de Nova York. Coordenador da Unidade de Genética e Câncer. Diretor de Ensino e Pesquisa do Hospital Sírio Libanês (Oncologia), São Paulo.

Carlos Sérgio Chiattone

Chefe da Disciplina de Hematologia e Oncologia da Faculdade de Ciências Médicas da Santa Casa de São Paulo (FCMSCSP). Diretor Médico do Hemocentro da Santa Casa de São Paulo.

Carmen Maria Sales Bonfim

Médica do Serviço de Transplante de Medula Óssea do Hospital das Clínicas da Universidade Federal do Paraná (HCUFPR). Responsável Técnica pelo Serviço de Transplante Pediátrico de Medula Óssea.

Cármino Antonio de Souza

Professor Titular de Hematologia e Hemoterapia do Departamento de Clínica Médica da Faculdade de Ciências Médicas da Universidade Estadual de Campinas (Unicamp).

Caroline Bonamin dos Santos Sola

Mestre em Medicina Interna pela Universidade Federal do Paraná (UFPR). Médico do Serviço de Hematologia e do Transplante de Medula Óssea do Hospital de Clínicas da Universidade Federal do Paraná (HCUFPR).

Celso Arrais Rodrigues

Professor Adjunto da Disciplina de Hematologia do Departamento de Oncologia Clínica e Experimental da Universidade Federal de São Paulo (FMUSP). Médico Hematologista do Centro de Oncologia do Hospital Sírio Libanês.

Dante Mário Langhi Junior

Professor Adjunto da Faculdade de Ciências Médicas da Santa Casa de São Paulo (FCMSCSP). Ex-Presidente da Sociedade Brasileira de Hematologia e Hemoterapia.

Dayse Maria Lourenço

Professora Associada Livre-docente da Disciplina de Hematologia e Hemoterapia da Escola Paulista de Medicina da Universidade de São Paulo (EPM-Unifesp).

Dimas Tadeu Covas

Professor Titular de Clínica Médica da Faculdade de Medicina de Ribeirão Preto da Universidade de São Paulo (FMRP--USP). Diretor-Presidente do Hemocentro de Ribeirão Preto.

Edgar Gil Rizzatti

Assessor Médico da Hematologia do Fleury Medicina e Saúde. Gerente de Pesquisa e Desenvolvimento Sênior do Grupo Fleury.

Eduardo Magalhães Rego

Professor Titular de Clínica Médica da Faculdade de Medicina de Ribeirão Preto da Universidade de São Paulo (FMRP-USP).

Edvan de Queiroz Crusoé

Médico Hematologista e Supervisor da Residência de Clínica Médica do Hospital Geral Roberto Santos, Salvador, Bahia. Hematologista Assistente do Ambulatório de Gamopatias da Santa Casa de São Paulo. Hematologista do Centro de Hematologia e Oncologia da Bahia (CEHON).

Elbio Antonio D'Amico

Professor Livre-docente da Faculdade de Medicina da Universidade de São Paulo (FMUSP). Médico Assistente do Serviço de Hematologia do Hospital das Clínicas da Faculdade de Medicina da Universidade de São Paulo (HCFMUSP).

Elenaide Coutinho

Médica Hematologista do Serviço de Transplante de Medula Óssea do Hospital de Clínicas da Universidade Federal do Paraná (UFPR).

Erica Okazaki

Médica Assistente do Serviço de Hematologia da Divisão de Clínica Médica I do Hospital das Clínicas da Faculdade de Medicina da Universidade de São Paulo (HCFMUSP).

Erich Vinícius de Paula

Professor do Departamento de Patologia Clínica da Faculdade de Ciências Médicas da Universidade Estadual de Campinas (Unicamp).

Fernando Augusto Soares

Professor Titular de Patologia Geral no Departamento de Estomatologia da Faculdade de Odontologia da Universidade de São Paulo (FOUSP). Diretor do Departamento de Anatomia Patológica e da Pós-graduação do A. C. Camargo Câncer Center.

Fernando Ferreira Costa

Professor Titular de Hematologia e Hemoterapia do Departamento de Clínica Médica da Universidade Estadual de Campinas (Unicamp).

Gil Cunha De Santis

Médico Assistente do Hemocentro de Ribeirão Preto.

Gisele Wally Braga Colleoni

Professora Associada Livre-docente da Disciplina de Hematologia e Hemoterapia do Departamento de Oncologia Clínica e Experimental da Universidade Federal de São Paulo (Unifesp).

Helder Henrique Paiva

Doutorando do Programa de Imunologia Básica e Aplicada da Faculdade de Medicina de Ribeirão Preto da Universidade de São Paulo (FMRP-USP).

Irene Biasoli

Professora Adjunta de Clínica Médica da Faculdade de Medicina da Universidade Federal do Rio de Janeiro (FMUFRJ).

Irene Lorand-Metze

Professora Titular em Hematologia e Hemoterapia do Departamento de Clínica Médica da Faculdade de Ciências Médicas da Universidade Estadual de Campinas (Unicamp). Supervisora dos Laboratórios de Rotinas Hematológicas e de Marcadores Celulares do Hemocentro (Unicamp).

Jorge David Aivazoglou Carneiro

Doutor em Ciências pela Faculdade de Medicina da Universidade de São Paulo (FMUSP). Professor Colaborador da Faculdade de Medicina da Universidade de São Paulo (FMUSP). Médico Pediatra Hematologista do Centro de Hemofilia do Hospital das Clínicas da Faculdade de Medicina da Universidade de São Paulo (HCFMUSP) e da Unidade de Hematologia do Instituto da Criança do Hospital das Clínicas da Faculdade de Medicina da Universidade de São Paulo (HCFMUSP).

José Carlos Morais

Professor Titular do Departamento de Patologia da Universidade Federal do Rio de Janeiro (UFRJ).

José Orlando Bordin

Professor Titular da Disciplina de Hematologia e Hemoterapia da Universidade Federal de São Paulo (Unifesp).

Joyce Maria Annichino-Bizzacchi

Professor Titular de Clínica Médica da Faculdade de Ciências Médicas da Universidade Estadual de Campinas (Unicamp).

Julio César Voltarelli

Professor Titular de Clínica Médica da Faculdade de Medicina de Ribeirão Preto (FMRP). Coordenador da Unidade de Transplante de Medula Óssea do Hospital das Clínicas da Faculdade de Medicina de Ribeirão Preto (FMRP-USP), (Falecido durante a edição deste livro, em 2012).

Kelen Cristina Ribeiro Malmegrim

Professora Doutora do Departamento de Análises Clínicas, Toxicológicas e Bromatológicas da Faculdade de Ciências Farmacêuticas de Ribeirão Preto da Universidade de São Paulo (FCFRP-USP).

Kleber Yotsumoto Fertrin

Médico do Hemocentro da Universidade Estadual de Campinas (Unicamp).

Larissa Alessandra Medeiros

Mestre em Medicina Interna pela Universidade Federal do Paraná (UFPR), Área de atuação em Falência Medular. Médica do Serviço de Hematologia e do Transplante de Medula Óssea do Hospital de Clínicas da Universidade Federal do Paraná (HCUFPR).

Leonardo Carvalho Palma

Médico Assistente da Divisão de Hematologia do Hospital das Clínicas da Faculdade de Medicina de Ribeirão Preto da Universidade de São Paulo (FMRP-USP). Mestre em Clínica Médica pela Faculdade de Medicina de Ribeirão Preto da Universidade de São Paulo (FMRP-USP).

Lígia Niero-Melo

Professora Doutora de Hematologia do Departamento de Clínica Médica da Faculdade de Medicina de Botucatu (Unesp). Citomorfologista do Serviço de Transplantes de Medula Óssea do Hospital Amaral Carvalho de Jaú.

Luciana Correa Oliveira de Oliveira

Doutora em Ciências Médicas (Hematologia) pela Faculdade de Medicina de Ribeirão Preto da Universidade de São Paulo (FMRP-USP).

Lucilene Silva Ruiz e Resende

Professora Doutora de Hematologia da Faculdade de Medicina de Botucatu (Unesp).

Manuella de Souza Sampaio Almeida

Médica Hematologista Assistente da Irmandade da Santa Casa de Misericórdia de São Paulo. Doutora em Ciências pela Universidade Federal de São Paulo (Unifesp).

Márcia Garnica

Infectologista, Professora Substituta de Hematologia do Departamento de Clínica Médica da Faculdade de Medicina da Universidade Federal do Rio de Janeiro (FMUFRJ).

Márcia Torresan Delamain

Mestre pela Faculdade de Ciências Médicas da Universidade Estadual de Campinas (Unicamp). Médica Assistente do Hemocentro da Universidade Ferderal de Campinas (Unicamp).

Márcio Nucci

Hematologista, Professor Adjunto do Departamento de Clínica Médica da Disciplina de Hematologia da Faculdade de Medicina da Universidade Federal do Rio de Janeiro (FMUFRJ).

Marco Antonio Bittencourt

Médico do Serviço de Transplante de Medula Óssea do Hospital das Clínicas da Universidade Federal do Paraná (UFPR).

Marco Antonio Zago

Professor Titular de Clínica Médica da Faculdade de Medicina de Ribeirão Preto da Universidade de São Paulo (FMRP-USP).

Margareth Castro Ozelo

Professora da Disciplina de Hematologia e Hemoterapia da Faculdade de Ciências Médicas da Universidade Estadual de Campinas (Unicamp).

Maria de Lourdes L. F. Chauffaille

Professora Associada da Disciplina de Hematologia e Hemoterapia da Escola Paulista de Medicina da Universidade Federal de São Paulo (EPM-Unifesp). Assessora Médica do Grupo Fleury.

Maria Stella Figueiredo

Professora Associada Livre-docente da Disciplina de Hematologia e Hemoterapia da Escola Paulista de Medicina da Universidade Federal de São Paulo (EPM-Unifesp). Coordenadora do Programa de Pós-graduação em Hematologia da Universidade Federal de São Paulo.

Mariana Tereza de Lira Benício

Doutoranda em Imunologia Básica e Aplicada da Faculdade de Medicina de Ribeirão Preto da Universidade de São Paulo (FMRP-USP).

Martha Mariana de Almeida Santos Arruda

Doutora em Medicina pela Disciplina de Hematologia e Hemoterapia da Escola Paulista de Medicina da Universidade Federal de São Paulo (EPM-Unifesp). Coordenadora da Disciplina de Clínica Médica II do Curso de Medicina das Faculdades Integradas do Distrito Federal (FACIPLAC). Responsável pelo Núcleo de Hematologia e Hemoterapia do Hospital Regional do Gama, DF.

Melca Maria Oliveira Barros

Doutora em Hematologia pela Universidade Federal de São Paulo (UFMUSP). Médica Assistente da Disciplina de Hematologia e Hemoterapia da Universidade Federal de São Paulo (Unifesp).

Michel Michels de Oliveira

Mestre em Medicina Interna pela Universidade Federal do Paraná (UFPR). Médico do Serviço de Hematologia e do Transplante de Medula Óssea do Hospital de Clínicas da Universidade Federal do Paraná (HCUFPR).

Mihoko Yamamoto

Professora Associada da Disciplina de Hematologia e Hemoterapia do Departamento de Oncologia Clínica e Experimental da Universidade Federal de São Paulo (Unifesp).

Nelson Hamerschlak
Coordenador do Instituto de Oncologia e Hematologia do Hospital Israelita Albert Einstein.

Nelson Spector
Professor Titular de Clínica Médica da Faculdade de Medicina da Universidade Federal do Rio de Janeiro (UFRJ).

Nicola Conran
Pesquisadora do Centro de Hematologia e Hemoterapia do Hemocentro da Universidade Estadual de Campinas (Unicamp).

Noemi Farah Pereira
Responsável pelo Laboratório de Imunogenética do Hospital das Clínicas da Universidade Federal do Paraná (UFPR).

Patrícia Lima Junqueira
Hematologista do Hospital das Clínicas da Universidade Federal da Bahia (HCUFBA). Hematologista do Centro de Hematologia e Oncologia da Bahia (CEHON).

Paula Ribeiro Villaça
Doutora em Medicina pela Faculdade de Medicina da Universidade de São Paulo (FMUSP). Professora Colaboradora da Faculdade de Medicina da Universidade de São Paulo (FMUSP). Médica Hematologista Assistente do Serviço de Hematologia e Hemoterapia do Hospital das Clínicas da Faculdade de Medicina da Universidade de São Paulo (HC-FMUSP).

Rafael Dezen Gaiolla
Mestre em Patologia. Médico Hematologista da Faculdade de Medicina de Botucatu (Unesp).

Raul C. Ribeiro
Pediatra Oncologista. Diretor da Divisão de Leucemias e Linfomas e Diretor do Programa Internacional do St. Jude Children's Research Hospital, Memphis, TN.

Ricardo Pasquini
Professor Emérito da Universidade Federal do Paraná (UFPR). Responsável Técnico pela Unidade de Transplante de Medula Óssea do Hospital Nossa Senhora das Graças de Curitiba, PR.

Roberto Passetto Falcão
Professor Titular de Clínica Médica da Faculdade de Medicina de Ribeirão Preto da Universidade de São Paulo (FMRP-USP).

Rodrigo Tocantis Calado
Professor Associado de Clínica Médica da Faculdade de Medicina de Ribeirão Preto da Universidade de São Paulo (FMRP-USP).

Samir Kanaan Nabhan
Médico do Serviço de Hematologia e do Transplante de Medula Óssea do Hospital de Clínicas da Universidade Federal do Paraná (HCUFPR).

Samuel Ricardo Comar
Farmacêutico Bioquímico, Especialista em Hematologia Laboratorial. Mestre em Ciências Farmacêuticas, Área de Análises Clínicas. Chefe da Seção de Hematologia da Unidade de Apoio Diagnóstico do Hospital de Clínicas da Universidade Federal do Paraná (HCUFPR).

Sandra Fátima Menosi Gualandro
Professora da Disciplina de Hematologia e Hemoterapia da Faculdade de Medicina da Universidade de São Paulo (FMUSP).

Sandra Vallin Antunes
Coordenadora do Serviço de Hemofilia da Disciplina de Hematologia e Hemoterapia da Escola Paulista de Medicina (Unifesp).

Sara Teresinha Olalla Saad
Professora Titular de Hematologia e Hemoterapia da Faculdade de Ciências Médicas da Universidade Estadual de Campinas (Unicamp). Coordenadora do Hemocentro da Universidade Estadual de Campinas (Unicamp).

Sérgio Augusto Buzian Brasil
Médico Assistente do Hemocentro da Santa Casa de São Paulo.

Suely Meireles Rezende

Professora Adjunta do Departamento de Clínica Médica da Faculdade de Medicina da Universidade Federal de Minas Gerais (UFMG).

Talita Maira Bueno da Silveira Rocha

Médica Assistente do Serviço de Hematologia e Hemoterapia do Departamento de Medicina da Irmandade da Santa Casa de Misericórdia de São Paulo. Mestre em Onco-hematologia pela Faculdade de Ciências Médicas da Santa Casa de São Paulo.

Vaneuza Moreira Funke

Professora Assistente de Hematologia da Universidade Federal do Paraná (UFPR). Responsável Técnico do Serviço de Transplante de Medula Óssea de Adultos do Hospital de Clínicas da Universidade Federal do Paraná (HCUFPR).

Vânia Maris Morelli

Médica e Pesquisadora da Disciplina de Hematologia e Hemoterapia do Departamento de Oncologia Clínica e Experimental da Universidade Federal de São Paulo (Unifesp).

Vânia Tietsche de Moraes Hungria

Professora Adjunta da Disciplina de Hematologia e Oncologia da Faculdade de Ciências Médicas da Santa Casa de São Paulo (FCMSCSP).

Waldir Veiga Pereira

Professor Titular de Hematologia-Oncologia da Universidade Federal de Santa Maria, Rio Grande do Sul (UFSM). Coordenador do Serviço de Hematologia Oncologia do Hospital Universitário de Santa Maria.

Notas

Doses de medicamentos. As indicações e apresentações farmacêuticas mudam com rapidez, assim como a descrição de efeitos tóxicos ou secundários. Embora os autores procurem assegurar que as informações sobre doses de medicações indicadas neste livro sejam corretas e atualizadas, os médicos devem confirmar as informações de dosagens e vias de administração de medicamentos antes de prescrevê-los para pacientes sob seus cuidados.

Unidades. Em 1977 a OMS adotou o *Système International d'Unités* (SI), recomendando, no entanto, que a transição fosse um processo voluntário e gradativo. No presente livro adotamos as unidades SI para muitas medidas, mas conservamos unidades tradicionais em outras, mais próximas da linguagem corrente de enfermarias, ambulatórios e consultório, em especial para:

a) dosagem de hemoglobina, expressa em g/dL e não g/l;

b) contagens de células, expressas em valores/μL (numericamente igual a valores/mm^3) e não em valores/l (alguns textos escrevem valores/L);

c) hematócrito referido em % (por exemplo, 42%), enquanto no SI é um número fracionário sem unidade (0,42);

d) dosagens de ferro em mg/dL em vez de mmol/l. A Tabela a seguir exemplifica a relação entre as unidades tradicionais usadas neste livro e o sistema de unidades SI.

Exemplo de parâmetro	Neste livro	SI
Dosagem de Hb na mulher	12 — 15 g/dL	120 — 150 g/l
Eritrócitos na mulher	$3,5 - 5,0 \times 10^6$ /μL	$3,5 - 5,0 \times 10^{12}$ /l
Leucócitos	3.200 — 9.800 /μL	$3,2 - 9,8 \times 10^9$ /l
Hematócrito	33 — 43%	0,33 — 0,43
Ferro sérico na mulher	60 — 160 mg/dL	11 — 29 mmol/l
IgG no soro	500 — 1.200 mg/dL	5 — 12 g/l

Linguagem. Os editores e autores esforçaram-se para utilizar vocábulos da língua portuguesa quando disponíveis, evitando o uso de estrangeirismos na medida do possível, fazendo algumas substituições que poderão não ser aceitas unanimemente. Em alguns casos, preferimos o uso da língua original pela falta de uma boa tradução facilmente compreensível (por exemplo, *splicing* ou *frameshift*) e, em outros, cedemos ao uso arraigado, mesmo quando não respeita o espírito da língua portuguesa (β-talassemia no lugar de talassemia β). Usamos o termo "célula progenitora" ou "célula-tronco" para traduzir *stem cell*. Procuramos ainda acomodar diferenças de estilo ou preferências individuais dos autores (por exemplo, transplante *autólogo* ou *autogênico*, assim como *estádio* ou *estágio*); o termo "estadiamento", embora ausente dos dicionários de língua portuguesa, foi mantido, pois vem se fixando para descrever os procedimentos diagnósticos que permitem definir o grau de comprometimento do organismo pela doença. Algumas variações consagradas pelo uso e igualmente corretas foram mantidas, segundo a preferência dos autores: leucócitos ou glóbulos brancos; eritrócitos, hemácias ou glóbulos vermelhos.

Prefácio

A obra que agora entregamos aos estudantes, residentes e hematologistas brasileiros é resultado de um grande esforço coletivo, envolvendo 81 autores, membros da comunidade hematológica brasileira. Este livro, a nosso ver, é a principal prova da maturidade da especialidade no país, quer em seus aspectos científicos, quer em seus aspectos profissionais. É, pois, motivo de orgulho para todos, mas é, principalmente, uma garantia de que ultrapassamos a fase embrionária, e que a nova geração, amplamente representada nesta edição, garantirá a permanência e a expansão da especialidade. A inclusão de três editores-associados também aponta no mesmo sentido.

Há 12 anos nós lançamos uma obra precursora, *Hematologia, Fundamentos e Prática*, que se propunha resumir a experiência nacional na área. O rápido progresso da ciência e da medicina, assim como a própria evolução da estrutura da especialidade e dos centros de ensino e prática médica no país, exigiu uma obra completamente revista, não apenas uma atualização da anterior. No entanto, a proposta central do "Tratado de Hematologia" continua sendo resumir a experiência brasileira no que diz respeito aos aspectos científicos, técnicos e profissionais da hematologia.

Heterogeneidade é uma característica intrínseca de uma obra dessa dimensão e com tão grande número de contribuidores: diversidade de estilo, de pensamento e de abordagem. Na medida do possível essa diversidade foi preservada como parte da originalidade da obra. O livro inclui vários aspectos do embasamento científico, mas o foco é sempre a prática médica, procurando facilitar ao interessado a busca da informação sintética, focada nos sinais, sintomas e abordagens diagnósticas, e proporcionar aos nossos pacientes os recursos mais apropriados para a resolução de seus problemas. Embora seja um livro sobre uma especialidade, não se destina apenas aos especialistas, mas também aos estudantes, aos aprendizes ou aos médicos não hematologistas que desejam ter acesso a informações atualizadas e sintéticas.

Além dos autores, editores e editores-associados, muitos contribuíram para viabilizar este livro: diretores e funcionários da Editora Atheneu, assistentes de produção, secretárias, desenhistas. Não convém nominá-los para evitar injustiças, mas é bom ressaltar que, somente com a dedicação, a atenção aos detalhes e o esforço coletivo desses profissionais, esse resultado foi possível.

Resolvemos dedicar esta obra às nossas esposas, respectivamente Márcia, Anita e Francylena. Elas não contribuíram apenas para viabilizar este livro, mas também, com o seu apoio e dedicação, para a viabilização de nossa carreira de hematologistas.

Ribeirão Preto e Curitiba, setembro de 2013.
Marco Antonio Zago
Roberto Passetto Falcão
Ricardo Pasquini

Sumário

Parte 1

Produção, Dinâmica e Função das Células Sanguíneas 1

Capítulo 1 Heterogeneidade das Células do Sangue. Órgãos Hematopoéticos e Linfopoéticos 3
Rodrigo Tocantins Calado • Roberto Passetto Falcão

Capítulo 2 Hematopoese. Regulação e Microambiente 11
Helder Henrique Paiva • Eduardo Magalhães Rego

Capítulo 3 Eritropoese e Eritropoetina. Produção e Destruição de Hemácias 15
Marco Antonio Zago • Rodrigo Tocantins Calado

Capítulo 4 Granulócitos. Produção, Dinâmica e Função....................................23
Marco Antonio Zago

Capítulo 5 Monócitos e Macrófagos. Sistema de Fagócitos Mononucleares 33
Marco Antonio Zago

Capítulo 6 Ontogênese e Diferenciação do Sistema Linfoide. Dinâmica dos Linfócitos. Imunidade Humoral e Celular 37
Roberto Passetto Falcão • Júlio César Voltarelli • Kelen Cristina Ribeiro Malmegrim

Capítulo 7 Trombocitopoese 53
Dayse Maria Lourenço

Parte 2

Abordagem do Paciente com Manifestações Clínicas 57

Capítulo 8 O Paciente com Anemia....................................59
Marco Antonio Zago

Capítulo 9 O Paciente com Esplenomegalia 67
Marco Antonio Zago

Capítulo 10 O Paciente com Linfonodomegalia 75
Roberto Passetto Falcão

Capítulo 11 O Paciente com Manifestações Hemorrágicas....................................81
Elbio Antonio D'Amico • Patrícia Lima Junqueira

Capítulo 12 O Paciente com Eritrocitose....................................87
Nelson Spector

Parte 3

Anemias por Insuficiência de Medula Óssea   93

Capítulo 13 Anemia Aplástica 95
Ricardo Pasquini • Marco Antonio Bittencourt • Larissa Alessandra Medeiros

Capítulo 14 Hemoglobinúria Paroxística Noturna 103
Ricardo Pasquini • Michel Michels de Oliveira

Capítulo 15 Anemia de Fanconi 109
Carmem Maria Sales Bonfim • Ricardo Pasquini

Capítulo 16 Outras Anemias Hipoplásticas Hereditárias 115
Carmem Maria Sales Bonfim • Ricardo Pasquini

Capítulo 17 Anemia das Doenças Crônicas, da Insuficiência Renal e das Doenças Endócrinas 119
Ricardo Pasquini

Parte 4

Anemias Megaloblásticas   123

Capítulo 18 Carências de Folatos ou Vitamina B_{12}. Anemias Megaloblásticas 125
Marco Antonio Zago

Parte 5

Anemia Ferropriva e do Metabolismo do Ferro   135

Capítulo 19 Metabolismo do Ferro 137
Maria Stella Figueiredo • Marco Antonio Zago

Capítulo 20 Anemia por Deficiência de Ferro 145
Martha Mariana de Almeida Santos Arruda • Maria Stella Figueiredo

Capítulo 21 Sobrecarga de Ferro. Hemocromatose Primária e Secundária 151
Ana Cristina Silva Pinto • Dimas Tadeu Covas

Parte 6

Anemias Hemolíticas   159

Capítulo 22 Síndrome Hemolítica. Fisiopatologia e Clínica. Classificação 161
Fernando Ferreira Costa • Kleber Yotsumoto Fertrin • Nicola Conran

Capítulo 23 Aspectos Diagnósticos e Terapêuticos das Anemias por Defeitos de Membrana 169
Sara Teresinha Olalla Saad

Capítulo 24 Deficiência de Glicose-6-fosfato Desidrogenase 185
Sara Teresinha Olalla Saad

Capítulo 25 Estrutura, Síntese e Genética das Hemoglobinas 193
Marco Antonio Zago

Capítulo 26 Defeitos Hereditários das Hemoglobinas..199
Marco Antonio Zago

Capítulo 27 Anemia Falciforme..205
Fernando Ferreira Costa • Nicola Conran • Kleber Yotsumoto Fertrin

Capítulo 28 Talassemias...225
Marco Antonio Zago

Capítulo 29 Anemias Hemolíticas Imunes...239
José Orlando Bordin • Melca Maria Oliveira Barros

Capítulo 30 Outras Anemias Hemolíticas..249
José Orlando Bordin

Parte 7

Eritrocitoses 253

Capítulo 31 Policitemia (Eritrocitose) Secundária...255
Nelson Hamerschlak

Capítulo 32 Policitemia Vera..261
Nelson Hamerschlak

Parte 8

Neoplasias. Fundamentos da Biologia, Classificação e Tratamento 267

Capítulo 33 Bases Moleculares das Neoplasias Hematopoéticas..269
Bernardo Garicochea • Eduardo Magalhães Rego • Celso Arrais Rodrigues

Capítulo 34 Classificação das Neoplasias Hematológicas. Marcadores. Imunofenotipagem....................287
Roberto Passetto Falcão • Eduardo Magalhães Rego

Capítulo 35 Quimioterapia e Radioterapia. Recaída, Remissão e Doença Residual Mínima.....................303
Nelson Spector

Capítulo 36 Suporte Transfusional de Pacientes com Neoplasias Hematopoéticas.............................313
Dimas Tadeu Covas

Capítulo 37 Infecções no Paciente com Neoplasia Hematológica. Diagnóstico, Tratamento e Prevenção.....................317
Márcia Garnica • Márcio Nucci

Parte 9

Leucemias Agudas 333

Capítulo 38 Classificação das Leucemias Agudas. Citologia, Citoquímica, Imunofenotipagem,
Citogenética e Genética Molecular..335
Maria de Lourdes L. F. Chauffaille • Mihoko Yamamoto

Capítulo 39 Leucemia Mieloide Aguda no Adulto...343
Mariana Tereza de Lira Benício • Eduardo Magalhães Rego

Capítulo 40	Leucemia Mieloide Aguda na Infância e Adolescência	351
	Waldir Veiga Pereira	
Capítulo 41	Leucemia Linfoide Aguda do Adulto	373
	Belinda Pinto Simões	
Capítulo 42	Leucemia Linfoide da Criança e do Adolescente	391
	Raul C. Ribeiro	

Parte 10

Mielodisplasias 403

| Capítulo 43 | Síndromes Mielodisplásicas | 405 |
| | Irene Lorand-Metze | |

Parte 11

Doenças Mieloproliferativas Crônicas 417

Capítulo 44	Leucemia Mieloide Crônica. Variantes da Leucemia Mieloide Crônica	419
	Vaneuza Araújo Moreira Funke • Ricardo Pasquini	
Capítulo 45	Mielofibrose Primária ou Metaplasia Mieloide Agnogênica	431
	Ricardo Pasquini • Caroline Bonamin dos Santos Sola • Samir Kanaan Nabhan	
Capítulo 46	Trombocitemia Essencial	437
	Leonardo Carvalho Palma	

Parte 12

Doenças Linfoproliferativas Malignas 449

Capítulo 47	Leucemia Linfocítica Crônica e Linfocitose B Monoclonal	451
	Roberto Passetto Falcão	
Capítulo 48	Leucemia Pró-Linfocítica	459
	Gisele Wally Braga Colleoni • Mihoko Yamamoto	
Capítulo 49	Tricoleucemia ou Leucemia de Células Pilosas	463
	Gisele Wally Braga Colleoni • Mihoko Yamamoto	
Capítulo 50	Biologia Celular, Molecular e Imunologia dos Linfomas	469
	Nelson Spector	
Capítulo 51	A Classificação Morfológica e os Aspectos Histológicos do Linfoma de Hodgkin	479
	Fernando Augusto Soares	
Capítulo 52	Linfoma de Hodgkin	485
	Irene Biasoli • Nelson Spector	
Capítulo 53	Classificação Morfológica e Aspectos Histológicos Principais dos Linfomas Não Hodgkin	503
	José Carlos Morais	
Capítulo 54	Linfomas Indolentes	521
	Cármino Antonio de Souza • Márcia Torresan Delamain	

Capítulo 55 Linfomas de Células T/NK 531

Carlos Sérgio Chiattone • Sérgio Augusto Buzian Brasil

Capítulo 56 Linfomas B Agressivos...543

Talita Maira Bueno da Silveira Rocha • Carlos Sérgio Chiattone

Parte 13

Distúrbios dos Plasmócitos e seus Precursores   553

Capítulo 57 Distúrbios dos Plasmócitos e Doenças Correlatas..555

Vânia Tietsche de Moraes Hungria • Ângelo Maiolino • Manuella de Souza Sampaio Almeida
• Edvan de Queiroz Crusoé

Parte 14

Hemostasia Normal   569

Capítulo 58 Estrutura e Funções das Células Endoteliais e das Plaquetas...571

Vânia Maris Morelli

Capítulo 59 Fisiologia da Coagulação, Fibrinólise e Controle da Coagulação 577

Suely Meireles Rezende

Capítulo 60 Avaliação Laboratorial da Hemostasia...583

Dayse Maria Lourenço

Parte 15

Defeitos da Hemostasia Primária   591

Capítulo 61 Defeitos da Hemostasia Primária. Defeitos da Hemostasia de Origem Vascular 593

Dayse Maria Lourenço

Capítulo 62 Trombocitopenias...597

Dayse Maria Lourenço

Capítulo 63 Púrpura Trombocitopênica Imunológica...605

Dayse Maria Lourenço

Capítulo 64 Púrpura Trombocitopênica Trombótica 613

Luciana Correa Oliveira de Oliveira • Gil Cunha De Santis

Capítulo 65 Defeitos Funcionais das Plaquetas 621

Dayse Maria Lourenço

Parte 16

Defeitos da Coagulação Sanguínea   625

Capítulo 66 Hemofilias...627

Paula Ribeiro Villaça • Jorge David Aivazoglou Carneiro • Elbio Antonio D'Amico • Erica Okazaki

Capítulo 67	Doença de von Willebrand	637
	Elbio Antonio D'Amico • Paula Ribeiro Villaça • Audrey Krüse Zeinad Valim	
Capítulo 68	Coagulação Intravascular Disseminada	647
	Margareth Castro Ozelo • Erich Vinícius de Paula	
Capítulo 69	Outras Coagulopatias Adquiridas	651
	Sandra Vallin Antunes	

Parte 17

Tromboses   657

Capítulo 70	Trombofilias Hereditárias	659
	Suely Meireles Rezende	
Capítulo 71	Trombofilias Adquiridas	665
	Elbio Antonio D'Amico • Patrícia Lima Junqueira	
Capítulo 72	Tromboses Venosas	675
	Vânia Maris Morelli	
Capítulo 73	Tromboses Arteriais	685
	Erich Vinícius de Paula • Joyce Maria Annichino-Bizzacchi	
Capítulo 74	Anticoagulantes. Indicações e Complicações. Controle da Anticoagulação	693
	Andrea Aparecida Garcia • Luciana Correa Oliveira de Oliveira	

Parte 18

Transplantes de Células Progenitoras Hematopoéticas   709

Capítulo 75	Fundamentos e Biologia do Transplante de Células-Tronco Hematopoéticas	711
	Ricardo Pasquini • Elenaide Coutinho	
Capítulo 76	Antígenos de Histocompatibilidade	731
	Noemi Farah Pereira • Ricardo Pasquini	

Parte 19

Medicina Transfusional   745

Capítulo 77	Antígenos Eritrocitários, Leucocitários e Plaquetários	747
	Dimas Tadeu Covas	
Capítulo 78	Doenças Infecciosas Transmissíveis por Transfusões Sanguíneas	767
	Dimas T. Covas	
Capítulo 79	Hemocomponentes e Hemoderivados. Principais Indicações	777
	Dante Mário Langhi Junior	
Capítulo 80	Reações Transfusionais Agudas	789
	Antonio Fabron Junior	
Capítulo 81	Reações Adversas Tardias	797
	José Orlando Bordin	

Capítulo 82   Aféreses Terapêuticas 803

Alfredo Mendrone Júnior

Parte 20

Princípios da Abordagem Laboratorial das Doenças Hematológicas   815

Capítulo 83   Bases Técnicas do Hemograma e suas Aplicações.. 817

Samuel Ricardo Comar   •   Ricardo Pasquini

Capítulo 84   Análise do Exame Hematológico. Alterações dos Eritrócitos.................................... 833

Sandra Fátima Menosi Gualandro

Capítulo 85   Leucocitoses e Leucopenias. Alterações Sanguíneas em Doenças não Hematológicas............................... 841

Lígia Niero-Melo   •   Lucilene Silva Ruiz e Resende   •   Rafael Dezen Gaiolla

Capítulo 86   Testes Laboratoriais nas Anemias Hemolíticas.. 849

Marco A. Zago   •   Ana Cristina Silva Pinto   •   Dimas T. Covas

Capítulo 87   Avaliação Laboratorial da Hemostasia. Possibilidades e Limitações 857

Erich Vinícius de Paula

Capítulo 88   Imunofenotipagem por Citometria de Fluxo.. 867

Alex Freire Sandes   •   Edgar Gil Rizzatti

Índice Remissivo ....

Sumário   **xxiii**

Parte 1

Produção, Dinâmica e Função das Células Sanguíneas

Resumo dos capítulos

Capítulo 1 Heterogeneidade das Células do Sangue. Órgãos Hematopoéticos e Linfopoéticos
Capítulo 2 Hematopoese. Regulação e Microambiente
Capítulo 3 Eritropoese e Eritropoetina. Produção e Destruição de Hemácias
Capítulo 4 Granulócitos: Produção, Dinâmica e Função
Capítulo 5 Monócitos e Macrófagos. Sistema de Fagócitos Mononucleares
Capítulo 6 Ontogênese e Diferenciação do Sistema Linfoide. Dinâmica dos Linfócitos Imunidade Humoral e Celular
Capítulo 7 Trombocitopoese

capítulo 1

Heterogeneidade das Células do Sangue. Órgãos Hematopoéticos e Linfopoéticos

Rodrigo Tocantins Calado • Roberto Passetto Falcão

INTRODUÇÃO

O sangue periférico é constituído por três diferentes linhagens celulares: glóbulos vermelhos, eritrócitos ou hemácias; glóbulos brancos ou leucócitos; e plaquetas ou trombócitos. De fato, em circulação, apenas os leucócitos são células completas (com citoplasma e núcleo), pois as plaquetas são fragmentos citoplasmáticos de células da medula óssea (megacariócitos), e os eritrócitos perdem o núcleo antes de entrar em circulação. O exame hematológico e a avaliação do esfregaço do sangue periférico (humana ou automatizada) permitem as análises quantitativa e qualitativa dessas linhagens, respectivamente. Neste capítulo serão resumidas a origem, a função, a morfologia e a quantidade dessas células no sangue.

GLÓBULOS VERMELHOS

Embora em humanos as hemácias sejam células anucleadas, constituídas apenas por membrana plasmática e citoplasma, elas são bastante complexas. Originam-se na medula óssea pela proliferação e maturação dos eritroblastos, fenômeno chamado eritropoese. A eritropoese leva à produção de hemácias de modo a manter constante a massa eritrocitária do organismo, indicando que o processo é finamente regulado, sendo a eritropoetina o principal e mais bem conhecido fator de crescimento envolvido. A eritropoese encontra-se mais bem descrita no Capítulo 3.

As hemácias presentes no sangue periférico tomam a sua forma final anucleada após o eritroblasto ortocromático na medula óssea sofrer o fenômeno de enucleação. A hemácia originada deste fenômeno ainda contém grande quantidade de RNA em seu citoplasma, preservando a capacidade de síntese proteica e é chamada de reticulócito, que sai da medula óssea e é liberado para a corrente sanguínea. Geralmente, é uma célula maior que a hemácia madura e o seu volume é de cerca de 20% maior que o da hemácia.

Apresenta também uma basofilia difusa no citoplasma, que o distingue em colorações de Romanowsky ou um precipitado quando corado com corantes supravitais (Figura 1.1). No sangue periférico, o reticulócito pode ainda ser seques-

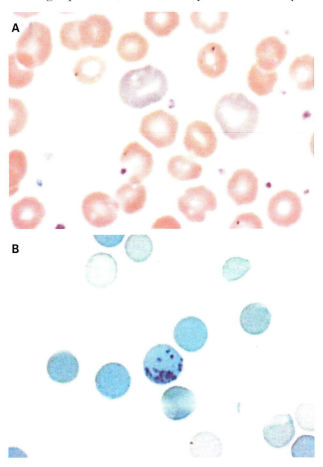

Figura 1.1 (A) Dois reticulócitos em esfregaço de sangue periférico (× 600) em coloração panóptica. (B) Reticulócito reconhecido pelo precipitado quando corado com corante supravital (azul de cresil, × 600).

trado pelo baço e lá permanecer por um ou dois dias, até ser definitivamente devolvido à circulação. Uma vez que o reticulócito amadurece completamente e perde o seu conteúdo de RNA, transforma-se em uma hemácia madura incapaz de sintetizar hemoglobina, cuja vida em circulação é de aproximadamente 120 dias. A Figura 1.2 representa esquematicamente as diversas fases de maturação da hemácia.

As funções primordiais dos glóbulos vermelhos são as de transportar oxigênio dos pulmões aos tecidos, mantendo a perfusão tissular adequada, e transportar CO_2 dos tecidos aos pulmões. A hemoglobina, que constitui 95% das proteínas das hemácias, é a responsável por essas funções.

No adulto, a hemoglobina encontrada nas hemácias é predominantemente a hemoglobina A (HbA), constituída de duas cadeias α e duas cadeias β. Também são detectadas em quantidades mínimas a hemoglobina fetal (HbF, α_2, γ_2) e a hemoglobina A_2 (HbA$_2$, α_2, δ_2).

As hemácias têm a forma homogênea de corpúsculos circulares, bicôncavos e de tamanho relativamente uniforme, com diâmetro médio de 8 μm. Na análise microscópica de esfregaços do sangue, apenas as faces achatadas são observadas e, portanto, as hemácias são vistas como células circulares com coloração central mais tênue, correspondente às regiões bicôncavas (Figura 1.3).

As hemácias constituem a maior população de células do sangue. O seu número varia, em homens, de 4,5 a 6,5 milhões por μL, e de 3,9 a 5,6 milhões por μL em mulheres. (Tabela 1.1). Outros parâmetros de avaliação do conteúdo de glóbulos vermelhos são a dosagem de hemoglobina e o hematócrito, este último correspondendo à porcentagem do volume do sangue ocupado pelas hemácias. Outros índices são utilizados para determinar o tamanho e o conteúdo de hemoglobina das hemácias, como hemoglobina corpuscular média e volume corpuscular médio, discutidos no Capítulo 8.

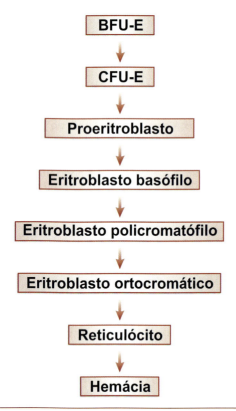

Figura 1.2 Representação esquemática dos vários estágios de maturação eritroide.

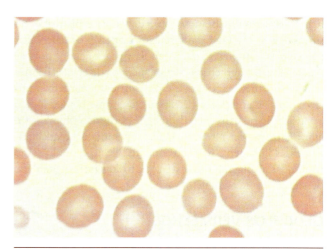

Figura 1.3 Esfregaço de sangue periférico com hemácias normais (× 600).

Tabela 1.1

▶ Valores de glóbulos vermelhos e índices hematimétricos, segundo o sexo.

Parâmetro	Homens	Mulheres
Glóbulos vermelhos (× 10^6/μL)	4,5 – 6,5	3,9 – 5,6
Hemoglobina (g/dL)	14,0 – 17,5	12,3 – 15,3
Hematócrito (%)	42 – 50	36 – 45
Volume corpuscular médio (fL)	80 – 99	
Hemoglobina corpuscular média (pg)	27,5 – 33,2	
Concentração da hemoglobina corpuscular média (g/dL)	33,4 – 45,5	

GLÓBULOS BRANCOS

Os glóbulos brancos formam o grupo mais heterogêneo de células do sangue, tanto do ponto de vista morfológico quanto fisiológico. Embora os leucócitos desempenhem papel de defesa do organismo, cada subtipo leucocitário detém funções bastante específicas e distintas entre si, que, em conjunto, estruturam o sistema imunológico. Os leucócitos são agrupados em duas categorias diferentes: os leucócitos mononucleares e os polimorfonucleares. Os primeiros incluem os linfócitos, plasmócitos e os monócitos, cuja característica peculiar é a de possuir um núcleo único e uniforme. Os últimos, também chamados de granulócitos, pela presença de granulação citoplasmática, incluem os neutrófilos, eosinófilos e basófilos e possuem um núcleo multiforme e segmentado. Apesar de todos os leucócitos se originarem de um precursor hematopoético comum na medula óssea, os precursores intermediários são distintos e são influenciados por diferentes fatores de crescimento. No caso dos linfócitos T, por exemplo, eles apresentam a peculiaridade de completar o seu processo de maturação no timo. Os valores normais do número de leucócitos e seus subtipos encontrados no sangue em diferentes idades estão relacionados na Tabela 1.2. É importante observar que, em recém-nascidos e crianças, existe entre os leucócitos um predomínio de células mononucleares, principalmente de linfócitos em relação aos granulócitos; com a idade essa relação se inverte, e em adultos existe predomínio de polimorfonucleares, principalmente de neutrófilos.

Tabela 1.2

▶ Valores normais do número de células no sangue: variação com a idade.

Células	1 ano	10 anos	Adultos
Total de leucócitos	6.000 – 17.500	4.500 – 13.500	4.000 – 11.000
Neutrófilos bastonetes	0 – 1.000	0 – 1.000	0 – 700
Neutrófilos segmentados	1.000 – 8.500	1.800 – 7.000	1.800 – 7.000
Eosinófilos	50 – 700	0 – 600	0 – 450
Basófilos	0 – 200	0 – 200	0 – 200
Linfócitos	4.000 – 10.500	1.500 – 6.500	1.000 – 4.800
Monócitos	50 – 1.100	0 – 800	0 – 800
Plaquetas		150.000 – 400.000	

▶ Linfócitos

São chamadas de linfócitos células do sangue com diferentes funções, mas que compartilham características morfológicas semelhantes descritas pela primeira vez em 1774. Nas colorações de Romanowsky são células de tamanho pequeno (6 a 15 μm), regulares e arredondadas, relação nucleocitoplasmática elevada com o núcleo ocupando cerca de 90% da área da célula, citoplasma escasso e basófilo, núcleo regular e esférico, de tonalidade azul-arroxeada e com cromatina sem nucléolo evidente (Figura 1.4). São também frequentes formas maiores (até 20 μm), com citoplasma mais abundante e num certo número deles observam-se granulações escassas azurófilas, de 5 a 15 por célula; tal subtipo é chamado de grande linfócito granular (LGL = *Large Granular Lymphocyte*) e agrupa os linfócitos NK (*Natural Killer*) e um subgrupo de linfócitos T maduros, os T-LGL (Figura 1.5). A estimulação ou ativação dos linfócitos leva a alterações fisiológicas que culminam também por alterar a sua morfologia, assumindo uma forma mais imatura (linfoblasto) ou mesmo linfoplasmocitoide (Figura 1.6). O citoplasma torna-se mais abundante e basófilo, e o núcleo passa a apresentar nucléolo mais evidente, com cromatina mais frouxa.

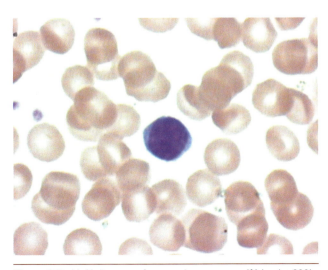

Figura 1.4 Linfócito em esfregaço de sangue periférico (× 600).

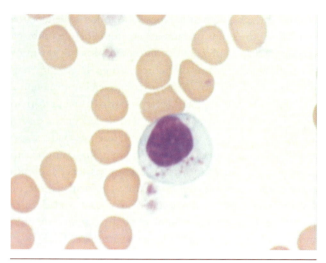

Figura 1.5 Grande linfócito granular (LGL, × 600).

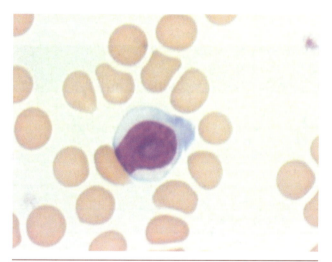

Figura 1.6 Linfócito ativado (× 600).

Do ponto de vista fisiológico, os linfócitos incluem pelo menos três diferentes subpopulações celulares: os linfócitos T, linfócitos B e linfócitos NK. Os linfócitos T correspondem de 65 a 80% dos linfócitos circulantes e originam-se de um precursor na medula óssea que posteriormente migra para o timo (daí o T da nomenclatura), onde a maturação dessas células se completa. Eles são subdivididos em linfócitos T8 ou citotóxicos (T8 por expressarem o antígeno CD8 na membrana) e T4 ou auxiliares (T4 por expressarem o antígeno CD4). Estes últimos são, por sua vez subdivididos em T auxiliar 1 (Th1 = *T helper 1*) e T auxiliar 2 (Th2 = *T helper 2*), por secretarem diferentes citocinas em resposta à estimulação por IL-2 (interleucina 2) e IFN-γ (γ-interferon) ou IL-4, respectivamente. Há, também, as células T reguladoras, que além do antígeno CD4, também expressam CD25 e FoxP3, que migram para sítios de inflamação e respectivos linfonodos drenantes. Por outro lado, os linfócitos B correspondem a um valor entre 5 e 15% dos linfócitos circulantes e originam-se de um precursor na medula óssea onde, em mamíferos, se dá o processo de maturação. A sua característica fundamental é a de possuir moléculas de imunoglobulina inseridas na membrana plasmática que são produzidas endogenamente e funcionam como receptores para antígenos específicos. Apesar da diferença funcional, não se distinguem dos linfócitos T em colorações habituais. Por último, os linfócitos NK são a minoria de células linfoides em circulação e originam-se, como as demais, de um precursor linfoide na medula óssea. O seu processo de maturação ainda é pouco conhecido. Quanto à sua fisiologia, distingue-se das demais por destruir células-alvo sem a participação da molécula do complexo de histocompatibilidade principal (MHC = *Major Histocompatibility Complex*), agindo sobre células tumorais e células infectadas por vírus. Sua morfologia é diversa da de linfócitos T e B por características já descritas anteriormente e que as distinguem como grandes linfócitos granulares (Figura 1.5).

Os linfócitos T e B, após completarem sua maturação em órgãos linfoides primários (timo e medula óssea, respectivamente), vão para a corrente sanguínea, mas ainda são células virgens, ou seja, ainda não sofreram estimulação antigênica. Logo a seguir, elas migram para órgãos linfoides secundários, como linfonodos e baço, estabelecendo-se em sítios específicos onde se dá a estimulação antigênica. O fenômeno migratório do sangue para os órgãos linfoides secundários é chamado de ecotaxia. Ademais, os linfócitos virgens podem usar o sangue ou canais linfáticos para trafegar entre diferentes tecidos linfoides secundários, fenômeno conhecido como recirculação. Por outro lado, os linfócitos ativados por antígenos, ou linfócitos de memória, recirculam para atingir sítios específicos extranodais – onde o antígeno é encontrado –, também chamados de tecidos linfoides terciários. Desta forma, os linfócitos T de memória tendem a se acumular em áreas associadas a epitélios, como o intestino, árvore respiratória e regiões inflamatórias na pele e sinóvia.

A vida média de um linfócito em circulação é bastante variada, mas eles podem ser divididos em dois grupos quanto ao seu tempo de vida: os de curta duração (menos de duas semanas) e os de longa duração (mais de duas semanas).

▶ Plasmócitos

Os plasmócitos são originados dos linfócitos B maduros e normalmente circulam no sangue em pequenas quantidades (0 a 0,25%), sendo encontrados primordialmente na medula óssea, nos linfonodos e no baço, responsáveis pela síntese de imunoglobulinas. Entretanto, sob estimulação antigênica aumentam em número tanto no sangue periférico quanto em linfonodos.

Morfologicamente, os plasmócitos são facilmente distinguíveis dos linfócitos. São células esféricas ou ovoides, com tamanho variando entre 5 e 30 μm. O citoplasma é abundante, basófilo, normalmente azul-escuro, de caráter granular. Existe uma região citoplasmática perinuclear clara onde se encontra o complexo de Golgi. A relação nucleocitoplasmática é baixa, o núcleo é redondo ou oval, de cromatina bastante densa, em roda de carroça (Figura 1.7).

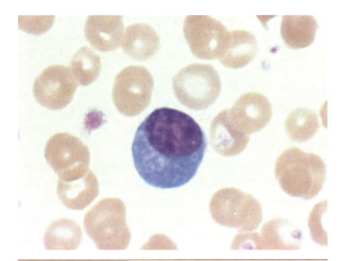

Figura 1.7 Plasmócito (× 600).

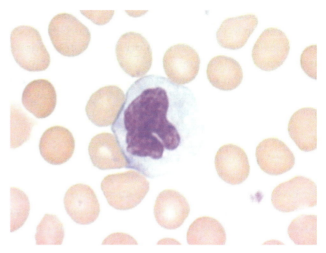

Figura 1.8 Monócito (× 600).

▶ Monócitos

Os monócitos, macrófagos e seus precursores originam-se na medula óssea a partir de precursores vinculados à diferenciação em fagócitos mononucleares, sendo os mais imaturos chamados monoblastos, e os de diferenciação intermediária, promonócitos, encontrados somente na medula óssea em condições normais. Após entrarem em circulação, os monócitos têm meia-vida curta de 8,4 horas, logo migrando para diferentes tecidos, onde recebem o nome de macrófagos tissulares de morfologia e fisiologia semelhantes às dos monócitos. Nos diferentes tecidos, participam da fagocitose de células mortas, senescentes, corpos estranhos, regulação da função de outras células, processamento e apresentação de antígenos, reações inflamatórias e destruição de micróbios e células tumorais.

Quanto à sua morfologia, são células de tamanho entre 12 e 15 μm de diâmetro, variando bastante em forma, mas distinguíveis dos outros leucócitos do sangue. O citoplasma é abundante, de coloração cinza ou azul-claro acinzentada, com fina granulação. Esta granulação com aspecto de fina poeira dá ao citoplasma uma aparência de vidro fosco. É comum encontrar vacúolos citoplasmáticos nessas células. A relação nucleocitoplasmática é baixa e o núcleo é grande, oval ou indentado, posicionado no centro da célula e o nucléolo não é visível em colorações usuais. A cromatina é delicada, predominantemente frouxa, com estreitos filamentos ligando pequenas áreas de cromatina mais densa (Figura 1.8).

▶ Neutrófilos

Os granulócitos neutrófilos ou simplesmente neutrófilos, são assim chamados pela sua tonalidade neutra nas colorações de Romanowsky, enquanto que os eosinófilos possuem grande avidez pela eosina e os basófilos são facilmente identificados pelos grandes grânulos de cor escura no citoplasma. Os neutrófilos possuem quatro tipos diferentes de grânulos em seu citoplasma: grânulos azurófilos ou primários, grânulos específicos ou secundários, grânulos terciários ou de gelatinase, e vesículas secretoras.

Os neutrófilos originam-se na medula óssea, sendo o seu precursor mais imaturo vinculado à linhagem mieloide chamado de mieloblasto. O mieloblasto, que representa cerca de 1 a 2% das células da medula óssea, é caracterizado como uma célula indiferenciada de núcleo grande, diferencia-se em promielócitos (2 a 4% das células da medula óssea), e a seguir em mielócitos, que representam de 8 a 16% das células da medula óssea. O metamielócito (10 a 25% das células da medula) e o bastonete (10 a 15%) são formas intermediárias de maturação não proliferativa, culminando na diferenciação em forma madura polimorfonuclear do neutrófilo segmentado (6 a 12% na medula óssea), caracterizado pelo núcleo multilobulado e citoplasma contendo grânulos e glicogênio. Tanto os grânulos azurófilos quanto a granulação específica persistem nos estágios de maturação mais tardios. A Figura 1.9 representa de maneira esquemática os estágios de maturação do neutrófilo.

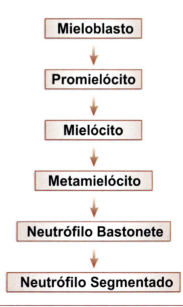

Figura 1.9 Representação esquemática dos vários estágios de maturação mieloide.

Os neutrófilos têm papel crucial na defesa do organismo, fagocitando e digerindo micro-organismos. Para isso, eles primeiro têm de receber a informação da existência de inflamação e então migrar para o seu sítio. Isto se dá pela presença de fatores quimiotáticos que orientam os neutrófilos na corrente sanguínea e nos tecidos, e também pela presença de receptores para tais fatores quimiotáticos na membrana do neutrófilo. Uma vez no local da infecção, o neutrófilo pode tanto fagocitar o micro-organismo ou liberar para o meio extracelular o conteúdo de seus grânulos ricos em enzimas antimicrobianas e superóxidos de oxigênio.

Os estágios de maturação entre mieloblasto e metamielócito apresentam-se predominantemente na medula óssea e não são encontrados normalmente no sangue periférico, exceto em situações patológicas. Os neutrófilos bastonetes são encontrados em pequena quantidade no sangue periférico, em condições normais, e diferenciam-se das formas mais imaturas por maior condensação da cromatina e modificação da morfologia nuclear que assume a forma de uma salsicha ou de um bastão, de tal sorte que o seu diâmetro é praticamente uniforme em toda a sua extensão (Figura 1.10).

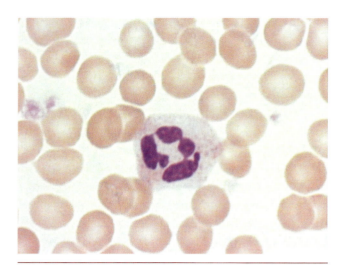

Figura 1.11 Neutrófilo segmentado (× 600).

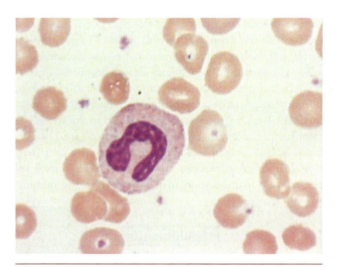

Figura 1.10 Neutrófilo bastonete (× 600).

O neutrófilo segmentado apresenta-se como uma célula de núcleo multilobulado (2 a 4 lóbulos) de cromatina purpúrea escura e densa, cujos lóbulos são interligados por um tênue filamento de cromatina muitas vezes invisível na microscopia convencional. O citoplasma é abundante, fracamente róseo, contendo fina granulação específica que, às vezes, dá a aparência de vidro fosco ao citoplasma. A granulação azurófila perde a sua coloração escura neste estágio de maturação (Figura 1.11).

Enquanto o processo de maturação mieloide – desde mieloblasto até neutrófilo segmentado – dura em torno de 14 dias, o neutrófilo tem vida-média em circulação bastante curta, de 7,6 horas. Os neutrófilos do sangue são separados em dois grupos: os neutrófilos circulantes e os neutrófilos marginados. O sítio onde se localizam estes últimos parece ser ao longo da parede da microcirculação, principalmente vênulas pós-capilares. Esses dois grupos estão em constante equilíbrio entre si e parecem conter aproximadamente o mesmo número de células. Entretanto, alguns fatores como o exercício físico ou a liberação de adrenalina fazem com que os neutrófilos marginados circulem, mas o número total de neutrófilos no sangue permanece constante.

Uma vez no sangue, os neutrófilos migram para diferentes tecidos lesados ou infectados por um processo denominado quimiotaxia. Este fenômeno é bastante complexo e envolve a participação de uma série de proteínas de ligação, como o C5a do complemento, leucotrieno B4, fator ativador plaquetário, que permitem a aderência do neutrófilo ao endotélio e atravessá-lo (veja o Capítulo 4). O local de destruição final dos neutrófilos não é bem conhecido, mas são encontrados na saliva, no trato gastrointestinal e também podem ser removidos da circulação pelo fígado, pelos pulmões e pelo baço.

▶ Eosinófilos

Os eosinófilos originam-se na medula óssea e têm a característica peculiar de apresentar no citoplasma grânulos com alta afinidade pela eosina, um corante ácido utilizado nas colorações de Romanowsky. Estão presentes predominantemente no sangue periférico e têm função importante na mediação de processos inflamatórios associados à alergia, à defesa contra parasitas metazoários helmínticos, em certos distúrbios cutâneos alérgicos e neoplásicos. Na medula óssea, seus precursores também passam por estágios de maturação semelhantes aos dos neutrófilos, e os promielócitos e metamielócitos eosinófilos são facilmente distinguíveis no esfregaço de medula óssea.

Morfologicamente, apresentam diâmetro de aproximadamente 8 μm, citoplasma abundante, rico em grânulos eosinofílicos (em torno de vinte por célula) e núcleo de cromatina densa bilobulado (Figura 1.12). Além dos grânulos

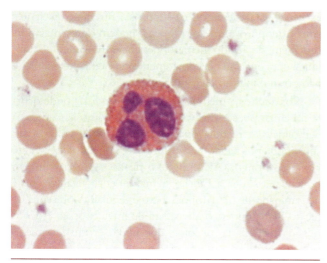

Figura 1.12 Eosinófilo (× 600).

eosinofílicos, que são ligados à membrana e ricos em proteínas catiônicas básicas, também possuem dois outros tipos granulares: os grânulos primários e os grânulos pequenos.

▶ Basófilos

Os basófilos também se originam e amadurecem na medula óssea e, após os últimos passos de diferenciação, são colocados na corrente sanguínea. São caracterizados pela presença de grânulos citoplasmáticos que se tingem com corantes básicos nas colorações usais em cor purpúrea escura. Produzem diversos mediadores inflamatórios, sendo um dos principais deles a histamina, além de possuírem receptores de IgE na membrana plasmática.

Além dos grânulos basófilos que distinguem este subtipo celular, morfologicamente caracteriza-se como uma célula relativamente grande, com diâmetro entre 10 e 15 µm, citoplasma abundante, róseo, rico em grânulos basófilos. Também possuem estruturas citoplasmáticas elétron-densas chamadas de corpos lipídicos, ricos em ácido aracdônico. O núcleo multilobulado apresenta cromatina densa (Figura 1.13).

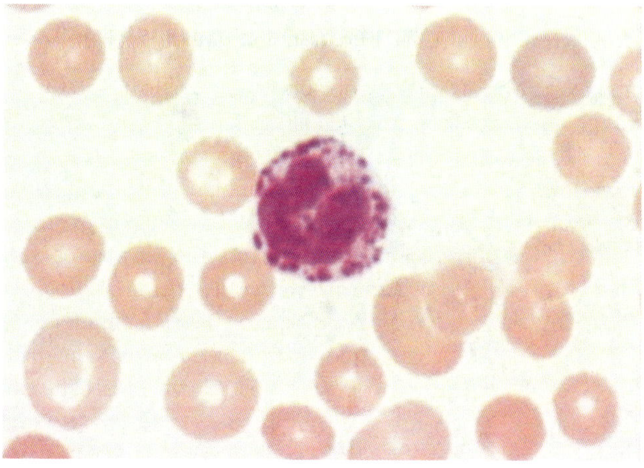

Semelhantes aos basófilos, são encontradas nos diferentes tecidos células um pouco maiores denominadas mastócitos. Os mastócitos não circulam na corrente sanguínea e provavelmente amadurecem a partir de precursores locais. Apesar de se assemelharem em muito aos basófilos pela metacromasia, acidez citoplasmática e grânulos contendo heparina e histamina, também contêm enzimas hidrolíticas, como a serotonina, que não estão presentes nos basófilos.

PLAQUETAS

Embora pequenas, as plaquetas são as células do sangue, responsáveis por elaborados processos bioquímicos envolvidos na hemostasia, trombose e coagulação do sangue. São formadas na medula óssea a partir da fragmentação do citoplasma do seu precursor, o megacariócito, uma célula gigante e multilobulada presente na medula.

Do ponto de vista da morfologia, as plaquetas são fragmentos citoplasmáticos anucleados de tamanho variado, entre 2,9 e 4,3 µm, e espessura entre 0,6 e 1,2 µm. É importante salientar que o tamanho das plaquetas varia de um indivíduo para outro. Apresenta-se como uma célula arredondada ou ovoide, citoplasma azul-claro com grânulos vermelho-purpúreos homogeneamente distribuídos (Figura 1.14). Há quatro tipos distintos de grânulos nas plaquetas: os α-grânulos, os corpos densos, os lisossomos e os microperoxissomos. Os α-grânulos são predominantes nas plaquetas e são ricos em β-trombomodulina, fator plaquetário 4 e fibrinogênio, entre outros. O fator de von Willebrand encontra-se nas estruturas tubulares periféricas aos grânulos. Os corpos densos, por sua vez, são ricos em nucleotídeos de adenina (ATP e ADP), cálcio, magnésio e serotonina. Os lisossomos são pequenos grânulos ricos em enzimas, como a -hexosaminidase e β-glicerofosfatase. Por fim, os microperoxissomos são pequenas estruturas ricas em catalases. A membrana plasmática das plaquetas é rica em fosfolípides e glicoproteínas, sendo estas últimas tanto receptores para diversos fatores, como o de von Willebrand

Figura 1.13 Basófilo (× 600).

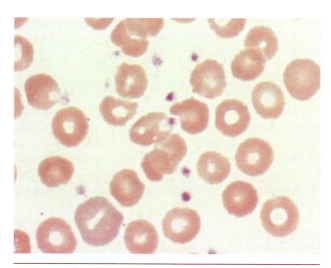

Figura 1.14 Esfregaço de sangue periférico com plaquetas normais (setas, × 600).

Capítulo 1 • Heterogeneidade das Células do Sangue. Órgãos Hematopoéticos e Linfopoéticos

e o fibrinogênio, assim como responsáveis pelas funções de adesão, agregação e ativação plaquetárias.

ÓRGÃOS HEMATOPOÉTICOS

Durante a vida fetal a hematopoese ocorre inicialmente em ilhotas sanguíneas do saco vitelino (até o segundo mês) e posteriormente no fígado e no baço (do segundo o sétimo mês). Esta função é progressivamente assumida pela medula óssea, de praticamente todos os ossos da criança, enquanto que no adulto ocorre predominantemente no esterno, ossos da bacia, costelas e nas vértebras. A medula óssea nos recém-nascidos é extremamente celular, com presença de raros adipócitos. Com o progredir da idade, o espaço medular é preenchido por células gordurosas, e a celularidade decresce progressivamente, sendo o declínio mais acentuado após a idade de setenta anos. Esta redução em indivíduos normais é consequência tanto da diminuição absoluta do tecido hematopoético bem como do aumento da cavidade medular, devido à perda de substância óssea, sendo o espaço adicional preenchido por adipócitos. Em amostras de crianças, a celularidade (porcentagem de tecido hematopoético) da medula óssea é alta, variando de 60 a 100%, diminuindo na segunda década de vida para 64 a 80%, aos sessenta anos para 40% e para 20 a 30% aos oitenta anos. A celularidade varia com o tipo de osso estudado, sendo maior nas vértebras em relação à crista ilíaca e ao esterno. Do ponto de vista prático, o limite mínimo de celularidade considerado normal é de 30%, com possíveis exceções para as crianças e os idosos. Entretanto, pacientes com osteoporose, mesmo jovens, podem apresentar porcentagem de tecido hematopoético extremamente diminuída em consequência do aumento da cavidade medular e não por diminuição da celularidade.

Nos adultos a medula óssea é o único local onde ocorre a hematopoese. Em várias doenças, como nas anemias hemolíticas, a medula óssea gordurosa pode voltar a ser substituída por tecido hematopoético, podendo ocorrer até nos ossos longos. Além disso, o fígado e o baço também podem reassumir a função hematopoética fetal, o que é denominado de hematopoese extramedular. A presença de tecido hematopoético ativo fora da medula óssea é denominada metaplasia mieloide, que pode ser um fenômeno compensatório ou indicar uma proliferação primária (neoplásica). Em crianças a metaplasia mieloide compensatória (ou reacional) é mais comum, mas em adultos a observação de tecido mieloide fora da medula óssea é geralmente indicativa de processo neoplásico.

Na vida pós-natal a formação primária de linfócitos (na ausência de estímulo antigênico) ocorre na medula óssea e no timo. Existem evidências recentes de que o timo mantém esta função durante toda a vida, mesmo em indivíduos idosos em que está bastante hipotrofiado. Os órgãos linfopoéticos secundários ou periféricos (que respondem aos estímulos antigênicos) são constituídos pelo baço, pelos linfonodos e pelo tecido linfoide associado aos tratos digestivo e respiratório.

REFERÊNCIAS CONSULTADAS

1. Bessis M, Brecher G. A second look at stress erythropoiesis. Unanswered questions. Blood Cells. 1975;1:409.
2. Bessis M, Weed RI. The structure of normal and pathologic erythrocytes. Adv Biol Med Physics. 2973;14:35.
3. Bessis M. Blood smears reinterpreted. Tradução G. Brecher. Ed. Springer-Vergal, Berlin, 1997, 1a edição. 270 páginas.
4. Cooper MA, Caligiuri MA, Max EE, Powell J. Lymphocyte biology. In: Clinical Hematology, editores Young NS< Gerson SL, High KA. Ed Elsevier, Filadélfia, 1a edição, 2006. pp. 71-88.
5. Gaines P, Berliner N. Granulocytopoiesis. In: Clinical Hematology, editores Young NS< Gerson SL, High KA. Ed Elsevier, Filadélfia, 1a edição, 2006. pp. 61-70.
6. Zucker-Franklin D, Greaves MF, Grossi CE, Marmont AM. Atlas of blood cells. Function and pathology. Ed. Edi-ermes, Milão, 1988, 2a edição.

capítulo • 2

Hematopoese.
Regulação e Microambiente

Helder Henrique Paiva • Eduardo Magalhães Rego

HEMATOPOESE: DEFINIÇÃO E DESENVOLVIMENTO

As diferentes células maduras do sangue apresentam algumas características semelhantes, como a vida-média curta (horas a dias) e a origem comum a partir de Células-Tronco Hematopoéticas (CTHs) presentes na Medula Óssea (MO). Essas células caracterizam-se por serem as mais imaturas na hierarquia de diferenciação para células sanguíneas. As CTHs são aquelas capazes de dar origem às mais diversas linhagens hematopoéticas, como eritroides, mieloides e linfoides, além de apresentarem a capacidade de reconstituir a hematopoese, no longo prazo e de forma completa, de um indivíduo (humano ou cobaia animal), após terapias supressoras como radioterapia ou quimioterapia.

As CTHs são classificadas em duas subpopulações: a LT-HSC e a ST-HSC. A LT-HSC (*Long Term Hematopovetic Stem Cell*) é a responsável pela manutenção do *pool* hematopoético imaturo e indiferenciado. Essas células, chamadas de vida-longa (*long term*) geralmente estão na fase G_0 do ciclo celular, de forma que se mantêm relativamente constantes e presentes ao longo de toda a vida, sofrendo poucos ciclos de divisões mitóticas. A ST-HSC (*Short Term Hematopooetic Stem Cell*) também é quiescente, como a anterior, entretanto se origina de divisões celulares assimétricas da LT-HSC, resultando célula-filha LT-HSC e outra ST-HSC, com potencial maior de proliferação e comprometimento para gerar os precursores das diferentes linhagens sanguíneas. Os últimos são conhecidos como *unidades formadoras de colônias* (do inglês CFU, *Colony-Forming Units*) e podem dar origem a uma ou mais linhagens hematopoéticas. Por exemplo, o precursor CFU-G (*Colony-Forming Unit – Granulocytic*) produz apenas granulócitos, enquanto o CFU-GM (*Colony-Forming Unit – Granulocytic/Monocytic*) produz granulócitos e monócitos. Quanto mais diferenciado o precursor, menor é o número de tipo celular a que pode dar origem.

As CTHs são responsáveis pela produção de 10^9 glóbulos vermelhos e 10^8 leucócitos em média, por hora, além da produção de plaquetas e de outras linhagens celulares. Essa alta atividade proliferativa, entretanto, não está associada à extinção do *pool* de CTHs, uma vez que, além de produzir progenitoras das diferentes linhagens hematopoéticas, as CTHs também são capazes de produzir, através da divisão celular, células-filhas que preservam as características de CTHs. Chamamos de *hematopoese* ao conjunto de eventos envolvidos em três principais funções fisiológicas: 1) automanutenção do *pool* indiferenciado de CTHs; 2) geração e manutenção do *pool* de células comprometidas com uma linhagem hematológica (chamadas precursoras); e 3) proliferação e diferenciação de células precursoras em células diferenciadas que migram para a corrente sanguínea.

Em humanos, a hematopoese inicia-se trinta dias após a formação do embrião. Nesta fase, chamada *primitiva*, as CTHs estão localizadas no saco vitelínico e são capazes de dar origem apenas a eritrócitos. A capacidade de gerar todas as linhagens hematopoéticas e de autorrenovação das CTHs (fase *definitiva* ou *adulta*) emerge na quarta semana de gestação, quando o nicho hematopoético passa a localizar-se na mesoderme (mais especificamente, nas regiões da Aorta-Gônadas-Mesonefro (AGM). Ainda na vida intrauterina, a hematopoese migra da AGM para a placenta e fígado fetal em torno da quinta semana e, definitivamente, para a medula óssea na décima segunda semana de gestação. Após o nascimento, a MO é a única responsável pela produção de células hematopoéticas, salvo em alguns casos patológicos quando pode ocorrer *metaplasia* – expansão de tecido hematopoético para regiões extramedulares, como baço e fígado.

Nos primeiros anos da infância, a atividade hematopoética pode ser detectada em todos os ossos e em toda a medula óssea. Próximo da puberdade, há a substituição gradual da medula hematopoética ativa (chamada vermelha), por um tecido gorduroso (amarelo). Esse processo ocorre principalmente em ossos longos e inicia-se nas diáfases, restringindo gradualmente o tecido hematopoético ativo às epífises, além de ossos chatos como pélvis, crânio, vértebras, costelas e esterno.

A hematopoese tem como pré-requisito a existência de um microambiente normal, capaz de sintetizar fatores necessários à sobrevivência das células progenitoras, favorecer as interações entre células de diferentes tipos e acomodar as células em desenvolvimento. Desta forma, nos diferentes nichos hematopoéticos descritos desde a vida uterina até fase adulta, existem, além dos precursores hematopoéticos, outras células, que constituem o estroma, formado por componente celular (representado por fibroblastos, osteoblastos, osteoclastos, células-tronco mesenquimais, adipócitos, macrófagos, linfócitos e células endoteliais dos sinusoides medulares), e um componente acelular, composto por substâncias que modulam as atividades celulares, chamadas fatores de crescimento, citocinas e proteínas de matriz extracelular, as quais favorecem a organização e a estrutura da MO. A regulação de CTH compreende, portanto, um processo multifatorial, incluindo também sinais químicos, físicos e mecânicos, como temperatura, força de cisalhamento, tensão de O_2 constituintes de matrix e presença de íons (ex.: Ca^{+2}).

A seguir descreveremos os principais aspectos do microambiente e dos fatores humorais relevantes para a regulação da hematopoese.

MICROAMBIENTE E FATORES DE CRESCIMENTO

▶ Microambiente

A exposição das CTHs a diferentes microambientes durante a vida uterina tem importante influência na sua maturação e em seu desenvolvimento. Na AGM e placenta fetal, as células hematopoéticas originam-se no endotélio de grandes vasos, como vitelínico, aorta dorsal e artérias umbilicais. Esses dados fomentam a hipótese de *endotélio-hemogenia*, segundo a qual as CTHs surgem diretamente de células endoteliais, que perdem as características fenotípicas endoteliais e passam progressivamente a expressar marcadores hematopoéticos. Por outro lado, a hipótese da origem das CTHs a partir de *hemangioblastos* defende a existência de um precursor bipotente e indiferenciado comum às células endoteliais e hematopoéticas. Ainda durante a gestação, a hematopoese fetal migra para a medula óssea, que se torna, por fim, o principal reservatório de células-tronco. Acredita-se que essa relocalização seja resultado do surgimento de osteoblastos e condrócitos, que são, então, capazes de formar o novo nicho para manutenção e desenvolvimento de CTH.

De forma simplista e didática, dois tipos de nichos medulares têm sido descritos: o *endosteal* ou *osteoblástico*, onde as células-tronco hematopoéticas permanecem próximas aos osteoblastos das trabéculas ósseas; e o *perivascular*, onde as células-tronco ficam mais próximas do endotélio vascular (sinusoides da medula), nos quais a tensão de O_2 é maior. As células hematopoéticas mais imaturas estão localizadas ao longo da superfície *endosteal*, com um gradiente de diferenciação movendo-se em direção ao eixo central da cavidade medular para a região perivascular. As células adiposas situam-se adjacentes aos sinusoides e também participam da regulação da hematopoese secretando fatores solúveis inibitórios de diferenciação e funcionando como uma reserva de lipídeos que são necessários ao metabolismo das células em proliferação. De fato, o nicho das células-tronco hematopoéticas atua como uma unidade funcional e anatômica onde células do tecido ósseo, células endoteliais, adiposas e elementos mesenquimais coexistem em proximidade, regulando as células-tronco de forma combinada.

Várias moléculas relacionadas ao estroma estão envolvidas na regulação de CTH. O fator de células-tronco (*Stem Cell Factor* – SCF) é produzido por células endoteliais, quer na forma solúvel, quer como uma proteína transmembrana. SCF liga-se ao receptor KIT (também conhecido como SCFR e CD117) presente na superfície das CTHs. Esta ligação é necessária para a regulação tanto da manutenção do estado quiescente característico das células-tronco, quanto da sua localização no nicho. As CTHs também expressam Notch, que se une ao seu ligante Jagged 1 em osteoblastos e, assim, desencadeiam sinais que contribuem para evitar a diferenciação. Osteoblastos e células endoteliais também secretam moléculas quimioatraentes que orientam a volta de células-tronco para a medula óssea, quando estas estão presentes na corrente sanguínea (*homing*). Por exemplo, a quimiocina CXC-12 (CXCL12, também conhecida como SDF1) é produzida por osteoblastos e células endoteliais medulares e se liga ao receptor de quimiocina CXC-4 (CXCR4) da superfície de CTH.

Estudos *in vivo* realizados com camundongos geneticamente modificados contribuíram para a melhor compreensão da relação entre o estroma e as células hematopoéticas. O produto do gene *W* é o receptor de membrana chamado c-Kit (CD117), expresso na superfície das células progenitoras hematopoéticas. O produto do gene *Sl* é o ligante de c-Kit, também chamado *Stem Cell Factor* (SCF), expresso em forma solúvel e na membrana de células estromais. Mutações que causam a inativação desses genes, quando presentes em homozigose (*W/W* e *Sl/Sl*), são letais ao embrião. Entretanto, foram identificados alelos *W* e *Sl* mutantes que mantêm parte de sua função, chamados *W^v* e *Sl^d*. Camundongos heterozigotos *W/W^v* e *Sl/Sl^d* apresentam efeitos pleiotrópicos comuns: alterações pigmentares, esterilidade e anemia congênita. Animais *W/W^v* quando irradiados de forma subletal e, em seguida, transplantados com células-tronco provenientes da medula óssea de um camundongo normal (tipo selvagem) foram capazes de reconstituir a hematopoese, o mesmo não ocorrendo com os mutantes *Sl/Sl^d*. O experimento complementar, no qual a medula óssea de camundongos *Sl/Sl^d* foi injetada em receptores *W/W^v* irradiados, mostrou que a hematopoese era reconstituída

12 Tratado de Hematologia

nos receptores. Esse conjunto de experimentos mostrou que os mutantes *Sl/Sl^d* possuem células-tronco normais e o estroma defeituoso, enquanto que nos camundongos *W/W^v* ocorre o oposto. Desta forma, a ativação do receptor *c-Kit* é essencial para a sobrevivência e o desenvolvimento das células progenitoras hematopoéticas.

Além do SCF, o estroma também é responsável pela produção de G-CSF, GM-CSF, IL-1, IL-3, IL-6, IL-7, TGF-β, entre outros fatores que participam da regulação da hematopoese. O estroma ainda contém matriz extracelular composta por várias proteínas, glicoproteínas e proteoglicanas produzidas pelas células estromais. Essas macromoléculas que mantêm a estrutura tridimensional do compartimento e que dão suporte às células incluem o colágeno (tipos I, III, IV, V e VI), fibronectina, laminina, hemonectina, sulfato de heparina e sulfato de condroitina. As células progenitoras hematopoéticas possuem receptores de superfície para essas macromoléculas e se ligam a sítios específicos do estroma, o que, acredita-se, contribui para regular sua proliferação e diferenciação.

▶ Fatores de crescimento

A regulação da hematopoese é dependente tanto de interação célula-célula quanto de fatores de crescimento solúveis presentes nos diferentes microambientes, compondo os nichos hematopoéticos. Os fatores de crescimento são glicoproteínas secretadas pelas células estromais que atuam na sobrevivência, na proliferação e diferenciação das células hematopoéticas. São citocinas e hormônios que se ligam a receptores específicos nas superfícies das células-tronco e células progenitoras exercendo atividades modulatórias sobre elas. Esses fatores não possuem uma função única, podendo ser relevantes para a sobrevivência das células-tronco em uma dada associação de citocinas ou ser importantes para a função de células diferenciadas em outra nova combinação. Os efeitos da associação desses fatores podem ocorrer de duas formas: a) permitindo a proliferação e diferenciação de células que, sem o estímulo, morreriam ou permaneceriam quiescentes; ou b) agindo em sinergismo na proliferação de uma subpopulação específica de células precursoras.

Durante o estágio embrionário, as linhagens estromais da AGM produzem altas quantidades de fatores que estimulam a expansão de células-tronco e a formação de precursores hematopoéticos. São mais comuns, nesta fase, a expressão de BMP-4 (*Bone Morphogentic Protein-4*), uma proteína da família do TGF-β; do fator neurotrófico β-NGF (*β-Nerve Growth Factor*); e da quimiocina (C-C) MIP-ϒ (Macrophage Inflammatory Protein-ϒ). No fígado

fetal, angiopoitina 2 e 3 e IGFBP-2 (*Insulin Growth Factor Binding Protein-2*) foram identificadas como os principais fatores responsáveis pela manutenção da autorrenovação das CTHs, além de sua expansão e diferenciação.

Os osteoblastos secretam G-CSF (*Granulocyte Colony-Stimulating Factor*), GM-CSF (*Granulocyte-Macrophage Colony-Stimulating Factor*) e interleucina 6 (IL-6), os quais estimulam sobrevivência e diferenciação das CTHs. Ainda, osteoblastos produzem angiopoetina, trombopoetina, WNT, Nocht, N-caderina e esteopoetina que, embora os mecanismos de ação ainda sejam desconhecidos, regulam o número de CTH no nicho.

Na regulação da mielopoese, que dá origem a hemácias, granulócitos, monócitos e megacariócitos, a IL-3 e o GM-CSF atuam em um amplo espectro de precursores imaturos, enquanto que o G-CSF e M-CSF são necessários para o desenvolvimento de células granulocíticas e monocíticas maduras, respectivamente. Ademais, o GM-CSF inibe a migração, aumenta a atividade fagocítica e induz a Citotoxicidade Dependente de Anticorpos (*antibody-dependent cytotoxicity*, ADCC) dos neutrófilos polimorfonucleares do sangue. Já o G-CSF induz a síntese de superóxido e estimula a ADCC dos neutrófilos, e o M-CSF ativa macrófagos maduros.

Na regulação da eritropoese, a eritropoetina exerce um papel essencial nos processos de maturação e apoptose dos precursores da linhagem eritroide. Sua produção é controlada pelo teor de O_2 do sangue arterial que irriga as células peritubulares no córtex renal. Além dela, o ligante Kit, a IL-3 e o GM-CSF também participam na regulação da proliferação e diferenciação.

A linfopoese é regulada principalmente por interleucinas, tais como IL-7 e IL-6, que exercem importante função na proliferação dos precursores de linfócitos B, ao passo que IL-2, IL-3 são mais relevantes aos precursores de células T. Deve ser lembrado que a diferenciação das células T se faz no timo, e que as vias envolvidas na proliferação/ativação dos linfócitos serão discutidas em outro capítulo.

In vitro, a megacariocitopoese é regulada por fatores que atuam nos precursores imaturos associados a várias linhagens, tais como IL-3, IL-6, GM-CSF e ligante Kit, e o número de precursores megacariocíticos depende diretamente da presença da combinação desses fatores. Entretanto, a diferenciação dos megacariócitos e a produção de plaquetas são controladas *in vivo* pelo número de plaquetas no sangue periférico, o qual não afeta a produção desses fatores. O fator responsável por esta modulação é a Trombopoetina (TPO), produzida principalmente no fígado, que atua através do receptor da família das citocinas chamado Mpl.

REFERÊNCIAS CONSULTADAS

1. Cannistra SA, Griffin JD. Regulation of the production and function of granulocytes and monocytes. Semin Hematol. 1988;25(3):173-88.

2. Coskun S, Hirschi KK. Establishment and regulation of the HSC niche: Roles of osteoblastic and vascular compartments. Birth Defects Res C Embryo Today. 2010;90(4):229-42.

3. Fried W. Erythropoietin and erythropoiesis. Exp Hematol. 2009;37(9):1007-15.

4. Kaushansky K. Determinants of platelet number and regulation of thrombopoiesis. Hematology Am Soc Hematol Educ Program. 2009:147-52.

5. Wang LD, Wagers AJ. Dynamic niches in the origination and differentiation of haematopoietic stem cells. Nat Rev Mol Cell Biol. 2011;12(10):643-55.

6. Ward AC, Loeb DM, Soede-Bobok AA, Touw IP, Friedman AD. Regulation of granulopoiesis by transcription factors and cytokine signals. Leukemia. 2000;14(6):973-90.

capítulo • 3

Eritropoese e Eritropoetina.
Produção e Destruição de Hemácias

Marco Antonio Zago • Rodrigo Tocantins Calado

PRODUÇÃO DE HEMÁCIAS

Em condições normais, um adulto produz cerca de 200 bilhões de hemácias por dia, substituindo número equivalente de células destruídas e, assim, mantendo estável a massa total de hemácias do organismo. A proporção de hemácias produzidas e destruídas diariamente corresponde a 0,83% do total, e, em condições normais, essa produção ocorre exclusivamente na medula óssea.

Após o período embrionário e fetal, a eritropoese pode ocorrer fora da medula óssea em duas circunstâncias: resposta a um estímulo proliferativo intenso (como em anemias hemolíticas) ou como parte de um quadro de proliferação neoplásica do tecido mieloide. Em anemias hemolíticas, os níveis elevados de eritropoetina podem levar à substituição da medula gordurosa por medula ativa, inclusive nos ossos longos, expandindo a produção intramedular de hemácias até 6 a 7 vezes acima de sua taxa habitual. O estímulo persistente pode fazer aparecer tecido eritroide no baço, fígado e, eventualmente, em outros locais do organismo. Particular-

mente em talassemias intermediárias têm sido descritas massas paravertebrais e musculares de tecido eritroide, algumas vezes determinando sintomas compressivos. Nas síndromes mieloproliferativas, como mielofibrose e policitemia vera, a eritropoese acompanha a *metaplasia mieloide*, em especial no fígado e baço, não tendo papel compensatório.

▶ Células eritroides na medula óssea

A eritropoese pode ser dividida em três fases distintas: a vinculação da célula progenitora pluripotencial com a diferenciação eritroide, a fase eritropoetina-independente ou precoce, e a fase eritropoetina-dependente ou tardia. O processo de maturação eritroide envolve grande variedade de células em diferentes estágios de maturação, sendo que o conjunto total de células eritroides é chamado éritron, termo que enfatiza a unidade funcional das células envolvidas na eritropoese.

Os precursores da linhagem eritroide constituem cerca de um terço das células da medula óssea (Tabelas 3.1

Tabela 3.1

▶ Células da linhagem eritroide da medula óssea.

Célula	Diâmetro, relação N/C	Citoplasma	Núcleo
Pró-eritroblasto	14-20 μm, Alta (4/1)	Escasso, em coroa, halo claro, perinuclear	Cromatina avermelhada, clara, homogênea, finamente reticulada
Eritroblasto basófilo	12-17 μm, Média (1/1)	Mais amplo, em coroa, intensamente basófilo	Central, cromatina irregular com condensações
Eritroblasto policromatófilo	10-15 μm, Baixa (1/4)	Azul pálido-cinzento, tom lilás	Central, redondo, cromatina condensada
Eritroblasto ortocromático	8-12 μm, Muito baixa (1/8)	Abundante, acidófilo	Pequeno, condensado, central ou excêntrico

e 3.2). O proeritroblasto é o tipo celular mais imaturo que pode ser identificado como pertencente a essa linhagem; essa célula deriva de precursores mais primitivos que não podem, no entanto, ser reconhecidos morfologicamente, mas podem ser avaliados em testes funcionais. As técnicas de cultura de precursores hematopoéticos reconhecem dois precursores eritroides: a unidade formadora de crescimento rápido-eritroide (BFU-E = *Burst-Forming Unit-Erythroid*) e a unidade formadora de colônia-eritroide (CFU-E = *Colony--Forming Unit-Erythroid*). Ambas não apresentam diferenciação eritroide no que diz respeito à morfologia e só podem ser classificadas do ponto de vista funcional. As BFU-E compreendem a fase da eritropoese eritropoetina-independente, embora as formas mais maduras já expressem receptores para esse fator de crescimento. As BFU-E dão origem às CFU-E, que representam o estágio seguinte da maturação, apesar da morfologia incaracterística. A partir deste ponto, os precursores eritroides já são morfologicamente reconhecíveis. Os precursores eritroides têm capacidade proliferativa intensa, assim, cada proeritroblasto origina de 8 a 32 eritroblastos ortocromáticos; essas células, por sua vez, não têm mais capacidade de dividir-se e, perdendo o núcleo, dão origem às hemácias maduras.

Além da capacidade multiplicativa, os precursores eritroides caracterizam-se pela intensa síntese proteica. A principal proteína sintetizada e acumulada pelos eritroblastos é a hemoglobina. Os genes de globinas estão muito ativos, produzindo grande quantidade do RNA mensageiro que, no citoplasma, controla a síntese das cadeias de globina. Quando o eritroblasto perde o núcleo, deixa de sintetizar RNA mensageiro; a síntese de hemoglobina persiste por algum tempo, na dependência do RNA que estava presente no citoplasma, mas vai esgotando-se rapidamente.

A morfologia dos precursores eritroides reflete essas duas características fundamentais: a *capacidade proliferativa* e a intensa *síntese de hemoglobina*. Assim, a célula mais primitiva tem núcleo mais imaturo, volumoso e cromatina fina. À medida que amadurece, o núcleo vai diminuindo de volume e a cromatina fica mais condensada até o núcleo tornar-se picnótico, correspondendo à célula que perdeu a capacidade de se dividir. No citoplasma, observa-se inicialmente o acúmulo de RNA mensageiro, intensamente basófilo (azulado); à medida que a célula amadurece, a hemoglobina vai sendo acumulada, dando ao citoplasma uma tonalidade acidófila (rósea), que nas fases intermediárias mescla-se com a basofilia do RNA (policromatofilia) e finalmente a substitui (eritroblastos ortocromáticos).

Dois tipos de receptores são essenciais para a diferenciação eritroide: o receptor de eritropoetina e o receptor de transferrina. A expressão *Receptor de Eritropoetina* (EpoR) pode ser identificada em precursores da linhagem eritroide (BFU-E e CFU-E) e atinge o máximo nos proeritroblastos e eritroblastos basófilos. O *receptor de transferrina* é expresso virtualmente em todas as células do organismo, pois é essencial para a incorporação de ferro pela célula; esses receptores estão presentes em grande número nos precursores eritroides, desde a fase de proeritroblastos, atingindo sua expressão máxima em eritroblastos ortocromáticos e ainda estão presentes em pequena quantidade nos reticulócitos. Outra característica que distingue os precursores eritroides é a expressão de glicoforina A, uma das mais abundantes proteínas da membrana dos eritroblastos e eritrócitos.

▶ Reticulócitos

O eritroblasto ortocromático perde o núcleo transformando-se em reticulócito, que é uma "célula" anucleada que ainda conserva no citoplasma alguns resquícios de organelas: retículo endoplasmático, ribossomas (com RNA mensageiro) e mitocôndrias. Cerca de 10 a 20% da síntese de hemoglobina completa-se nesse estágio e, como ainda conserva mitocôndrias, tem certa capacidade de respiração aeróbica.

Há um sistema elaborado que mantém as células eritroides ancoradas na medula óssea até que estejam maduras para serem liberadas à circulação, que envolve o estroma da

Tabela 3.2

▶ Massa de células eritroides em diferentes fases de diferenciação.

Células eritroides	10^9 Células/kg peso
Pró-eritroblastos	0,10
Eritroblastos basófilo	0,48
Eritroblastos policromatófilos	1,47
Etritroblastos ortocromáticos	2,95
Reticulócitos medulares	8,20
Reticulócitos circulantes	3,10
Hemácias produzidas por dia	3,00

Tratado de Hematologia

medula óssea, macrófagos que produzem fibronectina e os receptores de fibronectina nas células eritroides em desenvolvimento. Quando os eritrócitos estão maduros, desaparecem os receptores de fibronectina, liberando as células para circulação.

Os reticulócitos são ligeiramente maiores do que as hemácias maduras, e ainda retêm no citoplasma ligeiros traços de basofilia, dando uma coloração com policromatofilia. Por isso, em esfregaços de sangue corados pelo Leishman são descritos como *macrócitos policromatófilos*.

O uso de corantes supravitais, ou seja, que coram as células vivas antes de serem fixadas, como o azul brilhante de cresil ou azul de toluidina, revela esses restos de organelas no interior dos reticulócitos, precipitando-se sobre as organelas, formando estruturas reticuladas no citoplasma, daí o nome "reticulócito".

O reticulócito recém-formado permanece de um a três dias na medula óssea, sendo em seguida liberado para a circulação. Um ou dois dias depois de entrarem em circulação, os reticulócitos perdem todas as organelas, têm o volume ligeiramente reduzido e adquirem a coloração citoplasmática própria das hemácias maduras. Neste ponto, cessa a síntese proteica e perdem também qualquer capacidade de metabolismo aeróbico, restringindo-se a metabolização da glicose pela via de Embden-Meyerhoff (geração de ácido láctico) e pelo *shunt* das pentoses. Durante a maturação, os reticulócitos perdem pequenas vesículas contendo lipídios e proteínas de membrana, num processo denominado exocitose; a principal proteína perdida nesse processo é o receptor de transferrina, que desaparece completamente na hemácia madura. O processo final de maturação do reticulócito, incluindo a eliminação de grânulos sideróticos do citoplasma e modificações da membrana, pode ocorrer no baço, num processo denominado *culling;* em pacientes esplenectomizados ou com asplenia, a ausência de função do baço pode resultar no acúmulo de hemácias com anormalidades morfológicas (corpos de Howell-Jolly, *pits* na microscopia de contraste de interferência).

▶ Contagem de reticulócitos

Como a produção diária de hemácias corresponde a 0,83% do total, e como o reticulócito persiste em circulação durante um a dois dias, em torno de 0,8 a 1,6% das hemácias coram-se como reticulócitos. A determinação da porcentagem de reticulócitos no sangue periférico constitui um importante indicador da capacidade funcional da medula óssea diante da anemia: elevação de reticulócitos indica atividade proliferativa compensatória por parte da medula óssea (por exemplo, nas anemias hemolíticas), enquanto uma porcentagem normal ou reduzida em paciente anêmico indica uma medula hipoproliferativa (anemia por menor produção de hemácias).

Na prática, a contagem de reticulócitos deve considerar o grau de anemia. Em um paciente anêmico, a porcentagem de reticulócitos pode parecer aumentada porque estes são liberados mais precocemente da medula óssea (prolongando a fase de "reticulócito" no sangue), e porque há redução na proporção de células maduras. Ao serem liberados mais precocemente, o tempo de maturação dos reticulócitos em circulação aumenta de um dia para dois a três dias. Para corrigir esses efeitos, calcula-se a Contagem de Reticulócitos Corrigida (CRC), levando-se em conta o hematócrito do paciente em relação ao hematócrito normal de 45%.

> **Contagem de reticulócitos corrigida =
> Reticulócitos (%) × (Hematócrito/45)**

Em indivíduos normais, a CRC deve estar ao redor de 1%; em pacientes com anemia, com hematócrito de 35%, a CRC deve estar em 2 a 3%, e quando o hematócrito está em 25% ou menos, a CRC deve estar em 3 a 5%.

▶ Eritropoese ineficaz

A parcela dos eritroblastos que não chega a completar o desenvolvimento e é destruída na própria medula óssea representa a fração "ineficaz" da eritropoese. A hemoglobina sintetizada nessas células nunca chega a circular, embora seu catabolismo dê origem a bilirrubina juntamente com o restante da hemoglobina liberada das hemácias circulantes. A medida do catabolismo de urobilinogênios derivados da destruição de hemácias permite estimar que cerca de 4 a 12% da hemoglobina sintetizada é destruída na própria medula óssea, sem ter entrado em circulação,

---

quadro 3.1 Contagem de reticulócitos na anemia

Paciente com hemoglobina de 6 g/dL e hematócrito de 18% tem uma contagem de reticulócitos de 4,5%. O exame demonstra, pois, uma anemia importante. À primeira vista, a resposta da medula óssea é adequada, pois a porcentagem de reticulócitos está aumentada em relação aos valores de referência (1,5%). No entanto, o cálculo da CRC = 4,5 × (18/45) = 1,8% revela uma resposta inadequada da medula óssea (com hematócrito de 18% a CRC deveria estar entre 3 e 5%), indicando uma anemia do tipo hipoproliferativa como anemia aplástica ou de insuficiência renal ou, ainda, por deficiência de folato, vitamina B_{12} ou ferro.

quadro 3.2 Uso clínico da eritropoetina

A eritropoetina humana recombinante (rHuEpo), obtida pela atividade do gene humano de eritropoietina, expresso em células em cultura, deve ser usada preferencialmente por via subcutânea, que simula mais as condições fisiológicas, em doses dependentes da condição a ser tratada, com meia-vida de eliminação de 19-22 horas. A principal indicação para terapia com eritropoetina é a insuficiência renal crônica. Mais de 95% dos pacientes com insuficiência renal crônica respondem ao uso de eritropoetina, ficam independentes de transfusões, e têm sensível melhora da qualidade de vida, com elevação dos níveis médios de hemoglobina de 6-7 g/dL para 9-12 g/dL (ver detalhes de dose no capítulo sobre anemia da insuficiência renal). Além da uremia, a rHuEpo pode ser utilizada em numerosas condições para prevenir ou para tratar anemia. A rHuEpo pode ser usada para prevenir anemia quando ocorre transfusão autóloga, antecedendo cirurgia eletiva (250-300 UI/kg SC 2×/semana, por três semanas) e em pacientes sob tratamento com cisplatina ou carboplatina (150 UI/kg 3×/semana enquanto durar a quimioterapia). A rHuEpo pode também ser utilizada para tratar anemia nos casos em que a produção de eritropoetina não se eleva ou eleva-se inadequadamente: a) anemia em prematuros (para recém-nascidos com peso entre 750 e 1.300 g, doses recomendadas de 250 UI/kg 3×/semana, da 1ª à 6ª semana de vida, com suplementação de 5 mg de ferro por kg/dia por via oral); b) anemia da artrite inflamatória; c) infecção por HIV: anemia complica a evolução de cerca de dois terços dos pacientes com Aids, sendo agravada pelo uso de AZT. Particularmente, os pacientes com níveis basais de eritropoetina inferiores a 500 mUI/mL beneficiam-se de doses de 100-200 UI/kg, 3×/semana, com elevação do hematócrito e redução das necessidades transfusionais; d) no mieloma múltiplo, especialmente em estágio avançado, a anemia é complicação muito frequente e a grande maioria dos pacientes responde ao uso de eritropoetina (200 UI/kg/semana quando há atividade residual da medula, com plaquetas acima de 100×10^9/L, ou 500 UI/kg/semana, quando o nível de plaquetas é menor); outras aplicações a serem consideradas incluem o tratamento da anemia do câncer (em especial na presença de quimioterapia ou radioterapia) e síndromes mielodisplásticas. Pacientes com câncer (câncer de mama, de cabeça e pescoço, linfoma) e anemia relacionada ao tratamento podem responder ao uso de eritropoetina, com sensível melhora da qualidade de vida; não há, no entanto, recomendação para utilização de eritropoetina em anemia do câncer não associada ao tratamento quimioterápico. Na mielodisplasia de risco baixo ou intermediário, a eritropoetina produz resposta em 15 a 30% dos pacientes não selecionados, com melhora da qualidade de vida e redução ou abolição da necessidade de transfusões. Há indícios, resultantes da meta-análise de numerosos trabalhos, de que o uso de eritropoetina poderia ter efeito positivo em pacientes anêmicos com insuficiência cardíaca, mas ainda são necessários estudos prospectivos maiores para confirmar esta indicação.

---

correspondendo à *eritropoese ineficaz* em condições normais. Numerosas doenças são acompanhadas de um aumento da eritropoese ineficaz: nesses casos há uma desproporção entre a riqueza eritroide da medula óssea e a quantidade de hemácias efetivamente liberadas em circulação; em alguns casos, proporção ineficaz da eritropoese ultrapassa 80%. Exemplos de situações em que há aumento da eritropoese ineficaz: anemias megaloblásticas, talassemias, síndromes mielodisplásicas, eritroleucemia. Laboratorialmente a eritropoese ineficaz produz associação de hiperplasia eritroide da medula óssea, reticulócitos baixos ou normais, e ligeiro aumento de bilirrubina indireta. Na citologia de medula óssea poderão ser identificados os sinais morfológicos de *diseritropoese*: assincronia na maturação nucleocitoplasmática, lobulação nuclear, cariorréxis, fragmentação nuclear, pontes cromatínicas internucleares, binuclearidade ou multinuclearidade, excrescências citoplasmáticas, vacuolização citoplasmática. Além disso, a coloração específica para ferro, em geral, revela anormalidades, como granulações múltiplas e grosseiras.

▶ Controle da produção de hemácias

A produção de hemácias é controlada principalmente por fatores de crescimento que agem sobre as células precursoras e estimulam seu desenvolvimento e maturação, como a eritropoetina e a Interleucina 3 (IL-3), e os hormônios tireoidianos e andrógenos, pelo seu efeito sobre o metabolismo.

ERITROPOETINA

A eritropoetina é o principal fator de crescimento que regula a produção de hemácias. Trata-se de um hormônio glicoproteico constituído de 165 aminoácidos, com peso molecular de 34,4 kDa. A principal fonte de eritropoetina no organismo é o tecido renal, provavelmente as células intersticiais peritubulares renais, que produzem cerca de 90% do hormônio, sendo os 10% restantes produzidos por hepatócitos que rodeiam as veias centrais no fígado. A parcela produzida pelo rim é altamente sensível ao nível de oxigenação do sangue renal ou a outros mecanismos que causam redução da oxigenação dos tecidos renais, como a anemia. Nessas circunstâncias, a produção de eritopoetina pode aumentar até mil vezes. O hormônio liga-se ao Receptor de Eritropoetina (EpoR) expresso especificamente em precursores eritroides, estimulando a sua proliferação e diferenciação, levando a um aumento da massa eritrocitária.

A eritropoetina é codificada por um gene com cinco éxons, que se encontra no braço longo do cromossomo 7 (em 7q21). A análise da estrutura do gene de eritropoetina revelou uma série de sítios que cooperam para regular a expressão do gene, em particular sua expressão aumentada na hipóxia (Figura 3.1). A principal estrutura responsiva à

18 Tratado de Hematologia

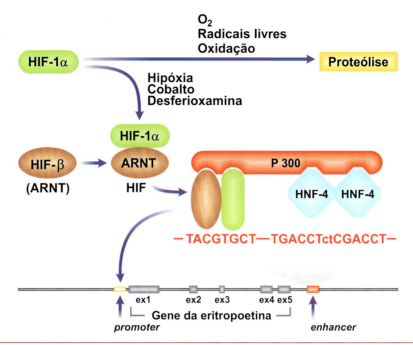

Figura 3.1 A principal região responsiva à hipóxia no gene da eritropoetina no rim está situada a 0,7 kb de sua região 3', onde se ligam os fatores denominados HIF-2α, HNF-4 e ARNT (ou HIF-β). Sua ligação ativa o *promoter* do gene na região 5' e promove a transcrição do RNA mensageiro da eritropoetina. O processo inicia com a produção de sirtuína-1 que desacetila o gene HIF-2α, aumentando a produção da subunidade proteica.

hipóxia é um *enhancer* situado a 0,7 kb da região 3'-final do gene (no fígado a situação é inversa, ou seja, a região responsiva está a 5' do início do gene). Esse *enhancer* contém três sítios críticos para a resposta à hipóxia, aos quais se ligam três intermediários denominados HIF-2α (*Hypoxia Inducible Factor*),[1] HNF-4 (*Hepatic Nuclear Factor*) e ARNT (*Aryl Hydrocarbon Receptor Nuclear Translocator* ou HIF-β). Na presença desses três fatores, em associação com p300, um coativador transcripcional, forma-se um complexo que interage com fatores de transcrição, criando condições para ativação da transcrição gênica localizada, aumentando a produção de mRNA do gene da eritropoetina. O processo começa pela ação de sirtuína-1 (cuja produção aumenta com estresse hipóxico); essa, por sua vez, produz desacetilação da região do gene HIF-2α, aumentando a expressão deste gene.

A regulação do gene da eritropoetina pela hipóxia depende, então, fundamentalmente da formação do complexo HIF; a subunidade HIF-β (ou ARNT) é expressa constitutivamente em níveis que não são afetados pela tensão de oxigênio, enquanto que a subunidade HIF-α não é detectada em condições normais, mas aumenta em resposta à hipóxia.

O *Receptor de Eritropoetina* (EpoR) pertence à superfamília dos receptores de citocina (juntamente com os receptores de IL-3, IL-4, IL-6, G-CSF, GM-CSF e outros). É uma glicoproteína transmembrana, de 59 kDa (508 aminoácidos), codificada por gene de 8 éxons, que está no braço curto do cromossomo 19 em 19p13.3-p13.2. Quando a eritropoetina se liga à parte extracelular do receptor, ele se dimeriza provocando a autofosforilação e a ativação de JAK2. Este, por sua vez, ativa uma série de mediadores como MAP cinase, AKT cinase e Stat5 que vão atuar na ativação e transcrição de genes que promovem a diferenciação eritroide. Na ausência da ativação do EpoR, os precursores eritroides sofrem apoptose.

▶ **Variações dos níveis de eritropoetina e do seu receptor**

A produção aumentada de eritropoetina associa-se tipicamente a situações de hipóxia renal, levando à elevação do hematócrito (policitemia secundária), como ocorre na doença pulmonar obstrutiva crônica, cardiopatia congênita cianosante, apneia do sono, hemoglobinopatia com aumento de afinidade pelo oxigênio, metemoglobinemia hereditária, tabagismo e hipóxia renal localizada. Também os indivíduos que vivem em altitudes elevadas estão submetidos a baixas tensões de oxigênio, determinando uma elevação da produção de eritropoetina e dos níveis médios de hematócrito.

Produção deficiente de eritropoetina ocorre em várias formas de anemia, como a anemia da insuficiência renal crônica, anemia das inflamações crônicas, doenças autoimunes, Aids e neoplasias. É possível que a menor produção de eritropoetina em muitas dessas doenças esteja associada

---

1 Embora os estudos iniciais tenham revelado o gene HIF-1α, estudos posteriores determinaram que o fator primariamente responsivo à hipóxia nas células renais é o HIF-2α (também chamado EPAS1).

quadro 3.3 Complicações do uso de eritropoetina

Há tumores cujas células têm receptores de eritropoetina; há resultados controversos, não confirmados, que poderiam sugerir que o uso de eritropoetina em pacientes com alguns tipos de cânceres poderia acelerar a evolução do tumor, levando a sobrevida menor. Embora não haja confirmação, o uso nesses casos deve ser cauteloso e somente empregado quando há claro benefício em termos de controle da anemia, com redução ou abolição da necessidade transfusional. Assim, ASH e ASCO [*Blood 100:2303-2320, 2002*] recomendam conjuntamente que não se deve buscar "normalizar" os níveis de hemoglobina, mas manter níveis de 11-12 g/dL, suficientes para melhorar a qualidade de vida. É também prudente evitar o uso de eritropoetina em pacientes com risco de tromboembolismo e ser muito cauteloso em pacientes com câncer, pois este é o grupo mais sujeito a eventos adversos.

à elevação de IL-1. Ao avaliar os níveis de eritropoetina em um paciente com anemia é necessário comparar os resultados obtidos com o nível esperado para indivíduos com aquele hematócrito, e não com indivíduos normais. Como a produção de eritropoetina é muito sensível à redução da oxigenação renal, pacientes com anemia que têm níveis de eritropoetina equivalentes aos indivíduos normais têm, de fato, deficiência da produção de eritropoetina. Na prática médica, isso significa que muitos deles podem responder ao tratamento com eritropoetina recombinante (Tabela 3.3).

Tabela 3.3

▶ Algumas indicações clínicas para o uso de eritropoetina humana recombinante.

- Anemia da insuficiência renal crônica
- Infecção por HIV tratada com zidovudina
- Anemia durante tratamento para o câncer
- Autotransfusão
- Anemia na insuficiência cardíaca?
- Cirurgia

Mutações do gene do receptor de eritropoetina representam causas raras de policitemias familiares, como: mutação G-A em nt 6002 (*nonsense mutation* com término precoce em Trp439), inserção G em nt 5975 (com *frameshift* a partir do aminoácido 430 e molécula truncada com perda de 64 aminoácidos), deleção de sete nucleotídeos entre 5985-5991, no éxon 8 (molécula truncada com 59 aminoácidos a menos), e a mutação C-G no nt 5964 (determinando a síntese de uma molécula truncada com 83 aminoácidos a menos, interrompida no códon 426).

JAK2 é um importante intermediário da ação da eritropoetina, pois sua auto-fosforilação desencadeia a ação de vias que vão promover a diferenciação mieloide, em especial, da linhagem eritroide. Por esse motivo, mutações desse gene, em especial a JAK2V617F, e as mutações do éxon 12,

são descritas na maior proporção das síndromes mieloproliferativas BCR-ABL negativas (ver Capítulos 32, 45 e 46).

DESTRUIÇÃO DE HEMÁCIAS

Após cerca de 120 dias em circulação, em virtude de seu esgotamento metabólico e alterações degenerativas, as hemácias são removidas e destruídas intracelularmente, em células do sistema monocítico-macrofágico, especialmente no baço, no fígado e na medula óssea. Em condições normais, a retirada do baço não altera a sobrevida das hemácias, pois a destruição medular continua inalterada. No entanto, quando há hemólise patológica a destruição esplênica pode ser muito significativa, como ocorre na esferocitose e nos talassêmicos com esplenomegalia submetidos a transfusão crônica. Nesses casos, a retirada do baço pode levar a uma acentuada redução da hemólise e aumento da sobrevida das hemácias em circulação. Em outras anemias hemolíticas, como a anemia falciforme, a destruição aumentada de células ocorre predominantemente no fígado.

De grande interesse é o mecanismo pelo qual as hemácias velhas são reconhecidas e eliminadas de circulação. Vários fatores contribuem para isto, em especial a redução da atividade metabólica e a oxidação da hemoglobina. A formação de agregados de proteína de banda 3 (uma das mais abundantes proteínas transmembranais da hemácia), estabilizados por moléculas de hemoglobina oxidadas (hemicromos) seriam reconhecidos como antígenos por anticorpos IgG autólogos e complemento. Com a deposição de uma densidade crítica de anticorpos e moléculas de complemento, as hemácias senescentes seriam reconhecidas e eliminadas.

Uma vez fagocitada, a hemácia é decomposta em seus componentes, sendo os mais importantes a membrana e a hemoglobina (Figura 3.2). Proteínas e fosfolípides de membrana são digeridos. A hemoglobina é decomposta em globina (que é metabolizada, dando origem a aminoácidos) e o heme, que, por sua vez, com a abertura do anel da protoporfirina, libera o ferro e forma a bilirrubina.

O ferro permanece no macrófago e será reaproveitado para a síntese de hemoglobina. Não há no organismo via

20 Tratado de Hematologia

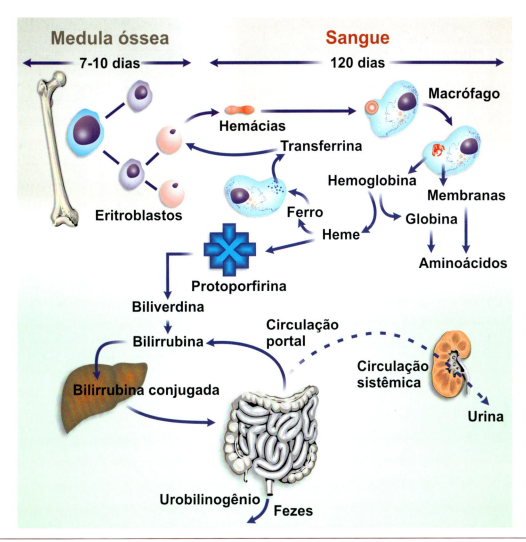

Figura 3.2 Ciclo vital das hemácias, que são produzidas na medula óssea, circulam cerca de quatro meses, e são finalmente fagocitadas pelas células do sistema de macrófagos mononucleares. O catabolismo da hemoglobina dá origem ao ferro, que é reaproveitado, e à série de pigmentos derivados do anel tetrapirrólico, incluindo as bilirrubinas e o urobilinogênio.

de excreção de ferro, de forma que a molécula passa a fazer parte do *pool* de armazenamento e poderá ser utilizada novamente para síntese de hemoglobina. Para voltar a um eritroblasto em desenvolvimento, o ferro pode ser liberado na superfície da célula e transportado para o eritroblasto ligado à transferrina; alternativamente, pequenos fragmentos do citoplasma podem passar diretamente do macrófago ao eritroblasto, num processo semelhante à fagocitose denominado *rofeocitose*.

A bilirrubina lipossolúvel (bilirrubina "indireta" ou não conjugada), formada a partir da abertura do anel do heme, e liberação do ferro, circula ligada à albumina, sendo retirada de circulação pelos hepatócitos. Nos hepatócitos a bilirrubina é conjugada com compostos que a tornam hidrossolúvel, em especial o ácido glicurônico, pela ação de glicuroniltransferase. O composto hidrossolúvel formado (bilirrubina "direta" ou conjugada) é excretado nos canalículos hepáticos, indo finalmente alcançar o duodeno como parte da bile. No intestino, numerosos compostos são derivados da oxidação e do metabolismo da bilirrubina direta; esse conjunto é coletivamente (e de maneira pouco acurada) denominado "urobilinogênio fecal", e seus produtos de oxidação contribuem para dar coloração às fezes. Uma parte do urobilinogênio é reabsorvida do intestino e alcança o fígado pela circulação portal (circulação enteroepática), sendo praticamente todo captado pelo hepatócito e re-excretado no intestino. Apenas quando há lesão funcional dos hepatócitos é que quantidades significativas de urobilinogênio deixam de ser captadas pelos hepatócitos e alcançam a circulação sistêmica, sendo filtrado pelo rim e aparecendo na urina. Portanto, a maior destruição de hemoglobina, que caracteriza as anemias hemolíticas, aumenta a concentração de bilirrubina indireta no plasma e a quantidade de urobilinogênio fecal produzida diariamente, mas não leva ao aumento grosseiro de urobilinogênio na urina; esse aumento ocorre apenas quando há lesão funcional dos hepatócitos.

REFERÊNCIAS CONSULTADAS

1. Adamson JW, Eschbach JW. Erythropoietin for end-stage renal disease. N Eng J Med. 1998;339:625-7.
2. Davis SL, Littlewood TJ. The investigation and treatment of secondary anaemia. Blood Rev. 2012 Mar;26(2):65-71.
3. Ginzburg Y, Rivella S. β-thalassemia: a model for elucidating the dynamic regulation of ineffective erythropoiesis and iron metabolism. Blood. 2011;118:4321-30.
4. Heuser M, Ganser A. Recombinant human erythropoietin in the treatment of nonrenal anemia. Ann Hematol. 2006;85: 69-78.
5. Jelkmann W. Regulation of erythropoietin production. J Physiol. 2011;589:1251-8.
6. Lim JH, Lee YM, Chun YS, Chen J, Kim JE, Park JW. Sirtuin 1 modulates cellular responses to hypoxia by deacetylating hypoxia-inducible factor 1alpha. Mol Cell. 2010;38:864-78.
7. Maxwell PH. Hypoxia-inducible factor as a physiological regulator. Exp Physiol. 2005;90:791-7.
8. Rizzo JD, Lichtin AE, Woolf SH, Seidenfeld J, Benentt CL, Cella D, et al. American Society of Clinical Oncology; Americcan Society of Hematology. Use of epoetin in patients with cancer: evidence-based clinical practice guidelines of the American Society of Clinical Oncology and the American Society of Hematology. Blood. 2002;100:2303-20.
9. Scott LM. The JAK2 exon 12 mutations: a comprehensive review. Am J Hematol. 2011;86:668-76.
10. Spivak JL. The clinical physiology of erythropoietin. Semin Hematol. 1993;30:2-11.
11. Tehrani F, Dhesi P, Daneshvar D, Phan A, Rafique A, Siegel RJ, Cercek B. Erythropoiesis stimulating agents in heart failure patients with anemia: a meta-analysis. Cardiovasc Drugs Ther. 2009 Dec;23(6):511-8.

capítulo 4

Granulócitos.
Produção, Dinâmica e Função

Marco Antonio Zago

INTRODUÇÃO

Sob a denominação de granulócitos incluem-se os três tipos de leucócitos que, no estágio maduro, contêm grânulos específicos no citoplasma: neutrófilos, eosinófilos e basófilos. Essas células são produzidas na medula óssea, passam algumas horas no sangue e, atravessando as paredes dos vasos, vão para os tecidos onde exercem suas funções, em especial a fagocitose e a destruição de agentes patogênicos. Nesse aspecto, são semelhantes aos monócitos, e, após terem deixado o sangue, não mais retornam. Diferem dos monócitos (e os seus derivados, os macrófagos) porque os neutrófilos e outros granulócitos têm em geral uma sobrevida muito curta nos tecidos, de apenas alguns dias: atuam exercendo a fagocitose ou entrando em apoptose.

NEUTRÓFILOS

São os leucócitos mais abundantes no sangue periférico de adultos. Os neutrófilos maduros são células altamente especializadas no exercício da fagocitose e destruição intracelular de bactérias, principalmente por mecanismos que envolvem a ativação de peroxidação e digestão por enzimas de seus grânulos e citoplasma como lisozimas, defensinas, catepsinas e proteínas catiônicas, entre outras. O emprego de anticorpos monoclonais permite identificar várias moléculas que têm importância funcional nos neutrófilos como moléculas de adesão e receptores de citocinas (Tabela 4.1). A produção e a circulação de neutrófilos, sua migração para os tecidos e a fagocitose de bactérias são razoavelmente bem conhecidas e servem como modelo da dinâmica dos granulócitos.

▶ Produção dos neutrófilos

Os neutrófilos são produzidos na medula óssea a partir de células progenitoras multipotenciais, sob a ação de numerosos mediadores, em especial os fatores G-CSF e GM-CSF (do inglês *Granulocyte-Colony Stimulating Factor* e *Granulocyte and Monocyte-Colony Stimulating Factor*, respectivamente). A célula mais imatura da linhagem granulocítica, que é morfologicamente identificável, é conhecida como mieloblasto. Apesar de seu aspecto pouco diferenciado e de sua capacidade de multiplicação, o mieloblasto já é uma célula "restrita", comprometida com uma diferenciação terminal granulocítica, não devendo pois ser encarada como uma forma de célula progenitora.

O seu núcleo volumoso tem característica imatura, com cromatina delicada e nucléolos visíveis, alta relação núcleo-citoplasmática, enquanto o citoplasma é bastante basófilo (tonalidade azulada na coloração de Leishman), e em geral contém alguns grânulos azurófilos que permitem reconhecer seu vínculo com a linhagem granulocítica. Há, no entanto, citologistas que apenas reconhecem como mieloblastos células sem grânulos (classificando-as como promielócitos se contiver grânulos azurófilos). Na sequência de maturação, os mieloblastos são seguidos pelos promielócitos, mielócitos, metamielócitos e neutrófilos maduros (segmentados ou bastonetes). Esta sequência de maturação é acompanhada concomitantemente por mudanças na morfologia celular, a saber:

a) o núcleo vai perdendo sua característica imatura, os nucléolos desaparecem, a cromatina é condensada aos poucos, e o formato do núcleo vai evoluindo de arredondado para chanfrado, reniforme e finalmente segmenta-se. Em geral são três a quatro segmentos irregulares, ligados por um delicado filamento (o número de segmentos pode variar, embora células com grande número de segmentos nucleares somente sejam observadas em anemias megaloblásticas e eventualmente em síndromes mielodisplásicas);

Tabela 4.1

▶ Alguns antígenos de importância funcional expressos em neutrófilos.

CD	Molécula	CD	Molécula
CD11a	LFA-1[1]	CD50	ICAM-3[3]
CD13	Aminoptidase N	CD55	DAF[4]
CD15	Antígeno do sistema Lewis	CD62	P-selectina
CD16	Receptor de Fc (FcRIII)	CD62L	L-selectina
CD18	β_2-integrina	CD64	Receptor de Fc (FcRI)
CD31	PECAM[2]	CD88	Receptor de C5a
CD32	Receptor de Fc (FcRII)	CD95	Fas
CD43	Leucossialina	CD114	Receptor de G-CSF
CD45	Antígeno leucocitário comum	CD162	PSLG-1 (*P-Selectin Glycoprotein Ligand-1*)

[1] LFA= *lymphocyte function associated antigen-1*.
[2] PECAM = *platelet endothelial cell adhesion molecule*: molécula de adesão de plaquetas e células endoteliais.
[3] ICAM = *intercellular cell adhesion molecule*: molécula de adesão intercelular.
[4] DAF = *decay accelerating fator:* fator acelerador de degradação.

b) o citoplasma vai perdendo a basofilia e vão aparecendo os grânulos. Inicialmente são grânulos azurófilos mais grosseiros, seguidos de grânulos específicos (secundários) e grânulos terciários (ou de gelatinase).

▶ Granulações

As granulações do citoplasma dos neutrófilos são de quatro tipos: grânulos primários (ou azurófilos), grânulos secundários (ou específicos), grânulos terciários (ou de gelatinase) e vesículas secretórias (Tabela 4.2).

Tabela 4.2

▶ Algumas propriedades e principais componentes dos grânulos e citoplasma dos neutrófilos.

	Grânulos azurófilos (primários)	Grânulos específicos (secundários)	Grânulos de gelatinase (terciários)	Membranas ou citoplasma
Propriedades	Peroxidase-positivos	Peroxidase-negativos	Peroxidase-negativos	
Proteínas características	Lisozima Mieloperoxidase Defensinas	Lisozima Lactoferrina Gelatinase	Lisozima Gelatinase	
Componentes	Fosfatase ácida β-Glicosamidase Esterase Catepsinas Elastase Lisozima Proteínas catiônicas Defensinas	Histaminase Colagenase Lisozima Receptor de C3b Lactoferrina Receptores de: ■ vitamina B$_{12}$ ■ laminina ■ TNF ■ vitronectina ■ fibronectina		Fosfatase ácida Fosfatase alcalina DAF Gelatinases β-Glicosamidase α-Glicosamidase neutra Elastase Receptor de laminina Fosfolipase Fator ativador de plaquetas Prostaglandinas Leucotrienos IL-1, IL6, IL-8, TNF

Tratado de Hematologia

Grânulos azurófilos ou primários. São os grânulos mais grosseiros que aparecem precocemente no desenvolvimento dos neutrófilos. A presença de mucopolissacarídeos sulfatados impõe propriedades de metacromasia, corados intensamente pelo Azuro A, de onde deriva sua denominação de grânulos azurófilos. A proteína mais característica desses grânulos é a mieloperoxidase, que não existe nos grânulos secundários ou específicos. No entanto, a atividade de mieloperoxidase não se limita aos grânulos azurófilos e, pelo menos nas fases mais imaturas, pode ser observada em numerosas membranas reticuloendoplasmáticas e Golgi. Os grânulos azurófilos mais imaturos são menores e pobres em defensinas, enquanto os grânulos mais tardios, além de maiores, são ricos em defensinas. Defensinas são pequenas proteínas ricas em arginina e cisteína que têm ação microbicida. Os grânulos azurófilos não são produzidos nas células mais maduras, e à medida que vão ocorrendo as divisões celulares, eles se diluem, levando à sua menor concentração nas células mais maduras.

Grânulos específicos ou secundários. São grânulos mais delicados, que começam a acumular-se no citoplasma a partir do estágio de promielócito tardio, e são as granulações predominantes nos neutrófilos maduros (duas a três vezes mais que os grânulos azurófilos). São mieloperoxidase-negativos, e a sua proteína mais característica e abundante é a lactoferrina, embora contenham numerosas enzimas e receptores de vitamina B_{12}, TNF, laminina, vitronectina e de fragmento C3b do complemento.

Grânulos terciários ou de gelatinase. São grânulos menos densos e ricos em gelatinase, considerados por alguns como um subtipo de granulações específicas.

Vesículas secretórias. São grânulos facilmente mobilizáveis, que se caracterizam por alta concentração de receptores de membrana, como CD11b, CD14, CD16 e receptor de formilpeptídio. Com o mecanismo de exocitose, que ocorre rapidamente durante o processo de rolagem do neutrófilo sobre o endotélio, a membrana da vesícula funde-se com a membrana celular, expulsando seu conteúdo e aumentando a expressão desses receptores na membrana do neutrófilo, particularmente integrina, que facilita a adesão firme do granulócito à célula endotelial.

▶ Circulação dos neutrófilos

Os neutrófilos são produzidos e armazenados na medula óssea, sendo em seguida liberados para o sangue periférico onde sua meia-vida é de cerca de sete horas. De fato, a massa de neutrófilos maduros (ou "quase" maduros) disponíveis como reserva na medula óssea para liberação é cerca de 10 a 15 vezes maior do que a massa de neutrófilos que se encontram no compartimento intravascular em determinado momento. Essa grande massa de células pode ser mobilizada muito rapidamente, em resposta a agressões variadas, como a presença de uma lesão tissular com invasão de bactérias. Esta é uma importante característica a ter presente quando se procuram interpretar as variações dos números de neutrófilos no curso de uma doença: os neutrófilos estão apenas de passagem pelo sangue, muito rapidamente, sendo o sangue a via de ligação entre o ponto de produção e armazenamento (medula óssea), onde há uma grande massa de neutrófilos, e o local de consumo (os tecidos). Os principais reguladores da saída de neutrófilos da medula óssea são os ligantes das quimiocinas CXCR4 e CXCR2. O ligante de CXCR4 (SDF-1 ou CXCL12) retém os neutrófilos na MO, enquanto os ligantes de CXCR2, KC (CXCL1) e MIP-2 (CXCL2) promovem a liberação de neutrófilos. G-CSF mobiliza neutrófilos da MO porque aumenta a relação de ligantes do CXCR4 em relação aos de CXCR2.

Outro fator a ser considerado na interpretação das contagens de neutrófilos é o fato de que eles não se distribuem homogeneamente no compartimento circulatório. Cerca de 50% dos neutrófilos que estão dentro do compartimento vascular estão, de fato, retidos próximos à parede dos vasos, especialmente nos pequenos capilares e em tecidos como pulmões e baço. Esses neutrófilos são chamados de "marginados", e esse *pool* está em equilíbrio com o *pool* de neutrófilos que circulam livremente. Numerosos fatores podem modificar esta distribuição de neutrófilos entre os dois *pools* (circulante e marginado); por exemplo, o exercício ou a adrenalina mobilizam células do *pool* marginado para o circulante, fazendo aumentar a contagem de neutrófilos sem que haja uma liberação significativa de células da medula óssea.

▶ Migração dos neutrófilos

Os neutrófilos circulantes são células esféricas desprovidas de movimentação ativa expressiva. No entanto, nas proximidades de uma lesão inflamatória, eles aderem à parede endotelial, deixam os vasos sanguíneos e movimentam-se ativamente em direção ao foco inflamatório. Esse processo envolve várias dezenas ou centenas de moléculas, que são ativadas e desativadas sequencialmente ou movimentadas em diferentes regiões da célula (Figura 4.1). As principais são moléculas que controlam a adesão dos neutrófilos às células endoteliais e ao colágeno (integrinas, selectinas e outras), e moléculas com capacidade contrátil que fazem a célula avançar ativamente no movimento migratório (F-actina e miosina II). De forma simplificada, o processo de migração dos neutrófilos pode ser dividido em três fases distintas: a) ligação ou adesão primária (*attachment, rolling* ou *tethering*); b) adesão secundária; c) diapedese ou transmigração.

Adesão primária

Os neutrófilos que estão fluindo próximos à parede endotelial podem estabelecer um contato transitório com o endotélio, independentemente de ativação, reconhecido em imagens dinâmicas de videomicroscopia como "rolagem celular" (*rolling*). O fenômeno depende da associação e dissociação de receptores e seus ligantes nas células endoteliais e nos ápices de projeções vilosas dos neutrófilos. As principais moléculas envolvidas nessas interações são a L-seletina, P-selectina e E-selectina. A L-selectina (CD62L, LECAM-1 = *Leucocyte Endothelial Adhesion Molecule-1*) é uma glicoproteína expressa constitutivamente na superfície de

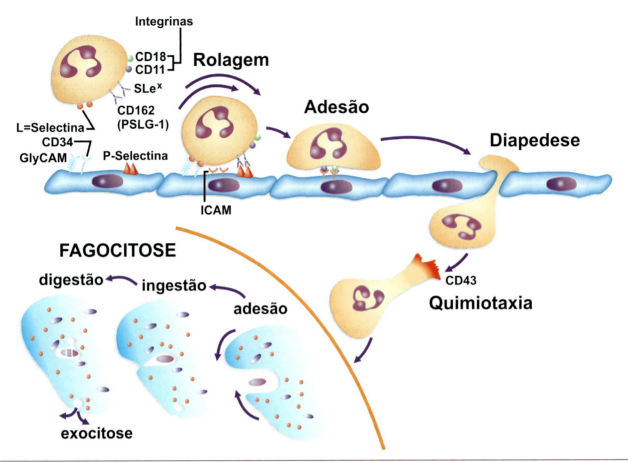

Figura 4.1 Neutrófilos que estão circulando livremente aderem frouxamente às células endoteliais através de selectinas e seus ligantes. Numerosos intermediários, em especial citocinas como a IL-8, alteram a expressão de integrinas na superfície dos neutrófilos que se ligam firmemente às células endoteliais através de moléculas de ICAM-1. Interdigitando-se entre duas células endoteliais, o neutrófilo migra para o espaço intravascular e movimenta-se ativamente, atraído ao foco inflamatório sob a ação de numerosas substâncias quimiotáxicas. O neutrófilo migrante é uma célula polarizada, sendo que na parte posterior da célula (uropódio) há maior concentração da principal molécula antiadesiva do neutrófilo, o CD43. A adesão do neutrófilo à bactéria recoberta por anticorpos e complemento é facilitada pelos receptores de Fc de Ig e de complemento na membrana citoplasmática. A bactéria envolvida pelo neutrófilo fica retida em um vacúolo delimitado pela membrana citoplasmática (fagossomo) e os grânulos primários e secundários fundem-se com o fagossomo, liberando seu conteúdo. O conteúdo dos grânulos pode também ser liberado para o exterior da célula (exocitose).

vários tipos de leucócitos, que se liga a três ligantes das células endoteliais: CD34 (que além de ser um marcador de células progenitoras hematopoéticas está presente em células endoteliais), GlyCAM-1 e MadCAM-1. A P-selectina (CD62, CD62P, LECAM-3 = *leucocyte endothelial adhesion molecule-3*) é também uma glicoproteína presente nos grânulos de Weibel-Palade das células endoteliais e grânulos α de plaquetas. A P-selectina pode ser exposta rapidamente na superfície da célula endotelial em seguida a um estímulo inflamatório ou trombogênico. Entre os ligantes de P-selectina nos leucócitos, em especial nos neutrófilos, identificam-se CD162 ou PSLG-1 (*P-Selectin Glycoprotein Ligand-1*) e SLe^x, uma glicoproteína relacionada com o grupo sanguíneo Lewis, que também interage com a E-selectina.

Adesão secundária

Bruscamente o fenômeno de rolagem pode cessar, indicando que o neutrófilo está mais firmemente aderido à superfície da célula endotelial. Essa fase da adesão depende principalmente de integrinas dos leucócitos e seus receptores endoteliais da superfamília dos genes de Ig (IgSF = *Ig gene Superfamily*). As integrinas são formadas por diferentes tipos de cadeias β (entre as quais a mais importante é a β$_2$ ou CD18), que se associam com cadeias α (CD11a, CD11b, CD11c e CD11d) das quais as mais importantes são as cadeias α$_L$, α$_M$ e α$_4$. A interleucina IL-8 é ativamente secretada pelas células endoteliais nos locais de inflamação; essa proteína provoca a modificação da conformação das moléculas de integrina na superfície do neutrófilo, promovendo sua ligação com as moléculas receptoras na superfície das células endoteliais ICAM-1 (*Intercellular Adhesion Molecule-1* ou CD54). Deficiências congênitas dessas moléculas constituem causas raras de infecções recorrentes, como as síndromes conhecidas por deficiências de adesão dos leucócitos (LAD = *Leukocyte Adhesion Deficiency*) tipos I ou II.

Outros efeitos das quimiocinas

Além de estimular a adesão de leucócitos às células endoteliais, as interleucinas têm numerosas outras atividades relacionadas com a ativação dos neutrófilos. Por exemplo, a

IL-8 aumenta a capacidade do neutrófilo de matar bactérias pela intensificação da fagocitose, geração de superóxido e liberação de grânulos. Assim, a IL-8 desencadeia a firme adesão do neutrófilo à célula endotelial, promove sua migração para os tecidos, e ativa localmente o seu mecanismo efetor. Adicionalmente, diferentes tipos de leucócitos podem ser ativados por grupos específicos de quimiocinas: monócitos são ativados por MCP-1 e MCP-1a, e eosinófilos são ativados por MCP-1a, eotaxina e Rantes.

Além disso, grande número de mediadores inflamatórios atua para provocar vasodilatação e aumento da permeabilidade vascular no local da lesão, facilitando o acúmulo e a migração de granulócitos e de monócitos. Entre esses mediadores destacam-se o MCP-1, Rantes, PAF (*Platelet Activating Factor*) e prostaglandina E.

Diapedese e migração

Os neutrófilos firmemente aderidos às células endoteliais interdigitam-se nas falhas entre duas células, passando para o subendotélio, e daí para a matriz dos tecidos. O movimento ativo das células envolve a contração de moléculas tipo actina e miosina. A célula migrante perde seu aspecto esférico e assume uma forma especial polarizada, com uma projeção de vanguarda em que vão se formando os *lamelopódios,* e uma região de retaguarda ou *uropódio.* Essa locomoção da célula é controlada pela variação de sua adesividade: tanto a adesão na frente quanto a liberação da região distal são essenciais para assegurar o movimento. Essa polarização está associada à distribuição heterogênea de moléculas na célula: por exemplo, miosina II e CD43 concentram-se no uropódio. CD43 (leucossialina) é a mais importante proteína antiadesiva da membrana dos leucócitos, responsável pela sua carga negativa, e sua concentração no uropódio poderia estar relacionada à liberação dessa região da célula para avançar.

A atração dos neutrófilos para o local de lesão (quimiotaxia) depende da ação de numerosas substâncias liberadas no processo inflamatório. Algumas das mais importantes estão resumidas na Tabela 4.3.

Muitas das substâncias que atraem os neutrófilos ao local de reação inflamatória são liberadas pelos próprios neutrófilos, de forma que uma pequena quantidade de leucotrienos como a LTB_4 liberada inicialmente faz com que mais neutrófilos sejam atraídos e progressivamente vão liberando IL-1β, ligantes de CXCR1, e depois CXCR2, amplificando o processo de recrutamento de células para o local da inflamação.

▶ Fagocitose

A fagocitose pode ser dividida em quatro etapas sucessivas: a) adesão entre o neutrófilo e a bactéria; b) ingestão; c) desgranulação; d) destruição do microrganismo ingerido.

Adesão. A adesão do neutrófilo à bactéria é facilitada pelo revestimento da bactéria por imunoglobulina, complemento (C3) ou outros fatores séricos para os quais o neutrófilo dispõe de receptores específicos, processo denominado *opsonização.*

Ingestão. Quando o neutrófilo adere à bactéria ou outros detritos, os pseudópodos a envolvem e a englobam formando um fagossoma. A bactéria ou partícula fagocitada fica retida em um vacúolo delimitado pelo segmento de membrana celular invaginado.

Desgranulação. O conteúdo dos grânulos dos neutrófilos pode ser descarregado no interior dos fagossomas ou para o meio exterior da célula (exocitose).

Destruição do microrganismo. Os neutrófilos destroem microrganismos essencialmente por dois tipos de mecanismos: a) pela geração de radicais de oxigênio com grande potencial microbicida; b) por mecanismos independentes de oxigênio.

A fagocitose determina um brusco aumento da atividade respiratória da célula, que gera NADPH. Alguns segundos após o contato com a bactéria, o consumo de oxigênio do neutrófilo pode aumentar até cem vezes. O NADPH, por sua vez, transforma O_2 em superóxido (O_2^-) pela ação de uma enzima composta de múltiplos componentes, a NADPH oxidase. Superóxido, além de ser bactericida, serve como fonte

---

Tabela 4.3

▶ Substâncias que promovem a atração ativa de neutrófilos.

Natureza	Substância	Fonte principal
Lípides	PAF Leucotrieno B_4	Neutrófilos, eosinófilos, plaquetas, monócitos Neutrófilos, monócitos
Interleucinas	IL-8 α-GRO (*growth related oncogene*) NAP-2* CTAP III*	Endotélio, monócitos Endotélio, monócitos Plaquetas Plaquetas
	β-Tromboglobulina N-formil peptídios C5a	Plaquetas Bactérias Complemento

*Plaquetas ativadas no local de reação inflamatória ou de trombos secretam proteína plaquetária básica, que é digerida pela catepsina, dando origem a NAP-2 (*neutrophil activating peptide-2*) e CTAP III (*connective activating protein III*).

de outros compostos extremamente ativos, como radical hidroxil, hipoclorito e peróxido de hidrogênio, entre outros. A atividade da NAPDH oxidase depende da ação combinada de pelo menos três proteínas: citocromo b, p47^{pbox} ou NCF-1 (*Neutrophil Cytosol Factor*) e p67^{pbox} ou NCF-2. A mais importante proteína dos grânulos primários, a mieloperoxidase, catalisa a formação de hiploclorito com o superóxido.

Adicionalmente, os grânulos dos neutrófilos contêm grande número de substâncias que participam da destruição de microrganismos ou outras substâncias sem a geração de superóxido. As mais bem caracterizadas dessas substâncias são a lisozima, a lactoferrina, a catepsina G e a defensina. A lisozima existe nos três tipos de grânulos dos neutrófilos; a catepsina e a defensina são abundantes nos grânulos primários, enquanto a lactoferrina é característica dos grânulos secundários.

EOSINÓFILOS

Eosinófilos representam até 3 a 5% dos leucócitos em circulação, ou seja, existem aproximadamente cerca de duzentos eosinófilos por microlitro de sangue. São caracterizados pelo seu núcleo bilobulado e numerosas granulações alaranjadas no citoplasma, variando de 0,5 a 1,5 μm (Tabela 4.4). Esses grânulos apresentam grande densidade à microscopia eletrônica e muitas vezes contêm, em seu interior, algumas formações de aspecto cristaloide. Além dos grânulos maiores, a microscopia eletrônica demonstra a presença de moderada quantidade de microgrânulos (0,1 μm). Os grânulos são ricos em peroxidase, arilsulfatase, fosfatase ácida e fosfolipase (que se coram intensamente pelo *Sudan black*), mas não contêm fosfatase alcalina nem lactoferrina.

Os eosinófilos têm uma atividade pró-inflamatória e citotóxica considerável, participando da reação e da patogênese de numerosas doenças alérgicas, parasitárias e neoplásicas. A peroxidase dos eosinófilos é diferente daquela dos neutrófilos, cujas sínteses são controladas por genes diferentes, embora o efeito bioquímico e a ação na célula sejam os mesmos: geração de atividade de peróxido na célula, capaz de destruir numerosos tipos de bactérias, fungos, helmintos e vírus. O principal componente dos grânulos dos eosinófilos é a proteína básica (MBP = *Major Basic Protein*) capaz de destruir larvas de parasitas (*Schistosoma, Trichinella*) e células tumorais. A neurotoxina (EDN = *Eosinophil Derived Neurotoxin*) é uma proteína com atividade extremamente potente contra fibras nervosas mielinizadas.

Eosinófilos e neutrófilos têm *origens* e *funções* semelhantes. No entanto, enquanto os neutrófilos acumulam-se rapidamente em focos de infecção bacteriana, os eosinófilos são atraídos para tecidos onde há invasão por parasitas ou sítios de reações alérgicas. Três citocinas têm papel central na diferenciação dos eosinófilos: IL-3, IL-5 e o fator estimulador de granulócitos e macrófagos (GM-CSF). Destas, a mais importante é a interleucina IL-5: estimula a formação de eosinófilos a partir de células CD34 e promove a liberação de eosinófilos em circulação. Em pacientes com asma, por exemplo, o contato com alérgenos determina um aumento da concentração plasmática de IL-5, que é seguida do aumento do número de eosinófilos. A presença de eosinofilia está sempre associada a um aumento da produção de uma dessas três citocinas, e a presença de aumento isolado de eosinófilos em geral depende do excesso de IL-5.

A *migração* extravascular dos eosinófilos segue passos similares dos neutrófilos, começando com interações de baixa intensidade entre o eosinófilo e a célula endotelial, fazendo com que o eosinófilo prenda-se frouxamente ao endotélio, role lentamente sobre o endotélio quando examinado à videomicroscopia. Isto é provocado pela ação de citocinas como IL-1, IL-4 e TNF sobre as células endoteliais, intensificando a expressão de moléculas de adesão P-selectina, VCAM-1, MAdCAM-1, Gly-CAM e CD34, que se ligam à PSGL-1, $\alpha_4\beta_7$, $\alpha_1\beta_7$ e L-selectina na superfície do eosinófilo. Em seguida, formam-se interações mais fortes, levando à firme adesão do eosinófilo sobre a célula endotelial, que depende de outro conjunto de moléculas de adesão. Por exemplo, a eotaxina é uma citocina que se liga ao receptor CCR3 na superfície do eosinófilo, aumentando a expressão de moléculas de adesão que favoreçam a adesão firme.

Assim, a célula endotelial expressa moléculas que interagem tanto com neutrófilos como com eosinófilos; algumas

---

Tabela 4.4

▶ Alguns componentes de grânulos e receptores de membrana de eosinófilos e de basófilos.

	Eosinófilos	Basófilos
Grânulos	Proteína básica MBP[1]	Histamina
	Peroxidase	Calicreína
	Neurotoxina EDN[1]	Heparina
	Fosfatase ácida	Sulfato de condroitina
	Arilsulfatase	Proteína básica MBP1
		Tripsina
		Quimiotripsina
Receptores	Receptores de Fc de IgG, IgA e IgE	Receptor de Fc de IgE
	Receptor de C3b	
	Receptor de C5a	

[1] MBP= *major basic protein*; EDN= *eosinophil derived neurotoxin*.

interagem com ambos os tipos, enquanto outras moléculas apenas interagem com um tipo específico. Na fase inicial de adesão primária, tanto neutrófilos quanto eosinófilos interagem com P-selectina, mas apenas os neutrófilos interagem com E-selectina. A fase de adesão firme nos neutrófilos é controlada principalmente pela interação de integrinas CD11a/CD18 ($\alpha_L\beta_2$) e CD11b/CD18 ($\alpha_M\beta_2$) com ICAM-1 (CD54) na superfície das células endoteliais, enquanto nos eosinófilos, além dessa interação de ICAM-1 com as duas integrinas, têm importância a interação de integrina VLA-4 (*very late antigen-4*, $\alpha_4\beta_1$ ou CD49d/CD29) com molécula de VCAM-1 (*Vascular Cell Adhesion Molecule* ou CD106).

BASÓFILOS

Basófilos são os granulócitos mais escassos do sangue e caracterizam-se pela presença de grandes *grânulos* metacromáticos, que são ricos em histamina, serotonina, sulfato de condroitina e leucotrienos (Tabela 4.4). Os basófilos têm similaridades funcionais com os mastócitos, mas são células distintas: os mastócitos são células do tecido conjuntivo que não entram em circulação e não são relacionadas com os basófilos quanto à origem; seus grânulos são menores e mais abundantes do que os dos basófilos. Os basófilos são a principal fonte de histamina em circulação. Interação de seus receptores para a porção Fc das imunoglobulinas com a IgE determina a desgranulação com liberação de histamina e calicreína, que são os principais mediadores de reações de hipersensibilidade imediata em anafilaxia, asma e urticária. Além disso, a histamina é um potente agente quimiotático para os eosinófilos, contribuindo para atraí-los para o foco inflamatório. Outras substâncias liberadas pelos basófilos também participam como mediadores do processo inflamatório, como leucotrienos (especialmente LTB4), tripsina, quimiotripsina e PAF (*Platelet Activating Factor*).

---

quadro 4.1 Necrose, apoptose e netose

Apoptose ou morte celular programada é um mecanismo determinado geneticamente, usado amplamente durante o desenvolvimento e a vida do organismo, para eliminar células que perderam a função, foram produzidas em excesso, não foram selecionadas para diferenciação etc. No caso dos neutrófilos que saem da circulação para os tecidos, se não forem recrutados para um processo de defesa, são ativamente excluídos dentro de alguns dias. Há grande número de vias de sinalização que promovem a apoptose, como ativação de caspases, calpaína, mitocôndrias e os genes pró-apoptóticos da família Bcl-2. Mutações que reduzem a ação das vias apoptóticas estão envolvidas na gênese de várias neoplasias hematopoéticas. A *necrose celular* é a morte da célula em virtude de uma lesão à sua estrutura ou função que não pode ser reparada. Nesses casos, há rápida degeneração celular, fragmentação e liberação dos componentes celulares. Uma forma particular de morte programada em neutrófilos é denominada *NETose* (*NET: Neutrophil Extracelular Traps*). NETs, que são principalmente cromatina descondensada, são produzidos pela ação de NADPH oxidase dissolvendo o núcleo e a membrana celular, e funcionam como armadilhas restringindo micro-organismos e concentrando produtos antimicrobianos originados dos neutrófilos.

Qualquer que seja o mecanismo de morte dos neutrófilos nos tecidos, as células e seus fragmentos são eliminados pela ação dos macrófagos.

---

quadro 4.2 Neutropenia cíclica

Neutropenia cíclica é uma condição caracterizada pela oscilação do número de neutrófilos em circulação em intervalos regulares de cerca de 21 dias. A suspeita é despertada quando a criança começa a apresentar episódios de febre, ulcerações orais e infecções de orofaringe e cutâneas recorrentes, em intervalos de três semanas. Durante o episódio febril o número de leucócitos está em geral muito baixo (permanecem abaixo de 1.500/μL), e observações seriadas de contagem de leucócitos demonstrarão o caráter cíclico. Os números de reticulócitos, de monócitos e de plaquetas também sofrem variações cíclicas, mas com períodos de oscilação diferentes dos neutrófilos. A doença pode se apresentar sob forma familiar ou esporádica; a gravidade das manifestações varia bastante entre diferentes indivíduos e também com a idade, sendo mais intensas nas crianças. A causa da doença parece ser de mutações no gene NE (*Neutrophil Elastase*), cuja síntese comprometida induz apoptose das formas mais maduras de neutrófilos. Mutações desse mesmo gene são também responsáveis pela maioria dos casos de neutropenia congênita grave, e não se entende muito bem por que algumas mutações causam um tipo ou outro de doença. Numerosas formas de tratamento utilizadas no passado mostraram-se ineficazes: costicosteroides, sais de lítio, andrógenos e GM-CSF. O uso de G-CSF reduz acentuadamente as complicações infecciosas; embora não elimine completamente as oscilações dos neutrófilos, esta medicação reduz a duração dos períodos de neutropenia intensa.

quadro 4.3 Deficiência de Adesão dos Leucócitos (LAD)

Deficiência de adesão dos leucócitos do tipo I (LAD = *Leukocyte Adhesion Deficiency*) é uma doença hereditária, autossômica-recessiva, rara (cerca de duas centenas de famílias descritas). Caracteriza-se pela ocorrência de infecções bacterianas ou fúngicas repetidas, algumas vezes generalizadas, sem produção de pus, periodontite, gengivite, infecções cutâneas e otite média. Outra manifestação característica é o retardo da queda do cordão umbilical, acompanhada de onfalite. O número de leucócitos no sangue é muito elevado, às vezes atingindo 100.000/mL, mas essas células têm acentuada redução da adesão, migração e fagocitose de bactérias opsonizadas. São resultantes de mutações do gene de β_2-integrina, que afetam a fase de adesão firme entre o leucócito e o endotélio, e podem ser identificadas pela ausência ou acentuada redução (2-5% do normal) de CD11/CD18 nos leucócitos. A deficiência de adesão dos leucócitos do tipo II (LAD II) é uma forma muito mais rara e mais benigna de deficiência de adesão, resultante da deficiência da conjugação de fucoses com selectinas ou outras proteínas. O defeito é, pois, muito mais generalizado, resultando na menor expressão de ligantes das selectinas como SLe^X (CD15s), grupo sanguíneo Bombay (ausência de substância H no grupo ABO), microcefalia e grave retardo do crescimento e do desenvolvimento mental.

quadro 4.4 Doença granulomatosa crônica

Doença hereditária rara, caracterizada por infecções bacterianas ou fúngicas recorrentes e graves, que se manifestam já no primeiro ano de vida. Ocorrem pneumonias, abscessos cutâneos, impetigo, abscessos perirretais, osteomielite, linfoadenopatia, hepatomegalia e esplenomegalia. A formação de granulomas decorre da reação inflamatória crônica diante da incapacidade de digerir ou matar os microrganismos. Os agentes mais comuns são *Staphylococcus aureus*, *Aspergillus*, *Serratia*, *Pseudomonas* e *Candida*. A doença é causada por defeito da geração de superóxido resultante de anormalidades da NADPH oxidase nos fagócitos (neutrófilos e monócitos). Na ausência da produção de superóxido (O_2^-) os microrganismos não são destruídos eficientemente após a fagocitose. A forma mais comum de doença granulomatosa crônica (65% dos casos) é devida a uma das numerosas mutações do gene CYBB que codifica a proteína gp-91^{phox}. Como esse lócus está localizado no cromossomo Xp21.1, a forma mais frequente de doença granulomatosa crônica tem herança ligada ao X (ou seja, manifesta-se em homens hemizigotos, que herdam o defeito das mães assintomáticas; a manifestação em mulheres é extremamente rara, pois exige que os dois cromossomos X sejam afetados). Os restantes 35% dos casos são herdados por defeitos autossômicos, que afetam outros componentes do sistema da NADPH oxidase dos fagócitos: o gene CYBA no cromossomo 16q24 que codifica a cadeia α do citocromo b (proteína p22^{phox}), e os genes NCF-1 e NCF-2, que codificam as proteínas p47^{phox} e p67^{phox} nos cromossomos 7 e 1, respectivamente. O diagnóstico laboratorial é feito pelo teste da redução do NBT (*Nitroblue Tetrazolium*) em lâminas de esfregaço de sangue periférico. Neutrófilos são estimulados *in vitro*, em presença de NBT e observados sob microscopia. Ocorrendo a ativação respiratória que acompanha a fagocitose, o NBT é reduzido, produzindo grânulos azuis grosseiros que sobrecarregam o citoplasma dos neutrófilos. Nos doentes deficientes não há formação de grânulos, e nas mães dos afetados pela forma ligada ao X apenas uma parte dos neutrófilos será corada. O tratamento das formas mais graves envolve: a) prevenção e tratamento precoce de infecções; b) uso precoce de antibióticos potentes; c) profilaxia com sulfa-trimetoprim; d) quando ocorrem infecções aguda graves, o uso de transfusão de neutrófilos pode ser útil. Com os excelentes resultados acumulados, a maioria dos especialistas concorda que o transplante de medula óssea deve ser seriamente considerado precocemente na vida para todos os pacientes com defeitos funcionais de neutrófilos, em especial a doença granulomatosa crônica.

quadro 4.5 Síndrome hipereosinofílica idiopática

Situação de causa desconhecida, caracterizada pela produção excessiva de eosinófilos, associada à infiltração e lesão de órgãos-alvo, envolvendo primariamente o coração (levando à endomiocardiofibrose) e associada a manifestações tromboembólicas. Os critérios diagnósticos incluem: a) contagens de eosinófilos no sangue acima de 1.500/μL persistente por mais de seis meses; b) exclusão de outras causas de eosinofilia (asma, rinite, parasitose, neoplasias); c) sinais de lesão de órgãos provocados pela infiltração eosinofílica (infiltração pulmonar, fibrose endomiocárdica, neuropatia e vasculite); d) ausência de blastos ou sangue, ou >5% na MO, e de alterações cromossômicas clonais, ABR-ABL, *policitemia vera*, mielofibrose, trombocitemia essencial. Trata-se, pois, de diagnóstico de exclusão. As elevações importantes e isoladas de eosinófilos, em geral, dependem da produção excessiva de IL-5, que pode ocorrer no contexto de uma resposta de linfócitos T (como em infestações por helmintos, hipersensibilidade a drogas, asma, colagenoses, pneumonia eosinofílica idiopática, aspergilose alérgica broncopulmonar, gastroenterite alérgica), ou resultar da expansão monoclonal de células neoplásicas da linhagem T (linfomas ou leucemias), ou neoplasias mieloides ou linfoides com eosinofilia e anormalidades dos genes dos Receptores A e B do fator derivado de plaquetas (PDGFRA e PDGFRB), ou do Receptor 1 do Fator de Crescimento de fibroblastos (FGFR1), a leucemia eosinofílica crônica sem outra especificação (segundo a classificação da Organização Mundial da Saúde), e a eosinofilia de variantes linfoides. A distinção entre síndrome de hipereosinofilia e leucemias com eosinofilia exige exame atento do sangue e da medula, e estudos molecular e citogenético (exclusão de translocações 4q12, 5q31-33, 8p11-13). A presença de blastos em circulação, um número aumentado de blastos na medula óssea, a presença de anemia ou plaquetopenia, e anormalidades citogenéticas clonais indicam que o diagnóstico é de leucemia e não síndrome de hipereosinofilia. No entanto, não é incomum que um caso classificado inicialmente como síndrome de hipereosinofilia seja reclassificado como eosinofilia associada a neoplasia. Outra entidade que pode ser de difícil distinção da síndrome de hipereosinofilia é a síndrome de Churg-Strauss: vasculite sistêmica necrotizante, com manifestações semelhantes à da poliarterite nodosa, exceto pelo envolvimento conspícuo do pulmão (rara ou ausente na poliarterite nodosa clássica). O envolvimento pulmonar manifesta-se por asma e infiltrados difusos que, em geral, antecedem as manifestações sistêmicas que comprometem o coração, a pele e o aparelho gastrintestinal, acompanhadas de eosinofilia. O diagnóstico é firmado por biópsia pulmonar, mostrando vasculite granulomatosa com infiltração eosinofílica. Não existe consenso quanto à abordagem terapêutica para a síndrome de hipereosinofilia: corticosteroides, hidroxiureia, α–interferon e ciclosporina têm sido usados com relativo sucesso, muitas vezes transitório, e o uso de medidas de suporte, em especial anticoagulação e agentes antiplaquetários quando há evidências de complicações tromboembólicas. Benefícios transitórios, que incluem a resolução da eosinofilia, redução dos sintomas da doença e redução da dose de corticosteroide têm sido relatados com o uso experimental de dois anticorpos: a) mepolizumab, um anticorpo monoclonal que inibe a ligação de IL-5 com o receptor de IL-5 expresso nos eosinófilos; b) alemtuzumab, um anticorpo anti-CD52 (baseado no fato de que o CD52 é expresso nos eosinófilos). Apesar do sucesso em casos isolados, o papel do transplante de medula óssea não está bem estabelecido.

REFERÊNCIAS CONSULTADAS

1. Adams DH, Lloyd AR. Chemokines: leukocyte recruitment and activation cytokines. Lancet. 1997;349:490-5.
2. Adams DH, Shaw S. Leucocyte endothelial interactions and regulations, and regulation of leucocyte migration. Lancet. 1994;343:831-6.
3. Bratton DL, Henson PM. Neutrophil clearance: when the party is over, clean-up begins. Trends Immunol. 2011 Aug;32:350-7.
4. Carlsson G, Winiarski J, Ljungman P, Ringden O, Mattsson J, Nordenskjold M, et al. Hematopoietic stem cell transplantation in severe congenital neutropenia. Pediatr Blood Cancer. 2011;56:444-51.
5. Dale DC, Boxer L, Liles WC. The phagocytes: neutrophils and monocytes. Blood. 2008;112:935-45.
6. Etzioni A, Doerschuk CM, Harlan JM. Of man and mouse: leukocyte and endothelial adhesion molecule deficiencies. Blood. 1999;94:3281-8.
7. Gotlib J. World Health Organization-defined eosinophilic disorders: 2011 update on diagnosis, risk stratification, and management. Am J Hematol. 2011;86:677-88.
8. Häger M, Cowland JB, Borregaard N. Neutrophil granules in health and disease. J Intern Med. 2010;268:25-34.
9. Muller WA. Mechanisms of transendothelial migration of leukocytes. Circ Res. 2009;105:223-30.
10. Sadik CD, Kim ND, Luster AD. Neutrophils cascading their way to inflammation. Trends Immunol. 2011;32:452-60.

11. Soncini E, Slatter MA, Jones LB, Hughes S, Hodges S, Flood TJ, et al. Unrelated donor and HLA-identical sibling haematopoietic stem cell transplantation cure chronic granulomatous disease with good long-term outcome and growth. Br J Haematol. 2009;145:73-83.

12. Stock W, Hoffman R. White blood cells 1: non-malignant disorders. Lancet. 2000;355:1351-7.

13. Summers C, Rankin SM, Condliffe AM, Singh N, Peters AM, Chilvers ER. Neutrophil kinetics in health and disease. Trends Immunol. 2010;31:318-24.

14. van den Berg JM, Kuijpers TW. Educational paper: Defects in number and function of neutrophilic granulocytes causing primary immunodeficiency. Eur J Pediatrics. 2011;170:1369-76.

15. Vestweber D, Blanks JE. Mechanisms that regulate the function of the selectins and their ligands. Physiol Rev. 1999;76:181-213.

16. Williams MR, Azcutia V, Newton G, Alcaide P, Luscinskas FW. Emerging mechanisms of neutrophil recruitment across endothelium. Trends Immunol. 2011;32(10):461-9.

17. Winkelstein JA, Marino MC, Johnston RB Jr. Chronic granulomatous disease. Report on a national registry of 368 patients. Medicine (Baltimore). 2000;79:155-69.

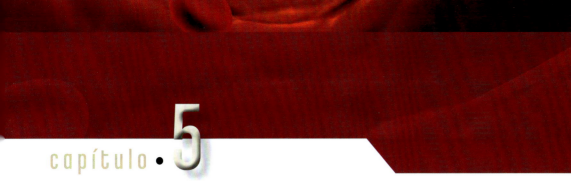

capítulo • 5

Monócitos e Macrófagos.
Sistema de Fagócitos Mononucleares

Marco Antonio Zago

SISTEMA DE FAGÓCITOS MONONUCLEARES

O sistema de fagócitos mononucleares é composto por células que têm proeminente capacidade fagocitária e lisossomas bem desenvolvidos, adaptadas à defesa contra micro-organismos, eliminação de restos celulares e de tecidos lesados, e participação nos mecanismos imunes pela interação com células do sistema linfoide.

MONÓCITOS E MACRÓFAGOS

As células do sistema de fagócitos mononucleares originam-se na medula óssea; os precursores mais imaturos morfologicamente identificáveis são os monoblastos e promonócitos. Essas células são liberadas da medula óssea e transitam pelo sangue periférico como monócitos, onde têm vida média de cerca de 8-9 horas, migrando em seguida para os tecidos, onde desempenham sua principal atividade funcional. Uma vez que tenham deixado o sangue, não mais retornam, mas têm sobrevida variável nos tecidos, acreditando-se que possam sobreviver por tempo prolongado (meses) (Figura 5.1).

Os monócitos têm entre 12 e 15 µm de diâmetro, variando bastante em forma: o citoplasma é abundante, de coloração cinza ou azul-claro acinzentada, com fina granulação, que tem aspecto de fina poeira, dando ao citoplasma uma aparência de vidro fosco. O núcleo é grande, oval ou endentado, situado no centro da célula, com cromatina delicada (Figura 5.1).

Nos tecidos, as células derivadas dos monócitos distribuem-se amplamente por todos os órgãos, recebendo denominações especiais em alguns deles (Tabela 5.1), incluindo os macrófagos que bordejam os seios sanguíneos do baço e medula óssea, as células de Küpffer do fígado, os osteoclastos, e macrófagos da derme e dos alvéolos pulmonares, entre outros. São também os precursores das células gigantes polinucleadas observadas em focos de inflamação crônica, como na tuberculose e na blastomicose. Essas células gigantes polinucleadas são resultantes da fusão de macrófagos ativados por interleucinas, como as IL-4 e IL-13, produzidas por linfócitos e monócitos no contexto de uma resposta imune do tipo Th2 (T-*helper* do tipo 2).

Os macrófagos são a primeira linha de defesa do organismo contra parasitas intracelulares, e são capazes de destruir várias espécies de bactérias e fungos como *Mycobacterium tuberculosis*, *Mycobacterium leprae*, *Pneumocystis carinii*, *Salmonella*, *Brucella*, *Listeria*, *Cryptococcus*, *Toxoplasma*, *Paracocidiosis brasiliensis* e malária. Os monócitos e macrófagos são similares aos granulócitos quanto à sua atividade fagocitária, e respondem com aumento no metabolismo oxidativo e do consumo de oxigênio, produção de H_2O_2 e superóxidos, e estímulo do *shunt* das pentoses, além de produzirem lisozimas. Os monócitos e particularmente os macrófagos participam da resposta imune pelo seu papel de células apresentadoras de antígeno (APC = *Antigen Presenting Cells*), e como células efetoras modificadas ou estimuladas pelos linfócitos ou substâncias derivadas destes (como por exemplo, as interleucinas IL-4 e IL-13). Finalmente, os macrófagos são as mais ativas células na eliminação de células mortas ou lesadas, e de restos de tecidos. Por exemplo, são os macrófagos do baço, do fígado e da medula óssea que continuamente eliminam as hemácias que chegaram ao fim de sua vida normal, assim como são os macrófagos que eliminam as hemácias destruídas em quantidade aumentada nas anemias hemolíticas.

Quando o material fagocitado se acumula na célula mais rapidamente do que ela consegue degradá-lo, ou quando a célula tem um defeito metabólico e não consegue catabolizá-lo, formam-se células anormais de depósito, como por exemplo as células gigantes da doença de Gaucher, da doença de Niemanm-Pick ou os macrófagos com depósitos de ferro dos pacientes com hemocromatose.

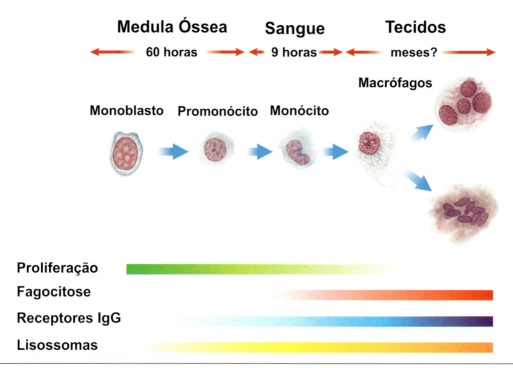

Figura 5.1 Ciclo vital dos fagócitos mononucleares. Os monoblastos são derivados de células progenitoras pluripotentes na medula óssea, onde se desenvolvem em promonócitos e monócitos. Os monócitos circulam brevemente (algumas horas) e deixando a circulação vão localizar-se nos tecidos onde podem sobreviver por longos períodos sob a forma de macrófagos. Em muitos tecidos assumem aspectos e denominações especiais (células de Langerhans, de Küpffer, osteoclastos), e no curso de estimulação crônica podem fundir-se para formar células gigantes polinucleadas.

Tabela 5.1

▶ Composição do sistema de macrófagos mononucleares.

Medula óssea
Monoblastos, promonócitos
Sangue
Monócitos
Tecidos
Macrófagos ■ Pulmonares ■ Derme (células de Langerhans) ■ Fígado (células de Küpffer) ■ Ossos (osteoclastos) ■ Pleurais e peritoneais ■ Tubo digestivo ■ Testiculares ■ Sistema nervoso central (microglia) ■ Inflamatórios (ativados e células gigantes) ■ Outros

Em virtude dessa atividade, monócitos e macrófagos têm papel central no desenvolvimento e na progressão da doença vascular da arterosclerose. Além dos macrófagos e das células dendríticas normalmente existentes na parede

SISTEMA RETICULOENDOTELIAL

O conceito de sistema reticuloendotelial e suas relações com a hematopoese ocuparam posição central na hematologia e no seu desenvolvimento por cerca de ciquenta anos. Ao longo de sua história, o conceito e o papel atribuídos ao sistema reticuloendotelial se modificou, e, mais recentemente, do conceito original restou apenas a concepção de um sistema unificado de células com capacidade fagocitária, largamente distribuído pelo organismo, reconhecida sob denominações muito variadas como histiócitos, clasmatócitos, poliblastos, células adventícias, células migrantes em repouso, células de Küpffer do fígado, certas células fagocitárias dos alvéolos pulmonares, do tecido conjuntivo, da medula da adrenal, da hipófise da derme, as células da microglia e os monócitos. Esse conjunto não inclui mais as células endoteliais nem as células "reticulares". Portanto, o consenso hoje é substituir o nome de sistema reticuloendotelial pela denominação funcional mais moderna de **sistema de fagócitos mononucleares** ou **sistema de monócitos-macrófagos**. Essas células (ou pelo menos sua maioria) derivam de precursores da medula óssea, circulam no sangue sob a forma de monócitos, e migram para os tecidos onde assumem variados aspectos morfológicos e funcionais.

CÉLULAS DENDRÍTICAS

A resposta imunológica eficiente exige que os antígenos que vão estimular os linfócitos T sejam apresentados de maneira adequada por células especializadas que promovem a diferenciação e expansão das linhagens específicas de linfócitos T. As células que fazem esse papel são denominadas "células apresentadoras de antígenos", e as mais bem reconhecidas e caracterizadas dentre elas são as células dendríticas. As células dendríticas existem em todos os tecidos e correspondem a cerca de 0,1% dos leucócitos circulantes. Captam antígenos e migram para órgãos linfoides secundários (baço, linfonodos) onde vão interagir com células T específicas. Na mucosa intestinal, as células dendríticas CD103+ desempenham papel central na tolerância a bactérias comensais e a alérgenos dos alimentos. De fato, têm papel mais amplo na manutenção da tolerância a autoantígenos.

A origem, a diferenciação e a diversidade das células dendríticas são conhecidas apenas parcialmente. As duas principais fontes de obtenção de células dendríticas *in vitro* são as células mononucleares do sangue periférico e as células CD34+ obtidas de medula óssea, do sangue ou do cordão umbilical. Essas células são cultivadas em meios contendo diferentes citocinas e fatores de crescimento, e a diferenciação e a maturação das células dendríticas podem ser convenientemente acompanhadas pela detecção de características próprias, como a expressão do antígeno CD1a.

REFERÊNCIAS CONSULTADAS

1. Cline MJ, Lehrer RI, Territo MC, Golde DW. Monocytes and macrophages: functions and diseases. Ann Intern Med. 1978;88:78-88.
2. Cline MJ. Monocytes, macrophages, and their diseases in man. J Invest Dermatol. 1978;71:56-8.
3. Dale DC, Boxer L, Liles WC. The phagocytes: neutrophils and monocytes. Blood. 2008;112:935-45.
4. Ley K, Miller YI, Hedrick CC. Monocyte and macrophage dynamics during atherogenesis. Arterioscler Thromb Vasc Biol. 2011;31:1506-16.
5. Morel PA, Turner MS. Dendritic cells and the maintenance of self-tolerance. Immunol Res. 2011;50:124-9.
6. Scott CL, Aumeunier AM, Mowat AM. Intestinal CD103+ dendritic cells: master regulators of tolerance? Trends Immunol. 2011;32:412-9.
7. Stewart AK, Schuh AC. White cells 2: impact of understanding the molecular basis of haematological malignant disorders on clinical practice. Lancet. 2000;355:1447-53.
8. Stock W, Hoffman R. White blood cells 1: non-malignant disorders. Lancet. 2000;355:1351-7.

capítulo • 6

Ontogênese e Diferenciação do Sistema Linfoide. Dinâmica dos Linfócitos. Imunidade Humoral e Celular

Roberto Passetto Falcão • Júlio César Voltarelli • Kelen Cristina Ribeiro Malmegrim

INTRODUÇÃO

Os **linfócitos** fazem parte do sistema imune e têm como função principal defender o organismo contra infecções. Em algumas situações patológicas, eles podem agredir o próprio organismo, causando doenças autoimunes. O termo linfócito foi usado pela primeira vez por Paul Ehrlich, em 1890, para identificar células do sangue que apresentavam morfologia igual às existentes na linfa. Durante muitos anos acreditou-se que os linfócitos do sangue fossem células terminais, incapazes de multiplicação, mas em 1959 foi demonstrado que os linfócitos, na presença de fito-hemaglutinina, eram estimulados e entravam em mitose. Paralelamente, Glick *et al.* (1956) mostraram que existia, em aves, uma população de linfócitos que dependia da *bursa de Fabricius* (órgão que existe nas aves) para a sua formação e que era a responsável pela produção de anticorpos e pela imunidade humoral. Por outro lado, em 1962, foi demonstrado o papel do timo na formação de uma subpopulação de linfócitos responsável pela imunidade celular. Em 1965, surgiu o primeiro esquema da dicotomia do sistema imunológico e a denominação de **linfócitos T** (**T**imodependentes) e **B** (**B**ursadependentes). Entretanto, o esquema não podia ser estendido aos mamíferos, que não possuem a **bursa de Fabricius** ou outra estrutura anatômica análoga. Apenas ao redor de 1975, quando já era possível a identificação de linfócitos B, é que foi demonstrado que a maturação dos mesmos ocorria inicialmente no fígado e depois na medula óssea.

O entendimento da diferenciação linfoide teve início com o desenvolvimento de métodos laboratoriais, entre os quais se incluem o isolamento de linfócitos em gradiente de densidade, como o Ficoll-Hypaque, a identificação de linfócitos B (pela presença de imunoglobulinas de membrana) e T (pela formação de rosetas com hemácias de carneiro), os ensaios de formação de colônias hematopoéticas. Posteriormente, foram desenvolvidas técnicas de produção de anticorpos monoclonais, de imunoistoquímica, de detecção de rearranjos gênicos de receptores de linfócitos T (TcR) e de linfócitos B (imunoglobulinas) e de citometria de fluxo. O estudo de doenças linfoproliferativas também foi extremamente importante para o reconhecimento de diferentes estágios de maturação de **linfócitos B e T**, por permitir o estudo de grande número de células que correspondiam à expansão clonal de células neoplásicas em diferentes estágios de maturação.

Os **linfócitos K** (*Killer*), responsáveis pela Citotoxicidade Celular Dependente de Anticorpos (CCDA), foram descritos em 1972, e os **NK** (*Natural Killer*), que exercem ação citolítica não dependente do contato prévio com antígenos, em 1975. Admite-se, atualmente, que as atividades K e NK correspondam a funções diferentes exercidas por uma única subpopulação linfocitária (NK), embora a CCDA possa ser mediada por vários outros tipos de células linfoides e mielomonocíticas que possuem, em comum, o receptor para Fc de IgG.

ÓRGÃOS LINFOIDES PRIMÁRIOS E SECUNDÁRIOS

Os tecidos linfoides podem ser classificados em dois grupos: os primários, também chamados de órgãos generativos, e os secundários ou órgãos periféricos (Figura 6.1). Os **primários** são os tecidos onde os linfócitos expressam, pela primeira vez, os receptores antigênicos e adquirem a maturidade fenotípica e funcional. Nos mamíferos os órgãos primários são a medula óssea e o timo. A medula óssea, além de originar todos os linfócitos, é o local onde ocorre a maturação das células B (nas aves essa maturação ocorre na **bursa de Fabricius**), enquanto que a diferenciação dos linfócitos T ocorre no timo. Nos órgãos linfoides primários a maturação é contínua, ocorre durante toda a vida e independe da exposição prévia aos antígenos. Os órgãos linfoides **secundários** ou periféricos incluem os linfonodos, o baço, o tecido linfoide associado às mucosas e à pele. Ademais, agregados de linfócitos mal-definidos são encontrados em praticamente todos os órgãos, exceto no sistema nervoso central. Os órgãos linfoides secundários são os locais onde ocorrem as respostas imunes aos antígenos.

Órgãos Linfoides Primários
(Proliferação linfoide não dependente de estímulo antigênico)

Medula óssea: maturação linfoide B
Timo: maturação linfoide T

Órgãos Linfoides Secundários
(Proliferação linfoide estimulada por antígenos)

Nódulos linfoides
Polpa branca esplênica
Tecidos linfoide das mucosas

Captura dos antígenos
Estimulação T e B

Figura 6.1 Órgãos linfoides primários e secundários.

DIFERENCIAÇÃO DE LINFÓCITOS

Todos os linfócitos derivam de precursores hematopoéticos multipotentes (*stem cells*) da medula óssea, com capacidade de diferenciação em precursores das várias linhagens hematopoéticas, dando origem às células mieloides e linfoides (Figura 6.2). O programa de instrução genética que leva à diferenciação das células T ou B é razoavelmente bem conhecido, enquanto que, para os linfócitos NK, a situação ainda é parcialmente esclarecida. Para o desenvolvimento de linfócitos T e B maduros são essenciais características do microambiente do timo e da medula óssea, respectivamente, representadas pelo contato com células do estroma e pela ação de citocinas específicas. As principais células efetoras da linhagem T são as Células T Citotóxicas (CTL) e as células T auxiliares do tipo 1 (Th1), produtoras de citocinas pró-inflamatórias, enquanto as células B atuam na produção de imunoglobulinas. Ao contrário dos CTL, as células NK não dependem do contato prévio com o antígeno para exercer a sua ação citotóxica.

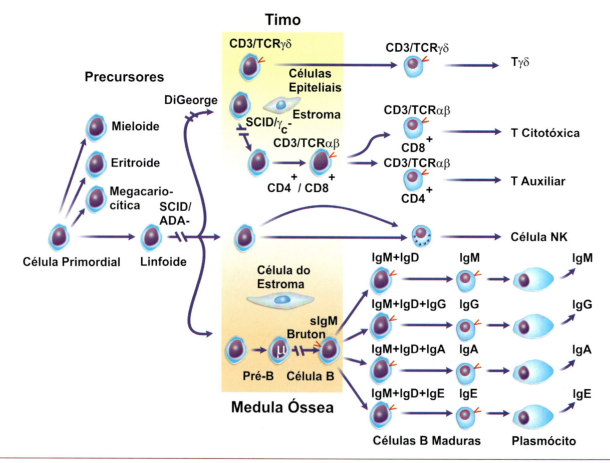

Figura 6.2 Esquema de maturação de linfócitos T, linfócitos B e células NK. Todos os linfócitos originam-se de uma célula primordial hematopoética multipotente. Linfócitos T-αβ e T-γδ desenvolvem-se independentemente. Células NK originam-se da medula óssea, compartilham algumas características com os linfócitos T, mas não rearranjam os genes dos receptores de células T. São indicados os bloqueios de maturação que levam a alguns tipos de imunodeficiências: imunodeficiência combinada grave por deficiência da adenosina desaminase (SCID/ADA-) ou da cadeia γ dos receptores de um conjunto de citocinas (SCID/γ_c), síndrome de DiGeorge ou hipoplasia tímica, e agamaglobulinemia congênita ligada ao cromossomo X ou doença de Bruton.

Tratado de Hematologia

► Diferenciação B

O número total de **linfócitos B** em um adulto normal é estimado em 5×10^{11}, enquanto a sua produção diária seria de 10^{11} células. Eles são inicialmente produzidos no saco vitelino, posteriormente, durante a vida fetal, no fígado e finalmente na medula óssea, em íntima proximidade com as células do estroma. Um dos marcadores mais precoces da linhagem B é o CD19 de membrana,[1] que continua a ser expresso em todas as fases intermediárias de maturação, desaparecendo apenas nos plasmócitos, que são as células especializadas na produção de imunoglobulinas. Existem células precursoras B que coexpressam o CD19 e o CD34 e sintetizam a enzima desoxinucleotidil Terminal Transferase (TdT). Outros antígenos de membrana, como o CD22, CD10, CD20, CD21 e CD5, também aparecem durante a diferenciação B. O antígeno CD5, que é um marcador de linfócitos T, aparece em menos de 5% dos linfócitos B de adultos, mas se expressa em parcela apreciável de linfócitos B de fetos e de recém-nascidos.

O evento genético mais importante nas primeiras fases da diferenciação B é o **rearranjo dos genes** de cadeias pesadas de imunoglobulinas, o qual é seguido da sua expressão intracitoplasmática, e depois na membrana. O rearranjo de cadeias leves κ ou λ da imunoglobulina, e as suas expressões na membrana, ocorrem em fases posteriores de diferenciação. As etapas iniciais de diferenciação são geneticamente determinadas e independentes do contato com antígenos, enquanto as posteriores são induzidas pelos antígenos. As células linfoides B maduras da medula óssea atravessam a parede dos sinusoides e entram no sangue, de onde migram para os folículos linfoides. Um esquema de diferenciação dos linfócitos B, incluindo as proteínas envolvidas, como citocinas, marcadores de membrana e citoplasmáticos, é apresentado na Figura 6.3.

Entretanto, o leitor deve ser alertado para a existência de esquemas similares em que a sequência dos eventos não é a mesma, o que revela que o assunto não está totalmente elucidado. Também a denominação das diferentes etapas de maturação com termos como precursor linfoide, progenitor B (pró-B), precursor B (pré-B), célula B imatura e célula B madura não é uniforme, e essa dificuldade advém do fato de que o processo de maturação é contínuo e não ocorre em saltos.

Rearranjo dos genes de imunoglobulinas

As imunoglobulinas, além de serem secretadas pelos plasmócitos, são os receptores dos linfócitos B. Cada molécula é composta por um par de **cadeias pesadas** (que podem ser dos tipos α, alfa; γ, gama; μ, um; δ, delta; ε, épsilon) e um par de **cadeias leves** (κ, *kappa*; ou λ, *lambda*). Cada uma das cadeias possui regiões constantes e variáveis, sendo que

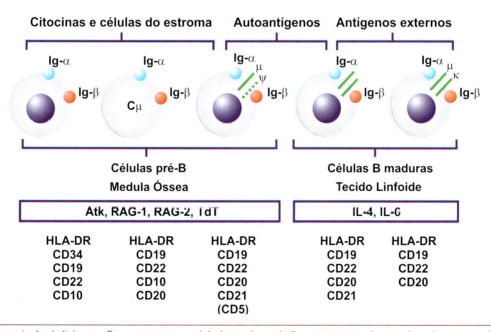

Figura 6.3 Diferenciação da linhagem B que ocorre na medula óssea. Ig-α e Ig-β, componentes do complexo do receptor de células B; Cμ, IgM citoplasmática; RAG-1 e RAG-2, proteínas essenciais para a recombinação do gene V. Atk, gene que media uma função de sinalização nas células pré-B; TdT, desoxinucleotidil terminal transferase; Ψ, pseudocadeia leve; u, cadeia μ de membrana; κ, cadeia leve; HLA-DR, antígeno HLA classe I. Os antígenos CD correlacionados a cada estágio de diferenciação estão listados na parte inferior do esquema.

---

[1] O termo CD deriva de "*cluster of differentiation*" e se refere a anticorpos monoclonais que têm um padrão similar de reatividade a vários tecidos, tipos celulares ou moléculas existentes em uma célula. O termo CD é também usado para descrever a molécula que é reconhecida pelo anticorpo. Entretanto, nesta última eventualidade, o correto seria usar CD molécula ou CD antígeno.

o sítio responsável pela ligação com o antígeno é formado pela associação das regiões variáveis das cadeias leves e das pesadas (Figura 6.4).

Os genes das cadeias pesadas e os das cadeias leves κ e λ das imunoglobulinas humanas localizam-se nos cromossomos 14, 2 e 22, respectivamente. Na conformação embrionária germinativa (*germ-line*), os genes de cadeia pesada ocorrem em segmentos que codificam as regiões: Variável (V); de Diversidade (D); Juncional (J); e Constante (C). Cada uma das regiões V, D, e J contém um número diferente de segmentos (Figura 6.6). Em células não programadas para a síntese de imunoglobulinas, esses segmentos permanecem separados uns dos outros na configuração denominada **germinativa**. Entretanto, nas fases iniciais de diferenciação B ocorre o rearranjo dos genes de cadeias pesadas, de forma que um segmento da região V combina com um dos segmentos D, com outro dos segmentos da porção J, e com a região C adjacente. A aproximação desses segmentos (com a exclusão do DNA intermediário) forma um gene ativo que codifica a síntese de cadeia pesada, ocorrendo a transcrição do RNAm e a sua tradução, formando a cadeia pesada intracitoplasmática. A classe de imunoglobulina secretada depende de qual das nove regiões constantes (4 γ, 2 α, 1μ, 1 δ e 1ε) é recrutada. Diversidade adicional é determinada pelas diferentes combinações possíveis entre os segmentos V, D, e J selecionados. No exemplo arbitrário mostrado na Figura 6.4, um segmento de V2 junta-se a outro de D1, e outro de J2. Ademais, a enzima TdT, que insere um número variável de novas bases no DNA da região D no momento do rearranjo gênico, é responsável pelo aumento desse repertório. Para as cadeias leves, rearranjos similares ocorrem com os diferentes segmentos dos genes das cadeias leves. Finalmente, enzimas denominadas recombinases, que reconhecem certas sequências heptaméricas ou nonoméricas que flanqueiam os vários segmentos gênicos, são necessárias para a reunião dos pedaços adjacentes de DNA e são responsáveis pelo aumento da diversidade. Esses rearranjos ocorrem sequencialmente, iniciando-se pelos genes de cadeia pesada, seguida pelo gene de cadeia κ e, finalmente, pelo Figura 6.6 λ. No conjunto, estima-se que esse processo possa gerar entre 10^{19} a 10^{20} diferentes clones de linfócitos B.

▶ Diferenciação T

Ao contrário dos linfócitos B, os **precursores** T deixam a medula óssea e entram no timo, onde continuam com o seu programa de diferenciação que inclui o rearranjo dos genes responsáveis pelos Receptores de células T (TcR), que ocorre de maneira similar ao das imunoglobulinas, como será descrito. No timo, esses precursores CD7+ sofrem um processo de maturação, que é extremamente complexo e resulta na formação de um repertório de células T funcionais. À semelhança do que ocorre com os linfócitos B, os **linfócitos T** adquirem, mantêm ou perdem marcadores como o CD2, CD1, CD5, CD4, CD8, CD3, que permitem caracterizar diferentes etapas de maturação (Figura 6.5). Neste esquema, o precursor $CD34^+/CD7^+$ proveniente da medula óssea ou fígado fetal migra para a camada subcapsular do córtex tímico e rapidamente expressa os marcadores CD2 e CD5. Esse precursor pró-T pode se diferenciar em duas linhagens diferentes. A maioria (95%) se diferencia em células *pré-T corticais* que expressam CD1 e, simultaneamente, CD4 e CD8, proteínas TcR-αβ citoplasmáticas e, possivelmente, níveis baixos de CD3/TcR-αβ na membrana. Esses timócitos, na camada medular do timo, formam duas subpopulações: a mais numerosa $CD4^+CD8^-$ e a $CD4^-CD8^+$, ambas expressando CD3/TcR-αβ. Alternativamente, o precursor pró-T $CD34^+CD7^+$, $CD2^+$, $CD5^+$ pode se diferenciar em células *pré-T $CD4^-CD8^-$* (5%) que expressam inicialmente TcR-γδ citoplasmático e, posteriormente, CD3 e TcR-γδ na membrana. A seguir, esses três tipos de timócitos maduros (T-αβ CD4 ou T-αβ CD8 e T-γδ) migram para o sangue e para os órgãos linfoides secundários. O TcR-αβ é expresso em 90 a 95% dos linfócitos circulantes, enquanto o TcR-γδ aparece em 5 a 10%. O TcR coexiste na membrana em íntima associação com o CD3 e, quando encontra seu antígeno específico, emite um sinal para o interior da célula desencadeando uma sequência de ativação de mecanismos que culmina com a proliferação dos linfócitos.

A passagem dos precursores T pelo timo tem duas funções: a produção de **células T maduras** e a seleção de **clones não autorreativos**. Ambas dependem da participação de células não linfoides do timo, que são as epiteliais, dendríticas e macrófagos, e constituem o microambiente necessário para a diferenciação dos timócitos. Nesse processo existe uma **seleção positiva** de linfócitos T tolerantes, capazes de interagir com produtos do Complexo de Histocompatibilidade Principal (MHC) das células do pró-

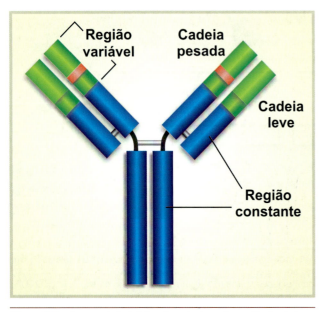

Figura 6.4 Composição básica da estrutura da molécula de imunoglobulina. Cada molécula é formada por duas cadeias leves (κ ou λ) e duas cadeias pesadas. Cada cadeia é formada por regiões constantes e variáveis; as regiões variáveis formam o sítio de ligação com o antígeno.

prio indivíduo, e a **seleção negativa** de clones autorreativos com essas proteínas do MHC, que são eliminados, e constituem a maioria das células. É importante salientar que menos de 1% dos timócitos migram para a periferia, sendo a maioria destruída dentro do próprio órgão. Os linfócitos T que emigram do timo e colonizam os órgãos linfoides secundários são chamados de **células virgens**. Após o contato com os antígenos, os linfócitos T participam da resposta imunológica como linfócitos T-auxiliares ou T--citóxicos e, terminada a resposta, a maioria morre, mas alguns sobrevivem e constituem os **linfócitos de memória**, que têm vida longa.

O timo atinge o tamanho máximo em relação ao peso corporal no recém-nascido, aumenta em peso até próximo dos vinte anos, quando é constituído por mais de 80% de tecido linfoide. A partir dessa idade, regride progressivamente e, aos quarenta anos, é constituído predominantemente de tecido adiposo, com menos de 5% de tecido linfoide. Os corpúsculos de Hassall diminuem em número, mas aumentam em tamanho, e as células epiteliais também diminuem em número, acompanhando os timócitos. Existem dúvidas sobre até que idade o timo mantém a sua capacidade de liberação de células maduras para a periferia e qual a sua relevância para a imunidade. Estudos realizados em crianças timectomizadas (durante cirurgias torácicas) demonstram uma diminuição de linfócitos T no sangue periférico, porém sem qualquer consequência clínica. Além disso, uma pesquisa recente revelou que o timo é capaz de liberar pequena quantidade de linfócitos T *de novo* para a periferia, mesmo em indivíduos com mais de 65 anos idade, quando o seu tamanho é estimado em 1/50 do timo do recém-nascido.

O receptor de linfócitos T (TcR)

O **receptor de linfócitos T (TcR)** é formado por duas cadeias ligadas por pontes de dissulfito e que estão associadas ao complexo CD3, que é responsável pela transdução do sinal emitido pelo TcR, quando em contato com o antígeno. Existem dois tipos de TcR denominados αβ e γδ. As cadeias dos TCR são similares às das imunoglobulinas

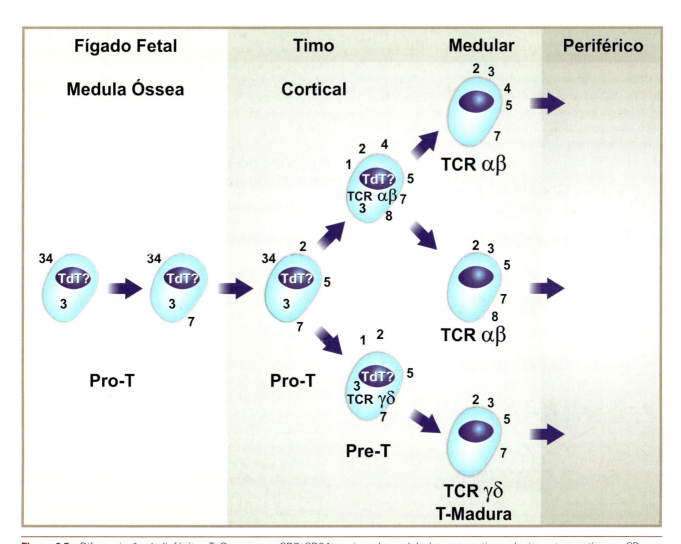

Figura 6.5 Diferenciação de linfócitos T. O precursor CD7⁺CD34⁺ emigra da medula óssea e no timo adquire outros antígenos CD, que são identificados por números. Os timócitos corticais são CD1⁺CD4⁺CD8⁺ e na camada medular perdem o CD1 e alternativamente o CD4 ou o CD8. Os linfócitos T-αβ e T-γδ desenvolvem-se independentemente.

e possuem uma região Variável (V) localizada na porção N terminal e a Constante (C) na porção C terminal. Todas as cadeias possuem uma porção transmembrana e pequenos segmentos intracitoplasmáticos.

Os genes do TcR localizam-se nos cromossomos 7 e 14. Os genes α, β, γ e δ do TcR possuem regiões V, D, J e C, ocorrendo rearranjos desses segmentos de maneira similar à que foi descrita para os genes de imunoglobulinas. O repertório de TcR assim criado, a partir de uma única conformação germinativa inicial, é de 10^{12} diferentes combinações. Diversidade adicional é criada pela ação da TdT e por ação das recombinases durante a junção dos segmentos dos genes do TcR, o que eleva esse repertório para valores entre 10^{19} e 10^{20}.

▶ **Diferenciação NK**

A ação citotóxica de células linfoides de doadores não imunizados contra células revestidas com anticorpos específicos foi descrita no final da década de 1960 e denominada *Citotoxicidade Celular Dependente de Anticorpos* (CCDA), enquanto as células efetoras foram chamadas de linfócitos K. Em 1975 foi descrita a ação citotóxica de células linfoides de doadores também não imunizados contra algumas linhagens tumorais, na ausência de anticorpos. Essa função foi denominada de *citotoxicidade natural* e as células efetoras NK. Diferentemente dos linfócitos T citotóxicos, que reconhecem peptídeos específicos de antígenos de células-alvo sempre associados às moléculas classe I do MHC, o reconhecimento de alvos pelos linfócitos NK pode ser inibido pelo MHC de classe I. As atividades citotóxicas K e NK estavam associadas aos Linfócitos Grandes e Granulares (LGL) do sangue periférico que constituem cerca de 10 a 15% de todos os linfócitos neste compartimento. A estrutura da célula K/NK responsável pela CCDA (atividade K) é o CD16 ou FCγRIIIA que interage com a porção Fc de IgG; entretanto a atividade NK não está associada ao CD16, sendo mediada por estruturas até agora não definidas. A utilização de anticorpos monoclonais contra essas células demonstrou que as funções K e NK são desempenhadas por uma mesma célula, que compartilha alguns marcadores da linhagem T, como o CD2, CD7 e CD8, mas não possui CD3, exibe o gene de TcR na conformação germinativa e apresenta os marcadores CD16, CD56 e CD57. Recentemente, foi demonstrado que alguns linfócitos T ativados por citocinas também podem expressar estes últimos marcadores e exercer ação citotóxica não restrita ao MHC, e são chamados de **células T-NK**. Por outro lado, células T-NK constituem uma minoria de células T (<5%) que expressam marcadores de células NK (NK1.1 ou CD161) e respondem a antígenos glicolipídicos apresentados no contexto de CD1d, uma molécula HLA-I não clássica.

As células NK originam-se na medula óssea, mas as etapas posteriores de maturação não estão esclarecidas, embora, por expressarem CD2, CD7 e CD8, uma possível origem em comum com os linfócitos T tenha sido aventada. As células NK maduras estão presentes no baço e no sangue, mas são raros nos linfonodos, placas de Peyer e medula óssea.

FUNÇÕES DO SISTEMA LINFOIDE: IMUNIDADE HUMORAL E CELULAR

A clássica distinção, cunhada na década de 1970, entre **imunidade humoral**, representada pela produção de anticorpos por linfócitos B e **imunidade celular**, traduzida pela ação citotóxica ou inflamatória de linfócitos T, embora ainda seja muito utilizada para fins didáticos, já não se justifica, rigorosamente, diante do progresso dos conhecimentos sobre a complexidade funcional do sistema imune. Assim, linfócitos T, principalmente os auxiliares CD4+, mas também os linfócitos T citotóxicos CD8+, exercem grande parte de sua atividade pela produção de substâncias humorais, conhecidas como **citocinas** ou **linfocinas**. Enquanto os linfócitos B, personagens centrais da imunidade humoral, desempenham importante papel na apresentação antigênica para linfócitos T. Do mesmo modo, as células NK, embora tenham ação predominantemente citotóxica, também produzem amplo espectro de citocinas que influenciam o desfecho da resposta imune. Em modelos experimentais podem-se distinguir as respostas humorais das celulares pela capacidade de se transferir a imunidade de um animal para outro pela transferência adotiva de soro ou plasma (respostas humorais) ou de células T ou NK (respostas celulares), mas, com raras exceções, essa distinção não pode ser feita no homem. Deste modo, a denominação de **respostas imunológicas mediadas por linfócitos T,**

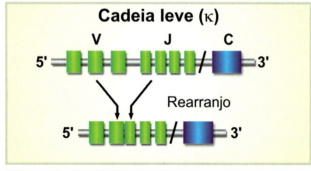
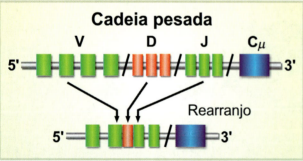

Figura 6.6 Rearranjo de um gene de cadeia pesada de imunoglobulina. Um segmento da porção V é justaposto a um segmento D, um J e um C (neste caso Cμ), formando um gene transcricional ativo, que forma o correspondente RNAm, que é posteriormente traduzido com a formação da cadeia pesada.

NK ou B, ambas com componentes humorais e celulares, seria mais condizente com os conhecimentos atuais da fisiologia e fisiopatologia do sistema imune.

Outra distinção conceitual importante na imunologia separa as **respostas imunológicas inatas**, mediadas principalmente por células fagocitárias, linfócitos NK e o sistema do complemento, das **adquiridas**, mediadas por linfócitos T e B. As respostas adquiridas apresentam, como características peculiares, a presença de grande **diversidade** (capacidade de reagir a um número quase ilimitado de antígenos), **especificidade** (isto é, elas são dirigidas a determinantes definidos na molécula dos antígenos, os epitopos), **memória** (as respostas são mais rápidas e eficientes após um primeiro encontro com o antígeno), **autotolerância** (distinguindo antígenos próprios dos estranhos) e **regulação homeostática** (as respostas imunes cessam após a estimulação antigênica). Entretanto, certo grau de controle homeostático, evitando lesões dos próprios tecidos, é observado nas respostas imunes inatas e alguma especificidade, controlada pelo HLA, foi recentemente descrita também na atividade de linfócitos NK. Este fato, mais a descrição de subpopulações de linfócitos T e B (B1, $\gamma\delta$, NK-T) com especificidade limitada e "memória natural", tornam também a distinção entre imunidade inata e adquirida menos nítida do que a apresentada anteriormente em livros didáticos.

Sem a preocupação de classificar as respostas imunológicas, discutiremos, nesta secção, as funções do sistema imune na defesa contra agentes infecciosos e, resumidamente, os defeitos nesses mecanismos de defesa (deficiências imunológicas) que têm relevância para o hematologista. Outras funções do sistema imune, na defesa contra neoplasias e na gênese de autoimunidade, alergia e rejeição de transplantes, não serão tratadas em profundidade neste capítulo.

Mosmann e Coffman (1986) mostraram que os **linfócitos T auxiliares** poderiam ser classificados em duas subpopulações celulares com base na produção de citocinas e atividade funcional, as células **Th1** e **Th2**. Desde então, estabeleceu-se o paradigma Th1/Th2 na resposta imune adquirida: os linfócitos Th1 são responsáveis pela produção de IFN-γ e IL-2, enquanto os linfócitos Th2 produzem IL-4 e auxiliam os linfócitos B na secreção de anticorpos dos isotipos IgG1 e IgE. Atualmente, está bem estabelecido que as células Th1 se desenvolvem na presença de IL-12, expressam o fator de transcrição TBET e estão envolvidas na imunidade mediada por células, enquanto os linfócitos Th2 diferenciam-se na presença de IL-4, expressam o fator de transcrição GATA-3 e são essenciais para a imunidade humoral (Figura 6.9).

Na década de 1970, antes mesmo do estabelecimento do paradigma Th1/Th2, a existência de uma subpopulação de células T especializadas na supressão da resposta imune havia sido postulada. Os estudos sobre esses linfócitos T supressores foram retomados nos últimos anos, em virtude dos avanços metodológicos, e desde então, essas células "renasceram" como células T reguladoras (Tregs) (Figura 6.9).

Diversos *subtipos de T regs* têm sido descritos com base em sua origem, indução e mecanismos efetores, sendo essa população subdividida em **Tregs naturais** e **induzidas**. As Tregs naturais emergem do timo com fenótipo supressor, enquanto que as Tregs induzidas diferenciam-se na periferia a partir de células T convencionais, após a exposição a sinais como citocinas reguladoras (IL-10 e TGF-β), drogas imunossupressoras ou células apresentadoras de antígeno condicionadas com determinados produtos microbianos. As Tregs naturais expressam constitutivamente o fator de transcrição Foxp3 (do inglês, *forkhead transcription factor*). As Tregs induzidas compreendem três subtipos: 1) as que expressam Foxp3; 2) as Tr1, produtoras de IL-10; 3) as Th3, caracterizadas pela secreção de TGF-β (Figura 6.9).

As Tregs naturais também podem ser caracterizadas pela expressão de determinadas moléculas de superfície, como a cadeia α do receptor da IL-2 (CD25), o antígeno 4 associado ao linfócito T citotóxico (CTLA-4, do inglês, *cytotoxic T lymphocyte antigen 4*), o receptor para o fator de necrose tumoral induzido por glicocorticoide (GITR, do inglês, *glucocorticoid-induced TNF-recepor-related protein*), OX-40, CD39, CD73 e altos níveis do receptor 4 para folato (FR4). Em humanos, a deficiência do FoxP3 está associada ao desenvolvimento da síndrome IPEX (do inglês, *immunodysregulation polyendocrinopathy and enteropathy, X-linked*), e em camundongos *scurfy* está relacionada ao desenvolvimento de uma síndrome autoimune e inflamatória.

A regulação das respostas imunes ocorre por diversos mecanismos imunológicos, além da regulação neuroimunoendócrina. As respostas do tipo Th1 e Th2 são antagônicas, uma vez que o IFN-γ modula negativamente a resposta Th2, e a IL-4 e a IL-10 modulam negativamente a resposta Th1, possibilitando respostas imunes equilibradas. Estudos iniciais sobre o papel das Tregs enfatizavam sua importância no controle de respostas imunes exacerbadas, tais como em doenças autoimunes e na prevenção de respostas exacerbadas contra microrganismos da flora intestinal. Contudo, a relevância de Tregs tem sido descrita em infecções bacterianas, fúngicas, virais ou por protozoários, conforme discutiremos a seguir.

Em 2005, a identificação **das células Th17** (outro subtipo de células T) e da citocina IL-23 (da família de IL-12) contribuiu para a melhor compreensão do modelo de resposta Th1/Th2. Tanto a IL-12 quanto a IL-23 são moléculas heterodiméricas produzidas por macrófagos e células dendríticas, que compartilham uma subunidade proteica, e muitos efeitos biológicos anteriormente atribuídos apenas a IL-12 passaram a ser associados à produção de IL-23 e, consequentemente, desvinculados da resposta Th1. Posteriormente, foi estabelecido que a IL-17 é produzida pelas células Th17. A IL-17 é uma citocina pró-inflamatória, que induz a produção de óxido nítrico, metaloproteinases, quimiocinas e citocinas pró-inflamatórias (CXCL1, CXCL8, MCP-1, IL-1β, IL-6 e TNF-α), levando ao recrutamento de neutrófilos e monócitos. Além de IL-17, as células Th17 também secretam IL-21, IL-22, IL-6 e TNF-α. Apesar de terem sido descritas inicialmente pela sua participação nas doenças autoimunes, as células Th17 apresentam funções importantes para o controle de infecções por patógenos que necessitam de intensa resposta inflamatória para serem eliminados.

As células Th17 são caracterizadas pela expressão do fator de transcrição RORγt, e sua diferenciação está reciprocamente relacionada à das Tregs. A citocina TGF-β induz a expressão de Foxp3 em linfócitos T virgens, enquanto a IL-6 e a IL-21 impedem a indução de Foxp3 via TGF-β, direcionando a programação transcripcional de células Th17 pela expressão de RORγt. Além disso, o balanço entre as Tregs e Th17 também é mediado pelo antagonismo entre Foxp3 e RORγt. De maneira geral, esses dois fatores de transcrição estabelecem uma interação física entre si, que resulta na inativação de ROR-γt e indução de Tregs. A sinalização via receptor de IL-6 ou de IL-21 inibe o efeito repressor de Foxp3 sobre ROR-γt, resultando na geração de células Th17. Paralelamente, fatores ambientais também interferem nesse mecanismo. Por exemplo, a sinalização induzida por IL-2 ou por ácido retinoico interfere na diferenciação de Th17 e promove a geração de Tregs.

RESPOSTA IMUNOLÓGICA CONTRA AGENTES MICROBIANOS

A resposta imune tem papel essencial na defesa do organismo contra agentes microbianos e constitui a principal barreira para a ocorrência de infecções disseminadas, haja vista a pequena proporção dos indivíduos expostos à infecção que apresentam doença infecciosa. Em contraste, as deficiências imunológicas, tanto da imunidade inata (disfunções de células fagocíticas e deficiência de complemento) quanto da imunidade adquirida (deficiência de produção de anticorpos ou deficiência da função de células T), são associadas ao aumento importante da suscetibilidade a infecções.

Os principais aspectos patológicos das doenças infecciosas não estão relacionados a uma ação direta do agente agressor infeccioso, mas sim com uma resposta imune anormal (desequilibrada, sem regulação) em resposta à infecção. Em muitas dessas situações uma reação de hipersensibilidade com uma resposta imune exagerada e desregulada induz dano tecidual. Em outros casos, agentes infecciosos podem desencadear reações causando doenças autoimunes, por diversos mecanismos, tais como o mimetismo de antígenos próprios, a indução de proliferação de células autorreativas, e o aumento da expressão de moléculas de MHC e de moléculas coestimulatórias nas células infectadas.

O conhecimento de que diferentes tipos de micróbios são combatidos por componentes diversos da resposta imune, celulares ou humorais, data do início dos anos 1950, quando foi documentada a importância dos anticorpos na destruição de bactérias extracelulares. Para o estabelecimento de uma infecção, um microrganismo tem de superar, inicialmente, as barreiras físicas, representadas pelas superfícies queratinizadas da pele ou revestidas de muco das membranas mucosas, e barreiras químicas, uma variedade de enzimas e outras substâncias que têm ação microbicida direta ou inibem a aderência microbiana às superfícies orgânicas. Transpondo essa primeira linha de defesa, o agente infeccioso será combatido pelos componentes da imunidade inata e, posteriormente, pela imunidade adquirida.

▶ Imunidade inata

As respostas anti-infecciosas da imunidade inata envolvem elementos **humorais** (proteínas de fase aguda, do sistema do complemento e citocinas) e **celulares** (monócitos, macrófagos, granulócitos, linfócitos NK e células dendríticas) e apresentam a característica de permanecerem inalteradas em encontros sucessivos com o mesmo antígeno, ao contrário da imunidade adquirida.

As vias alternativa e dependente de lectina do **complemento** são ativadas por componentes da superfície dos microrganismos, antes da produção de anticorpos específicos, gerando uma série de substâncias (C3a, C3b, C5a, entre outras) que liberam mediadores inflamatórios de mastócitos, estimulam a quimiotaxia e a fagocitose por neutrófilos de outras células e, quando a ativação se completa, causam lise microbiana pelos componentes do complexo de ataque à membrana (C5b-C9). A via clássica do complemento pode ser ativada por anticorpos normalmente presentes na circulação (anticorpos naturais), tendo papel relevante na defesa contra infecções primárias por estreptococos e contra o choque séptico mediado por endotoxinas lipopolissacarídicas. Outros grupos de moléculas com propriedades anti-infecciosas inespecíficas são: 1) **proteínas de fase aguda** (proteína C-reativa, amiloide sérico A, inibidores de proteinases e componentes da cascata coagulação), que, coletivamente, aumentam a resistência a infecções, promovem o reparo de tecidos lesados e constituem marcadores sensíveis de reação inflamatória; 2) certas **citocinas pró-inflamatórias**, tais como os interferons α e β, a IL-1, TNF- e quimiocinas, as interleucinas IL-2, IL-12 e IL-15, o IFN-γ e a IL-6.

Os **monócitos, macrófagos e neutrófilos** exercem suas ações microbicidas de forma mais ampla contra vários tipos de agentes e são células importantíssimas para a defesa do hospedeiro. A documentação de que células fagocíticas expressam receptores em suas membranas do tipo *Toll-Like Receptors* (TLR), que se ligam especificamente a padrões moleculares de diversos agentes infectantes, torna impróprio denominar a resposta imune inata de inespecífica, como foi discutido anteriormente neste capítulo.

As células fagocíticas são capazes de fagocitar microrganismos e destruí-los intracelularmente, processo que é muito mais eficiente quando operado em conjunto com o sistema complemento e a imunidade adquirida, sendo os microrganismos recobertos por anticorpos específicos e proteínas do complemento (opsoninas), que se ligam aos receptores nos fagócitos, por meio da porção Fc de imunoglobulinas e do componente C3b do complemento, respectivamente. Macrófagos teciduais, derivados de monócitos

44 Tratado de Hematologia

sanguíneos, possuem receptores para carboidratos, como a manose, que estão presentes em certos microrganismos muito mais frequentemente do que em células de vertebrados, e, desse modo, podem discriminar em um nível primitivo, moléculas "próprias" de "não próprias". Células fagocitárias também se encarregam de remover células mortas do próprio organismo, seja de tecidos necróticos, desencadeando uma reação inflamatória, seja de tecidos em renovação fisiológica, pelo processo de apoptose, que não estimula inflamação. Os neutrófilos têm ação microbicida fundamental contra bactérias, enquanto que os macrófagos são células importantes na defesa contra agentes intracelulares (protozoários e bactérias intracelulares).

Ao contrário dos monócitos, macrófagos e neutrófilos, os **eosinófilos** têm baixa atividade fagocítica e, quando ativados por anticorpos ou linfócitos T, destroem parasitas, principalmente helmintos, pela liberação extracelular de proteínas catiônicas e radicais oxigênio-reativos. Eles também secretam outras substâncias pró-inflamatórias (prostaglandinas, leucotrienos e diversas citocinas). **Basófilos** e **mastócitos** apresentam similaridade estrutural e funcional, traduzida por receptores de alta afinidade para a porção Fc de IgE, tornando-os importantes células efetoras em reações alérgicas, mas a ação dessas células na defesa contra infecções é pouco conhecida.

Os **linfócitos NK** destroem células malignas ou infectadas por vírus por dois mecanismos citotóxicos: 1) pelo reconhecimento da porção Fc de IgG específica ligada à célula-alvo, num processo conhecido como Citotoxicidade Celular Dependente de Anticorpo (CCDA); ou 2) pelo reconhecimento de receptores ativadores ou inibitórios das células NK, conhecidos como KAR (*Killer Activating Receptors*) ou KIR (*Killer Inhibiting Receptors*). Os primeiros receptores reconhecem moléculas presentes na superfície das células nucleadas, enquanto os receptores inibitórios reconhecem apenas um número limitado de peptídeos complexados a moléculas HLA de classe I, as quais também estão usualmente presentes nas células nucleadas. Os principais tipos de moléculas HLA reconhecidos pelos receptores KIR são as pertencentes ao alelo HLA-Bw4 ou a dois grupos de alelos HLA-C (grupo 1: Cw2, 4, 5 e 6 e grupo 2: Cw1, 3, 7 e 8). Se os KAR são ativados, uma mensagem para destruir a célula-alvo é enviada às células NK, mas este sinal é geralmente anulado por um sinal inibitório enviado pelo KIR quando este reconhece moléculas HLA de classe I (Figura 6.7). O reconhecimento de peptídeos-HLA-I por células NK é muito semelhante ao operado por células T citotóxicas e nestas foram também descritos receptores do tipo KIR.

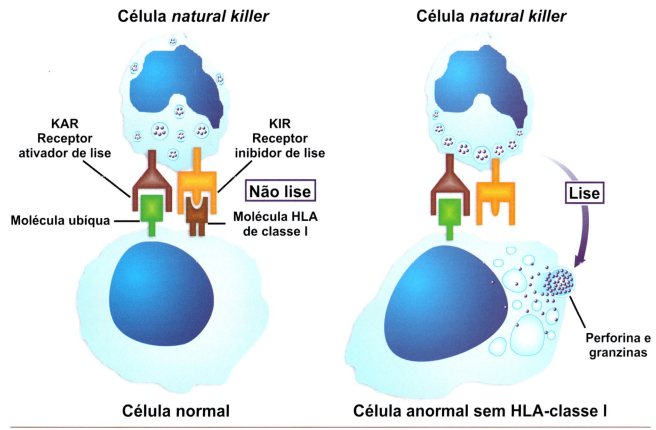

Figura 6.7 Sistema usado por células NK (*Natural Killer*) para reconhecer diferencialmente células normais e células que não expressam moléculas HLA de classe I. Receptores Ativadores de Lise (KAR) reconhecem antígenos ubíquos presentes em células nucleadas normais e, na ausência de um sinal dos Receptores Inibidores (KIR), que reconhecem moléculas HLA de classe I, desencadeiam citólise mediada por substâncias (granzimas e perforina) liberadas dos grânulos dos linfócitos NK. A presença de moléculas HLA de classe I protege as células normais da lise mediada por linfócitos NK, e participa da defesa contra infecções virais e neoplasias, e da alorreatividade pós-transplante. Figura adaptada de Delves & Roitt (2000a).

Células nucleadas podem perder a habilidade de expressar essas moléculas e se tornar suscetíveis à destruição por células NK, como resultado da interferência de infecções virais (CMV e outros) na expressão dos antígenos HLA ou por transformação maligna. Esse fato explica por que células infectadas por vírus e células neoplásicas são os alvos preferenciais das células NK, antes que os mecanismos específicos da resposta adquirida tenham sido acionados. Quando isso acontece, a produção de certas citocinas tais como: IL-2, IL-12 e IL-15 potencializa a atividade das células NK, principalmente contra neoplasias, transformando-as em **células LAK** (*Lymphokine Activated Killer Cells*). Ativadas por citocinas liberadas por linfócitos T alorreativos, essas células parecem contribuir para a lesão tissular da doença do enxerto-contra-hospedeiro (GVHD ou *Graft-Versus-Host-Disease*) observada frequentemente nos transplantes alogênicos de células-tronco hematopoéticas, mesmo HLA-idênticos, e podem participar da defesa imunológica contra neoplasias (efeito *Graft-Versus-Leukemia* ou GVL), em transplantes autólogos ou alogênicos. Nestes últimos, quando há incompatibilidade HLA, células NK podem atuar nos mecanismos imunológicos de rejeição, atacando células-tronco hematopoéticas que não expressam certas moléculas HLA de classe I do hospedeiro, mencionadas acima, quando estas não são reconhecidas pelos receptores KIR. Pelo mesmo mecanismo, as células NK podem participar das reações de GVHD e GVL nos transplantes HLA-incompatíveis. As hemácias e as plaquetas, em geral, não são consideradas participantes do sistema imune, mas, como possuem receptores para moléculas do complemento, desempenham importante papel na eliminação de complexos imunes circulantes, que contêm componentes de antígenos, anticorpos e complemento.

▶ Imunidade adquirida

A complexidade das interações celulares que ocorrem durante as respostas imunológicas específicas exige microambientes adequados, que são providos pelos órgãos linfoides periféricos ou secundários (baço, gânglios linfáticos e tecido linfoide associado às mucosas). Como apenas uma ínfima proporção de linfócitos é específica para um dado antígeno, as células T e B têm de circular pelo organismo, migrando do sangue para os órgãos linfoides para aumentar a probabilidade de encontrar um antígeno particular, pertencente, por exemplo, a um agente infeccioso. Respostas imunológicas contra microrganismos presentes na corrente sanguínea geralmente são iniciadas no baço ou nos gânglios linfáticos. Entretanto, a maioria dos antígenos exógenos, derivados de microrganismos ou de alérgenos, é inalada ou ingerida e interage com o sistema imune nos **tecidos linfoides associados às superfícies mucosas** (amígdalas, adenoides, placas de Peyer do intestino). Na luz intestinal, os antígenos são captados por células epiteliais especializadas (células M das microvilosidades), interagem com linfócitos T intraepiteliais, a maioria dos quais possui receptores TCR-α/β e auxilia a produção de IgA de mucosa e uma minoria tem receptores TCR-γ/δ que participam da indução de tolerância a antígenos da dieta e da vigilância precoce contra antígenos microbianos. As células M conduzem, então, os antígenos para as placas de Peyer, principal sítio de indução de resposta imunológica contra antígenos ingeridos, após a qual os linfócitos sensibilizados caem em circulação e migram para sítios efetores da mucosa, como a lâmina própria, onde são produzidas grandes quantidades de IgA secretória.

Os determinantes estruturais dos antígenos que são reconhecidos na resposta imunológica, denominados **epitopos**, são apresentados às células T humanas na forma de um complexo com moléculas do sistema HLA, exibindo complementariedade física ao sítio de combinação antigênica do TCR, do mesmo modo que os epítopos são complementares ao sítio de combinação antigênica (porção Fab) das imunoglobulinas secretadas ou presentes na superfície de células B. Existem **duas vias de apresentação antigênica** para células T: uma, **dependente de moléculas HLA de classe II** para linfócitos T auxiliares (CD4$^+$), que processa antígenos proteicos exógenos endocitados em vesículas endolisossomais, e outra, **dependente de moléculas HLA de classe I** para linfócitos T citotóxicos (CD8$^+$), que processa proteínas sintetizadas endogenamente no citosol. Em ambas as vias, os antígenos peptídicos gerados são complexados com moléculas HLA (de classe I ou II) no retículo endoplasmático e transportados para a membrana celular, onde são apresentados às células T (citotóxicas ou auxiliares) (Figura 6.8). Ao contrário das células B, que podem reconhecer antígenos solúveis e pertencentes a diversos grupos químicos (proteínas, polissacarídeos, ácidos nucleicos, lipídios e haptenos), as células T reconhecem exclusivamente peptídeos complexados às moléculas HLA na superfície celular.

Como as células T CD4$^+$ reconhecem antígenos complexados a moléculas HLA de classe II (HLA-DR, DQ ou DP), as células apresentadoras de antígenos (APCs, *Antigen-Presenting Cells*) para esta via de apresentação devem expressar essas moléculas HLA, de modo constitutivo ou induzido pela estimulação por citocinas, principalmente o IFN-. Embora vários tipos celulares preencham este critério (células dendríticas, monócitos, macrófagos, linfócitos B, células endoteliais e epiteliais), as **células dendríticas** são as mais eficientes APCs, tanto por sua capacidade de endocitar e processar antígenos, como, principalmente, pela sua elevada expressão de moléculas coestimulatórias (B7, CD40 e outras) que são necessárias para a ativação dos linfócitos T.

As **células dendríticas** interdigitantes situam-se na pele (células de Langerhans), nas superfícies mucosas e no sangue periférico, enquanto nos órgãos linfoides periféricos assumem a forma de células dendríticas foliculares dos centros germinativos, onde participam ativamente da sensibilização de linfócitos B a antígenos específicos. Sua morfologia (grande superfície provida por prolongamen-

46 Tratado de Hematologia

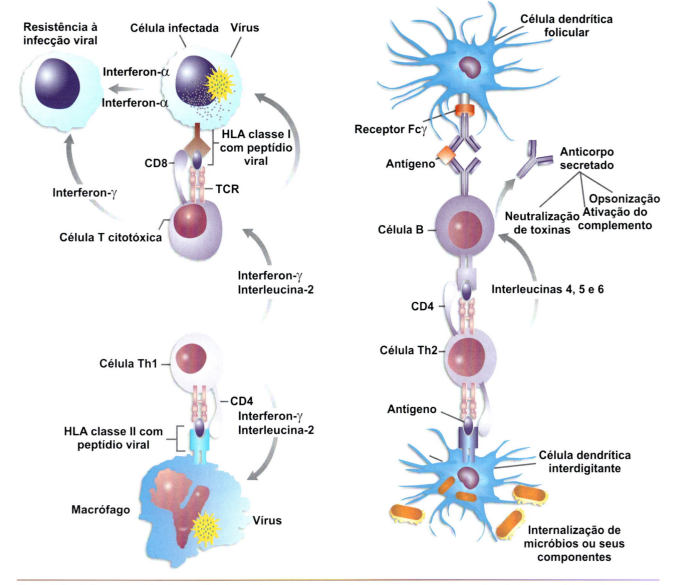

Figura 6.8 Visão esquemática das reações imunológicas contra parasitas intracelulares, como os vírus (lado esquerdo) e contra parasitas extracelulares, como bactérias encapsuladas (lado direito). No primeiro caso, são operantes linfócitos T citotóxicos CD8+, que lisam células infectadas que compartilham moléculas HLA de classe I e linfócitos T auxiliares CD4+ do tipo Th1, que produzem citocinas pró-inflamatórias (IL-2, γ-interferon) quando ativados por células apresentadoras de antígeno (macrófagos e outras) que compartilham moléculas HLA de classe II. A produção de anticorpos, por sua vez, é estimulada por células T auxiliares CD4+ do tipo Th2, pela produção de outro grupo de citocinas (IL-4, 5 e 6) que agem sobre os linfócitos B. Estes podem reconhecer antígenos diretamente ou na forma de complexos imunes apresentados por células dendríticas foliculares nos centros germinativos. Os anticorpos desempenham ação antimicrobiana neutralizando toxinas, ativando o sistema do complemento ou facilitando a fagocitose (opsonização). Figura adaptada de Delves & Roitt (2000b).

tos citoplasmáticos) adapta-se perfeitamente à captura de antígenos (por fagocitose, endocitose ou macropinocitose) para apresentação a células T CD4+ ou CD8+. As células dendríticas são ativadas pelo reconhecimento de padrões moleculares de patógenos (PAMPs, *Pathogen-Associated Molecular Patterns*, tais como lipopolissacarídeos em bactérias gram-negativas, ácido tecoico em gram-positivos, mananas em fungos), pelo IFN-γ produzido por células infectadas por vírus ou por proteínas de choque térmico induzidas pelas células necróticas, aumentando a expressão de moléculas coestimulatórias e moléculas HLA e, consequentemente, a sua eficiência como APC.

Células dendríticas, macrófagos e células B expressam moléculas HLA de classe II em sua superfície, de modo constitutivo, e, por esta razão, essas três classes de células são consideradas APCs profissionais. Macrófagos são capazes de fagocitar e digerir grandes partículas e, portanto, desempenham papel importante na apresentação de antígenos derivados de bactérias e outros parasitas. Células B, por sua vez, usam suas imunoglobulinas de superfície como receptores antigênicos para proteínas solúveis, processando-as e apresentando seus peptídeos a células T CD4+, o que é importante para o processo de produção de anticorpos dependente de células T. As células T CD4+ auxiliam na ativação de células B, que resulta na **produção de anticorpos** IgG, IgM, IgA e IgE de alta afinidade para o antígeno e que podem neutralizar toxinas bacterianas, impedir a penetração viral em células do hospedeiro e facilitar a fagocitose de microrganismos opsonizados.

Conforme discutido anteriormente, as células T CD4$^+$ (restritas às moléculas HLA de classe II) diferenciam-se, de acordo com o microambiente onde são ativadas (tipos de citocinas presentes e sinais reconhecidos nas APCs), em **células T CD4$^+$** efetoras do **tipo Th1** ou **tipo Th2**. As **células T CD4$^+$ Th1** migram para os tecidos e produzem citocinas pró-inflamatórias (principalmente IL-2, IFN-γ e TNF-α) que ativam macrófagos e geram uma resposta inflamatória protetora contra microrganismos, principalmente os intracelulares. Por outro lado, os **linfócitos T CD4$^+$ Th2** produzem um conjunto distinto de citocinas (IL-4, IL-5, IL-10, IL-13), que estimula a produção de anticorpos (inclusive IgE, envolvido em reações alérgicas e de defesa contra helmintos) (Figura 6.9).

Assim, tanto a resposta tipo Th1 e a resposta tipo Th2 são importantes na defesa do hospedeiro contra as infecções. A resposta Th1 está relacionada à defesa contra protozoários, bactérias intracelulares e vírus; já a resposta Th2 é mais efetiva contra os helmintos e as bactérias extracelulares. A exacerbação da resposta Th1, por outro lado, pode resultar em lesão tecidual mediada pelo TNF-α e óxido nítrico, ao passo que a resposta Th2 exacerbada, induzindo a produção de mediadores inflamatórios pelos mastócitos e basófilos, está relacionada ao desenvolvimento de doenças alérgicas.

As recém-descobertas células Th17, produtoras da citocina IL-17, que promovem a migração de células inflamatórias e a produção de citocinas pró-inflamatórias, têm papel importante para o controle de infecções por patógenos que exigem intensa resposta inflamatória para sua eliminação. Dessa forma, as células Th17 são protetoras em infecções por *Mycobacterium tuberculosis*, *Klebsiella pneumoniae*, *Candida albicans*, *Pneumocystis carinii*. No entanto, se a inflamação mediada por essas células não for controlada, pode causar danos irreversíveis para o hospedeiro (Figura 6.9).

A ativação de receptores da resposta imune inata do tipo Toll (TLR, do inglês, *Toll Like Receptors*) por microrganismos influencia a diferenciação de Tregs e células Th17, assim como interfere na geração de linfócitos Th1 e Th2. Por exemplo, a ligação de flagelina com TLR5 em linfócitos T CD4$^+$ humanos induz expressão de Foxp3 por essas células. Por outro lado, a interação de flagelina e TLR5 em células dendríticas murinas promove a diferenciação de células Th17.

A presença de Tregs tem sido identificada durante infecções bacterianas, fúngicas, virais ou por protozoários, como por exemplo: *Mycobacterium tuberculosis*, *Pneumocystis carinii*, *Listeria monocytogenes*, *Candida albicans*, *Paracoccidioides brasiliensis*, HBV, HTLV, SIV, *Leishmania major*, *Plasmodium*

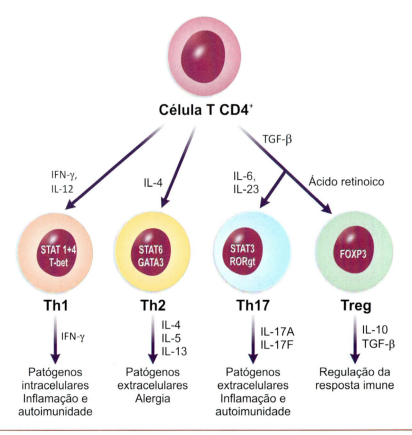

Figura 6.9 Diferenciação das células T CD4$^+$ nas subpopulações Th1, Th2, Th17 e Treg e suas respectivas funções.

falciparum, Schistosoma mansoni, dentre outros. Durante infecções crônicas, as Tregs contribuem para controlar a resposta imune exacerbada e previnem dano tecidual, especialmente em sítios "imunoprivilegiados" e em órgãos com funções altamente especializadas. Todavia, a regulação da resposta imune causada pela ativação das Tregs pode também contribuir para a persistência do patógeno e a manutenção da infecção (Figura 6.9). Nessas circunstâncias, a remoção de Tregs protege o organismo contra a patologia induzida por uma quantidade muito elevada de parasitas, como foi descrito em modelos de malária cerebral e infecção por *Schistosoma mansoni*. Portanto, a presença de Tregs durante as infecções pode favorecer o patógeno ou o hospedeiro, sendo essa relação determinada pela patogenicidade do microrganismo, do órgão infectado e do padrão de resposta imune induzida pela infecção.

Todas as células nucleadas humanas expressam moléculas HLA de classe I na superfície, portanto, teriam capacidade de apresentar antígenos para linfócitos T CD8$^+$ citotóxicos, mas não possuem estruturas coestimulatórias necessárias para a ativação dessas células. Esta pode, então, ser alcançada de duas maneiras: 1) APC profissionais ingerem células tumorais ou microbianas, ou endocitam seus antígenos e os processam e os apresentam complexados a moléculas HLA de classe I, para os linfócitos T CD8$^+$ citotóxicos, num mecanismo conhecido como apresentação cruzada (*cross priming);* 2) os sinais coestimulatórios são providos por células T CD4$^+$, que são ativadas por APCs e interagem diretamente com os linfócitos T CD8$^+$ citotóxicos, ativando-os. Uma vez ativados os linfócitos T CD8$^+$ citotóxicos podem destruir células-alvo que exponham esses antígenos em associação com moléculas HLA de classe I e podem também produzir citocinas, principalmente IFN-γ, TNF-α e linfotoxina, que têm ação pró-inflamatória e antimicrobiana.

Existem subpopulações peculiares de linfócitos que exibem um tipo de "memória natural" indicativo de estimulação antigênica crônica, associado à presença de receptores antigênicos pouco ou nada polimórficos. Essas células representam 10 a 50% da população de linfócitos nos indivíduos adultos, são raras em recém-nascidos, e se acumulam no peritônio, no intestino, no fígado, no baço, no sangue e na medula óssea. Sendo **células de memória,** elas podem participar da **resposta imunológica inicial,** antes da ativação dos linfócitos T e B clássicos, representando, assim, uma **transição funcional entre a imunidade humoral e celular,** como os linfócitos do tipo B1, linfócitos T $\gamma\delta$ e os T-NK que expressam a cadeia invariante CD1, de estrutura semelhante ao MHC. Como foi discutido anteriormente, o sistema imune responde de maneira distinta e especializada a diferentes tipos de microrganismos, de modo a otimizar mecanismos de defesa antimicrobiana. Componentes particulares da resposta humoral e celular são acionados contra classes variadas de agentes infecciosos, ou mesmo contra estágios distintos (intra ou extracelulares, por exemplo) do mesmo agente. Assim, **bactérias extracelulares** (cocos gram-positivos e bacilos gram-negativos) são

eficientemente combatidas pela produção de anticorpos, que neutralizam suas exotoxinas e ativam a via clássica do complemento, desencadeando uma reação inflamatória aguda e estimulando a fagocitose mediada por neutrófilos. Por outro lado, a defesa contra **bactérias intracelulares, vírus, fungos** e outros **parasitas intracelulares** depende predominantemente da imunidade mediada por linfócitos T, geralmente conjugada à ativação de macrófagos para lograr a destruição dessa classe de patógenos (Figura 6.7). Nesses tipos de infecções, ilustrados pela tuberculose, pela lepra, pelo HIV e pela hepatite C, a persistência do estímulo antigênico é essencial para uma imunidade efetiva no longo prazo. A relatividade da divisão funcional descrita acima é ilustrada pelo papel decisivo dos neutrófilos circulantes nas infecções causadas por *Candida e Aspergillus,* e pela ação de anticorpos circulantes ou das superfícies mucosas (IgA) contra diversos tipos de vírus, impedindo sua invasão pelas vias respiratória ou intestinal e promovendo sua neutralização ou opsonização antes que penetrem nas células. **Protozoários**, em geral, sobrevivem no interior das células do hospedeiro, estimulando a resposta mediada por células T, mas certas fases evolutivas extracelulares do plasmódio ou do tripanossomo, por exemplo, os tornam vulneráveis ao ataque de anticorpos. Parasitas metazoários, como os **helmintos**, habitam os tecidos extracelularmente e estimulam resposta celular do tipo Th2, resultando na produção de anticorpos do tipo IgE, e ativação de eosinófilos para mediar citotoxicidade celular dependente de anticorpo. Para a eliminação de certos **nematoides** intestinais, como o estrongiloide, tanto a resposta celular como a humoral parece ser importante, enquanto para outros, a IL-4 e a IL-13, aparentemente, são os fatores mais importantes, mesmo na ausência de anticorpos da classe IgE.

De modo geral, os anticorpos têm importância vital no controle de infecções virais e parasitárias secundárias e crônicas, ilustradas pelo seu sucesso ao evitar a reinfecção em muitas viroses infantis, pela da imunidade natural ou induzida por vacinação.

Os agentes infecciosos possuem mecanismos sofisticados para se evadir da resposta imunológica protetora, seja reduzindo sua imunogenicidade, seja suprimindo a resposta do hospedeiro. O equilíbrio entre esses mecanismos de evasão e a eficiência da resposta imunológica fazem com que imensa microbiota possa habitar cronicamente o organismo humano sem produzir dano significativo ou, caso produza uma infecção sintomática, ela possa ser controlada por agentes antimicrobianos. Esse equilíbrio é rompido dramaticamente quando os mecanismos de defesa imunológicos são comprometidos por *deficiências imunológicas*, hereditárias ou adquiridas, entre as quais predominam as causas iatrogênicas, nutricionais e as próprias infecções.

DEFICIÊNCIAS IMUNOLÓGICAS PRIMÁRIAS E SECUNDÁRIAS

As Imunodeficiências Primárias (IDP) são doenças hereditárias do sistema imune que, geralmente, deprimem a função de defesa contra microrganismos. Podem comprometer a produção de anticorpos (como na hipogamaglobulinemia ligada ao sexo), a função de linfócitos T (como na hipoplasia tímica) ou ambas (como na imunodeficiência combinada grave), a função fagocítica (como nas neutropenias congênitas e na doença granulomatosa crônica infantil) ou o sistema do complemento (como na deficiência genética de C3 ou dos componentes líticos terminais C5-C9). Suas manifestações clínicas de infecções repetidas se iniciam usualmente, mas não invariavelmente, na infância. A maioria dos casos de hipogamaglobulinemia comum, variável, inicia-se após a infância.

Por exemplo, a hipogamaglobulinemia recessiva ligada ao cromossomo X (**doença de Bruton**) deriva de um bloqueio de maturação das células pré-B, causado por mutação no gene de tirosina cinase (*Bruton's Tyrosine Kinase* ou BTK), resultando em ausência total de linfócitos B maduros, hipogamaglobulinemia acentuada e infecção por bactérias piogênicas encapsuladas (ver Figura 6.2). Já na **síndrome de Di George**, um defeito do mesênquima tímico impede a diferenciação de linfócitos T no interior do órgão, causando hipoplasia tímica, linfopenia T e infecções por fungos, vírus e bactérias intracelulares. A somatória dessas duas doenças pode ser encontrada na **Imunodeficiência Combinada Grave** (*SCID, Severe Combined Immunodeficiency*), causada: *a)* por uma falha no desenvolvimento da célula progenitora linfoide derivada da medula óssea, geralmente associada à mutação do gene da adenosina desaminase; ou *b)* por uma mutação no gene da cadeia γ compartilhada pelos receptores de várias citocinas (IL-2, IL-4, IL-7, IL-9 e IL-15) (Figura 6.2). Baseando-se nesse conhecimento, é possível prever o sucesso da abordagem terapêutica da hipogamaglobulinemia e da *SCID* com transplante de medula óssea, e na síndrome de Di George com o transplante tímico; na agamaglobulinemia é também possível tratar, com sucesso, pela reposição de imunoglobulinas.

Defeitos hereditários da imunidade inata, como a doença granulomatosa crônica infantil, que compromete a destruição intracelular de microrganismos fagocitados ou a deficiência dos componentes terminais C5-C9 do sistema do complemento, impedindo a formação do complexo de ataque à membrana bacteriana, também podem ser associados a infecções graves e fatais.

Pacientes com Imunodeficiência Secundária (IDS), ao contrário, nascem com o sistema imunológico intacto, que, na vigência ou em seguida a uma doença primária, torna-se transitória ou permanentemente comprometido. As IDS são muito mais frequentes do que as primárias, e podem também afetar um ou mais compartimentos do sistema imunológico por mecanismos em geral pouco conhecidos. Esquematicamente, as IDS decorreriam de uma deficiência na produção de componentes imunológicos (p. ex., desnutrição, doenças linfoproliferativas, infecções ou imunossupressão iatrogênica) ou por um excesso de perdas ou catabolismo desses elementos (p. ex., síndrome nefrótica, enteropatia exsudativa ou queimaduras). A maioria das IDS

detectada laboratorialmente é assintomática, porque o defeito imunológico que elas causam é parcial ou é compensado pelo aumento de função de outros componentes do sistema imunológico.

A maior importância do reconhecimento das IDS reside no aumento da suscetibilidade a infecções que elas podem provocar, e que são mais frequentes, mais graves e menos responsivas a agentes microbianos do que as que ocorrem em indivíduos imunocompetentes, tendendo a se cronificar. As manifestações mais características das IDS, principalmente celulares, são **infecções oportunistas**, isto é, causadas por microrganismos endógenos (principalmente da flora cutânea ou gastrintestinal), comumente encontradas no ambiente, de baixa virulência, e inócuas ao hospedeiro imunocompetente. O espectro de infecções encontradas em pacientes com síndrome da imunodeficiência adquirida constitui a melhor ilustração de infecções oportunistas no homem. Microrganismos mais virulentos, como os estafilococos e os pneumococos, que causam infecções em indivíduos imunocompetentes, costumam produzir problemas clínicos mais graves nos pacientes imunodeficientes. As drogas imunossupressoras representam uma causa frequente e clinicamente muito importante de IDS. O comprometimento de diferentes componentes do sistema imunológico leva a um espectro característico de manifestações infecciosas, o que pode auxiliar na investigação diagnóstica.

Assim, os indivíduos portadores de deficiências de produção de anticorpos, geralmente, têm infecções causadas por germes encapsulados, como os cocos gram-positivos; nos distúrbios de imunidade celular, as infecções são, com frequência, oportunistas e causadas por bactérias gram-negativas, vírus, fungos, protozoários e micobactérias; nos portadores de defeitos de fagócitos, os estafilococos, as bactérias gram-negativas e certos fungos (*Candida e Aspergillus*) são os agentes infecciosos mais comuns, e nas deficiências dos últimos componentes do sistema complemento; bactérias do gênero *Neisseria* são as causas frequentes de infecções.

Além das infecções de repetição, as IDs podem ter outras consequências menos comuns, tais como: 1) neoplasias causadas pelo uso de drogas imunossupressoras ou por defeitos de apoptose (como a doença linfoproliferativa ligada ao cromossomo X); 2) doenças autoimunes, causadas por infecções virais persistentes, reação de enxerto contra hospedeiro (GVHD, *Graft-Versus-Host-Disease*) ou mutações genéticas (como a síndrome IPEX); 3) manifestações alérgicas causadas, por exemplo, por deficiência de IgA secretória; 4) maior tolerância a transplantes, secundária à uremia e, possivelmente, à Aids; 5) reações falso-negativas em testes diagnósticos para doenças infecciosas que detectam respostas imunológicas contra agentes microbianos, como testes sorológicos.

Em nosso meio, a **desnutrição proteico-calórica** e a **infecção pelo HIV** são outras causas graves e altamente prevalentes de IDS que suprimem o sistema imune de modo multifatorial. Por outro lado, certas doenças causam **supressão seletiva da resposta imunológica** dependente

Tratado de Hematologia

de anticorpos (leucemia linfoide crônica e mieloma múltiplo, por exemplo), de linfócitos T (linfoma de Hodgkin, Aids em sua fase inicial ou de neutrófilos (agranulocitose, anemia aplástica), causando, no início da doença, quadros infecciosos característicos desses defeitos imunológicos, o que pode orientar o hematologista no diagnóstico da doença básica e na instituição de uma forma racional de imunoterapia (reposição de imunoglogulinas, por exemplo).

---

quadro 6.1 Agamaglobulinemia ligada ao X (tipo Bruton)

Agamaglobulinemia foi a primeira forma de imunodeficiência de natureza genética, identificada em 1952 por Bruton. Caracteriza-se pela ausência de rearranjo dos genes de cadeia pesada de Ig e a incapacidade de produzir linfócitos B maduros. Sendo o defeito genético ligado ao cromossomo X, a doença manifesta-se em crianças do sexo masculino que herdam o gene materno anormal. Os pacientes têm grande suscetibilidade a doenças bacterianas, especialmente por germes piogênicos como pneumococos, estreptococos e *Haemophilus*, mas não têm aumento da maioria das infecções virais, nem maior prevalência de infecções por fungos. Duas formas de infecções virais podem causar doença de evolução crônica, mesmo fatal: vacinação contra poliomielite e infecções por ecovírus. Infestações extensas por *Giardia* ou *Strongyloides* podem causar manifestações gastrintestinais intensas, com síndrome de má absorção. As manifestações clínicas começam em geral depois dos 4-6 meses de idade (quando os anticorpos recebidos da mãe já foram eliminados), sob a forma de pneumonias, sinusites, otites, furunculose e meningite. Os níveis de IgG, IgA e IgM são muito reduzidos, mas não há linfopenia evidente. Os linfócitos B estão muito diminuídos (menos de 1%), mas os linfócitos T estão normais ou elevados.

A doença é causada por um defeito do gene de tirosina cinase de Bruton (BTK) que tem papel central na regulação do desenvolvimento das células B, sendo conhecidas cerca de cinquenta mutações diferentes responsáveis pela doença. Algumas mutações têm efeito mais dramático, porque suprimem completamente a produção da enzima ou levam à produção de uma enzima inativa. Por exemplo, uma mutação G→T no nucleotídeo 1.706 causa uma troca de aminoácido 525 Arg→Gln, que provoca a perda da função catalítica da enzima. A substituição A→G na posição 1.420 causa a troca de 430 Lys→Glu, que está dentro do sítio de ligação do ATP da enzima, abolindo a sua atividade. Por outro lado, algumas mutações apenas reduzem a atividade da enzima, sem a abolir completamente; nesses casos, a doença pode ser menos grave. Por exemplo, a mutação TAC→TGC que leva à substituição na posição 361Tyr→Cys afeta uma tirosina que participa do domínio SH2, que é um ponto crítico para a ligação de proteínas celulares com fosfotirosina; a enzima reduz sua interação com substratos importantes e torna-se mais instável. Essa mutação foi descrita em três irmãos que tinham uma forma de agamaglobulinemia atípica, pouco grave, com níveis de células B no sangue periférico de 0,3-2% e níveis de IgG de 590 mg/dL.

A doença pode ser controlada com o uso regular de imunoglobulina parenteral a cada 3 a 4 semanas, juntamente com uso intermitente de antibióticos.

REFERÊNCIAS CONSULTADAS

1. Abbas AK, Lichtman AH, Pober JS (eds.). Cellular and molecular immunology. 4ª ed. Philadelphia: WB Saunders Company, 2000.

2. Awasthi A, Murugaiyan G, Kuchroo VK. Interplay between effector Th17 and regulatory T cells. J Clin Immunol. 2008; 28(6):660-70.

3. Bachmann MF, Kopf M. The role of B cells in acute and chronic infections. Curr Opin Immunol. 1999;11:332-9.

4. Belkaid Y, Tarbell K. Regulatory T cells in the control of host-microorganism interactions. Annu Rev Immunol. 2009; 27:551-89.

5. Bousfiha A, Picard C, Boisson-Dupuis S, Zhang SY, Bustamante J, Puel A, et al. Primary immunodeficiencies of protective immunity to primary infections. Clin Immunol. 2010;135(2):204-9.

6. Burnet FM. The thymus gland. Readings from Scientific American – Immunology. San Francisco: WF Freeman, 1976. p.89-95.

7. Cardillo F, Voltarelli JC, Reed SG, Silva JS. Regulation of Trypanosoma cruzi infection in mice by gamma interferon and interleukin 10: Role of NK cells. Infect Immun. 1996;64:128-34.

8. Chinen J, Shearer WT. Secondary immunodeficiencies, including HIV infection. J Allergy Clin Immunol. 2010;125(2 Suppl 2):S195-203.

9. Cooper MD, Lawton AR. The development of the immune system. In Readings from Scientific American- Immunology. San Francisco: WHFreeman, 1976. p.59-80.

10. Delves PJ, Roitt IM. Advances in immunology: The immune system (First of two parts). New Engl J Med. 2000a;343: 37-49.

11. Delves PJ, Roitt IM. Advances in immunology: The immune system (First of two parts). New Engl J Med. 2000b;343: 108-17.

12. Fischer A, Malissen B. Natural and engineered disorders of lymphocyte development. Science. 2000;280:237-43.

13. Fontenot JD, Gavin MA, Rudensky AY. Foxp3 programs the development and function of CD4+CD25+ regulatory T cells. Nat Immunol. 2003;4:330-6.

14. Ford W.L. The lymphocyte – its transformation from a frustranting enigma to a model of cellular function. In Blood, Pure and Eloquent (ed. MM Wintrobe). New York: McGraw-Hill, 1980. p.457-508.

15. Gershon RK, Kondo K. Cell interactions in the induction of tolerance: the role of tymic lymphocytes. Immunology. 1970;18:723-35.

16. Glick B, Chang TS, Jaap RG. The bursa of Fabricius and antibody production. Poutry Science. 1956;35:224-6.

17. Haynes BF, Denning SM. Lymphopoiesis. In: G. Stamatoyannopoulos, AW Nienhuis, PW Majerus, H Varmus(eds.). The molecular basis of hematological diseases. 2ª ed. Philadelphia: WB Saunders; 1994. p.425-62.

18. Karre K, Schneider G. The footprint of a killer. Nature. 2000;405:527-8.

19. Kirsch IR, Kuehl WM. Gene rearrangements in lymphoid cells. In: G Stamatoyannopoulos, AW Nienhuis, PW Majerus, H Varmus. The molecular basis of blood diseases. 2ª ed. Philadelphia: WB Saunders; 1994. p.381-424.

20. LeBien T. Fates of human B cell precursors. Blood. 2000;96:9-23.

21. Maloy RJ, Powrie F. Regulatory T cells in the control of immune pathology. Nat Immunol. 2001;2:816-22.

22. Miller JFAP. Effect of neonatal thymectomy on the immunological responsiveness of the mouse. Proceedings of the Royal Society of London (Biology). 1962;156:415-28.

23. Mosmann TR, Cherwinski H, Bond MW, Giedlin MA, Coffman RL. Two types of murine helper T cell clone. I. Definition according to profiles of lymphokine activities and secreted proteins. J Immunol. 1986;136:2348-57.

24. Park SH, Bendelac A. CD1-restricted T-cell responses and microbial infection. Nature. 2000;406:788-92.

25. Paul WE. (ed.) Fundamental Immunology. New York: Raven Press, 1993.

26. Oliveira RB, Voltarelli JC, Meneghelli UG. Severe strongyloidiasis associated with hypogammaglobulinaemia. Parasite Imunol. 1981;3:165-9.

27. Oukka M. Th17 cells in immunity and autoimmunity. Ann Rheum Dis. 2008;67 Suppl 3:iii26-9.

28. Rezaei N, Hedayat M, Aghamohammadi A, Nichols KE. Primary immunodeficiency diseases associated with increased susceptibility to viral infections and malignancies. J Allergy Clin Immunol. 2011;127(6):1329-41.

29. Rodewald H.R.The thymus in the age of retirement. Nature. 1998;396:630-1.

30. Ruggeri L, Capanni M, Casucci, et al. The role of natural killer cell alloreactivity in HLA-mismatched hematopoietic stem cell transplantation. Blood. 1999;94:333-9.

31. Sakaguchi S, Miyara M, Costantino CM, Hafler DA.FOXP3+ regulatory T cells in the human immune system. Nat Rev Immunol. 2010;10(7):490-500.

32. Voltarelli JC. Febre e inflamação. Medicina (Ribeirão Preto). 1994;27:7-48.

33. Voltarelli JC, Falcão RP. Imunodeficiências secundárias. Medicina (Ribeirão Preto). 1995;28:329-77.

34. Zinkernagel RM. What is missing in immunology to understand immunity. Nature Immunol. 2000;1:181-5.

capítulo • 7

Trombocitopoese

Dayse Maria Lourenço

INTRODUÇÃO

O termo megacariocitopoese refere-se à proliferação, diferenciação e maturação dos megacariócitos, levando à produção de plaquetas. A produção diária em um adulto chega a 100 trilhões de plaquetas e pode ser ampliada em até dez vezes em situações de aumento de demanda. Problemas metodológicos, como a dificuldade de isolar megacariócitos da medula óssea, retardaram o conhecimento sobre a megacariocitopoese.[1]

Os megacariócitos, como as células das linhagens eritroblástica e granulocítica-macrofágica, derivam da célula-tronco hematopoética pluripotente, e a megacariocitopoese é regulada em vários pontos do desenvolvimento celular, tanto por fatores de crescimento produzidos por células do estroma da medula óssea, como pela interação do megacariócito com células endoteliais.

Citocinas pleiotrópicas são capazes de promover a proliferação celular de progenitores da série megacariocítica, enquanto outras apenas induzem a diferenciação dos megacarioblastos. São conhecidas várias proteínas capazes de modular a hematopoese, e sua atuação em geral restringe-se a determinado passo na maturação das células. Inicialmente, se dá a definição de linhagem e, em estágio mais tardio, ocorre a proliferação e a maturação celular, produzindo-se as formas maduras.[1,2]

TROMBOPOETINA

Desde 1958, o termo Trombopoetina (TPO) designa um fator de crescimento presente no plasma, que regularia o desenvolvimento da série megacariocítica. Entretanto, as tentativas de isolar esse fator a partir do plasma não tiveram sucesso. Somente após a clonagem do proto-oncogene **c-mpl**, que codifica para o receptor celular da trombopoetina (chamado **MPL**) foi possível o isolamento e a identificação da TPO e suas funções. O MPL é um receptor transmembrana, presente apenas em plaquetas, megacariócitos e células CD34+ na medula óssea. Quando o MPL é bloqueado, ocorre inibição das unidades formadoras de colônia de megacariócitos, sem que as linhagens eritropoética e granulocítico-macrofágica sejam afetadas. Camundongos sem expressão do gene c-mpl têm redução de 80 a 90% da contagem de plaquetas, sem alteração das outras duas linhagens.[2,3]

Apenas em 1994 foi descrito o ligante para o receptor MPL por cinco grupos independentes. Esse ligante está presente em pequenas quantidades no plasma e recebeu várias designações: ligante do Mpl (**ML** ou **Mpl-ligant**), trombopoetina, Fator de Desenvolvimento do Megacariócito (MGDF) ou megapoetina. Essa molécula estimula tanto a proliferação como a diferenciação das células progenitoras de megacariócitos.[2,3]

Várias formas recombinantes do ligante do MPL encontram-se disponíveis e são utilizadas em estudos experimentais ou clínicos, de modo que é pertinente o esclarecimento sobre a terminologia:

1. TPO é o nome da forma nativa natural do ligante.
2. Mpl-L é o nome do polipeptídeo recombinante.
3. rHuTPO é a forma recombinante completamente glicosilada, produzida em células de mamíferos.
4. rHuMGDF é a forma truncada recombinante não glicosilada, produzida em *E. coli.*
5. PEG-rHuMGDF é a forma em que o polietilenoglicol é adicionado à molécula para aumentar sua potência e sua meia-vida *in vivo.*[3]

A TPO é uma proteína de 60 a 70 kda, muito glicosilada, com 332 aminoácidos. O gene da TPO está localizado no cromossoma 3q27-28, com 8 kb e 5 éxons codificadores. Sua molécula é dividida estruturalmente em duas regiões: a região aminoterminal de 154 aminoácidos guarda homologia com a Eritropoetina (EPO) e é a que se liga ao receptor MPL. A região carboxi-terminal não tem homologia com outras proteínas e contém os sítios de glicosilação. Ela tem conteúdo muito variável de carboidratos, o que confere variação do seu peso molecular, pois cerca de 50% de seus 70 kda são carboidratos. A região EPO-like é responsável pelos efeitos biológicos da TPO, enquanto que a região rica em carboidratos é necessária para a biossíntese e secreção da molécula, além de sua estabilidade e potência.[2,3]

FUNÇÃO DA TROMBOPOETINA

A TPO é o principal hormônio envolvido na megacariocitopoese, responsável pela maturação dos megacariócitos e desempenhando as seguintes funções:

1. formação de grânulos específicos das plaquetas;
2. desenvolvimento das membranas de demarcação no megacariócito;
3. expressão de proteínas específicas da membrana plaquetária, como as Glicoproteínas (GP) IIb/IIIa e Ib/IXV, receptores do fibrinogênio e do fator de von Willebrand, respectivamente;
4. adesão do megacariócito através da ativação da GPIIb/IIIa, VLA-4 e VLA-5;
5. endomitose e o resultante estado de poliploidia;
6. formação de plaquetas a partir de megacariócitos isolados em cultura livre de soro.

Outras citocinas não conseguem esses efeitos na maturação do megacariócito se a TPO for bloqueada.[1,3] Atua sinergicamente para aumentar o desenvolvimento do megacariócito, junto com outras citocinas como a Interleucina 3 (IL-3).[2,3] Ela também influencia a sobrevivência das células hematopoéticas primitivas, aumentando a produção de células de outras linhagens. A eliminação da TPO ou de seu receptor em animais transgênicos causa redução de 25% das células de todas as linhagens hematopoéticas.[3]

Camundongos desprovidos de c-mpl ou de TPO mostram fenótipo semelhante, com redução de 80 a 90% na contagem de plaquetas, e redução do número e da ploidia dos megacariócitos. Entretanto, eles apresentam número normal de hemácias e leucócitos, apesar de haver redução significante de todos os progenitores mieloides. Isso demonstra que a TPO não apenas estimula a trombocitopoese, mas tem ação ao longo de toda a hematopoese.[4]

CONTROLE FISIOLÓGICO DA PRODUÇÃO DE PLAQUETAS

A TPO é produzida nos hepatócitos e sinusoides hepáticos, e em células do túbulo proximal no rim. O nível plasmático de TPO varia inversamente com a massa de megacariócitos e de plaquetas. O receptor MPL está presente em megacariócitos e plaquetas, e o nível de TPO é regulado pela captação do plasma através destes receptores. As plaquetas e megacariócitos apresentam receptores MPL de alta afinidade: 30 receptores/plaqueta e cerca de 2.000 a 12.140 receptores/megacariócito. Estudos com Mpl-L iodado mostram que as plaquetas internalizam a molécula e a degradam.[3]

Na verdade, o nível de TPO correlaciona-se melhor com a massa total de megacariócitos e plaquetas do que com o grau de trombocitopenia. Em pacientes com anemia aplástica, púrpura amegacariocítica e trombocitopenia após transplante de medula óssea, nos quais a trombocitopenia está associada à redução da massa de megacariócitos e plaquetas, o nível de TPO é muito elevado. Em contraste, pacientes com púrpura trombocitopênica imunológica têm níveis normais ou pouco elevados de TPO.[5,6] Assim, esses dados sugerem que a TPO é produzida continuamente pelas células hepáticas e renais e seu nível plasmático é determinado por seu grau de ligação aos receptores presentes em plaquetas e megacariócitos, seguido de catabolismo.[1,3]

O modelo teórico de maturação do setor megacariocítico mostra a ação de diferentes citocinas em diferentes fases de maturação da linhagem, como representado na Figura 7.1. A IL-3 atua nos estágios mais precoces e não nos estágios tardios. Já a TPO atua desde o início da megacariocitopoese,

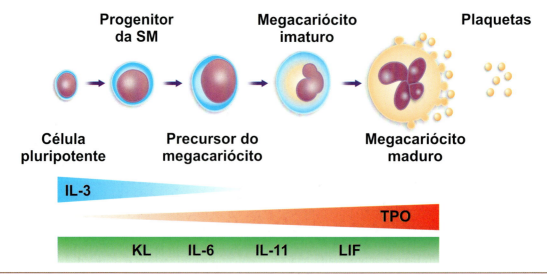

Figura 7.1 Influência das várias citocinas no desenvolvimento da linhagem megacariocítica. A TPO atua em todas as fases, especialmente nas tardias, onde ocorre maturação celular. A IL-3 atua nas fases iniciais, promovendo a diferenciação celular. O KL (ligante do *c-kit* ou *steel factor*), a IL-6, a IL-11 e o LIF (*Leukemia Inhibitory Factor*) atuam de modo sinérgico com a IL-3 e a TPO. SM: Série Megacariocítica.

mas é mais importante nos estágios finais de maturação. Outras citocinas, como o KL (ligante do **c-kit** ou **steel factor**), a IL-6, a IL-11 e o LIF (*Leukemia Inhibitory Factor*) atuam em todo o processo, mas apenas de modo sinérgico com a IL-3 e a TPO. Embora essas citocinas não sejam específicas para a linhagem megacariocítica, vários estudos clínicos demonstraram seus efeitos na trombocitopoese.[1-3]

Uma das características mais marcantes da maturação do megacariócito é a poliploidia, decorrente da replicação do DNA sem que ocorra divisão do citoplasma, a chamada endomitose. As plaquetas são formadas pela fragmentação do citoplasma do megacariócito: após a endomitose, o citoplasma do megacariócito expande-se e desenvolve as membranas de demarcação e os grânulos específicos. O desenvolvimento desse sistema de membrana demarcatória ocorre precocemente no desenvolvimento do pro-megacarioblasto, provavelmente pela invaginação de sua membrana citoplasmática. Os megacariócitos maduros emitem projeções citoplasmáticas através da barreira endotelial, atingindo a luz do sinusoide, onde as plaquetas são liberadas. Esse processo ocorre junto aos sinusoides do endotélio da medula óssea, e possivelmente também no pulmão, em menor medida.[1,7]

DINÂMICA DAS PLAQUETAS

As plaquetas vivem em média cerca de dez dias na circulação sanguínea. A maioria é removida após esse período, e boa parte delas é consumida no processo da hemostasia. A marcação das plaquetas com ^{51}Cr permitiu as primeiras avaliações da dinâmica das plaquetas, e foi substituída pelo ^{111}In, que melhor se incorpora na plaqueta e apresenta melhores sinais e estabilidade. A medida da sobrevida da plaqueta é feita coletando-se sangue venoso do paciente para obtenção de plasma rico em plaquetas, ao qual se adiciona o ^{111}In. As plaquetas assim marcadas são novamente infundidas no paciente e a radioatividade remanescente é medida em amostras de sangue colhidas diariamente. Essa técnica permite o estudo de pacientes com trombocitopenia de até 10.000 plaquetas/μL. Como a ligação do índio não é específica às proteínas da plaqueta, a obtenção de plaquetas livres de plasma é importante e um passo limitante no sucesso do ensaio. O processamento das plaquetas pode ainda causar danos à célula, prejudicando sua função, e vários ajustes técnicos foram feitos de modo a minimizar esse efeito. Entretanto, esta não é uma metodologia correntemente disponível em laboratórios clínicos, além de o uso de elementos radioativos representar riscos, especialmente em pacientes pediátricos e em mulheres grávidas. Imediatamente após a infusão das plaquetas marcadas, cerca de 25 a 35% delas são retiradas da circulação e concentradas no baço. Não se observa redução imediata da radioatividade em pacientes esplenectomizados. Por outro lado, essa proporção pode alcançar a cifra de 90% em pacientes com grande esplenomegalia. Essas plaquetas acumuladas no baço podem ser mobilizadas por injeção de adrenalina, ou pelo exercício físico e pela aférese.[8-10]

Os dados obtidos com essa técnica mostram que as plaquetas vivem cerca de dez dias, e sugerem que cerca de 7.000 plaquetas/μL são consumidas diariamente com finalidade hemostática.[10]

A coloração de fragmentos de RNA e DNA com fluorocromos como o "tiazol-orange" permite a caracterização das chamadas "plaquetas reticuladas", que podem ser quantificadas por citometria de fluxo. Elas são jovens e contêm ainda mRNA. Estudos clínicos mostram que a porcentagem de plaquetas reticuladas está aumentada em pacientes com produção aumentada de plaquetas.[11] Entretanto, problemas metodológicos ainda não permitiram que essa técnica fosse adequadamente padronizada para uso no laboratório clínico de rotina. A porcentagem de plaquetas reticuladas em indivíduos normais varia entre 0,9 e 11,6%, em diferentes estudos.[11]

A sobrevida das plaquetas está reduzida em algumas condições clínicas como na púrpura trombocitopênica imunológica, na trombocitopenia induzida por drogas, no diabetes, na aterosclerose coronariana e na Aids, enquanto que a esplenectomia prolonga a vida das plaquetas.[1]

Parece que as plaquetas mais jovens são mais efetivas na hemostasia, como sugere a observação de que pacientes trombocitopênicos com púrpura trombocitopênica imunológica não apresentam sangramento. Entretanto, as plaquetas maiores também são mais ativas, independentemente de sua idade. As plaquetas senescentes são reconhecidas pelo sistema macrofágico, presente no baço e no fígado. As alterações associadas ao envelhecimento das plaquetas podem ocorrer por repetidas agressões durante sua vida, e algumas alterações são observadas, tais como: a redução no seu conteúdo de ácido siálico, o aumento de imunoglobulina na sua superfície, e a geração de um novo antígeno associado à glicoproteína IIb/IIIa.[12]

REFERÊNCIAS BIBLIOGRÁFICAS

1. Kaushansky K. Determinants of platelet number and regulation of thrombopoiesis. Hematology. 2010;147-52.
2. Kaushansky K. Thrombopoietin. N Engl J Med. 1998;339(11):746-54.
3. Wendling F. Thrombopoietin: its role from early hematopoiesis to platelet production. Haematologica. 1999;84(2):158-66.
4. Alexander WS, Roberts AW, Nicola NA, Li R, Metcalf D. Deficiencies in progenitor cells of multiple hematopoietic lineages and defective megakaryocytopoiesis in mice lacking the thrombopoietic receptor c-Mpl. Blood. 1996;87(6):2162-70.

5. Emmons RV, Reid DM, Cohen RL, Meng G, Young NS, Dunbar CE, et al. Human thrombopoietin levels are high when thrombocytopenia is due to megakaryocyte deficiency and low when due to increased platelet destruction. Blood. 1996; 87(10):4068-71.

6. Mukai HY, Kojima H, Todokoro K, Tahara T, Kato T, Hasegawa Y, et al. Serum thrombopoietin (TPO) levels in patients with amegakaryocytic thrombocytopenia are much higher than those with immune thrombocytopenic purpura. Thromb Haemost. 1996;76(5):675-8.

7. Tavassoli M, Aoki M. Localization of megakaryocytes in the bone marrow. Blood Cells. 1989;15(1):3-14.

8. Heyns A du P, Badenhorst PN, Lotter MG, Pieters H, Wessels P, Kotze HF. Platelet turnover and kinetics in immune thrombocytopenic purpura: results with autologous 111In-labeled platelets and homologous 51Cr-labeled platelets differ. Blood. 1986;67(1):86-92.

9. Wadenvik H, Kutti J. The effect of an adrenaline infusion on the splenic blood flow and intrasplenic platelet kinetics. Br J Haematol. 1987;67(2):187-92.

10. Heyns AD, Badenhorst PN, Lotter MG, Pieters H, Wessels P. Kinetics and mobilization from the spleen of indium-111--labeled platelets during platelet apheresis. Transfusion. 1985;25(3):215-8.

11. Watanabe K, Takeuchi K, Kawai Y, Ikeda Y, Kubota F, Nakamoto H. Automated measurement of reticulated platelets in estimating thrombopoiesis. Eur J Haematol. 1995;54(3):163-71.

12. Thompson CB, Jakubowski JA, Quinn PG, Deykin D, Valeri CR. Platelet size and age determine platelet function independently. Blood. 1984;63(6):1372-5.

Parte · 2

Abordagem do Paciente com Manifestações Clínicas

Resumo dos capítulos

Capítulo 8 O Paciente com Anemia

Capítulo 9 O Paciente com Esplenomegalia

Capítulo 10 O Paciente com Linfonodomegalia

Capítulo 11 O Paciente com Manifestações Hemorrágicas

Capítulo 12 O Paciente com Eritrocitose

capítulo • 8

O Paciente com Anemia

Marco Antonio Zago

CONCEITO DE ANEMIA

Anemia é um termo que se aplica, ao mesmo tempo, a uma **síndrome clínica** e a um **quadro laboratorial** caracterizado por diminuição do hematócrito, da concentração de hemoglobina no sangue, ou da concentração de hemácias por unidade de volume. Em indivíduos normais, os níveis de hemoglobina variam com a fase do desenvolvimento individual, a estimulação hormonal, a tensão de oxigênio no ambiente, a idade e o sexo. Considera-se portador de **anemia** o indivíduo cuja concentração de hemoglobina é inferior a:

- 13 g/dL no homem adulto;
- 12 g/dL na mulher adulta;
- 11 g/dL na mulher grávida;
- 11 g/dL em crianças entre seis meses e seis anos de idade;
- 12 g/dL em crianças entre seis e 14 anos de idade.

Esses valores aplicam-se para o nível do mar, alterando-se significativamente em grandes altitudes, mas não sofrem variações com a raça, a região geográfica ou a idade avançada. Em particular, não ocorrem níveis de hemoglobina "fisiologicamente" mais baixos em idosos. De fato, a presença de anemia está associada a risco aumentado de mortalidade em pacientes idosos, de modo que um baixo nível de hemoglobina nesses pacientes deve ser visto como sinal de doença.

ETIOPATOGENIA

Devemos distinguir:

a) **anemia verdadeira**, caracterizada pela redução da massa eritrocitária, ou seja, do volume total de hemácias no organismo;

b) **anemia relativa** ou por diluição, quando há aumento do volume plasmático, sem correspondente aumento das hemácias.

O exemplo mais comum de anemia relativa é a hemodiluição, que ocorre durante a **gravidez**. No entanto, como a hemodiluição não provoca quedas acentuadas da hemoglobina nem sintomatologia, níveis de hemoglobina inferiores a 11-10,5 g/dL devem ser causados por uma das formas de anemia desencadeadas ou agravadas pela gravidez, como carências de ferro ou folato, ou β-talassemia heterozigótica.

Excluídas as raras situações de hemodiluição, a queda da concentração de hemoglobina reflete uma verdadeira **redução da massa de eritrócitos**. Os diferentes mecanismos conducentes à anemia podem ser agrupados em três causas básicas:

- perdas sanguíneas agudas (hemorragia aguda);
- menor produção de eritrócitos;
- diminuição da sobrevida dos eritrócitos.

▶ Hemorragia aguda

As causas mais frequentes são: acidentes, cirurgias, hemorragias no tubo gastrointestinal, especialmente por úlcera péptica ou ruptura de varizes esofagianas, e hemorragia genital. A hemorragia aguda é uma emergência que exige intervenção imediata para cessá-la e repor, por meio de transfusões, o plasma e as hemácias perdidos, para evitar o choque hipovolêmico. Quando o volume de sangue perdido não é muito grande, o organismo dispõe de mecanismos fisiológicos que permitem a recuperação espontânea. Podem-se reconhecer vários períodos evolutivos da perda sanguínea aguda (Figura 8.1):

- Nas primeiras horas após a hemorragia, a dosagem de hemoglobina ou o hematócrito não refletem o volume de sangue perdido, pois há perda proporcional de plasma e de hemácias. A avaliação da gravidade da anemia deve ser feita com base em sinais clínicos, como frequência cardíaca, pressão arterial, palidez cutaneomucosa, sudorese e temperatura das extremidades, estado de consciência e fluxo urinário.

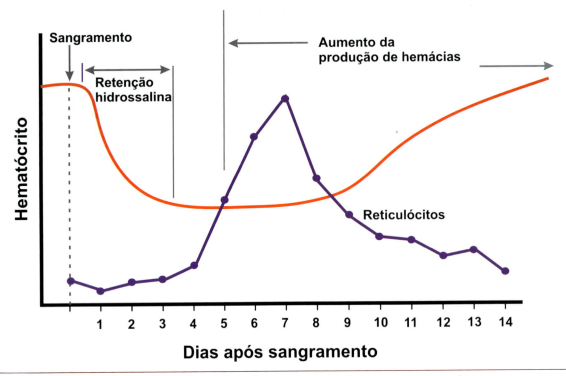

Figura 8.1 Evolução do hematócrito e dos níveis de reticulócitos após um episódio de sangramento agudo.

- Após a hemorragia, mecanismos hormonais (renina-aldosterona, hormônio antidiurético) provocam retenção de água e de eletrólitos, recompondo o volume circulante. Só então ocorre diluição das hemácias, e a dosagem de hemoglobina (ou o hematócrito) diminui progressivamente para estabilizar-se em novo nível 48 a 72 horas depois do episódio de hemorragia.
- Como consequência da hipóxia renal, há aumento da eritropoetina, que estimula a medula óssea a aumentar sua produção nos dias subsequentes, até que a hemoglobina retorne aos níveis anteriores. No período de produção acelerada, a partir do 3º ao 5º dia, ocorre elevação do número de reticulócitos.
- A síntese da hemoglobina para repor o sangue perdido é feita à custa de mobilização do ferro dos depósitos; para 100 mL de hemácias produzidas o organismo utiliza cerca de 100 mg de ferro dos depósitos.

Se a hemorragia não for tão intensa que cause choque hipovolêmico, o organismo recompõe o sangue perdido em duas a três semanas após a hemorragia. No entanto, em pacientes previamente anêmicos, ou em portadores de doenças crônicas ou de deficiências subclínicas de ferro ou folato, a perda hemorrágica pode não ser pronta ou completamente reposta, marcando o ponto inicial de instalação ou de exteriorização clínica de um processo de anemia crônica.

▶ **Anemias por menor produção de hemácias**

A maioria dos casos de anemia resulta da produção insuficiente de eritrócitos pela medula óssea. Nesses casos, a porcentagem de reticulócitos está diminuída ou normal; mesmo quando a porcentagem de reticulócitos está ligeiramente elevada (2 a 5%), o aumento é desproporcionalmente pequeno em relação à anemia (ou seja, não há aumento do índice de reticulócitos corrigido), e o número absoluto de reticulócitos está baixo. A menor produção de eritrócitos pode ser resultante de um distúrbio da diferenciação eritroide, da proliferação dos eritroblastos na medula óssea ou de sua maturação.

Distúrbios da diferenciação

A **infiltração ou substituição da medula óssea** por um tecido anormal também pode comprometer a produção de outras células mieloides. Assim, nas **leucemias agudas** ocorre acúmulo de células neoplásicas do tecido hematopoético na medula óssea, com redução das células mieloides normais. De maneira similar aos casos de aplasia da medula óssea, as principais manifestações clínicas decorrem do comprometimento das três séries mieloides: anemia, infecções e manifestações hemorrágicas. Além disso, pode ocorrer infiltração de outros órgãos como baço, fígado, linfonodos, meninges, pele e testículos. Outras situações em que ocorre infiltração ou substituição da medula óssea são representadas pelas **leucemias crônicas, mieloma múltiplo, mielofibrose e metástases carcinomatosas**. As **síndromes mielodisplásicas** também se caracterizam por um defeito da eritropoese, com menor produção de hemácias; além da anemia, podem ocorrer outras citopenias, como leucopenia e trombocitopenia.

Tabela 8.1

▶ Etiopatogenia das anemias.

Anemias relativas (hemodiluição)

Gravidez
Hipoalbuminemia
Insuficiência renal
Insuficiência cardíaca

Anemias verdadeiras

Perdas sanguíneas
- Agudas
- Crônicas (resulta em deficiência de ferro)

Produção inadequada de eritrócitos
- Deficiência de nutrientes essenciais: ferro, ácido fólico, vitamina B_{12}
- Deficiência de eritroblastos
  - Aplasias globais mieloides
    - Associadas a agentes químicos ou físicos
    - Anemia aplástica adquirida
    - Aplasias e hipoplasias hereditárias
  - Eritroblastopenia isolada (aplasia pura de série vermelha)
    - Associada ao timoma
    - Associada a agentes químicos
    - Imune
  - Substituição da medula óssea (infiltração)
    - Leucemia, linfomas
    - Mieloma múltiplo
    - Mielofibrose
    - Carcinomas, sarcomas
  - Anormalidades endócrinas
    - Hipotireoidismo
    - Insuficiência adrenal (Addison)
    - Hipopituitarismo
  - Outras causas
    - Insuficiência renal crônica
    - Doenças inflamatórias crônicas
    - Neoplasias (em especial, em fase avançada ou metastática)
    - Infecções (como tuberculose, blastomicose e calazar)
    - Cirrose hepática

Destruição excessiva do eritrócitos (sobrevida diminuída)
- Hemólise por defeitos extracorpusculares
  - Anticorpos (mecanismos imunológicos)
  - Infecções
  - Sequestração e destruição esplênica
  - Drogas, agentes químicos e físicos
- Hemólise por defeitos intracorpusculares
  - Hereditários
    - Defeitos das enzimas do metabolismo eritrocitário
    - Anormalidades quantitativas da síntese de globinas
    - Anormalidades qualitativas da síntese de globinas (talassemias)
    - Anormalidades da membrana eritrocitária
  - Adquiridos
    - Hemoglobinúria paroxística noturna
    - Intoxicação pelo chumbo

O defeito pode afetar de maneira **isolada ou predominantemente a série vermelha**: a manifestação clínica principal será a anemia, como **aplasia pura da série vermelha,** as insuficiências endócrinas, como o **hipotireoidismo** e o **hipopituitarismo**, e a **insuficiência renal**, na qual ocorre menor produção de eritropoetina consequente à lesão do parênquima renal.

As infecções, em especial as viroses, são causas frequentes de anemia; anemia é uma manifestação particularmente comum na infecção por HIV, e as hepatites estão associadas à ocorrência de anemia aplástica.

Distúrbios da multiplicação celular

A diferenciação de células hematopoéticas primitivas em proeritroblastos é seguida de intensa proliferação celular, que proporciona a formação final de 8 a 32 eritrócitos a partir de cada proeritroblasto, que exige intensa atividade sintética por parte dos precursores. Os folatos e a vitamina B_{12} são essenciais para a síntese do DNA, e as deficiências desses nutrientes têm como consequência um retardo ou bloqueio da síntese de DNA, levando a um defeito da multiplicação celular e da maturação nuclear, enquanto a síntese de RNA e das proteínas não está comprometida. As anemias resultantes da carência de vitamina B_{12} ou de folatos são coletivamente conhecidas por **anemias megaloblásticas**, e caracterizam-se por acentuada hiperplasia eritroide da medula óssea, baixa liberação de reticulócitos, e hemácias de volume aumentado (macrocitose e hipercromia).

Distúrbios da maturação ou da hemoglobinização

Cada eritrócito contém cerca de 30 pg de hemoglobina, que atinge uma concentração de 34 g/dL dentro da hemácia, representando mais de 95% do peso seco da célula. Por isso, quando a quantidade de hemoglobina sintetizada por célula é menor, formam-se hemácias com volume menor do que o normal. São, portanto, anemias *microcíticas* e *hipocrômicas*. Os principais defeitos que podem levar a uma hemoglobinização deficiente são: a) a carência de ferro; b) as talassemias; c) as anemias sideroblásticas.

A maior parte do **ferro** corporal encontra-se nas hemácias como parte da hemoglobina. Na **carência de ferro** os depósitos esgotam-se, e o ritmo de síntese de hemoglobina é comprometido. Nos adultos normais, cerca de 97% da hemoglobina é do tipo HbA, uma proteína composta de dois pares de cadeias polipeptídicas denominadas α e β. A síntese dos dois tipos de globinas é codificada por genes independentes, e em condições normais é equilibrada, ou seja, são produzidas quantidades equivalentes de cadeias α e β. As **talassemias** são doenças hereditárias em que a síntese de globinas é desequilibrada; a redução do ritmo de síntese acarreta uma diminuição da quantidade total de moléculas completas de hemoglobina por hemácia (o que provoca hipocromia), e também um acúmulo da cadeia

Capítulo 8 • O Paciente com Anemia **61**

cuja síntese não está afetada, que causa a lesão e destruição das hemácias e eritroblastos. Por isso, as talassemias são **anemias microcíticas hipocrômicas** e, ao mesmo tempo, exibem um componente de **eritropoese ineficaz** e um componente **hemolítico.**

▶ Anemias por maior destruição das hemácias

As hemácias humanas têm vida média de 120 dias a partir da saída do reticulócito da medula óssea para o sangue circulante. A redução da vida das hemácias em circulação produz uma **síndrome hemolítica** que pode levar à anemia. Em condições normais, as hemácias são destruídas no interior de macrófagos, em órgãos como o fígado, o baço e a medula óssea. Nas anemias hemolíticas, a hemólise exacerbada pode ser intravascular ou, mais frequentemente, hemólise extravascular.

- A **hemólise intravascular** é devida a traumas diretos sobre as hemácias, fixação de complemento à membrana eritrocitária ou toxinas exógenas, ocorrendo liberação de hemoglobina no plasma. A hemoglobina pode ser excretada na urina, dando origem à hemoglobinúria, que é pois um sinal específico de hemólise intravascular.
- Na **hemólise extravascular**, as células são captadas pelos macrófagos no baço, no fígado e na medula óssea (sistema mononuclear-fagocitário), destruídas intracelularmente e digeridas.

Nas anemias hemolíticas a produção de hemácias pela medula óssea está aumentada, mas o aumento não é suficiente para compensar a acentuada redução de sua sobrevida. As principais **manifestações clínicas** e **laboratoriais** compreendem:

- Consequências do **aumento do catabolismo da hemoglobina**, como elevação de bilirrubina indireta (não conjugada), icterícia, hepatomegalia e esplenomegalia, litíase biliar.
- Consequências da **hiperplasia mieloide** e da produção aumentada de eritrócitos: número elevado de reticulócitos, presença de células imaturas (eritroblastos) em circulação, alterações esqueléticas.

As anemias hemolíticas podem ser hereditárias ou adquiridas, crônicas ou de aparecimento abrupto. Têm **expressão clínica** muito variada, que depende da intensidade da hemólise, a rapidez com que se instalou o quadro, eficiência da compensação pela medula óssea, e causa da doença. Por exemplo, a queda brusca de hemoglobina associada a uma hemólise aguda pode resultar em sintomatologia muito intensa, com fraqueza, tontura e taquicardia, insuficiência renal aguda, enquanto que uma anemia hemolítica crônica pode ser oligossintomática.

MANIFESTAÇÕES CLÍNICAS

As manifestações clínicas da anemia são variadas e dependem não apenas da anemia propriamente dita como também do mecanismo determinante. Igualmente variável é a **intensidade dos sintomas,** dependendo do grau da anemia (concentração de hemoglobina), idade do paciente, atividade física, e velocidade com que se estabeleceu a anemia.

Todas as **manifestações clínicas da anemia** decorrem da redução da capacidade de transporte de oxigênio do sangue e consequente menor oxigenação dos tecidos. Numerosos mecanismos fisiológicos atuam no sentido de compensar a reduzida capacidade de transporte de oxigênio e, desta forma, minimizar a hipóxia tissular. Esses mecanismos contribuem para a gênese das manifestações clínicas nas anemias.

Os **sinais e sintomas** das anemias refletem, portanto:

- a hipóxia não corrigida dos tecidos;
- a participação dos mecanismos compensatórios.

▶ Sintomas ocasionados pela hipóxia

Os sintomas principais são: cefaleia, vertigens, tonturas, lipotimia, zumbidos, fraqueza muscular, cãibras, claudicação intermitente e angina. Além disso, anemias que se manifestam nos primeiros anos de vida e que cursam com níveis baixos de hemoglobina, como as anemias hereditárias, podem comprometer ou retardar o desenvolvimento somático, neuromotor e sexual.

▶ Sintomas ocasionados pelos mecanismos compensatórios

As principais manifestações envolvem os **aparelhos cardiovascular e respiratório**, que são os responsáveis por tentar compensar a reduzida capacidade de transporte de oxigênio e, dessa forma, corrigir a hipóxia tissular.

Tabela 8.2

▶ Principais mecanismos compensatórios nas anemias.

Diminuição da afinidade da hemoglobina pelo oxigênio, condicionando maior liberação de oxigênio por unidade de hemoglobina.
Aumento do volume minuto cardíaco e, consequentemente, aumento da velocidade de circulação do sangue, o que permite que cada unidade de hemoglobina seja utilizada mais vezes em cada intervalo de tempo.
Redistribuição do fluxo sanguíneo, procurando proteger áreas mais nobres e mais sensíveis à hipóxia.

Os principais mecanismos compensatórios nas anemias envolvem (Tabela 8.3): a) aumento do débito cardíaco; b) redução da resistência vascular sistêmica global; c) redistribuição do fluxo sanguíneo para os diferentes tecidos; d) diminuição da afinidade da hemoglobina pelo oxigênio.

Como resultado do aumento do débito cardíaco, da redistribuição do fluxo sanguíneo (privilegiando tecidos e órgãos mais sensíveis à hipóxia) e a redução da resistência periférica, ocorrem manifestações clínicas como palidez cutaneomucosa (vasoconstrição periférica), taquicardia, aumento da diferencial de pressão, sopros no precórdio, sopro arterial ou venoso no pescoço, choque da ponta impulsivo, e dispneia de esforço.

O aparelho cardiovascular, e em especial o coração, podem sustentar por tempo prolongado os mecanismos compensatórios. No entanto, quando a capacidade de compensação é excedida, seja porque a anemia é acentuada ou estabelece-se rapidamente ou, ainda, em consequência de uma lesão cardíaca prévia, instala-se um quadro de **insuficiência cardíaca** com cardiomegalia, estase jugular, edema periférico, hepatomegalia, congestão pulmonar e dispneia de decúbito. Observe-se que a insuficiência cardíaca neste caso ocorre com o **volume minuto cardíaco aumentado** (acima do normal), embora ainda insuficiente para atender à demanda metabólica do organismo.

A redução da afinidade da hemoglobina pelo oxigênio é um importante mecanismo compensatório nas anemias, e deve-se ao aumento da concentração intraeritrocitária de 2,3-difosfoglicerato (2,3-DPG). Esse composto, formado durante metabolismo da glicose, fixa-se à molécula de hemoglobina desoxigenada, dificultando sua ligação com o oxigênio. A diminuição da afinidade (desvio da curva para a direita) não altera a saturação da hemoglobina nos pulmões (onde a PO_2 é elevada), mas leva a maior liberação de oxigênio nos tecidos. A P_{50} média de sangue anêmico com hemoglobina de 8 g/dL é da ordem de 30 mmHg (comparada com 26 mmHg em normais), o que é suficiente para aumentar em 25% a quantidade de oxigênio liberada nos tecidos.

▶ Outras manifestações

Algumas manifestações clínicas observadas em pacientes anêmicos são sinais e sintomas de uma doença subjacente

---

Tabela 8.3

▶ Tópicos relevantes na observação clínica e no exame de paciente com anemia.

Sinais ou sintomas que permitem identificar a presença de anemia (consequentes à hipóxia dos tecidos ou aos mecanismos compensatórios)	
fraqueza muscular	palidez cutaneomucosa
claudicação intermitente	dispneia
tonturas	taquicardia
zumbidos nos ouvidos	aumento diferencial de pressão
amenorreia	sopros cardíacos
hipodesenvolvimento	sinais de insuficiência cardíaca

Sinais ou sintomas adicionais, que permitem identificar o tipo e a etiologia da anemia	
manifestações hemorrágicas	febre
esplenomegalia	infecções
adenomegalia	hemorragia genital anormal
icterícia	hemorragia gastrointestinal
dores ósseas,	diarreia
dores articulares	manifestações neurológicas

Antecedentes pessoais e familiares	
consanguinidade dos pais	origem racial
presença de anemia em outros familiares	retardo do desenvolvimento somático, neuromotor ou sexual

Hábitos	
profissão e ambiente de trabalho	uso demedicamentos
alcoolismo	contato com substâncias tóxicas
alimentação (qualidade e quantidade dos alimentos)	grupo de risco para HIV

Condições que provocam ou facilitam o aparecimento de anemia	
períodos de crescimento	insuficiência renal
gravidez	doença infecciosa ou inflamatória crônica
neoplasias	hipotireoidismo

Capítulo 8 • O Paciente com Anemia

que conduziu à anemia. Por exemplo, as principais queixas de um paciente que desenvolve anemia ferropriva em consequência da hemorragia crônica de uma úlcera péptica podem estar relacionados com a úlcera: dispepsia, pirose e dor epigástrica.

Além disso, há manifestações que podem acompanhar alguns tipos particulares de anemias, estando ausentes em outras, tais como:

- manifestações hemorrágicas e infecções na anemia aplástica ou leucemias agudas;
- esplenomegalia e linfonodomegalia em leucemias e linfomas;
- icterícia e esplenomegalia nas anemias hemolíticas;
- parestesias e outras manifestações neurológicas na anemia perniciosa;
- dores ósseas, fraturas sob trauma mínimo, e síndrome de compressão de medula espinhal em mieloma múltiplo ou metástases carcinomatosas. Esses sintomas adicionais, quando analisados cuidadosamente, permitem, na maioria dos casos, um diagnóstico muito aproximado da causa e do mecanismo da anemia, que podem, então, ser confirmados com base nos **exames laboratoriais**.

▶ Intoxicações e hipóxia tecidual

As manifestações clínicas da anemia representam as consequências da **redução da capacidade de transpor-** te de oxigênio pelo sangue, resultante da diminuição da concentração de hemoglobina. A capacidade do sangue de transportar oxigênio pode ocasionalmente estar reduzida em outras situações, além da anemia. Isso ocorre principalmente quando a função da hemoglobina está alterada. Na **intoxicação pelo CO**, que tem uma afinidade pela hemoglobina cerca de 210 vezes maior do que o CO_2, a hemoglobina é convertida em **carboxi-hemoglobina,** que não transporta oxigênio. Em intoxicações pelas sulfonas e nitritos ocorre a oxidação da hemoglobina (Hb-Fe^{++}), com formação de **metemoglobina** (Hb-Fe^{+++}), também incapaz de transportar oxigênio. Essas alterações podem levar a manifestações de anoxia tissular semelhantes à anemia, embora os níveis de hemoglobina estejam normais.

ANÁLISE DA OBSERVAÇÃO CLÍNICA

Ao avaliar um paciente com anemia, vários aspectos devem ser rigorosamente questionados e observados, incluindo: sinais ou sintomas que permitem identificar a **presença** de anemia (consequentes à hipóxia dos tecidos ou aos mecanismos compensatórios), sinais ou sintomas adicionais, que permitem identificar o **tipo** e a **etiologia** da anemia, antecedentes pessoais e familiares, hábitos (incluindo alimentação, uso de medicamentos e contato com substâncias químicas), e identificação de condições que **provocam ou facilitam** o aparecimento de anemia (Tabela 8.3).

---

quadro 8.1 Metemoglobinemia

A metemoglobina forma-se pela oxidação do ferro da hemoglobina de Fe^{++} a Fe^{+++}, tornando-se incapaz de transportar oxigênio. O acúmulo de metemoglobina (acima de 15 a 40%) é denunciado pela cor marrom-escuro do sangue, provocando cianose e sintomas de hipóxia (tontura, cefaleia, fraqueza muscular, taquicardia). Concentrações acima de 60% podem provocar insuficiência circulatória e morte. O acúmulo de metemoglobina pode ocorrer em doenças hereditárias (hemoglobinopatias M, em que a hemoglobina é oxidada muito rapidamente, ou defeitos enzimáticos como a deficiência de NADH-diaforase). Mais comum é a ocorrência de metemoglobinemia tóxica, provocada por água ou alimentos contaminados ou com excesso de nitritos ou nitratos, ou medicamentos como fenacetina ou sulfonamidas (em especial, dapsona).

O tratamento das intoxicações acompanhadas de metemoglobinemia tem por base o estímulo da metemoglobina-redutase por substâncias como o azul de metileno ou ácido ascórbico. Casos agudos, com metemoglobinemia acima de 10 a 15%, podem ser tratados com 1 mg/kg de azul de metileno intravenoso, dose que pode ser repetida se necessário após 8 a 12 horas ou seguida de tratamento oral com azul de metileno ou ácido ascórbico.

quadro 8.2 Anemia e insuficiência cardíaca

Cerca de 20% das pessoas com mais de 85 anos têm anemia segundo os limites estabelecidos pela Organização Mundial da Saúde (12 g/dL para mulheres, 13 g/dL para homens). A presença de anemia é um importante risco prognóstico: a mortalidade de cinco anos é de 1,6 a 2,4 (mulheres e homens, respectivamente) vezes maior do que na população não anêmica, mesmo quando se faz correção para situações preexistentes e capacidade funcional. A presença de anemia piora consideravelmente o prognóstico da insuficiência cardíaca em qualquer idade, mas a associação é particularmente frequente em idosos. A causa é multifatorial, mas há muitas características comuns com a anemia da doença inflamatória crônica, com alteração do metabolismo do ferro e certo grau de resistência à eritropoetina. Há iniciativas para tratar com eritropoetina os pacientes com insuficiência cardíaca e anemia, mas os resultados ainda não são conclusivos.

REFERÊNCIAS CONSULTADAS

1. Balducci L, Ershler WB, Krantz S. Anemia in the elderly. Clinical findings and impact on health. Crit Rev Oncol Hematol. 2006;58:156-65.
2. Cullis JO. Diagnosis and management of anaemia of chronic disease: current status. Br J Haematol. 2011;154:289-300.
3. Ebert RV, Stead EA, Gibson JG. Response of normal subjects to acute blood loss. Arch Intern Med. 1941;68:578.
4. Hassaballa H, Izaks GJ, Westendorp RGJ. Anemia in older patients. JAMA. 2001;82:999.
5. Izaks GJ, Westendorp RG, Knook DL. The definition of anemia in older persons. JAMA. 1999;281:1714-17.
6. Le Jemtel TH, Arain S. Mediators of anemia in chronic heart failure. Heart Fail Clin. 2010;6:289-93.
7. McGee S, Abernethy WB, Simel DL. Is this patient hypovolemic? JAMA. 1999;281:1022-9.
8. Provan D, Weatherall D. Red cells II: acquired anaemias and polycythaemia. Lancet. 2000;355:1260-8.
9. Rice L. Laboratory diagnosis of vitamin B12 and folate deficiency. Arch Int Med. 1999;159:2746-7.
10. Savage D, Lindenbaum J. Anemia in alcoholics. Medicine. 1986;65:322-8.
11. Spivak JL. The blood in systemic disorders. Lancet. 2000;355:1707-12.
12. Stewart T, Freeman J, Stewart J, Sullivan A, Ward C, Tofler GH. Anaemia in heart failure: a prospective evaluation of clinical outcome in a community population. Heart Lung Circ. 2010;19:730-5.
13. van der Meer P, Groenveld HF, Januzzi Jr JL, van Veldhuisen DJ. Erythropoietin treatment in patients with chronic heart failure: a meta-analysis. Heart. 2009;95:1309-14.
14. Volberding P. Consensus statement: anemia in HIV infection. Current trends, treatment options, and practice strategies. Clin Ther. 2000;22:1004-20.

capítulo • 9

O Paciente com Esplenomegalia

Marco Antonio Zago

ESTRUTURA DO BAÇO

O baço é o principal órgão onde ocorrem as respostas imunológicas a antígenos veiculados pela circulação, enquanto os linfonodos respondem a antígenos transportados pela linfa. Funciona também como filtro pela ação dos macrófagos da polpa vermelha, que retiram de circulação as hemácias senescentes e partículas estranhas como as bactérias. A sua ausência está associada ao aumento da suscetibilidade a infecções bacterianas e os pacientes esplenectomizados devem ser submetidos à imunização e ao uso de antibióticos profiláticos. O baço, constituído pela polpa vermelha e pela polpa branca, contém aproximadamente 30% do total de linfócitos de um indivíduo. É envolvido por uma *cápsula* de tecido conjuntivo e irrigado pela *artéria esplênica*, que penetra na cápsula na região do hilo, ramificando-se progressivamente em vasos menores.

Polpa branca. As arteríolas são envolvidas por uma capa de linfócitos que são predominantemente T (70% CD4+ e 30% CD8+) e constituem a camada *linfoide periarteriolar*, por sua vez associada aos folículos linfoides, constituídos predominantemente por linfócitos, alguns possuindo centros germinativos. Já os fólicos linfoides são envolvidos pela *zona marginal*, que contém linfócitos B, linfócitos T CD4+ e macrófagos. Essas regiões possuem grande densidade de linfócitos e constituem a polpa branca.

Polpa vermelha. As arteríolas terminam em sinusoides vasculares que estão situados em uma região de baixa densidade celular constituída por macrófagos, células dendríticas, linfócitos e plasmócitos. O sangue dos sinusoides drena para as vênulas e daí para a veia esplênica, que leva o sangue do baço até a circulação portal.

ESPLENOMEGALIA

O aumento do baço é uma manifestação comum em moléstias hematológicas ou primárias de outros órgãos ou sistemas (Tabela 9.1). A esplenomegalia não deve ser considerada uma doença, mas, sim, parte de um quadro clínico mais amplo, e por isso deve determinar a busca de outros sinais e sintomas que permitam identificar a afecção primária.

O reconhecimento da esplenomegalia volumosa em geral não oferece dificuldade. O baço aumentado pode ser identificado na palpação pela sua forma característica, incluindo a chanfradura, e pela sua mobilidade respiratória, por ser um órgão intra-peritoneal subdiafragmático, lembrando, no entanto, que a mobilidade respiratória deixa de ser evidente em esplenomegalias muito volumosas, como as que tomam todo o hemiabdome esquerdo. O diagnóstico diferencial das esplenomegalias inclui os tumores intraperitoneais e retroperitoneais, como os tumores renais. Pequenos aumentos do baço são de detecção mais difícil; podem contribuir para o diagnóstico o exame do paciente em decúbito lateral direito, com a perna esquerda flexionada (posição de Schuster), a detecção de submacicez nos últimos espaços intercostais na linha hemiclavicular esquerda, estando o paciente com decúbito lateral direito, e o desaparecimento do timpanismo do espaço semilunar correspondente à bolha gástrica (espaço de Traube). Na dúvida, e especialmente em pacientes obesos, a ultrassonografia abdominal e mesmo a tomografia computadorizada podem revelar e quantificar a esplenomegalia, além de permitir a identificação de características tais como a ocorrência de cistos esplênicos ou defeitos de textura sugestivos de comprometimento esplênico em pacientes com doença de Hodgkin.

MANIFESTAÇÕES CLÍNICAS E LABORATORIAIS

A esplenomegalia pode ocasionar sintomas ou sinais independentemente de sua etiologia. A manifestação mais comumente associada à grande esplenomegalia é a sensação de peso e desconforto no hipocôndrio ou hemiabdome esquerdo. O crescimento muito rápido (em reações infecciosas agudas) pode determinar que o baço seja ligeiramente doloroso à palpação, mas na grande maioria das vezes a esplenomegalia é indolor. Por outro lado, o baço acentuadamente aumentado pode ser sede de infartos, determinando episódios agudos de dor moderada ou intensa, que podem perdurar alguns dias. Complicação rara que pode acometer o baço aumentado é a ruptura "espontânea" ou após trauma mínimo, situação que exige intervenção imediata para evitar choque hipovolêmico. A ruptura espontânea pode também acometer o baço que está se expandindo rapidamente, como durante a resposta imunológica da mononucleose infecciosa. O diagnóstico de ruptura esplênica pode ser confirmado pela tomografia ou ultrassonografia abdominal, demonstrando a presença de sangue intraperitoneal e hematoma subcapsular.

As principais manifestações laboratoriais das esplenomegalias são as citopenias periféricas, isoladas ou combinadas. A mais comum é a trombocitopenia, seguida de anemia e mais raramente de granulocitopenia. Essas manifestações devem-se à retenção de células no baço (e sua eventual destruição), fenômeno acompanhado de hiperplasia dos precursores na medula óssea. Por exemplo, em condições normais, cerca de 10% das plaquetas que estão em circulação encontram-se no baço. Nas esplenomegalias esse valor pode chegar a 90%, ou seja, pode haver nove vezes mais plaquetas retidas no baço do que no restante da circulação. A combinação de citopenia periférica, hiperplasia de precursores na medula óssea e esplenomegalia é muitas vezes chamada de "hiperesplenismo". Convém ressaltar que o termo deve ser entendido como uma **consequência funcional** do aumento do baço, e não como uma possível "causa" de esplenomegalia. Aumentos do baço provocados por mecanismos mais diversos (como esquistossomose, linfoma ou talassemia) podem provocar citopenias periféricas. Na maioria das vezes, essas citopenias não chegam a provocar manifestações clínicas (hemorragias, infecções), sendo principalmente um achado laboratorial.

CAUSAS DE ESPLENOMEGALIAS

Ao analisar as causas de esplenomegalia, convém considerar a estrutura do baço: sua circulação peculiar, o grande volume de células linfoides e de macrófagos e a propensão ao reaparecimento de tecido hematopoético ativo em condições compensatórias ou de doenças proliferativas (*metaplasia mieloide*). O baço é um órgão rico em sangue, que chega pela artéria esplênica, ramifica-se em arteríolas e finalmente cai em grandes lagos sanguíneos (os seios ou sinusoides esplênicos). O sangue atravessa os sinusoides lentamente e com um hematócrito bastante elevado (ou seja, durante a passagem pelas arteríolas até alcançar os sinusoides a proporção de plasma vai diminuindo). Os sinusoides são ricos em células do sistema de monócitos-macrófagos, e a lenta circulação põe em contato prolongado células e outras partículas do sangue (por exemplo, bactérias) com os macrófagos, facilitando a fagocitose. O outro componente celular importante do baço é representado pelos linfócitos de todas as linhagens (linfócitos B, plasmócitos, linfócitos T, células NK), e as reações imunes podem ser acompanhadas de significativa proliferação de células linfoides no baço.

Tabela 9.1

▶ Principais causas de esplenomegalias.

Congestivas
Insuficiência cardíaca congestiva
Cirrose hepática
Trombose das veias hepáticas (síndrome de Budd-Chiari)
Cisto pancreático (compressão da veia esplênica)

Infecciosas
Infeção por vírus
■ Hepatite viral
■ Mononucleose infecciosa
■ HIV
Infecção bacteriana
■ Febre tifoide
■ Endocardite bacteriana
■ Brucelose
■ Sífilis secundária
■ Leptospirose
Infecção por protozoários
■ Malária
■ Leishmaniose visceral (Calazar)
Infestação por metazoários
■ Esquistossomose

Inflamatórias não infecciosas
Lúpus eritematoso disseminado
Artrite reumatoide (síndrome de Felty)

Anemias
Anemias hemolíticas
Outras anemias (ferropriva, megaloblática)

Hipertrofia de depósito (doenças de depósito)
Doença de Gaucher
Doença de Niemann-Pick
Outras

Neoplasias
Metástases (raras)
Neoplasias do sistema linfo-hematopoético
■ Linfomas
■ Leucemias agudas
■ Síndromes mielodisplásticas
■ Leucemia linfoide crônica
■ Leucemia prolinfocítica
■ Macroglobulinemia de Waldenström
■ Tricoleucemia (*hairy cell leukemia*)
■ Leucemia mieloide crônica
■ Mielofibrose
■ *Policitemia vera*

Outras Causas
Cistos ou abscessos esplênicos
Hemangiomas
Sarcoidose
Histiocitoses
Doença de Castleman (hiperplasia linfoide de células gigantes)

Considerando sua estrutura e sua composição celular, o aumento do baço pode ser resultante de processos congestivos, de proliferação celular reacional, de hipertrofia de células ou de proliferação neoplásica (Tabela 9.1).

▶ Esplenomegalias congestivas

Resultam de processos em que há dificuldade para saída de sangue pela veia esplênica, incluindo hipertensão portal de variadas origens: insuficiência cardíaca congestiva, obstrução supra ou das veias hepáticas na síndrome de Budd-Chiari, cirrose hepática, fibrose hepática da esquistossomose, cisto pancreático com compressão da veia esplênica.

A esplenomegalia é pouco frequente na *insuficiência cardíaca congestiva*, sendo muito menos proeminente do que a hepatomegalia. Por outro lado, na *cirrose hepática* é comum a ocorrência de esplenomegalia moderada, em geral acompanhando os outros sinais de hipertensão portal, como ascite e circulação colateral na parede abdominal e torácica. A forma hepatoesplênica da *esquistossomose* manifesta-se por grandes esplenomegalias, muitas vezes acompanhadas de citopenias periféricas, especialmente plaquetopenia e anemia.

▶ Esplenomegalias infecciosas

Grande número de infecções causadas por agentes etiológicos variados pode associar-se à esplenomegalia. Em alguns casos, o aumento do baço é ligeiro e fugaz, como ocorre com algumas viroses; outras vezes, é mais persistente, mas ainda de volume moderado, como nas endocardites bacterianas, enquanto no outro extremo encontram-se as esplenomegalias gigantescas produzidas pelo calazar, pela esquistossomose e pelas formas crônicas de malária.

Embora a manifestação mais proeminente da *mononucleose infecciosa* seja linfadenomegalia cervical moderadamente dolorosa, acompanhada de febre, mal-estar e faringite, cerca de 50% dos pacientes têm esplenomegalia.

Esplenomegalia ocorre em 10 a 15% dos pacientes com *brucelose*, juntamente com febre, mal-estar, sudorese e mialgia, ou outras manifestações gerais ou localizadas. A maioria dos afetados é de trabalhadores que manipulam carnes cruas ou laticínios e o diagnóstico pode ser estabelecido por reação sorológica (reação de Wright) ou pela cultura. O aumento do baço é também comum na *febre tifoide*, cujas manifestações habituais são inespecíficas (febre, dor abdominal, prostração, alterações mentais como delírio, afonia e coma, diarreia). O diagnóstico é firmado com base nos resultados de reação sorológica (reação de Widal) e cultura positiva a partir de sangue, urina, fezes ou material de punção de medula óssea.

A *endocardite bacteriana* é frequentemente acompanhada de aumento moderado do baço, habitualmente indolor, a não ser que haja um abscesso ou infarto recente. O maior risco envolve pacientes com doença ou cirurgia cardíaca prévia, ou usuários de drogas endovenosas. O diagnóstico baseia-se nos achados de febre, sopros cardíacos, hemocultura positiva (os agentes mais comumente envolvidos são estreptococos, estafilococos e bacilos anaeróbicos gram-negativos) e demonstração de vegetações nas válvulas cardíacas por ultrassonografia.

▶ Doenças inflamatórias não infecciosas

Esplenomegalia ocorre em cerca de 20 a 30% dos pacientes com *lúpus eritematoso sistêmico*, acompanhando as manifestações clínicas e laboratoriais características. Mais raramente, no entanto, o quadro inicial pode limitar-se à esplenomegalia e febre (acompanhadas ou não de citopenias: anemia hemolítica, leucopenia, linfopenia ou trombocitopenia), e o diagnóstico somente será feito se houver grande suspeita. Mais raramente não há manifestações laboratoriais consistentes e o diagnóstico somente poderá ser firmado após um período de evolução quando aparecerem as outras características da doença.

A *síndrome de Felty* corresponde a casos de artrite reumatoide crônica associada a esplenomegalia, linfadenopatia, trombocitopenia, anemia e neutropenia. Em geral há intensas manifestações articulares e sistêmicas (febre, anorexia, perda de peso), e as infecções são frequentes. Mais de 90% dos pacientes têm o alelo HLA-DR4.

▶ Anemias hemolíticas

Esplenomegalia e eventualmente hepatomegalia fazem parte do quadro clínico das anemias hemolíticas. Em geral trata-se de esplenomegalia moderada, cujo volume depende do grau e da rapidez de instalação da hemólise. Nas anemias hemolíticas adquiridas de instalação aguda pode demorar alguns dias para que se possa observar o aumento do baço.

Grandes esplenomegalias, tomando todo o hemiabdome esquerdo e chegando à fossa ilíaca podem ser observadas na *talassemia* maior não tratada ou tratada inadequadamente. Em mais da metade dos talassêmicos submetidos ao tratamento com transfusões regulares, o baço não é palpável; em outros, o baço pode estar moderadamente aumentado. Não é raro que o baço apenas discretamente aumentado possa determinar uma destruição aumentada das hemácias transfundidas (*hiperesplenismo*), aumentando o consumo transfusional e exigindo a realização de esplenectomia (ver o capítulo de Talassemias).

Na *anemia falciforme* geralmente o baço está aumentado apenas no primeiro e segundo anos de vida, mas raramente é palpável mais tarde, pois a ocorrência de repetidos episódios de infartos seguidos de cicatrização vai transformando o baço em um nódulo fibroso (autoesplenectomia). A perda do baço tem consequências desastrosas, aumentando a suscetibilidade a septicemias por pneumococos ou outras bactérias encapsuladas. De fato, a perda de função (hipoesplenismo ou asplenia) pode ocorrer antes do desa-

Capítulo 9 • O Paciente com Esplenomegalia **69**

parecimento anatômico do baço (asplenia funcional). Em alguns pacientes com anemia falciforme o baço permanece aumentado além do segundo e terceiro anos de vida, em especial nos que receberam transfusões de hemácias de maneira irregular. A persistência do baço aumentado e hiperativo pode levar a uma redução mais acentuada da concentração de hemoglobina, exigindo algumas vezes a realização de transfusões repetidas que acabam sendo pouco eficazes para controlar a anemia. Outro perigo associado à esplenomegalia nesta doença é a síndrome do "sequestro esplênico".

▶ **Outras anemias**

O aumento do baço não é uma manifestação constante ou proeminente em outras formas de anemia; um aumento **mínimo ou moderado** do baço pode ser observado em até 30% dos pacientes com anemia ferropriva ou com anemia megaloblástica, especialmente na infância.

▶ **Hipertrofia de depósito**

A *doença de Gaucher* resulta do acúmulo de glicocerebrosídeos nas células da linhagem de monócitos-macrófagos do fígado, do baço, dos gânglios linfáticos e da medula óssea. A doença tem três formas ou variantes, cada uma delas devida a defeitos moleculares diferentes: Tipo 1, forma do adulto ou forma crônica não neuropática; Tipo 2 ou forma neuropática aguda; Tipo 3 ou forma neuropática subaguda juvenil. Em todas elas o aumento do baço pode ser muito volumoso e ser acompanhado de trombocitopenia e anemia. O tipo 1 ou forma crônica não neuropática é a variante mais comum; transmitida como característica genética autossômica recessiva; deve-se a um defeito do gene da glicocebrosidase, enzima que degrada glicolípides formados nos macrófagos em grande quantidade pela destruição de hemácias e granulócitos, e pelo metabolismo de gangliosídeos no sistema nervoso. O acúmulo de glicocerebrosídeos nos macrófagos origina células gigantescas, com aspecto citoplasmático característico, denominadas células de Gaucher (Figura 9.1); essas células acumulam-se na medula óssea e no baço, que se torna extremamente volumoso.

▶ **Neoplasias**

As neoplasias, especialmente do sistema linfo-hematopoético, constituem uma causa comum de esplenomegalia. O aumento do órgão pode ser muito variável, desde esplenomegalias apenas detectáveis com ultrassonografia até esplenomegalias gigantescas, em geral não dolorosas, mas que podem tornar-se dolorosas quando se superpõem infartos.

Neoplasias metastáticas

A ocorrência de metástases no baço é muito rara, de forma que a análise inicial de uma esplenomegalia pode desconsiderar esta causa. Quando não se identificam causas mais comuns ou quando o aumento do baço ocorre na presença de neoplasia já diagnosticada, a possibilidade de es-

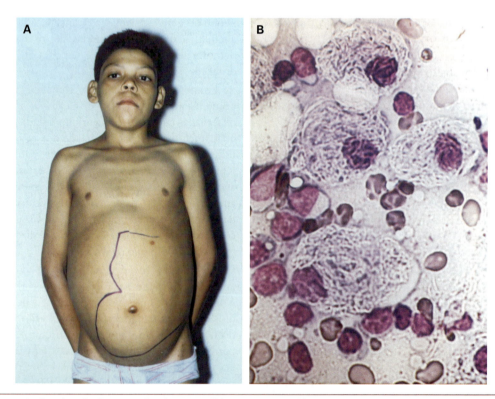

Figura 9.1 Doença de Gaucher. Esplenomegalia gigantesca (A); grandes macrófagos com material lipídico acumulado no citoplasma, de aspecto característico na medula óssea (B). (Cortesia do professor C. Chiattone.)

plenomegalia por metástase pode ser considerada. Mesmo na presença de uma neoplasia generalizada, deve-se considerar a possibilidade de que o aumento do baço não se deva ao comprometimento direto do órgão pelo processo neoplásico, mas que seja secundário a outras complicações da doença, como por exemplo, a intercorrência de infecções por vírus, fungos ou bactérias.

Neoplasias linfo-hematopoéticas

Com exceção do mieloma múltiplo, todas as demais neoplasias do sistema linfo-hematopoético podem estar associadas à esplenomegalia, e em algumas delas a esplenomegalia pode ser muito volumosa (Tabela 9.2). Por outro lado, o aumento do baço é pouco comum no mieloma múltiplo.

A esplenomegalia pode ocorrer nas *leucemias agudas*, tanto mieloides como linfoides. Em geral, trata-se de aumento discreto do baço, raramente ultrapassando 5 cm da borda costal. Os levantamentos mais antigos registram uma frequência maior de esplenomegalia nessas doenças, provavelmente porque o diagnóstico hoje é feito mais precocemente, incluindo um número maior de casos com massa

tumoral menor. Presença variável de esplenomegalia é também observada nas *síndromes mielodisplásicas*, mas a esplenomegalia não é uma manifestação conspícua neste grupo de doenças, exceto na *leucemia mielomonocítica*, em que está presente em cerca de um terço dos pacientes.

Grandes esplenomegalias são uma característica comum das síndromes mieloproliferativas crônicas, e não raramente o baço atinge proporções gigantescas nessas doenças, ocupando todo o hemiabdome esquerdo, ultrapassando a linha mediana e chegando à fossa ilíaca. Dessa forma, o diagnóstico de *mielofibrose* na ausência de esplenomegalia deve ser visto com muita cautela. O aumento do baço é também muito frequente na *leucemia mieloide crônica,* mas com a maior atenção dos médicos para a possível ocorrência desta doença, o diagnóstico tem sido feito precocemente em maior número de casos, quando ainda não há esplenomegalia clinicamente detectável. Por outro lado, em pacientes com aumento do hematócrito, a presença de esplenomegalia é sinal muito seguro de que se trata de *policitemia vera.*

A esplenomegalia está presente em muitos casos de *leucemia linfoide crônica*, mas seu tamanho é variável. De fato,

---

Tabela 9.2

▶ Ocorrência e características das esplenomegalias nas neoplasias linfo-hematopoéticas.

Doença	Frequência de esplenomegalia	Esplenomegalia volumosa[1]	Linfoadenomegalia[1]
Leucemia mieloide aguda	20%	–	–
Leucemia linfoide aguda	50%	–	+ – [2]
Síndrome mielodisplástica	Raro [3]	–	+ –
Leucemia mieloide crônica	50-70% [4]	+ +	–
Mielofibrose	97-100%	+ +	–
Policitemia vera	70%	+ –	–
Trombocitemia essencial	30-50% [5]	+ –	–
Linfoma de Hodgkin	30%	–	ǀ ǀ
Linfomas não Hodgkin		+ –	+ +
Leucemia linfoide crônica	20-30%	+ –	+ +
Leucemia prolinfocítica	90-100%	+ +	–
Tricoleucemia	92%	+ –	– [6]
Mieloma múltiplo	4%	–	–
Macroglobulinemia de Waldenström	50-60%	+ –	+

[1] + + Frequente; + – Rara; – Muito rara.

[2] No entanto, 60% das LLA do tipo T têm tumores mediastinais.

[3] Exceto na leucemia mielomonocítica crônica, em que 1/3 dos casos tem esplenomegalia.

[4] Fase crônica.

[5] Alguns pacientes podem ter atrofia esplênica devido a infartos silenciosos.

[6] Pode ocorrer linfoadenomegalia mediastinal.

a presença de esplenomegalia é um dos parâmetros para estimar a extensão da doença e, portanto, para seu estadiamento clínico (ver estadiamento da LLC). Esplenomegalia volumosa é uma manifestação constante na *leucemia prolinfocítica*, raramente acompanhada de adenomegalia, e uma proporção significativa dos pacientes procura o médico em consequência dos sintomas associados ao baço aumentado, que costuma ser ligeiramente doloroso.

Esplenomegalia ocorre também em mais de 90% dos pacientes com *tricoleucemia*. Em 27% o baço tem grande aumento de volume, atingindo a fossa ilíaca esquerda e ultrapassando a linha média.

Nos *linfomas*, não é rara a presença de esplenomegalia moderada no momento do diagnóstico. Mais frequentemente o aumento do baço aparece na evolução da doença ou nos linfomas leucemizados. Nem sempre o grau de infiltração do órgão guarda uma relação direta com o volume. Por exemplo, no linfoma de Hodgkin, o infiltrado esplênico pode ser representado por nódulos pequenos, detectados geralmente pela alteração da textura na ultrassonografia. No entanto, em alguns casos, a esplenomegalia (e aumen-

to de gânglios abdominais) pode ser a manifestação inicial, com frequência acompanhada de febre. Em 3 a 15% dos casos de linfoma de Hodgkin ocorre o comprometimento isolado do baço.

A esplenomegalia ocorre em cerca de 45% dos casos de doença de Castleman, uma hiperplasia linfoide de células gigantes de etiologia obscura.

CISTOS E ABSCESSOS

Essas lesões são na maioria das vezes assintomáticas, mas têm sido identificadas com frequência crescente em consequência do uso mais amplo de técnicas de imagem, em especial a tomografia computadorizada. Cistos têm origens variadas, como trauma, linfangioma, ou cistos parasitários (causados por *Echinococcus*, que tem como hospedeiro intermediário o carneiro). Os abscessos podem se originar por infecção secundária de um cisto ou pela implantação hematogênica primária em presença de infecção como a endocardite bacteriana ou em usuários de drogas endovenosas, em especial em pacientes imunodeprimidos.

---

quadro 9.1 Adulto com grande esplenomegalia oligossintomática

O achado de esplenomegalia volumosa (mais de 6 a 8 cm abaixo da borda costal) como única manifestação clínica de um adulto jovem ou de meia-idade, que não seja (ou tenha sido) habitante de zona endêmica de malária ou de calazar sugere como principais hipóteses diagnósticas a *esquistossomose*, a *leucemia mieloide crônica*, a *mielofibrose*, a *tricoleucemia* (leucemia de células pilosas) ou o *linfoma esplênico*. A hipótese de esquistossomose ficará reforçada se o paciente for originário ou tiver habitado regiões endêmicas da doença. A febre sem causa infecciosa detectável é manifestação comum no linfoma esplênico e também pode ocorrer na tricoleucemia, mas está habitualmente ausente na leucemia mieloide crônica e na mielofibrose. Em pacientes de meia-idade ou idosos, a *leucemia prolinfocítica* é uma hipótese adicional a ser considerada, enquanto a leucemia linfoide crônica não está em geral associada a esplenomegalias muito volumosas; em ambas podem ocorrer linfadenomegalias, mas este achado não está invariavelmente presente. O exame do sangue periférico pode definir o diagnóstico, pelo achado de alterações características na leucemia mieloide crônica, na leucemia linfoide crônica ou na leucemia prolinfocítica, ou alterações sugestivas na mielofibrose e na tri-

coleucemia. Quando isto ocorre, o diagnóstico será confirmado pela punção e biópsia de medula óssea. Na esquistossomose, no linfoma esplênico e em muitos casos de tricoleucemia, as alterações hematológicas podem estar ausentes ou ser inespecíficas (citopenias ou alterações reacionais). Nesses casos, a punção e eventualmente biópsia de medula óssea estão indicadas, pois poderão definir o diagnóstico de mielofibrose ou de tricoleucemia. A punção de medula permitirá, também, o diagnóstico de causas mais raras de esplenomegalia, como a doença de Gaucher. Na esquistossomose, o exame de fezes poderá revelar ovos de *S. mansoni*; o exame radiológico contrastado de esôfago pode evidenciar varizes esofagianas; ou a biópsia de reto poderá fundamentar o diagnóstico. Se esses exames (exame de sangue, punção e biópsia de medula óssea, exame de fezes, raios X de esôfago e biópsia de reto) não fornecerem o diagnóstico, as causas menos comuns devem ser consideradas e investigadas, incluindo exames de imagem (por exemplo, a ultrassonografia que poderá revelar a presença de cistos esplênicos). Não sendo conclusivas essas abordagens, poderá ser necessária a realização de laparotomia com a remoção do baço para exame histológico.

REFERÊNCIAS CONSULTADAS

1. Chaikof EL, McCabe CJ. Fatal overwhelming postsplenectomy infection. Am J Surg. 1985;149:534-9.
2. Charrow J, Esplin JA, Gribble TJ, Kaplan P, Kolodny EH, Pastores GM et al. Wisch – Gaucher Disease: recommendations on diagnosis, evaluation, and monitoring. Arch Intern Med. 1998;158:1754-60.
3. Chun CH, Contreras L, Raff MJ, Varghese R, Waterman N, Daffner R et al. Splenic abscess. Medicine. 1980;59:50-65.
4. Cortes JE, Talpaz M, Kantarjian H. Chronic myelogenous leukemia: a review. Am J Med. 1996;100:555-70.
5. Eichner ER, Whitfiled CL. Splenomegaly: an algorithmic approach to diagnosis. JAMA. 1981;246:2858-61.
6. Goldman JM. Chronic myeloid leukemia: a historical perspective. Semin Hematol. 2010;47:302-11.
7. Golomb HM, Catovsky D, Golde DW. Hairy cell leukemia. A clinical review based on 71 cases. Ann Intern Med. 1978;89:677-83.
8. Hasford J, Pfirrmann M, Hehlmann R, et al. A new prognostic score for survival of patients with chronic myeloid leukemia treated with interferon alfa. Writing Committee for the Collaborative CML Prognostic Factors Project Group. J Natl Cancer Inst. 1998;90:850-8.
9. Knauer EM, Ailawadi G, Yahanda A, Obermeyer RJ, Millie MP, Ojeda H, et al. 101 Laparoscopic splenectomies for the treatment of benign and malignant hematologic disorders. Am J Surg. 2003;186:500-4.
10. Melo JV, Catovsky D, Galton DA. The relationship between chronic lymphocytic leukaemia and pro-lymphocytic leukaemia. I. Clinical and laboratory features of 300 patients and characterization of an intermediate group. Br J Haematol. 1986;63:377-87.
11. Meyssonnier V, Makovec T, Caumes E. Cystic splenomegaly. J Travel Med. 2011;18:294-5.
12. Rohani A, Akbari V, Homayoon K. Infective endocarditis presents as isolated splenomegaly. J Cardiovasc Dis Res. 2011;2:71-3.
13. Ruchlemer R, Parry-Jones N, Brito-Babapulle V, Attolico I, Wotherspoon AC, Matutes E, et al. B-prolymphocytic leukaemia with t (11;14) revisited: a splenomegalic form of mantle cell lymphoma evolving with leukaemia. Br J Haematol. 2004;125:330-6.
14. Summers TA, Jaffe ES. Hairy cell leukemia diagnostic criteria and differential diagnosis. Leuk Lymphoma. 2011;52 Suppl 2:6-10.
15. Tefferi A. Annual clinical updates in hematological malignancies: a continuing medical education series: polycythemia vera and essential thrombocythemia: 2011 update on diagnosis, risk-stratification, and management. Am J Hematology. 2011;86:292-301.
16. Vannucchi AM. Management of myelofibrosis. Hematology Am Soc Hematol Educ Program. 2011:222-30.
17. Varki A, Lottenberg R, Griffith R, Rheinhard E. The syndrome of idiopathic myelofibrosis: clinic pathologic review with emphasis on the prognostic variables predicting survival. Medicine. 1983;62:353-71.
18. Wang AH, Wang YY, Yao Y, Xu ZZ, Zhou L, Wang L, et al. Summary of 615 patients of chronic myeloid leukemia in Shanghai from 2001 to 2006. Journal Experimental Clinical Cancer Research 29:20, 2010 (http://www.jeccr.com/content/29/1/20).
19. Zago MA. The evaluation of spleen function in man. Braz J Med Biol Res. 1989;22:159-69.

capítulo · 10

O Paciente com Linfonodomegalia

Roberto Passetto Falcão

INTRODUÇÃO

Os linfonodos são aglomerados estruturados de linfócitos envolvidos por uma cápsula de tecido fibroso, que recebem os vasos linfáticos aferentes que drenam a linfa para o seio subcapsular. Os gânglios possuem uma camada cortical com os folículos linfoides, sendo que alguns destes possuem uma área central denominada de centros germinativos. Os folículos sem centros germinativos são denominados de primários, e os com centros são chamados de secundários. A camada interna ou medular contém linfócitos e macrófagos mais esparsos e próximos de sinusoides vasculares e linfáticos. Os linfáticos eferentes estão localizados no hilo dos linfonodos. Cada gânglio linfático possui também um vaso sanguíneo aferente e outro eferente, que são os responsáveis pelo suprimento de sangue. A distribuição dos linfócitos T e B não é homogênea. Assim, os linfócitos T localizam-se predominantemente na área parafolicular situada entre os folículos e no córtex profundo. Por outro lado, os folículos são ricos em linfócitos B (Figura 10.1).

O aumento do tamanho dos gânglios é uma manifestação clínica comum, que ocasiona grande preocupação aos pacientes. É frequente em doenças hematológicas, mas aparece também em doenças infecciosas, em doenças autoimunes, em reações ao uso de medicamentos, em metástases carcinomatosas e em outras doenças em que o mecanismo fisiopatológico não é bem conhecido. Em pacientes com menos de trinta anos de idade, a linfoadenopatia, em mais de 80% dos casos, é reacional (infecções). Entretanto, nos pacientes com mais de trinta anos, o aumento determinado por causas reacionais ocorre em apenas 40% dos casos. Ademais, pacientes com mais de cinquenta anos têm probabilidade de 80% de ter neoplasia. A presença de febre, em pacientes jovens, geralmente sugere infecções (linfomas são exceções). Por outro lado, sintomas sistêmicos como perda de peso, sudorese noturna e febre baixa em um paciente com linfadenopatia localizada sugerem o diagnóstico de linfoma.

A primeira pergunta a ser respondida em um caso com linfadenomegalia é o tamanho a partir do qual um linfonodo aumentado é considerado anormal. Esta resposta não é simples, pois não existem parâmetros exatos para essa definição. O limite varia com a idade e a ocupação do paciente, a localização dos gânglios, a duração e a progressão da linfadenomegalia. Usualmente, crianças e adolescentes têm mais gânglios palpáveis do que os adultos; aumento de gânglios inguinais são frequentes, devido a ferimentos nos pés e a infecções por dermatófitos; aumento de gânglios epitrocleares e axilares são mais comuns em trabalhadores braçais, devido a ferimentos nas mãos. Em condições de normalidade, os únicos gânglios palpáveis, em adultos, são os da região inguinal, onde linfonodos de 0,2 a 2,0 cm são encontrados abaixo do ligamento inguinal e no triângulo femoral. Em crianças, gânglios pequenos, de 0,5 a 1,0 cm, são usualmente palpáveis na região cervical. A palpação deve ser realizada com o paciente em uma posição relaxada, usando a polpa digital dos dedos indicador e médio, movimentando a pele sobre os tecidos adjacentes e não os dedos sobre a pele, com aumento progressivo da pressão. O examinador deve definir a dimensão em dois eixos, de um lado ao outro e de cima até embaixo. Linfonodos pequenos, móveis e indolores são usualmente encontrados em indivíduos normais. Outro ponto a ser considerado é que nem sempre massas palpáveis são gânglios: abscessos (particularmente periodontais), cistos de tireoide, glândulas salivares, cistos do ducto tireoglosso podem estar presentes no pescoço; hérnias inguinais e aneurismas vasculares nas virilhas podem ser confundidos com gânglios.

CARACTERÍSTICAS DOS GÂNGLIOS

A avaliação inicial de um paciente com linfadenomegalia inclui um exame físico completo. A **localização**, o **tamanho** do linfonodo em duas dimensões (geralmente quanto maior o **tamanho** maior é a probabilidade de ser neoplásico), a sua **consistência**, a **adesão** ou não a planos profundos, a **sensibilidade** (gânglios dolorosos têm

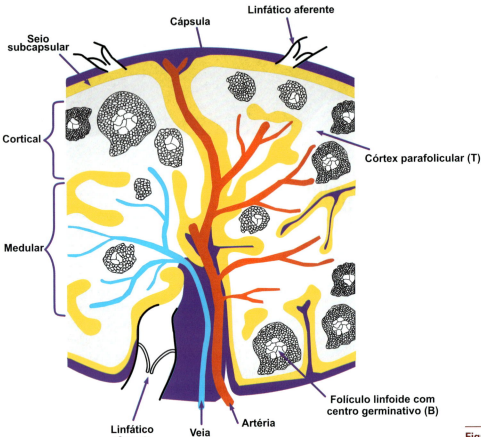

Figura 10.1 Estrutura do linfonodo.

menos probabilidade de serem cancerosos), a **fistulização** e a presença de sinais **inflamatórios** devem ser avaliados. Além disso, o exame das áreas de drenagem dos gânglios afetados deve ser cuidadosamente realizado. Assim, a linfadenopatia occipital deve ser acompanhada do exame do couro cabeludo; a supraclavicular do exame do aparelho respiratório e do retroperitôneo; aumento de gânglios submandibulares ou submentonianos recomendam o exame cuidadoso de cabeça e pescoço.

A **localização** dos gânglios fornece pistas importantes para a identificação da causa da linfadenomegalia (Tabela 10.1). Assim, a linfadenomegalia generalizada ocorre nas leucemias agudas, nas leucemias linfoides crônicas, nos linfomas não Hodgkin, na sarcoidose, no lúpus eritematoso sistêmico, nas reações a drogas, e em algumas infecções. Nas doenças infecciosas, o envolvimento costuma ser regional, comprometendo as áreas de drenagem dos locais envolvidos. Nas metástases de carcinomas, a localização do gânglio comprometido pode ajudar na elucidação do diagnóstico do tumor primário. Assim, o aumento de gânglios supraclaviculares está geralmente associado a metástases tumorais ou a linfomas. O aparecimento do gânglio sentinela de Virchow, caracterizado pela consistência endurecida e localização na região supraclavicular esquerda, está geralmente associado a neoplasia gastrointestinal.

A **consistência** dos gânglios pode ajudar no estabelecimento da etiologia. Assim, gânglios duros, indolores, aderentes a planos profundos ou formando um plastrão são encontrados em carcinomas metastáticos; os gânglios nas leucemias e linfomas têm consistência firme e são indolores; gânglios firmes e dolorosos são encontrados em áreas de drenagem de infecções bacterianas; na paracoccidioidomicose os gânglios costumam ceder à pressão dos dedos, indicando um conteúdo líquido no seu interior.

Na linfadenomegalia infecciosa pode haver a formação de pus, que pode ser seguida da sua drenagem espontânea através de uma fístula. Os gânglios que mais frequentemente supuram são os cervicais e os inguinais superficiais, e menos frequentemente os axilares. Entre as causas mais comumente associadas ao fenômeno temos: infecções estreptocócicas e estafilocócicas, tuberculose, paracoccidioidomicose, cancro mole, esporotricose e tularemia.

Entretanto, nenhuma dessas características é diagnóstica, e a biópsia e outros exames complementares são fundamentais para o estabelecimento do diagnóstico. A biópsia por **aspiração com agulha fina** nunca deve ser a primeira opção. Ela pode ser útil quando o diagnóstico de neoplasia já foi anteriormente estabelecido e agora existe a suspeita de recaída ou de metástase.

O diagnóstico preciso da causa da linfadenomegalia tem início com escolha do gânglio a ser biopsiado. Os gânglios maiores são usualmente os mais desejáveis. Se presentes, gânglios cervicais baixos e supraclaviculares são particularmente recomendados. Sempre que possível, os gânglios

Tabela 10.1

▶ Causas de aumento de linfonodos relacionadas às regiões comprometidas.

Região	Etiologia
Generalizada (em mais de duas cadeias separadas)	Neoplasias (linfomas, LLC, leucemias agudas), infecções (CMV, mononucleose, sífilis secundária), sarcoidose, LES, hipertireoidismo, reação a drogas
Mediastinal	Linfomas (Hodgkin e não Hodgkin), sarcoidose, tuberculose, carcinoma de pulmão, histoplasmose
Hilo pulmonar	Carcinoma de pulmão (unilateral), sarcoidose, tuberculose, paracoccidioidomicose, histoplasmose
Intra-abdominal ou retroperitoneal	Linfomas, carcinomas metastáticos, tuberculose, paracoccidioidomicose
Occipital	Infecções do couro cabeludo, rubéola, picadas de insetos, LLC ou metástases
Auricular ■ Posterior ■ Anterior	Rubéola, síndromes oculoglandulares Infecções de pálpebras e conjuntivas
Cervicais	Toxoplasmose, infecções de faringe e cavidade oral, adenoviroses, linfomas, tuberculose, paracoccidioidomicose, linfomas, HIV
Supraclavicular	Linfomas, metástases de carcinomas pulmonares, gastrointestinais e retroperitoniais
Axilares	Linfomas; infecções, mordidas e traumas de braços e mãos; carcinoma de mama; brucelose; esporotricose
Epitrocleares	Unilateral: infecções das mãos, linfomas, tularemia Bilateral: sífilis secundária, sarcoidose, viroses em crianças
Inguinais	Doenças sexualmente transmissíveis, linfomas, metástases carcinomatosas de pélvis e neoplasias ginecológicas, infecções de pernas e pés

LES: Lúpus Eritematoso Sistêmico. CMV: Citomegalovírus. LLC: Leucemia Linfoide Crônica.

inguinais devem ser evitados. Outra prática recomendável é encaminhar a um cirurgião experiente, para que extraia um gânglio representativo e por inteiro.

Uma vez retirado o gânglio, há duas opções. A primeira requer contato imediato com o patologista. Ele pode estar na sala cirúrgica, acompanhando o procedimento (ideal) ou alcançável em, no máximo, dez minutos. Neste caso, encaminhe o material ao patologista em um recipiente de boca larga, sem nenhuma substância. Nunca enrole em gaze ou coloque em solução salina. Ao receber o material a fresco, o patologista terá a oportunidade de seguir a seguinte rotina: 1) cortar o gânglio ao meio e realizar *imprints*. Estes podem ser secados ao ar (*air-dried*) para serem corados pelo Giemsa ou fixados, imediatamente, em álcool a 95° para realizar outras colorações (HE, PAS, Prata, entre outras); 2) um pequeno pedaço pode ser encaminhado para cultura (germes comuns e específicos); 3) outro fragmento deve ser gentilmente amassado e colocado em solução salina para a obtenção de células em suspensão, que podem ser avaliadas pela citometria de fluxo; 4) outra fração deve ser congelada em nitrogênio líquido ou em freezer a 80 °C, para preservação do RNA e DNA; 5) finalmente, o restante será cortado em fatias bem finas

e fixado em formol tamponado a 10%. Se houver material suficiente, deve-se utilizar também um fixador mercurial (B5, por exemplo).

A segunda, caso não haja disponibilidade imediata do patologista, solicite ao cirurgião que seccione o gânglio ao meio e o coloque em um recipiente de boca larga com formol tamponado a 10%, em volume cinco vezes maior que o do gânglio biopsiado. É muito importante que o material fique embebido pelo fixador por todos os lados. Se você quiser realizar os *imprints* antes da fixação, peça ao patologista para orientá-lo, pelo menos, na primeira vez.

O material mal fixado provoca artefatos que prejudicam a análise adequada. Assim, é essencial destacar alguns aspectos deste procedimento.

1. Se não houver certeza da disponibilidade do patologista para receber pessoalmente o material em tempo hábil, opte por fixar o material em formol tamponado a 10%. É melhor garantir uma boa fixação. Lembre-se de que o ótimo é inimigo do bom.

2. Seccionar o gânglio ao meio é imprescindível para uma boa fixação, pois a cápsula íntegra impede a penetração do formol.

3. Atualmente, o diagnóstico do tipo de linfoma é dependente do exame imuno-histoquímico, e o formol tamponado é o mais apropriado para obtermos reações adequadas.

4. Se o fragmento for pequeno, a prioridade é sempre uma fixação adequada. A realização dos *imprints* nunca prejudica o material. Se este não for suficiente para todos os procedimentos, deve-se determinar a rotina mais apropriada a cada caso. Por exemplo, se for um caso de febre de origem obscura, priorizar a cultura. Se for um caso sabidamente de difícil diagnóstico, é preferível estocar o material congelado para estudos por técnicas de biologia molecular.

5. O material pode ficar indefinidamente no formol tamponado a 10%. Basta lembrar que as peças estudadas por Thomas Hodgkin (1828) são mantidas neste fixador até hoje e já foram objeto de estudos recentes, inclusive de imuno-histoquímica. Entretanto, nos fixadores à base de mercurial a permanência do material deve ser curta e, por este motivo, esses fixadores devem ser manipulados somente por patologistas. Embora o fixador mercurial permita a observação ótima de detalhes nucleares, ele restringe a aplicação de estudos imunológicos. Portanto, se estiver sozinho, lembre-se de que a prioridade número um é a fixação em formol.

Outra decisão difícil é o momento oportuno para a realização da **biópsia**. Assim, linfadenomegalias com duração prolongada (três a quatro semanas), de curso progressivo ou muito volumosas, ou de consistência muito endurecida, ou localizadas em cadeias supraclaviculares devem ser biopsiadas se os exames para as causas infecciosas, inflamatórias e hematológicas forem negativos ou inconclusivos. Estes incluem exames radiológicos, reações sorológicas, exames microbiológicos, o exame hematológico e, eventualmente, o aspirado de medula óssea. A biópsia de medula óssea deve ser realizada somente após a realização desses exames.

CAUSAS DE LINFONODOMEGALIA

Os linfonodos são estruturas de defesa e contêm, basicamente, linfócitos e macrófagos, que são células essenciais dos fenômenos de imunidade celular e humoral. Os linfonodos são os locais onde ocorrem a maior parte da interações entre as células do sistema imunológico e os antígenos. Os antígenos são fagocitados pelos macrófagos e nos proteassomos são transformados em fragmentos menores, que migram para a superfície da membrana; em interação com as moléculas HLA classe I, são apresentados aos linfócitos T e B existentes nas suas proximidades, nos gânglios. Assim, uma das causas mais frequentes de linfadenomegalia é a determinada pela hiperplasia reacional linfoide e macrofágica associada a infecções, em que o micro-organismo pode ou não estar presente no gânglio. Além disso, pode ocorrer hiperplasia linfoide associada às doenças autoimunes, reações a drogas e à deposição de imunocomplexos. Nessas hiperplasias, a arquitetura do gânglio linfático é preservada. Por outro lado, o depósito de substâncias em macrófagos, como ocorre nas lipidoses e na amiloidose, também determina o aumento do gânglio linfático, embora a esplenomegalia seja o sinal clínico mais evidente. A infiltração por células neoplásicas hematopoéticas, como ocorre nas leucemias e linfomas ou na invasão por metástases, também constitui um mecanismo importante. Finalmente, existem doenças de causas desconhecidas que apresentam linfadenomegalia proeminente. A Tabela 10.2 lista as causas mais comuns de linfadenomegalia.

▶ Reacionais: infecções

Infecções causadas por diferentes micro-organismos podem causar linfadenomegalia, geralmente acompanhada de febre. O aumento ganglionar pode ser localizado ou generalizado, e a sua duração pode ser prolongada, como acontece na tuberculose e na paracoccidioidomicose, ou curta, como observado na maioria das viroses. O micro-organismo pode estar presente no gânglio, como na tuberculose e na paracoccidioidomicose, ou o aumento pode ser consequência da resposta imune, sem a presença do agente causal, como ocorre na Aids, na sífilis secundária, e na mononucleose infecciosa. Os exames clínico e hematológico conduzem, na maioria dos casos, à hipótese diagnóstica, que deve ser confirmada por exames de imagem e de reações sorológicas específicas. Raramente a biópsia do gânglio é necessária e, quando efetuada, mostra a preservação da estrutura do órgão.

Não infecciosas ou inflamatórias

Os gânglios podem aumentar em doenças autoimunes, em reações de hipersensibilidade a drogas, em que o exemplo mais comum é o hidantoinato (mas também agentes antitireoidianos e isoniazida), e em doenças inflamatórias, como a sarcoidose.

O aumento de gânglios é observado em 50% dos casos de lúpus eritematoso sistêmico durante a sua evolução, embora no início da doença seja detectado em menos de 10% dos pacientes. Na síndrome de Felty, a artrite reumatoide é acompanhada de esplenomegalia, neutropenia e linfadenopatia. Na síndrome de Sjögren, os sintomas decorrentes da infiltração das glândulas salivares e lacrimais podem estar associados ao aparecimento de agregados linfoides extraglandulares, denominados pseudolinfomas, que têm curso benigno. O diagnóstico de hipersensibilidade ao hidantoinato é fácil de ser feito, bastando a observação do comportamento da linfadenomegalia após a retirada do medicamento. A sarcoidose é uma doença de adultos jovens, que envolve múltiplos órgãos como os pulmões, a pele, os olhos e o sistema nervoso. O achado de adenopatia hilar simétrica em um paciente assintomático é sugestivo da doença; os gânglios superficiais são normais.

Tabela 10.2

▶ Causas de linfonodomegalia.

Reacionais

Infecciosas (hiperplasia linfoide ou de macrófagos)*

1. Bacterianas: estreptococos, estafilococos, *Brucella*, tularemia, *Listeria*, *Pasteurella pestis*, *Haemophilus ducreyi*, sífilis, leptospirose
   - a) Aumento dos gânglios em áreas de drenagem: furúnculos, infecção da cavidade oral, cancro sifilítico
   - b) Aumento generalizado: septicemia, endocardite bacteriana
2. Virais: CMV, Epstein-Barr (mononucleose infecciosa), varicela zoster, rubéola, HIV, hepatite A, vaccinia, sarampo
3. Fungos: histoplasmose, paracoccidioidomicose
4. Micobactérias: tuberculose, lepra
5. Clamídia: linfogranuloma venéreo
6. Parasitas: toxoplasmose, calazar, filaríase

Não infecciosas e inflamatórias

Doenças autoimunes (lúpus eritematoso sistêmico, artrite reumatoide, síndrome de Sjögren, dermatomiosite, tireoidite de Hashimoto), reação a drogas (hidantoinato), sarcoidose

Doenças neoplásicas

1. Metástases carcinomatosas: mama, pulmão, rins, próstata, melanoma, cabeça e pescoço, trato gastrointestinal, tumores de células germinativas
2. Doenças hematológicas
   - Linfomas
     - Doença de Hodgkin
     - Linfomas não Hodgkin
   - Leucemias
     - Agudas: linfoides e mieloides
     - Crônicas:
       - linfoides: leucemia linfocítica crônica, tricocitoleucemia, leucemia prolinfocítica T
       - mieloide: leucemia mieloide crônica em transformação

Infiltrativas não neoplásicas: doença de Gaucher, Niemann-Pick, amiloidose

Doenças de causas desconhecidas com linfoadenopatia proeminente

Histiocitoses
Linfoadenite dermatopática
Doença de Kikuchi
Síndrome de Kawasaki

* Pode haver ou não infecção no linfonodo.

▶ Doenças neoplásicas – metástases

O envolvimento de linfonodos regionais por células tumorais é bastante frequente em alguns carcinomas e em outros tumores. A extensão desse comprometimento constitui um dos elementos do estadiamento, e tem importância prognóstica. A retirada cirúrgica dos gânglios comprometidos tem pouco impacto na sobrevida, embora tenha importância no controle local da doença. Os gânglios têm consistência endurecida, não são dolorosos, e são aderentes a planos profundos e a outros gânglios. Os tumores que mais frequentemente infiltram os gânglios são os carcinomas de mama (gânglios axilares), pulmão (mediastinal, hilar, supraclavicular), rins, próstata (abdominais e retroperitoneais), cabeça e pescoço (cervicais, geralmente unilaterais),

e os do trato gastrointestinal (supraclavicular, o gânglio de Virchow). O melanoma, tumores de células germinativas (retroperitoneais e abdominais) e o neuroblastoma também podem infiltrar os gânglios.

Muitas vezes os gânglios são comprometidos mesmo antes de a localização do tumor primário ser conhecida. Assim, a infiltração pelo melanoma pode ocorrer em qualquer região, antes do diagnóstico da lesão de pele. Linfadenomegalia cervical pode aparecer antes do reconhecimento de um tumor do trato aéreo-digestivo. Comprometimento de gânglios supraclaviculares estão associados a adenocarcinoma de pulmão, mama ou trato gastrointestinal (mais comumente à esquerda). Metástases de adenocarcinoma em gânglios axilares unilaterais geralmente originam-se na mama, em mulheres, ou no pulmão, em ambos os sexos. Adenopatia inguinal isolada sugere metástase de adenocarcinoma ou carcinoma de células escamosas de genitália, pele dos membros inferiores ou estruturas anorretais.

Doenças hematológicas

A linfadenomegalia é um dos achados clínicos mais comum em pacientes com doenças hematológicas, e a sua associação ou não com a esplenomegalia constitui um elemento clínico importante para o diagnóstico (ver Tabela 2 do Capítulo 9, "O paciente com esplenomegalia"). Assim, na **doença de Hodgkin**, o enfartamento ganglionar inicial é supradiafragmático, geralmente cervical, em mais de 80% dos casos. Com a progressão da doença, outras cadeias são comprometidas e o estadiamento leva em conta a extensão desse comprometimento. Nos **linfomas não Hodgkin**, a linfadenopatia é também o achado mais característico. O comprometimento da cadeia cervical ocorre em aproximadamente 50% dos casos. Nos linfomas de baixo grau proliferativo, a linfadenopatia pode ser localizada ou generalizada e as cadeias retroperitoneais, mesentéricas e pélvicas podem estar comprometidas. Nos linfomas de grau intermediário ou de alto grau proliferativo, a linfadenopatia pode ocorrer de forma isolada ou associada a comprometimento extranodal (pele e gastrointestinal).

Nas **leucemias agudas** ocorre infiltração dos gânglios com o consequente aumento dos mesmos. Na leucemia linfoide aguda, a adenomegalia é encontrada em 75% dos pacientes, enquanto nas leucemias mieloides agudas ela é rara. Na **leucemia linfoide crônica** o aumento de gânglios, geralmente generalizado, é observado em 70% dos casos ao diagnóstico. A maioria dos pacientes é assintomática e o diagnóstico ocorre em um exame de rotina. Os gânglios são geralmente pequenos, mas podem ser muito volumosos. Nas duas situações eles têm consistência normal, sendo móveis e indolores. Na **tricoleucemia**, a linfadenomegalia periférica é rara e, quando presente, os gânglios são pequenos; entretanto, linfadenopatia abdominal pode ser encontrada. Na **leucemia prolinfocítica T**, a adenomegalia é encontrada em 50% dos casos; na prolinfocítica B, a adenomegalia é rara, ao contrário da esplenomegalia, que é característica da doença. Na leucemia mielocítica crônica, a adenomegalia é rara na forma crônica da doença e o seu aparecimento está associado com a mudança para a fase acelerada.

▶ Doenças infiltrativas não neoplásicas

Esse grupo é constituído por doenças em que o aumento dos gânglios é determinado pelo acúmulo de substâncias nos macrófagos. A amiloidose é caracterizada pela deposição de substância amiloide em vários órgãos, incluindo os linfonodos. Muitas vezes a adenomegalia, que não é dolorosa, podendo ser difusa ou localizada, é a manifestação inicial da doença. O diagnóstico é feito em material de biópsia, que revela a deposição de material fibrilar. A doença de Gaucher é causada pela deficiência da atividade de uma hidrolase lisossomal que resulta na deposição de glicocerebrosídeos nos macrófagos do baço, do fígado, da medula óssea e dos gânglios. O achado do exame físico mais comum é a esplenomegalia; o enfartamento ganglionar é menos comum e nunca aparece isoladamente. Na doença de Niemann-Pick existe um acúmulo de esfingomielina e colesterol nos macrófagos, que resulta em hepatoesplenomegalia e enfartamento ganglionar moderado.

▶ Doenças de etiologia desconhecida com linfoadenopatia proeminente

Existem doenças, relativamente raras, em que a linfoadenopatia é proeminente, mas a etiologia é desconhecida, embora algumas possam ser consideradas pré-malignas.

A **síndrome de Kawasaki** é uma doença de crianças e adultos jovens caracterizada pela presença de conjuntivite, lesões cutâneas e febre. A linfadenomegalia aparece em 75% dos casos, localiza-se na região cervical, e é usualmente unilateral.

As **histiocitoses** são caracterizadas pela proliferação de histiócitos, que podem ser normais ou malignos, e linfadenopatia proeminente, que pode ser localizada ou generalizada. O comprometimento cutâneo ocorre frequentemente. Elas podem ser divididas nas histiocitoses em que as células envolvidas são os histiócitos de Langerhans, denominadas histiocitoses X (de etiologia desconhecida), e aquelas em que as células são histiócitos não Langerhans. Na histiocitose X temos o granuloma eosinofílico, a síndrome de Hand-Schüller-Christian, e a doença de Letterer-Siwe. No segundo grupo incluem-se a linfo-histiocitose eritrofagocítica familiar, a síndrome hemofagocítica associada a infecções, a histiocitose sinusal (Rosai Dorfman), a histiocitose maligna, a linfadenite histiocítica necrotizante (doença de Kikuchi) e a granulomatose linfomatoide.

REFERÊNCIAS CONSULTADAS

1. Asano S. Granulomatous lymphadenitis. J Clin Exp Hematop. 2012;52:1-16.
2. Davenport M. ABC of general surgery in children. Lumps and swellings of the head and neck. BMJ. 1996;312:368-71.
3. Dickson PV, Davidoff AM. Malignant neoplasms of the head and neck. Sem Pediat Surg. 2006;15:92-8.
4. Freedman A. Follicular lymphoma: 2012 update on diagnosis and management. Am J Hematol. 2012;87:988-95.
5. Sekine T, Amano Y, Hidaka F, Takagi R, Machida T, Naito Z, et al. Hepatosplenic and muscular sarcoidosis: characterization with MR imaging. Magn Reson Med Sci. 2012;11:83-9.
6. Shankland KR, Armitage JO, Hancock BW. Non-Hodgkin lymphoma. Lancet. 2012;380:848-57.
7. Townsend W, Linch D. Hodgkin's lymphoma in adults. Lancet. 2012;380:836-47.

Tratado de Hematologia

capítulo • 11

O Paciente com Manifestações Hemorrágicas

Elbio Antonio D'Amico • Patrícia Lima Junqueira

INTRODUÇÃO

Com frequência, ao hematologista é solicitada a avaliação de pacientes com manifestações hemorrágicas, que podem ocorrer espontaneamente ou após traumatismos de intensidade variável. Em outras ocasiões, esse pedido é motivado devido a resultados de exames laboratoriais, que indicariam uma tendência hemorrágica. Como em qualquer área da medicina, a correta abordagem semiológica do paciente com manifestações hemorrágicas deve seguir os padrões estabelecidos para uma avaliação clínica adequada, que consiste de história clínica detalhada, avaliação cuidadosa das formas e tipos de sangramentos presentes, e exame físico geral minucioso.[1-3]

HISTÓRIA CLÍNICA

A história de sangramento espontâneo ou excessivo após um traumatismo sugere a presença de uma anormalidade da hemostasia. Contudo, deve-se ter em consideração que as informações sobre algumas manifestações hemorrágicas, como epistaxe, equimose, sangramento após ferimentos cortantes e sangramento menstrual são difíceis de serem definidas como anormais, já que apresentam componentes subjetivos, o que implica na necessidade de sua caracterização detalhada.[4]

O clínico necessita de uma série de informações que auxiliam sua avaliação e oferecem melhor fundamento para os exames laboratoriais que serão solicitados:

a) A idade de início do sangramento permite distinguir entre doenças hereditárias e adquiridas. Contudo, algumas doenças hereditárias, como a telangiectasia hemorrágica hereditária, podem ter expressão clínica tardia.[5,6]

b) **Gênero e história familiar:** algumas doenças são recessivas e ligadas ao cromossomo X, como as hemofilias e a síndrome de Wiskott-Aldrich, ocorrendo quase que exclusivamente nos homens; outras doenças hemorrágicas são autossômicas, dominantes ou recessivas, como doença de von Willebrand, síndrome de Bernard-Soulier, trombastenia de Glanzmann e anomalia de May-Hegglin.

c) **Local de sangramento:** cutâneo, mucoso (respiratório, oral, gastrointestinal, urinário, genital), muscular, articular, intraparenquimatoso (cerebral, hepático, esplênico), intracavitário (abdominal, pleural).

d) **Modo de aparecimento da(s) manifestação(ões) hemorrágica(s):** o aparecimento súbito de fenômenos hemorrágicos, principalmente quando acompanhados de sintomas gerais, é próprio das doenças adquiridas; na púrpura trombocitopênica as manifestações hemorrágicas comumente surgem em episódios, com frequente observação de lesões purpúricas recentes ao lado de lesões mais antigas, enquanto que na púrpura anafilactoide as manifestações hemorrágicas purpúricas tendem a ser disseminadas e homogêneas.[7]

e) **Características do sangramento:** como mostra a Tabela 11.1, alguns aspectos das manifestações hemorrágicas podem sugerir a presença de alterações da hemostasia primária ou de distúrbios da coagulação. Assim, a presença de petéquias sugere fortemente a ocorrência de anormalidade da hemostasia primária; contudo, a presença de petéquia palpável é sinal de vasculite. Já as hemartroses e os hematomas musculares são mais característicos de anormalidades da coagulação.[8]

f) **Presença ou ausência de fator desencadeante para o sangramento:** devem ser obtidas informações sobre a resposta hemostática diante de fatores traumáticos, tais como: cirurgia, procedimentos odontológicos, injeções, traumatismos e escovação dentária. As extrações dentárias fornecem informações úteis sobre os mecanismos hemostáticos, uma vez que as regiões com sangramento estão associadas com ossos rígidos, onde nem sempre é possível exercer compressão local. Por esse motivo, o sangramento observado após exo-

Tabela 11.1

▶ Diagnóstico diferencial do paciente com manifestações hemorrágicas e trombocitopenia isolada.

Teste	Resultado	Diagnósticos diferenciais
Contagem plaquetária	Reduzida	■ exclusão de pseudotrombocitopenia
Tempo de protrombina	Normal	■ destruição plaquetária aumentada ■ redução da produção de plaquetas
Tempo de tromboplastina parcial ativada	Normal	■ hiperesplenismo ■ hemodiluição ■ algumas trombocitopenias hereditárias

dontia de um dente incisivo tem significado maior do que após um dente molar.[4] De modo geral, admite-se que a presença de sangramento imediato seja sugestiva de alteração da hemostasia primária, enquanto que nas coagulopatias os sangramentos são tardios.[8] No caso da deficiência hereditária do fator XI, deve ser enfatizado que os sangramentos geralmente não são espontâneos, ocorrendo com mais frequência em superfícies mucosas, onde a atividade fibrinolítica é fisiologicamente exacerbada.[9] Além do que foi mencionado, deve ser pesquisada a presença de sangramento tardio, ou seja, aquele que ocorre horas após um evento traumático, uma situação descrita na deficiência do fator XIII, na deficiência de α-2 antiplasmina e na doença da plaqueta de Quebec.[10-12]

g) **Presença de outra condição mórbida associada:** a história de nefropatia, hepatopatia, doenças mieloproliferativas, disproteinemia, síndrome mielodisplásica ou leucemia aguda sugerem a presença de uma anormalidade adquirida da hemostasia.

h) **Uso de medicamentos, fitoterápicos, chás e dieta:** a história de ingestão medicamentosa e alimentar é fundamental, já que pode ser causa de trombocitopenia, trombocitopatia e alterações da coagulação.[8]

i) **Piora das manifestações hemorrágicas em associação com a ingestão medicamentosa:** alguns pacientes relatam agravamento dos sangramentos, em geral cutâneos e/ou mucosos, após a ingestão de ácido acetilsalicílico e drogas antidepressivas.

j) **Nas mulheres, história menstrual e sangramento pós-parto:** como na quantificação dos sangramentos menstruais existem componentes subjetivos, alguns autores advogam métodos que permitam quantificação objetiva do volume sanguíneo perdido, sendo que para essa finalidade seria útil o emprego dos gráficos pictóricos para avaliação do sangramento menstrual.[13,14]

k) **Doenças e procedimentos recentes** (infecções, traumas, cirurgias).

l) **Transfusões sanguíneas recentes:** o desenvolvimento de trombocitopenia cinco a dez dias após a transfusão de hemocomponentes irá sugerir fortemente o diagnóstico de púrpura pós-transfusional.

m) **História sexual e social:** visando a considerar a possibilidade de doenças virais causadoras de trombocitopenia.

EXAME FÍSICO

O exame físico do paciente com manifestações hemorrágicas deve ser meticuloso, incluindo a avaliação do estado geral e das manifestações hemorrágicas existentes.[1] Já durante as medidas dos sinais vitais do paciente será possível estimar o estado geral, fornecendo uma perspectiva das condições de saúde. O exame geral dará informações sobre alterações associadas a doenças crônicas, como coloração da pele, perda de tecido subcutâneo e muscular. Deve ser feito cuidadoso e detalhado exame da pele visando à evidenciação de petéquias, lesões purpúricas, equimoses, telangiectasias e outros sinais de doenças hemorrágicas. A avaliação deve incluir os leitos ungueais e as áreas perioral e sublingual.[3] Os sangramentos cutâneos são os mais comuns e as manifestações hemorrágicas mais importantes. Emprega-se o termo geral **púrpura** para os sangramentos cutâneos,[15] que podem ser classificados em petéquias (diâmetro inferior a 2 mm), lesões purpúricas (diâmetro de 3-4 mm) e equimoses (tamanho superior a 2 cm), de acordo com seu tamanho.[1] Equimoses pós-traumáticas são frequentes e consideradas normais, porém sua ocorrência espontânea, particularmente quando extensas e no tronco, ou de maneira exagerada após trauma, pode ser indício de doença subjacente. Em paciente com doença hemorrágica, o uso de determinados medicamentos ou suplementos nutricionais com atividade antiplaquetária pode aumentar o aparecimento de equimoses e de outros sangramentos.[16]

O exame dos olhos deve incluir não somente a pesquisa de icterícia, mas ainda de fístulas arteriovenosas e outras anormalidades vasculares, petéquias, lesões purpúricas e telangiectasias conjuntivais.[3] O exame de fundo de olho deve ser feito, com procura de sinais de hemorragia, exsudatos, fístulas arterio-venosas e petéquias, enfatizando-se que a presença destas últimas em pacientes com púrpura trombocitopênica imune é sinal de maior risco de hemorragia intracraniana. As mucosas oral e nasal devem ser examinadas detalhadamente, com pesquisa de sinais de defeitos vasculares, além de petéquias, lesões purpúricas, vesículas hemorrágicas e telangiectasias.

O exame físico geral também deve ser cuidadoso e detalhado, uma vez que a presença de organomegalias, linfadenomegalias e dores ósseas indicariam a presença de doença subjacente responsável pelas manifestações hemorrágicas.

AVALIAÇÃO LABORATORIAL

Não há método laboratorial que, empregado isoladamente, permita a avaliação de todo processo hemostático. Porém, o uso de uma combinação de testes laboratoriais possibilita o estudo dos vários componentes da hemostasia. Os testes que estimam a hemostasia primária (vasos e plaquetas) incluem o tempo de sangramento, contagem plaquetária e agregação plaquetária. O estudo da coagulação é realizado por meio do Tempo de Protrombina (TP), Tempo de Tromboplastina Parcial Ativada (TTPA), Tempo de Trombina (TT) e quantificação do fibrinogênio. Frequentemente, outros testes são necessários, como quantificação dos D-dímeros, pesquisa dos inibidores fisiológicos da coagulação e pesquisa de inibidores da coagulação, alguns deles exigindo sua realização em laboratórios especializados.[17]

A investigação laboratorial inicial de um paciente com manifestações hemorrágicas deve ser direcionada pelas informações obtidas no exame clínico. Admite-se que as informações mais importantes podem ser obtidas com três testes laboratoriais: contagem plaquetária, Tempo de Protrombina (TP) e Tempo de Tromboplastina Parcial Ativada (TTPA) (Tabelas 1-5). Devido à sua simplicidade, disponibilidade e baixo custo, são testes adequados como métodos iniciais de triagem.[17] A contagem plaquetária é o teste com maior disponibilidade e reprodutibilidade para avaliar a hemostasia primária. Quando da presença de plaquetopenia, ela deve ser confirmada através da avaliação do esfregaço de sangue periférico a fim de ser excluída a presença de **pseudotrombocitopenia**. Esta é uma condição que ocorre em aproximadamente 0,1% dos adultos e decorre da aglutinação das plaquetas dependente do EDTA usado como anticoagulante. Sua presença é facilmente confirmada ao se encontrar número normal de plaquetas em amostra colhida com outro anticoagulante, como, por exemplo, o citrato.[18] O tempo de sangramento sofre influência de vários fatores, de modo que seu prolongamento pode ser resultado da sua realização não adequada, fragilidade cutânea e defeitos quantitativos ou qualitativos das plaquetas, incluindo uso de drogas antiplaquetárias.[19] O TTPA reflete os fatores da coagulação que participam das vias intrínseca e final comum da coagulação. Quando feito em associação com o TP, que avalia as vias extrínseca e final comum da coagulação, pode-se identificar a via acometida e qual(quais) fator(es) envolvido(s).[19] Com os resultados desses três testes iniciais é possível fazer uma hipótese diagnóstica e a indicação de testes diagnósticos definitivos.

Tabela 11.2

▶ Diagnóstico diferencial do paciente com manifestações hemorrágicas e trombocitose isolada.

Teste	Resultado	Diagnósticos diferenciais
Contagem plaquetária	Aumentada	■ síndrome mieloproliferativa ■ processo inflamatório e deficiência de ferro
Tempo de protrombina	Normal	
Tempo de tromboplastina parcial ativada	Normal	

Tabela 11.3

▶ Anormalidades da via extrínseca da coagulação.

Teste	Resultado	Diagnósticos diferenciais
Contagem plaquetária	Normal	■ deficiência adquirida do fator VII (deficiência de vitamina K, fase inicial de hepatopatias, uso de varfarina) ■ deficiência congênita do fator VII ■ inibidor adquirido para o fator VII ■ disfibrinogenemia ■ alguns casos de coagulação intravascular disseminada ■ algumas variantes de deficiência do fator X
Tempo de protrombina	Prolongado	
Tempo de tromboplastina parcial ativada	Normal	

Tabela 11.4

▶ Anormalidades da via intrínseca da coagulação.

Teste	Resultado	Diagnósticos diferenciais
Contagem plaquetária	Normal	■ deficiência hereditária do fator VIII ou fator IX ou fator XI ou fator XII ou precalicreína ou cininogênio de alto peso molecular ■ doença de von Willebrand ■ uso de heparina ■ presença de anticoagulante lúpico ■ algumas variantes de deficiência do fator X
Tempo de protrombina	Normal	
Tempo de tromboplastina parcial ativada	Prolongado	

Tabela 11.5

▶ Anormalidades da via final comum da coagulação.

Teste	Resultado	Diagnósticos diferenciais
Contagem plaquetária	Normal	■ deficiência de vitamina K ■ hepatopatias ■ uso de varfarina ■ uso de heparina ■ deficiência ou inibidor para fator X ou fator V ou fator II ou fibrinogênio ■ coagulação intravascular disseminada ■ disfibrinogenemia ■ presença de anticoagulante lúpico com hipoprotrombinemia
Tempo de protrombina	Prolongado	
Tempo de tromboplastina parcial ativada	Prolongado	

REFERÊNCIAS BIBLIOGRÁFICAS

1. Girolami A, Luzzatto G, Varvarikis C, Pellati D, Sartori R, Girolami B. Main clinical manifestations of a bleeding diathesis: an often disregarded aspect of medical and surgical history taking. Haemophilia. 2005;11:193-202.
2. Sramek A, Eikenboom JCJ, Briët E, Vandenbroucke JP, Rosendaal FR. Usefulness of patient interview in bleeding disorders. Arch Intern Med. 1995;155:1409-15.
3. Bick RL. Assessment of patients with hemorrhage. In: Bick RL, ed. Disorders of thrombosis and hemostasis clinical and laboratory practice. Chicago: American Society of Clinical Pathologists, 1992. p.27-33.
4. Bowie EJW, Jr CAO. Clinical and laboratory diagnosis of hemorrhagic disorders. In: Ratnoff OD, Forbes CD (eds.). Disorders of hemostasis. 2. ed. Philadelphia: W.B. Saunders Company, 1991. p.48-73.
5. Dupuis-Girod S, Bailly S, Plauchu H. Hereditary hemorrhagic telangiectasia: from molecular biology to patient care. J Thromb Haemost. 2010;8:1447-56.
6. Shovlin CL. Hereditary haemorrhagic telangiectasia: pathophysiology, diagnosis and treatment. Blood Rev. 2010;24:203-19.
7. Storti E, Mauri C. Malattie emorragiche. In: Storti E, Mauri C, eds. Le malattie del sangue. Milano: Casa Editrice Dr. Francesco Vallardi, 1958. p.2009-26.
8. Michelson AD. The clinical approach to disorders of platelet number and function. In: Michelson AD, ed. Platelets. 2 ed. Amsterdam: Academic Press, 2007. p.825-30.
9. Bolton-Maggs PHB. Factor XI deficiency – resolving the enigma? Hematology 2009 American Society of Hematology Education Program Book, 2009. p.97-105.

10. Bick RL. Hereditary coagulation protein defects. In: Bick RL (ed.). Disorders of thrombosis and hemostasis. Clinical and laboratory practice. Chicago: American Society of Clinical Pathologists, 1992. p.109-36.

11. Carpenter SL, Mathew P. Alpha-2 antiplasmin and its deficiency: fibrinolysis out of balance. Haemophilia. 2008;14:1250-4.

12. Diamandis M, Veljkovic DK, Maurer-Spurej E, Rivard GE, Hayward CPM. Quebec platelet disorder: features, pathogenesis and treatment. Blood Coagul Fibrinolysis. 2008;19:109-19.

13. Kadir RA, Economides DL, Sabin CA, Pollard D, Lee CA. Assessment of menstrual blood loss and gynaecological problems in patients with inherited bleeding disorders. Haemophilia. 1999;5:40-8.

14. Lee CA. Women and von Willebrand disease. Haemophilia. 1999;(Suppl. 2):38-45.

15. Piette WW. Hematologic diseases. In: Freedberg IM, Eisen AZ, Wolff K, Austen KF, Goldsmith LA, Katz SI, et al. (eds.) Fitzpatrick's Dermatology in general medicine. 5. ed. New York: McGraw-Hill, 1999. p.1867-81.

16. Konkle BA. Clinical approach to the bleeding patient. In: Colman RW, Marder VJ, Clowes AW, N. George J, Goldhaber SZ (eds.) Hemostasis and thrombosis basic principles and clinical practice. 5. ed. Philadelphia: Lippincott Williams & Wilkins, 2006. p.1147-58.

17. Rodgers GM. Diagnostic approach to the bleeding disorders. In: Greer JP, Foerster J, Lukens JN, Rodgers GM, Paraskevas F, Glader B (eds.) Wintrobe's Clinical Hematology. 11. ed. Philadelphia: Lippincott Williams & Wilkins, 2004. p.1511-28.

18. Haematology BCfSi. Guidelines for the investigation and management of idiopathic thrombocytopenic purpura in adults, children and pregnancy. Br J Haematol. 2003;120:574-96.

19. Kamal AH, Tefferi A, Pruthi RK. How to interpret and pursue an abnormal prothrombin time, activated partial thromboplastin time, and bleeding time in adults. Mayo Clin Proc. 2007;82(7):864-73.

capítulo · 12

O Paciente com Eritrocitose

Nelson Spector

DEFINIÇÕES

Nos últimos cem anos, a hematologia foi campo de algumas batalhas semânticas sangrentas, e as eritrocitoses são um bom exemplo. Alguns consideram eritrocitose e policitemia como sinônimos.[1] Outros consideram que o termo *policitemia* deve ser reservado para pacientes com aumento comprovado da massa eritrocitária, ao passo que *eritrocitose* deve ser entendida como um aumento na concentração de eritrócitos no sangue, evidenciada pelo número de hemácias, concentração de hemoglobina ou determinação do hematócrito. Para estes, a eritrocitose pode resultar do aumento da massa de eritrócitos (eritrocitose absoluta ou policitemia), ou de uma redução do volume plasmático (eritrocitose relativa ou espúria).[2] Por fim, há quem defenda o uso do termo policitemia exclusivamente para designar a doença mieloproliferativa clonal, que envolve as três linhagens celulares, conhecida no passado como doença de Vaquez-Osler ou eritremia ou *policitemia rubra vera*, e hoje denominada policitemia vera.[3]

Tradicionalmente, pacientes com hematócrito venoso persistentemente elevado (> 52% em homens e > 48% em mulheres, por mais de dois meses) eram avaliados para as possíveis causas de eritrocitose. O hematócrito era recomendado como parâmetro inicial porque se correlaciona melhor com a massa eritrocitária do que a concentração de hemoglobina. Também foi demonstrado que indivíduos com hematócrito acima de 60% em homens e 56% em mulheres apresentam, quase invariavelmente, aumento da massa eritrocitária.[4]

No entanto, a Organização Mundial da Saúde (OMS) propôs em 2001 as seguintes definições operacionais de eritrocitose:[5]

- hemoglobina > 18,5 g/dL em homens ou 16,5 g/dL em mulheres; *ou*
- hemoglobina ou hematócrito acima do percentil 99 do intervalo de referência para a idade, sexo e altitude de residência; *ou*

- hemoglobina > 17 g/dL em homens ou 15 g/dL em mulheres, desde que associada a aumento documentado e mantido de pelo menos 2 g/dL em relação aos valores anteriores daquele indivíduo, e que não seja atribuível à correção da deficiência de ferro; *ou, ainda,*
- aumento da massa eritrocitária de mais de 25% acima do valor médio normal estimado.

Embora esses critérios não tenham sido validados, eles foram reiterados na recente revisão dos critérios da OMS para o diagnóstico das neoplasias mieloproliferativas.[6]

CLASSIFICAÇÃO DAS ERITROCITOSES

▶ Eritrocitose absoluta

As doenças associadas à eritrocitose absoluta estão listadas na Tabela 12.1, e compreendem a grande maioria dos casos de eritrocitose.

A policitemia vera é uma alteração primária da medula óssea, ao passo que todas as outras são formas de eritrocitose secundária, nas quais a eritrocitose decorre usualmente de uma resposta fisiológica apropriada à hipóxia ou à produção excessiva de eritropoetina. Mais raramente, há formas congênitas associadas a mutações da hemoglobina ou outras moléculas. Em outros casos, a eritrocitose é associada à administração de eritropoetina exógena ou androgênios. Por fim, alguns pacientes apresentam eritrocitose absoluta de causa indefinida, e são categorizados como eritrocitose idiopática.

Nos Capítulos 31 e 32 são abordadas em profundidade as eritrocitoses secundárias e a policitemia vera.

▶ Eritrocitose relativa

Há duas formas de eritrocitose relativa, nas quais, por definição, não há aumento da massa eritrocitária. Ambas são **incomuns** na prática clínica. Uma delas, de instalação aguda ou subaguda, decorre da perda de líquidos corporais ou restrição da ingestão hídrica, que levam à redução do volume plasmático. São pacientes com vômitos persistentes, diarreia grave, diurese ou sudorese intensas, complicações pós-operatórias, e grandes queimaduras.

A outra é a **eritrocitose relativa crônica**, também conhecida como pseudopolicitemia, síndrome de Gaisböck, policitemia benigna, policitemia de estresse ou eritrocitose aparente. É uma condição mal caracterizada, que ocorre em pacientes com fatores associados tais como: fumo, alcoolismo, obesidade, hipertensão arterial e uso de diuréticos. Por definição, para firmar esse diagnóstico deve ser excluída a presença de hipóxia e de aumento da massa eritrocitária.

Tabela 12.1

▶ Classificação das eritrocitoses absolutas.*

Eritrocitose primária

- Policitemia vera

Eritrocitoses secundárias

Hereditárias

- Hemoglobinas com alta afinidade pelo oxigênio
- Deficiência de 2,3-bifosfoglicerato mutase
- Mediada por receptor de eritropoetina
- Eritrocitose de Chuvash (mutação VHL)

Adquiridas

- Mediadas por eritropoetina
  - Doenças com hipoxemia
  - Doença pulmonar obstrutiva crônica
  - *Shunts* cardiovasculares direita-esquerda
  - Envenenamento por monóxido de carbono
  - Eritrocitose do fumante
  - Apneia do sono e outras síndromes de hipoventilação
  - Doenças com hipóxia renal localizada
    - Estenose da artéria renal
    - Insuficiência renal crônica avançada
    - Hidronefrose
    - Cistos renais
  - Produção anômala de eritropoetina
    - Carcinoma hepatocelular
    - Hipernefroma
    - Hemangioblastoma cerebelar
    - Leiomiomas de útero
    - Feocromocitoma
    - Adenomas ou carcinomas da paratireoide

Induzida por drogas

- Administração de eritropoetina
- Administração de androgênios

Outras

- Eritrocitose pós-transplante renal
- Eritrocitose idiopática

* Modificado de McMullin *et al.*[3]

MANIFESTAÇÕES CLÍNICAS

A anamnese e o exame físico minuciosos são essenciais na avaliação do paciente com eritrocitose. Uma história familiar de eritrocitose aponta naturalmente para uma mutação hereditária (Tabela 12.1). O uso de androgênios ou eritropoetina deve ser questionado, particularmente em indivíduos que participam de atividades físicas vigorosas ou de competições esportivas.

Pacientes com eritrocitose secundária à doença pulmonar obstrutiva crônica são talvez os mais facilmente identificáveis. Além das manifestações peculiares, tais como dispneia, tosse crônica e alterações na semiologia torácica, esses pacientes são frequentemente cianóticos. A cianose se desenvolve quando há mais de 5 g/dL de hemoglobina desoxigenada em circulação, e sua coloração azulada/violácea difere do intenso rubor de pele e mucosas próprias do indivíduo com eritrocitose, mas sem hipóxia.

Diversos tumores podem apresentar produção anômala de eritropoetina (Tabela 12.1). A avaliação da causa da eritrocitose pode levar ao diagnóstico da neoplasia, mas por vezes as manifestações clínicas desses tumores estão presentes e ajudam no diagnóstico.

Indivíduos com eritrocitose que apresentem roncos intensos, inquietude noturna, sonolência diurna e excesso de peso podem sofrer de "apneia do sono". Esta é uma anomalia caracterizada por pausas anormais na respiração e hipoventilação durante o sono. A prevalência estimada em adultos de meia-idade chega a 9% em mulheres e 24% em homens, embora somente uma fração deles desenvolva eritrocitose.

Para compensar a baixa tensão de oxigênio no ar ambiente em locais de grande altitude, populações que vivem em localidades situadas acima de 4 mil metros têm valores de série vermelha aproximadamente 50% mais altos que os valores normais, determinados ao nível do mar. Deve-se indagar sobre o local de moradia do paciente, ainda que no Brasil seja incomum encontrar indivíduos que vivam em altitudes superiores a 1.500 metros.

▶ Manifestações clínicas sugestivas de policitemia vera

Pacientes com Policitemia Vera (PV) podem ser assintomáticos, mas muitos apresentam sintomas. Aproximadamente metade apresenta fadiga, cefaleias e tonteiras ou vertigens. Um terço deles apresenta equimoses, parestesias, alterações visuais e prurido. O prurido, que piora com o banho ("prurido aquagênico"), é o mais específico desses sintomas. É mais intenso com o banho de banheira, e com água morna, embora não esteja presente em todos os pacientes.

Trombose é uma manifestação inicial frequente da PV. Predominam as tromboses arteriais, e entre estas o infarto do miocárdio, o acidente vascular cerebral isquêmico, e o ataque isquêmico cerebral transitório. Em um terço destes as tromboses são venosas, mais comumente tromboses venosas profundas, embolia pulmonar ou tromboflebite. São especialmente sugestivas de PV a trombose da veia esplênica, hepática, mesentérica, e a trombose da veia porta. Em uma série recente de pacientes brasileiros, foi verificada prevalência de 22% de positividade da mutação JAK2V617F em pacientes com trombose de veias esplâncnicas. A prevalência foi de 15% mesmo em indivíduos sem qualquer evidência clínica ou laboratorial de neoplasia mieloproliferativa.[7]

Os principais achados no exame físico do paciente com PV são pletora da face, conjuntivas, membranas mucosas, e mãos, e ainda equimoses e hepato-esplenomegalia. O fígado é palpável em metade dos pacientes, e o baço em aproximadamente 60%. O tamanho do baço depende do estádio de progressão da doença, e varia desde um espaço de Traube maciço à percussão até volumosa esplenomegalia que ocupa todo o hemiabdome esquerdo.

Outra manifestação sugestiva é a eritromelalgia, que se caracteriza por dor em queimação nos dedos dos pés ou das mãos, acompanhados de palidez, eritema ou cianose na presença de pulsos palpáveis. Em alguns pacientes, a eritromelalgia se manifesta como dor nos pés, mais intensa à noite, e pode evoluir para acrocianose isquêmica, ulcerações e gangrena. Para alguns, o desaparecimento das manifestações após uma única dose de aspirina é patognomônico. O controle da eritromelalgia é obtido com a redução da contagem de plaquetas e inibidores da agregação plaquetária.

AVALIAÇÃO DIAGNÓSTICA DO PACIENTE COM ERITROCITOSE

▶ Hemograma

Trombocitose está presente em aproximadamente metade dos pacientes com PV, e neutrofilia em dois terços. Eosinofilia e basofilia também podem estar presentes. É preciso cuidado com a interpretação da neutrofilia, porque fumantes apresentam elevações substanciais da contagem de neutrófilos.

Pacientes com PV podem apresentar microcitose devido à deficiência de ferro, seja por sangramentos ocultos ou devido à maior utilização de ferro, consequente ao aumento da eritropoese. Nesses casos, a elevação do hematócrito pode estar atenuada pela deficiência de ferro. A dosagem de ferritina é recomendada para determinar se há deficiência de ferro. A reposição de ferro para avaliar se ocorre elevação do hematócrito não é recomendada, devido à alta incidência de eventos trombóticos.

▶ Mutação de JAK2

A mutação JAK2V617F foi descrita em 2005 nas neoplasias mieloproliferativas *bcr-abl* negativas. A frequência mutacional é de aproximadamente 96% na PV, 55% na trombocitemia essencial, e 65% na mielofibrose primária.[8]

A detecção laboratorial da mutação JAK2V617F tem alta sensibilidade (97%) e virtualmente 100% de especificidade para distinguir a PV de outras causas de eritrocitose. Por esse motivo, tornou-se hoje um elemento fundamental no diagnóstico diferencial das eritrocitoses. Em 3% dos casos, em que não há a mutação JAK2V617F, foram observadas mutações no exon 12 do gene JAK2.

▶ Dosagem da eritropoetina sérica

A determinação dos níveis séricos de Eritropoetina (Epo) tornou-se um elemento essencial no diagnóstico diferencial das eritrocitoses. Na policitemia vera, a eritropoese aumentada independe da ação da eritropoetina. O nível sérico de Epo está baixo em aproximadamente 85% dos pacientes, mas pode estar normal. Nível alto de Epo praticamente afasta PV. Por outro lado, na eritrocitose secundária o nível sérico de Epo está tipicamente aumentado, mas pode estar ocasionalmente normal.

▶ Saturação de oxigênio arterial

Até recentemente, a determinação da (SaO_2) requeria a punção da artéria radial ou femoral para realização de gasometria. Hoje, essa avaliação pode ser feita de forma fácil e indolor com um oxímetro de pulso.

Uma SaO_2 abaixo de 92% é considerada sugestiva de eritrocitose secundária. No entanto, há três situações relacionadas à eritrocitose secundária à hipóxia em que a determinação da SaO_2 requer cuidados: a intoxicação por monóxido de carbono, a apneia do sono, e as hemoglobinas com alta afinidade por oxigênio. Alguns oxímetros permitem a mensuração da carboxi-hemoglobina (COHb), e em fumantes o valor desta deve ser subtraído para a determinação precisa da SaO_2. Na apneia do sono a SaO_2 durante o dia é normal, e só está diminuída durante o sono. Em casos de suspeita de hemoglobinas com alta afinidade por oxigênio, é necessária a determinação da curva de dissociação do oxigênio (p50), exame que só é realizado em laboratórios de referência.

▶ Ultrassonografia abdominal

Doenças hepáticas e renais associadas à eritrocitose secundária podem ser detectadas pela ultrassonografia, assim como leiomiomas. A presença de esplenomegalia sem doença hepática em paciente com eritrocitose é muito sugestiva de PV. No entanto, o achado de aumento do volume esplênico na ultrassonografia, sem que o baço seja palpável, deve ser interpretado com cuidado, pois há grande variação inter e intraobservadores na medida do volume esplênico por ultrassonografia.

▶ Biópsia de medula óssea

A biópsia de medula óssea não é considerada um procedimento imprescindível no diagnóstico diferencial das eritrocitoses, mas é um exame simples e familiar ao hematologista, que pode trazer informações muito úteis se interpretado adequadamente por um hematopatologista qualificado.

A medula óssea na PV é caracteristicamente hipercelular, com hiperplasia das três linhagens. A maturação eritroide é normoblástica. Há aglomerados de megacariócitos, que apresentam grande variação do tamanho. Muitas vezes predominam megacariócitos grandes e hipolobados. Este quadro é bem distinto da hiperplasia eritroide observada nos casos de eritrocitose secundária.

▶ Testes bioquímicos

Testes de função renal e hepática, e dosagem de cálcio são recomendados a todos os pacientes, para afastar doenças associadas com eritrocitose secundária (Tabela 12.1). Pacientes com PV apresentam com frequência hiperuricemia.

▶ Formação de colônias eritroides endógenas

Na PV, a eritropoese aumentada independe da ação da eritropoetina, o que pode ser elegantemente comprovado pela cultura *in vitro* da fração não aderente das células mononucleares do sangue periférico ou da medula óssea em meio contendo soro **sem** a adição de Eritropoietina (Epo). As colônias de células eritroides assim formadas são denominadas de *colônias eritroides endógenas*. Essa técnica é usada como teste diagnóstico de PV em alguns centros, mas o alto custo e a falta de padronização impediram a sua disseminação. Em casos difíceis, sobretudo na ausência da mutação de JAK2, a comprovação da formação de colônias eritroides endógenas pode ser um elemento diagnóstico decisivo a favor de PV.

▶ Determinação da massa eritrocitária

A determinação da massa eritrocitária por métodos radiativos já ocupou um papel central na avaliação do paciente com eritrocitose. O diagnóstico de eritrocitose absoluta é feito quando a massa eritrocitária está mais de 25% acima do valor médio estimado para o paciente.

Embora seja um critério-ouro para a distinção entre eritrocitose absoluta e relativa, seu papel na avaliação das eritrocitoses vem sendo questionado por diversos motivos. É um exame laborioso, caro e demorado, cuja disponibilidade sempre foi limitada em nosso meio, e em muitos países sequer foi introduzido. Nos últimos anos, com a disseminação do teste molecular para a mutação de JAK2 e com a disponibilidade de dosagens séricas confiáveis de eritropoetina, a determinação da massa eritrocitária é utilizada raramente.[9]

A INVESTIGAÇÃO DO PACIENTE COM ERITROCITOSE

Ao abordar um paciente com eritrocitose, o primeiro passo é confirmar o resultado e verificar exames anteriores para estabelecer a duração e a velocidade de instalação da eritrocitose. A abordagem inicial requer atenção para todos os elementos clínicos acima descritos.

Os primeiros exames que devem ser avaliados são a mutação de JAK2 e o nível sérico de Epo. Paciente com a mutação JAK2V617F e nível baixo de Epo tem PV. Caso a mutação esteja ausente, mas o nível de Epo seja confirmadamente baixo, convém excluir a presença de outras mutações que envolvem o exon 12 do gene JAK2. Caso a mutação JAK2V617F esteja presente, mas os níveis de Epo estejam elevados, a comprovação de uma panmielose com pleomorfismo megacariocítico pela biópsia de medula óssea define o diagnóstico de PV. Por fim, pacientes sem a mutação e com nível sérico de Epo aumentado não têm PV, e uma investigação meticulosa deve ser iniciada para identificar possíveis doenças associadas à eritrocitose secundária.[10]

O julgamento clínico criterioso é necessário ao longo do processo diagnóstico, tendo em mente as diversas causas de eritrocitose e a contribuição dos diversos exames acima comentados.

REFERÊNCIAS BIBLIOGRÁFICAS

1. Castle W. The polycythemias. In: Beck WS. Hematology, 3. ed. Cambridge: MIT Press 1981.
2. Means RT. Erythrocytosis. In: Greer JP et al. Wintrobe's Clinical Haematology. 12. ed. Philadelphia, Lippincott Williams & Wilkins, 2009. p.1261-72.
3. McMullin MF, Bareford D, Campbell P, Green AR, Harrison C, Hunt B, et al. Guidelines for the diagnosis, investigation and management of polycythaemia/erythrocytosis. Br J Haematol. 2005;130(2):174-95.
4. Johansson PL, Safai-Kutti S, Kutti J. An elevated venous haemoglobin concentration cannot be used as a surrogate marker for absolute erythrocytosis: a study of patients with polycythaemia vera and apparent polycythaemia. Br J Haematol. 2005;129(5):701-5.
5. Pierre R, Imbert M, Thiele J, Vardiman JW, Brunning RD, Flandrin G. Polycythemia vera. In: Tumors of Haematopoietic and Lymphoid Tissues (ed. E.S Jafe, H.L. Harris, H. Sten, J W Vardiman), 32-34. London: Iarc Press, 2001.

6. Tefferi A, Thiele J, Orazi A, Kvasnicka HM, Barbui T, Hanson CA et al. Proposals and rationale for revision of the World Health Organization diagnostic criteria for polycythemia vera, essential thrombocythemia, and primary myelofibrosis: recommendations from an ad hoc international expert panel. Blood. 2007 Aug;15;110(4):1092-7.

7. Xavier SG, Gadelha T, Pimenta G, Eugenio AM, Ribeiro DD, Gomes FM et al. JAK2V617F mutation in patients with splanchnic vein thrombosis. Dig Dis Sci. 2010 Jun;55(6):1770-7.

8. Tefferi A, Vainchenker W. Myeloproliferative neoplasms: molecular pathophysiology, essential clinical understanding, and treatment strategies. J Clin Oncol. 2011;29:573-82.

9. Herlev HH, Göteborg BA, Uleval HK, Stockholm JS. Guidelines for the diagnosis and treatment of patients with polycythemia vera, essential thrombocythemia and primary myelofibrosis. Nordic Myeloproliferative Disorders Study Group, 2008. [Internet]. [acesso em 2013 aug 09]. Disponível em: www.legeforeningen.no/asset/38584/1/38584_1.pdf.

10. Patnaik MM, Tefferi A. The complete evaluation of erythrocytosis: congenital and acquired. Leukemia. 2009;23:834-44.

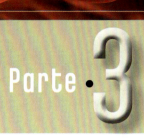

Anemias por Insuficiência de Medula Óssea

Resumo dos capítulos

Capítulo 13 Anemia Aplástica
Capítulo 14 Hemoglobinúria Paroxística Noturna
Capítulo 15 Anemia de Fanconi
Capítulo 16 Outras Anemias Hipoplásticas Hereditárias
Capítulo 17 Anemia das Doenças Crônicas, da Insuficiência Renal e das Doenças Endócrinas

capítulo · 13

Anemia Aplástica

Ricardo Pasquini • Marco Antonio Bittencourt • Larissa Alessandra Medeiros

DEFINIÇÃO E INCIDÊNCIA

Anemia aplástica é uma entidade rara e heterogênea, caracterizada por pancitopenia no sangue periférico, associada à medula óssea hipocelular, e sem evidência de infiltração neoplásica, mieloproliferativa ou fibrose. Por definição, a biópsia de medula será intensamente hipocelular, substituída por gordura, e no mielograma serão vistos escassos linfócitos, plasmócitos e fibroblastos.

A incidência da anemia aplástica varia de 1,5 a 6 casos/10^6 habitantes por ano, conforme o país de origem; há maior prevalência no Sudeste Asiático provavelmente associada à exposição exacerbada de toxinas e vírus. Na América Latina observou-se a ocorrência de 1,6 casos/10^6 habitantes por ano, enquanto o Brasil, com base populacional no estado do Paraná, apresenta o índice de 2,1. Não há diferença significativa entre os sexos, com distribuição bifásica da faixa etária, com picos entre 15 a 25 anos, e acima de 60 anos de idade.

ETIOLOGIA

Dados de estudos epidemiológicos correlacionam o desenvolvimento da anemia aplástica com exposições a drogas, agentes químicos, radiação e a uma variedade de doenças (Tabelas 13.1 e 13.2). Em 60 a 75% dos casos, não há evidência de um agente causal, sendo então denominada de anemia aplástica idiopática.

O mecanismo pelo qual certos *agentes químicos* causam anemia aplástica em poucos indivíduos não é conhecido. A hipótese mais razoável é que as células-tronco pluripotentes desses indivíduos têm grande vulnerabilidade específica adquirida ou genética.

Diferentes famílias de vírus podem infectar células da medula óssea induzindo dano, quer por lesão celular direta, quer indiretamente por mecanismo imune. A anemia aplástica associada a vírus ou drogas apresenta um período de latência de seis a oito semanas entre o "evento" inicial e o início da pancitopenia. A associação da anemia aplástica com a *gestação* parece ser circunstancial, desconhecendo-se qualquer relação etiológica.

Agranulocitose e anemia aplástica são os distúrbios hematológicos secundários a *medicamentos* mais frequentes. Cloranfenicol é uma das drogas mais implicadas na etiologia da anemia aplástica (o risco estimado é de 1/20.000 a 1/60.000), embora estudos caso-controle desenvolvidos na Tailândia e no Brasil não mostraram correlação. O benzeno

Tabela 13.1

▶ Causas de anemia aplástica adquirida.

Radiação ionizante
Agentes químicos e drogas (ver Tabela 13.2)
Agentes virais (Epstein-Barr; hepatite não A, B, C, D, E, F, G; vírus da imunodeficiência humana adquirida)
Doenças imunes (Fasciíte eosinofílica, timoma, doença do enxerto contra o hospedeiro)
Hemoglobinúria paroxística noturna
Gestação

Tabela 13.2

▶ Agentes químicos e drogas mais frequentemente associadas à anemia aplástica.

I – Agentes que regularmente produzem depressão medular:
- Agentes citostáticos (alquilantes, antimetabólicos, antimitóticos, antibióticos)
- Benzeno e seus derivados

II – Agentes possivelmente associados, mas com risco relativamente baixo:
- Cloranfenicol, inseticidas, antiprotozoários (cloroquina e quinacrina), anti-inflamatórios não hormonais, anticonvulsivantes (difenil-hidantoína, carbamazepina)
- Ouro, arsênico, bismuto e mercúrio

III – Agentes raramente associados:
- Antibióticos (estreptomicina, tetraciclina, ampicilina, mebendazol, sulfas)
- Anti-histamínicos, clorpromazina, metildopa, quinidina, lítio

Tabela 13.3

▶ Classificação etiológica da anemia aplástica.

Anemia aplástica adquirida	Anemia aplástica constitucional
Idiopática	Anemia da Fanconi
Secundárias (Tabela 13.1)	Disceratose congênita
	Síndrome de Schwachman-Diamond
	Trombocitopenia amegacariocítica
	Anemias aplásticas familiares
	Doenças congênitas: Down, Dobowitz, Seckel

e seus derivados, largamente utilizados na indústria, são os agentes químicos que mais comumente induzem a pancitopenia. Essas substâncias são transformadas em epóxido de benzeno, reagindo com ácidos nucleicos e proteínas, levando à lesão celular. Doses maciças de citostáticos podem determinar anemia aplástica irreversível, porém não ocorrem nos esquemas convencionais de quimioterapia.

FISIOPATOLOGIA

Os mecanismos responsáveis pelo desenvolvimento da anemia aplástica adquirida não são totalmente conhecidos, e incluem: 1) lesão intrínseca da célula progenitora hematopoética; 2) participação imune no desencadeamento e manutenção das citopenias; 3) perturbações do microambiente da medula óssea; e 4) mutações no gene da telomerase e encurtamento telomérico.

A maior evidência da participação do *sistema imune* na fisiopatologia da anemia aplástica é a melhora da função hematopoética após tratamento imunossupressor e, na maioria dos transplantes singênicos, a pega do enxerto somente é obtida utilizando o condicionamento prévio com ciclofosfamida. A recuperação autóloga da hematopoese após transplantes alogênicos é outra forte evidência do envolvimento do sistema imune na fisiopatologia da anemia aplástica, possivelmente pela interrupção do processo autoimune induzido pelo condicionamento. Um experimento mostrou que células mononucleares do sangue ou da medula óssea de pacientes com anemia aplástica inibem a formação de colônias hematopoéticas de células obtidas de uma medula normal, e a remoção das células T das amostras dos pacientes aumentava a formação das colônias. Essas células T produzem mais γ-interferon e Fator de Necrose Tumoral (TNF), ambos reconhecidamente inibidores da formação de colônias hematopoéticas *in vitro*. Também o sangue e a medula óssea de pacientes contêm um número aumentado de linfócitos citotóxicos ativados, e tanto o número quanto a atividade dessas células diminuem após a terapia com globulina antitimocítica. O γ-interferon e o fator de necrose tumoral suprimem a hematopoese pelo seu efeito no ciclo mitótico, determinando a morte celular. A apoptose é iniciada pela indução da expressão do receptor Fas nas células CD34, bem como a ativação deste receptor por seus ligantes. As células hematopoéticas de pacientes com anemia aplástica expressam o receptor Fas e a medula contém um número aumentado de células apoptóticas.

O complexo do gene da telomerase é fundamental para compensar o desgaste constante dos telômeros (extremidades dos cromossomos) a cada divisão celular, cujo encurtamento leva à senescência replicativa e à morte celular. As mutações nos genes da telomerase (TERT e TERC) estão associadas a formas congênitas, como a disceratose congênita. Cerca de 1/3 dos pacientes com a forma adquirida têm telômeros mais curtos e 10% têm mutações, achados relacionados ao gatilho da aplasia, bem como a recaída e evolução clonal.

CLASSIFICAÇÃO

A anemia aplástica pode ser adquirida ou constitucional (Tabela 13.3). É considerada adquirida quando não há qualquer fator predisponente para o seu desenvolvimento e constitucional quando há associação a determinadas doenças congênitas, genéticas ou familiares. As anemias aplásticas constitucionais devem ser cuidadosamente investigadas, especialmente a anemia de Fanconi, pois a estratégia terapêutica é totalmente diferente das adquiridas. Todos os pacientes portadores de anemia aplástica abaixo de trinta anos de idade devem ser submetidos a estudo citogenético sensibilizado com agentes clastogênicos como o Diepoxibutano (DEB), a mitomicina ou a cisplatina, para excluir a presença da anemia de Fanconi em pacientes sem defeitos somáticos evidentes.

A classificação da anemia aplástica adquirida com relação à sua gravidade é imprescindível, pois está diretamente relacionada com o prognóstico e a estratégia de tratamento. Nesta classificação incluem-se as formas moderada, severa (AAS) e Muito Severa (MS). Na forma severa, pelo menos dois desses achados estão presentes em sangue periférico: neutrófilos abaixo de 500/μL, contagem de plaquetas inferior a 20.000/μL e contagem de reticulócitos corrigida menor que 1% na presença de anemia, sempre associados à celularidade de medula óssea inferior a 30% (moderadamente hipocelular) ou 20% (intensamente hipocelular). A forma muito severa é aquela que apresenta neutrófilos abaixo de 200/μL. Na forma modcrada inclucm-sc as outras combinações não referidas acima.

MANIFESTAÇÕES CLÍNICAS

A maioria dos pacientes procura auxílio médico devido aos sintomas resultantes da queda dos valores hematimétricos. As três séries podem estar diminuídas (eritrócitos, neutrófilos e plaquetas), porém a intensidade delas pode diferir e, por isso, a sintomatologia relacionada a uma linhagem hematopoética pode ser mais expressiva.

As manifestações hemorrágicas secundárias à trombocitopenia são as mais alarmantes e geralmente o primeiro sintoma observado pelo paciente: petéquias na pele, sangramento de gengivas, epistaxe e metrorragia nas mulheres. Sangramento volumoso pode ser a causa de óbito, principalmente quando ocorre no sistema nervoso central e no pulmão.

Mesmo na presença de anemia de intensidade moderada ou intensa, o paciente poderá ser assintomático e outros referem fadiga, dispneia, zumbidos, ou palidez acentuada de pele.

A infecção é menos comum no início da doença, mas aparece na sua evolução, especialmente naqueles com a forma muito grave da doença ou quando a neutropenia é mais duradoura. A origem bacteriana é a mais comum, seguida pelas infecções fúngicas naqueles pacientes com neutropenia prolongada, podendo se tornar uma complicação grave, porém a sua detecção precoce e administração de antifúngicos de maior espectro pode exercer o seu controle.

EXAMES LABORATORIAIS

A *pancitopenia* é o achado invariável na anemia aplástica, podendo o número absoluto de linfócitos ser normal. O diagnóstico deve ser questionado se as três séries hematopoéticas não estiverem diminuídas. As hemácias são normocrômicas e moderadamente macrocíticas, com reticulocitopenia. *A neutropenia* absoluta é de importância prognóstica, pois quando a contagem é menor que 200 neutrófilos/μL, é alto o risco de complicações infecciosas graves. *Monocitopenia* é comum e a produção de linfócitos pode estar normal. *Plaquetas* estão, invariavelmente, diminuídas e são qualitativamente normais. Durante as remissões espontâneas, a trombopoese costuma ser a última a normalizar, e muitos pacientes persistem durante anos com trombocitopenia residual. *Ferritina* plasmática estará aumentada no início, devido à baixa utilização do ferro, e os pacientes maciçamente transfundidos terão níveis de ferritina muito elevados. A produção de *eritropoetina* também estará aumentada, resultante do estímulo induzido pela anemia persistente.

A *medula óssea* deve ser examinada por aspirado (punção de medula) e biópsia, pois os detalhes citológicos são mais bem observados no material aspirado e a celularidade é melhor estimada no estudo histológico do material obtido com agulha, além de afastar outras doenças infiltrativas (mielofibrose, tricoleucemia, leucemias agudas e metástases) que podem também resultar num aspirado seco (Figura 13.1).

O *aspirado de medula* irá revelar espículas ósseas substituídas por material gorduroso e poucas células hematopoéticas. A celularidade se concentra apenas em células do estroma, macrófagos contendo pigmento férrico, linfócitos, plasmócitos e raríssimos elementos das linhagens granulocítica, eritroide e megacariocítica. Ocasionalmente encontramos uma linhagem aparentemente preservada, como a série vermelha, porém este achado deve ser considerado como um problema de amostragem, pois habitualmente não retrata a situação global desta linhagem. O *estudo citogenético* é usualmente normal, saliente-se que o habitual baixo número de metáfases limita a melhor análise e encontro de eventuais anormalidades. A avaliação de quebras cromossômicas, após a exposição a substâncias clastogênicas (diepoxibutano, mitomicina, cisplatina) de

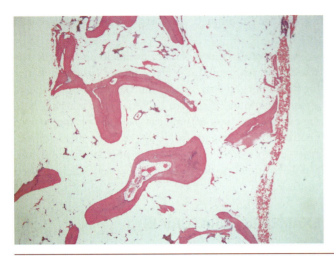 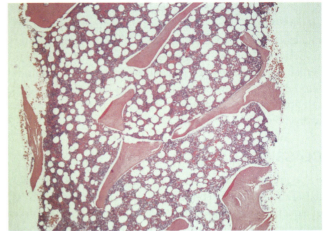

Figura 13.1 Biópsia de medula óssea de paciente com anemia aplástica (esquerda); observar a escassez de tecido hematopoiético em contraste com a medula óssea normal (direita).

verá ser realizada em todos os pacientes com menos de trinta anos ou nos casos suspeitos, para se afastar a anemia de Fanconi. A avaliação de CD55 e CD59 por citometria de fluxo deve ser realizada, pois a sua baixa expressão ou ausência é observada na hemoglobinúria paroxística noturna.

DIAGNÓSTICO DIFERENCIAL

Pancitopenia é um achado comum em várias doenças, e a Tabela 13.4 lista as desordens que devem ser consideradas no diagnóstico diferencial. A síndrome mielodisplásica hipoplásica é o diagnóstico diferencial mais difícil. Embora a medula óssea seja hipocelular, os precursores eritroides são displásicos e, na coloração para ferro, poderão ser vistos sideroblastos em anel. Os precursores mieloides poderão apresentar alterações nucleares como pseudoPelger-Huët e desgranulação citoplasmática, além da presença de micromegacariócitos e alterações citogenéticas comuns na mielodisplasia. As aplasias constitucionais habitualmente estão associadas a outras manifestações clínicas, como na anemia de Fanconi, onde apenas 20% dos pacientes não exibem as malformações características, daí a necessidade de se pesquisar as alterações citogenéticas patognomônicas (quebras cromossômicas) desta doença em todos os pacientes com aplasia abaixo de trinta anos de idade.

PROGNÓSTICO

Os recursos terapêuticos atuais são capazes de promover a cura completa ou parcial em mais de 70% dos pacientes com anemia aplástica grave. A intensidade da neutropenia, a refratariedade às transfusões plaquetárias, o retardo no diagnóstico e no início da terapêutica específica, e o tratamento de suporte inadequado são fatores prognósticos desfavoráveis.

TRATAMENTO

O tratamento da anemia aplástica visa regenerar a hematopoese deficiente e reduzir os riscos determinados pelas citopenias por meio de medidas de suporte. A restauração da hematopoese pode ser alcançada pelo tratamento imunossupressor ou pelo transplante de medula óssea.

Segundo as *Diretrizes Brasileiras em Transplante de Células Tronco Hematopoéticas para Anemia Aplástica Adquirida*, a idade maior ou menor do que quarenta anos (estendida até cinquenta anos de idade, dependendo do estado clínico e do índice de comorbidades) e a presença de um doador aparentado na anemia aplástica severa, são determinantes na escolha entre o transplante e o tratamento imunossupressor (Figura 13.2).

Os *imunossupressores* comprovadamente eficazes são Globulina Antilinfocítica (GAL) ou Antitimocítica, Ciclosporina A (CSA) e corticosteroides para prevenção da doença do

Tabela 13.4

▶ Diagnóstico diferencial da pancitopenia.

1. Infiltração medular
   - mielofibrose, mieloesclerose, carcinoma metastático, leucemia aguda, mieloma múltiplo, linfomas, doenças de acúmulo, mielodisplasias
2. Hemoglobinúria Paroxística Noturna (HPN)
3. Hiperesplenismo
   - esplenomegalia congestiva, desordens de acúmulo de lipídios, sarcoidose, calazar
4. Infecções
   - tuberculose disseminada, infecção fúngica disseminada, septicemia
5. Anemias megaloblásticas
6. Coagulopatias de consumo

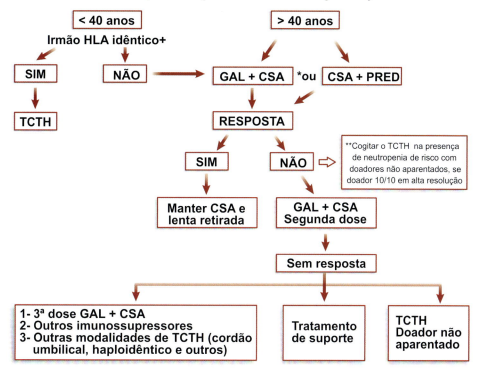

Figura 13.2 Algoritmo para tratamento na anemia aplástica adquirida – *Diretrizes Brasileiras para Transplante de Células-Tronco Hematopoéticas*.

soro induzida pela GAL. A associação de GAL+CSA atinge os melhores resultados, pois mais de 70% dos pacientes com AAS apresentam uma resposta parcial ou completa. Em Curitiba, pela distribuição irregular na GAL nas últimas décadas, mais de quatrocentos pacientes foram tratados com CSA e corticosteroides em doses maiores; destes, mais de 350 pacientes foram seguidos por vinte anos, com resultados de sobrevida semelhantes, porém um pouco inferiores no que se refere ao índice de resposta completa ao utilizar GAL + CSA (Figura 13.3 e Tabela 13.5).

A alta taxa de recaída após o tratamento imunossupressor ocorre em 20 a 45%, e nessas circunstâncias se aconselha um segundo ciclo de imunosupressão com possibilidade de resposta em 30 a 40% dos casos. Alguns pacientes neces-

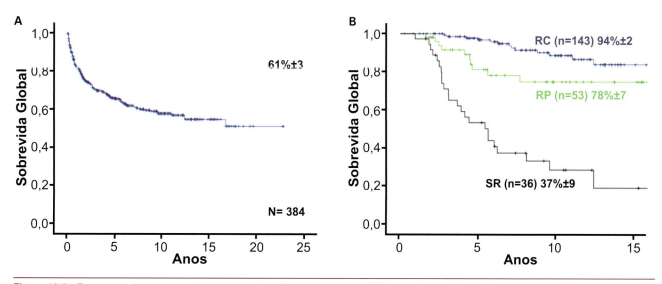

Figura 13.3 Tratamento imunossupressor na anemia aplástica severa com CSA e corticosteroides. A) Sobrevida global (Kaplan Meyer); B) Sobrevida de acordo com o tipo de resposta (SR: Sem Resposta; RC: Resposta Completa; e RP: Resposta Parcial). (Kaplan Meier)

Tabela 13.5

▶ Comparação entre séries históricas de tratamento imunossupressor da anemia aplástica adquirida com ciclosporina e globulina antitimocítica ou nos dados do Brasil com ciclosporina e corticoide.

Estudo	Anos	N	Idade (mediana)	Resposta (%)	Recaída (%)	Evolução (%)	Sobrevida
Alemanha	1986-1989	84	32	65	19	8	58% em 11 anos
NIH	1991-1998	122	35	61	35	11	55% em 7 anos
BRASIL*	1988-2008	384	21	51	28	7,8	61% em 20 anos
EGBMT	1991-1998	100	16	77	12	11	87% em 5 anos
Japão	1992-1997	119	9	68	22	6	88% em 3 anos
Alemanha/Áustria	1993-1997	114	9	77	12	6	87% em 4 anos
Japão	1996-2000	101	54	74	42	8	88% em 4 anos
NIH	1999-2003	104	30	62	37	9	80% em 4 anos
EGBMT	2002-2008	192	46	70	33	4	76% em 6 anos
NIH	2003-2005	77	26	57	26	10	93% em 3 anos
NIH	2005-2010	120	28	68	28	21	96% em 3 anos

Adaptado de Scheinberg *et al*. Einstein 2011 (9): 229-35 (Compilação do NIH).
*Dados Hospital de Clínicas UFPR (submetidos à publicação).

sitam manter a CSA por longo tempo, e com baixas doses para evitar a recaída. Também merecem destaque as taxas de evolução clonal da anemia aplástica para Hemoglobinúria Paroxística Noturna (HPN), Mielodisplasia e Leucemia Mieloide Aguda (MDS/LMA), que pode atingir até 20% em vinte anos, devendo ter monitoração constante, pois a conduta terapêutica será alterada.

Nesta série de longo seguimento em Curitiba, números de granulócitos menores de 200/μL, de plaquetas abaixo de 15.000/μL e reticulócitos menores de 0,5% estiveram associados a maior mortalidade precoce, menor sobrevida e nenhum fator foi identificado que pudesse predizer a resposta à imunossupressão, como o HLA- DR 15, presença de clone HPN ou achado citogenético, já sugeridos por outros estudos. A adição de fatores de crescimento (G-CSF) no tratamento não parece ter acrescentado benefício, o mesmo acontecendo com a oximetolona. Esses dois agentes, em casos isolados, mostram alguma atividade, porém não está indicado usá-los sistematicamente.

O *transplante de medula óssea* é empregado nos pacientes com anemia aplástica severa, tendo menos de cinquenta anos de idade, e que possuam doadores aparentados HLA-idênticos. O número de transfusões prévias ao transplante e o intervalo entre o diagnóstico e o procedimento são fatores que interferem nos resultados. Pacientes submetidos a menos de 15 transfusões e cuja doença tem duração inferior a dois meses têm os melhores resultados, alcançando cura definitiva em mais de 90% dos casos. A cura torna-se progressivamente menos frequente à medida que o número de transfusões prévias aumenta e a duração da doença seja mais longa. No Brasil os resultados deste último grupo de pacientes têm melhorado com a combinação de bussulfano e ciclofosfamida como regime de condicionamento para o transplante (Figura 13.4). Infecções imediatamente prévias ao TMO, rejeição e Doença do Enxerto Contra o Hospedeiro (DECH) são as principais complicações no que se refere à morbidade e à mortalidade. Atualmente, a incidência de rejeição é de aproximadamente 10%, e pode ocorrer precocemente, chamada de *falha primária de pega,* ou tardiamente após total recuperação hematopoética. A rejeição tardia costuma ser revertida pela reintrodução da imunossupressão ou pelo retransplante, enquanto a rejeição precoce é habitualmente resistente às mesmas medidas. A DECH aguda e crônica, nos estádios mais graves, é pouco frequente (± 10%) em TMO na anemia aplástica, provavelmente pelo fato de o regime preparativo ser menos intenso. Os resultados do transplante utilizando doadores alternativos, aparentados não compatíveis e não aparentados eram muito inferiores, pois os resultados não alcançavam 40% de sobrevida, porém a melhor escolha de doadores não aparentados com o HLA de alta resolução e a qualidade do suporte oferecido vêm alcançando melhores índices de sobrevida, podendo ser indicado na falha do primeiro tratamento imunossupressor em casos selecionados, com condicionamentos não mieloablativos, já publicados pelo grupo europeu (EBMT).

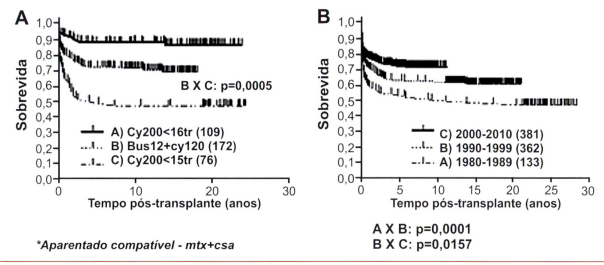

Figura 13.4 Transplante de medula óssea em anemia aplástica severa (876 casos, Brasil). A) Sobrevida em relação ao número de transfusões (unidades) e regimes de condicionamento (curva de Kaplan-Meier). B) Sobrevida em relação ao ano de realização do transplante (Cy = Ciclofosfamida. Bus = Bussulfano. tr = número de transfusões. related matched = doador aparentado. mtx = metotrexate. csa = ciclosporina).

O tratamento de suporte fundamenta-se na reposição de plaquetas e hemácias, e na prevenção e controle das infecções. Nos pacientes com indicação de TMO devem-se usar critérios rigorosos para a indicação de transfusões sanguíneas. A reposição de hemácias será feita quando a hemoglobina estiver abaixo de 6,0 g/dL e as plaquetas nas situações de sangramento ativo ou quando a contagem for inferior a 10.000/μL. Aconselha-se que os componentes sanguíneos a serem transfundidos sejam previamente irradiados, ou seja, utilizados filtros no momento da infusão com o objetivo de reduzir o índice de rejeição nos pacientes transplantados. Nos casos com neutropenia inferior a 500/μL o risco de infecções bacterianas e fúngicas aumenta substancialmente, sendo mais preocupante quando a contagem de neutrófilos é inferior a 200/μL. A precocidade em iniciar a terapêutica antimicrobiana específica, a identificação do microrganismo e o tratamento de suporte para corrigir as alterações hemodinâmicas e hidroeletrolíticas constituem medidas básicas para o controle das infecções.

quadro 13.1 Transplante de medula óssea × Imunossupressão

Indicar a melhor opção terapêutica não é uma tarefa fácil, pois os resultados globais de ambos os tratamentos são superponíveis. No *transplante de medula óssea*, a regeneração hematopoética completa e definitiva é mais frequente, porém é maior a mortalidade relacionada ao tratamento. No *tratamento imunossupressor*, a resposta hematológica completa é menos comum, a mortalidade secundária ao tratamento é baixa, e o desenvolvimento de doença clonal hematológica é significativo, complicação que não ocorre após o transplante. A experiência acumulada de vários centros e de grupos cooperativos identifica subpopulações de pacientes com anemia aplástica grave em que uma das opções de tratamento é nitidamente superior. Os pacientes mais jovens e com contagem de granulócitos inferior a 500/μL são aqueles que mostram os melhores resultados com o transplante, enquanto os mais velhos e com contagem superior de granulócitos o tratamento imunossupressor é mais eficaz.

Obviamente, existem inúmeras situações intermediárias cuja opção de tratamento não está bem definida, e outros fatores influenciam na decisão final. A intensidade da neutropenia, a refratariedade a transfusões de plaquetas, a qualidade dos recursos e infraestrutura disponíveis e, também, as condições socioeconômicas e culturais poderão, em nosso ambiente, auxiliar na indicação do tratamento mais adequado para determinado paciente. *Em nossa casuística e na literatura, os resultados globais do tratamento imunossupressor e transplante de medula óssea são semelhantes*. O menor número de neutrófilos, os pacientes que receberam mais que 15 transfusões prévias ao tratamento, e o intervalo maior que dois meses entre o diagnóstico e o início do tratamento foram fatores que influenciaram negativamente na sobrevida dos pacientes que receberam tratamento imunossupressor, quando comparados aos resultados do transplante.

REFERÊNCIAS CONSULTADAS

1. Bacigalupo A, Brand R, Oneto R, et al. Treatment of acquired severe aplastic anemia: bone marrow transplantation compared with immunosuppressive therapy-The European Group for Blood and Marrow Transplantation Experience. Semin Hematol. 2000;37:69-80.

2. Bacigalupo A, Bruno B, Saraco P, et al. Antilymphocyte globulin, cyclosporine, prednisolone and granulocyte colony stimulation factor for severe aplastic anemia: na update of the GITMO/EBMT study on 100 patients. Blood. 2000;95: 1931-34.

3. Champlin RE, Perez WS, Passweg JR, et al. Bone marrow transplantation for severe aplastic anemia: a randomized controlled study of conditioning regimens. Blood. 2007;109:4582-85.

4. Calado RT, Young NS. Telomere maintenance and human bone marrow failure. Blood. 2008;111:4446-55.

5. Camitta BM, Rapepport JM, Parkamn R, et al. Selection of patients for bone marrow transplantation in severe aplastic anemia. Blood. 1975;45:355-63.

6. Frickhofen N, Heipel H, Kaltwasser JP, et al. Antithymocyte globulin with or without cyclosporine A: 11 year follow up of a randomized trial comparing treatments of aplastic anemia. Blood. 2001;101:1236-42.

7. Locasciulli A, Oneto R, Bacigalupo A, et al. Outcome of patients with acquired aplastic anemia given first line bone marrow transplantation or immunosuppressive treatment in the last decade: a report from the European Group for Blood and Marrow Transplantation (EBMT). Haematologica. 2007;92:11-8.

8. Marsh JCW, Ball SE, Cavenagh J, et al. Guidelines for the diagnosis and management of aplastic anemia. Br J Haematol. 2009;147:47-70.

9. Maluf E, Hamerschlak N, Cavalcanti AB, et al. Incidence and risk factors of aplastic anemia in Latin American countries: the LATIN case-control study. Haematologica. 2009: 94(9):1220-6.

10. Medeiros LA, Pasquini R. Anemia aplástica adquirida e anemia de Fanconi – Diretrizes Brasileiras em Transplante de Células-Tronco Hematopoéticas. Rev Bras Hematol Hemot. 2011:32.

11. Young NS (eds.). Bone Marrow Failure Syndromes. Philadelphia: WB Saunders, Unidade IV, 2000.

12. Young NS, Bacigalupo A, Marsh JCW. Aplastic anemia: Pathophysiology and Treatment. Biol Blood Marrow Transplant. 2010;16:119-25.

capítulo 14

Hemoglobinúria Paroxística Noturna

Ricardo Pasquini • Michel Michels de Oliveira

INTRODUÇÃO

A Hemoglobinúria Paroxística Noturna (HPN) é uma doença clonal da Célula-Tronco Hematopoética (CTH), que resulta na produção de células sanguíneas exibindo alterações características. A HPN é uma doença hematológica adquirida e rara, apresenta três características clínicas básicas, com expressão variada: hemólise intravascular, tendência à trombose e insuficiência da medula óssea. Embora a causa da doença não esteja estabelecida, o seu defeito característico está bem definido.

FUNDAMENTOS

O evento inicial caracteriza-se pela mutação somática que inativa o gene PIG-A (*Phosphatydil-Inositol Glycan class A*), ligado ao cromossomo X, na CTH. Foi descrita mais de uma centena de mutações diferentes nos pacientes com esse defeito, sendo em 75% pequenas inserções ou deleções causando deslizamentos (*frameshifts*) na leitura do DNA, enquanto grandes deleções e mutações de ponto são menos comuns. A proteína, produto do gene PIG-A, parece ser subunidade de uma enzima com as características de uma transferase, participando nas fases iniciais da formação de uma molécula glicolipídica complexa, chamada Glicosilfosfatidilinositol (GPI) (Figura 14.1). Essa molécula funciona como âncora de grande número de proteínas; algumas destas emergem na superfície celular (Tabela 14.1). A síntese de GPI é deficiente ou ausente nas células hematopoéticas da HPN, e como consequência as múltiplas proteínas ligadas à GPI poderão não se expressar

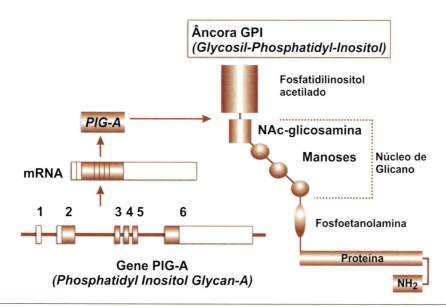

Figura 14.1 O gene PIG-A (*Phosphatidyl-Inositol Gycan, class A*) encontra-se no braço curto do cromossomo X (em Xp22.1), sendo composto de seis éxons que são transcritos em RNA mensageiro, que codifica uma proteína de 484 aminoácidos. Essa proteína é essencial para o primeiro passo da síntese da âncora de GPI, ou seja, a ligação do fosfatidilinositol acetilado à N-acetil-glicosamina. Diferentes mutações do gene PIG-A na HPN bloqueiam essa reação, impedindo a síntese da âncora GPI. Em células normais, essa pequena molécula liga-se a várias proteínas (ver Tabela 14.1), servindo de âncora para elas na membrana das células. Na falta de GPI, a célula tem redução apreciável dessas proteínas.

Tabela 14.1

▶ Algumas proteínas que são ancoradas na membrana das células por moléculas de GPI.

Moléculas de adesão
- CD48, CD58, CD66, CD67

Antígenos de grupos sanguíneos
- Cromer (DAF), Yt, Dombrock

Reguladores do complemento
- CD55 (DAF), CD59 (MIRL), C8bp (HRF)

Enzimas
- Acetilcolinesterase, fosfatase alcalina dos neutrófilos

Receptores
- CD14, CD16 (FcγRIII)

Outros

Tabela 14.2

▶ Situações que devem despertar a suspeita de HPN.

- Neutropenia ou plaquetopenia associadas à hemólise
- Hipoplasia de medula associada à hemólise
- Hemólise adquirida sem esplenomegalia
- Hemólise adquirida com teste de Coombs negativo
- Trombose hepática ou mesentérica
- Dor abdominal recorrente associada a citopenias
- AVC sem risco conhecido

na superfície celular. Embora se desconheçam as funções de muitas dessas proteínas, as denominadas CD55 (ou DAF – *Decay Accelerating Factor*) e CD59 (ou MIRL – *Membrane Inhibitor of Reactive Lysis*) estão diretamente ligadas à patogenia da HPN, particularmente à última, que protege a célula do efeito lítico do complemento ativado. Mecanismo semelhante parece estar envolvido na patogenia da trombose, pois a deficiência de CD55 e CD59 tornaria as plaquetas vulneráveis à ativação pelo complemento e subsequente desenvolvimento de trombose. A vulnerabilidade das células hematopoéticas ao complemento não impede que a população celular HPN se expanda na medula óssea, porém pode em algum momento da evolução atrofiar-se e transformar-se em aplástica.

A hemólise intravascular libera hemoglobina livre no plasma, fato que contribui significantemente para a morbidade e mortalidade nessa doença. A hemoglobina livre plasmática capta o óxido nitroso determinando depleção plasmática e tissular do mesmo e responsável, em parte, pelas manifestações da HPN, incluindo espasmos esofágicos, disfunção erétil, insuficiência renal e trombose.

Trombose é a principal causa de morte, mas também aplasia da medula óssea, insuficiência renal, síndrome mielodisplásica e leucemia aguda podem precipitar o óbito.

QUADRO CLÍNICO

As manifestações clínicas são bastante variadas e provavelmente se devem aos tipos e à concentração das proteínas na superfície das diferentes linhagens celulares hematopoéticas (Tabela 14.2). Também o volume do clone HPN influencia na exteriorização clínica do defeito.

As características clínicas relacionadas à hemólise, à falência da hematopoese e aos eventos trombóticos serão descritas separadamente. A anemia hemolítica encontrada

na HPN está sempre presente, e em intensidade variada. Ela pode ser discreta ou intensa, necessitando transfusões sanguíneas, e pode se instalar de forma aguda. A morfologia das células vermelhas é normal, exceto quando associada à síndrome mielodisplásica. A intensidade da hemólise depende do volume do clone HPN e este pode estar representado por 1 a 90% das células presentes. A quantidade de proteínas que protegem contra a ação do complemento na superfície das células também é um determinante da intensidade da hemólise, sendo mais intensa naqueles pacientes que não exibem expressão dessas proteínas na membrana. São fatores agravantes da hemólise intercorrências que ativem o complemento como as infecções e as reações transfusionais, e supõe-se que a ocorrência característica da hemoglobinúria noturna deve-se à absorção de endotoxinas do intestino capazes de ativar o complemento.

A hemoglobinúria, como consequência da hemólise intravascular crônica, leva à perda urinária crônica de ferro, na forma de hemossiderina, podendo eliminar até 20 mg de ferro diariamente. Esta é uma causa de espoliação que pode contribuir com a intensidade da anemia. Nos episódios de hemólise aguda, devido à intensa hemoglobinúria, insuficiência renal aguda é uma complicação possível, principalmente quando associada à desidratação. A hemoglobinemia pode estar associada a espasmos esofágicos e disfunção erétil, que se acredita estar relacionada à redução de óxido nítrico, que é absorvido pela hemoglobina livre, resultando em distonia da musculatura lisa que seria também responsável pela vasoconstrição, hipertensão pulmonar e sistêmica.

Nos pacientes com HPN, algum grau de citopenia é sempre encontrado. A intensidade é bastante variável, podendo mesmo exibir um quadro de sangue periférico nos níveis encontrados na anemia aplástica severa. As citopenias costumam ser estáveis, e períodos ocasionais de intensificação são observados, com posterior recuperação espontânea aos valores prévios. As manifestações hemorrágicas e as complicações infecciosas dependem da intensidade das citopenias.

Os eventos trombóticos são considerados sinais de mau prognóstico e sua ocorrência varia em diferentes grupos raciais. A trombose venosa é a predominante, e raramente encontramos trombose arterial. A localização da trombose venosa tem algumas preferências. A trombose nas veias hepática (síndrome de Budd-Chiari) é uma localização comum na HPN. Esta pode ocorrer de forma aguda e grave, quase sempre associada à crise hemolítica, sugerindo mecanismo semelhante para ambas. A forma insidiosa também acontece. O diagnóstico baseia-se na suspeita clínica de hepatomegalia dolorosa, de instalação rápida, e ascite, sendo confirmada pela avaliação do fluxo dessas veias através de ecografia com os recursos do Doppler.

Algumas vezes, a trombose pode se estender à veia cava. A evolução alterna-se com exacerbações periódicas e é frequentemente fatal. Tromboses de seios venosos e de veias cerebrais são complicações menos comuns e estão associadas a um pobre prognóstico. Veias abdominais, grandes e pequenas, poderão trombosar e determinar síndromes abdominais variadas.

O quadro abdominal mais comum é caracterizado por dor mais ou menos intensa, com duração de três a cinco dias, cuja trombose é de difícil comprovação. Veias esplênicas, porta e mesentérica poderão ser sede de trombose, levando a quadros clínicos específicos. Raramente ocorre infarto intestinal exigindo ressecção cirúrgica. Trombose das veias da pele se traduz em áreas abauladas, dolorosas e descoradas em qualquer parte da superfície corporal e podem ser recorrentes. Fenômenos trombóticos são vistos nas mais variadas regiões, porém as mencionadas acima são as mais frequentemente observadas. Púrpura fulminante é excepcionalmente vista e pode ser fatal.

DIAGNÓSTICO

O diagnóstico baseia-se na avaliação da sensibilidade dos eritrócitos à ação hemolítica do complemento e na detecção das proteínas de membrana ligadas à GPI. O **teste de Ham** fundamenta-se na ativação do complemento pela acidificação do soro a um pH de 6,2, condições em que as células HPN sofrem hemólise e as normais não. Esse teste é bastante específico e a sensibilidade não é boa nos casos com pequeno número de células HPN. A disponibilidade de anticorpos monoclonais para as proteínas ligadas à GPI tornou a identificação das células HPN muito mais sensível e específica, utilizando os recursos da citometria de fluxo (Figura 14.2). Os anticorpos monoclonais utilizados são para CD55 e CD59 e podem detectar plaquetas e granulócitos anormais, fato considerado importante, pois essas células mesmo exibindo a anormalidade da HPN têm sobrevida normal, ao contrário dos eritrócitos. Esse método é considerado sensível para o diagnóstico e para firmar a proporção da população celular anormal. O método utilizando Flaer (*Fluoroscein-Labeled Proaerolysin Variant*) é o mais acurado, pois esse agente se liga especificamente com a âncora GPI resultando mais precisa, especificamente quando avaliada nos neutrófilos e monócitos.

▶ **Diagnóstico diferencial**

O diagnóstico diferencial deve ser feito com as outras causas de hemoglobinúria que acontecem em outras doen-

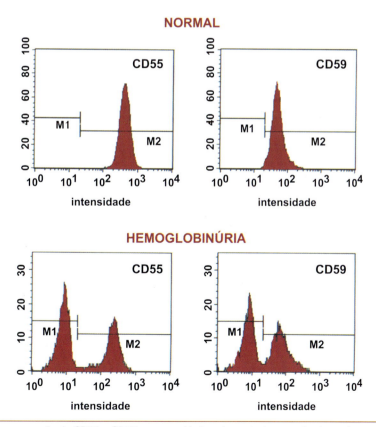

Figura 14.2 Comparação da expressão de CD55 e CD59 em granulócitos de controle normal e de paciente com HPN.

ças hemolíticas, além da destruição dos eritrócitos e nas quais a hemólise é intravascular. Estão incluídas nesse grupo as anemias hemolíticas microangiopáticas, as associadas com as próteses valvulares, hemólise secundária ao botulismo, hipercupremia e em deficiência de glicose-fosfato-desidrogenase na presença de agentes oxidantes. Considerando as várias regiões em que a trombose possa ocorrer, outras doenças serão incluídas no diagnóstico diferencial. Várias doenças hematológicas exibem pequeno número de células sanguíneas que mostram deficiência de proteínas ligadas à GPI: leucemia mieloide crônica, eritroleucemia, mielofibrose, policitemia vera e pacientes com síndrome mielodisplásica -- aproximadamente 10% apresentam o teste de Ham positivo, e o defeito HPN é encontrado em 1 a 12% das células. A associação da aplasia de medula óssea com o defeito HPN é observada em vários cenários. Ao diagnóstico de uma aplasia, esse defeito poderá ser encontrado associado ou não à hemoglobinúria. A aplasia pode acontecer na evolução da HPN, e 7% dos pacientes portadores de aplasia e não transplantados exibem o clone HPN, que parece se acentuar quando tratados com imunossupressores.

CLASSIFICAÇÃO

De acordo com os achados da apresentação inicial, das manifestações clínicas e laboratoriais, além da história natural da HPN, uma classificação mais recente é descrita a seguir:

- **HPN Clássica:** Pacientes apresentam evidências de hemólise intravascular, porém sem alteração da medula óssea.
- **HPN associada** a outra anormalidade de medula óssea: Pacientes possuem evidências clínicas e laboratoriais de hemólise e apresentam ou apresentaram alteração de medula óssea compatíveis com anemia aplástica severa, síndrome mielodisplásica ou mielofibrose, e que atendam aos critérios definidos para essas anormalidades. Alterações citogenéticas específicas na medula óssea podem contribuir para o diagnóstico definitivo.
- **HPN subclínica:** Pacientes não apresentam evidência clínica ou laboratorial de hemólise. Pequenas

populações de células hematopoéticas com clone HPN são detectadas, quase sempre inferiores a 10% da celularidade, através da citometria de fluxo. Esta situação é comumente associada com anemia aplástica e síndrome mielodisplásica/anemia refratária.

PROGNÓSTICO

O prognóstico dessa doença varia bastante e depende principalmente da presença de trombose e do grau de falência medular, as quais podem predispor a complicações fatais, como nas tromboses hepáticas e de veias abdominais, e de complicações infecciosas e hemorrágicas respectivamente. A evolução para leucemia mieloide aguda tem sido observada em 5% aos cinco anos após o início dos sintomas.

TRATAMENTO

O tratamento da HPN é planejado de acordo com as manifestações clínicas presentes, respeitando a intensidade, a morbidade e os riscos, e consiste no controle da anemia, na correção das citopenias, no tratamento e na prevenção da trombose. Aos pacientes assintomáticos e àqueles com sintomas de leve intensidade recomenda-se apenas observação.

O tratamento da **anemia** envolve sustar a ativação do complemento, repor nutrientes em deficiência e transfusões sanguíneas. A ativação do complemento pode ser inibida com o uso de **corticosteroides** e a dose de 0,5 mg/kg por dia costuma controlar 60% dos episódios de hemólise; nas fases agudas, as doses mais altas são algumas vezes necessárias. O efeito dos corticosteroides é rápido, por isso não se aconselha persistir no seu uso nos casos resistentes. Um tratamento desenvolvido recentemente atua diretamente no complemento, consistindo num anticorpo monoclonal denominado **eculizumabe**, que se liga ao C5 inibindo a sua ativação. Estudos iniciais comprovam a segurança e a eficácia desse anticorpo com uma diminuição efetiva nos episódios de hemólise e hemoglobinúria, redução da necessidade transfusional e diminuição dos eventos trombóticos e a sobrevida global após oito anos de tratamento é semelhante àquela da população saudável. Recomenda-se que este agente seja utilizado nos pacientes sintomáticos,

Tabela 14.3

▶ Classificação da hemoglobinúria paroxística noturna.

Quadro clínico	Achados laboratoriais	Classificação da HPN
Hemólise sem alteração da medula óssea	Anemia ou hemólise	HPN clássica
Hemólise com alteração da medula óssea	Hemólise ou anemia + citopenia	HPN associada a outra anormalidade da medula óssea
Ausência de hemólise	Presença de clone	HPN subclínica

Baseado em: Parker C, Omine M, Richards S, *et al*. Diagnosis and management of paroxysmal nocturnal hemoglobinuria. Blood 2005; 106:3699-3709.

exigindo transfusões repetidas, com fadiga incapacitante, crises dolorosas frequentes, história de trombose e insuficiência renal.

A administração de ferro é aconselhada, pois a espoliação deste elemento pela hemoglobinúria comumente conduz à sua deficiência. Não é incomum ocorrer episódio de hemólise alguns dias após o início da reposição do ferro, devido ao grande número de células HPN liberadas da medula óssea. Esse fenômeno pode ser evitado utilizando-se simultaneamente corticosteroide ou transfusões de sangue para inibir a hematopoese. Em raros pacientes, a **transfusão de eritrócitos** é uma alternativa para manter níveis razoáveis de concentração de hemoglobina. Os pacientes, sempre que possível, devem ser instruídos quanto à emergência no **tratamento da trombose,** especialmente a de localização abdominal, pois nas fases iniciais ela pode ser rapidamente revertida com agentes trombolíticos (ativador do plasminogênio tissular). Após esse tratamento inicial, heparina deve ser utilizada, seguida do uso de anticoagulante oral (cumarínicos) por período superior a seis meses. A síndrome de Budd-Chiari costuma ser recidivante e, muitas vezes, é de difícil controle. O **transplante alogênico** de medula óssea seria o tratamento ideal para a restauração completa da hematopoese. Os resultados demonstram não apenas melhora dos sintomas como benefício quanto ao aumento da sobrevida. No entanto, diante das limitações deste procedimento relacionadas à eventual inexistência de doadores, idade não apropriada, comorbidades e mortalidade ligada ao transplante, reserva-se esta modalidade de tratamento para os casos com doador familiar HLA inteiramente compatível, que apresentem citopenia grave, com risco de hemorragia fatal, infecções pela intensidade da trombocitopenia (abaixo de 20.000/μL) e granulocitopenia (abaixo de 500/μL), respectivamente. O transplante também deve ser considerado nos pacientes que exigem transfusões repetidas e sem resposta a outros agentes, trombose de repetição, considerando-se que a disponibilidade do eculizumabe é bastante limitada em nosso país e ainda não liberada comercialmente, agravada pelo seu alto custo. Imunossupressores como a globulina antilinfocítica e ciclosporina A são utilizados e podem determinar recuperação parcial das citopenias. O uso de fatores de crescimento não parece exercer papel fundamental no controle das citopenias e também a ação dos andrógenos é incerta.

REFERÊNCIAS CONSULTADAS

1. Araten DJ, Luzzatto L. Allogeneic bone marrow transplantation for paroxysmal nocturnal hemoglobinuria. Haematologia. 2000;85:1-2.
2. Brodsky R.A. How I treat paroxysmal nocturnal hemoglobinuria. Blood. 2009;113: 6522-7.
3. Brodsky RA, Young N, Antonioli E, et al. Multicenter phase 3 study of the complement inhibitor eculizumab for the treatment of patients with paroxysmal nocturnal hemoglobinuria. Blood. 2008;111:1840-7.
4. Hillmen P, Hall C, Marsh J, et al. Effect of eculizumab on hemolysis and transfusion requirements in patients wit paroxysmal nocturnal. New Engl J Med. 2004;350:552-9.
5. Hillmen P, Lewis SM, Bessler M, Luzzatto L, Dacie JV. Natural history of paroxysmal noturnal hemoglobinuria. N Engl J Med. 1995;333:1253-8.
6. Hillmen P, Richards SJ. Implications of recent insights into the pathophysiology of paroxysmal nocturnal haemoglobinuria. Br J Haematol. 2000;108:470-9.
7. Hillmen P, Young N, Schubert J, et al. The complement inhibitor eculizumab in paroxysmal nocturnal hemoglobinuria. N Engl J Med. 2006;335:1233-43.
8. Kelly RJ, Hill A, Arnold LM, et al. Long term treatment with eculizumab in paroxysmal nocturnal hemoglobinuria: sustained efficacy and improved survival. Blood. 2011;117:6786-92.
9. Luzatto L, Bessler M. The dual pathogenesis of paroxysmal nocturnal hemoglobinuria. Curr Opin Hematol. 1996; 3:101-10.
10. Luzzatto L, Nafa K. Genetics of PNH. In: Yong NS, Moss J (eds.). Paroxysmal Nocturnal Hemoglobinuria and the GPI-Linked Proteins. New York: Academic Press, 2000. p.21-47.
11. Oni SB, Osunkoya BO, Luzzatto L. Paroxysmal nocturnal hemoglobinuria: evidence for monoclonal origin of abnormal red cells. Blood. 1970; 36:145-52.
12. Parker C, Omine M, Richards S, et al. Diagnosis and management of paroxysmal nocturnal hemoglobinuria. Blood. 2005;106:3699-709.
13. Rosti V.The molecular basis of paroxysmal nocturnal homoglobinuria. Haematologica. 2000;85:82-7.
14. Rotoli B, Luzzatto L. Paroxysmal nocturnal hemoglobinuria. Semin Hematol. 1989;26:201-7.

capítulo • 15

Anemia de Fanconi

Carmem Maria Sales Bonfim • Ricardo Pasquini

INTRODUÇÃO

Anemia de Fanconi (AF) é uma doença rara, geralmente herdada de maneira autossômica recessiva, e caracterizada por insuficiência medular progressiva, anormalidades congênitas e grande predisposição ao desenvolvimento de mielodisplasia, leucemias e tumores sólidos de cabeça e pescoço. Acomete igualmente os sexos masculino e feminino, ocorrendo em todos os grupos étnicos. A incidência é estimada em 1/100.000 nascidos vivos com uma frequência de heterozigotos na população de 1/300 habitantes. As manifestações hematológicas aparecem ao redor dos oito anos de idade, e geralmente levam ao diagnóstico da doença, apesar de as malformações estarem presentes desde o nascimento. Até 1/3 dos pacientes não tem alterações do exame físico e muitos permanecem sem diagnóstico até o desenvolvimento da pancitopenia. Como o tratamento da Anemia de Fanconi difere das outras síndromes de insuficiência medular, é imprescindível a realização de exames que possam confirmar ou não esse diagnóstico.

FISIOPATOLOGIA

A anemia de Fanconi é uma doença geneticamente heterogênea e pelo menos 15 subtipos genéticos ou grupos de complementação já foram relatados (FA-A, B, C, D1, D2, E, F, G, H, I, L, M, N, O e P). Os genes correspondentes já foram clonados e identificados, sendo que as mutações no gene *FANCA* são as mais frequentes e correspondem entre 60 e 70% dos casos, seguidos por mutações nos genes *FANCC* (14%) e *FANCG* (10%) (Tabela 15.1).

A principal característica da doença é a instabilidade cromossômica e a hipersensibilidade aos agentes clastogênicos tais como a mitomicina e o Diepoxibutano (DEB). Todos os genes da AF interagem e participam de uma importante via do reparo do DNA. Quando ocorre um dano ao DNA, ocorre a ativação das oito proteínas que formam o complexo principal (*FANCA, FANCB, FANCC,FANCE FANCF, FANCG, FANCL*

e FANCM). Este complexo principal media a monou-biquitinização da *FANCD2 e FANCI*. A forma monou-biquitinada da *FANCD2/FANCI* interage com outro grupo de proteínas a jusante *(FANCN, FANCJ, FANCO e FANCP)* levando ao reparo do DNA. Outras proteínas envolvidas no processo também são essenciais para ativação desta via e reparo do DNA*(FAAP24, FAAP100, MHF1 e MHF2)*.

As mutações que ocorrem nos genes dos pacientes com AF impedem que o reparo ao DNA seja feito de maneira adequada e isso ativa a apoptose celular, leva a uma depleção das células-tronco hematopoéticas e causa pancitopenia. Essa mesma dificuldade em reparar o DNA pode levar a mutações e translocações que resultam em mielodisplasia e/ou leucemia mieloide aguda. No Brasil, a mutação mais encontrada é a deleção de três nucleotídeos c.3788-3790delTCT no gene *FANCA,* ocorrendo em aproximadamente 25 a 30% dos pacientes analisados.

QUADRO CLÍNICO E LABORATORIAL

As malformações congênitas variam de paciente para paciente, e as mais frequentes envolvem a pele (manchas café com leite) e a parte esquelética (alterações de polegares e rádio). Na Tabela 15.2 estão descritas as anormalidades congênitas mais comuns. A Figura 15.1 ilustra algumas dessas malformações.

A idade mediana de início das manifestações clínicas hematológicas é de oito anos, e a incidência cumulativa de falência medular aos quarenta anos é de 90%. Inicialmente os pacientes apresentam macrocitose e trombocitopenia e, a seguir, progridem para pancitopenia grave, configurando um quadro hematológico indistinguível da anemia aplástica grave. Raramente, alguns pacientes podem apresentar melhora espontânea dos sintomas hematológicos. A eritropoese é do tipo fetal (com aumento da hemoglobina F), e está associada a altos níveis de eritropoetina.

Tabela 15.1

▶ Grupos de complementação na anemia de Fanconi.

Grupo de complementação	Gene	Proporção estimada de pacientes	Localização no cromossomo
A	FANCA	60-70%	16q24.3
B	FANCB	2%	Xp22.31
C	FANCC	14%	9q22.3
D1	BRCA2	3%	13q12-13
D2	FANCD2	3%	3q25.3
E	FANCE	3%	6p21-22
F	FANCF	2%	11p15
G	FANCG	10%	9p13
I	FANCI	1%	15q25-q26
J	BRIP1	2%	17q22-q24
L	FANCL	0,2%	2p16.1
M	FANCM	0,2%	14q21.3
N	PALB2	0,7%	16p12
O	RAD51C	0,2%	17q22
P	SLX4	0,2%	16p13.3

(Adaptado de Pagon RA *et al*; Gene Reviews – NCBI Bookshelf: www.ncbi.nlm.nih.gov/books/NBK1401/).

Tabela 15.2

▶ Anormalidades e malformações descritas na anemia de Fanconi.

Anormalidades	Prevalência
Pigmentação anormal da pele ■ Manchas café com leite, hiperpigmentação ou hipopigmentação	65%
Baixa estatura ■ Baixo desenvolvimento pôndero-estatural (com ou sem deficiência de hormônio de crescimento)	60%
Anormalidades dos membros superiores (polegares, mãos, rádio e unha) ■ Ausência do rádio e polegar hipoplásico, extranumerário, ausente ou de topografia anômala, clinodactilia, sindactilia, dedos e falanges extranumerárias,hipoplasia tênar	50%
Alterações da genitália e hipogonadismo ■ Hipospadia, diminuição da espermatogênese, diminuição da fertilidade	40%
Outras anomalias esqueléticas (crânio e face, pescoço e coluna) ■ Microcefalia, anormalidades de face ou mandíbula, microdontia, escoliose, pescoço curto, deformidade de Sprengel (elevação congênita da escápula), síndrome de Klippel-Feil (deformidade de Sprengel, fusão de vértebras cervicais, agenesia renal e surdez), malformações de orelhas, spina bífida	30%
Olhos e pálpebras ■ Microftalmia, hiper ou hipotelorismo, estrabismo, blefaroptose, prega de epicanto	25%
Malformações renais ■ Aplasia de um rim, hidronefrose, rins em ferradura, rim ectópico ou pélvico, rim poliscístico, duplicação de pelve ou ureter	25%
Anormalidades da bacia, das pernas e dos pés ■ Luxação congênita do quadril	10%
Malformações gastrintestinais e cardiopulmonares ■ Atresia de esôfago, microstomia, síndrome VACTERL	10%
Outras alterações ■ Artéria radial ausente ou anômala, retardo mental, microstomia	

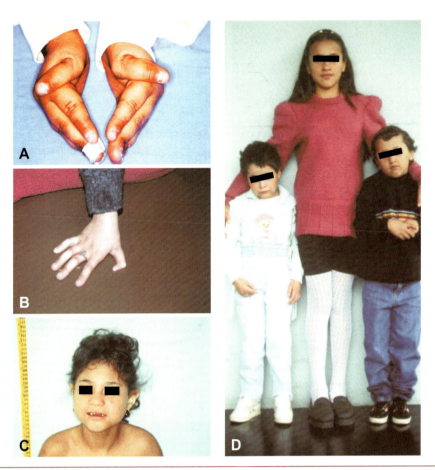

Figura 15.1 (A e B) Malformações de polegar. (C) Malformações de face. (D) No centro encontra-se a doadora de medula óssea para os dois irmãos portadores de anemia de Fanconi, onde se observa a diferença de estatura, sendo eles de idade semelhante.

As anormalidades citogenéticas são raras ao diagnóstico e as mais encontradas nos pacientes com AF são a trissomia do cromossomo 1 e a monossomia do cromossomo 7. Alterações no cromossomo 3 (3q+) detectadas pela técnica de FISH também podem estar relacionadas à evolução para SMD/LMA. Alguns pacientes podem apresentar clones anormais sem que exista uma clara evolução para MDS, o que torna difícil entender o real valor prognóstico dessas alterações.

A doença em geral leva à morte, por evoluir para anemia aplástica grave, mielodisplasia ou leucemia aguda. O risco de desenvolvimento de Leucemia Mieloide Aguda (LMA) em pacientes com AF é oitocentas vezes maior do que na população geral, e a idade mediana de transformação é de 13 anos. Pacientes com subtipo genético *FANCD1/BRCA2 ou FANCN* têm alto risco de desenvolver LMA e outros tumores sólidos antes dos cinco anos de idade. A leucemia linfoide aguda é encontrada raramente nesses pacientes. Os tumores de cabeça e pescoço assim como as neoplasias de colo uterino e vulva também são muito mais frequentes em pacientes com AF e ocorrem numa faixa etária muito mais precoce (na segunda ou terceira décadas de vida). Pacientes com AF devem evitar o tabagismo, a ingestão de bebidas alcoólicas e, se possível, receber a vacina contra o vírus HPV a partir dos nove anos de idade (tanto nos meninos quanto nas meninas). O paciente deve ser examinado pelo menos a cada seis meses para detecção precoce de lesões pré-neoplásicas (cavidade oral, exame ginecológico, avaliação da pele) e deve evitar todos os fatores de risco que levem a aumento da incidência do carcinoma escamoso.

DIAGNÓSTICO

O diagnóstico da AF é fundamentado na história médica e nas manifestações clínicas, e confirmado pelas alterações citogenéticas espontâneas e induzidas por agentes clastogênicos (diepoxibutano ou mitomicina). O teste que utiliza o diepoxibutano (teste do DEB) é altamente sensível e específico para AF. Quando expostas a este agente, as células dos pacientes com AF apresentam inúmeras anormalidades cromossômicas como as endorreduplicações, rearranjos, falhas e quebras de isocromátides e de cromátides, anéis dicêntricos e figuras radiais entre cromossomos heterólogos tri, tetra e pentarradiais (Figura 15.2). Embora fundamental no diagnóstico, o teste com DEB não identifica os heterozigotos e pode ser falso-negativo nos pacientes com mosaicismo celular. Ele poderá ser realizado para o diagnóstico pré-natal, utilizando células da vilosidade corial, colhidas da 9ª até a 12ª semana de gestação, ou por amniocentese na 16ª semana.

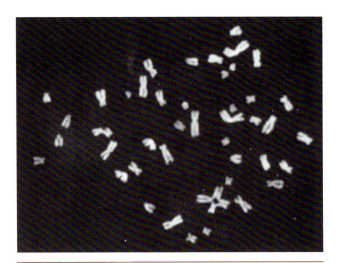

Figura 15.2 Quebras cromossômicas e figuras tetrarradiais induzidas em cultura pelo diepoxibutano, típicas da anemia de Fanconi.

DIAGNÓSTICO DIFERENCIAL

O diagnóstico diferencial inclui outras síndromes genéticas tais como: neurofibromatose, associação VACTERL (síndrome em que se associam malformações que incluem defeitos vertebrais, ânus imperfurado, fístula traqueoesofágica, displasia radial e renal, malformações cardíacas e de membros) e TAR (Trombocitopenia com Ausência do Rádio). O teste com DEB ou mitomicina é fundamental para distinguir a AF dessas síndromes.

TRATAMENTO

▶ Tratamento de suporte e hormonal

Nos pacientes com AF o tratamento de suporte inclui a transfusão de hemoderivados e o controle das complicações infecciosas, seguindo as mesmas recomendações praticadas nos pacientes com pancitopenias oriundas de outras etiologias. As correções cirúrgicas devem ser feitas, preferencialmente, antes da piora da plaquetopenia.

O uso de andrógenos é indicado para os pacientes que desenvolvem pancitopenia, desde que não tenham possibilidade de ser transplantados imediatamente. A oximetolona é o andrógeno mais utilizado, e aproximadamente 50% dos pacientes apresentam resposta satisfatória com aumento de leucócitos, plaquetas e hemoglobina. A dose varia de 1-2 mg/kg/dia e o efeito é mais pronunciado na linhagem eritroide. Sempre deve ser usada a menor dose capaz de melhorar a pancitopenia. Os efeitos colaterais são mais evidentes nas meninas e incluem virilização, hipertensão, mudanças no humor e complicações hepáticas como alterações nas transaminases, adenomas hepáticos e icterícia colestática. O uso de danazol tem sido uma opção para alguns pacientes, pelo menor risco de virilização. Os pacientes devem ser monitorados regularmente com ecografia abdominal e provas de função hepática. Além dos efeitos colaterais, alguns trabalhos relatam piores resultados nos transplantes realizados em pacientes que receberam andrógenos previamente.

▶ Transplante

O Transplante de Células-tronco Hematopoéticas (TCTH) é a única possibilidade de cura para as complicações hematológicas na AF. Este procedimento é indicado quando o paciente apresenta citopenias de risco, necessidade transfusional ou desenvolvimento de mielodisplasia e leucemia aguda. O transplante também deve ser considerado mais precocemente nos pacientes com alterações citogenéticas de alto risco (alterações dos cromossomos 3 e 7). Nos pacientes que apresentam transformação leucêmica ou mielodisplasia, os resultados do transplante são muito ruins e não existe um consenso em relação ao uso de quimioterapia citorredutora pré-transplante.

Devido à alta sensibilidade aos agentes alquilantes, as doses de quimioterapia ou radioterapia devem ser reduzidas nesses pacientes. Desde o início da década de 1980, Gluckman demonstrou que a utilização de baixas doses de ciclofosfamida (20-40 mg/kg) associada a dose única de irradiação corporal total ou irradiação toracoabdominal (400-600 cGy) leva a uma diminuição da toxicidade e aumento da sobrevida. Recentemente, regimes preparatórios que utilizam apenas ciclofosfamida isolada, ciclofosfamida em associação com fludarabina e globulina antitimocítica têm sido empregadas com excelentes resultados. Devido ao alto risco de desenvolvimento de tumores pós-transplante, a maioria dos pacientes com AF não se beneficia da adição de radioterapia ao regime de condicionamento.

Doador aparentado totalmente compatível

O resultado do TCTH aparentado, compatível na AF, melhorou consideravelmente nos últimos anos atingindo sobrevida entre 80 e 90% nos centros de transplante com experiência nesta doença. O esquema mais utilizado internacionalmente inclui baixa dose de ciclofosfamida com ou sem globulina antitimocítica e/ou fludarabina. A irradiação corporal total tem sido evitada pelo aumento da incidência de tumores de cabeça e pescoço. Nos últimos trinta anos, o grupo de Curitiba juntamente com o grupo de Seattle reduziu progressivamente a dose de ciclofosfamida até chegar à dose de 60 mg/kg (dividida em quatro dias). Recentemente, a experiência brasileira foi atualizada (Bonfim *et al*, comunicação pessoal). Oitenta e cinco pacientes receberam transplante de medula óssea com doadores familiares totalmente compatíveis (74 irmãos) utilizando apenas ciclofosfamida 60 mg/kg. A profilaxia da DECH foi feita com ciclosporina A (3 mg/kg/dia) e metotrexate. A sobrevida global em anos foi de 85% para todo o grupo, e de 95,6% para aqueles com idade inferior a dez anos (Figura 15.3). Doadores aparentados não irmãos também foram utilizados com excelente sobrevida. A DECH aguda ocorreu em 17 dos 81 pacientes avaliáveis, e a DECH crônica ocorreu em 23 dos 78 pacientes avaliáveis (12 foram classificados como exten-

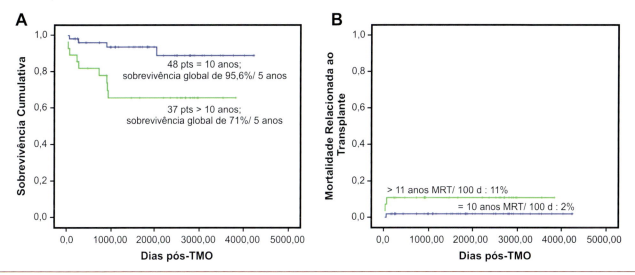

Figura 15.3 Transplante de medula óssea alogênico aparentado, compatível, utilizando ciclofosfamida 60mg/kg. (A) Sobrevida global de acordo com a idade na época do transplante. (B) Mortalidade relacionada ao transplante aos cem dias, de acordo com a idade do paciente na época do transplante.

so). A mortalidade relacionada ao transplante foi de 6% em cem dias, e 10% em um ano. A falha primária de pega ocorreu em dois pacientes, enquanto a rejeição tardia (mediana de 244 dias pós-transplante) ocorreu em quatro pacientes. Quatro pacientes desenvolveram carcinoma escamoso de língua, e em todos eles DECH crônica extensa com envolvimento de cavidade oral estava presente.

Doador não aparentado

O panorama do transplante não aparentado nos pacientes com AF mudou drasticamente nos últimos dez anos, devido ao encaminhamento precoce dos pacientes, ao encontro de doadores totalmente compatíveis nos registros nacionais e internacionais, e à adição de fludarabina aos regimes de condicionamento. Inicialmente a sobrevida global dos pacientes submetidos ao TCTH não aparentado era inferior a 30%, com altos índices de rejeição e DECH. Entre 1996 e 2011, o grupo de Curitiba transplantou 86 pacientes com doadores não aparentados. Destes, 32 receberam transplante de medula óssea utilizando ciclofosfamida 60 mg/kg + fludarabina 125 mg/m^2 + globulina antitimocítica 4-6 mg/kg e imunoprofilaxia da DECH com ciclosporina e metotrexate. Quando selecionamos os doadores tipados em lócus A,B,C e DRB1, a sobrevida global foi de 70% em três anos, sendo que os pacientes transplantados abaixo de dez anos de idade tiveram sobrevida de 94%, semelhante àquela observada nos pacientes que possuíam doadores familiares totalmente compatíveis (Figura 15.4). Nas publicações internacionais foram identificados como fatores adversos que influenciam na sobrevida: mais de três mal-

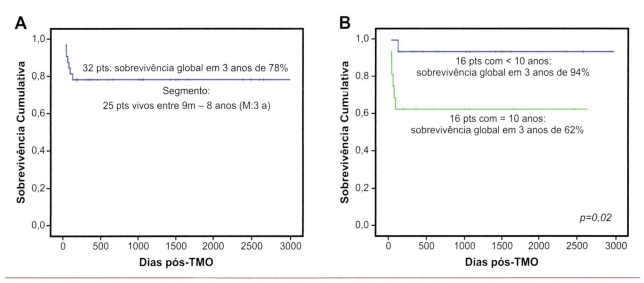

Figura 15.4 Transplante de medula óssea não aparentado, utilizando ciclofosfamida, fludarabina e gobulina antitimocítica. (A) Sobrevida global após o transplante de medula óssea não aparentado, em anemia de Fanconi em fase de aplasia. (B) Sobrevida global após o transplante, de acordo com a idade na época do transplante.

formações, uso prévio de andrógenos, e sorologia positiva para citomegalovírus. Quando utilizamos sangue de cordão umbilical, a sobrevida foi inferior. Gluckman *et al.* analisaram retrospectivamente 93 pacientes com AF submetidos a um transplante de sangue de cordão umbilical não aparentado. Na análise multivariada, os fatores relacionados a melhor sobrevida foram: a adição de fludarabina ao regime de condicionamento, a infusão de um número de células superior a $4,9 \times 10^7$/kg de peso do receptor, e a sorologia para citomegalovirus negativa no receptor. Os pacientes que receberam transplantes com compatibilidade adequada (6/6 ou 5/6) também tiveram melhor sobrevida.

Complicações tardias

As complicações tardias pós-transplante estão geralmente relacionadas à doença de base (anormalidades endocrinológicas, ortopédicas, gastrointestinais) ou ao procedimento do transplante. O carcinoma escamoso de cabeça e pescoço ocorre com mais frequência nos pacientes que receberam transplante. O diagnóstico precoce é essencial para que o tratamento cirúrgico seja realizado com sucesso. Esses tumores são mais agressivos, multifocais e têm, geralmente, uma resposta insatisfatória à quimioterapia ou radioterapia.

▶ Outras formas de tratamento

A correção da mutação pela inserção gênica é um método promissor, já tendo sido demonstrada sua viabilidade para os grupos *FANCC e FANCA*. Ainda existe grande dificuldade para isolar as células-tronco hematopoéticas e fazer a transdução gênica, mas muitos centros no mundo têm procurado soluções para esses problemas. Recentemente, tem sido explorado o uso de células-tronco pluripotenciais com o objetivo de corrigir os defeitos hematopoiéticos em pacientes com AF.

REFERÊNCIAS CONSULTADAS

1. Auerbach A. Fanconi. Anemia and its diagnosis. Mutat Res. 2009;668:4-10.
2. Shimamura A, Alter B. Pathophysiology and management of inherited bone marrow failure syndromes. Blood Rev. 2010;24:101-22.
3. Kee Y, D'Andrea AD. Expanded roles of the Fanconi anemia pathway in preserving genomic stability. Genes Dev. 2010; 24:1680-94.
4. Gluckman E, Devergie A, Dutreix J. Radiosensitivity in Fanconi anemia: application to the conditioning for bone marrow transplantation. Br J Haematol. 1983;54:431-40.
5. Macmillan ML, Wagner JE. Hematopoietic stem cell transplantation for Fanconi anemia: when and how. Br J Haematol. 2010;149:14-21.
6. Gluckman E, Rocha V, Ionescu I et al. Results of unrelated cord blood transplantation in Fanconi anemia patients: risk factor analysis for engraftment and survival. Biol Blood Marrow Transplant. 2007;13:1073-82.
7. Pasquini R, Carreras J, Pasquini M et al. HLA-Matched sibling hematopoietic stem cell transplantation for Fanconi anemia: comparison of irradiation and non-irradiation containing conditioning regimens. Biol Blood Marrow Transplant. 2008;14:1141-7.
8. Bonfim C; de Medeiros CR, Bitencourt MA et al. HLA-Matched related donor hematopoietic cell transplantation in 43 patients with Fanconi anemia conditioned with 60mg/kg of cyclophosphamide. Biol Blood Marrow Transplant. 2007;13:1455-60.
9. Masserot C, Peffault de Latour R, Rocha V et al. Head and neck squamous cell carcinoma in 13 patients with Fanconi anemia after hematopoietic stem cell transplantation. Cancer. 2008;113:3315-22.
10. Macmillan ML, Hughes MR, Agarwal S et al. Cellular therapy for Fanconi anemia: the past, the present and future. Biol Blood Marrow Transplant. 2011;(1 Suppl):S109-14.

capítulo • 16

Outras Anemias Hipoplásticas Hereditárias

Carmem Maria Sales Bonfim • Ricardo Pasquini

DISCERATOSE CONGÊNITA

A Disceratose Congênita (DC) é uma doença rara, com envolvimento sistêmico, cujas manifestações clássicas são a pigmentação reticular da face, do pescoço e dos ombros, distrofia ungueal e leucoplasia das mucosas. Além das alterações mucocutâneas, os pacientes com DC podem apresentar falência progressiva de medula óssea, fibrose pulmonar, complicações hepáticas e predisposição aumentada ao desenvolvimento de mielodisplasia, leucemias agudas e câncer. Outras malformações esqueléticas e viscerais são encontradas em 10% dos pacientes. Existem dois tipos graves de DC: **Síndrome de Hoyeraal-Hreidarsson** caracterizada por hipoplasia cerebelar, ataxia, atraso no desenvolvimento, microcefalia, imunodeficiência e anemia aplástica precoce, e a **Síndrome de Revezs**, que apresenta quadro de retinopatia exsudativa bilateral, retardo intrauterino, anemia aplástica grave e calcificações em sistema nervoso central. O prognóstico dessas duas formas de DC é muito reservado.

A DC é herdada de forma autossômica recessiva, autossômica dominante ou ligada ao cromossomo X. Sete dos oito genes identificados na DC até agora estão relacionados com a manutenção dos telômeros. Mutações no gene DKC1 são encontradas na forma ligada ao X, enquanto que as formas autossômicas dominantes ou recessivas apresentam mutações no *TINF2, TERC, TERT, NOP10, NHP2, TIN2, TCAB1 e C16 orf 57*. Mais da metade dos pacientes com DC não tem ainda mutações identificadas. O diagnóstico pode ser firmado pela determinação do tamanho dos telômeros (menor que 1% para a idade) em vários subtipos de leucócitos, assim como por achados clínicos clássicos da doença.

Os pacientes que desenvolvem citopenias de risco podem se beneficiar de baixas doses de oximetolona (0,5-1,0 mg/kg/dia) ou danazol. A associação de G-CSF e andrógenos não é recomendada pelo risco aumentado de peliose sistêmica. O único tratamento com possibilidade de cura para as manifestações hematológicas é o Transplante de Células-Tronco Hematopoéticas (TCTH). No passado, os TCTH na DC estavam associados a grande morbimortalidade, principalmente pelas complicações hepáticas relacionadas ao uso de regimes de condicionamento mieloablativos. Atualmente, o uso de regimes de intensidade reduzida contendo fludarabina aumentou a sobrevida desses pacientes pós-TCTH. Todos os doadores familiares devem ser avaliados em relação ao tamanho dos telômeros, com o objetivo de descartar portadores de formas mais leves da doença. Apesar da possibilidade de cura hematológica, o TCTH não impede o desenvolvimento de câncer ou fibrose pulmonar e hepática. No HC da UFPR, nove pacientes foram transplantados até dezembro de 2010. Todos receberam condicionamento de intensidade reduzida, sendo que cinco pacientes foram submetidos a um TCTH aparentado compatível e quatro receberam TCTH não aparentado. Destes, cinco pacientes estão vivos (dois após TCTH aparentado e três após TCTH não aparentado), sendo que apenas um paciente morreu precocemente. Todos os outros faleceram de complicações relacionadas à doença entre sete e 11 anos pós-TCTH (fibrose pulmonar ou complicações hepáticas). Esses pacientes devem ser acompanhados rigorosamente para detecção precoce do câncer e fibrose pulmonar ou hepática tardia.

APLASIA PURA DE SÉRIE VERMELHA CONGÊNITA: ANEMIA DE BLACKFAN DIAMOND

A anemia de Blackfan Diamond é uma doença rara, geralmente herdada na forma autossômica dominante, e caracterizada por anemia intensa, reticulocitopenia e medula óssea normocelular contendo menos que 0,5% de eritroblastos maduros. Mais de 90% dos pacientes são diagnosticados antes de completar um ano de idade, e cerca de 30 a 50% apresentam anomalias congênitas como alterações craniofaciais, alterações de polegares, anormalidades renais ou cardíacas. A anemia é geralmente normocrômica macrocítica e 25% dos pacientes são leucopênicos. A dosagem de adenosina deaminase (ADA) está aumentada, assim como a hemoglobina fetal. Atualmente esta afecção está incluída num grupo de doenças dos ribossomos e as mutações podem ser identificadas em até 50% dos pacientes. Aproximadamente 25% dos pacientes apresentam mutações no *RPS19* (*Ribossome Protein Gene*). Outras mutações menos comuns envolvem os genes *RPS7, RPS10, RPS17, RPS24,* e *RPS26, RPL5, RPL11, RPL35a*).

O diagnóstico diferencial se faz principalmente com a eritroblastopenia transitória da infância, que é caracterizada por uma supressão temporária da hematopoese. Ela é frequentemente precedida por uma infecção viral, na maioria das vezes por parvovírus. Os pacientes têm excelente prognóstico e a recuperação é espontânea, ocorrendo entre quatro e oito semanas.

Alguns autores recomendam apenas tratamento de suporte no primeiro ano de vida para evitar os efeitos colaterais do corticoide nessa faixa etária. As transfusões de eritrócitos devem ser desleucotizadas, e a quelação de ferro é realizada com o objetivo de manter a ferritina sérica entre 1.000 e 1.500/μL. A dose recomendada de prednisona é de 2 mg/kg/dia por um período máximo de quatro semanas. A resposta é variável, e geralmente 80% dos pacientes respondem ao uso de corticoide atingindo uma hemoglobina maior que 10 g/dL. Remissões espontâneas podem ocorrer em 20% dos pacientes por volta dos cinco anos de idade. Outras drogas como andrógenos e ciclosporina ou ATG não têm efeito comprovado. O TCTH é a única possibilidade de cura definitiva e deve ser indicado para os pacientes resistentes ao corticoide ou àqueles dependentes de doses elevadas desta medicação (> 0,5 mg/kg/dia). Os resultados do TCTH são excelentes para as crianças que têm doadores aparentados compatíveis e tem melhorado consideravelmente nos transplantes não aparentados desde que sejam utilizados doadores com compatibilidade adequada. No caso de doador aparentado é recomendado, para afastar pacientes portadores de formas leves da doença, fazer hemograma, dosagem de ADA e hemoglobina fetal no doador selecionado.

SÍNDROME DE SHWACHMAN-DIAMOND

A síndrome de Shwachman-Diamond é uma doença herdada de maneira autossômica recessiva, caracterizada por uma deficiência pancreática exócrina, alterações esqueléticas (disostose metafisária) e vários graus de citopenias, principalmente a neutropenia. Os sintomas de má absorção aparecem nas primeiras semanas de vida e aproximadamente 20% dos pacientes desenvolvem anemia aplástica severa ao redor de três anos de idade. A evolução para mielodisplasia e leucemia mieloide aguda ocorre em 25% dos pacientes e a idade do diagnóstico dessas complicações é de oito anos e 19 anos de idade. Mais de 90% dos pacientes com SDS apresentam mutações no gene *SBDS* (Shwachman-Bodian-Diamond Syndrome) e esse gene tem importante papel na biogênese dos ribossomos.

O tratamento é realizado com o suporte transfusional, sendo o transplante de medula óssea reservado aos pacientes que apresentem citopenia de risco, evolução para mielodisplasia, e leucemias. Os resultados preliminares mostram sobrevida global em torno de 60%. Devido à grande toxicidade observada com o uso dos condicionamentos mieloablativos, alguns grupos têm optado por regimes de intensidade reduzida com resultados promissores.

AGRANULOCITOSE CONGÊNITA (SÍNDROME DE KOSTMANN)

A **agranulocitose congênita** (síndrome de Kostmann) é caracterizada por neutropenia grave (número absoluto de neutrófilos abaixo de 200/μL) e parada de maturação ao nível de promielócitos/mielócitos na medula óssea. Essas crianças apresentam infecções graves desde o nascimento e podem desenvolver leucemia e mielodisplasia. Um estudo com 374 pacientes mostrou a incidência cumulativa de mortalidade de 8% por *sepsis* e de 21% por MDS/LMA. Mutações no gene *ELA2* são encontradas em aproximadamente 50% dos casos e responsáveis pelas formas autossômicas dominantes ou esporádicas. Outras mutações em vários genes podem ocorrer demonstrando a heterogeneidade genética dessa doença.

Acima de 90% dos pacientes respondem ao tratamento com G-CSF (doses entre 3-10 μg/kg/dia) e apresentam diminuição importante do número de infecções. Pacientes que necessitam doses de G-CSF superiores a 8 μg/kg/dia para manter neutrófilos ao redor de 2.100/μL têm risco aumentado de progressão para leucemia (incidência cumulativa em dez anos de 40%). O TCTH, entretanto, continua sendo a única possibilidade de cura para os pacientes que não respondem ao G-CSF ou para aqueles que desenvolvem leucemias ou mielodisplasias. Mutações adquiridas no gene do receptor do G-CSF podem estar relacionadas a uma rápida progressão para leucemia e alguns autores recomendam o TCTH mais precocemente. Os pacientes que recebem o transplante, sem evidência de leucemia, têm sobrevida global de 72%, ao contrário da alta taxa de mortalidade associada aos transplantes realizados nos pacientes com transformação leucêmica.

PÚRPURA AMEGACARIOCÍTICA

Essa rara doença é herdada de maneira autossômica recessiva e caracterizada por trombocitopenia isolada e acentuada diminuição dos megacariócitos da medula óssea. As alterações somáticas não são comuns e os sintomas relacionados à trombocitopenia grave (geralmente abaixo de 20.000/μL) ocorrem desde o nascimento. Aproximadamente 50% dos pacientes desenvolvem pancitopenia ao redor de cinco anos de idade e a evolução para mielodisplasia e LMA pode ocorrer, inclusive, como primeira manifestação da doença. Estudos recentes demonstram que muitos pacientes apresentam mutações bialélicas no gene que codifica o receptor da trombopoietina (*c-MPL*) que é um regulador essencial da megacariopoese e tem importante papel na manutenção das células-tronco hematopoéticas.

O TCTH é o tratamento curativo para esses pacientes, e os resultados são promissores quando realizamos o transplante utilizando doadores aparentados compatíveis ou não aparentados com compatibilidade adequada.

AUSÊNCIA DO RÁDIO

A **Trombocitopenia com Ausência do Rádio** (TAR) se caracteriza por trombocitopenia presente desde o nascimento associada a malformações dos membros superiores. A herança parece ser autossômica recessiva, porém o gene ainda não foi identificado. As manifestações hemorrágicas aparecem ao nascimento, e a ausência bilateral do rádio com a permanência dos polegares é um achado patognomônico nessa doença. Os pacientes com TAR têm excelente prognóstico (> 80%) se sobreviverem ao primeiro ano de vida. O tratamento de suporte com transfusões de plaquetas e antifibrinolíticos é recomendado se houver trombocitopenia grave. O TCTH raramente é indicado, apesar de ser curativo nessa doença.

REFERÊNCIAS CONSULTADAS

1. Agarwal R. Hematopoietic cell transplantation in patients with granulocyte and macrophage disorders. 78:1163-75. Thomas' Hematopoietic Cell Transplantation. 4. ed. Eds Appelbaun F, Forman SJ, Blume KG, Negrin R. EUA: Wiley Blackwell, 2009.
2. Bizzetto R, Bonfim C, Rocha V. Outcome after related and unrelated umbilical cord blood transplantation for hereditary bone Marrow failure syndrome other than Fanconi anemia. Haematologica. 2011;96:134-41.
3. Calado RT. Telomeres and Marrow failure. Hematology Am Soc Hematol Edu Program. 2009:338-43.
4. Dokal I, Vulliamy T. Inherited Bone Marrow Failure Syndromes. Haematologica. 2010;95:1236-40.
5. Dokal I. Dyskeratosis congenita. Hematology Am Soc Hematol Edu Program. 2011:480-86.
6. Geddis AM. Congenital amegakaryocitic thrombocytopenia. Pediatr Blood Cancer. 2011;57:199-203.
7. Rosenberg PS, Alter BP, Bolyard AA, et al. The incidence of leukemia and mortality from sepsis in patients with severe congenital neutropenia receiving long-term G-CSF therapy. Blood. 2006;107:4628-35.
8. Shimamura A, Alter BP. Pathophysiology and management of inherited bone marrow failures syndromes. Blood Rev. 2010;24:101-22.
9. Vlachos A, Muir E. How I treat Diamond Blackfan anemia. Blood. 2010;116:3715-23.

capítulo • 17

Anemia das Doenças Crônicas, da Insuficiência Renal e das Doenças Endócrinas

Ricardo Pasquini

ANEMIA DAS DOENÇAS CRÔNICAS

A Anemia das Doenças Crônicas (ADC) é secundária a estados inflamatórios, infecciosos ou não, e câncer, de etiologia multifatorial, envolvendo desequilíbrio do metabolismo do ferro, encurtamento da sobrevida eritrocitária, inibição da hematopoese e relativa deficiência de eritropoetina. A ADC pode ser reproduzida experimentalmente por infecção e inflamação estéril; a anemia é habitualmente leve ou moderada, e normocítica ou microcítica.

O maior responsável pelas alterações hematológicas da ADC é um desequilíbrio do metabolismo do ferro, demonstrado por baixa quantidade de ferro sérico, aumento de ferro no sistema reticuloendotelial e diminuição da sua absorção intestinal. A descoberta de um pequeno peptídeo com ação antimicrobiana, denominado hepcidina, ajudou a entender o complexo metabolismo do ferro durante reações inflamatórias. A hepcidina é um peptídeo de 25 aminoácidos produzido no fígado, apresentando ação antibiótica contra diversas bactérias e fungos, que também exerce grande efeito no metabolismo do ferro. Camundongos sem hepcidina desenvolvem acúmulo de ferro no fígado, pâncreas e deficiência de ferro no sistema reticuloendotelial. Em contrapartida, animais transgênicos com aumento de expressão de hepcidina morrem ao nascimento devido à intensa anemia ferropriva. Esses estudos sugerem que a hepcidina inibe a absorção de ferro pelo intestino delgado, a liberação de ferro reciclado pelos macrófagos, e o transporte de ferro através da placenta. A relação da hepcidina com ADC ficou mais clara quando foi demonstrado um aumento de cem vezes na excreção de hepcidina em pacientes com diversos processos inflamatórios. Altas concentrações de ferro reduzem a produção de hepcidina em culturas de hepatócitos humanos, que aumenta com a adição de interleucina-6 (mas não IL-1 ou o Fator de Necrose Tumoral, FNT). O processo inflamatório persistente levando à produção desse peptídeo explicaria uma diminuição do ferro sérico devido ao sequestro do mesmo no sistema reticuloendotelial e diminuição da absorção.

Numerosas observações clínicas e laboratoriais nas doenças infecciosas e inflamatórias crônicas revelam que o *mecanismo* da anemia é multifatorial, relacionado aos altos níveis de citocinas inflamatórias, interleucina 1 (IL-1), interleucina 6 (IL-6), fator de necrose tumoral (FNT) e interferons α, β e γ. O desequilíbrio do metabolismo de ferro se traduz pela sua baixa concentração no soro e quantidade normal ou aumentada nos depósitos, levando a crer que o estado inflamatório determina um bloqueio na utilização desse elemento, reduzindo a síntese de hemoglobina. FNT e IL-1 são capazes de reduzir a concentração do ferro sérico, limitando a incorporação do ferro nos eritrócitos. A pequena redução da sobrevida eritrocitária observada na ACD também foi reproduzida em animais de laboratório quando recebiam FTN e IL-1 por tempo prolongado, sugerindo que essas citocinas induzem a ativação do sistema fagocitário mononuclear. A inibição da hematopoese, particularmente da linhagem eritroide, é demonstrada *in vitro*, quando se adiciona soro de pacientes com artrite reumatoide à cultura de células. Com base em dados obtidos em culturas de células, os interferons γ e β inibem o crescimento de CFU-E e BFU-E. Os FNT e a IL-1 parecem atuar indiretamente, induzindo o aumento da concentração do γ-interferon. Os níveis séricos da eritropoetina podem estar normais e, mesmo quando elevados, não atingem os níveis esperados para o grau de anemia. Em alguns modelos animais, a IL-1b, IL-1a e FTN diminuem a síntese de eritropoetina. A administração de doses suprafisiológicas de eritropoetina pode sobrepassar o efeito inibitório das citocinas na eritropoese.

O *diagnóstico* da ADC é feito por exclusão, pois as entidades que causam essa anemia poderão estar associadas a outras complicações relacionadas à doença básica e ao seu tratamento. Assim, nas doenças reumáticas a ampla utilização de anti-inflamatórios não hormonais leva à deficiência de ferro, pela sua potencialidade de induzir sangramento digestivo, encontrada em 25 a 70% dos pacientes com artrite reumatoide. Também nas doenças associadas à ADC podem ocorrer deficiências nutricionais, hemólise, insuficiência renal e medula óssea alterada por fibrose ou infiltração. A intensidade da anemia é leve e o hematócrito fica em torno de 30%. Os eritrócitos são normocíticos ou microcíticos e a hipocromia, quando presente, é discreta. O estudo da medula óssea é fundamental para avaliar a celularidade, presença de fibrose e eventual infiltração neoplásica. A distribuição do ferro auxilia no diagnóstico, pois caracteristicamente encontramos ferro normal ou aumentado no reticulo-endotélio e número diminuído de sideroblastos. No soro, o ferro e a capacidade de ligação do ferro encontram-se baixos, levando a um índice de saturação baixo, porém em níveis ligeiramente superiores àqueles encontrados na depleção de ferro. Os níveis de ferritina são muito variáveis, de normais a intensamente aumentados.

O *tratamento* dessa anemia nem sempre é necessário, pois sendo ela discreta, habitualmente não determina qualquer limitação funcional. O tratamento da doença básica responsável pela ADC, quando eficaz, associa-se à melhora do quadro hematológico. Infelizmente o controle das doenças crônicas nem sempre é alcançado e a anemia, sendo sintomática, deverá ser tratada. As transfusões de concentrados de eritrócitos são necessárias excepcionalmente, devendo ser evitadas pelas suas reconhecidas inconveniências e também por contribuírem para o aumento dos depósitos de ferro. A administração de eritropoetina é uma alternativa às transfusões, pois na ADC associada a doenças inflamatórias crônicas, neoplasias malignas e em portadores de AIDS observa-se pequeno aumento da concentração de hemoglobina, suficiente para evitar transfusões em mais de 50% dos pacientes. A resposta à eritropoetina é observada particularmente nos casos cuja concentração sérica prévia ao tratamento é baixa. A dose varia de 50 a 150 µg/kg três vezes por semana, e no caso de não haver pelo menos aumento de hemoglobina de 0,5 g em duas semanas, a resposta é improvável.

ANEMIA DA INSUFICIÊNCIA RENAL

As alterações hematológicas da insuficiência renal são complexas e envolvem todas as linhagens hematopoéticas e a hemostasia. A anemia é uma característica da insuficiência renal crônica e está relacionada à hipoproliferação eritropoética e à hemólise. A anemia está presente na Insuficiência Renal (IR) aguda e crônica, independentemente de sua etiologia. Na forma crônica, costuma ser mais intensa, e 25% dos pacientes necessitam de repetidas transfusões. A reduzida produção de eritrócitos deve-se essencialmente à baixa concentração de Eritropoetina (EPO) sérica, resultante da escassa síntese desse fator pelo rim doente. Os níveis de hematócrito correlacionam-se com a concentração sérica da EPO. A retenção plasmática de inibidores da hematopoese pode contribuir para a hipoproliferação eritroide, inibindo a célula progenitora ou a síntese de hemoglobina. Essa inibição é observada em cultura de células de medula óssea, na presença de substâncias encontradas em altas concentrações na uremia, como espermina, hormônio paratireoide, ribonuclease e várias lipoproteínas séricas. O componente hemolítico encontrado na IR deve-se a um defeito extracorpuscular e acredita-se que substâncias retidas no plasma urêmico sejam as responsáveis, pois a diálise prolonga a sobrevida eritrocitária e os eritrócitos de pacientes urêmicos têm sobrevida normal quando infundidos em indivíduos saudáveis. Intercorrências como sangramento digestivo e espoliação pela hemodiálise levam à deficiência de ferro e deficiências nutricionais, como do ácido fólico. Os mecanismos antioxidantes dos eritrócitos podem estar comprometidos na IR, tornando-os mais vulneráveis aos agentes oxidantes. Outros fatores têm sido descritos como eventuais participantes no mecanismo da anemia da IR e encontram-se na Tabela 17.1.

Tabela 17.1

▶ Causas da anemia da insuficiência renal passíveis de correção.

Mecanismo	Etiologia
Hemorragia e deficiência de ferro	Perdas iatrogênicas: diálise, fístula A/V, gastrintestinal e urinária
Deficiência de folato	Aumento da demanda, ingestão deficiente, perda pela diálise e inibição da absorção ou do metabolismo
Associada a drogas	Agentes com alto potencial oxidativo: drogas contendo tiol e fenil-hidrazina e agentes imuno-hemolíticos: α-metildopa, penicilina, quinidina
Hemólise associada à diálise	Toxicidade pela exposição ao cobre, cloramina, formaldeído e nitratos, aquecimento excessivo dos eritrócitos e alterações no conteúdo de água dos eritrócitos
Microangiopática	Hipertensão maligna e vasculite
Depleção de fosfato eritrocitário	Uso excessivo de antiácidos
Hiperesplenismo	Sequestração de eritrócitos, hepatite crônica, hemossiderose secundária a transfusões, fibrose de medula óssea e toxicidade por silicone

A *anemia* é normocrômica e normocítica, e a contagem de reticulócitos é baixa. Equinócitos e acantócitos são frequentes, e esquistócitos e outros fragmentos eritrocitários são encontrados quando o componente microangiopático está presente. A análise citológica da medula é habitualmente normal e as anormalidades eventualmente encontradas se correlacionam com as intercorrências listadas na Tabela 17.1.

O *tratamento* da anemia da IR mudou substancialmente desde que se tornou disponível a eritropoetina recombinante. Emprega-se na dose de 150 μg/kg, uma vez por semana, subcutaneamente; na maioria dos pacientes a hemoglobina atinge valores próximos aos níveis normais, determinando nítida melhora na qualidade de vida. A resposta insuficiente ou nula ocorre quando existem intercorrências como deficiência de ferro, deficiência de folato, excesso de alumínio e hiperparatireoidismo. Os efeitos colaterais são leves ou inexistentes, porém aumenta o número de pacientes com hipertensão diastólica cujo mecanismo ainda não foi elucidado. A suplementação de ferro e folato, a correção do hiperparatireoidismo e a prevenção da intoxicação por alumínio poderão, quando oportuno, contribuir para a melhor correção da anemia.

ANEMIA DAS DOENÇAS ENDÓCRINAS

Anemia acompanha frequentemente as doenças endócrinas que afetam a tireoide, as suprarrenais, as paratireoides, as gônadas e a hipófise. Habitualmente, a anemia é de baixa intensidade e assintomática.

No **hipotireoidismo** encontra-se anemia em mais de 30% dos casos e, apesar de ser mais comum entre as mulheres, a anemia é mais frequente nos homens. Morfologicamente, a anemia poderá ser microcítica e hipocrômica, normocítica e normocrômica, ou macrocítica e normocrômica. Deficiência de ferro é comum e está relacionada ao hipotireoidismo devido à metrorragia e possivelmente à redução da absorção do ferro secundária à acloridria e à falta do hormônio tireoidiano. Nesses casos, a anemia poderá ser microcítica e hipocrômica ou normocítica. Também deficiências de vitamina B_{12} ou de folato podem estar presentes e resultar em anemia macrocítica. Excluindo essas deficiências, ainda encontra-se número expressivo de pacientes com anemia discreta a moderada, normocrômica ou ligeiramente macrocítica. Ela resulta da redução da eritropoese, relacionada a um ajuste fisiológico em virtude da menor necessidade de oxigênio pelo organismo. A reposição do hormônio tireoidiano corrige a anemia lentamente e o VCM estabiliza-se somente após quatro meses.

No **hipertireoidismo**, a anemia encontrada é discreta, em 10 a 25% dos pacientes, e pode ser microcítica mesmo com níveis normais de ferro, não estando ainda esclarecido o mecanismo.

No **hipopituitarismo** é comum anemia discreta, relacionada à baixa concentração de hormônios tireoidianos, suprarrenais e andrógenos. A anemia é normocrômica e normocítica ou levemente macrocítica.

Hipogonadismo e **hiperparatireoidismo** podem também estar associados à anemia discreta, habitualmente sem maior expressão clínica.

REFERÊNCIAS CONSULTADAS

1. Cullis JO. Diagnosis and management of anaemia of chronic disease: current status. Br J Haematol. 2011;154:289-300.
2. Ganz T. Hepcidin and iron regulation, 10 years later. Blood. 2011;117:4425-33.
3. Ganz T, Nemeth E. Iron sequestration and anemia of inflammation. Semin Hematol. 2009;46:387-93.
4. Laway BA, Mir SA, Bashir MI, Bhat JR, Samoon J, Zargar AH. Prevalence of hematological abnormalities in patients with Sheehan's syndrome: response to replacement of glucocorticoids and thyroxine. Pituitary. 2011;14:39-43.
5. Mallette LE. Anemia in hypercalcemic hyperparathyroidism. Arch Intern Med. 1977;137:572-3.
6. Mehmet E, Aybik K, Ganidagli S, Mustafa K. Characteristics of anemia in subclinical and overt hypothyroid patients. Endocr J. 2012;59:213-20.
7. Yilmaz MI, Solak Y, Covic A, Goldsmith D, Kanbay M. Renal anemia of inflammation: the name is self-explanatory. Blood Purif. 2011;32:220-25.

Parte • 4

Anemias Megaloblásticas

Resumo do capítulo

Capítulo 18 Carências de Folatos ou Vitamina B_{12}. Anemias Megaloblásticas

capítulo 18

Carências de Folatos ou Vitamina B$_{12}$. Anemias Megaloblásticas

Marco Antonio Zago

As anemias resultantes de carências de vitamina B$_{12}$ ou de folatos vão se tornando menos frequentes, em virtude da diminuição da ocorrência de carências nutricionais. No entanto, ainda são encontradas na prática médica, em especial entre grávidas de classes mais pobres, idosos e alcoólatras, na forma clássica da anemia perniciosa. As alterações morfológicas do sangue e da medula óssea são similares, sendo conjuntamente conhecidas pela denominação de anemias megaloblásticas. Embora a anemia seja a manifestação mais proeminente, essas doenças têm em comum uma redução seletiva na síntese de DNA e, consequentemente, as alterações se estendem a outras linhagens hematopoéticas como leucócitos e plaquetas, e a outros locais com grande proliferação celular como intestino delgado, língua e útero.

A vitamina B$_{12}$ ou cianocobalamina faz parte de uma família de compostos denominados genericamente cobalaminas, enquanto que a designação folato aplica-se coletivamente a uma família de mais de uma centena de compostos.

FISIOPATOLOGIA

A hematopoese normal compreende intensa proliferação celular, que por sua vez implica a síntese de numerosas substâncias como DNA, RNA e proteínas; em especial, é necessário que a quantidade de DNA seja duplicada exatamente. Tanto os folatos como a vitamina B$_{12}$ são indispensáveis para a síntese da timidina, um dos nucleotídeos que compõem o DNA, e a carência de um deles tem como consequência menor síntese de DNA (Figura 18.1).

Os folatos participam dessa reação na forma de N$_5$-N$_{10}$-metilenotetraidrofolato, que cede um radical -CH$_3$ (metil) à desoxiuridinamonofosfato (dUMP), transformando-a em timidinamonofosfato (dTMP) que, por sua vez, será incorporada ao DNA. A vitamina B$_{12}$ participa indiretamente nesta reação, funcionando como coenzima da conversão de homocisteína em metionina, transformando simultanea-

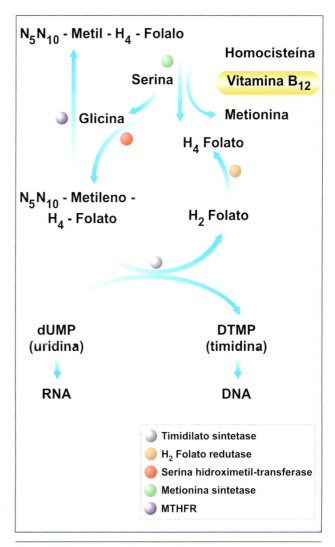

Figura 18.1 Inter-relações metabólicas de folatos e da vitamina B$_{12}$, mostrando que a carência desses nutrientes reduz a síntese de timidina e, por isso, reduz a síntese de DNA, sem afetar a síntese de RNA e proteínas.

mente o 5-metiltetraidrofolato em tetraidrofolato, a forma ativa de folato que participa da síntese de timidina. Na ausência de vitamina B_{12}, o folato vai se transformando em 5-metiltetraidrofolato, uma forma de transporte do folato, inútil para síntese da timidina e do DNA.

A síntese inadequada de DNA tem como consequência modificações do ciclo celular, retardo da duplicação e defeitos no reparo do DNA. Por outro lado, a síntese de RNA não está alterada, pois a timidina não é necessária para sua síntese; não há, portanto, redução da formação de proteínas citoplasmáticas e do crescimento celular.

Devido principalmente à lentidão da divisão celular na fase S do ciclo celular, há aumento do número de células com quantidade de DNA entre o diploide e o tetraploide. Estudos citogenéticos revelam exuberantes alterações cromossômicas, como gaps, fraturas e separação prematura do centrômero. A maioria dessas células com lesões cromossômicas graves não é capaz de completar a divisão celular, sendo prematuramente destruídas na medula óssea. Essa desorganização cromossômica é reversível após o tratamento adequado.

O quadro morfológico do sangue periférico e da medula óssea é idêntico nas deficiências de folatos ou de vitamina B_{12}: dissociação de maturação nucleo-citoplasmática, produzindo células de tamanho aumentado e com alterações morfológicas características. No entanto, uma parcela considerável dessas células morre na própria medula óssea, antes de completar o desenvolvimento.

A intensa desordem da maturação nuclear das três linhagens, mais evidente na série eritroide, produz um aumento de morte celular intramedular: apenas 10 a 20% dos eritrócitos sobrevivem e tornam-se viáveis para o sangue periférico (hematopoese ineficaz). Como resultado, além da anemia macrocítica, com megaloblastos na medula óssea e número de reticulócitos normal ou baixo, pode também ocorrer neutropenia, com neutrófilos polissegmentados e moderada plaquetopenia.

MANIFESTAÇÕES CLÍNICAS

A principal manifestação clínica é a anemia; apesar de plaquetopenia e neutropenia ocorrerem com frequência, sangramento ou infecções secundárias à plaquetopenia são pouco comuns. A deficiência da síntese de DNA afeta a divisão celular em outros tecidos em que há rápida multiplicação, em especial os epitélios do tubo digestivo, originando queixas de diarreia, glossite (ardência, dor e aparência vermelha da língua, "língua careca"), queilite e perda do apetite. Pode ser encontrada discreta a moderada esplenomegalia.

A deficiência de vitamina B_{12} determina ainda uma degeneração do cordão posterior da medula espinal, cuja base bioquímica seria a carência de S-adenosil-metionina resultante de menor suprimento de metionina, pelo bloqueio da mesma reação homocisteína-metionina discutida anteriormente. O quadro resultante, denominado "degeneração combinada subaguda da medula espinhal", inclui sensações parestésicas dos pés (formigamento ou picada de agulhas),

pernas e tronco, seguidas de distúrbios motores, principalmente dificuldades da marcha, redução da sensibilidade vibratória, comprometimento da sensibilidade postural, marcha atáxica, sinal de Romberg, e comprometimentos das sensibilidades termoalgésica e dolorosa "em bota" ou "em luva". O envolvimento do cordão lateral é menos frequente, manifestando-se por espasticidade e sinal de Babinski. A tríade de **fraqueza**, **dor na língua** e **parestesias** é clássica na deficiência de vitamina B_{12}, mas os sintomas iniciais variam muito.

São também comuns as manifestações mentais como a depressão e os déficits de memória, disfunção cognitiva e demência, além de distúrbios psiquiátricos graves como alucinações, paranoias, esquizofrenia.

A deficiência de folatos não causa envolvimento do sistema nervoso, mas a deficiência durante a gravidez aumenta a incidência de defeitos de tubo neural em recém-nascidos.

CAUSAS DE CARÊNCIAS

Como a anemia por carência de ferro, as anemias por deficiência de folatos ou de vitamina B_{12} resultam de uma disparidade entre a disponibilidade e a demanda. A anemia é o último estádio das deficiências nutricionais, surgindo quando as reservas orgânicas esgotaram-se em virtude do balanço negativo. O tempo necessário para que a anemia se manifeste depende da magnitude dos depósitos e do grau de desequilíbrio. Assim, no caso da vitamina B_{12} os depósitos são habitualmente suficientes para manter a eritropoese por dois a cinco anos após haver cessado a absorção, enquanto que as reservas de folatos são suficientes apenas para três ou quatro meses.

Genericamente, as causas de carências podem ser classificadas em (Tabela 18.1): a) menor ingestão do nutriente; b) menor absorção intestinal; c) defeitos do transporte ou metabolismo; d) aumento da excreção ou das perdas; e) aumento das necessidades fisiológicas ou patológicas.

▶ Causas de carência de vitamina B_{12} ou cobalamina

- **Dieta**. A vitamina B_{12} existe primariamente em alimentos de origem animal, não sendo encontrada em frutas e vegetais. As necessidades diárias são ínfimas (0,5-2 g/dia) (Tabela 18.2), e por isso a carência de vitamina B_{12} de origem alimentar é excepcional: somente ocorre em vegetarianos estritos após vários anos sem ingerir alimento de origem animal. Apesar de ser frequentemente referida, não há demonstração conclusiva da ocorrência regular da deficiência de vitamina B_{12} em idosos.
- **Absorção.** A absorção de vitamina B_{12} ocorre predominantemente no íleo terminal e depende de uma glicoproteína produzida pelas células parietais da mucosa gástrica, denominada "Fator Intrínseco" (FI). O complexo de vitamina B_{12}/FI é captado pelos receptores das células epiteliais do íleo e a vitamina

126   Tratado de Hematologia

Tabela 18.1

▶ Etiopatogenia das anemias megaloblásticas.

Deficiência de vitamina B_{12}	Deficiência de folatos
Ingestão insuficiente ■ Vegetarianos **Distúrbios gástricos** ■ Anemia perniciosa ■ Gatrectomia parcial ou total ■ Deficiência congênita de fator intrínseco ■ Anormalidade do fator intrínseco **Má absorção ileal** ■ Insuficiência pancreática ■ Síndrome da alça cega: fístulas, anastomoses, diverticulose, diminuição de motilidade intestinal, hipogamaglobulinemia ■ Doença de Crohn, doença celíaca, espru ■ Ressecção ileal ■ Doença de Imerslund-Gräsbeck ■ Deficiência de transcobalamina II **Drogas** ■ Omeprazol, bloqueadores H2, colestiramina, colchicina, neomicina, PAS	**Ingestão insuficiente** ■ Pobreza, idosos, alcoólatras, indivíduos de asilos e hospitais psiquiátricos, dietas para emagrecer **Má absorção jejunal** ■ Doença celíaca ■ Espru tropical e não tropical ■ Ressecção jejunal ■ Doenças infiltrativas (linfoma) **Aumento da demanda** ■ Fisiológica: gravidez, lactação, prematuridade, infância ■ Patológica: anemias hemolíticas, doenças neoplásicas, doenças inflamatórias, anticoncepcional, psoríase **Mecanismos multifatoriais** ■ Doença hepática ■ Alcoolismo **Drogas** ■ Anticonvulsivantes: difenil-hidantoína, barbituratos, carbamazepina, primidona ■ Antifólicos: metotrexate, pirimetamina, sulfametoxazol+trimetropim ■ Sulfasalazina **Deficiência aguda de folato** ■ Pacientes de cuidado intensivo (UTI) ■ Sepse ■ Aids

Tabela 18.2

▶ Necessidades diárias de folatos e vitamina B12. (com base em "Série de Informes Técnicos nº 503, Organização Mundial da Saúde, Genebra, 1972").

Grupo Etário	Folatos µg/dia	Vitamina B_{12} µg/dia
Lactentes, 0-12 meses	40 – 120	0,3
Crianças, 1-12 anos	200	0,9 – 2,0
Adolescentes 13-16 anos	400	2,0
Adultos	400	2,0
Grávidas	800	3,0
Mulheres amamentando	600	2,5

B_{12} é absorvida. Qualquer alteração desses passos da absorção leva à deficiência de vitamina B_{12}. O tipo mais comum de carência de vitamina B_{12} é representado pela **anemia perniciosa**, doença de natureza provavelmente imunológica, em que ocorre atrofia e inflamação crônica da mucosa gástrica (gastrite atrófica), levando à ausência concomitante de fator intrínseco e da secreção de ácido clorídrico, com consequente má absorção da vitamina B_{12}. O diagnóstico de anemia perniciosa implica a presença de anemia megaloblástica por carência de vitamina B_{12} associada à gastrite atrófica, demonstrada por exame anatomo-patológico obtido por biópsia endoscópica. Aparentemente a gastrite evolui por muitos anos (dez a trinta anos) antes do aparecimento dos sintomas clínicos da deficiência de vitamina B_{12}. Existem dois tipos básicos de gastrite (reação inflamatória crônica da mucosa gástrica, com importante infiltrado de plasmócitos e linfócitos, associada à atrofia da mucosa): **gastrite do tipo A** (autoimune), que envolve o fundo e o corpo do estômago, poupando o antro, associada à anemia perniciosa; **gastrite do tipo B** (não imune), que compromete o fundo, o corpo e o antro. A gastrite do tipo A, além de estar associada à anemia perniciosa, envolve a presença de anticorpos contra células parietais e contra fator intrínseco, acloridria, níveis séricos reduzidos de pepsinogênio e níveis elevados de gastrina. Por outro lado, na gastrite do tipo B, geralmente causada pela infecção pelo *Helicobacter pylori*, não ocorrem os fenômenos de autoimunidade e os níveis de gastrina são reduzidos pela destruição das células do antro.

Muitos pacientes atualmente vêm ao médico devido à macrocitose eritrocitária detectada em exames hematológicos de rotina ou em triagens populacionais. Nesses casos, as manifestações clínicas não são exuberantes, e o diagnóstico é baseado na detecção de baixos níveis séricos de vitamina B_{12} ou níveis elevados dos metabólitos séricos homocisteína e ácido metilmalônico.

- **Transporte e metabolismo.** No plasma, a vitamina B_{12} é transportada conjugada a duas proteínas denominadas transcobalamina I e II. A maior parte da vitamina B_{12} do plasma (cerca de 80%) está ligada à transcobalamina I, que tem um *turn-over* muito lento, sendo essencialmente inacessível aos tecidos; por isso, deficiência congênita de transcobalamina I é associada a baixos níveis séricos de vitamina B_{12}, sem manifestações clínicas. Por outro lado, a pequena percentagem de vitamina B_{12} ligada à transcobalamina II tem um *turn-over* muito rápido, e sua ausência congênita produz uma forma rara de anemia megaloblástica grave com níveis séricos de vitamina B_{12} normais.

- **Outras causas.** A gastrectomia total leva à carência de vitamina B_{12}, em um prazo em torno de cinco anos, se o paciente não receber suplementação da vitamina por via parenteral para manter o depósito. A deficiência na gastrectomia parcial ou subtotal ocorre em torno de 10-40%, e o grau de deficiência depende do tipo de cirurgia. Pode haver associação com anemia ferropriva (anemia dimórfica) e com isso mascarar as alterações megaloblásticas. Pacientes com obesidade mórbida, tratada cirurgicamente com curto-circuito gástrico, também são candidatos à deficiência. Pessoas idosas são muito suscetíveis à deficiência de vitamina B_{12}, devido à dissociação ina-

dequada da cobalamina da proteína alimentar resultante de alterações gástricas com atrofia parcial da mucosa, mas com pouco ou nenhum sinal clínico, embora cerca de 10-14% têm baixos níveis séricos de vitamina B_{12} e 50-75% dos indivíduos desse grupo têm deficiência metabólica e devem ser tratados com baixas doses de vitamina B_{12} oral. Doenças do íleo terminal como espru, doença celíaca, enterite regional e ressecção ileal podem comprometer a absorção da vitamina, assim como numerosas drogas (PAS, colchicina, colestiramina, neomicina), mas raramente chegam a provocar anemia importante por deficiência de vitamina B_{12}. Causas raras de carência são a deficiência congênita de fator intrínseco, e o defeito ou ausência congênita de receptores para fator intrínseco nas células ileais (síndrome de Imerslund-Gräsbeck). Na "síndrome da alça cega" ocorre proliferação de bactérias que consomem a vitamina B_{12} em segmentos intestinais deixados fora do trânsito após cirurgia ou quando há divertículos intestinais mútiplos, fístulas ou hipomotilidade, casos em que a absorção da vitamina pode ser normalizada com o uso de antibióticos como a tetraciclina. Níveis séricos sub-ótimos de vitamina B_{12} têm sido descritos em 20-30% dos pacientes com Aids, mais comumente naqueles que usam zidovudine, porém sem manifestações clínicas evidentes, provavelmente por má absorção.

▶ Causas de carência de folatos

A causa mais comum de carência de folatos é representada por dieta inadequada, por vezes associada a uma condição em que aumentam as necessidades diárias, habitualmente a gravidez ou o crescimento. De fato, a **anemia megaloblástica da gravidez** e a **anemia megaloblástica do lactente** são os dois tipos mais frequentes dessa deficiência. Outras causas comuns são alcoolismo, idade avançada, doenças intestinais associadas à má aborção, pobreza e desnutrição. Em geral, deficiências de folato são resultantes da associação de mais de um mecanismo.

- **Dieta.** O folato existe nos alimentos sob formas complexas, conjugado com múltiplos resíduos de ácido glutâmico formando os "poliglutamatos", que são removidos pela enzima conjugase da mucosa intestinal, deixando mono e diglutamatos que são absorvidos pelo jejuno proximal. Parte do folato plasmático é excretado na bile e reabsorvido no jejuno. Uma proporção considerável do folato do organismo está envolvida nesta circulação êntero-hepática, e por isso os distúrbios do trânsito intestinal, que diminuem a quantidade absorvida, facilmente induzem carência de folato.

As principais fontes de folato na alimentação são os vegetais frescos, fígado e frutas; o cozimento excessivo pode remover ou destruir grande porcen-

quadro 18.1 — Anemia perniciosa

- Forma mais comum de anemia megaloblástica por carência de vitamina B_{12}
- Gastrite atrófica com ausência de produção de ácido clorídrico e de fator intrínseco, causada por mecanismo autoimune.
- Várias outras manifestações de autoimunidade: vitiligo, anticorpos antifator intrínseco, anticorpos anticélulas parietais, doença de Graves, tireoidite de Hashimoto, hipotireoidismo.
- Anemia macrocítica, glossite, doença neurológica progressiva (perda de sensibilidade proprioceptiva e vibratória, dificuldade à marcha, sinal de Romberg).
- Uso abusivo de polivitamínicos tem levado a aumento da proporção de casos em que os sintomas iniciais são predominantemente neurológicos, com manifestações hematológicas escassas ou ausentes.
- Diagnóstico: anemia megaloblástica (sangue + medula óssea) + baixo nível de vitamina B_{12} no sangue + gastrite atrófica demonstrada à endoscopia digestiva alta com biópsia.
- Tratamento: vitamina B_{12} injetável durante toda a vida.

tagem do folato dos alimentos. As necessidades mínimas diárias são cerca de 50 µg na criança e 100 µg no adulto, e a quantidade mínima recomendada na dieta do adulto é de 400 µg (Tabela 18.2). Como as reservas do organismo são de cerca de 5.000 µg, quando a dieta é carente, os níveis de folato sérico começam a cair em duas semanas e a anemia megaloblástica desenvolve-se após cerca de três a quatro meses.

A carência alimentar do folato é observada em grupos de risco, como em indivíduos que subsistem com dietas inadequadas devido à pobreza e desnutrição, sendo geralmente acompanhada de deficiência de ferro e proteína, em alcoólatras, em idosos, principalmente os institucionais, que se alimentam apenas de chás e bolachas, em indivíduos que se submetem a dietas rigorosas, e em crianças, em especial entre 2 a 18 meses de idade.

- **Absorção.** A má absorção de folatos pode ser causada por doenças intestinais crônicas com diarreia, como a doença celíaca, o espru tropical e a enterite regional, drogas como os anticonvulsivantes (difenil-hidantoínas, primidona, carbamazepina, fenobarbital) e álcool.

- **Transporte e metabolismo.** Numerosas drogas inibem a di-hidrofolato redutase, como metotrexate (antineoplásico), pirimetamina e trimetoprim (em associação com sulfametoxazol). Doses elevadas ou prolongadas de pirimetamina e trimetoprim podem resultar em efeitos tóxicos, o que não ocorre no tratamento de infecções com as dosagens habituais.

- **Aumento das necessidades.** A demanda de ácido fólico aumenta em pessoas com intensa proliferação celular e a síntese de DNA, tais como: portadores de dermatites crônicas exfoliativas, anemias hemolíticas crônicas, neoplasias, gravidez e nos dois primeiros anos de vida.

Excluindo a má nutrição em crianças, a causa mais comum de anemia megaloblástica é a deficiência de folatos da gravidez, que ocorre em geral no 3º trimestre, provocada por uma dieta pobre capaz de suprir as demandas normais, mas que se torna insuficiente quando aumentam as necessidades. Por ser um micronutriente crítico na neurogênese, recomenda-se que a suplementação com ácido fólico na dose de 1 mg/dia a partir do primeiro mês da gravidez, qualquer que seja o nível socioeconômico da paciente.

Os portadores de anemia hemolítica crônica grave, principalmente as congênitas (talassemia, anemia falciforme, esferocitose hereditária), são propensos à depleção de folato em virtude da eritropoese estar aumentada em até dez vezes nesses pacientes. A carência de folatos pode se superpor ao quadro de anemia hemolítica crônica, agravando as manifestações clínicas. A suplementação com ácido fólico nas doses de 5 mg/dia é primordial para manutenção da eritropoese e diminuição das necessidades transfusionais.

- **Erros inatos.** Os erros inatos do metabolismo do folato são raros e compreendem a má absorção do folato, a deficiência de metilenotetraidrofolato e deficiência de glutamato formiminotransferase.

DIAGNÓSTICO DE ANEMIA MEGALOBLÁSTICA

O quadro clínico muitas vezes é sugestivo, mas nem sempre suficiente para firmar o diagnóstico. Mais comumente, o diagnóstico é feito com base nas alterações características do sangue periférico e da medula óssea. Para o diagnóstico correto, em geral, três são as abordagens nesses pacientes: a primeira é reconhecer se a anemia megaloblástica está presente; a segunda é distinguir entre as deficiências de vitamina B_{12} e folato; e a terceira é a determinação da causa.

▶ Quadro clínico

As manifestações megaloblásticas das deficiências de vitamina B_{12} e de folatos são clinicamente indistinguíveis,

Capítulo 18 • Carências de Folatos ou Vitaminas B_{12}. Anemias Megaloblásticas a não ser pela história recente (ao redor de seis meses) na deficiência de folato e mais prolongada (três anos ou mais) na deficiência de vitamina B_{12}. Além das manifestações de anemia (fraqueza, palidez, dispneia, claudicação intermitente) são importantes os sintomas gastrintestinais e as alterações da boca e língua. Graus variados de palidez, com pele cor de limão (combinação de palidez com leve icterícia) são comuns. Uma das manifestações clássicas da anemia perniciosa é a perda de papilas da língua, que fica lisa, brilhante e intensamente vermelha ("língua careca"). Associação com outras carências vitamínicas pode mostrar queilite angular, dermatite, sangramento de mucosas, osteomalacia e infecções crônicas. Os casos mais graves são acompanhados de sinais de insuficiência cardíaca. De importância é o quadro neurológico que acompanha a deficiência de vitamina B_{12} e que auxilia na diferenciação. Queixas de outras doenças autoimunes devem orientar a atenção para anemia perniciosa.

▶ Avaliação laboratorial

- **Sangue periférico**. Os principais achados são anemia macrocítica, leucopenia, trombocitopenia, acompanhados de anisocitose, macrocitose com macro-ovalócitos, poiquilocitose, e granulócitos polissegmentados. A contagem de reticulócitos é normal ou baixa, mas o cálculo do índice de reticulócitos corrigido indica anemia hipoproliferativa. Em resumo, tem-se como manifestação uma pancitopenia associada à macrocitose. No entanto, a macrocitose pode estar mascarada pela coexistência de carência de ferro, talassemia ou anemia de doença crônica, que são doenças que produzem microcitose e hipocromia, e nesses casos pode-se observar anemia dimórfica, com duas populações de células. As principais alterações morfológicas no esfregaço do sangue periférico são: a) eritrócitos: macro-ovalócitos, poiquilocitose com esquistócitos, dacriócitos, corpúsculos de Howell-Jolly, anel de Cabot, eritroblastos, e até megaloblastos; b) granulócitos: hipersegmentação nuclear, com presença de neutrófilos polissegmentados reconhecidos por no mínimo 5% de neutrófilos com cinco lobos (regra dos 5) ou um neutrófilo com seis ou mais lobos (Figura 18.2); c) leucócitos: leucopenia com neutropenia, podendo os leucócitos chegar até abaixo de 2.000/µL, embora seja rara a ocorrência de infecções graves; d) plaquetas: trombocitopenia com 30.000 a 100.000 plaquetas/µL (Tabela 18.3).

- **Medula óssea**. O quadro citológico medular é muito característico, e quando a punção é realizada precocemente, antes do uso de medicamentos com vitamina B_{12} ou folatos, o diagnóstico de anemia megaloblástica pode ser firmado com segurança. Há intensa hiperplasia da medula óssea, com acentuada hiperplasia da linhagem eritroide, que é composta por megaloblastos: eritroblastos mais volumosos que o normal, com núcleos com estrutura mais granular

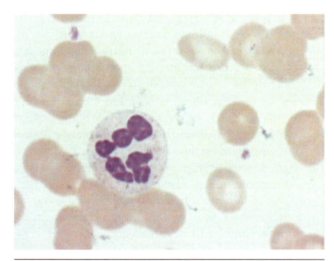

Figura 18.2 Neutrófilo polissegmentado no sangue periférico de paciente com anemia megaloblástica.

Tabela 18.3

▶ Achados mais comuns no sangue periférico e na medula óssea de pacientes com anemias megaloblásticas.

	Sangue periférico	Medula óssea
Global	Pancitopenia	Hiperplasia
Eritroide	Anemia Macrocitose Eritroblastos, megaloblastos Reticulócitos > 3%	Hiperplasia eritroide Eritropoese ineficaz Macroeritroblastos Megaloblastos Diseritropoese
Granulócitos	Granulocitopenia Neutrófilos hipersegmentados	Metamielócitos gigantes
Plaquetas	Plaquetopenia	Alterações morfológicas de megacariócitos

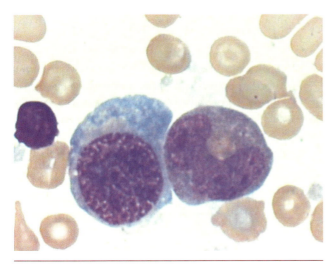

Figura 18.3 Esfregaço de medula óssea de paciente com anemia megaloblástica, exibindo megaloblastos, precursores eritroides anormais característicos desta doença.

e menos condensada (Figura 18.3). Além disso, há grandes quantidades de aberrações citológicas, como megaloblastos gigantes ou com núcleos polilobulados, binucleados, contendo múltiplos micronúcleos, pontes citoplasmáticas e nucleares, e cariorréxis. As alterações na série branca são representadas principalmente por mielócitos e metamielócitos de volume aumentado, contendo núcleo gigante. O ferro medular está aumentado em virtude da eritropoese ineficaz e geralmente há grande número de sideroblastos, mas só raramente há sideroblastos em anel.

- **Dosagem das vitaminas.** Esses testes compreendem as dosagens de vitamina B_{12} sérica, folato sérico e folato eritrocitário. Na deficiência de folatos, tanto o folato sérico quanto eritrocitário estão diminuídos, enquanto que os níveis de vitamina B_{12} estão normais ou aumentados. O folato eritrocitário é mais acurado na avaliação dos depósitos de folatos, porque não sofre influência de drogas ou dieta, mas tem caído em desuso. A mensuração do folato sérico também deve ser analisada com cautela, porque pode apresentar dados falso-positivos ou falso-negativos. Na deficiência de vitamina B_{12} os níveis de cobalamina estão geralmente baixos e os de folato normais. Entretanto, níveis subnormais ou mesmo normais de vitamina B_{12} podem ocorrer em indivíduos com carência, em especial idosos.
- **Pesquisa de metabólitos.** Nos casos de dúvida diagnóstica, a dosagem sérica de ácido metilmalônico e de homocisteína total pode auxiliar na diferenciação das duas anemias megaloblásticas. Ambos os metabólitos estão aumentados em cerca de 95% dos casos de deficiência de vitamina B_{12}, enquanto que o aumento de homocisteína (sem aumento do ácido metilmalônico) ocorre em 91% na deficiência de folatos. No entanto, o alto custo desses exames faz com que sejam reservados para situações de dúvidas diagnósticas, sendo dispensados quando o diagnóstico pode ser firmado com base nos testes rotineiros.
- **Identificação da causa.** A forma mais direta e simples, atualmente, de identificar a anemia perniciosa é a realização de endoscopia gástrica com biópsia nos pacientes em que se revela uma anemia megaloblástica com baixos níveis de vitamina B_{12}. Se houver sinais de gastrite atrófica, o diagnóstico provável é de anemia perniciosa, e a execução de outros exames somente é necessária se houver dúvidas ou se o quadro for atípico. O teste de Schilling avalia indiretamente a absorção de vitamina B_{12} e consiste na ingestão oral da vitamina B_{12} marcada, seguida de medida da vitamina B_{12} radiativa excretada na urina no período de 24 horas após a ingestão oral: baixa excreção significa que pouca vitamina foi absorvida. A pesquisa de anticorpos antifator intrínseco e anticélula parietal, e a ausência de produção de ácido clorídrico pelo estômago após estímulo máximo (acloridria) contribuem para confirmar o diagnóstico de anemia perniciosa. Outros exames endoscópicos e radiológicos do tubo digestivo auxiliam no diagnóstico das afecções ileojejunais.

▶ **Diagnóstico diferencial**

Deve ser feito com as doenças que cursam com anemia macrocítica ou com pancitopenia com macrocitose. Destas, a que mais se assemelha com as anemias megaloblásticas, tanto por sua evolução crônica quanto em algumas alterações laboratoriais é a síndrome mielodisplásica. Pancitopenia muito intensa pode lembrar a possibilidade de anemia aplástica grave, mas em geral a punção de medula óssea esclarece

---

quadro 18.2 Causas mais comuns de anemia megaloblástica

- **Por deficiência de vitamina B12**
  - Anemia perniciosa.

- **Por deficiência de folato**
  - Dieta inadequada (pobreza, ausência de vegetais frescos) associada a crescimento, gravidez ou alcoolismo.

a diferença. Raramente o defeito citológico da série branca pode ser mais evidente do que na série vermelha, em especial quando há carência de ferro concomitante; nesses casos, a hipocelularidade aparente da série vermelha, além de excesso de precursores granulocíticos aberrantes, pode mimetizar leucemia aguda ou síndrome mielodisplásica. As doenças neurológicas e psiquiátricas inexplicáveis podem também se enquadrar neste diferencial, principalmente a depressão.

TRATAMENTO

A mais importante medida no tratamento dessas anemias consiste em identificar a causa e removê-la, se possível. Só excepcionalmente há necessidade de tratar esses pacientes com transfusões sanguíneas, uma vez que a reposição adequada do nutriente é acompanhada de pronta resposta, com rápida normalização hematológica. Nos casos em que há concomitância com carência de ferro, o tratamento deve ser simultâneo, caso contrário não haverá recuperação completa dos níveis de hemoglobina.

▶ Tratamento da carência de vitamina B$_{12}$

- A anemia perniciosa deve ser tratada com vitamina B$_{12}$ por via parenteral por toda a vida, uma vez que o defeito de absorção é irreversível.

- Existem numerosos esquemas terapêuticos que se baseiam na noção de recompor os depósitos com doses iniciais repetidas, seguidas de injeções periódicas a intervalos regulares para suprir as necessidades. Por exemplo, injeções de 5 mg semanais no primeiro mês, seguidas de injeções de 5 mg mensais.

- Pacientes idosos com atrofia gástrica e má absorção por dificuldade de dissociação da vitamina B$_{12}$ do alimento e vegetarianos beneficiam-se preventivamente com doses orais da vitamina em torno de 50 μg/dia (doses maiores podem ser usadas sem efeitos indesejáveis).

▶ Tratamento da carência de folato

- Correção da dieta, aumentando a ingestão de verduras.
- Ácido fólico por via oral na dose de 5 mg/dia até que a causa da carência tenha sido removida. A

quantidade de folato absorvida quando se usam doses terapêuticas é geralmente suficiente para tratar a carência, mesmo quando há defeito de absorção. O risco do tratamento é a possibilidade de haver resposta (parcial) em pacientes com anemia megaloblástica por deficiência de vitamina B$_{12}$. Nesses casos, o quadro hematológico pode melhorar, mas a doença neurológica pode se exacerbar.

- Em muitos casos a causa da carência é autolimitada, como na gravidez e em prematuros; em outros, a carência de folatos de origem nutricional tem grande tendência a recair, como em alcoólatras e em pacientes com doença celíaca.

- Tratamento permanente é necessário em pacientes que têm doenças que aumentam o consumo de folatos, como anemias hemolíticas crônicas e pacientes submetidos à diálise.

▶ Resposta ao tratamento

A melhora subjetiva acontece em 48 horas, com o restabelecimento da hematopoese normal. Como pode ocorrer modificação da estrutura da medula óssea com uma simples refeição hospitalar, a punção de medula óssea para fins diagnósticos deve ser realizada o mais rapidamente possível. A contagem do reticulócitos aumenta até atingir o pico no 5º-8º dia, e sua elevação é proporcional ao grau de anemia. A hemoglobina e o hematócrito começam a melhorar já na primeira semana, e a hemoglobina deve atingir o seu valor normal em cerca de um mês. Se isso não ocorrer, deve ser investigada a associação da anemia megaloblástica com outras doenças que cursam com anemia hipocrômica. O número de neutrófilos normaliza em uma semana e a hipersegmentação desaparece em 10-14 dias. Quanto maior o tempo de duração dos sintomas neurológicos, menor a probabilidade de serem reversíveis; podem melhorar nos primeiros 6 a 18 meses, estabilizando-se depois.

TESTES TERAPÊUTICOS

Os testes terapêuticos são usados quando há dúvida diagnóstica entre anemia megaloblástica e outras doenças que têm manifestações clínicas semelhantes, como algumas

---

quadro 18.3 Hiper-homocisteinemia: Conexão com folatos e cobalaminas

- Níveis elevados de homocisteína no soro (hiper-homocisteinemia) causam doença vascular, inclusive trombofilia (ver Capítulo 71).
- Os níveis mais elevados de homocisteína são observados em erros inatos do metabolismo que causam homocisteinúria.

- Elevações moderadas de homocisteína (15-50 μmol/L) são associadas a deficiências de vitamina B$_{12}$, folato ou vitamina B$_6$, e são causa independente de risco para infarto do miocárdio, acidente vascular cerebral ou trombose venosa periférica.

Tratado de Hematologia

formas de mielodisplasia, ou em situações com base multifatorial como nos alcoólatras e em Aids, ou quando não estão disponíveis os métodos de dosagens. Empregam-se doses de 1 mg de ácido fólico oral por 10 dias ou 1 mg de vitamina B_{12} parenteral por 10 dias. Quando se utiliza o tratamento correto para a forma de carência presente, ocorre uma elevação dos reticulócitos, que inicia no 2º-3º dia, atingindo o pico máximo no 5º-8º dia, acompanhado de queda dos níveis séricos de Desidrogenase Láctica (LDH). É importante enfatizar que se não houver resposta dentro de dez dias, deve ser realizado exame de medula óssea para a identificação de outra possível causa, como síndrome mielodisplásica.

Também é importante ressaltar que doses mais elevadas de folato podem provocar melhora transitória da anemia perniciosa, com progresso ou piora da sintomatologia neurológica (por exemplo, os comprimidos de ácido fólico contêm geralmente 5 mg, ou seja, uma dose cinco vezes maior que a indicada para os testes terapêuticos!).

REFERÊNCIAS CONSULTADAS

1. Ások AC. Megaloblastic anemias. In: Hoffman R, Benz Jr. EJ, Shattil SJ, Furie B, Cohen HJ, et al (eds). Hematology. Basic principles and practice. 3. ed. New York, Churchill Livingstone, 2000. p.446-85.
2. Carmel R. Prevalence of undiagnosed pernicious anemia in the elderly. Arch Intern Med. 1996;156:1097-100.
3. Carmel R, Green R, Rosenblatt DS, Watkins D. Update on cobalamin, folate, and homocysteine. Hematology 2003; 62-81 (Education Program Book of the American Society of Hematology). [Internet]. [acesso em 2013 aug 09]. Disponível em: http://www.asheducationbook.org/.
4. den Elzen WPJ, Weele GM, Gussekloo J, Westendorp RGJ, Assendelft WJJ. Subnormal vitamin B12 concentrations and anaemia in older people: a systematic review. BMC Geriatrics 2010; 10:42. [Internet]. [acesso 2013 aug 09]. Disponível em: http://www.biomedcentral.com/1471-2318/10/42.
5. Devalia V. Diagnosing vitamin B-12 deficiency on the basis of serum B-12 assay. BMJ. 2006;333(7564):385-6.
6. Healton EB, Savage DG, Brust JCM, Garret TJ, Lindenbaum J. Neurologic aspects of cobalamin deficiency. Medicine. 1991;70:229-45.
7. Hoffbrand W, Provan D. ABC of clinical haematology: macrocytic anaemias. BMJ. 1997;314:430-33.
8. Provan D, Weatherall D. Red cells II: acquired anaemias and polycythaemia. Lancet. 2000;355:1260-8.
9. Reynolds E. Vitamin B12, folic acid, and the nervous system. Lancet Neurol. 2006;5:949-60.
10. Rice L. Laboratory diagnosis of vitamin B12 and folate deficiency. Arch Intern Med. 1999;159:2746-7.
11. Rosenblatt DS, Whitehead VM. Cobalamin and folate deficiency: Acquired and hereditary disorders in children. Semin Hematol. 1999;36:19-34.
12. Schilling RF, Willians WJ. Vitamin B_{12} deficiency: underdiagnosed, overtreated? Hosp Pract. 1995;30:47-52.
13. Toh BH, Alderuccio F. Pernicious anaemia. Autoimmunity. 2004;37:357-61.
14. Toh BH, van Driel IR, Gleeson PA. Pernicious anemia. N Engl J Med. 1997;337:1441-8.
15. Wickramasinge SN. The wide spectrum and unresolved issues of megaloblastic anemia. Semin Hematol. 1999;36:3-18.

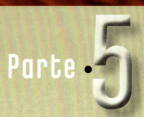

Anemia Ferropriva e do Metabolismo do Ferro

Resumo dos capítulos

Capítulo 19 Metabolismo do Ferro
Capítulo 20 Anemia por Deficiência de Ferro
Capítulo 21 Sobrecarga de Ferro. Hemocromatose Primária e Secundária

capítulo · 19

Metabolismo do Ferro

Maria Stella Figueiredo • Marco Antonio Zago

O FERRO NO ORGANISMO

O ferro faz parte do grupo heme, que integra numerosas proteínas do organismo, como citocromos, citocromo oxigenase, peroxidases, catalase, mioglobina e hemoglobina. Sendo um metal pesado, o ferro livre é quase insolúvel e bastante tóxico, e por isso durante todo o seu ciclo metabólico está sempre ligado a proteínas de transporte ou funcionais.[1,2] O homem adulto possui cerca de 3-4 g de ferro (ou seja, 35-45 mg de ferro/kg de peso), quantidade em média 30-40% menor em mulheres em idade fértil em consequência à perda periódica de sangue na menstruação (Tabela 19.1).

Mais de dois terços do conteúdo de ferro do organismo encontra-se incorporado à molécula de **hemoglobina**. Assim, a hemoglobina é a principal forma funcional de ferro no organismo e também seu principal depósito, e por isso a anemia é a manifestação clínica mais proeminente da carência de ferro. Aproximadamente 1 mL de concentrado de hemácias contém 1 mg de ferro. No homem, cerca de 2 g de ferro estão presentes na hemoglobina, enquanto que, em mulheres, esse valor corresponde a 1,7 g.

A **mioglobina** tem uma estrutura muito semelhante à hemoglobina, sendo no entanto um monômero e não um

Tabela 19.1

▶ Alguns dados quantitativos sobre o metabolismo normal de ferro.

	Homem (70 kg)	Mulher (60 kg)
Conteúdo total de ferro do organismo	3,0–4,0 g	2,0–3,0 g
Conteúdo de ferro do organismo	35–45 mg/kg	25–35 mg/kg
Quantidade na forma de hemoglobina	2,0 g	1,7 g
Quantidade total nos depósitos	0,8–1,0 g	0,3 g
Necessidades diárias	0,5–1,0 mg/dia	1,0–2,0 mg/dia
Perdido pela menstruação		15–30 mg/mês
Perdido na gravidez (feto, placenta)		600 mg
Perdido na lactação		0,5–1,0 mg/dia
Quantidade absorvida da dieta	0,5–2 mg/dia	
Quantidade para produzir hemoglobina	20 mg/dia	
Quantidade total ao nascimento	250 mg	
Conteúdo do sangue total	0,5 mg/mL	
Conteúdo do concentrado de hemácias	1,0 mg/mL	

tetrâmero, e funciona como uma proteína para depósito de oxigênio nos músculos, de onde o O_2 é liberado durante o exercício. Presente em todas as células dos músculos esquelético e cardíaco, o organismo humano contém um total de cerca de 300 mg de ferro na mioglobina. As demais formas de ferro funcional nos tecidos (citocromos e enzimas) representam 0,5% do total de ferro do organismo.

Além da hemoglobina, o organismo armazena ferro em diferentes tecidos sob formas de ferritina e hemossiderina. A quantidade de ferro nos depósitos é muito variável, mas equivale a 800 a 1.000 mg em um homem adulto, e cerca de 300 mg na mulher adulta.

A **ferritina**, proteína presente no citoplasma da maioria das células, tem importante papel na estocagem do ferro (estoca até 4.500 átomos de ferro).[3] É composta por 24 subunidades, com dois subtipos denominados H (*Heavy* ou *Heart*) e L (*Light* ou *Liver*), codificados por genes localizados nos cromossomos 11q e 19q, respectivamente.[4] A ferritina H é pouco maior que a ferritina L e tem ação ferroxidase importante. A maior parte da ferritina sintetizada é usada na estocagem do ferro, entretanto pequena quantidade é secretada e liberada no soro (ferritina sérica), quantidade esta que se correlaciona com o estoque total de ferro no organismo. Por isso, a dosagem de ferritina plasmática é um exame importante para avaliar os depósitos de ferro do organismo.[3,4]

A outra forma de depósito de ferro no organismo é a **hemossiderina**, que corresponde a um agregado heterogêneo de ferro, componentes do lisossomo e outros produtos da digestão intracelular.[3] Ela restringe-se aos macrófagos da medula óssea, do fígado e baço, representando pequena fração do ferro de estoque que pode, todavia, estar dramaticamente aumentada na sobrecarga de ferro.[5]

A destruição de hemácias senescentes ocorre nos macrófagos, principalmente do baço e medula óssea. Modificações bioquímicas presentes na membrana, decorrentes do envelhecimento eritrocitário, são sinais essenciais para que o macrófago reconheça quais células devem ser eliminadas.[2] O ferro dos depósitos e aquele liberado pela destruição das hemácias são reutilizados para a síntese de hemoglobina. Dessa forma, o ferro é transferido dos depósitos, principalmente os macrófagos, para os eritroblastos em desenvolvimento. Essa mobilização do ferro dos depósitos torna possível a reutilização 25 a 30 mg de ferro por dia, o que corresponde à necessidade diária de ferro para a eritropoese.[2,5]

Os depósitos de **ferro da medula óssea** podem ser visualizados por reação citoquímica específica, que também revela um a três grânulos no citoplasma de eritroblastos (denominados "sideroblastos"). Esses depósitos medulares e os sideroblastos desaparecem por completo na deficiência de ferro (Figura 19.1).

DIETA E ABSORÇÃO DE FERRO

A absorção intestinal é um processo finamente regulado em resposta às alterações da necessidade de ferro pelo corpo. Em geral é absorvido 0,5-2,0 mg/dia, quantidade que compensa as perdas, principalmente resultantes da descamação de células, crescimento e, no caso das mulheres, das perdas sanguíneas menstruais.[2,5] Entretanto, essa absorção depende do depósito corporal de ferro, da hipóxia e do ritmo de eritropoese.[6] A deficiência de ferro, por exemplo, é capaz de estimular a absorção de qualquer forma de ferro, embora seja menos eficiente no estímulo de absorção do ferro heme.[7]

A quantidade de ferro da dieta é bastante variável, na dependência de sua composição; os alimentos mais ricos em ferro são fígado, carne e alguns vegetais como feijão e espinafre. Fitatos, oxalatos e fosfatos formam complexos com o ferro, retardando a sua absorção, enquanto substâncias redutoras como hidroquinona, ácido ascórbico, sorbitol, cisteína, lactato, piruvato e frutose facilitam a absorção de ferro.

A facilidade com que o tubo intestinal absorve o ferro depende da forma como ele está presente no alimento. O ferro na forma heme, presente em carne e fígado, represen-

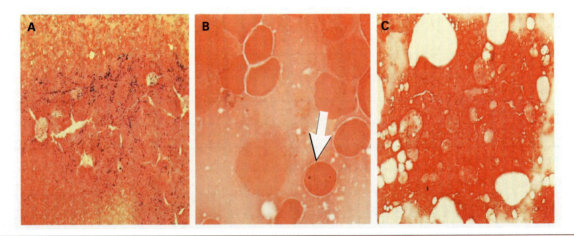

Figura 19.1 Coloração de Pearl em aspirado de medula óssea. (A) Depósitos intersticiais de ferro em quantidade normal (×100). (B) precursor eritroide normal com grânulos de hemossiderina (×1000, seta); depósitos de ferro diminuídos (×250).

ta um terço do ferro da dieta, sendo muito mais facilmente absorvido. Essa absorção é realizada por uma proteína ainda não completamente identificada, a HCP1 (*Heme Carrier Protein 1*).[2,5,7] Já a absorção do ferro dos vegetais (ferro inorgânico ou ferro não heme) é menos eficiente, dependendo bastante de vários fatores, como a presença de outras substâncias (fosfatos, oxalatos, aminoácidos livres) e produção de ácido clorídrico pelo estômago.[5]

Uma dieta bem equilibrada contém 10-20 mg de ferro por dia, dos quais cerca de 10% é absorvido.[5,8] Contudo, o controle da absorção de ferro pelo epitélio intestinal é fundamental para a regulação dos estoques, pois a sua excreção não é fisiologicamente regulada.[5] A Figura 19.2 ilustra a passagem do ferro do lúmen intestinal para o plasma. O ferro é absorvido na borda em escova das células epiteliais dos vilos intestinais do duodeno.[2] Para sair do lúmen intestinal e atingir o plasma, o ferro precisa atravessar duas membranas da célula epitelial: a membrana apical e a basolateral.

O transporte do ferro pela **membrana apical** do enterócito é realizado pelo DMT1, capaz de transportar outros metais divalentes (zinco, cobre, cobalto).[7,8] Como o ferro inorgânico está primariamente presente na dieta na forma oxidada (Fe^{3+}, ferro férrico) não biodisponível, para ser transportado pelo epitélio intestinal necessita ser reduzido a Fe^{2+} (ferro ferroso) pela DcytB (*Duodenal cytochrome B*), redutase férrica associada à membrana apical do enterócito.[5,8,9] A expressão dessas proteínas, DcytB e DMT1, é acentuadamente influenciada pela deficiência de ferro.[2]

Uma vez no citoplasma do enterócito, o ferro tem dois possíveis caminhos a seguir: pode ser armazenado como ferritina na própria célula ou pode atravessar a membrana basolateral para chegar até o plasma.[2,9,10] A proporção de ferro que segue cada uma das vias (absorção para o plasma ou armazenamento no enterócitos como ferritina) é determinada quando a célula é formada nas criptas do epitélio intestinal. Nas células das criptas, a proteína HFE (cujas mutações Cys282Tyr e His63Asp estão relacionadas à etiopatogenia da hemocromatose hereditária) e o receptor de transferrina (TfR) formam um complexo HFE-TfR que modula a capacidade absortiva do enterócito que futuramente irá migrar para os vilos intestinais e se tornar uma célula de absorção.[6,8,11] Um dos moduladores da absorção de ferro é a dieta: quando a dieta é rica em ferro, e consequentemente a quantidade de ferritina no interior do enterócito está elevada, o complexo HFE-TfR inibe a capacidade absortiva de ferro do enterócito. Esse fenômeno é conhecido como bloqueio mucoso.

Entretanto, nem todo ferro captado pelo enterócito é realmente transportado ao plasma. Se o ferro permanecer na forma de ferritina no enterócito, ele será perdido quando essa célula morrer e for descamada; dessa forma, o ferro não será "efetivamente" absorvido. Alternativamente, o ferro do citoplasma do enterócito pode atravessar a **barreira basolateral**, pela ação coordenada de duas proteínas: a ferroportina e a hefaestina, duas proteínas de membrana.

A **ferroportina** é o único exportador celular de ferro, tem papel central na homeostase sistêmica desse metal e está presente na mucosa duodenal, nos macrófagos, hepatócitos e trofoblastos sinciciais da placenta.[8,10,12] A outra proteína de membrana, a **hefaestina**, tem a função de oxidar o Fe^{2+} a Fe^{3+}, permitindo seu transporte pela transferrina.[2,5]

A absorção de ferro é regulada em três pontos principais:

- Modulação de absorção provocada pela quantidade de ferro ingerida, chamada **bloqueio mucoso**; no entanto, com grandes doses de ferro, como doses farmacológicas ou intoxicações exógenas, esse bloqueio é superado, e a quantidade absorvida é proporcional à ingerida.

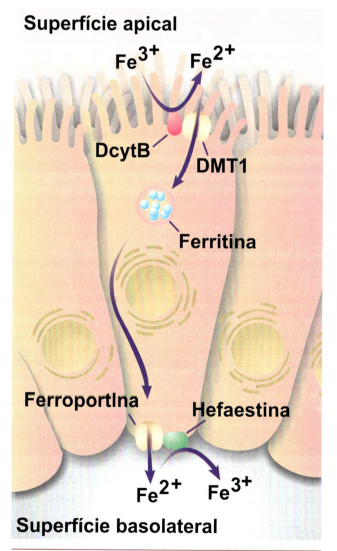

Figura 19.2 Transporte de ferro pelo enterócito. O ferro precisa atravessar duas membranas celulares para sair do intestino e alcançar o plasma: a membrana apical e a membrana basolateral. O transportador de ferro da membrana apical é o DMT1, que age em conjunto com a DcytB, uma redutase férrica. O transportador de ferro na membrana basolateral é a ferroportina, que age em conjunto com a hefaestina.

- Regulação pelo estoque de ferro pela **hepcidina**, de forma que a sobrecarga de ferro reduz a absorção, enquanto que a carência promove maior absorção de ferro.[13,14] Sabe-se, hoje, que a hepcidina, peptídeo secretado pelo fígado, regula a taxa de absorção do ferro.[2,3] Essa regulação se faz pelo **controle de expressão da ferroportina**. A ligação da hepcidina à ferroportina resulta na internalização desta última e perda de sua função.[2,8] A ferroportina presente em macrófagos e fígado também é alvo da hepcidina. Assim, em situações de sobrecarga de ferro ou inflamação, observa-se elevação da hepcidina, e a liberação de ferro a partir de enterócitos, fígado e macrófagos encontra-se reduzida.[15] Por outro lado, na presença de deficiência de ferro, anemia ou hipóxia, situações em que a hepcidina encontra-se diminuída, a expressão de ferroportina e a liberação de ferro das células intestinais, do fígado e dos macrófagos está aumentada.[6,7]

- Regulação hematopoética, que faz com que a absorção seja modulada de acordo com as necessidades da eritropoese. A eritropoese acelerada aumenta a absorção de ferro, independentemente do depósito corporal de ferro.[16] Esse processo parece ser mediado pela Eritropoetina (Epo) e pelo GDF15 (*Growth Differentiation Factor 15*). A Epo suprime a expressão da hepcidina pela regulação negativa das vias STAT3 e SMAD. O GDF15 também tem ação supressora da expressão da hepcidina e atua nos estágios finais da eritropoese.[5,16]

TRANSPORTE DE FERRO

Após atravessar o enterócito, o ferro chega ao plasma onde se liga à transferrina. A transferrina pode receber ferro dos enterócitos e dos depósitos, e pode liberá-lo para os depósitos, para os eritroblastos, para o músculo, para a síntese de mioglobina, ou para diferentes tecidos para a síntese de enzimas e citocromos. A captação do ferro ligado à transferrina é intermediada pelo TfR, que pode ocorre sob duas formas: TfR1 e TfR2.[5] O TfR1 é amplamente expresso na maioria das células, enquanto o TfR2 é restrito a hepatócitos, células da cripta duodenal e células eritroides, sugerindo que o TfR2 desempenhe um papel mais especializado no metabolismo do ferro.[6]

Desta forma, o compartimento plasmático de transporte de ferro tem papel central no intercâmbio de ferro entre os diferentes locais, e por isso as medidas laboratoriais realizadas no plasma ou soro (concentração de ferro sérico, de transferrina, de ferritina e saturação da transferrina) dão importantes informações sobre o metabolismo do ferro. Aproximadamente um terço da capacidade de ligação ao ferro da transferrina é ocupada pelo ferro, e o ferro ligado a ela se renova no mínimo dez vezes por dia.

ENTREGA DO FERRO AOS TECIDOS

A ligação do TfR1 com a transferrina carregada de ferro desencadeia a invaginação da membrana celular, mediada pela clatrina, e formação de endossomos contendo o complexo transferrina/TfR1, seguida de alterações conformacionais das proteínas, liberação e redução do ferro para Fe^{2+}. O Fe^{2+} é então transportado através da membrana endossomal pela DMT1. No citoplasma, o ferro é incorporado à protoporfirina para a síntese do heme (nos eritroblastos) ou retido na forma de estoque (ferritina/hemossiderina nas células não eritroides). Nesse meio tempo, os endossomos retornam as proteínas, apotransferrina e TfR1, à superfície celular para serem reutilizadas.[10,17] (Figura 19.3)

HOMEOSTASE INTRACELULAR DO FERRO

O sistema regulatório IRP/IRE (*Iron Regulatory Protein/ Iron Responsive Element*) permite às células ajustar rapidamente a concentração do ferro citoplasmático e o funcionamento adequado dos componentes celulares dependentes de ferro.[2,3,9,18,19]

As IRP1 e IRP2 são capazes de registrar a concentração citoplasmática de ferro e regular a expressão pós-transcripcional de genes relacionados ao metabolismo deste metal, otimizando a utilização do ferro celular. A IRP1 é uma forma mais ativa de aconitase (proteína que contém agrupamento Fe-S) que a IRP2.[2,3,9,18,19] Essas proteínas interagem com IRE, que são estruturas *hairpin* conservadas, localizadas nas regiões não traduzidas do RNA mensageiro (mRNA) da ferritina, do TfR e de outras proteínas, aumentando a captação de ferro ou diminuindo seu sequestro.

---

quadro 19.1 Metabolismo do ferro

- Quantidade total no organismo: 3-4 g (homem), 2-3 g (mulher); 70% como parte da hemoglobina.
- Depósitos (300-1.000 mg): ferritina, hemossiderina.
- Absorção: 0,5-1,0 mg/dia (homem), 1,0-2,0 mg/dia (mulher).
- Mecanismos de controle pelo enterócito envolvendo numerosas proteínas (ferritina, receptor da transferrina TfR, HFE, DMT1, hepcidina, hefaestina, ferroportina, IRE, IRP).

- Quantidade utilizada para eritropoese: 20 mg/dia (vindo dos depósitos).
- Excreção: não há.
- Perdas: descamação de tecidos (0,5-1,0 mg/dia), menstruação (0,5-1,0 mg/dia).
- Aumento fisiológico do consumo: crescimento, gravidez, lactação.

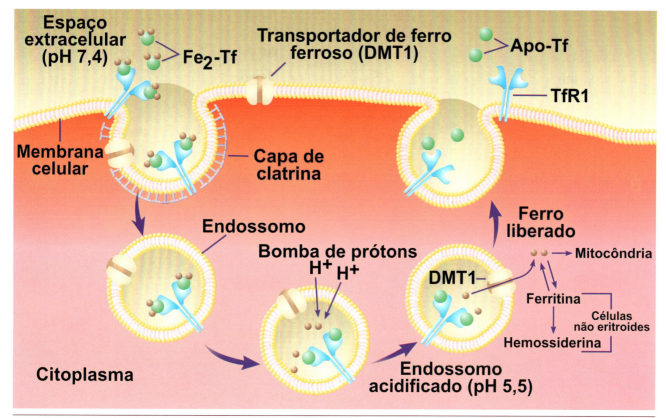

Figura 19.3 Ciclo da transferrina. A transferrina liga-se ao seu receptor (TfR1) na superfície celular; o complexo é invaginado para o interior do citoplasma com a ajuda de uma capa de clatrina, formando os endossomos. Uma bomba de prótons reduz o pH do endossomo, e o ferro se desliga do complexo transferrina/TfR1 sendo transportado pela membrana do endossomo pelo DMT1. No eritroblasto, o ferro é utilizado para a síntese de hemoglobina nas mitocôndrias, enquanto em outras células ele pode ser estocado na forma de ferritina ou hemossiderina. A apotransferrina (transferrina desprovida de ferro) e o TfR1 são então reciclados para a superfície da célula, e podem ser utilizados para a incorporação de novas moléculas de ferro.

---

quadro 19.2 — Medidas laboratoriais do metabolismo de ferro

- Dosagem de ferro sérico (normal: 115 ± 50 µg/dL). Aumento: sobrecarga de ferro, eritropoese ineficaz. Diminuição: deficiência de ferro.
- Ferritina sérica (normal 40-160 µg/L). Aumento: hemocromatose, sobrecarga transfusional (talassemia maior, anemia falciforme, síndrome mielodisplásica). Diminuição: deficiência de ferro.
- Coloração histoquímica de ferro na medula óssea (azul da Prússia) (normal: moderada quantidade em depósitos intersticiais, além de 30-40% de eritroblastos com 2-3 grânulos citoplásticos). Redução ou ausência: deficiência de ferro. Aumento: sobrecarga transfusional, anemia aplástica, síndrome mielodisplásica, anemia sideroblástica, hemocromatose, inflamação crônica.

A ligação das IRPs às IREs presentes na região 5' não traduzida de uma determinada proteína bloqueia a tradução do mRNA. Ao contrário, sua ligação às IREs da porção 3' não traduzida estabiliza o mRNA evitando a degradação da proteína.[2,3,9,18-20] (Figura 19.4)

EXCREÇÃO E PERDAS DE FERRO

Não existe mecanismo fisiológico de excreção de ferro, que é conservado pelo organismo com grande eficiência. Aproximadamente 1 mg de ferro (menos de 1 milésimo do total do organismo) é perdido diariamente, por via fecal (ferro presente nas células descamantes do epitélio), descamação da pele, do epitélio urinário e perspiração. Em mulheres, a menstruação normal leva à perda de 30-60 mL de sangue por mês, correspondentes a cerca de 15-30 mg de ferro por mês. A gravidez, a lactação e o crescimento são outras formas fisiológicas de aumento das necessidades de ferro. O ciclo do ferro no organismo humano está resumido na Figura 19.5.

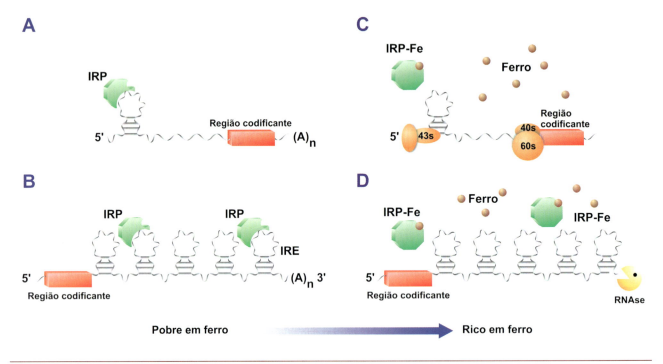

Figura 19.4 Exemplo do sistema regulatório IRP/IRE (Proteína Regulatória do Ferro/Elemento Responsivo ao Ferro) na expressão de ferritina e do Receptor da Transferrina (TfR) em diferentes situações de exposição ao ferro. Em situação de falta de ferro (A), a IRP liga-se ao IRE presente na região 5' não traduzida do gene da ferritina, bloqueando sua síntese. Ao mesmo tempo (B), a IRP liga-se à IRE da região 3' não traduzida do gene do Receptor da Transferrina (TfR), prevenindo sua degradação e aumentando sua expressão. Na presença de excesso de ferro (C), a IRP se separa do IRE da ferritina, permitindo sua síntese, e também do IRE do TfR (D) permitindo sua degradação.

quadro 19.3 Principais proteínas envolvidas no metabolismo do ferro

- **Ferroportina** (também chamada IREG1, MTP1 ou SLC39A1): integrante estrutural da membrana celular que transporta ferro na membrana basolateral do enterócito, sendo modulada pela hefaestina.
- **Hepcidina** (também chamada HEPC, HFE2B, LEAP1, LEAP-1): pequeno peptídeo de 25 aminoácidos produzido pelo fígado que diminui a transferência de ferro das células e dos macrófagos para a transferrina circulante. A hepcidina liga-se à ferroportina, causando sua degradação lisossomal.
- **Hefaestina**: oxida Fe^{2+} a Fe^{3+} no enterócito, permitindo que ele se ligue à transferrina plasmática, e dessa forma deixe a célula intestinal. Animais com deleção desse gene têm anemia ferropriva perinatal por incapacidade de transferir ferro pela placenta e absorver no intestino.
- **DCYTB**: ferriredutase similar a citocromo B, reduz Fe^{3+} a Fe^{2+} na membrana apical do enterócito, facilitando sua absorção pela DTM1.
- **DTM1** (*Divalent Metal Transporter 1*) (também chamado Nramp2, DCT1 e SLC11A2): componente integral da membrana do enterócito, faz o transporte de íons divalentes para dentro da célula (Fe^{2+}, Cu^{2+}, Zn^{2+}, Co^{2+}). Animais com deleção de DMT1 têm grave deficiência de ferro.
- **HFE** (Hemocromatose, no passado chamada HH ou HLA-H): proteína de membrana similar às proteínas HLA classe I, que regula a absorção de ferro modulando a interação da transferrina com o receptor de transferrina (TfR).
- **Ferritina**: forma de depósito, é formada por 24 subunidades similares de uma proteína denominada apoferritina, com um núcleo de cristal de ferro, presente em praticamente todas as células e fluidos orgânicos.
- **Hemossiderina**: forma de depósito mais rica em ferro do que a ferritina (25-30% do cristal é óxido de ferro), de mobilização mais lenta, hidrófoba, restrita aos macrófagos da medula óssea, do fígado e baço.
- **Transferrina**: transportadora plasmática de ferro, na concentração média de 200 mg/dL, transportando cerca de 100 μg de ferro (saturação de 1/3); a apotransferrina (transferrina desprovida do ferro) é sintetizada por hepatócitos, monócitos e macrófagos.

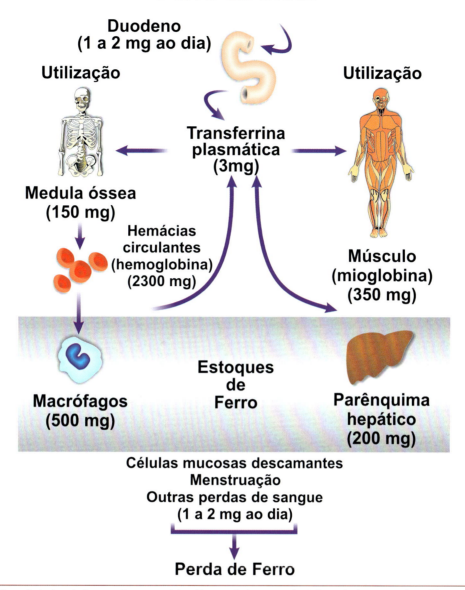

Figura 19.5 Distribuição e dinâmica do ferro no homem adulto. Em condições normais, 1-2 mg de ferro são absorvidos, e a mesma quantidade perdida diariamente. O ferro é absorvido nos enterócitos do duodeno e jejuno proximal, circulando no plasma ligado à transferrina. A maior parte do ferro do organismo (80%) está na forma de hemoglobina, e o restante do ferro funcional está incorporado à mioglobina, aos citocromos e às enzimas. Nos hepatócitos e no sistema fagocítico mononuclear o ferro está estocado na forma de ferritina e hemossiderina.

REFERÊNCIAS BIBLIOGRÁFICAS

1. Nairz M, G. Weiss. Molecular and clinical aspects of iron homeostasis: From anemia to hemochromatosis. Wien Klin Wochenschr. 2006;118:442-62.
2. Beaumont C, Vaulont S. Iron homeostasis. In: Beaumont C, et al (eds.). Disorders of erythropoiesis, erythrocytes and iron metabolism. Paris: European School of Haematology, 2009. p.488-509.
3. Andrews NC. Forging a field: the golden age of iron biology. Blood. 2008;112:219-30.
4. Wang W, et al. Serum ferritin: past, present and future. Biochim Biophys Acta. 2010;1800(8):760-9.
5. Munoz M, Garcia-Erce JA, Remacha AF. Disorders of iron metabolism. Part 1: molecular basis of iron homoeostasis. J Clin Pathol. 2011;64:281-6.

6. Munoz MI,Villar, Garcia-Erce JA. An update on iron physiology. World J Gastroenterol. 2009;15:4617-26.

7. Anderson GJ, et al. Mechanisms of haem and non-haem iron absorption: lessons from inherited disorders of iron metabolism. Biometals. 2005;18:339-48.

8. Hentze MW, et al. Two to tango: regulation of mammalian iron metabolism. Cell. 2010;142:24-38.

9. De Domenico ID, McVey Ward, Kaplan J. Regulation of iron acquisition and storage: consequences for iron-linked disorders. Nat Rev Mol Cell Biol. 2008;9:72-81.

10. Andrews NC. Molecular control of iron metabolism. Best Pract Res Clin Haematol. 2005;18:159-69.

11. Beutler E, Hoffbrand AV, Cook JD. Iron deficiency and overload. Hematology Am Soc Hematol Educ Program. 2003; 40-61.

12. Zhang AS, Enns CA. Iron homeostasis: recently identified proteins provide insight into novel control mechanisms. J Biol Chem. 2009;284:711-5.

13. Roy CN, Andrews NC. Anemia of inflammation: the hepcidin link. Curr Opin Hematol. 2005;12:107-11.

14. Franchini MM, Montagnana, Lippi G Hepcidin and iron metabolism: from laboratory to clinical implications. Clin Chim Acta. 2010;411:1565-9.

15. Weiss G, Goodnough LT. Anemia of chronic disease. N Engl J Med. 2005;352:1011-23.

16. Tanno T, Noel P, Miller JL. Growth differentiation factor 15 in erythroid health and disease. Curr Opin Hematol. 2010; 17:184-90.

17. Hentze MW, Muckenthaler MU,Andrews NC. Balancing acts: molecular control of mammalian iron metabolism. Cell. 2004;117:285-97.

18. Rouault TA. The role of iron regulatory proteins in mammalian iron homeostasis and disease. Nat Chem Biol. 2006; 2:406-14.

19. Muckenthaler MU,Galy B, Hentze MW. Systemic iron homeostasis and the iron-responsive element/iron-regulatory protein (IRE/IRP) regulatory network. Annu Rev Nutr. 2008;28:197-213.

20. Wang J, Pantopoulos K. Regulation of cellular iron metabolism. Biochem J. 2011;434:365-81.

capítulo 20

Anemia por Deficiência de Ferro

Martha Mariana de Almeida Santos Arruda • Maria Stella Figueiredo

INTRODUÇÃO

De acordo com a Organização Mundial da Saúde, anemia é um problema de saúde pública global, que afeta o estado de saúde, a capacidade laborativa e a qualidade de vida de cerca de 2 bilhões de pessoas, cerca de um terço da população mundial. A Deficiência de Ferro (DF) é responsável por 75% de todos os casos de anemia.[1]

Estima-se a prevalência de DF em até 45% das crianças até cinco anos de idade, e de até 50% nas mulheres em idade reprodutiva. Cerca de 500 milhões de mulheres e até 60% de gestantes apresentam Anemia por Deficiência de Ferro (ADF), com resultados negativos na qualidade de vida, no feto e no lactente.[2]

Tanto em países subdesenvolvidos quanto em países desenvolvidos, a DF advém principalmente de desigualdades sociais. É muito mais prevalente em estratos sociais mais baixos, nos grupos de menor renda, e na população menos educada[1] Esse dado deve ser considerado na proposição de medidas populacionais de profilaxia e tratamento.

FISIOPATOLOGIA E ETIOLOGIA

O corpo de um indivíduo adulto bem nutrido e saudável contém de 3 a 4 g de ferro. O éritron (órgão descontínuo, porém único, formado pelo somatório de eritroblastos, reticulócitos e hemácias) é o maior compartimento funcional de ferro do organismo humano, contendo de 60 a 70% do ferro total. Desta forma, a necessidade de ferro do éritron tem influência dominante na sua deficiência. O restante do ferro corporal está distribuído nos hepatócitos e nos macrófagos do Sistema Reticuloendotelial (SRE), que atuam como órgão de depósito. O SRE é responsável por fagocitar células senescentes, catabolizar Hemoglobina (Hb) para restaurar o ferro e devolvê-lo à transferrina para nova utilização. Apesar da baixa capacidade absortiva do duodeno, o balanço de ferro no organismo é regulado a partir da absorção intestinal. Como não existe uma via fisiológica de excreção de ferro, essa regulação é crítica.[3-5]

A deficiência de ferro surge a partir do desequilíbrio entre ingesta, absorção e situações de demanda aumentada ou perda crônica (anemia ferropriva), sendo multifatorial. (Tabela 20.1)

Anemia ferropriva é bastante frequente em recém-nascidos, crianças, adolescentes e mulheres em idade fértil, gestantes e lactantes. Além de esses grupos apresentarem incremento na necessidade de ferro, sua ingestão média diária de ferro está abaixo da recomendada, mesmo em países desenvolvidos, em diferentes levantamentos populacionais.[1,2]

O ferro dietético consiste de ferro heme e não heme. Ferro heme está presente em alimentos de origem animal e tem excelente biodisponibilidade para absorção intestinal; o ferro não heme é encontrado em produtos de origem vegetal e tem baixa biodisponibilidade. Assim, indivíduos que consomem produtos animais têm menor risco de desenvolvimento de anemia ferropriva que vegetarianos.[2,6]

Anemia ferropriva é o distúrbio do ferro mais frequente em adultos e está associada à perda crônica de sangue, tanto por hipermenorreia ou menorragia (sítio mais frequente em mulheres em idade fértil), quanto pelo trato gastrointestinal (sítio mais frequente em homens e mulheres pós-menopausa). Cada mL de sangue perdido resulta em redução de cerca de 0,5 mg de ferro.[3]

CLÍNICA

Deficiência de ferro pode gerar redução da capacidade funcional de vários sistemas orgânicos, estando associada à alteração do desenvolvimento motor e cognitivo em crianças,[7] redução da produtividade no trabalho e problemas comportamentais, cognitivos e de aprendizado em adultos.[6] Em gestantes, aumenta o risco de prematuridade, baixo peso, sendo responsável por 18% das complicações no parto e morbidade materna.[6,8]

Tabela 20.1

▶ Causas de deficiência de ferro.

Suprimento inadequado	Aumento das perdas
Baixa ingesta	**Trato gastrointestinal**
Ferro de baixa disponibilidade dietética	■ Neoplasias
Excesso de cereais, taninos, amido, fitatos na dieta	■ Gastrite, úlcera péptica, hérnia hiatal
pH gástrico elevado	■ Uso crônico de salicilatos e AINEs
Administração de antiácidos	■ *Infecção crônica pelo* Helicobacter pylori
Administração de IBP [17,18]	■ Divertículo de Meckel, diverticulose colônica
Administração de medicamentos contendo cálcio	■ Parasitoses
Administração de tetraciclinas	■ Enteropatia induzida por leite na infância
Infecção crônica pelo *Helicobacter pylori*	■ Malformações vasculares
Competição com outros metais (cobre, chumbo)	■ Doença inflamatória intestinal
Ressecção gástrica e intestinal	■ Hemorroidas
Doença celíaca	**Trato geniturinário**
Doença inflamatória intestinal	■ Menorragia, hipermenorreia
Síndromes disabsortivas outras	■ Hemoglobinúria
	■ Neoplasias, inflamação crônica
Aumento da demanda	**Trato respiratório**
Crescimento na infância e adolescência	■ Epistaxe
Gravidez: perda de 0.6 a 1 g de Fe por gestação	■ Hemossiderose pulmonar
Lactação: perda de 0.5 a 1 mg/Fe por dia	■ Hemorragia alveolar
Tratamento com estimuladores da eritropoese	■ Neoplasias, infecções
	Cirurgias, traumas
Causa desconhecida	Grandes malformações vasculares
Cerca de 15% dos casos	Doação de sangue, flebotomias frequentes
	Hemodiálise
	Teleangiectasia hemorrágica hereditária
	Esporte de alto desempenho
	Distúrbios da hemostasia
	Sangramento factício

Legenda: AINEs = Anti-inflamatórios não esteroidais. IBP = Inibidores de Bomba de Prótons.

As queixas costumam ser leves, pois a anemia se instala de maneira insidiosa, gerando adaptação, e há pacientes completamente assintomáticos. Pode-se observar palidez cutaneomucosa, fadiga, baixa tolerância ao exercício, redução do desempenho muscular, perversão alimentar ou pica (desejo e consumo de substâncias não nutritivas como gelo, terra, sabão, argila), baqueteamento digital e coiloníquia (unhas em forma de colher), atrofia das papilas linguais, estomatite angular e disfagia (formação de membranas esofágicas ou síndrome de Plummer-Vinson).[9,10]

DIAGNÓSTICO

O **hemograma** é um teste rápido, barato e amplamente disponível no rastreio de anemia ferropriva, mas incapaz de detectar DF sem anemia. Frequentemente se observa hipocromia, microcitose, aumento do índice de Anisocitose Eritrocítica (RDW) e plaquetose, além da presença de anisocitose, poiquilocitose, hemácias em charuto, eliptócitos e reticulocitopenia ao exame microscópico.[5]

A avaliação dos estoques de ferro na medula óssea a partir da **coloração do tecido medular pelo corante de Perls** é considerada padrão-ouro no diagnóstico de DF. É exame invasivo, de reprodutibilidade e acurácia questionáveis, não tendo papel na prática clínica diária. No **mielograma** observa-se hiperplasia eritroblástica com displasias morfológicas na DF moderada até hipoplasia das três linhagens da DF grave prolongada.[5]

146   Tratado de Hematologia

A dosagem da **ferritina sérica** está diretamente relacionada com a concentração de ferritina intracelular e, portanto, com o estoque corporal total.[11] Deficiência de ferro é a única condição que gera ferritina sérica muito reduzida, o que torna a hipoferritinemia bastante específica deste diagnóstico.[12] No entanto, valores normais ou elevados de ferritina não excluem a presença de DF, pois a ferritina é uma proteína de fase aguda, tendo sua concentração sérica aumentada na presença de inflamação, infecção, doença hepática e malignidade, mesmo na presença de DF grave.[13]

Ferro sérico é a fração do ferro corporal que circula primariamente ligado à transferrina, e encontra-se reduzido na DF. Varia com o ritmo circadiano e a alimentação e, por isso, a coleta de sangue para sua dosagem deve ter horário e jejum padronizados. Está também reduzido na presença de inflamação, não devendo, desta forma, ser utilizado isoladamente para avaliação de DF.[14]

Transferrina, proteína transportadora específica de ferro, tem capacidade de ligar simultaneamente duas moléculas de ferro. Sua produção é regulada pelo ferro corporal, aumentando quando os estoques estão exauridos. Pode ser dosada diretamente ou por meio da avaliação da **Capacidade Total de Ligação de Ferro (*Total Iron Binding Capacity* – TIBC)**, ensaio que permite a estimativa dos sítios de ligação de ferro disponíveis.[15] A transferrina sérica se eleva em condições como gestação e uso de contraceptivos orais, estando reduzida na presença de inflamação, infecção, malignidade, doença hepática, síndrome nefrótica e desnutrição. Transferrina ou TIBC, juntamente com o ferro sérico, permitem o cálculo do **Índice de Saturação de Transferrina (IST)**. O IST é calculado a partir da razão [Ferro sérico/TIBC] ou [Ferro sérico/Transferrina × 0,71], variando de 20 a 45%.[14]

O último passo na síntese de Hb é a inserção de um átomo de ferro na protoporfirina para formação do heme. Na DF, zinco é incorporado no lugar do ferro, formando a **Zincoprotoporfirina (ZPP)**. A taxa de elevação de ZPP é proporcional ao déficit de ferro na medula em relação à eritropoese, e a elevação de ZPP é o primeiro marcador de eritropoese deficiente em ferro, embora não seja específico.[14]

O **fragmento solúvel do receptor de transferrina (sTfR)** é derivado do receptor de transferrina de todas as células, porém os principais geradores desse fragmento são os eritroblastos e reticulócitos.[16] Assim, a concentração de sTfR reflete a atividade eritropoética e se encontra elevada na DF.[14] A razão do sTfR pelo logaritmo da ferritina sérica (**sTfR/log da ferritina**) mostrou-se útil na determinação de DF em pacientes com anemia de doença crônica. O principal problema da dosagem de sTfR é a falta de padronização internacional que permita comparação entre os diferentes ensaios, o que impede sua ampla utilização.[10,13,15]

A dosagem plasmática ou urinária de **hepcidina** ainda não está comercialmente disponível, mas parece promissora em estudos preliminares na distinção entre anemia ferropriva e anemia de doença crônica. Seus níveis estão aumentados na presença de inflamação e de estoques de ferro elevados, e reduzidos na presença de DF.[13] (Tabela 20.2)

Tabela 20.2

▶ Alterações laboratoriais nos diferentes estágios de DF.

	DF latente	Eritropoese DF	Anemia por DF
Ferro medular	Ausente	Ausente	Ausente
Zinco protoporfirina	N	N ou ↑	↑
Receptor solúvel de transferrina (sTfR)	↑	↑	↑
Ferritina	N ou ↓	↓	↓
Transferrina ou TIBC	N ou ↑	↑	↑
Ferro sérico	↓	↓	↓
Índice de Saturação de Transferrina (IST)	N ou ↓	↓	↓
Reticulócitos	N ou ↓	↓	↓
Volume Corpuscular Médio (VCM)	N	N ou ↓	↓
Índice de Anisocitose Eritrocitária (RDW)	N	N ou ↑	↑
Hemoglobina	N	N ou ↓	

Legenda: DF = Deficiência de Ferro. N = Normal. ↑ = Elevado. ↓ = Reduzido.

TRATAMENTO

O tratamento da DF consiste na reposição oral ou venosa. No entanto, é mandatória a investigação da causa e sua pronta correção;[1,2,10,11,15,16] do contrário, a reposição é paliativa e tende a ser ineficaz no longo prazo.

▶ Oral

A dose ideal para tratamento é de 180 a 200 mg de ferro elementar/dia para adultos e 1,5 a 2 mg de ferro elementar/dia para crianças, dividida em 3 a 4 tomadas, preferencialmente com o estômago vazio, ou 30 minutos antes das principais refeições.[10,11] A forma ferrosa é mais bem absorvida que a férrica.[15] (Tabela 20.3) Para pacientes em uso de antiácidos e inibidores da bomba de prótons recomenda-se a reposição com doses maiores e por mais tempo.[17,18]

A prevalência de efeitos colaterais é de até 30%, notadamente do TGI: pirose e dor epigástrica, náuseas, vômitos, empachamento, dor abdominal em cólica, diarreia e obstipação.[10] O paciente deve ser informado de que é esperada mudança da cor das fezes, e que os efeitos colaterais melhoram com o tempo. Redução das doses diárias e ingestão do medicamento junto com alimentos diminuem a eficácia, porém diminuem os efeitos colaterais.[10] Pode-se tentar ainda administrar doses mais altas à noite e modificar o sal prescrito, já que algumas formulações estão menos associadas a efeitos colaterais.[15] Recomenda-se manter doses terapêuticas por cerca de quatro meses após a resolução da anemia.[10] A persistência é a pedra angular no tratamento.

▶ Parenteral

A reposição parenteral de ferro é efetiva, cara, trabalhosa, não isenta de efeitos colaterais, e deve ser indicada em situações especiais.[3,16] Existem formulações para administração intramuscular, praticamente proscrita, e intravenosa. A via intramuscular está associada à dor local, pigmentação irreversível da pele e linfonodomegalia.[10] A infusão venosa pode estar associada a irritação, dor e queimação do sítio de punção, náuseas, gosto metálico na boca, hipotensão e reação anafilactoide, sendo que o principal fator no aparecimento dessas reações é a velocidade de infusão.[19]

▶ Resistência

Com doses adequadas de ferro suplementar observa-se recuperação rápida da anemia por deficiência de ferro na maioria dos pacientes. O sinal mais precoce de resposta é o aumento na contagem de reticulócitos, que atinge seu pico entre o 5º e o 10º dias de tratamento. Observa-se, também, aumento médio de 1g/dL por semana na Hb.[10] Considerável proporção dos pacientes tratados apresenta má resposta, recaída precoce ou resistência. Nesses casos, deve-se investigar: presença de fatores que interfiram na absorção intestinal, persistência do sangramento, perda maior que a capacidade de absorção, má adesão e, se constatada a impossibilidade de uso da via oral, partir para a reposição parenteral.

Tabela 20.3

▶ Sais de ferro para reposição oral disponível no Brasil.

Sal de ferro	Apresentação	Fe elementar	Dose diária
Sulfato ferroso (20% de Fe elementar)	Drágeas: 200 mg	40 mg	4-5 drágeas
	Drágeas: 300 mg	60 mg	3 drágeas
	Drágeas: 500 mg	100 mg	2 drágeas
	Gotas: 125 mg/mL	25 mg/mL	2 gotas/kg de peso
Hidróxido de Ferro III polimaltosado (30% de Fe elementar)	Comprimido: 435 mg	123 mg	2 comprimidos
	Comp. mastigável: 330 mg	100 mg	2 comprimidos
	Solução: 330 mg/mL	100 mg/mL	1 mL/5 kg de peso
	Gotas: 182 mg/mL	50 mg/mL	1 gota/kg de peso
Ferro quelato glicinato (20% de Fe elementar)	Comprimidos: 150 mg	30 mg	5 comprimidos
	Comprimidos: 300 mg	60 mg	3 comprimidos
	Comp. mastigável: 500 mg	100 mg	2 comprimidos
	Flaconetes: 250 mg/5mL	50 mg/5 mL	4 flaconetes
	Gotas: 250 mg/mL	50 mg/mL	1 gota/kg de peso
Ferrocarbonila (33% de Fe elementar)	Drágea: 400 mg	120 mg	2 drágeas

quadro 20.1 — Indicações de reposição de ferro parenteral[10]

- Intolerância, má adesão, ausência de resposta ao ferro oral, a despeito de modificação de dose, sal, posologia, ingestão com alimentos
- Anemia por deficiência de ferro a partir de segundo trimestre de gestação[2]
- Má absorção intestinal (ex.: doença inflamatória intestinal)
- Doença intestinal que pode ser agravada pela ferroterapia (ex.: retocolite ulcerativa)
- Sangramento que excede a capacidade de absorção

- Necessidade de elevação muito rápida dos estoques de ferro para evitar descompensação clínica
- Doação de grande quantidade de sangue (ex.: autotransfusão)
- Pacientes com insuficiência renal crônica recebendo eritropoetina
- Pacientes com insuficiência cardíaca congestiva e DF: estudos recentes demonstraram aumento da capacidade funcional e melhora dos sintomas de baixo débito[22]

quadro 20.2 — Sais de ferro para reposição parenteral disponíveis no Brasil

- **Solução intravenosa:** Complexo coloidal de sacarato de hidróxido de ferro III
- **Apresentação:** 2.500 mg/5 mL (100 mg de Fe elementar) por ampola
- **Dose:** mL de solução parenteral = 0,0442 (Hb desejada – Hb observada) × peso magro + (0,26 × peso corporal magro)
- **Posologia:** Diluir duas ampolas em 200 mL de solução fisiológica e administrar IV, em duas horas, até duas vezes por semana.
- **Solução intramuscular:** Complexo de hidróxido de ferro III polimaltosado

- **Apresentação:** 330 mg/2 mL (100 mg de Fe elementar) por ampola
- **Dose:** mL de solução parenteral = 0,0442 (Hb desejada – Hb observada) × peso magro + (0,26 × peso corporal magro)
- **Posologia:** Administrar IM, sempre no glúteo, por técnica de aplicação em Z, intramuscular profundo. Dose máxima diária: crianças até 5 kg = 0,5 mL; crianças de 5 a 10 kg = 1 mL; adultos = 4 mL ou habitualmente uma ampola a cada dois dias ou uma a duas ampolas a intervalos maiores.

Várias metanálises mostraram que a erradicação do *H. pylori* associada à ferroterapia oral é mais efetiva que a ferroterapia oral isolada, e há evidência de que a presença dessa bactéria é causa de resistência à ferroterapia; assim, há correntemene recomendação de que se investigue a presença e se trate a infecção pelo *H. pylori* após exclusão de sangramento pelo trato gastro-intestinal.[20]

PROFILAXIA

Em alguns países já foi implantada a suplementação universal de ferro na farinha de trigo, visando a reduzir as estatísticas de DF.[21] Além disso, recomenda-se reposição profilática com ferroterapia oral durante a gestação, nas lactantes, e nas crianças até cinco anos de idade.[6] Especificamente na gestação, as estratégias recomendadas pela OMS para prevenção de ADF mostraram redução na prematuridade em até 50%, mortalidade neonatal em até 55%, nascituros de baixo peso em 16% e mortalidade infantil em até 31%. A dose recomendada é de 100 mg de ferro elementar/dia para gestantes e lactantes, 30 mg de ferro elementar/dia para pré-escolares e 30-60 mg de ferro elementar/dia para crianças em idade escolar, em períodos de duas a três semanas, várias vezes ao ano.[2]

REFERÊNCIAS BIBLIOGRÁFICAS

1. W.H.O Iron deficiency anaemia. Micronutrient deficiencies. 2011. [Internet]. [acesso em 2013 aug 09]. Disponível em: http://www.who.int/nutrition/topics/ida/en/.
2. Milman N. Anemia-still a major health problem in many parts of the world! Ann Hematol. 2011;90(4):369-77.
3. Andrews NC. Disorders of iron metabolism. N Engl J Med. 1999;341(26):1986-95.
4. Munoz M, Garcia-Erce JA, Remacha AF. Disorders of iron metabolism. Part 1: molecular basis of iron homoeostasis. J Clin Pathol. 2011;64(4):281-6.

5. Lynch S. Indicators of the iron status of populations: red blood cell parameters. Joint World Health Organization/Centers for Disease Control and Prevention (ed.). Genebra, Suíça: WHO Library, 2004.

6. Stoltzfus RJ. Iron interventions for women and children in low-income countries. J Nutr. 2011;141(4):756S-62S.

7. Lozoff B. Early iron deficiency has brain and behavior effects consistent with dopaminergic dysfunction. J Nutr. 2011; 141(4):740S-6S.

8. Wahed F. et al. Gestational anemia. Mymensingh Med J. 2010;19(3):462-8.

9. Assessing the iron status of populations (including literature reviews): Report of a Joint World Health Organization/Centers for Disease Control and Prevention Technical Consultation on the Assessment of Iron Status at the Population Level. Joint World Health Organization/Centers for Disease Control and Prevention (ed.). Genebra, Suíiça: WHO Library, 2004. p.221.

10. Pasricha, SR, et al. Diagnosis and management of iron deficiency anaemia: a clinical update. Med J Aust. 2010;193(9): 525-32.

11. Trost LB, Bergfeld WF, Calogeras E. The diagnosis and treatment of iron deficiency and its potential relationship to hair loss. J Am Acad Dermatol. 2006;54(5):824-44.

12. Worwood M. Indicators of the iron status of populations: ferritin. Joint World Health Organization/Centers for Disease Control and Prevention (ed.). Genebra, Suíça: WHO Library, 2004.

13. Northrop-Clewes CA. The interpretation of indicators of iron status during an acute phase response. Joint World Health Organization/Centers for Disease Control and Prevention (ed.). Genebra, Suíça: WHO Library, 2004.

14. Beard J. Indicators of the iron status of populations: free erythrocyte protoporphyrin and zinc protoporphyrin; serum and plasma iron, total iron binding capacity and transferrin saturation; and serum transferrin receptor. Joint World Health Organization/Centers for Disease Control and Prevention (ed.). Genebra, Suíça: WHO Library, 2004..

15. Elston DM.Commentary: Iron deficiency and hair loss: problems with measurement of iron. J Am Acad Dermatol. 2010;63(6):1077-82.

16. Munoz M, Garcia-Erce JA, Remacha AF. Disorders of iron metabolism. Part II: iron deficiency and iron overload. J Clin Pathol. 2011;64(4):287-96.

17. Ajmera AV, et al. Suboptimal response to ferrous Sulfate in iron-deficient patients taking omeprazole. Am J Ther. 2012 May;19(3):185-9.

18. Madanick R D. Proton pump inhibitor side effects and drug interactions: much ado about nothing? Cleve Clin J Med. 2011;78(1):39-49.

19. Qunibi WY. The efficacy and safety of current intravenous iron preparations for the management of iron-deficiency anaemia: a review. Arzneimittelforschung. 2010;60(6a):399-412.

20. Malfertheiner P, Selgrad M. Helicobacter pylori infection and current clinical areas of contention. Curr Opin Gastroenterol. 2010;26(6):618-23.

21. Hurrell R, et al. Revised recommendations for iron fortification of wheat flour and an evaluation of the expected impact of current national wheat flour fortification programs. Food Nutr Bull. 2010;31(1 Suppl):S7-21.

22. Gonzalez-Costello J, Comin-Colet J. Iron deficiency and anaemia in heart failure: understanding the FAIR-HF trial. Eur J Heart Fail. 2010;12(11):1159-62.

capítulo • 21

Sobrecarga de Ferro.
Hemocromatose Primária e Secundária

Ana Cristina Silva Pinto • Dimas Tadeu Covas

INTRODUÇÃO

Hemocromatose é a manifestação clínica de dano causado aos tecidos pelo acúmulo de ferro no organismo. Podemos classificá-la em **hemocromatose primária**, quando a sobrecarga de ferro decorre de um defeito na regulação do metabolismo desse metal, e **hemocromatose secundária**, quando o acúmulo de ferro ocorre por outros motivos e não por um defeito primário do metabolismo. Existem várias causas de hemocromatose, tanto hereditárias como adquiridas, e as principais delas estão listadas na Tabela 21.1.

Tabela 21.1

▶ Classificação da hemocromatose.

Hemocromatose primária (hereditária)		
Doença	Classificação	Proteína envolvida
Hemocromatose clássica	Tipo 1	HFE
Hemocromatose juvenil	Tipo 2a	HJV
	Tipo 2b	Hepcidina
Hemocromatose	Tipo 2b	Hepcidina
Doença da ferroportina	Tipo 4	Ferroportina
Hemocromatose africana	Tipo africana	Ferroportina, outros (?)
Hemocromatose secundária (adquirida)		
Doenças hereditárias		Doenças adquiridas
Hemoglobinopatias (talassemias, doença falciforme)		Aplasia
Anemias hemolíticas graves (esferocitose hereditária, deficiências de G6PD ou piruvato cinase)		Anemia sideroblástica
Anemias diseritropoéticas congênitas		Anemias diseritropoéticas
Porfirias		
Atransferrinemia		Síndromes mielodisplásicas
Aceruloplasmina		Doenças hepáticas
Aplasia		Síndrome metabólica
		Shunt vascular

HEPCIDINA E SOBRECARGA DE FERRO

Desde a descoberta da hepcidina em 2001 – peptídeo sintetizado pelo fígado –, nosso entendimento sobre a regulação do metabolismo do ferro mudou muito. Inicialmente estudado pelo seu efeito antimicrobiano, a hepcidina mais tarde revelou-se o grande regulador do metabolismo do ferro do organismo. O mecanismo pelo qual a hepcidina regula a homeostase do ferro decorre de sua ação sobre outra proteína, a ferroportina. A ferroportina é responsável pela passagem do ferro de dentro das células (principalmente enterócitos e macrófagos) para a circulação, onde este se liga à transferrina e é transportado até a medula óssea. A hepcidina liga-se à ferroportina causando sua degradação, ou seja, limitando a disponibilidade de ferro para eritropoese. Na ausência da hepcidina ocorre aumento da absorção intestinal de ferro e efluxo de ferro dos macrófagos, levando ao seu acúmulo nos tecidos.

A sobrecarga de ferro estimula a síntese de hepcidina que, por sua vez, reduz a entrada de ferro pelo intestino e a saída de ferro dos macrófagos, diminuindo, assim, a quantidade de ferro na circulação e sua deposição nos tecidos. Os mecanismos envolvidos na modulação da hepcidina pelo ferro ainda não estão completamente elucidados, porém as proteínas hemojuvelina, receptor 2 da transferrina e HFE, envolvidas na hemocromatose hereditária possuem papel importante na regulação desse peptídeo (Figura 21.1).

HEMOCROMATOSE PRIMÁRIA (HEREDITÁRIA)

O termo **Hemocromatose Hereditária** (HH) se refere a um conjunto de doenças hereditárias caracterizadas pela mutação em uma proteína essencial na regulação da hepcidina (Tabela 21.1).

▶ Hemocromatose relacionada ao gene HFE (HH-HFE)

A forma mais comum, também chamada de HH-HFE, HH clássica ou HH do tipo 1, é uma das doenças autossômicas recessivas mais comuns entre caucasianos. Ela é caracterizada pela mutação em homozigose do gene HFE (Cys282Tyr/Cys282Tyr). A proteína HFE formada perde

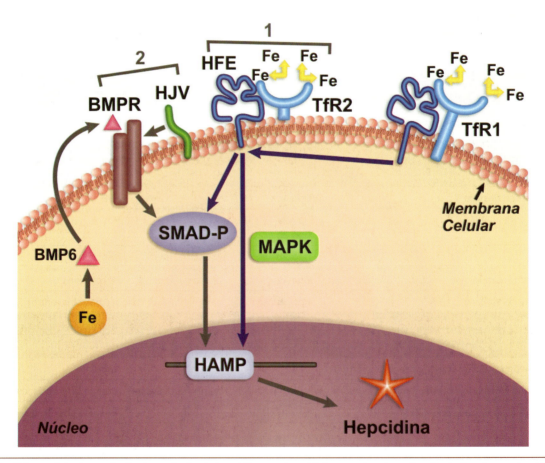

Figura 21.1 Este modelo de regulação da produção da hepcidina nos hepatócitos mostra duas vias de sinalização: uma mediada pelo ferro estocado no hepatócito e outra pelo ferro ligado à transferrina. **Via 1:** quando ocorre aumento do ferro ligado à transferrina, este ocupa os Receptores 1 da Transferrina (TfR1) deslocando a proteína HFE para o Receptor 2 da Transferrina (TfR2). O complexo HFE/TfR2 ativa a transcrição do gene HAMP da hepcidina via MAPK e/ou BMP/SMAD. **Via 2:** o ferro estocado no hepatócito aumenta a expressão de BMP6 (*Bone Morphogenic Protein* 6) que, por sua vez, ativa o complexo hemojuvelina/receptor BMP (HJV/BMPR) que ativa as Proteínas Intracelulares (SMAD) causando aumento da transcrição do Gene da Hepcidina (HAMP).

Tratado de Hematologia

sua afinidade com o receptor 2 da transferrina, e o complexo HFE-TfR2, que estimula a expressão de hepcidina não é formado, causando redução da hepcidina e aumento da absorção intestinal de ferro e a saída de ferro dos macrófagos, levando ao acúmulo de ferro nos tecidos, principalmente no fígado.

Outra mutação associada à HH-HFE é a His63Asp (H63D). Em homozigose ou em heterozigose composta com Cys282Tyr, é considerada uma possível causa de hemocromatose leve, principalmente se associada a outros fatores, como alcoolismo e distúrbio metabólico. É importante frisar que, tanto a mutação Cys282tyr quanto a His63Asp em heterozigose não são suficientes *per se* para desencadear o quadro clínico de hemocromatose.

O quadro clínico é bem variável e, dependendo dos sintomas predominantes, o paciente pode procurar diferentes especialistas, desde endocrinologistas, dermatologistas, ortopedistas, hematologistas, dentre outros. Cansaço crônico e hiperpigmentação da pele são sintomas muito frequentes, mas artropatias (crônicas ou agudas), impotência no sexo masculino, diabetes, hepatopatia e alterações cardiológicas também podem estar presentes nesses pacientes.

Devido à penetrância incompleta do gene HFE (forma de HH mais comum), nem todos os portadores homozigotos (Cys282Tyr) manifestam a doença, principalmente se forem do sexo feminino, no qual o desenvolvimento da doença é mais raro. Fatores ambientais e comportamentais associados podem piorar o quadro clínico, como alcoolismo e síndrome metabólica.

▶ Hemocromatose juvenil

Existem dois tipos de hemocromatose juvenil: o **tipo 2a**, relacionado ao gene da hemojuvelina e o **tipo 2b**, no qual a mutação ocorre no gene HAMP, produtor da hepcidina. Em ambos os casos, trata-se de doença autossômica recessiva rara, com acúmulo de ferro que se inicia na infância e quadro clínico mais grave, como hipogonadismo e complicações cardíacas decorrentes da hemocromatose.

▶ Hemocromatose relacionada ao receptor 2 da transferrina (TfR2)

Também conhecida como hemocromatose tipo 3, essa doença autossômica recessiva rara decorre de mutação no gene do receptor 2 da transferrina, que não forma mais o complexo HFE-TfR2, estimulador da produção de hepcidina. O quadro clínico é muito semelhante ao da HH-HFE clássica, porém o início dos sintomas pode ocorrer mais precocemente.

▶ Hemocromatose relacionada à ferroportina

Também chamada **doença da ferroportina** ou **hemocromatose tipo 4,** é uma doença autossômica dominante rara e heterogênea. Existem duas formas distintas da doen-

ça: mutações que levam à má localização da ferroportina na membrana celular, causando acúmulo de ferro predominantemente dentro dos macrófagos ("perda de função da proteína"), e mutações com "ganho de função da proteína", que se caracterizam por resistência da ferroportina à ação da hepcidina, levando à forma clássica de hemocromatose hereditária.

▶ Hemocromatose africana

Sobrecarga de ferro em africanos foi descrita pela primeira vez em 1929, em Johannesburgo (África do Sul), após um estudo de necropsia realizado em quinhentos adultos de diversas partes central e sul do continente. Inicialmente, pensou-se que a sobrecarga de ferro era decorrente de algum defeito metabólico causado pela desnutrição, que é muito frequente entre os africanos. Entre 1950 e 1980, o consumo de uma cerveja caseira com alto teor de ferro, tradicional em várias partes da África, foi relacionado como possível causador da hemocromatose africana. Nessa época, o acúmulo de ferro era relacionado à disfunção hepática e cirrose, aparecimento de diabetes e associação com deficiência de ácido ascórbico e osteoporose. Estudos posteriores revelaram que a prevalência dessa alteração continua a ser alta a despeito de uma queda na ingestão da cerveja rica em ferro, indicando que um fator genético também deveria estar envolvido na sua patogênese. A mutação caucasiana do gene HFE (Cys282Tyr) não foi encontrada na população africana com sobrecarga de ferro, indicando que as bases genéticas da hemocromatose hereditária são diferentes nessas duas populações.

Um estudo recente chamado Heirs (*Hemochromatosis and Iron Overload Screening*) realizado nos Estados Unidos relaciona um polimorfismo no gene da ferroportina (Q248H), com níveis elevados de ferritina sérica em indivíduos da África subsaariana e em afro-americanos. Porém, mais estudos são necessários para conhecermos em profundidade as bases genéticas da hemocromatose africana.

HEMOCROMATOSE SECUNDÁRIA (ADQUIRIDA)

Existe um grupo muito heterogêneo de doenças, tanto hereditárias quanto adquiridas, que são caracterizadas em sua maioria por um quadro de anemia crônica associada à sobrecarga de ferro (Tabela 21.1). O acúmulo de ferro pode ocorrer pela presença crônica de anemia, que estimula a produção de eritropoetina via HIF-1 (*Hypoxia Inducible Factor*) que, por sua vez, inibe a produção de hepcidina e assim estimula a eritropoese.

Além disso, muitos pacientes portadores de anemia crônica recebem transfusões regularmente, desenvolvendo **hemocromatose transfusional**. Com o conhecimento de que cada grama de hemoglobina contém aproximadamente 3,4 mg de ferro, o aporte de ferro recebido pelas transfusões pode ser calculado, variando de acordo com peso, volume e hematócrito da bolsa transfundida. Em geral, pa-

Capítulo 21 • Sobrecarga de Ferro. Hemocromatose Primária e Secundária

cientes que estão em regime transfusional crônico recebem entre 100-200 mL/kg/ano de concentrado de hemácias, o que corresponde a 0,32-0,64 mg de ferro/kg/dia. A monitorização mensal do consumo de sangue desses pacientes é muito importante e deve fazer parte da sua avaliação global, pois facilita a detecção precoce de hiperesplenismo e propicia melhor manejo da terapia quelante.

Recentemente, um estudo mostrou que uma proteína chamada GDF-15, da família do TGF-β encontra-se muito aumentada em pacientes talassêmicos intermediários que não estão em esquema transfusional crônico. Esses pacientes possuem hematopoese ineficaz e consequente expansão da eritropoese, o que elevaria os níveis de GDF-15. Esse mesmo estudo demonstrou que o GDF-15 inibe diretamente a produção da hepcidina em células de hepatoma, causando acúmulo de ferro.

DIAGNÓSTICO DA SOBRECARGA DE FERRO

Existem métodos diretos e indiretos para quantificar os depósitos de ferro no organismo. O método de referência, ou padrão-ouro para quantificação bioquímica direta do ferro não heme é a **biópsia hepática** com análise da concentração de ferro por espectroscopia de absorção atômica. Porém, como se trata de método invasivo, a biópsia hepática é mais usada atualmente para validação de **métodos não invasivos** precisos, como a susceptometria (Squid) e a ressonância magnética. Além desses métodos de imagem, testes simples e indiretos, como a quantificação da ferritina sérica e a saturação da transferrina são ferramentas muito úteis no diagnóstico e monitorização da sobrecarga de ferro. Os valores de referência desses métodos, bem como a classificação do grau de sobrecarga de ferro estão listados na Tabela 21.2.

▶ Ferritina e saturação da transferrina

Apesar das limitações da quantificação sérica da ferritina em estimar os depósitos de ferro em pacientes com sobrecarga de ferro, esse parâmetro indireto continua sendo essencial para diagnóstico e monitorização da sobrecarga de ferro devido ao seu baixo custo e disponibilidade da técnica usada. Na ausência de fatores que interferem nesse parâmetro, como deficiência de vitamina C, estresse oxidativo, disfunção hepática e inflamação, a dosagem da ferritina sérica se correlaciona razoavelmente bem com o depósito de ferro no organismo. Os valores de referência da ferritina sérica variam entre laboratórios, mas geralmente o limite superior para homens é de aproximadamente 300 μg/L e para mulheres 200 μg/L. Valores menores de 500 μg/L correspondem à sobrecarga leve de ferro, entre 500-1.000 μg/L sobrecarga moderada e acima de 1.000 μg/L sobrecarga grave de ferro.

A saturação da transferrina é um método indireto importante, pois é um dos primeiros a se elevar na sobrecarga de ferro. O cálculo é feito com base na razão entre o ferro sérico e a Capacidade Total de Ligação ao Ferro (TIBC). Valores normais correspondem à faixa entre 30-45%. Na hemocromatose hereditária, por exemplo, o valor da saturação da transferrina está geralmente acima de 75%, e o achado desse parâmetro dentro dos limites normais praticamente exclui o seu diagnóstico.

▶ Susceptometria (Squid)

Em pacientes com sobrecarga de ferro, 70-90% do total de ferro do organismo é estocado em hepatócitos e células de Kupffer no fígado, sob a forma de ferritina ou hemossiderina. Por isso, a quantificação do ferro hepático é ferramenta essencial na monitorização da terapia quelante ou das flebotomias nesses pacientes. A quantificação da concentração de ferro hepático pode ser obtida pela biópsia hepática ou por métodos não invasivos como a susceptometria e a Ressonância Magnética (RM).

A susceptometria magnética hepática (*BLS, Biomagnetic Liver Susceptometry*) é um dos métodos não invasivos mais acurados para estimar a concentração hepática de ferro.

Tabela 21.2

▶ Métodos mais usados no diagnóstico e na classificação da sobrecarga de ferro.

Grau de sobrecarga de ferro	Ferritina (µg/L)	LIC (mg ferro/g de peso seco)	T2* cardíaco (ms)
Valor referência	< 300 para homens <200 para mulheres	< 3	> 20
Leve	< 500	3-7	14-20
Moderada	500 – 1000	> 7-15	8-14
Grave	> 1000	>15	< 8
Periodicidade do exame	Antes do início do tratamento e depois 3-4 vezes/ano	Antes do início do tratamento e depois anual	A partir dos 8 anos de idade e depois anual

Essa técnica utiliza um equipamento chamado Squid (*Superconducting Quantum Interference Device*) que aplica um campo magnético sobre o paciente e mede a mudança no campo magnético causado pela sobrecarga de ferro. As medidas geradas por esse aparelho foram validadas pela biópsia hepática, demonstrando linearidade entre as medidas até um limite de 12 mg de ferro/g de peso seco do fígado. Além disso, foi demonstrada boa correlação entre a concentração de ferro hepática medida pelo Squid e pela RM (usando a técnica R2). O Squid foi utilizado para avaliação do uso da terapia quelante com desferroxamina, na comparação entre quelantes e no estabelecimento da correlação entre ferritina sérica e concentração hepática de ferro.

Apesar de muito precisa, essa técnica é pouco utilizada, pois existem poucos centros no mundo onde esse aparelho está disponível, devido ao seu alto custo de manutenção, que requer hélio líquido para refrigerar o sistema.

▶ Ressonância Magnética (RM)

A concentração de ferro pode ser indiretamente medida por meio da RM devido às propriedades do metal em encurtar o tempo de relaxamento dos prótons, alterando a intensidade do sinal captado pelo aparelho, e deixando o tecido estudado mais escuro na imagem gerada pela ressonância. Uma das vantagens da RM sobre o Squid é a possibilidade de medir a concentração de ferro em vários órgãos, sólidos ou não, e em movimento, como o coração, o que não é possível com o Squid. Outra vantagem é a ampla disponibilidade dos aparelhos de RM em todo o mundo.

Porém, os métodos de análise da concentração de ferro pela RM são muitos, o que torna a reprodutibilidade e comparação entre centros muito difícil. Vários parâmetros utilizados influenciam na precisão do método, como a força do campo magnético, sequências de imagens e tipo de método usado (Spin-Echo/R2, gradiente Echo/R2* ou razão da intensidade do sinal/T2), além de cálculos matemáticos ($R2^*=1/T2^*$).

A técnica de R2 é muito utilizada para se determinar a concentração de ferro hepática (em inglês *LIC = Liver Iron Concetration*). A medida da LIC por essa técnica correlaciona-se bem com outros métodos químicos e com o Squid.

A técnica mais usada na determinação da concentração de ferro no miocárdio é a T2*, que pode ser calculada com base em R2*. A medida da concentração de ferro no miocárdio é essencial para avaliação de sobrecarga de ferro em pacientes de risco, principalmente em talassêmicos maiores, onde a insuficiência cardíaca secundária ao acúmulo de ferro é a principal causa de morte. Um estudo recente demonstrou correlação linear entre a medida em R2* e a concentração de ferro no tecido cardíaco *post-mortem* e de corações transplantados de pacientes com sobrecarga de ferro.

A classificação do grau de sobrecarga de ferro no miocárdio é muito importante, pois norteia a escolha e a dose do quelante de ferro ideal para cada paciente (Tabela 21.2). Outros órgãos podem ser avaliados pela RM quanto à sobrecarga de ferro, como pâncreas, glândulas (tireoide, hipófise), baço e rim. Essa avaliação pode nos permitir melhorar a terapia quelante e prevenir complicações desses órgãos.

TRATAMENTO DA HEMOCROMATOSE

▶ Hemocromatose primária

- **Flebotomia:** flebotomias periódicas constituem a base do tratamento da hemocromatose hereditária. O esquema de flebotomias pode ser dividido em uma fase inicial, chamada fase de indução e a fase de manutenção. A fase de indução está indicada caso o paciente tenha o diagnóstico firmado de hemocromatose hereditária e níveis de ferritina sérica acima dos valores normais (Tabela 21.2). O objetivo é atingir um valor de ferritina menor que 50 µg/L, com flebotomias regulares (1 a 2 vezes por semana). O volume a ser retirado em cada sessão é geralmente de 7 mL/kg de peso (não devendo exceder 550 mL) e a pressão arterial deve ser monitorada durante o procedimento. O nível de hemoglobina deve ser medido antes de cada sessão, pois se esse estiver menor que 11 g/dL, as flebotomias devem ser suspensas temporariamente. Os níveis de ferritina devem ser monitorados mensalmente, e quando o objetivo é atingido, o paciente entra na fase de manutenção do tratamento. Nessa fase, as flebotomias são realizadas a cada 1 a 4 meses, dependendo das necessidades do paciente, e a ferritina colhida a cada duas sessões, procurando manter a ferritina sérica entre 50-100 µg/L.
- **Quelantes de ferro:** os pacientes impossibilitados de realizar flebotomias periódicas, devido ao desenvolvimento de anemia, acesso venoso difícil ou outro motivo pertinente, podem se beneficiar da terapia com quelantes de ferro. Essas drogas poderiam ser usadas também como adjuvantes na fase de indução, auxiliando na redução mais rápida dos níveis de ferritina. Além da desferroxamina, existem atualmente dois quelantes orais no mercado (deferiprona e deferasirox) que podem ser utilizados como tratamento de segunda linha. Porém, devem-se pesar sempre os riscos e benefícios antes de escolher determinado tratamento. Como a flebotomia tem custo bem menor e com muito menos efeitos colaterais que os quelantes orais de ferro, ela é o tratamento de escolha para os pacientes com hemocromatose hereditária.

▶ Hemocromatose secundária

Como a maioria dos pacientes com hemocromatose secundária possui um quadro de anemia crônica e recebe transfusão de sangue regularmente, o tratamento da sobrecarga de ferro é feito com quelantes de ferro (Tabela 21.3).

Tabela 21.3

▶ Comparação entre os quelantes de ferro.

Quelantes de ferro	Desferroxamina (DFO)	Deferiprona (DFP)	Deferasirox (DFX)
Tipo molécula	Hexadentada	Bidentada	Tridentada
Relação mol/ferro	1:1	3:1	2:1
Via administração	EV ou SC	VO	VO
Via excreção	Urinária e biliar	Urinária	Biliar
Meia-vida	20-30 minutos	3-4 horas	8-16 hs
Doses recomendadas	25-35 mg/kg/dia para crianças 35-50 mg/kg/dia para adultos	75-100 mg/kg/dia dividido em 3 doses	20-40 mg/kg/dia, 1 vez/dia
Principais efeitos colaterais	Déficit de crescimento Toxicidade auditiva ou ocular	Neutropenia Agranulocitose Distúrbio gastrointestinal Artralgia	Elevação creatinina e enzimas hepáticas Distúrbio gastrointestinal *Rash* cutâneo

Para pacientes em esquema regular de transfusão, recomenda-se iniciar a terapia quelante de ferro após terem recebido mais de dez unidades de concentrado de hemácias ou quando a concentração de ferritina sérica ultrapassar 1.000 ng/mL. Em pacientes sem história transfusional conhecida, a quelação deve ser iniciada se a concentração hepática de ferro (LIC) estiver acima do valor normal de referência.

Atualmente existem três quelantes de ferro disponíveis no mercado: desferroxamina (Desferal®), deferiprona (Ferriprox®) e deferasirox (Exjade®). As principais informações sobre esses quelantes estão na Tabela 21.3.

O critério de escolha entre essas drogas deve levar em conta a eficácia e segurança no uso prolongado, grau do acúmulo de ferro e órgãos acometidos, doença de base, e aderência do paciente.

Em crianças talassêmicas menores de seis anos de idade, que geralmente possuem sobrecarga de ferro leve e nas quais o objetivo da terapia quelante é manter o balanço de ferro evitando maior acúmulo do metal, a droga de escolha é a desferroxamina. Esse medicamento foi o primeiro quelante de ferro a ser usado no mundo e sua eficácia e segurança foram comprovadas nas quatro últimas décadas. A desferroxamina deve ser mantida na dose recomendada (Tabela 21.3) e a troca para um quelante oral só deve ser feita caso o paciente desenvolva algum efeito colateral importante, não mostre aderência ao tratamento ou desenvolva sobrecarga de ferro cardíaca. Nesse último caso, recomenda-se a associação de desferroxamina e deferiprona, que remove o ferro do miocárido melhor que a desferroxamina isolada e que o deferasirox. Em caso de não aderência ao tratamento ou desenvolvimento de efeito colateral pela desferroxamina, recomenda-se a troca pelo quelante oral deferasirox, que possui menos efeitos colaterais que a deferiprona.

O uso do quelante oral deferasirox foi recentemente avaliado em pacientes com doença falciforme em esquema transfusional crônico (para prevenção primária ou secundária de acidente vascular encefálico, portadores de insuficiência cardíaca, hipertensão pulmonar). Esse estudo (*EPIC study*) avaliou a eficácia do quelante em reduzir a concentração sérica de ferritina em 63 pacientes falciformes em transfusão crônica. Como não houve redução significativa após um ano de uso, os autores concluíram que a dosagem sérica de ferritina não é um bom parâmetro para avaliação de sobrecarga de ferro nesses pacientes devido ao estado de inflamação crônica que eles apresentam. Mesmo assim, a opção pelo deferasirox como quelante de ferro para a maioria dos pacientes com doença falciforme se fundamenta na facilidade da administração oral uma vez ao dia, e na sua ação eficiente sobre o ferro hepático, órgão mais acometido pela sobrecarga de ferro nesses pacientes.

O estudo EPIC também avaliou 341 pacientes com mielodisplasia e sobrecarga de ferro. Após um ano de uso do deferasirox, na dose de 20 mg/kg/dia, houve redução significativa da concentração sérica de ferritina. Portanto, o deferasirox é uma opção de quelação segura e eficaz nesses pacientes. Além disso, a presença de plaquetopenia em muitos desses pacientes impossibilita o uso subcutâneo de desferroxamina e o risco de agranulocitose ou neutropenia desencoraja o uso da deferiprona.

PROGNÓSTICO

O prognóstico dos pacientes com hemocromatose primária ou secundária melhorou muito com os recentes avanços na avaliação da sobrecarga de ferro (Squid e RM) e com a descoberta de novos quelantes de ferro. Porém,

Tratado de Hematologia

o diagnóstico tardio e a falta de aderência do paciente ao tratamento ainda são fatores que pioram a sobrevida desses pacientes. O tratamento precoce da sobrecarga de ferro possibilita a prevenção de danos a órgãos nobres, como o fígado e o coração, que são os maiores responsáveis pela mortalidade nesses pacientes.

REFERÊNCIAS CONSULTADAS

1. Aguilar-Martinez P, Schved JF, Brissot P. The evaluation of hyperferritinemia: an updated strategy based on advances in detecting genetic abnormalities. Am J Gastroenterol. 2005;100:1185-94.
2. Allen KJ, Gurrin LC, Constantine CC, et al. Iron-overload-related disease in HFE hereditary hemochromatosis. N Engl J Med. 2008;358:221-30.
3. Anderson LJ, Holden S, Davis B, et al. Cardiovascular T2-star (T2*) magnetic resonance for the early diagnosis of myocardial iron overload. Eur Heart J. 2001;22:2171-9.
4. Andrews NC. Forging a field: the golden age of iron biology. Blood. 2008;112:219-30.
5. Angelucci E, Barosi G, Camaschella C, et al. Italian Society of Hematology practice guidelines for the management of iron overload in thalassemia major and related disorders. Haematologica. 2008;93:741-52.
6. Angelucci E, Brittenham GM, McLaren CE, et al. Hepatic iron concentration and total body iron stores in thalassemia major. N Engl J Med. 2000;343:327-31.
7. Babitt JL, Huang FW, Wrighting DM, et al. Bone morphogenetic protein signaling by hemojuvelin regulates hepcidin expression. Nat Genet. 2006;38:531-9.
8. Borgna-Pignatti C, Cappellini MD, De Stefano P, et al. Cardiac morbidity and mortality in deferoxamine -- or deferiprone -- treated patients with thalassemia major. Blood. 2006;107:3733-7.
9. Borgna-Pignatti C, Rugolotto S, De Stefano P, et al. Survival and complications in patients with thalassemia major treated with transfusion and deferoxamine. Haematologica. 2004;89:1187-93.
10. Brissot P, Troadec MB, Bardou-Jacquet E, et al. Current approach to hemochromatosis. Blood Rev. 2008;22:195-210.
11. Brittenham GM, Badman DG. Noninvasive measurement of iron: report of an NIDDK workshop. Blood. 2003;101:15-9.
12. Brittenham GM, Griffith PM, Nienhuis AW, et al. Efficacy of deferoxamine in preventing complications of iron overload in patients with thalassemia major. N Engl J Med 1994;331:567-73.
13. Brittenham GM. Iron-chelating therapy for transfusional iron overload. N Engl J Med. 2011;364:146-56.
14. Camaschella C, Roetto A, Cali A, et al. The gene TFR2 is mutated in a new type of haemochromatosis mapping to 7q22. Nat Genet. 2000;25:14-5.
15. Cappellini MD, Porter J, El-Beshlawy A, et al. Tailoring iron chelation by iron intake and serum ferritin: the prospective EPIC study of deferasirox in 1744 patients with transfusion-dependent anemias. Haematologica. 2009;95:557-66.
16. Carneiro AA, Fernandes JP, de Araujo DB, et al. Liver iron concentration evaluated by two magnetic methods: magnetic resonance imaging and magnetic susceptometry. Magn Reson Med. 2005;54:122-8.
17. Carpenter JP, He T, Kirk P, et al. On t2* magnetic resonance and cardiac iron. Circulation. 2011;123:1519-28.
18. Cohen AR, Glimm E, Porter JB. Effect of transfusional iron intake on response to chelation therapy in beta-thalassemia major. Blood. 2008;111:583-7.
19. Delaby C, Pilard N, Goncalves AS, Beaumont C, Canonne-Hergaux F. Presence of the iron exporter ferroportin at the plasma membrane of macrophages is enhanced by iron loading and down-regulated by hepcidin. Blood. 2005;106:3979-84.
20. Delaby C, Pilard N, Goncalves AS, Beaumont C, Canonne-Hergaux F. Presence of the iron exporter ferroportin at the plasma membrane of macrophages is enhanced by iron loading and down-regulated by hepcidin. Blood. 2005;106:3979-84.
21. Feder JN, Gnirke A, Thomas W, et al. A novel MHC class I-like gene is mutated in patients with hereditary haemochromatosis. Nat Genet. 1996;13:399-408.
22. Fischer R, Longo F, Nielsen P, Engelhardt R, Hider RC, Piga A. Monitoring long-term efficacy of iron chelation therapy by deferiprone and desferrioxamine in patients with beta-thalassaemia major: application of SQUID biomagnetic liver susceptometry. Br J Haematol. 2003;121:938-48.
23. Fischer R, Piga A, Harmatz P, Nielsen P. Monitoring long-term efficacy of iron chelation treatment with biomagnetic liver susceptometry. Ann N Y Acad Sci. 2005;1054:350-7.
24. Gabutti V, Piga A, Nicola P, et al. Haemoglobin levels and blood requirement in thalassaemia. Arch Dis Child. 1982;57:156-8.

25. Gandon Y, Olivie D, Guyader D, et al. Non-invasive assessment of hepatic iron stores by MRI. Lancet. 2004;363:357-62.

26. Gordeuk V, Mukiibi J, Hasstedt SJ, et al. Iron overload in Africa. Interaction between a gene and dietary iron content. N Engl J Med. 1992; 326:95-100.

27. Hentze MW, Muckenthaler MU, Galy B, Camaschella C. Two to tango: regulation of mammalian iron metabolism. Cell. 2010;142:24-38.

28. Jensen PD. Evaluation of iron overload. Br J Haematol. 2004;124:697-711.

29. Liver EAfTSOT. EASL clinical practice guidelines for HFE hemochromatosis. J Hepatol. 2010;53:3-22.

30. Ludwig J, Batts KP, Moyer TP, Baldus WP, Fairbanks VF. Liver biopsy diagnosis of homozygous hemochromatosis: a diagnostic algorithm. Mayo Clin Proc. 1993;68:263-7.

31. Modell B, Khan M, Darlison M, Westwood MA, Ingram D, Pennell DJ. Improved survival of thalassaemia major in the UK and relation to T2* cardiovascular magnetic resonance. J Cardiovasc Magn Reson. 2008;10:42.

32. Moyo VM, Mandishona E, Hasstedt SJ, et al. Evidence of genetic transmission in African iron overload. Blood. 1998; 91:1076-82.

33. Nemeth E, Roetto A, Garozzo G, Ganz T, Camaschella C. Hepcidin is decreased in TFR2 hemochromatosis. Blood. 2005;105:1803-6.

34. Nemeth E, Tuttle MS, Powelson J, et al. Hepcidin regulates cellular iron efflux by binding to ferroportin and inducing its internalization. Science. 2004;306:2090-3.

35. Nicolas G, Chauvet C, Viatte L, et al. The gene encoding the iron regulatory peptide hepcidin is regulated by anemia, hypoxia, and inflammation. J Clin Invest. 2002;110:1037-44.

36. Nielsen P, Gunther U, Durken M, Fischer R, Dullmann J. Serum ferritin iron in iron overload and liver damage: correlation to body iron stores and diagnostic relevance. J Lab Clin Med. 2000;135:413-8.

37. Pakbaz Z, Fischer R, Fung E, Nielsen P, Harmatz P, Vichinsky E. Serum ferritin underestimates liver iron concentration in transfusion independent thalassemia patients as compared to regularly transfused thalassemia and sickle cell patients. Pediatr Blood Cancer. 2007;49:329-32.

38. Papanikolaou G, Samuels ME, Ludwig EH, et al. Mutations in HFE2 cause iron overload in chromosome 1q-linked juvenile hemochromatosis. Nat Genet. 2004;36:77-82.

39. Pennell DJ. T2* magnetic resonance and myocardial iron in thalassemia. Ann N Y Acad Sci. 2005;1054:373-8.

40. Pietrangelo A. Hereditary hemochromatosis: pathogenesis, diagnosis, and treatment. Gastroenterology. 2010;139:393-408.

41. Pinto JP, Ribeiro S, Pontes H, et al. Erythropoietin mediates hepcidin expression in hepatocytes through EPOR signaling and regulation of C/EBPalpha. Blood. 2008;111:5727-33.

42. Rivera S, Nemeth E, Gabayan V, Lopez MA, Farshidi D, Ganz T. Synthetic hepcidin causes rapid dose-dependent hypoferremia and is concentrated in ferroportin-containing organs. Blood. 2005;106:2196-9.

43. Rivers CA, Barton JC, Gordeuk VR, et al. Association of ferroportin Q248H polymorphism with elevated levels of serum ferritin in African Americans in the Hemochromatosis and Iron Overload Screening (HEIRS) Study. Blood Cells Mol Dis. 2007;38:247-52.

44. Roetto A, Papanikolaou G, Politou M, et al. Mutant antimicrobial peptide hepcidin is associated with severe juvenile hemochromatosis. Nat Genet. 2003;33:21-2.

45. Sparacia G, Midiri M, D'Angelo P, Lagalla R. Magnetic resonance imaging of the pituitary gland in patients with secondary hypogonadism due to transfusional hemochromatosis. MAGMA. 1999;8:87-90.

46. St Pierre TG, Clark PR, Chua-anusorn W, et al. Noninvasive measurement and imaging of liver iron concentrations using proton magnetic resonance. Blood. 2005;105:855-61.

47. Wood JC, Enriquez C, Ghugre N, et al. MRI R2 and R2* mapping accurately estimates hepatic iron concentration in transfusion-dependent thalassemia and sickle cell disease patients. Blood. 2005;106:1460-5.

48. Wood JC. Diagnosis and management of transfusion iron overload: the role of imaging. Am J Hematol. 2007;82:1132-5.

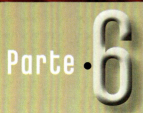

Anemias Hemolíticas

Resumo dos capítulos

Capítulo 22 Síndrome Hemolítica. Fisiopatologia e Clínica. Classificação
Capítulo 23 Aspectos Diagnósticos e Terapêuticos das Anemias por Defeitos de Membrana
Capítulo 24 Deficiência de Glicose-6-fosfato Desidrogenase
Capítulo 25 Estrutura, Síntese e Genética das Hemoglobinas
Capítulo 26 Defeitos Hereditários das Hemoglobinas
Capítulo 27 Anemia Falciforme
Capítulo 28 Talassemias
Capítulo 29 Anemias Hemolíticas Imunes
Capítulo 30 Outras Anemias Hemolíticas

capítulo · 22

Síndrome Hemolítica.
Fisiopatologia e Clínica. Classificação

Fernando Ferreira Costa • Kleber Yotsumoto Fertrin • Nicola Conran

INTRODUÇÃO

O complexo mecanismo da formação do eritrócito, a eritropoese, ocorre no ambiente específico da medula óssea. Após a perda do núcleo picnótico, a hemácia é liberada em circulação com sua forma característica de disco bicôncavo, e sobrevive, em média, por 120 dias. Durante esse período, percorre uma distância de aproximadamente 200 quilômetros e enfrenta a turbulência da bomba cardíaca mais de 500 mil vezes. Portanto, é previsível que a hemácia seja uma célula metabolicamente ativa e necessite de suprimento adequado de glicose para produção de energia.

A produção de energia sob a forma de ATP é derivada do metabolismo da glicose pela via glicolítica de Embden--Meyerhof. Além da produção de ATP, as duas outras vias metabólicas ativas nas hemácias, a via das pentoses e a via de Rapoport-Luebering, resultam, respectivamente, na produção do potencial redutor intraeritrocitário (NADPH e GSH) e de 2,3 DPG, que é importante no controle da afinidade da hemoglobina pelo oxigênio.

As reações do metabolismo eritrocitário anaeróbico de glicose dependem de grande número de enzimas existentes na membrana eritrocitária. Essas enzimas são sintetizadas nos eritroblastos e permanecem nas hemácias durante toda a vida, embora ocorra progressiva redução na sua atividade com o envelhecimento da célula. O metabolismo eritrocitário e consequente produção de energia visam fundamentalmente a manter a flexibilidade da membrana, a forma bicôncava da hemácia e a integridade da hemoglobina. Desse modo, o ATP produzido protege a membrana celular e a hemoglobina da oxidação de grupos SH, mantém a concentração intracelular alta de K^+ e baixa de Na^+ e Ca^{++} contra um gradiente de concentração, sendo ainda fundamental na manutenção de lipídeos da membrana celular.

Com o envelhecimento, a maioria das enzimas da via glicolítica torna-se menos efetiva e há dificuldade de manutenção da concentração intracelular de ATP. Assim, a membrana perde lipídeos progressivamente, a relação superfície-volume diminui, e a célula se torna semelhante a uma esfera. Além disso, a concentração de Hb intracelular aumenta em consequência da redução do volume, proteínas de membrana tornam-se desnaturadas pela oxidação de grupos SH, e a concentração de íons Ca^{++} na membrana se eleva. As moléculas de hemoglobina oxidadas e desnaturadas se ligam à membrana celular em quantidades crescentes, combinando-se com as proteínas do citoesqueleto eritrocitário formando complexos. Esse conjunto de fenômenos resulta em uma célula menos deformável, o que determina, em última análise, sua destruição pelos macrófagos do sistema fagocítico mononuclear.

MECANISMOS DE DESTRUIÇÃO DAS HEMÁCIAS

▶ Fagocitose pelos macrófagos (hemólise extravascular)

Como a vida média das hemácias em circulação é de aproximadamente 120 dias, cerca de 1/120 ou 0,8% da massa total de hemácias é destruída diariamente, e outra quantidade igual é produzida, resultando em equilíbrio.

Em condições normais, a destruição das hemácias ocorre preferencialmente no interior dos macrófagos, e somente pequena quantidade de hemólise ocorre no compartimento intravascular (Figura 22.1). A hemólise no sistema fagocítico mononuclear acontece primariamente no baço, no fígado e na medula óssea. Devido a sua anatomia vascular peculiar, o baço é extremamente sensível para detectar defeitos eritrocitários mínimos. O sangue da zona marginal do baço e o da arteríola terminal é drenado para a polpa

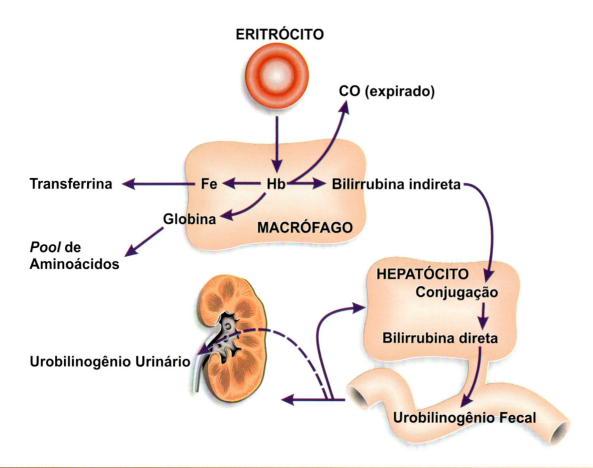

Figura 22.1 Catabolismo da hemoglobina após a hemólise.

vermelha, diretamente aos seios venosos e daí para as veias eferentes ou, alternativamente, para os cordões existentes entre os seios. A passagem de volta dos cordões esplênicos para os sinusoides só é possível através de poros estreitos, irregulares e tortuosos, e os macrófagos e outras células atuam como obstáculos físicos à sua volta. Para ultrapassar esses obstáculos, o eritrócito necessita de enorme grau de deformabilidade. Esse tipo de circulação, além de remover eritrócitos pouco deformáveis, é capaz de remover partículas ligadas à membrana como corpos de Heinz, corpúsculos de Howell-Jolly, grânulos sideróticos e vacúolos. Outro importante aspecto da circulação esplênica é a redução no volume de plasma no sangue esplênico (*plasma skimming*). O fluxo laminar nas arteríolas centrais desvia o plasma para os ramos perpendiculares, levando à formação de sangue de elevado hematócrito que circula lentamente na polpa vermelha. Como consequência, há maior estase e condições metabólicas desfavoráveis, como hipóxia, acidose e redução na concentração de glicose.

O fígado não é tão sensível quanto o baço para detectar defeitos mínimos das hemácias. No entanto, sendo a lesão suficientemente importante para ser detectada pelos macrófagos hepáticos, ele é mais eficiente que o baço, pois seu fluxo sanguíneo é muito maior: o fluxo sanguíneo hepático corresponde a 35% do volume-minuto cardíaco, ao passo que o fluxo esplênico corresponde a 5%.

Assim, na *esferocitose hereditária* as hemácias são destruídas no baço; o fígado não é capaz de detectar o defeito. Como consequência, a esplenectomia é terapêutica eficaz nessa moléstia. Já as hemácias na *anemia falciforme* são suficientemente deformadas para serem detectadas pelo fígado, e de nada adianta a remoção do baço nessa doença.

▶ **Hemólise intravascular**

Uma lesão grave das hemácias pode levar à sua destruição no espaço intravascular, como acontece nos traumas ou na hemólise por ação do complemento. Nessas circunstâncias, a hemoglobina é liberada na circulação (hemoglobinemia) e pode, eventualmente, ser perdida pela urina (hemoglobinúria) (Figura 22.2).

Quando a quantidade de hemoglobina liberada no plasma é pequena, toda ela se liga à *haptoglobina*, α_2-glicoproteína plasmática sintetizada pelo fígado, e o complexo hemoglobina-haptoglobina é levado ao fígado, onde é catabolizado. Esse fenômeno reduz drasticamente a concentração de haptoglobina plasmática. Quando a quantidade de hemoglobina liberada em circulação excede a capacidade de ligação da haptoglobina, a hemoglobina livre é filtrada nos rins. A maior parte da hemoglobina filtrada nos glomérulos é reabsorvida nos túbulos; se a capacidade de reabsorção dos túbulos é excedida, aparece hemoglobina na urina (he-

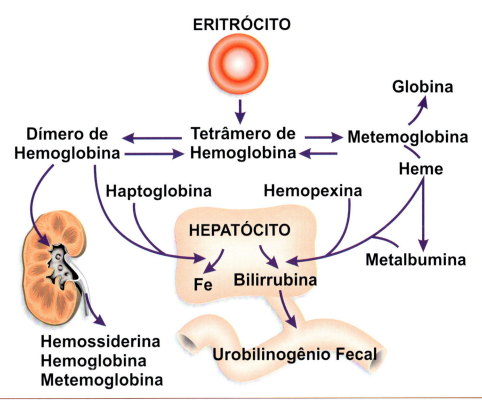

Figura 22.2 Catabolismo da hemoglobina após a hemólise intravascular.

moglobinúria). A hemoglobina reabsorvida é metabolizada na célula epitelial tubular, e o ferro fica acumulado sob a forma de ferritina e hemossiderina. Quando a hemólise intravascular ocorre cronicamente, as células epiteliais carregadas de hemossiderina podem ser demonstradas na urina pela reação do azul da prússia (hemossiderinúria).

CONCEITO DE ANEMIA HEMOLÍTICA

As anemias hemolíticas compreendem um grupo de doenças em que a sobrevida das hemácias em circulação está acentuadamente reduzida e a medula óssea não é capaz de compensação mesmo aumentando sua produção. Essas doenças podem ser facilmente identificadas porque, além de anemia, esses pacientes exibem sinais clínicos e laboratoriais de aumento do catabolismo de hemoglobina e aumento da produção de hemácias.

CONSEQUÊNCIAS DA HEMÓLISE EXACERBADA

▶ **Destruição excessiva de hemácias**

A maior destruição de hemoglobina resulta em um rápido catabolismo do heme (porção não proteica da hemoglobina), com produção acelerada dos dois principais catabólitos do heme: pigmentos biliares e monóxido de carbono. Nos macrófagos, o heme livre é rompido pela oxidação de uma das quatro pontes de meteno do anel da protoporfirina, pela ação da enzima heme oxigenase microssomal. O carbono liberado forma monóxido de carbono, o ferro é reaproveitado, e a protoporfirina rompida e oxidada forma a biliverdina, pigmento esverdeado que é rapidamente reduzido a bilirrubina. Liberada dos locais de catabolismo do heme, a bilirrubina aparece no plasma em valores de 0,5 a 1,0 mg/dL. A bilirrubina é muito pouco solúvel em água, mas é lipossolúvel, e por isso circula ligada à albumina, o que aumenta acentuadamente sua solubilidade.

No fígado, liberada da albumina, a bilirrubina é captada pelo hepatócito e conjugada com ácido glicurônico. A reação é catalisada pela enzima glicuroniltransferase, ocorrendo formação de diglicuronato de bilirrubina (bilirrubina conjugada). Esse composto é hidrossolúvel e excretado nas fezes juntamente com a bile, não sendo normalmente encontrado no plasma em grandes quantidades. Em algumas condições patológicas pode ocorrer aumento de sua concentração plasmática e, nesses casos, é facilmente filtrada e excretada na urina: bilirrubina (ou "pigmentos biliares") na urina é sinal de excreção de bilirrubina conjugada (ou bilirrubina direta), enquanto que a bilirrubina não conjugada (indireta) não é excretada na urina.

No intestino, a bilirrubina é reduzida a uma série de compostos incolores conhecidos como urobilinogênios. Esses podem dar origem a compostos coloridos nas fezes (urobilinas) ou ser absorvidos (10-20%) e levados ao fígado e reexcretados (recirculação entero-hepática do urobilinogênio). Pequena quantidade desse urobilinogênio reabsorvido é filtrada e excretada pelos rins. Quando há comprometimento de função hepática, uma quantidade elevada de urobilinogênio pode aparecer na urina.

Como consequência do catabolismo aumentado do heme, a quantidade de bilirrubina produzida aumenta: isso, frequentemente (mas não invariavelmente), leva à elevação da bilirrubina não conjugada (indireta) no plasma e clinicamente se manifesta por **icterícia**. Como se trata de bilirrubina indireta, ela não é excretada na urina e, portanto, não há escurecimento da urina (icterícia acolúrica).

A grande quantidade de urobilinogênio excretada diariamente leva à formação de cálculos biliares. Nas anemias hemolíticas hereditárias esses cálculos podem ser detectados em 30 a 60% dos pacientes, embora somente 10 a 15% venham a apresentar sintomas. Em consequência, esses pacientes podem ter crises intermitentes de icterícia obstrutiva, com elevação de bilirrubina conjugada ("direta") e excreção de pigmentos biliares na urina (icterícia colúrica).

A excessiva destruição de eritrócitos no sistema fagocitário quase invariavelmente conduz a hiperplasia celular e esplenomegalia e, também, ocasionalmente, à hepatomegalia (Tabela 22.1)

Tabela 22.1

▶ Consequências do aumento da quantidade de eritrócitos destruídos diariamente.

Aumento do catabolismo do heme
■ Elevação da bilirrubina indireta
■ Icterícia
■ Aumento da excreção de urobilinogênio
■ Cálculos biliares
Esplenomegalia
Hepatomegalia

▶ Compensação pela medula óssea

Nas anemias hemolíticas, a medula óssea se mostra excepcionalmente hiperplásica. Os eritroblastos, que normalmente constituem menos de 20% das células da medula óssea, chegam a 60% ou mais, isto é, a relação leucócito-eritroblasto passa de 4 a 5: 1 para 1:1, podendo mesmo inverter-se.

Além disso, a medula óssea ativa expande seu volume, ocupando áreas que normalmente conteriam medula óssea inativa (medula óssea gordurosa). No homem adulto, a medula óssea ativa pode ser duplicada e a quantidade de precursores eritrocitários pode ser triplicada na ocorrência de anemia hemolítica. Assim, a produção de eritrócitos na anemia hemolítica pode atingir seis a sete vezes o normal. A sobrevida das hemácias poderia cair de 120 para vinte dias (um sexto do normal) e a medula compensaria produzindo seis vezes o normal sem que houvesse anemia, situação descrita como **hemólise compensada**. Quando a sobrevida das hemácias for menor que vinte dias, provavelmente não haverá compensação pela medula, manifestando-se a anemia. Nesse caso, após um período inicial em que a quantidade de hemácias destruídas é maior que a produzida, o volume de hemácias circulantes diminui alcançando um novo equilíbrio, em que quantidades iguais de hemácias são produzidas e destruídas, mas como o volume total de hemácias está abaixo do normal, isto é, há **anemia**. Como consequência da hiperatividade da médula óssea, há **aumento de reticulócitos** no sangue periférico.

Nas anemias hemolíticas de evolução crônica, o **esqueleto** pode manifestar alterações importantes, particularmente evidentes na talassemia β-homozigótica, visíveis nas radiografias dos ossos. (Tabela 22.2)

Tabela 22.2

▶ Consequências da maior produção de eritrócitos.

Sangue periférico
■ Reticulocitose
■ Macrocitose
■ Eritroblastos circulantes
Medula óssea
■ Hiperplasia eritroide
■ Alterações radiológicas esqueléticas

MECANISMOS DE HEMÓLISE

Em geral, os mecanismos conducentes à hemólise podem ser sintetizados em quatro grupos (Tabelas 22.3 e 22.4), embora a causa exata seja obscura ou incompletamente estabelecida em muitas anemias hemolíticas:

a) anormalidades da membrana das hemácias;
b) anormalidades da hemoglobina;
c) anormalidades das enzimas eritrocitárias;
d) fatores extrínsecos às hemácias.

▶ Alterações da estrutura ou função da membrana

São alterações que afetam a forma e a deformabilidade eritrocitária. Em geral, ocorre diminuição da relação superfície/volume e redução da deformabilidade. O exemplo mais comum desse tipo de anormalidade é a esferocitose hereditária. Nessa doença existem anormalidades em proteínas do citoesqueleto eritrocitário, que resultam em perda de lipídeos, colesterol e fragmentos da membrana, com a hemácia perdendo sua forma bicôncava e transformando-se gradualmente em um esferócito. Esses esferócitos podem

164 Tratado de Hematologia

Tabela 22.3

▶ Anemia hemolítica por defeitos intrínsecos das hemácias.

Anormalidades da membrana eritrocitária

Hereditárias

- Esferocitose hereditária, eliptocitose hereditária, piropoiquilocitose hereditária

Adquiridas

- Hemoglobinúria paroxística noturna, cirrose hepática

Anormalidades da hemoglobina

Alteração estrutural

- Doenças falciformes, hemoglobinopatia C, hemoglobina instável

Alteração no rítmo de síntese

- Talassemias α e β

Defeito enzimático eritrocitário

- Deficiência de G6PD, deficiência de PK

Tabela 22.4

▶ Anemia hemolítica por defeitos extrínsecos das hemácias.

Ruptura mecânica das hemácias

- Anemia hemolítica microangiopática (CID, PTT, SHU, HELLP)
- Próteses valvares cardíacas
- Marcha prolongada

Agentes químicos, biológicos ou micro-organismos

- Malária
- Veneno de cobra

Imune

Aloimunes

- Doença hemolítica do recém nascido
- Transfusão de sangue incompatível

Autoimunes

- Por anticorpos a frio
- Por anticorpos a quente
- Por drogas

Hiperesplenismo

- Esplenomegalia de qualquer etiologia

sofrer hemólise intraesplênica e, devido a sua reduzida deformabilidade, podem ser fagocitados pelos macrófagos. Outras alterações da membrana incluem a eliptocitose hereditária e a estomatocitose hereditária.

Uma alteração adquirida da membrana eritrocitária é a Hemoglobinúria Paroxística Noturna (HPN). Na HPN, ocorre o surgimento de um clone na medula óssea com uma mutação no gene *PIG-A* (fosfatidilinositol glican, classe A), produzindo células sanguíneas com membrana sensível à lise pelo sistema complemento, gerando hemólise intravascular e graus variados de citopenias. Outra anormalidade adquirida da membrana eritrocitária é provocada pelo excesso de colesterol que se acumula na membrana em pacientes com doenças hepáticas, como na cirrose. A célula perde sua deformabilidade e pode ser destruída prematuramente no baço.

A investigação laboratorial das **anormalidades da membrana eritrocitária** compreende resumidamente os seguintes passos:

- Hemograma e observação cuidadosa da morfologia do sangue periférico.
- Teste de fragilidade osmótica das hemácias (incubação a 37°C por 24 horas).
- Análise eletroforética das proteínas da membrana pelos métodos de Fairbanks e Laemmli e avaliação da quantidade de dímeros por gel não desnaturante.
- Análise eletroforética após digestão das proteínas com tripsina.
- Análise do gene correspondente à proteína qualitativa ou quantitativamente alterada.
- Citometria de fluxo com marcação para eosina-5′maleimida.
- Ectacitometria.

▶ Anormalidades da hemoglobina

As anormalidades da hemoglobina podem ser classificadas genericamente em estruturais e no ritmo de síntese das globinas. A presença da hemoglobina anormal no interior das hemácias pode alterar sua viscosidade ou sua deformabilidade, sendo o exemplo mais conhecido a hemoglobina S. As anormalidades no ritmo de síntese são representadas pelas síndromes talassêmicas β e α. A investigação laboratorial das **anormalidades das hemoglobinas**, em geral, pode incluir os seguintes aspectos:

- Hemograma, índices hematimétricos confiáveis, análise da morfologia do sangue periférico.
- Eletroforese das hemoglobinas em tampão alcalino (acetato de celulose) e, se necessário, em tampão ácido.
- Eletroforese de hemoglobinas por Cromatografia Líquida de Alta Performance (HPLC) com quantificação de Hb A_2 e Hb F.
- Teste de solubilidade da hemoglobina em tampão fosfato concentrado.
- Pesquisa de Hb H e Hb Bart's.
- Pesquisa de Hb instável e corpos de Heinz.
- Eletroforese de cadeias de globinas.
- Análise molecular dos genes da globina.

É importante lembrar que, sempre que possível, deve ser realizado o estudo em todos os familiares disponíveis, pois, sendo a maioria dessas doenças de natureza hereditária, e podendo resultar de associações complexas de genótipos, em muitos casos, somente o estudo familiar permite o diagnóstico correto.

▶ Anormalidades das enzimas eritrocitárias

Embora seja relativamente simples do ponto de vista metabólico, a sobrevida e a função das hemácias dependem de numerosas enzimas. A produção de cada uma dessas enzimas pode ser deficiente por alterações na codificação genética, podendo levar a manifestações clínicas ou laboratoriais. No entanto, os defeitos da maioria das enzimas são muito raros, e apenas algumas enzimopatias têm importância clínica. As anormalidades das enzimas eritrocitárias podem ser genericamente classificadas em:

- **defeitos da via de Embden-Meyerhof:** a anormalidade mais frequente é a deficiência de Piruvato Quinase ou Cinase (PK, do inglês *Pyruvate Kinase*);
- **defeitos na via das pentoses:** a alteração mais frequente é a deficiência de Glicose-6-Fosfato Desidrogenase (G6PD).

A investigação laboratorial das anormalidades enzimáticas se inicia com a avaliação semiquantitativa e quantitativa da G6PD com os testes de Brewer, imunofluorescência e quantificação da G6PD. Além disso, deve ser feita a eletroforese em acetato de celulose, e nos casos que revelarem alterações, pode ser realizado o estudo molecular do gene da G6PD em busca das mutações mais frequentes. Nos casos sem alterações da G6PD, devem ser avaliadas as demais enzimas eritrocitárias. A deficiência de PK pode ser sugerida pelo pontilhado basófilo característico nas hemácias no esfregaço de sangue periférico e, nesses casos, a dosagem da atividade da PK está indicada.

▶ Fatores extrínsecos à hemácia

Fixação de anticorpos à membrana. Trata-se de processos imunes em que à membrana celular ligam-se aglutininas tipo IgM, anticorpos incompletos do tipo IgG (que causa esferocitose imune) ou anticorpos que fixam e ativam o complemento. Quando o anticorpo fixa e ativa o complemento, ocorre hemólise intravascular. Um exemplo é a reação hemolítica a uma transfusão incompatível do sistema ABO.

Quando se trata de aglutininas, as hemácias aglutinadas são retidas pelos macrófagos e destruídas. No caso das IgG incompletas, elas se fixa à membrana das hemácias, que são então reconhecidas pelos macrófagos e retiradas da circulação. Os macrófagos podem fagocitar apenas parte da membrana, levando à formação dos esferócitos. Merecem referência também anemias hemolíticas secundárias a drogas, que provocam hemólise por desencadearem mecanismos autoimunes (por exemplo, a α-metildopa), por interferência com a membrana eritrocitária (por exemplo, cefalosporinas), ou ainda por acelerarem processos oxidativos (por exemplo, dapsona).

A investigação laboratorial inicial, em geral, inclui:

- Teste direto da antiglobulina (Coombs direto).
- Teste para autoanticorpos no soro do paciente (Coombs indireto).
- Eluição e identificação da especificidade do anticorpo.
- Titulação de aglutininas.

Uma causa pouco comum observada recentemente, mas capaz de induzir anemia hemolítica grave, é o uso de imunoglobulina endovenosa para tratamento de reposição ou em diversas doenças autoimunes, como síndrome de Guillain-Barré.

Hemólise mecânica. Inclui tanto as situações em que o rompimento das hemácias ocorre por lesão por próteses valvares cardíacas e marcha prolongada, por exemplo, quanto as anemias associadas à deposição de fibrina na microcirculação, denominadas anemias hemolíticas microangiopáticas. Essas podem ocorrer, por exemplo, na Coagulação Intravascular Disseminada (CID), na Púrpura Trombocitopênica Trombótica (PTT), na Síndrome Hemolítico-Urêmica (SHU) e na pré-eclâmpsia grave complicada com síndrome HELLP (*Hemolysis, Elevated Liver enzymes, Low Platelets* – hemólise, aumento de enzimas hepáticas e plaquetopenia).

---

quadro 22.1 Gravidade da anemia na hemólise descompensada

Um indivíduo normal com 5 litros de sangue e hemoglobina de 15 g/dL tem uma quantidade total de hemoglobina de 750 g e, em condições normais, produz e destrói diariamente cerca de 6,3 g de hemoglobina. Se a vida média eritrocitária for reduzida a dez dias, teremos uma destruição diária de 75 g de hemoglobina e uma produção máxima pela medula óssea de aproximadamente 45 g. A massa total de hemoglobina será então gradativamente reduzida, até que alcance o valor de 450 g, quando ocorrerá novo equilíbrio, pois as quantidades produzidas e destruídas diariamente serão iguais a 45 g. Mas, nesse caso, o novo nível de hemoglobina se estabilizará na concentração de 9 g/dL. A gravidade da anemia na doença hemolítica é, pois, diretamente proporcional à redução da vida média das hemácias circulantes.

Anemia hemolítica em infecções. Numerosas infecções podem estar associadas à hemólise, quer pela ação direta do parasita na hemácia (malária), quer pela produção de substâncias biológicas que atuam sobre a hemácia e sua membrana ou desencadeando mecanismos imunes (viroses). Formas particularmente graves de infecções associadas à CID podem provocar hemólise do tipo microangiopático.

CLASSIFICAÇÃO

A forma tradicional de classificação das anemias hemolíticas identifica, por dois grupos distintos, os defeitos intrínsecos dos eritrócitos e os defeitos extrínsecos aos eritrócitos. As Tabelas 22.3 e 22.4 agrupam de maneira resumida as anemias hemolíticas segundo esse tipo de classificação.

REFERÊNCIAS CONSULTADAS

1. Bartosz G. Erythrocyte aging; physical and chemical membrane changes. Gerontology. 1981;37:33-67.
2. Clark MR. Senescence of red blood cells: progress and problem. Physiol Rev. 1998;68:503-54.
3. George JN, Al-Nouri ZL. Diagnostic and therapeutic challenges in the thrombotic thrombocytopenic purpura and hemolytic uremic syndromes. Hematology Am Soc Hematol Educ Program. 2012;604-9.
4. Hilmann RS, Finch CA. Red cell manual. 5 ed. Philadelphia: FA Dovis Company, 1985.
5. Lee GR. Hemolytic disorders: general considerations. In: Wintrobe´s Clinical Hematology. 10. ed. Lee GR, Foerster J, Lukens J, Poroskevas F, Green JP, Rodgers GM (eds.). Williams and Wilkins, 1999.
6. Pintova S, Bhardwaj AS, Aledort LM. IVIG – A hemolytic culprit. N Engl J Med. 2012;367:974-76.
7. Piomelli S, Seaman C. Mechanism of red blood cell aging – relationship of cell-density and cell age. Am J Hematol. 1993;42:46-52.
8. Robinson SH. Formation of bilirubin from erythrocyte and non-erythroid sources. Semin Hematol. 1972; 9:43-53.

capítulo 23

Aspectos Diagnósticos e Terapêuticos das Anemias por Defeitos de Membrana

Sara Teresinha Olalla Saad

ESTRUTURA DA MEMBRANA ERITROCITÁRIA

Em condições fisiológicas, as hemácias humanas têm a forma de disco bicôncavo, mas mudam de forma quando navegam pelos estreitos capilares ou são confinadas em tecidos ou órgãos como o baço. A capacidade de manter a forma discoide, elasticidade e deformabilidade na circulação, sob constante estresse mecânico, deve-se aos componentes de sua membrana.

A membrana eritrocitária é constituída por uma bicamada lipídica por onde se distribui grande variedade de proteínas e radicais glican, na sua maioria canais proteicos e receptores, que fazem protrusões em sua superfície, ligados covalentemente a outras proteínas e lípides. As proteínas estão dispostas numa espessa rede bidimensional que confere resistência e flexibilidade à membrana.

A bicamada lipídica é constituída por complexa mistura de fosfolípides, colesterol não esterificado e glicolípides.[1,2,3]

Os fosfolípides estão dispostos de maneira assimétrica e são constituídos por Fosfatidilcolina (FC) e Esfingomielina (EM), localizados principalmente na porção externa da bicamada lipídica, enquanto que Fosfatidilserina (FS) e Fosfatidiletanolamina (FE) encontram-se predominantemente na camada interna. Uma translocase dependente de ATP, denominada flipase, faz o transporte desses fosfolípides para a camada interna. Aparentemente, a exposição de fosfatidilserina e fosfatidiletanolamina na superfície das membranas pode induzir a ativação de fatores da coagulação e causar adesão das hemácias aos macrófagos. Pequenas moléculas de fosfatidilinositol são também encontradas na porção interna da bicamada lipídica (Figura 23.1). Importante descoberta recente foi a descrição da presença de microdomínios de aglomerados lipídicos (*lipid rafts*), resistentes à ação de detergentes nas membranas plasmáticas incluindo a das hemácias.[2,3,4] Esses aglomerados são ricos em colesterol e esfingolípideos e mostram alta densidade de proteínas ligadas à fosfatidilinositol, estomatina, flotilina 1 e 2, que podem atuar na invaginação da membrana lipídica.

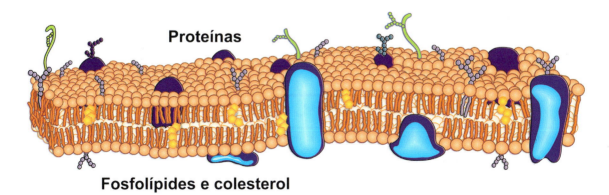

Figura 23.1 Representação esquemática das bicamadas lipídicas e proteínas integrais da membrana eritrocitária. Essas proteínas têm função de transporte e estabilização do citoesqueleto. A dupla camada lipídica é constituída por colesterol e fosfolípides Fosfatidilcolina (FC), Esfingomielina (EM), Fosfatidilserina (FS) e Fosfatidiletanolamina (FE).

As proteínas da membrana, derivadas dos eritrócitos depletados de hemoglobina (*ghosts*), são designadas numericamente de acordo com sua mobilidade relativa quando submetidas à eletroforese em gel de Poliacrilamida e Dodecil-Sulfato de Sódio (SDS-PAGE) (Figura 23.2 A). Essas proteínas são basicamente de dois tipos: integrais e periféricas. As proteínas integrais, representadas pela banda 3 e glicoforinas, são tipicamente glicoproteínas que atravessam toda a dupla camada de lípides. As proteínas periféricas formam o citoesqueleto eritrocitário, localizado logo abaixo da camada lipídica. O citoesqueleto é constituído basicamente de espectrinas α e β, anquirina (banda 2.1), filamentos curtos de actina (banda 5), tropomiosina (banda 7), tropomodulina, aducina e proteínas 4.1, 4.2 (ou palidina), 4.9 (ou dematina) e p55. Dois ou mais dímeros de α e β espectrina articulam-se no sítio de auto-associação da espectrina através da região amino terminal da α e carboxi terminal da β espectrina e vários tetrâmeros de α e β espectrina convergem para o complexo juncional, constituído principalmente por actina, proteína 4.1, 4.2, 4.9 e tropomiosina (Figura 23.2 B). Essas proteínas sustentam cerca de 60% da dupla camada lipídica através de ligações entre anquirina e banda 3; proteína 4.1 e glicoforinas A e C, e interação direta da espectrina e proteína 4.1 com cargas negativas dos lípides. O citoesqueleto é fundamental para a manutenção da forma bicôncava e da flexibilidade da hemácia e, consequentemente, para sua sobrevivência em circulação.[1,2]

Os tetrâmeros de espectrina definem triângulos que contêm grande quantidade de moléculas de banda 3 (cerca de 1 milhão por célula) que atuam no transporte de cloro/bicarbonato. A capacidade da banda 3 em formar agregados define a senescência das hemácias, pois possibilita sua ligação com anticorpos e remoção pelo baço.

Ainda que essas proteínas estejam presentes em muitos tecidos não eritroides, são raras as alterações clínicas significantes envolvendo outros tecidos ou órgãos, além dos eritrócitos. Por exemplo, genes da espectrina e anquirina são expressos em musculoesquelético, e em alguns neurônios como isoformas tecido-específicas, explicando os relatos de retardo mental associado com deficiência de anquirina em dois casos de esferocitose hereditária de uma mesma família, e de doença do cordão espinal em outra família.[1,2] A banda 3, que tem a importante função de trocar ânions Cl/HCO3, é também expressa em rins e miocárdio e está envolvida na etiopatogenia de alguns casos de acidose tubular distal renal (Figura 23.3).[5] Além disso, pacientes com esferocitose hereditária e defeito dessa proteína apresentam aumento do pH urinário, devido à maior excreção de ânions HCO3.[1,2,6]

ESFEROCITOSE HEREDITÁRIA (ESH)

Sob a denominação de esferocitose hereditária define-se um grande grupo de anemias hemolíticas caracterizadas pela forma esférica do eritrócito. A EsH foi descrita pela primeira vez em 1900[1] e rapidamente foi identificada como uma doença com transmissão hereditária. Gradualmente, várias linhas de evidência indicaram que o defeito primário estaria na membrana da hemácia. A frequência da forma típica da doença na população geral é estimada em 1/2.000-

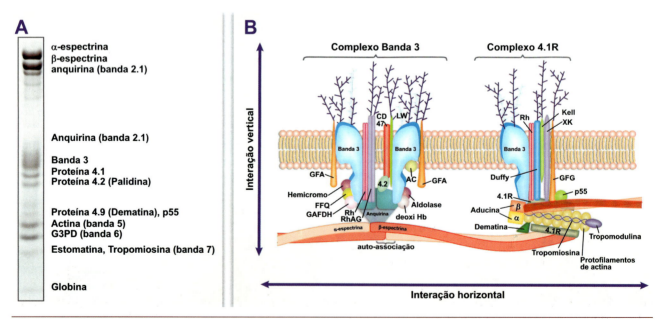

Figura 23.2 Proteínas da membrana eritrocitária. A) Fracionamento de proteínas de membrana eritrocitária em SDS-PAGE (3,5-17% de poliacrilamida) corado pelo azul de Coomassie. B) Representação esquemática das proteínas integrais e periféricas da membrana eritrocitária. Observe as proteínas integrais banda 3 (3) e Glicoforinas A (GFA) e C (GFC) e as proteínas periféricas espectrinas alfa e beta (α e βsp), anquirina, proteínas 4.1, 4.2, dematina, p55, actina, tropomiosina, aducina e tropomodulina. Vários antígenos eritrocitários encontram-se localizados nas proteínas integrais ou na bicamada lipídica (Duffy, Rh, Kell, Xk, LW, CD47). Hemicromo, Fosfofrutocinase (FFQ), Gliceraldeidofosfatodesidrogenase (GAFDH), desoxi-hemoglobina, aldolase e Anidrase Carbônica (AC) ligam-se à banda 3. (Modificado de Salomao M *et al.* PNAS 2008;105:8026-8031, com permissão). As proteínas da membrana e a bicamada lipídica mantêm ligações entre si, com forças verticais e horizontais. Defeitos na interação vertical estão relacionados com formação de esferócitos e defeitos na interação horizontal estão relacionados com formação de eliptócitos.

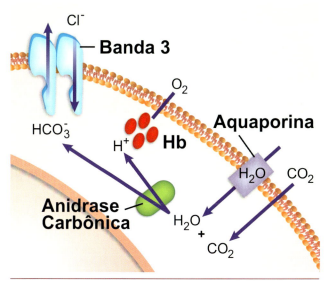

Figura 23.3 Transporte de ânions pela banda 3 (AE1) na membrana celular. A banda 3 ou transportador de ânions tipo I está presente na membrana das hemácias, células tubulares renais, entre outras. Mutações nesta proteína podem causar acidose tubular renal, com aumento da excreção de bicarbonato urinário e menor pH sanguíneo.

5.000 nascimentos, mas as formas leves e portadores assintomáticos podem atingir 1% da população.[1,2]

▶ **Etiopatogenia**

Na EsH, o defeito celular primário é a perda da área de superfície da membrana em relação ao volume intracelular, com formação de esferócitos, redução da deformabilidade das hemácias e predisposição ao aprisionamento esplênico. A diminuição da superfície da membrana celular correlaciona-se com a gravidade da hemólise. A hemólise pode diminuir em condições de icterícia obstrutiva, devido à captação pelas hemácias de colesterol e fosfolípides do plasma anormal, com correção da fragilidade osmótica e melhora da sobrevida das hemácias. Essa instabilidade intrínseca da membrana das hemácias pode ser corrigida por condições ótimas de pH e níveis de ATP. O grau de deficiência de espectrina nos eritrócitos é proporcional ao aumento da fragilidade osmótica e à instabilidade da dupla camada lipídica, sugerindo que a perda da área de superfície resulte de uma deficiência primária ou secundária da espectrina. Os defeitos da interação do esqueleto com a membrana, os assim denominados defeitos verticais (Figura 23.2 B), seriam responsáveis pela desestabilização da dupla camada lipídica, com consequente perda da superfície da membrana.[1,2]

Vários graus de deficiência de espectrina são detectados na maioria dos pacientes com EsH, mas o defeito molecular básico é heterogêneo e envolve, principalmente, mutações no gene da anquirina, β-espectrina e banda 3.[6-10] Mutações no gene da proteína 4.2 são incomuns e ocorrem principalmente em japoneses; defeitos na α-espectrina parecem ser os mais raros e estão relacionados a uma forma grave e recessiva da doença. É possível que parte desses casos recessivos deva-se a um polimorfismo genético que abole a produção da α-espectrina, conhecido como α[Lepra][2,11] e presente em cerca de 5% dos caucasoides, associado em trans com outro alelo nulo, causando grave fragilidade das hemácias. Em vista da produção de α-espectrina ser excessiva, esse polimorfismo não causa sintomas em heterozigotos. É provável que nos próximos anos outros genes candidatos sejam descritos na etiopatogenia da EsH, como por exemplo a β-aducina.

A análise da composição das proteínas de membrana através de SDS-PAGE evidencia, em cerca de 60% das EsH, anormalidades bioquímicas que podem ser divididas em quatro categorias:

1. deficiência isolada de espectrina;
2. deficiência combinada de espectrina e anquirina;
3. deficiência de banda 3;
4. deficiência de proteína 4.2.[1,2,12]

O sequestro e a destruição esplênica da maioria dos eritrócitos da EsH devem-se a fatores que incluem o baixo pH plasmático na circulação do baço, comprometendo a deformabilidade dessas células, assim como o prolongado contato das hemácias com macrófagos esplênicos que podem conduzir a alterações adicionais na membrana eritrocitária (Figura 23.4).

▶ **Manifestações clínicas**

O principal problema no diagnóstico da EsH é sua heterogeneidade clínica, que pode ser observada até numa mesma família. Além disso, as manifestações clínicas diferem no período neonatal comparado à vida adulta. Quanto às formas de apresentação, a EsH varia de formas assintomáticas, diagnosticadas acidentalmente, a casos graves, dependentes de transfusão e pode ser classificada em traço, leve, moderada, moderadamente grave e grave (Tabela 23.1). Os portadores assintomáticos, classificados como traço, apresentam discretas alterações laboratoriais que dificultam o diagnóstico. Pode ser observado discreto aumento da fragilidade osmótica em hemácias incubadas, leve reticulocitose ou diminuição dos níveis de haptoglobina. As formas leves e moderadas (ou típicas) são as mais frequentes e podem cursar com hemólise compensada. Não é incomum que o diagnóstico seja feito apenas na vida adulta, quando os sinais de esplenomegalia ou colelitíase tornam-se mais evidentes. Entretanto, icterícia com episódios de agravamento durante infecções são comumente relatados por esses pacientes. Nas formas leves, esplenomegalia, icterícia e evidência laboratorial de destruição acelerada das hemácias podem ser mínimas ou ausentes, e apenas a fragilidade osmótica de hemácias incubadas encontra-se alterada. As formas moderadamente grave e grave ocorrem em menos de 10% dos casos.[1,2,13]

Quanto à transmissão genética, a EsH pode ser genericamente classificada em dois grupos: o primeiro, de caráter dominante, mais comum, ocorre em cerca de 75% dos

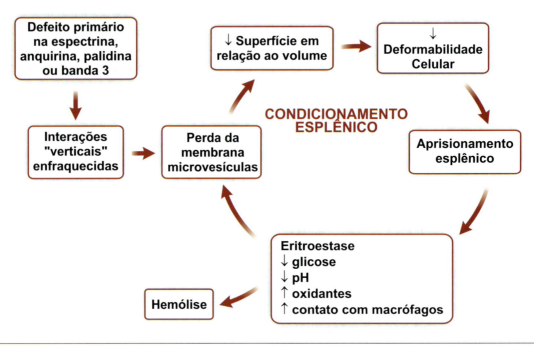

Figura 23.4 Fisiopatologia da esferocitose hereditária.

Tabela 23.1

▶ Classificação clínica da esferocitose hereditária.

	Traço	EsH leve	EsH moderada	EsH moderada e grave	EsH grave
Hemoglobina (g/dL)	normal	11-15	8-12	6-8	6
Reticulócitos (%)	1-3	3-8	≥8	≥10	≥10
Bilirrubina (mg/dL)	0-1	1-2	≥2	2-3	≥3
Conteúdo sp (% normal)	100	80-100	50-80	40-80	20-50
Sangue periférico	normal	Raros esferócitos	esferocitose	esferocitose	esferocitose e poiquilocitose
Fragilidade osmótica					
Não incubada	normal	normal ou pouco↑	↑	↑	↑
Incubada	discretamente↑	↑	↑	↑↑	↑↑

casos, tem evolução clínica variável e, em geral, a resposta à esplenectomia é favorável. O segundo apresenta transmissão genética recessiva ou mutações *de novo* e pode estar presente em 25% dos pacientes. O quadro clínico pode ser de EsH típica ou leve, decorrente da herança de alelos que, em heterozigoze, não cursam com manifestação clínica. Há também descrição de herança recessiva com anemia hemolítica grave, dependente de transfusão e apenas parcialmente corrigida por esplenectomia. As hemácias desses pacientes são gravemente deficientes de espectrina.[1,2,13]

▶ **EsH em neonatos**

Cerca de 50% dos pacientes com esferocitose hereditária apresentam icterícia neonatal e necessitam de fototerapia ou, mais raramente, exsanguinotransfusão. O diagnóstico de EsH nesse período é difícil porque as hemácias contendo hemoglobina fetal são mais resistentes à lise osmótica do que as hemácias de adultos. A maioria dessas crianças torna-se assintomática após algumas semanas de vida; são poucos os neonatos que evoluem para EsH grave.[1,2,13]

Diagnóstico

A análise morfológica dos eritrócitos demonstra porcentagens variáveis de microesferas, mas, ocasionalmente, a identificação dos esferócitos à microscopia óptica pode ser difícil. Raramente podem ser observadas, ainda, no sangue periférico, hemácias de contorno irregular, células pinçadas, acantócitos ou hemácias fragmentadas (Figura 23.5). Cerca de 30% dos pacientes com EsH não apresentam, no sangue periférico, microesferócitos típicos.[1,2,13]

É característico da EsH a maior fragilidade osmótica do eritrócito (Figura 23.5), consequência direta da relação superfície/volume diminuída, inerente à forma esférica, que auxilia a identificação de pacientes portadores da anormalidade. A concentração de hemoglobina corpuscular média é superior a 36% em mais de 50% dos pacientes. Hemácias densas podem ser facilmente detectadas por ectacitometria, mas são poucos os laboratórios que possuem este equipamento, de modo que o teste de fragilidade osmótica (ou resistência globular osmótica-RGO) permanece o principal teste diagnóstico. Entretanto, cerca de 25% dos pacientes com EsH, especialmente as formas leves, têm o teste positivo apenas quando são utilizadas hemácias incubadas. O teste de fragilidade osmótica com hemácias incubadas é o mais sensível para diagnóstico de esferocitose hereditária (Figura 23.6). O teste da lise pelo glicerol acidificado e o Pink teste têm sido utilizados, com sucesso, para rastrear a EsH.[1,2,13]

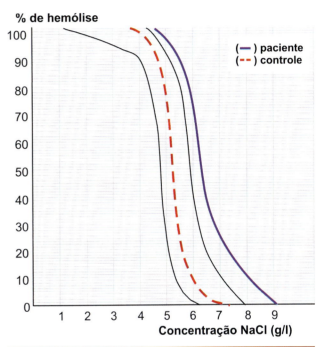

Figura 23.6 Curva de fragilidade osmótica ou teste de resistência globular osmótica com hemácias incubadas. Note que as hemácias de paciente com esferocitose hereditária são mais frágeis à lise osmótica.

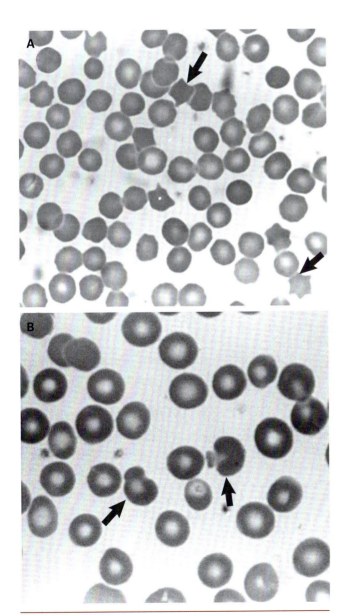

Figura 23.5 Esfregaço de sangue periférico na esferocitose hereditária. (A) Observe a presença de acantócitos num paciente não esplenectomizado, com deficiência de β-espectrina (B) e células pinçadas num paciente com deficiência de banda 3.

Nos casos em que não se encontra um padrão familiar, o diagnóstico pode ser difícil. Afastar autoimunidade com teste de Coombs é mandatário. Além disso, investigar deficiência de proteínas de membrana, polimorfismos gênicos por biologia molecular e até sequenciamento gênico podem se justificar. O esquema proposto por Iolascon é interessante e pode ser seguido para esse casos (Figura 23.7)

A Tabela 23.2 resume os achados laboratoriais na esferocitose hereditária

Problemas no diagnóstico da EsH

Há várias situações em que o diagnóstico de EsH pode ser difícil. No período neonatal, a incompatibilidade ABO pode ser facilmente confundida com EsH. A apresentação

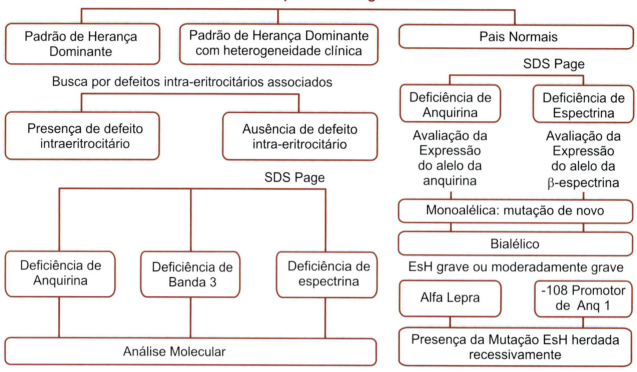

Figura 23.7 Fluxograma mostrando quando os estudos moleculares são necessários para o diagnóstico da esferocitose hereditária. (modificado com permissão[13])

Tabela 23.2

▶ Laboratório na esferocitose hereditária.

- Reticulocitose
- Esferocitose
- Acantócitos, poiquilócitos ou hemácias pinçadas no sangue periférico
- ↑ CHCM,
- ectacitometria demonstra maior número de hemácias densas
- VCM normal ou ↓
- Resistência globular osmótica ↓
- Lise pelo glicerol acidificado ↑
- ↓espectrina, anquirina, banda 3, proteína 4.2

inicial de crise aplástica num paciente com EsH pode sugerir o diagnóstico de um processo adquirido e a ausência de reticulocitose pode afastar o diagnóstico de anemia hemolítica. Durante a recuperação da função da medula óssea, as hemácias jovens são menos esferocíticas e mais resistentes à lise osmótica, confundindo o diagnóstico de EsH.[1,2,13]

Associação com doenças que aumentam a relação superfície/volume das hemácias como anemia ferropriva, talassemias, icterícia obstrutiva, anemias megaloblásticas ou hemoglobinopatia SC podem corrigir o teste da fragilidade osmótica ou reduzir o CHCM, mascarando a EsH. É interessante comentar que a associação de EsH com síndromes falciformes parece agravar o quadro clínico da hemoglobinopatia. Por outro lado, há descrição de regressão espontânea da EsH devido a um estado de hipoesplenismo, observado em duas famílias com traço falciforme.[1,2,13]

ELIPTOCITOSE HEREDITÁRIA (ELH)

A Eliptocitose Hereditária (EIH) designa um grupo de doenças hereditárias caracterizadas pela presença de hemácias elípticas e por anemia hemolítica de gravidade clínica variável. Eliptócitos foram detectados pela primeira vez em 1904 e a natureza hereditária da doença foi estabelecida em 1929. Em alguns casos, os sinais clínicos estão ausentes e a eliptocitose é um achado laboratorial fortuito. Em outros casos, os sintomas básicos são anemia, icterícia pelo aumento da bilirrubina indireta, esplenomegalia, reticulocitose e redução de haptoglobina. A prevalência de EIH na população caucasoide atinge de 1/3.000 a 1/10.000 habitantes, mas chega a 0,6% na África equatorial, estando relacionada com resistência à infecção malárica. A EIH é causada por diferentes mutações nos genes que codificam as proteínas da membrana das hemácias e o modo de herança geralmente é autossômico dominante. As hemácias na EIH adquirem a forma elíptica após sua liberação na corrente circulatória, uma vez que os eritroblastos e os reticulócitos são arredondados. É possível que os eritrócitos apresentem dificuldade em reassumir a forma bicôncava (após passar por um capilar, por exemplo) devido a uma frágil interação entre as proteínas do esqueleto.[1,2] No Brasil a EIH é mais rara que a EsH e ocorre principalmente em afro-descendentes, geralmente por mutações na α-espectrina.

▶ **Etiopatogenia**

As bases moleculares da EIH permaneceram obscuras até 1980, quando alguns estudos sugeriram uma alteração das proteínas do esqueleto. Desde então, muitos defeitos foram descritos, alguns deles bem caracterizados em nível de sequência de aminoácidos e DNA. Esses defeitos moleculares estão associados com a mudança na forma do eritrócito, podendo ocorrer um prejuízo na interação "horizontal" das proteínas do esqueleto (Figura 23.2). Desta forma, em 70 a 80% dos pacientes com EIH o defeito molecular pode ser dividido em três categorias: a) defeitos na autoassociação dos heterodímeros de espectrina; b) defeitos na proteína 4.1; e c) deficiência de glicoforina C. Proteínas truncadas ou alongadas (mais raramente), como β e α-espectrina e deficiência de proteína 4.1 podem ser observadas em SDS-PAGE (Figura 23.8). As mutações mais frequentes envolvem o gene da α-espectrina e mais raramente os genes da proteína 4.1 e β-espectrina. [1,2]

No caso de defeitos na autoassociação da espectrina, o fragmento normal de 80 kDa correspondente ao domínio αI (spαI/80, Figura 23.9 A), obtido pela digestão tríptica da α-espectrina, encontra-se substituído por fragmentos de outros pesos moleculares, como por exemplo 50kDa (sp αI/50), 65 kDa (spαI/65), 74 kDa (spαI/74) etc. (Figura 23.9 B). Isso sugere a criação de novos sítios de clivagem para a tripsina ou o aumento da susceptibilidade de sítios já existentes devido, possivelmente, a alterações conformacionais das cadeias de espectrina. A criação de novos sítios de clivagem ou as alterações conformacionais seriam causadas por mutações no DNA, podendo residir tanto no gene da α quanto no gene da β-espectrina.[1,2,14-17]

Muitos defeitos moleculares podem provocar a ElH, sendo cada defeito molecular responsável por um quadro clínico característico. Entretanto, essa heterogeneidade não é suficiente para explicar a grande variabilidade de expressão da EIH. Em alguns casos, por exemplo, em uma mesma família, podem ser encontrados portadores assintomáticos e indivíduos com anemia grave, sendo ambos portadores do mesmo defeito molecular. Foi então proposto que, nesses casos, a mutação eliptocitogênica deveria associar-se a um segundo defeito genético, normalmente silencioso. Este é o caso do polimorfismo αLELY (*Low Expression Lyon*), que é um polimorfismo que reduz a expressão da α-espectrina.[14,15,17] Portanto, se esse polimorfismo estiver localizado no mesmo cromossomo da mutação eliptocitogênica (associação em *cis*), as manifestações clínicas serão amenizadas, mas se o polimorfismo estiver localizado no alelo normal (associação em trans em relação à mutação eliptocitogênica) haverá agravamento do quadro clínico e laboratorial (Figura 23.10).

Outros alelos de baixa expressão já foram descritos, mas o alelo αLELY é especialmente importante, uma vez que ele está presente em todas as populações já estudadas. No Brasil, o alelo αLELY atinge todas as populações, com frequência de até 24%.[18] Portanto, é razoável supor que esse polimorfismo também estará presente em uma frequência significativa em pacientes portadores de mutações eliptocitogênicas.

▶ **Manifestações clínicas**

A EIH comum heterozigota pode cursar com formas clínicas diferentes. Assim, o portador assintomático apresenta hemácias de forma normal e nenhuma evidência de hemólise, mas pode haver diminuição das estabilidades térmica e mecânica dos eritrócitos e aumento dos dímeros de espectrina. A forma leve é a mais comum. Manifesta-se por eliptocitose (acima de 10% até 100%), observada no esfregaço de sangue, e ausência de anemia e de esplenomegalia (Figura 23.11 A). Algumas vezes pode-se observar discreta reticulocitose e redução nos níveis de haptoglobina. Esses pacientes podem apresentar hemólise descompensada em algumas situações: 1) no período neonatal, devido, provavelmente, aos elevados níveis de 2,3-DPG presentes nas hemácias fetais, que prejudicariam a associação espectrina-proteína 4.1-actina; 2) hiperplasia do baço tais como infecções, hepatite, cirrose etc.; 3) alteração da microcirculação; 4) gestação e carência de vitamina B12.[1,2]

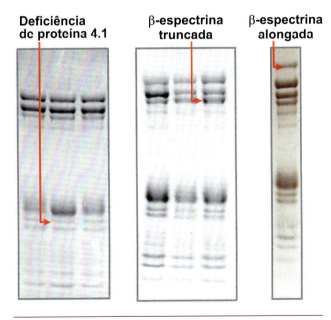

Figura 23.8 Exemplos de anormalidades das proteínas de membrana eritrocitária detectados em SDS-PAGE, utilizando grandiente não linear de poliacrilamida 3,5-17% (sistema Fairbanks).

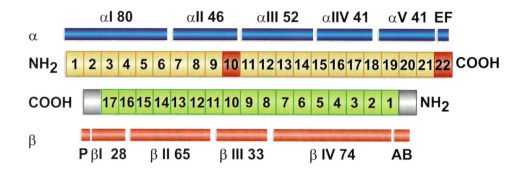
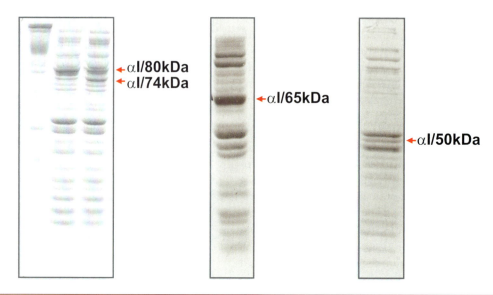

Figura 23.9 Produtos de digestão tríptica da espectrina. (A) Domínios da α e β espectrina obtidos a partir da digestão pela tripsina. (B) O fragmento de 80kDa corresponde ao domínio I da α-espectrina. Os produtos de 74 kDa, 65kDa e 50kDa são oriundos da digestão anormal do domínio αI, devido a mutações no gene da α-espectrina, com concomitante redução da expressão do fragmento normal de 80kDa.

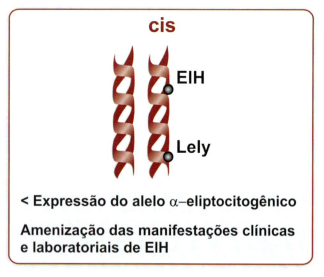
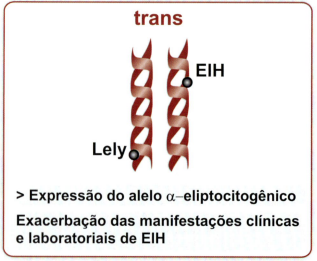

Figura 23.10 Efeito da associação do alelo α-Lely na eliptocitose hereditária.

176　Tratado de Hematologia

A forma sintomática comum cursa com hemólise crônica e decorre de variantes genéticas que alteram mais gravemente a autoassociação dos heterodímeros de espectrina ou variantes frequentes como sp αI/65 e sp αI/50 associadas em *trans* ao polimorfismo αLELY.[2,14,15,17] Habitualmente, observa-se também no esfregaço de sangue poiquilocitose e hemácias em lágrima (Figura 23.11 B). Complicações como as descritas na esferocitose hereditária também podem ser encontradas nesses indivíduos, assim como fatores moduladores do fenótipo como associação com síndrome de Gilbert, mutações HFE, entre outras.

Formas homozigotas ou em heterozigose dupla também têm sido descritas, e sua manifestação pode variar de um quadro de anemia moderada a grave, dependente de transfusões. Os casos graves podem exibir marcante fragmentação das hemácias, poiquilocitose, eliptocitose e esferocitose, semelhante ao observado na piropoiquilocitose hereditária. Os pacientes respondem bem à esplenectornia.[1,2]

▶ ElH em neonatos

Altos níveis de 2,3-DPG presentes nas hemácias fetais alteram a associação espectrina-proteína 4.1-actina. Deste modo, é comum o agravamento da eliptocitose no período neonatal. Algumas crianças com a forma leve da doença podem desenvolver, no período neonatal, hemólise grave com fragmentação de hemácias, poiquilocitose acentuada e icterícia proeminente, necessitando de exsanguíneo transfusão.[1,2,15]

▶ Diagnóstico

O diagnóstico da ElH é dado pela observação por microscopia óptica, da presença de mais que 20% de ovalócitos ou eliptócitos no sangue periférico. Habitualmente o número de eliptócitos é proeminente, variando de 50 a 80%. Em neonatos com hemólise grave pode-se observar poiquilocitose proeminente, mas poucos eliptócitos para sugerir o diagnóstico. Neste caso, a análise do esfregaço de sangue periférico dos familiares pode esclarecer o diagnóstico, uma vez que pelo menos um dos pais apresentará eliptocitose.[1,2]

PIROPOIQUILOCITOSE HEREDITÁRIA (PPH)

A piropoiquilocitose hereditária caracteriza-se por anemia grave associada a extrema poiquilocitose, fragmentação de hemácias e esferócitos, com poucos ou nenhum eliptócito. (Figura 23.11 C). Numerosos eritroblastos circulantes podem ser observados. Manifestações de retardo de crescimento e alargamento da medula óssea são comuns nos pacientes não transfundidos. O VCM é frequentemente baixo (45 a 75 fl) devido à fragmentação das hemácias e o CHCM pode ser elevado. As hemácias são tipicamente sensíveis a temperaturas de 44 °C a 46 °C e costumam ser deficientes em espectrina. Os pacientes com piropoiquilocitose hereditária apresentam um dos pais com eliptocitose devido à mutação no gene da α-espectrina, e o outro assintomático, carreando geralmente um defeito da síntese de RNAm da α-espectrina ou mesmo o alelo αLELY. Após a esplenectomia, os níveis de hemoglobina atingem 10 a 14 g/dL e os reticulócitos 3 a 10%.[1,2,15] O teste de sensibilidade térmica pode ser útil quando há dúvida no diagnóstico, pois hemácias normais apenas se fragmentam após incubação de 10 minutos em temperaturas acima de 49 °C, enquanto que na PPH a fragmentação ocorre após incubação a 45 °C.

ELIPTOCITOSE ESFEROCÍTICA

A eliptocitose esferocítica é uma doença com herança dominante e fenótipo híbrido entre a EsH e a ElH. É rara, acometendo 5 a 10% dos casos de ElH em descendentes de europeus. Os pacientes podem apresentar anemia leve

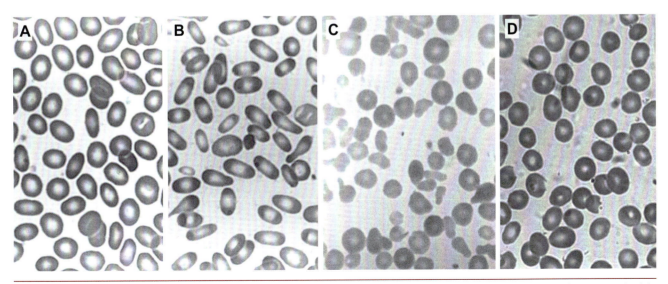

Figura 23.11 Morfologia das hemácias na eliptocitose hereditária. (A) Eliptocitose leve. (B) Eliptocitose leve associada à presença de alelo α-Lely. (C) Piropoiquilocitose. (D) Eliptocitose esferocítica.

a moderada, e todos com certo grau de hemólise. Os eliptócitos são geralmente ovalocíticos e pouco frequentes, e alguns esferócitos podem ser facilmente observados (Figura 23.11 D). Alguns membros da família podem ter predominância de esferócitos, enquanto outros apresentam principalmente eliptócitos. O teste de fragilidade osmótica com hemácias incubadas encontra-se alterado em todos os pacientes. Fragilidade mecânica excessiva e auto-hemólise aumentada, que responde à adição de glicose, são também características da eliptocitose esferocítica, ou esferocitose eliptocítica.[1]

Outras manifestações clínicas decorrentes da hemólise crônica, como colecistopatia crônica calculosa, esplenomegalia, crise aplástica etc., também podem ocorrer em pacientes com eliptocitose esferocítica. A resposta à esplenectomia é excelente.[1,2]

A Tabela 23.3 resume os subtipos clínicos da Eliptocitose hereditária.

▶ Ovalocitose do sudeste asiático

A ovalocitose do sudeste asiático é um defeito autossômico dominante, observado em populações aborígenes da Melanésia e Malásia, e em algumas regiões da Indonésia e Filipinas, que se deve uma deleção de nove aminoácidos na banda 3 e confere proteção contra todas as formas de malária, assim como maior vantagem na sobrevida de indivíduos que vivem em áreas endêmicas. Apesar de até 25% de nativos serem afetados pela mutação em áreas endêmicas de malária, não há descrição de indivíduos homozigotos, sugerindo incompatibilidade com a vida. O esfregaço de sangue mostra numerosos ovalócitos, mas a hemólise está ausente ou é leve.[1,2] Recentemente identificou-se perda de cátions nas hemácias desses pacientes submetidas a baixas temperaturas e há tendência de se incluir esta ovalocitose no grupo de estomatocitoses hereditárias.

DEFEITOS DA PERMEABILIDADE DA MEMBRANA: AS ESTOMATOCITOSES HEREDITÁRIAS

Os defeitos da permeabilidade da membrana eritrocitária são muito raros; a herança parece ser autossômica dominante e cursam com hemólise de gravidade variável, mais comumente leve. Compreendem um amplo espectro de defeitos cuja nomenclatura baseia-se em aspectos morfológicos das hemácias ou aspectos bioquímicos do conteúdo de íons intracelulares (Tabela 23.4). Mas toda esta nomenclatura tende a desaparecer à medida que os defeitos moleculares básicos forem esclarecidos. Recentemente, avanço neste conhecimento foi possível após a descoberta de mutações na banda 3 que convertem sua função de trocador de ânion para condutor de cátions não seletivo[19] em casos de hidrocitose e crio-hidrocitose hereditárias. Também foi descrita associação de estomatocitose hereditária com diseritropoese congênita, num caso de mutação de novo da banda 3 (G796R, Banda 3 Ceinge) que afeta não só o transporte de cátions como a fosforilação da banda 3 e estomatina, com consequente perturbação da eritropoese.[20] A ectacitometria é um bom método diagnóstico dessas síndromes, e a medida do conteúdo de cátions intraeritrocitário é de difícil execução e realizada apenas para fins de pesquisa. Análise em gel de poliacrilamida tem mostrado redução da estomatina na membrana das hemácias em alguns casos, embora o defeito molecular básico não esteja relacionado com o gene que codifica esta proteína. A importância do reconhecimento destas síndromes é a contraindicação de esplenectomia nesses casos, em vista de se relacionar com episódios fatais de trombose.

A **xerocitose hereditária** ou **estomatocitose desidratada** é a mais frequente das síndromes e a que mais se confunde com EsH. Caracteriza-se por aumento do efluxo de potássio com perda de cátions e água, que pode

---

Tabela 23.3

▶ Subtipos clínicos da Eliptocitose Hereditária (ELH).

Subtipos clínicos da ELH	Manifestações clínicas	Herança	Esplenomegalia	Esfregaço de sangue periférico	hemograma	outros
forma heterozigota comum	assintomático, exceto em associação com α Lely	dominante	ausente	>15% eliptócitos, ovalócitos ausência ou raros poiquilócitos	ausência de anemia reticulócitos normais ou pouco↑	
forma homozigota comum e piro-poiquilocitose	hemólise moderada a grave	recessiva ou associação com α Lely	presente	Poiquilócitos, esquizócitos, esferócitos e raros eliptócitos	anemia, reticulocitose, ↓ VCM, ↑CHCM,	↓ RGO, ↓ estab. térmica
Esferocítica	hemólise leve a moderada	dominante	presente	Ovalócitos, alguns esferócitos	anemia, reticulocitose	↓ RGO incubada

* Resistência Globular Osmótica.

Tratado de Hematologia

Tabela 23.4

▶ Características clínicas e laboratoriais das estomatocitoses hereditárias.

	Xerocitose	Hidrocitose	Crio-hidrocitose	Pseudo-hipercalemia
Anemia	Leve a moderada	Grave a moderada	Leve a moderada	não
Esfregaço de sangue	Hemácias em alvo, equinócitos, acantócitos, estomatócitos	Estomatócitos	Poucos estomatócitos	Hemácias em alvo, poucos estomatócitos
VCM	Normal ou aumentado	Aumentado	Normal ou pouco aumentado	Normal
CHCM	Pouco aumentado	Normal ou diminuído	Aumentado	Normal
Fragilidade osmótica não incubada	Diminuída	Aumentada	Normal	Normal ou levemente diminuída
Efluxo de potássio	Sim a 37 °C	Não	Sim a 4 °C	Sim a 4 °C

ser facilmente comprovado se o sangue coletado com anticoagulante for deixado em repouso a 37° C, com medidas subsequentes do potássio plasmático, mostrando aumento progressivo dos seus níveis. As hemácias tornam-se desidratadas e são relativamente rígidas, aumentando o risco de sequestro esplênico e hemólise.[1,2] O esfregaço de sangue mostra hemácias em alvo, alguns acantócitos e raros estomatócitos. A hemólise crônica é geralmente compensada com muita reticulocitose. Diferente das EsH, as hemácias são mais resistentes à lise osmótica, há redução do conteúdo de potássio intracelular e a **esplenectomia não traz benefícios aos pacientes com xerocitose hereditária**, pelo contrário, **é contraindicada** pelo alto risco de trombose. A **estomatocitose hiper-hidratada** ou **hidrocitose hereditária** caracteriza-se por aumento da permeabilidade ao sódio e, deste modo, ocorre aumento de cátions e água intracelulares e do VCM dos eritrócitos. Essas alterações podem determinar hemólise de gravidade variável. O esfregaço de sangue periférico do paciente e seus familiares mostra estomatócitos (hemácias em forma de boca ou com halo claro na porção central da hemácia) (Figura 23.12) e, em muitos casos, a estomatina ou banda 7 está ausente. O estudo dos familiares é fundamental para o diagnóstico correto e a exclusão de estomatocitose adquirida devido a doença hepática ou alcoolismo.

Tanto a hidrocitose como a xerocitose hereditárias representam graus extremos de um grande espectro de defeitos da permeabilidade das hemácias. A crio-hidrocitose, a pseudo-hipercalemia e a xerocitose estomatocítica são síndromes intermediárias, bastante raras, que se manifestam por hemólise leve ou ausência de hemólise. A **crio-hidrocitose** caracteriza-se por hemácias com sobrecarga de sódio e depleção de potássio, de modo que a soma do conteúdo de sódio e potássio é normal. Em duas famílias foi encontrada redução da quantidade de estomatina, retardo mental e catarata.[2] O esfregaço de sangue mostra estomatócitos,

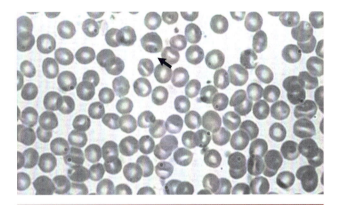

Figura 23.12 Esfregaço de sangue periférico demonstrando estomatócitos.

alguns com uma barra excêntrica ou transversal na área de palidez central. O teste de auto-hemólise é marcantemente positivo em temperaturas de 4 °C. A **pseudo-hipercalemia** caracteriza-se por perda exagerada de potássio quando as hemácias estão submetidas a temperaturas inferiores a 37 °C. Na pseudo-hipercalemia predomina a desidratação das hemácias ou crioxerocitose. Como as manifestações são mínimas a 37 °C, os pacientes têm hemácias apenas levemente desidratadas.[1]

ALTERAÇÕES DAS HEMÁCIAS POR DEFEITOS QUE AFETAM GRUPOS SANGUÍNEOS

▶ Síndrome de deficiência de Rh

A deficiência de Rh é uma condição autossômica recessiva rara, resultado da falta (Rh_{null}) ou da redução grave (Rh_{mod}) do Rh da hemácia e antígenos LW e, até certo ponto, variável, de outras cadeias auxiliares do compelxo Rh como CD47 e Glicoforina B (GPB). Fenótipos deficientes de Rh são causados por várias mutações que ocorrem no lócus *RHAG* ou no lócus *RH* no cromossomo 6p12-p21 e 1p34-p36, respectivamente. É interessante notar que entre as mutações de *RHAG,* uma mutação é capaz de abolir a interação entre o complexo Rh e a anquirina.[1,2]

Todos os fenótipos deficientes de Rh têm como resultado a mesma síndrome clínica, que é caracterizada pela anemia hemolítica crônica de gravidade variável e reticulocitose moderada persistente (3 a 20%). O esfregaço de sangue mostra estomatocitose e esferocitose.

Frequentemente, a fragilidade osmótica da hemácia sem incubação é ligeiramente anormal, mas muito aumentada após 24 horas de incubação a 37 °C. A ectacitometria revela deformabilidade anormal das hemácias, indicando fragilidade osmótica aumentada, área de superfície reduzida e desidratação. Em casos graves, a melhora clínica é observada após esplenectomia, com a normalização da meia-vida das hemácias. Os eritrócitos deficientes de Rh também apresentam aumento do transporte ativo e passivo de cátions K^+, Na^+ e atividade da $Na^+ - K^+$ ATPase aumentada, que leva à desidratação celular. Essas células também exibem organização anormal dos fosfolípides de membrana tais como: Fosfatidilcolina (PC) e Fosfatidiletanolamina (PE) havendo aumento da troca de PC e aumento do acesso de PE às fosfolipases.[1,2]

▶ Síndrome de Mcleod

A síndrome de Mcleod é uma anomalia rara, na qual as células perdem o antígeno comum Kx e têm marcante redução de todos os antígenos do sistema de grupo sanguíneo Kell. Tanto as hemácias quanto os glóbulos brancos reagem mal com o antissoro Kell. O gene está localizado no cromossomo X, sendo denominado lócus Xk. Hemizigotos masculinos que não têm o Kx em suas hemácias têm equinocitose ou acantocitose variável (8 a 85%) e discreta hemólise compensada (3 a 7% de reticulócitos). O esfregaço de sangue pode também mostrar hemácias em lágrima e poiquilócitos de formatos bizarros. Heterozigotos femininos podem apresentar alguns acantócitos (como esperado pela hipótese de Lyon), e discreta hemólise. A ectacitometria revela redução da área de superfície de membrana e desidratação das hemácias, mas a curva de fragilidade osmótica é normal. O formato anormal da célula pode ser corrigido com clorpromazina, que se acumula no interior da bicamada lipídica, sugerindo que o problema básico é algum balanço inadequado dos lipídeos da membrana. Aparentemente, em alguns tipos celulares, o antígeno Kx liga-se covalentemente ao antígeno Kell, formando um complexo funcional. Os transcritos de ambas estão presentes em células eritroides e não eritroides como cérebro, músculo esquelético, coração, células de Sertoli e órgãos linfoides.[1,2]

Pacientes com a síndrome de McLeod apresentam, também, algum tipo de miopatia ou neuropatia. Isso se manifesta inicialmente através de arreflexia e elevação de creatinina fosfocinase sérica. Durante a vida adulta, cardiomiopatia (cardiomegalia) ou neuropatia lentamente progressiva (movimentos coreiformes ou distônicos ou ataques) poderão surgir. A miopatia do músculo esquelético não costuma ser clinicamente evidente, porém mudanças miopáticas podem ser observadas em amostras de biópsia. PET e ressonância magnética revelam atrofia de gânglios da base, principalmente núcleo caudato e putâmen. A síndrome McLeod parece, portanto, ser uma variante de neuroacantocitose e exibe também algumas semelhanças com a doença de Hutington.

O gene Xk está a menos de 500 kb distante do lócus da doença granulomatosa crônica, no braço curto do cromossomo X (Xp21.1). Consequentemente, alguns homens apresentam tanto a doença granulomatosa crônica como a síndrome de McLeod, causada por deleções que abrangem os dois *loci*. É importante reconhecer os pacientes com síndrome de McLeod, pois, se estes receberem transfusões, poderão produzir anticorpos que serão compatíveis somente com as hemácias McLeod deficientes para Kx.[1,2]

▶ O gene *in(Lu)*

Os antígenos mais frequentes do sistema sanguíneo Lutheran são Lu^a e Lu^b. Estão localizados em duas glicoproteínas de menor abundância, de 85 a 78 kd. Aproximadamente uma pessoa em 3.000 a 5.000 herda um inibidor dominante denominado *In(Lu)*, que suprime a expressão de Lu^a e Lu^b, a tal ponto de a expressão não ser detectada por testes de aglutinação de rotina. Esta é a causa mais frequente do tipo nulo de fenótipo de Lutheran, Lu(a-b-). Isto é interessante por três razões. Em primeiro lugar, o produto do gene *In(Lu)* tem forte poder regulador. Inibe expressões de CD44 (uma proteína adesiva), MER2 (um antígeno de glóbulo vermelho comum), CR1 (receptor de complemento C3b/C4b), AnWj (receptor eritroide de *Haemophilus influenzae*), e os antígenos P_1 e i, além dos antígenos Lutheran. Em segundo lugar, apesar de algumas dessas proteínas serem largamente expressas, como CD44, a ação de *In(Lu)* se limita a células eritroides. Finalmente, pacientes com o fenótipo *In(Lu)* Lu(a-b-) têm hemácias de formato anormal. A morfologia varia de normal ou poiquilocitose discreta (células irregulares, com protuberâncias) a acantocitose. Não há hemólise ou anemia evidente. Exames de fragilidade osmótica em hemácias frescas de *In(Lu)* Lu(a-b-) produzem resultados normais mas, durante a incubação *in vitro*, as células perdem K^+ e se tornam osmoticamente resistentes. Os mecanismos moleculares responsáveis por essa perda de cátions e pelos efeitos regulatórios da proteína *In(Lu)* não são ainda conhecidos e devem ser considerados como focos de interesse.[1,2]

▶ Complicações e modificadores da expressão clínica das doenças da membrana eritrocitária

Além das manifestações típicas de hemólise, como anemia, icterícia e esplenomegalia, pacientes com doenças de membrana podem desenvolver, ainda, complicações como colelitíase, crises hemolítica, aplástica ou megaloblástica, úlceras de perna, hematopoese extramedular, gota e sobrecarga de ferro. As crises hemolíticas são as mais frequentes, secundárias provavelmente à hiperplasia reticuloendotelial que acompanha infecções. As crises aplásticas são raras, mas podem ser graves, necessitando de transfusão; são causadas por parvovírus B19 que infecta as células eritroides em multiplicação e inibe o seu crescimento. A infecção por parvovírus é contagiosa e confere imunidade por longos períodos, de modo que raramente um paciente apresenta mais que uma crise aplástica. As crises megaloblásticas decorrem da carência de ácido fólico devido ao aumento das necessidades pelo processo hemolítico. A colelitíase por cálculos de bilirrubinato é comum, como em qualquer outra anemia hemolítica crônica, e se instala nas primeiras três décadas de vida, devido ao aumento da produção de bilirrubinas.[1,2]

Fatores epigenéticos podem modificar a gravidade das manifestações clínicas e complicações da EsH. Dentre estes, o gene envolvido no metabolismo de bilirrubinas, UGTA1A1, e síndrome de Gilbert, afeta mais de 30% da população[21] e relaciona-se com altos níveis de bilirrubina indireta, aumento da incidência e aparecimento precoce de colelitíase nos indivíduos com anemias hemolíticas crônicas. Indivíduos com síndrome de Gilbert mostram maior número de repetições Timidina-Adenina (TA) no elemento TATAA do promotor do gene UGTA1A1. Deste modo, o alelo normal tem a sequência A(TA)6TAA, enquanto que o mutante tem, no mínimo, sete repetições [A(TA)7TAA]. Cerca de 100% dos neonatos com EsH e síndrome de Gilbert são submetidos a fototerapia. Mutações no gene HFE, relacionado com hemocromatose hereditária, podem acentuar a sobrecarga de ferro nesses pacientes. A associação com β-talassemia pode corrigir parcialmente o fenótipo da EsH, enquanto que a deficiência de G6PD parece agravar a hemólise crônica.[22,23] Em nosso hospital atendemos dois casos de sequestro esplênico em pacientes com EsH e traço falciforme.

DIAGNÓSTICO DIFERENCIAL DAS ALTERAÇÕES HEREDITÁRIAS DA MEMBRANA ERITROCITÁRIA

- **Esferocitose:** a formação de esferócitos pode ocorrer em várias situações, simulando um quadro de EsH, tais como: em anemias hemolíticas imunes, incluindo incompatibilidade ABO, lesão oxidante aguda como na deficiência de G6PD, ou exposição tóxica a agentes oxidantes ou venenos de cobra, lesão térmica, hipofosfatemia, septicemia por *Clostridium*.[1,2]

- **Equinócitos e acantócitos:** equinócitos e acantócitos podem também ser observados em uremia, doença hepática, abetalipoproteinemia, deficiência de vitamina E, após esplenectomia, síndromes neurológicas como corea-amiotrófica, miopatia mitocondrial, anorexia nervosa grave e hipotireoidismo, entre outros.[1,2]

TERAPÊUTICA DAS DOENÇAS DA MEMBRANA ERITROCITÁRIA

- **Ácido fólico** (1 mg/d) deve ser administrado a todos os pacientes com doenças da membrana eritrocitária e hemólise crônica, a fim de prevenir anemia megaloblástica, malformação de tubo neural em fetos de gestantes com carência deste elemento e, possivelmente, trombose decorrente do acúmulo de homocisteína.[1,2] Entretanto, é possível que a adição de ácido fólico em farinhas, como preconizado no Brasil, possa suprir essa necessidade.

- **Esplenectomia** total, por laparotomia ou laparoscopia, cura quase todos os pacientes com doenças de membrana, eliminando a anemia e reduzindo a contagem de reticulócitos para valores próximos do normal, mas está contraindicada nas estomatocitoses hereditárias.[1,2] Pacientes com formas graves de doenças de membrana podem não obter remissão completa após a esplenectomia, mas certamente se beneficiarão do procedimento. Pelo risco de septicemia pós-esplenectomia, deve-se adiar o procedimento até que o paciente tenha pelo menos cinco anos de idade. Não há evidências que justifiquem, nos casos graves, adiar a esplenectomia além deste período, lembrando que o risco de colelitíase aumenta dramaticamente após os dez anos de idade. Vacinas antipneumocócica polivalente e anti-*H. influenzae* devem ser administradas pelo menos oito semanas antes da esplenectomia. Em alguns países recomenda-se também, em crianças, a administração de vacina antimeningocócica. Após a esplenectomia deve-se instituir antibioticoterapia profilática com penicilina (penicilina vis oral, duas vezes ao dia, ou penicilina benzatina IM a cada três semanas), por pelo menos dois anos.

Mais recentemente, alguns autores vêm utilizando a esplenectomia parcial como terapêutica da EsH.[1,2] Os resultados iniciais e em poucos pacientes demonstraram ausência de complicações. Após quatro anos de seguimento, não foi observada reconstituição do baço a partir de tecido esplênico remanescente. Embora a esplenectomia parcial possa reduzir as complicações da esplenectomia total, incluindo plaquetose e tromboembolismo, é necessária experiência da equipe cirúrgica devido ao risco inerente do procedimento. Embolização arterial esplênica parcial foi realizada com sucesso numa criança com EsH.[1,2]

▶ Complicações da esplenectomia

Além da septicemia pós-esplenectomia, há riscos inerentes do procedimento cirúrgico, como infecção e sangramento, além de maior risco de doença cardíaca isquêmica em indivíduos normais submetidos à esplenectomia após trauma. Oclusão de veia porta e mesentérica é outra complicação da esplenectomia. Estudo recente, realizado apenas em pacientes com esferocitose hereditária, sugere que o risco de infarto do miocárdio e acidente vascular cerebral aumenta em cerca de seis vezes nos indivíduos esplenectomizados.[24] Uma possível causa dessas complicações seria o aumento crônico do número de plaquetas e/ou dos níveis de hemoglobina, observado após o procedimento. Pancreatite é outra complicação da cirurgia observada em alguns pacientes, decorrente de lesão da cauda do pâncreas durante a esplenectomia. Deste modo, não recomendamos a esplenectomia para todos os pacientes.

Em pacientes com estomatocitose hereditária têm sido descritos acidentes tromboembólicos graves e fatais, sendo a **esplenectomia estritamente contra-indicada na xerocitose hereditária**.[1,2]

▶ Indicações de esplenectomia

São candidatos à esplenectomia todos os pacientes com doença de membrana grave ou aqueles com a forma moderada, mas apresentando redução da atividade física ou da vitalidade. São ainda candidatos à esplenectomia aqueles indivíduos que desenvolvem úlceras de perna ou hematopoese extramedular. É controvertido se pacientes com EsH moderada assintomáticos devem ser submetidos à esplenectornia.[1,2,13]

▶ Falha da esplenectomia

A falha de resposta à esplenectomia é rara e causada pela presença de baço acessório ou pela associação da doença de membrana com outro defeito hereditário do glóbulo vermelho. Baço acessório ocorre em 15 a 40% dos pacientes e deve ser pesquisado por cintilografia, se possível antes da cirurgia ou sempre que se suspeitar de falha da esplenectomia. O desaparecimento de hemácias com corpúsculos de Howell-Jolly, anos após a esplenectomia, indica também a presença de baço acessório.[1,2]

REFERÊNCIAS BIBLIOGRÁFICAS

1. Lux SE, Palek J. Disorders of red dell membrane. In: Blood: principles and practice of hematology.1. ed., Filadélia: JB Lippincott, 1995. p.1701-818.
2. Delaunay J, Cartron JP. Disorders of the red cell membrane. In: The handbook: disorders of iron homeostasis, erythrocytes, erythropoiesis. 1. ed. Genoa, Italy: Forum Service Editore, 2006. p.365-90.
3. Kuypers FA. Membrane lipid alterations in hemoglobinopathies. Hematology: American Society of Hematology Educational Program Book, 2007. p.68-73.
4. Brown DA, London E. Structure and function 9of sphingilipid-rich membrane rafts. J Biol Chem. 2000;275:17221-4.
5. Cheidde L, Vieira TC, Lima PR, Saad ST, Heilberg IP. A novel mutation in the anion exchanger 1 gene is associated with familial distal renal tubular acidosis and nephrocalcinosis. Pediatrics. 2003;112(6 Pt 1):1361-7.
6. Lima PRM, Gontijo JAR, Lopes de Faria JB, Costa FF, Saad STO. Band 3 Campinas: A novel splicing mutation in the Band 3 Gene (AE1) associated with hereditary spherocytosis, hyperactivity of Na^+/Li^+ countertransport and an abnormal renal bicarbonate handling. Blood. 1997;90:2810-8.
7. Leite RC, Basseres DS, Ferreira JS, Alberto FL, Costa FF, Saad ST. Low frequency of ankyrin mutations in hereditary spherocytosis: identification of three novel mutations. Hum Mutat. 2000;16:529.
8. Bassères DS, Vicentim DL, Costa FF, Saad STO. β-Spectrin Promissão: A translation Codon Mutation of the βspectrin gene (ATG→GTG) associated with hereditary spherocytosis and spectrin deficiency in a Brazilian family. Blood. 1998; 91:368-9.
9. Bassères DS, Duarte AS, Hassoun H, Costa FF, Saad ST. β-Spectrin Sta Bárbara: a novel frameshift mutation in hereditary spherocytosis associated with detectable levels of mRNA and a germ cell line mosaicism. Br J Haematol. 2001; 115:347-53. Erratum in: Br J Haematol. 2002;116:925.
10. Lima PR, Baratti MO, Chiattone ML, Costa FF, Saad ST. Band 3Tambaú: a de novo mutation in the AE1 gene associated with hereditary spherocytosis. Implications for anion exchange and insertion into the red blood cell membrane. Eur J Haematol. 2005;74:396-401.
11. Wichterle H, Hanspal M, Palek J, Jarolim P. Combination of two mutant alpha spectrin alleles underlies a severe spherocytic hemolytic anaemia. J Clin Invest. 1996;98:2300-7.
12. Saad STO, Costa FF, Vicentin DL, Salles TSI, Pranke PHL. Red cell membrane protein abnormalities in hereditary spherocytosis in Brazil. Brit J Haematol. 1994;88:295-9.
13. Iolascon A, Avvisati R. Genotype/phenotype correlation in hereditary spherocytosis. Haematologica 2008; 93:1283-88.
14. Pranke PHL, Basseres DS, Costa FF, Saad STO. Expression of Spectrin $\alpha^{1/65}$ hereditary elliptocytosis in patients from Brazil. Brit J Haematol. 1996;94:470-5.

15. Bassères DS, Bordin S, Costa FF, Saad STO. Association of the alpha-spectrin R28H mutation with allele α^{LELY} and with $\alpha I/\alpha II$ domain haplotypes in three Brazilian families. Eur J Haematol. 2000;64:53-8

16. Bassères DS, Pranke PHL, Salles TSI, Costa FF, Saad STO. β-spectrin Campinas: A novel shortened β-chain variant associated with skipping of exon 30 and hereditary elliptocytosis. Brit J Haematol. 1997;79:579-85.

17. Bassères DS, Pranke PHL, Vicentin D, Costa FF, Saad STO. Expression of Spectrin $\alpha I/50$ hereditary elliptocytosis and its association with the αlely allele. Acta Haematologica. 1998;100:32-8.

18. Bassères DS, Salles TSI, Costa FF, Saad STO. Presence of Allele α^{LELY} in an Amazonian Indian Population. Am J Hematol. 1998;57:212-4.

19. Guizouarn H, Martial S, Gabillat N, Borgese F. Point mutations involved in red cell stomatocytosis convert the electro-neutral anion exchanger 1 to a nonselective cation conductance. Blood. 2007;110:2158-65.

20. Iolascon A, De Falco L, Borgese F, Esposito MR, Avvisati RA,. Izzo P, et al. A novel erythroid anion exchange variant (Gly796Arg) of hereditary stomatocytosis associated with dyserythropoiesis. Haematologica. 2009;94:1049-59.

21. Fertrin KY, Goncalves MS, Saad STO, Costa FF. Frequencies of UDP-glucuronosyltransferase 1 (UGT1A1) gene promoter Polymorphisms among distinct ethnic groups from Brazil. Am J Med Genet. 2002;108:117-9.

22. Alfinito F, Calabrò V, Cappellini MD, Fiorelli G, Filosa S, Iolascon A, et al. G6PD deficiency and red cell membrane defects: additive or synergistic interction in producing chronic haemolytic anaemia. Br J Haematol. 1994;87:148-52.

23. Miraglia del Giudice E, Perrotta S, Nobili B, Pinto L, Cutillo L, Iolscon A. Coexistence of hereditary spherocytosis (HS) due to band 3 deficiency and β-thalassemia trait: partial correction of HS phenotype. Br J Haematol. 1993;85:553-7.

24. Schilling RF. Spherocytosis, splenectomy, strokes and heart attacks. Lancet. 1997;350:1677-8.

capítulo 24

Deficiência de Glicose-6-fosfato Desidrogenase

Sara Teresinha Olalla Saad

INTRODUÇÃO

A deficiência de glicose-6-fosfato desidrogenase (G6PD) é conhecida há séculos pela sua ligação à ingestão de favas (*Vicia faba*). O filósofo e matemático grego Pitágoras proibiu os seus seguidores de consumirem favas, possivelmente como resultado desses efeitos patológicos. No início do século XX, vários médicos do sul da Itália e Sardenha descreveram o quadro clínico denominado *favismo*. Porém, como a resposta à ingestão de favas não é algo previsível, teorias populares da patogênese do *favismo* foram relacionadas com efeitos tóxicos ou alergias. Em 1956, Carson e colegas descobriram que indivíduos que desenvolviam anemia hemolítica causada por primaquina, uma droga antimalárica, apresentavam um nível muito baixo de atividade de G6PD em suas hemácias. Após uma viagem à Sardenha, Crosby detectou a similaridade entre a anemia hemolítica grave associada à ingestão de favas, ou até mesmo a inalação do pólen da planta com a anemia hemolítica induzida por primaquina. A baixa atividade de G6PD em pessoas com um histórico de *favismo* foi subsequentemente descrita na Itália e na Alemanha. Hoje sabemos que a deficiência de G6PD é o defeito enzimático humano mais comum, afetando mais de 400 milhões de pessoas no mundo.[1-4] As variantes de G6PD foram classificadas inicialmente em quatro grupos, de acordo com a atividade enzimática nas hemácias: classe I – causam hemólise crônica; classe II – deficiência grave (incluem-se aqui as variantes Mediterrânea, Santamaria e Cantão); classe III – deficiência moderada (incluindo as variantes A-, Africana, Seattle, Chatam); classe IV – não deficientes.

O gene do G6PD está localizado na região telomérica do braço longo do cromossomo X (banda Xq28), próximo aos genes responsáveis pela hemofilia A, pela discerastose congênita e pelo daltonismo. Todas as mutações do gene do G6PD que levam a alguma deficiência enzimática afetam a sequência codificadora (Figura 24.1). Há aproxi-

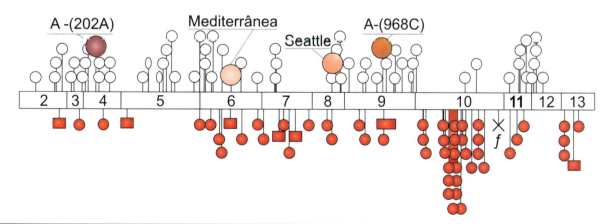

Figura 24.1 Distribuição de mutações no gene da G6PD. Éxons estão numerados em caixas (2 a 13). As diferentes classes de variantes de G6PD estão representadas por círculos abertos (classes II e III); círculos cheios (classe I, causam hemólise crônica); elipses abertas (classe IV). quadrados cheios = pequenas deleções; x = mutação não sense; f = mutação em sítio de clivagem do RNAm (modificado de Luzzato *et al*, 2001[2]).

madamente 140 mutações descritas, a maioria sendo substituições de única base, com troca de aminoácidos. Todas as mutações de ponto do gene do G6PD, quando agrupadas de acordo com o declínio gradual da conservação de aminoácidos, apresentam diminuição da gravidade clínica. Vale ressaltar que numerosas mutações de ponto foram registradas repetidamente em diferentes partes do mundo, sugerindo que a origem dificilmente seria de um ancestral comum e provavelmente são mutações novas, que surgiram independentemente.[1-4]

BIOQUÍMICA

O monômero do G6PD humano é uma proteína de 514 aminoácidos. A forma ativa é um homodímero ou tetrâmero, e catalisa o primeiro passo da via das Pentoses-Fosfato (PPP), a oxidação da glucose-6-fosfato a 6-fosfogluconolactona com a redução concomitante de Nicotina Adenina Dinucleotídeo Fostato (NADP) a NADPH. A via das pentoses-fosfato é importante em todas as células, pela produção de NADPH, e pentoses para a síntese de nucleotídeos e de ácidos nucleicos. Na célula vermelha, esta via é a única fonte de NADPH obtida pelas reações catalisadas por G6PD e 6-Fosfogluconolactona Desidrogenase (6PGD). NADPH é essencial na célula vermelha para protegê-la contra os danos causados pelos altos níveis fisiológicos de oxidação; essa proteção ocorre por meio da manutenção de um alto nível de glutationa reduzida (GSH) na célula, mantendo assim um ambiente de redução. Por meio da Glutarredoxina (GRX), GSH protege da oxidação os grupos sulfidrila na hemoglobina e na membrana da célula vermelha. Nas hemácias normais, a razão entre glutationa oxidada e reduzida (GSSH) é de 100:1. Na presença de agentes oxidantes na forma de radicais livres ou de peróxidos, o nível de GSH cai, e pode ser restabelecido pela ação de glutationa redutase que requer fornecimento adequado de NADPH. Na maioria das células outras reações dependentes de NADP podem fornecer grande quantidade de NADPH, necessária em condições normais, mas G6PD é a única enzima que produz NADPH que pode ser ativada em resposta a estresse oxidativo e, como tal, age como guardião do potencial de redução das células. Nas hemácias, onde não há outra fonte disponível, G6PD é essencial para defesa contra o estresse oxidativo. Se as concentrações de NADPH não puderem ser mantidas, como ocorre na deficiência de G6PD, os níveis de GSH caem e ocorre dano oxidativo que poderá levar à hemólise (Figura 24.2). A hemólise aguda, ou crise hemolítica aguda, em pessoas com variantes de G6PD, ocorre quando agentes oxidantes são gerados após a ingestão de certas drogas, ingestão de feijão fava ou durante infecção aguda. Em casos extremamente raros de variantes esporádicas mais graves, agentes oxidantes produzidos durante o metabolismo normal de células vermelhas causam depleção de GSH e podem levar à hemólise crônica.[1-5]

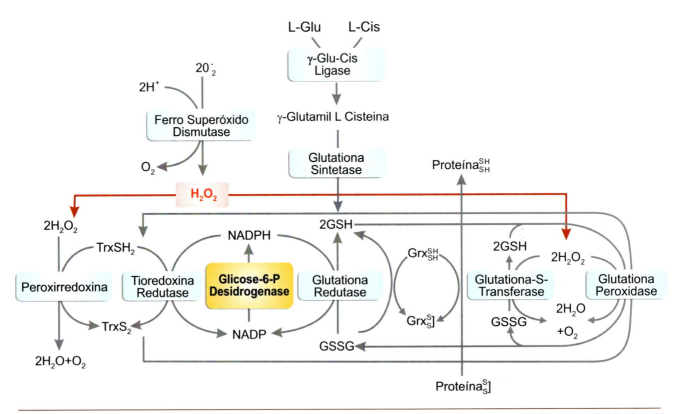

Figura 24.2 Vias metabólicas influenciadas pela deficiência de G6PD. G6PD tem papel central na defesa antioxidante do eritrócito (modificado de Mason et al, 2007[4]).

EPIDEMIOLOGIA E SELEÇÃO PELA MALÁRIA

Os alelos que ocasionam a deficiência de G6PD estão distribuídos pelo mundo; a estimativa é de que pelo menos 400 milhões de pessoas sejam portadoras da mutação no gene do G6PD que causa a deficiência (Figura 24.3). A maior prevalência descrita é na África, na Europa meridional, no sudeste da Ásia e no centro e sul das ilhas do Pacífico; porém, devido à migração relativamente recente, os alelos deficientes estão hoje bastante prevalentes nas Américas do Norte e do Sul, e também em partes do norte da Europa. Nos últimos anos, a análise molecular tem sido usada para mapear a prevalência da deficiência de G6PD.[1-6]

A distribuição mundial da malária é notavelmente similar à distribuição dos alelos mutados de G6PD, tornando bem aceita a hipótese da deficiência de G6PD proteger contra a malária. A primeira hipótese para explicar essa associação seria que a esquizogênese intracelular de parasitas, e não a invasão, é afetada nas hemácias com deficiência de G6PD, nas quais pode ocorrer o dano oxidativo do parasita. Estudos posteriores demonstraram que células vermelhas com deficiência de G6PD infectadas com parasitas sofrem fagocitose por macrófagos num estágio anterior de maturação parasitária do que as hemácias normais com infecção parasítica, o que poderia ser um mecanismo protetor adicional contra a malária.[1-4,6]

Na maioria das áreas com altas prevalências de deficiência de G6PD, vários alelos polimórficos foram identificados. As regiões tropicais da África são uma exceção, onde a variante G6PD A- (Africana) é responsável por aproximadamente 90% da deficiência de G6PD. G6PD A- é frequente também na América do Sul, América do Norte, nas Antilhas e em áreas onde há pessoas de origem africana. G6PD A- é bem prevalente também na Itália, nas Ilhas Canárias, na Espanha, em Portugal, e no Oriente Médio incluindo Iran, Egito e Líbano. A segunda variante mais comum é a G6PD Mediterrânea, que está presente em todos os países da costa do mar Mediterrâneo, mas é também bastante disseminada no Oriente Médio, incluindo Israel, onde é responsável por praticamente toda a frequência de deficiência de G6PD em curdos, judeus, na Índia e na Indonésia. Em várias populações, como aquelas dos países em torno do golfo pérsico, a G6PD A- e a G6PD Mediterrânea coexistem em frequências polimórficas. Outras variantes polimórficas são as de Seattle, Union e Catão, que já foram descritas no sul da Itália, Sardenha, Grécia, Ilhas Canárias, Algéria, Alemanha, Irlanda, China.[1-4]

No Brasil a frequência de deficiência de G6PD é de 2 a 3% da população. Quase 98% dos casos deve-se à variante Africana (nt 202G>A), que é facilmente detectada por amplificação por PCR do exon 4 do gene da G6PD e digestão com a enzima de restrição *NlaIII*. Os demais casos devem-se às variantes Mediterrânea, Seattle, Santamaria, Chatam ou outras mais raras. Em vista da alta incidência na população, não é incomum encontrar-se mulheres homozigotas ou com dupla heterozigoze.[7-14]

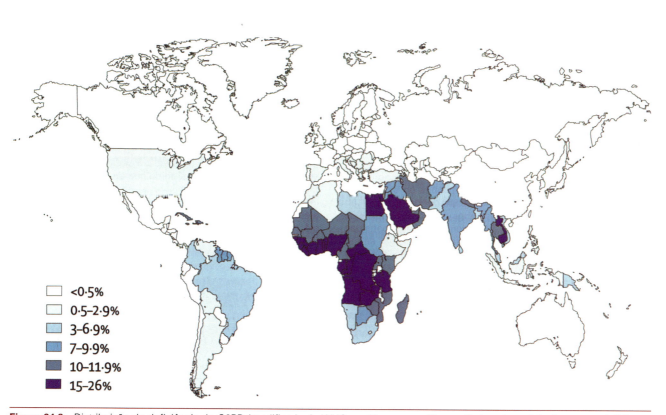

Figura 24.3 Distribuição da deficiência de G6PD (modificada de WHO working group, Glucose-6-phosphate dehydrogenase deficiency. Bull World Health Organ 67, 1989, p. 601-11).

DIAGNÓSTICO DE DEFICIÊNCIA DE G6PD

O diagnóstico definitivo da deficiência de G6PD é baseado numa estimativa de atividade enzimática pela análise espectrofotométrica quantitativa da razão de produção de NADPH de NADP. Para uma triagem rápida da população, vários métodos semiquantitativos já foram aplicados, como o teste de Motulsky (*dye-decolouration test*) em 1961, e teste de fluorescência (geração de NADPH) que indica a deficiência de G6PD pela ausência de fluorescência no sangue sob luz ultravioleta. Outros testes semiquantitativos também já foram usados, mas exigem confirmação definitiva para resultados anormais.[1-3]

Dúvida diagnóstica pode surgir quando se mede a atividade enzimática durante uma crise aguda de hemólise ou na presença de altos níveis de reticulócitos, pois o nível de atividade dos eritrócitos novos é mais elevado que em células mais maduras, levando a resultados falso-negativos para deficiência de G6PD.[5,15] Dificuldades também podem surgir ao avaliar neonatos, pois estes apresentam maior população de hemácias jovens. Nenhum dos testes de triagem consegue identificar com segurança mulheres heterozigotas, cuja inativação de X extremamente desviado acarreta atividade variando de hemizigótica a normal. A medida da atividade enzimática e a análise molecular são os métodos que permitem diagnóstico definitivo do *status* da deficiência na mulher.[1-3,14]

Caracterização bioquímica completa da enzima G6PD é necessária apenas no caso de se definir uma nova variante, como recomendado pelo WHO, mas variações entre laboratórios já levaram à identificação errônea de novas variantes. O desenvolvimento de métodos moleculares simples de diagnóstico permitiram a detecção de mutações específicas, possibilitaram a triagem populacional, estudos familiares e em casos raros muito graves, o diagnóstico pré-natal. As mutações mais comuns (Mediterrânea, A-, Seattle) podem ser rapidamente detectadas pela análise de digestão por enzima de restrição, após amplificação por PCR do exon apropriado. [1-3,6,9,12,15]

MANIFESTAÇÕES CLÍNICAS

Felizmente, a maioria dos indivíduos com deficiência de G6PD permanecerá assintomática durante toda a vida e nem saberá da deficiência. Deficiência de G6PD não parece afetar a expectativa de vida, a qualidade de vida ou a atividade dos indivíduos afetados.

A deficiência de G6PD geralmente se manifesta através de anemia hemolítica induzida por infecção ou por drogas, favismo, icterícia neonatal ou anemia hemolítica não esferocítica crônica. Qualquer que seja a causa da hemólise aguda na deficiência de G6PD, esta costuma se manifestar clinicamente através de fadiga, dor nas costas, anemia, icterícia e colúria.[1-3]

▶ Anemia hemolítica induzida por drogas

A deficiência de G6PD foi descoberta através da investigação do desenvolvimento de hemólise em pacientes que haviam recebido primaquina. Subsequentemente, várias

drogas foram ligadas à hemólise aguda em indivíduos com deficiência de G6PD (Tabela 24.1). É muitas vezes difícil

Tabela 24.1

▶ Drogas a serem evitadas na deficiência de G6PD.

Antimaláricos

- **Primaquina** (pessoas com a variante africana A- podem tomar doses reduzidas da droga. 15mg/d ou 45 mg duas vezes por semana sob supervisão)
- **Pamaquina** (Cloroquina pode ser usada sob supervisão quando há necessidade de profilaxia ou de tratamento de malária)

Sulfonamidas e sulfonas

- **Sulfanilamida**
- **Sulfapiridina**
- **Sulfadimidina**
- **Sulfacetamida**
- Sulfafurazona
- **Sulfasalazilpiridina**
- **Dapsona ****
- **Sulfoxona ****
- **Glucosulfona sódica**
- **Bactrin**

Outros compostos antibacterianos

- **Nitrofurans-nitrofuratoin, furazolidona, nitrofurazona**
- [ácido nalidíxico]
- Cloranfenicol
- Ácido *p*-Amino Salicílico

Analgésicos

- Ácido acetilsalicílico [aspirina]: doses moderadas podem ser usadas
- Acetominofen
- Paracetamol

Anti-helmínticos

- β-Naphthol
- **Estibofen**
- **Niridazol**

Diversos

- **Análogos à Vitamina K [1 mg menaftona pode ser administrada a bebês]**
- **Naftalina ****
- **Probenecide**
- **Dimercaprol (BAL)**
- **Azul de metileno**
- **Arsênio ****
- **Fenil-hidrazina ****
- **Acetil-fenil-hidrazina ****
- **Azul de Toluldina**
- Mepacrina

As drogas em negrito devem ser evitadas por pessoas com qualquer forma de deficiência de G6PD; as demais devem ser evitadas também por pessoas com deficiência de G6PD de origem mediterrânea, asiática, ou do oriente médio; o item dentro dos colchetes se aplica apenas àqueles com a variante africana A-.

**Essas drogas ou compostos químicos podem causar hemólise em pessoas normais se ministradas em altas doses. Muitas outras drogas podem produzir hemólise em algumas pessoas. (WHO Working Group. Glucose-6--phosphate dehydrogenase deficiency. Bull WHO 1989; 67:601).

estabelecer se uma droga específica provoca a crise hemolítica em pacientes com deficiência de G6PD diretamente. Em primeiro lugar, há agentes que são considerados seguros para alguns indivíduos com deficiência de G6PD que não necessariamente serão seguros para todos os pacientes – mesmo porque a farmacocinética varia de pessoa para pessoa. Em segundo lugar, drogas com efeitos potencialmente oxidativos são às vezes ministradas a pacientes com uma condição clínica de base (como infecção) que poderia levar a hemólise. Em terceiro lugar, pacientes muitas vezes estão fazendo uso concomitante de mais do que um tipo de medicamento. E, finalmente, a hemólise na deficiência de G6PD é um processo autolimitante e, portanto, não produz sempre anemia e reticulocitose clinicamente significativa.

Hemólise e icterícia clinicamente detectáveis surgem tipicamente entre 24 a 72 horas após administração da droga. Urina escura devido à hemoglobinúria é um sinal característico. A anemia sofre piora até sete a oito dias. Após suprimir a droga, as concentrações de hemoglobina começam a se recuperar após oito a dez dias. A presença de corpos de Heinz (precipitados de hemoglobina desnaturada) nas hemácias é um achado típico.[1-3] (Figura 24.4) Hemácias mordidas (Figura 24.5) podem ser observadas no esfregaço de sangue devido à presença dos corpos de Heinz que foram fagocitados.

▶ Anemia hemolítica induzida por infecção

As infecções representam provavelmente a causa mais típica de hemólise em pessoas com deficiência de G6PD. Os vírus da hepatite A e B, citomegalovírus, pneumonia e febre tifoide são causas notáveis. Vários fatores podem afetar a gravidade da hemólise, incluindo drogas administradas, função hepática e idade. Em hemólise grave, transfusões imediatas podem ser necessárias. Falência renal aguda é uma complicação em potencia,l decorrente de hepatite viral concomitante à deficiência de G6PD; fatores patogênicos incluem necrose tubular aguda devido à isquemia renal e à obstrução tubular causadas por depósitos de hemoglobina. Alguns pacientes com hemólise requerem hemodiálise. A falência renal aguda é rara em crianças.[1-3]

▶ Favismo

O favismo pode se desenvolver após a ingestão de favas secas ou congeladas, mas tem maior probabilidade de ocorrer após o consumo de favas frescas. Divicina, *convicine* e isouramil, que parecem ser os constituintes tóxicos das favas, aumentam a atividade da via de hexose-monofosfato, promovendo hemólise em pacientes com deficiência de G6PD. Bebês em aleitamento materno cujas mães consomem favas também correm risco de hemólise. Apresenta-se como anemia hemolítica aguda, geralmente em torno de 24 horas após o consumo das favas. A hemoglobinúria é mais grave do que aquela causada por crises hemolíticas desencadeadas por drogas ou por infecção, apesar de as concentrações de bilirrubina serem mais baixas. A anemia é geralmente aguda e grave, levando à falência renal aguda em alguns pacientes, devido à isquemia ou à precipitação de depósitos de hemoglobina e pode requerer transfusão de hemácias.[1-3] No Brasil, descendentes de italianos têm o hábito de ingerir favas e já tivemos oportunidade de atender a uma criança que havia apresentado, por duas vezes, quadro grave de hemólise, após ingestão de favas frescas, necessitando de terapia intensiva e transfusões de hemácias. Essa criança era portadora de variante Mediterrânea de G6PD.

▶ Icterícia neonatal

Cerca de um terço de neonatos do sexo masculino nascidos com icterícia neonatal tem deficiência de G6PD. A icterícia se faz evidente em torno do 1º ao 4º dia de vida, semelhante à icterícia fisiológica, mas é observada num período posterior ao da icterícia por aloimunização de grupo sanguíneo. A exposição materna a drogas oxidantes, remédios herbais ou efeito de bolinhas de naftalina canforadas colocadas para preservar as roupas do bebê podem contribuir para diferenças na expressão clínica da icterícia, e é mais grave em bebês prematuros. A hemólise não parece contribuir tanto para a icterícia quanto a dificuldade do fígado, também deficiente em G6PD, em conjugar a bilirrubina. Relatos de

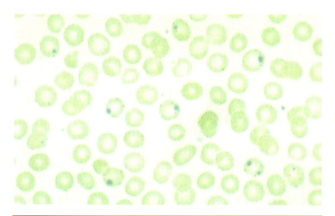

Figura 24.4 Esfregaço de sangue periférico corado pela técnica de violeta de metila demonstrando corpos de Heinz durante crise hemolítica por deficiência de G6PD.

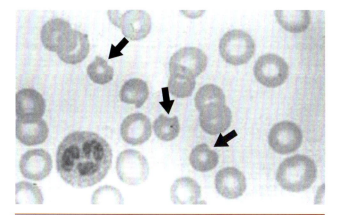

Figura 24.5 Esfregaço de sangue periférico corado pela técnica de Leishman demonstrando hemácias "mordidas" durante crise hemolítica por deficiência de G6PD.

que neonatos com deficiência de G6PD, que também herdam a mutação no promotor do gene da Uridina-Difostato-Glucuronosiltransferase 1 (UGT1A1) que causa a síndrome de Gilbert, têm especial risco de icterícia neonatal e *kernicterus*, sugerem que a detecção dessas associações pode ter importância em saúde pública, na prevenção de retardo mental. Porém esses resultados são ainda contraditórios.[1,3,16]

▶ Anemia hemolítica congênita não esferocítica

Em alguns pacientes, variantes da deficiência de G6PD causam hemólise crônica, levando à assim chamada anemia hemolítica congênita não esferocítica. Essas variantes foram agrupadas na classe 1 proposta pela classificação da Oranização Mundial da Saúde.[1,4,5] As variantes que causam a anemia hemolítica congênita não esferocítica são esporádicas, e quase sempre surgem de mutações independentes. Muitos pacientes com anemia hemolítica congênita não esferocítica, causadas pela deficiência de G6PD, têm um histórico de icterícia neonatal grave, anemia crônica exacerbada por estresse oxidativo que tipicamente requer transfusão sanguínea, reticulocitose, cálculos biliares e esplenomegalia. As concentrações de bilirrubina e de lactato desidrogenase ficam elevadas e, diferentemente do que ocorre na anemia hemolítica aguda descrita acima, a hemólise costuma ser extravascular. A associação de mutações do promotor de gene da Uridina-Difostato-Glucuronosil-transferase 1 (UGT1A1), que causa a síndrome de Gilbert, aumenta os níveis de bilirrubinas e a ocorrência de cálculos biliares.[1-3] Muito raramente, a anemia hemolítica congênita não esferocítica é dependente de transfusão, fazendo-se necessária a quelação de ferro.

▶ Deficiência de G6PD em outros tecidos

A enzima G6PD está presente em todos os tecidos e sua deficiência, teoricamente, poderia causar defeitos funcionais em todos estes. Nas variantes comuns do G6PD, tais como G6PD A- e G6PD Mediterrânea e mesmo na maioria das variantes gravemente deficientes, não há, em geral, nenhum defeito na função ou no número de leucócitos.[1-3] Porém, há relatos de disfunção leucocitária associada a variantes raras, gravemente deficientes de G6PD.[17,18] Pacientes com deficiência de G6PD não têm tendência a sangramentos e os estudos plaquetários fornecem resultados conflitantes.[1] Ocasionalmente, tem sido observada catarata em pacientes com as variantes de G6PD que produzem anemia hemolítica não esferocítica, e a incidência de cataratas senis pode estar aumentada na deficiência de G6PD, mas continua uma questão controversa.[1] Diminuição na produção de insulina[19] e dos níveis de cortisol após estimulação com ACTH[20] tem sido relatada em homens com deficiência de G6PD.

CONTROLE

A estratégia mais efetiva para controlar a deficiência de G6PD é prevenir a hemólise, evitando estresses oxidativos. Esta abordagem, porém, requer que o paciente tenha consciência de sua deficiência, o que ocorre como resultado de algum episódio hemolítico prévio ou de um programa de triagem. Felizmente, a hemólise aguda nos indivíduos com deficiência de G6PD costuma ser breve e não requer tratamento específico.

Antioxidantes como a vitamina E e o selênio parecem ter efeito em pacientes com hemólise crônica, mas não há dados consistentes que sustentem esta estratégia. Pacientes com anemia hemolítica congênita não esferocítica às vezes desenvolvem esplenomegalia, mas a esplenectomia geralmente não lhes traz benefícios.

Há relatos de diagnóstico pré-natal de deficiência de G6PD, mas esta abordagem ainda é questionada, pois a mortalidade e morbidade da deficiência de G6PD é baixa. Para os casos de deficiência grave, que são refratárias a outros tratamentos, a terapia gênica permanece uma questão a ser considerada.

REFERÊNCIAS BIBLIOGRÁFICAS

1. Beutler E. Glicose-6-phosphate dehydrogenase and other red cell enzyme abnormalities in erythrocytes. In: Beutler, Lichtman, Coller, Kipps e Seligsohn.Mc. Williams Hematology. 6 ed. New York: McGraw-Hill, 2001. p.527-45.
2. Luzzatto L, Metha A, Vulliamy T. Glucose 6-phosphate dehydrogenase deficiency. In: Scriver CR, Beaudet AL, Sly WS, et al (eds.). The metabolic and molecular bases of inherited disease. 8. ed. Columbus: McGraw-Hill, 2001. p.4517-53.
3. Cappellini MD, Fiorelli G. Glucose-6-phosphate dehydrogenase deficiency. Lancet. 2008;371:64-74.
4. Mason PJ, Bautista JM, Gilsanz. G6PD deficiency: the genotype-phenotype association. Blood Rev. 2007;21:267-83.
5. Saad STO, Costa FF, Salles TSI, Sonati MF, Figueiredo MS. Glucose-6-phosphate dehydrogenase deficiency in sickle cell disease by DNA analysis. Blood. 1995;85:601-2.
6. Santana MS, de Lacerda MV, Barbosa MG, Alecrim WD, Alecrim MG. Glucose-6-phosphate dehydrogenase deficiency in an endemic area for malaria in Manaus: a cross-sectional survey in the Brazilian Amazon. PLoS One. 2009;4:e5259.

7. Saldanha PH, Nóbrega FG, Maia JC. Distribution and heredity of erythrocyte G6PD activity and electrophoretic variants among different racial groups at São Paulo, Brazil. J Med Genet. 1969;6:48-54.

8. Azevêdo WC, Silva ML, Grassi MC, Azevêdo ES. Glucose-6-phosphate dehydrogenase deficiency in a general hospital of Salvador, Bahia, Brazil (author's transl). Rev Bras Pesqui Med Biol. 1978;11:49-52.

9. Saad STO, Salles TSI, Carvalho HM, Costa FF. Molecular characterization of glucose-6-phosphate dehydrogenase deficiency in blood donors from Brazil. Human Heredity. 1997;47:17-21.

10. Neto EC, Portal L, Ferreira LF. G6PD deficiency in an unselected Brazilian population. Southeast Asian J Trop Med Public Health. 1999;30(Suppl 2):87.

11. Weimer TA, Salzano FM, Westwood B, Beutler E. G6PD variants in three South American ethnic groups: population distribution and description of two new mutations. Hum Hered. 1998;48(2):92-6.

12. Hamel AR, Cabral IR, Sales TS, Costa FF, Olalla Saad ST. Molecular heterogeneity of G6PD deficiency in an Amazonian population and description of four new variants. Blood Cells Mol Dis. 2002;28:399-406.

13. Castro S, Weber R, Dadalt V, Tavares V, Giugliani R. Prevalence of G6PD deficiency in newborns in the south of Brazil. J Med Screen. 2006;13:85-6.

14. Saad ST, Costa FF. Mild hemolysis in a girl with G6PD Sumaré (class I variant) associated with G6PD A- Blood Cells Mol Dis. 2003;30:238-40.

15. Saad ST, Salles TS, Arruda VR, Sonati MF, Costa FF. G6PD Sumaré: a novel mutation in the G6PD gene (1292 T-->G) associated with chronic nonspherocytic anemia. Hum Mutat. 1997;10:245-7.

16. Mezzacappa MA, Facchini FP, Pinto AC, Cassone AE, Souza DS, Bezerra MA, et al. Clinical and genetic risk factors for moderate hyperbilirubinemia in Brazilian newborn infants. J Perinatol. 2010;30:819-26.

17. Rosa-Borges A, Sampaio MG, Condino-Neto A, Barreto OC, Nudelman V, Carneiro-Sampaio MM, et al. Glucose-6-phosphate dehydrogenase deficiency with recurrent infections: case report. J Pediatr (Rio J). 2001;77:331-6.

18. Agudelo-Flórez P, Costa-Carvalho BT, López JA, Redher J, Newburger PE, Olalla-Saad ST, et al. Association of glucose-6-phosphate dehydrogenase deficiency and X-linked chronic granulomatous disease in a child with anemia and recurrent infections. Am J Hematol. 2004;75:151-6.

19. Monte Alegre S, Saad ST, Delatre E, Saad MJ. Insulin secretion in patients deficient in glucose-6-phosphate dehydrogenase. Horm Metab Res. 1991;23:171-3.

20. Saad MJ, Monte-Alegre S, Saad ST. Cortisol levels in glucose-6-phosphate dehydrogenase deficiency. Horm Res. 1991; 35:1-3.

capítulo 25

Estrutura, Síntese e Genética das Hemoglobinas

Marco Antonio Zago

ESTRUTURA E FUNÇÃO

A hemoglobina é uma molécula globular formada por quatro cadeias de globinas que constituem dois pares: um par de cadeias α-símiles e um par de cadeias β-símiles. Na forma mais comum e abundante de hemoglobina, a HbA (hemoglobina do adulto), as cadeias são chamadas de globina α e globina β. As demais hemoglobinas normais humanas são formadas por combinações de cadeias α-símiles (α ou ξ) e cadeias β-símiles (β, γ, δ, ou ε) (Tabela 25.1). Todas as cadeias de globina têm estrutura similar. São formadas por uma sequência de 141 aminoácidos (cadeia α) ou 146 aminoácidos (cadeia β). A ordem desses aminoácidos na cadeia é determinada pelo código genético no DNA, no gene da globina correspondente. A cadeia de globina exibe uma conformação helicoidal (denominada α-hélice), que transforma a sequência linear em uma espiral que, mudando de direção e enovelando-se, dá à molécula uma forma globular (Figura 25.1). Essa conformação cria uma cavidade denominada bolsa do heme, onde fica a molécula de heme com o átomo de ferro no seu centro.

O heme é uma molécula planar formada pela condensação de quatro núcleos pirrólicos, contendo em seu centro um átomo de ferro na forma de Fe^{++}. Cada cadeia de globina tem uma bolsa onde se fixa o heme.

A mioglobina é uma molécula similar, mas formada por uma única cadeia de globina: é adaptada a armazenar oxigênio nos músculos, pois liga o O_2 com avidez e somente o libera em tensões de O_2 muito baixas. A versatilidade funcional da hemoglobina advém de ser a molécula comple-

Tabela 25.1

▶ Hemoglobinas observadas durante o desenvolvimento ontogenético humano.

Período	Hemoglobina	Globinas
Embrionário	Hb Gower 1	$\xi_2\varepsilon_2$
	Hb Gower 2	$\alpha_2\varepsilon_2$
	Hb Portland	$\xi_2\gamma_2$
Fetal	HbF	$\alpha_2\gamma_2$
Adulto	HbA	$\alpha_2\beta_2$
	HbA$_2$	$\alpha_2\delta_2$

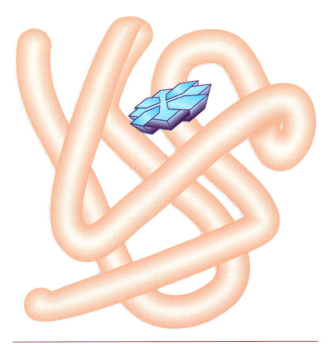

Figura 25.1 Estrutura terciária da cadeia de globina. A molécula tem aspecto globular, delimitando uma bolsa forrada de resíduos hidrófobos onde se localiza a molécula planar do heme (em azul).

ta formada pela associação de quatro cadeias de globina (sendo um par de cadeias α-símiles e um par de cadeias β-símiles), que funcionam de forma integrada e interativa, por exemplo, na oxigenação da hemoglobina. Assim, quando um dos grupamentos heme é oxigenado, após a entrada da primeira molécula de O_2, a entrada das moléculas seguintes de O_2 é favorecida (efeito cooperativo). Como consequência, a hemoglobina é um excelente transportador de O_2 em condições fisiológicas, pois a sua curva de dissociação facilita a oxigenação nos níveis de pressão parcial de O_2 pulmonares e facilita a sua liberação nos níveis de pressão de O_2 que existem na periferia.

Além disso, sua ação é modulada por outras moléculas, como o 2,3-difosfo-glicerato (2,3-DPG), intermediário do metabolismo da glicose bastante abundante dentro da hemácia, que se liga à cavidade central da hemoglobina reduzindo sua afinidade pelo O_2. Dessa forma, quando a concentração de 2,3-DPG aumenta dentro da hemácia, a hemoglobina tem maior dificuldade para reter o O_2, ou seja, sua afinidade pelo O_2 diminui. Esse aumento da concentração de 2,3-DPG ocorre em quase todas as formas de anemia, como uma resposta compensatória secundária; assim, apesar da diminuição da quantidade de hemoglobina, cada grama de hemoglobina é capaz de liberar maior quantidade de O_2 nos tecidos em comparação com o normal. Em contrapartida, isso praticamente não afeta a oxigenação da hemoglobina nos pulmões, pois neste ponto a curva de dissociação já está quase horizontal, e uma redução da afinidade não reduz a oxigenação.

▶ Síntese de hemoglobina

A hemoglobina é produzida durante a eritropoese, acumulando-se em grande quantidade durante a fase de eritroblastos basófilos, policromatófilos e ortocromáticos, estendendo-se aos reticulócitos, que dispõem de mitocôndrias, retículo endoplasmático e restos de mRNA. O heme e a globina são sintetizados separadamente, juntando-se quando a molécula de globina está quase completa. A síntese do heme inicia dentro da mitocôndria, prossegue no citoplasma e termina na mitocôndria. As sínteses das cadeias α-símiles e as cadeias β-símiles, apesar de controladas por genes independentes, são coordenadas de forma que em células normais as quantidades produzidas de ambas as cadeias são equivalentes. Os genes que controlam a síntese das hemoglobinas estão localizados no braço curto do cromossomo 16 (*cluster* dos genes α-símiles) e no braço curto do cromossomo 11 (*cluster* dos genes β-símiles) (Figura 25.2).

Todos os genes de globina têm estrutura muito similar, contendo 429 nucleotídeos (cadeias α-símiles) ou 444 nucleotídeos (cadeias β-símiles) distribuídos em três éxons, ou seja, em três regiões codificadoras. Intercalados entre as regiões codificadoras existem dois íntrons de extensões muito diferentes. Os éxons e íntrons são copiados do DNA para o RNA quando da transcrição, mas durante o processamento do RNA, que ocorre no núcleo, os segmentos

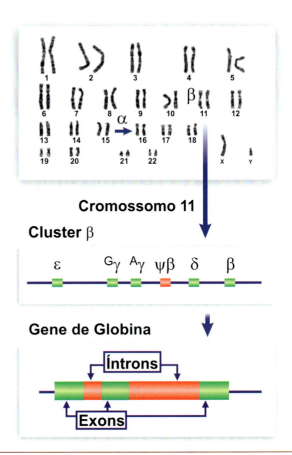

Figura 25.2 Os genes que codificam as cadeias de globina estão em dois complexos gênicos localizados nos braços curtos dos cormossomos 11 e 16. No cromossomo 11 está o *cluster* β-símile. Todos os genes de globina têm estrutura similar, compostos de três éxons e dois íntrons.

correspondentes aos íntrons são removidos, restando apenas os éxons (mecanismo conhecido pelo nome inglês de *splicing*); sinais precisos da sequência do DNA (transcrita no RNA imaturo) servem de "guias" para determinar o início e o final dos segmentos a serem removidos. Obviamente, mutações nesses sítios, embora não alterem a estrutura da proteína, comprometem a sua produção. Adicionalmente, no final do RNA, é acrescentada uma longa sequência de adeninas (cauda poli-A) que dá estabilidade ao mRNA maduro (Figura 25.3).

Além disso, os genes de globinas contêm sequências localizadas a 3' do seu início, que promovem a sua transcrição. As mais importantes são: a) ATAA (*ATA-box* ou *TATA-box*): localizada a cerca de 80 nucleotídeos antes do códon do primeiro aminoácido, sinaliza o ponto onde a RNA-polimerase fixa-se à fita de DNA, desespiralizando-a e iniciando a transcrição do RNA; b) CCAAT e CACCC (CAT-box proximal e distal): localizadas a cerca de 70-80 e 80-100 nucleotídeos antes do *cap site*, respectivamente, são importantes pontos de reconhecimento da RNA polimerase; c) GATA: esta sequência (ou sua complementar TATC) é um sítio de ligação de fatores de transcrição chamados GATA-1 a GATA-4, que controlam muitos genes expressos em células eritroides.

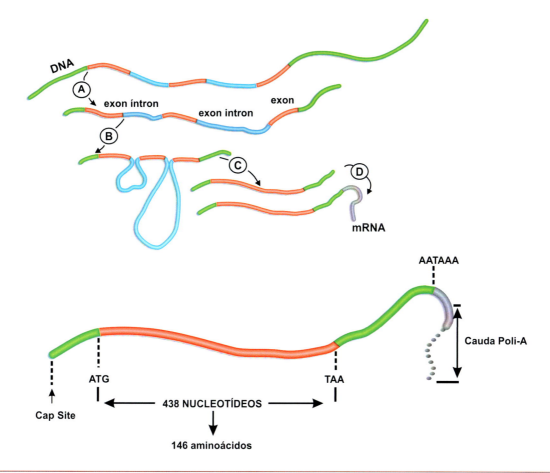

Figura 25.3 O DNA que contém o gene de globina é transcrito em RNA precursor (A) que contém regiões codificadoras (exons, rosa) e as não codificadoras (introns, azuis). A seguir (B) os intron são removidos (splicing), originando (C) uma sequência codificadora contínua. O RNA é então modificado pela adição (D) de uma cauda poli-A e do cap, formando o RNA mensageiro (mRNA) maduro, na parte inferior da figura.

O cluster de genes das globinas β-símiles

Os genes do *cluster* β-símile estão no braço curto do cromossomo 11, na ordem 5'-ε-^{G}γ-^{A}γ-ψβ-δ-β-3', a mesma ordem em que são ativados durante o desenvolvimento ontogenético (Figura 25.3). O gene ε é ativo durante um curto período do desenvolvimento embrionário, enquanto que os genes γ (duplicados na espécie humana) predominam durante o desenvolvimento fetal, produzindo a HbF (hemoglobina fetal, $α_2γ_2$). Ambos os genes δ e β são ativos em adulto, embora a transcrição do gene δ seja muito pouco eficiente, explicando por que a HbA_2 representa apenas cerca de 2,5% do total de hemoglobinas em adultos normais. Além disso, acerca de 90 kb acima do gene β, localiza-se a região denominada LCR (*Locus Control Region*), que favorece a ligação de fatores de transcrição ao complexo β-símile e favorecem sua expressão.

O cluster das globinas α-símiles

O *cluster* α-símile está no braço curto do cromossomo 16. Inclui um gene e um pseudogene ξ, uma duplicação de genes α inativos (pseudogenes), além de uma duplicação de genes α ativos (α1 e α2) que não diferem nas suas regiões codificadoras, e por isso produzem o mesmo tipo de cadeias α. Esses genes estão dispostos no *cluster* na seguinte ordem: 5'-ζ-ψζ-ψα2-ψα1-α2-α1-θ-3'. Nesse *cluster* existe uma região controladora equivalente ao LCR, que favorece a expressão dos genes α, cujo principal componente é denominado HS-40.

▶ Ontogenia da hemoglobina

Hemoglobinas embrionárias

As hemoglobinas humanas são heterogêneas em todas as fases da vida. No início do desenvolvimento existem três hemoglobinas embrionárias (Gower-1, Gower-2 e Portland), que são produzidas por um curto período, e sua síntese não é mais reativada no restante da vida.

Hemoglobina fetal

Durante toda a fase fetal predomina a Hemoglobina Fetal (HbF), acompanhada de pequenas quantidades de Hemoglobina do Adulto (HbA). Esta situação se inverte próximo ao nascimento, quando a produção de HbF vai sendo progressivamente substituída pela produção de HbA. No momento do nascimento, a síntese de HbF ainda constitui cerca de 60% do total, mas a substituição se completa entre o terceiro e o sexto mês de vida, embora níveis ligeiramente elevados de HbF persistam durante os primeiros anos de vida.

Adultos

A principal hemoglobina nos adultos normais é a HbA ($\alpha_2\beta_2 > 96\%$), acompanhada de pequenas quantidades de HbA$_2$ ($\alpha_2\delta_2 = 2,5\%$) e HbF ($\alpha_2\gamma_2 < 1\%$). Algumas famílias normais têm níveis ligeiramente mais elevados de HbF, que também se eleva em anemias hereditárias e doenças adquiridas, mas a elevação de HbA$_2$ somente ocorre nos heterozigotos da forma comum de β-talassemia.

Controle da síntese de Hemoglobina Fetal (HbF)

Em adultos há resquícios da produção de HbF, correspondendo a menos de 1% do total de hemoglobina (ou células-F<8-10%) (Figura 25.4). O exame de grande número de indivíduos normais revela que a distribuição de HbF na população é uma curva assimétrica, já que em algumas famílias há uma tendência hereditária para manter níveis de HbF ligeiramente mais elevados, na faixa de 2-4%. Porcentagens elevadas de HbF são observadas em anemia aplástica, leucemias agudas, síndromes mielodisplásticas, ou após quimioterapia. Na leucemia mieloide crônica juvenil (uma variante de síndrome mieloproliferativa Ph-negativa) ocorrem níveis acentuadamente elevados de HbF. Após a quimioterapia a elevação em geral ocorre durante a fase de recuperação da medula óssea. Da mesma forma que em normais, nas situações que provocam aumento da HbF,

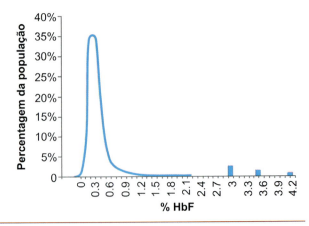

Figura 25.4 Distribuição populacional da HbF ou de células-F. Nos adultos normais uma pequena proporção de HbF continua sendo sintetizada, mas em algumas famílias os níveis são mais elevados.

como por exemplo na anemia falciforme ou na anemia aplástica, há indivíduos que têm elevação muito mais acentuada da HbF.

Hoje sabemos que essa variação dos níveis de HbF em adultos se deve ao gênero (mulheres têm níveis mais elevados que homens), fatores ambientais e determinantes genéticos, dos quais os mais importantes são o lócus HMPI no cromossomo 6, o lócus BCL11A no cromossomo 2, o lócus das globinas no cromossomo 11, além de outros fatores ainda não identificados (Figura 25.5).

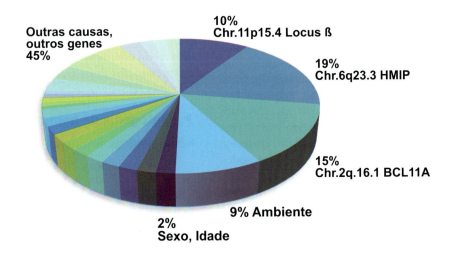

Figura 25.5 Além do gênero e de fatores ambientais, pelo menos três *loci* gênicos são identificados como responsáveis pelas variações dos níveis de HbF: HMPI (HBS1L-MYB intergenic polymorphism), BCLA11A (zinc-finger protein BCL11A) e o complexo de globinas β.

REFERÊNCIAS CONSULTADAS

1. Akinsheye I, Alsultan A, Solovieff N, Ngo D, Baldwin CT, Sebastiani P, et al. Fetal hemoglobin in sickle cell anemia. Blood. 2011;118:19-27.
2. Efstradiatis A, Posakony JW, Maniatis T. The structure and evolution of the human β globin gene family. Cell. 1980; 21:653-68.
3. Forget BG. Progress in understanding the hemoglobin switch. N Engl J Med. 2011;365:852-4.
4. Karlson S, Nienhuis AW. Developmental regulation of human globin genes. Ann Rev Biochem. 1985;54:1071.
5. Liebhaber SA, Cash FE, Ballas SK. Human α-globin gene expression: the dominant role of the $\alpha2$-locus in mRNA and protein synthesis. J Biol Chem. 1986;261:15327-33.
6. Menzel S, Thein SL. Genetic architecture of hemoglobin F control. Curr Opin Hematol. 2009;16:179-86.
7. Sankaran VG, Xu J, Orkin SH. Advances in the understanding of haemoglobin switching. Br J Haematol. 2010;149:181-94.
8. Sharp PA. RNA splicing and genes. JAMA. 1988;260:3035-41.
9. Stamatoyannopoulos G. Control of globin gene expression during development and erythroid differentiation. Exp Hematol. 2005;33:259-71.
10. Stommatoyannopoulos G, Nienhuis AW, Leder P, Majerus PW. Molecular basis of blood diseases. Phialdelphia: WB Saunders, 1987. p.747.
11. Thein SL, Menzel S. Discovering the genetics underlying foetal haemoglobin production in adults. Br J Haemaol. 2009; 145:455-67.
12. Weatherall DJ, Clegg JB. The thalassaemia syndromes. 3 ed. Blackwell: Oxford, 1981. p.19-48.

capítulo • 26

Defeitos Hereditários das Hemoglobinas

Marco Antonio Zago

DEFEITOS HEREDITÁRIOS DAS HEMOGLOBINAS

Como cada indivíduo normal tem um único par de genes β, o defeito de um desses genes determina alteração de aproximadamente metade da hemoglobina do adulto; esses indivíduos são denominados **heterozigotos**. Exemplos comuns são os portadores de um gene da HbS ou da HbC: a eletroforese de hemoglobinas, o método de diagnóstico mais comumente empregado nesses casos, acusa a presença de cerca de 50% de HbA e cerca de 50% da hemoglobina mutante (HbS ou HbC). Por outro lado, como temos quatro genes α ativos (um par α1 e um par α2), a mutação de um deles afeta apenas cerca de 15 a 25% do total de hemoglobinas no adulto. Uma consequência dessas diferenças entre os genes do *cluster* α-símile e β-símile é que a **homozigose** para um defeito do gene β resulta na ausência de HbA (pois os dois genes β são afetados), enquanto que a homozigose para um defeito de gene α deixa ainda um par de genes α normais, de modo que o indivíduo terá ainda uma porcentagem apreciável de HbA. No entanto, algumas mutações de genes α ocorrem em cromossomos com apenas um gene A (ou seja, a mutação afeta o único gene de um cromossomo que já tem uma deleção α-talassêmica); neste caso, se o paciente for homozigoto para defeito (mutação + α-talassemia) não terá produção de HbA residual.

As mutações que afetam os genes de globinas são muito comuns e variadas. Algumas delas são as alterações genéticas mais comuns da humanidade. No entanto, apenas uma parcela das mutações é suficientemente grave do ponto de vista funcional para provocar o aparecimento de sintomas clínicos, resultando em uma doença. Na maioria das vezes, a mutação é apenas uma curiosidade genética ou de interesse bioquímico ou antropológico, mas não tem relevância médica.

De maneira simplificada, os defeitos hereditários das hemoglobinas podem ser classificados em: a) alterações estruturais das hemoglobinas; b) defeitos do ritmo de síntese ou talassemias; c) persistência hereditária da hemoglobina fetal (Tabela 26.1).

Tabela 26.1

▶ Classificação dos defeitos hereditários das hemoglobinas.

Defeitos estruturais ou hemoglobinopatias

Hemoglobina com estrutura anormal da cadeia de globina: HbS, HbC, HbD, HbE

Defeitos do ritmo de síntese das globinas ou talassemias

Desequilíbrio da síntese de cadeias α-símile e β-símile. Classificam-se em α-talassemias ou β-talassemias, consoante a cadeia cuja síntese esteja reduzida ou ausente

Persistência hereditária da hemoglobina fetal

Situações habitualmente assintomáticas em que persiste a síntese de quantidades apreciáveis de HbF na vida adulta. Classificam-se em pancelulares ou heterocelulares, consoante a distribuição da HbF entre as hemácias seja homogênea ou heterogênea.

▶ Alterações moleculares dos genes de globinas

Os genes de globinas podem ser sede de alterações moleculares simples ou muito complexas. As consequências funcionais resultantes dependem não apenas do tipo de lesão molecular como também do local onde ocorrem. Assim, a mais simples e comum lesão molecular, a troca de uma base do DNA, pode provocar a supressão da síntese daquela cadeia de globina ou uma redução do seu ritmo de síntese ou, ainda, a produção de cadeias com alterações estruturais variadas, desde a simples troca de um aminoácido até a produção de cadeias alongadas.

Mutação de ponto

Substituição de uma base no DNA do gene de globina. As consequências dependem do sítio onde ocorre a substituição:

a) **Nenhuma alteração funcional.** A substituição ocorre na região codificadora, trocando um códon por outro sinônimo (ou seja, que codifica o mesmo aminoácido, como CAA→CAG = glutamina), ou ocorre em regiões dos íntrons sem importância funcional).

b) **Interrupção da síntese da cadeia de globina.** A substituição ocorre na região codificadora, introduzindo um códon precoce de término (do tipo TAA ou TAG).

c) **Produção de uma cadeia alongada.** A mutação ocorre no códon de término de uma das cadeias, fazendo com que a síntese de globina que deveria ser interrompida naquele ponto continue até encontrar um novo códon de término.

d) **Produção de um mRNA que não funciona.** A mutação impede o processamento adequado do mRNA, que retém completa ou parcialmente o íntron, como as mutações dos sítios de *splicing*, ou as que ocorrem no íntron criando um novo sítio (alternativo) de *splicing*.

Pequenas deleções ou inserções

Devem ser distinguidas das deleções e inserções maiores, que rompem a estrutura do gene e impedem a sua transcrição: a) Deleções ou inserções de 1, 2 ou 4 nucleotídeos. Essas deleções mudam a fase de leitura da mensagem do mRNA (*frameshift*), criando uma cadeia com estrutura anormal a partir do ponto da mutação, altamente instável e destruída rapidamente; do ponto de vista funcional, o defeito produz uma forma de β^0–talassemia. b) Deleções ou inserções de três nucleotídeos ou múltiplos de três. Determinam a deleção ou a inserção de um ou mais aminoácidos na cadeia de globina, sem outras alterações.

Recombinação não homóloga

Resultante do pareamento anormal dos cromossomos, ocorrendo entre regiões de alta homologia. Assim, no *cluster* β-símile as regiões dos genes β e δ são muito similares, e a ocorrência de um pareamento anormal entre os eles (normal seria β pareando com β, e δ com δ), seguida de um *crossing-over*, pode criar um cromossomo com um gene híbrido δ-β, enquanto que o cromossomo complementar tem um gene híbrido β-δ. Este fenômeno é a base das hemoglobinas Lepore e antiLepore. Fenômenos semelhantes de *crossing-over* envolvendo pareamento não homólogo são observados com frequência no *cluster* α-símile como causa da maioria das α-talassemias.

▶ Hemoglobinas com alterações estruturais (hemoglobinopatias estruturais)

Nesses casos, hemoglobina produzida tem estrutura anormal devida à substituição de um nucleotídeo no gene de globina. Apesar de serem conhecidas cerca de seis centenas de variantes, a maioria delas é assintomática ou muito rara. As variantes estruturais que são frequentes e relevantes do ponto de vista clínico são HbS, HbC, HbD, HbE e as hemoglobinas instáveis. As alterações moleculares que dão origem às hemoglobinopatias estruturais são muito variadas, e algumas são bastante complexas, embora a forma mais comum seja também a mais simples: a substituição de aminoácidos resultante da substituição de uma base no DNA.

Simples substituição de um aminoácido

Este é o defeito mais simples e mais comum, produzindo a troca de um aminoácido na cadeia de globina. Dependendo do local e do tipo de troca, a mudança poderá ser inócua, gerando uma hemoglobina sem defeito funcional e sem manifestação clínica, ou poderá ter efeitos variados formando uma hemoglobina instável (por exemplo, Hb Zurich, Hb Köln), uma hemoglobina com afinidade aumentada pelo oxigênio (por exemplo, Hb Chesapeake, Hb Rainier) ou hemoglobinas com alteração da solubilidade ou tendência à cristalização, como a HbS e a HbC.

Alteração da extensão da cadeia

Mutações do código de término podem produzir cadeias alongadas, como a Hb Constant Spring associada a um fenótipo talassêmico.

Cadeias de globinas híbridas

O exemplo clássico é representado pelas hemoglobinas Lepore com uma cadeia híbrida δ-β. Como sua síntese é muito menos eficiente do que a síntese de cadeias β, esse defeito tem como consequência um quadro β-talassêmico.

▶ Defeitos funcionais das hemoglobinas com alterações estruturais

A maioria das mutações das hemoglobinas é rara e silenciosa clinicamente: é detectada no laboratório, mas não produz alteração funcional ou da estabilidade da molécula a ponto de produzir sintomas clínicos. Dentre as mutações que alteram as propriedades funcionais da molécula, as mais frequentes são a anemia falciforme, a hemoglobinopatia C, e as anemias hemolíticas consequentes a hemoglobinas instáveis (Tabela 26.2).

■ **Polimerização ou cristalização anormal.** As manifestações clínicas da HbS resultam de sua tendência à polimerização quando desoxigenada, e a HbC também tem uma tendência aumentada à cristalização.

■ **Aumento da afinidade da hemoglobina pelo oxigênio.** São principalmente mutações que afetam os contatos entre as subunidades de globina, a bolsa do heme ou a cavidade central onde se aloja o 2,3-

Tabela 26.2

▶ Exemplos de alterações funcionais resultantes de mutações das hemoglobinas.

Defeito funcional, mutante	Mutação
Polimerização ou cristalização anormal	
HbS	β 6 Glu-Val
HbC	β 6 Glu-Lys
HbD Los Angeles (D Punjab)	β 121 Glu-Gln
Aumento da afinidade pelo oxigênio	
Hb Chesapeake	α 92 Arg-Leu
Hb Capetown	α 92 Arg-Gln
Hb Yakima	β 99 Asp-His
Hb Kempsey	β 99 Asp-Asn
Ypsilanti Rainier	β 99 Asp-Tyr
Instáveis	
Hb Torino	α 43 Phe-Val
Hammersmith	β 42 Phe-Ser
Zurich	β 63 His-Arg
Gun Hill	β 91-95 del
Köln	β 98 Val-Met
Metemoglobina (Hemoglobinas M)	
M-Boston, M-Osaka	α 58 His-Tyr
M-Iwate	α 87 His-Tyr
M-Saskatoon	β 63 His-Tyr
M-Hyde Park	β 92 His-Tyr

DPG. Neste caso, a hemoglobina capta o oxigênio com facilidade nos pulmões, mas não o libera nos tecidos. Como resultado ocorre hipóxia dos tecidos, aumento da produção de eritropoetina e estímulo à proliferação eritroide na medula óssea, com consequente eritrocitose. Assim, a suspeita de uma mutação desse tipo deve ocorrer quando há eritrocitose inexplicável, em especial se for do tipo familiar ou de aparecimento precoce na vida.

■ **Hemoglobinas instáveis.** A hemoglobina instável tem uma tendência a precipitar-se no interior da hemácia, provocando a sua destruição (anemia hemolítica), que pode ser agravada por uso de medicamentos ou infecções, de forma que a hemólise somente se evidencia ocasionalmente. Deve-se suspeitar da presença de uma hemoglobina instável em pacientes que têm anemia hemolítica crônica sem uma causa óbvia mais comum, em especial quando a doença manifesta-se desde a infância, e nos pacientes que desenvolvem crises hemolíticas quando expostas a medicamentos, infecções ou intoxicações. Um teste bastante útil é o da estabilidade térmica, que mede a quantidade de hemoglobina que precipita no hemolisado quando este é aquecido a 50 °C.

■ **Metemoglobinas.** Quando o átomo de ferro da hemoglobina é oxidado da forma de Fe++ para Fe+++ forma-se a metemoglobina, que é incapaz de transportar oxigênio; e quando se acumula dá uma tonalidade marrom ao sangue, e o paciente apresenta um aspecto "cianótico". O acúmulo de metemoglobina no organismo ocorre em três circunstâncias: a) intoxicação com substâncias que aumentam a formação de metemeglobina, como sulfonas e nitritos; b) raros exemplos de deficiências congênitas das enzimas que fazem a redução da metemoglobina (como a NADH-diaforase); c) presença de hemoglobinas M. Essas hemoglobinas M são defeitos em que a mutação, em geral na bolsa do heme, facilita muito a oxidação irreversível da hemoglobina; a hemoglobina recém-sintetizada é oxidada em metemoglobina, que por sua vez não pode mais ser reduzida pelos mecanismos enzimáticos normais.

▶ Persistência hereditária da hemoglobina fetal

Pouco antes do nascimento, a síntese de cadeias γ é desativada e substituída pela síntese predominante de cadeias β, fazendo com que a Hemoglobina Fetal (HbF) seja substituída pela HbA. Esse processo prossegue após o nascimento, e a substituição é quase total ao redor do 6º mês de vida extrauterina. No entanto, a substituição nunca é completa, e durante toda a vida adulta permanece a produção de pequenas quantidades de HbF, em geral menos de 1% do total. A pequena quantidade de HbF restante nos adultos está sob controle genético: em algumas famílias há uma tendência a herdar níveis ligeiramente elevados.

Além da situação descrita acima, há numerosos exemplos de mutações ou deleções do *cluster* β-símile que determinam a produção de quantidade moderada ou acentuadamente elevada de HbF durante a vida adulta. Essas situações são denominadas **Persistência Hereditária da HbF (PHHF)**; habitualmente assintomáticas, podem ser benéficas quando herdadas concomitantemente com genes de hemoglobinopatias. Quanto à distribuição da HbF nos eritrócitos, dividem-se em:

■ **PHHF do tipo pancelular.** A HbF está uniformemente distribuída entre todas as hemácias. Em geral são as formas de PHHF que têm níveis mais elevados de HbF e são em sua maioria resultantes de deleções no *cluster* β-símile, embora algumas possam ser determinadas por mutações de ponto. Os heterozigotos desta forma de PHHF distinguem-se dos heterozigotos de δβ-talassemia (que têm elevação equivalente de HbF, na faixa de 5-15%) porque esses talassêmicos têm microcitose e hipocromia, e a HbF está distribuída muito heterogeneamente entre as hemácias.

- **PHHF do tipo heterocelular.** A HbF está distribuída heterogeneamente entre as hemácias, e os níveis de HbF são sensivelmente menores do que nas PHHF pancelulares. Em sua maioria são determinados por mutações de ponto em regiões promotoras dos genes $^G\gamma$ ou $^A\gamma$.

▶ Dinâmica populacional das hemoglobinopatias. Hemoglobinopatias no Brasil

As talassemias, as hemoglobinopatias estruturais (HbS, HbC, HbE) e a deficiência de glucose-6-fosfato desidrogenase são variações genéticas das hemácias que conferem aos heterozigotos uma proteção seletiva diante da malária por *Plasmodium falciparum*. Assim, mutações diversas que têm efeito protetor semelhante tiveram origem e foram selecionadas em países mediterrâneos (sul da Europa, Oriente Médio, norte da África), África Tropical, sudeste da Ásia, Índia e sul da China. Grandes correntes migratórias introduziram essas enfermidades em outras regiões: a) os escravos negros da África que foram trazidos à América Latina, Caribe e Estados Unidos, responsáveis pela introdução dos genes de HbS, HbC e α-talassemia por deleção; b) a migração italiana, espanhola, portuguesa e sírio-libanesa para Estados Unidos, Brasil e Argentina nos séculos XVII, XIX e XX; c) as recentes migrações de caribenhos e africanos para a Inglaterra e França; d) os grandes contingentes de cipriotas, indianos e paquistaneses radicados na Inglaterra; e) os asiáticos orientais chegados mais recentemente aos Estados Unidos, ao Canadá e à Europa, especialmente originários do sudeste asiático.

A Organização Mundial da Saúde estima o nascimento anual de cerca de 330 mil crianças com hemoglobinopatias, sendo 270 mil com doença falciforme e 60 mil com talassemias (destas, 10 mil a 20 mil novos casos de α-talassemia homozigótica, 20 mil a 40 mil com β-talassemia homozigótica, mais da metade delas na Ásia). Na Europa, as maiores prevalências de heterozigotos β-talassêmicos ocorrem na Itália (2-15%), Grécia (8%) e Chipre (18%). Antes da introdução dos programas de diagnóstico intrauterino, nasciam anualmente ao redor de 650-700 talassêmicos maiores no sul da Europa, número que já vem diminuindo sensivelmente nos últimos anos. Os distúrbios hereditários das hemoglobinas constituem problemas de saúde pública em 160 dos 230 países mundiais (71%).

No Brasil, embora haja variações regionais (Tabela 26.3), determinadas especialmente pela diversidade de origem étnica das populações brasileiras, podemos dizer genericamente que as anormalidades hereditárias de hemoglobina relevantes clinicamente pela sua prevalência são:

Tabela 26.3

▶ Variabilidade regional da prevalência de portadores de HbS no Brasil evidenciada pela triagem neonatal.

Estados	Prevalência
BA, RJ, MG, MA, PE	1:17 a 1:23
SP	1:35
RS, PR, SC	1:65

a) **HbS:** doença hereditária monogênica mais comum do Brasil, introduzida no país pelo tráfico de escravos, é encontrada predominantemente (mas não exclusivamente) entre negros e pardos. No sudeste do país a prevalência média de heterozigotos em populações mistas é de cerca de 2%, podendo chegar a 6% em populações do nordeste ou em grupos selecionados (como pretos e pardos). A introdução mais ampla da triagem neonatal revela que no país todo nascem anualmente cerca de 200 mil heterozigotos (1:20 nascimentos) e cerca de 3.500 homozigotos. As formas com manifestações clínicas são conhecidas como doenças falciformes, incluindo a anemia falciforme (a forma homozigótica) e as combinações com HbC, β-talassemia ou HbD.

b) **HbC:** também foi introduzida pelas populações de origem africana. A prevalência de heterozigotos é da ordem de 1%. Sua relevância clínica maior é quando se apresenta em combinação com a HbS, dando origem a uma forma de doença falciforme (Quadro 26.1).

c) **Talassemias:** a prevalência média de β-talassemia no sul e sudeste é da ordem de 1% na população geral, introduzida principalmente por grandes contingentes de imigrantes do mediterrâneo (italianos, portugueses, espanhóis, libaneses). Na sua forma homozigótica esse defeito em geral origina uma doença de gravidade intensa ou moderada (talassemia maior ou intermediária), e quando associada ao gene da HbS produz uma variante de doença falciforme chamada HbS/β-talassemia. No nordeste predomina uma forma de talassemia de origem portuguesa, que na forma homozigótica produz um quadro de talassemia intermediária. A α-talassemia sintomática é rara no Brasil.

d) **Outras:** numerosas anormalidades das hemoglobinas foram observadas no Brasil; são exemplos isolados de uma ou poucas famílias, na grande maioria das vezes sem maior significado clínico.

| quadro **26.1** | **Hemoglobinas instáveis** |

- Precipitam no interior das hemácias determinando sua destruição precoce.
- Duas apresentações clínicas:
  - a) hemólise crônica, de gravidade leve ou moderada, com esplenomegalia;
  - b) crise hemolítica quando o paciente assintomático (apesar de portador do defeito de hemoglobina) é exposto a: infecção, contato com substâncias químicas oxidantes, uso de antibióticos ou quimioterápicos antibacterianos
- Diagnóstico:
  - a) exclusão de outras causas de hemólise;
  - b) demonstração da hemoglobina instável (precipitação térmica, eletroforese de Hb);
  - c) presença de corpos de Heinz nas hemácias durante o episódio de hemólise aguda.

REFERÊNCIAS CONSULTADAS

1. Efstradiatis A, Posakony JW, Maniatis T. The structure and evolution of the human β globin gene family. Cell. 1980; 21:653-68.
2. Lehman H, Huntsman RG. Man's Haemoglobins. Amsterdam: North-Holland, 1974.
3. Liebhaber SA, Cash FE, Ballas SK. Human α-globin gene expression: the dominant role of the α2-locus in mRNA and protein synthesis. J Biol Chem. 1986;261:15327-33.
4. Modell B, Darlison M. Global epidemiology of haemoglobin disorders and derived service indicators. Bull World Health Organ. 2008;86:480-7.
5. Sharp PA. RNA splicing and genes. JAMA. 1988;260:3035-41.
6. Stommatoyannopoulos G, Nienhuis AW, Leder P, Majerus PW. Molecular basis of blood diseases. Philadelphia: WB Saunders; 1987. p.747.
7. Weatherall DJ, Clegg JB. The thalassaemia syndromes. 3. ed. Blackwell: Oxford, 1981. p.19-48.

capítulo • 27

Anemia Falciforme

Fernando Ferreira Costa • Nicola Conran • Kleber Yotsumoto Fertrin

INTRODUÇÃO

O eritrócito tem estrutura e propriedades metabólicas extremamente complexas que ainda hoje são objeto de investigações. O perfeito equilíbrio entre seus diversos constituintes como a membrana celular, as enzimas e a hemoglobina, é extremamente precário e, na opinião de vários investigadores, um verdadeiro "convite ao desastre". A hemoglobina representa importante fator do controle da integridade do eritrócito. Sua elevada concentração, próxima de 30 g/dL, faculta à hemácia operar com máxima eficiência, mas implica, em contrapartida, um potencial letal. A anemia falciforme é um exemplo clássico de uma alteração mínima na estrutura de hemoglobina capaz de provocar, sob determinadas circunstâncias, uma singular interação molecular e drástica redução na sua solubilidade.

Eritrócitos "peculiarmente alongados e em forma de foice" foram descritos pela primeira vez por Herrick, em 1910, no sangue de um indivíduo anêmico de origem africana. No Brasil, a primeira referência a um paciente com anemia falciforme se deve a Castro, em 1933. Pauling *et al.* demonstraram, em 1949, que indivíduos sofrendo de anemia falciforme possuíam hemoglobina que diferia da normal pela ausência de duas cargas negativas e inauguraram, assim, um novo capítulo na medicina, o das Moléstias Moleculares.

FISIOPATOLOGIA

A alteração molecular primária na anemia falciforme é representada pela substituição de uma única base no códon 6 do gene da globina β, uma adenina (A) é substituída por uma timina (T) (GAG→GTC). Esta mutação resulta na substituição do resíduo glutamil na posição β 6 por um resíduo valil (β6Glu→Val) e tem como consequência final a polimerização das moléculas dessa hemoglobina anormal (HbS) quando desoxigenadas.

A substituição do ácido glutâmico por valina na posição β6 ocorre na superfície da molécula, sem provocar alterações significativas na sua conformação global. A hemoglobina S na conformação oxi é isomorfa à hemoglobina normal, sugerindo que a estrutura das duas moléculas (exceto pela substituição do aminoácido) são similares. As solubilidades das hemoglobinas oxigenadas A e S são semelhantes, embora pequenas diferenças tenham sido detectadas em tampão fosfato concentrado. Em soluções diluídas, as propriedades físicas das hemoglobinas desoxigenadas A e S são também parecidas. No entanto, soluções concentradas de desoxi-hemoglobina S e desoxi-hemoglobina A diferem grandemente, e este fato fornece as bases físico-químicas da gelificação e falcização. A hemoglobina S, quando desoxigenada *in vitro*, torna-se relativamente insolúvel e agrega-se em longos polímeros. Esses polímeros resultam do alinhamento de moléculas de hemoglobina S, unidas por ligações não covalentes e, na descrição desse fenômeno, os termos polimerização, agregação e gelificação são usados como sinônimos. A polimerização da desoxi-hemoglobina S depende de numerosas variáveis, como concentração de oxigênio, pH, concentração de hemoglobina S, temperatura, pressão, força iônica e presença de hemoglobinas normais.

Somente a forma desoxigenada de hemoglobina S sofre polimerização; o fenômeno não ocorre, normalmente, com nenhuma das formas cuja conformação se assemelha à oxi-Hb S, como meta-Hb S, carboxi-Hb S ou cianometa-Hb S.

A polimerização da hemoglobina S é o evento fundamental na patogenia da anemia falciforme, resultando na alteração da forma do eritrócito e na acentuada redução de sua deformabilidade.

A Hemoglobina Fetal (HbF) inibe a polimerização, fenômeno responsável pela redução de sintomatologia clínica nos pacientes com elevados níveis de Hb fetal. Da mesma forma, a HbA participa pouco do polímero e esta é a razão para a quase ausência de anormalidades clínicas nos heterozigotos para o gene da hemoglobina S.

CINÉTICA DA FALCIZAÇÃO

Todas as hemácias contendo predominantemente hemoglobina S podem adquirir a forma falciforme clássica após desoxigenação, em decorrência da polimerização intracelular da desoxi-Hb S, processo normalmente reversível após a reoxigenação. No entanto, a repetição frequente desse fenômeno provoca lesão de membrana em algumas células, fazendo com que a rigidez e a configuração em forma de foice persistam mesmo após a reoxigenação. Assim, esses eritrócitos, denominados genericamente "células irreversivelmente falcizadas" ou células densas, retêm permanentemente a forma anormal, mesmo na ausência de polimerização intracelular de hemoglobina.

Em decorrência de sua acentuada rigidez, as células irreversivelmente falcizadas têm vida-média reduzida e contribuem significativamente para a anemia hemolítica dos pacientes. No entanto, o quadro clínico da anemia falciforme, contrastando com as demais formas de anemia hemolítica, não dependem substancialmente dos sintomas causados pela anemia propriamente, mas, sim, da ocorrência de lesões orgânicas causadas pela inflamação e obstrução vascular e das chamadas "crises de falcização". Nos períodos entre as crises, a "fase estável", os pacientes evoluem praticamente assintomáticos, a despeito da anemia persistente, com níveis de hemoglobina variáveis, mas, em geral, ao redor de 8 g/dL.

O PROCESSO VASO-OCLUSIVO

O fenômeno de vaso-oclusão ocorre geralmente na microcirculação. No entanto, grandes artérias, principalmente nos pulmões e cérebro, também podem ser afetadas. Atualmente, acredita-se que o fenômeno vaso-oclusivo compreende um processo com várias etapas que envolve interações de hemácias, leucócitos ativados, células endoteliais, plaquetas e proteínas do plasma (Figura 27.1). A liberação intravascular de hemoglobina pelas hemácias fragilizadas, além da vaso-oclusão recorrente e dos processos de isquemia e reperfusão, leva a dano e ativação das células endoteliais da parede do vaso. Como consequência, há indução de uma resposta inflamatória vascular e a adesão de células brancas e vermelhas à parede dos vasos sanguíneos. Tal fato, associado a uma redução na biodisponibilidade de Óxido Nítrico (NO) no interior do vaso e ao estresse oxidativo, pode ocasionar, em alguns casos, uma redução no fluxo sanguíneo e, finalmente, a vaso-oclusão.

- **Vaso-oclusão e o endotélio.** A falcização repetida de hemácias SS pode levar a dano da membrana dos eritrócitos com a exposição de proteínas na superfície celular e a produção de Espécies Reativas de Oxigênio (ROS). As células falcizadas, e a própria hemoglobina liberada no vaso pelo processo de hemólise, podem ocasionar danos às células endoteliais que revestem a parede vascular. A subsequente ativação das células endoteliais tem consequências significativas que incluem a expressão de moléculas de adesão, como VCAM-1 (molécula de adesão vascular -1), ICAM-1 (molécula de adesão intercelular-1) e E-selectina na superfície celular e a produção de citocinas e quimiocinas como Interleucina (IL)-8, IL-6 e GM-CSF (fator estimulador de colônias de granulócitos-macrófagos). O endotélio ativado ainda libera fatores procoagulantes e fatores vasoconstritores potentes, como as Endotelinas 1 e 2 (ET-1, ET-2).

- **A vaso-oclusão e a inflamação.** A anemia falciforme está, geralmente, associada a um estado inflamatório crônico que exerce um papel fundamental na ativação das células endoteliais e células sanguíneas, em especial, dos leucócitos. Diversas moléculas inflamatórias se apresentam em níveis elevados na anemia falciforme, incluindo TNF-α (Fator de Necrose Tumoral-α), IL-1β, proteína C reativa (todos potentes ativadores do endotélio) além do M-CSF (fator estimulador de colônia de macrófagos), IL-3, GM-CSF, IL-8 e IL-6. Além disso, algumas proteínas anti-inflamatórias como a Heme-Oxigenase-1 (HO-1) e IL-10 também estão aumentadas na anemia falciforme, possivelmente tentando limitar a produção de moléculas inflamatórias e a ativação endotelial na doença.

- **A vaso-oclusão e a adesão celular.** A vaso-oclusão é o resultado de um mecanismo complexo que, aparentemente, culmina na adesão de células vermelhas, leucócitos e plaquetas ao endotélio e à parede vascular que pode causar diminuição no fluxo sanguíneo e, portanto, a vaso-oclusão. A expressão de moléculas como VCAM-1, ICAM-1, selectinas e CD36 na superfície das células endoteliais ativadas tem como consequência a captura das células brancas e vermelhas que, por sua vez, também apresentam propriedades adesivas aumentadas. As células vermelhas e, em especial, os reticulócitos de indivíduos com doenças falciformes apresentam maior capacidade adesiva devido ao grande número de moléculas de adesão como a integrina VLA-4 (integrina $\alpha4\beta1$), CD36, ICAM-4 e BCAM/Lu, que estão altamente expressas nessas células e interagem com as moléculas subendoteliais da parede vascular (laminina, trombospondina, fibronectina etc.) ou com as moléculas das células endoteliais (CD36, VCAM-1, BCAM/Lu, P-selectina, entre outras). Os leucócitos, geralmente encontrados em estado ativado na circulação de indivíduos com AF, também aderem com mais facilidade ao endotélio vascular, particularmente na presença de um estímulo inflamatório. Acredita-se, atualmente, que o processo vaso-oclusivo é desencadeado pela adesão de leucócitos, em especial dos neutrófilos, já que são células grandes (12-15 μm) e relativamente rígidas, à parede da microvasculatura. Adicionalmente, os leucócitos

Tratado de Hematologia

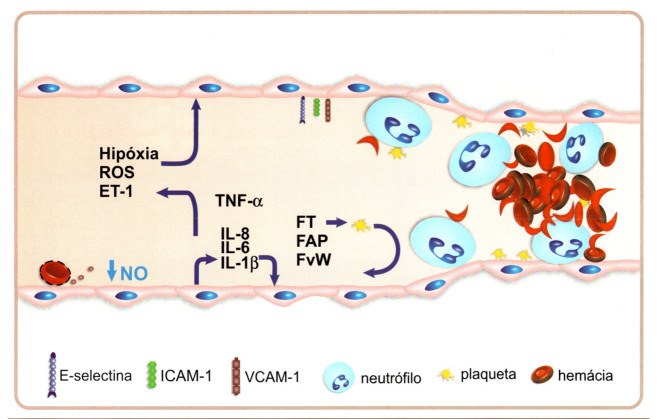

Figura 27.1 Mecanismo de vaso-oclusão na anemia falciforme. O contato direto das hemácias SS e a presença de hemólise intravascular levam à ativação das células endoteliais que revestem o vaso; a presença do heme livre na circulação tem efeito deletério no vaso e ainda consome o Óxido Nítrico (NO) sintetizado pelas células endoteliais. Juntamente com a presença de Espécies Reativas de Oxigênio (ROS), a hipóxia e os vasoconstritores como Endotelina-1 (ET-1), esses mecanismos contribuem para a ativação das células endoteliais. O estado de hipercoagulabilidade leva a níveis aumentados de Fator Tecidual (FT), Fator Ativador de Plaquetas (FAP), Fator de von Willebrand (FvW) e ativação plaquetária. A ativação do endotélio também conta com a presença das plaquetas ativadas no vaso sanguíneo e a sua adesão à parede vascular. Após sua ativação, as células endoteliais aumentam a expressão das moléculas de adesão (como ICAM-1, VCAM-1 e E-selectina) na superfície do vaso e também liberam mais citocinas e quimiocinas como o IL-8, IL-6 e IL-1β, que com o TNF-α, contribuem para a inflamação vascular e a ativação das células sanguíneas. Os leucócitos e as hemácias aderem à parede vascular devido à sua ativação e expressão de moléculas de adesão e, também, podem haver interações heterotípicas entre leucócitos aderidos e hemácias. A vasoconstrição elevada e a obstrução física do vaso ocasionam uma redução no fluxo sanguíneo com consequente hipóxia e falcização das hemácias, dificultando a passagem do sangue, e finalmente resultando na vaso-oclusão.

aderidos podem intermediar a adesão secundária de hemácias à parede vascular, e a combinação desses episódios inicia o processo vaso-oclusivo, uma vez que ocorre a obstrução física dos pequenos vasos da microcirculação. A interação dos leucócitos com o endotélio é intermediada, na maior parte, pelas integrinas Mac-1 e LFA-1, além de algumas moléculas como a L-selectina, e ligantes da E-selectina na superfície dos leucócitos que, por sua vez, interagem com as moléculas ICAM-1, P-selectina e E-selectina presentes na superfície das células endoteliais. Ademais, há indícios de que um número elevado de granulócitos circulantes está associado à maior incidência de complicações na anemia falciforme. As plaquetas, também encontradas em estado ativado na AF, podem aderir ao endotélio vascular, exacerbando a inflamação local pela liberação de mediadores inflamatórios potentes. Assim sendo, as plaquetas também apresentam papel importante no mecanismo de vaso-oclusão.

- **A vaso-oclusão e o óxido nítrico.** O NO é um gás sinalizador produzido constitutivamente pelas células endoteliais e é responsável pela regulação do tônus vasomotor. A biodisponibilidade do NO está reduzida na AF, principalmente devido ao seu consumo pela hemoglobina livre, liberada na circulação após a hemólise das hemácias. O resultado principal da redução da disponibilidade do NO é a inibição da vasodilatação dependente de NO na vasculatura, contribuindo assim com a vasoconstrição e, portanto, favorecendo potencialmente a vaso-oclusão e participando da fisiopatogenia de algumas manifestações da AF como hipertensão pulmonar e priapismo.

- **Vaso-oclusão, plaquetas e a coagulação.** A fisiopatologia da AF está associada a um estado de hipercoagulabilidade. Indivíduos com AF apresentam níveis elevados de marcadores de ativação de trombina, plaquetas e células endoteliais, tais como o dímero-D, Trombina-Antitrombina (TAT), ligante de CD40 solúvel (CD40L), Fator Tecidual (FT), Fator Ativador de Plaquetas (FAP), Fator de von Willebrand (FvW), entre outras moléculas. Há dados que indicam uma associação na AF entre a hemólise e a ativação da coagulação, bem como uma possível contribuição da ativação plaquetária para o AVC na doença. Contudo, é provável que a vaso-oclusão recorrente contribua com a hipercoagulabilidade por aumentar a ativação do endotélio e das plaquetas.

- **Vaso-oclusão e o estresse oxidativo.** A produção de Espécies Reativas de Oxigênio (ROS) é neutralizada, sob condições fisiológicas normais, pela presença de antioxidantes que previnem os danos causados pelas ROS. Na anemia falciforme, múltiplos mecanismos são responsáveis por aumentar a produção de ROS na vasculatura, como, por exemplo, lesões por isquemia-reperfusão que ocorrem nos vasos sanguíneos devido à interrupção e subsequente reestabelecimento do fluxo sanguíneo. A presença de ROS no vaso sanguíneo e a baixa concentração de oxigênio apresentam um papel importante na ativação das células endoteliais, em que a produção de ROS é amplificada pela presença da enzima xantina oxidase ativada e o desacoplamento (ou inativação) da enzima sintase de óxido nítrico, a qual pode produzir ânions superóxidos. A atividade aumentada da NADPH oxidase (devido à leucocitose), a formação de Dimetilarginina Assimétrica (DMAA) e a auto-oxidação da própria hemoglobina S na presença de oxigênio também contribuem com a produção de ROS. Por outro lado, importantes mecanismos de defesa antioxidantes, como os níveis das vitaminas A, C e E e a atividade das enzimas glutationa peroxidase e superóxido dismutase, estão diminuídos na anemia falciforme.

  O estresse oxidativo provavelmente apresenta um papel importante em vários mecanismos fisiopatológicos da anemia falciforme. Além da ativação do endotélio, facilitando a hemólise, aumentando as propriedades adesivas das células brancas e vermelhas, e elevando a oxidação dos lipídios presentes na membrana celular, o estresse oxidativo também participa do consumo intravascular de NO.

- **Hidroxiureia (HU) e a vaso-oclusão.** A terapia com hidroxiureia está geralmente associada a um aumento nos níveis de Hemoglobina Fetal (HbF) nos pacientes com anemia falciforme, diminuindo, por sua vez, a falcização das hemácias e promovendo melhora significativa nos níveis de hemólise. Uma taxa menor de hemólise pode reduzir o consumo de NO intravascular, além de diminuir a ativação do endotélio. Evidências apontam que a HU pode agir como um doador de NO *in vivo*, possivelmente melhorando a biodisponibilidade desse vasodilatador na anemia falciforme. Outro efeito importante da terapia com HU é a redução na contagem de leucócitos, já que os leucócitos participam de forma significativa na infla-

mação e na oclusão física dos vasos. Indiretamente, a terapia com HU está associada a uma diminuição na expressão das moléculas de adesão na superfície das células brancas e vermelhas, além de melhorar parcialmente o estado inflamatório e reduzir o estado de hipercoagulabilidade dos pacientes.

PADRÕES DA HERANÇA NA ANEMIA FALCIFORME

▶ Síndrome, doença e anemia falciforme

O termo "síndromes falciformes" identifica as condições em que o eritrócito sofre falcização após redução na tensão de oxigênio, enquanto que a designação "doenças falciformes" é reservada às situações em que a falcização das hemácias conduz a manifestações clínicas evidentes. Assim, as doenças falciformes incluem a anemia falciforme, que representa o estado homozigoto para a hemoglobina S (SS), e as interações hemoglobina S-βtalassemia (S/β tal), hemoglobinopatia SC (SC), hemoglobinopatia SD (SD) e hemoglobina S-persistência hereditária de hemoglobina fetal (S/PHHF). É importante observar que, nessa definição, o estado heterozigótico para hemoglobina S ("traço falciforme") é classificado como síndrome falciforme, mas não como doença falciforme.

▶ Genética populacional das síndromes falciformes

A distribuição geográfica do gene da hemoglobina S na África é expressivamente semelhante àquela do *Plasmodium falciparum*. Indivíduos com HbS em heterozigose, quando infectados por *Plasmodium falciparum,* apresentam vantagem seletiva em relação a indivíduos que não carregam esse gene anômalo. A vantagem seletiva das células AS sobre as AA foi demonstrada *in vitro,* embora seu mecanismo exato ainda não tenha sido completamente elucidado. É interessante observar que propriedades semelhantes de resistência à malária também são relatadas em heterozigotos para hemoglobina E, talassemia, deficiência de G6PD, e em algumas alterações hereditárias da membrana do eritrócito, como a ovalocitose hereditária. Desse modo, a vantagem seletiva do heterozigoto teve como consequência o aumento da frequência do gene da HbS em áreas do mundo em que a malária foi endêmica.

A anemia falciforme prevalece na raça negra, e sua maior incidência ocorre na África, embora seja também encontrada em países mediterrâneos, principalmente Grécia, Itália e Israel, assim como na Arábia Saudita, Índia e nos negros americanos. Nos Estados Unidos, a forma heterozigota afeta aproximadamente 8% da população negra e o número de recém-nascidos portadores de forma grave homozigótica nessa população está estimado em 1/625. Em nosso país, frequências variáveis de 5 a 10% de heterozigotos AS foram descritas em descendentes de africanos. Na população geral do estado de São Paulo, essa porcentagem é ligeiramente menor que 2%. No estado de Minas Gerais, onde é realizado o maior programa de triagem neonatal do país, o estudo de cerca de 260 mil crianças mostrou um caso de doença falciforme para cada 1.591 nascimentos (1:1.591). Merecem menção os valores para diversos estados brasileiros. Bahia 1:650; Rio de Janeiro 1:1.100; e Rio Grande do Sul 1:10.000, o que mostra a grande diversidade na origem da população brasileira.

▶ Anemia falciforme

A homozigose para o gene β^S, em geral resultante da herança de um gene anormal do pai e um da mãe, corresponde à forma mais grave das síndromes falciformes. Há ausência de HbA, predominando a produção de HbS acompanhada de quantidades normais de HbA_2 (em geral ao redor de 2,5%) e aumento variável de HbF (em geral inferior a 8%, mas atingindo até 25% em algumas formas especiais).

▶ Heterozigose para hemoglobina S

Os heterozigotos AS não apresentam nenhuma anormalidade hematológica significativa, embora possa ser observado muito raramente algum eritrócito falcizado no esfregaço de sangue periférico; o nível de hemoglobina é normal, assim como os números de leucócitos e plaquetas. Estima-se que no mundo todo existam 30 milhões de heterozigotos AS e, no Brasil, esse número provavelmente situa-se próximo de 2 milhões.

As complicações clínicas relacionadas à heterozigose da HbS são **extremamente raras** porque a concentração de HbS nas hemácias desses indivíduos é inferior a 50%, tornando-as resistentes à falcização nas condições fisiológicas normais.

Por outro lado, o ambiente metabólico dos rins é bastante propício à falcização, onde ocorrem as mais frequentes complicações no indivíduo AS. Hematúria é a anormalidade mais frequente, seguida da redução da capacidade de concentrar urina (hipostenúria) e aumento na frequência de infecções urinárias na gravidez.

A literatura científica enumera outras possíveis situações de risco para heterozigotos AS, incluindo falcização durante grandes cirurgias, glaucoma agudo em caso de sangramento intraocular, infartos esplênicos em situação de hipóxia grave (como viagens aéreas em cabine não pressurizada, e mergulho submarino), aumento do risco de trombose venosa profunda, maior incidência de carcinoma medular renal e casos anedóticos de priapismo e morte súbita após exercícios exaustivos. Convém enfatizar a raridade dessas complicações.

Os heterozigotos para hemoglobina S não necessitam tratamento médico, e essa alteração aparentemente não altera sua expectativa de vida. Os indivíduos AS devem sempre ser encaminhados para **aconselhamento genético**, uma vez que têm possibilidade de ter filhos com formas mais graves de doenças falciformes.

▶ Hemoglobinopatia SC

A hemoglobina C é uma variante estrutural de cadeia β da globina, resultante de mutação no mesmo códon β^6 que a hemoglobina S. No caso da HbC, a substituição é GAG→AAG com consequente inserção do aminoácido lisina substituindo o ácido glutâmico ($\beta^{6\ Glu\rightarrow Lys}$).

A HbC não participa de maneira efetiva do polímero de desoxi-HbS e, por esse motivo, os pacientes com hemoglobinopatia SC têm evolução clínica mais benigna que pacientes SS. No entanto, é necessário lembrar que esses pacientes também apresentam quase todas as complicações da anemia falciforme: maior suscetibilidade a infecções e fenômenos vaso-oclusivos. Em razão dos níveis de hemoglobina mais elevados e maior viscosidade sanguínea, algumas complicações, como as oftalmológicas e as osteonecroses de cabeça femoral e umeral, são mais frequentes na hemoglobinopatia SC do que na anemia falciforme.

▶ S/β-talassemia

Em algumas regiões do Brasil em que houve grande aporte de imigrantes originários da Itália, como o estado de São Paulo, são frequentes filhos de portadores de HbS e de β-talassemia, originando uma forma de doença derivada da herança concomitante dos dois genes anormais, chegando a corresponder a aproximadamente 1/3 do total de pacientes com doenças falciformes. No entanto, é necessário ressaltar que essa associação pode ser observada em todas as regiões do Brasil.

Existem dois tipos de associação: **S/β⁰ talassemia**, com ausência total de produção de HbA, e **S/β⁺ talassemia**, em que ocorre produção predominante de HbS e de quantidades reduzidas de HbA. Do ponto de vista clínico, os pacientes com S/β^0 talassemia têm evolução mais grave, semelhante aos homozigotos SS. Apesar de a eletroforese de hemoglobina mostrar HbS sem HbA (como na homozigose SS), três achados contribuem para o diagnóstico diferencial: microcitose, hipocromia e níveis elevados de HbA_2. Além disso, o estudo familiar é fundamental para o diagnóstico correto, e mostrará que um dos pais é heterozigoto AS e o outro heterozigoto para β-talassemia (microcitose, hipocromia, elevação de HbA_2 e ausência de HbS na eletroforese). No Brasil, a associação mais comum é com a mutação β^0 do códon 39 (C→T)

Os pacientes com S/β^+ talassemia podem apresentar evolução clínica grave ou moderada, dependendo da mutação de β-talassemia envolvida. Em geral, a mutação IVS-1-110 (G→A) está associada com evolução mais grave, enquanto que a mutação IVS-1-6 (T→C) acompanha-se de evolução clínica mais benigna. Essas duas mutações são, após a mutação β^0 do códon 39, as mutações talassêmicas mais frequentes no estado de São Paulo.

Importa lembrar que a frequência de talassemia β em negros é reduzida, em geral abaixo de 1%. Assim, a associação entre HbS e β talassemia em negros não é frequente.

Nesses casos, a mutação mais comum é na região promotora do gene β-globina (-88 C→T), também caracterizada por evolução clínica benigna.

DIAGNÓSTICO LABORATORIAL

O diagnóstico das síndromes falciformes depende fundamentalmente da comprovação da hemoglobina S pela **eletroforese de hemoglobinas**, utilizando conjuntos complementares de suportes e tampões que permitam a distinção das diferentes hemoglobinas anormais. As técnicas mais utilizadas incluem a eletroforese de hemoglobina em acetato de celulose com pH 8.4, em gel de ágar com pH 6.2, e teste de solubilidade da hemoglobina em tampão fosfato concentrado.

A detecção da HbS pode também ser feita com base em Cromatografia Líquida de Alta Performance (HPLC) ou Eletroforese com Focalização Isoelétrica (FIE). A alteração molecular pode ser facilmente identificada pela Reação em Cadeia da Polimerase (PCR), seguida de sequenciamento do DNA ou digestão com uma enzima de restrição apropriada. Este último é o método utilizado no diagnóstico pré-natal das doenças falciformes, ou em alguns casos de difícil diagnóstico pela eletroforese de hemoglobinas. É importante ressaltar que é quase sempre indispensável para o diagnóstico correto das síndromes falciformes o estudo de todos os familiares disponíveis. Os resultados da eletroforese de hemoglobina são sintetizados na Tabela 27.1.

Todos os recém-nascidos de grupos populacionais onde a frequência da mutação para HbS é elevada devem ser submetidos à **triagem neonatal** para detecção de doença falciforme. Atualmente, são bem conhecidos os benefícios do diagnóstico precoce, introdução de antibioticoterapia profilática e programa adequado de vacinação. Alguns estudos bem controlados mostram que a introdução dessas medidas permite reduzir a mortalidade nos cinco primeiros anos de vida de 25% para aproximadamente 3%.

Os procedimentos laboratoriais para o diagnóstico em amostras de recém-nascidos devem separar com segurança a HbF das outras hemoglobinas. O teste pode ser realizado em sangue de cordão umbilical ou amostras de sangue venoso coletado em papel de filtro, podendo ser utilizada a mesma estratégia de coleta de amostras para outros testes neonatais, como de fenilcetonúria e de hipotireoidismo congênito ("testes do pezinho"). As técnicas comumente utilizadas são a focalização isoelétrica ou cromatografia líquida de alta performance.

Os **níveis de hemoglobina** em pacientes na fase estável da anemia falciforme variam entre 6 a 10 g/dL. Em geral, a anemia é normocrômica e normocítica, embora os níveis de reticulócitos sejam elevados (entre 5 e 20%). Ocasionalmente podem ser observados eritroblastos circulantes. É sempre importante estabelecer os valores hematológicos basais para cada paciente, pois esses valores permanecem relativamente estáveis em um deles, mas variam grandemente em diferentes pacientes. Valores reduzidos de VCM indicam S/β talassemia ou associação com α-talassemia. Ocasionalmente, pode ocorrer deficiência de ferro em pacientes com doenças falciformes, que também pode levar à hipocromia e à microcitose.

As clássicas **hemácias em forma de foice** são caracteristicamente observadas nas doenças falciformes, embora outras formas aberrantes possam também ser visualizadas. Em recém-nascidos poucas células falcizadas podem ser observadas, devido à elevada porcentagem de HbF. Após o primeiro ano de vida, as células falcizadas tornam-se mais evidentes. Hemácias em alvo também podem aparecer, principalmente na S/β talassemia e na hemoglobinopatia SC. Com a redução na função esplênica, podem ser identificados corpos de Howel-Jolly. A **hipofunção esplênica** pode ser avaliada também pela contagem de inclusões intracelulares observadas por microscopia de contraste de interferência (quantificação de hemácias com *pits*).

Os clássicos dados laboratoriais de **hemólise** estão presentes: elevação de bilirrubina indireta, redução de haptoglobina sérica, elevação de urobilinogênio urinário e hiperplasia eritroide na medula óssea.

Frequentemente, há **leucocitose**, às vezes com desvio à esquerda, alteração que nem sempre está relacionada a processo infeccioso, podendo ser observada mesmo na fase

Tabela 27.1

▶ Sumário dos resultados da eletroforese de hemoglobinas nas síndromes falciformes.

Condição	HbS	HbC	HbA	HbF	HbA$_2$	Comentário
SS	Predominante	–	–	↑	N	Elevação moderada de HbF
SC	Presente	Presente	–		–	HbS ≈ HbC HbA$_2$ migra na mesma posição de HbC
S/β° talassemia	Predominante	–	–		↑	Elevação moderada de HbF
S/β⁺ talassemia	Predominante	–	Presente	↓	↑	Elevação moderada de HbF Quantidade de HbS > HbA
AS	Presente	–	Presente	↑		HbS ≈ HbA

210 Tratado de Hematologia

estável. A contagem de **plaquetas** está em geral elevada, podendo atingir até 1.000.000/µL. Provavelmente, tanto a leucocitose quanto a trombocitose estão associadas à hiperplasia de medula óssea em pacientes com hipofunção esplênica, além do estado inflamatório crônico.

As provas de coagulação são normais durante a fase estável, mas, durante os episódios vaso-oclusivos, alguns testes podem apresentar alterações características de hipercoagulabilidade.

A velocidade de hemossimentação está, geralmente, baixa, não sendo parâmetro útil nas doenças falciformes, pois as hemácias falcizadas dificilmente formam os grupamentos que facilitam a sedimentação.

Nos pacientes não submetidos a transfusões crônicas, os níveis de ferritina são inicialmente normais, podendo apresentar discreta elevação após a terceira década de vida. Ao contrário, nos pacientes submetidos a transfusões repetidas, esses níveis são elevados, podendo ocorrer hemocromatose secundária. Muitas vezes, é necessária a terapia com quelantes de ferro, embora as lesões orgânicas sejam menos acentuadas que aquelas observadas nos pacientes com β-talassemia.

FATORES GENÉTICOS MODULADORES DA GRAVIDADE DA ANEMIA FALCIFORME

Apesar de a alteração molecular ser a mesma, diferentes pacientes com anemia falciforme podem apresentar evoluções clínicas significativamente distintas. O mais conhecido, e talvez o mais importante modulador fenotípico da anemia falciforme, é o nível de HbF. Outros possíveis indicadores da variação fenotípica da anemia falciforme são os haplótipos do gene da β-globina, a região controladora da expressão do complexo do gene da β-globina (LCR = *Locus Control Region*), mutações que causam persistência hereditária de hemoglobina fetal e talassemia α.

Os diversos polimorfismos do DNA em *cis,* ligados ao complexo do gene da β-globina, definem os chamados haplótipos da anemia falciforme. A mesma mutação β^s apareceu independentemente em pelo menos cinco diferentes grupos populacionais, com cinco diferentes composições genéticas nas proximidades do gene da globina β (haplótipos Benin, Bantu, Senegal, Camarões e Árabe-Indiano). Esses haplótipos podem ser utilizados como marcadores de características genéticas em *cis* herdadas com o gene β^s e que podem influenciar a expressão dos genes γ-globina e, consequentemente, os níveis de HbF. Os haplótipos Senegal e Árabe-Indiano estão associados com níveis elevados de HbF, ao passo que os haplótipos Benin e Bantu, com níveis menores de HbF. No Brasil, existe certa heterogeneidade na frequência dos diversos haplótipos entre as diferentes regiões geográficas, mas predominam os haplótipos Bantu e Benin.

A talassemia α em negros deriva quase que exclusivamente da deleção de um dos genes α. No Brasil, cerca de 20% dos negros são portadores da heterozigose para talassemia α consequente à deficiência de um gene (α$^{-3.7}$). Assim, é frequente a associação entre anemia falciforme e talassemia α. Essa associação tem como consequências a redução do VCM e do HCM, menor número de reticulócitos, menor grau de hemólise e maior concentração de hemoglobina, quando comparadas com pacientes que apresentam genótipo normal para os genes da globina α.

Os benefícios na evolução clínica que essas alterações, principalmente a redução na concentração da hemoglobina intracelular, podem produzir ainda não estão completamente estabelecidos. Aparentemente, úlceras de perna, acidente vascular cerebral e anormalidades da retina são menos frequentes em pacientes com herança concomitante de talassemia α, embora alguns estudos apontem que esses pacientes poderiam apresentar mais episódios dolorosos devido ao aumento de viscosidade sanguínea correspondente ao aumento da hemoglobina total circulante.

Polimorfismos em vários genes já foram estudados e associados com o aumento de incidência de complicações nas doenças falciformes e ajudam a explicar a heterogeneidade das apresentações clínicas nesses pacientes, apesar de todos apresentarem a mesma mutação genética. A Tabela 27.2 mostra uma lista de genes agrupados em função de sua importância biológica cujos polimorfismos já foram associados com manifestações clínicas dessas enfermidades.

MANIFESTAÇÕES CLÍNICAS

As manifestações clínicas nas doenças falciformes são extremamente variáveis, mas são derivadas primariamente da oclusão vascular e, em menor grau, da anemia. Praticamente todos os órgãos podem ser afetados pela oclusão vascular (Tabela 27.3). Os recém-nascidos portadores de doenças falciformes possuem níveis elevados de HbF e, por essa razão, não apresentam manifestações clínicas significativas. De fato, apenas quando os níveis de HbF declinam significativamente aparecem os primeiros sinais e sintomas da doença, em geral após os seis meses de idade.

▶ Crises de falcização

Os pacientes com doença falciforme apresentam períodos sem manifestações clínicas correspondentes à **fase estável** da doença, que pode ser interrompida por manifestações agudas, denominadas **crises de falcização**: classificadas em crises vaso-oclusivas ou episódios dolorosos, crises aplásticas, hemolíticas e de sequestro.

▶ Crises vaso-oclusivas

Os episódios dolorosos agudos representam as manifestações clínicas mais comuns e características das doenças falciformes. A frequência e a gravidade das crises variam consideravelmente de paciente para paciente, e em um mesmo paciente, modificando-se bastante em diferentes períodos da vida. Os fatores desencadeantes são variados e incluem

Tabela 27.2

▶ Genes associados a complicações nas doenças falciformes e sua importância biológica.

Importância	Gene	Dor	STA	Infecção	AVC	Úlcera de perna	Priapismo	NACF	HP	Bil	IRC
Adesão celular	SELP				X						
	ITGAV										
	NRCAM		X								
	PIK3CG		X								
	VCAM1				X						
Angiogênese	TEK					X	X				
Crescimento celular	ANXA2							X			
	IGF1R			X							
Inflamação	IL4R				X						
	TNFA				X						
	CCL5			X							
Metabolismo do colesterol	LDLR				X						
Coagulação	F13A1						X				
	HPA3	X									
	ITGA2		X		X			X	X		
	MTHFR							X&			
Imunidade	HLA (vários)			X	X						
	MBL2	X		X							
	MPO			X							
Metabolismo do óxido nítrico	GCH1	X									
	NOS3		X								
	KL		X			X	X	X	X		
Via TGF-β/SMAD	ACVRL1								X		
	BMP6		X	X	X			X	X		
	BMPR1A			X							
	BMPR1B					X					
	BMPR2								X		
	MAP2K1					X					
	MAP3K7					X					
	SMAD1		X								
	SMAD3		X	X							
	SMAD6			X							
	SMAD7		X			X					
	SMAD9					X					
	SMURF1					X					
	TGFBR1										X
	TGFBR2			X	X			X			
	TGFBR3		X	X	X	X		X	X		
Metabolismo da bilirrubina	UGT1A									X	
Desconhecido	STARD13		X								

STA: Síndrome Torácica Aguda. AVC: Acidente Vascular Cerebral. NACF: Necrose Avascular da Cabeça Femoral. HP: Hipertensão Pulmonar. Bil: Doença Biliar e Hiperbilirrubinemia. IRC: Insuficiência Renal Crônica. &relatos controversos

Adaptado de Fertrin e Costa. Expert Rev Hematol2010; 3(4), 443-58.

Tratado de Hematologia

Tabela 27.3

▶ Principais manifestações clínicas e complicações das doenças falciformes.

Sistema linfo-hematopoético	Sistema nervoso central
Anemia	Acidente isquêmico transitório
Asplenia	Acidente vascular cerebral
Esplenomegalia crônica (rara)	Hemorragia intraparenquimatosa
Sequestro esplênico agudo	Hemorragia subaracnoidea
Pele	**Cardiopulmonar**
Palidez	Cardiomegalia
Icterícia	Insuficiência cardíaca
Úlceras de perna	Hipertensão pulmonar
	Infarto pulmonar
	Pneumonia
Osteoarticular	**Urogenital**
Síndrome mão-pé	Priapismo
Dores osteoarticulares	Hipostenúria, proteinúria
Osteomielite	Insuficiência renal crônica
Necrose asséptica da cabeça do fêmur e úmero	
Osteoporose	
Compressão vertebral	
Gnatopatia	
Olho	**Gastrointestinal e abdominal**
Retinopatia proliferativa	Crises de dor abdominal
Glaucoma	Cálculos biliares
Hemorragia retiniana ou vítrea	Icterícia obstrutiva
	Hepatopatia crônica
	Colestase intra-hepática
	Geral
	Hipodesenvolvimento somático
	Retardo da maturação sexual
	Maior suscetibilidade a infecções

infecção, desidratação e tensão emocional de qualquer natureza. As crises dolorosas são mais frequentes na terceira e quarta décadas de vida, e a taxa de mortalidade é mais alta em adultos que as apresentam com maior frequência.

A oclusão microvascular, sobretudo na medula óssea, é o fator inicial do episódio doloroso. Essa oclusão, secundária à falcização das hemácias, causa isquemia dos tecidos o que, por sua vez, provoca uma resposta inflamatória aguda. As crises dolorosas típicas atingem principalmente ossos longos, articulações e região lombar. Outras regiões podem também ser afetadas, como couro cabeludo, face, tórax e pelve.

Episódios agudos de dor e inchaço de mãos e pés (**síndrome das mãos e pés** ou **dactilite**) são frequentes em crianças entre seis meses e dois anos de idade, e extremamente raras após os sete anos de idade. Essas crises vaso-oclusivas são autolimitadas e, em geral, desaparecem após uma semana, embora possam ocorrer ataques recorrentes. O tratamento é sintomático e, se os sinais persistirem, é importante afastar o diagnóstico de osteomielite.

Uma crise dolorosa grave é definida como aquela que exige tratamento hospitalar com analgésico parenteral por mais de quatro horas. A ocorrência de mais de três episódios graves em um mesmo ano caracteriza doença falciforme com **evolução clínica grave**.

▶ Crises aplásticas

São caracterizadas por queda acentuada nos níveis de hemoglobina, acompanhada de níveis de reticulócitos reduzidos, caracterizando insuficiência transitória da eritropoese. Em geral, esse tipo de crise é desencadeado pela infecção por parvovírus B19 e ocorre, em 68% dos casos, em crianças. No entanto, em adultos a presença de imunização natural por exposição prévia ao vírus torna mais frequentes infecções por *Streptococcus pneumoniae*, salmonelas e pelo vírus Epstein--Barr, além de necrose medular óssea extensa, com febre, dor óssea, reticulocitopenia e reação leucoeritroblástica. Outra causa de queda na contagem de reticulócitos é o uso iatrogênico de tensões supramáximas de oxigênio inalatório, que podem suprimir a produção endógena de eritropoetina após dois dias de uso. Essa complicação é autolimitada, e no período de cinco a dez dias a eritropoese volta ao normal. No entanto, no período agudo de anemia, pode ser necessária a terapêutica com transfusões de concentrado de hemácias. A insuficiência medular também pode resultar da deficiência de ácido fólico, especialmente durante a gravidez (também conhecida como crise megaloblástica).

▶ Crises hemolíticas

Também denominadas de crises hiper-hemolíticas, derivam de um incremento brusco na taxa de hemólise. Esse tipo de crise é raro e aparentemente está relacionado a infecções por *Mycoplasma*, deficiência de G6PD ou esferocitose hereditária associadas. As manifestações clínicas podem incluir agravamento da anemia e acentuação da icterícia. No entanto, antes de fazer o diagnóstico de crise hemolítica, devem ser afastadas outras causas mais frequentes de elevação dos níveis de bilirrubinas, como obstrução por cálculo de vesícula, hepatite ou falcização com colestase intra-hepática.

▶ Crise de sequestro esplênico

Esse tipo de crise representa um episódio agudo caracterizado pelo acúmulo rápido de sangue no baço. A crise de sequestro esplênico é definida pela queda nos níveis basais de hemoglobina de pelo menos 2 g/dL, hiperplasia compensatória de medula óssea e aumento rápido do baço. Essa complicação ocorre, em geral, após o sexto mês de vida, e torna-se menos frequente após os dois anos de idade. No entanto, pode ocorrer mesmo em adultos portadores de esplenomegalia, especialmente portadores de S/β-talassemia ou hemoglobinopatia SC. As crises de sequestro esplênico são responsáveis por elevado percentual de mortes nos primeiros dez anos de vida (10-15% em alguns estudos).

▶ Infecções

Infecções são a principal causa da morbidade e mortalidade na anemia falciforme. Barrett-Connor observou, em interessante e hoje clássico estudo em que 116 pacientes com doenças falciformes foram acompanhados, durante 11 anos, vários dados importantes: a infecção bacteriana é a maior causa de morte na anemia falciforme, particularmente na infância, além de constituir a principal causa de hospitalização. O risco de infecções graves é maior em pacientes com menos de quatro anos de idade, e entre estas se destaca a meningite bacteriana, causada em 78% dos casos por pneumococos. Outros tipos de infecções frequentes são pneumonia, osteomielite, septicemia e infecção urinária. As bactérias envolvidas são mais comumente (embora não exclusivamente) aquelas que caracteristicamente possuem envoltório de polissacarídeos tais como: *Streptococcus pneumoniae*, *Haemophilus influenzae* tipo b, *Neisseria meningitidis*, *Escherichia coli*, *Enterobacter* sp, *Klebsiella* sp e *Staphylococcus aureus*, além de *Mycoplasma* sp.

As razões da maior suscetibilidade à infecção apresentada pelos pacientes com doenças falciformes ainda não são totalmente conhecidas. Aparentemente, as múltiplas lesões orgânicas e a asplenia (orgânica ou funcional) têm papel preponderante. Além disso, são descritas deficiências de opsoninas séricas, defeito na via alternativa do complemento, falta de tuftsina, alteração na atividade da via hexose--monofosfato dos leucócitos e defeitos imunes.

É relevante ressaltar que intervenções diagnósticas e terapêuticas rápidas nos casos com suspeitas de infecção bacteriana podem ser cruciais para salvar a vida do paciente.

As alterações histopatológicas no baço de pacientes com anemia falciforme são conhecidas. Inicialmente, há uma esplenomegalia consequente à congestão da polpa esplênica em virtude da obstrução por grandes quantidades de células falcizadas, acompanhada de hemorragias ao redor dos corpúsculos de Malpighi. A oclusão vascular provoca repetidos microinfartos, tornando o órgão fibrótico e atrófico. Esses fenômenos são coincidentes com os achados clínicos observados à palpação do baço nos pacientes com anemia falciforme. Comumente, há esplenomegalia nos primeiros anos de vida, seguida de ausência do órgão após os seis anos de idade, resultante da autoesplenectomia acompanhada de fibrose. As repercussões da hipofunção esplênica nas doenças falciformes concentram-se principalmente na maior suscetibilidde a infecções. O grau de comprometimento da função esplênica é mais acentuado em pacientes com anemia falciforme e S/β^0 talassemia, quando comparados aos pacientes com hemoglobinopatia SC ou HbS/β^+ talassemia. No entanto, mesmo em pacientes que conservam o baço ou têm esplenomegalia, a função do órgão pode estar comprometida, caracterizando a "asplenia funcional".

Em pacientes com doenças falciformes, não é rara observação de osteomielite secundária a *Salmonella typhimurium*, embora esse tipo de infecção também possa ocorrer por germes mais comuns como *Staphylococcus aureus*. Infecções do trato urinário são em geral associadas com bactérias gram-negativas, principalmente *Escherichia coli*.

▶ Complicações cardíacas

As manifestações cardíacas são relacionadas à circulação hiperdinâmica secundária aos mecanismos compensatórios da anemia. A radiografia de tórax mostra cardiomegalia global mesmo em pacientes jovens. Também são observadas comumente artérias pulmonares proeminentes e aumento no padrão vascular pulmonar. Dados convincentes mostram que isquemia miocárdica pode ocorrer mesmo em pacientes jovens, embora não seja um evento comum. As hipóteses para explicar a baixa frequência de oclusão importante de artérias coronárias são a circulação hiperdinâmica e os baixos níveis de colesterol observados nos pacientes com doenças falciformes. Alguns pacientes podem evoluir para insuficiência cardíaca, principalmente depois da segunda década de vida. A pressão arterial em pacientes com doenças falciformes é, em geral, inferior à observada em populações controles.

▶ Complicações pulmonares

As alterações pulmonares nas doenças falciformes são provocadas por fenômenos vaso-oclusivos e infecções. Com frequência, ambas ocorrem simultaneamente.

Os episódios agudos são denominados de **Síndrome Torácica Aguda** (STA), e são caracterizados por dor torácica, febre, dispneia, opacidade nova na radiografia de tórax e queda no nível de hemoglobina, podendo evoluir com hipóxia grave. Esse tipo de complicação é hoje uma das causas mais comuns de morte, e a segunda causa mais comum de hospitalização em pacientes com doenças falciformes nos Estados Unidos. É três vezes mais frequente em crianças do que em adultos, sendo mais comum nos homozigotos SS, seguidos por S/β° talassemia, hemoglobinopatias SC e S/β+ talassemia, em ordem decrescente de frequência. A STA pode ser causada por infarto de costela ou esterno, pneumonia, embolia pulmonar após necrose de medula óssea, ou infarto pulmonar devido a falcização *in vivo*. A investigação diagnóstica da STA deve incluir radiografias de tórax seriadas, cultura de secreção pulmonar quando possível, hemoculturas, monitoramento da gasometria, acompanhamento dos níveis de hemoglobina, estudo da ventilação-perfusão ou angiotomografia quando indicada a pesquisa de tromboembolismo.

A função pulmonar pode ser anormal mesmo em pacientes que não apresentem antecedentes prévios de doença pulmonar. A hipertensão pulmonar na doença falciforme pode ser de origem arterial, venosa ou mista. Até 20% dos pacientes terão hipertensão pulmonar leve ou limítrofe (Pressão Sistólica de Artéria Pulmonar (PSAP) estimada acima de 35 mmHg), e 10% terão hipertensão pulmonar moderada ou grave (PSAP acima de 45 mmHg). Um valor de PSAP de 35 mmHg equivale aproximadamente a uma velocidade de fluxo regurgitante da válvula tricúspide de 2,5 m/s, enquanto valores de entre 2,5 e 2,9 m/s se associam a um risco relativo de óbito de 4,4, e acima de 3,0 m/s, o risco é de 10,6 vezes. Assim, recomenda-se rastreamento anual com ecocardiograma transtorácico, com medida da PSAP e fluxo regurgitante da válvula tricúspide. Se o fluxo regurgitante for >2.5 m/s e/ou PSAP elevada, considerar cateterismo cardíaco direito para confirmação, e se o fluxo for >3.0 m/s ou sinais de disfunção cardíaca direita, deve-se realizar cateterismo cardíaco direito e considerar programa regular de transfusão e hidroxiureia. O uso crônico do inibidor de fosfodiesterase-5 sildenafil não foi bem-sucedido em um estudo, e aumentou a incidência de crises dolorosas.

▶ Complicações neurológicas

Algum tipo de comprometimento neurológico acomete cerca de 25% dos pacientes com doenças falciformes. Essas alterações são mais comuns em pacientes SS do que em pacientes com hemoglobinopatias SC ou S/β talassemia. As complicações clínicas no sistema nervoso central incluem acidente vascular cerebral, hemorragia cerebral e ataques isquêmicos transitórios. Infartos cerebrais são mais frequentes em crianças, com pico de incidência até os seis anos de idade, e em adultos após os trinta anos de idade, ao passo que hemorragia intracerebral é mais frequente em adultos entre as segunda e terceira décadas de vida. Aparentemente, novelos vasculares (conhecidos como *moya moya*) envolvendo vasos frágeis e dilatados, que se desenvolvem como circulação colateral ao redor de áreas de infarto e aneurismas, são os fatores causais das hemorragias em adultos.

No sistema nervoso, ao contrário de outras regiões, vasos maiores parecem ser os locais preferencialmente acometidos por vaso-oclusão. As complicações neurológicas são graves e podem ser fatais em até 15% dos casos.

A terapêutica básica nas alterações vaso-oclusivas no sistema nervoso central é a transfusão de concentrado de hemácias. O diagnóstico preciso e o início rápido da terapêutica transfusional impedem a progressão da doença e podem mesmo reverter as manifestações clínicas. A hemoglobina S deve ser mantida abaixo de 30% durante a terapêutica transfusional, cuja duração não deve ser inferior a cinco anos. Alguns dados indicam que provavelmente essa terapêutica deve ser mantida indefinidamente.

O exame com Doppler ultrassonográfico transcraniano detecta precocemente as lesões, com base na medida das velocidades do fluxo sanguíneo nos principais vasos que irrigam o encéfalo. Altas velocidades identificam as crianças potencialmente suscetíveis a sofrer AVC, que pode ser evitado por um esquema de transfusão crônica.

▶ Complicações hepatobiliares

A excreção contínua e elevada de bilirrubinas leva à formação de cálculos biliares. Embora tenham sido relatados cálculos em crianças de três ou quatro anos de idade, essa complicação é comum em pacientes adultos. A colecistectomia era anteriormente reservada para pacientes que apresentavam sintomas significativos (dois ou três episódios de dor no período de seis meses), porém pode ser indicada mesmo nos pacientes assintomáticos, pelo alto risco de complicações com crises vaso-oclusivas graves e síndrome torácica aguda no caso de colecistite aguda. As alterações na função hepática podem ser relacionadas à falcização intra-hepática, infecções adquiridas na transfusão ou hemossiderose transfusional.

A denominação síndrome do quadrante superior direito designa episódio agudo caracterizado por hiperbilirrubinemia extrema, aumento rápido do fígado, febre e dor acentuada. O diagnóstico diferencial desta condição inclui colecistite aguda, pancreatite, hepatite aguda, crise dolorosa e um possível sequestro hepático. Os níveis de enzimas hepáticas são anormais e os níveis de bilirrubina podem chegar até a 100 mg/dL. A etiologia dessa complicação não está ainda bem elucidada. O tratamento recomendado é a

quadro 27.1 — Hidroxiureia nas doenças falciformes

Indicação para tratamento
- Pacientes com SS, S/β°-tal, S/β⁺-tal que apresentam episódios dolorosos graves frequentes (três ou mais internações em 12 meses), história de síndrome torácica aguda, anemia grave (Hb abaixo de 6 g/dL), ou outra complicação vaso-oclusiva grave (priapismo, hipertensão pulmonar).
- O uso em hemoglobinopatia SC é discutível

Avaliação de valores basais
- Hemograma, HbF, exames bioquímicos, teste de gravidez, na ausência de programa de transfusão crônica

Início do tratamento
- Hidroxiureia 10-15 mg/kg/dia em dose única diária por 6-8 semanas. Hemograma a cada duas semanas, níveis de HbF a cada 6-8 semanas, exames bioquímicos 2-4 semanas

Tratamento contínuo
- Se as contagens permanecem em faixa aceitável, aumentar progressivamente as doses a cada 6-8 semanas até atingir os objetivos do tratamento

Objetivos do tratamento
- Diminuição de crises de dor
- Aumento de HbF para >15-20%

- Incremento nos níveis de Hb, se a anemia for grave
- Melhora do estado geral
- Mielotoxicidade aceitável (granulócitos $\geq$2.500/μL e reticulócitos $\geq$75.000/μL e plaquetas $\geq$5.000/μL)

Na ausência de aumento de HbF (ou do VCM):
- Excluir má adesão ao tratamento
- Provável ausência de resposta biológica
- Aumentar dose cuidadosamente até 2-2.5 g/dia (dose máxima 35 mg/kg/dia). O período de tratamento deve ser de 6-12 meses para considerar ausência de resposta

Cuidados especiais
- Pacientes com insuficiência renal ou hepática
- Homens e mulheres devem tomar medidas anticoncepcionais durante o tratamento, pois a hidroxiureia é teratogênica. Após atingir nível estável e não tóxico de hidroxiureia, o hemograma pode ser realizado a cada 4-8 semanas para verificar mielotoxicidade aceitável (granulócitos $\geq$2.500/μL e reticulócitos $\geq$75.000/μL e plaquetas $\geq$95.000/μL)

Adaptado de Steinberg MH. The Scientific World Journal 2008; 8:1295-1324. N Engl J Med 1999;340:1021-30. Current use of hydroxyurea in sickle cell disease. American Society of Hematology – Education Program, 2000.

---

transfusão de substituição, mantendo níveis de HbS menores que 10%. Em crianças, a evolução é, em geral, favorável, mas em adultos o quadro pode ser de difícil resolução.

▶ Complicações genitourinárias

O rim é extremamente suscetível a complicações em pacientes com doenças falciformes devido às características peculiares de seu microambiente, que incluem reduzidas tensões de oxigênio, pH ácido e alta tensão osmótica. Esse tipo de ambiente facilita a ocorrência de falcização e infarto na medula renal, com consequente hematúria e inabilidade de concentrar urina (hipostenúria). É importante lembrar que essas complicações podem ocorrer não somente em pacientes com doenças falciformes, mas também em heterozigotos para hemoglobina S (traço falciforme, AS). O tratamento da hematúria é conservador, em geral, repouso no leito e hidratação adequada levam à remissão espontânea. No entanto, algumas vezes a hematúria é de tal intensidade que é necessária transfusão de sangue.

A excreção de potássio também está reduzida, e episódios de hipercalemia foram descritos. Ocasionalmente, podem ser observados níveis elevados de ácido úrico devido à hiperplasia de medula óssea e consequente aumento na produção de urato em razão do metabolismo das purinas, além da redução na depuração de urato pelos túbulos renais.

- **Proteinúria** ocorre em 26% dos pacientes com doença falciforme e creatinina sérica elevada em

7%. A lesão anatomopatológica é representada por aumento glomerular e glomeruloesclerose periférica focal segmentar. O tratamento com enalapril, um inibidor da enzima conversora de angiotensina, parece reduzir a proteinúria, sugerindo que a hipertensão capilar pode ser um fator patogênico na nefropatia da anemia falciforme. Em pacientes com insuficiência renal crônica, deve ser iniciado programa de hemodiálise e, se possível, indicado transplante renal.

- **Priapismo** é uma complicação relativamente frequente e ocorre quando as células falcizadas obliteram os corpos cavernosos e esponjoso e impedem o esvaziamento do sangue do pênis. Existem duas apresentações clínicas: priapismo agudo e priapismo recorrente ou "intermitente" (do inglês *stuttering*). A apresentação aguda corresponde à ereção dolorosa, prolongada, que persiste por várias horas, ao passo que o priapismo recorrente é caracterizado por episódios reversíveis da ereção que podem ocorrer em períodos variáveis, com duração de minutos, e também em múltiplos episódios no mesmo dia.

O tratamento deve ser feito com repouso, hidratação, analgésicos e, nos casos mais graves, transfusão de substituição para manter níveis de HbS abaixo de 30%. Em alguns casos, aparentemente, a hidroxiureia parece ser útil. Quando não houver resposta aos tratamentos clínicos, a intervenção cirúrgica pode ser necessária; uma complicação frequente é a disfunção erétil. Em relação ao tratamento medicamentoso, um único pequeno estudo randomizado com 11 pacientes mostrou evidência de que o dietilstilbestrol pode ajudar a abortar a crise de priapismo e doses menores (1 a 5 mg por dia) poderiam funcionar como profiláticas de novas crises. Há relato anedótico de melhora de priapismo com hidralazina e com leuprolide, um análogo de Hormônio Liberador de Gonadotrofinas (GnRH), como forma de profilaxia, porém também provoca "castração química". Houve relatos de sucesso com etilefrina oral ou injetável intracavernosa e de profilaxia dos casos "intermitentes". O papel dos inibidores de fosfodiesterase-5, como o sildenafil, ainda é incerto, com relato de seu uso em três pacientes, com alívio agudo do priapismo em até 90 minutos. No entanto, há relato de um caso de priapismo desencadeado por uso da mesma medicação em portador de traço falciforme.

▶ Complicações oftalmológicas

As complicações oftalmológicas são frequentes nas doenças falciformes e incluem anormalidades na conjuntiva, infartos orbitários, hemorragia retiniana e retinopatia proliferativa. A retinopatia resulta de lesões oclusivas arteriolares que levam a microaneurismas e proliferação neovascular colateral. Essa alteração é mais frequente em pacientes com hemoglobinopatia SC do que em outras doenças falciformes. Seguimento regular com oftalmologista deve fazer parte do tratamento de pacientes com doenças falciformes porque o tratamento precoce com fotocoagulação pode prevenir a progressão de retinopatia e cegueira. Deve-se lembrar, também, que mesmo o paciente com traço falciforme inspira cuidados quando ocorre trauma ocular com hifema (sangramento intraocular na câmara anterior), pelo risco de glaucoma agudo e cegueira por obstrução da drenagem ocular por hemácias falcizadas.

▶ Complicações osteoarticulares

A complicação mais comum é a necrose asséptica da cabeça do fêmur, e afeta cerca de 10% das pacientes, podendo chegar a mais de 50% dos portadores de hemoglobinopatia SC. Outras regiões ósseas podem também ser afetadas pela necrose vascular, como corpos vertebrais e cabeça do úmero. A necrose asséptica da cabeça do fêmur aparenta estar associada positivamente com a idade, frequência de episódios dolorosos, deleção do gene da α-globina e níveis de hemoglobina. O diagnóstico algumas vezes pode requerer imagens de ressonância nuclear magnética. O tratamento é sintomático: inclui analgésicos, repouso e redução de carga naquele membro. Em muitos casos é necessária a realização de cirurgia e substituição óssea, mas não há evidência de superioridade da descompressão cirúrgica sobre a fisioterapia na prevenção da progressão da doença.

A osteoporose precoce é uma complicação que vem sendo progressivamente mais diagnosticada na doença fal-

ciforme, e recomenda-se rastreamento anual com densitometria mineral óssea a partir dos 18 anos de idade. Ingestão aumentada de cálcio, banhos de sol, além de pesquisar e controlar hipomagnesemia podem ser condutas adequadas para prevenção de osteoporose. Apenas um estudo com 14 pacientes avaliou o tratamento da osteopenia na doença falciforme com reposição de carbonato de cálcio e vitamina D, com melhora da densidade óssea; o tratamento com alendronato é extrapolado a partir dos estudos de osteoporose em mulheres pós-menopausa, pois não há estudos prospectivos em pacientes com doença falciforme.

▶ Manifestações cutâneas

Além de manifestações comuns às demais anemias hemolíticas, como icterícia e palidez, as doenças falciformes caracterizam-se pela presença de úlceras no terço inferior das pernas, especialmente na região maleolar. A prevalência de **úlcera de perna** na anemia falciforme é estimada em 5 a 10% dos pacientes. É mais comum em homens e em pacientes mais velhos, e raras nas crianças e doenças falciformes heterozigóticas duplas. É uma complicação altamente incapacitante, principalmente para jovens. O tratamento é quase sempre insatisfatório e inclui cuidados locais da ferida: higiene, antibióticos, e repouso. O repouso prolongado é fundamental, mas quase sempre é difícil de ser realizado por pacientes com atividade física normal.

Nos casos crônicos, de difícil tratamento, já foram utilizados bota de Unna, transfusões regulares, enxerto de pele, sulfato de zinco e fatores de crescimento de granulócitos. Não há evidências de que há melhora das úlceras com programa regular de transfusão crônica. O tratamento com hidroxiureia parece não ser efetivo, e um estudo demonstrou que não há aumento da incidência de úlceras com o uso de hidroxiureia em pacientes com anemia falciforme. A reposição oral de sulfato de zinco não demonstrou melhora estatisticamente significativa em outro estudo. Uma complicação que deve sempre ser pesquisada é a osteomielite.

▶ Gravidez

Com os cuidados terapêuticos atuais, a morte materna é complicação rara nas doenças falciformes. Estudos realizados nos últimos trinta anos revelaram redução progressiva nos índices dessas complicações. Os primeiros relatos descreviam problemas em cerca de um terço das gestações, enquanto que atualmente essa porcentagem foi reduzida a 1,6%, que é equivalente à de populações-controle normais. Algumas das principais complicações durante a gravidez e o puerpério incluem abortos espontâneos, crescimento intrauterino retardado, infecções, insuficiência cardíaca congestiva, fenômenos tromboembólicos e pré-eclâmpsia.

■ **Abortos espontâneos.** Complicação de etiologia desconhecida, parece ter menor frequência nas portadoras de hemoglobinopatia SC em relação às SS, mas tem incidência desconhecida nas S-β-talassêmicas. Aumento de aneuploidia ou outras anormalidades cromossômicas e malformações fetais significativas não têm sido descritas com maior incidência nessa população de doentes. Especula-se que lesões microvasculares na placenta causadas pelas hemácias falcizadas tenham papel mais importante na fisiopatologia das perdas gestacionais do primeiro trimestre do que o próprio grau de anemia das doentes acometidas.

- **Retardo de crescimento intrauterino.** Ocorre com frequência elevada em pacientes com anemia falciforme, e com menor frequência em portadoras de hemoglobinopatia SC ou S-β-talassemia. Numerosas causas contribuem para esse quadro, porém dois fatores que agem desfavoravelmente no crescimento fetal intrauterino são a hipóxia e a desnutrição. A placenta de portadoras de anemia falciforme é anormal em tamanho, localização, inserção na parede uterina e histologia. Anemia materna promove diminuição do fluxo sanguíneo na região placentária, causando déficit de crescimento da membrana placentária. Episódios frequentes de vaso-oclusão podem ainda contribuir para o retardo do crescimento intrauterino, sendo possível que arteríolas deciduais sejam obstruídas por agrupamentos de hemácias falcizadas, promovendo hipoperfusão e hipóxia da membrana placentária. Provavelmente essas lesões ocorrem precocemente no período gestacional, explicando por que programas profiláticos de transfusões sanguíneas realizados em período ulterior não modificam significativamente a evolução desse processo.

- **Infecções.** São provavelmente as complicações mais comuns das doenças falciformes, com frequência estimada em 28 a 67% dos casos. A infecção urinária é encontrada em 28% dos casos, superando o grupo controle normal, com apenas 15%. Inicialmente, a infecção urinária é assintomática, mas com o transcorrer da gravidez, há possibilidade de exacerbação da bacteriúria com aumento na frequência de prematuridade e de recém-nascido pequeno para a idade gestacional. As pacientes devem, pois, ser investigadas e tratadas precocemente durante o acompanhamento pré-natal.

- **Dores ósseas.** Episódios de dores ósseas são frequentemente observados nas doenças falciformes. Durante a gravidez, principalmente no terceiro trimestre, pode haver maior incidência dessa complicação.

- **Anemia.** Durante o terceiro trimestre, principalmente ao redor de 32-34 semanas de gravidez, há redução nos níveis de hemoglobina, tanto em mulheres normais como em mulheres com doenças falciformes. Essa redução é de aproximadamente 30%, sendo agravada por deficiência de folato, quadros infecciosos ou inflamatórios, crises aplásticas ou acentuação da hemólise.

- **Pré-eclâmpsia.** A frequência de pré-eclâmpsia é elevada em mulheres com doenças falciformes, po-

dendo agravar as doenças renais preexistentes. Por outro lado, a presença de proteinúria e hipertensão arterial em pacientes com lesão renal prévia pode ser confundida com o diagnóstico de pré-eclâmpsia. O diagnóstico deve ser sugerido quando há hipertensão arterial associada com edema e proteinúria após a 20ª semana de gravidez. Essa afirmação é consequência do fato de que, habitualmente, na doença falciforme, os níveis pressóricos são inferiores aos de indivíduos normais, e durante a gestação normal observa-se pressão arterial mantida em níveis inferiores aos de mulheres grávidas normais até a 20ª semana. Dessa forma, níveis pressóricos iguais ou superiores a 125 × 75 mmHg devem ser rigorosamente monitorizados, pois a existência de pré-eclâmpsia é acompanhada de alta taxa de mortalidade.

▶ Morbidade e mortalidade perinatal

O desenvolvimento de centros especializados para tratamento multidisciplinar de pacientes com doenças falciformes nos Estados Unidos da América influenciou substancialmente a redução na incidência de natimortos e prematuridade. Os estudos anteriores à implantação desses centros de atendimento apresentavam taxas de 24 a 32% dessas complicações. Atualmente, esses valores são de 5% nesse país. Não existem dados a esse respeito no Brasil.

Recém-nascidos de baixo peso são comumente observados, com incidência de 31%. As razões desse fato provavelmente estão relacionadas à anemia e ao comprometimento de vasos placentários, como descrito anteriormente.

▶ Infertilidade e contracepção

Não existem dados convincentes na literatura que estabeleçam diferenças quanto à capacidade reprodutiva de portadoras de doenças falciformes em relação a mulheres normais. No entanto, existe atraso puberal significativo nessas pacientes, o que em parte pode explicar os dados conflitantes concernentes à fertilidade dessa população. Entre os métodos contraceptivos mais amplamente empregados em portadoras de doenças falciformes, encontram-se os de barreira, géis espermicidas, dispositivos intrauterinos, acetato de medroxiprogesterona e anticoncepcionais orais. Aparentemente, não há aumento da incidência de infecções ginecológicas com os métodos utilizados.

TRATAMENTO

Pacientes com doenças falciformes devem, sempre que possível, ser acompanhados regularmente em serviços especializados (Centros de Atenção a Doenças Falciformes) com a presença de equipes multidisciplinares (médicos, psicólogos, enfermeiros, assistentes sociais e fisioterapeutas). Desse modo, os objetivos básicos da terapêutica consistem no tratamento das complicações específicas e em cuidados gerais da saúde. Além dos cuidados gerais para acompanhamento do crescimento, desenvolvimento somático e psicológico, e tratamento específico de lesões orgânicas (como colecistopatia, úlceras de pernas, osteomielite etc.), o tratamento a longo prazo apoia-se em: a) suplementação com ácido fólico (5 mg/dia), deve ser sempre realizada devido à hiperplasia eritropoética; b) uso de medicamentos que promovem o aumento da hemoglobina fetal (como a hidroxiureia) em pacientes selecionados; c) profilaxia de infecções; d) tratamento das crises dolorosas vaso-oclusivas; d) tratamento das demais crises agudas (aplásticas, sequestro esplênico, neurológicas, síndrome torácica aguda); e) tratamento das infecções.

▶ Aumento na síntese de hemoglobina fetal

Vários agentes farmacológicos são capazes de aumentar a produção de hemoglobina fetal ou atuar na seleção de precursores eritrocitários que mantêm a habilidade de produzir HbF. Entre essas drogas, podem ser incluídas a 5-azacitidina, a Hidroxiureia (HU) e os derivados do butirato.

A hidroxiureia é uma droga utilizada como quimioterápico no tratamento de neoplasias hematológicas, agindo por meio do bloqueio da síntese de ácidos nucleicos pela inibição da ribonucleotídeo redutase. O mecanismo exato pelo qual a HU aumenta a produção de HbF ainda não é completamente conhecido. Os efeitos benéficos, tanto clínicos como hematológicos, da hidroxiureia na anemia falciforme foram demonstrados de forma inequívoca no estudo multicêntrico MSH envolvendo 299 pacientes adultos. Os pacientes tratados com a droga mostraram redução de 50% na frequência de hospitalização e incidência de crises dolorosas, na frequência de síndrome torácica aguda e na necessidade transfusional. Outro estudo, com pacientes portadores de S-β-talassemia, demonstrou que a frequência e duração das internações foi reduzida. A segurança de seu uso em crianças a partir de seis meses de idade foi demonstrada em alguns estudos, tais como o HUG-KIDS e o BABY-HUG.

▶ Crises vaso-oclusivas

As crises agudas dolorosas são de difícil tratamento e a conduta adequada depende da gravidade da dor e da presença ou não de outras complicações concomitantes. As regras básicas no tratamento dessas complicações são: a) procurar e tratar agressivamente o fator desencadeante, principalmente infecções; b) hidratação adequada por via oral ou endovenosa; c) utilização adequada de analgésico para aliviar a dor.

Nos casos de dor leve ou moderada, o tratamento pode ser ambulatorial, mas muitos casos necessitam de internação devido à gravidade do episódio doloroso. Os analgésicos mais utilizados incluem paracetamol, ácido acetil- salicílico, dipirona e ibuprofeno. Frequentemente, são necessários opioides que incluem codeína, tramadol e morfina.

O tipo de analgésico utilizado depende da gravidade do episódio doloroso: para crises leves, podem ser utilizados paracetamol, ácido acetilsalicílico, dipirona e ibuprofeno; nos casos moderados, sem resposta à medicação inicial, pode então ser associada codeína ou tramadol; nas crises dolorosas graves, deve ser administrada morfina. Há contraindicação relativa do uso de meperidina por alguns serviços em função de seu maior potencial de indução de dependência física a longo prazo, e redução do limiar convulsivo por seus metabólitos após uso por mais de 72 horas, embora represente boa alternativa nas crises envolvendo vias biliares, por induzir menor espasmo de musculatura lisa. A seleção dos analgésicos apropriada deve ser feita com base na história prévia do paciente a terapêutica da dor.

A ingestão hídrica diminui durante as crises dolorosas. Como a capacidade de concentrar urina está prejudicada, a perda de líquidos e desidratação podem ocorrer rapidamente. Desse modo, uma hidratação adequada deve ser instituída rapidamente e o balanço hídrico deve ser medido nos pacientes internados. Nesses casos, a hidratação deve ser endovenosa. Nos casos menos graves, em tratamento ambulatorial, a hidratação deve ser via oral. Os objetivos básicos da hidratação incluem correção da deficiência hídrica e de eletrólitos, manutenção da concentração sérica de eletrólitos e administração de um volume de fluidos (parenteral e oral) igual a uma vez e meia a necessidade diária. A escolha do tipo de hidratação depende do estado do paciente e dos valores dos eletrólitos. Para pacientes com crises não complicadas, a hidratação pode ser feita com glicose 5% e salina normal em proporção 1:1. Para pacientes adultos, a quantidade indicada é de 3 litros/dia se a função cardíaca for normal, ao passo que em crianças depende do peso do paciente. Esse tipo de hidratação deve ser acompanhado com cuidado para evitar insuficiência cardíaca congestiva ou desequilíbrio eletrolítico iatrogênico.

▶ Tratamento das infecções

A conduta global relacionada às infecções em pacientes com doenças falciformes incluem: a) imunização para prevenir infecção; b) penicilina profilática; e c) tratamento adequado do paciente com febre.

Crianças com doenças falciformes apresentam produção normal de anticorpos após vacinação e devem receber todas as imunizações recomendadas para uma criança normal. Além disso, devem ser imunizadas contra pneumococo, pela asplenia funcional.

Todas as crianças com doenças falciformes devem receber penicilina profilática com início aos dois ou três meses de idade, mantida continuamente até pelo menos os cinco anos de idade. Adicionalmente, em locais onde a disponibilidade de acesso a serviços médicos seja limitada, a profilaxia com penicilina após os cinco anos pode ser benéfica. A profilaxia pode ser feita com penicilina oral ou com penicilina benzatina a cada 21 dias. Os benefícios desse tratamento são tão significativos, que em todas as populações em que a frequência do gene β^s for elevada, devem ser realizados programas de

quadro 27.2 — Infecções comuns em pacientes com doença falciforme

Septicemia fulminante

Os agentes mais comuns são *Streptococcus pneumoniae* e *Haemophilus influenzae*. O curso é rapidamente letal, ocorrendo morte em menos de 24 horas; algumas vezes a progressão é mais lenta e insidiosa. A taxa de mortalidade é de cerca de 50%, mas o diagnóstico precoce e o tratamento vigoroso reduzem drasticamente a mortalidade. A maioria dos episódios ocorre em crianças, em geral menores de dois anos de idade. Febre é o primeiro e mais importante sintoma, e em crianças pode ser a única indicação de processo infeccioso. De modo geral, aumento de temperatura, da velocidade de hemossedimentação, do número de leucócitos e da proporção de bastonetes são sinais de infecção bacteriana grave. Outros sinais ou sintomas são convulsões, coma, choque circulatório, coagulação intravascular disseminada, síndrome de Waterhouse-Friedrichsen (insuficiência adrenal aguda). Embora ocorra envolvimento meníngeo, geralmente não há sinais no exame físico, nem no líquido cefalorraquidiano. As infecções pneumocócicas são menos frequentes após a primeira década de vida, e outros agentes encontrados na população normal tornam-se comuns, sugerindo, pois, a necessidade de avaliação bacteriológica previamente à administração de antibióticos. No entanto, também nessa faixa etária, a febre persistente e maior que 38,5 °C não deve ser interpretada como resultante da vaso-oclusão. O tratamento envolve: a) altas doses de penicilina cristalina endovenosa ou outra classe de antibióticos (p.ex.: cefalosporinas) a depender da sensibilidade dos pneumococos em cada região; b) corticosteroides, quando há sinais de choque; c) tratamento da coagulação intravascular disseminada, quando presente.

Meningite pneumocócica

Meningite bacteriana acomete 6-8% dos pacientes com anemia falciforme, e em 70% dos casos são causadas por *Streptococcus pneumoniae*, e 70-80% dos casos ocorrem antes dos dois anos de idade, muitas vezes antes que se tenha feito o diagnóstico da hemoglobinopatia subjacente. Além disso, são comuns os ataques recorrentes. A mortalidade está entre 18 e 38%, sendo as principais sequelas o retardo mental, a surdez, a cegueira, plegias e hemiparesia. O tratamento inclui ceftriaxone em doses adequadas para tratar meningites (após coleta de material para cultura e antibiograma).

Pneumonias

A associação de febre com leucocitose e infiltrado pulmonar (muitas vezes com dor torácica e tosse) é descrita sob a denominação de "síndrome torácica aguda". A síndrome torácica aguda pode ser causada por infarto pulmonar ou por pneumonia ou, ainda, por um infarto posteriormente infectado; a distinção entre eles é difícil ou mesmo impossível. Em crianças, a síndrome torácica é geralmente devida a pneumonia; em adolescentes e adultos, a frequência de infartos e embolia gordurosa é maior. Quando há infecção, os agentes etiológicos mais comuns são *Streptococcus pneumoniae*, *Haemophilus influenzae* e *Mycoplasma pneumoniae*. Como a distinção entre infarto e infecção é geralmente difícil, e como, com frequência, há sobreposição de ambos, o tratamento sempre inclui o uso de antibióticos para o tratamento da pneumonia (preferencialmente após coleta de hemocultura e escarro para cultura e antibiograma), em esquemas que ofereçam cobertura para os patógenos mais frequentes (p.ex.: cefalosporina de terceira geração em combinação com macrolídeo, como ceftriaxone com azitromicina, ou fluoroquinolonas como levofloxacina).

Osteomielite

Osteomielites são muito mais comuns em pacientes com doenças falciformes do que na população normal. Esta ocorrência aumentada deve-se a áreas de infartos ósseos ou de medula óssea que constituem locais apropriados para se assestarem germes absorvidos do tubo gastrointestinal. O agente infeccioso mais comum é a *Salmonella*, em 50-75% dos casos, enquanto na população normal (sem doença falciforme), *Salmonella* é uma causa rara de osteomielite (o agente mais comum é o *Staphylococcus*). Além do mais, múltiplos focos podem ser afetados simultaneamente

---

rastreamento neonatal para identificação precoce de afetados e início do tratamento profilático o mais cedo possível.

Febre em pacientes com doenças falciformes deve sempre ser considerada um problema grave e potencialmente fatal. Nunca deve ser presumido que o paciente tem uma doença viral. A avaliação de episódios febris inclui anamnese e exame físico cuidadosos, exame hematológico com contagens diferenciais, estudos bacteriológicos incluindo culturas de sangue, de urina e de secreção de orofaringe, punção liquórica se houver suspeita de meningite e radiografia de tórax. Antibioticoterapia sistêmica deve ser instituída rapidamente com fármacos que sejam efetivos contra *S. pneumoniae* e *H. influenzae*. A escolha do antibiótico apropriado para prosseguir o tratamento deve ser feita após identificação do organismo envolvido na infecção. Se os exames laboratoriais não revelarem infecção bacteriana, e o exame clínico também não conduzir à detecção de infec-

ção, a antibioticoterapia pode ser suspensa após três dias. No entanto, o paciente deve ser cuidadosamente observado por pelo menos mais 24 a 48 horas.

O tratamento da síndrome torácica aguda inclui antibioticoterapia agressiva com drogas de atividade ampla contra germes gram-negativos e gram-positivos (associação de penicilinas e macrolídeos, ou fluoroquinolonas, por exemplo), oxigênio inalatório se saturação abaixo de 92%, transfusões simples nos casos moderados ou transfusão de substituição nos casos graves.

▶ Terapêutica transfusional

Pacientes com anemia falciforme toleram bem a anemia crônica e necessitam de transfusões somente em circunstâncias especiais, como, por exemplo, crise de sequestro, AVC, crise aplástica, preparação para cirurgia, gravidez, hipóxia com síndrome torácica aguda e priapismo (Tabela 27.4).

Tabela 27.4

▶ Indicações de transfusão em doenças falciformes.

Transfusão simples

- Hemoglobina <5g/dL e sinais e sintomas significativos de anemia
- Angina ou insuficiência cardíaca
- Hemorragia aguda
- Sequestro esplênico ou hepático
- Crise aplástica
- Preparação para cirurgia (pré-operatório)

Transfusão de substituição

- Acidente vascular cerebral
- Síndrome torácica aguda
- Insuficiência de múltiplos órgãos incluindo embolia gordurosa
- Priapismo agudo
- Cirurgia do sistema nervoso central
- Prevenção de AVC recorrente em crianças com acidente vascular cerebral agudo

Indicações controversas

- Úlceras de perna
- Gravidez
- Episódio doloroso que não responde a tratamento
- Adultos com história prévia de AVC
- Antes de injeção de meio de contraste hipertônico

Nos casos de crises de sequestro e crise aplástica, transfusões simples são necessárias para restaurar a massa sanguínea circulante e garantir uma oferta adequada de oxigênio aos tecidos. Nas outras situações, transfusão de substituição é provavelmente mais adequada que transfusão simples, pois reduz a viscosidade que poderia ser causada por elevação do hematócrito. No entanto, esse é ainda um assunto controverso. Um estudo cooperativo mostrou que em situações pré-cirúrgicas, transfusões simples apresentam resultados favoráveis quando comparados à transfusão de substituição.

Na indicação de regime transfusional na anemia falciforme, em geral, o objetivo deve ser manter o nível de HbS abaixo de 30%. Nesses casos, deve ser lembrado que o acúmulo de ferro é inevitável, e pode ser tratado com quelantes de ferro, por via parenteral com desferoxamina, ou via oral com deferiprone ou deferasirox. Além disso, devem ser avaliados todos os riscos inerentes às transfusões sanguíneas, tais como reações transfusionais, transmissão de patógenos e, especialmente, aloimunização.

Redução de 60 a 80% nas células falciformes circulantes pode ser atingida em crianças com anemia falciforme em 6 a 12 horas pela troca de duas vezes a massa de hemácias (2× volume sanguíneo × hematócrito). Nos centros em que for disponível separador automático de células, a transfusão de substituição (2 volumes) pode ser feita em 90 minutos.

Um estudo demonstrou inequivocadamente que um regime de transfusão sanguínea que mantenha o nível de HbS abaixo de 30% reduz enormemente o risco do primeiro episódio de AVC em crianças com Doppler Ultrassonográfico Transcraniano (DTC) alterado. Esse procedimento deve ser aplicado rotineiramente para todos os pacientes com anemia falciforme.

▶ Condutas na gestante com doenças falciformes

- **Pré-natal.** Acompanhamento pré-natal cuidadoso deve ser realizado com visitas médicas frequentes, principalmente após a 26ª semana de gestação. São essenciais os controles dos níveis de hemoglobina, ganho de peso corporal, detecção de proteinúria e observação dos níveis de pressão arterial.
- **Trabalho de parto.** Deve ser conduzido de forma a haver menor esforço físico possível pela paciente, equivalente àqueles cuidados levados a efeito para

---

quadro 27.3 — Profilaxia de septicemia nas doenças falciformes

A profilaxia de septicemia deve ser iniciada aos três meses de idade para todas as crianças com doenças falciformes (SS, SC, Sβ-talassemia), e deve continuar pelo menos até os cinco anos de idade. No entanto, como as complicações infecciosas podem ocorrer mais tardiamente, o uso de penicilina até a adolescência é uma medida razoável. Pode-se utilizar a forma oral (penicilina V) ou parenteral (penicilina benzatina), sendo a segunda alternativa mais barata e mais confiável em famílias de menor nível socioeconômico e educacional.

Penicilina V

- 125 mg VO (2 vezes ao dia) para crianças até três anos de idade ou 15 kg
- 250 mg VO (2 vezes ao dia) para crianças de três a seis anos de idade ou com 15-25 kg
- 500 mg VO (2 vezes ao dia) para crianças com mais de 25 kg

Penicilina benzatina administrada por via IM a cada 21 dias

- 300.000 U para crianças até 10 kg
- 600.000 U para crianças de 10 a 25 kg
- 1.200.000 U para indivíduos com mais de 25 kg.

Gaston MH, Verter JI – Prophylaxis with oral penicillin in children with sickle cell anemia: a randomized trial. *N Engl J Med* 314: 1593-1598, 1986.

Capítulo 27 • Anemia Falciforme

pacientes com doenças cardiovasculares. O tempo de trabalho de parto é fundamental na prevenção de complicações e deve ser o mais breve possível.

As medidas que habitualmente devem ser tomadas incluem: diminuir o trabalho cardíaco, evitar crises vaso-oclusivas com hidratação, e monitorização fetal cuidadosa. A indicação de via de parto é obstétrica, não sendo indicado parto cesáreo rotineiramente.

- **Terapêutica na gravidez.** O seguimento clínico de gestantes com doença falciforme baseia-se no acompanhamento obstétrico e hematológico com o objetivo de reconhecer precocemente as complicações relacionadas à gravidez e à doença falciforme. Até o presente momento, no entanto, não há dados suficientes sobre a segurança do uso de drogas como hidroxiureia na gestação, principalmente quanto à possibilidade de teratogênese e neoplasias secundárias. O tratamento preconizado visa à prevenção dos fatores capazes de desencadear crises vaso-oclusivas e terapêutica rápida e agressiva durante quadros infecciosos, desequilíbrios hidroeletrolíticos e hipóxia. O uso profilático de ácido fólico é fundamental em quadros hemolíticos crônicos, além do que a suplementação de folato no período periconcepcional e nas primeiras semanas de gestação é altamente recomendável como medida eficaz na redução da incidência de defeitos de fechamento do tubo neural.

Transfusões podem ser empregadas de forma profilática ou apenas durante intercorrências que necessitem de transfusão. Estudos iniciais de Ricks recomendavam o uso profilático de transfusão durante a gravidez de pacientes com anemia falciforme, baseados na melhora substancial daquelas submetidas a transfusão quando comparadas a grupos controle. No entanto, os riscos de transmissão de doenças infecciosas e a aloimunização estimularam o desenvolvimento de programas que pudessem comparar os resultados das gestações entre dois grupos equivalentes de pacientes com anemia falciforme submetidas ou não a terapêutica transfusional. Esses resultados mostraram que não há benefício definitivo da terapêutica profilática quando comparados aos esquemas de transfusão somente durante emergências ou aos dados relativos à morbidade materna e fetal.

Não existe consenso na literatura sobre em quais eventualidades deva ser levada a efeito a transfusão de substituição crônica na gravidez. As indicações para transfusões de emergência incluem queda dos níveis de hemoglobina de cerca de 30% ou mais dos valores pré-gravidez (frequentemente atingindo níveis absolutos de hemoglobina menores do que 5g/dL ou hematócrito abaixo de 15%), síndrome torácica aguda, insuficiência renal aguda, septicemia e pré-eclâmpsia.

▶ Prevenção, diagnóstico pré-natal e pré-implantação

Uma importante estratégia para informar os pais sobre o nascimento de crianças afetadas pela doença é a detecção de heterozigotos e o aconselhamento genético. Todos os heterozigotos em idade reprodutiva devem ser encaminhados para centros especializados onde possam ter acesso ao aconselhamento genético.

A tecnologia de DNA recombinante e manipulação celular permitem hoje o diagnóstico pré-natal ou pré-implantação das doenças falciformes.

▶ Transplante de células-tronco hematopoéticas e terapêuticas experimentais

Um tratamento curativo para as doenças falciformes representa hoje objetivo fundamental para os pesquisadores nessa área. A única opção curativa para doenças falciformes até o momento é o transplante de células-tronco hematopoéticas aparentado, indicado a crianças com casos graves (como, por exemplo, ocorrência de acidente vascular cerebral na infância) e que tenham doador compatível na família. A descoberta de novas drogas que isoladamente ou em conjunto com a HU aumentem a produção de HbF, o aprimoramento das técnicas do transplante de medula óssea em adultos e com fontes alternativas de células progenitoras hematopoéticas, tais como sangue de cordão umbilical, doador não aparentado ou haploidêntico, ou a terapia gênica representam alternativas possíveis que no futuro poderão conduzir a novas possibilidades de cura ou melhor controle dessas enfermidades.

REFERÊNCIAS CONSULTADAS

1. Ballas S. Sickle cell disease: clinical management. Baillieres Clin Haematol. 1998;11:185-214.
2. Bunn HF. Pathogenesis and treatment of sickle cell disease. N Engl J Med. 1997;337:762-9.
3. Conran N, Costa FF. Hemoglobin disorders and endothelial cell interactions. Clin Biochem. 2009;42(18):1824-38.
4. Conran N, Franco-Penteado CF, Costa FF. Newer aspects of the pathophysiology of sickle cell disease vaso-occlusion. Hemoglobin. 2009;33(1):1-16.
5. Embury SH, Hebbel RP, Mohandas N, Steinberg M (eds.). Sickle cell disease: principles and clinical practice. New York: Raven Press, 1994.

6. Fertrin KY, Costa FF. Genomic polymorphisms in sickle cell disease: implications for clinical diversity and treatment. Expert Rev Hematol. 2010;3(4):443-58.

7. Lubin B, Vichinsky E. Sickle cell disease. In: Hoffman R, Benz EJ, Shattil SJ, Furie B, Cohen H (eds.). Haematology: basic principles and practice. New York: Churchill Livingstone, 1991.

8. Powars DR. Management of cerebral vasculopathy in children with sickle cell anaemia. Br J Haemat. 2000;108:666-78.

9. Ricks P Jr. Further experience with exchange transfusion in sickle cell anemia and pregnancy. Am J Obstet Gynecol. 1968;100:1087-91.

10. Steinberg MH. Pathophysiology of sickle cell disease. Baillieres Clin Haematol. 1998;11:163-84.

11. National Institutes of Health. The management of sickle cell disease. NIH Publication nº 02-2117. [Internet]. [acesso em 2013 aug 09]. Disponível em: <http://www.nhlbi.nih.gov/health/prof/blood/sickle/sc_mngt.pdf>.

12. Wang WC, Ware RE, Miller ST, Iyer RV, Casella JF, Minniti CP, et al. BABY HUG Investigators. Hydroxycarbamide in very young children with sickle cell anaemia: a multicentre, randomised, controlled trial (BABY HUG). Lancet. 2011; 377(9778):1663-72.

capítulo 28

Talassemias

Marco Antonio Zago

β-TALASSEMIAS

As talassemias constituem um grupo heterogêneo de doenças genéticas, caracterizadas pela redução ou ausência da síntese de um dos tipos de cadeias de globina que formam as hemoglobinas. Consoante a cadeia cuja síntese esteja afetada, são classificadas em α-talassemias ou β-talassemias.

O indivíduo afetado pode ser heterozigoto (tem somente um gene β-talassêmico) ou homozigoto (tem dois genes β-talassêmicos). As talassemias exibem grande heterogeneidade molecular: há diversos subtipos de genes β-talassêmicos, que diferem quanto à gravidade. Assim, muitos homozigotos são na verdade heterozigotos compostos, porque possuem dois genes β-talassêmicos com defeitos moleculares diferentes, o que origina grande variedade clínica.

A doença apresenta-se sob três formas clínicas:

- **Talassemia maior:** forma grave (que se denominava anemia de Cooley), dependente de transfusões, correspondente a homozigotos ou heterozigotos compostos.
- **Talassemia intermediária:** forma sintomática menos grave, com níveis de hemoglobina 8-10 g/dL, em geral não dependente de transfusão.
- **Talassemia menor:** heterozigotos clinicamente assintomáticos podem ser detectados por alterações laboratoriais.

▶ Fisiopatologia

Todas as manifestações clínicas e hematológicas derivam do desequilíbrio da síntese das cadeias de globina. Na β-talassemia homozigótica a síntese de cadeias β está ausente (denominada β^o-talassemia) ou muito diminuída (denominada β^+-talassemia). Nos casos de β^+-talassemia, a quantidade de síntese residual pode variar de menos 5% a quase 90% em relação ao normal. A reduzida disponibili-

dade de cadeias β limita o número de moléculas completas de Hb por célula, causando microcitose e hipocromia. Por outro lado, o excesso relativo de cadeias α precipita-se nos eritroblastos determinando sua destruição precoce na medula óssea; assim, apesar da hiperplasia eritroide da medula, a liberação de hemácias maduras é deficiente. Além disso, as hemácias contendo cadeias precipitadas são destruídas prematuramente no baço, resultando um quadro hemolítico. As cadeias precipitadas também alteram a membrana eritrocitária, contribuindo para a destruição precoce das hemácias e para a poiquilocitose.

O ritmo da síntese de cadeias de globina pode ser avaliado *in vitro* pela medida da velocidade de incorporação de um aminoácido radioativo nas diferentes cadeias, expresso pela relação não α/α (ou β/α), ou seja, o ritmo de síntese das cadeias do tipo não α (isto é, β + γ + δ) em relação à síntese de cadeias α (Figura 28.1). Nos indivíduos normais e nos portadores de outras formas de anemias, a relação não α/α é próxima a 1,0, enquanto que nas talassemias o desequilíbrio é variável: na β-talassemia homozigótica a relação não α/α é cerca de 0,3, na β-talassemia heterozigótica é de 0,5 e nas α-talassemias a relação não α/α maior que 1,0, pois há menor produção de cadeias α.

▶ Patologia molecular

Para facilidade, as lesões moleculares do complexo gênico β, responsáveis pelas formas clássicas de talassemia, variantes de β-talassemia (δβ talassemia, εγδβ talassemia) e a persistência hereditária da HbF serão analisadas em conjunto.

Há mais de uma centena de alterações dos genes das globinas que determinam talassemia (Tabela 28.1). O efeito da mutação sobre a produção da cadeia de globina depende de seu efeito sobre a quantidade e a qualidade do mRNA: a) suprimem ou reduzem a transcrição do DNA em mRNA; b) a transcrição está normal, mas o processamento do RNA inicialmente produzido no núcleo para

Tabela 28.1

▶ Exemplos das mutações de ponto que causam talassemias, segundo sua localização na molécula, o defeito funcional que provocam e o resultado sobre a síntese de globinas.

Defeito	Tipo de talassemia
mRNA não funcional	
Códon de término prematuro CD 17 A→T, CD 35 C→A, CD 39 C→T, CD 43 G→T	β^0
Pequena deleção com deslocamento de bases (frameshift) CD 5 -CT, CD 6 -C, CD 8/9 +G, CD16 -C, CD35 -C, CD 41/42 -TTCT	β^0
Mutação do códon de início ATG ATG →AGG, ATG→ ACG	β^0
Processamento anormal do RNA	
Mutações internas nos íntrons IVS-1 nt6 T→C, IVS-1 nt110 G→A, IVS-2 nt705 T→G, IVS-2 nt745 C→G IVS-1 nt116 T→G, IVS-2 nt654 C→T	β^+
Ativação de sítios crípticos de splicing CD 19 A→G, CD 26 G→A, CD 27 C→T	β^{+*}
Mutações nos limites éxon-íntron IVS-1 nt1 G→A, IVS-1 nt2 T→G, IVS-2 nt849 A→G, IVS-2 nt849 A→C IVS-1 nt5 G→C, IVS-1 nt5 G→T, IVS-1 nt128 T→G, IVS-2 nt843 T→G	β^0 β^+
Redução da transcrição do mRNA (mutações na região promotora)	
-101 C→T, -92 C→T, -88 C→T, -31 A→G, -30 T→A, -28 A→C	β^+
Mutações do sítio de poliadenilação do mRNA (AATAAA)	
AACAAA, AATAAG, AATGAA, AATAGA, A (del AATAA)	β^+
Mutações estruturais (cadeias alongadas ou hiperinstáveis)	
CD 94 +TG (Hb Agnana), CD 110 TC (Hb Showa-Yakushiji)	β^+

* Nesses casos, a mutação na região codificadora determina a troca de um aminoácido na cadeia e a síntese de hemoglobinas com estrutura anormal. (denominadas, respectivamente, Hb Malay, HbE e Hb Knossos), e devido ao defeito no processamento, a hemoglobina mutante é produzida em ritmo reduzido.

formar o mRNA maduro não ocorre ou está reduzido; c) o mRNA é produzido em quantidade normal, mas tem um defeito na região codificadora que impede a tradução de uma cadeia peptídica de globina normal.

Os defeitos gênicos das talassemias podem agrupar-se de forma simples em três categorias: a) grandes deleções (de seiscentos a mais de 20 mil nucleotídeos); b) pequenas deleções ou inserções de uma, duas ou quatro bases; c) mutações de ponto. As lesões moleculares responsáveis das β-talassemias são em sua maioria mutações pontuais que afetam a qualidade ou a quantidade do mRNA produzido.

- **Deleções.** São raras, e incluem dois grupos de deleções parciais do gene β em que há completa ausência de síntese da cadeia β.
- **RNA não funcional.** São β⁰ talassemias em que há produção de mRNA que não pode ser traduzido, porque: a) uma mutação pontual introduz no mRNA um códon de término, interrompendo a síntese proteica; um exemplo comum desse tipo de mutação na re-

gião do Mediterrâneo é a troca C-T no códon 39 da cadeia β; b) uma deleção ou adição de uma, duas ou quatro bases, com deslizamento do quadro de leitura (frameshift mutation) do mRNA a partir do ponto da mutação, podendo surgir mais adiante um códon de término que interrompe a leitura. A causa mais comum de β-talassemia na China é a inserção de um nucleotídeo na posição 41-42, alterando a leitura do mRNA, e interrompendo a síntese de cadeias na posição 59, onde aparece uma trinca UGA.

- **Anormalidades no processamento do RNA.** O RNA inicialmente transcrito contém os éxons e os íntrons. A retirada dos íntrons é essencial para formar um mRNA funcional. Mutações nas uniões éxon-íntron (ou próxima a elas) impedem ou dificultam a retirada do íntron, originando β-talassemia. Algumas mutações internas no íntron ou na região codificadora podem trazer um efeito inverso, criando um novo sítio (anômalo) de ruptura-união, e cada molécula de RNA poderá então ser processada por

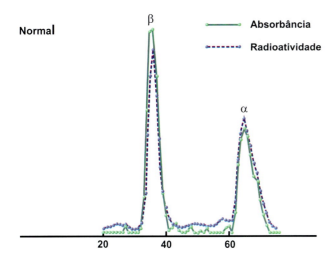

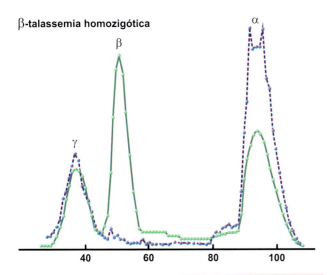

Figura 28.1 Medida da síntese de globinas *in vitro*. Reticulócitos foram incubados em meio contendo H³-leucina e a hemoglobina sintetizada foi separada, a globina precipitada, e as diferentes cadeias de globina foram separadas por cromatografia em CM-celulose. A linha pontilhada indica a radioatividade incorporada em cada cadeia. Em normais (acima) ocorre a síntese de cadeias α e β em quantidades equivalentes (relação β/α = 1,0). No paciente talassêmico maior (embaixo) não há síntese de cadeias β (portanto, não há síntese de HbA, sendo o caso classificado como β⁰-talassemia homozigótica). Neste paciente, além das cadeias α há síntese de cadeias γ, que eluem mais precocemente que as cadeias β (correspondendo à síntese de HbF. As cadeias β observadas no paciente provêm de HbA que ele recebeu em transfusões anteriores.

via normal (RNA funcional) ou alternativamente pela via anômala (mRNA não funcional). Essas mutações causam β⁺-talassemia, e a quantidade de cadeias β produzidas dependerá da proporção de moléculas de mRNA processadas pela via normal. Dois tipos de β⁺-talassemia no Mediterrâneo são produzidas por esse tipo de mutação: a) substituição na posição 110 do íntron 1 (IVS-1 110); b) substituição T-C na posição 6 do íntron 1 (IVS-1 6) que produz uma forma muito benigna de β⁺-talassemia (inicialmente descrita como β-talassemia do tipo português).

- **Outras anormalidades.** Mutações nas regiões reguladoras que antecedem os genes (CAT box e TATA box) diminuem a eficiência da transcrição do mRNA, originando β⁺-talassemia porque a quantidade de mRNA está reduzida. Mutações do sinal de poliadenilação dificultam a adição da cauda poli-A ao mRNA, que se torna assim mais instável.
- **Delta-β-talassemias.** São causadas por deleções que eliminam ou inativam os genes δ e β, de forma que nos heterozigotos não há aumento de HbA$_2$, mas caracterizam-se pelo aumento dos níveis de HbF.
- **Gama-delta-β-talassemias.** São deleções muito grandes, que se iniciam antes do gene e têm extensão variável: em alguns casos eliminam o gene β, mas em outros casos (tipo Holandês e tipo Inglês) conservam o gene β que, apesar de estar presente, está inativo. Somente alguns heterozigotos foram observados até o presente: caracterizam-se por hemólise neonatal e, na vida adulta, microcitose e hipocromia sem aumento de HbA$_2$ (talassemia silenciosa do tipo 2). Nesses casos, a ausência da síntese de cadeias deve-se à deleção do LCR (*Locus Control Region*), uma região localizada a 5' do gene ε que é essencial para a expressão dos genes do complexo γδβ.
- **Persistência Hereditária de HbF (PHHF).** São situações assintomáticas em que persiste a síntese de quantidades apreciáveis de HbF durante a vida adulta. A síntese de cadeias de globinas é equilibrada, e não há manifestações clínicas. Podem ser pancelulares (ou seja, a HbF está distribuída homogeneamente em todos os eritrócitos) ou heterocelulares (alguns eritrócitos têm HbF e outros não). Podem ser causadas por: a) **deleção**: representadas pela PHHF dos Negros tipo I, PHHF tipo II (Gana) e a PHHF do tipo indiano (δβ-talassemia tipo indiano), e caracterizam-se pela ausência de expressão do gene β em *cis* e elevada produção de cadeias $^G\gamma$ e $^A\gamma$; b) mutações de ponto em regiões reguladoras dos genes γ, conservam a atividade do gene β.

▶ Manifestações clínicas

Os heterozigotos são habitualmente assintomáticos, embora o defeito possa ser detectado por exames laboratoriais. Os portadores de dois genes anormais (os homozigotos e os heterozigotos compostos) têm manifestações clínicas que podem variar desde anemia grave incompatível com a vida até formas benignas praticamente assintomáticas. As formas sintomáticas mais graves caracterizam-se por uma associação de graus variáveis de anemia hemolítica hipocrômica, hiperplasia eritroide da medula óssea, hepatomegalia, esplenomegalia, retardo do desenvolvimento somático e sexual, e deformidades do esqueleto evidentes nos ossos do rosto e do crânio.

- **Anemia.** Com suas manifestações habituais de astenia, palidez e fraqueza muscular, taquicardia, sopros no precórdio, insuficiência cardíaca, menor desenvolvimento físico e sexual, e maior suscetibilidade a infecções. Nos homozigotos constitui a manifestação mais importante, sendo em geral detectada no primeiro ano de vida; níveis de hemoglobina abaixo de 7 g/dL são comuns, e na ausência de tratamento produzem quadros clínicos muito exuberantes. Alguns pacientes, embora sintomáticos, mantêm níveis de hemoglobina mais elevados (7-10 g/dL) e são classificados como talassêmicos intermediários. Finalmente, os heterozigotos têm níveis discretamente diminuídos de hemoglobina, detectável em exame hematológico, mas habitualmente são assintomáticos.

- **Hipodesenvolvimento somático e sexual.** Menor crescimento pôndero-estatural, redução da massa muscular e ausência ou retardo da maturidade sexual nos pacientes que alcançam a adolescência.

- **Hiperplasia da medula óssea.** Existe uma impressionante hiperplasia eritroide da medula óssea, aumentada de sete a trinta vezes em relação ao normal. As principais consequências dessa grande massa de tecido medular são: a) *shunt* de uma grande fração do débito cardíaco, produzindo uma expansão de 70-100% do volume circulante e contribuindo para a anemia dilucional; b) um grande desvio de nutrientes e energia alimentar para a medula óssea; c) aumento da absorção gastrointestinal de ferro; d) alterações ósseas. A hiperplasia da medula óssea é ineficaz porque não tem nenhum efeito benéfico, uma vez que a maioria das células proliferantes é destruída na medula óssea. A destruição contínua dessa grande massa de precursores eritroides leva à liberação de enzimas intracelulares (desidrogenase láctica) e ao aumento da produção de derivados dos ácidos nucleicos e da hemoglobina (ácido úrico e bilirrubinas).

- **Alterações ósseas, dentárias, faciais e articulares.** A intensidade das anormalidades ósseas reflete, em geral, a gravidade da doença ou a eficiência do tratamento. São particularmente evidentes no crânio e no rosto: protuberância da região frontal e das regiões malares, depressão na ponta do nariz e horizontalização dos orifícios nasais, hipertrofia dos maxilares tendendo a expor dentes e gengiva superiores. Aumenta a facilidade de ocorrer fraturas esqueléticas. As anormalidades ósseas podem ser evidenciadas ao exame radiológico (Figura 28.2).

- **Esplenomegalia e hiperesplenismo.** O aumento do baço nos pacientes que não são adequadamente transfundidos pode ser muito importante, chegando a provocar abaulamento do abdome. A esplenomegalia pode provocar trombocitopenia ou neutropenia, como também pode agravar a anemia devido à expansão do volume plasmático e à diminuição da sobrevida das hemácias próprias ou transfundidas. O aumento moderado do baço nos primeiros anos de vida pode regredir com as transfusões, e muitos pacientes corretamente tratados não apresentam es-

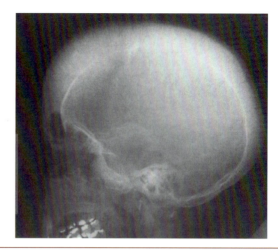

Figura 28.2 Radiografia de crânio de paciente com talassemia, homozigótico, mostrando o alargamento de díploe consequente à hiperplasia crônica de medula óssea.

plenomegalia. No entanto, as grandes esplenomegalias geralmente não regridem, e nesses casos pode ser necessária a esplenectomia para reduzir a exigência de transfusões ou a trombocitopenia.

- **Sobrecarga de ferro.** O excesso de ferro nos talassêmicos tem duas origens: maior absorção intestinal e o ferro liberado das hemácias recebidas nas transfusões. Talassêmicos adultos, tratados com transfusões, sem quelantes de ferro, tinham em média 1,5 g de ferro/kg de peso quando morreram de complicações cardíacas entre 15 e 28 anos (normal 30-45 mg/kg). As crianças mantidas assintomáticas em regime de transfusões regulares acumulam uma média de 28 g de ferro ao chegar aos 11 anos de idade, época em que começam a surgir as primeiras complicações do excesso (uma criança normal, nesta idade, deveria ter cerca de 1g de ferro no organismo). As principais manifestações da sobrecarga de ferro dos talassêmicos são: retardo no crescimento e na maturidade sexual, anormalidades endocrinológicas, especialmente diabetes melito, escurecimento da pele e alterações cardíacas. As consequências do excesso de ferro são as causas de mortes mais frequentes nos talassêmicos a partir da segunda década de vida.

- **Alterações endócrinas.** Além do atraso no crescimento e da puberdade, estes pacientes podem apresentar diabetes e hipoparatireoidismo.

- **Alterações cardíacas.** Antes do uso generalizado de hipertransfusões e terapia quelante, as anormalidades cardíacas começavam na infância com sopros cardíacos e progrediam para cardiomegalia, hipertrofia do ventrículo esquerdo e alterações do ritmo e condução no ECG. A partir da segunda década surgiam pericardites na metade dos pacientes e insuficiência cardíaca na maioria. Este quadro refletia os efeitos combinados da anemia e o excesso de ferro sobre o coração, e a maioria dos pacientes morria alguns meses depois de começar a insuficiência cardíaca. Atualmente, o uso regular de transfusões evita as alterações cardíacas que somente vão aparecer na adolescência ou na idade adulta, na dependência de quão rigoroso foi o uso de quelantes. Os ecocardiogramas, ECG de 24 horas ("Holter") e angiocardiografias isotópicas com ^{99m}Tc demonstram alterações morfológicas e funcionais muito antes do aparecimento das manifestações clínicas. A Ressonância Magnética (MRI) é um excelente método não invasivo para avaliar a quantidade de ferro depositada no tecido cardíaco. A cardiomegalia e a circulação hiperdinâmica dos primeiros anos de vida podem ser revertidas ou evitadas pelas transfusões. As complicações da segunda década de vida e a probabilidade de morte cardíaca podem ser muito reduzidas com o uso regular de quelantes de ferro.

- **Alterações hepáticas.** O comprometimento hepático da enfermidade se deve ao excesso de ferro e à hepatite viral. Nos adolescentes são comuns lesões grosseiras dos hepatócitos, grandes grânulos de hemossiderina, número excessivo de trabéculas de colágeno e lesões cirróticas avançadas. O uso regular de quelantes de ferro impede ou retarda a evolução das lesões hepáticas. Outra causa de lesão hepática nos pacientes dependentes de transfusões são as hepatites virais dos tipos B ou C. Apesar de a morte por insuficiência hepática ser rara na talassemia, as lesões hepáticas podem determinar alterações do metabolismo hormonal, intolerância à glicose e níveis de ferritina sérica desproporcionalmente elevados.

▶ Formas clínicas

- **Talassemia maior.** Corresponde à forma mais grave da enfermidade, dependente de transfusão. As manifestações surgem durante o primeiro ano de vida: menor aumento de peso, episódios de febre, diarreia, apatia, irritabilidade e palidez. O diagnóstico depende dos exames de laboratório da criança e dos pais. Nessa fase precoce não há alterações ósseas e a esplenomegalia é discreta. As manifestações desaparecem com o início do tratamento correto, e o crescimento se desenvolve normalmente. Na ausência de tratamento o quadro clínico se agrava progressivamente, e a morte ocorre geralmente na primeira década de vida. Há anemia intensa (hemoglobina abaixo de 7 g/dL), esplenomegalia volumosa, atraso no crescimento, redução da massa muscular e alterações características craniofaciais. Atualmente são raros os talassêmicos maiores que não recebem tratamento, embora ainda sejam comuns os casos de crianças tratadas inadequada ou tardiamente, que demonstram somente parte das manifestações clínicas.
- **Talassemia intermediária.** Denominação que se aplica aos casos sintomáticos que não dependem de transfusões regulares, mantendo níveis de Hb

de 7-11 g/dL espontaneamente. Resulta, em geral, da combinação de defeitos genéticos como homozigose para genes β^+-talassêmicos de menor gravidade (como IVS-1 nt 6) ou de combinação do gene β-talassêmico grave com β^+-talassemia particularmente benigna (como β-talassemia "silenciosa" de tipo 1) ou de associação de $\delta\beta$- com β^+-talassemia. As manifestações clínicas predominantes são grande esplenomegalia, redução da massa muscular, úlceras crônicas nas pernas, e alterações faciais. O crescimento de grandes massas de tecido hematopoético extramedular pode causar sintomas compressivos, como massas paravertebrais intratorácicas. A anemia crônica pode se acentuar quando ocorrem infecções ou pela carência associada de folatos.

- **Talassemia menor (talassemia heterozigota).** Os heterozigotos β-talassêmicos são habitualmente assintomáticos, com níveis de Hb em média ligeiramente diminuídos. Reduções mais acentuadas dos níveis de hemoglobina podem ocorrer: a) na infância; b) na presença de infecções ou processos inflamatórios crônicos; c) durante a gravidez. Particularmente nos primeiros anos de vida, é necessária cautela para não confundir uma simples talassemia heterozigótica com uma forma mais grave dependente de transfusão.

▶ Diagnóstico

Homozigoto

- Achados clínicos
- Heterozigose nos dois pais
- **Sangue:** anemia (Hb inferior a 9,0 g/dL), hipocromia, anisopoiquilocitose intensa, esquizócitos, hemácias e eritroblastos com granulações basófilas, hemácias em alvo, eritroblastos, desvio à esquerda dos granulócitos.
- Quando há hiperesplenismo, pode ocorrer leucopenia ou mais comumente plaquetopenia.
- **Hemoglobinas:** aumento da HbF, em geral de 20-100% do total (em alguns casos muito benignos, como homozigose para IVS-1 nt 6, a HbF pode ser tão baixa como 5%), Hb A_2 do paciente muito variável, não tem valor diagnóstico (em contraposição, os pais, sendo heterozigotos, têm elevação da HbA$_2$).

Heterozigoto

- Assintomáticos
- Níveis de Hb ligeiramente diminuídos (10,5-13,0 g/dL, mas podem ser mais baixos durante a gravidez ou nos primeiros anos de vida), microcitose e hipocromia com ferro sérico normal (ou às vezes ligeiramente elevado).
- **Hemoglobinas:** aumento da Hb A_2 (3,5 a 6,0%), HbF normal ou ligeiramente elevada (< 5%). Existe uma forma rara em que HbA$_2$ e HbF estão elevadas no heterozigoto.

- **δβ-talassemia:** o heterozigoto não tem aumento da HbA$_2$, porém aumento da HbF de 5-15%.

TRATAMENTO

O tratamento conservador da talassemia maior fundamenta-se em transfusões de sangue, terapêutica quelante, esplenectomia e apoio psicológico. Com o emprego dessas medidas, a talassemia deixou de ser uma doença letal na infância com sobrevida mediana inferior a cinco anos, transformando-se em uma doença crônica, com desenvolvimento próximo ao normal e vida mediana superior a 25 anos. Alternativamente, o transplante de medula óssea pode erradicar a doença, substituindo a medula anormal pelo tecido hemopoético de doador saudável ou heterozigoto.

- **Transplante de medula óssea.** As complicações são menores quando o transplante é realizado mais precocemente, antes que apareçam os efeitos deletérios das transfusões e da sobrecarga de ferro, especialmente doença hepática, diabetes ou cardiopatia. Quando o transplante é realizado antes que se desenvolvam as manifestações da sobrecarga de ferro ou de hepatite viral, a mortalidade em transplantes de doadores familiares HLA-idênticos é menor do que 10%, mas as complicações (em especial rejeição e doença do transplante-verso-hospedeiro) são mais frequentes em adultos. Em casos selecionados o sucesso do procedimento varia de 70 a 90%, mesmo com doadores não aparentados. Transplantes usando sangue de cordão umbilical são bem-sucedidos, pelo pequeno peso do receptor e menor risco de GVHD; por isso, as famílias devem ser alertadas para o possível uso do sangue de cordão de um irmão recém-nascido para tratar o talassêmico. A decisão de fazer o transplante deve ser tomada de comum acordo com a família, depois sopesar as vantagens e riscos de um tratamento curativo, mas que tem complicações mortais ou altamente agressivas, em comparação com tratamento conservador muito exigente, acompanhado de complicações variáveis, mas que permite ao paciente alcançar a idade adulta.

- **Transfusões.** Um programa regular de transfusões de sangue, procurando manter níveis de Hb superiores a 10 g/dL é acompanhado de efeitos favoráveis sobre o crescimento e a atividade física, redução da hiperplasia da medula óssea e, como consequência, redução ou ausência de deformidades ósseas e de esplenomegalia. Os benefícios são mais evidentes quando o regime é iniciado precocemente na vida, mas mesmo crianças mais idosas, que já tenham desenvolvido esplenomegalia ou que apresentem deformidades faciais ou hipodesenvolvimento, também se beneficiam do tratamento correto. É indicado transfundir 20 mL/kg de concentrado de hemácias (com menos de sete dias), isento de *buffy coat* ou usando filtros de leucócitos, a cada 3-4 semanas, procurando manter a concentração de hemoglobina pré-transfusional aci-

ma de 10-12 g/dL; quando há sinais de sobrecarga cardíaca ou a concentração de hemoglobina é inferior a 5 g/dL, a quantidade a ser transfundida inicialmente deve ser reduzida para 5-10 mL/kg, repetindo-se as transfusões após 2-3 dias. O tratamento com transfusões deve ser iniciado assim que tenha sido estabelecido o diagnóstico de talassemia homozigótica e os níveis de hemoglobina tenham permanecido abaixo de 6,5-7,0 g/dL por mais de duas semanas, na ausência de fatores intervenientes, como infecções.

- **Terapêutica quelante.** Na talassemia maior ocorre progressivo acúmulo de ferro no organismo, que se deve a duas causas principais: transfusões e aumento da absorção intestinal de ferro determinado pela hiperplasia eritroide da medula óssea. Manifestações clínicas como retardo do crescimento e insuficiências endócrinas surgem quando a sobrecarga atinge 0,75 g de ferro/kg, ao passo que sobrecargas de 1,0-1,5 g/kg são incompatíveis com a vida. Por isso, todo talassêmico tratado com transfusões tem de fazer tratamento regular com quelante de ferro, parenteral ou oral. **Quelante parenteral:** A desferroxamina é utilizada no tratamento da doença há mais de trinta anos, tem alta eficiência, mas o uso por infusão subcutânea prolongada diária tende a causar alta taxa de abandono do tratamento. Algumas recomendações práticas ao uso da DF compreendem: a) a dose recomendada é de 20-40 mg/kg/dia, 5-6 dias por semana, por infusão subcutânea lenta (8-12 horas) empregando bomba de infusão apropriada; b) doses maiores (200 mg/kg) podem ser usadas endovenosamente durante as transfusões; d) efeitos colaterais da droga são raros; os mais comuns são catarata, alterações do campo visual e ototoxicidade; e) o uso de 100-200 mg/dia de vitamina C, no momento de iniciar a infusão de DF aumenta a excreção; doses maiores de vitamina C não devem ser utilizadas, pois há risco de precipitar insuficiência cardíaca; f) a terapêutica quelante deve ser iniciada cerca de um ano após o início do programa de transfusões, quando a ferritina sérica atinge valores acima de 1.000–1.500 µg/L. Essa terapêutica somente é eficiente se utilizada com regularidade ao longo de toda a vida. O uso eventual de DF, por períodos limitados, não produz qualquer benefício. **Quelantes orais:** Recentemente introduzidos, têm eficiência comprovada para remover ferro em pessoas com sobrecarga, podendo ser usados para pacientes que não podem ou não querem tomar o quelante parenteral. Não há ainda consenso quanto ao uso isolado de quelante oral para substituir o parenteral, mas parece haver vantagem na associação das duas formas de quelação. A maior vantagem desses medicamentos em comparação com a desferroxamina é a maior aceitação e adesão ao tratamento. Deferiprone (Ferriprox): 75 mg/kg peso/dia dividido em três doses; efeitos adversos mais comuns são: náuseas, vômitos e dores abdominais nas primeiras semanas, dores articulares e artrites, neutropenias, e agranulocitose. A ocorrência de agranulocitose em

Tratado de Hematologia

0,5-1,2% dos pacientes é contraindicação formal para reinício do tratamento. Deferasirox (Exjade): 5-20 mg/kg peso/dia via oral, uma vez ao dia; principais efeitos adversos, em geral passageiros: náuseas, vômitos, diarreia, dor abdominal e erupção cutânea.

- **Esplenectomia.** Esplenomegalia ocorre em todos os talassêmicos maiores não transfundidos ou transfundidos irregularmente, e em uma parcela daqueles sob regime regular de transfusões. A esplenomegalia é também achado frequente na talassemia intermediária. A esplenectomia é medida auxiliar no tratamento da doença, a ser empregada quando há sinais de que as complicações sobrepujam os benefícios da presença do baço. As indicações mais geralmente aceitas para a esplenectomia são: a) plaquetopenia; b) esplenomegalia vultosa, especialmente se acompanhada de dor ou desconforto abdominal; c) elevado consumo transfusional de sangue, excedendo 240 mL de hemácias/kg peso/ano para manter nível mínimo de Hb de 10 g/dL. Após a esplenectomia o consumo transfusional costuma baixar para 190 mg/kg/ano. A mais importante complicação da esplenectomia é a septicemia por *Streptococcus pneumoniae* ou outros germes gram-positivos, de evolução rapidamente fatal. Por isso, deve-se retardar a cirurgia, se possível, até os cinco anos de idade, aplicar vacina antipneumocócica antes da esplenectomia e usar antibioticoterapia profilática com penicilina oral, duas vezes ao dia, ou uma injeção de penicilina benzatina a cada 15-21 dias nos primeiros anos após a cirurgia ou até a adolescência. Quando houver plaquetose (plaquetas > 500.000 – 600.000/μL) considerar o uso profilático de antiplaquetários como aspirina, e de heparina fracionada em episódios cirúrgicos. Outra complicação da esplenectomia que exige atenção é a hipertensão pulmonar.
- **Apoio psicológico.** A talassemia envolve importantes problemas psicológicos e sociais para o paciente e para a sua família. Alguns desses problemas são resolvidos com o apoio do médico, outros podem exigir a participação de um psicólogo. O paciente e a família devem ser esclarecidos sobre a natureza hereditária da doença, sua evolução, complicações e tratamento. O benefício em longo prazo do uso da terapêutica quelante deve ser continuamente reforçado. A adolescência representa período particularmente difícil, em especial quando há retardo do crescimento e da puberdade. Nessa idade, os pacientes, com frequência, procuram abandonar a terapêutica quelante, o que deve ser evitado.
- **Complicações adicionais.** Mais de 30% dos talassêmicos adultos tratados regularmente com transfusões acabam contaminados com hepatite C que, associada à sobrecarga de ferro, causa a fibrose hepática. O crescimento físico costuma ser retardado, especialmente a partir do início da segunda década de vida. Retardo ou ausência do desenvolvimento sexual frequentemente exige terapêutica hormonal

substitutiva. As lesões determinadas pela sobrecarga de ferro no pâncreas e fígado refletem-se em alterações do metabolismo de hidratos de carbono, que variam desde uma curva anormal de glicemia no teste de GTT até diabetes melito franco. Pericardite, arritmias e insuficiência cardíaca são as manifestações da sobrecarga de ferro no coração, e frequentemente representam a causa de morte na doença.

- **Osteoporose.** Mais de metade dos talassêmicos maiores desenvolvem osteoporose ou osteopenia após a adolescência, com aumento da ocorrência de fraturas. As causas são múltiplas, envolvendo hiperplasia da medula óssea, alterações endócrinas, sobrecarga de ferro, efeito da desferroxamina (quelante de metais) e restrição de exercício físicos.
- **Sobrecarga de ferro cardíaca.** Sinais de sobrecarga acentuada, documentadas por queda da fração de ejeção do VE abaixo de 60% ou queda de T2* de MRI abaixo de 10 ms exige intervenção vigorosa, em geral com associação de quelante parenteral (desferal) com quelante oral; valores de T2* na faixa de 10-20 ms estão associados a aumento moderado do risco de ocorrência de eventos cardíacos.
- **Tromboembolismo.** Tromboembolismo ocorre mais frequentemente em talassêmicos do que em população geral, especialmente em pacientes com talassemia intermediária ou após a esplenectomia. Não há consenso sobre a conduta, mas como contagem de plaqueta acima de 500.000/μL é indicador independente de tromboembolismo em pacientes esplenectomizados, há um fundamento racional para o uso de aspirina profilática nesses pacientes.
- **Talassemia menor.** Os heterozigotos são clinicamente assintomáticos e habitualmente não exigem tratamento, apesar de apresentarem microcitose, hipocromia e níveis de Hb ligeiramente inferiores aos normais. A queda de Hb costuma acentuar-se em mulheres heterozigotas durante a gravidez, mas raramente necessitam de transfusões se forem tratadas de maneira apropriada para evitar carências concomitantes de ferro e folatos.
- **Talassemia intermediária.** Pacientes que mantêm Hb entre 7 e 9 g/dL são geralmente pouco sintomáticos e podem ser acompanhados sem transfusões, porém após a adolescência a sintomatologia em geral se acentua, exigindo início de tratamento com transfusões regulares. As principais recomendações para esses pacientes são: a) transfusões quando houver queda de hemoglobina durante gravidez ou infecção; b) úlceras de pernas devem ser tratadas com repouso, cuidados locais, transfusões, e podem exigir a intervenção de cirurgia reparadora; b) transfusões regulares se houver deformidades ósseas importantes, aumento progressivo do baço, úlceras de pernas persistentes ou insuficiência cardíaca; c) uso crônico de quelante, pois mesmo na ausência de transfusões regulares há acúmulo de ferro, suplementação de folatos e de vi-

tamina C oral. A sobrecarga de ferro deve ser comprovada e monitorada regularmente pela dosagem de ferritina sérica acima de 1.000 µg/L; d) esplenectomia quando houver plaquetopenia ou sintomas devido à grande esplenomegalia. A esplenectomia pode ainda causar a elevação do nível espontâneo de Hb desses pacientes; essa elevação, mesmo quando ligeira, pode acarretar significativa melhora clínica; e) transfusões: uma vez que se observa que o paciente passa a ser dependente de transfusões, essas não devem ser usadas irregularmente ("quando a anemia se acentua mais"), mas sim devem ser colocados em um regime de transfusão regular para manter Hb acima de 10 mg/dL.

α-TALASSEMIA

Os indivíduos normais têm quatro genes α ativos. As α–talassemias classificam-se em quatro quadros clínicos e de laboratório: portador silencioso (três genes ativos), traço α-talassêmico (dois genes α), enfermidade por HbH (resta apenas um gene α ativo) (Tabela 28.2). Como há menor síntese de cadeias α, ocorre um excesso de cadeias não α que se tetramerizam formando a HbH (β_4) no adulto ou Hb Bart's (γ_4) no recém-nascido.

- **Hidropisia fetal por Hb Bart's.** No homozigoto de α^0-talassemia, como não há síntese de cadeias α, não há HbA nem HbF; o hemolisado contém unicamente Hb Bart's e pequenas quantidades de HbH e Hb Portland ($\xi_2\gamma_2$). Ocorre morte intrauterina ao final da gestação ou poucas horas depois do nascimento. Há uma grande hepatoesplenomegalia e edema semelhantes aos observados na enfermidade hemolítica do recém-nascido. A enfermidade é frequente no sudeste da Ásia, China e Filipinas, não tendo sido observada na América Latina.
- **Doença por HbH.** Nesses pacientes somente um dos quatro genes α está ativo (Figura 28.3). Na vida adulta predomina a HbA, acompanhada de 5-30% de HbH. No período neonatal predomina a HbF com 10-20% de Hb Bart's e pouca quantidade de HbH. A HbH pode ser identificada por eletroforese ou pela coloração supravital de sangue com azul brilhante de cresil (Figuras 28.4 e 28.5). O quadro clínico é de uma talassemia maior ou intermediária: anemia hemolítica crônica de gravidade variada, esplenomegalia e alterações ósseas. O esfregaço sanguíneo mostra hipocromia e poiquilocitose. A enfermidade foi descrita esporadicamente na América Latina, em Portugal e na Espanha.
- **Traço α-talassêmico.** Corresponde aos heterozigotos de α^0-talassemia ou homozigotos α^+-talassemia. São clinicamente normais, porém apresentam microcitose e hipocromia no sangue, e no período neonatal têm cerca de 5-10% de Hb Bart's. Na vida adulta têm hipocromia, e ferro sérico normal; somente podem ser diagnosticados pela medida da relação sintética α/β de 0,7 ou por métodos de análise de DNA.
- **Portador silencioso.** Os heterozigotos de α^+-talassemia podem ter 1-2% de Hb Bart's no período neonatal e na vida adulta podem ter ligeira hipocromia de detecção difícil, ou o sangue periférico pode ser perfeitamente normal. O único meio seguro de detecção é por métodos de DNA.

▶ Genética populacional das talassemias

A distribuição geográfica das talassemias está relacionada a dois fatores: a) a origem e a vantagem seletiva das mutações talassêmicas nas regiões onde ocorre malária; b) os movimentos migratórios. As talassemias, as hemoglobinopatias estruturais (HbS, HbC, HbE) e a deficiência de glucose-6-fosfato desidrogenase constituem variações genéticas das hemácias que conferem aos heterozigotos uma proteção seletiva frente à malária por *Plasmodium falciparum*. Assim, tiveram origem e foram selecionadas diferentes mutações que têm efeito protetor semelhante, alcançando altas taxas de prevalência em

Tabela 28.2

▶ Notação utilizada para descrever os genótipos nas diferentes formas de α-talassemias. A anotação refere-se a cada um dos cromossomos 16 do indivíduo. Assim, o indivíduo normal tem o genótipo αα/αα, e a forma mais comum da doença por HbH é causada por um genótipo do tipo $--/-\alpha^{3.5}$.

Notação	Estrutura gênica	Consequência
α α	Normal, dois genes α	Normal
$-\alpha^{3.5}$	Deleção de 3,5 kb, restando apenas um gene α	α^+ – talassemia
$-\alpha^{4.2}$	Deleção de 4,2 kb, restando apenas um gene α	α^+ – talassemia
α α^T	Um gene α normal e um gene α inativo devido a mutação de ponto	α^+ – talassemia
$--$	Deleção que elimina os dois genes α; dependendo da extensão é subclassificada em —MED, —SEA, —BRIT, —SPAN	α^0 – talassemia
$-(\alpha^{5.2}), -(\alpha^{20.5})$	Deleções de 5,2 kb ou de 20,5 kb que eliminam o gene α_2 e parte do gene α_1, ficando ambos inativos	α^0 – talassemia

Tratado de Hematologia

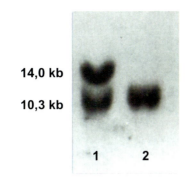
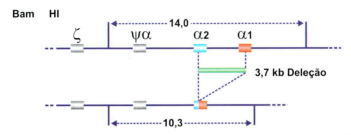

Figura 28.3 Deleção de gene α na talassemia, a parte inferior da figura encontra-se um esquema do complexo de genes α-símile, mostrando a deleção de 3,7 kb que caracteriza a forma mais comum de deleção α-talassêmica, formando-se um gene híbrido $\alpha_2\alpha_1$. No alto da figura está um autorradiograma de *Southern blotting* de DNA digerido com *Bam* HI: (1) heterozigoto contendo um cromossomo normal com dois genes α (fragmento de 14 kb) e um cromossomo com deleção de 3,7 kb (faixa de 10,3 kb); (2) doença por HbH, havendo um cromossomo sem genes α (que não produz sinal) e um cromossomo com apenas um gene α (faixa de 10,3 kb).

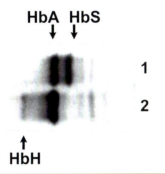

Figura 28.4 Eletroforese de hemolisado de paciente com doença por HbH em pH alcalino (comparado com o hemolisado de um heterozigoto de HbS). Observe a faixa de HbH migrando mais rapidamente do que a HbA, correspondendo a 8% do total de hemoglobina.

países mediterrâneos (sul da Europa, Oriente Médio, norte da África), África Tropical, sudeste da Ásia, Índia e sul da China. Entre as grandes correntes migratórias responsáveis pela introdução dessas enfermidades em outras regiões, podemos apontar: a) os escravos negros da África que foram trazidos à América Latina, Caribe e Estados Unidos nos séculos XVI a XVIII, responsáveis pela introdução dos genes de HbS, HbC e α-talassemia por deleção; b) a migração italiana para os Estados Unidos, Brasil e restante da América do Sul no século XIX e princípio do século XX; c) as recentes migrações de caribenhos e africanos para a Inglaterra e França; d) os grandes contingentes de cipriotas, indianos e paquistaneses radicados na Inglaterra; e) os asiáticos orientais chegados mais recentemente aos Estados Unidos, Canadá e Europa, especialmente originários do sudeste asiático.

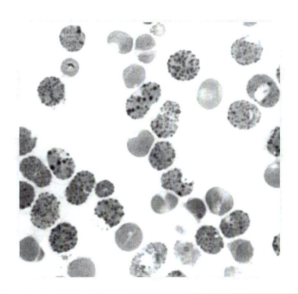

Figura 28.5 Esfregaço de sangue periférico de paciente com doença por HbH após incubação com azul brilhante de cresil. A HbH forma um fino precipitado, distribuído homogeneamente nas hemácias, distinguindo-se do precipitado grosseiro dos reticulócitos.

A Organização Mundial da Saúde calcula que ocorrem anualmente de 10 mil a 20 mil novos casos de α-talassemia homozigótica, e o nascimento de 20 mil a 40 mil crianças com β-talassemia homozigótica, mais da metade deles na Ásia. Na Europa, as maiores prevalências de heterozigotos β-talassêmicos ocorrem na Itália (2-15%), Grécia (8%) e Chipre (18%). Na península ibérica a distribuição é heterogênea, variando a frequência na população de 0,1 a 2,0%. Estima-se em mais de 4 milhões o número de heterozigotos no sul da Europa, e por volta de 200 mil em Portugal e Espanha. Antes da introdução dos programas de diagnóstico intrauterino, nasciam anualmente ao redor de 650-700 talassêmicos maiores no sul da Europa, número que já vem diminuindo sensivelmente nos últimos anos. A distribuição na América Latina e no Caribe é também bastante heterogênea, sendo os valores 1-2% os mais frequentemente obtidos na busca de detecção de heterozigotos. Nesses países, a β-talassemia foi introduzida principalmente pelos portugueses, espanhóis e italianos.

Do ponto de vista molecular, apesar de existir grande número de mutações que causam as β-talassemias, apenas um pequeno número delas ocorre em cada população. Deste modo, foram descritas cerca de vinte mutações β-talassêmicas entre os mediterrâneos, das quais oito são comuns e somente quatro são responsáveis por mais de 80% dos casos observados. No entanto, a frequência de cada uma das quatro mutações é diferente nas diversas populações mediterrâneas. O estudo molecular das β-talassemias no Brasil corrobora sua origem no mediterrâneo, sendo as três mutações mais comumente observadas no país (Tabela 28.3): a) a β-talassemia resultante da troca C→T, que produz um código de término prematuro no sítio do aminoácido 39 da cadeia β (β^{39}); b) a troca G→ A no primeiro nucleotídeo do primeiro íntron (IVS-I nt 1), que impede o processamento do RNA para retirar o íntron, impedindo a síntese de cadeias β (β^0 – talassemia); c) a substituição A→T no sexto nucleotídeo do primeiro íntron (IVS-I nt 6) (chamada inicialmente de β-talassemia portuguesa), que determina uma forma benigna de β-talassemia em que a supressão da síntese da cadeia β é apenas parcial. No entanto, no nordeste brasileiro (observações iniciais em Pernambuco) há elevada ocorrência da mutação IVS-I nt6 (chamada "portuguesa"), fazendo com que a forma clínica mais frequente nessa região do Brasil seja a talassemia intermediária; este quadro populacional é, pois, completamente diferente do observado no sul-sudeste.

Os dados populacionais das α-talassemias são mais complexos. As formas sintomáticas graves (hidropisia fetal e hemoglobinopatia H) são comuns na Ásia (Tailândia, China, Indochina). Ao redor de 20% dos negros são heterozigotos para a deleção $\alpha^{3.7}$; no entanto, a doença de HbH é rara e a hidropisia fetal não foi observada nesta raça, pois a α^0-talassemia (ou seja, a deleção dos dois genes α do mesmo cromossomo) é muito rara entre os negros. Nos países mediterrâneos ocorrem α^0-talassemia e α^+-talassemia por deleção e formas sem deleção; por conseguinte, numerosos exemplos de doença de HbH foram descritos na Grécia, Itália, Espanha e Portugal. No Brasil há descrições de alguns casos de doença de HbH (genes de origem negra e mediterrânea). A prevalência de α-talassemia heterozigótica do tipo deleção de $\alpha^{3.7}$ compromete cerca de 20% dos brasileiros negros e dos pacientes negros com anemia falciforme.

Finalmente, as talassemias e as hemoglobinopatias estruturais não foram até agora identificadas em populações de ameríndios não miscigenados, provavelmente devido ao fato de a malária ter sido introduzida recentemente na região, depois da chegada dos europeus no século XV.

Tabela 28.3

▶ Os quatro defeitos moleculares mais comuns nas β-talassemias no Mediterrâneo e no Brasil.

Mutação	Brasil		Mediterrâneo		
	Sul-Sudeste	Nordeste	Sicília	Espanha	Grécia
CD 39 C→T β^0	47%	3%	36%	64%	17%
IVS-1 nt1 G→A β^0		15%	3%	3%	13%
IVS-1 nt6 T→C β^+	26%	63%	29%	15%	7%
IVS-1 nt110 G→A β^+	14%	8%	27%	8%	43%

quadro 28.1 — Distinção entre talassemia e carência de ferro

Ambas condições produzem microcitose e hipocromia. A confusão mais comum é entre a talassemia *heterozigótica* e carência de ferro. O portador de talassemia heterozigótica é, em geral, assintomático e tem hemoglobina ligeiramente abaixo da média para o seu sexo, mas em geral ainda dentro da faixa da normalidade. Os resultados mais comuns são Hb = 11-12 g/dL, com eritrócitos na faixa de 4-5 milhões/μL. Esses valores em geral são estáveis por longo tempo, somente modificando-se se houver uma condição superveniente, como gravidez; particularmente não se modificam com tratamentos com compostos de ferro, e os casos são muitas vezes interpretados erroneamente como "carência de ferro refratária" por médico pouco avisado, após tentativas de tratamento com estes medicamentos. A confirmação é obtida pela dosagem normal de ferro sérico e níveis elevados de HbA_2 (4-5%). (É preciso lembrar que existe uma forma rara de talassemia chamada $\delta\beta$-talassemia cujos heterozigotos não têm elevação da HbA_2, mas têm elevação da HbF na faixa de 6-10%). A forma *homozigótica* da talassemia (talassemia maior) também produz hipocromia, mas dificilmente será confundida com anemia ferropriva. Ambas (talassemia maior e anemia ferropriva) podem provocar níveis muito baixos de hemoglobina (4-6 g/dL), mas diferem muito clínica e laboratorialmente. Na talassemia maior há sinais de hemólise como esplenomegalia (dependendo da idade do paciente pode ser muito volumosa) e elevação moderada de bilirrubinas. O esfregaço de sangue periférico é também muito característico, com impressionante poiquilocitose e anisocitose, hemácias deformadas, hemácias em alvo, pequenos fragmentos de hemácias (esquizócitos), eritroblastos e algumas vezes desvio à esquerda mieloide, com mielócitos e metamielócitos. Na anemia ferropriva, apesar da microcitose e da hipocromia, não há ou são raras outras anormalidades como a poiquilocitose acentuada, esquizócitos, ertiroblastos e desvio à esquerda. A dosagem de HbA_2 não é útil para identificar o homozigoto β-talassêmico, mas a HbF está elevada, correpondendo de 10 a 90% do total. A demonstração de que os pais são heterozigotos (microcitose, hipocromia, elevação da HbA_2) confirma o diagnóstico.

quadro 28.2 — O início do tratamento da talassemia maior

Os dois mais importantes passos antes de iniciar o tratamento da talassemia são: a) assegurar-se do diagnóstico; e b) confirmar que se trata de talassemia maior. Em particular, após o início do tratamento, não é possível distinguir talassemia maior (que exige tratamento transfusional e quelante contínuo pelo resto da vida) da talassemia intermédia (que pode ser tratada sem uso de transfusões e quelação, pelo menos por um longo período na vida). Feito o diagnóstico de talassemia homozigótica, o paciente deve ser observado por um período de semanas ou meses, antes de iniciar o tratamento regular com transfusões. A família deve ser informada do diagnóstico e da evolução da doença, das complicações e opções de tratamento, entre elas a possibilidade de transplante de medula óssea. Se o paciente mantém espontaneamente níveis de hemoglobina acima de 8,0 g/dL, possivelmente não se trata de talassemia maior, e a doença pode ser manipulada sem transfusões regulares. Por outro lado, se o nível de hemoglobina estiver abaixo de 6,5-7,0 g/dL, possivelmente será necessário iniciar um esquema de transfusões regulares. No entanto, antes disso, é necessário tomar algumas precauções: a) repor folatos, pois um talassêmico intermediário pode ter a anemia agravada pela carência concomitante de folatos; b) observar se há grande esplenomegalia; c) observar o comportamento da hemoglobina na ausência de complicações como infecções. A dosagem de hemoglobina deverá ser repetida pelo menos duas vezes após a medida inicial, após reposição de folatos e na ausência de infecções. O tratamento transfusional será iniciado se os níveis de hemoglobina forem consistentemente na faixa de 7,0-8,0 g/dL ou menores. De início o paciente deve ser examinado a cada semana ou a cada duas semanas, até que seja possível manter a hemoglobina acima de 10 g/dL, com uma transfusão a cada 3-4 semanas. Se isto não for possível, porque a hemoglobina cai muito rapidamente, em geral é consequência da hiperatividade do baço, e muito mais raramente devido à presença de anticorpos. Se o consumo transfusional não baixa, após excluir a presença de anticorpos (anemia hemolítica imune superposta), deve ser considerada a possibilidade de esplenectomia, em especial quando há grande esplenomegalia (veja a seção sobre esplenectomia). Finalmente, 10-12 meses após o início do programa regular de transfusões, deverá ser iniciado o tratamento quelante com desferroxamina subcutânea.

quadro 28.3 Quelante parenteral × Quelante oral

A experiência acumulada de muitos anos demonstra que o uso de quelante parenteral é efetivo para reduzir as complicações tardias e aumentar a sobrevivência de homozigotos talassêmicos. No entanto, para ser eficiente a medicação tem de ser tomada regularmente pelo menos seis dias por semana, por infusão subcutânea lenta, em doses adequadas. A adesão a esse tratamento reduz muito com a idade, em geral, a partir da adolescência. A terapêutica oral é muito mais confortável e propensa a contar com uma adesão maior. Será, no entanto, eficiente? Há evidências que sugerem que o uso de quelantes orais é eficiente, embora em geral tenham sido usados em combinação com o quelante parenteral. Dados epidemiológicos de Chipre e observação de pa-

cientes submetidos a longo tempo de tratamento com transfusão sugerem um efeito positivo: em 157 pacientes que receberam quelante oral (após ou concomitantemente ao uso de quelante parenteral) não houve eventos cardíacos (arritmias ou insuficiência cardíaca) ou morte por causa cardíaca, enquanto em 359 pacientes tratados apenas com desferal houve 52 e 15 ocorrências, respectivamente (Tabela 28.4). Da mesma forma, monitoramento por um ano de pacientes tratados apenas com desferal ou com combinação desferal e deferiprone mostrou uma melhora mais acentuada da função cardíaca (aumento da fração de ejeção do VE) e diminuição dos depósitos de ferro no miocárdio (aumento de T2* na MRI) no grupo sob terapêutica combinada.

Tabela 28.4

▶ Efeito de quelação parenteral ou combinada na prevenção de eventos e mortes por complicações cardíacas (dados de Brogna-Pignatti *et al*, 2006).

	Apenas Parenteral (n = 359)	Parenteral + Oral (n = 157)
Eventos cardíacos	14,5%	0%
Mortes cardíacas	4,0%	0%

quadro 28.4 Diagnóstico de doença por HbH

Uma criança de nove anos é trazida ao hematologista porque tem anemia há vários anos. O pediatra inicialmente fez o diagnóstico de anemia ferropriva, mas o tratamento com sulfato ferroso oral ou injetável não teve qualquer efeito. Ao exame físico, apesar de moderadamente anêmica, a menina não mostra retardo do desenvolvimento físico ou intelectual, e tem uma esplenomegalia discreta, com o baço palpável a 5 cm da borda costal. O exame hematológico mostra Hb = 7,5 g/dL, GV = 3,7 × 10^6/μL, hipocromia, raros eritroblastos, e ausência de outras anormalidades eritrocitárias, como esferócitos ou hemácias falcizadas. A dosagem de ferro sérico foi de 220 μg/dL e a bilirrubina total de 3 mg/dL, sendo a bilirrubina direta de 0,8 mg/dL. As dosagens de HbF e de HbA_2 na criança e nos pais foram normais. A eletroforese de hemoglobinas dos pais foi normal, mas na criança demonstrou uma faixa de hemoglobina migrando mais rapidamente que a HbA em pH alcalino, pouco proeminente (correspondendo a

cerca de 8% do total) (Figura 28.4). Suspeitando que essa faixa correspondesse à HbH, o hemolisado foi examinado por eletroforese em tampão fosfato, revelando a faixa anormal correspondente à HbH apenas no sangue da criança, ausente no sangue dos pais e dos controles. Amostras de sangue fresco da criança e dos pais foram incubados a 37 ºC por uma hora com azul brilhante de cresil a 1%, e em seguida os esfregaços foram examinados sem fixação ou outra coloração (coloração supravital). Na maioria das hemácias da criança foi observado um fino precipitado, correspondente à HbH, que se distingue claramente do precipitado mais grosseiro observado nos reticulócitos, confirmando assim o diagnóstico de doença por HbH (Figura 28.5). A forma heterozigótica não pôde ser demonstrada nos pais, exceto pela discreta hipocromia observada no esfregaço do pai. De fato, as formas heterozigóticas de α-talassemia em adultos somente podem ser confirmadas com certeza por métodos de biologia molecular.

Tratado de Hematologia

REFERÊNCIAS CONSULTADAS

1. Amselem S, Nunes V, Vidaud M, Estivill X, Wond C, d´Auriol L, et al. Determination of the spectrum of β-thalassemia genes in Spain by the use of dot-blot analysis of amplifed β-globin DNA. Am J Hum Genet. 1988;43:95-100.

2. Anderson LJ, Holden S, Davis B, et al. Cardiovascular T2-star (T2*) magnetic resonance for the early diagnosis of myocardial iron overload. Eur Heart J. 2001;22:2171-9.

3. Anderson LJ, Wonke B, Prescott E, et al. Comparison of effects of oral deferiprone and subcutaneous desferrioxamine on myocardial iron concentrations and ventricular function in beta-thalassaemia. Lancet. 2002;360:516-20.

4. Araújo AS, Silva WA, Leão SA, Bandeira FC, Petrou M, Modell B, et al. A different molecular pattern of beta-thalassemia mutations in northeast Brazil. Hemoglobin. 2003;27:211-7.

5. Bertuzzo CS, Sonati MF, Costa FF. Hematological phenotype and the type of β-thalassemia mutation in Brazil. Braz J Genet. 1997;20:319-21.

6. Borgna-Pignatti C, Cappellini MD, De Stefano P, Del Vecchio GC, Forni GL, Gamberini MR, et al. Survival and complications in thalassemia. Ann N Y Acad Sci. 2005;1054:40-7.

7. Borgna-Pignatti C, Cappellini MD, De Stefano P, et al. Cardiac morbidity and mortality in deferoxamine-or deferiprone-treated patients with thalassemia major. Blood. 2006;107:3733-7.

8. Borgna-Pignatti C, De Stefano P, Zonta L, Viello C, De Sanctis V, Melevendi C, et al. Growth and sexual maturation in thalassemia major. J Pediatr. 1985;106:150-5.

9. Borgna-Pignatti C, Rugolotto S, De Stefano P, et al. Survival and complications in patients with thalassemia major treated with transfusion and deferoxamine. Haematologica. 2004;89:1187-93.

10. Cao A, Goossens M, Pirastu M. β-Thalassemia mutations in the Mediterranean populations. Br J Haematol. 1989;71: 309-12.

11. Cappellini MD, Cohen A, Piga A, et al. A phase 3 study of deferasirox (ICL670), a once-daily oral iron chelator in patients with beta-thalassemia. Blood. 2006;107:3455-62.

12. Chang JC, Kan YW. Thalassemia a nonsense mutation in man. Proc Natl Acad Sci U S A. 1980;76:288-9.

13. Cohen A, Gayer R, Mizanin J. Long term effect of splenectomy on transfusion requirements in thalassemia major. Am J Hematol. 1989;30:254-6.

14. De Sanctis V. Growth and puberty and its management in thalassemia. Horm Res. 2002;58:72-9.

15. Galanello R, Origa R. Beta-thalassemia. Orphanet Journal of Rare Diseases 2010; 5:11. [Internet]. [acesso em 2013 aug 09]. Disponível em: http://www.ojrd.com/content/5/1/11.

16. Giardini C, Galimberti M, Lucarelli G. Bone marrow transplantation in thalassemia. Ann Rev Med. 1995;46:319-30.

17. Gomes MP, da Costa MG, Braga LB, Cordeiro-Ferreira NT, Loi A, Pirastu M, et al. β-Thassemia mutations in the Portuguese population. Hum Genet. 1988;78:13-5.

18. Harteveld CL, Higgs DR. Alpha-thalassemia. Orphanet Journal of Rare Diseases 2010; 5:13. [Internet]. [acesso em 2013 aug 09]. Disponível em: http://www.ojrd.com/content/5/1/13.

19. Higgs DR, Engel JD, Stamatoyannopoulos G. Thalassemia. Lancet, 2011.

20. Higgs DR. The molecular genetics of the α globin gene family. Eur J Clin Invest. 1990;20:340-7.

21. Locatelli F, Rocha V, Reed W, et al. Related umbilical cord blood transplantation in patients with thalassemia and sickle cell disease. Blood. 2003;101:2137-43.

22. Lucarelli G, Clift RA, Galimberti M, Polchi P, Angelucci E, Baronciani D, et al. Bone marrow transplantation for thalassemia: results in class 3 patients. Blood. 1996;87:2082-8.

23. Lucarelli G, Galiberti M, Polchi P, Angelocci E, Baronciani D, Durazzi SM, et al. Bone marrow transplantation in patients with thalassemia. N Eng J Med. 1990;322:417-21.

24. Modell B, Darlison M. Global epidemiology of haemoglobin disorders and derived service indicators. Bull World Health Organ. 2008;86:480-7.

25. Modell B, Khan M, Darlison M, Westwood MA, Ingram D, Pennell DJ. Improved survival of thalassaemia major in the UK and relation to T2* cardiovascular magnetic resonance. J Cardiovasc Magn Reson. 2008;10:42.

26. Modell B, Khan M, Darlison M. Survival in beta-thalassaemia major in the UK: data from the UK Thalassaemia Register. Lancet. 2000;355:2051-2.

27. Olivieri NF, Brittenham GM. Iron-chelating therapy and the treatment of thalassemia. Blood. 1997;89:739-61.

28. Pennell DJ, Berdoukas V, Karagiorga M, et al. Randomized controlled trial of deferiprone or deferoxamine in beta--thalassemia major patients with asymptomatic myocardial siderosis. Blood. 2006;107:3738-44.

29. Pennell DJ, Berdoukas V, Karagiorga M, et al. Randomized controlled trial of deferiprone or deferoxamine in beta--thalassemia major patients with asymptomatic myocardial siderosis. Blood. 2006;107:3738-44.

Capítulo 28 • Talassemias

30. Phrommintikul A, Sukonthasarn A, Kanjanavanit R, Nawarawong W. Splenectomy: a strong risk factor for pulmonar hypertension in patients with thalassaemia. Heart. 2006;92:1467-72.

31. Pinto FO, Roberts I. Cord blood stem cell transplantation for haemoglobinopathies. Br J Haematol. 2008;141:309-24.

32. Porter JB. Deferasirox. Current knowledge and future challenges. Ann N Y Acad Sci. 2010;1202:87-93.

33. Steinberg MH, Adams JG. Thalassemia: recent insights into molecular mechanisms. Am J Hematol. 1982;12:81-92.

34. Taher AT, Musallam KM, Cappellini MD, Weatherall DJ. Optimal management of β thalassaemia intermedia. Br J Haematol. 2011;152: 512-23.

35. Telfer P, Coen PG, Christou S, et al. Survival of medically treated thalassaemia patients in Cyprus. Trends and risk factors over the period 1980-2004. Haematologica. 2006;91:1187-92.

36. U.K. Thalassemia Society: Standards for the Clinical Care of Children and Adults with Thalassaemia in the UK – Revised 2008 edition. [Internet]. [acesso em 2013 aug 09]. [http://www.ukts.org/pdfs/awareness/ukts-standards-2008.pdf].

37. Voskaridou E, Christoulas D, Konstantinidou M,Tsiftsakis E, Alexakos P, Terpos E. Continuous improvement of bone mineral density two years post zoledronic acid discontinuation in patients with thalassemia-induced osteoporosis: long-term follow-up of a randomized, placebo-controlled trial. Haematologica. 2008;93:1588-90.

38. Weatherall DJ, Clegg JB. The thalassaemia syndromes. 4 ed. Oxford: Blackwell Science, 2001.

39. Weatherall DJ. The inherited diseases of hemoglobin are an emerging global health burden. Blood. 2010;115:4331-6.

40. Zago MA, Costa FF, Tone LG, Bottura C. Hereditary haemaglobin disorders in a Brazilian population. Hum Hered. 1983;33:125-9.

41. Zago MA, Costa FF. Hereditary haemoglobin disorders in Brazil. Trans R Soc Trop Med Hyg.1985;79:385-8.

capítulo · 29

Anemias Hemolíticas Imunes

José Orlando Bordin • Melca Maria Oliveira Barros

A hemólise imune, caracterizada pela destruição precoce das hemácias devido à ação da resposta imunológica humoral, pode causar anemia caso o setor eritroblástico da medula óssea não apresente hiperplasia compensatória suficiente.[1-3] Quando a hiperplasia compensatória é adequada o paciente pode exibir sinais clínicos e laboratoriais de hemólise (icterícia, esplenomegalia, aumento de reticulócitos, esferócitos, policromasia) sem anemia. As anemias hemolíticas imunes podem ser classificadas de acordo com o descrito na Tabela 29.1.[1-4]

ANEMIA HEMOLÍTICA AUTOIMUNE

A Anemia Hemolítica Autoimune (AHAI) é caracterizada pela destruição precoce das hemácias devido à fixação de imunoglobulinas ou complemento na superfície da membrana das hemácias. A AHAI é a citopenia imunológica mais frequente após a púrpura trombocitopênica imunológica, e acomete cerca de um a três em cada 100 mil indivíduos que, em geral, são mulheres com idade superior a quarenta anos. Os sintomas iniciais são decorrentes da anemia causada pela hemólise, dos efeitos secundários do quadro hemolítico, ou da doença primária que está causando a AHAI, tais como as doenças linfoproliferativas. Por outro lado, um número crescente de pacientes apresenta-se assintomático ao diagnóstico porque a doença é identificada em exames laboratoriais rotineiros, especialmente em testes pré-transfusionais realizados antes de um procedimento cirúrgico. Além disso, o uso de testes imuno-hematológicos mais sensíveis acarreta a identificação de pacientes com reações sorológicas positivas, mas que ainda não apresentam repercussão clínica expressiva de AHAI e que podem ser acompanhados sem necessidade de tratamento clínico específico.[1-4]

▶ Classificação

A classificação de maior utilidade clínica para separar os grupos de pacientes com AHAI é a baseada nos resultados dos testes laboratoriais imuno-hematológicos. Pacientes com AHAI mediada por IgM possuem autoanticorpos que reagem, à temperatura ambiente, com hemácias de qualquer grupo sanguíneo. Desse modo, o serviço de hemote-

Tabela 29.1

▶ Anemias hemolíticas imunes

Anemia hemolítica autoimune

1. Anemia hemolítica autoimune a quente
a) primária ou idiopática
b) secundária (linfomas, LLC, lúpus eritematoso, carcinomas, drogas)

1. Síndrome de aglutinina a frio
a) primária ou idiopática
b) secundária (linfomas, *Mycoplasma*, mononucleose)

1. Anemia hemolítica autoimune mista
a) primária ou idiopática
b) secundária (linfomas, lúpus eritematoso)

1. Hemoglobinúria paroxística a frio
a) primária ou idiopática
b) secundária (sífilis, infecções virais)

Anemia hemolítica imune induzida por droga

1. Adsorção da droga (penicilina, cefalosporina)
2. Formação de imunecomplexos (quinidina, cefalosporina)
3. Adsorção não imunológica de proteínas (cefalotina)
4. Indução de autoimunidade (metildopa, procainamida)

Anemia hemolítica aloimune

1. Doença hemolítica perinatal
2. Reação transfusional hemolítica

rapia pode suspeitar de AHAI mediada por IgM quando, devido à fixação dos autoanticorpos, a tipagem ABO das hemácias do paciente apresenta resultados duvidosos, e o soro do paciente reage com hemácias A, B, AB e O. Nesses casos, a tipagem sanguínea e as provas pré-transfusionais devem ser realizadas a 37 ºC, e as hemácias do paciente devem ser lavadas com salina aquecida antes dos testes. A maioria dos autoanticorpos eritrocitários da classe IgM reage melhor em temperaturas mais baixas que a temperatura corpórea, e como aglutinam as hemácias são denominados de autoanticorpos a frio ou crioaglutininas. Entretanto, a maioria dos casos de AHAI é causada por anticorpos da classe IgG, que reagem melhor à temperatura corpórea, e são designados de autoanticorpos a quente. Em geral, esses anticorpos não causam problema para a tipagem ABO, porém mostram reatividade contra todas as células do painel de hemácias-teste durante a fase de antiglobulina humana. Hemácias Rh-negativas podem ser classificadas como Rh-positivas devido à presença desse tipo de autoanticorpo. A Tabela 29.2 resume a classificação e a frequência da AHAI de acordo com o tipo de anticorpo envolvido na doença.[1-4]

Tabela 29.2

▶ Classificação laboratorial das anemias hemolíticas autoimunes

Causada por autoanticorpos a quente (IgG)	60 – 70%
Causada por autoanticorpos a frio (IgM)	20 – 30%
Hemoglobinúria paroxística a frio (IgG)	1%
Mista (causada por autoanticorpos a quente e a frio)	7 – 8%

▶ AHAI causada por anticorpos a quente

Inicialmente, é necessário definir se o paciente possui AHAI quente primária ou secundária. Em geral, o Teste de Antiglobulina Direto (TAD) revela sensibilização eritrocitária *in vivo* por IgG, e o Teste de Antiglobulina Indireto (TAI) é positivo nas duas condições, não sendo possível, portanto, definir se a AHAI é idiopática ou faz parte das manifestações clínicas de outra doença. Clinicamente, a história, os sintomas e os sinais do exame físico podem auxiliar a diferenciação da AHAI primária da secundária. Cerca de 50% dos pacientes apresentam AHAI primária, 20% dos indivíduos têm AHAI secundária à doença linfoproliferativa (leucemia linfocítica crônica ou linfoma não Hodgkin), e em 20% dos pacientes a AHAI é associada a colagenoses, principalmente lúpus eritematoso sistêmico ou artrite reumatoide (Tabela 29.3).[1-7]

A AHAI quente é causada por anticorpos eritrocitários da classe IgG que, em cerca de 98% dos casos, são da subclasse IgG1, de natureza policlonal, reagem contra antígenos do sistema Rh, e algumas vezes simulam o com-

Tabela 29.3

▶ Diagnósticos associados com anemia hemolítica autoimune causada por anticorpos a quente

Tipo de anemia hemolítica imune	Prevalência
Primária ou idiopática	50%
Secundária	50%
Síndromes linfoproliferativas	20%
Doenças do colágeno	20%
Carcinomas, mielodisplasias, retocolite ulcerativa, hepatites	10%

portamento de aloanticorpos. Embora frações do sistema complemento sejam frequentemente detectadas na superfície das hemácias, a hemólise mediada por complemento é incomum.[1-4,7]

A etiologia do autoanticorpo na AHAI ainda é conhecida. A associação com outras desordens de origem imune reflete um distúrbio generalizado na homeostasia do Sistema Imune (SI). Para manter a tolerância aos próprios antígenos e uma resposta adequada aos antígenos estranhos, o SI possui vários pontos de controle, central e periférico. Uma quebra em algum ponto desse processo pode levar ao aparecimento de doenças autoimunes, como AHAI.

A patogênese da AHAI quente é um processo complexo em que muitos fatores desempenham papel essencial. Os mecanismos que têm sido propostos para explicar o aparecimento espontâneo de AHAI incluem o papel dos próprios antígenos eritrocitários, o papel do sistema complemento, a perda da efetividade da apresentação de antígenos e anormalidades funcionais de células B e T e estão sumarizados na Tabela 29.4.[7-17]

Em geral, a destruição eritrocitária é mediada por células do Sistema Macrófagos-Monócitos (SMM), particularmente pelos monócitos e macrófagos esplênicos que possuem receptores para o receptor Fc (FcγRII) das imunoglobulinas. A maioria das hemácias sensibilizadas sofre fagocitose parcial e volta à circulação após perder a forma discoide e tornar-se esferócito (pois no processo de fagocitose parcial perde mais superfície do que volume). A destruição extravascular das hemácias favorece o desenvolvimento de palidez, icterícia, esplenomegalia e hepatomegalia. Cerca de 80% dos pacientes com AHAI primária apresentam esplenomegalia, enquanto que a detecção de hepatomegalia isolada ou linfoadenomegalia sugere a possibilidade de doença linfoproliferativa.[1-4]

Além da diminuição do nível de hemoglobina observada no hemograma, a análise morfológica do sangue periférico dos pacientes com AHAI revela hemácias policromáticas, pontilhado basófilo, e esferocitose associados ao aumento do número absoluto de reticulócitos e hiperplasia do setor

Tabela 29.4

▶ Mecanismos propostos para explicar autoimunidade

I – O papel dos próprios antígenos eritrocitários

- Antígenos específicos de grupos sanguíneos, principalmente Rh são alvos de autoanticorpos.
- Proteínas semelhantes a proteínas do sistema Rh são capazes de estimular a proliferação de células mononucleares *in vitro*.
- CD47 funciona como um marcador próprio em eritrócitos de camundongo.
- A interação SIRP-α e CD47 não é responsável para remoção de eritrócitos em seres humanos.

II – O papel do sistema complemento (SC)

- Alterações na expressão do CR1 são observadas em pacientes com doenças autoimunes.
- CR1 é indispensável para proteção de eritrócitos de camundongos da ação do SC.
- Pacientes com AHAI a quente primária e pacientes com AIHA secundária a LES apresentaram diminuição da expressão CD55 nos seus eritrócitos.
- Os pacientes AIHA quente podem ter uma deficiência de expressão CD59.

III – Perda da efetividade na apresentação de antígenos

- Na presença de células dendríticas imaturas, há uma indução transitória da ativação de LT antígeno-específico, seguido de deleção e ausência de imunidade.
- Muitos epítopos próprios são processados e apresentados de forma ineficiente.

IV – Anormalidades funcionais de linfócitos T e B

- Ativação policlonal de linfócitos
- Várias infecções virais e parasitárias são seguidas pelo aumento na produção de autoanticorpos.
- No GVHD crônico há ativação dos linfócitos B do receptor pelos linfócitos T do doador.
- Anormalidades na produção de citocinas
- Papel dos linfócitos T reguladores

---

eritroblástico da medula óssea. Ocorre também elevação da bilirrubina não conjugada, da Desidrogenase Láctica (DHL), e diminuição da haptoglobina que participa da catabolização da hemoglobina livre no plasma. A imunofenotipagem de linfócitos do sangue periférico e da medula óssea pode ser necessária para afastar a presença de doença linfoproliferativa clonal.[14]

O Teste de Coombs Direto (TCD) é útil para demonstrar a sensibilização de hemácias *in vivo*, e auxilia o diagnóstico de AHAI, da doença hemolítica perinatal, e de reações transfusionais (Figura 29.1). O soro de antiglobulina humana poliespecífico contém, obrigatoriamente, anticorpos com atividade anti-IgG e anti-C3d, podendo conter, também, atividade anti-C4, anti-IgM e anti-IgA. Embora seja conveniente realizar inicialmente o TAD com soro poliespecífico, é necessário que, nos testes positivos, a investigação laboratorial prossiga com reagentes monoespecíficos. Todas as hemácias possuem certa quantidade de IgG ligada à sua superfície. Indivíduos normais possuem menos de cinquenta moléculas de IgG por hemácia, enquanto que, em geral, as hemácias de pacientes com AHAI estão recobertas com grande quantidade de IgG. Durante muitos anos, acreditou-se que caso o TAD fosse negativo não haveria IgG na superfície das hemácias; entretanto, aproximadamente 5 a 10% dos pacientes com diagnóstico clínico de AHAI apresentam TAD negativo, evidenciando que o

TAD possui sensibilidade limitada e que é positivo apenas quando a quantidade de IgG é superior a duzentas moléculas por hemácia. Desse modo, a detecção de autoanticorpos eritrocitários pode ser realizada por técnicas mais sensíveis que o TAD, tais como o teste de consumo de anticorpos que fixam complemento, teste de formação de rosetas, teste por radioimunoensaio, teste imunoenzimático (ELAT), e citometria de fluxo. Entretanto, é importante enfatizar que o reconhecimento de hemácias pelos macrófagos não está relacionado apenas ao número de moléculas de IgG na membrana das hemácias, mas também ao arranjo das moléculas ligadas aos polipeptídeos da membrana, à subclasse da IgG que está sensibilizando as células, à quantidade de IgG livre no soro, e à capacidade fagocitária do SMM do indivíduo. A investigação do soro e do eluato das hemácias sensibilizadas auxilia a determinação da especificidade do anticorpo responsável pela hemólise.[18-23]

Transfusão de concentrado de hemácias não é contraindicada para os pacientes com AHAI, embora deva ser limitada a situações em que há risco de vida ou risco de eventos cardíacos ou cerebrais devidos à anemia. Nas outras situações a transfusão deve ser evitada, pois o manejamento transfusional desses pacientes é difícil e com riscos, uma vez que na maioria dos casos o autoanticorpo é encontrado no plasma, como uma panaglutinina que, além destruir as hemácias transfundidas, pode mascarar a existência de aloanticorpos.[24-27]

Capítulo 29 • Anemias Hemolíticas Imunes

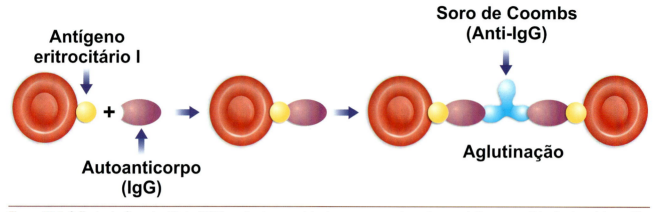

Figura 29.1 O Teste de Coombs Direto (TCD), realizado para detectar a presença de anticorpos IgG na superfície das hemácias, utiliza soro de Coombs obtido pela da sensibilização de coelhos com imunoglobulina humana (anti-IgG humana). A fixação de complemento nas hemácias é detectada com soro de Coombs com especificidade de anticomplemento.

Relatos indicam que 12 a 40% dos pacientes com AHAI apresentam aloanticorpo associado, que podem levar a reação hemolítica aguda ou tardia. Devido à dificuldade de achar unidades de concentrado de hemácias compatíveis e à possibilidade de aloanticorpo, devem ser realizados testes mais complexos que os de compatibilidade usuais, como técnicas de diluição e procedimentos de adsorção. Posteriormente, devem ser selecionadas as unidades "menos incompatíveis", e a transfusão deve ser realizada lentamente, em pequenas quantidades (aproximadamente 100 mL), e eventualmente lavadas para a remoção de complemento. O paciente deve ser acompanhado atentamente durante todo ato transfusional, devido ao risco de agravamento da hemólise.[7,24-27]

O tratamento inicial com corticosteroides (prednisona na dose de 1-2 mg/kg/dia) reduz a hemólise em cerca de 60 a 70% dos pacientes e aumenta o nível de hemoglobina em uma a duas semanas na maioria dos pacientes com AHAI a quente, quando então a dose deve ser progressivamente reduzida durante os trinta a 120 dias seguintes, sendo que em alguns casos sua retirada completa pode levar um ano. Pacientes com hemólise fulminante podem se beneficiar da pulsoterapia com metilprednisola por via endovenosa. Apenas 20% dos doentes mantém remissão após a retirada dos glicocorticoides.[1,3,5,7,28] É recomendada reposição de acido fólico e profilaxia para osteoporose, com suplementação de cálcio e vitamina D aos pacientes considerados de alto risco; para osteoporose considerar o tratamento com bifosfonados.

Os pacientes que não apresentam resposta satisfatória, ou que permanecem dependentes de corticosteroides com efeitos colaterais, devem ser submetidos à esplenectomia, embora ainda não seja possível precisar antecipadamente quais são os pacientes que têm melhor resposta à remoção do baço. Os resultados da esplenectomia são variáveis. Estudos indicam que 60 a 75% dos pacientes apresentam remissão completa ou melhora clínica significativa, sendo que em pacientes com AHAI primária esses resultados podem chegar a 82%. Alguns desses pacientes recaem e necessitam de corticoide de manutenção. A morbimortalidade do procedimento é baixa; o maior efeito adverso é o risco aumentado de infecções, principalmente em crianças e em AHAI secundária. É recomendada vacinação para *Haemophilus influezae* tipo B, pneumococo e meningococo.[1,3,5,7,28,29]

Os indivíduos que não respondem à prednisona, pulsoterapia com metilprednisolona ou esplenectomia podem ser tratados alternativamente com: a) danazol (200 a 800 mg/dia); b) anticorpo monoclonal anti-CD20 (375 mg/m^2/semana durante 4 semanas) tem sido utilizado em pacientes com AHAI refratária (primária ou secundária), com resultados promissores, devendo ser considerado em pacientes que são refratários ou que não podem ser submetidos à esplenectomia; c) com drogas imunossupressoras tais como ciclofosfamida, azatioprina ou ciclosporina.[7,30-33] Um algoritmo para o tratamento de AHAI por anticorpos a quente é sugerido na Figura 29.2.

▶ **AHAI causada por anticorpos a frio**

Os anticorpos da classe IgM reagem melhor a frio, porque em temperaturas mais baixas os sítios antigênicos das hemácias sofrem mudanças de conformação estrutural que os torna reativos com anticorpos IgM. A maior ação dos auto-anticorpos com o frio faz com que as áreas mais extremas e frias do organismo sejam mais acometidas. Os sintomas são causados pela aglutinação das hemácias nas extremidades, que leva à redução do fluxo sanguíneo e à diminuição da oferta de oxigênio aos tecidos nas extremidades, ocasionando a aparência cianótica característica nos dedos, no nariz e nas orelhas dos pacientes com AHAI a frio. O diagnóstico de fenômeno de Raynaud pode ser erroneamente estabelecido e, raramente, a isquemia pode causar gangrena. A hemólise que é primariamente intravascular pode causar palidez, fadiga, e insuficiência cardíaca, sendo que a esplenomegalia ocorre em número muito menor de pacientes que nos casos de AHAI causada por anticorpos a quente.[34,35]

Pacientes com AHAI causada por anticorpos a frio devem ser investigados quanto à presença de infecção recente (*Mycoplasma pneumoniae*, mononucleose infecciosa, HIV ou hepatite), doença linfoproliferativa, e paraproteinemia mo-

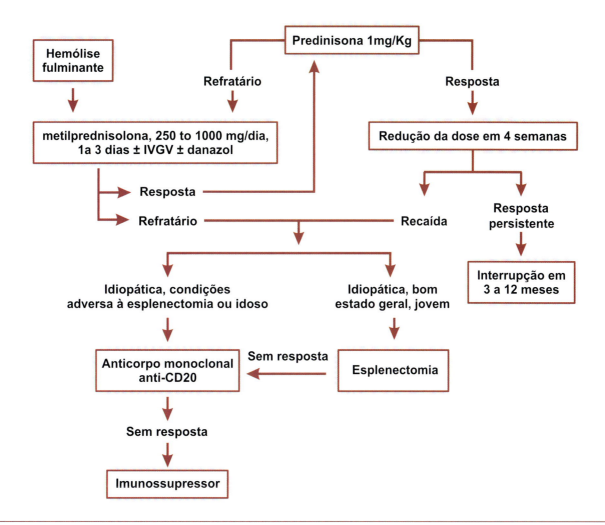

Figura 29.2 Algoritmo para tratamento de AHAI por anticorpos a quente

noclonal. Os testes laboratoriais revelam anemia com autoaglutinação espontânea, pequeno número de esferócitos, policromasia e reticulocitose.[3,6,10]

Os autoanticorpos IgM ligam-se às hemácias nas regiões corpóreas mais frias e fixam complemento. Quando retornam às áreas centrais mais aquecidas do organismo, os anticorpos se desligam deixando frações do complemento na superfície das hemácias, mas raramente a via do complemento é ativada até o final, levando à hemólise intravascular. Ao contrário, as hemácias são removidas predominantemente por células fagocitárias no fígado e, raramente, no baço. Na grande maioria dos casos, os autoanticorpos são dirigidos contra o antígeno I presente nas hemácias e, frequentemente, esses pacientes necessitam de transfusões sanguíneas. A tipagem ABO e as provas pré-transfusionais são alteradas pela panreatividade dos autoanticorpos, e os hemocomponentes devem ser aquecidos antes do início das transfusões. O aquecimento das extremidades dos pacientes pode também reduzir o risco de hemólise durante as transfusões (Figura 29.3).[3,34,35]

Uma vez que os autoanticorpos da classe IgM se distribuem predominantemente no espaço intravascular, os pacientes com AHAI a frio são candidatos potenciais ao tratamento com plasmaférese, embora exista risco de que os autoanticorpos possam aglutinar dentro do sistema de bolsas plásticas durante o procedimento. Entretanto, o benefício clínico da plasmaférese é transitório e não proporciona respostas duradouras. O tratamento inicial da doença também pode ser realizado com corticosteroides, porém, em geral, a evolução clínica da doença é pouco modificada com o uso desses medicamentos. O tratamento através da esplenectomia ou com o uso de agentes alquilantes também não costuma oferecer bons resultados,[1,3,34] embora possa prevenir a diminuição do nível da hemoglobina a valores clinicamente perigosos.

▶ **Doença da aglutinina a frio**

Essa doença, relativamente rara, acomete pacientes com idade superior a sessenta anos que apresentam quadro acentuado de acrocianose. A presença de hepatoesplenomegalia e adenopatia sugere a concomitância de doença linfoproliferativa associada à gamopatia monoclonal IgM com aglutininas a frio, formadas por cadeias leves tipo *kappa*, que reagem contra o antígeno I das hemácias.

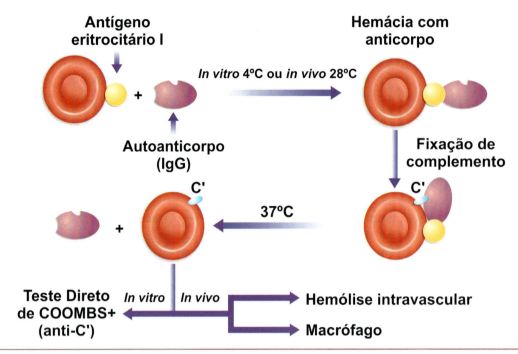

Figura 29.3 Ligação de anticorpos, fixação de complemento, mecanismo de hemólise e diagnóstico nas anemias hemolíticas por anticorpos a frio.

Muitas vezes, a proteína monoclonal pode lembrar macroglobulinemia de Waldenström. O tratamento consiste na proteção ao frio e uso de agentes alquilantes (clorambucil ou ciclofosfamida). Nos casos secundários a linfomas não Hodgkin, o tratamento deve enfocar o controle da doença linfoproliferativa.[1,6,35]

▶ AHAI por anticorpos a frio pós-infecção

A AHAI causada por anticorpos a frio pode ocorrer em adultos e crianças após infecção, particularmente mononucleose infecciosa (IgM, anti-i) ou *Mycoplasma pneumoniae* (IgM, anti-I). Essa condição é diferenciada da AHAI causada por anticorpos a frio clássica, porque ocorre em crianças e adolescentes, devido à natureza policlonal do autoanticorpo IgM, e devido ao quadro clínico habitualmente transitório e benigno. O tratamento é de suporte. Caso a hemólise seja intensa e persistente, o tratamento com corticosteroides ou plasmaférese pode ser indicado.[1-4]

▶ Hemoglobinúria paroxística aguda a frio

Essa AHAI a frio mediada por IgG acomete frequentemente crianças com idade inferior a cinco anos, após infecção das vias aéreas superiores. A doença é caracterizada por hemólise intravascular explosiva, com palidez, icterícia e hemoglobinúria, acompanhadas de dor abdominal, febre e sintomas gerais de gripe. A análise do sangue periférico revela policromasia, esferocitose e eritrofagocitose. O autoanticorpo policlonal da classe IgG é específico para o antígeno P e pode ser reconhecido pelo teste de Donath Landsteiner, no qual o sangue é resfriado para permitir a ligação do anticorpo e, então, aquecido para pesquisa da hemólise. A sensibilidade do teste pode ser aumentada acrescentando-se complemento ao sistema. O tratamento é de suporte e, quando indicada pelo risco de choque circulatório, a transfusão deve ser realizada com sangue aquecido, mantendo-se o paciente também aquecido. Em geral, a doença é autolimitada e raramente há necessidade do uso de corticosteroide ou transfusão de hemácias.[36]

ANEMIA HEMOLÍTICA INDUZIDA POR DROGAS

Drogas podem induzir a formação de anticorpos dirigidos contra a própria droga ou contra antígenos intrínsecos às hemácias. A maioria das drogas possui peso molecular abaixo de 5.000 dalton, que é considerado o peso limite para a droga apresentar imunogenicidade. Diversas drogas podem causar TAD positivo, com ou sem hemólise imune clínica, conforme os quatro mecanismos descritos abaixo (Tabelas 29.5 e 29.6).[1-4,37-39]

▶ Adsorção da droga (hapteno)

Cerca de 3% dos pacientes que recebem altas doses de penicilina endovenosa desenvolvem TCD positivo, porém menos que 5% desses pacientes apresentam anemia hemolítica. A droga, que funciona como hapteno, liga-se fortemente às proteínas da membrana eritrocitária, e o paciente forma anticorpos dirigidos contra a penicilina ligada às hemácias, porém sem ativação do complemento. Quando ocorre, a hemólise é extravascular.

Tabela 29.5

▶ Anemia hemolítica autoimune causada por droga

Mecanismo	Coombs direto	Detecção dos anticorpos	Hemólise
Adsorção da droga (hapteno – penicilina)	IgG C3d	Soro + hemácias recobertas com droga Eluato reage com [hemácias+droga]	Extravascular subaguda
Imunocomplexos (quinidina, fenacetina, cefalosporinas de 3ª geração)	C3d	Soro + droga + hemácias IgG ou IgM com eluato negativo Imunocomplexos causam sensibilização, aglutinação ou hemólise	Intravascular aguda Insuficiência renal
Indução de autoimunidade (α-metildopa, procainamida0	IgG	Específicos – Sistema Rh Eluato reage com hemácias sem droga	Extravascular a quente

Tabela 29.6

▶ Relação de medicamentos que podem causar anemia hemolítica imune

Droga	Mecanismo
Acetaminofen	Imunocomplexo
Cefalosporinas	
▪ Primeira geração	Adsorção da droga ou de proteínas
▪ Segunda geração	Adsorção da droga/Imunocomplexo
▪ Terceira geração	Adsorção da droga/Imunocomplexo
Clorpromazina	Autoimunidade/Imunocomplexo
Cisplatina	Adsorção não imunológica de proteínas
Diclofenaco	Autoimunidade/Imunocomplexo
Dipirona	Adsorção da droga/Imunocomplexo
Eritromicina	Adsorção da droga
5-fluoracil	Imunocomplexo
Furosemida	?
Hidroclorotiazida	Imunocomplexo
Ibuprofen	Autoimunidade
Insulina	Adsorção da droga/Imunocomplexo
Isoniazida	Adsorção da droga/Imunocomplexo
Levodopa	Autoimunidade
Melfalan	Imunocomplexo
Methotrexate	Imunocomplexo
α-Metildopa	Autoimunidade
Penicilina	Adsorção da droga
Quinidina	Adsorção da droga/Imunocomplexo
Quinino	Imunocomplexo
Rifampicina	Imunocomplexo
Sulfonamidas	Imunocomplexo
Sulfonilureia	Imunocomplexo
Tolbutamida	Adsorção da droga

▶ Adsorção de imunocomplexos

Nesses casos, os anticorpos reagem com a droga (quinidina, fenacetina, cefalosporinas de terceira geração) para formar imunocomplexos que são adsorvidos por receptores específicos das hemácias. Os imunocomplexos podem ativar o sistema do complemento e desencadear hemólise intravascular. As hemácias recobertas apenas com frações do sistema do complemento são destruídas por fagócitos no espaço extravascular.[37,38]

▶ Indução de autoimunidade

O uso de α-metildopa ou procainamida induz a formação de autoanticorpos que reagem com antígenos eritrocitários, em geral relacionados ao grupo sanguíneo Rh. Tem sido postulado que a droga interfere na função de linfócitos T supressores, permitindo que linfócitos B formem autoanticorpos eritrocitários. O desenvolvimento de TCD positivo é dose-dependente, estimando-se que cerca de 35% dos pacientes que tomam 3 gramas de α-metildopa ao dia apresentam TCD+, comparados a 11% de positividade do TCD em indivíduos que usam 1 grama ao dia. Entretanto, somente 0,5% a 1% dos pacientes que utilizam a droga rotineiramente desenvolvem anemia hemolítica. Com a retirada da droga a anemia hemolítica desaparece, porém alguns pacientes permanecem com TCD positivo durante alguns dias após a interrupção do medicamento.[39]

▶ Adsorção não imunológica de proteínas

A cefalotina pode ligar-se à superfície das hemácias, em pH neutro ou alcalino, através de um mecanismo independente do grupo β-lactamato que então permanece livre para atrair várias proteínas plasmáticas (albumina, IgA, IgG, IgM, e frações do complemento) que são adsorvidas à superfície das hemácias. Aproximadamente 4% dos pacientes que recebem cefalosporinas de primeira ou segunda geração desenvolvem TCD positivo, embora os casos que evoluem para hemólise sejam raros.[37-39]

REFERÊNCIAS BIBLIOGRÁFICAS

1. Engelfriet CP, Overbeeke MAM, von dem Borne AEG. Autoimmune hemolytic anemia. Semin Hematol. 1992;29:3-12.
2. Sokol RJ, Booker DJ, Stamps R. The pathology of autoimmune haemolytic anemia. J Clin Pathol. 1992;45:1047-52.
3. Winkelstein A, Kiss JE. Immunohematologic disorders. JAMA. 1997;278:1982-92.
4. Smith LA. Autoimmune hemolytic anemias: characteristics and classification. Clin Lab Sci. 1999;12:110-4.
5. Kokori SI. Autoimmune hemolytic anemia in patients with systemic lupus erythematosus. Am J Med. 2000;108:198-204.
6. Efremov DG. The pathologic significance of the immunoglobulins expressed by chronic lymphocytic leukemia B-cells in the development of autoimmune hemolytic anemia. Leuk Lymphoma. 1998;28:285-93.
7. Barros MM, Blajchman MA, Bordin JO. Warm autoimmune hemolytic anemia: recent progress in understanding the immunobiology and the treatment. Transfus Med Rev. 2010;24:195-210.
8. Leddy JP, Falany JL, Kissel GE, et al. Erythrocyte membrane proteins reactive with human (warm-reacting) anti-red cell autoantibodies. J Clin Invest. 1993;91:1672-80.
9. Barker RN, Elson CJ: Multiple self epitopes on the Rhesus polypeptides stimulate immunologically ignorant human T cells in vitro. Eur J Immunol. 1994;24:1578-82.
10. Barros MM, Yamamoto M, Figueiredo MS, et al: Expression levels of CD47, CD35, CD55, and CD59 on red blood cells and signal-regulatory protein-alpha, beta on monocytes from patients with warm autoimmune hemolytic anemia. Transfusion. 2009;49:154-60.
11. Yazdanbakhsh K. Controlling the complement system for prevention of red cell destruction. Curr Opin Hematol. 2005; 12:117-22.
12. Miwa T, Zhou L, Hilliard B, et al. Crry, but not CD59 and DAF, is indispensable for murine erythrocyte protection in vivo from spontaneous complement attack. Blood. 2002;99:3707-16.
13. Richaud-Patin Y, Pérez-Romano B, Carrillo-Maravilla E, et al. Deficiency of red cell bound CD55 and CD59 in patients with systemic lupus erythematosus. Immunol Letters. 2003;88:95-9.
14. Ohashi PS, DeFranco AL. Making and breaking tolerance. Curr Opin Immunol. 2002;14:744-59.
15. Musaji A, Meite M, Detalle L, et al. Enhancement of autoantibody pathogenicity by viral infections in mouse models of anemia and thrombocytopenia. Autoimmun Rev. 2005;4:247-52.
16. Fagiolo E, Toriani-Terenzi C: Th1 and Th2 cytokine modulation by IL-10/IL-12 imbalance in autoimmune haemolytic anaemia (AIHA). Autoimmunity. 2002;35:39-44.
17. Hall AM, Ward FJ, Vickers MA, et al. Interleukin-10-mediated regulatory T-cell responses to epitopes on a human red blood cell autoantigen. Blood. 2002;100:4529-36.
18. Sokol RJ, Hudson G. Quantitation of red cell-bound immunoprotein. Transfusion. 1998;38:782-95.
19. Garraty G. The significance of IgG on the red cell surface. Transfus Med Rev. 1987;1:47-57.
20. Sokol RJ, Hewitt S, Booker DJ, Bailey A. Red cell autoantibodies, multiple immunoglobulin classes, and autoimmune hemolysis. Transfusion. 1990;30:714-7.
21. Bordin JO, Kerbauy J, Souza-Pinto JC. Quantitation of red cell-bound IgG by na enzyme-linked antiglobulin test in human immunodeficiency virus-infected persons. Transfusion. 1992;32:426-9.
22. Garratty G, Arndt PA. Applications of flow cytofluorometry to red blood cell immunology. Cytometry 1999; 38:259-67.
23. Wright MS. Laboratory investigation of autoimmune hemolytic anemias. Clin Lab Sci. 1999;12:119-25.
24. Salama A, Berghofer H, Mueller-Eckhardt C. Red blood cell transfusion in warm-type autoimmune haemolytica anaemia. Lancet. 1992;340:1515-7.
25. Sokol RJ, Booker DJ, Stamps R. Investigation of patients with autoimmune haemolytic anemia and provision of blood for transfusion. J Clin Pathol. 1995;48:602-10.
26. Branch DR, Petz LD. Detecting alloantibodies in patients with autoantibodies. Transfusion. 1999 Jan;39:6-10.
27. Petz LD. "Least incompatible" units for transfusion in autoimmune hemolytic anemia: should we eliminate this meaningless term? A commentary for clinicians and transfusion medicine professionals. Transfusion. 2003 Dec;43:1503-7.
28. Petz LD. Treatment of autoimmune hemolytic anemias. Curr Opin Hematol. 2001 Nov;8:411-6.
29. Akpek G, McAneny D, Weintraub L. Comparative response to splenectomy in Coombs-positive autoimmune hemolytic anemia with or without associated disease. Am J Hematol. 1999;61:98-102.
30. Pignon JM, Poirson E, Rochant H. Danazol in autoimmune haemolytic anaemia. Br J Haematol. 1993;83:343-5.
31. Robak T. Monoclonal antibodies in the treatment of autoimmune cytopenias. Eur J Haematol. 2004 Feb;72:79-88.

32. Meyer O, Stahl D, Beckhove P, Huhn D, Salama A. Pulsed high-dose dexamethasone in chronic autoimmune haemolytic anaemia of warm type. Br J Haematol. 1998;98:860-2.

33. Ferrara F. Complete remission of refractory anemia following a single high dose of cyclophosphamide. Ann Hematol. 1999;78:87-8.

34. Nydegger EU, Kazatchkine MD, Miescher PA. Immunopathologic and clinical features of hemolytic anemia due to cold agglutinins. Semin Hemato. 1991;28:66-77.

35. Ulvestad E, Berentsen S, Bo K, Shammas FV. Clinical immunology of chronic cold agglutinin disease. Eur J Haematol. 1999;62:259-66.

36. Heddle NM. Acute paroxysmal cold hemoglobinuria. Transfus Med Rev. 1989;219-29.

37. Wright MS. Drug-induce hemolytic anemias: increasing complications to therapeutic interventions. Clin Lab Sci. 1999; 12:115-8.

38. Arndt PA, Leger RM, Garratty G. Serology of antibodies to second- and third-generation cephalosporins associated with immune hemolytic anemia and/or positive direct antiglobulin tests. Transfusion. 1999;39:1239-46.

39. Salama A, Mueller-Eckhardt C. Immune-mediated blood cell dyscrasias related to drugs. Semin Hematol. 1992;29:54-63.

capítulo • 30

Outras Anemias Hemolíticas

José Orlando Bordin

INTRODUÇÃO

Anemias hemolíticas não imunes podem ocorrer devido à exposição de pacientes a agentes infecciosos, físicos ou químicos (Tabela 30.1).

Tabela 30.1

▶ Anemias hemolíticas adquiridas não imunes

Agentes infecciosos

a) Protozoários (malária, leishmaniose, toxoplasmose)
b) Bactérias (bartonelose, clostridiose, cólera, febre tifoide)

Agentes químicos e venenos

a) Drogas oxidantes (sulfonamidas, sulfonas, nitrofurantoína, fenacetin, nitrobenzeno, cloratos, hidroxilamina, anilina, para-aminosalicilato)
b) Drogas não oxidantes (arsênio, cobre, água)
c) Uremia
d) Venenos

Agentes físicos

a) Lesão pelo calor
b) Radiação ionizante

ANEMIA HEMOLÍTICA CAUSADA POR PROTOZOÁRIOS

▶ Malária

A malária é uma doença aguda, crônica ou recorrente, causada por quatro espécies diferentes de plasmódios (*P. vivax*, *P. falciparum*, *P. malariae*, e *P. ovale*) que são transmitidos pelo mosquito do gênero *Anopheles*. As manifestações clínicas da doença incluem sintomas paroxísticos de tremor, febre, fraqueza, cefaleia e, eventualmente, icterícia e hepatoesplenomegalia. Em geral, a anemia é discreta, mas cerca de 20% dos pacientes apresentam anemia acentuada devido à hemólise que ocorre após a invasão celular pelos parasitas que, no caso do *P. vivax*, é realizada através de glicoproteínas pertencentes ao sistema Duffy de antígenos eritrocitários. O baço remove as hemácias parasitadas e as hemácias não parasitadas que foram danificadas por invasão anterior dos parasitas. Além disso, a hemólise pode acontecer devido à deposição de anticorpos IgG e frações do sistema complemento na superfície das hemácias, facilitando a eritrofagocitose. A anemia hemolítica é acompanhada de diminuição da haptoglobina e aumento da fragilidade osmótica das hemácias. A complicação clínica mais grave da malária é a anemia hemolítica intravascular aguda (*blackwater fever*), que raramente ocorre durante o curso clínico da infecção pelo *P. falciparum*, podendo causar insuficiência renal aguda fulminante. O tratamento com eritrocitaférese está indicado para pacientes com anemia profunda, associada com elevado grau de parasitemia.[1-6]

▶ Calazar

A leishmaniose visceral (*kala-azar*) é uma doença potencialmente fatal, causada pelo protozoário *Leishmania donovani*. Clinicamente, é caracterizada por febre, emagrecimento, diarreia, hepatoesplenomegalia e alterações hematológicas. Embora a anemia observada na maioria dos pacientes seja decorrente de múltiplos fatores, alguns estudos têm relatado que as hemácias desses pacientes apresentam aumento do número de moléculas de IgG fixadas à membrana e tempo de sobrevivência eritrocitária menor, provavelmente devido à destruição imune. Além disso, a anemia pode ser decorrente da deficiência de ferro e vitaminas, sequestro esplênico, e ação de citocinas pró-inflamatórias que atuam na medula óssea e inibem a eritropoese.[7-9] Em geral, o tratamento da doença com droga antimonial, associado a medidas de suporte nutricional, reverte o quadro de anemia.

ANEMIA HEMOLÍTICA CAUSADA POR BACTÉRIAS

▶ Batonelose

Anemia hemolítica aguda grave pode ser causada devido à infecção pela bactéria *Bartonella bacilliformis*, que é transmitida pelo inseto *Phlebotomus* e por artrópodes, principalmente na região do Peru. Após um período de incubação de duas a três semanas, a fase aguda da doença, conhecida como *febre Oroya*, tem início com febre, leucocitose e hemólise extravascular. O exame do sangue periférico revela hemácias contendo numerosos organismos em forma de bacilo (*Bartonella*), únicos ou em pares, na forma de V ou Y. Na fase crônica, conhecida como *Verruca peruviana*, surgem lesões na pele sem manifestações hematológicas. Essas duas fases constituem a doença de Carrion, nome do estudante que faleceu durante investigações científicas sobre a doença, que pode ser eficazmente tratada com o uso de penicilina.[10]

▶ Clostrídio

A septicemia causada pela bactéria *Clostridium perfringes* após aborto infectado, doença das vias biliares ou leucemia aguda, também produz anemia hemolítica intravascular acentuada, provavelmente devido à ação da toxina da bactéria na membrana eritrocitária. O quadro hemolítico é controlado com o tratamento adequado da infecção com antibioticoterapia.[11,12]

▶ Outras bactérias

Anemia hemolítica também tem sido descrita em pacientes com doença estreptocócica, estafilocócica, pneumocócica ou meningocócica. Quadros de hemólise intravascular também já foram observados em pacientes com cólera, febre tifoide ou infecção por *E. coli*. Embora a fisiopatologia da anemia hemolítica ainda não tenha sido completamente esclarecida, é provável que, nessas infecções, a hemólise seja consequência direta do agente infeccioso ou de seus subprodutos nas hemácias, além da participação de mecanismos imunológicos. A anemia também pode ser causada, em parte, por hipoplasia do setor eritroblástico na medula óssea.

ANEMIA HEMOLÍTICA CAUSADA POR DROGAS OXIDANTES

As anemias hemolíticas imunológicas causadas por drogas foram discutidas anteriormente no Capítulo 29, porém existem drogas oxidantes que desnaturam a hemoglobina levando à formação de metemoglobina, sulfemoglobina e corpúsculos de Heinz. A droga, em geral, reage com oxigênio, formando peróxido ou radicais livres que podem lesar a hemoglobina e outras estruturas celulares. Indivíduos com deficiência de G6PD ou outros componentes do processo de desintoxicação dependente de glutation são particularmente sensíveis aos efeitos hemolíticos dos oxidantes. As drogas mais comumente implicadas são: naftaleno, nitrofurantoína, sulfametoxipiridina, ácido aminosalicílico, sulfoxona sódica, fenazopiridina, fenacetina, dapsona e outras sulfonas, fenilidrazina, anilina, hidroxilamina, nitrobenzeno, cloratos de sódio ou potássio, e derivados do fenol. Geralmente, a hemólise ocorre uma ou duas semanas após o início do uso da droga, levando à anemia, reticulocitose, diminuição da haptoglobina, elevação da bilirrubina indireta e hiperplasia eritrocitária medular. Cianose com metemoglobinemia também pode ser observada. No sangue periférico são observadas células "mordidas" representadas por hemácias, sem uma área semicircular, porque sofreram fagocitose esplênica parcial para remoção dos corpúsculos de Heinz. A retirada da droga oxidante responsável pela hemólise proporciona melhora da anemia em uma a três semanas.[13,14]

ANEMIA HEMOLÍTICA CAUSADA POR DROGAS NÃO OXIDANTES

O envenenamento por **arsênio**, um gás tóxico não irritante, pode acometer pacientes que trabalham com processamento industrial (galvanização, solda) de metais impuros, e causar dor abdominal, náuseas, vômitos, anemia hemolítica aguda e insuficiência renal aguda, com taxa de mortalidade superior a 20%. O arsênio é fixado pela hemoglobina de forma não volátil, e a oxidação do gás provoca o quadro hemolítico. O tratamento de escolha é a exo-sanguineotransfusão para retirada das hemácias contaminadas pelo arsênio.[14]

Hemólise intravascular, semelhante à causada pelo arsênio, também tem sido observada após envenenamento com clorato de potássio ou ácido pirogálico, enquanto que hemólise associada com hemorragia pulmonar foi relatada em indivíduos que inalaram anidrido trimelítico em indústrias de processamento de plásticos.[14]

O acúmulo de **cobre inorgânico** nas hemácias pode causar anemia hemolítica devido ao aumento da oxidação da hemoglobina, inativação de enzimas das vias da glicose e da pentose, e lesões na membrana celular. A liberação de cobre inorgânico na circulação sanguínea também causa anemia hemolítica na doença de Wilson (degeneração hepatolenticular). Essa doença hereditária provoca sintomas a partir da adolescência devido ao acúmulo de cobre no fígado e no sistema nervoso central. A anemia hemolítica, que pode acometer até 15% dos pacientes, representa uma das primeiras manifestações da doença, em geral ocorrendo em surtos autolimitados, mais graves quando a insuficiência hepática já está estabelecida.[15]

ANEMIA HEMOLÍTICA CAUSADA POR VENENOS

Anemia hemolítica também tem sido descrita após acidentes com **aranhas**, especialmente com as aranhas marrons (*Loxosceles reclusa* e *Loxosceles laeta*) da América do Sul e América Central. A lesão da mordedura inicial pode evoluir para necrose e gangrena, e a anemia hemolítica intravascular, que ocorre até cinco dias após o acidente, é caracterizada por esferocitose, anisopoiquilocitose, aumento da fragilidade osmótica das hemácias e hemoglobinúria.

250 Tratado de Hematologia

Os casos com coagulação intravascular disseminada apresentam plaquetopenia e insuficiência renal. O tratamento é apenas de suporte clínico e corticosteroides.[16,17] Reações hemolíticas intravasculares e insuficiência renal também já foram descritas após grande número de picadas de abelhas.

Embora pouco frequentes, as picadas de **cobras** também podem causar anemia hemolítica, especialmente as mordeduras de víboras e cobras da Índia. A anemia é discreta, porém são notadas esferocitose acentuada, acantocitose, corpúsculos de Heinz e eritroblastose.[18]

ANEMIA HEMOLÍTICA CAUSADA POR AGENTES FÍSICOS

Sinais de hemólise intravascular com esferócitos no sangue periférico e aumento da fragilidade osmótica das hemácias podem ser observados em pacientes que sofreram *queimaduras* extensas. A hemólise ocorre 24 a 48 horas após a queimadura, e a intensidade da anemia hemolítica depende da extensão da área corpórea afetada. Quando as hemácias são aquecidas a temperaturas superiores a 47 ºC, elas sofrem alterações morfológicas e funcionais irreversíveis, que ocasionam fragmentação celular, esferocitose, e aumento da fragilidade mecânica e osmótica. Essas lesões celulares, decorrentes da desnaturação da espectrina, diminuem a elasticidade e deformabilidade das hemácias que são sequestradas pelo baço e pelo fígado caracterizando a hemólise extravascular.[19]

As hemácias são células muito resistentes à **radiação ionizante**. A função e a viabilidade das hemácias são bem preservadas após serem submetidas a irradiação com 25 Gy (2.500 rads) de radiação gama, dose que é utilizada rotineiramente em hemoterapia para irradiar hemocomponentes e prevenir a reação doença contra-hospedeiro associada à transfusão de sangue alogênico. Porém, após sete dias da irradiação, os concentrados de hemácias irradiados acumulam uma quantidade relativamente maior de potássio, revelando a ocorrência de pequeno grau de hemólise. Estudos *in vitro* demonstraram que são necessárias doses superiores a 20.000 rads para que ocorram alterações funcionais significativas nas hemácias.[20-22]

ANEMIA HEMOLÍTICA CAUSADA POR HIPOFOSFATEMIA

Pacientes em tratamento prolongado com antiácidos, que recebem alimentação parenteral, sem suplementação com fósforo ou extremamente debilitados, podem desenvolver hipofosfatemia intensa. Alguns desses pacientes apresentam anemia hemolítica associada a fraqueza, anorexia, e alterações neurológicas e musculares. Ocorre diminuição do ATP e 2,3-DPG intraeritrocitários, levando à deformação celular e ao aumento da afinidade da hemácia por oxigênio. A suplementação com fósforo por via parenteral corrige as alterações eritrocitárias e o quadro hemolítico.[23,24]

REFERÊNCIAS BIBLIOGRÁFICAS

1. Aungst M. Receptor-specific adhesion and clinical disease in Plasmodium falciparum. Am J Trop Med Hyg. 1998; 58:265-8.
2. Fleming AF. Severity of malaria and level of Plasmodium falciparum transmission. Lancet. 1997;350:363-4.
3. Gregorakos L, Sakayianni K, Hroni D, Harizopoulou V, Georgiadou F, Adamidou M. Management of severe and complicated malaria in the intensive care unit. Intensive Care Med. 1999;25:744-7.
4. Hadley TJ, Peiper SC. From malaria do chemokine receptor: the emerging physiologic role of the Duffy blood group antigen. Blood. 1997;89:3077-91.
5. Valbonesi M, Bruni R. Clinical application of therapeutic erythrocytapheresis (TEA). Transfus Sci. 2000;22:183-94.
6. Waitumbi JN, Opollo MA, Muga RO, Misore AO, Stoute JA. Red cell surface changes and erythrophagocytosis in children with severe Plasmodium falciparum anemia. Blood. 2000; 95:1481-6.
7. Tanner CE. Immunobiology of visceral Leishmaniasis. Clin Immunol Immunopathol. 1996;78:105-11.
8. Pontes de Carvalho LC, Badaró R, Carvalho EM, Lannes-Vieira J, Vinhaes L, Orge G, et al. Nature and incidence of erythrocyte-bound IgG and some aspects of the physiopathogenesis of anaemia in American visceral leishmaniasis. Clin Exp Immunol. 1986;64:495-502.
9. Saeedd AM, Khalil EAG, Elhassan AMA, Hashim FA, Elhassan AM, Fandrey J, et al. Serum erythropoietin concentration in anaemia of visceral leishmaniasis (kala-azar) before an during antimonial therapy. Br J Haematol. 1998;100:720-4.
10. Scherer DC, DeBuron-Connors I, Minnick MF. Characterization of Bartonella bacilliformis flagella and effect of anti-flagellin antibodies on invasion of human erythrocytes. Infect Immun. 1993;61:4962-71.
11. Bush GW, Clements RH, Phillips M, Kent RB Jr. Clostridium perfringens sepsis with intravascular hemolysis following laparoscopic surgery: a reported complication. Am Surg. 1996;62:326-7.
12. Singer AJ, Migdal PM, Oken JP, Chale SN, Moll UM. Clostridium perfringens septicemia with massive hemolysis in a patient with Hodgkin's lymphoma. Am J Emerg Med. 1997;15:152-4.

13. Too D, Lessin LS. Drug-associated "bite cell" hemolytic anemia. Am J Med. 1992;92:243-8.
14. Verdier F, Patriarca C, Descotes J. Autoantibodies in conventional toxicity testing. Toxicology. 1997;119:51-8.
15. Robitaille GA. Hemolytic anemia in Wilson's disease. JAMA. 1977;237:2402-5.
16. Eichner ER. Spider bite hemolytic anemia: positive Coombs' test, erythrophagocytosis, and leukoerythroblastic smear. Am J Clin Pathol. 1984;81:863-7.
17. Futrell JM. Loxoscelism. Am J Med Sci. 1992;304:261-7.
18. Cobcroft RG, Williams A, Cook D, Williams DJ, Masci P. Hemolytic uremic syndrome following taipan envenomation with response to plasmapheresis. Pathology. 1997;29:399-402.
19. Birdsell DC, Birch JR. Anemia following thermal burns: a survey of 109 children. Can J Surg. 1971;14:345-50.
20. Button LN, DeWolf WC, Newburger PE, Jacobson MS, Kevy SV. The effect of irradiation on blood components. Transfusion. 1981;21:419-21.
21. Hillyer CD, Tiegerman KO, Berkman EM. Evaluation of the red cell storage lesion after irradiation in filtered packed red cell units. Transfusion. 1991;31:497-500.
22. Sportelli L, Rosi A, Bonincontro A, Cametti C. Effect of gamma irradiation on membranes of normal an pathologic erythrocytes (beta-thalassemia). Radiat Environ Biophys. 1987;26:81-4.
23. Klock JC, Williams HE, Mentzer WC. Hemolytic anemia and somatic cell dysfunction in severe hypophosphatemia. Arch Intern Med. 1974;134:360-4.
24. Shilo S, Wernerr D, Hershko C. Acute hemolytic anemia caused by severe hypophosphatemia in diabetic ketoacidosis. Acta Haematol. 1985;73:55-7.

Parte · 7

Eritrocitoses

Resumo dos capítulos

Capítulo 31 Policitemia (Eritrocitose) Secundária

Capítulo 32 Policitemia Vera

capítulo • 31

Policitemia (Eritrocitose) Secundária

Nelson Hamerschlak

INTRODUÇÃO

Eritrocitose é definida como aumento proporcional de glóbulos vermelhos no sangue periférico. Deve-se preferir este termo à policitemia, pois, de fato, apenas na **policitemia vera** pode ocorrer aumento concomitante de glóbulos brancos e plaquetas. A investigação de um paciente com eritrocitose deve ser cuidadosa para permitir um diagnóstico preciso e o estabelecimento de uma relação causal, possibilitando diferenciar um distúrbio primário de uma alteração secundária. No entanto, particularmente em idosos, os dois processos podem coexistir.

A suspeita clínica de eritrocitose costuma resultar de um **achado de hemograma** realizado com outra intenção ou do exame clínico em indivíduos pletóricos. A determinação do hematócrito e, quando possível, a avaliação da massa eritrocitária são os exames iniciais para posterior determinação causal.

O Hematócrito (HTC) é mais apropriado que a dosagem de Hemoglobina (HB) para definir eritrocitose, uma vez que em deficientes de ferro o HTC pode estar desproporcionalmente mais alto em relação à HB.

Por definição, eritrocitose deve ser considerada com **hematócrito** maior do que **51% no sexo masculino** ou **48% no sexo feminino**. Recomenda-se que a hipótese seja considerada após **duas determinações** diferentes.

A **eritrocitose absoluta** ocorre em 18% dos pacientes com htc entre 50 e 52%, em 65% com valores entre 56 e 58%, e em 100% dos pacientes com htc acima de 60%. Pode-se concluir por eritrocitose absoluta em homens com htc igual ou superior a 60% ou mulheres com htc igual ou superior a 56%.

A avaliação da massa eritrocitária pode ser útil para determinação do diagnóstico em indivíduos que mantêm o hematócrito alto, sem atingir os níveis descritos acima, ou naqueles com esplenomegalia e hematócrito normal. Este teste nem sempre está disponível nos laboratórios e hospitais, dependendo de técnicas de medicina nuclear. Quando bem padronizado, oferece reprodutibilidade de resultados. Para se evitar variações interlaboratoriais, o hematócrito deve ser realizado pela técnica de micro-hematócrito. O resultado da medida da massa eritrocitária deve ser expresso em função da superfície corpórea.

Em instituições nas quais esta técnica não se encontra disponível, os pacientes que seriam submetidos ao exame devem ser investigados como se apresentassem eritrocitose absoluta.

A Tabela 31.1 mostra a classificação da eritrocitose absoluta. No tipo primário, o defeito ocorre no compartimento eritropoético, enquanto na forma secundária há aumento da eritropoese em resposta ao aumento da secreção da eritropoetina. O termo eritrocitose idiopática é usado para um grupo heterogêneo de pacientes cuja investigação inicial não conseguiu definir o paciente como portador de eritrocitose primária ou secundária. Para tanto, é extremamente importante o conhecimento das causas da eritrocitose secundária.

Tabela 31.1

▶ Classificação etiopatológica das eritrocitoses absolutas.

Eritocitose primária

- **Congênita:** defeito do receptor de eritropoietina
- **Adquirida:** policitemia vera

Eritrocitose secundária

Congênita
- Hb com aumento da afinidade pelo oxigênio
- Defeito na produção da eritropoietina

Adquirida
- Hipoxemia
- Doença renal

Eritrocitose idiopática

INVESTIGAÇÃO DO PACIENTE COM ERITROCITOSE ABSOLUTA

Na **investigação da eritrocitose** sugerem-se dois estágios de testes: os testes definidos no estágio 2 somente devem ser executados de forma seletiva após avaliação dos testes relacionados no estágio 1. Recomenda-se que os testes relacionados no estágio um sejam realizados em todos os pacientes (Tabela 31.2).

Tabela 31.2

▶ Investigação de pacientes com eritrocitose absoluta.

Estágio 1	Estágio 2
Hemograma	Mielograma
Gasometria (saturação de o$_2$)	Cariótipo de medula óssea
Ferritina	Rx de tórax
Vitamina b$_{12}$	Função pulmonar
Ácido fólico	Ecocardiograma
Creatinina	Curva de dissociação do oxigênio
Ácido úrico	Estudo do sono
Testes de função hepática	Bfu-e (colônias eritroides autônomas)
Ultrassom abdominal	Análise de mutação do receptor de epo
Eritropoetina sérica	
Mutação do jak2	

▶ Hemograma

Os índices de glóbulos vermelhos devem ser estudados para procurar alguma evidência de deficiência de ferro. Neutrofilia é compatível com o diagnóstico de policitemia vera. No entanto, deve-se ter especial cuidado na análise de indivíduos fumantes que podem apresentar neutrofilia. Eosinofilia e basofilia podem ser encontradas na policitemia vera. Número de plaquetas maior que 400.000/µL é um critério menor, útil no diagnóstico de policitemia vera.

▶ Gasometria (oximetria)

Importante para avaliar o grau de comprometimento pulmonar e sua implicação com a eritrocitose. A saturação do oxigênio pode ser mensurada pela oximetria; entretanto, deve-se lembrar de que podem existir variações. Por exemplo, insaturação noturna com valores normais durante o dia são encontradas em 20% dos pacientes.

▶ Ferritina, vitamina B$_{12}$ e ácido fólico

Baixos valores de ferritina são mais comuns na policitemia vera do que nas eritrocitoses ou "policitemias"

secundárias. O aumento da massa de granulócitos na policitemia vera pode ser responsável por uma liberação maior de transcobalamina, elevando os níveis séricos de vitamina B$_{12}$. Na policitemia vera também foi descrita deficiência de ácido fólico.

▶ Testes para função renal e hepática

Uma discreta alteração da função renal pode, em alguns casos, ser responsável por uma leve eritrocitose. A ultrassonografia renal deve ser realizada em todos os pacientes. Alterações da função hepática devem ser investigadas. Entretanto, mesmo em cirróticos e alcoólatras raramente a hipoxemia – diminuição do catabolismo da eritropoetina ou um aumento da sua produção basal pelo fígado – se associa à eritrocitose absoluta.

▶ Ultrassonografia abdominal

A esplenomegalia é um importante critério para o diagnóstico de policitemia vera. Com esse método, dois terços das policitemias vera revelam esplenomegalia ao diagnóstico. Porém, esse achado deve ser interpretado cuidadosamente, devido às variações tanto do método quanto fisiológicas que ocorrem, de acordo com o porte do indivíduo e sua idade. Por esse motivo, o achado exclusivo de aumento do baço por imagem é um critério menor de diagnóstico para policitemia vera. Já o baço palpável, na ausência de doença hepática, é considerado um critério maior.

Cistos renais e hidronefrose que causam hipóxia com consequente aumento dos níveis de eritropoetina são achados que devem ser valorizados e devidamente investigados para afastar lesões tumorais.

▶ Dosagem da eritropoetina sérica

A eritropoetina sérica está baixa na policitemia vera e mantém os níveis baixos mesmo após normalização dos níveis de hb com tratamento. É um critério menor de diagnóstico para policitemia vera, pois em alguns casos de eritrocitose idiopática e mesmo de outras eritrocitoses seus níveis séricos podem estar discretamente reduzidos. Mesmo assim, o encontro de níveis reduzidos de eritropoetina é um sinal bastante confiável para, juntamente com outros fatores, estabelecer o diagnóstico de policitemia vera.

Nas eritrocitoses secundárias, devido à hipoxemia, níveis elevados de eritropoetina são detectados. O encontro de níveis normais não afasta o diagnóstico de causas secundárias. Nos casos de eritrocitose familiar de natureza recessiva ou dominante, não existe um padrão para o aumento dos níveis de eritropoetina. Pode estar muito aumentada ou com alterações discretas.

▶ Exame da medula óssea e do cariótipo

Mesmo considerando as variações na interpretação de lâminas de aspirados e de histopatológicos, todos os pacientes com eritrocitose absoluta devem submeter-se a estudo de medula óssea. A hiperplasia das três séries, o encontro de megacariócitos pleomórficos com formas gigantes, reticulina normal ou levemente aumentada e estoque de ferro ausente são achados característicos de policitemia vera e devem ser usados como critério confirmatório, principalmente antes da utilização de quimioterápicos. Além disso, o estudo da medula óssea pode reconhecer a presença ou predisposição à transformação leucêmica ou mielofibrótica.

O encontro de alterações clonais identificadas por um cariótipo anormal é um importante dado na formulação do diagnóstico da policitemia vera (ver capítulo policitemia vera). Pelo estudo citogenético clássico, 10 a 20% dos pacientes apresentam alterações como 20q-, trissomia do cromossoma 8, trissomia do cromossoma 9 ou 13 q-. O uso de técnicas de hibridização *in situ* (*fish*) tem possibilitado maior sensibilidade no encontro dessas alterações.

► Mutações do jak2

Mutações da proteína tirosinocinase JAK2, em especial a mutação (V617f), ocorrem em mais de 90% dos pacientes com policitemia vera e em aproximadamente 50 a 60% dos pacientes com trombocitemia essencial ou mielofibrose primária (ver Capítulo 32).

► Outros testes laboratoriais

Uma vez que marcadores mais confiáveis que as técnicas rotineiras de avaliação da fosfatase alcalina leucocitária são empregados no diagnóstico das eritrocitoses absolutas, este método tem sido pouco utilizado. Alguns estudos que utilizam a avaliação da fosfatase alcalina leucocitária por citometria de fluxo têm mostrado valores elevados na policitemia vera, tornando a dosagem por este método mais confiável.

Ensaios clonogênicos como bfu-e têm sido utilizados em pesquisa clínica, porém seu uso para diagnóstico ou orientação terapêutica é questionável.

A curva de dissociação de oxigênio tem uma aplicação específica em pacientes com eritrocitose de causas não explicadas, podendo identificar aqueles com hemoglobina com alta afinidade pelo oxigênio e, excepcionalmente, os raros casos congênitos de pacientes com níveis baixos de 2:3 dpg.

Anormalidades do receptor da eritropoetina são condições genéticas muito raras produzidas por mutações. Estudos genéticos são recomendados a pacientes com eritrocitose definitivamente não explicada e com baixos níveis séricos de eritropoetina.

Para o diagnóstico de Eritrocitose Secundária (ES) é obrigatório encontrar uma massa eritrocitária aumentada, afastar o diagnóstico de policitemia vera, não ter mutação do gene JAK2, e descobrir uma causa associada que provoca um aumento da produção de eritropoetina e consequente proliferação eritroide. A eritrocitose idiopática é caracterizada na presença de aumento da massa eritrocitária

sem que se consiga definir uma causa primária ou secundária. Na eritrocitose aparente, a massa eritrocitária é normal. A Tabela 31.1 apresenta as principais causas de eritrocitose secundária.

Na eritrocitose secundária, muitas vezes, ocorre um fenômeno de hiperviscosidade, que por sua vez também é responsável por hipóxia e que, portanto, independentemente da causa inicial, promove maior liberação da eritropoetina, criando-se um ciclo vicioso.

As manifestações clínicas da ES geralmente estão relacionadas à doença de base envolvida, por exemplo, doenças cardíacas congênitas ou doença crônica pulmonar. Podem, no entanto, ser resumidas em cianose, **facies** pletórica, cefaleia, tontura, parestesia, tendência à hemorragia ou à trombose. Geralmente, o paciente se beneficia e sente intenso alívio após sangrias terapêuticas.

Descrevemos a seguir as principais situações associadas à eritrocitose secundária.

CAUSAS DE ERITROCITOSE SECUNDÁRIA

► Altitude

A influência da altitude na expansão da série vermelha foi documentada desde 1890, quando Viault encontrou eritrocitose não só em índios peruanos, que trabalhavam em uma mina a 4.392 metros de altitude, como também em si próprio e em seu assistente. Desde esta constatação, muitas outras se fizeram e verificou-se que os mecanismos de adaptação à altitude são múltiplos e diferem entre pessoas com diferenças raciais.

Sabe-se que as pessoas que atingem rapidamente grandes altitudes e não estão adaptadas apresentam uma síndrome típica composta por fadiga, cefaleia pulsátil, anorexia, náuseas, vômitos, insônia e irritabilidade. Em casos muito graves, os sintomas podem progredir para confusão, coma e até morte relacionada a edema pulmonar. A patogênese desta síndrome é complexa, mas envolve hipóxia, secreção excessiva de hormônio antidiurético e de esteroides, resultando em retenção hídrica, hipervolemia e edemas cerebral e pulmonar.

No processo de adaptação são sugeridas as seguintes variáveis: aumento do 2,3 DPG (2,3-difosfo glicerato), alteração da curva de dissociação da hemoglobina, aumento dos níveis da eritropoetina, mobilização de ferro, reticulocitose e aumento da massa eritrocitária. Numa altitude de 4 a 5 mil metros, um indivíduo bem adaptado possui um hematócrito em torno de 60%, e uma excelente capacidade física. Alguns indivíduos, após anos de adaptação, podem apresentar descompensação com hipóxia importante.

► Pneumopatias

Inúmeras doenças pulmonares podem estar associadas à eritrocitose: Doença Pulmonar Obstrutiva Crônica (DPOC), infiltrados pulmonares difusos, e embolias pulmonares múltiplas.

Nem todos os pacientes com doença pulmonar grave e decréscimo na saturação de oxigênio apresentam elevação dos níveis de hematócrito, e apenas 50% apresentam aumento da massa eritrocitária.

▶ Cardiopatias congênitas

As principais situações em que a eritrocitose se apresenta como consequência de uma cardiopatia congênita são: estenose pulmonar, transposição dos grandes vasos, persistência do canal arterial e tetralogia de Fallot. A correção cirúrgica dessas situações costuma melhorar a saturação de oxigênio com correção da eritrocitose. O aumento do hematócrito e da massa eritrocitária também já foram descritos em doenças cardíacas adquiridas. Nesses casos, as alterações costumam ser discretas.

▶ Hipoventilação

O exemplo típico desta situação, que pode levar à eritrocitose, é a síndrome de Pickwick (o nome deriva do romance de Charles Dickens **As aventuras de mr. Pickwick**, em que há um jovem obeso, de face pletórica, que adormecia com grande facilidade). São pacientes muito obesos que apresentam sonolência, cianose, hipercapnia. A hipóxia ocorre, principalmente, durante o sono. A hiperventilação melhora esses pacientes e, em alguns casos, o emagrecimento pode reverter a síndrome. Pessoas normais também podem apresentar redução da saturação do oxigênio durante o sono. Aparentemente, esse fenômeno ocorre mais em homens do que em mulheres.

▶ Anormalidades da hemoglobina

Pacientes que possuem hemoglobinas mutantes, com maior afinidade pelo oxigênio, podem desenvolver eritrocitose. São conhecidas numerosas hemoglobinas mutantes com afinidade aumentada pelo oxigênio, que causam eritrocitose familiar, como HB Rainier, HB Yakima e HB Kempsey.

Neste caso, a gravidade da eritrocitose varia consideravelmente; por conseguinte, também varia o quadro clínico. A maioria dos pacientes é assintomática, mesmo aqueles com altos níveis de hematócrito, que normalmente são descobertos por acaso em um exame de rotina. Alguns se queixam de fadiga, cefaleia e tonturas.

Em geral, os portadores de hemoglobinas muantes não se comportam pior do que os que apresentam hemoglobina normal em situações de hipóxia. Por exemplo, eles se adaptam bem às altitudes e parecem ter alguma espécie de adaptação a essas situações de diminuição da oferta de oxigênio.

As anormalidades de hemoglobina adquiridas, como a produção de metemoglobina e sulfemoglobina após exposição de indivíduos normais a certas substâncias como nitritos, nitratos, sulfonamidas e outras, geralmente não se associam à eritrocitose. O acúmulo de carboxiemoglobina em fumantes crônicos pode produzir eritrocitose absoluta. Descreve-se também eritrocitose em intoxicação por fósforo.

▶ Outras causas de eritrocitose

A eritrocitose está descrita em associação com ampla variedade de neoplasias, cistos e anormalidades vasculares.

Doenças renais, principalmente o hipernefroma, carcinoma, sarcoma, hemangioma, adenoma, tumor de Wilm, cistos renais, hidronefrose e rins policísticos estão associadas ao aparecimento de eritrocitose. Descrevem-se, também, casos de tumores produtores de eritropoetina. Entretanto, costuma tratar-se de um efeito de massa levando à isquemia renal e consequente liberação de eritropoetina. A remoção da causa ou descompressão normalmente contribui para a reversão do quadro hematológico.

O carcinoma hepatocelular pode estar associado à eritrocitose, porém o mecanismo dess associação não está claro. Tumores vasculares do cerebelo também se associam à eritrocitose. Em alguns casos, atividade hematopoética foi demonstrada no tecido tumoral ou no interior dos cistos. Descreve-se também essa associação em leiomiomas.

POLICITEMIA RELATIVA

Além das policitemias primárias e secundárias, existem pacientes com uma forma de eritrocitose moderada, causada pela diminuição do volume plasmático. Portanto, não se trata de uma policitemia verdadeira, pois a massa de eritrócitos é normal, em geral no limite superior da normalidade. Essa entidade é conhecida como policitemia relativa, aparente ou espúria.

Essa policitemia pode estar associada a causas conhecidas como a redução da ingestão de fluidos, a perda acentuada de fluidos como ocorre em diarreias graves, vômitos persistentes, sudorese abundante, complicações pós-operatórias ou em queimaduras extensas. Nessas eventualidades, a correção da causa leva à normalização do quadro hematológico. Por outro lado, existe uma forma crônica que está associada à obesidade, hipertensão arterial, tabagismo e estresse. Esses pacientes não apresentam esplenomegalia, leucocitose ou trombocitose, enquanto os níveis séricos de vitamina B_{12} e a fosfatase alcalina nos neutrófilos são normais, o que os diferencia dos portadores de policitemia vera. Ademais, a saturação de oxigênio no sangue arterial, os níveis de eritropoetina e a celularidade da medula óssea são normais, ao contrário das policitemias secundárias.

A redução do excesso de peso, controle da hipertensão, abstinência do hábito de fumar e a restrição do uso de diuréticos propiciam a melhora do hematócrito em aproximadamente 70% dos pacientes. Os benefícios de sangrias são discutíveis. Entretanto, o uso de quimioterapia ou fósforo radioativo para controlar a atividade proliferativa é contraindicado.

REFERÊNCIAS CONSULTADAS

1. Athens JW, Lee GR. Polycythemia: erythrocytosis. In: Lee GR, Bithell TC, Foerster J, Athens JW, Lukens JN. Wintrobe's clinical hematology. 9. ed. New york: Lea & Fabiger, 1993. p.1245.

2. Barbui T, Barosi G, Birgehard G, et al. Philadelphia-negative classical myeloproliferative neoplasm: critical concepts and management recommendations from european leukemia net. J Clin Oncol. 2011;29:761-9.

3. Hoppin EC, Depner T, Yamushi H, Hopper JR J. Erytrocytosis associated with diffuse parenchymal lesions of the kidney. Br J Haematol. 1976;32:557-63.

4. Pearson TC. Apparent polycythaemia. Blood Rev. 1991;5:205-13.

5. Pearson TC, Messinezy M, Westwood N, Green AR, Bench AJ, Huntly BJP, et al. A polycythemia vera update: diagnosis, pathobiology, and treatment. Hematology Am Soc Hematol Educ Program. 2000;51-68.

6. Spivak JL, Silver RT: The revised world health organization diagnostic criteria for polycythemia vera, thrombocytosis and primary myelofibrosis: an alternative proposal. Bllod. 2008;112:231-9.

capítulo 32

Policitemia Vera

Nelson Hamerschlak

INTRODUÇÃO

A Policitemia Vera (PV) é uma doença clonal do sistema hematopoético, com proliferação dos setores eritrocitário, granulocítico e megacariocítico, cuja manifestação mais proeminente é o aumento da massa eritrocitária, com elevação persistente do hematócrito. Pode evoluir para mielofibrose, mielodisplasia e leucemia aguda. É uma doença mais comum entre judeus askenazi, e nesse grupo étnico foi descrita maior incidência familiar, que varia entre 5 e 26 por milhão de habitantes, dependendo da região em que o estudo foi realizado.

Nessa doença, as colônias eritroides derivadas da medula óssea se desenvolvem *in vitro* na ausência de eritropoetina exógena, revelando o caráter autônomo da proliferação; neste aspecto, a PV se distingue das eritrocitoses secundárias, nas quais a proliferação eritroide ocorre em resposta a uma elevação da eritropoetina. Cerca de 10 a 25% dos pacientes com PV apresentam anormalidades cariotípicas ao diagnóstico. Quando essas anormalidades aparecem tardiamente na evolução do paciente, podem significar uma transformação em mielofibrose, mielodisplasia ou leucemia.

A descoberta da proteína tirosinocinase JAK2 mutada (V617F) em mais de 90% dos pacientes com policitemia vera, e em até 60% dos pacientes com trombocitemia essencial ou mielofibrose primária (Figura 32.1) modificou nosso entendimento clínico, diagnóstico e biológico das neoplasias mieloproliferativas Ph negativas, em particular da policitemia vera. O achado das mutações de JAK2 levou ao desenvolvimento de pequenas moléculas inibidoras específicas, que têm como alvo a proteína JAK2, embora até o momento essa descoberta não tenha modificado a terapia dessas doenças.

MANIFESTAÇÕES CLÍNICAS

O aparecimento da doença é insidioso e manifesta-se, em média, ao redor dos sessenta anos de idade. No entanto, pode ocorrer em adultos jovens e muito raramente em

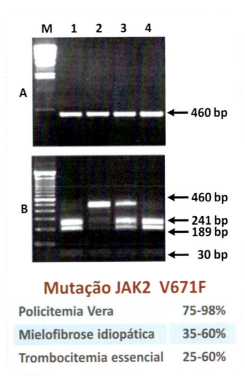

Figura 32.1 Verificação da mutação V617F do gene JAK2. A) O segmento de 460 pb do gene foi amplificado por PCR. B) Após digestão com a enzima *Bsa* XI, o gene normal origina três fragmentos, de 241, 189 e 30 pb. No gene mutante não ocorre a separação dos dois segmentos maiores, originando-se um fragmento de 460 pb. 1,4 = gene normal; 2,3 = presença de gene mutante (fragmentos normais e anormais). M = marcador de peso molecular (modificado de Monte-Mór *et al*. Genetics and Molecular Biology 2007; 30:336.).

crianças. Pode ser totalmente assintomática, sendo diagnosticada na vigência de uma complicação tromboembólica ou em consequência de um achado de exame laboratorial realizado com outra finalidade. De forma geral, em 30 a 40% dos pacientes pode ocorrer cefaleia, fraqueza, prurido, tontura e sudorese.

Uma queixa interessante em cerca de 40% dos pacientes é o prurido após o banho, provavelmente relacionado à liberação de histamina de basófilos e mastócitos. A policitemia vera é a causa mais comum de eritromelalgia, caracterizada por dor em queimação nos dedos, que pode ser aliviada pela imersão em água fria. Queixas neurológicas como vertigem, diplopia, escotomas e isquemias cerebrais transitórias também podem estar relacionadas ao diagnóstico. Entre as doenças associadas destacam-se gota e úlcera péptica.

Trombose ocorre em 30% dos pacientes antes do estabelecimento do diagnóstico, e em 40 a 60% durante os primeiros dez anos. Pacientes não tratados apresentam altíssima incidência de trombose, com média de sobrevida de 18 meses. Desta forma, sua prevenção é o principal objetivo no manuseio dos pacientes com policitemia vera. Todas as formas de tromboembolismo estão envolvidas, e algumas podem ser fatais, como acidente vascular cerebral, infarto do miocárdio, trombose venosa profunda, trombose das veias hepáticas e sistema portocava, e embolia pulmonar. A ocorrência da síndrome de Budd-Chiari (aguda, subaguda ou crônica) sempre deve ser considerada em pacientes com policitemia vera, em especial quando apresentam ascite e alterações de exames funcionais hepáticos.

Sangramentos leves podem ocorrer em 25% dos pacientes. Especial atenção deve ser dada a hemorragias gastrintestinais prolongadas que podem mascarar o diagnóstico da policitemia vera.

Cuidados especiais devem ser tomados com pacientes portadores de PV que se submetem a cirurgias, uma vez que estão mais propensos a hemorragias e a tromboses. Em pacientes com risco cardíaco as medidas também devem ser agressivas, inclusive com a suspensão da prática do fumo.

Ao *exame físico* muitos pacientes apresentam face pletórica, rubra, às vezes associada a vermelhidão violácea das orelhas e dígitos. A presença de esplenomegalia é frequente. Há relatos de pacientes que inadvertidamente foram submetidos a esplenectomia e posteriormente apresentaram trombocitose incontrolável e fatal.

ALTERAÇÕES LABORATORIAIS

A contagem de eritrócitos é elevada, mas em pacientes com sangramentos digestivos ou submetidos a sangrias terapêuticas pode mostrar desproporção com os níveis de hemoglobina e o hematócrito com hipocromia, microcitose e outras evidências de deficiência de ferro. A massa eritrocitária está elevada em proporção ao hematócrito, e a contagem de reticulócitos pode estar ligeiramente elevada. Neutrofilia ocorre em 60% dos casos, ocasionalmente com presença de mielócitos e metamielócitos no sangue periférico. Basofilia também pode ocorrer em dois terços dos casos. As plaquetas estão aumentadas em número, em aproximadamente 50% dos pacientes, chegando a mais de 1 milhão/mm³ em 10% dos casos. A função plaquetária está geralmente alterada, e isso pode ser demonstrado em alterações da curva de agregação com adrenalina.

Frequentemente a pO_2 é discretamente aumentada ao diagnóstico, porém tende à normalização com a realização de sangrias, demonstrando sua relação com a hiperviscosidade. Alterações do tempo de protrombina e tempo de tromboplastina parcial ativado devem ser analisadas com cuidado, uma vez que podem resultar de uma desproporção entre o anticoagulante do tubo de ensaio e a quantidade reduzida de plasma.

A medula óssea mostra hiperplasia das três séries (eritrocítica, leucocitária e plaquetária); alterações de cariótipo podem ser observadas ao diagnóstico, principalmente 20q-, trissomia dos cromossomos 8, 9 e 13q-.

DIAGNÓSTICO

Os critérios para estabelecimento do diagnóstico da policitemia vera foram estabelecidos e revistos na revisão da Organização Mundial da Saúde em 2008 e podem ser resumidas abaixo:

Critérios maiores

1. Hb igual ou superior a 18,5 g/dL em homens ou 16,5 g/dL em mulheres ou outra evidência de aumento de volume de glóbulos vermelhos.
2. Presença de JAK2V617F ou outra mutação funcionalmente similar como a mutação do éxon 12 de JAK2.

Critérios menores

1. Biópsia mostrando hipercelularidade para a idade, com panmielose.
2. Dosagem baixa de eritropoetina.
3. Formação de colônias eritroides *in vitro*.

A Figura 32.2 mostra um algoritmo útil para o diagnóstico atual da policitemia vera.

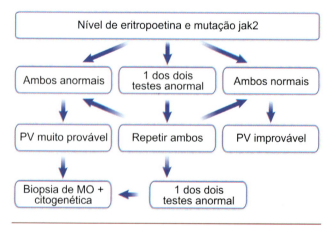

Figura 32.2 Algoritmo para o diagnóstico da policitemia vera.

HISTÓRIA NATURAL DA DOENÇA E INTERVENÇÕES TERAPÊUTICAS

As recomendações de intervenções terapêuticas na policitemia vera devem ser baseadas em análise de vantagens *versus* desvantagens de cada intervenção. A história natural da doença foi estudada pelo Gruppo Italiano Studio Policitemia (GISP) em 1.213 pacientes, durante vinte anos. A média de sobrevida foi maior do que 15 anos, com mortalidade de 2,94 casos/100 pacientes/ano. As principais causas de óbito foram trombóticas, como infarto de miocárdio, acidente vascular cerebral isquêmico e tromboembolismo venoso. A frequência de eventos trombóticos entre os pacientes foi de 3,4/100 pacientes/ano. Hemorragia, particularmente gastrintestinal, resultando em óbito, ocorreu em menos de 3% dos casos.

Desta forma, deve-se avaliar o risco de os pacientes com policitemia vera apresentarem trombose (Tabela 32.1). Segundo estudos já estabelecidos da Clínica Mayo, e recentemente referendados pelo European Leukemia Net, os pacientes devem ser manuseados de acordo com o risco de trombose conforme delineado nas diretrizes das Tabelas 32.1 e 32.2.

▶ Sangria

A principal arma terapêutica no manuseio da PV, e provavelmente a melhor terapia inicial para a maioria dos pacientes, é a sangria. Geralmente, há excelente tolerância para a retirada de 450 a 500 mL até a cada quatro dias. Infelizmente, esta prática pode levar à deficiência de ferro que, uma vez suplementada, pode resultar no rápido aumento do hematócrito.

A evolução para mielofibrose, mielodisplasia e leucemia mieloide aguda ocorre em 10-15% dos pacientes acompanhados durante dez anos, e 30% nos pacientes seguidos durante viinte anos. De acordo com o estudo do grupo italiano, mielofibrose e mielodisplasia foram as causas de 2,6% dos óbitos entre pacientes com PV e a leucemia mieloide aguda foi a causa de 14,6% dos óbitos.

▶ Fósforo radioativo e agentes alquilantes

Dois estudos europeus importantes avaliaram a eficiência do 32P e de agentes alquilantes. Estudo randomizado comparando a terapêutica com 32P ou busulfan mostrou melhor sobrevida no grupo do busulfan (70 *versus* 55%, p=0,02). O melhor resultado foi o de menor número de mortes causadas por fenômenos tromboembólicos. Não houve diferença significativa na evolução para mieloesclerose/mielodisplasia ou leucemia aguda. Outro estudo comparou o uso do 32P sozinho ou de forma combinada com hidroxiureia. Em seguimento de 16 anos, não houve diferença significativa de sobrevida nos dois grupos. Eventos

---

Tabela 32.1

▶ Definição de resposta clínico-hematológica da European Leukemia Net na policitemia vera.

Risco	Características	Risco trombótico
Baixo	Idade < 60 anos *e* Ausência de história de trombose *e* Plaquetas < 1 milhão *e* Ausência de fatores de risco cardio-vasculares	Risco trombótico é comparável com o dos controles
Alto	Idade > 60 anos *ou* Trombose prévia	Risco de trombose significativamente superior
Intermediário	Nem alto nem baixo	Risco não bem estudado

Tabela 32.2

▶ Abordagem terapêutica da policitemia vera para manter o hematócrito abaixo de 45%.

Risco	Sangrias	Citorredução	Aspirina
Baixo	Sim	Não	Sim*
Alto	Sim	Sim	Sim*
Intermediário	Sim	?	Depende*

*Não usar aspirina quando há deficiência adquirida de fator de von Willebrand, caracterizada por diminuição do cofator da ristocitina.

tromboembólicos foram similares, assim como a evolução para mieloesclerose. No entanto, cânceres secundários foram mais observados no grupo que se utilizou de terapêutica combinada.

Concluindo, ambos os estudos mostraram a eficiência do uso de busulfan e 32P na terapêutica da policitemia vera, porém devido a seu potencial cancerígeno, essas drogas devem ser reservadas para pacientes idosos. Clorambucil e quimioterapia combinados devem ser evitados em função do seu potencial leucemogênico.

► Hidroxiureia

A hidroxiureia é um antimetabólico que interfere com a síntese de DNA. Acredita-se que, por ser um agente não alquilante, seu potencial carcinogênico ou leucemogênico seja menor.

Recentemente o *Polycythemia Vera Study Group* (PVSG) em estudo com 51 pacientes concluiu que a incidência de leucemia, mielofibrose e morte era comparável a estudos preliminares do mesmo grupo, com 134 pacientes utilizando somente sangrias terapêuticas.

Outros estudos demonstraram que o uso de hidroxiureia associa-se a menor risco de fenômenos tromboembólicos. Acredita-se que esta constatação esteja relacionada a se conseguir níveis de hematócrito mais estáveis e menores do que 45%, e um controle mais efetivo sobre o número de plaquetas, mantendo-as em até 400.000/µL.

Aparentemente, o uso de hidroxiureia seguido por 32P ou agentes alquilantes potencializa a incidência de transformação leucêmica. Duas explicações podem ser dadas:

- pacientes elegíveis para essa troca são aqueles nos quais não se conseguiu um controle do número de plaquetas com hidroxiureia;
- a hidroxiureia pode ser um fator leucemogênico sensibilizante para agentes alquilantes ou 32P.

► α-Interferon

O α-interferon, do ponto de vista biológico, suprime a proliferação de progenitores hematopoéticos, tem efeito inibidor nas células progenitoras de fibroblastos, e antagoniza a ação do fator de Crescimento Derivado das Plaquetas (PDGF = *Platelet Derived Growth Factor*), que pode estar envolvido no desenvolvimento da mielofibrose. Também não se constatou efeito carcinogênico ou leucemogênico na sua utilização.

Apesar de ser uma droga cujo racional a indique em casos de policitemia vera, nenhum estudo controlado de eficácia e segurança foi publicado até o momento. A experiência cumulativa de casos mostra índices de resposta que chegam a 60%, e grande eficácia na redução do tamanho do baço e na melhora do prurido.

Infelizmente, o α-interferon é uma droga de alto custo e com alto grau de intolerância pelos pacientes devido aos seus efeitos colaterais. Recentemente, novas formulações

de interferon com polietilenoglicol (α-2a interferon peguilado) podem abrir uma nova perspectiva pela menor incidência de efeitos colaterais e pela possibilidade de aplicação apenas uma vez por semana.

Essa droga pode ser particularmente útil como segunda linha em pacientes jovens ou como primeira linha na ocorrência de gestação.

► Anagrelide

Essa droga oral (imidazoquinazoline) é um poderoso antiagregante plaquetário e, por inibição da maturação de megacariócitos, provoca uma queda na produção de plaquetas. Sua utilização na trombocitemia essencial produz resposta satisfatória em 90% dos pacientes que a utilizam.

Tudo indica que o anagrelide seja útil apenas no controle da trombocitemia em pacientes com policitemia vera e outras doenças mieloproliferativas. Aparentemente, não tem efeito sobre a esplenomegalia ou controle da série vermelha. A maioria dos efeitos colaterais é cardiovascular devido à droga produzir efeito vasodilatador periférico e ter efeito inotrópico. Além disso, os pacientes podem apresentar diarreia, dor abdominal, náuseas, fadiga e alterações cutâneas.

► Papel da aspirina na policitemia vera

O Grupo Italiano de Estudo em Policitemia Vera (GISP), o Estudo Colaborativo Europeu de Aspirina em Baixas Doses na Policitemia Vera (Eclap) e estudos de meta-análise deixam claros os benefícios do uso de aspirina em baixas doses (100 mg/dia) para pacientes com policitemia vera. Os resultados mostram diminuição no risco de morte por infarto do miocárdio, e na incidência de infarto do miocárdio e de acidente vascular cerebral. Além disso, esses estudos não demonstraram aumento significativo de episódios hemorrágicos graves, desde que pacientes com contraindicações absolutas ao uso da aspirina fossem excluídos. A hipótese patofisiológica que respalda o uso de aspirina nesses pacientes é de que não apenas a hiperviscosidade causada pelo aumento do hematócrito seja responsável pelo maior risco trombótico, mas também um aumento da síntese de tromboxane detectado mesmo nos pacientes submetidos à terapêutica citorredutora.

► Resposta ao tratamento

Recentemente, o European Leukemia Net definiu os critérios de resposta ao tratamento na policitemia vera. A Tabela 32.3 mostra a definição clínico-hematológica de resposta.

O European Leukemia Net, em 2011, também definiu os critérios de resistência e intolerância à hidroxiureia (Tabela 32.4). Nesses casos, as outras medidas terapêuticas podem ser consideradas.

Tabela 32.3

▶ Definição de resposta clínico-hematológica na policitemia vera segundo a European Leukemia Net.

Resposta completa

- Htc < 45% sem sangrias
- Plaquetas < 400.000/μL
- GB < 10.000/μL
- Baço normal na imagem
- Ausência de sintomas*

Resposta completa

- Htc < 45% sem sangrias
- Resposta em 3 dos outros 4 critérios acima

Ausência de resposta

- Qualquer resposta que não satisfaça resposta parcial

*Sintomas: microvascular, prurido ou cefaleia

Tabela 32.4

▶ Critérios de resistência ou intolerância à hidroxiureia em pacientes com policitemia vera segundo a European Leukemia Net.

- Necessidade de flebotomia para manter Htc < 45% após 3 meses de pelo menos 2 g/dia de hidroxiureia
- Mieloproliferação não controlada (plaquetas > 400.000/μL ou GB > 10.000/μL após 3 meses de pelo menos 2 g/dia de hidroxiureia
- Falência em reduzir 50% de esplenomegalia maciça (>10 cm abaixo da borda costal) ou não conseguir reduzir sintomas de esplenomegalia após 3 meses de uso de pelo menos 2 g/dia de hidroxiureia
- Neutrofilos < 1.000/μL, plaquetas < 100.000/μL ou Hb < 10 g/dL na menor dose necessária para atingir resposta completa ou parcial com hidroxiureia
- Presença de úlceras nas pernas ou outras toxicidades inaceitáveis ao uso de hidroxiureia como: manifestações mucocutâneas, sintomas gastrointestinais, pneumonia ou febre, em uso de qualquer dosagem.

quadro 32.1 Orientação prática para o tratamento da policitemia vera

Sugere-se que pacientes com policitemia vera sejam manuseados conforme o algoritmo da Figura 32.2. Todos os pacientes devem iniciar o tratamento com sangrias terapêuticas, com o objetivo de manter o hematócrito abaixo de 45%. Nenhuma medida adicional deve ser utilizada para pacientes de baixo risco para trombose (idade abaixo de 60 anos, sem antecedentes de trombose). Para pacientes com alto risco trombótico ou que desenvolvam trombocitose ou esplenomegalia progressiva deve-se indicar um agente mielossupressor.

Hidroxiureia pode ser utilizada em qualquer idade, apesar de seu discutível efeito leucemogênico. a-Interferon ou anagrelide podem ser usados em pacientes jovens. Alfa –interferon é a droga de escolha para gestantes.

Todos os pacientes que não apresentem contraindicações absolutas devem utilizar aspirina em baixas doses.

REFERÊNCIAS CONSULTADAS

1. Antitrombotic trialists' collaboration. Collaborative metanalysis of randomized trials of antiplatelet therapy for prevention of death, myocardial infarction, and stroke in high risk patients. Br Med J. 2002;324:71-86.
2. Barbui T, Barosi G, Birgehard G, et al. Philadelphia-negative classical myeloproliferative neoplasm: critical concepts and management recommendations from european leukemia net. J Clin Oncol. 2011;29:761-9.
3. Cortelazzo S, Finazzi G, Ruggeri M. Hidroxyurea in the treatment of patients with essential thrombocythemmia at high risk of thrombosis: a prospective, randomized trial. N Engl J Med. 1995;332:1132-6.
4. Grupo Italiano Studio Policitemia (GISP). Polycythemia vera: the natural history of 1213 patients followed over 20 years. Ann Int Med. 1995;123:656-64.
5. Gruppo Italiano Studio Policitemia. Low dose aspirin in polycytemia vera. A pilot study. Br J Haematol. 1997;97:453.
6. Monte-Mór BCR, Cunha AFC, Pagnano KBB, Saad ST, Lorand-Metze I, Costa FF. JAK2 V617F prevalence in Brazilian patients with polycythemia vera, idiopathic myelofibrosis and essential thrombocythemia. Genetics Mol Biol. 2007; 30:336-8.

7. Pearson TC, Green AR, Reilly JT, Harrison G. Leukemic transformation in polycythemia vera. Blood. 1998;92:1837-8.

8. Pearson TC, Messinezy M, Westwood N, Green AR, Bench AJ, Huntly BJP et al. A polycythemia vera update: diagnosis, pathobiology, and treatment. Hematology Am Soc Hematol EducProgram. 2000:51-68.

9. Spivak JL, Barosi G, Tognoni G, Tiziano B, Finazzi G, Marchioli R et al. Chronic Myeloproliferative Disorders. Hematology Am Soc Hematol Educ Program. 2003:200-24.

10. Spivak JL, Silver RT. The revised World Health Organization diagnostic criteria for polycythemia vera, thrombocytosis and primary myelofibrosis: an alternative proposal. Blood. 2008;112:231-9.

11. Verstovsek S. Therapeutic potential of JAK 2 inhibitors. Hematology Am Soc Hematol Educ Program. 2009;636-42.

Parte ·8

Neoplasias. Fundamentos da Biologia, Classificação e Tratamento

Resumo dos capítulos

Capítulo 33 Bases Moleculares das Neoplasias Hematopoéticas

Capítulo 34 Classificação das Neoplasias Hematológicas. Marcadores. Imunofenotipagem

Capítulo 35 Quimioterapia e Radioterapia. Recaída, Remissão e Doença Residual Mínima

Capítulo 36 Suporte Transfusional de Pacientes com Neoplasias Hematopoéticas

Capítulo 37 Infecções no Paciente com Neoplasia Hematológica: Diagnóstico, Tratamento e Prevenção

capítulo • 33

Bases Moleculares das Neoplasias Hematopoéticas

Bernardo Garicochea • Eduardo Magalhães Rego • Celso Arrais Rodrigues

ALTERAÇÕES FUNDAMENTAIS ENVOLVIDAS NA ONCOGÊNESE

As células do câncer diferem das células normais pela ausência de resposta aos mecanismos regulatórios da proliferação, apoptose e senescência celular. Esses mecanismos podem ser intracelulares, dependentes da interação entre a célula e o meio ambiente ou de interações célula-célula. As alterações adquiridas pela célula ao longo do processo de transformação maligna são aditivas e, ao contribuírem para a evasão da regulação, conferem vantagem proliferativa e de sobrevivência desta célula.[1] As alterações têm como base mudanças genéticas ou epigenéticas e, por isso, podemos afirmar que o câncer é uma doença genética, que na vasta maioria dos casos tem caráter esporádico. De fato, em 95% das neoplasias humanas a mutação que origina o clone maligno ocorre em uma célula somática (**mutação somática**). Portanto, não se transmite aos descendentes. Por outro lado, existem algumas alterações gênicas que são hereditárias e facilitam o aparecimento de neoplasias. Cerca de setenta síndromes hereditárias que predispõem ao câncer já foram descritas na espécie humana. As mais comuns envolvem genes de reparo de DNA, como BRCA1 e BCRA2, implicados em câncer de mama e ovário ou MSH2, MLH1, MSH6 e PMS2, implicados em câncer de cólon. Algumas dessas síndromes predispõem as neoplasias hematológicas, como as mutações herdadas do gene p53, na chamada síndrome de Li Fraumeni, que predispõe as leucemias e linfomas.[1]

A Figura 33.1 mostra os diferentes mecanismos envolvidos na transformação maligna de células e exemplifica algumas das alterações gênicas e epigenéticas que sabidamente causam essas mudanças.[2] Embora haja grande superposição entre os mecanismos citados, para discuti-los serão subdivididos nos seguintes grupos: resistência adquirida a sinais inibitórios de proliferação, escape da vigilância imunológica, multiplicação indefinida, alteração da resposta inflamatória, aquisição de habilidade invasiva e de produzir metástases, angiogênese, instabilidade genômica, resistência à apoptose, proliferação independente de estímulos como fatores de crescimento e comprometimento do metabolismo energético.

▶ Resistência adquirida a sinais inibitórios da proliferação celular

Várias alterações genéticas específicas do clone maligno afetam genes que codificam para proteínas que regulam etapas do ciclo celular. O ciclo celular corresponde ao intervalo entre cada divisão celular e consiste de quatro fases ordenadas e com duração diferente: G1 (*gap* 1), S (síntese de DNA), G2 (*gap* 2) e M (meiose/mitose) (Figura 33.2). A replicação do DNA ocorre na fase S e a separação dos cromossomos (cariocinese) e a divisão celular (citocinese), na fase M. As fases G1 e G2 (fases *gap*) são fases de crescimento. A maioria das células humanas, que não se encontra em divisão, está em G0, ou estado quiescente. O controle do ciclo celular é mediado basicamente na fase G1 por meio de uma rede de proteínas que atua de forma rigorosamente organizada.[3]

Uma vez iniciado o ciclo, a sua regulação se dá em momentos de pausa da atividade metabólica da célula chamados de *checkpoints*. Durante esses *checkpoints* dois aspectos são minuciosamente avaliados:

- A fidelidade da duplicação da informação genética.
- A partição e duplicação adequada dos cromossomos para as células filhas.

Durante os *checkpoints*, falhas na síntese da nova molécula de DNA podem ser reparadas e, ao final, cada célula filha receberá uma cópia idêntica da informação genética da célula-mãe.[3] A perda da regulação de qualquer etapa do ciclo celular pode resultar em mutações as quais, por sua vez, podem tornar o genoma da célula instável favorecendo o acúmulo de outros defeitos genéticos e a transformação maligna da célula.

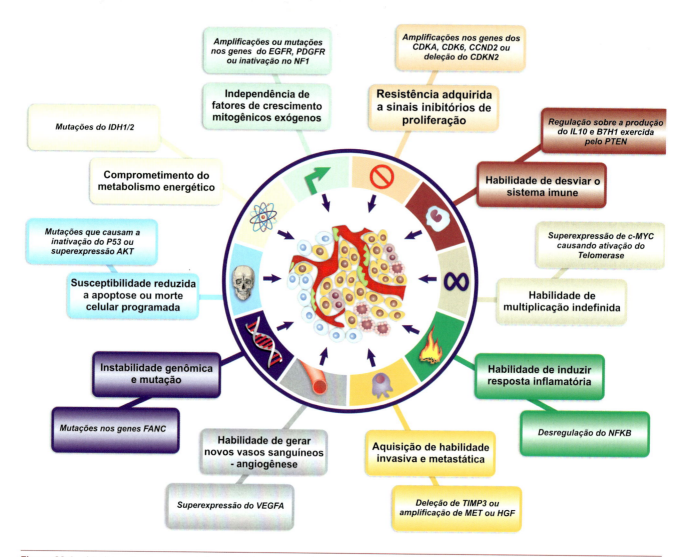

Figura 33.1 As alterações fundamentais envolvidas na oncogênese segundo o modelo proposto por Hannah e Weinberg.[2] As células do câncer possuem capacidade aumentada de sobrevivência, proliferação e disseminação que está associada a diferentes mecanismos moleculares, podem ocorrer de forma sequencial ou simultânea, e cuja relevância depende do tipo celular.

Uma das proteínas essenciais para a regulação do ciclo celular é a proteína do Retinoblastoma (Rb) codificada pelo gene *Rb*. Essa fosfoproteína nuclear é expressa em todas as células humanas sob forma inativa (hiperfosforilada) ou ativa (hipofosforilada).[3] Sob sua forma ativa, *Rb* contém a progressão das células da fase G1 para a fase S do ciclo celular. Quando as células são estimuladas por fatores de crescimento, *Rb* é inativada por fosforilação, permitindo que a célula vença o *checkpoint* G1-S. Uma vez que a célula atinge a fase M, *Rb* é desfosforilada, regenerando a forma ativa da proteína. O substrato da proteína *Rb* é outro fator transcricional, o E2A, que é na verdade a proteína que ativa os genes que conduzem a célula para a fase S (Figura 33.2). Para que E2A atue, *Rb* tem de estar hiperfosforilada. O trabalho de adicionar moléculas de fosfato na proteína *Rb* é vinculado à ativação de ciclinas D e E (especialmente CDK4, CDK6 e E/CDK2).[4,5] Deleções ou mutações do gene *Rb* são pouco comuns em neoplasias hematológicas, enquanto a via transcricional ciclina-Rb-E2A é alvo de anormalidades frequentes nesse grupo de neoplasias. Por exemplo, a inativação homozigótica do gene *p16*, que codifica a proteína inibitória da cinase 4, exerce efeito similar à perda de ambas as cópias de *Rb*, um achado relativamente comum em leucemia linfoide aguda.[5] Sem *p16*, CDK4 perde sua regulação negativa, passando a fosforilar descontroladamente *Rb*, que por sua vez mantém E2A constantemente ativada, assim como os genes da fase S.[5]

▶ Escape da vigilância imunológica

O desenvolvimento de tumores está, em muitos casos, associado à expressão de novos antígenos ou ao aumento anormal da expressão de antígenos habituais, os quais podem ser reconhecidos pelo sistema imune e induzir uma resposta antitumoral. Assim, é plausível que o câncer tenha mecanismos de escape da vigilância imunológica e que o balanço entre a eficácia da resposta imune e a habilidade de evasão das células tumorais seja um dos fatores deter-

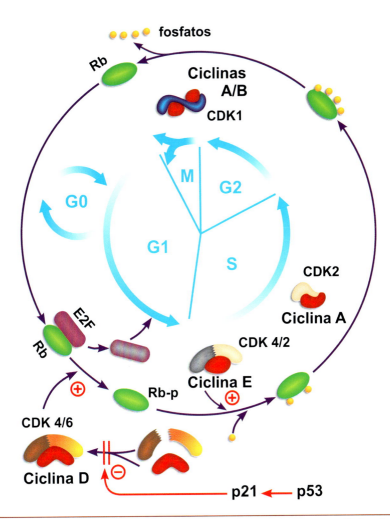

Figura 33.2 Ciclo celular e suas relações com as ciclinas, as cinases dependentes de ciclinas (CDK = *Cyclin-Dependent Kinase*) e a proteína do gene Rb (Retinoblastoma). A evolução da célula pelas diferentes fases do ciclo depende da variação da concentração de ciclinas que, quando atingem um valor crítico combinam-se com as respectivas CDK, ativando-as; a CDK ativada fosforila proteínas críticas para o progresso no ciclo celular. Assim, quando a concentração de ciclina D atinge um valor crítico, ela ativa as CDK 4 e 6 que fosforilam a proteína Rb. A proteína Rb desfosforilada liga vários fatores de crescimento, em especial o E2F, e à medida que vai sendo fosforilada a Rb libera o E2F, que vai ativar genes relacionados com a síntese de material genético, desencadeando o ciclo de divisão celular. No final da mitose a Rb é rapidamente desfosforilada, ligando o E2F e inibindo o ciclo celular. A proteína produzida pelo gene p53 induz a produção de p21, um inibidor do complexo ciclina D – CDK 4/6. Desta forma, o p53 é um inibidor do ciclo celular, atuando principalmente para dar tempo para que a célula possa reparar as lesões do DNA induzidas por drogas, radiações ou outros mecanismos. Quando não é possível ou não há tempo para reparar a lesão, ativa-se o processo de apoptose (veja a Figura 33.4).

minantes da progressão do tumor. Observações clínicas apoiam esta hipótese, principalmente com base nas demonstrações de que a presença e a extensão do infiltrado linfocitário nos tumores correlaciona-se com o desfecho clínico dos pacientes.[6]

Existem ao menos cinco mecanismos pelos quais o tumor pode evadir a vigilância imunológica: a) através da eliminação das células efetoras por meio da expressão pelas células tumorais de ligantes indutores de apoptose. São exemplos deste mecanismo a expressão da molécula ligante de Fas (Fas-L) por células de carcinomas de cabeça e pescoço, ou a expressão da molécula RCAS-1 pelas células de Reed-Sternberg nos linfomas de Hodgkin; b) indução de tolerância pelo tumor nos linfócitos T reacionais. Neste caso, ainda são desconhecidas as vias alteradas, porém já foi demonstrada a desregulação da sinalização mediada pelos Receptores de Células T (TCR) (incluindo a redução da expressão da cadeia zeta) pelas células tumorais; c) expansão e/ou estimulação de células T regulatórias, que possuem ação inibitória sobre a resposta imune. Linfócitos CD4+CD25+, que são ditos regulatórios e estão envolvidos na inibição de fenômenos autoimunes, foram detectados no sangue de pacientes com carcinoma de pulmão e inibiram a proliferação de linfócitos T autólogos; d) Indução de falha no reconhecimento do tumor por células T reativas por meio da separação física entre os dois tipos celulares. Esse mecanismo implica em que as células tumorais ficariam em lugares inacessíveis aos linfócitos efetores, e experimentos demonstram que linhagens tumorais são capazes de promover respostas imunes antitumorais somente se administradas por via endovenosa, mas não por via subcutânea; e) indução de tolerância por meio da apresentação cruzada de antígenos tumorais por células apresentadoras de antígenos da medula óssea, tais como as células dendríticas. Neste caso, a deficiência na apresentação de antígenos tumorais pelas células dendríticas resulta em anergia.[7]

▶ Multiplicação indefinida (resistência à senescência)

Células humanas primárias, ao contrário das linhagens celulares, não podem ser propagadas *in vitro* de forma ilimitada. Após várias divisões celulares há a chamada *senescência celular*, caracterizada pelo bloqueio da divisão, seguida da morte celular. A senescência é desencadeada pelo encurtamento crítico dos telômeros, e chamamos a esta limitação à divisão celular dependente da função dos telômeros de limite de Hayflick (veja o Capítulo sobre Aplasia de Medula Óssea). O comprimento do telômero depende do equilíbrio entre atrito e alongamento. O atrito ocorre à medida que cada célula se divide e induz o encurtamento dos telômeros. Em contraste, o alongamento é modulado em grande parte pela enzima telomerase, que adiciona as sequências de repetição para as extremidades dos cromossomas.

Em 80% das neoplasias humanas há aumento anormal da atividade da enzima telomerase, o que contribui de forma importante para a progressão tumoral. Entretanto, observações em modelos animais demonstraram que nas etapas iniciais da oncogênese há uma diminuição da atividade da telomerase e o excesso de atrito funciona como um agente mutagênico, favorecendo o acúmulo de alterações gênicas, de tal sorte que a probabilidade de surgir uma mutação que favorece o crescimento tumoral aumenta. Nos estágios mais avançados da oncogênese, por razões ainda desconhecidas, ocorre o aumento da atividade da telomerase. Corrobora esta hipótese a observação de que, na maioria dos cânceres, os telômeros são mais curtos que o normal (refletindo o excesso de atrito da etapa inicial da transformação maligna), mas a capacidade de alongamento das extremidades cromossômicas está aumentada (etapa tardia).[8]

▶ Alteração da resposta inflamatória

A inflamação é um processo complexo que envolve a modificação de vários tipos celulares e a ativação de várias vias de sinalização nas diferentes células. Nos tecidos saudáveis, a inflamação é autolimitada e depende da regeneração tecidual, resposta imunológica contra patógenos e cicatrização. Por outro lado, a inflamação crônica pode promover o crescimento tumoral por meio do estímulo à proliferação celular, resistência à apoptose, indução de angiogênese e formação de metástases. Citocinas e quimiocinas secretadas pelas células envolvidas na resposta inflamatória, a ação das espécies reativas de oxigênio e de metaloproteinases no microambiente tumoral, e a ativação de importantes fatores transcricionais como o NF-ϰB (*Nuclear Factor* ϰB), STAT3 (*Signal Transducer and Activator of Transcription 3*), AP-1 (*Activator Protein 1*) e HIF-1α (*Hypoxia-Inducible Factor 1a*) contribuem para a progressão tumoral associada à inflamação.[9]

Um dos fatores inflamatórios cuja importância para a oncogênese mais bem caracterizada é o TNFα, o qual foi inicialmente descrito como uma citocina com propriedades anticâncer. Porém, logo ficou evidente que, paradoxalmente, o seu efeito *in vivo* é de promoção tumoral. O TNFα é secretado por células de linfomas não Hodgkin de células B, por blastos de leucemia mieloide aguda, por células de carcinoma de mama, colorretal, de células escamosas, entre outros. Em modelo animal de câncer hepático, a secreção de TNFα por células mieloides promoveu inflamação e o crescimento de tumores. Na mesma linha, a administração de TNFα causou o aumento do número e do tamanho de massas metastáticas num modelo de fibrosarcoma.[9]

Várias Interleucinas (ILs) estão associadas à inflamação e, subsequentemente, ao desenvolvimento do câncer. Entres essas incluem-se: IL-1, IL-6, IL-8 e a IL-17. A IL-1α, que é uma IL produzida tanto por tecidos saudáveis como por diferentes tipos de câncer ativa fatores de transcrição como NF-ϰB e AP-1, que por sua vez induzem a expressão de vários genes reguladores da apoptose, proliferação e angiogênese. Em particular no mieloma múltiplo, as ILs têm papel importante na oncogênese. Demonstrou-se que a IL-1β secretada pelos plasmócitos do mieloma induz a produção de IL-6 pelo estroma da medula óssea, a qual funciona como um fator de crescimento parácrino capaz de estimular a proliferação do mieloma.[9]

▶ Aquisição de habilidade invasiva e de produzir metástases

Para que um tumor produza metástases são necessárias várias etapas que, do ponto de vista didático, podem ser divididas em: 1) invasão do tecido circunjacente e mobilidade local; 2) circulação pelo sangue ou linfa; 3) ancoragem em um tecido distante e extravasamento; e 4) crescimento nesse novo microambiente.[10]

Mudanças no estroma tumoral e nas células malignas propriamente ditas são responsáveis pela aquisição da capacidade de invasão e pela mobilidade local. Fibroblastos Associados ao Câncer (FAC), com a evolução da doença, adquirem um fenótipo semelhante a miofibroblastos. Essas mudanças decorrem do contato físico com as células do tumor ou são secundárias ao estímulo por fatores de crescimento como o Fator de Crescimento de Endotélio (EGF), de Fibroblastos (FGF) ou Fator de Crescimento Semelhante à Insulina (*Insulin-like Growth Factor*, IGF), que são secretados pelas células tumorais. Os miofibroblastos ativados, por sua vez, produzem metaloproteinases, que são enzimas capazes de digerir a membrana basal dos tecidos e remodelar a matriz extracelular. Somam-se a essas mudanças a produção de VEFG e de quimiocinas como a CXCL12 and CCL2 tanto pelos miofibroblastos como pelas células tumorais. As quimiocinas são capazes de recrutar leucócitos e células endoteliais para o microambiente tumoral. Além

Tratado de Hematologia

dos FACs, Macrófagos Associados ao Tumor (TAM) também contribuem para a remodelação da matriz extracelular, o aumento dos níveis locais de quimiocinas e angiogênse. O resultado de todas as alterações é a aquisição de mobilidade e invasibilidade pelas células tumorais.

As células tumorais ao ganharem a circulação sofrem mudanças metabólicas e genéticas que permitem sua sobrevivência "em trânsito". Demonstrou-se que essas células superexpressam moléculas antiapoptóticas como Bcl2, Bcl-XL e Mcl1, concomitantemente, diminuem a expressão de moléculas antiapoptóticas como Bax, Apaf1 e caspases. Assim, cria-se um estado de resistência à apoptose durante o trânsito das células tumorais.

Depois que as células tumorais estão ancoradas nos capilares de tecidos distantes, elas crescem no intravascular, o que contribui para o processo de invasão. Além disso, as células tumorais são capazes de se ligar ao endotélio por meio de E- e P-selectinas e essa associação desencadeia mudanças no citoesqueleto, em um processo semelhante à transmigração dos leucócitos. Há a secreção de fatores solúveis que aumentam a permeabilidade vascular, e de metaloproeases que agem sobre a membrana basal vascular. A combinação desses fatores culmina no estabelecimento de um nicho tumoral, que é capaz de secretar substâncias, como as IL-6 e IL-8, que favorecem a proliferação tumoral. Finalmente, o microambiente desse nicho também contribui para o crescimento tumoral através de citocinas cuja secreção é desencadeada pelo processo inflamatório e hipóxia.[10]

▶ Angiogênese

Angiogênese é o processo de formação de novos vasos a partir de vasos pre-existentes. Tem múltiplas etapas, incluindo proliferação e migração de células endoteliais, degradação da membrana basal e organização de novos lúmens vasculares. Por ser um processo biológico complexo, a angiogênese é precisamente regulada por diferentes moléculas em cada uma das diferentes etapas, resumidas da seguinte forma:

1. Vasodilatação dos vasos preexistentes e formação de organelas vesiculo-vacuolares nas células endoteliais, sendo o VEGF o mediador mais importante no processo.
2. Desestabilização dos vãos e degradação da matriz extracelular. A
3. Proliferação e migração de células endoteliais sob a ação de gradientes quimiostáticos, através da membrana basal desintegrada para o espaço perivascular remodelado. Os agentes específicos desses eventos são VEGF e angiopoietinas. Outras moléculas, como angiogeninas, bFGF, EGF, CXC-quimiocinas e IGF-1 induzem a proliferação de vários tipos celulares.
4. Formação de lúmens vasculares e estabilização dos vasos por meio de modificações das células endoteliais que sofreram migração, as quais se convertem em estruturas tubulares com células mesenquimais e células

da musculatura lisa adjacente. VEGF e integrinas estão implicados nesse processo.[11]

A relação entre neovascularização e câncer foi descrita pela primeira vez por Folkman et al. em 1971 e, desde então, vem sendo estudada como um dos mecanismos de progressão tumoral. A detecção de neoformação vascular foi correlacionada ao potencial metastático, recorrência e progressão de diferentes tumores sólidos, e tem sido reconhecido como fator prognóstico independente de sobrevida em neoplasias de pulmão, mama, esôfago e próstata.

A íntima relação entre angiogênese e progressão tumoral levou à ideia de que existe um momento específico nos estágios iniciais da tumorigênese, chamado switch angiogênico, no qual a angiogênese é o evento responsável por permitir a expansão de células neoplásicas. Um dos prováveis mecanismos para esse switch é a hipóxia. Devido à alta proliferação das células tumorais há a formação de áreas com baixa tensão de oxigênio dentro da própria massa tumoral. Este fenômeno induz as células localizadas nessas áreas a expressarem maiores quantidades de VEGF, com subsequente ativação da angiogênese e favorecimento da progressão tumoral. Em adição a esses mecanismos, outros tipos celulares são capazes de produzir fatores pró-angiogênicos, como células endoteliais, macrófagos, mastócitos e linfócitos.

Apesar de a angiogênese já ser bem descrita em tumores sólidos, as evidências de seu papel em neoplasias hematológicas vêm sendo observadas apenas recentemente. Dentre as neoplasias hematopoéticas, o papel da angiogênese foi mais bem caracterizado no mieloma múltiplo e nos linfomas não Hodgkin. Em estudo dirigido por Vacca et al., pacientes com mieloma múltiplo apresentaram maiores evidências de angiogênese comparados com pacientes de gamopatia monoclonal, além de maior índice proliferativo dos plasmócitos. Do ponto de vista clínico, no mieloma múltiplo há evidências de correlação entre a DMV (Densidade Microvascular) na medula óssea, proliferação das células plasmocitárias, secreção de metaloproteinases, e atividade da doença. Porém, de maneira geral, a DMV apresenta-se aumentada em pacientes com diferentes neoplasias hematológicas, especialmente em estágios avançados da doença.

O principal mediador da angiogênese tumoral é o VEGF, o qual foi descrito pela primeira vez em 1983 por Senger et al como um fator indutor de permeabilidade vascular, e pertence a uma família de glicoproteínas que inclui o VEGF-A, VEGF-B, VEGF-C, VEGF-D e VEGF-E. A forma mais expressa deste fator, VEGF-A, é codificada por um lócus gênico localizado no braço curto do cromossomo 6 e organizado em sete íntrons e oito éxons que, através de processamento alternativo do RNA, gera quatro isoformas diferentes (VEGF121, VEGF165, VEGF189 e VEGF206). Todas as isoformas induzem aumento de permeabilidade vascular, mas apenas as duas mais curtas exibem atividade mitogênica nas células endoteliais.

O principal estímulo para a produção do VEGF parece ser a baixa tensão de oxigênio. Nas situações de hipóxia, o fator 1 induzido por hipóxia (HIF-1) se liga à região promotora do gene VEGF, levando ao aumento da sua transcrição. Outros fatores de crescimento e hormônios que podem modular a expressão gênica do VEGF em diferentes tipos celulares, exercendo efeito angiogênico ou antiangiogênico indireto são: bFGF, PDGF, HGF, EGF, TNFα, TGFβ, estradiol, IL-1, IL-6, e IGF-1.

Os efeitos biológicos do VEGF são mediados por três receptores do tipo tirosinocinases: VEGFR-1 (ou Flt-1), VEGFR-2 (ou Flk-1/KDR) e VEGFR-3 (ou Flt-4). Os recepores VEGFR-1 e VEGFR-2 são expressos por todas as células endoteliais do adulto à exceção daquelas localizadas no cérebro. O VEGFR-1 é também expresso nas Células-Tronco Hematopoéticas (CTH), monócitos e células musculares lisas, enquanto o VEGFR-2 está presente nas células endoteliais precursoras e megacariócitos, e o VEGFR-3 encontra-se predominantemente expresso nas células endoteliais linfáticas. O VEGF-A se liga aos receptores VEGFR-1 e VEGFR-2, o VEGF-B apenas ao VEGFR-1, enquanto VEGF-C e VEGF-D se ligam ao VEGFR-3 e VEGFR-2. O resultado do estímulo pelo VEGF-A em um dado tecido depende do balanço entre a expressão dos receptores VEGFR-1 e VEGFR-2, pois o VEGFR-1 tem elevada afinidade por seu ligante, mas sua ativação resulta em atividade mitogênica fraca ou ausente. O contrário se dá com o VEGFR-2 que, embora tenha menor afinidade pelo fator, uma vez ativado induz mecanismos importantes para a angiogênese como proliferação, migração, diferenciação e sobrevida de células endoteliais.

O VEGF tem papel essencial na regulação da angiogênese normal e patológica, atuando em vários estágios, a saber: 1) induz a atividade mitogênica específica das células endoteliais vasculares; 2) media a secreção e ativação de enzimas envolvidas na degradação da matriz extracelular tais como o ativador do plasminogênio e seu inibidor, o receptor de urocinase e as metaloproteinases colagenase e gelatinase A; 3) inibe a apoptose através da indução da expressão das proteínas antiapoptóticas Bcl-2 e Bcl-A1, regulação da via do fosfatidil-inositol-3-cinase/Akt (PI3K, do inglês, *Phosphatidylinositol 3-Kinase/Akt*) e estimula a produção de Óxido Nítrico (NO) e prostaglandina I2; 4) recruta precursores endoteliais da medula óssea para a promoção da vascularização; 5) modula a migração das células endoteliais para os sítios de angiogênese; 6) aumenta a permeabilidade vascular.[11]

Outros fatores além do VEGF exercem papel importante na angiogênese tais como a angiopoetina, o EGF, PDGF e o TGF-β. A ação orquestrada das mudanças moleculares e celulares culmina na formação de novos vasos que parecem ser relevantes para a progressão do tumor, pelo menos em sua fase inicial.[11]

▶ Instabilidade genômica

Apesar de estarmos constantemente expostos a agentes carcinogênicos ambientais, o desenvolvimento de câncer é um evento surpreendentemente menos frequente do que poderíamos imaginar. Sistemas que vigiam a integridade do nosso DNA respondem por essa proteção, compreendendo famílias diferentes de genes, uns capazes de reparar anormalidades que envolvem grande extensão de material genético, outros atuam em lesões que compreendem um pequeno número de nucleotídeos. A compreensão do funcionamento desses sistemas aumentou nos últimos anos em decorrência da identificação de síndromes familiares de predisposição a câncer em que esses genes, sob formas mutadas, são transmitidos como caráter mendeliano.

A síndrome mais frequente, a síndrome de Lynch (também referida em textos mais antigos como *câncer hereditário de cólon não polipoide* ou HNPCC= *Hereditary Non-Polypoid Colon Cancer*) é uma doença autossômica dominante em que diversos outros tipos de neoplasias, além do câncer de intestino grosso, ocorrem em decorrência da herança de mutações em um dos genes responsáveis pelo reparo de pequenos defeitos na molécula de DNA: MSH2, MLH1, PMS1 e PMS2.[12] Células de diversos tecidos acumulam erros no DNA a cada divisão celular, o que culmina com a aquisição de mutações ativadoras de oncogenes ou inativadoras de genes supressores de tumor. A frequência de mutação nesses genes em neoplasias hematológicas adquiridas parece ser baixa. Os genes BRCA1 e BRCA2, cujas mutações germinativas produzem a síndrome do câncer de mama e ovário hereditários, também são genes de reparo de DNA, e mutações nos mesmos respondem por 5 e 15%, respectivamente, de todos os casos de câncer de mama e ovário.

Um grupo de doenças autossômicas recessivas associadas a sistemas diferentes de reparo do DNA está implicado na origem de doenças hematológicas. Portadores de doenças raras como a síndrome de Bloom, a ataxia-telangiectasia e a anemia de Fanconi apresentam grande suscetibilidade para o desenvolvimento de leucemia mieloide aguda. Esses pacientes apresentam grande fragilidade cromossômica, identificável em estudos citogenéticos com agentes mitogênicos.[13] As aberrações percebidas nesses estudos envolvem grande quantidade de material cromossômico, sugerindo que os genes AT (da Ataxia-Telangiectasia) e FA (da Anemia de Fanconi) além do(s) gene(s) envolvido(s) na síndrome de Bloom devem participar de mecanismos de reparo distintos dos realizados pelos genes da síndrome de Lynch. Apesar de raras, essas doenças constituem fortes indicadores de que existe um papel importante em sistemas de reparo na gênese de leucemias e o seu estudo poderá esclarecer uma série de etapas iniciais da leucemogênese.

▶ Resistência à apoptose

Todo o desenvolvimento embrionário e a organogênese depende não apenas da proliferação e diferenciação celular, mas também do processo de apoptose ou morte celular programada. A apoptose permite a eliminação de células que perderam a função ou que vão ser substituídas por outras, e aquelas que sofreram lesões sutis que impeçam sua viabilidade. Da mesma forma, no adulto o equilíbrio homeostático nos tecidos é mantido pela apoptose e a proliferação celular. Além disso, a apoptose é um mecanismo de eliminação de células lesadas. Quando a célula sofre uma grave lesão que compromete sua viabilidade (por exemplo, anoxia ou calor) pode ser destruída por falência de seus sistemas metabólicos (necrose). Alternativamente, mecanismos imunológicos ou lesões ao genoma da célula podem desencadear sua eliminação por apoptose (Figura 33.3). Em contraste com a necrose, a apoptose é um mecanismo ativo, que envolve a ação coordenada de genes pró-apoptóticos e ativação de uma cadeia de enzimas (caspases) que degradam o DNA.

Esse grupo de genes codifica uma vasta família de proteínas que funciona sob a forma de dímeros, umas inibindo e outras promovendo a apoptose. O primeiro gene antiapoptótico descrito, *bcl-2*, protege especialmente linfócitos da morte celular programada, sendo uma proteína extremamente importante no processo de seleção clonal de células B. Aumentos de *bcl-2* são observados tipicamente em linfomas não Hodgkin (ver capítulo sobre Linfomas não Hodgkin).

Outros membros da família bcl são:

- Proteínas pró-apoptóticas – *bax, bcl-xS, bad, bid*.
- Proteínas antiapoptóticas – *bcl-2, bcl-xL*.

O equilíbrio entre esses agonistas e antagonistas da apoptose é mantido pela dimerização competitiva entre membros dos dois grupos de proteínas. Desequilíbrios na produção de um desses elementos conduz à apoptose acelerada (fase inicial da mielodisplasia ?) ou à acumulação descontrolada (linfoma folicular).[12]

A família *bcl* é regulada pelo gene *p53*. A ativação de *p53* aumenta a expressão de *bax*, o que supera o efeito antiapoptose de *bcl-2*.[13] O gene *p53* é o alvo mais comum de aberrações estruturais nas neoplasias humanas.[14] A perda homozigótica desse gene pode ser detectada em linfomas nãoHodgkin, leucemia linfoide aguda e mieloma múltiplo.[13] Na leucemia mieloide crônica, a perda do *lócus* desse gene, como ocorre na geração de um isocromossomo 17q, acompanha a transformação da doença para fases mais agressivas.[14] Na leucemia linfocítica crônica a deleção da parte do cromossomo que contém o gene p53 é observada em doença mais avançada (raramente ao diagnóstico) e indica uma entidade que responde insatisfatoriamente a tratamentos convencionais, exigindo terapias biológicas como alternativa com eficiência temporária. Esses pacientes frequentemente apresentam rápida evolução ao óbito. Diversas funções já foram identificadas associadas ao gene *p53*, mas uma das mais importantes refere-se à vigilância do ciclo celular e controle da apoptose. A proteína *p53* localiza-se no núcleo e, quando recrutada, age inicialmente controlando a transcrição de vários outros genes. Em condições fisiológicas, sua meia-vida é curta e, portanto, *p53* ao contrário da proteína *Rb*, não tem participação no ciclo celular normal.[14] Quando o DNA é modificado, por exemplo, por irradiação UV

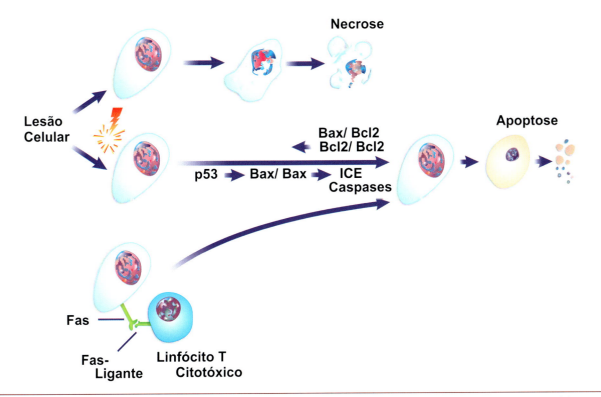

Figura 33.3 Comparação de apoptose e necrose. Numerosos mecanismos, como lesões tóxicas ou virais ao material genético, ou mecanismos fisiológicos de defesa ativam os genes pró-apoptóticos da célula, levando finalmente à ativação da cascata de caspases que produzem a degradação do DNA e morte celular programada.

ou agentes mutagênicos, os níveis de *p53* rapidamente se elevam, iniciando-se a transcrição de genes como *p21*, que promovem a parada do ciclo celular no final de G1. A proteína *p21* inibe o complexo ciclina/CDK, bloqueando a fosforilação de *Rb*. Essa pausa no ciclo permite à célula o reparo dos danos infligidos pelo agente mutagênico que ocorre especialmente por meio da proteína GADD45 (*Growth Arrest and DNA damage*). Se o dano na molécula de DNA foi reparado com sucesso, *p53* ativa o gene *mdm2* (*mouse double minute*) que desativa o próprio *p53*,[15] um mecanismo clássico de *feed-back* negativo que permite que a célula proceda à etapa seguinte do ciclo celular. Se o dano é irreparável, *p53* ativa genes de apoptose, como *bax*, que conduzirão a célula à morte.[15] Em algumas das famílias portadoras da síndrome de Li-Fraumeni ocorre a transmissão hereditária de uma cópia do gene *p53* mutado. Essas pessoas têm uma taxa muito alta de neoplasias, que começam a ocorrer em idade muito precoce, especialmente sarcomas, leucemias, linfomas e câncer de mama.[14,15]

▶ Proliferação independente de estímulos como fatores de crescimento

Os oncogenes são genes que, quando ativados, são capazes de transformar uma célula normal em maligna.[16] Uma forma mais restritiva de denominá-los é proto-oncogenes, reservando então a denominação de oncogenes para a sua forma anormal, ativada, observada em numerosas neoplasias. Oncogenes codificam proteínas chamadas de oncoproteínas, que lembram o produto dos genes normais originais, com a exceção de que:

a) As oncoproteínas perderam a capacidade de ser controladas pelos seus elementos regulatórios originais.

b) A sua atividade não depende do estímulo de fatores de crescimento ou de outros sinais externos, ou seja, torna-se autônoma.[16]

Na Tabela 33.1 estão representados alguns exemplos desses oncogenes envolvidos na gênese de neoplasias hematológicas.

A ativação de alguns oncogenes pode ser responsável pela proliferação celular independente de estímulos como fatores de crescimento que é característica do câncer. Em condições fisiológicas o processo de divisão ou de diferenciação celular envolve inicialmente a recepção pela célula de um sinal externo, por meio de um peptídeo denominado **fator de crescimento**. Esse fator é reconhecido por um **receptor de fator de crescimento** na superfície da célula. Do ponto de vista estrutural, esses receptores possuem uma região localizada na parte externa da membrana celular, aonde se vai ligar o fator de crescimento, uma região transmembrana e uma região intracitoplasmática, capaz de ativar proteínas intracelulares de sinalização, que atuam como serina-treonina-cinases ou tirosina-cinases. A ativação da função enzimática dessas proteínas só ocorre uma vez que haja a ligação entre o fator de crescimento e seu receptor. A maioria dos fatores de crescimento descritos opera por meio de polimerizações, ou seja, o sinal para proliferação celular só parte desses receptores se os mesmos estão conjugados com outros receptores na membrana idênticos a eles (homodímeros) ou da mesma família (heterodímeros). Portanto, um mesmo receptor, de-

Tabela 33.1

▶ Oncogenes e seus mecanismos de ativação em neoplasias hematológicas.

Proto-oncogene	Categoria	Mecanismo	Neoplasia
Receptor de PDGF	Receptor de tirosinacinase	Translocação (5;12) – genes TEL e receptor de PDGF	Leucemia mielomonocítica crônica
Ras	Proteínas envolvidas em transdução de sinais	Mutação	Leucemia mieloide aguda, mielodisplasia, mieloma múltiplo, linfoma não Hodgkin
Abl	Proteínas envolvidas em transdução de sinais	Translocação (9;22) – genes *abl* e *bcr*	Leucemia mieloide crônica, leucemia linfoide aguda
c-myc	Proteínas regulatórias nucleares	Translocação (8;14, 2;8 e 8;22) – genes *c-myc* e de diferentes partes da molécula da imunoglobulina	Linfoma de Burkitt
Ciclina D (*bcl*-1)	Reguladores do ciclo celular	Translocação (11;14) – genes *bcl*-1 e da cadeia pesada da imunoglobulina	Linfoma de células do manto
P16 (cinaseciclina-dependente)	Reguladores do ciclo celular	Desmetilação Amplificação Mutação	Leucemia linfoide aguda

Tratado de Hematologia

pendendo do seu parceiro, pode emitir sinais distintos para dentro da célula. Em diversos tipos de câncer, especialmente os de origem epitelial, mutações em um receptor de fator de crescimento pode afetar diversas vias de sinalização. Combinações de receptores associados a maior eficiência na sinalização são encontradas nas células do câncer e são um dos mecanismos de sobrevivência tumoral. Esse fenômeno explica por que tumores avançados são difíceis de curar, uma vez que os mesmos desenvolvem resistência a tratamentos com drogas cujo alvo são esses receptores.

Receptores que respondem de maneira exagerada aos fatores de crescimento, ou que passam a independer da ligação com o receptor para serem regulados, funcionam como oncogenes. Por exemplo, o Receptor para o Fator de Crescimento PDGF (*Platelet Derived Growth Factor*), quando modificado pela translocação cromossômica t (5;12) em leucemia mielomonocítica crônica, passa a atuar de forma autônoma, independendo do ligante PDGF.

Moléculas que atuam na sinalização celular como intermediários citoplasmáticos também podem ser modificadas em oncoproteínas por mutações. Uma dessas proteínas, denominada *Ras*, é um dos mecanismos de ativação dos oncogenes mais comumente encontrados em neoplasias humanas. Além de participar da cascata de sinalização da membrana ao núcleo, *Ras* também atua na regulação do ciclo celular, controlando os níveis de ciclina cinase-dependente.

Finalmente, os fatores transcricionais, que são responsáveis pela ativação dos genes cujos produtos regulam o ciclo celular, também podem funcionar como oncogenes. Os fatores transcricionais ativam genes específicos, pois reconhecem sequências únicas nas regiões reguladoras desses próprios genes. Diversas famílias de fatores transcricionais já foram descritas baseadas em características estruturais dos sítios de ligação da proteína com o DNA, tais como: proteínas com *helix-loop-helix*, proteínas *helix-turn-helix* e proteínas com *zíper de leucina*.

Enquanto os oncogenes codificam proteínas que promovem o crescimento celular, os produtos dos **genes supressores de tumor** agem no sentido contrário, ou seja, regulam a divisão celular. O achado que caracteriza esse grupo de genes é a forma pela qual a sua perda promove o aparecimento de uma célula cancerosa. A perda do controle sobre o ciclo celular só ocorre quando ambas as cópias (ambos os alelos) do gene supressor de tumor são afetadas.

Como a perda de cópias de genes não ocorre simultaneamente, pressupõe-se que, em termos cronológicos, um dos alelos do gene supressor de tumor seja inativado inicialmente. Neste momento, essa heterozigosidade pode resultar em perturbações mínimas para a célula, já que o alelo restante normalmente codifica a quantidade de proteína normal necessária para a manutenção das funções celulares. No entanto, a perda da segunda cópia do gene, fenômeno chamado de **perda de heterozigosidade**, resulta na abolição completa da sua função com consequente progressão neoplásica. Na maioria das pessoas, em que ambos os alelos são normais, somente ocorrerá a transformação neoplásica se ocorrerem duas mutações na mesma célula (todavia, uma vez que um alelo é mutado ou perdido, o estado de equilíbrio genético entre os dois alelos é comprometido e a possibilidade de perda do outro alelo cresce exponencialmente com o passar do tempo); a baixa probabilidade desta ocorrência durante o tempo total de vida de um indivíduo explica por que somente algumas pessoas são afetadas pela doença de aparecimento esporádico.

Por outro lado, na forma familiar, um dos alelos tem uma mutação que é transmitida na família, afetando cerca de metade dos descendentes de cada portador. Nesses indivíduos, todas as células já têm alelo afetado, e basta a ocorrência de uma mutação no outro alelo para que a doença se manifeste (Figura 33.4).

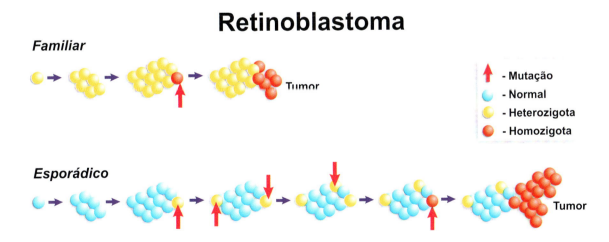

Figura 33.4 Comparação do efeito da mesma lesão molecular no câncer hereditário e no câncer esporádico. No defeito hereditário, o gene anormal está presente no momento da fecundação, de modo que um dos dois alelos daquele gene (como BRCA1 ou Rb) será anormal em todas as células de todos os tecidos. Basta uma mutação no outro alelo para que a célula fique com ambos alelos defeituosos (células vermelhas); (células amarelas). Se isso ocorrer num tecido suscetível, desenvolve-se o tumor. Por isso, a presença da mutação aumenta muito a probabilidade do desenvolvimento efetivo do tumor. Já em indivíduos normais, a simples ocorrência de *uma* mutação na célula não permite o desenvolvimento do tumor, sendo necessária uma *segunda* mutação na mesma célula.

Apesar de atraente como explicação mecanicista do funcionamento de uma célula (genes que proliferam *versus* genes que inibem a proliferação), esta terminologia é claramente insuficiente para dar conta dos eventos que coordenam as funções de uma célula. Os chamados *genes supressores de tumor* incluem desde genes que ativam cascatas de apoptose, genes de reparo de DNA, genes que promovem parada parcial ou completa do ciclo celular, genes que silenciam outros genes, e até elementos nucleares como microRNAs. Todos esses sistemas protetores não são redundantes, ou seja, muitos deles devem estar deficientes para que uma célula maligna possa progredir. Se englobarmos todos esses genes reguladores dentro da terminologia de *genes supressores de tumor*, poderíamos dizer que todos os cânceres humanos apresentam necessariamente alterações em vários desses elementos. Poderíamos também afirmar que no processo de inicialização de um tumor sempre há uma insuficiência de algum desses elementos. Ou seja, a terminologia "*genes supressores de tumor*" tem como utilidade única a compreensão de que câncer é um evento multigenético e sequencial. Alguns autores têm sugerido dividir esses genes em dois grupos: um que teria função de tomar conta da integridade do genoma (*caretakers*), e outro que tomaria conta da organização do processo de divisão celular (*gatekeepers*).

O problema é que os genes supressores de tumor exercem múltiplas funções, e muitas vezes se sobrepõem a essas duas classificações, ou seja, ora são *gatekeepers*, ora *caretakers*.

As vias de sinalização que promovem a inibição do crescimento são menos conhecidas que a sua contraparte, as vias dos oncogenes ativados. Existem evidências, no entanto, de que essas vias possuem uma hierarquia similar à utilizada pelos sinais mitogênicos. Os paradigmas deste grupo de moléculas são o gene *Rb* (retinoblastoma), o gene p16 e o gene *p53*.[17]

▶ Comprometimento do metabolismo energético

Mutações em genes que codificam para proteínas envolvidas no metabolismo celular podem contribuir diretamente para a oncogênese. Essas mutações podem ser herdadas ou adquiridas e, em geral, afetam a função mitocondrial. A enzima succinato desidrogenase catalisa a oxidação do succinato em fumarato, e gera elétrons para a cadeia de transporte de elétrons da mitocôndria. Mutações que causam a diminuição desta enzima determinam o acúmulo de succinato. O acúmulo desta molécula afeta a função de proteínas responsáveis pela hidroxilação do Fator 1 α Induzido pela Hipóxia (HIF-1α), as quais convertem α-cetoglutarato em succinato. O resultado do acúmulo de succinato é a diminuição da degradação do HIF-1α gerando um estado de "pseudo-hipóxia" e a transcrição em excesso de genes alvo do HIF-1α. Em células de carcinoma renal essa alteração foi diretamente associada à transformação maligna das células.

Outra alteração metabólica induzida por mutações em genes que codificam para enzimas reguladoras do metabolismo celular é o acúmulo de 2-hidroxiglutarato. Neste caso, as mutações alteram a função da Enzima Isocitrato Desidrogenase (IDH), que possui isoformas IDH1, IDH2 e IDH3. Mutações monoalélicas nos genes *IDH1* e *IDH2* foram associadas à gênese de leucemia mieloide aguda, síndromes mielodisplásicas e gliomas, e acometem um dos alelos. A substituição dos resíduos de argina nas posições 132 e 172 nas proteínas IDH1 e IDH2, respectivamente, diminui a atividade de descarboxilação oxidativa do isocitrato em α-cetoglutarato e aumenta a atividade enzimática responsável pela redução do α-cetoglutarato. O resultado é o acúmulo desta molécula (Figura 33.5) que, por sua vez, altera a expressão de genes associados com a diferenciação celular, provavelmente por alterar a metilação das histonas, ou seja, afetando o controle epigenético da expressão gênica (ver abaixo).

MECANISMOS DE LESÃO GÊNICA EM CÂNCER

Muitos dos genes descritos acima foram identificados graças ao desenvolvimento da análise cariotípica em doenças onco-hematológicas. Os mecanismos por trás de ativações de oncogenes ou ruptura de genes supressores de tumor recapitulam, em parte, estratégias da natureza para gerar variabilidade genética. Este é o exemplo claro das translocações cromossômicas, que são eventos relativamente comuns nas divisões celulares.

Certas aberrações cromossômicas estão associadas a neoplasias hematológicas. Essas aberrações, de forma geral, indicam que determinado gene importante para a economia da célula que originou o clone maligno foi afetado. Muitas anormalidades genéticas associadas a câncer, no entanto, não são específicas, enquanto outras envolvem pequenas alterações estruturais no gene, impossíveis de serem detectadas por métodos ópticos, como a citogenética ou o *fish* (*fluorescent in situ hybridization*), mas que provocam graves disfunções em alguma via importante para a célula. As principais anormalidades associadas a neoplasias hematológicas podem ser classificadas de acordo com o defeito estrutural no gene em questão, consoante descrito a seguir, e os principais métodos de detecção estão resumidos na Tabela 33.2.

▶ Translocações cromossômicas

A troca de material genético entre cromossomos não homólogos é um fenômeno importante em neoplasias hematológicas, podendo ser identificado em pelo menos 60% das leucemias agudas em 40% dos linfomas. Em algumas doenças o mesmo tipo de translocação pode ser identificado em praticamente todos os portadores, como na leucemia mieloide crônica ou na leucemia promielocítica.

As translocações podem ser divididas em três tipos fundamentais:

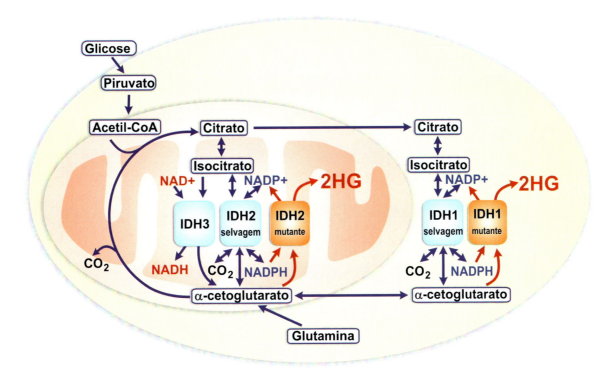

Figura 33.5 Mutações nos genes que codificam para as enzimas isocitrato desidrogenase 1 ou 2 (IDH1 ou IDH2) resultam no acúmulo do metabólito 2-hidroxiglutarato (2HG). Como essas mutações são monoalélicas, ocorre a diminuição e não a perda completa da atividade enzimática na célula.

Tabela 33.2

▶ Detecção de lesões gênicas nas neoplasias.

Mecanismo de lesão	Método de detecção	Exemplo
Mutação tipo ponto	Análise de DNA[1]	p53, N-*ras*, K-*ras*
	Análise de expressão de mRNA	
	Imunoistoquímica[2]	
Deleção[3]	Citogenética	5q- em mielodisplasia
	FISH	
	PCR	Perda de heterozigosidade
Amplificação	Citogenética	Duplos minúsculos
	FISH	
	Análise de expressão de mRNA	
Aneuploidia	Citogenética, FISH	-7, -8, em LMA
Translocação	Citogenética	Ph[1] em LMC ou LLA
	FISH	t(15;17) em LMA-M3
	PCR a partir de mRNA (RT-PCR)	Ph[1], t(15;17)

[1] Análise de DNA envolve, conforme o caso, *Southern blotting*, amplificação por PCR seguida de digestão com enzima de restrição (análise de RFLP) ou hibridização com sonda de oligonucleotídeo (*dot-blot*), ou sequenciamento do segmento do gene.
[2] A imunoistoquímica é utilizada em geral para mostrar a hiperexpressão do gene, demonstrando um aumento da proteína produzida pelo gene.
[3] Apenas as grandes deleções podem ser detectadas por citogenética. Perdas de pequenos segmentos cromossômicos exigem uso de FISH ou métodos de análise de DNA.

- **Translocações criando um gene híbrido**. Esse tipo de translocação rompe a sequência normal de transcrição de dois genes; os fragmentos translocados se justapõem e parte de um gene passa a ser controlado pelo promotor do fragmento do outro gene. A proteína híbrida produzida pode promover a amplificação de um oncogene ou abolir a função de um gene supressor de tumor. Translocações que originam um gene híbrido podem ser: a) balanceadas, quando a troca de material genético é recíproca entre dois cromossomos; b) não balanceada, sem troca ou com troca mínima de material genético; e c) complexa, quando a troca genética envolve mais de um cromossomo.

- **Translocações justapondo um gene sob o controle do promotor de outro gene**. Esse tipo de aberração é comumente observado em alguns tipos de linfoproliferação e geralmente envolve o promotor de um dos genes codificadores de cadeia leve ou pesada de imunoglobulina, e outro gene que passa a ter sua expressão anormalmente amplificada por conta do promotor mais ativo que agora o controla. As translocações envolvendo os oncogenes *c-myc* em linfoma de Burkitt e a ciclina D (*bcl*-1) em linfoma de células do manto, o gene inibidor de apoptose *bcl*-2 em linfomas foliculares e em alguns casos de linfomas difusos de grandes células são alguns exemplos desse tipo de anormalidade genética.

- **Translocações em saltos (*jumping translocations*)**. Esse tipo de anormalidade é produzido quando um gene é encontrado dentro de um clone maligno, translocado para mais de uma região. Ou seja, determinado fragmento cromossômico que contém o gene em questão torna-se móvel dentro do genoma, inserindo-se em cromossomos não homólogos, gerando em células diferentes do mesmo clone, translocações diferentes envolvendo este mesmo fragmento cromossômico. A causa desse fenômeno é desconhecida, mas a descrição de casos de leucemia mieloide aguda com esse tipo de anormalidade vem crescendo.

▶ Aneuploidias

Aberração no número de cromossomos é um evento comum em leucemias e tumores sólidos. Se este fenômeno é causa ou efeito do processo de cancerização é um motivo de debate. O aumento no número de cromossomos (hiperploidias) poderia significar um número maior de cópias transcricionalmente ativas de oncogenes, assim como a redução no número de cromossomos (hipoploidias) poderia traduzir-se por menor expressão de genes supressores de tumor. Alterações em genes que regulam a separação de cromátides durante a mitose, que é o fenômeno central na origem das aneuploidias, poderiam, por outro lado, estar sinalizando que um defeito de reparo de DNA muito mais grave poderia estar presente. Portanto, aneuploidias podem simplesmente representar epifenômenos no processo de transformação maligna.

▶ Mutações pontuais

Oncogenes como *ras*, genes supressores de tumor como *p53* e genes de reparo de DNA como *MSH2*, contribuem para a propagação do processo maligno ao adquirirem mutações pontuais na sua sequência de codificação. Essas mutações resultam da troca de aminoácidos em posições críticas da proteína afetando irreversivelmente a sua função. Se bem que outros mecanismos podem alterar a função desses genes, tais como deleções ou translocações; essas situações são menos frequentes que mutações pontuais. Mutações pontuais são detectadas por técnicas de biologia molecular, especialmente o sequenciamento do gene ou, em casos em que a mutação costuma ocorrer sempre na mesma localização (*hot spot*), como no gene Ras, outras técnicas podem ser utilizadas, por exemplo, com o uso de enzimas de restrição ou por meio de PCR específico para a região. Alternativamente, o uso da imunoistoquímica pode ser muito útil, já que é um método mais barato e pode ser realizado em material preservado em parafina. Neste caso, assume-se que a mutação em questão afetará a transcrição da proteína e a mesma apresentará uma expressão em local anômalo na célula (como o p53) ou simplesmente não estará expressa (em diversas proteínas associadas a linfomas ou leucemias, como ALK, CCDN1 e NPM1).

▶ Deleções

A perda de grandes fragmentos cromossômicos tem sido associada a padrões de perda de heterozigosidade. Em outras palavras, genes supressores de tumor seriam perdidos por essas deleções. A vasta extensão de material genético perdido, compreendendo longos segmentos de DNA, tornam extremamente difícil a tarefa de identificar qual o gene responsável pelo distúrbio hematopoético, por exemplo, na perda de parte do braço longo do cromossomo 5 em um tipo de mielodisplasia (síndrome 5q-).

▶ Amplificações

Fragmentos cromossômicos podem replicar-se gerando múltiplas cópias de um gene. Isso pode fazer aumentar muito a expressão de um gene e a atividade da proteína produzida por ele; em muitos casos, esse mecanismo é observado na evolução de tumores, aumentando sua resistência a quimioterápicos. Essa multiplicação do segmento gênico pode ocorrer dentro de um cromossomo ou fora dele, gerando respectivamente estruturas chamadas de **regiões de coloração homogênea** ou **minúsculos duplos** (*double minutes*) (Figura 33.6). Amplificações são eventos importantes no processo evolucionário, mas também constituem-se em mecanismo potente de ativação de oncogenes e podem ser detectadas por estudos cariotípicos ou, mais precisamente, por *Fish*.

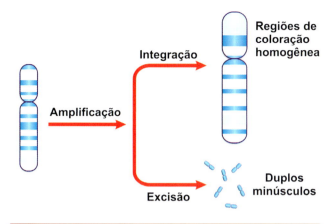

Figura 33.6 A amplificação de material genético pode aumentar muito a expressão de um gene específico. A região amplificada pode permanecer integrada ao cromossomo ou ser liberada sob a forma de duplos minúsculos. Um gene cuja amplificação está frequentemente associada à produção de duplos minúsculos é o gene MDR1 (*multiple drug resistance*), responsável pela produção da glicoproteína *p170*, que aumenta a resistência da célula a numerosos quimioterápicos.

Tabela 33.3

▶ Alterações citogenéticas em neoplasias.

Quanto ao tipo
Numéricas
■ Hiperdiploidia, hipodiploidia, pseudodiploidia
Estruturais estáveis
■ Translocações, deleções, inserções, inversões
Qualitativas instáveis
■ Fraturas, *gaps* minúsculos, pulverização, figuras radiais
Quanto ao papel etiopatogênico
■ Anormalidades primárias
■ Anormalidades secundárias
■ Ruído citogenético

ALTERAÇÕES CITOGENÉTICAS NAS NEOPLASIAS

As alterações citogenéticas observadas em neoplasias suscitam questões que somente agora, cerca de cinquenta anos após terem sido identificadas, começam a ser respondidas com mais segurança: seriam essas aberrações do material genético as causas diretas da transformação neoplásica? Ou seriam elas apenas uma expressão adicional das aberrações e instabilidades citológicas que caracterizam alguns tumores? Hoje podemos responder afirmativamente a ambas as questões. De fato, há anomalias citogenéticas primárias que parecem ser a causa direta da transformação neoplásica, ao lado de outras que são apenas anormalidades superpostas ou provocadas pelo processo neoplásico.

As anormalidades citogenéticas estão pois intimamente relacionadas ao processo neoplásico, representando tanto uma causa como uma consequência do tumor. Quanto às suas **características**, as anormalidades cromossômicas podem ser:

a) numéricas, como perdas ou ganhos de cromossomos completos, resultando clones hiperdiploides (com mais de 46 cromossomos), hipodiploides (com menos de 46 cromossomos) ou pseudodiploides (têm perdas e ganhos equivalentes, resultando um clone com 46 cromossomos);

b) estruturais estáveis, como as translocações (simples ou complexas), deleções, inserções e inversões;

c) qualitativas instáveis, ou seja, anormalidades estruturais que não podem ser transmitidas pela célula para as suas descendentes, em geral revelando agressão metabólica, química, viral ou por irradiação, como fraturas, *gaps* minúsculos, pulverização, figuras radiais.

Quanto a seu **papel etiopatogênico**, é preciso distinguir três classes de alterações citogenéticas nas neoplasias:

■ **Anormalidades primárias**. Desempenham provavelmente um papel central no estabelecimento das neoplasias. Caracteristicamente são detectadas precocemente, em geral guardam relação com o tipo de tumor, e são clonais. Anormalidades clonais são alterações numéricas ou estruturais similares que ocorrem em um conjunto de células, presumivelmente todas de uma única origem. A identificação da anomalia em várias células torna pouco provável que tenha aparecido repetidas vezes em células independentes e, mais provavelmente, surgiu uma única vez sendo transmitida a todas as células descendentes daquela mutante. Como o processo neoplásico está em constante progressão, por pressão ambiental (necessidade de evadir ao sistema imune, necessidades metabólicas que podem mudar com o crescimento da massa tumoral, necessidade de modificar o microambiente para crescer mais rapidamente, ou mesmo pela interferência de quimio ou radioterapia), os clones originais estão constantemente gerando subclones, mais aperfeiçoados na capacidade de sobrevivência em um ambiente em modificação. Portanto, certas anormalidades cromossômicas podem ser observadas em todas as células do tumor, revelando um evento precoce e crucial para a sobrevivência de todas as células malignas. Outros eventos são observados em parte das células, indicando que foram adquiridos ou que estão sendo substituídos por seleção clonal. A detecção de eventos cromossômicos que afetem todas ou a maioria das células do clone (ou seja, cruciais para o tipo de câncer em questão) é uma estratégia fundamental para o desenvolvimento de drogas-alvo mais eficientes.

■ **Anormalidades secundárias.** Resultantes da instabilidade do genoma da célula neoplásica, que origina novas anormalidades cromossômicas que vão se somando à anomalia primária. Essas anormalidades adicionais secundárias contribuem para a variabilidade citogenética (e citológica) interna do tumor. As próprias condições adversas da neoplasia, a "reação" do organismo hospedeiro, a rádio e a quimioterapia vão selecionando clones (destruindo alguns e facilitando o crescimento de outros), dando origem a uma modificação progressiva do quadro citogenético conhecida como evolução clonal. As anormalidades secundárias são pois importantes depois que a neoplasia se estabeleceu, contribuindo para sua evolução, malignização e modificação da suscetibilidade terapêutica.

Tabela 33.4

▶ Alterações citogenéticas mais comuns nas neoplasias hematopoéticas.

Alteração	Frequência	Comentário, significado
Leucemia mieloide crônica		
Ph1	> 90%	Casos típicos, risco-padrão
Anomalias adicionais		Pior prognóstico. Em geral, em transformação
Ph1-negativa	< 10%	Casos atípicos, pior prognóstico
Leucemia linfoide crônica		
13q del	55%	Melhor prognóstico, melhor sobrevida
11q del	18%	Prognóstico ruim, sobrevida reduzida
Trissomia 12q	16%	Prognóstico intermediário
17p del	7%	Pior prognóstico, menor sobrevida
Leucemia mieloide aguda *		
t(15;17)	98%	LMA-M3, bom prognóstico
t(16;16), inv(16), del(16)	> 98%	LMA-M4Eo, bom prognóstico
t(8;21)	30%	LMA-M2 (Auer e eosinofilia): bom prognóstico
t(6;9)	1%	LMA-M2 e M4 com basofilia: mau prognóstico
inv(3), t(3;21), t(3;3)	2%	LMA-M6 com trombocitose: mau prognóstico
Leucemia linfoide aguda		
Ph[1]	20% adultos	Prognóstico ruim
Ph[1]	4% crianças	Prognóstico ruim
t(12;21)	1% adultos	
t(12;21)	20% crianças	Linhagem B. Bom prognóstico
t(4;11)	2-5%	Mau prognóstico
t(1;19)	2-6%	Mau prognóstico
Mieloma múltiplo		
t14q32	30-40%	Sem correlação com prognóstico
−13 ou del13q	20%	Pior prognóstico
Mielodisplasias		
del 5q-	20%	Síndorme 5q-. Anemia refratária
del 20q-	3-5%	Anemia refratária. Bom prognóstico
del 7q-	20%	SMD secundária (terapia): mau prognóstico
−7		Disfunção neutrofílica. LMC juvenil
+8		Pior prognóstico

* os valores em porcentagem se referem aos achados no subtipo de LMA

- **Ruído citogenético.** Corresponde a alterações citogenéticas bizarras e bastante variáveis, incluindo numerosas aberrações não clonais, resultantes da instabilidade citogenética produzida pelo tumor. Diferindo das anteriores, essas anormalidades provavelmente não conferem vantagem ao tumor, pois a sua gravidade faz com que as células por elas afetadas morram rapidamente.

Adicionalmente, a presença de anormalidades cariotípicas representa uma importante informação no que diz respeito ao prognóstico da doença neoplásica, à resposta ao tratamento quimioterápico e à probabilidade de cura. Em alguns casos constitui importante parâmetro de orientação quanto à escolha da abordagem terapêutica.

De modo geral, nas leucemias mieloides agudas o prognóstico é pior nos casos que exibem anormalidades citogenéticas do que naqueles em que não há alterações. No entanto, algumas anormalidades, como t (8;21) e inv (16) estão associadas a maior sobrevida do que a média dos pacientes, enquanto outras como t (15;17) na leucemia promielocítica prenunciam excelente resposta terapêutica e, quando tratadas adequadamente, sobrevida muito maior do que a média.

Entre as leucemias linfoides agudas, o grupo que tem o melhor prognóstico é representado pelos pacientes que têm um clone hiperdiploide com mais de cinquenta cromossomos; entre crianças com essa anormalidade a probabilidade de cura excede a 60%. Por outro lado, a presença da translocação t (4;11), do Ph[1] está associada a probabilidade muito baixa ou nula de cura.

ALTERAÇÕES EPIGENÉTICAS NAS NEOPLASIAS

Epigenética refere-se a alterações na expressão gênica que não são causadas por alterações diretas na sequência de nucleotídeos no DNA. A ativação ou o silenciamento de genes por eventos epigenéticos ocorre a partir da formação do embrião e se mantém durante toda a vida. Gêmeos idênticos, apesar da mesma carga genética recebida na fecundação, com o passar da vida, vão apresentar modificações na expressão gênica provocadas por eventos epigenéticos que buscam adaptar o indivíduo de acordo com o ambiente em que está exposto. Assim, se um dos gêmeos for fumante e o outro não, as diferenças em expressão gênica observadas em experimentos com diversas plataformas de análise de proteínas ou de RNA mensageiro são muito distintas.

A modificação do padrão de expressão por eventos epigenéticos é fundamental para o desenvolvimento embrionário, para renovação tecidual (células-tronco possuem padrões peculiares de regulação epigenética) e *imprinting* genômico (genes apenas expressos a partir da cópia materna ou paterna) e especialmente para a inativação de uma cópia do cromossomo X em mulheres.

Apesar da complexidade de eventos envolvidos na regulação da expressão ou do silenciamento dos genes, o termo epigenética pode ser aplicado a dois tipos de mecanismos: metilação do DNA e modificações das histonas com remodelação dos nucleossomos. Aberrações em mecanismos epigenéticos, causando expressão ou repressão anômala de genes, são uma das marcas registradas do processo de carcinogênese, sendo um mecanismo utilizado universalmente pelas células malignas.

▶ Metilação do DNA

Como o nome sugere, trata-se de uma modificação química do DNA por meio da adição de um grupo metil na posição 5' das citosinas. Este fenômeno pode ocorrer em citosinas dentro de um gene, mas frequentemente envolvem sequências repetidas de CG (chamadas de ilhas CpG) que se apresentam em grandes densidades nas regiões promotoras. Outras regiões em que a metilação é um importante evento silenciador são os centrômeros e retrotransposons. A função principal da metilação dessas regiões é impedir instabilidade genômica e translocações que poderiam ser frequentes e catastróficas para a célula. O processo de incorporação do radical metil é mediado por três metiltransferases: DNMT1, DNMT3a e DNMT3b. A metilação dos promotores acarreta o silenciamento do gene em questão.[18]

As células malignas utilizam-se de dois mecanismos para perverter mecanismos normais de metilação: a hipometilação global do DNA e a hipometilação dos promotores. A perda global de regiões metiladas está correlacionada com progressão de câncer e com o processo de metastatização em diversos tumores humanos, como câncer de próstata e cólon, além de carcinoma de cérvice uterina e hepatocelular. A perda de metilcitosinas leva à instabilidade genômica, ao aumento da taxa de mutações e à reativação de genes relacionados à transformação maligna, como MAGE1 e IGF2. O fenômeno de hipometilação da ilhas CpG silencia genes da mesma forma que diversas mutações o fariam. Assim, genes importantes para reparo do DNA ou controle do metabolismo e ciclo celular podem ser desligados pela célula cancerosa. Esse fenômeno é típico com genes como VHL em câncer renal, MLH1 em câncer colorretal, BRCA1 em câncer de mama e outros, como inibidores de cinase ciclina dependente (CDKN2A e 2B), MGMT e CDH1 em uma infinidade de neoplasias. Muitas vezes a inativação epigenética de um gene por hipometilação pode representar a inativação do alelo restante em pacientes em que um alelo de um gene supressor de tumor foi alterado por deleção ou mutação.[18]

A hipermetilação anormal causa mais estragos que o silenciamento inadequado de genes supressores de tumor. O silenciamento por hipermetilação de microRNAs, que são pequenas moléculas inibitórias de RNA mensageiros específicos, é um mecanismo extra de carcinogênese descrito há alguns anos e que parece ser muito mais relevante do que se pensava.[19,20]

Capítulo 33 • Bases Moleculares das Neoplasias Hematopoéticas

▶ Modificação das histonas com remodelação dos nucleossomos

Histonas são proteínas que garantem o empacotamento eficiente do DNA. Essas proteínas mantêm o giro de cada fita de DNA constante a cada 147 pares de base. Essa unidade composta por um fragmento de DNA estabilizado por oito moléculas de histonas é chamada de nucleossomo. Em uma célula em G0, grande parte da cromatina encontra-se sob forma condensada. Esse é o resultado de uma apresentação química das histonas que mantém a cromatina neste formato e impede a transcrição. Por outro lado, a cromatina aberta, por meio de modificações químicas das histonas, permite a transcrição dos genes contidos na mesma. A modificação química das histonas é um fenômeno pós- tradução e muito dinâmico, mediado por dezenas de enzimas, especialmente a Histona Acetiltransferase (HAT), Histona Desacetilases (HDACs e sirtulinas), Histonas Metiltransferases (HMTs) e Histonas Desmetilases (HDMs). A combinação de alterações químicas promovidas por essas e outras enzimas nas histonas criam estados distintos de condensação da cromatina, de tal forma que, em condições normais, pode-se prever que o "código das histonas" em determinada região genômica estará mais ou menos favorável para transcrição (estado aberto ou fechado da cromatina, respectivamente).[21,22]

As células cancerosas rompem os padrões normais do código das histonas, e com isso modificam a organização da cromatina e a transcrição genética. Por exemplo, a trimetilação de uma forma de histona (H4K20) e a acetilação de outra (H4K16) é um achado extremamente comum em diversos tumores humanos e raríssimo em células normais. No caso do padrão de acetilação e metilação de histonas, uma variedade de defeitos genéticos nas enzimas que regulam esses processos já foi descrita. Vale mencionar as recentes translocações descritas envolvendo histonas acetiltransferases (MYST, MYST4 e EP300) em leucemias agudas. Histonas metiltransferases e histonas desacetilases podem ser alvo de ataques diversos, tais como translocações, amplificações, deleções, hiperexpressão ou silenciamento inadequados. O exemplo mais significativo dessas anormalidades em onco-hematologia diz respeito ao gene MLL, que codifica a histona metiltransferase H3K4. A sua duplicação parcial (MLL-PTD) ou a sua translocação com mais de 50 genes parceiros é observada em 80% das leucemias na infância, e em até 10% das leucemias agudas em adultos.

REFERÊNCIAS BIBLIOGRÁFICAS

1. Balmain A, Gray J, Ponder B. The genetics and genomics of cancer. Nat Genet (suppl). 2003;33:238-44.
2. Hanahan D, Weinberg RA. Hallmarks of cancer: the next generation. Cell. 2011;144:646-74.
3. Hagan IM, Bridge AJ, Morphew M, Bartlett R. Cell cycle control and the mitotic spindle. Br J Cancer. 1999;80 suppl 1:6-13.
4. Nikitin AY, Riley DJ, Lee WH. A paradigm for cancer treatment using the retinoblastoma gene model. Ann NY Acad Sci. 1999;886:12-22.
5. Drexler HG. Review of alterations of the cyclin-dependent kinase inhibitor INK4 family genes p15, p16, p18 and p19 in human leukemia-lymphoma cells. Leukemia. 1998;12:845-59.
6. Zhang L, Conejo-Garcia JR, Katsaros D, et al. Intratumoral T cells, recurrence, and survival in epithelial ovarian cancer. N Engl J Med. 2003;348:203-13.
7. Mapara MY, Sykes M. Tolerance and cancer: mechanisms of tumor evasion and strategies for breaking tolerance. J Clin Oncol. 2004;22:1136-51.
8. Günes C, Rudolph KL. The role of telomeres in stem cells and cancer. Cell. 2013;152:390-3.
9. Grivennikov SI, Greten FR, Karin M. Immunity, inflammation, and cancer. Cell. 2010;140:883-99.
10. Minn AJ, Massagué J. Invasion and metastasis. In: DeVita VT, Lawrence TS, Rosenberg SA (eds.). Primer of the molecular biology of cancer. Philadelphia: Wolters Kluwer, Lippincott, Williams & Wilkins, 2011. p.143-62.
11. Claesson-Welsh L, Welsh M. VEGFA and tumour angiogenesis. J Intern Med. 2013;273:114-27.
12. Merup M. Genetic abnormalities in non-Hodgkin's lymphomas and chronic lymphocytic leukaemia. Med Oncol. 1998; 15:79-88.
13. Newcomb EW. P53 gene mutations in lymphoid diseases and their possible relevance to drug resistance. Leuk Lymphoma. 1995;17:211-21.
14. Muller PA, Vousden KH. p53 mutations in cancer. Nat Cell Biol. 2013;15:2-8.
15. Wade M, Wang YV, Wahl GM. The p53 orchestra: Mdm2 and Mdmx set the tone.Trends Cell Biol 2010; 20:299-309.
16. Weinstein IB, Joe A. Oncogene addiction. Cancer Res. 2008;68:3077-80.
17. Vousden KH. Activation of the p53 tumor suppressor protein. Biochim Byophys Acta. 2002;1602:47-59.

18. Rodriguez-Paredes M, Esteller M. Cancer epigenetics reaches mainstream oncology. Nat Med. 2011;17:330-9.
19. Wang LQ, Liang R, Chim CS. Methylation of tumor suppressor microRNAs: lessons from lymphoid malignancies. Expert Rev Mol Diagn. 2012;12:755-65.
20. Jansson MD, Lund AH. MicroRNA and cancer. Mol Oncol. 2012;6:590-610.
21. Kouzarides T. Chromatin modifications and their function. Cell. 2007;128:693-705.
22. Tsai H-C, Baylin SB. Cancer epigenetics: linking basic biology to clinical medicine. Cell Res. 2011;21:502-17.

capítulo · 34

Classificação das Neoplasias Hematológicas. Marcadores. Imunofenotipagem

Roberto Passetto Falcão • Eduardo Magalhães Rego

CLASSIFICAÇÃO DAS NEOPLASIAS HEMATOLÓGICAS

As doenças neoplásicas hematopoéticas podem comprometer as linhagens linfoide ou mieloide, os macrófagos e seus precursores, ou os mastócitos. As doenças que comprometem as diversas linhagens diferem não apenas quanto ao seu quadro citomorfológico, mas também quanto aos aspectos clínicos, incluindo evolução e resposta ao tratamento (Tabela 34.1).

▶ Neoplasias linfoides

As neoplasias linfoides compreendem doenças que apresentam características clínicas e morfológicas bastante variáveis. Elas se originam de linfócitos das linhagens T, B ou NK, que podem estar em diferentes estágios de maturação. Assim, as leucemias agudas originam-se dos precursores linfoides primitivos, enquanto as leucemias linfoides crônicas e o mieloma múltiplo derivam de linfócitos mais diferenciados. Ademais, as neoplasias podem, no seu início, ser **localizadas**, como ocorre nos linfomas, que comprometem predominantemente os linfonodos. Alternativamente, a infiltração neoplásica pode ser **generalizada** desde o seu início, como acontece nas leucemias, onde existe a infiltração da medula óssea e de outros órgãos. Do ponto de vista histórico, as neoplasias linfoides originadas da medula óssea são denominadas **leucemias**, enquanto as originadas de qualquer outro órgão linfoide são identificadas como **linfomas**.

O linfoma de Hodgkin é definido pela presença das células malignas de Reed-Sternberg e células de Hodgkin, em um substrato celular apropriado, e comprometem, em 80% dos casos, os linfonodos cervicais. Na doença de Hodgkin a extensão anatômica, muito mais do que os quatro tipos histológicos (predominância linfocitária, depleção linfocitária, celularidade mista e esclerose nodular), tem impor-

tância prognóstica e na escolha do tratamento. Por outro lado, os linfomas não Hodgkin são um grupo heterogêneo de doenças clonais das linhagens T, B ou NK que podem originar-se em qualquer órgão do sistema linfoide (linfonodos, timo, baço, pele ou tecido linfoide associado ao sistema digestivo) ou então ter uma origem extralinfoide como o pulmão, o cérebro, a tireoide, ou as gônadas.

Nas leucemias linfoides agudas a proliferação e o acúmulo de linfoblastos na medula óssea determinam a supressão da hematopoese normal, que resulta em anemia, neutropenia e plaquetopenia. Além disso, a infiltração extramedular resulta em esplenomegalia, hepatomegalia, linfoadenopatia, e no comprometimento de meninges e gônadas.

A Leucemia Linfocítica Crônica (LLC) é uma doença acumulativa de linfócitos B CD5+ na medula óssea, sangue periférico e órgãos linfoides. Outras doenças linfoproliferativas crônicas devem ser consideradas no diagnóstico diferencial da LLC, incluindo as leucemias prolinfocíticas, a tricocitoleucemia, as leucemias de Linfócitos Grandes Granulares (LGL) e a fase leucêmica dos linfomas da zona marginal, linfoma da zona do manto, linfoma centrofolicular e o linfoma linfoplasmocitoide.

As neoplasias de células plasmocitárias representam a proliferação clonal de plasmócitos e plasmoblastos e são, geralmente, acompanhadas de proteinemia monoclonal. O mieloma múltiplo compromete predominantemente a medula óssea de forma generalizada, sendo pouco comum que se dissemine, invadindo o sangue periférico e outros órgãos. Ao contrário, a leucemia plasmocítica infiltra desde o seu início a medula óssea e o sangue periférico. Raramente os plasmocitomas podem ter apresentação inicial localizada, ocorrendo de forma solitária nos ossos ou em tecidos moles. Na gamopatia monoclonal essencial (benigna) existe pico monoclonal ou proteínas de Bence-Jones urinárias sem a evidência de neoplasia de linfócitos

Tabela 34.1

▶ Sumário das neoplasias hematopoéticas.

Linfoides

- ◼ Neoplasias de precursores linfoides: adultos e crianças
  - ◼ Leucemia/linfoma linfoblástico B, NOS
  - ◼ Leucemia/linfoma linfoblástico B com anormalidades genéticas recorrentes
  - ◼ Leucemia/linfoma linfoblástico T
- ◼ Neoplasias de células B maduras doenças relacionadas
  - ◼ Leucemia linfocítica crônica/linfoma linfocítico
  - ◼ Leucemia prolinfocítica
  - ◼ Linfoma esplênico B da zona marginal
  - ◼ Tricoleucemia
  - ◼ Linfoma linfoplasmocítico
  - ◼ Doenças de cadeia pesada
  - ◼ Linfomas não Hodgkin
- ◼ Neoplasias plasmocitárias
  - ◼ Linfoma de Burkitt
- ◼ Neoplasias de células T e NK maduras
  - ◼ Leucemia pró-linfocítica T
  - ◼ Leucemia linfocítica de LGL-T
  - ◼ Doença linfoproliferativa crônica agressiva de células NK
  - ◼ Leucemia agressiva de células NK
  - ◼ Doenças linfoproliferativas de células T positvas para EBV
  - ◼ Leucemia/linfoma de células T do adulto
  - ◼ Linfoma extranodal de células NK/T, tipo nasal
- ◼ Linfoma de Hodgkin
- ◼ Doenças linfoproliferativas associadas a imunodeficiências

Mieloides

- ◼ Leucemia mieloide aguda: adultos e crianças
- ◼ Leucemias agudas de linhagem ambígua
- ◼ Doenças mieloproliferativas
  - ◼ Leucemia mieloide crônica
  - ◼ Leucemia neutrofilica crônica
  - ◼ Policitemia vera
  - ◼ Trombocitemia essencial
  - ◼ Mielofibrose primária
  - ◼ Leucemia eosinofílica crônica
  - ◼ Doenças de mastócitos
    - ◼ Mastocitose cutânea
    - ◼ Mastocitose sistêmica
    - ◼ Leucemia de mastócitos
    - ◼ Sarcoma de mastócitos
    - ◼ Mastocitose extracutânea
- ◼ Síndromes mielodisplásicas
- ◼ Neoplasias mieloproliferativas/mielodisplásicas

Histiocíticas e de células dendríticas

- ◼ Tumores derivados de células de Langerhans
  - ◼ Histiocitose de células de Langerhans
  - ◼ Sarcoma de células de Langerhans
- ◼ Sarcoma histiocítico
- ◼ Sarcoma de células dendríticas interdigitantes
- ◼ Sarcoma de células dendríticas foliculares
- ◼ Xantogranuloma juvenil disseminado
- ◼ Outros tumores raros de células dendríticas

B ou plasmócitos. Entretanto, o seguimento desses pacientes revela que anualmente 1% dos casos progride para neoplasia. Existem ainda algumas doenças que exibem gamopatia monoclonal, mas a apresentação clínica varia desde uma forma linfomatosa até leucemia. Nesse grupo estão incluídas a macroglobulinemia de Waldenström e as doenças de cadeias pesadas.

▶ Neoplasias mieloides

As doenças mieloproliferativas clonais resultam da mutação de uma célula progenitora pluripotencial que mantém a capacidade, embora de maneira imperfeita, de diferenciação e maturação para cada uma das linhagens mieloides. Por outro lado, o clone neoplásico suprime a multiplicação e a diferenciação das linhagens normais, levando habitualmente à anemia, neutropenia e plaquetopenia, que são reversíveis. Nas leucemias mieloides agudas os blastos leucêmicos podem ter características morfológicas e imunofenotípicas das células eritroides, monocíticas, megacariocíticas ou de mieloblastos ou promielócitos.

Em um grupo de leucemias mieloides agudas com anormalidades genéticas recorrentes os estudos citogenético ou molecular são essenciais para o diagnóstico. Nesses casos o diagnóstico pode ser feito com a presença de <20% de blastos no sangue periférico ou na medula óssea. As leucemias agudas de linhagem ambígua compreendem um grupo que não mostram uma evidência clara de definição de linhagem, incluindo doenças que não expressam marcadores específicos de qualquer linhagem ou outras que apresentam marcadores concomitantes de mais de uma linhagem.

As doenças mieloproliferativas crônicas incluem a leucemia mieloide crônica clássica Ph+ (BCR/ABL1+), a leucemia neutrofílica crônica, a leucemia eosinofílica crônica/síndrome hipereosinofílica, e as mastocitoses. Mutações somáticas adquiridas da JAK2 mostraram ter papel fundamental na patogênese das doenças mieloproliferativas crônicas BCR-ABL1 negativas. A mielofibrose primária constitui também uma proliferação neoplásica da linhagem mieloide que apresenta fibrose de medula óssea acompanhada de esplenomegalia. A proliferação de fibroblastos é reacional, resultante da liberação local de citocinas por megacariócitos anormais. Na policitemia vera e na trombocitemia essencial a proliferação neoplásica resulta na formação de células com características morfológicas e funcionais muito próximas das normais, porém em número excessivo. Uma característica das doenças mieloproliferativas é a possibilidade de evolução de uma doença para outra e a presença de quadros hematológicos mistos.

As mastocitoses são doenças raras caracterizadas pela infiltração anormal de mastócitos na pele, medula óssea, sangue, linfonodos, fígado, baço e trato gastrointestinal. A apresentação clínica varia de uma doença indolente, passando pelas mastocitoses associadas a doenças hematológicas, e chegando a formas agressivas como a leucemia de mastócitos.

Tratado de Hematologia

As síndromes mielodisplásicas caracterizam-se por hematopoese ineficiente e compartilham uma propensão a citopenias, medula hiperplástica (raramente hipocelulares) e alterações displásicas em uma ou mais séries. O número de blastos na medula óssea é normal ou aumentado, mas sempre <20%. A organomegalia é incomum.

Neoplasias da linhagem histiocítica e dendrítica

Esses tumores são extremamente raros e comprometem linfonodos ou tecidos de partes moles. Fundamentalmente existem células dendríticas derivadas da linhagem mieloide e células dendríticas derivadas do mesênquima. O primeiro tipo inclui as células de Langerhans, as intersticiais e as palsmocitoides. As células derivadas do mesênquima são as células dendríticas foliculares e as células reticulares fibroblásticas. Os tumores histiocíticos são proximamente relacionados com os tumores monocíticos, e muitas vezes é difícil diferenciar entre um infiltrado leucêmico monocítico de um sarcoma histiocítico.

As doenças histiocíticas clonais incluem a histiocitose de células de Langerhans, o sarcoma histiocítico, o sarcoma de células dendríticas interdigitantes, o sarcoma de célula dendrítica, outros tumores raros e o xantogranuloma juvenil disseminado. A histiocitose de células de Langerhans pode ser localizada na pele, nos ossos ou em qualquer outro órgão, ou ser generalizada. Nesta última forma é comum a ocorrência de *diabetes insipidus*. O diagnóstico é feito com a demonstração da proteína S100 e do CD1a nos histiócitos e pela presença dos grânulos de Birbeck na microscopia eletrônica. A forma localizada é controlada com tratamento local e a generalizada com poliquioterapia. A maioria dos casos de sarcoma histiocítico compromete sítios extranodais, mais comumente a pele, o trato intestinal e tecidos moles. Raros pacientes têm a forma generalizada, comprometendo a medula óssea, linfonodos, fígado e baço, e pode ser confundida com linfomas. Os demais subtipos são ainda mais raros.

O diagnóstico diferencial entre essas neoplasias é feito pelas características morfológicas, imunofenotípicas e genéticas do tumor.

MARCADORES IMUNOFENOTÍPICOS

A caracterização das doenças hematopoéticas sofreu grande progresso com a introdução da tecnologia para produção de anticorpos monoclonais. Anteriormente a esta, a determinação da linhagem celular das células neoplásicas era feita com base na técnica de formação de rosetas com hemácias de carneiro (linhagem T), na detecção da expressão da imunoglobulina (linhagem B), e pela citoquímica (linhagens mieloide e T). Atualmente, numerosos antígenos foram descritos e caracterizados quanto à sua distribuição na hematopoese normal e nas diferentes neoplasias, e sua pesquisa pode ser feita por técnicas de **imunocitoquímica** e por **citometria de fluxo**.

A produção de anticorpos monoclonais baseia-se na fusão entre um linfócito B secretor de uma imunoglobulina específica para um único antígeno (porém incapaz de ser mantida em cultura por períodos prolongados), com um plasmócito de uma linhagem celular imortal mantida em cultura. Na maioria das vezes essas células são murinas. A linhagem celular híbrida resultante é chamada de **hibridoma**; é imortal em cultura e capaz de secretar grandes quantidades de anticorpos específicos para um único tipo de antígeno (o mesmo do linfócito B parental). Esses anticorpos são, portanto **monoclonais** (originários de uma única célula). Quando aplicados às células do sangue e outras células correlatas, esses anticorpos permitem identificar numerosos antígenos dessas células; diante da grande quantidade de anticorpos monoclonais que forma e continua sendo introduzida na prática diagnóstica e na investigação, e correspondentes antígenos, foi criado um sistema de nomenclatura para esses antígenos, o sistema CD (do inglês *Cluster of Differentiation*), que lista numericamente os antígenos que são identificados pelos anticorpos monoclonais e encontram-se listados na Tabela 34.2.

A caracterização imunofenotípica das doenças hematológicas encontra-se descrita nos capítulos específicos para cada doença. A seguir, serão discutidos, em linhas gerais, os marcadores mais relevantes para a caracterização das linhagens linfoides B e T, e da linhagem mieloide.

Tabela 34.2

▶ Distribuição celular dos principais marcadores imunofenotípicos de células hematopoéticas.

Antígeno	Distribuição celular
CD1a-e	Timócitos corticais, células de Langerhans e células dendríticas
CD2	Timócitos, células T e células NK
CD3	Antígeno pan T
CD4	Timócitos, células T do tipo auxiliares, monócitos, macrófagos

CD = *Cluster of Differentiation*.

(Continua)

Capítulo 34 • Classificação das Neoplasias Hematológicas. Marcadores. Imunofenotipagem

(Continuação)

Tabela 34.2

▶ Distribuição celular dos principais marcadores imunofenotípicos de células hematopoéticas.

Antígeno	Distribuição celular
CD5	Células T e algumas células B
CD6	Células T do sangue, timócitos medulares e raros timócitos corticais
CD7	Timócitos, algumas células T, monócitos, células NK, células progenitoras hematopoéticas
CD8	Células T citotóxicas, algumas células NK e a maior parte dos timócitos
CD9	Plaquetas, monócitos, células pré-B, linfócitos T ativados, eosinófilos, basófilos
CD10	Células pré-B e pré-T, linfócitos B dos centros germinais, alguns polimorfonucleares, células epiteliais
CD11a	Linfócitos, polimorfonucleares, monócitos, macrófagos
CD11b	Monócitos, macrófagos, polimorfonucleares, células dendríticas, algumas células B e algumas células NK
CD11c	Monócitos, polimorfonucleares, algumas células B
CD11d	Macrófagos da polpa vermelha, alguns glóbulos brancos do sangue
CDw12	Monócitos, polimorfonucleares, células NK
CD13	Células mieloides
CD14	Monócitos, células dendríticas
CD15	Polimorfonucleares, eosinófilos, monócitos
CD15s	Polimorfonucleares, basófilos, monócitos, células mieloides, algumas células T
CD16A	Células NK, macrófagos, mastócitos
CD16B	Polimorfonucleares
CDw17	Polimorfonucleares, basófilos, plaquetas, monócitos, algumas células B
CD18	A mesma de CD11a-d combinados
CD19	Todas as células B, todos os precursores B
CD20	Células B mas não plasmócitos
CD21	Células B, células epiteliais da faringe e cervicais, raras células T e astrócitos
CD22	Células B maduras mas não plasmócitos
CD23	Células B que expressam IgM ou IgD na superfície celular, monócitos, algumas células T, eosinófilos, células NK e plaquetas
CD24	Células B, pré-B, polimorfonucleares, células epiteliais, menos de 2% dos timócitos
CD25	Linfócitos T ativados, linfócitos B ativados, alguns timócitos, células mieloides maduras
CD26	Células epiteliais intestinais, túbulo renal proximal, duto bilioso, próstata, células T ativadas ou de memória, timócitos medulares
CD27	Algumas células B, T e NK, timócitos medulares
CD28	95% das células T CD4$^+$, 50% das células CD8$^+$
CD29	Plaquetas e todos os leucócitos especialmente em células T de memória
CD30	Células B e T ativadas, células de Reed-Sternberg
CD31	Monócitos, células mieloides, plaquetas, junções célula a célula do endotélio, algumas células T

CD = *Cluster of Differentiation.*

(Continua)

Tratado de Hematologia

(Continuação)

Tabela 34.2

▶ Distribuição celular dos principais marcadores imunofenotípicos de células hematopoéticas.

Antígeno	Distribuição celular
CD32	Monócitos, macrófagos, plaquetas, células B e polimorfonucleares
CD33	Células da linhagem mielomonocítica, mas não em células progenitoras
CD34	1 a 4% das células da medula óssea incluindo a célula progenitora hematopoética e também endotélio
CD35	Monócitos, polimorfonucleares, células dendríticas, células B, algumas células T, alguns astrócitos, algumas células glomerulares
CD36	Plaquetas, monócitos, macrófagos, adipócitos, algumas células epiteliais, algumas células glomerulares
CD37	Células B maduras, algumas células T, monócitos
CD38	Plasmócitos, linfócitos B ativados, algumas células T ativadas, timócitos, monócitos, células NK, alguns progenitores mieloides
CD39	Células endoteliais, macrófagos, células dendríticas, algumas células NK, B ou T ativadas
CD40	Células B maduras, monócitos, células dendríticas, algumas células epiteliais
CD41	Plaquetas e megacariócitos
CD42a	Plaquetas e megacariócitos
CD42b	Plaquetas e megacariócitos
CD42c	Plaquetas e megacariócitos
CD42d	Plaquetas e megacariócitos
CD43	Timócitos, células T, polimorfonucleares, macrófagos, monócitos, células NK, plaquetas, células B ativadas, plasmócitos, células progenitoras hematopoéticas
CD44	A maior parte das células, exceto plaquetas, hepatócitos, músculo cardíaco, epitélio tubular, renal, testículos
CD44R	Células epiteliais, hemácias, monócitos e leucócitos ativados
CD45	Todas as células hematopoéticas exceto hemácias
CD45RA	Células B, também uma subpopulação de células CD4 *naïve*, monócitos
CD45RB	Subpopulação de células T de memória, monócitos, polimorfonucleares
CD45RC	Algumas células T
CD45RO	Timócitos ativados, alguns linfócitos T de memória
CD46	Células endoteliais, células epiteliais, fibroblastos, placenta, esperma, todas as células sanguíneas exceto hemácias
CD47	Todas as células hematopoéticas
CD48	Todas as células hematopoéticas, exceto polimorfonucleares, plaquetas, hemácias
CD49a	Monócitos, endotélio, músculo liso, linfócitos T e B ativados
CD49b	Monócitos, plaquetas, linfócitos B, T e NK, timócitos, fibroblastos, endotélio, osteoclácitos, epitélio
CD49c	Monócitos, células B e T, glomérulo renal, tireoide, membrana basal
CD49d	Células T, B e NK, eosinófilos, monócitos, eritroblastos, timócitos, mastócitos, células dendríticas, basófilos, mieloblastos
CD49e	Timócitos, células T, monócitos, plaquetas, células B muito imaturas ou células B ativadas

CD = *Cluster of Differentiation.*

(Continua)

Capítulo 34 • Classificação das Neoplasias Hematológicas. Marcadores. Imunofenotipagem

(Continuação)

Tabela 34.2

▶ Distribuição celular dos principais marcadores imunofenotípicos de células hematopoéticas.

Antígeno	Distribuição celular
CD49rf	Plaquetas, macrófagos, monócitos, timócitos, células T, epitélio
CD50	Timócitos, células T e B, monócitos, polimorfonucleares
CD51	Células endoteliais, monócitos, macrófagos, plaquetas, algumas células B
CD52	Linfócitos, monócitos, alguns polimorfonucleares, vesículas seminais, epidídimo, espermatozoides
CD53	Leucócitos, plaquetas, osteoblastos, osteoclastos
CD54	Leucócitos, células epiteliais e endoteliais, a sua expressão aumenta com a ativação
CD55	Todas as células em contato com o soro, sistema nervoso central e células epiteliais
CD56	Células NK, células embriônicas, músculo, células neurais, epitélio, algumas células T ativadas
CD57	Células NK, algumas células T, raras células B, algumas células Schwann
CD58	A maior parte das células hematopoéticas, fibroblastos, endotélio
CD59	Leucócitos, hemácias, células epiteliais e endoteliais, placenta, espermatozoide, fluidos orgânicos
CD60	Subpopulação de células T, plaquetas, alguns monócitos, melanócitos
CD61	Plaquetas, megacariócitos, monócitos, macrófagos, células endoteliais
CD62E	Endotélio
CD62L	Células B, células T, polimorfonucleares, timócitos, monócitos, eosinófilos, basófilos, precursores eritroides e mieloides, células NK
CD62p	Plaquetas, células endoteliais, megacariócitos
CD63	Plaquetas ativadas, monócitos, macrófagos, grânulos secretores de algumas células endoteliais, grânulos densos das plaquetas
CD64	Monócitos, macrófagos, polimorfonucleares ativados
CD65	Células mieloides, algumas células monocitoides
CD66a	Polimorfonucleares, histiócitos, algumas células progenitoras mieloides, algumas células epiteliais das bordas em escova do colo
CD66b	Polimorfonucleares
CD66c	Restrito à linhagem mieloide, raras células pré-B
CD66d	Polimorfonucleares
CD66e	Tecidos derivados das três camadas germinativas durante a embriogênese, células epiteliais colônicas no adulto
CD66f	Tecidos derivados das três camadas germinativas durante a embriogênese, células epiteliais colônicas no adulto
CD68	Monócitos, macrófagos, osteoclastos, mastócitos, grânulos citoplasmáticos, alguns grandes linfócitos
CD69	Plaquetas, linfócitos ativados, timócitos, Cd4$^+$ ou CD8$^+$
CD70	Linfócitos B ativados, alguns linfócitos T ativados
CD71	Células ativadas ou em proliferação
CD72	Todas as células B (exceto plasmócitos), fraca marcação para macrófagos
CD73	Algumas células B e T, timócitos, células epiteliais e endoteliais, células dendríticas

CD = *Cluster of Differentiation.*

(Continua)

(Continuação)

Tabela 34.2

▶ Distribuição celular dos principais marcadores imunofenotípicos de células hematopoéticas.

Antígeno	Distribuição celular
CD74	Células B, monócitos, células dendríticas, células T ativadas
CDw75	Células B maduras mas não plasmócitos
CDw76	Células B maduras (particularmente células da zona do manto), algumas células T, melanócitos, células endoteliais, hepatócitos, túbulos renais
CD77	Células B do centro germinativo, endotélio, algumas células epiteliais
CDw78	Células B, alguns macrófagos tissulares
CD79a	Células B
CD79b	Células B
CD80	Linfócitos B ativados, monócitos
CD81	Vários tipos celulares incluindo linfócitos
CD82	Epitélio, endotélio, monócitos, polimorfonucleares, plaquetas, linfócitos ativados
CD83	Células dendríticas, células de Langerhans, células B ativadas, células reticulares interdigitantes
CDw84	Monócitos, plaquetas, células B do centro germinativo, células B da zona do manto
CD85	Células plasmáticas, células NK, células B, monócitos, *hairy cell leukemia*
CD86	Monócitos, células B e T ativadas, células dendríticas
CD87	Monócitos, polimorfonucleares, células NK ativadas e *large granular lymphocytes*
CD88	Polimorfonucleares, macrófagos, eosinófilos, mastócitos, hepatócitos, células do músculo liso, endotélio
CD89	Polimorfonucleares, monócitos, macrófagos, mucosa, algumas células B e T
CD90	Protimócitos, cérebro, alguns tecidos não linfoides
CD91	Monócitos, macrófagos, astrócitos, fibroblastos, células epiteliais
CDw92	Polimorfonucleares, monócitos e uma expressão baixa de linfócitos, endotélio
CDw93	Polimorfonucleares, monócitos, células endoteliais
CD94	Células NK e raras células T
CD95	Linfócitos ativados, fibroblastos, monócitos, polimorfonucleares, fígado, células T e NK
CD96	Células T e NK
CD97	Polimorfonucleares, monócitos, células T e B ativadas
CD98	Expressão forte em monócitos, células do miocárdio e linfócitos T ativados, expressão fraca em células T, B e NK
CD99	Todos os glóbulos brancos especialmente timócitos, é encontrado na superfície de hemácia Xg(a$^+$) e no citoplasma de hemácias Xg (a$^-$)
CD100	Células B, T e NK, a maior parte das células mieloides, sua expressão aumenta com a ativação
CD101	Polimorfonucleares, monócitos, algumas células T de mucosa e linfócitos ativados
CD102	Células endoteliais, plaquetas, algumas subpopulações linfocitárias, monócitos, células dendríticas, sinusoides esplênicos
CD103	Intraepitelial 1 a 2% dos linfócitos do sangue, testículos, próstata, ovário e pâncreas

CD = *Cluster of Differentiation.*

(Continua)

Capítulo 34 • Classificação das Neoplasias Hematológicas. Marcadores. Imunofenotipagem

(Continuação)

Tabela 34.2

▶ Distribuição celular dos principais marcadores imunofenotípicos de células hematopoéticas.

Antígeno	Distribuição celular
CD104	Epitélio, timócitos, algumas células neuronais, membrana basal e células de Schwann
CD105	Endotélio, monócitos ativados, macrófagos, proeritroblastos
CD106	Células endoteliais ativadas, macrófagos, células dendríticas, estroma da medula óssea, mieloblastos, raros macrófagos, mielotúbulos
CD107a	Plaquetas ativadas, polimorfonucleares, células T, macrófagos, células dendríticas, células endoteliais, epitélio tonsilar
CD107b	Plaquetas ativadas, polimorfonucleares, células endoteliais ativadas, epitélio tonsilar, melanoma
CDw108	Expressão fraca em alguns linfócitos, mieloides, células estromais
CD109	Endotélio, plaquetas, células T ativadas
CD110	Receptor da trombopoetina (MPL), células-tronco hematopoéticas, progenitores megacariocíticos
CD115	Placenta, macrófagos, monócitos e seus precursores
CDw116	Monócitos, polimorfonucleares, células endoteliais, células dendríticas, fibroblastos
CD117	Progenitores hematopoéticos, mastócitos, melanócitos, espermatogônias, oócitos, algumas células NK
CD119	Macrófagos, monócitos, células T, B e NK, polimorfonucleares, células epiteliais, endotélio, fibroblastos
CD120a	Células de diferentes tipos – os níveis mais altos são expressos em células epiteliais, células do centro germinativo, células dendríticas
CD120b	Células de diferentes tipos – os níveis mais altos são expressos em células epiteliais, células do centro germinativo, células dendríticas
CDw121a	Células T, timócitos, condrócitos, células sinoviais, células endoteliais, fibroblastos, queratinócitos, hepatócitos
CDw121b	Células B, monócitos, polimorfonucleares, macrófagos
CD122	Células T ativadas, células B, monócitos, células NK
CDw123	Células hematopoéticas progenitoras
CD124	Células B maduras, células T, epitélio, endotélio, precursores hematopoéticos, fibroblastos
CD125	Células hematopoéticas em geral, em especial eosinófilos e basófilos
CD126	Plasmócitos, células B ativadas, baixa expressão em leucócitos, células epiteliais, fibroblastos, células neuronais, hepatócitos
CD127	Precursores B, timócitos, células T maduras, monócitos
CDw128	polimorfonucleares, basófilos, monócitos, queratinócitos, algumas células T
CD129	Células T ativadas, células B, precursores mieloides e eritroides, mastócitos
CD130	A maior parte dos leucócitos, células epiteliais, fibroblastos, hepatócitos, células neurais
CDw131	Células mieloides, sangue, células progenitoras, neutrófilos, algumas células B
CD132	Timócitos, a maior parte dos leucócitos, a expressão aumenta com a ativação
CD133	Progenitores hematopoéticos imaturos que coexpressam CD34 e CD117
CD134	Célula progenitora hematopoética
CD135	Monócitos, células epiteliais

CD = *Cluster of Differentiation.*

(Continua)

Tratado de Hematologia

(Continuação)

Tabela 34.2

▶ Distribuição celular dos principais marcadores imunofenotípicos de células hematopoéticas.

Antígeno	Distribuição celular
CDw136	Monócitos, células epiteliais
CDw137	Células T ativadas, timócitos, algumas células não linfoides
CD138	Células pré-B, linfócitos B imaturos, plasmócitos, células epiteliais e mesenquimais
CD139	Células B, monócitos, algumas células dendríticas, células endoteliais
CD140a	Células mesenquimais, plaquetas, diferentes formas de neoplasias
CD140b	Células mesenquimais, polimorfonucleares, monócitos, diversas neoplasias
CD141	Células endoteliais, polimorfonucleares, queratinócitos, músculo liso, megacariócitos, monócitos e células sinoviais
CD142	Queratinócitos, epitélio, células adventícias, células estromais, monócitos ativados, células endoteliais, alguns polimorfonucleares
CD143	Células endoteliais, túbulo proximal renal, células neuronais, mesenquimais, algumas células T
CD144	Endotélio
CDw145	Endotélio, células estromais
CD146	Endotélio, músculo liso, subpopulação de células T, algumas células dendríticas
CD147	Linfócitos ativados, monócitos, leucócitos em repouso
CD148	Polimorfonucleares, monócitos, plaquetas, fibroblastos, células dendríticas, neurônios
CDw149	Linfócitos do sangue, expressão fraca em plaquetas, polimorfonucleares, monócitos
CDw150	Timócitos, alguns linfócitos T de memória, alguns linfócitos B, linfócitos ativados
CD151	Plaquetas, megacariócitos, monócitos, células epiteliais e endoteliais
CD152	Células T ativadas
CD153	Células T ativadas, macrófagos ativados, neutrófilos, células B
CD154	Células T CD4$^+$, células T CD8$^+$ ativadas
CD155	Monócitos
CD156	Monócitos, polimorfonucleares
CD157	Monócitos, polimorfonucleares, estroma da medula óssea, algumas células dendríticas, células sinoviais, células endoteliais
CD158a	Subpopulação de células NK, algumas células T
CD158b	Subpopulação de células NK, algumas células T
CD161	Células NK, expressão fraca em algumas células T, monócitos
CD162	Polimorfonucleares, monócitos, a maior parte dos linfócitos
CD163	Monócitos, macrófagos
CD164	Células epiteliais, monócitos, estroma da medula óssea
CD165	Plaquetas, timócitos, células T, B e NK, alguns monócitos
CD166	Células do epitélio tímico, linfócitos T ativados, células da medula óssea CD34$^+$, células endoteliais

CD = *Cluster of Differentiation*.

(Continua)

Capítulo 34 • Classificação das Neoplasias Hematológicas. Marcadores. Imunofenotipagem

(Continuação)

Tabela 34.2

▶ Distribuição celular dos principais marcadores imunofenotípicos de células hematopoéticas.

Antígeno	Distribuição celular
CD169	Macrófagos perifoliculares do baço e macrófagos da medula óssea e sinusoidais e subcapsulares dos linfonodos
CD178	FAS ligante. Células T ativadas, Células NK não ativadas, neutrófilos, células da glia e vários tecidos não hematopoéticos.
CD179A/B	Precursores linfoides B
CD183	Expresso em linfócitos T de memória/ativados mas não em linfócitos T naive
CD200	Expresso por linfócitos B e uma subpopulação T. Expresso em doenças linfoproliferativas B e no mieloma múltiplo
CD231	Expresso por blastos da leucemia linfoide aguda T
CD233	Reconhece a banda 3 dos eritrócitos
CD235A	Reconhece a glicoforina A, expressa por precursores eritroides, bem como por eritrócitos
CD243	Glicoproteína P, resistência a múltiplas drogas 1, distribuição ubíqua
CD244	Expresso por células NK, aproximadamente 80% dos linfócitos CD8$^+$, 75% das células T $\gamma\delta$, basófilos e monócitos

CD = *Cluster of Differentiation.*

▶ Marcadores da linhagem B

A presença de moléculas de imunoglobulina na membrana dos linfócitos é a principal característica das células B maduras. A demonstração de que somente um tipo de cadeia leve de imunoglobulina (κ = kappa ou λ = lambda) é expressa na membrana (sIg = *surface Imunoglobulin*) de todas as células linfoides neoplásicas é aceita como critério de monoclonalidade. Essa característica é importante na classificação das doenças linfoproliferativas crônicas de células B. Adicionalmente, a intensidade de expressão da imunoglobulina também é relevante. Ela é fraca na Leucemia Linfoide Crônica Clássica (LLC) e forte na Leucemia Prolinfocítica B (LPL-B) e nos linfomas não Hodgkin de células B.

A Figura 34.1 mostra a ontogenia dos linfócitos. Como pode ser visto, as células B mais imaturas não expressam imunoglobulina em sua superfície e, portanto, não é de estranhar o fato de apenas uma minoria das leucemias linfoides agudas B expressar esse marcador. Entretanto, a expressão da cadeia pesada da imunoglobulina no citoplasma dos linfócitos antecede, do ponto de vista ontogenético, a expressão da sIg. Essa característica é própria das células leucêmicas do subtipo comum de LLA, as quais frequentemente expressam o antígeno CD10. Esse antígeno, também chamado de antígeno comum da LLA (cALLa), é encontrado na vasta maioria das LLAs de crianças, mas também é encontrado nos linfomas não Hodgkin do tipo folicular.

Os antígenos CD19, CD79b e CD22 são expressos pela maioria dos linfócitos B e seus precursores, e são aceitos como indicadores de diferenciação B. O CD22 pode ser identificado no citoplasma dos precursores linfoides B em fases muito precoces da diferenciação B. Por outro lado, os plasmócitos não expressam esses antígenos de membrana bem como o CD45 e não possuem sIg, mas sim Ig citoplasmática, de tal sorte que sua identificação (por exemplo, no mieloma) é dependente da presença de outros marcadores (como CD38, CD56).

Outros antígenos importantes na classificação das doenças hematológicas malignas de células B são CD200 e CD23, que são frequentemente expressos na LLC, mas não nos linfomas não Hodgkin, o FMC-7 e o CD103, expressos comumente na tricocitoleucemia. O CD5, embora seja um antígeno associado à linhagem T, é expresso na LLC, refletindo a expansão clonal de células B específicas de um estágio intermediário da maturação B (Figura 34.1).

▶ Marcadores da linhagem T

O receptor de membrana de células T (TcR) assemelha-se, do ponto de vista ontogenético, a sIg dos linfócitos B. Ambos marcadores estão presentes na membrana de células maduras, enquanto que suas cadeias pesadas são detectadas no citoplasma de células progenitoras. O TcR encontra-se associado a CD3 na membrana celular, o qual pode ser detectado no citoplasma de células da medula tímica. A expressão do CD3 é considerada indicativa de diferenciação na linhagem T.

A célula precursora da linhagem T origina-se na medula óssea e migra para o timo, onde ocorre a diferenciação e importantes mecanismos de regulação funcional (Figura 34.1). Esta célula imatura expressa o marcador CD7, que embora associado à linhagem T, também pode ser detectado em células precursoras associadas à linhagem mieloide. No timo, a diferenciação ocorre em sentido do córtex para

Tratado de Hematologia

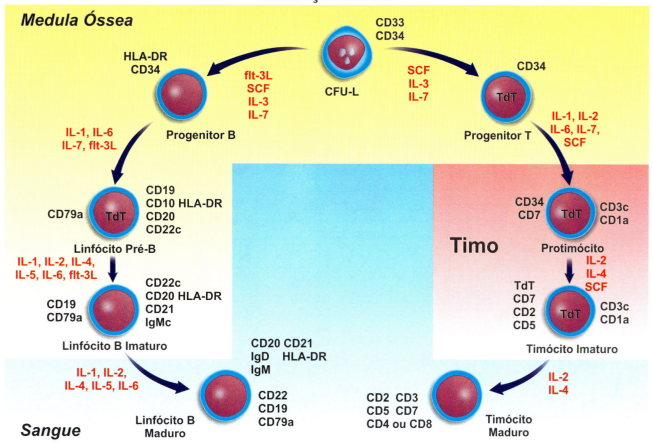

Figura 34.1 Maturação linfoide. Os marcadores celulares estão em preto, e os fatores de crescimento em vermelho. Os marcadores intracitoplasmáticos estão indicados como CDnc.

Abreviações: CFU-L= Unidade Formadora de Colônia Linfoide. SCF= *Stem Cell Factor*. flt-3L= Ligante do flt-3. IL= Interleucina. Ig= Imunoglobulina.

a medula. Timócitos corticais geralmente expressam o antígeno CD1a, e a enzima nuclear Transferase deoxinucleoditil Terminal (TdT). Na medula tímica os timócitos CD3+ co-expressam inicialmente os antígenos CD4 e CD8, enquanto que os linfócitos T maduros no sangue periférico são CD4+ **ou** CD8+. Do ponto de vista funcional, esses marcadores definem subpopulações distintas. Embora as LLA de células T possam ser subclassificadas de acordo com seu estágio de maturação, esta divisão caiu em desuso por falta de correlação clínica.

Já entre as doenças linfoproliferativas crônicas de células T, a imunofenotipagem auxilia no diagnóstico. Outros marcadores importantes, além dos citados anteriormente, são o CD5, CD25 (receptor α da interleucina 2), CD2 (receptor para hemácias de carneiro, identificado anteriormente pela técnica de roseta), CD56, CD57 eCD16 associados a linfócitos NK (*Natural Killer*).

▶ **Marcadores mieloides**

Em comparação com a linhagem linfoide, existe menor número de marcadores associados à linhagem mieloide. As Figuras 34.2, 34.3, 34.4 e 34.5 mostram os marcadores imunofenotípicos que acompanham a maturação granulocítica, monocítica, megacariocítica e eritroide, respectivamente.

A identificação da Mieloperoxidase (MPO), quer por citoquímica quer por imunofenotipagem, é ainda hoje o critério mais importante para a demonstração de diferenciação mieloide. Entretanto, deve-se ressaltar que a MPO é negativa pela técnica de citoquímica nos casos de Leucemia Mieloide Aguda (LMA) do subtipo FAB M0 e, portanto, a demonstração de diferenciação mieloide deve ser feita pela detecção da MPO por métodos mais sensíveis ou detecção de antígenos mieloides por imunofenotipagem. Além disso, a MPO não é expressa nos subtipos de LMA FAB M0, M6 e M7.

CD33, CD13 e CD117 são considerados antígenos **pan-mieloides**, ou seja, expressos pela maior parte das células desta linhagem. CD14, CD64 e CD11c costumam estar associados à linhagem monocítica, e CD15 à linhagem granulocítica. Existe, porém, uma grande variação na frequência desses antígenos nas leucemias mieloides agudas. Por este motivo, a imunofenotipagem isoladamente não deve ser usada para a distinção entre os subtipos monocítico e mielomonocítico de LMA. A expressão da glicoforina, ao contrário, é bastante específica na identifi-

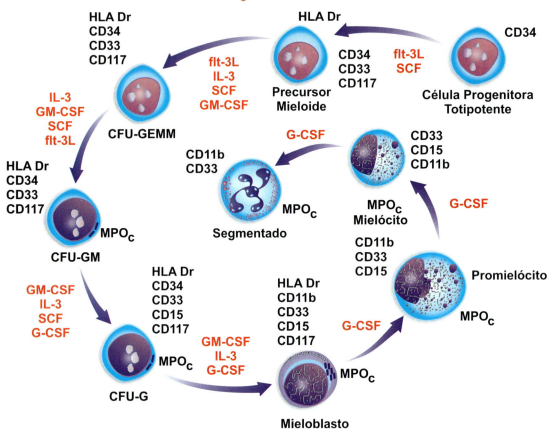

Figura 34.2 Maturação granulocítica. Os marcadores celulares estão em preto, e os fatores de crescimento em vermelho. Os marcadores intracitoplasmáticos estão indicados como CDnc.

Abreviações: CFU-GEMM= Unidade Formadora de Colônia Granulocítica/Eritroide/Monocítica/Megacariocítica. CFU-GM= Unidade Formadora de Colônia Granulocítica/Monocítica. CFU-G= Unidade Formadora de Colônia Granulocítica. SCF= Stem Cell Factor. flt-3L= Ligante do flt-3. IL= Interleucina. GM-CSF= Fator Estimulador de Colônias Granulocítica/Monocítica. G-CSF. Fator Estimulador de Colônias Granulocíticas.

cação de células da linhagem eritroide. O CD42a identifica a glicoproteína Ib e CD61, a glicoproteína IIIa, ambas expressas pelas células da linhagem megacariocítica. Embora o HLA-Dr seja um antígeno ubíquo, sua pesquisa é importante na identificação da leucemia promielocítica aguda (FAB-M3), porque na maioria dos casos não se detecta a expressão do HLA-Dr, contrastando com os demais subtipos de LMA. Do ponto de vista diagnóstico, a imunofenotipagem é fundamental para o diagnóstico da LMA minimamente diferenciada (LMA-M0), Leucemia Megacarioblástica (LMA-M7), e nas leucemias agudas de linhagem ambígua.

IMUNOFENOTIPAGEM

A identificação de antígenos na membrana, no citoplasma ou no núcleo célula, pode ser realizada por **imunocitoquímica** ou por **imunofluorescência**. Na primeira técnica os anticorpos são conjugados a enzimas, das quais as mais frequentemente empregadas são a peroxidase e a fosfatase alcalina, e a reação antígeno anticorpo é identificada pela produção de compostos coloridos derivados da ação dessas enzimas sobre substratos específicos. A reação pode ser amplificada pelo uso em excesso do 2º anticorpo (geralmente um anticorpo anti-imunoglobulina de camundongo) associada a um complexo de anticorpo antienzima (Figura 34.6). A vantagem desta técnica está em permitir a avaliação imunofenotípica e morfológica concomitante, e pode ser aplicada a tecidos.

Na técnica de imunofluorescência os anticorpos estão conjugados a fluorocromos, que, ao serem excitados por um feixe luminoso, produzem ondas de comprimento diverso, ou seja, luminescência de cores diversas. As células a serem estudadas podem estar fixadas a uma lâmina (imunofluorescência *in situ*) ou em suspensão (citometria de fluxo, ver capítulo 88).

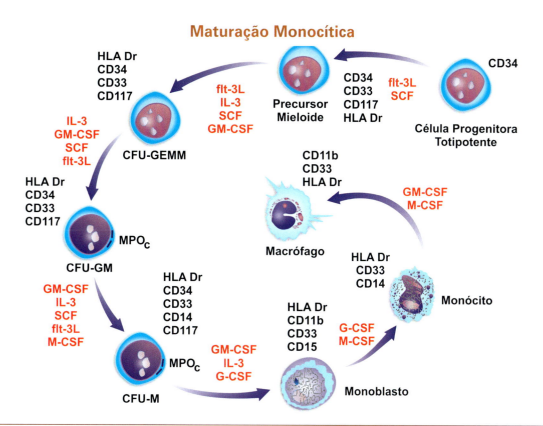

Figura 34.3 Maturação monocítica. Os marcadores celulares estão em preto, e os fatores de crescimento em vermelho. Os marcadores intracitoplasmáticos estão indicados como CDnc.

Abreviações: CFU-GEMM= Unidade Formadora de Colônia Granulocítica/Eritroide/Monocítica/Megacariocítica. CFU-GM= Unidade Formadora de Colônia Granulocítica/Monocítica. CFU-M= Unidade Formadora de Colônia Monocítica. SCF= Stem Cell Factor. flt-3L= Ligante do flt-3. IL= Interleucina. GM-CSF= Fator Estimulador de Colônias Granulocítica/Monocítica. G-CSF= Fator Estimulador de Colônias Granulocíticas.

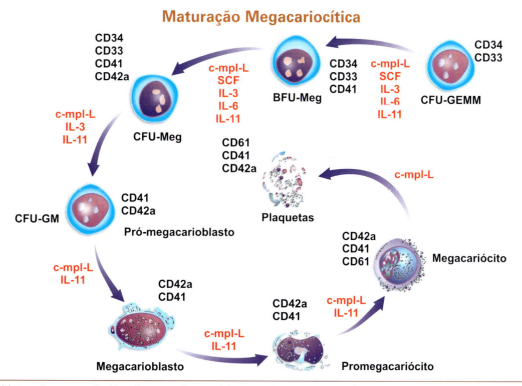

Figura 34.4 Maturação megacariocítica. Os marcadores celulares estão em preto, e os fatores de crescimento em vermelho.

Abreviações: CFU-GEMM= Unidade Formadora de Colônia Granulocítica/Eritroide/Monocítica/Megacariocítica. BFU-Meg= Unidade Formadora de Colônia tipo *burst* Megacariocítica. CFU-Meg= Unidade Formadora de Colônia Megacariocítica. SCF= *Stem Cell Factor*. c-mpl-L= Ligante do c-mpl-L. IL= Interleucina.

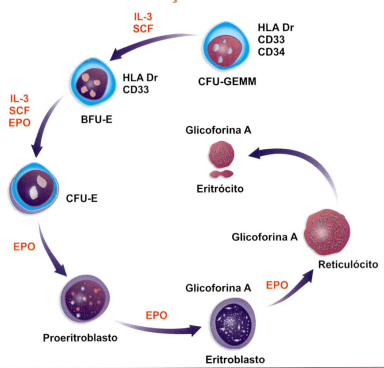

Figura 34.5 Maturação eritroide. Os marcadores celulares estão em preto, e os fatores de crescimento em vermelho.

Abreviações: CFU-GEMM= Unidade Formadora de Colônia Granulocítica/Eritroide/Monocítica/Megacariocítica. BFU-E= Unidade Formadora de Colônia tipo burst Eritroide. CFU-E= Unidade Formadora de Colônia Eritroide. SCF= Stem Cell Factor. IL= Interleucina. EPO= Eritropoetina.

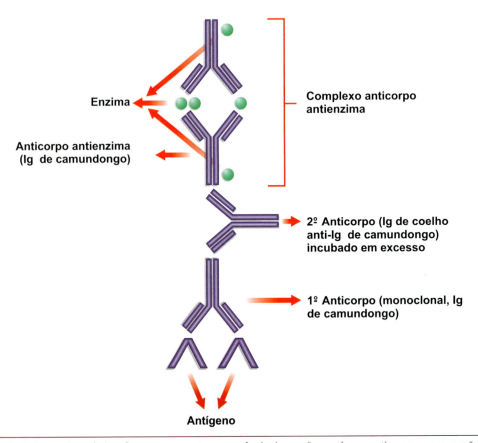

Figura 34.6 Reação de imunocitoquímica. O esquema mostra a sequência de reações antígeno-anticorpo, numa reação de imunocitoquímica amplificada através do uso de complexos anticorpo antienzima. Esta técnica possibilita a associação de maior número de unidades de enzima por epítopo antigênico, gerando assim um sinal mais intenso.

REFERÊNCIAS CONSULTADAS

1. Béné MC, Nebe T, Bettelheim P, Buldini B, Bumbea H, Kern W, et al. Immunophenotyping of acute leukemia and lymphoproliferative disorders: a consensus proposal of the European LeukemiaNet Work Package 10. Leukemia. 2011; 25:567-74.

2. Craig FE, Foon KA. Flow cytometric immunophenotyping for hematologic neoplasms. Blood. 2008;111:3941-67.

3. Ortolani C. Flow cytometry of hematological malignancies. Wiley-Blackwell, 1. ed. Reino Unido: Oxford, 2011.

4. Sweddlow SH, Campo E, Harris Ll, et al (eds.). WHO Classification of Tumours of hematopoietic and lymphoid tissues. 4. ed. Lyon: Iarc, 2008.

5. Wilson WH. International consensus recommendations on the flow cytometric immunophenotypic analysis of hematolymphoid neoplasia. Cytometry B Clin Cytom. 2007;72(Suppl 1):S2.

6. Zola H, Swart B, Nicholson I, et al. CD molecules 2005: human cell differentiation molecules. Blood. 2005;106:3123-6.

capítulo • 35

Quimioterapia e Radioterapia.
Recaída, Remissão e Doença Residual Mínima

Nelson Spector

Este capítulo é uma introdução à abordagem terapêutica atual do paciente com neoplasia hematológica. Serão apresentados conceitos essenciais ao manejo do paciente submetido ao tratamento dessas doenças, e princípios gerais para a compreensão e o uso da quimioterapia e da radioterapia.

ABORDAGEM CLÍNICA DO PACIENTE COM NEOPLASIA HEMATOLÓGICA EM TRATAMENTO

Ao tratar cada paciente, o clínico se defronta com uma série de desafios. A escolha do melhor tratamento, a administração desse tratamento com segurança e a avaliação cuidadosa da resposta terapêutica são passos essenciais para assegurar o melhor desfecho clínico. Descreveremos a seguir os procedimentos que devem anteceder o início do tratamento, e os desfechos clínicos que devem ser caracterizados ao avaliar a resposta da doença ao tratamento.

▶ Avaliação pré-tratamento

A importância do diagnóstico

É quase truísmo dizer que todo tratamento correto depende de um diagnóstico preciso, mas nas neoplasias, em particular, esse conceito tem extraordinária importância. Antes de iniciar qualquer tratamento, é essencial proceder de forma sistemática na obtenção dos elementos clínicos, laboratoriais, radiológicos, citológicos e histopatológicos necessários para a caracterização diagnóstica da doença. Cabe ao hematologista a integração dessas informações. Para fazê-lo, ele deve avaliar pessoalmente cada exame realizado e, sempre que houver incerteza, rever os resultados lado a lado com os profissionais que interpretaram os procedimentos diagnósticos principais, em especial o hematopatologista, o radiologista e o responsável pela citometria de fluxo. Ademais, cabe ao hematologista o estudo citoló-

gico do sangue periférico de cada paciente, assim como o estudo citológico da medula óssea, sempre que indicado.

Como regra geral, nenhum tratamento quimioterápico ou radioterápico deve ser administrado antes da formalização do diagnóstico.

São raríssimas as situações em que se administra tratamento antineoplásico antes da obtenção do laudo histopatológico, citológico ou imunofenotípico definitivo de neoplasia hematológica. São restritas à apresentação inicial de um paciente com emergência oncológica, tal como síndrome de compressão medular decorrente de massa paravertebral, ou dispneia aguda grave decorrente de grande massa mediastinal, nas quais hajam evidências preliminares de que se trata de neoplasia hematológica. Ainda assim, é imperioso tentar obter material biológico por biópsia ou punção aspirativa antes da administração de tratamento específico, pois este pode produzir alterações citológicas que venham a dificultar substancialmente o diagnóstico definitivo.

Estadiamento e outros sistemas de avaliação de risco

Desenvolvido inicialmente para uso em linfomas na década de 1960, o **estadiamento** cumpre diversas funções essenciais: delinear por completo a extensão da doença, e servir como roteiro para a caracterização da resposta ao final do tratamento; contribuir para a avaliação prognóstica; ajudar a definir a melhor estratégia terapêutica; e, finalmente, facilitar a comparação dos resultados dos estudos clínicos ao tornar possível a comparação de pacientes com características semelhantes. Nos linfomas, usa-se o sistema de estadiamento definido na conferência de Cotswolds, que é uma atualização do sistema elaborado em Ann Arbor em 1965. Na leucemia linfocítica crônica, dois sistemas de estadiamento semelhantes foram desenvolvidos nos Estados Unidos e na França, por investigadores liderados por Kanti Rai e Jean Binet, respectivamente.

A experiência clínica acumulada nos últimos vinte anos permitiu também o desenvolvimento de sistemáticas de avaliação prognóstica em quase todas as neoplasias hematológicas. Esses **índices de avaliação prognóstica** incorporam os fatores clínicos e laboratoriais que comprovadamente se associam com a probabilidade de sucesso ou falha do tratamento. Nas mielodisplasias, por exemplo, diversos índices têm sido propostos, e incluem, entre outros fatores, a porcentagem de blastos na medula óssea, o número de citopenias e a presença de alterações cariotípicas. Na leucemia mieloide crônica, os índices de Sokal e Hasford utilizam como parâmetros a idade do paciente, a porcentagem de blastos na circulação, o tamanho do baço, a contagem de plaquetas e, no caso de Hasford, a porcentagem de basófilos e eosinófilos. Avaliação semelhante é feita na policitemia vera e na trombocitemia essencial, doenças cuja abordagem terapêutica é determinada, em grande parte, pela presença ou não de fatores clínicos preditivos de trombose, tais como a idade do paciente, episódios prévios de trombose e a presença de fatores de risco cardiovascular tais como hipertensão arterial, hipercolesterolemia, tabagismo e diabetes. Finalmente, nos linfomas não Hodgkin e no linfoma de Hodgkin, índices prognósticos consistentes e simples são adotados internacionalmente.

É mandatório, a cada novo paciente, empregar a metodologia correta de estadiamento e avaliação de risco, registrar todos os achados pertinentes na ficha clínica, e informar como esses achados contribuíram na escolha da estratégia terapêutica adotada.

Avaliação da saúde geral e de comorbidades

- **Função renal.** A avaliação da função renal é obrigatória antes do início da quimioterapia. Os protocolos de tratamento incluem instruções para a correção das doses de quimioterápicos de acordo com o *clearance* de creatinina.
- **Função hepática.** Da mesma forma, a função hepática deve ser avaliada antes do início da quimioterapia. A maioria das drogas antineoplásicas sofre ao menos algum metabolismo no fígado. A dosagem de bilirrubinas, transaminases e fosfatase alcalina é recomendada, e muitos protocolos incluem instruções específicas para a correção ou suspensão de doses, sobretudo quando a bilirrubina está elevada.
- **Drogas cardiotóxicas.** Em pacientes que se preparam para iniciar tratamento que contém doxorrubicina ou outra antraciclina, a avaliação prévia da função cardíaca é recomendada. A medida da fração de ejeção por meio de ecocardiografia é um procedimento simples, seguro, e que permite avaliações seriadas, se necessário, ao longo do tratamento. No entanto, a ecocardiografia tem menor sensibilidade do que a angiografia com radionuclídeos, e esta pode ser recomendada pelo cardiologista em pacientes com história de doença cardíaca, com fatores de risco para doença cardíaca isquêmica, ou naqueles com exposição prévia a antraciclinas ou à irradiação mediastinal.

De modo geral, os estudos de avaliação da fração de ejeção para a detecção de cardiomiopatia subclínica por antraciclinas têm baixa sensibilidade, porque a lesão celular ocorre inicialmente de forma insidiosa, sem declínio da função ventricular, e torna-se subitamente aparente quando já ocorreu extensa lesão do miocárdio. Por isso, a avaliação clínica deve ser meticulosa, e os limites cumulativos de doses das antraciclinas devem ser respeitados.

- **Função pulmonar.** A administração de bleomicina, que faz parte do tratamento atual do linfoma de Hodgkin, está associada a um risco aumentado de lesões fibróticas do parênquima pulmonar. Essas lesões podem causar dispneia, tosse seca, dor pleurítica ou subesternal, febre, taquipneia e estertoração crepitante. Os sintomas surgem usualmente de um a seis meses após o tratamento, mas podem se desenvolver durante o tratamento ou mais de um ano após o fim do tratamento. Recomenda-se a realização de teste de função pulmonar antes do início do tratamento, que servirá de referência para comparações futuras.

▶ Avaliação da resposta ao tratamento

Desfechos clínicos – definições operacionais

Os clínicos utilizam parâmetros uniformes para avaliar a resposta ao tratamento. O objetivo inicial de todo tratamento quimioterápico que tenha finalidade curativa é o desaparecimento de quaisquer evidências clínicas, laboratoriais e radiológicas da doença. O termo que descreve esse objetivo é a remissão completa. Em tumores sólidos, a obtenção de redução tumoral incompleta, mas superior a 50%, é denominada resposta parcial, mas esse termo não é comumente empregado em neoplasias hematológicas. Quando a doença não apresenta resposta satisfatória ao tratamento inicial, considera-se que a doença apresenta resistência primária ao tratamento, circunstância sempre indicativa de pior prognóstico.

A remissão completa é a expressão clínica de uma extraordinária redução na massa tumoral, mas não equivale à erradicação definitiva da neoplasia. Muitos pacientes apresentam **recaída** da doença após meses ou anos em remissão completa. Em algumas doenças, como as leucemias agudas, é imperioso prosseguir com o tratamento após a obtenção da remissão completa, sob pena de altas taxas de recaída. Em outras, como os linfomas, estudos clínicos demonstraram que não há vantagem em prosseguir com o tratamento após a obtenção da remissão completa.

O objetivo maior do tratamento é a cura, com preservação da qualidade de vida. Por isso, as taxas de **sobrevida** são parâmetros essenciais da avaliação da resposta ao tratamento. Diversas definições operacionais de sobrevida são utilizadas em estudos clínicos em onco-hematologia. A **sobrevida global** é a taxa de sobrevida apresentada pelo conjunto dos pacientes estudados, tenham eles obtido respostas favoráveis ao tratamento ou não. A **sobrevida livre**

304 Tratado de Hematologia

de progressão é a taxa de sobrevida dos pacientes que, após o início do tratamento, não apresentam evidência de que a doença tenha voltado a progredir. Outros termos operacionais podem ser utilizados em análises de sobrevida, como a **sobrevida livre de doença** e a **sobrevida livre de falha**. Técnicas estatísticas de análise atuarial, desenvolvidas inicialmente para uso na área de seguros de vida, foram adaptadas para propiciar análises adequadas da sobrevida estimada dos pacientes, como por exemplo as conhecidas curvas de sobrevida de Kaplan-Meier.

Doença residual mínima

O advento de técnicas mais sofisticadas de avaliação biológica permitiu, nos últimos anos, a detecção e quantificação das células neoplásicas remanescentes em pacientes com remissão completa, o que levou à introdução do conceito de **doença residual mínima**. A principal dessas técnicas é a reação em cadeia da polimerase (*Polymerase Chain Reaction*, ou **PCR**), uma poderosa ferramenta de amplificação de ácidos nucleicos. Na leucemia mieloide crônica, por exemplo, o sucesso das tirosinocinases no controle da doença, e a existência de um marcador molecular, que é a translocação *bcr-abl*, permitiram a definição de parâmetros moleculares de resposta adotados internacionalmente. Dessa forma, mesmo sem quaisquer alterações clínicas ou hematológicas, é possível detectar aumentos subclínicos da massa celular neoplásica e, desse modo, monitorar a doença e a eficácia do tratamento. Também em outras leucemias crônicas e agudas, nos linfomas e no mieloma múltiplo tem sido possível o estudo da doença residual mínima. Há evidências de que a erradicação completa da doença residual detectável por PCR, também denominada **resposta molecular completa**, poderá se tornar, em futuro próximo, um objetivo terapêutico essencial para a obtenção da cura dessas doenças.

Além da PCR, outras técnicas laboratoriais podem ajudar na detecção e monitorização da doença residual mínima. Entre elas estão a citogenética, a hibridização *in situ* fluorescente (*Fluorescent "In Situ" Hybridization*, ou Fish), e a imunofenotipagem. Todas têm sensibilidade inferior à PCR, particularmente a citogenética.

O **Fish** utiliza uma sonda de DNA marcada com uma molécula fluorescente que é aplicada a uma preparação de células em interfase ou metáfase. A presença da sequência cromossômica complementar à da sonda gera um sinal colorido na célula, que corresponde à fluorescência ligada àquela sonda. O método permite a identificação de alterações genéticas menores do que as detectáveis pela citogenética, é rápido, não requer que as células estejam em interfase, e permite o estudo de grande quantidade de células, o que aumenta a sua sensibilidade. No entanto, é um método caro, e com taxa elevada de falsos-positivos.

Já a **imunofenotipagem multiparamétrica** vem sendo muito estudada como técnica de doença residual mínima, à medida que os avanços tecnológicos têm permitido o desenvolvimento de citômetros de fluxo com mais canais, e o emprego de painéis mais específicos de anticorpos. As células neoplásicas apresentam um conjunto peculiar de expressão de glicoproteínas na membrana, e a análise simultânea de diversos marcadores permite a identificação de pequenas quantidades de células residuais. Avanços importantes nesta área vêm sendo obtidos em leucemias agudas e no mieloma múltiplo.

CARACTERÍSTICAS BIOLÓGICAS DO TECIDO NEOPLÁSICO

A quimioterapia do câncer se desenvolveu em paralelo a estudos que elucidaram, em grande parte, as características biológicas fundamentais do tecido neoplásico. Algumas dessas características têm implicações clínicas de grande relevância, e serão resumidas a seguir.

▶ Cinética do crescimento tumoral

A taxa de crescimento do tecido neoplásico é determinada por um conjunto de fatores, que incluem a velocidade do ciclo celular, a taxa intrínseca de morte celular e a fração de crescimento.

Fração de crescimento

A fração de crescimento é a porcentagem de células que estão em divisão, e é um elemento determinante das características clínicas de cada neoplasia. Nos linfomas indolentes e na leucemia linfocítica crônica, por exemplo, a fração de crescimento é baixa, ao passo que nos linfomas agressivos e nas leucemias agudas a fração de crescimento é alta. No linfoma de Burkitt, um tumor altamente proliferativo, mais de 80%, e em muitos casos mais de 99% da população celular está continuamente em replicação.

Como veremos adiante, os agentes quimioterápicos são venenos que agem em diversas etapas do ciclo celular. Por conseguinte, tumores indolentes são parcialmente protegidos da ação dos quimioterápicos, pois as células em repouso são poupadas. Em contrapartida, os tumores altamente proliferativos, cuja progressão biológica e clínica ameaçam de imediato a vida do paciente, são muito sensíveis aos quimioterápicos. Resulta disso um paradoxo bem conhecido em onco-hematologia: os tumores agressivos apresentam taxas de cura mais altas do que os tumores indolentes.

Crescimento gompertziano

A taxa de crescimento tumoral não é constante ao longo da vida da neoplasia, e apresenta extraordinária analogia com o padrão de crescimento normal dos mamíferos. Esse crescimento normal, caracterizado por um período lento intra-uterino, seguido de rápida aceleração nos primeiros anos de vida e desaceleração seguida de platô na vida adulta, foi descrito pelo matemático Benjamin Gompertz, e tem o padrão de uma curva sigmoide. Quando estudado experimentalmente, o crescimento tumoral evidenciou as mesmas características da função gompertziana.

O número de células se acumula lentamente, de início, porque o número total de células neoplásicas ainda é baixo. Em seguida, as células proliferam rapidamente, e a taxa máxima de crescimento é alcançada quando o tumor atinge aproximadamente um terço de seu volume máximo. Por fim, há um declínio gradual da taxa de crescimento do tumor, quase um platô, com acentuada redução da fração de crescimento, à medida que o tumor atinge o volume necessário para matar o hospedeiro (Figura 35.1).

A eficácia do tratamento é maior quando o diagnóstico é precoce, pois o número total de células ainda é limitado e a maioria das células está em ciclo celular.

▶ Resistência genética

Outra característica biológica própria das neoplasias é a alta taxa de mutações. Os mecanismos que determinam essa instabilidade genética são complexos, e estão além do escopo deste capítulo. No entanto, é essencial compreender que o clone neoplásico se estabelece e evolui como resultado de uma sequência cumulativa de mutações genéticas que conferem vantagem proliferativa e perda da sensibilidade das células neoplásicas aos mecanismos fisiológicos de controle tecidual.

À medida que novas mutações ocorrem no clone original, novos subclones mais proliferativos e menos sensíveis aos quimioterápicos se estabelecem, de forma análoga à conhecida resistência bacteriana aos antibióticos. Por esse motivo, a maioria das neoplasias é tratada desde o início com combinações de três ou mais drogas, uma estratégia similar à adotada no "esquema tríplice" para o tratamento da tuberculose. A probabilidade de atingir o clone primário e os novos subclones aumenta quando diversas drogas, com mecanismos de ação diferentes, são empregadas.

Outra razão pela qual o tratamento precoce aumenta as chances de sucesso é a oportunidade de tratar a neoplasia antes do aparecimento espontâneo de subclones resistentes aos tratamentos disponíveis.

INTRODUÇÃO À QUIMIOTERAPIA

Os medicamentos antineoplásicos de uso sistêmico, designados por tradição pelo termo genérico e impreciso "quimioterapia", são substâncias tóxicas que afetam o ciclo celular.

A maioria das drogas antineoplásicas tem atividade máxima em uma fase específica do ciclo celular. A asparaginase e prednisona agem sobretudo em G1, a citarabina e o metotrexate na fase S, a bleomicina e o etoposide, em G2, e os alcaloides da vinca na fase M. Uma limitação que decorre dessa especificidade é que somente as células na fase sensível são afetadas pelo medicamento. Já os agentes alquilantes e as antraciclinas agem nas células em ciclo celular, mas sem especificidade por uma fase do ciclo.

As drogas citotóxicas não têm seletividade pelas células neoplásicas, e atuam em todos os tecidos do organismo. Os tecidos com rápida proliferação celular são, como esperado, os mais atingidos, e essa é a razão da ocorrência frequente de toxicidade hematológica, sintomas gastrintestinais e queda de cabelos.

Muitos medicamentos antineoplásicos são produtos naturais. Os alcaloides da vinca (vincristina e vinblastina)

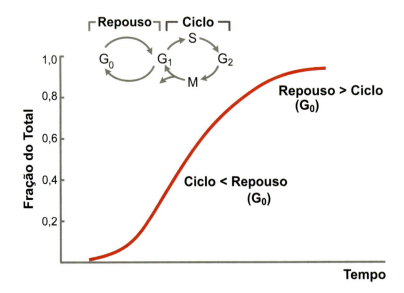

Figura 35.1 A curva de crescimento da população de células do tumor, descrita como "crescimento de Gompertz", relaciona-se com a percentagem de células tumorais que estão em ciclo (fração de crescimento), multiplicando-se ativamente, e o acúmulo de células: no início a fração de crescimento é elevada, estando a maior parte das células em ciclo, mas o crescimento do tumor é pequeno em virtude do número reduzido de células. Com o passar do tempo, o número total de células (ou tamanho do tumor) aumenta rapidamente; quando o tumor atinge maior volume, a fração de crescimento diminui, ou seja, a proporção de célula em ciclo cai muito. Nessa fase, a maior proporção de células está em repouso, sendo muito menos sensível a muitos quimioterápicos, em especial aos antimitóticos e antimetabólicos. Quando o tratamento reduz bastante o tamanho do tumor, a proporção de células "em ciclo" aumenta consideravelmente, tornando o tumor mais sensível àqueles quimioterápicos.

foram originalmente extraídos de uma bela planta com delicadas flores róseas, denominada *Catharanthus roseus* e conhecida popularmente como "boa-noite" ou "maria-sem-vergonha". As antraciclinas foram identificadas na bactéria *Streptomyces peucetius*. Os taxanos foram inicialmente extraídos da casca do tronco do teixo do Pacífico (*Taxus brevifolia*), uma árvore nativa das regiões ocidentais da América do Norte. Outras drogas extraídas de produtos naturais são a bleomicina, a asparaginase, as podofilotoxinas e os inibidores de toposomerase I.

▶ Combinação de quimioterápicos

As drogas citotóxicas são desenvolvidas e licenciadas com base em dados obtidos em estudos que testam somente uma droga. Após a aprovação inicial, as novas drogas são habitualmente combinadas com outras já conhecidas, em regimes poliquimioterápicos.

A combinação de drogas traz diversas vantagens. A associação de uma droga sem especificidade por uma fase do ciclo celular com outra droga fase-específica permite atingir simultaneamente células que estão se dividindo lentamente ou rapidamente. O uso de drogas que agem mesmo em células em repouso pode permitir o recrutamento das células para um estado biologicamente mais ativo, o que aumenta a sua sensibilidade aos outros medicamentos.

Alguns princípios norteiam a combinação de quimioterápicos. Todos os medicamentos devem ter atividade biológica comprovada contra a neoplasia. Os medicamentos devem ter mecanismos de ação e perfis de toxicidade diferentes. As drogas devem ser usadas em sua dose máxima tolerada, exceto se houver toxicidade superponível. Neste caso, é comum testar o protocolo inicialmente com dois terços da dose máxima tolerada. De modo geral, evita-se combinar drogas da mesma classe. Os regimes de combinação de quimioterápicos estabelecem a periodicidade de administração dos medicamentos, em ciclos que incorporam intervalos de repouso para permitir a recuperação dos tecidos normais atingidos pelos medicamentos.

▶ Drogas antineoplásicas: classificação e mecanismos de ação

As drogas antineoplásicas podem ser agrupadas em classes, de acordo com suas propriedades farmacológicas e mecanismos de ação.

Antagonistas dos folatos

Em 1948, Sidney Farber *et al.* publicaram no *New England Journal of Medicine* a indução de remissão em 5 de 16 crianças com leucemias agudas tratadas com aminopterina, um análogo do folatos. Nascia aí a era moderna da quimioterapia das leucemias. Embora menos potente que a aminopterina, o **metotrexate** a suplantou devido a um perfil de toxicidade mais favorável, e a efeitos mais previsíveis. O metotrexate é utilizado no tratamento de leucemias e linfomas, e no controle da infiltração do sistema nervoso central

por essas doenças. Mais recentemente, tem sido utilizado em doses baixas como imunomodulador, e tem um papel importante no tratamento de doenças autoimunes como a artrite reumatoide e a psoríase.

Os antagonistas dos folatos competem com os folatos na captação pela célula, e também inibem diversas reações mediadas por coenzimas dos folatos.

Os efeitos colaterais mais comuns desses medicamentos são mucosite e mielotoxicidade. Essas manifestações ocorrem caso o efeito do metotrexate perdure por vários dias. Por esse motivo, é usual a administração de ácido folínico por via oral ou intravenosa, 24 a 36 horas após o metotrexate, para resgatar os tecidos normais da ação deste.

Recentemente, um novo antagonista de folatos, o **pralatrexate**, foi aprovado para o tratamento de linfomas de células T.

Análogos das pirimidinas e das purinas (antimetabólitos)

Os análogos das pirimidinas são a citosina-arabinosídeo (citarabina ou ara-C), a 5-azacitidina, a decitabina, a gemcitabina e o 5-fluorouracil (5-FU).

A **citarabina** é um dos medicamentos mais importantes no tratamento da leucemia mieloblástica, e também é ativa em leucemias linfoblásticas e linfomas. É um análogo do nucleosídeo deoxicitidina, e age pela inibição da síntese nuclear de DNA.

A **5-azacitidina e a decitabina** também são análogos da citidina. A decitabina é a forma deoxi da azacitidina (5-aza-2'deoxicitidina). Ambas agem como falsos substratos e potentes inibidores das metiltransferases, levando à redução da metilação do DNA. Formam, portanto, uma subcategoria, dentre os análogos de pirimidinas, conhecida hoje como "drogas hipometilantes". Ambas foram aprovadas recentemente para o tratamento de pacientes com síndromes mielodisplásicas.

A **gemcitabina** é outro análogo da citarabina, com dois átomos de flúor na posição 2' do anel de açúcar. Foi inicialmente aprovada para o tratamento de diversos tumores sólidos. Mais recentemente, a sua atividade foi demonstrada em linfomas de Hodgkin e não Hodgkin, particularmente nos linfomas T cutâneos.

Já o **5-FU**, uma droga amplamente utilizada em oncologia, não tem aplicação nas neoplasias hematológicas.

Os inibidores de purinas desenvolvidos mais precocemente foram a **6-mercaptopurina e a 6-tioguanina**. Ambos agem por antagonismo competitivo com as purinas, reduzindo a síntese e a função de ácidos nucleicos. Tiveram papel importante no tratamento de leucemias agudas e linfomas pediátricos, mas hoje seu uso é limitado à ação imunossupressora.

Uma nova geração de análogos das purinas é formada pela **fludarabina, cladribina e pentostatina**. Essas drogas induzem uma deficiência intracelular de Adenosino-Deaminase (ADA), enzima essencial no processamento fisiológico das purinas. A deficiência genética de ADA causa uma forma grave de imunodeficiência, denominada "imunodeficiência combinada grave". A cladribina e a pentostatina são antagonistas competitivos diretos da adenosina. Já a fludarabina causa também a redução da síntese do DNA pela inibição da ribonucleotídeo redutase e da DNA polimerase.

As três drogas causam linfopenia intensa e prolongada. A fludarabina é muito usada no tratamento de doenças linfoproliferativas indolentes, e a cladribina é hoje o tratamento de escolha da tricoleucemia.

Drogas alquilantes e compostos à base de platina

Os alquilantes e os compostos antitumorais à base de platina reagem com átomos ricos em elétrons, sobretudo nitrogênio e enxofre, nas moléculas de ácidos nucleicos. Essas reações produzem diversos efeitos, sendo o principal a formação de ligações cruzadas (*cross-links*) no DNA, que impedem a separação das fitas de DNA e interferem assim na replicação celular.

Os agentes alquilantes mais usados são as mostardas nitrogenadas, substâncias estruturalmente semelhantes ao gás mostarda, mas com um átomo de nitrogênio no lugar do átomo de enxofre. A **mecloretamina** foi a "mostarda nitrogenada" original, desenvolvida como arma química durante a II Guerra Mundial, mas nunca utilizada. As outras mostardas nitrogenadas são **ciclofosfamida, ifosfamida, melfalano e clorambucil**, amplamente utilizadas no tratamento de neoplasias hematológicas, em particular as doenças linfoproliferativas: linfomas, mieloma múltiplo e leucemia linfocítica crônica.

O **bussulfano**, com uma estrutura distinta, foi um dos primeiros alquilantes a ser usado, e por algumas décadas foi o tratamento de escolha da leucemia mieloide crônica. Seu principal uso hoje é em regimes mieloablativos em preparação para o transplante de medula óssea.

As nitrosureias, **carmustina** (BCNU) e **lomustina** (CCNU) são substâncias alquilantes com atividade em diversos tumores sólidos, e também no mieloma múltiplo.

Dois outros alquilantes com propriedades semelhantes são a **procarbazina** e a **dacarbazina**. Ao serem metabolizadas, ambas causam a metilação do DNA e alteram a sua função. Ambas são utilizadas no tratamento do linfoma de Hodgkin, e também em tumores sólidos refratários.

Já a **bendamustina** é um alquilante sintetizado na Alemanha Oriental, em 1963, e que vem despertando grande interesse no tratamento da leucemia linfocítica crônica e dos linfomas indolentes. Além de suas propriedades alquilantes, a bendamustina tem semelhanças estruturais e funcionais com os análogos de nucleosídeos.

Compostos antitumorais à base de platina

Os compostos antitumorais à base de platina formam ligações químicas fortes com radicais de enxofre e nitrogênio nos ácidos nucleicos e proteínas do núcleo. O mais usado desses compostos é a **cisplatina**, que tem atividade em diversos tumores sólidos e em linfomas. Devido à nefrotoxicidade e neurotoxicidade causadas pela cisplatina, intensos esforços levaram ao desenvolvimento da **carboplatina**.

Antraciclinas e outros inibidores de topoisimerases

As topoisomerases são enzimas que controlam o grau de enrolamento das fitas que formam a dupla-hélice do DNA. O genoma de procariotos contém tipicamente quatro topoisomerases. Uma delas, a DNA girase, é o alvo de diversos antibióticos, entre eles as quinolonas. Já as células humanas contêm cinco famílias de topoisomerases: I, IIα, IIβ, IIIαe IIIβ.

As drogas inibidoras das topoisomerases estão entre as mais ativas no tratamento de uma ampla variedade de neoplasias, e compartilham um espectro semelhante de efeitos colaterais. Elas ligam-se às topoisomerases, ao DNA ou a ambos simultaneamente, no sítio de ligação da enzima ao DNA, favorecendo a clivagem da dupla hélice ou impedindo a sua religação. Em ambos os casos, o resultado é a morte celular.

Antraciclinas

As antraciclinas são produtos da fermentação do *Streptomyces peucetius* var. *caesius*. A **doxorrubicina** é amplamente usada em linfomas. A **daunorrubicina** é um componente importante do tratamento das leucemias agudas, e a **idarrubicina** é usada predominantemente na leucemia mieloide aguda. Já a **epirrubicina** é usada, em menor escala, em alguns regimes de tratamento de linfomas.

Todas as antraciclinas podem causar lesão cardíaca grave, embora doxorrubicina e daunorrubina o façam mais comumente. A toxicidade mais grave é a cardiomiopatia congestiva crônica. Limites cumulativos de dose foram estabelecidos, e devem ser rigorosamente respeitados. A toxicidade aguda, na forma de arritmias ou alterações eletrocardiográficas no segmento ST-T é menos grave e tem usualmente resolução espontânea.

Epipodofilotoxinas

O **etoposide** (VP-16) e o **teniposide** (VM-26) inibem a topoisomerase II. O etoposide é usado no tratamento de linfomas e da leucemia mieloide aguda. O teniposide é usado na leucemia linfoblástica refratária.

Camptotecinas

As camptotecinas são inibidores da topoisomerase I. A droga originalmente identificada foi a camptotecina, um alcaloide produzido pela árvore chinesa *Camptotheca acuminata*. Mais recentemente, o **topotecan** e o **irinotecan** foram descobertos. São usadas em tumores sólidos, mas têm pouca utilidade em onco-hematologia.

Alcaloides da vinca e outras toxinas dos microtúbulos celulares

Os microtúbulos são componentes altamente regulados do citoesqueleto celular. Diversas substâncias de origem natu-

308 Tratado de Hematologia

ral que agem como toxinas dos microtúbulos foram identificadas, com destaque para os alcaloides da vinca e os taxanos.

Há três alcaloides da vinca em amplo uso clínico: a **vincristina**, a **vinblastina** e a **vinorelbina**. A vincristina é um componente essencial no tratamento dos linfomas e das leucemias linfoides agudas. Ademais, a vincristina tem papel importante no tratamento de diversas neoplasias sólidas prevalentes na infância. Um papel imunomodulador da vincristina também foi identificado, e há evidências de eficácia em casos de púrpura trombocitopênica imunológica e anemia hemolítica autoimune. A vincristina foi comercializada por décadas com a marca "Oncovin", e está representada pela letra "O" em protocolos essenciais para o tratamento dos linfomas, como o CHOP, o MOPP e o BEACOPP.

A vinblastina tem hoje papel essencial no tratamento do linfoma de Hodgkin, como parte do regime ABVD. Também é usada no tratamento do sarcoma de Kaposi, da micose fungoide avançada, no tratamento paliativo do linfoma de Hodgkin refratário.

Embora sejam estruturalmente semelhantes, o perfil toxicológico dos alcaloides da vinca é substancialmente diferente. Todos induzem neurotoxicidade, mas esta é uma complicação particularmente grave da vincristina, e se manifesta por neuropatia periférica simétrica, sensorial e motora, e também por polineuropatia autonômica. Por outro lado, a vincristina apresenta pouca mielotoxicidade, uma característica que favorece a sua utilização em regimes com múltiplas drogas. A vinblastina é menos neurotóxica e mais mielotóxica que a vincristina.

Taxanos

Os taxanos atuam sobre o feixe mitótico de forma diferente dos alcaloides da vinca. Os dois principais taxanos em uso clínico são o **paclitaxel** e o **docetaxel**, e apresentam atividade em diversos tumores sólidos, em especial ovário e mama. Sua atividade em neoplasias hematológicas é baixa, e não estão em uso terapêutico nessas doenças.

Outras drogas

Duas outras drogas muito usadas em onco-hematologia não se enquadram em nenhuma das classes acima.

A **hidroxiurcia**, conhecida na Inglaterra como hidro xicarbamida, é amplamente utilizada no manejo de doenças mieloproliferativas, tais como a policitemia vera, a mielofibrose e a trombocitemia essencial. Ela bloqueia a enzima ribonucleotídeo redutase, o que resulta na inibição da síntese de deoxirribonucleotídeos. A hidroxiureia é administrada em cápsulas, por via oral, e tem a vantagem de uma meia-vida curta, de modo que a interrupção é seguida quase imediatamente da cessação de seu efeito. A hidroxiureia produz aumento da síntese de hemoglobina F, e esse efeito tem sido explorado em pacientes com anemia falciforme, em quem a hidroxiureia reduz a frequência e a intensidade das crises álgicas.

Já a **bleomicina,** um antibiótico glicopeptídico isolado de uma cepa de *Streptomyces verticillus,* em 1966, faz parte do principal regime de tratamento do linfoma de Hodgkin, o ABVD. Seu mecanismo de ação é complexo, mas tem em comum com os alquilantes a produção de radicais livres e danos à estrutura do DNA. A droga é catabolizada pela enzima bleomicina-hidrolase. A baixa concentração dessa enzima nos pulmões é uma das causas da lesão pulmonar fibrótica causada pela bleomicina, que acomete de 2 até 20% dos pacientes tratados.

▶ Terapias inovadoras dirigidas a alvos moleculares

A maior limitação da quimioterapia é a sua falta de especificidade. Os medicamentos quimioterápicos agem indiscriminadamente sobre todas as células, em replicação rápida, sejam elas normais ou neoplásicas. Ao longo da segunda metade do século XX, intensos esforços foram feitos para desenvolver novos medicamentos capazes de atingir seletivamente alvos moleculares próprios das células neoplásicas.

Um primeiro passo nessa direção foi o desenvolvimento do anticorpo monoclonal anti-CD20, denominado **rituximabe**. Esse medicamento foi aprovado pelo FDA (*Food and Drug Administration*, órgão regulatório do governo americano), em 1997, para o tratamento de linfomas de grandes células, e desde então teve seu uso expandido para diversas outras neoplasias linfoproliferativas. O CD20 é uma molécula presente na superfície dos linfócitos B, e o rituximabe tem sua ação restrita a essas células. Embora produza linfopenia acentuada e persistente, não causa mielodepressão, mucosite ou alopecia.

Diversos anticorpos monoclonais vêm sendo desenvolvidos nos últimos anos para o tratamento de neoplasias hematológicas. Um exemplo muito atual é o **brentuximabe-vedotin**, um anticorpo anti-CD30 acoplado a uma droga anti-mitótica, que foi aprovado no final de 2011 para o tratamento do linfoma de Hodgkin refratário, e do linfoma anaplásico refratário.

A chamada terapia-alvo atingiu sua plenitude com o advento dos inibidores da tirosinocinase. Essas drogas inibem a proteína *bcr-abl*, que resulta da translocação de material genético entre os cromossomos 9 e 22 na leucemia mieloide crônica, conhecida como "cromossomo Philadelphia". Três desses medicamentos estão em uso clínico, o **imatinibe**, o **nilotinibe** e o **dasatinibe**. Sua ação concentra-se sobretudo no alvo proposto, que é a proteína bcr-abl, mas elas podem inibir outras tirosinocinases e mesmo outras famílias de proteínas mediadoras do metabolismo celular, o que resulta em um perfil de toxicidade específico para cada medicamento. No entanto, não apresentam a ação tóxica inespecífica e generalizada dos quimioterápicos.

Grande esforço vem sendo empreendido para identificar novos alvos moleculares que desempenham papel crítico na gênese e manutenção de cada neoplasia, e em seguida desenvolver inibidores específicos para esses alvos. Um bom exemplo é a mutação do gene JAK2, descoberta em 2005 na policitemia vera, na trombocitemia essencial e na mielofibrose. Um inibidor de JAK2, o ruxolitinibe, foi aprovado em novembro de 2011 pelo FDA para o tratamento da mielofibrose.

Principais toxicidades imediatas da quimioterapia e seu manejo clínico

Mielossupressão

A medula óssea normal mantém taxas espetaculares de replicação celular. Estima-se que, a cada 24 horas, são produzidos 200 bilhões de hemácias, 100 bilhões de plaquetas e 30 bilhões de leucócitos. A administração de quimioterápicos resulta na redução temporária dessas taxas e, por isso, os pacientes em tratamento são monitorados com hemogramas, especialmente antes da administração de cada novo ciclo. Os protocolos de tratamento quimioterápico determinam as contagens mínimas de leucócitos e plaquetas necessárias para que um novo ciclo seja iniciado, e especificam reduções de doses ou aumento do período de repouso caso essas toxicidades persistam.

A complicação mais temida da mielotoxicidade é a neutropenia, sobretudo quando a contagem de neutrófilos cai abaixo de $500/mm^3$ e o paciente apresenta febre. O risco de sépsis neutropênica nesse caso é elevado, e a ausência de neutrófilos resulta em mascaramento das manifestações inflamatórias usualmente associadas às infecções graves, tais como dor, rubor, tumoração, piúria e infiltrados pulmonares. Portanto, é necessário iniciar a administração de antibióticos sem a certeza de que há uma infecção instalada, uma abordagem conhecida como "antibioticoterapia profilática". O substancial avanço na prevenção e no tratamento da sépsis neutropênica ao longo dos últimos vinte anos proporcionou acentuada melhora nos resultados do tratamento de diversas neoplasias hematológicas.

Os fatores de crescimento (G-CSF e GM-CSF) são importantes adjuvantes no tratamento da neutropenia induzida por quimioterápicos. A *American Society of Clinical Oncology* (ASCO) publicou uma diretriz baseada em evidências sobre o uso desses fatores, que está disponível na íntegra no seu site (www.asco.org), na seção de *guidelines*.

Anemia

A anemia no paciente em quimioterapia pode decorrer de uma série de fatores, que incluem mielotoxicidade, anemia de doença crônica, perda sanguínea, e ainda anemia imuno-hemolítica nos linfomas e na leucemia linfocítica crônica. A anemia usualmente não requer a redução de doses ou retardo no tratamento, mas pode comprometer a qualidade de vida dos pacientes. As opções de tratamento para a anemia decorrente de mielotoxicidade são transfusões ou eritropoetina. Normas para a utilização de eritropoetina em pacientes com câncer foram publicadas em uma diretriz conjunta pela *American Society of Hematology* (ASH) e pela ASCO, e estão disponíveis na íntegra no site da ASH (www.hematology.org), na seção de *guidelines*.

Mucosite

A mucosa que reveste todo o trato gastrintestinal, da boca até o reto, é também um tecido em intensa replicação, e sofre os efeitos da quimioterapia. É comum o paciente apresentar ardência na boca e na língua, e por vezes surgem úlceras orais. Alterações do paladar (disgeusia) ou perda do paladar (ageusia) também podem ocorrer. Diarreia é outra manifestação possível, mas é mais comum em pacientes com tumores sólidos tratados com capecitabina, 5-fluorouracil e irinotecan.

Em pacientes hematológicos, a mucosite é comum quando doses altas são usadas no condicionamento pré-transplante de medula óssea, e também quando doses altas de metotrexate são administradas, sem o resgate completo com ácido folínico.

A mucosite aparece usualmente após o 3º dia, e se acentua em torno do 10º dia, com recuperação espontânea em seguida. O tratamento é dirigido em grande parte para o alívio dos sintomas e a prevenção de infecções, com manutenção rigorosa da higiene oral, hidratação adequada e restrição de irritantes orais, tais como sucos cítricos, álcool e condimentos. Pomadas com lidocaína e corticoide podem ser úteis nas úlceras orais. A diarreia é controlada com hidratação e loperamida.

Náuseas e vômitos

Este já foi um dos efeitos mais temidos pelos pacientes em quimioterapia, que tinham muitas vezes vômitos incontroláveis por 24-48 horas após a administração de cada ciclo. A introdução de uma nova classe de drogas com alta eficácia antiemética, os antagonistas do receptor de serotonina 5-HT3, solucionou quase por completo esse problema. Os pacientes podem ainda apresentar náuseas, mas raramente apresentam os vômitos incoercíveis que tanto traumatizavam os pacientes em quimioterapia. A Asco publicou uma diretriz baseada em evidências sobre o uso de antieméticos, que está disponível na íntegra em seu site (www.asco.org), na seção de *guidelines*.

Alopecia

A alopecia é um efeito colateral frequente da quimioterapia. Não traz riscos à saúde do paciente, tem usualmente resolução espontânea após o término do tratamento, e por isso pode não ser valorizada pelo clínico, que se preocupa principalmente com a segurança e a eficácia do tratamento. No entanto, a alopecia descaracteriza a imagem do indivíduo, torna pública a sua condição de doente, e é fonte de grande angústia em pacientes de ambos os sexos. Não há tratamento eficaz. O uso de hipotermia do escalpo e de minoxidil tópico é proposto por alguns, mas não há estudos adequados que comprovem a sua eficácia. Muitos pacientes optam por perucas ou outras soluções cosméticas temporárias.

Infertilidade

A quimioterapia pode comprometer a fertilidade dos pacientes. A taxa de infertilidade varia muito em função da combinação de drogas e das doses empregadas.

Em doenças que acometem jovens, e nas quais há boa expectativa de sobrevida em longo prazo, como por exemplo, o linfoma de Hodgkin, a infertilidade pode se tornar fonte de grande frustração no futuro. Em homens, deve-se propor, sempre que possível, a coleta e conservação de esperma do paciente antes do início do tratamento. Opção semelhante para mulheres concentra-se na preservação de óvulos ou tecido ovariano cujas experiências preliminares parecem ser bastante promissoras. A escolha do tratamento pode ser condicionada à importância atribuída à fertilidade de cada paciente.

Flebites e reações locais

Diversos quimioterápicos podem produzir inflamação das veias, com dor, edema, e por vezes, trombose venosa. Entre os medicamentos usados em onco-hematologia destacam-se como causas de flebite os alcaloides da vinca, os alquilantes e a dacarbazina. Essas drogas devem ser administradas diluídas em infusão rápida, de preferência por meio de cateter implantado em uma veia central.

Uma complicação mais grave é o extravasamento acidental do medicamento no tecido subcutâneo. Essa complicação deve ser prevenida pelo cuidado extremo na verificação do posicionamento da agulha, *scalp* ou cateter na veia antes da administração do quimioterápico. Além das drogas mencionadas acima, as antraciclinas produzem lesões particularmente graves, pela sua capacidade de causar necrose tecidual.

Se houver suspeita de extravasamento, compressas frias ou gelo devem ser imediatamente aplicados, exceto no extravasamento de alcaloides da vinca e de etoposide, pois há evidências em animais de agravamento das lesões causadas por essas drogas com a exposição ao frio. Diversos antídotos têm sido propostos para essas circunstâncias, tais como o tiossulfato Sódico e o Dimetilsulfóxido (DMSO), mas a literatura acerca da sua eficácia é controversa. O acompanhamento por cirurgião plástico é recomendado, pois pode haver necessidade de debridamento de tecido desvitalizado.

▶ Principais efeitos tardios da quimioterapia

Uma parcela expressiva dos pacientes com neoplasias hematológicas apresenta sobrevida longa após o tratamento. Diversos efeitos adversos podem ocorrer nesses pacientes. Um dos mais temidos é o desenvolvimento de segundas neoplasias, seja mielodisplasia ou leucemia aguda nos primeiros anos após o tratamento, ou tumores sólidos nas décadas subsequentes. Este tema é discutido em detalhes no capítulo sobre linfomas de Hodgkin, doença em que esta questão é especialmente relevante.

O paciente com longa sobrevida pode apresentar comprometimento da sua qualidade de vida, seja por sintomas ou complicações clínicas, seja pelo impacto psicológico e socioeconômico que a doença tenha sobre a sua existência.

INTRODUÇÃO À RADIOTERAPIA

Nas neoplasias hematológicas, a radioterapia é utilizada principalmente no tratamento dos linfomas, usualmente em combinação com um regime poliquimioterápico. Também é usada na profilaxia e no tratamento da infiltração do sistema nervoso central em leucemias e linfomas. Mais raramente, a radioterapia pode ter um papel no tratamento paliativo de graves esplenomegalias associadas a infartos esplênicos nas neoplasias mieloproliferativas, no tratamento da compressão medular por massas tumorais nos linfomas e no mieloma, e no tratamento de massas de tecido hematopoético extramedular nas neoplasias mieloproliferativas.

▶ Histórico

No final do século XIX, ocorreu uma extraordinária série de descobertas no campo da radiação. William Roentgen descobriu os raios X, em 1895, trabalho pelo qual ganhou o primeiro Prêmio Nobel de Física, em 1901. Antoine Becquerel descobriu a radioatividade no ano seguinte. Entre 1896 e 1898, Marie e Pierre Curie descreveram três elementos radiativos, o tório, o polônio e o rádio. Becquerel e o casal Curie conquistaram o Prêmio Nobel de Física em 1903.

Igualmente extraordinária foi a rapidez com que a hipótese de que a radiação pudesse ter ação terapêutica sobre tumores foi formulada e testada. Em 1902, William Pulsey, um pediatra de Chicago, publicou no JAMA (*Journal of the American Medical Association*) os relatos de duas crianças tratadas com radioterapia, uma com sarcoma e outra com linfoma de Hodgkin, com fotografias que documentavam claramente a redução tumoral. Nascia assim um novo campo terapêutico, a radioterapia ou radio-oncologia, cujos fundamentos físicos e biológicos foram intensamente estudados ao longo do século XX.

Os equipamentos utilizados inicialmente eram precários, e produziam intensa radiação superficial, o que resultava em grandes queimaduras e úlceras cutâneas, com efeito reduzido sobre os tumores localizados mais profundamente. Somente nos anos de 1950 surgiram fontes de cobalto capazes de irradiar mais profundamente, e a radioterapia ganhou impulso definitivo com a introdução do acelerador linear, fruto em grande parte dos estudos pioneiros de Henry Kaplan, da Universidade de Stanford, no tratamento dos linfomas.

▶ Mecanismos de ação da radioterapia

Os mecanismos de ação da radioterapia sobre os tumores são complexos, e só podem ser apresentados aqui de forma simplificada. Quando os raios X e os raios gama interagem com materiais biológicos, parte de sua energia é transferida para elétrons que, uma vez ejetados de seus átomos, induzem ionização celular ao longo de suas trajetórias. Essa ionização pode produzir efeitos diretos sobre macromoléculas essenciais à vida e à reprodução das células, ou efeitos indiretos, ao afetar moléculas de água localizadas a poucos nanômetros dessas macromoléculas. O resultado é a produção de espécies de nitrogênio e oxigênio altamente reativas, que atuam como radicais livres e amplificam o dano celular. As lesões mais relevantes na letalidade celular induzida pela radiação ionizante são as quebras na dupla-hélice de DNA.

▶ Campos de irradiação

Os pacientes com linfoma de Hodgkin inicialmente tratados com radioterapia apresentavam respostas surpreendentes, mas sofriam quase sempre recaídas em áreas contíguas. O trabalho de Gilbert, em 1925, consolidou o conceito de disseminação por contiguidade, e Vera Peters, já nos anos de 1960, demonstrou que a irradiação profilática das áreas adjacentes aos tumores linfáticos era capaz de curar o linfoma de Hodgkin. Surgiram daí os conceitos de campos de radioterapia, sendo o **campo envolvido** a área onde se sabe haver tumor, e **campo estendido** uma área maior de irradiação circunvizinha ao tumor. No caso dos linfomas, foram adotados internacionalmente dois campos estendidos padronizados: o **manto** inclui todas as áreas linfoides supradiafragmáticas, e o **Y-invertido** inclui todas as áreas linfoides infra-diafragmáticas. A irradiação dos dois campos estendidos em sequência é denominada **irradiação nodal total**.

Mais recentemente, centros mais sofisticados de radioterapia vêm adotando um campo muito mais restrito de irradiação, focado tão somente nos linfonodos aumentados. Essa medida faz parte de um esforço global de reduzir as doses totais de irradiação, para minimizar os efeitos tóxicos de curto e de longo prazo da radioterapia.

▶ Equipamentos e aspectos técnicos

A eficácia e segurança da radioterapia são fortemente dependentes dos equipamentos utilizados e da observação rigorosa da metodologia apropriada. A proteção de órgãos vitais e reprodutivos é mandatória. O delineamento exato das áreas a serem irradiadas é obtido por meio de simulação com tomografia computadorizada, que em alguns casos pode ser complementada por ressonância magnética e Tomografia com Emissão de Pósitrons (PET). *Softwares* especializados permitem o planejamento da irradiação em três dimensões, o que melhora o direcionamento da irradiação e reduz o impacto sobre os tecidos normais adjacentes. O correto posicionamento e imobilização do paciente são igualmente críticos para a obtenção dos melhores resultados.

Uma série de estudos feitos na década de 1980 nos Estados Unidos evidenciou que a eficácia da radioterapia depende também da existência de unidades dedicadas exclusivamente à radioterapia, com profissionais especializados trabalhando em período integral com equipamentos de qualidade, e atendendo a um volume expressivo de pacientes. Pequenos serviços comunitários de radioterapia, com baixo volume de pacientes, máquinas antigas e funcionários em tempo parcial apresentaram resultados muito inferiores.

▶ Efeitos colaterais imediatos da radioterapia

Diversos efeitos colaterais da radioterapia são observados com alta frequência. Anorexia, náuseas, diarreia, alopecia na área irradiada e mielossupressão são efeitos esperados. A irradiação do pescoço pode causar faringite e boca seca. A secura bucal pode ser permanente e se tornar muito problemática para a saúde dentária e a qualidade de vida dos pacientes.

Outros efeitos colaterais imediatos são pneumonite, pericardite, e a síndrome de Lhermitte, que consiste na sensação de choque elétrico nas pernas quando se faz a flexão da cabeça, que surge de 1-6 meses após a irradiação no campo do manto, possivelmente secundária à desmielinização. A síndrome de Lhermitte é autolimitada, e apresenta resolução espontânea após alguns meses.

REFERÊNCIAS CONSULTADAS

1. Baccarani M, Cortes J, Pane F, Niederwieser D, Saglio G, Apperley J, et al. Chronic myeloid leukemia: an update of concepts and management recommendations of European LeukemiaNet. J Clin Oncol. 2009;27:6041-51.

2. Cheson BD, Pfistner B, Juweid ME, Gascoyne RD, Specht L, Horning SJ, et al. Revised response criteria for malignant lymphoma. J Clin Oncol. 2007;25:579-86.

3. DeVita VT Jr, Lawrence TS, Rosenberg SA, DePinho RA, Weinberg RA. Cancer: principles and practice of oncology. 9. ed. Philadelphia: Lippincott Williams & Wilkins, 2011.

4. Evans S, Savage P. Practical issues in cytotoxic chemotherapy. In: Hanna L, Crosby T, Macbeth F. Practical clinical oncology. Cambridge: Cambridge University Press, 2008. p.1-12.

5. Freeter CE, Perry MC. Principles of chemotherapy. In: Perry MC. The chemotherapy source book. 4. ed. Philadelphia: Lippincott Williams & Wilkins, 2008. p.30-6.

6. Freeter CE, Perry MC. Systemic therapy. In: Abeloff's Clinical Oncology. 4. ed. Philadelphia: Churchill Livingstone, 2008. p.449-84.

7. Lee SP. Radiation oncology. In: Manual of clinical oncology. 6. ed. Philadelphia: Lippincott Williams and Wilkins, 2008. p.35-45.

capítulo · 36

Suporte Transfusional de Pacientes com Neoplasias Hematopoéticas

Dimas Tadeu Covas

INTRODUÇÃO

Neste capítulo vamos abordar a indicação dos principais componentes sanguíneos em pacientes portadores de neoplasias hematológicas e submetidos ao transplante de medula óssea.

CONCENTRADO DE HEMÁCIAS (CH)

A transfusão de concentrado de hemácias está indicada para aumentar a oferta de oxigênio nos pacientes que apresentam anemia sintomática não responsiva às terapias específicas. A indicação transfusional deve levar em conta parâmetros clínicos e laboratoriais. A concentração de hemoglobina, embora seja um guia incompleto, pode fornecer indícios valiosos.

O transporte adequado de oxigênio para manter as funções metabólicas basais pode ser realizado por concentrações de hemoglobina acima de 7 g/dL (hematócrito de 21%). Pacientes com 8 g/dL estabilizados clinicamente em geral são assintomáticos. A elevação do nível de hemoglobina para valores acima de 10 g/dL normalmente não traz benefício ao paciente.

Os concentrados de hemácias para utilização em pacientes com neoplasias hematológicas devem sofrer modificações que podem incluir a lavagem, a desleucotização e a irradiação.

- **Concentrado de hemácias lavadas**. Produzido pela lavagem manual ou automatizada do CH com solução salina, para remover componentes plasmáticos e reduzir os leucócitos. Para ser efetiva, deve compreender pelo menos três ciclos de lavagem. Está indicado para a prevenção das reações transfusionais alérgicas e febris.
- **Concentrado de Hemácias Desleucotizados (CHD)**. Produzidos por filtração do CH. Filtros

específicos para leucócitos removem 99,9% dos leucócitos presentes inicialmente. As indicações para o CHD incluem a prevenção da aloimunização a antígenos HLA, principalmente para pacientes que receberão grandes quantidades de concentrados de plaquetas ou que serão submetidos a transplante de medula óssea. O uso de CHD também previne a transmissão transfusional do CMV. Para exercer esses efeitos benéficos, a desleucotização deve reduzir o número de leucócitos no CH para menos de 5×10^6.

CONCENTRADO DE PLAQUETAS (CP)

As transfusões de concentrados de plaquetas para pacientes com neoplasias hematológicas podem ser feitas com objetivos terapêuticos ou profiláticos.

Transfusões profiláticas. A probabilidade de sangramento espontâneo aumenta na razão inversa do número de plaquetas. A possibilidade de transfusão profilática deve ser considera abaixo de 10 mil plaquetas/μL em pacientes sem complicações. Nos pacientes que apresentam complicações, como febre, infecções, alterações da coagulação ou que foram transplantados o gatilho de 20 mil plaquetas/μL é adequado. Procedimentos invasivos, como punção lombar, anestesia epidural, implantação de cateter, biópsia brônquica, biópsia hepática ou similar devem ser precedidas por transfusão de CP para elevar a contagem plaquetária acima de 50 mil/μL. Cirurgias que envolvem órgãos críticos, como o cérebro e os olhos, necessitam de contagens plaquetárias acima de 100 mil/μL.

Transfusões terapêuticas. São aquelas indicadas para pacientes plaquetopênicos ou com alterações funcionais plaquetárias que apresentaram sangramento importante em órgão interno (sangramento digestivo, pulmonar, no SNC). A quantidade transfundida nessa situação deve permitir o incremento na contagem de plaquetas para mais de 50 mil/µL. Em adultos deve-se transfundir uma unidade de concentrado de plaquetas obtido de doadores normais para cada 10 kg de peso corporal do paciente. Uma unidade de concentrado de plaquetas obtida de doador único por aférese equivale a sete unidades de CP normais. Em crianças deve-se transfundir 5 a 10 mL de CP por kg. Os concentrados de plaquetas devem ser filtrados e irradiados.

▶ Efetividade

Para a avaliação da efetividade da transfusão de CP necessita-se a determinação da contagem plaquetária antes da transfusão e outra, decorrido o intervalo de 10 a 60 minutos após a transfusão. A efetividade de transfusão é determinada pelo cálculo do **Incremento Plaquetário Corrigido (ICP)**:

$$ICP = \frac{IP \times \text{Área de superfície corporal } (m^2)}{N^o \text{ de plaquetas transfundidas } (x\ 10^6)}$$

- em que o Incremento Plaquetário (IP) é a contagem de plaquetas após a transfusão subtraída da contagem pré-transfusão.

A transfusão de plaquetas será considerada efetiva caso o IPC seja maior que 7.500 em uma hora ou maior que 4.500 após 20 horas.

▶ Resistência às transfusões de CP

Quando a transfusão de CP não se mostra efetiva (baixo IPC) em duas ocasiões subsequentes, deve-se considerar a existência de resistência à transfusão. Esta resistência pode ser devida aos fatores clínicos ou imunológicos (Tabela 36.1). A resistência imunológica é determinada com mais frequência por aloimunização contra antígenos do sistema HLA e mais raramente por anticorpos contra antígenos plaquetários específicos. Cerca de 20 a 70% dos pacientes plaquetopênicos politransfundidos apresentam resistência à transfusão de CP em algum momento da sua história transfusional. Frente a um caso com resistência à transfusão de CP, a primeira providência a ser tomada é a determinação da causa. As causas não imunológicas devem ser manipuladas clinicamente, podendo-se eventualmente, na presença de sangramentos importantes, aumentar-se a quantidade de plaquetas transfundidas. Anticorpos anti-HLA podem ser demonstrados por ensaios de linfocitotoxicidade ou por ensaios específicos para anticorpos contra plaquetas. A resistência por anticorpos anti-HLA exige a transfusão de CP de doadores HLA o mais compatível possível com o receptor.

▶ Seleção de plaquetas

Compatibilidade ABO

Os antígenos do sistema ABO estão presentes na superfície plaquetária e, portanto, a transfusão de plaquetas ABO incompatíveis pode associar-se com resposta transfusional insatisfatória. A transfusão do plasma incompatível presente no concentrado de plaquetas também pode afetar o incremento plaquetário. Por esses motivos, as transfusões plaquetárias devem, de forma ideal, ser feitas tipo a tipo. Entretanto, não se deve atrasar a transfusão para a obtenção de plaquetas compatíveis.

A infusão de plasma incompatível em relação às hemácias do receptor deve ser evitada, particularmente em crianças. Não havendo plaquetas compatíveis, deve-se proceder à remoção do plasma antes da transfusão, procedimento que não é necessário em adultos.

Tabela 36.1

▶ Etiologia e conduta na resistência à transfusão de plaquetas.

Causas	Condutas
Imunológicas	
anticorpos anti-HLA	plaquetas HLA compatíveis
anticorpos antiantígenos plaquetários	plaquetas compatíveis
autoanticorpos	Imunoglobulina EV corticosteroides esplenectomia
drogas (por ex.: Heparina)	suspensão da droga
Não imunológicas	
Esplenomegalia	tratar a causa
Droga (Anfotericina)	suspensão da droga
Consumo	tratar a causa
Septicemia	tratar a causa

Compatibilidade D

O antígeno D (do sistema Rh) não é detectado na superfície plaquetária, e a sobrevida de plaquetas de doadores D positivos em pacientes portadores de anticorpos anti-D é normal. Por outro lado, deve-se considerar que o concentrado de plaquetas de doadores normais contém cerca de 0,5 mL de hemácias e o concentrado de plaquetas obtidos de doador único por aférese pode conter até 5 mL de hemácias, quantidades suficientes para imunizar receptores D negativos.

Compatibilidade HLA

Pacientes com refratariedade à transfusão de plaquetas devido à aloimunização HLA podem ser tratados com plaquetas HLA compatíveis. As plaquetas apresentam antígenos HLA classe I na sua superfície. A compatibilização HLA pode ser feita de acordo com a Tabela 36.2, sendo as categorias A e B as mais efetivas do ponto de vista transfusional. Alternativa à compatibilização HLA é a seleção de plaquetas por meio de prova cruzada plaquetária. Alternativa muito usada na prática clínica, quando não se dispõe de plaquetas tipadas para o HLA, é a realização de transfusões de concentrados de plaquetas de doadores múltiplos (*pools* de concentrados) na esperança de que um seja seja compatível. O inconveniente dessa prática é o aumento da exposição do receptor aos riscos transfusionais, visto que mais doadores estão envolvidos.

TRANSFUSÃO DE GRANULÓCITOS

A transfusão de granulócitos é um procedimento que deve ser reservado para pacientes nas seguintes condições:

- Grunulocitopenia com menos de 500 granulócitos/μL.
- Febre persistente por 24 a 48 horas ou septicemia não responsiva ao uso adequado de antibióticos.

- Hipoplasia mieloide.
- Possibilidade de recuperação da função medular.

A dose recomendada é de 2 a 3×10^{10} granulócitos por transfusão. As transfusões de granulócitos devem ser mantidas diariamente até que ocorra resolução da infecção ou que o número de granulócitos do receptor aumente para mais de 500 células/μL. Tipicamente, trata-se daqueles pacientes que desenvolvem neutropenia febril não responsiva à antibioticoterapia e que, seguramente, irão recuperar a função medular nos próximos dias. Nesse contexto, a transfusão de granulócitos é medida extrema que pode salvar a vida do paciente. De forma coadjuvante, pode se empregar o uso de GCSF e costicoides para estimular a produção e mobilizar os granulócitos.

IRRADIAÇÃO

A irradiação gama dos componentes sanguíneos tem a finalidade de prevenir a Doença do Enxerto contra o Hospedeiro Transfusional (DEHT), que ocorre quando os componentes sanguíneos contendo linfócitos viáveis são transfundidos em pacientes imunossuprimidos. Esses linfócitos viáveis podem enxertar-se no hospedeiro e promover uma reação imunológica contra os seus tecidos. A DEHT pode ocorrer também naqueles pacientes que recebem a transfusão de componentes sanguíneos de pessoas aparentadas com identidade HLA parcial. Pacientes portadores de neoplasias hematológicas são imunossuprimidos em decorrência da própria doença ou do seu tratamento e, portanto, devem receber componentes sanguíneos celulares (CH e CP) irradiados. Com frequência a irradiação gama do componente é feita em equipamentos específicos para sangue ou em serviços de telecobaltoterapia. A dose recomendada é 2,5 grays no centro da bolsa.

Tabela 36.2

▶ Graus de compatibilidade HLA entre doador e receptor.

Grau	Definição
A	Todos os quatro antígenos do doador são idênticos aos do receptor.
B1U	Todos os quatro antígenos do doador são idênticos aos do receptor, mas apenas três antígenos são detectados no doador.
B2U	Todos os antígenos são idênticos aos do receptor, mas apenas dois são detectados no doador.
B1X	Três antígenos do doador são idênticos aos do receptor; o quarto apresenta reatividade cruzada.
B2UX	Dois antígenos do doador são idênticos aos do receptor; o terceiro apresenta reatividade cruzada; somente três antígenos são detectados no doador.
B2X	Dois antígenos são idênticos aos do receptor; dois antígenos apresentam reatividade cruzada.
C	Um antígeno do doador é incompatível com o do receptor.
D	Dois ou mais antígenos do doador são incompatíveis com os do receptor.

REFERÊNCIAS CONSULTADAS

1. Herman J, Kickler T(eds.). Current issues in platelet transfusion therapy and platelet alloimmunity.Bethesda MD: AABB Press, 1999.
2. McCullough J. Transfusion medicine. New York: McGraw-Hill, 1998.
3. Mintz PD (ed.). Transfusion therapy: clinical principles and practice. Bethesda, MD: AABB Press, 1998.
4. Beutler E. Platelet transfusions: the 20,000/uL trigger. Blood. 1993;81:1411-3.
5. American Association of Blood Banks.Technical Manual. 17 ed. – Bethesda, MD: AABB Press, 2011.
6. Schiffer CA. Granulocyte transfusion therapy. Curr Opin Hematol. 1999;6:3-7.
7. Pavenski, K., J. Freedman, J.W. Semple, HLA alloimmunization against platelet transfusions: pathophysiology, significance, prevention and management. Tissue Antigens. 2012;79(4):237-45.

capítulo · 37

Infecções no Paciente com Neoplasia Hematológica. Diagnóstico, Tratamento e Prevenção

Márcia Garnica • Márcio Nucci

INTRODUÇÃO

Nos últimos anos, ocorreu um grande progresso no tratamento das neoplasias hematológicas. Com a incorporação de novos agentes quimioterápicos, anticorpos monoclonais e o transplante de células progenitoras hematopoéticas (transplante de medula óssea) no arsenal terapêutico, doenças fatais passaram a apresentar remissões prolongadas e até cura. Um dos principais obstáculos a esse sucesso é a ocorrência de infecções.

Como muitas modalidades de tratamento estão associadas a graves defeitos na imunidade, esses pacientes passaram a apresentar infecções graves por germes que habitualmente não causam infecção, ou causam infecções leves em indivíduos imunocompetentes. Tais infecções são chamadas oportunistas, e o seu conhecimento é de extrema importância no manejo dos pacientes com neoplasias hematológicas. Neste capítulo serão discutidos diferentes aspectos relacionados ao diagnóstico, tratamento e medidas preventivas para as infecções nesses pacientes.

IDENTIFICANDO A IMUNODEFICIÊNCIA EM NEOPLASIAS HEMATOLÓGICAS

As neoplasias hematológicas apresentam diversos defeitos nos mecanismos de defesa. Essas alterações no sistema imune podem depender da doença de base *per se*, ou estar associadas às diferentes modalidades de tratamento oferecidas aos pacientes. Embora na maioria das vezes a imunodeficiência resulte de uma combinação desses dois fatores, o reconhecimento de qual fator predomina em certo momento pode ser de grande ajuda no manejo desses pacientes. Como a maioria das neoplasias hematológicas acomete o sistema linfoide ou a medula óssea, é muito comum que a doença de base seja responsável por uma depressão nas

defesas do hospedeiro. Uma abordagem prática e didática é dividir as defesas do organismo em quatro componentes básicos: a pele e membranas mucosas, a imunidade celular específica (linfócitos B e T) e inespecífica (fagócitos) e os componentes da imunidade humoral, representados pelas imunoglobulinas e complemento. Embora extremamente simplista, essa divisão permite que se avalie a intensidade da relação entre a doença de base e imunossupressão. Entretanto, o leitor deve reconhecer que o sistema imune age de forma interligada, e outros componentes das defesas do hospedeiro exercem um importante papel no combate a agentes infecciosos. Defeitos em genes que codificam moléculas que constituem a chamada imunidade inata têm sido identificados como fatores de risco para a ocorrência de infecções em pacientes com neoplasias hematológicas. Na Tabela 37.1 estão listadas diversas neoplasias hematológicas e os diversos graus de comprometimento nos componentes da defesa do hospedeiro em um paciente com diagnóstico recente ainda sem tratamento.

Além da imunodepressão frequente pela doença de base, o tratamento das neoplasias hematológicas pode ser o responsável por uma profunda depressão na imunidade. A dinâmica dessa relação entre imunodepressão e o tratamento das neoplasias podem ser exemplificados quando analisamos o mieloma múltiplo. Esta doença acomete o sistema linfoide B na sua célula "terminal" e acarreta um bloqueio no desenvolvimento dos clones normais de linfócitos B. Assim, os pacientes com mieloma múltiplo apresentam dificuldade de produzir anticorpos e estão suscetíveis a infecções por germes encapsulados. Entretanto, dependendo do tratamento efetuado, passam a acumular outros defeitos no sistema de defesa, incluindo a pele e as mucosas, a imunidade celular específica e a fagocitose (Tabela 37.2).

Tabela 37.1

▶ Imunodeficiências em diferentes neoplasias hematológicas.

Doença de base	Pele e mucosas	Imunoglobulinas e complemento	Imunidade celular	Fagocitose
Leucemias agudas				
Leucemia linfoide aguda	++	+	+++	++
Leucemia mieloide aguda	+++	+	+	+++
Mielodisplasias				
Mielodisplasia com neutropenia	–	-	–	+/+++
Mielodisplasia com excesso de blastos, necessitando quimioterapia	+++	+	+	+++
Doenças mieloproliferativas				
Leucemia mieloide crônica – fase crônica	–	–	–	–
Leucemia mieloide crônica – fase acelerada	+	–	+	–
Leucemia mieloide crônica – crise blástica	++	+	++	+++
Mielofibrose*	–	–	–	–
Policitemia vera*	–	–	–	–
Trombocitemia essencial*	–	–	–	–
Doenças linfoproliferativas				
Linfoma de Hodgkin	+	–	+++	+
Linfoma não Hodgkin de baixo grau	–	+/++	+/++	–/+
Linfoma não Hodgkin de alto grau	++	+	+++	++
Leucemia/linfoma T	+	+	+++	+
Leucemia linfoide crônica	–	++	++	+
Mieloma múltiplo	–	+++	+	+
Linfoma intestinal	++	++	++	+
Linfoma de linfócito grande granular	–	–	+	++
Tricoleucemia	–	++	++	++

* Imunodeficiência somente quando tratado, e o defeito depende do tratamento recebido.

Tabela 37.2

▶ Imunodeficiência relacionada a modalidades terapêuticas de diferentes neoplasias hematológicas.

Modalidades terapêuticas	Efeito no sistema imune				Tipo de infecção relacionada e comentário
	Pele e mucosas	Imuno-globulinas e complemento	Imunidade celular	Fagocitose	
Corticosteroides					
Uso de corticosteroides	–	–	+++	+	
Dexametasona			+++		Interação com risco de infecção depende da dose e do tempo de exposição. Aumento no risco de infecções virais (VZV, HSV, CMV), fúngicas (PJP e candidiase).

(Continua)

Tratado de Hematologia

(Continuação)

Tabela 37.2

▶ Imunodeficiência relacionada a modalidades terapêuticas de diferentes neoplasias hematológicas.

Modalidades terapêuticas	Efeito no sistema imune				Tipo de infecção relacionada e comentário
	Pele e mucosas	Imuno-globulinas e complemento	Imunidade celular	Fagocitose	
Corticosteroides					
Quimioterapia					
Esquemas utilizando Citarabina em alta dose	+++	+	+++	+++	Associação com mucosite grave e bacteremia por Streptococcus. viridans.
Esquemas utilizando Idarrubicina	+++			+++	Associação com tiflite.
Análogos da Purina					
Cladribina			++		
Fludarabina			+++		Risco aumentado para herpes vírus (HSV e CMV), candidíase, aspergilose e PJP. Relação com micobacteriose (tuberculose e atípica).
Transplante de células tronco hematopoéticas					
Autólogo	+++	++	Recuperação ao redor de cem dias pós-transplante.	Intensa porém de curta duração.	Risco infeccioso relacionado a neutropenia da fase pré-pega. Alto risco para infecção bacteriana (mucosite, cateter e neutropenia) e reativação de infecção viral (HSV).
Alogênico relacionado sem DECH	+++	++	++	+++	Risco relacionado a fonte de célula utiizada, pois define o tempo de neutropenia.
Alogênico relacionado com DECH	+++	+++	+++	+++	A presença de DECH acarreta grave imunossupressão, assim como o seu tratamento.
Alogênico com doadores alternativos	+++	+++	+++	+++	Neutropenia mais longa, necessidade de esquemas mais intensos de condicionamento e maior risco de DECH. Recuperação imune mais lenta (células B e T).
Anticorpos monoclonais					
Rituximab		+ Depleção B com recuperação lenta, em geral com imunoglobulinas pouco alteradas		+	Associado com reativação de hepatite B e exacerbação de hepatite C em pacientes infectados. Aumento discreto em reativação de HSV, CMV, VZV. Em casos de terapia combinada, pode ser associar a graus mais intensos de neutropenia.
Alentuzumab		+++ (recuperação lenta em cerca de 18 meses)	+++ (linfopenia severa e prolongada)	++ (neutropenia grave porém transitória em cerca de 20% dos pacientes)	Risco aumentado para herpes vírus (HSV e CMV), candidíase, aspergilose, PJP e micobacteria. Paciente previamente muito tratado e em esquema combinado é o que está em maior risco.
Gentuzumab				+++	Significante mielossupressão. Aumento no risco de neutropenia febril e sepse bacteriana.
ATG			+++		Esquemas de condicionamento para transplante ou imunossupressão com alto risco de infecção fúngica invasiva e viral (herpes e CMV).

(Continua)

Capítulo 37 • Infecções no Paciente com Neoplasia Hematológica. Diagnóstico, Tratamento e Prevenção

(Continuação)

Tabela 37.2

▶ Imunodeficiência relacionada a modalidades terapêuticas de diferentes neoplasias hematológicas.

Modalidades terapêuticas	Efeito no sistema imune				Tipo de infecção relacionada e comentário
	Pele e mucosas	Imuno-globulinas e complemento	Imunidade celular	Fagocitose	
Corticosteroides					
Imunomoduladores					
Lenalidomida				+ +	Em combinação com Dexametasona, aumenta risco para infecção bacteriana em pacientes com mieloma recaídos, devido à mielotoxicidade.
Inibidores seletivos					
Bortezomibe			+ +	+	Risco aumentado para herpes vírus (HSV, VZV).
Medidas de suporte					
Uso de cateteres venosos	+ + +	–	–	–	Alto risco para infecções bacterianas e fúngicas (principalmente candidíase).

VZV = Varicela-Zoster Vírus; HSV = Herpes Simplex Vírus; CMV = Citomegalovírus; PJP = Pneumonia por *Pneumocystis jirovecii*; DECH = Doença do Enxerto Contra o Hospedeiro; ATG = Globulina Antitimócito.

Saber que tipo de imunodeficiência predomina em um paciente ao diagnóstico e o potencial efeito do tratamento proposto na imunidade possibilitam antecipar a identificação do risco de infecção a que esse paciente está exposto. Esse conhecimento tem grande importância prática, pois, como mostrado na Tabela 37.3, o comprometimento de cada sistema de defesa aumenta o risco de infecções por diferentes patógenos. Abordagens profiláticas, diagnósticas e terapêuticas deverão ser individualizadas por essa quantificação de risco.

Tabela 37.3

▶ Relação entre o tipo de imunodeficiência e infecção.

	Pele e mucosas	Imunoglobulinas e complemento	Imunidade celular	Fagocitose
Infecção bacteriana				
Bactérias gram-positivas	+ + +	+	+	+ + +
Bactérias gram-negativas	+	+	+	+ + +
Bactérias encapsuladas	+	+ + +	+	+
Infecção fúngica				
Candidíase mucocutânea	+	–	+ + +	+
Candidíase invasiva	+	–	–	+ + +
Aspergilose e outros fungos filamentosos	–	–	+	+ + +
Pneumocistose	-	-	+ + +	–
Infecção viral				
Vírus	+	+	+ + +	+ +

320 Tratado de Hematologia

Mantendo o exemplo do paciente com mieloma, que a princípio apresentava apenas déficit humoral decorrente da fisiopatologia da própria doença de base, este passa a acumular outros déficits, necessitando abordagens diagnósticas e terapêuticas específicas em cada fase de tratamento (Tabela 37.4).

Algumas modalidades de tratamento ou drogas específicas utilizadas no tratamento de neoplasias hematológicas se correlacionam com maior risco de infecção por diversos mecanismos (Tabela 37.2). Em certas situações já é recomendado, quando em uso de uma dessas drogas, medidas profiláticas e terapêuticas específicas, porém é importante ressaltar que em situações em que a doença de base está em atividade, como nas recaídas ou nas progressões, a imunossupressão e, consequentemente, o risco infeccioso são mais elevados.

A dinâmica de recuperação imune dos pacientes submetidos a transplante autólogo e alogênico de células-tronco hematopoéticas está representada nas Figuras 37.1 e 37.2.

Tabela 37.4

▶ Efeito de diferentes tratamentos no risco de infecção em mieloma múltiplo e medidas preventivas ou de monitorização.

Fase da doença	Efeito no sistema imune	Patógeno e/ou tipo de infecção relacionada
Doença em atividade	Hipogamaglobulinemia	*Streptococcus pneumoniae, Haemophylus influenzae,*
Melfalano + prednisona	Neutropenia leve	Bacteremia, pneumonia, otite
Regimes baseados em Dexametasona	Depressão na imunidade celular e hiperglicemia	Encapsulados, vírus (CMV, VZV, HSV), fungos (candidíase, PJP), micobactérias (tuberculose)
Talidomida	Estimulação de células T, IL2 e IFN γ	Sem relação descrita
Bortezomibe	Neutropenia leve, depressão T	Aumento de infecção por HSV e VZV
Lenalidomida	Em combinação com Dexametazona, apresenta mielotoxicidade	Aumento de infecções bacterianas na combinação com dexa
Auto-tmo	Neutropenia intensa, mucosite, presença de CVC, alteração imune B e T	Aumento nas infecções bacterianas, virais e fúngicas

CMV = Citomegalovírus; VZV = Varicela-Zoster Vírus; HSV = Herpes Simplex Virus; PJP = Pneumonia por *Pneumocystis jirovecii*.

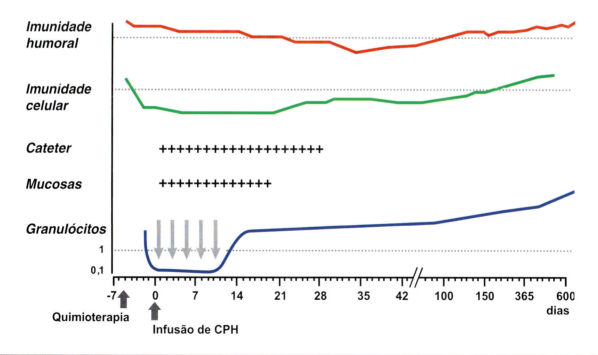

Figura 37.1 Fases do transplante autólogo e o risco de infecção.
Na primeira fase predominam a neutropenia e a mucosite. No período que segue a recuperação medular, as principais complicações infecciosas são devidas à depressão da imunidade mediada por linfócitos T (imunidade celular). CPH – Células Progenitoras Hematopoéticas.

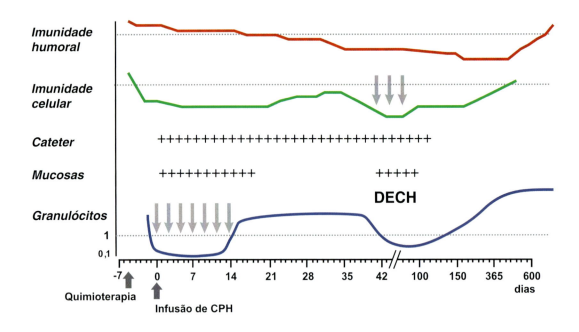

Figura 37.2 Fases do transplante alogênico e o risco de infecção.
Na primeira fase predominam a neutropenia e a mucosite. Entretanto, diferente do transplante autólogo, a depressão da imunidade mediada por linfócitos T é grande, porque o paciente recebe profilaxia da DECH (geralmente ciclosporina). Assim, o risco de infecções no período pós-enxertia é grande. O risco aumenta muito se a DECH se desenvolve. CPH – Células Progenitoras Hematopoéticas; DECH – Doença do Enxerto Contra o Hospedeiro.

O risco de infecção nos pacientes submetidos a transplante alogênico varia segundo características do doador (aparentado, não aparentado, compatibilidade HLA), da fonte de células-tronco (medula óssea, sangue periférico ou do cordão umbilical), e o regime de condicionamento (esquemas contendo imunoglobulina antitimócito, alemtuzumab etc.). Em cada fase do transplante, precoce (período de neutropenia), pós-pega (entre 30º e o 100º dia), e tardia (após o 100º dia), o risco de infecção diverge, predominando diferentes patógenos (Tabela 37.5). No transplante autólogo, o risco de infecção é maior na fase inicial pré-pega do enxerto, e tende a diminuir gradativamente conforme a recuperação imune celular e humoral.

DIAGNÓSTICO

O paciente com hemopatia maligna pode apresentar infecção já ao diagnóstico, antes de qualquer terapia. Entretanto, **a maioria das infecções ocorre durante períodos de neutropenia**, induzida pela doença de base, pelo tratamento ou ambos. Neutropenia é definida como uma contagem de neutrófilos < 500/μL. Entretanto, pacientes com contagens mais altas, mas que receberam quimioterapia recente com potencial de induzir neutropenia, devem ser considerados como neutropênicos. O conhecimento da causa da neutropenia é de extrema importância, pois pode dar uma ideia da duração prevista da neutropenia e individualizar a conduta. Regra geral: **quanto maior a duração da neutropenia, maiores são os riscos de complicações potencialmente fatais,** como infecções por fungos e por bactérias multirresistentes. O tempo esperado de neutropenia é conhecido em alguns protocolos de quimioterapia, e a estimativa desse risco também deve ser levada em consideração na abordagem do paciente neutropênico. Na Tabela 37.6 descrevemos o tempo previsto de alguns esquemas quimioterápicos.

O paciente neutropênico tem particularidades na abordagem diagnóstica e terapêutica por dois motivos básicos: os sinais e sintomas de infecção são discretos, muitas vezes inexistentes, e as infecções podem ser fatais. Assim, uma prática universal e fundamental nesses pacientes é a instituição de **terapia empírica** (início de antibioticoterapia de amplo espectro ao primeiro sinal de febre). Entretanto, para se instituir terapia empírica é necessário conhecer os principais patógenos que acometem esses indivíduos e os locais mais frequentes de infecção.

As principais portas de entrada para infecções nos pacientes neutropênicos são **pele, trato respiratório superior** e **trato gastrintestinal**. Os germes mais comumente isolados variam em cada instituição e têm mudado nos últimos anos. As taxas de resistência também são diferentes, dependendo do centro, sendo que a opção da droga empírica deverá sempre ser baseada na epidemiologia local. Os patógenos responsáveis pelas infecções também variam de acordo com o momento da neutropenia. Numa primeira febre, predominam as bactérias, enquanto nas superinfecções, que ocorrem num período mais tardio (após cinco a sete dias de antibioticoterapia), os fungos predominam. O prognóstico dessas infecções também difere, sendo pior nas superinfecções.

Tabela 37.5

▶ Principais patógenos causadores de infecção em pacientes submetidos a transplante de medula óssea.

Patógeno	Época
Bactérias	
Bacilos Gram-negativos – *Escherichia coli*, *Pseudomonas aeruginosa*, *Klebsiella* sp., etc.	Período de neutropenia
Gram-positivos – *Staphylococcus aureus* e coagulase-negativo, *Streptococcus* spp.	Período de neutropenia
Nocardia, *Listeria*, *Mycobacterium*	Período pós-pega
Streptococcus pneumoniae, *Haemophylus influenzae*, *Neisseria meningitidis*	Após D+100
Fungos	
Candida sp. (infecção sistêmica), *Aspergillus* sp., *Fusarium* sp., Mucor, *Trichosporon* sp.	Período de neutropenia
Cryptococcus neoformans, *Pneumocystis jirovecii*, *Candida* sp. (infecção cutâneo-mucosa)	Período pós-pega
Aspergillus sp., *Fusarium* sp.	Após D+100
Vírus	
Herpes simplex	Período de neutropenia
Varicela-zoster	Período pós-pega até após D+100
Citomegalovirus	Período pós-pega
Vírus sincicial respiratório	Qualquer fase
Parasitas	
Strongyloides stercoralis	Período pós-pega
Toxoplasma gondii	Período pós-pega até após D+100

Tabela 37.6

▶ Esquemas de quimioterapia e duração de neutropenia.

Doença	Tratamento	Duração da neutropenia (dias)	Fatores de risco adicionais
LMA	Indução 7/3	20 a 30	Mucosite, cateter
LMA	Intensificação com Citarabina em dose alta	10 a 15	Mucosite, cateter
LLA	Indução de remissão	15 a 40	Corticoide; neutropenia não muito intensa
LLC	Esquemas contendo Fludarabina Esquemas contendo Alentuzumab		Alteração imunidade celular intensa
LNH agressivo	CHOP	2 a 7	Corticoide
	Esquemas com Rituximab		Perda da imunidade humoral
LNH agressivo	Esquemas de segunda linha	5 a 15	Corticoide, mucosite
LNH baixo grau	COP	0 a 5	Corticoide
	Esquemas com Fludarabina		
LNH pediátrico	Vários esquemas	2 a 7	Corticoide, mucosite, cateter
DH	ABVD	2 a 5	
Mieloma	VAD	2 a 5	Corticoide
	Bortezomibe		Corticoide muitas vezes associado. Risco de VZV.
Várias	Transplante alogênico	20 a 30	Corticoide, ciclosporina, mucosite, cateter, GVHD
Várias	Transplante autólogo	5 a 15	Mucosite, cateter

LMa – Leucemia Mieloide Aguda; 7/3 – Citarabina (sete dias) + Daunoblastina (três dias); LLA – Leucemia Linfoide Aguda; LNH – Linfoma Não Hodgkin; CHOP – Ciclofosfamida, Adriblastina, Vincristina e Prednisona; COP – Ciclofosfamida, Vincristina, Prednisona; DH – Doença de Hodgkin; ABVD – Adriblastina, Bleomicina, Vinblastina e Dacarbazina; VAD – Vincristina, Adriblastina, Dexametasona; GVHD – Doença do Enxerto Contra o Hospedeiro.

Capítulo 37 • Infecções no Paciente com Neoplasia Hematológica. Diagnóstico, Tratamento e Prevenção

No paciente neutropênico febril, a história deve ser focada em aspectos epidemiológicos, como hospitalização prévia (aumenta o risco de infecção), episódios prévios de febre e neutropenia (algumas infecções necessitam profilaxia secundária, como por exemplo, aspergilose), colonização prévia por germes resistentes, quimioterapia recebida (determinados esquemas de quimioterapia aumentam o risco de infecções específicas – ex. Citarabina em doses altas predispõe o surgimento de bacteremia por *Streptococcus* α hemolítico) e exposição a patógenos (indivíduos com viroses respiratórias, tuberculose, varicela). No exame físico deve-se valorizar sempre três sinais: febre, dor e eritema. Na Tabela 37.7 listamos os critérios

diagnósticos de diversas infecções no paciente neutropênico.

A presença de mucosite predispõe à reativação de **herpes simplex**, que não se manifesta como no paciente imunocompetente (vesículas nos bordos dos lábios), mas sob a forma de úlceras na mucosa, como na primoinfecção (enantema). A reativação herpética, por sua vez, predispõe ao desenvolvimento de bacteremias pelos estreptococos α-hemolíticos. De fato, com a introdução de esquemas quimioterápicos mais agressivos, os estreptococos α-hemolíticos se constituíram no segundo patógeno mais comum em hemoculturas de pacientes neutropênicos, perdendo apenas para os estafilococos coagulase-negativos.

Tabela 37.7

▶ Manifestações clínicas de infecções em pacientes neutropênicos.

Infecção	Manifestações clínicas
Periodontite	Placas dentárias, eritema na gengiva adjacente, dor à mastigação, edema facial.
Amigdalite/faringite	Odinofagia, adenopatia satélite dolorosa, eritema, com ou sem exsudação esbranquiçada.
Mucosite	Eritema com ou sem ulceração na mucosa oral, úlceras esbranquiçadas ou eritematosas, dor; odinofagia. Distinção de infecção concomitante por herpes simplex só é possível com cultura.
Gengivite necrotizante	Eritema, edema, dor na gengiva, halitose.
Sinusite	Cefaleia, dor facial, secreção nasal mucoide, epistaxe unilateral, crosta hemática, eritema na asa do nariz, ulceração no palato. Radiografia pouco útil; tomografia computadorizada mandatória (edema, opacificação, destruição óssea). No período inicial da febre e neutropenia: bactérias (*Pseudomonas aeruginosa*, germes encapsulados); após alguns dias de febre e neutropenia: fungos (aspergilose, zigomicose, fusariose).
Otite	Dor com ou sem secreção.
Celulite	Eritema, dor, edema, áreas mal delimitadas.
Ectima gangrenoso	Pápula eritematosa com necrose central.
Flebite	Eritema e dor em local de punção venosa.
Infecção no local de saída de cateter	Eritema, dor, com ou sem secreção.
Infecção no túnel do cateter	Dor com ou sem eritema no túnel.
Infecção em "port"	Dor com ou sem eritema em local de "port".
Infecção fúngica metastática na pele	Eritema, nódulo, necrose central, mialgias. Patógenos: *Fusarium* sp., *Candida* sp., *Trichosporon* sp.
Pneumonia	Período inicial: bactérias – febre, tosse, dispneia, estertores, infiltrados inespecíficos. Todos esses sinais podem estar ausentes. Tomografia computadorizada: infiltrado. Após alguns dias de febre + neutropenia: fungos (*Aspergillus*, Zigomicetos, *Fusarium*). Febre, tosse, dor torácica. Radiografia normal. Tomografia computadorizada com sinal do "halo" (precoce, específico), sinal do "crescente de ar" (tardio), infiltrados subpleurais (imagem triangular com base voltada para a pleura).
Esofagite	Odinofagia, dor retroesternal (*Candida* sp., herpes, bactérias gram-positivas).
Tiflite (enterocolite do neutropênico)	Febre e dor abdominal (difusa, flanco ou fossa ilíaca direita), sinais de irritação peritoneal, diarreia (ou não). Espessamento de alças (ultrassonografia).
Abscesso perianal	Febre e dor à evacuação. Pode ou não haver enduração na região perianal. Toque retal é contraindicado.

Tratado de Hematologia

A mucosite nos intestinos predispõe ao desenvolvimento de infecções mistas, bacterianas e fúngicas, com ou sem infecção na corrente sanguínea associada. A mucosite é apontada como porta de entrada para bacteremias por *Enterococcus faecalis*, bacilos gram-negativos e *Candida sp*. Os pacientes neutropênicos podem desenvolver uma infecção intra-abdominal específica denominada **tiflite**. Trata-se de celulite comprometendo o ceco, principalmente em pacientes com neutropenia prolongada em uso de antibióticos de amplo espectro. A enfermidade apresenta-se com dor abdominal, inicialmente no quadrante inferior direito, generalizando-se em poucas horas, associada a febre, diarreia, distensão abdominal e prostração.

Após o exame físico, devem ser colhidos **dois "sets" de hemoculturas**, com intervalo de cinco a dez minutos. Um "set" significa a colheita de 10 a 20 mL sangue de um sítio, seja periférico ou de cateter. Um dos sítios de colheita deve ser uma veia periférica, a menos que o paciente tenha acesso venoso muito difícil. Um novo "set" de hemoculturas deve ser colhido se surgir nova febre durante o episódio de neutropenia.

Além dos dados das hemoculturas, que poderão trazer o diagnóstico microbiológico em cerca de 20 a 30% dos episódios de neutropenia febril, a abordagem diagnóstica deve contemplar avaliação radiológica de tórax e seios da face, em pacientes com tempo de neutropenia longo, quando a possibilidade de infecção fúngica é alta. Tomografia computadorizada ou ressonância magnética são os exames mais adequados para essa avaliação, pois na presença de neutropenia a radiografia simples traz pouca informação.

Testes rápidos para múltiplos patógenos, envolvendo técnicas de PCR, têm sido incorporados ao diagnóstico de infecções em pacientes neutropênicos; painéis para infecções respiratórias (vírus) e diarreia (bactérias, vírus e protozoários) estão disponíveis no comércio. Outras ferramentas diagnósticas de grande utilidade são os testes de antígenos. A detecção da galactomanana sérica é de extrema utilidade para monitorizar pacientes em risco de aspergilose invasiva, diagnosticar precocemente essa doença e monitorizar o tratamento.

A monitorização de reativação de Citomegalovírus (CMV) com antigenemia ou PCR quantitativo no sangue é ferramenta fundamental no manejo dos receptores de transplante e de pacientes que recebem alemtuzumab. Na Tabela 37.8 estão listados os principais exames laboratoriais ou de imagem utilizados na pratica clínica do diagnóstico de infecção no paciente hematológico.

TRATAMENTO

Na neutropenia febril, a medida seguinte ao seu diagnóstico é o início de um **esquema empírico antibiótico**. O esquema empírico tem como objetivo evitar o óbito nas primeiras 48-72 horas, até que os resultados das culturas estejam disponíveis. Com exceção de alguns casos de bacteremia por *Streptococcus* α-hemolítico, as bactérias Gram-negativas são aquelas que podem causar morte precoce.

---

quadro 37.1 — Alguns princípios fundamentais da abordagem do paciente neutropênico

- As principais portas de entrada para infecções nos pacientes neutropênicos são pele, trato respiratório superior e trato gastrintestinal.
- A primeira medida após o diagnóstico de neutropenia febril é o início de um esquema empírico de antibiótico, que tem como objetivo evitar o óbito nos primeiros três dias, até que os resultados das culturas estejam disponíveis.
- A instituição de terapia empírica (início de antibioticoterapia de amplo espectro ao primeiro sinal de febre) é uma prática universal nos pacientes neutropênicos.
- A maioria das infecções ocorre durante períodos de neutropenia, induzida pela doença de base, pelo tratamento ou ambos.
- Quanto maior a duração da neutropenia, maiores são os riscos de complicações potencialmente fatais, como infecções por fungos e por bactérias multirresistentes.
- Numa primeira febre, predominam as bactérias, enquanto nas superinfecções, que ocorrem num período mais tardio (após cinco a sete dias de antibioticoterapia), os fungos predominam.
- A presença de mucosite predispõe à reativação de *herpes simplex*, que não se manifesta como no paciente imunocompetente (vesículas nos bordos dos lábios), mas sob a forma de úlceras na mucosa, como na primoinfecção (enantema).

- Com a introdução de esquemas quimioterápicos mais agressivos, os estreptococos α-hemolíticos passaram ao segundo lugar como patógeno mais comum em hemoculturas de pacientes neutropênicos, perdendo apenas para os estafilococos coagulase-negativos.
- Os pacientes com neutropenia prolongada em uso de antibióticos de amplo espectro podem desenvolver uma infecção específica denominada tiflite, uma forma de celulite comprometendo o ceco.
- Após o exame físico, devem ser colhidos dois *"sets"* de hemoculturas, com intervalo de cinco a dez minutos.
- O comprometimento de tórax e seios da face em pacientes com neutropenia prolongada que têm alta probabilidade de infecção fúngica deve ser avaliado por tomografia computadorizada ou ressonância magnética, pois na presença de neutropenia a radiografia simples é pouco informativa.
- A detecção da galactomanana sérica é de extrema utilidade para monitorizar pacientes em risco de aspergilose invasiva, diagnosticar precocemente esta doença e monitorizar o tratamento.
- A monitorização de reativação de citomegalovírus com antigenemia ou PCR quantitativo no sangue é ferramenta fundamental no manejo dos receptores de transplante e de pacientes que recebem alemtuzumab.

Capítulo 37 • Infecções no Paciente com Neoplasia Hematológica. Diagnóstico, Tratamento e Prevenção

Tabela 37.8

▶ Principais ferramentas diagnósticas utilizadas no rastreio de infecção no paciente hematológico.

Material clinico	Indicação	Interpretação	Limitação	Comentário
Sangue				
Hemocultura	Febre e/ou novos sinais clínicos de infecção. Cultura para bactérias aeróbicas, fungos e, ocasionalmente, bactérias anaeróbicas.	Considerar positiva em qualquer circunstância se o paciente é neutropênico.	Sensibilidade reduz com menor volume de sangue.	Colher dois sets de hemocultura (≥10 mL), um de veia periférica e outro do cateter.
Sorologias para HBV, HCV, CMV, EBV, HSV, VZV, sífilis, toxoplasmose e chagas	Avaliação pré-TCTH, tanto para receptor quanto para doador.	Identificação de infecções pregressas deve ser considerada na escolha de profilaxias durante as fases de imunossupressão		Sorologias obrigatórias na avaliação pré-TCTH.
galactomanana	Detecta antígenos de Aspergillus. Indicado para rastreamento de aspergilose invasiva, diagnóstico precoce e monitorização de tratamento.	Teste útil quando obtido ≥3 vezes/semana. Considerar uma curva, e não um teste isolado. Falso-negativo raro em pacientes neutropênicos. Sensibilidade cai em uso de antifúngicos ativos contra Aspergillus.	Alguns resultados falso-positivos. Melhor interpretação com vários testes.	Alto valor preditivo negativo. Reação cruzada com outros fungos é possível.
1,3 β-D-glucana	Detecta antígenos da parede de vários fungos (Candida, Aspergillus, Fusarium e outros).	Ferramenta diagnóstica ainda em avaliação. Tem alto valor preditivo negativo.	Aguarda melhor padronização de ponto de corte e de como utilizar como ferramenta diagnóstica.	Teste caro, exige várias amostas para otimização do kit.
Pesquisa de antígeno pp65 do CMV	Rastreamento diagnóstico e de resposta terapêutica na infecção por CMV.	Ponto de corte para desencadear terapia preemptiva varia de acordo com o hospedeiro (baixo para TCTH, mais alto para pacientes com doenças linfoproliferativas recebendo Fludarabina ou Alemtuzumabe).	Pode não funcionar em paciente neutropênicos, já que o teste detecta antígeno em neutrófilos circulantes. Nestas situações priorizar o método de PCR.	Rastreamento semanal até D+100 (ou mais, se tiver DECH) em receptores de TCTH alogênico. Em outras situações não há recomendações formais para frequência de monitorização.
PCR para CMV-DNA	Rastreamento diagnóstico e de resposta terapêutica na infecção por CMV.	Ponto de corte para desencadear terapia preemptiva varia de acordo com o hospedeiro (baixo para TCTH, mais alto para pacientes com doenças linfoproliferativas recebendo Fludarabina ou Alemtuzumabe).	Teste qualitativo de pouca utilidade. O teste quantitativo pode substituir a antigenemia, mas pode resultar em mais uso de antiviral, pois é mais sensível.	A rotina de rastreamento segue a da antigenemia.
PCR para EBV	Rastreamento diagnóstico e de resposta terapêutica na infecção por EBV.	Útil particularmente em transplantes com intensa imunossupressão para profilaxia de GVHD, como ferramenta de rastreamento seriado para identificar precocemente risco de desenvolvimento de PTLD.	Teste é positivo ~2 semanas antes do desenvolvimento da PTLD.	Priorizar o teste quantitativo; qualitativo é muito sensível e pouco específico. Não há padronização no ponto de corte para indicação de tratamento.

HBV = Vírus da Hepatite B; HCV = Vírus da Hepatite C; CMV = Citomegalovírus; EBV = Vírus Epstein-Barr; HSV = Herpes Simplex Vírus; VZV = Varicela-Zoster Vírus; TCTH = Transplante de Células-Tronco Hematopoéticas; DECH = Doença do Enxerto Contra o Hospedeiro; PTLD = Doença Linfoproliferativa Pós-Transplante; RNM = Ressonância Nuclear Magnética; PET-TC = Tomografia com Emissão de Pósitron; SUV = *Standardized Uptake Value*".

(Continua)

Tratado de Hematologia

(Continuação)

Tabela 37.8

▶ Principais ferramentas diagnósticas utilizadas no rastreio de infecção no paciente hematológico.

Material clinico	Indicação	Interpretação	Limitação	Comentário
Lavado broncoalveolar				
Exame direto	Diagnóstico de infecção fúngica invasiva, infecção por micobactéria, Nocardia.	Bom valor preditivo negativo para infecção fúngica invasiva.	Aparecimento de hifas não habituais ou em pouco número pode sugerir contaminação da amostra.	
Cultura	Diagnóstico de infecção fúngica, viral ou bacteriana.	Para pneumonia bacteriana deve-se avaliar carga de patógenos (colônias/mL).	Utilização de antimicrobianos reduz a sensibilidade do exame.	
Galactomanana	Diagnóstico de aspergilose invasiva.	Boa sensibilidade.	Ponto de corte ainda não está estabelecido.	
Outros materiais ou tecidos				
Cultura	Diagnóstico definitivo de infecção fúngica, viral ou bacteriana, caso a amostral seja de material estéril.	Sensibilidade depende de fatores da relacionados à infecção, coleta e laboratório.	Utilização de antimicrobianos reduz a sensibilidade.	Transportar material em salina estéril.
Exame direto	Diagnóstico de infecção fúngica invasiva, infecção por micobactéria, Nocardia.	Diagnóstico rápido que pode indicar início precoce de terapia.		
Histopatologia	Diagnóstico definitivo de infecção fúngica e viral (imuno-histoquimica).		Sem cultura não é possível definir gênero e espécie.	
Exames de Imagem				
Radiografia de tórax	Diagnóstico de pneumonia.	Interpretação de imagens deve levar em conta contexto clínico.	Pouco sensível, especialmente em pacientes neutropênicos.	Devido à baixa sensibilidade, tem sido preterido pela tomografia.
Ultrassonografia	Rastreamento de candidiase disseminada crônica e tiflite no paciente neutropênico.	Lesões nodulares, hipoecóicas, múltiplas ou não, no fígado, baço e/ou rins + febre persistente após recuperação medular (candidíase disseminada crônica); espesssamento de alças intestinais (tiflite).	Exame dependente do observador.	Na candidíase disseminada, a presença de candidemia é infrequente, e o diagnóstico é dado pela associação entre a radiologia e o quadro clínico.
Tomografia computadorizada	Rastreamento diagnóstico de infecções bacterianas, fúngicas, virais e por micobactéria, e avaliação de resposta ao tratamento.	Poucos padroes típicos ou patognomômicos, interpretação e diagnóstico diferencial dependem de outros dados clínicos.	Não discrimina lesão cicatricial de infecção ativa.	
RNM	Rastreamento diagnóstico de infecções bacterianas, fúngicas, virais e por micobactéria, e avaliação de resposta ao tratamento.	Existem padrões radiológicos mais característicos de algumas infecções. Muito útil em infecções no SNC e ossos.		
PET-TC	Avaliação de infecção oculta e de atividade de infecção em lesões residuais.	Medida da captação de glicose marcada pela célula inflamatória (SUV).	Experiência ainda limitada na maioria das situações clínicas.	Muito útil para avaliar lesão ativa (captante) de lesão cicatricial (não captante).

HBV = Vírus da Hepatite B; HCV = Vírus da Hepatite C; CMV = Citomegalovírus; EBV = Vírus Epstein-Barr; HSV = Herpes Simplex Vírus; VZV = Varicela-Zoster Vírus; TCTH = Transplante de Células-Tronco Hematopoéticas; DECH = Doença do Enxerto Contra o Hospedeiro; PTLD = Doença Linfoproliferativa Pós-Transplante; RNM = Ressonância Nuclear Magnética; PET-TC = Tomografia com Emissão de Pósitron; SUV = *Standardized Uptake value"*.

Capítulo 37 • Infecções no Paciente com Neoplasia Hematológica. Diagnóstico, Tratamento e Prevenção

Assim, o esquema empírico deve ser voltado para a cobertura a esses germes. Os antibióticos β-lactâmicos indicados para utilização em monoterapia empírica de pacientes neutropênicos são: Ceftazidima, Cefepima, Imipenem, Meropenem e Piperacilina-tazobactam. Após o início do esquema empírico, o paciente deve ser avaliado diariamente. Em geral, a febre tende a desaparecer após quatro dias nos pacientes sem documentação de infecção, e mais tarde se houver documentação (cinco dias em bacteremias e mais de seis em infecções clinicamente documentadas). Assim, mudanças no esquema empírico antes de cinco dias raramente resultam em benefício. O médico deve ser desestimulado a fazer modificações no antibiótico empírico com base apenas na persistência de febre (**especialmente nos primeiros cinco dias**), a não ser que tenha surgido algum sinal novo de infecção. Hemoculturas devem ser colhidas caso o paciente permaneça febril. A proteína C reativa, embora inespecífica, pode ser útil para orientar o médico: é improvável que se a proteína C reativa não sofreu grande elevação, o paciente precise de mudança no esquema empírico se tiver febre persistente. Na Tabela 37.9 listamos as principais modificações no esquema empírico.

Pacientes com febre e neutropenia persistentes estão em risco de desenvolver **infecções fúngicas**. Tradicionalmente se recomendava o início empírico de um antifúngico de amplo espectro após cinco a sete dias de febre persistente (terapia antifúngica empírica). Tal prática tem sido progressivamente substituída pela monitorização com biomarcadores (galactomanana). Nesse contexto, pacientes neutropênicos que apresentam galactomanana persistentemente negativa têm remota chance de estar com aspergilose invasiva. Assim, se o paciente está recebendo Fluconazol em profilaxia (candidíase), tem galactomananas persistentemente negativas e tomografia de tórax e seios da face normais, pode-se manter somente o Fluconazol e continuar a monitorização, sem trocar o antifúngico.

A suspensão do esquema antimicrobiano depende de dois fatores: se houve **recuperação medular** e se houve **documentação de infecção**. Caso não tenha havido documentação de infecção, o esquema é suspenso quando ocorre recuperação medular (> 500 neutrófilos/μL). Em caso de documentação de infecção, deve-se completar o tratamento, guiado pela infecção documentada clínica ou microbiologicamente.

No paciente hematológico não neutropênico, a utilização de esquemas empíricos de amplo espectro não é justificável na maioria das situações. Nesses pacientes, a busca pelo diagnóstico infeccioso deve ser priorizada, e a cobertura antimicrobiana deverá ser ajustada conforme a queixa clínica nesse episódio. Fogem a essa regra os pacientes com hipogamaglobulinemia (em geral pacientes com mieloma múltiplo ou com leucemia linfoide crônica).

Na introdução de uma nova medicação ao paciente hematológico deverá ser sempre consultada a possibilidade de interação entre a nova droga e os quimioterápicos, imunossupressores ou demais drogas em uso. Os antifúngicos, principalmente os azólicos, apresentam várias interações medicamentosas. Um exemplo são as interações entre essa classe de antifúngicos e os alcaloides da vinca, e os inibidores de tirosinocinase.

MEDIDAS DE PREVENÇÃO

As medidas de prevenção de infecção consistem em controle do ambiente, uso de antimicrobianos, bem como imunização passiva e ativa. Neste capítulo abordaremos as medidas profiláticas medicamentosas.

Antibióticos profiláticos são indicados em diversas situações nos pacientes hematológicos. No neutropênico, antibacterianos (quinolonas) são recomendados durante a neutropenia para pacientes que cursem com pelo menos sete dias de neutropenia grave (< 100/mm³), e as opções são Ciprofloxacina ou Levofloxacina. Não é recomendado uso de profilaxia antibacteriana para pacientes cuja expectativa de neutropenia é menor do que sete dias. Em relação à profilaxia antifúngica, os pacientes com

---

Tabela 37.9

▶ Modificações no esquema empírico inicial em pacientes neutropênicos febris.

Modificação	Situação
Trocar β-lactâmico	Instabilidade hemodinâmica, infecção documentada por germe resistente; piora clínica.
Associar glicopeptídeo	Choque; infecção em cateter; infecção documentada por germe resistente; gram-positivo na hemocultura ainda sem antibiograma; colonização por MRSA.
Antianaeróbico	Mucosite grave; gengivite necrotizante; dor perianal; suspeita de tiflite.
Antifúngico	Febre persistente e sem causa, após cinco a sete dias de antibiótico (terapia empírica) ou em caso de febre e outro achado (teste de antígeno positivo, PCR positivo ou exame de imagem com achado sugestivo: infiltrado pulmonar localizado; sinusite; ou presença de lesões cutâneas nodulares.

MRSA: *Staphylococcus aureus* meticilino-resistente.

Tratado de Hematologia

expectativa de neutropenia prolongada e mucosite (por exemplo, em indução de remissão de leucemia mieloide aguda e transplante alogênico) devem receber profilaxia para candidíase invasiva. As melhores opções são Fluconazol, Posaconazol ou Voriconazol. Em relação à profilaxia antifúngica para fungos filamentosos (*Aspergillus*), pacientes com leucemia aguda em indução podem se beneficiar do seu uso. Nesse caso, o Posaconazol é a droga aprovada para essa indicação. Profilaxia para reativação de herpes simplex é recomendada durante a fase pré-pega dos transplantes e também nos pacientes com leucemia mieloide aguda submetidos a quimioterapia de indução de remissão. As profilaxias mais utilizadas em pacientes hematológicos estão listadas na Tabela 37.10. Profilaxias secundárias, ou seja, em paciente com evento infeccioso prévio, devem ser avaliadas caso a caso.

Tabela 37.10

▶ Profilaxias mais usadas em pacientes hematológicos.

Profilaxia	Indicação	Drogas disponíveis	Comentário
Antibacteriana			
Neutropenia	Expectativa de neutropania >7 dias (TCTH mieloablativo, indução de remissão de leucemias agudas, outros).	Levofloxacina e Ciprofloxacina. Moxifloxacina não é indicada por se associar a aumento de diarreia pseudomenbranosa.	Reduz frequência de neutropenia febril, bacteremia. Restrita a pacientes de alto risco, pois resulta em seleção de bactérias resistentes.
Mieloma múltiplo, LLC, DECH crônica	Ig G sérico <400 mg/dL e/ou infecções de repetição.	Penicilina oral. Alternativas: Amoxacilina, Quinolonas, Cefalosporinas de segunda geração	Considerar administração de imunoglobulina IV.
Antifúngica			
Neutropenia	Candidíase invasiva. Considerar em situações associadas a mucosite grave e neutropenia (leucemia aguda em indução, e TCTH alogênico).	Fluconazol, Voriconazol, Posaconazol, Equinocandina.	Uso de azólico pode selecionar espécies resistentes (*Candida glabrata*).
Neutropenia, imunodeficiência T grave	Aspergilose invasiva. Indicado na indução de remissão de LMA, e TCTH alogênico (fase pré-enxerto, caso expectativa de neutropenia >10 dias, e em caso de DECH).	Posaconazol, Voriconazol.	Uma alternativa é monitorização seriada (≥3×/semana) com galactomanana.
Antiviral			
Na neutropenia da fase inicial do TMO	Profilaxia para reativação de HSV deve ser dada do início do condicionamento até a recuperação neutrofílica e da mucosite.	Aciclovir venoso ou Aciclovir oral ou Valaciclovir.	Profilaxia prolongada pode ser mantida se história prévia de herpes genital recorrente, imunossupressores sistêmicos (corticosteroides) e DECH.
Na leucemia aguda em indução de remissão	Em pacientes HSV+, manter do início da quimioterapia até a resolução da mucosite e/ou neutropenia.	Aciclovir venoso ou Aciclovir oral ou Valaciclovir	Profilaxia prolongada pode ser mantida se história prévia de herpes genital recorrente.
Para CMV nos transplantados alogênico de medula óssea	Optar por terapia profilática ou preemptiva.	Ganciclovir até o D+100. Alternativas: Aciclovir em dose alta, Valciclovir ou Foscarnet.	O uso de profilaxia não exclui a necessidade de rastreamento de reativação.
Mieloma múltiplo em uso de Bortezomibe	Indicado profilaxia para HSV e VZV pelo alto risco de reativação.	Aciclovir ou Valaciclovir.	

(Continua)

(Continuação)

Tabela 37.10

▶ Profilaxias mais usadas em pacientes hematológicos.

Profilaxia	Indicação	Drogas disponíveis	Comentário
LLC em uso de Fludarabina	Considerar para pacientes idosos e com contagem CD4 <50/mm³).	Aciclovir ou Valaciclovir.	Avaliar outros riscos potenciais para indicar início de profilaxia.
LLC em FC ou FCR	Uso recomendado durante o tratamento.	Aciclovir ou Valaciclovir.	Prolongar a profilaxia por alguns meses após o fim de tratamento.
LLC em uso de Alentuzumbab	Todo paciente em uso de Alentuzumab.	Aciclovir, Valaciclovir ou Fanciclovir.	Profilaxia do início do tratamento até quatro meses pós.
Pneumonia por *P. jirovecii*			
MM com regimes contendo corticosteroides		Sulfametoxazol-primetotrim diário.	Além de profilaxia para PCR. também atua como profilaxia antibacteriana.
LLC em uso concomitante de Fludarabina e corticosteroide	Recomendado profilaxia para pneumonia por PCP.	Sulfametoxazol-primetotrim diário.	
LLC em FC ou FCR	Uso recomendado durante o tratamento.	Sulfametoxazol-primetotrim diário.	Prolongar a profilaxia por alguns meses após o fim de tratamento.
LLC em uso de Alentuzumbab	Todo paciente em uso de Alentuzumab deverá receber profilaxia.	Sulfametoxazol-primetotrim diário.	Profilaxia do início do tratamento até 4 meses pós.

CONSIDERAÇÕES FINAIS

Nas últimas três décadas tem-se testemunhado um enorme avanço no tratamento das neoplasias. Entretanto, esse avanço trouxe consigo um formidável leque de novos problemas infecciosos. Nessas três décadas novas síndromes infecciosas foram descritas, patógenos considerados saprófitas passaram a causar infecções graves, e novas estratégias de tratamento e prevenção foram desenvolvidas. Este capítulo não tem por objetivo esgotar o assunto, mas estimular a reflexão e o interesse por esse vasto e fascinante tema.

REFERÊNCIAS CONSULTADAS

1. Bucaneve G, Micozzi A, Menichetti F et al. Levofloxacin to prevent bacterial infection in patients with cancer and neutropenia. N Engl J Med. 2005;353(10):977-87.
2. Cordonnier C, Pautas C, Maury S et al. Empirical versus preemptive antifungal therapy for high-risk, febrile, neutropenic patients: a randomized, controlled trial. Clin Infect Dis. 2009;48(8):1042-51.
3. Cornely OA, Maertens J, Winston DJ et al. Posaconazole versus fluconazole or itraconazole prophylaxis in patients with neutropenia. N Engl J Med. 2007;356(4):348-59.
4. Freifeld AG, Bow EJ, Sepkowitz KA et al. Clinical practice guideline for the use of antimicrobial agents in neutropenic patients with cancer: 2010 Update by the Infectious Diseases Society of America. Clin Infect Dis. 2011;52(4):427-31.
5. Garnica M, Machado CM, Cappellano P et al. Recomendações no manejo das complicações infecciosas no transplante de células tronco-hematopoéticas. Revista Brasileira de Hematologia e Hemoterapia. 2010;32(Supl 1):140-62.
6. Gafter-Gvili A, Fraser A, Paul M, Leibovici L. Meta-analysis: antibiotic prophylaxis reduces mortality in neutropenic patients. Ann Intern Med. 2005;142(12 Pt 1):979-95.

7. Gafter-Gvili A, Paul M, Fraser A, Leibovici L. Effect of quinolone prophylaxis in afebrile neutropenic patients on microbial resistance: systematic review and meta-analysis. J Antimicrob Chemother. 2007;59(1):5-22.

8. Leibovici L, Paul M, Cullen M et al. Antibiotic prophylaxis in neutropenic patients: new evidence, practical decisions. Cancer. 2006;107(8):1743-51.

9. Maertens J, Theunissen K, Verhoef G et al. Galactomannan and computed tomography-based preemptive antifungal therapy in neutropenic patients at high risk for invasive fungal infection: a prospective feasibility study. Clin Infect Dis. 2005;41(9):1242-50.

10. Morrison VA. The infectious complications of chronic lymphocytic leukemia. Semin Oncol. 1998;25(1):98-106.

11. Morrison VA. Management of infectious complications in patients with chronic lymphocytic leukemia. Hematology Am Soc Hematol Educ Program. 2007;332-8.

12. Nucci M, Anaissie E. Infections in patients with multiple myeloma in the era of high-dose therapy and novel agents. Clin Infect Dis. 2009;49(8):1211-25.

13. Ravandi F, O'Brien S. Infections associated with purine analogs and monoclonal antibodies. Blood Rev. 2005;19(5):253-73.

14. Salvana EM, Salata RA. Infectious complications associated with monoclonal antibodies and related small molecules. Clin Microbiol Rev. 2009;22(2):274-90.

15. Ullmann AJ, Lipton JH, Vesole DH et al. Posaconazole or fluconazole for prophylaxis in severe graft-versus-host disease. N Engl J Med. 2007;356(4):335-47.

16. Viscoli C. Management of infection in cancer patients. studies of the EORTC International Antimicrobial Therapy Group (IATG). Eur J Cancer. 2002;38 Suppl 4:S82-7.

17. Wheat LJ. Rapid diagnosis of invasive aspergillosis by antigen detection. Transpl Infect Dis. 2003;5(4):158-66.

18. Wheat LJ. Antigen detection, serology, and molecular diagnosis of invasive mycoses in the immunocompromised host. Transpl Infect Dis. 2006;8(3):128-39.

19. Wingard JR, Hsu J, Hiemenz JW. Hematopoietic stem cell transplantation: an overview of infection risks and epidemiology. Infect Dis Clin North Am. 2010;24(2):257-72.

Parte 9

Leucemias Agudas

Resumo dos capítulos

Capítulo 38 Classificação das Leucemias Agudas: Citologia, Citoquímica, Imunofenotipagem, Citogenética e Genética Molecular

Capítulo 39 Leucemia Mieloide Aguda no Adulto

Capítulo 40 Leucemia Mieloide Aguda na Infância e Adolescência

Capítulo 41 Leucemia Linfoide Aguda do Adulto

Capítulo 42 Leucemia Linfoide da Criança e do Adolescente

capítulo · 38

Classificação das Leucemias Agudas.
Citologia, Citoquímica, Imunofenotipagem, Citogenética e Genética Molecular

Maria de Lourdes L. F. Chauffaille • Mihoko Yamamoto

As Leucemias Agudas (LA) são hoje classificadas de acordo com o aspecto citomorfológico, citoquímico, imunofenotípico, citogenético e genético-molecular. Estes dados permitem a estratificação prognóstica, asseguram a escolha da terapia mais adequada e auxiliam na monitoração após o tratamento.

Até a década de 1970 as LA eram divididas em leucemias linfoides, não linfoides e monocíticas. Em 1976, foi lançada a classificação FAB baseada na morfologia dos blastos e nas reações enzimático-citoquímicas. Na década de 90 surgiu uma classificação subsidiada pela Organização Mundial da Saúde (OMS) e atualizada em 2008 (Tabela 38.1), que estratificou as doenças em diferentes categorias e as definiu de acordo com a combinação da morfologia, imunofenótipo, aspectos genético-moleculares e síndromes clínicas. A porcentagem de blastos necessários para se concluir o diagnóstico de LMA foi fixada em 20%, tanto no Sangue Periférico (SP) quanto na Medula (MO). As Leucemias Linfoblásticas Agudas (LLA) são classificadas junto com os linfomas linfoblásticos na categoria de neoplasias de linhagem B ou T, com a denominação de leucemia linfoblástica/linfoma linfoblástico B ou T (LLA/LL B ou T). Considerando-se a mesma origem biológica, o uso de um ou outro termo, leucemia ou linfoma, é arbitrário. Porém prefere-se leucemia quando há envolvimento maciço do SP e da MO (≥25% das células nucleadas da MO) e linfoma para casos nos quais a expressão tumoral é proeminente com pouca invasão medular. Nas LLA B foram considerados: LLA B precoce (mais imatura), comum (intermediária) e pré-B (mais madura e com expressão citoplasmática de cadeia μ da imunoglobulina). Da mesma forma, nas LLA/LL T a classificação imunofenotípica baseia-se nos estágios de diferenciação intratímica, porém é pouco utilizada na prática clínica, exceto no que se refere à expressão do CD1a (prognóstico favorável). Há ainda os subtipos de LLA/LL com anomalias citogenético-moleculares, como a LLA/LL B com t(9;22)(q34;q11.2) ou BCR-ABL1, com al-

terações do 11q23 ou MLL e com t(12;21) ou TEL-AML1, entre outras. A Tabela 38.1 mostras esses detalhes.

- **Morfologia:** São necessários esfregaços de SP e de MO, colhidos sem anticoagulantes e corados por métodos panóticos (May-Grunwald Giemsa, Wright-Giemsa, Leishman ou similares). Recomenda-se a avaliação de 200 células do SP e de 500 da MO. Em situações com alterações genéticas especiais [t(8;21), t(15;17) ou inv(16)], o diagnóstico de LMA é feito mesmo com <20% de blastos. Mieloblastos, monoblastos, promonócitos e megacarioblastos (excluídos megacariócios displásicos) são contados como blastos e somados quando do diagnóstico de LMA ou de crise blástica. Consideram-se como equivalentes a blastos os promielócitos anormais da LPA. Proeritroblastos não são contados como blastos, exceto na eritroleucemia ou leucemia eritroide pura. Mesmo nesses casos, considera-se a contagem dos mieloblastos para caracterização da eritroleucemia, exceto na leucemia eritroide pura, na qual não se observam blastos mieloides.

- **Citoquímica:** Hoje é raramente usada. Destacam-se:

a) **Mielopreoxidase (MPO)** que indica diferenciação mieloide, porém quando negativa não afasta essa linhagem;

b) **negro de Sudão B** (*Sudan black* B ou **SBB**), que cora paralelamente à MPO, porém é menos específica, e raras LLA apresentam SBB positivo;

c) **Esterases Inespecíficas (EI): α Naftil Butirato (ANB) e α Naftil Acetato (ANA):** monoblastos e monócitos são positivos e a reação é inibida pela adição de fluoreto de sódio (NaF). Linfoblastos podem apresentar atividade focal, mas os neutrófilos são negativos. Megacarioblastos e eritroblastos podem ter positividade

Tabela 38.1

▶ Classificação da OMS para as leucemias agudas (Swerdlow *et al*, 2008).

Leucemia mieloide aguda e neoplasias relacionadas

Leucemia Mieloide Aguda (LMA) com anormalidades genéticas recorrentes

- LMA com t(8;21)(q22;q22); *RUNX1-RUNX1T1*
- LMA com inv(16)(p13.1q22) ou t(16;16)(p13.1;q22); *CBFB-MYH11*
- LMA com t(15;17)(q22;q12); *PML-RARA*
- LMA com t(9;11)(p22;q23); *MLLT3-MLL*
- LMA com t(6;9)(p23;q34); *DEK-NUP214*
- LMA com inv(3)(q21q26.2) ou t(3;3)(q21;q26.2); *RPN1-EVI1*
- LMA (megacarioblástica) com t(1;22)(p13;q13); *RBM15-MKL1*

Leucemia mieloide aguda relacionada a transformação de mielodisplasia

Leucemia relacionada ao tratamento de neoplasias mieloides

Leucemia mieloide aguda, sem outra classificação específica:

- LMA com diferenciação mínima
- LMA sem maturação
- LMA com maturação
- Leucemia mielomonocítica aguda
- Leucemia monoblástica/monocítica aguda
- Leucemia eritroide aguda
    - Leucemia eritroide pura
    - Eritroleucemia, eritroide/mieloide
- Leucemia megacarioblástica aguda
- Leucemia basofílica aguda
- Panmielose com mielofibrose aguda

Sarcoma mieloide

Proliferação mieloide relacionada com a Síndrome de Down

- Mielopoese anormal transitória
- Leucemia mieloide associada com a Síndrome de Down

Neoplasia blástica plasmacitoide de células dendríticas

Leucemias agudas de linhagens ambíguas:

Leucemia aguda não diferenciada

Leucemia aguda de fenótipo misto com t(9;22)(q34;q11.2); *BCR-ABL1*

Leucemia aguda de fenótipo misto com t(v;11q23); rearranjo *MLL*

Leucemia aguda de fenótipo misto, mieloide-B, NOS

Leucemia aguda de fenótipo misto, mieloide-T, NOS

Leucemia/linfoma linfoblástico B

Leucemia/linfoma linfoblástico B, NOS

Leucemia/linfoma linfoblástico B com anormalidades genéticas recorrentes

- Leucemia/linfoma linfoblástico B com t(9;22)(q34;q11.2);*BCR-ABL 1*
- Leucemia/linfoma linfoblástico B com t(v;11q23); rearranjo *MLL*
- Leucemia/linfoma linfoblástico B com t(12;21)(p13;q22) *TEL-AML1* (*ETV6-RUNX1*)
- Leucemia/linfoma linfoblástico B com hiperdiploidia
- Leucemia/linfoma linfoblástico B com hipodiploidia
- Leucemia/linfoma linfoblástico B com t(5;14)(q31;q32) *IL3-IGH*
- Leucemia/linfoma linfoblástico B com t(1;19)(q23;p13.3);*TCF3-PBX1*

Leucemia/Linfoma Linfoblástico T

Tratado de Hematologia

multifocal para ANA, entretanto são parcialmente resistentes à inibição pelo NaF. **Naftol ASD Cloro Acetato Esterase (NCAE):** os mieloblastos e granulócitos maduros são positivos.

d) *Periodic acid Schiff* **(PAS):** linfoblastos (padrão granular fino ou grosso) e eritroblastos leucêmicos (grânulos grossos) são positivos;

e) **ferro medular:** coloração com azul da Prússia; devem ser contados cem eritroblastos.

O sideroblasto é identificado pela presença de grânulo de ferro no citoplasma do eritroblasto, e o sideroblasto, em anel quando mais de cinco grânulos se dispõem ao redor do núcleo.

- **Imunofenotipagem por citometria de Fluxo Multiparamétrica (IMF):** permite identificar os antígenos de superfície, intracitoplasmáticos e nucleares pelo uso de anticorpos monoclonais específicos (AcMo) e caracterizar as células leucêmicas quanto à sua origem e o grau de diferenciação. Os blastos leucêmicos expressam o **antígeno leucocitário comum CD45** em moderada intensidade. A expressão do CD45 afasta a maioria das outras neoplasias não hematológicas, como neuroblastoma, carcinoma ou sarcoma. A técnica de IMF, usando pelo menos três, e preferencialmente quatro ou mais cores, tornou-se um recurso imprescindível. A IMF é indispensável no diagnóstico das LMA: indiferenciada, minimamente diferenciada, megacariotítica/megacarioblástica, alguns casos de monoblástica com EI negativa e eritroide pura, nas quais a morfologia muito imatura não permite identificar a linhagem celular. Além disso, é essencial para o diagnóstico das **LA de linhagem ambígua** (LA ambígua). Os marcadores mais frequentemente expressos e importantes para esse diagnóstico são: MPO (mais sensível que a detecção pela citoquímica, pois o AcMo identifica também formas pró-enzimáticas), CD13, CD33, CD65, CD117; CD41, CD42 e CD61 (linhagem megacariocítica); CD36, CD64 e CD14 (linhagem monocítica); glicoforina-A, CD71 e CD36 (linhagem eritroide); e os marcadores de imaturidade (CD34, CD38, HLA-DR). Os antígenos associados à linhagem linfoide B (CD19, CD20 e CD22), T (CD3, CD7, CD2 e CD5) e NK (CD56) são incluídos no painel para a determinação das LA ambíguas.

A **LMA indiferenciada** ou com mínima diferenciação é observada em cerca de 10% das LMA no adulto e em torno de 3-6% na criança. Nesse tipo, MPO e SBB são negativos (<3% dos blastos). À IMF as células leucêmicas geralmente expressam CD13 e CD33 ao lado de antígenos imaturos, como CD34, HLA-DR e CD117 e com frequência coexpressam CD7. Outros antígenos linfoides podem estar expressos e auxiliar identificação da LA ambígua.

A identificação de CD41, CD61 e CD42 (que reconhecem a gpIIb/IIIa, IIIa e IX/Ib, respectivamente) permite o diagnóstico de **LMA megacariocítica**. Podem estar expressos outros marcadores mieloides (CD13 e CD33), ou antígenos de imaturidade (CD34, CD117, CD7, além de CD2).

A **LMA com componente monocítico** (leucemia mielomonocítica com mínima diferenciação mieloide ou leucemia monoblástica) expressa marcadores mieloides e monocíticos (CD13, CD33, CD117, CD36, CD64 e CD14).

Na maioria dos casos de **eritroleucemia**, o diagnóstico é estabelecido pela morfologia e contagem dos eritroblastos, pró-eritroblastos e mieloblastos. Na leucemia eritroide pura são úteis a glicoforina A, CD71 e CD36, na ausência da expressão do CD45. Além disso, as células eritroides leucêmicas com frequência apresentam outros marcadores mieloides, como CD117, CD13 e CD33, o que as diferenciam dos eritroblastos normais.

Nas **leucemias linfoides agudas** a IMF é mandatória para a definição da origem celular T ou B, além de identificar os subtipos imunofenotípicos, que são de relevância no prognóstico e no tratamento dos pacientes. A maioria das LLA é de **linhagem B**, tanto em crianças como em adultos. A linhagem B é demonstrada pela expressão do CD19 (pan B) na grande maioria dos casos, CD79a e CD22 citoplasmáticos, podendo o CD20 estar expresso. O CD79a foi considerado um marcador citoplasmático para essas leucemias, porém pode estar expresso em raros casos de **LLA T** ou mesmo LMA. Para a **linhagem T** são marcadores: CD3 citoplasmático ou de superfície, CD7 com forte intensidade, CD2 e CD5. A IMF nas LLA permite estabelecer uma classificação imunológica de acordo com o grau de diferenciação B ou T das células leucêmicas, pois as suas expressões antigênicas refletem, de certa forma, a ontogenia linfoide normal. O Grupo Europeu de Classificação Imunológica das Leucemias (EGIL) considera quatro subtipos de LLA de células precursoras B (Tabela 38.2):

- **B-I (LA pró-B):** os linfoblastos expressam os marcadores B (CD79a, CD22 e CD19) sem nenhum outro antígeno de diferenciação B;
- **B-II (LLA B comum):** expressa o antígeno CD10 (CALLA);
- **BIII (ou LLA pré-B):** observa-se a expressão da IgM (cadeia µ) citoplasmática;
- **B-IV (LLA B madura):** as cadeias leves ϰ ou λ estão presentes no citoplasma e na superfície celular.

A definição da **linhagem T** baseia-se na presença do CD3 citoplasmático ou de superfície e CD2 ou CD7. Presença isolada desses últimos não caracteriza a LLA como de origem T. Também foram considerados quatro subtipos: LLA T-I (LLA pró-T), expressa CD7; T-II (pré-T), expressa CD2 e CD5 e CD8; T-III (LLA cortical). expressa CD1a e T-IV (LLA T madura), expressa CD3 de superfície e é negativa para CD1a. Além disso, as LLA T podem ser classificadas em dois grupos, de acordo com a expressão do receptor de células T (TCR): LLA α/β (grupo a) e LLA γ/δ (grupo b) (Tabela 38.2).

O **subtipo pró-B** costuma apresentar evolução desfavorável, devido à associação com a anormalidade citogenética t(4;11). A **LLA comum**, com expressão do CD10, apresenta prognóstico favorável. A associação desse tipo com a presença da t(12;21) pode ser sugerida pela IFM pela expressão de

Tabela 38.2

▶ Classificação imunofenotípica das LLA (EGIL).

Classificação	Imunofenótipo	Frequência	
		Adultos*	Crianças**
LLA de linhagem B	**CD19+ e/ou CD79a+ e/ou CD22+**		
BI (Pró-B)	Sem expressão de outros antígenos	11%	5-9%
BII (B comum)	CD10+	49%	53-65%
BIII (pré-B)	IgM+ citoplasmático	12%	14-20%
BIV (B madura)	Cadeia κ+ ou λ+ (citoplasma ou superfície)	2-4%	2-3%
LLA de linhagem T	**CD3+ citoplasma/membrana**	**25%**	**11-16%**
TI (Pró-T)	CD7 +		
TII (pré-T)	CD2+ e/ou CD5+ e/ou CD8+		
TIII (T cortical)	CD1a +		
TIV (T madura)	CD3+ superfície, CD1a(-)		
– α/β (grupo a)	Anti-TCR αβ +		
- γ/δ (grupo b)	Anti-TCR γδ+		

* Gökbuget *et al.*, 2000), ** Yamamoto *et al.*; Rego,EM *et al.*,1996; Ludwig,W *et al.*,1993.

HLADR, CD38, CD13 fraca e CD10. O CD45 é negativo ou fraco. Na **LLA pré-B** é frequente a t(1;19), que confere prognóstico desfavorável e se associa ao imunofenótipo com positividade para CD10, HLA-DR, CD19, CD20 e cadeia μ citoplasmática. O CD38 é +/++. A presença de cromossomo Ph nas LLA confere prognóstico desfavorável, e essa anormalidade cromossômica pode ser sugerida em células CD19 positivas, pela expressão mais forte do CD10 e presença de HLADR e CD34; o CD13 e o CD38 são positivos fracos. Diante dessas associações de subtipos imunológicos, anormalidades citogenéticas, aspectos clínicos e de prognóstico, a OMS classifica as LLA da linhagem B de maneira similar às LMA, considerando as anormalidades genéticas recorrentes na nomenclatura conforme apresentado na Tabela 38.1.

Menos de 5% das LA não demonstram evidências de diferenciação para uma linhagem específica e expressam antígenos associados a mais de uma linhagem. São, então, chamadas de **leucemias agudas ambíguas**. A denominação LA indiferenciada é usada quando não há marcadores linhagem-específicos e os blastos expressam antígenos associados à imaturidade celular, CD34, HLADR e/ou CD38 e TdT. As LA anteriormente chamadas de bifenotípicas ou bilineares são designadas como **LA de Fenótipo Misto** (LAFM). Esses casos podem ainda ser denominados de LLA B-mieloide ou T-mieloide, independente do número de populações celulares encontradas. É necessário diferenciar as LAFM das LLA com marcadores associados à linhagem mieloide e as LMA com reatividade para antígenos linfoide-relacionados. Os critérios para definição de uma linhagem constam na Tabela 38.3. Pode-se incluir ainda nessa categoria a "leucemia linfoblástica *natural killer*". A maioria dos casos previamente chamados de leucemia/linfoma NK blástica é hoje reconhecida como neoplasia de células dendríticas plasmacitoides. A caracterização fenotípica definitiva dessas entidades ainda precisa ser mais bem esclarecida.

- **Estudo citogenético:** o cariótipo das células blásticas, feito ao diagnóstico, permite a classificação da doença de acordo com os critérios da OMS, auxilia na escolha terapêutica, serve de parâmetro para a procura de doença residual pós-terapia e, na eventualidade da recaída, oferece dados para considerar a evolução clonal ou leucemia secundária. Baseia-se na avaliação de 20 metáfases, e as anormalidades devem ser descritas de acordo com a ISCN (2009). Mais da metade das LMA apresentam alterações cromossômicas ao diagnóstico, tanto translocações como ganhos e perdas, dos quais se destacam: +8, −7, -5, +21 e −X ou −Y. Entretanto, há casos em que não se consegue obter resultado do cariótipo e, nessas situações, são aplicados métodos citogenético-moleculares, como a Hibridação *In Situ* Por Fluorescência (FISH), entre outras. A FISH baseia-se no uso de sonda marcada com fluorocromo, que se liga por complementaridade ao DNA sob estudo. A vantagem da FISH reside nas suas características de rapidez, sensibilidade e especificidade, além de não se precisar de metáfases. A Figura 38.1 mostra algumas anomalias.

- **Genética molecular:** a classificação da OMS inclui uma série de mutações gênicas que determinam características dos subtipos de LA. Testes genéticos adicionais ao cariótipo e FISH devem ser conduzi-

Tabela 38.3

▶ Leucemia Aguda de Fenótipo Misto (LAFM): critérios para definição de linhagem celular, de acordo com a classificação atualizada da OMS (2008).

Linhagem	Expressão antigênica
Linhagem Mieloide	**Myeloperoxidase** (por citometria, citoquímica ou imuno-histoquímica) ou **Diferenciação monocítica** (pelo menos **dois** dos seguintes: esterase não específica, CD11c, CD14, CD64, lisozima)
Linhagem T	**CD3 citoplasmático** (por citometria usando Ac anticadeia epsilon do CD3)* ou **CD3 de superfície** (raro na LA de fenótipo misto)
Linhagem B (requer múltiplos antígenos)	**CD19 forte** junto com expressão forte de pelo menos **um** dos seguintes: CD79a, CD22 citoplasmático, CD10 ou **CD19 fraco** junto com expressão forte de pelo menos **dois** dos seguintes: CD79a, CD22 citoplasmático, CD10.

Swerdlow SH, 2008; Vardiman et al., BLOOD, 114 (5): 2009.

* Imuno-histoquímica usando anticorpo policlonal anti-CD3 pode detectar cadeia zeta do CD3, que não é célula T-específica.
* Gökbuget et al., 2000), ** Yamamoto et al.; Rego,EM et al.,1996; Ludwig,W et al.,1993.

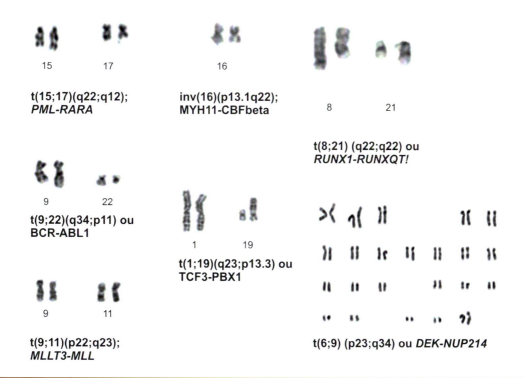

Figura 38.1 Exemplos de translocações cromossômicas (e os genes rearranjados) observadas nas leucemias agudas: t(15;17); inv(16), t(8;21), t(9;22), t(1;19), t(9;11) e t(6;9).

dos em conformidade com a clínica, morfologia e IMF. Em todos os casos de LMA nos quais o cariótipo é normal, recomenda-se a pesquisa de mutação NPM1, CEBPA e FLT3. Outras mutações, como KIT, NRAS e PTNP11, devem ser investigadas conforme a indicação clínica.

LEUCEMIAS COM ANORMALIDADES CROMOSSÔMICAS RECORRENTES

- **LMA com t(8;21)(q22;q22) ou RUNX1-RUNX1T1 (ETO/AML ou CBF-α):** 5 a 12% dos casos, resposta favorável. Os blastos são grandes, com bastão de

Auer, citoplasma basofílico abundante, com grânulos azurófilos ou anomalia de pseudo-Chediaki-Higashi, vacúolos, halo paranuclear e eosinófilos na MO. IMF: MPO, CD15 e CD65+ forte; CD13 e CD33 baixa expressão; coexpressão de CD19 e CD56 sugere a t(8;21). Mutações no KRAS, NRAS, e KIT podem ser concomitantes.

- **LPA com t(15;17)(q22;q11-12) ou PML/RARA e variantes:** 5 a 20% das LMA; prognóstico favorável. Blastos de tamanho e forma irregulares, citoplasma com grânulos grandes; pode haver feixes de bastões de Auer (células de faggot). MPO fortemente positiva. IMF: MPO e CD33+ forte, CD13 heterogêneo, HLA-DR, CD34 e CD65 expressão fraca ou ausente. Na variante hipogranular há ausência ou escassez de grânulos e núcleo bilobado, confundível com leucemia monocítica. A OMS considera os aspectos genéticos, diferenciando a LPA com t(15;17) das variantes, PLZF, NPM e NuMA ou STAT5b (11q23, 5q35 e 11q11, respectivamente). Mutações no FLT3, tanto Duplicação Interna em Tandem (DIT) como no domínio da Tirosinocinase (TKD) são frequentes.

- **LMA com inv(16)(p13q22) ou t(16;16)(p13;q22), CBF-α/MYH11:** 6 a 12% das LMAs, geralmente mielomonocítica. Os blastos são mieloides (alguns com bastão de Auer) e monocíticos. Há eosinófilos na MO que apresentam grânulos metacromáticos. IMF: marcadores mieloides (CD13 e CD33), de diferenciação granulocítica (CD65+ e expressão parcial de CD15 e CD117) e monocítica (expressão parcial de CD14 e 11b), além de CD4, CD34 (positivos parciais), DR+ e CD2-/+. A inv(16)(p13q22) e a t(16;16)(p13;q22) são típicas.

- **LMA com t(9;11)(p22;q23) ou MLLT3-MLL:** 10% dos casos pediátricos e 2% de adultos. Morfologia é monocítica. IMF: CD33, CD65, CD4 e HLA-DR+. Prognóstico intermediário (melhor que outras translocações 11q23).

- **LMA com 11q23 (MLL):** 5 a 6% das LMA; a translocação se dá com vários cromossomos (6q27, 10p12, 17q21, 19p13.1 etc). A t(4;11) ou MLLT2(AF4)-MLL é comum em lactente e fenótipo LLA e a t(11;19)(q23;p13.1) ou MLL-ELL também pode ser mieloide ou linfoide. Há predomínio de monoblastos ou promonócitos. IMF: HLA-DR, CD33, CD15, CD56 e CD64+. O CD14, CD13 e MPO com fraca intensidade. Prognóstico desfavorável.

- **LMA com t(6;9)(p23;q34) ou DEK-NUP214:** <2% dos casos, prognóstico desfavorável. Morfologia variável (inclusive monocítica), pode haver bastão de Auer, aumento de basófilos, displasia de várias linhagens e sideroblastos em anel. IMF: MPO, CD13, CD33, CD38 e HLADR+. Mutações adicionais do FLT3–DIT e TKD podem ser observadas.

- **LMA com inv(3)(q21q26.2) ou t(3;3)(q21;q26.2) ou RPN1-EVI1:** <2% dos casos, prognóstico desfavorável; blastos com morfologia variada; pode ser primária ou secundária a SMD. IMF: CD13, CD33, CD34, HLADR e CD38+. Excluir desse grupo a t(3;21)(q26.2;q22) ou EVI1-RUNX1 da LMA relacionada a tratamento.

- **LMA (megacarioblástica) com t(1;22)(p13;q13) ou RBM15-MKL1:** rara, ocorre em lactentes com hepatoesplenomeglia importante. Morfologia: megacarioblastos, podendo haver fibrose. IMF: CD 41, CD61, CD 13 e CD33+.

- **LMA com mutações gênicas:** estão incluídas nesse grupo as mutações FLT3, NPM1, CEPBA, KIT, MLL, WT1, NRAS e KRAS. FLT3, NPM1 e CEBPA, isoladas ou combinadas. São frequentes em pacientes com cariótipo normal. **FLT3** (Fms-*Like Tyrosine Kinase* 3): membro da família dos receptores tirosinocinase; mutação pode ser DIT nos éxons 14 e 15 em 20 a 40% ou ativação do domínio de TKD, envolvem os códons 835 (D835) e 836 (I836) em 11 a 14% dos pacientes. Ocorrem em LMA, com t(6;9), t(15;17) ou cariótipo normal, nos quais altera desfavoravelmente o prognóstico. **NPM1** (nucleofosmina 1): mutações no éxon 12, 9 e 11 do gene NPM1, geralmente, duplicação Tetranucleotídica (TCTG) na posição 956 a 959; é observada em 30% das LMA em adultos e em 50% dos casos com cariótipo normal; prognóstico favorável. **CEBPA** (fator de transcrição CCAAT *Enhancer-Binding Protein Alpha*): dois tipos de mutações – região N-terminal da molécula, impedindo a expressão total da proteína e *in-frame* na região C-terminal que diminui a capacidade de ligação. Ocorrem em 10 a 18% dos casos de LMA com cariótipo normal; prognóstico favorável. **KIT** (receptor tirosinocinase) localizado no 4q11-12 é um membro da família de receptores tirosinocinase. Mutações no segundo domínio intracelular de cinase (TK2) ou no domínio justamembrana, nos exons 8 e 17, resultam em ganho de função em pacientes com LMA com envolvimento de CBF (*Core Binding Factor*), ou seja, com t(8;21) ou inv/t(16), desfavorecendo o prognóstico. **MLL** (*Mixed-Lineage Leukemia*), ALL1 ou HRX, Duplicação Parcial em Tandem (DPT) da região genômica dos éxons de 5 a 11, com a inserção do segmento duplicado no íntron 4 do gene, em 5 a 10% dos pacientes com LMA e cariótipo normal; prognóstico desfavorável. **WT1** (Wilms tumor 1) gene supressor de tumor; mutações ocorrem em 10% das LMA com impacto prognóstico ainda incerto. **N e K-RAS:** família de proteínas associadas; mutações em N-RAS encontradas em 10% de jovens adultos com diagnóstico de LMA e cariótipo normal. Mutações nos códons 12, 13 e 61 resultam na perda da atividade da GTPase intrínseca e ativação da proteína RAS; prognóstico ainda é desconhecido. Com essa plêiade de anomalias, alguns subtipos têm o prognóstico remodelado (Tabela 38.4).

Tabela 38.4

▶ Segmentação do prognóstico das LMA de acordo com as alterações citogenéticas e genético-moleculares.

Favorável
t(8;21)(q22;q22); *RUNX1-RUNX1T1*
inv(16)(p13.1q22) or t(16;16)(p13.1;q22); *CBFB-MYH11*
NPM1 mutado sem *FLT3*-ITD (cariótipo normal)
CEBPA mutado (cariótipo normal)
Intermediário-I
NPM1 mutado e *FLT3*-ITD (cariótipo normal)
NPM1 selvagem e *FLT3*-ITD (cariótipo normal)
NPM1 selvagem sem *FLT3*-ITD (cariótipo normal)
Intermediário-II
t(9;11)(p22;q23); *MLLT3-MLL*
Anomalias cromossômicas não classificadas como favoráveis ou adversas
Desfavorável
inv(3)(q21q26.2) ou t(3;3)(q21;q26.2); *RPN1-EVI1*
t(6;9)(p23;q34); *DEK-NUP214*
t(v;11)(v;q23); *MLL* rearranjado
5 ou del(5q); 7; abnl(17p); cariótipo complexo

Swerdlow SH, 2008; Vardiman *et al.*, BLOOD, 114 (5): 2009.

* Imuno-histoquímica usando anticorpo policlonal anti-CD3 pode detectar cadeia zeta do CD3, que não é célula T-específica.
* Gökbuget *et al.*, 2000), ** Yamamoto *et al.*; Rego,EM *et al.*,1996; Ludwig,W *et al.*,1993.

REFERÊNCIAS CONSULTADAS

1. Bennett JM, Catovsky D, Daniel MT, Flandrin G, Galton DA, Gralnick HR et al. Proposals for the clasification of the acute leukaemias. French-American-British (FAB) Co-operative Group. Brit J Haematol. 1976;33:451-8.
2. Bennett JM, Catovsky D, Daniel MT, Flandrin G, Galton DA, Gralnick HR et al. The French-American-British (FAB) Co-operative Group. The morphologic clasification of acute lymphoblastic leukaemia. concordance among observers asd clinical correlations. Brit J Haematol. 1981;47:553-61.
3. Bennett JM, Catovsky D, Daniel MT, Flandrin G, Galton DA, Gralnick HR et al. Criteria for the diagnosis of acute leukemia of megakaryocyte lineage (M7). A report of the French-American-British (FAB) Co-operative Group. Ann Intern Med. 1985;103(4):460-2.
4. Bennett JM, Catovsky D, Daniel MT, Flandrin G, Galton DA, Gralnick HR et al. Proposed revised criteria for the classification of acute myeloid leukemia. A report of the **French-American-British Cooperative Group. Ann Interm Med.** 1985 Oct;103(4):620-5.
5. Bennett JM, Catovsky D, Daniel MT, Flandrin G, Galton DA, Gralnick HR et al. The French-American-British (FAB) Co-operative Group. Proposal for the recognition of minimally differentiated acute myeloid leukaemia (AML0M). Br J Haematol. 1991;78:325-9.
6. Heim S, Mitelman F. Cancer Cytogenetics.Chromosomal and molecular genetic aberrations of tumor cells. 2. ed. New York: Wiley Liss, 1995.

Capítulo 38 • Classificação das Leucemias Agudas. Citologia, Citoquimica, Imunofenotipagem, Citogenética...

7. Jaffe ES, Harris NL, Stein H, Vardiman JW (eds). World Health Organization Classification of Tumors, Pathology and Genetics of Tumors of Hematopoietic and Lymphoid Tissues. IARC Press Lyon, 2001.

8. Swerdlow SH, Campo E, Harris NL, Jaffe ES, Pileri SA, Stein H et al. WHO classification of tumours of hematopoietic and lymphoid tissue. IARC Lyon, 2008.

9. Grimwade D, Hills RK, Independent prognostic factors for AML outcome ASH Education Book, 2009. p.385-95.

10. Moorman AV, Harrison CJ, Buck GAN, Richards SM, Secker-Walker LM, Martineau M et alMRC. Karyotype is an independent prognostic factor in adult acute lymphoblastic leukemia (ALL): analysis of cytogenetic data from patients treated on the Medical Research Council (MRC) UKALLXII/Eastern Cooperative Oncology Group (ECOG) 2993 trial Blood. 2007;109:3189-197.

capítulo · 39

Leucemia Mieloide Aguda no Adulto

Mariana Tereza de Lira Benício · Eduardo Magalhães Rego

DEFINIÇÃO E EPIDEMIOLOGIA

A Leucemia Mieloide Aguda (LMA) constitui um grupo heterogêneo de doenças clonais caracterizadas pela proliferação anormal de progenitores hematopoéticos, os quais são incapazes de amadurecer e de responder aos reguladores naturais de proliferação e morte celular. Como consequência, essas células malignas se acumulam na medula óssea e prejudicam a produção normal das células sanguíneas, mas podem também se acumular em outros tecidos e órgãos, cujas funções são frequentemente comprometidas.

A LMA é o tipo mais comum de leucemia aguda em adultos, correspondendo a cerca de 90% dos casos. Em contraste, corresponde a menos de 15% das leucemias em crianças com idade inferior a dez anos. Sua incidência anual nos Estados Unidos é estimada em 3,5 casos para cada 100 mil habitantes, e aumenta com a idade, sendo de 17,9 casos/100 mil habitantes/ano em adultos com idade igual ou superior a 65 anos. A incidência de LMA no Brasil é desconhecida, uma vez que o Instituto Nacional do Câncer (Inca) relata apenas dados referentes às leucemias em geral. Um estudo retrospectivo desenvolvido no Rio Grande do Sul estimou a incidência em 1,11 caso de LMA/100 mil habitantes/ano com base em registros hospitalares (Capra M. *et al.,* 2007).

MANIFESTAÇÕES CLÍNICAS

Os sintomas e sinais apresentados pelos pacientes com LMA ao diagnóstico em geral decorrem da falência da hematopoese e/ou da infiltração de tecidos por células leucêmicas. Sintomas como fadiga, palidez e fraqueza, por exemplo, são comumente observados em decorrência da anemia. Infecções também ocorrem com frequência, em virtude da diminuição do número de leucócitos. A febre é um sintoma comum e pode resultar de infecções ou da própria leucemia. Manifestações como hemorragias, petéquias e epistaxe podem ser observados em até 50% dos casos e se correlacionam com a gravidade da trombocitopenia. A diátese hemorrágica pode também ser consequência da presença de Coagulação Intravascular Disseminada (CIVD), a qual é mais comumente observada em pacientes com o subtipo de LMA chamado leucemia Promielocítica Aguda (LPA) (ver adiante).

A infiltração de órgãos e tecidos pelas células leucêmicas pode causar hepatomegalia, esplenomegalia, linfadenopatia, hipertrofia de gengivas e dor óssea. A infiltração da pele (leucemia cutis) é rara. Cefaleia, convulsões ou alteração visual podem decorrer da infiltração do sistema nervoso central. Sarcomas granulocíticos são tumores extramedulares em geral localizados nos ossos, periósteo, linfonodos, pele e tecidos moles, e podem ser detectados em alguns casos.

ACHADOS LABORATORIAIS

Ao diagnóstico, as contagens hematológicas são muito variáveis nos casos de LMA. O número de leucócitos está aumentado (leucocitose) em mais da metade dos pacientes, mas a chamada hiperleucocitose, definida como contagens superiores a 100 mil leucócitos/mm^3, ocorre em menos de 20% dos casos. A leucocitose está frequentemente acompanhada por anemia e plaquetopenia. A anemia é, na maioria das vezes, normocrômica e normocítica.

No exame morfológico do sangue periférico, com frequência são detectados mieloblastos. Deve-se destacar que a detecção de 20% ou mais de mieloblastos entre os leucócitos do sangue periférico é considerada o critério diagnóstico de LMA pela Organização Mundial de Saúde (OMS). Porém não é um critério *sine qua non*, uma vez que a infiltração leucêmica pode ser detectável apenas na medula óssea em alguns casos (leucemia aleucêmica) e, portanto, o aspirado de medula óssea deve sempre ser obtido. Da mesma forma que para o sangue, a presença de 20% ou mais de mieloblastos na medula óssea é considerada critério diagnóstico pela OMS. Além da infiltração por mieloblastos, a análise morfológica do aspirado de medula óssea revela a diminuição do número de células das outras linhagens hematológicas e podem ocorrer também alterações qualitativas (displasia) em alguns casos.

Alterações da hemostasia podem ser encontradas, e a causa mais frequente é o consumo de fatores plasmáticos da coagulação, muitas vezes caracterizando um quadro de CIVD. Assim, podem ser detectados o alargamento do Tempo de Protrombina (TP), do Tempo de Tromboplastina Parcial ativada (TTPa), do Tempo de Trombina (TT), hipofibrinogenemia, aumento de Produtos de Degradação de Fibrina (PDF) e dos D-dímeros de fibrina. Essas alterações são particularmente frequentes na leucemia promielocítica aguda.

Entre as alterações metabólicas detectadas em pacientes com LMA, a hiperuricemia é um achado frequente e decorre da elevada produção e da lise de células tumorais. Os níveis séricos da enzima Lactato Desidrogenase (LDH) podem também estar aumentados, particularmente nos subtipos monocíticos de LMA.

DIAGNÓSTICO

De acordo com as recomendações da OMS, amostras de medula óssea e sangue periférico devem ser obtidas antes de qualquer intervenção terapêutica. A detecção de pelo menos 20% de blastos leucêmicos em aspirado de Medula Óssea (MO) ou em Sangue Periférico (SP) é necessária para o diagnóstico definitivo. Entretanto, nos casos associados com os rearranjos gênicos *PML-RARA*, *RUNX1-RUNX1T1* e *CBFB-MYH11*, o diagnóstico pode ser firmado por meio da demonstração dessas alterações gênicas, independentemente do percentual de blastos na MO ou SP.

Os mieloblastos típicos são células grandes (15 a 20 µm de diâmetro), cujo núcleo é arredondado ou irregular, com um padrão de cromatina reticulada e múltiplos nucléolos distintos. Eles apresentam pouco citoplasma, geralmente contendo finos grânulos azurófilos e podem conter um número variável de bastonetes de Auer, que consistem em grânulos azurófilos anormais nos lisossomos. Os bastonetes de Auer são patognomônicos de LMA.

Além da análise morfológica, outras técnicas podem ser empregadas para determinar a linhagem hematopoética do blasto, os quais podem ser originários da transformação maligna de precursores granulocíticos, monocíticos, comuns a granulócitos e monócitos, eritroides ou megacariocíticos. Dentre as técnicas mais comuns estão as colorações citoquímicas, em particular a demonstração de granulação mieloperoxidase positiva nos blastos leucêmicos (associada aos precursores granulocíticos ou granulocíticos/monocíticos) ou a demonstração das esterases não específicas (associada a precursores monocíticos). A imunofenotipagem é uma técnica importante na caracterização das LMAs, pois a detecção de marcadores associados a diferentes linhagens pode caracterizar melhor a origem dos mieloblastos. Além disso, a imunofenotipagem pode identificar blastos muito imaturos, que não apresentam os grânulos com mieloperoxidase, e assim podem ser erroneamente classificados como linfoblastos com base nas análises morfológica e citoquímica. Outra situação na qual a imunofenotipagem é fundamental é no diagnóstico da leucemia megacarioblástica aguda, uma vez que, pelos critérios morfológicos e citoquímicos, pode ser confundida com as leucemias linfoides agudas e também com as LMA minimamente diferenciadas (ver classificação a seguir).

Finalmente, a avaliação diagnóstica da LMA deve sempre incluir a análise genética, pois essas alterações são as que possuem maior correlação com o prognóstico e influenciam na estratégia terapêutica. Essas alterações serão discutidas a seguir.

CLASSIFICAÇÃO

A classificação da LMA baseada no sistema Franco-Américo-Britânico (FAB), proposto por Bennett *et al.* em 1976, foi a primeira classificação amplamente aceita na prática clínica. Foram levados em consideração critérios como citomorfologia, colorações histoquímicas e imunofenotipagem para a categorização em subtipos (M0-M7) grosseiramente correspondentes aos estágios de maturação do desenvolvimento mieloide, eritroide e megacariocítico. Entretanto, a classificação FAB tornou-se progressivamente obsoleta por não incorporar os achados citogenéticos e moleculares relevantes à fisiopatologia da doença, além de não identificar subtipos clinicamente relevantes.

Em 2008, a OMS revisou a classificação das neoplasias mieloides e destacou a importância das alterações citogenéticas e moleculares nos algoritmos de diagnóstico. Nessa classificação, são listadas sete categorias principais, que por sua vez são divididas em subcategorias (Tabela 39.1).

Além dos subgrupos incluídos na classificação da OMS, outras alterações genéticas importantes foram reconhecidas, as quais são particularmente importantes nos casos com Cariótipo Normal (LMA-CN), que corresponde a aproximadamente 50% dos casos, Entre as alterações mais relevantes estão as mutações nos genes *NPM1* e *CEBPA*, as Duplicações Internas em Tandem do gene *FLT3* (FLT3-ITD), as duplicações parciais em tandem do gene *MLL* e a hiperexpressão do gene *BAALC*.

A seguir serão discutidos os subtipos de LMA de acordo com a classificação da OMS de 2008.

▶ Leucemia mieloide aguda associada com anormalidades citogenéticas específicas

Subtipos de LMA com características clínicas e genéticas específicas foram agrupados nesta categoria, que compreende de 60 a 65% de todos os casos de LMA. Os rearranjos citogenéticos dessa categoria totalizam aproximadamente 30% das LMAs, enquanto as mutações nos genes *NPM1* e *CEBPA* correspondem aos 35% restantes. São sete os subtipos descritos e mais duas categorias consideradas provisórias.

344 Tratado de Hematologia

Tabela 39.1

▶ Leucemia mieloide aguda e neoplasmas relacionados – OMS 2008.

Leucemia mieloide aguda com anormalidades citogenéticas recorrentes

- LMA com t(8;21)(q22;q22); RUNX1-RUNX1T1
- LMA com inv(16)(p13q22) ou t(16;16)(p13.1;q22); CBFB-MYH11
- LPA com t(15;17)(q22;q12); PML-RARA
- LMA com t(9;11)(p22;q23); MLLT3-MLL
- LMA com t(6;9)(p23;q34); DEK-NUP214
- LMA com inv(3)(q21q26.2) ou t(3;3)(q21;q26.2); RPN1-EVI1
- LMA (megacarioblástica) com t(1;22)(p13;q13); RBM15-MKL1
- Entidade provisória: LMA com NPM1 mutado
- Entidade provisória: LMA com CEBPA mutado

Leucemia mieloide aguda com alterações relacionadas à mielodisplasia

Neoplasias mieloides relacionadas à terapia

Leucemia mieloide aguda não especificada nos itens anteriores

- LMA com diferenciação mínima
- LMA sem maturação
- LMA com maturação
- Leucemia mielomonicítica aguda
- Leucemia monoblástica/monocítica aguda
- Leucemia eritroide aguda
  - Leucemia eritroide pura
  - Eritroleucemia, eritroide/mieloide
- Leucemia megacarioblástica aguda
- Leucemia basofílica aguda
- Pan-mielose aguda com mielofibrose

Sarcoma mieloide

Proliferações mieloides relacionadas à síndrome de Down

- Mielopoese anormal transiente
- Leucemia mieloide associada com síndrome de Down

Neoplasma blástico de células dendríticas plasmacitoides

Adaptado de Vardiman et al., 2009

a) **LMA com t(8;21)(q22;q22) e LMA com inv(16) (p13q22) ou t(16;16)(p13.1;q22):** estas entidades compõem o grupo das LMA-CBF, caracterizadas por rearranjos que afetam a estrutura dos *Core Binding Factors* (CBF), que são fatores de transcrição essenciais no controle da hematopoese normal (respectivamente o *RUNX1* e o *CBFB*). São entidades relativamente comuns, sendo a t(8;21) detectada em cerca de 7% e a inv(16)/t(16;16) em 8% dos pacientes com LMA *de novo*. Elas estão associadas a prognóstico relativamente favorável, com sobrevida global em cinco anos em torno de 60%. Diferentes estudos sugerem que esses pacientes, por responderem bem à quimioterapia, não se beneficiam do transplante alogênico em primeira remissão.

b) **LPA com t(15;17)(q22;q12):** este é o subtipo anteriormente definido como M3 e M3 variante pela classificação FAB e é detectado em 5 a 8% dos pacientes com LMA, apesar de uma prevalência em torno de 15 a 20% ter sido descrita em pacientes latino-americanos. A LPA tem características bastante peculiares, como a morfologia dos blastos (que se assemelham a promielócitos), a elevada frequência de alterações da coagulação, e a excelente resposta à combinação do ácido *all* trans retinoico e antracíclicos ou ao trióxido de arsênico. Pacientes que sobrevivem às primeiras semanas de tratamento têm bom prognóstico, taxas de remissão completa de até 80% em pacientes com idade entre 18 e 60 anos e sobrevida global por longo prazo superior a 70%. A elevada taxa de mortalidade precoce está associada à elevada frequência de complicações hemorrágicas observada na LPA.

c) **LMA com t(9;11)(p22;q23):** esta entidade é identificada pelo mais frequente e mais bem caracterizado rearranjo envolvendo o gene *MLL*, que apresenta mais de 80 parceiros distintos em translocações. Em contraste com os outros rearranjos do *MLL*, associados a prognóstico adverso, este confere prognóstico intermediário, segundo a classificação *European LeukemiaNet*.

d) **LMA com t(6;9)(p23;q34):** apesar de raro, este rearranjo está associado a características morfológicas e clínicas distintas, que justificam sua inclusão nessa categoria como uma entidade à parte. Esta LMA apresenta prognóstico caracteristicamente adverso em resposta à quimioterapia e TMO autólogo.

e) **LMA com inv(3)(q21q26.2) ou t(3;3)(q21;q26.2):** esses rearranjos são observados em cerca de 0,5 a 2% das LMAs. Apresentam forte correlação com a presença de anormalidades na megacariocitopoese e conferem prognóstico adverso.

f) **LMA (megacarioblástica) com t(1;22)(p13;q13):** este subtipo apresenta infiltração do sangue e/ou medula óssea por megacarioblastos A t(1;22) é uma alteração incomum, correspondendo a <1% dos casos de LMA, e é detectado quase exclusivamente em crianças (a maioria com menos de três anos de idade). Estudos recentes demonstraram uma resposta favorável à quimioterapia, com longa sobrevida livre de doença.

g) **LMA associada a mutações no gene NPM1 (entidade provisória):** essas mutações são a alteração gênica mais comum nas LMAs. sendo detectadas em 30 a 35% dos adultos e em torno de 8 a 10% das crianças com LMA. A maior parte das vezes, as mutações afetam o éxon 12 e causam o deslocamento da proteína *NPM1* para o citoplasma. É comum que os pacientes portadores de mutações no gene NPM1 também sejam portadores de mutações do tipo duplicações internas em tandem no gene FLT3 (FLT3-ITD). Do ponto de vista prognóstico, os pacientes com mutações no NPM1 e sem mutações no FLT3 possuem prognóstico favorável.

h) **LMA associada a mutações no gene CEBPA (entidade provisória):** o gene *CEBPA* codifica para o fator de transcrição CCAAT/*enhancer binding protein* α, que é importante na regulação da granulopoese. Mutações no *CEBPA* ocorrem em aproximadamente 5 a 10% dos casos de LMA de novo, sendo particularmente frequentes naqueles com cariótipo normal. Na ausência da coexistência de mutações no gene *FLT3* (FLT3-ITD), as mutações no *CEBPA* estão associadas a bom prognóstico, com 60% dos pacientes sobrevivendo a longo prazo. Estudos recentes demonstraram que na verdade apenas os pacientes com mutações bialélicas é que realmente apresentam boa resposta ao tratamento quimioterápico, e essa distinção (monoalélica *versus* bialélica) deve ser realizada rotineiramente.

▶ Leucemia mieloide aguda com alterações relacionadas à mielodisplasia

Nessa subcategoria são incluídos pacientes com história prévia de Síndrome Mielodisplásica (SMD) ou de Neoplasia Mieloproliferativa (NMP) que evoluíram para LMA. De fato, alterações citogenéticas relacionadas à mielodisplasia estão presentes em pelo menos 50% das células de duas ou mais linhagens mieloides. Em geral, essa categoria inclui pacientes idosos, que apresentam prognóstico ruim.

▶ Neoplasias mieloides relacionadas à terapia

Inclui pacientes que desenvolveram uma neoplasia mieloide após terem recebido agentes alquilantes e/ou radiação, bem como inibidores de topoisomerase II. A grande maioria dos pacientes apresenta alterações citogenéticas detectadas nas categorias acima descritas, com exceção dos rearranjos inv(16)(p13.1q22), t(16;16)(p13.1;q22) e t(15;17) (q22;q12). Esses pacientes apresentam desfecho significativamente pior quando comparados aos que mostram os mesmos rearranjos associados à LMA *de novo*, sugerindo a existência de diferenças biológicas.

Leucemia mieloide aguda não especificada nos itens anteriores Compreende os casos que não atendem aos critérios necessários para inclusão em nenhuma das outras categorias. Os subtipos são definidos essencialmente pelas características morfológicas e citoquímicas e pelo grau de maturação como definido pela classificação FAB. Nessa categoria são incluídos cerca de 30% dos casos de LMA.

▶ Sarcoma mieloide

Anteriormente conhecido como sarcoma granulocítico, caracteriza-se pela proliferação extramedular de blastos de uma ou mais linhagens mieloides que alteram a arquitetura normal dos tecidos nos quais são encontrados. O sarcoma mieloide é mais frequentemente encontrado em pacientes com LMA prévia ou recentemente identificada, mas pode também preceder a manifestação da doença em sangue periférico ou medula óssea. Pode ocorrer como manifestação de recaída em pacientes que se encontravam em remissão de uma LMA previamente diagnosticada, ou na evolução para LMA em pacientes diagnosticados com SMD ou SMD/NMP e na transformação blástica em pacientes com NMP.

▶ Proliferações mieloides relacionadas à síndrome de Down

Essa nova categoria refere-se à LMA e SMD associadas à síndrome de Down, as quais são biologicamente idênticas. Elas apresentam características morfológicas, imunofenotípicas, clínicas e moleculares peculiares, como por exemplo mutações no gene *GATA1*.

▶ Neoplasma blástico de células dendríticas plasmacitoides

Essa nova categoria inclui a maioria dos casos anteriormente classificados como leucemia/linfoma de células blásticas *Natural Killer* (NK) ou neoplasma hematodérmico CD4$^+$ CD56$^+$ agranular. Esta neoplasia se origina a partir de precursores de células dendríticas plasmacitoides.

FISIOPATOGENIA

Os fatores causais da LMA não são conhecidos. Alguns fatores ambientais, tais como a exposição à irradiação ionizante e a derivados do benzeno foram associados ao desenvolvimento da doença, mas na maioria dos casos não é possível identificar um agente causal bem definido. Entretanto, sabe-se que a LMA resulta de alterações genéticas cumulativas que, de modo geral, podem ser agrupadas em duas classes: a) alterações que afetam fatores de transcrição mieloides que controlam a diferenciação hematopoética e b) mutações em genes que resultam na ativação anormal da função de proteínas que atuam na transdução de sinais intracelulares, resultando em vantagem proliferativa e/ou resistência à apoptose.

Mais de 300 translocações cromossômicas já foram descritas na LMA, as quais, na maioria dos casos, afetam genes que codificam fatores de transcrição importantes para o desenvolvimento hematopoético normal e resultam em perda de função e bloqueio da diferenciação. As translocações na maioria das vezes causam a formação de genes híbridos, contendo sequências de dois genes distintos. As oncoproteínas híbridas codificadas por esses genes anormais apresentam funções aberrantes e interferem nos programas celulares normais de crescimento, diferenciação e sobrevivência.

Kelly e Gilliland (2002) propuseram um modelo amplamente aceito, no qual a patogênese molecular da LMA seria decorrente de pelo menos dois eventos, que envolvem uma combinação entre mutações pertencentes a duas classes distintas, a saber: 1) Mutações de classe I – conferem vantagens proliferativas e/ou na sobrevida dos progenitores, embora não exerçam efeito direto sobre a diferenciação hematopoética. São exemplos as mutações que ativam constitutivamente receptores tirosinocinases, como Flt3 e c-KIT, ou moléculas efetoras ativadas no decorrer das cascatas de sinalização, como n-RAS e k-RAS; 2) Mutações de classe II – geralmente envolvem genes que codificam fatores de transcrição, tais como os *Core-Binding Factors* (CBF) e o Receptor α do Ácido Retinoico (RARA) e resultam no bloqueio da diferenciação mieloide, além de conferirem alguma vantagem na sobrevida devido à interferência na diferenciação terminal e apoptose. Constituem, portanto, eventos primários na transformação leucêmica. De acordo com esse modelo, o acúmulo de mutações de classes I e II culminaria na transformação maligna dos progenitores hematopoiéticos. Apesar de essa hipótese ter grande respaldo nos modelos, em humanos múltiplos passos parecem ser necessários para o desenvolvimento de leucemia.

Os blastos identificados em indivíduos leucêmicos apresentam limitado potencial proliferativo, sugerindo que subpopulações de Células-Tronco Leucêmicas (CTLs), com elevado potencial proliferativo e capacidade de autorrenovação, sejam as responsáveis por repovoar o microambiente a longo prazo e manter o fenótipo leucêmico. Assim, a população de blastos encontrada ao diagnóstico é heterogênea, e uma pequena fração possui características de células-tronco, as quais incluem o estado quiescente, a capacidade de autorrenovação e de reconstituir a massa leucêmica após o tratamento com quimioterápicos. Em última instância, as CTLs são responsáveis pelas recaídas.

FATORES PROGNÓSTICOS DA LMA

O prognóstico da LMA é caracteristicamente multifatorial. Os fatores prognósticos são, em geral, subdivididos entre os que dizem respeito a características do paciente e suas condições gerais de saúde e aqueles relacionados a características do clone leucêmico. Os fatores do primeiro grupo são particularmente relevantes na predição da mortalidade relacionada ao tratamento, enquanto os do segundo são preditivos da resistência à terapia convencional.

A idade ao diagnóstico é o principal fator prognóstico relacionado ao paciente, correlacionando-se com a sobrevida global de maneira inversa. Uma provável explicação para esse efeito é a associação entre o aumento da idade e alguns fatores preditivos de mortalidade precoce, entre os quais: a ocorrência simultânea de comorbidades, maior frequência de alterações cromossômicas que conferem prognóstico adverso, LMA secundária e positividade para proteínas de resistência a múltiplas drogas. O "desempenho clínico", ou, em inglês, *performance status,* é um fator prognóstico importante, em especial em pacientes com idade superior a 60 anos.

Os fatores relacionados à LMA incluem contagem de leucócitos ao diagnóstico, evolução a partir de síndrome mielodisplásica, administração de terapia citotóxica para tratar outras doenças e alterações citogenéticas e moleculares nas células leucêmicas ao diagnóstico.

O cariótipo ao diagnóstico é um dos mais importantes fatores prognósticos independentes na LMA, permitindo a identificação de entidades biologicamente distintas dentro da vasta gama de alterações citogenéticas que essa doença apresenta. Além disso, os achados citogenéticos são também preditivos da evolução clínica dos pacientes, de modo que categorias que levam em consideração a sobrevida global, o risco de recaída e a responsividade ao tratamento são propostas: favorável, intermediário e adverso.

Em pacientes adultos com idade inferior a 60 anos, a avaliação dos fatores de risco é primariamente utilizada para guiar a indicação de transplante alogênico de células-tronco hematopoéticas em primeira remissão completa. A Tabela 39.2 mostra as recomendações do grupo European LeukemiaNet para estratificação de risco. Para os pacientes classificados no grupo favorável não está indicado o transplante em primeira remissão. Esta afirmação se baseia em estudos multicêntricos nos quais a leucemia promielocítica aguda associada à t(15;17)(q22;q21) e às leucemias *Core-binding Factor* (LMA-CBF) com t(8;21)(q22;q22) ou inv(16)(p13;q22)/t(16;16)(p13;q22) foram classificadas no grupo de prognóstico favorável. Essas entidades são as que mais se beneficiam dos esquemas quimioterapêuticos convencionais, com sobrevida global de cinco anos estimada em 60% e cujas taxas de remissão completa são frequentemente superiores a 90%.

Tabela 39.2

▶ Categorização das LMAs proposta pelo European LeukemiaNet.

Grupo Genético	Subtipo
Favorável	t(15;17)(q22;q21); PML-RARA
	t(8;21)(q22;q22); RUNX1-RUNX1T1
	inv(16)(p13.1q22) ou t(16;16)(p13.1;q22); CBFB-MYH11
	NPM1 mutado sem FLT3-ITD (cariótipo normal)
	CEBPA mutado (cariótipo normal)
Intermediário I	Outros cariótipos normais não especificados no grupo favorável
Intermediário II	t(9;11)(p22;q23); MLLT3-MLL
	Anormalidades citogenéticas não classificadas como favoráveis ou adversas
Adverso	inv(3)(q21q26.2) ou t(3;3)(q21;q26.2); RPN1-EVI1
	t(6;9)(p23;q34); DEK-NUP214
	t(v;11)(v;q23); MLL rearranjado
	-5 ou del(5q); -7; anormalidades no (17p); cariótipo complexo¥

¥ Definido como três ou mais alterações cromossômicas na ausência de um dos rearranjos recorrentes designados pela OMS, ou seja, t(15;17), t(8;21), inv(16) ou t(16;16), t(9;11), t(v;11)(v;q23), t(6;9), inv(3) ou t(3;3). Adaptado de Döhner *et al*. (2010).

Por outro lado, pacientes com alterações citogenéticas como inv(3)(q21;q26)/t(3;3)(q21;q26), -7, cariótipo complexo e rearranjos envolvendo 11q23, classificados no grupo de prognóstico adverso, constituem os principais candidatos a transplante em primeira remissão, uma vez que a sobrevida global em cinco anos é estimada em 12%.

Diversas alterações citogenéticas são relativamente raras na LMA, o que dificulta a investigação de seu significado prognóstico. Portanto, elas são classificadas no grupo intermediário. Nesse grupo também se encontram as leucemias de cariótipo normal, caracterizadas por marcante heterogeneidade no que se refere às alterações moleculares subjacentes e responsividade ao tratamento. Por esse motivo, a identificação de subtipos específicos dentro desse grupo se faz cada vez mais necessária, cujas características biológicas, fisiopatológicas e evolução clínica sejam semelhantes, auxiliando na escolha de abordagens terapêuticas adaptadas e com maiores chances de sucesso.

Atendendo a esse propósito, diversos marcadores moleculares têm sido identificados na LMA, os quais possibilitam a estratificação dos pacientes com cariótipo normal e o refinamento na estratificação dos demais grupos. Alguns dos marcadores mais bem estabelecidos são: mutações nos genes *NPM1* e *CEBPA*, mutações FLT3-ITD, mutações MLL-PTD e hiperexpressão do gene *BAALC*.

TRATAMENTO DA LMA

A discussão detalhada dos protocolos de tratamento para LMA está fora do escopo do presente capítulo. De maneira geral, pacientes jovens (18 a 60 anos) são tratados de forma diferente dos idosos ($\geq$ 60 anos). Além disso, a LPA possui terapêutica específica.

TRATAMENTO DA LMA NO PACIENTE ADULTO JOVEM

A terapia da LMA se divide em duas fases. Na primeira, denominada indução de remissão, o principal objetivo é promover a remissão hematológica completa (Tabela 39.3). O regime mais comumente adotado, denominado "3+7", consiste em um ou dois ciclos de um agente antracíclico (Daunorrubicina 60 ou 90 mg/m²/dia, por três dias, ou Idarrubicina 12 mg/m²/dia, também por três dias) associado a Citarabina 100 ou 200 mg/m²/dia em infusão contínua por sete dias. Recentemente, o grupo holandês HOVON demonstrou que o uso de Daunorrubicina, 90mg/m²/dia, foi mais eficiente que a dose de 45mg/m²/dia. Embora este estudo tenha apontado para a importância de doses mais elevadas de antracíclico na indução, não existem estudos comparando 90 e 60 mg/m²/dia e, portanto, esta questão continua em aberto. Em geral, entre 70 e 80% dos pacientes com idade que varia de 18 e 60 anos alcançam remissão completa após um ou dois ciclos de terapia de indução. Esse desfecho está associado a maiores chances de sobrevida global a longo prazo.

A segunda fase do tratamento deve ser instituída para os pacientes que alcançarem remissão e é denominada consolidação da remissão. A consolidação pode ser feita com dois a quatro ciclos de Citarabina em altas doses (superiores a 1g/m²/d, em ciclos duram entre três e sete dias) ou com o transplante alogênico de células-tronco hematopoéticas. Para auxiliar na avaliação de riscos e benefícios, os diversos fatores prognósticos ao diagnóstico devem ser levados em consideração, bem como o momento em que a remissão completa foi alcançada. Devido às possíveis complicações associadas ao procedimento e à resposta satisfatória à quimioterapia-padrão, pacientes categorizados no grupo de risco favorável não

Tabela 39.3

▶ Definições das categorias de resposta ao tratamento das leucemias agudas.

Categoria	Definição
Remissão Completa (RC)	Contagem de blastos na medula óssea < 5%; ausência de bastonetes de Auer, ausência de doença extramedular; contagem de neutrófilos > 1000/μL e de plaquetas > 100,000/μL; sem necessidade de transfusões.
RC com recuperação incompleta (RCi)	Todos os quesitos para RC, exceto que há persistência de neutropenia (<1000/μL) ou plaquetopenia (<100,000/μL).
Remissão Parcial (RP)	Diminuição da percentagem de blastos na medula para 5 a 25%; e redução da percentagem de blastos em relação ao diagnóstico em pelo menos 50%.
RC citogenética (RCc)	Presença de cariótipo normal associada a RC ou RCi. Aplica-se a casos com alterações citogenéticas ao diagnóstico e deve ser baseada na análise de pelo menos 20 metáfases.
RC molecular (RCm)	Desaparecimento da anormalidade molecular detectada ao diagnóstico. Geralmente aplica-se a genes de fusão.
Recaída	Após a obtenção de RC ou Rci, detecta-se na medula óssea uma percentagem de blastos $\geq$ 5%; ou presença de blastos no sangue periférico ou desenvolvimento de doença extramedular.

devem ser encaminhados para Transplante de Medula Óssea (TMO) alogênico, a menos que fatores de mau prognóstico sejam concomitantemente detectados, como mutações no gene *C-KIT* em pacientes com LMA-CBF ou falha no tratamento de indução da remissão. Por outro lado, pacientes classificados nos grupos de risco intermediário e adverso apresentam os melhores desfechos após TMO alogênico. Portanto, quando houver um doador HLA compatível, essa parece ser a melhor terapia de consolidação. O uso e complicações do TMO serão discutidos em um capítulo específico.

TRATAMENTO DA LMA NO PACIENTE IDOSO

O tratamento da LMA no paciente idoso está associado à maior frequência de complicações e a piores resultados. Isto deve-se ao fato de os pacientes idosos apresentarem menor tolerância ao tratamento quimioterápico, maior número de comorbidades, alterações citogenéticas associadas a pior prognóstico e em geral são portadores de LMA secundária à síndrome mielodisplásica. Deschler *et al.* (2006) realizaram uma metanálise dos resultados do tratamento de aproximadamente 12 mil pacientes idosos com LMA, dos quais 50% tinham recebido tratamento "agressivo", baseado nos protocolos de adultos jovens, e 50% tratamentos com toxicidade reduzida. A média de sobrevida global foi de 30 semanas no primeiro grupo, sendo significativamente mais longa que a média de 12 semanas observada no segundo grupo. Da mesma forma que nos adultos jovens, a base do tratamento da LMA nos idosos é a combinação de antracíclicos e Citarabina, porém a intensificação do tratamento na consolidação não resultou em aumento da sobrevida como observado no grupo mais jovem. O grupo do Medical Research Council não encontrou diferenças nos desfechos de pacientes idosos com LMA tratados na indução de remissão com dois ciclos de Daunorrubicina na dose de 50 mg/m^2/d *versus* 35 mg/m^2/d. Por outro lado, Lowenberg *et al.* (2009) reportaram melhor sobrevida global em pacientes com LMA com idade entre 60 e 65 anos e que foram tratados na indução com Daunorrubicina na dose de 90 mg/m^2/d em comparação com aqueles tratados com 45 mg/m^2/d. Deve-se destacar que altas doses de Citarabina estão contraindicadas em pacientes idosos por causa da alta toxicidade cerebelar.

O uso do transplante de medula óssea na consolidação de pacientes idosos com LMA é controverso. Apesar da progressiva melhora na morbi/mortalidade associada ao transplante, essa estratégia terapêutica ainda apresenta resultados inferiores comparados aos reportados em pacientes mais jovens.

TRATAMENTO DA LPA

A LPA é tratada de forma diferente das demais LMAs. A introdução do ATRA, e posteriormente do Trióxido de Arsêncio (ATO) nos esquemas terapêuticos revolucionou o manejo e o desfecho da LPA, de modo que, atualmente, ela é reconhecida como o subtipo mais curável das LMAs. Sua abordagem terapêutica é fundamentada em: rápida instituição do tratamento quando há suspeita diagnóstica, protocolo quimioterápico baseado em antracíclicos e ATRA e suporte hemoterápico agressivo. A indução de remissão na LPA baseia-se na combinação entre ATRA 45 mg/m^2/dia via oral, a partir do primeiro dia da suspeita, e Daunorrubicina 60 mg/m^2/dia ou Idarrubicina 12 mg/m^2/dia nos segundo, quarto, sexto e oitavo dias de tratamento, por infusão endovenosa. Em geral, não há resistência primária ao esquema proposto, de modo que os pacientes devem alcançar remissão hematológica após pelo menos 30 dias de instituição do protocolo. O tratamento com ATRA deve ser contínuo até a remissão completa ou pelo prazo máximo de 90 dias, com avaliações sequenciais da MO. O protocolo de consolidação deve ter por base a estratificação do risco de recaída. Segundo a proposta dos grupos PETHEMA e GIMEMA, os pacientes com alto risco de recaída são os que apresentam contagem de leucócitos maiores que 10.000/µL; aqueles com risco favorável apresentam menos de 10 mil leucócitos/µL e mais de 40 mil plaquetas/µL ao diagnóstico. Os pacientes do grupo intermediário são aqueles que não satisfazem as condições anteriores. O protocolo do Consórcio Internacional em Leucemia Promielocítica Aguda consiste em três ciclos de consolidação, com doses intensificadas nos grupos de risco alto e intermediário. Após o final da consolidação, o objetivo é a negativação do RT-PCR para PML-RARα em células da medula óssea, o que tem fator prognóstico fundamental. No caso da LPA, adota-se uma terceira fase de tratamento, a manutenção. Embora nem todos os grupos adotem o uso da manutenção, os resultados publicados pelo grupo espanhol PETHEMA e pelo grupo europeu de estudo da LPA demonstraram um claro benefício da adoção dessa última fase de tratamento. O protocolo mais utilizado preconiza a administração de Mercaptopurina 50 mg/m^2/dia, Metotrexate 15 mg/m^2 semanalmente e ciclos de 15 dias de ATRA 45 mg/m^2/dia por 15 dias, trimestralmente. O monitoramento da resposta molecular durante a manutenção é importante por identificar precocemente eventuais recaídas.

REFERÊNCIAS CONSULTADAS

1. Döhner H, Estey EH, Amadori S, Appelbaum FR, Büchner T, Burnett AK et al. European LeukemiaNet. Diagnosis and management of acute myeloid leukemia in adults: recommendations from an international expert panel, on behalf of the European LeukemiaNet. Blood. 2010;115:453-74.
2. Grimwade D, Mrózek K. Diagnostic and prognostic value of cytogenetics in acute myeloid leukemia. Hematol Oncol Clin North Am. 2011;25(6):1135-61.

3. Grimwade D, Hills RK, Moorman AV, Walker H, Chatters S, Goldstone AH,et al. National Cancer Research Institute Adult Leukaemia Working Group. Refinement of cytogenetic classification in acute myeloid leukemia: determination of prognostic significance of rare recurring chromosomal abnormalities among 5876 younger adult patients treated in the United Kingdom Medical Research Council trials. Blood. 2010;116(3):354-65.

4. Sanz MA, Grimwade D, Tallman MS, Lowenberg B, Fenaux P, Estey EH, et al. Management of acute promyelocytic leukemia: recommendations from an expert panel on behalf of the European LeukemiaNet. Blood. 2009;113(9):1875-91.

5. Löwenberg B, Pabst T, Vellenga E, van Putten W, Schouten HC, Graux C,et al. Dutch-Belgian Cooperative Trial Group for Hemato-Oncology (HOVON) and Swiss Group for Clinical Cancer Research (SAKK) Collaborative Group. Cytarabine dose for acute myeloid leukemia. N Engl J Med. 2011;364(11):1027-36.

6. Burnett A, Wetzler M, Löwenberg B. Therapeutic advances in acute myeloid leukemia. J Clin Oncol. 2011;29(5):487-94.

capítulo • 40

Leucemia Mieloide Aguda na Infância e Adolescência

Waldir Veiga Pereira

INTRODUÇÃO

A designação Leucemia Mielocítica Aguda (LMA) abrange um grupo heterogêneo de neoplasias hematopoéticas de origem monoclonal, resultantes da transformação de uma célula-tronco, podendo se manifestar com fenótipo de progenitores mieloides, eritroides ou plaquetários, de forma individual ou mista.

Com o advento dos anticorpos monoclonais e o aprimoramento das técnicas de citogenética e biologia molecular, tornou-se possível um melhor entendimento da diversidade dessa doença. O desenvolvimento dessas tecnologias facilitou a estratificação da LMA em relação ao comportamento biológico, apresentação clínica e resposta à terapêutica.

Na infância e adolescência, é, na maioria dos casos, uma neoplasia infrequente e de etiologia indeterminada. Sem o tratamento específico, tem um curso fatal em curto espaço de tempo. A evolução do tratamento tem sido de desenvolvimento lento, mas hoje índices de sobrevida de até 70% têm sido alcançados em centros especializados de excelência.

Apesar dessa conquista com os regimes terapêuticos já estabelecidos, o futuro do tratamento deve ser visto sob o ponto de vista investigacional e com a expectativa de se poder elevar o índice de cura e reduzir a morbidade.

EPIDEMIOLOGIA

A LMA é uma doença rara em crianças. Nos países ocidentais, ocorrem em torno de cinco a seis casos por cada 1 milhão de crianças com idade de até 14 anos, e representa cerca de 20% das leucemias da infância. Somente na idade perinatal, a LMA é mais frequente que a Leucemia Linfocítica Aguda (LLA).

Na infância e adolescência, permanece com incidência estável até os dez anos de idade, quando, então, começa a haver um ligeiro aumento. A incidência parece ser maior em algumas regiões do mundo, entre elas Índia, Nova Zelândia e Oriente Médio. A Leucemia Promielocítica Aguda

(LPMA) é mais comum em pacientes com ancestralidade latina e hispânica. Não há diferença na distribuição entre os sexos masculino e feminino.[1]

ETIOLOGIA

A etiologia da LMA é na maioria dos casos de origem indeterminada. No entanto, doenças de natureza genética, agentes físicos como radiações ionizantes, produtos químicos e medicamentos, principalmente os usados em tratamentos de neoplasias, podem estar envolvidos no desenvolvimento de leucemias.[1]

Crianças com a Síndrome de Down (SD) correm um risco de 10 a 15 vezes maior de apresentar leucemias agudas comparadas às normais. Nesses pacientes com idade inferior a quatro anos, é mais comum a leucemia megacarioblástica FAB M7. Entretanto, a proporção entre LMA e LLA após essa idade é comparável ao que se observa em crianças não acometidas por essa síndrome. A síndrome de mielodisplasia transitória é abordada na seção de SD deste capítulo. Na neurofibromatose, a perda de alelos *NF1* é fator predisponente para o aparecimento de neoplasias, entre as quais síndromes mieloproliferativas.

A frequência é também maior nos pacientes com síndromes associadas à instabilidade cromossômica, como na anemia de Fanconi, síndrome de Bloom e *incontinentia pigmenti*.[2] Na anemia de Fanconi, esse diagnóstico é, por vezes, reconhecido após o desenvolvimento da leucemia. Estima-se que 10% desses pacientes tenham a leucemia como evento terminal.[3] Uma suscetibilidade maior é também observada em certas formas de insuficiência medular como na síndrome de Blackfan-Diammond e síndrome de Kostmann. Têm sido também sugerida uma maior predisposição em pacientes com aberrações ligadas a cromossomos sexuais, como nas síndromes de Turner e de Klinefelter.

Casos esporádicos de leucemias agudas têm sido relatados em pacientes com síndrome de Shwachman-Diammond (Tabela 40.1).[4] Em gêmeos univitelinos, a probabilidade de

Tabela 40.1

▶ Doenças genéticas que facilitam a predisposição a LMA na infância.

Anemia de Fanconi
Síndrome de Down
Síndrome de Kostmann
Ataxia teleangectasia
Síndrome de Bloom
Anemia de Blackfan-Diamond
Síndrome de Shwachmann
Neurofibromatose
Síndrome de Klinefelter
Síndrome de Turner
Incontinentia pigmenti

o irmão do paciente com LMA desenvolver a doença é de cerca de 20% nos primeiros seis anos de vida. Nesses casos, a causa é atribuída à passagem do clone leucêmico por via circulatória, e não a uma predisposição genética.

Devido à pequena frequência de LMA na infância, torna-se difícil estabelecer uma correlação estatística definitiva entre os agentes físicos e químicos como participantes da causa da LMA. Enquanto exposições ao benzeno e a altas doses de radiações ionizantes são importantes no desenvolvimento de leucemias, o mesmo grau de evidência não é observado em relação a outros produtos químicos e a baixas doses de radiações.

Num estudo conduzido pelo grupo cooperativo CCG foram analisados, utilizando a metodologia de caso-controle, aspectos de exposições pré e pós-natal, a produtos químicos, entre os quais derivados de petróleo, pesticidas, solventes e também as radiações ionizantes.[5]

Um risco maior foi evidenciado em filhos de mães que consumiam maconha. A exposição a produtos derivados do petróleo e pesticidas no ambiente doméstico foi considerada significativa no período pós-natal. Radiações com finalidade diagnóstica no período intrauterino foram também relacionadas a um maior índice de leucemia. Curiosamente, não houve o mesmo comportamento como consequência das explosões atômicas no Japão. Nesses episódios, o aumento de incidência de leucemia ocorreu nos indivíduos que receberam irradiação no período pós-natal. Mais recentemente, a hipótese da influência de campos magnéticos no desenvolvimento de leucemias não foi confirmada.

Agentes quimioterápicos são também importantes na etiologia de leucemias, que, nesses casos, são chamadas de secundárias e apresentam um prognóstico geralmente desfavorável.

Quimioterápicos alquilantes elevam a incidência da LMA. Em geral há, nesses pacientes, um período longo entre o tratamento e o início das manifestações da doença, que pode atingir quatro a dez anos.[6,7] O quadro clínico de LMA é geralmente precedido por um período de mielodisplasia com comprometimento das três linhagens hematopoéticas e aberrações citogenéticas envolvendo os cromossomos 5 e 7. A ocorrência dessa forma de LMA secundária é mais comum nos adultos.

O tratamento com drogas derivadas da epipodofilotoxina, VM26 e VP16 também está relacionado ao aparecimento de LMA(s) secundárias. O intervalo entre o término do tratamento e o início da leucemia secundária é menor que o observado com agentes alquilantes e abrange, na maior parte das vezes, um período de dois a quatro anos. Não há, via de regra, uma fase de mielodisplasia, e a morfologia mais frequente é a FAB M4, M5.[8]

Em estudo conduzido no *Saint Jude Children's Research Hospital* (SJCRH) é salientada a influência da duração do intervalo entre os procedimentos de quimioterapia com essas drogas como fator importante. Nessa análise, pacientes que receberam esses quimioterápicos com intervalos semanais, ou duas vezes por semana, tiveram um risco maior. As aberrações cromossômicas que acompanham esse tipo de leucemia são detalhadas na seção de citogenética deste capítulo.

PATOGENIA

Várias evidências clínicas e baseadas em modelos investigacionais *in vivo* demonstram a natureza monoclonal da LMA. Aberrações citogenéticas que comprometem o clone de células leucêmicas podem desaparecer após a remissão completa da doença e emergir com as mesmas características durante a fase de eventual recidiva. Também o estudo de polimorfismos ligados a diferentes *locus* do cromossomo X, em pacientes heterozigóticos do sexo feminino, permite identificar o produto da expressão destes genes – RNA mensageiro ou proteínas, nas células leucêmicas – e compará-lo ao de células de outros tecidos do mesmo indivíduo. Com finalidade semelhante pode ser avaliada a diferença do padrão de metilação entre o cromossomo ativo e o inativo. Os Genes da Fosfoglicerato Cinase (PGK) e da Hipoxantina Fosforibosil Transferase (HPRT) apresentam características que facilitam essa análise.[9]

No trabalho pioneiro de Fialkow foi demonstrada a presença de uma variante única de G6PD nas células leucêmicas de pacientes heterozigóticas para esse gene e a duplicidade de populações celulares em outros tecidos, portando cada célula um tipo de G6PD, confirmando, desta maneira, a hipótese da monoclonalidade da célula leucêmica.[10]

Apesar da natureza monoclonal da LMA, o fenótipo dessas células pode ser muito diversificado. Por vezes é aparente o comprometimento de várias linhagens que podem abranger as séries mieloide/monocitária, eritroide e plaquetária. Em outros casos, a abrangência é menor, podendo haver envolvimento de uma ou mais séries hematopoéticas e persistência de hematopoese policlonal nas demais.

Nas LMAs da infância há um comprometimento mais frequente da linhagem granulocítica/monocítica. Já nos adultos é também comum o envolvimento de um número maior de linhagens, incluindo eritroide e plaquetária, o que poderia refletir um indício de comprometimento de progenitores mais indiferenciados e com potencialidade de gerar células com maior diversidade de fenótipos.

A maturação de células leucêmicas até a fase de polimorfonucleares é também conhecida e pode ser comprovada por análise de aberrações citogenéticas do clone leucêmico identificadas durante o período de interface.[11]

A ocorrência da chamada remissão clonal tem sido relatada por vários investigadores.[12] A frequência desse fenômeno não é bem determinada. Nestes casos, apesar de a medula óssea apresentar células com maturação escalonada e ausência de infiltração leucêmica, o estudo dos polimorfismos ligados a *locus* do cromossomo X em pacientes heterozigóticas revela a expressão individual do gene de origem materna ou paterna em contraposição ao observado em células dos outros tecidos do mesmo indivíduo, em que pode ser identificada a presença de ambos os alelos. Uma das interpretações para esse fenômeno seria a de uma lionização extrema, que consistiria numa franca predominância de inativação de cromossomos X de origem paterna ou materna, ao contrário do esperado ao acaso, que seria de aproximadamente 50% de cada um dos pais.

Admitindo-se como verdadeira a hipótese da remissão clonal, essa então poderia representar uma fase pré-leucêmica, anterior a eventos oncogênicos que posteriormente consolidariam o processo leucêmico.

Esse conceito de patogenia multifásica é conhecido em outras neoplasias e pode envolver alterações estruturais e/ou funcionais de proto-oncogenes e genes supressores. Em neoplasias infantis é conhecida a hipótese pioneira de Knudson, com posterior comprovação molecular, da necessidade de inativação sequencial de dois genes supressores para a iniciação do retinoblastoma. Com a identificação de um número cada vez maior de genes mutados nas LMAs foi desenvolvida a teoria da necessidade de haver a cooperação de duas classes de mutações caracterizadas funcionalmente, e não apenas por uma aberração citogenética.[13]

As chamadas de classe I ativariam a via de transdução de sinais e as de classe II envolveriam fatores de transcrição ou componentes do complexo transcricional.

Entre as de classe I estão incluídos: FLT3/ITD, oncogene RAS, PTPN11, c-Kit; e fusões gênicas BCR/ABL e TEL/PDGRβ que facilitariam uma vantagem proliferativa e de sobrevida celular. As de classe II exerceriam a sua atividade dificultando a diferenciação e a apoptose. As aberrações AML/ETO, PML/RARa, CEBPA, CBF, CBP/P300 e rearranjos do gene MLL seriam alguns representantes dessa classe.[13]

A leucemogênese na LMA implica a iniciação do processo em uma célula que sofre eventos oncogênicos e que

tem a potencialidade de evoluir como um clone de células com capacidade de autorrenovação, comportando-se como uma célula-tronco iniciadora e mantenedora do processo leucêmico. Tem sido proposta para essa célula a denominação de hematopoética primitiva pluripotente. Fenotipicamente podem ser definidas como portando os marcadores CD34+, CD38-, CD71-, CD40-, HLA-DR-, CD117- e CD23+.[14,15]

Baseado nessa configuração imunofenotípica, torna-se possível selecionar células leucêmicas pluripotentes com finalidade de estudo funcional, incluindo o transplante em camundongos não obesos com imunodeficiência severa e culturas de longo prazo.[15]

Transplante de células pluripotenciais iniciadoras da leucemia em camundongos diabéticos não obesos com imunodeficiência severa são capazes de proliferar e se diferenciar, reproduzindo no hospedeiro a leucemia com características semelhantes às do paciente doador, apesar da diversidade morfológica, imunofenotípica e citogenética da LMA do doador. Tanto a capacidade de autorrenovação como a de enxertar em recipientes secundários é mantida.[15] Desta forma, apesar de o evento transformador ocorrer na célula pluripotente iniciadora da leucemia, o subtipo da LMA poderá corresponder às diversas morfologias: M0, M1, M2, M3, M4 e M5.

Entretanto, a hipótese de progenitores hematopoéticos mais diferenciados ainda poderem ser sensíveis à transformação e gerarem um clone leucêmico tem sido levantada. Isto dependeria de agentes que induziriam transformações em outras fases de diferenciação celular.[16]

CLASSIFICAÇÃO DAS LEUCEMIAS MIELOCÍTICAS AGUDAS

Devido à grande heterogeneidade morfológica das LMAs, um comitê francês-americano-britânico foi constituído para analisar e propor uma uniformização da nomenclatura. Este trabalho, baseado em análise de esfregaços de medula óssea e sangue periférico, corados por técnicas derivadas da coloração de Romanowski e complementada por reações citoquímicas, foi divulgado pela primeira vez em 1976. Nessa classificação foram caracterizados seis tipos morfológicos:

- M1 mieloblástica sem maturação;
- M2 mieloblástica com maturação;
- M3 leucemia promielocítica;
- M4 leucemia mielomonocítica;
- M5 leucemia monocítica;
- M6 eritroleucemia.

Essa classificação foi posteriormente amplificada para incluir as categorias M0 e M7, que caracterizam, respectivamente, a LMA com diferenciação mínima e a leucemia megacarioblástica. Uma nova classificação patrocinada pela WHO em 2001 inclui morfologia, citoquímica, imunofenotipagem, informação genética e clínica, não havendo a necessidade compulsória da porcentagem de 20% de blastos para caracterizar a neoplasia como LMA.[17] Na última classificação divulgada pela WHO foram incluídos novos itens (Tabela 40.2).

Tabela 40.2

▶ Classificação da LMA – Organização Mundial da Saúde 2008.[18]

- LMA com aberrações genéticas recorrentes
- LMA com t(8;21) (q22;q22); *RUNX1-RUNX1T1*
- LMA com inv(16)(p13.1;q22) ou t(16 ;16)(p13.1;q22); *CBFβ-MYH11*
- LPMA com t(15;17)(q22;q12); *PML-RARα*
- LMA com t(9;11)(p22;q23); *MLLT3-MLL*
- LMA com t(6 ;9)(p23;q34); *DEK-NUP214*
- LMA com inv(3)(q21;q26.2) ou t(3;3)(q21;q26.2); *RPN1-EVI1*
- LMA megacarioblástica com t(1;22)(p13;q13); *RBM15-MKL1*
- Entidade provisória: LMA com *NPM1* mutado
- Entidade provisória: LMA com *CEBPA* mutado
- LMA com aberrações relacionadas a mielodisplasia
- Neoplasias relacionadas à terapia
- LMA sem outras especificações
- LMA com diferenciação mínima
- LMA sem maturação
- LMA com maturação
- Leucemia mielomonocítica aguda
- Leucemia monoblástica/monocítica aguda
- Leucemias eritroides agudas
- Leucemia eritroide pura
- Eritroleucemia, eritroide/mieloide
- Leucemia megacarioblástica aguda
- Leucemia basofílica aguda
- Panmielose com mielofibrose aguda
- Sarcoma mieloide
- Proliferações mieloides relacionadas à síndrome de Down
- Mielopoese anormal transitória
- Leucemia mieloide associada a síndrome de Down
- Neoplasia blástica plasmocitoide de células dendríticas

FATORES DE PROGNÓSTICO

Vários fatores prognósticos suscetíveis de avaliação clínica perderam a importância com a evolução dos regimes terapêuticos mais eficazes. Não parecem atualmente tão relevantes o número de leucócitos e o grau de organomegalia: hepatomegalia e esplenomegalia. No entanto, nas leucocitoses elevadas devido ao maior volume das células da LMA e sua maior adesividade, é facilitada a ocorrência de leucostase e consequente deterioração das funções respiratória, circulatória e neurológica.

A etnia a que pertence o paciente parece influenciar o prognóstico, sendo desfavorável para os de origem africana e hispânica de acordo com análise realizada pelo grupo CCG.[19]

Diferenças farmacogenéticas têm sido atribuídas à inferioridade dos resultados do tratamento.

A idade inferior a dez anos tem revelado melhor prognóstico para os casos submetidos à terapia mais intensiva.[20] O peso acima ou abaixo dos limites da normalidade para idade do paciente influi negativamente no prognóstico, inclusive elevando a mortalidade relacionada ao tratamento.[21]

Quanto à classificação FAB, tanto as LMA M0 como as M7 são consideradas como de prognóstico desfavorável. A leucemia megacarioblástica em pacientes sem SD tem apresentado prognóstico adverso na maioria dos estudos.[22,23] A presença da translocação t(1;22) confere um melhor prognóstico às leucemias dessa linhagem.[24]

O pior prognóstico atribuído a lactentes com idade inferior a um ano e a morfologia monoblástica citada pelo grupo CCG não tem sido confirmado em outros protocolos.[25,26]

▶ ### Aberrações citogenéticas

As aberrações citogenéticas ainda podem ser consideradas como entre os fatores prognósticos mais importantes.

As translocações t(8;21) e t(16;16) e a inversão inv(16) são em geral fatores de bom prognóstico. Ambas comprometem o chamado complexo CBF (*Core Binding Factor*), que contém um conjunto de proteínas essenciais para o desenvolvimento da hematogênese.

Na t(8;21) há o rearranjo dos genes AML1, localizado no cromossomo 21, e ETO, no 8, resultando na geração de uma proteína quimérica que interfere na transcrição, inibindo a diferenciação e facilitando a autorrenovação dessas células. Nas aberrações envolvendo o cromossomo 16, o rearranjo ocorre entre os genes CBFB e MYH11, gerando a proteína de fusão CBFB-MYH11, que exerce um efeito dominante negativo sobre o complexo CBF, inibindo a sua atividade transcricional e consequente bloqueio da diferenciação celular. A morfologia mais comum nesses casos é a FAB M4Eo, que se caracteriza pela presença de eosinófilos displásicos com grânulos de coloração púrpura-violeta, às vezes associados a outros basófilos (Figura 40.1). Pelo

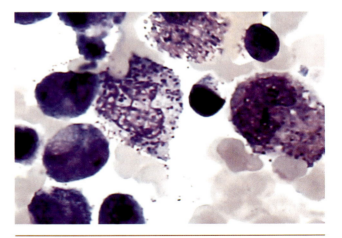

Figura 40.1 LMA morfologia M4Eo paciente com inversão do cromossomo 16.

menos em adultos há heterogeneidade da evolução clínica dos pacientes com essas translocações.[27]

Nas LMAs com comprometimento do CBF, o prognóstico mais favorável é observado tanto no índice de remissão como também no tempo de sobrevida global, que é inferior na t(8;21), comparada à inv(16) ou t(16;16), possivelmente devido à inferioridade do resgate alcançado na t(8;21). Um dos fatores que contribuem para a melhor evolução das leucemias com comprometimento do complexo CBF é atribuído a maior sensibilidade à Citarabina (Ara-C) e a consolidação com altas doses deste fármaco. Em geral, nesses pacientes não é recomendado o Transplante de Células-Tronco Hematopoéticas (TCTH) em primeira remissão.[28]

Monossomia do cromossomo 7 e del(7q-)

Embora mais comum em mielodisplasias e leucemias agudas secundárias de adultos, são pouco frequentes em crianças e adolescentes. Um estudo retrospectivo de abrangência internacional revelou uma série de particularidades em relação à ocorrência dessas aberrações citogenéticas. Nas mielodisplasias, a monossomia do cromossomo 7 (-7) é a aberração adquirida mais comum. Em contraste, tanto a ocorrência de (-7) como del(7q-) é encontrada em apenas 4 a 5 % dos casos de leucemias analisados neste estudo.

É importante verificar a presença de aberrações adicionais, visto a monossomia do cromossomo 7 ser considerada secundária e de prognóstico dependente das aberrações primárias.

A concomitância das translocações consideradas de bom prognóstico t(8;21), t(15;17), t(9;11) e a inv(16) estão fortemente associadas com a del(7q-). Os pacientes com essa configuração citogenética apresentam num estudo com abrangência internacional uma sobrevida de 75%, comparada a 46% observada nos portadores da del(7q-) isolada. A monossomia 7 e a monossomia 3 ou trissomia 21 apresentaram um índice de sobrevida inferior a 10%.[29]

A del(5q) ou perda total do cromossomo 5 é encontrada com certa frequência em adultos com síndromes mielodisplásicas e leucemias agudas secundárias. Nas leucemias da infância essa anomalia é rara.

Translocação envolvendo a banda 11q23

Na maioria dos casos essa aberração envolve o rearranjamento do gene MLL (*Mixed Lineage Leukemia*), também designado ALL1 e HRX. Muitos casos não são detectados pela citogenética convencional, necessitando de análise molecular. Nas leucemias de lactentes, o rearranjamento desse gene é a aberração recorrente mais comum, atingindo cerca de 60 a 70% dos casos.[30] A proteína codificada por esse gene tem uma grande homologia à proteína *Drosophila trithorax*, que é funcionalmente importante no padrão de desenvolvimento de insetos.

A maioria dos casos em lactentes com rearranjamento do MLL são de LLAs caracterizadas como de mau prognóstico. São também observados casos de linhagem mista, sugerindo a possibilidade de o evento oncogênico ocorrer em fase celular ainda com potencialidade de diferenciação para mais de uma linhagem.

Mais de 80% das leucemias secundárias induzidas por drogas que atuam na toposisomerase II, representadas principalmente por derivados da epipodofilotoxina e antracíclicos, apresentam rearranjamento 11q23. É especulada a possibilidade de a gestante e, ou o feto sofrerem exposição a agentes químicos ou ambientais que interagiriam com a topoisomerase II e facilitariam o desenvolvimento da leucemia em lactentes.[31]

Mais de 80 tipos de rearranjos recorrentes desse gene já foram identificados, entre eles as translocações t(1;11), t(4;11), t(6;11), t(9;11), t(10;11) e del(11q23). A contribuição de todos os genes rearranjados com o MLL não foi ainda determinada. As translocações t(9;11) e t(10;11) parecem ser as mais comuns.

O significado de prognóstico dessas translocações na LMA não é bem definido. Uma análise realizada no SJCRH revelou inclusive que a t(9;11) pode conferir um caráter de prognóstico favorável.[32]

Embora a caracterização citogenética das LMAs constitua um dos elementos associados ao diagnóstico de maior peso na definição do prognóstico, a grande diversidade molecular dessa doença vem sendo progressivamente reconhecida por meio do avanço tecnológico da biologia molecular.

A definição de risco baixo, alto e intermediário deixa esse último grupo, que é heterogêneo e representa em torno de 40% dos pacientes, sem características específicas para orientação terapêutica.

Tanto em relação aos grupos considerados como de alto e baixo risco, como, principalmente, aos com cariótipo normal, vem sendo reconhecido um número crescente de aberrações moleculares que implicam previsões de prognóstico que poderão vir a ser alvo para o desenvolvimento de terapias específicas.

A análise molecular ainda pode ampliar a avaliação de marcadores já reconhecidos e não evidenciados na análise citogenética por serem crípticos ou devido à dificuldade de coleta de amostras com qualidade apropriada.

As diversas mutações até hoje definidas podem influir na proliferação/diferenciação ou em outras vias da biologia celular não bem definidas. Algumas das mais conhecidas e até às vezes incluídas na avaliação do paciente serão resumidamente apresentadas neste capítulo.

Mutação de CEBPA

A proteína C/EBP-alpha, codificada pelo gene CEBPA (CCAAT/*Enhancer-Binding Protein Alpha*), é considerada um fator transcricional importante que regula e controla a diferenciação terminal dos granulócitos. A mutação bialélica desse gene na LMA está relacionada a um menor índice de recidiva e maior sobrevida, tanto em adultos como em crianças. Em pacientes pediátricos tem uma frequência em torno de 5% e incide principalmente nos mais velhos e com cariótipo normal. Em geral não vem acompanhada de outras mutações, representando, portanto, um fator de prognóstico independente.[33,34]

Provavelmente para os pacientes com LMA portadores dessa aberração gênica não esteja indicado o TCTH.

Mutação da Nucleofosmina (NPM1)

O gene NPM1 codifica um fosfoproteína que é primariamente localizada no nucléolo da célula e movimenta-se rapidamente entre o núcleo e o citoplasma, desempenhando a função de chaperone molecular. Parece contribuir em vários processos celulares incluindo: biossíntese de ribossomas, prevenção de agregação de proteínas no nucléolo e regulação da duplicação do centrossoma. A mutação desse gene desloca aberrantemente essa proteína para o citoplasma.[35]

Essa mutação é encontrada em cerca de 25 a 35% dos adultos com LMA e cariótipo normal e em menos de 10% das crianças. A associação de NPM1 mutado e FLT3/ITD é significante.

Os pacientes com NPM1 mutado e FLT3 selvagem têm uma evolução favorável com sobrevida de magnitude semelhante à observada em pacientes com LMA CBF.

FLT3/ITD (FMS like tirosinocinase 3/duplicação interna in tandem)

A mutação somática do gene FLT3 é das mais comuns em LMA de adultos. Em dois terços dos casos consiste na duplicação interna *in tandem* na região do receptor junto à membrana celular (FLT3/ITD). Com pequena frequência ocorre a mutação pontual na região que codifica a alça de ativação (domínio da tirosinocinase). Essas mutações geram ativação autônoma e constante do receptor.

A presença de FLT3/ITD em LMA é considerada um fator de mau prognóstico, tanto em adultos como em crianças. O índice de remissão, a sobrevida livre de eventos e a sobrevida global são sensivelmente mais baixos que a observada em não portadores dessas mutações, devido à ocorrência frequente de recidivas. Um estudo do grupo CCG revelou 7% de sobrevida livre de eventos entre os pacientes portadores dessas mutações.[36]

Outro estudo mostrou comparativamente 31% de Sobrevida Livre de Progressão (SLP) para os pacientes com FLT3/ITD e 55% para os com *FLT3* selvagem.[37]

Não somente a presença da mutação é importante como fator prognóstico, mas também a razão alélica entre a FLT3/ITD e a FLT3 selvagem, cuja razão maior (não bem definida) corresponde ao pior prognóstico. Com a frequência média de aproximadamente 15% em crianças com LMA, essa mutação torna-se importante na avaliação desses pacientes.

Medicamentos dirigidos especificamente a essa proteína mutada vêm sendo desenvolvidos.

Expressão e mutação do gene WT1 (tumor de Wilms)

A expressão desse gene em células leucêmicas pode atingir níveis dez vezes superiores ao observado em células hematopoéticas normais, sugerindo alguma participação na leucemogênese.

Em um estudo desenvolvido em crianças agrupando diversos serviços pediátricos, foi identificada uma frequência de mutações em 12% dos casos com LMA. Acima da metade desses pacientes portavam mais de uma mutação. Ocorrem mais comumente em casos com cariótipo normal e podem estar associadas ao FLT3/ITD. Pacientes com ambas as mutações são de prognóstico sensivelmente pior, e a presença desse gene mutado é um fator, independente de mau prognóstico.[38]

Várias outras mutações vêm sendo detectadas na LMA com repercussão clínica ainda não bem definida.[39]

▶ Imunofenótipo

Na imunofenotipagem é usado um extenso painel de anticorpos monoclonais para identificar antígenos celulares associados às linhagens mieloide tanto em fases avançadas de maturação como de progenitoras mais jovens.

Com o auxílio da citometria de fluxo multiparamétrica, torna-se possível, de forma rápida, caracterizar antígenos de linhagens celulares que se incorporam a esses anticorpos monoclonais, discriminando cada população de células. Por não serem específicos para leucemia, nem estritamente relacionados a uma só linhagem celular, é necessária a complementação diagnóstica com a morfologia, citoquímica, citogenética e dados clínicos. Com essa tecnologia é possível caracterizar mais de 90% das populações celulares e avaliar a Doença Residual Mínima (DRM).

Nas Lma(s) M0, M7 e Leucemias de Linhagem Mista, a análise completa é mandatória para caracterização destas linhagens.

Os antígenos CD11b, CD13, CD14, CD15, CD33, CD34, CD41, CD42, CD56, CD61, CD64, glicoforina A, HLA-DR, mieloperoxidase e CD117(c-kit) são os mais frequentemente pesquisados nas LMAs. Os blastos das LMAs em geral expressam: HLA-DR, CD33 e CD34 em todas as fases de maturação. Já CD33 e CD13 são expressos em precursores de neutrófilos e monócitos. Ao longo da diferenciação mieloide há aumentos da expressão de CD15 e queda da expressão de CD34.[40,41]

Nos megacariócitos e plaquetas são expressos o CD41, CD42 e CD61. O antígeno HLA-DR não se expressa na leucemia promielocítica e em formas mais maduras. A glicoforina pode ser identificada em menos da metade das LMAs FAB M6.

▶ Doença residual mínima

A avaliação da profundidade da resposta terapêutica pode, além da caracterização morfológica da remissão completa, determinar decisões de continuidade ou mudanças no tratamento e prever a emergência de recidivas. Estudos prospectivos também vêm sendo desenvolvidos com a estratificação de risco baseada na DRM.[42]

A quantificação da DRM por método multiparamétrico de citometria de fluxo permite monitorar DRM em mais de 90% dos casos de LMA. Baseia-se na busca de células com imunofenótipo aberrante identificados ao diagnóstico, durante o período pós-remissão. O nível de detecção por esse método pode atingir o de uma célula leucêmica entre 10^3 a 10^4 normais.[43] A montagem de um painel de anticorpos capaz de detectar blastos, independente do imunofenótipo ao diagnóstico, também pode ser usada.

A PCR em tempo real, RQ-PCR, é provavelmente o método mais adequado para os casos com fusão de genes, como já descrito para a LPMA. Em especial para as LMAs, a CBF apresenta maior sensibilidade e permite o monitoramento quantitativo dos transcritos de AML1/ETO e CBFB/MYH11, bem como identificar seu reaparecimento ou ascensão e, eventualmente, reiniciar o tratamento mais precocemente.

Incluindo outros marcadores, como as mutações de NPM1 e FLT3/ITD, podem ser acessados aproximadamente metade dos casos por RQ-PCR. A sensibilidade para detectar uma célula leucêmica pode ser alcançada dentro de uma população de 10^3 a 10^6 células normais.[44]

A quantificação da expressão e mutações do gene WT1 presente em menos de 50% dos casos pode ser apropriada para a avaliação de DRM.

▶ Análise genômica

A análise genômica através das tecnologias de microarranjos (*micro arrays*) facilitou a caracterização de genes quanto ao seu papel funcional. Em síntese, essas tecnologias consistem na disposição sistematizada de cDNAs ou nucleotídeos de sequências conhecidas sobre uma superfície de vidro ou sílica em locais definidos. Esses nucleotídeos podem também ser sintetizados sobre a superfície de sílica.

Com a hibridização das amostras de cDNA ou cRNA provenientes dos pacientes, marcadas com fluorocromos, é possível analisar simultaneamente a expressão de milhares de genes pela intensidade do sinal emitido pelos genes hibridizados que são capturados por scanners e analisados por computador.

Usando algoritmos supervisionados, quando são incluídos na análise fatores externos, como sobrevida e dados clínicos a respeito do paciente, ou não supervisionados, quando não há adição de nenhuma informação externa, torna-se possível analisar vários aspectos das LMAs, como a estratificação em subgrupos e fatores de valor prognóstico.

A ampla análise genômica com essas tecnologias permite inclusive sugerir a participação de genes com ação até então desconhecidas na leucemogênese. O agrupamento de genes com expressão relevante constitui as chamadas "assinaturas", as quais facilitam amplificar a análise genômica e preencher espaços do conhecimento ainda desconhecidos.

No entanto, ainda há barreiras para compatibilizar, na rotina, o uso dessas "assinaturas" na abordagem individual dos pacientes.[45,46]

SINAIS E SINTOMAS

As manifestações mais expressivas da LMA – palidez, distúrbios de hemostasia e febre, associada ou não, a infecções – podem se apresentar de forma insidiosa ou aguda. Esses sintomas e sinais refletem o comprometimento infiltrativo da medula óssea por células leucêmicas e a consequente redução de progenitores hematopoéticos normais (Tabela 40.3).

A presença de petéquias, equimoses e sangramento gengival são comuns e estão relacionados à redução do número de plaquetas quando atinge valores inferiores a 20.000/L. Os distúrbios hemorrágicos podem se tornar mais expressivos quando associados à Coagulação Intravascular Disseminada (CIVD). Na LPMA, a concomitância de trombocitopenia, CIVD e fibrinólise multiplica o risco hemorrágico, sendo o sangramento no sistema nervoso central frequente quando não são tomadas as medidas preventivas apropriadas. As epistaxes são comuns, e a hemorragia gastrointestinal e a hematúria podem ocorrer ocasionalmente. Sangramento por via vaginal pode ser observado em meninas adolescentes.

A neutropenia frequentemente facilita o desenvolvimento de infecções bacterianas, que podem evoluir de

Tabela 40.3

▶ Apresentação clínica em crianças tratadas pelo protocolo BFM-83.*

Característica		Número de pacientes
Sexo	M/F	97/77
Idade (anos)	<2	31
	2-9	68
	10	74
Nº Leucócitos ($\times 10^9$/L)	< 20	83
	20-100	60
	>100	30
Hemoglobina	8g/dL	80
	> 8g/dL	89
Plaquetas ($\times 10^9$/L)	50	91
	> 50	81
Fígado (cm)	5	148
	> 5	24
Baço (cm)	5	150
	> 5	20
Doença no SNC	Ausente	153
	Presente	9

* Blood 1990; 75:1932-40.[49]

forma severa e rápida. Devido ao número reduzido de neutrófilos, a resposta inflamatória se expressa com lesões menores que a observada em pacientes não neutropênicos. Tanto na inspeção de lesões cutâneo-mucosas, como na ausculta pulmonar e na avaliação radiológica, o comprometimento real é geralmente maior que o percebido pela visão ou registrado pelo exame. As infecções nas regiões perirretais, periodônticas, cutâneas, mucosas e pulmonares podem ser o motivo inicial de consulta médica.

Tanto as dores articulares como as ósseas são infrequentes como manifestações iniciais da doença e podem resultar da expansão da medula óssea ou hemorragia subperióstica.

A anemia é em geral normocítica e normocrômica, e o nível de hemoglobina pode variar amplamente. Os sintomas de cansaço são normalmente mais intensos que o esperado para o grau de anemia observado.

Tanto a leucopenia como a leucocitose elevada são comuns. Leucócitos em número muito aumentado podem ocasionar leucostase e infartos em vários órgãos, como pulmões e sistema nervoso central. Leucocitoses aproximadas a 200 mil leucócitos/L são de grande risco.

Na LMA, essa complicação é mais frequente que na LLA e é atribuída a maior dimensão e rigidez desses blastos.

A hepatomegalia ou a esplenomegalia estão presentes em mais da metade dos pacientes, sendo que as linfoadenopatias são infrequentes.

O envolvimento do Sistema Nervoso Central (SNC), revelado pelo exame do líquor, pode ocorrer em 5 a 14% dos pacientes. Porém as manifestações clínicas de cefaleia, fotofobia, náusea, vômitos, convulsões e paralisia de nervos cranianos ocorrem em menos de 5% dos pacientes no momento do diagnóstico. Leucocitose elevada, idade inferior a dois anos e morfologia M4, M5 são fatores de risco para comprometimento do SNC. A leucostase no SNC pode levar a um quadro de torpor e insuficiência respiratória atribuída à infiltração de centro respiratório.

Pacientes com contagem elevada de leucócitos com morfologia FAB M4Eo podem desenvolver insuficiência respiratória com apresentação de infiltrados pulmonares na radiografia de tórax logo após o início do tratamento (Figura 40.2).[47,48]

A infiltração cutânea (*leucemia cutis*) é mais comum em lactentes e em geral está relacionada às formas com a morfologia M4, M5. Tanto pápulas como nódulos incolores ou de colorações levemente púrpura podem ser observados.

A infiltração gengival com hiperplasia expressiva é também mais frequente nas formas com componente monocítico (Figura 40.3).

A infiltração testicular é rara na LMA.

▶ Sarcoma granulocítico

A presença de sarcoma granulocítico, também denominado mieloblastoma, ou cloroma, é encontrada em menos

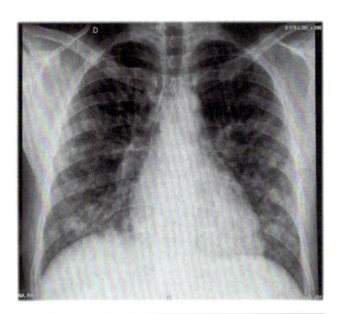

Figura 40.2 RX de tórax: paciente com 18 anos de idade. Recidiva de LMA inv(16). Síndrome pulmonar desenvolvida no início da quimioterapia. Número de leucócitos >100.000/µL.

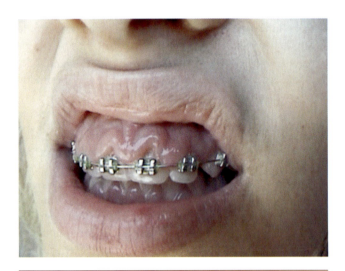

Figura 40.3 Infiltração gengival. Paciente com 18 anos LMA-M4.

de 5% dos pacientes. É mais comum na LMA de lactentes e nos subtipos morfológicos M4, M5. A frequência é também maior nos pacientes com t(8;21). Essas lesões são constituídas por células leucêmicas e formam tumorações em qualquer tecido, sendo mais comuns na cabeça e no pescoço, por vezes invadindo a região orbitária e causando protrusão ocular. Ocasionalmente, comprometem o espaço epidural, causando sintomas e sinais de compressão. Podem também ser observadas em ossos, inclusive envolvendo mandíbula ou maxilar superior e simulando sintomas de alterações dentárias com aparência de abcessos. O cloroma pode preceder o diagnóstico de leucemia, sendo importante o estudo imuno-histoquímico para diagnóstico diferencial com outros tumores (Figura 40.4).

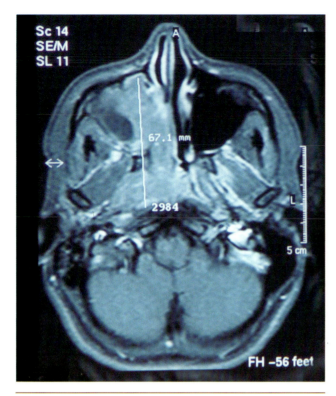

Figura 40.4 Sarcoma granulocítico em seio maxilar direito. Paciente com 16 anos de idade e evolução para LMA refratária.

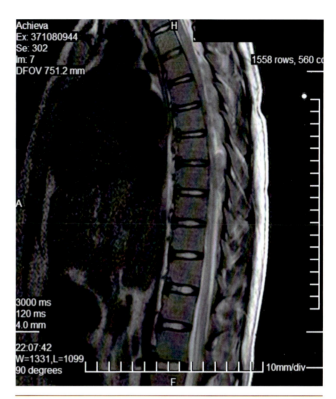

Figura 40.5 LMA – Infiltração de canal medular por cloromas. Paciente com 14 anos de idade. Plegia de membros inferiores.

O prognóstico não é bem determinado, e tanto a evolução menos favorável como a de melhor prognóstico têm sido atribuídas a essa manifestação tumoral. O tratamento usual é a quimioterapia sistêmica. A irradiação local é discutível, embora não esteja indicada na maioria dos casos. Entretanto, o envolvimento de estruturas como a órbita, com risco de perda de visão e compressão de medula espinhal que pode evoluir com paralisias, são situações em que a indicação de radioterapia é essencial (Figura 40.5).

LEUCEMIA TRANSITÓRIA NOS PACIENTES COM SÍNDROME DE DOWN

Embora ainda não bem determinada, estima-se que cerca de 10% dos recém nascidos com síndrome de Down possam ser portadores desse mal de evolução geralmente autolimitado.

Denominada também de Doença Mieloproliferativa Transitória (DMT), é diagnosticada no período neonatal, frequentemente assintomática, mas às vezes de apresentação clínica com grande comprometimento sistêmico: hidropsia fetal, derrame pleural e pericárdico, ascite, hepatoesplenomegalia maciça, fibrose hepática e falência de múltiplos órgãos que eventualmente podem culminar com desfecho fatal. Índices de mortalidade entre 10 e 20% têm sido relatados, mas a maioria dos lactentes evolui para a remissão espontânea no período de um a três meses.[50] A DMT desenvolve-se especificamente nas células com trissomia do cromossomo 21 nos pacientes com mosaicismo.

Laboratorialmente, apresenta-se com quadro citológico semelhante às LMAs, por vezes com grandes leucocitoses, que podem atingir níveis superiores a 160.000 células/μL, o que sugere um prognóstico pior. Imunofenotipicamente, os blastos tem origem megacarioblástica na quase totalidade dos casos, mas sem a conotação do mau prognóstico observados nas LMAs dessa linhagem, não relacionados à SD.

Embora a maioria dos pacientes com DMT evolua para cura, aproximadamente 20% dos casos podem desenvolver a chamada leucemia do SD, subsequente ao DMT em períodos variáveis de meses até em torno de três anos.

LEUCEMIA MIELOIDE AGUDA EM PACIENTES COM SÍNDROME DE DOWN

Nos casos em que anteriormente ocorre a DMT tem sido demonstrada a natureza clonal da doença como originária do mesmo clone anterior. Biologicamente, tanto a DMT quanto a leucemia da Síndrome de Down (SD) apresentam a mutação do gene GATA1, que desempenha uma função essencial na especificação e na maturação dos progenitores de células eritroides e megacariocíticas. Devido à mutação desse gene é codificada uma proteína truncada com perda do domínio de ativação representado pela fração N-terminal.

Esse gene é ligado ao cromossomo X, e o clone mutante expressa somente o alelo mutante tanto nos pacientes do sexo masculino como nos do sexo feminino, devido à inativação de um cromossomo X.

Clinicamente, a fase inicial dessa leucemia pode apresentar uma evolução não comparável a outras LMAs. O critério da OMS que representa a necessidade da presença de 20% de blastos na medula óssea não se aplica a esses casos. De início pode haver um período de doença indolente, passando por uma pré-fase sugestiva de mielodisplasia, em que se observa trombocitopenia, displasia de células hematopoéticas, fibrose medular, número de leucócitos não muito elevado como em outras LMAs.

Essa pré-fase pode se prolongar por meses ou anos, até que se caracterize como leucemia. Por esse motivo devemos considerar ambas as fases como uma entidade única, sem fazer uma distinção entre leucemia da SD e mielodisplasia.[51]

A leucemia da SD ocorre geralmente antes dos cinco anos de idade e, em média aos dois anos.

Os pacientes com SD que desenvolvem LMA após os quatro ou cinco anos de idade raramente apresentam GATA1 mutado. Tanto a maior sensibilidade aos quimioterápicos como a evolução favorável ao tratamento não é observada nesses pacientes, que, ao contrário, se comportam de maneira semelhante aos que apresentam as demais formas de LMA.

Associações de aberrações citogenéticas como: t(8;21), inv(16), t(9;11) são incomuns nas leucemias da SD.

▶ Tratamento

Os blastos da LMA da SD são significativamente mais sensíveis aos quimioterápicos quando comparados aos de outras LMAs. Curiosamente, esse fenômeno é independente entre as drogas mais usadas que atuam por mecanismos diversos.

A relação de sensibilidade desses blastos para a Ara-C é de 12 vezes maior em relação aos blastos de outras LMAs, enquanto para os antracíclicos é de duas a sete vezes superior. Entre as hipóteses levantadas para interpretar esse comportamento farmacodinâmico podem ser incluídas o efeito da dosagem gênica relacionado ao cromossomo 21 e a maior tendência de essas células progredirem para a apoptose.

Vários estudos colaborativos demonstram índices de sobrevivência que variam de 80 a 90%.

Baseado na evolução favorável observada nas várias propostas de tratamentos é recomendada a redução de doses dos quimioterápicos.

Em uma das sugestões, a dose cumulativa recomendada de Ara-C pode ser reduzida a 28 g/m² e do antracíclico Daunorrubicina, 230 mg/m², comparativamente às doses convencionais de 44 g/m² e 375 mg/m², respectivamente. Embora o tratamento deva ser mais brando, ainda não é conhecido o limite de dosagem que devemos atingir para reduzir a morbidade sem comprometer os resultados atualmente alcançados.[52]

O TCTH em geral não é indicado nesses casos.

LEUCEMIA PROMIELOCÍTICA AGUDA

Devido as suas características específicas – moleculares, apresentação clínica e abordagem terapêutica –, a LPMA será analisada separadamente das demais LMAs. Na quase totalidade dos casos há a translocação balanceada entre os cromossomos 15 e 17, e consequente fusão do gene PML contido no cromossomo 15 com o gene RARα situado no 17 consolidando t(15;17). O produto dessa fusão codifica a proteína PML-RARα, que atua produzindo o bloqueio da diferenciação mieloide e represando os precursores na fase de promielócitos, interferindo, dessa maneira, por mecanismo inibitório dominante. O recrutamento de complexos repressores da cromatina envolvendo a histonadesacetilase e a metiltransferase compromete a conformação da cromatina, silenciando genes-alvo, que são necessários para o processo de diferenciação celular.

Mais raramente a LPMA pode ser secundária a tratamento com quimioterápicos.[53]

Com frequência, para aproximadamente 1% ocorrem as translocações t(11;17) e t(5;17), resultando nos genes quiméricos PLZF-RARA e NuMA-RARA ou SHT5b-RARA. Mutações do receptor de tirosinocinase FLT3/ITD são frequentes na LPMA. No entanto, não há consenso sobre a importância da associação dessa mutação como fator prognóstico.[54-56] Tanto resultados desfavoráveis como indiferentes a sua presença têm sido descritos. De qualquer maneira, não se tem a conotação de mau prognóstico, como observado em outras LMAs. O grupo de pacientes pediátricos tem maior tendência a leucocitoses elevadas, padrão morfológico microgranular e ponto de quebra do gene PML, tipo ber 3.[57]

▶ Quadro clínico da LPMA

Além dos sintomas de fadiga e outros comuns às demais LMAs, na LPMA há com frequência a exuberância de manifestações hemorrágicas: petéquias, equimoses, sangramento gengival, às vezes perda sanguínea por via gastrointestinal, metrorragias em meninas adolescentes, hemorragias retinianas e subconjuntivais. Síndrome de Budd Chiari também tem sido citado.

Apesar da trombocitopenia, essas manifestações são geralmente desproporcionais ao número de plaquetas. Devido ao risco hemorrágico, foi considerada a leucemia de evolução mais agressiva antes dos tratamentos mais recentes. O risco de acidente vascular hemorrágico no SNC ainda leva um número considerável de pacientes a óbito, mesmo antes de ser iniciado o tratamento.

Associado à trombocitopenia desenvolve-se um processo de CIVD resultante de substâncias procoagulantes liberadas pelas células da LPMA, que, em interação com o fator VII, facilitam a geração da trombina. Paralelamente, desenvolvem-se a fibrinólise e a proteólise não específica, que pode ser inferida pelos baixos níveis de plasminogênio e inibidor da α 2-plasmina. Com o início da quimioterapia, as

360 Tratado de Hematologia

manifestações hemorrágicas são exacerbadas, ao passo que a administração do ácido transretinoico (Atra) reduz a morbidade com a resolução mais eficiente e rápida da CIVD.

Quadro laboratorial da LPMA

Pela classificação FAB, a LPMA é caracterizada pela morfologia M3. Mais comumente o aspirado medular revela células com granulação grosseira, podendo, inclusive obscurecer parcialmente o núcleo delas. Embora possam não ter características de blastos, devem ser consideradas como células leucêmicas, mesmo não preenchendo os critérios da Organização Mundial de Saúde para o conceito de leucemia. O núcleo pode se mostrar como que dobrado, lobulado e mesmo em forma de halteres. É frequente a presença de bastonetes de Auer. Na variante microgranular M3v o núcleo é irregular, podendo ter morfologia monocitoide. O citoplasma exibe uma granulação muito fina. Na variante basofílica há uma elevada proporção núcleo/citoplasmática, citoplasma intensamente basofílico e grânulos esparsos e, às vezes, com projeções externas na periferia da célula.

Comparado aos adultos, nas crianças há a tendência de a leucocitose ser maior e a variante microgranular mais comum. O número de leucócitos superior a 10.000/µL é considerado prognóstico desfavorável. A análise do imunofenótipo não é definitiva para o diagnóstico, mas essas células não expressam HLA-DR.

A avaliação imediata dos esfregaços de medula óssea e do sangue periférico por hematologista experiente é fundamental para dar início à correção da hemostasia, mesmo antes da definição citogenética por cariótipo, FISH, biologia molecular, ou com técnicas de citoquímica para o PML.[58,59] A implantação imediata de cateter não é justificável, tanto pela demora do procedimento como pelo risco hemorrágico e anestésico.

Tratamento da LPMA

Nos últimos anos, a LPMA tornou-se uma neoplasia altamente curável, com níveis relatados de sobrevida global até superiores a 90% quando tratada em centros de referência. A dificuldade de reconhecimento da extensão da síndrome hemorrágica e o retardado no tratamento emergencial ainda dificultam a redução da mortalidade.

O número de plaquetas deverá ser mantido acima de 30.000 a 50.000/µL com transfusões repetidas, se necessário, e o nível de fibrinogênio acima 1,5 g/L com infusão de crioprecipitado. O Atra deve também ser iniciado na dose de pelo menos 25 mg/m²/dia, que parece ser a dosagem mais aconselhável para o grupo de pacientes pediátricos.

O início da quimioterapia pode ser aguardada por um período de um a três dias, pelo menos nos pacientes não considerados de alto risco, até que haja melhora da hemostasia e não seja observada elevação dos leucócitos. Nos pacientes de alto risco, com leucócitos acima de 10.000/µL ou em ascensão, é aconselhável o uso simultâneo do Atra e quimioterapia, geralmente com um antracíclico, devido ao provável agravamento da coagulopatia e facilitação da síndrome de diferenciação. Atualmente vem sendo considerada a associação de Atra e Ato. É especulada a possibilidade de essa associação vir a substituir a de Atra-antracíclico.[58]

Nas crianças e adolescentes, a associação do Atra a um antracíclico, Daunorrubicina ou Idarrubicina, é bem tolerada. O uso simultâneo do Atra e antracíclico tem se mostrado mais eficaz para obter a remissão que o sequencial. Vários regimes de tratamento têm sido derivados de componentes do protocolo Gimema-Aieopaida, que inclui basicamente Atra+antracíclico, mas também, dependendo do risco, consolidações associando Ara-C, Mitoxantrone ou VP16.[60] A manutenção é geralmente realizada com antimetabólitos: MTX semanal e 6MP diário, associado ao uso intermitente de Atra por um período de um a dois anos.[61]

No grupo espanhol Pethema é omitido o uso da Ara-C tanto na indução como na consolidação, e os resultados têm sido excelentes.[62]

Embora o uso da Ara-C seja um tanto controverso, a carga cumulativa de antracíclicos em jovens com perspectivas de longa sobrevida preocupa a ocorrência de eventuais efeitos cardíacos tardios. Em protocolos clínicos europeus vem sendo investigada a inclusão da Ara-C e redução da dose cumulativa de antracíclico. A superioridade da Idarrubicina sobre a Daunorrubicina tem sido evocada em alguns estudos. *In vivo*, tem sido constatada maior meia-vida e *in vitro* mostra captação celular mais rápida e menor suscetibilidade à resistência à múltiplas drogas. Ainda não está bem determinada a equivalência ponderal entre esses dois quimioterápicos fixados em torno de 45 e 12 mg/m² para a Daunorrubicina e Idarrubicina, respectivamente. A confirmação da necessidade da manutenção com antimetabólitos 6MP, MTX e Atra em pacientes com remissão molecular após a consolidação vem sendo avaliada em estudos prospectivos randomizados.[63,64]

Trióxido de arsênico

Este fármaco é hoje considerado o mais eficaz quando usado isoladamente. Embora não totalmente conhecido, o mecanismo farmacológico inclui: degradação dos transcritos de PML-RARα e ativação indireta das caspases, conduzindo a apoptose e sinergia com Atra na eliminação de células iniciadoras da leucemia. Após a comprovação da sua eficácia e elevado índice de resgate em recidivas, o trióxido de arsênico vem sendo experimentado em vários ensaios clínicos como fármaco de primeira linha no tratamento da LPMA. As mais variadas propostas vêm sendo avaliadas, desde o uso isolado desta droga, o que vem ocorrendo na China, até associações com o Atra e adicionado a quimioterapias mais brandas.[58,65,66]

Os resultados têm sido animadores e há inclusive especulações da possibilidade de a quimioterapia vir a ser dispensada, em pelo menos alguns grupos de risco.

Síndrome de diferenciação

Ocorre na fase inicial do tratamento, em geral durante os primeiros 30 dias. Está frequentemente relacionada à elevação do número de leucócitos coincidente com o uso do Atra ou Ato.

Atribui-se à liberação elevada de citocinas resultante da diferenciação das células mieloides e modulação de moléculas de adesão da superfície dos blastos e células vasculares endoteliais resultando em vazamento capilar.

Tosse, febre de origem indeterminada, dispneia, aumento de peso, edema periférico, derrame pleural, derrame pericárdico, infiltrado pulmonar, hipertensão e eventual insuficiência renal aguda são os sintomas e sinais mais comuns. Impõe-se sempre o diagnóstico diferencial com hemorragia alveolar, sobrecarga hídrica e insuficiência cardíaca congestiva. Pode ser observada em até 30% dos casos e, às vezes, evolui com grande morbidade. A mortalidade pode ocorrer em até 10% dos casos.

O tratamento imediato com corticosteroides é mandatório. São preconizadas doses de 0,3 mg/kg peso de Dexametasona duas vezes/dia ou 10 mg duas vezes/dia em adultos. Nos casos com evolução severa, pode ser indicada a suspensão temporária do Atra e/ou Ato.

Pseudotumor cerebri

Mais comum em crianças que adultos, pode ter uma incidência próxima a 15%. O quadro clínico consta de cefaleia, náuseas, vômitos, distúrbios de visão e edema de papila, consequentes à elevação da pressão intracraniana.

Está associada ao uso do Atra, e o mecanismo sugerido é a elevação da secreção de líquor pelos plexos coroides ou redução de absorção pelos vilus aracnoides. A conduta terapêutica é sintomática com o uso de diuréticos osmóticos, analgésicos, Dexametasona e suspensão temporária ou redução da dose de Atra.

Monitoramento da resposta terapêutica

Ao contrário das demais LMAs, na LPMA a avaliação precoce com mielograma, citogenética ou medular por PCR não é produtiva. As células ainda em fase de diferenciação compõem um quadro citológico medular frequentemente sem hipoplasia e, às vezes, até com hiperplasia e células com morfologia não bem definida para que sejam caracterizadas como normais ou leucêmicas.

Também a positividade da PCR pode ainda não representar um fator de prognóstico.

A partir da primeira consolidação, a positividade da PCR (*nested*) ou RQ-PCR passa a ser um parâmetro que define a presença ou não de DRM. É aconselhável sempre repetir o teste.[57] Havendo confirmação da positividade, o caso deverá ser conduzido de acordo com o protocolo investigacional em que está registrado, ou individualizada a escolha terapêutica considerada mais adequada.

A RQ-PCR é superior ao teste convencional não só devido à maior sensibilidade marginal, como também pela capacidade de identificar amostras de baixa qualidade que gerem resultados falsos-negativos.[67]

É aconselhável repetir o teste a cada três meses após o final do tratamento. A detecção DRM com a devida confirmação propicia o tratamento preventivo do paciente antes da apresentação do quadro clínico associado a grande risco da coagulopatia.

Tratamento da recidiva medular da LPMA

Pacientes com PCR persistentemente positiva ou recidiva molecular deverão receber terapia-alvo com Ato. Em caso de negativação da PCR, deve ser feita a coleta de preservação das células-tronco. A necessidade do TCTH autólogo será julgada individualmente em pacientes não registrados em protocolo de investigação.

O TCTH alogênico, indicado para um número pequeno de pacientes, seria reservado para os casos sem negativação dos transcritos (PML-RARα) e principalmente quando houver disponibilidade de doador aparentado totalmente compatível.

Tratamento da recidiva extramedular da LPMA

Embora incomum, a recidiva do SNC ocorre com mais frequência em crianças. Desde a introdução do Atra, um número crescente de casos vem sendo relatados. O envolvimento do SNC é mais comum na vigência da morfologia microgranular, leucócitos acima de 10.000/µL e PML-RARA isoforma 3 e associação à mutação FLT3/ITD.

O uso de quimioterapia IT adjuvante em casos com maior risco tem sido sugerida mas raramente praticada. A inclusão de altas doses de Ara-C visando secundariamente também a proteção do SNC tem sido considerada. Outros focos de recidiva extramedular vêm sendo relatados, inclusive no ouvido, com resposta completa ao Ato.[68]

LEUCEMIA DE LINHAGEM MISTA

A expressão de antígenos linfoides em LMA e vice-versa é comum e não tem significado prognóstico. No entanto, as chamadas leucemias bifenotípicas, de linhagem mista, ou leucemia aguda de fenótipo misto é reconhecida na quarta edição dos critérios fixados pela OMS como uma entidade fora da classificação como LMA ou LLA. Embora não bem delimitado, esse conceito define alguns aspectos que devem ser considerados: coexpressão de antígenos específicos de mais de uma linhagem, de acordo com a classificação do European Group for the Characterization of Leukemia para as leucemias bifenotípicas (Egil).[41]

Nessa caracterização são atribuídos escores numéricos de acordo com a especificação do antígeno, portanto incluindo um critério um tanto arbitrário.

Tratado de Hematologia

Na leucemia mieloide mista/B deve haver a presença de mieloperoxidase em coexpressão com antígenos B de LLA e da mesma forma na LMA/T, expressão de mieloperoxidase e antígenos T. Outras combinações de antígenos envolvendo até mais de duas linhagens têm sido relatadas.

É incluída nesse conceito também a leucemia, quando há mudança de expressão da linhagem durante o tratamento, mesmo antes da remissão.

Uma elevada frequência de cromossomo Ph, rearranjo 11q23 e hiperleucocitose têm sido referidos na literatura médica.[69] Na maioria das análises retrospectivas, a sobrevida tem sido variada e, em geral, considerada de prognóstico desfavorável e inferior a LLA.

Não existe uma norma definida de como tratar esses pacientes. Uma análise de 35 deles tratados e casos que não responderam ao tratamento de indução receberam o regime para LLA. Em dez pacientes que não entraram em remissão, oito a alcançaram com Vincristina, Prednisona e L-asparaginase, sendo que sete permaneceram em remissão por um longo período de tempo.[70]

Várias propostas para tratar estes pacientes têm surgido:

a) Tratar uniformemente com regimes para LMA e tentar resgate com quimioterapia para LLA em casos de recidiva.

b) Tratar com regime específico de acordo com a morfologia.

c) Tratar com regime combinado para LMA e LLA. simultaneamente. Neste caso, uma sugestão de resultado não comprovado seria a associação de Vincristina, Prednisona, L-asparaginase, altas doses de Ara-C e Etoposidio nos dois primeiros dias.[71]

O transplante de células hematopoéticas após a remissão completa poderá ser considerado quando houver disponibilidade de doadores, principalmente aparentado idêntico. Entretanto, parece ser dispensável nos casos de remissão com DRM < 0,01% de blastos.

TRATAMENTO DA LEUCEMIA MIELOCÍTICA AGUDA

Ao longo das três últimas décadas houve um incremento substancial na sobrevida dos pacientes com LMA. Nas crianças, adolescentes e adultos jovens já foram alcançados índices de sobrevida global acima de 70% e de remissão de 80 a 90%, quando esses pacientes receberam atendimento em centros especializados e de excelência. Entre os fatores que facilitaram esses resultados podem ser destacados: maior intensidade do tratamento, estratificação dos grupos de risco, aprimoramento dos cuidados de suporte, incluindo a amplificação do número de antibióticos, maior disponibilidade do TCTH, tanto de doadores aparentados como nas modalidades de TCTH não aparentadas, sangue de cordão e mais recentemente o TCTH com células haploidênticas.

O primeiro passo do tratamento da LMA, após os cuidados iniciais de suporte, é a fase de indução, que visa alcançar o estado de remissão que corresponde à repopulação da medula óssea por células hematopoéticas normais. Por definição, a remissão completa consiste na regeneração das células hematopoéticas normais após a administração de quimioterapia intensiva, podendo-se visualizar à microscopia ótica um número de blastos não superior a 5%.

Ao alcançar a remissão completa, o número de leucócitos e plaquetas e o nível de hemoglobina devem estar próximos dos valores normais. Paralelamente, o paciente em geral se encontra recuperado do desequilíbrio metabólico, da deficiência de atividade imunológica e fagocitária e também da anemia e dos defeitos da hemostasia.

A impossibilidade de alcançar uma remissão completa compromete as demais fases do tratamento e reduz sensivelmente a possibilidade de cura.

Dois fármacos são essenciais na indução: a Ara-C e um antracíclico, normalmente a Daunorrubicina. Nos protocolos investigacionais pediátricos e de adolescentes em geral é incluída uma terceira droga, mais frequentemente o Etoposidio ou a 6-Tioguanina. Também outros fármacos como, os análogos de nucleosídeos – Clofarabina, têm sido eventualmente incluídos.

A Clorodeoxiadenosina inicialmente testada no SJCRH compõe a fase experimental de um protocolo desenvolvido entre investigadores do SJCRH e do Brasil que se encontra em fase de análise.

O Etoposídio é um dos fármacos mais associados a Ara-C e antracíclico nos protocolos pediátricos de LMA. Parece ter uma ação mais significativa nas formas monocíticas. Num estudo desenvolvido na Austrália, os pacientes que receberam altas dose de Ara-C e Etoposídio tiveram sobrevida maior comparada ao tratamento com Ara-C e antracíclicos.[72]

A dose ideal de Ara-C usada em geral por Via Intravenosa (IV) e às vezes subcutânea não é ainda bem determinada. Na maioria dos regimes é fixada em 100 a 200 mg/m^2/dia por períodos de sete dias, quando adicionado a um antracíclico. Varia, no entanto, entre cinco e dez dias nos protocolos pediátricos. Tanto o nível das drogas quanto o número de dias também depende do número de quimioterápicos administrados simultaneamente.

O uso da indução com seis doses elevadas de Ara-C de até 3 g/m^2 vem sendo investigado. No entanto, não parece ter elevado conclusivamente os índices de remissão ou sobrevida global.[42] Porém a toxicidade é mais significativa em alguns estudos.

A infusão contínua de Ara-C é considerada em algumas avaliações mais eficaz, mas com maior toxicidade gastrointestinal. As doses diárias de 200 mg/m^2 comparadas às de 100 mg/m^2 em infusão contínua não são comprovadamente mais eficazes.

O antracíclico mais usado é a Daunorrubicina em doses de 45 a 60 mg/m^2 durante três dias consecutivos ou com in-

Capítulo 40 • Leucemia Mieloide Aguda na Infância e Adolescência

tervalos variáveis. Frequentemente usada em infusão rápida, pode também ser administrada durante períodos prolongados de tempo, dependendo das especificações do regime.

Doses cumulativas acima de 375 mg/m² aumentam o risco de cardiotoxicidade. No entanto, doses cumulativas de 550 mg/m² têm sido administradas em alguns protocolos. Entre outros antracíclicos disponíveis, a Doxorrubicina e a Idarrubicina têm sido também usadas. A Doxorrubicina administrada na indução apresenta maior grau de toxicidade gastrointestinal, inclusive com o desenvolvimento de tiflite, que consiste de processo infeccioso que envolve região do íleoterminal e o ceco. A Idarrubicina, hoje usada com freqüência, sugere ser mais eficaz devido a uma captação celular mais rápida, menor suscetibilidade à proteína de resistência a múltiplas drogas, tem meia-vida de 54 horas e, o metabólito idarrubicional pode ter atividade antileucêmica no líquor.[73]

No estudo BFM 93 com randomização da Idarrubicina/Daunorrubicina houve uma erradicação mais rápida dos blastos na medula óssea com a primeira, mas não foi evidenciada superioridade de sobrevida global em cinco anos.[74] Um dos problemas levantados é qual a equivalência ponderal verdadeira entre essas drogas fixadas, respectivamente, em torno de 45 mg/m² e 12mg/m² para a Daunorrubicina e a Idarrubicina.

A substituição dos antracíclicos Daunorrubicina e Idarrubicina pelo Mitoxantrone parece não modificar a resposta, além de ser considerado de maior mielotoxicidade. Na verdade, não há consenso clínico sobre a superioridade de um antracíclico sobre o outro.

A intensidade da mielossupressão durante a indução parece ser importante não somente para elevar o índice de remissão, mas também por influir em fases posteriores do tratamento, talvez potencializando a quimioterapia pós-remissão e proporcionando índices maiores de sobrevida.

Embora muitos protocolos de fase III venham sendo desenvolvidos enfocando o número de drogas e doses, sabemos que não devemos ultrapassar os limites que levem à toxicidade proibitiva. Uma quimioterapia relativamente branda resulta em DRM com elevado número de células leucêmicas, comprometendo a eficácia das etapas subsequentes da quimioterapia.[75]

Uma das estratégias usadas foi a compressão do período de tempo entre dois ciclos de quimioterapia como o classicamente citado do grupo CCG – Protocolo 2891. Nesse estudo, o segundo ciclo era iniciado dez dias após o primeiro, independente do quadro citológico medular em um dos grupos de pacientes, ou após 14 ou mais dias no outro, dependendo da recuperação medular. Embora os índices de remissão tenham sido equivalentes, a mortalidade inicial foi expressivamente maior no grupo que recebeu quimioterapia intensiva. No entanto, a sobrevida global nesse grupo foi superior à observada nos pacientes que receberam o regime convencional.[76]

Também no estudo do grupo nórdico (NOPHO) a mortalidade foi considerada inaceitável no protocolo NO-

PHO88, quando a quimioterapia subsequente ao primeiro ciclo era em tempo prefixado, independente da recuperação ou não da medula óssea. Tendo como mudança essencial o prolongamento desse intervalo, no protocolo NOPHO 93 houve redução da mortalidade e melhor sobrevida global.[77]

Geralmente pelo menos dois ciclos de indução são previstos para os pacientes que evoluem com remissão completa.

Durante a indução, a mielossupressão é intensa e pode se estender por mais de três semanas. A avaliação da medula óssea, quando não é determinada por especificação de protocolo investigacional, é em geral realizada a partir do 14º dia pós-quimioterapia, quando não há evidência da presença de blastos no sangue periférico. Nesse período pode haver indícios da recuperação medular, como: aparecimento de células normais no sangue periférico, elevação do número de plaquetas e aumento do número de reticulócitos. O estudo citológico, acompanhado, ou não, da biópsia medular, pode ser de difícil interpretação, mesmo por profissional experiente. A emergência de precursores hematopoéticos, hematogonias, pode ser interpretada como infiltração por blastos. Uma das soluções práticas para esclarecer esses casos é a repetição do procedimento com intervalo de até uma semana.

Na vigência de medula infiltrada por células leucêmicas, isto é, *status* medular não M1, um novo ciclo de quimioterapia deverá ser iniciado, desde que as condições do paciente sejam satisfatórias. Nos casos em que a remissão completa não foi alcançada com o primeiro ciclo de quimioterapia, o resgate pode ser tentado com o mesmo regime, desde que haja evidência de resposta. Nos pacientes aparentemente não responsivos costumamos propor um regime alternativo de quimioterapia.

TRATAMENTO PÓS-REMISSÃO

Essa fase tem como alvo a DRM. Estima-se que ao ser alcançada a remissão completa possam ainda ser viáveis no paciente mais de 10^9 células leucêmicas, o que corresponde a um número inacessível à detecção na medula óssea por microscopia ótica.

Clinicamente, a presença de DRM pode ser inferida pela recidiva sistemática dos pacientes que não recebem terapia adicional. Hoje as propostas para erradicação da DRM consistem na intensificação da quimioterapia com doses mais elevadas de alguns quimioterápicos previamente administrados e a incorporação de novos fármacos ou o tratamento ablativo associado às diversas modalidades de TCTH. Muitas controvérsias persistem quanto à adequação do regime de quimioterapia mais aconselhável ou a indicação de TCTH.[78,79]

A decisão entre quimioterapia e TCTH é, em parte, baseada na estratificação em grupos de risco que muitas vezes não coincidem entre as várias instituições patrocinadoras dos protocolos.

É de amplo consenso que o TCTH é mais eficaz na redução da DRM e, consequentemente, das recidivas. Entretanto,

a morbidade e a mortalidade relacionadas a esse procedimento é expressiva e reflete-se negativamente na sobrevida global, que em alguns grupos de risco, principalmente o intermediário, não é superior à quimioterapia intensiva.

Menos discutíveis são as intensificações com quimioterapia dos pacientes com translocação t(8;21), inv(16), t(16;16) e para algumas instituições, incluindo o SJCRH e o grupo NOPHO, a t(9;11) morfologia monocítica.[77,80,81] A sugestão é não submeter esses pacientes a TCTH mesmo na eventualidade de disporem de um doador aparentado totalmente compatível. Esse procedimento seria reservado para o caso de haver recidiva.

Os vários regimes sugeridos de intensificação propõem o uso sequencial de quimioterápicos de toxicidade não superponível, mas capazes de induzir expressiva mielossupressão. A duração desses tratamentos é geralmente inferior a um ano.[82]

Atualmente, na maioria dos protocolos é incluída a dose elevada de Ara-C, que nos pacientes pediátricos e adultos parece ter uma toxicidade em SNC (cerebelo) aceitável. As doses consideradas altas variam entre $1g/m^2$ a $3g/m^2$. Em alguns regimes são associados vários níveis dessa droga. O número de ciclos é também variável. Frequentemente são incluídos cinco a seis ciclos de quimioterapia com administração de Ara-C de 12/12 horas e infusão durante três horas, totalizando 10 a 12 infusões.[81]

Na maioria dos regimes são adicionadas drogas: antracíclicos, Mitoxantrone, Etoposídio, Cladribina e Asparaginase no regime Capizzi 2, em que a administração da alta dose de Ara-C é realizada nos primeiro e no segundo dia e no oitavo e no nono, e a Asparaginase quatro horas após as duas primeiras etapas.[83]

Nas LMA(s) CBF as altas doses de Ara-C têm demonstrado elevada eficácia e passou a ser o tratamento preferencial no momento.[84]

No grupo chamado de alto risco, diferentes fatores desfavoráveis são incluídos nos diversos estudos já analisados. Entre eles podem ser incluídos a monossomia 7, -5/5, $\geq$15% de blastos na medula óssea após o primeiro ciclo de quimioterapia de indução.

Nas leucemias CBF, a não remissão completa após o primeiro ciclo não é considerada como de mau prognóstico, devido ao período pré-remissão poder ser mais longo.

A t(6;9), morfologia FAB M6 ou M7, leucemia secundária ou seguida de um período de mielodisplasia estão incluídos no grupo de prognóstico desfavorável. Da mesma forma é considerada a mutação **FLT3/ITD** com alta proporção entre a forma mutada e a selvagem.

Nesse grupo de pacientes pode ser proposto o TCTH após a quimioterapia de indução e um número variável de um a quatro ciclos de consolidação. Não havendo disponibilidade de doador aparentado, é justificável fontes de células-tronco de doadores não aparentados, sangue de cordão e, mesmo em casos especiais, o transplante haploidêntico.[85]

A maioria das análises de estudos retrospectivos e prospectivos revela a superioridade do TCTH alogênico de doador aparentado sobre o tratamento não ablativo pós-remissão. Entretanto, vários vieses incidem nessas avaliações: seleção de casos com melhor prognóstico, alocação biológica em vez de aleatória, divergência da família ou paciente quanto ao tratamento proposto e transplante em fase prolongada da remissão constituem os principais conflitos dessas análises. A avaliação de resultados com base na alocação determinada pelo protocolo, independente do procedimento realizado, transplante ou quimioterapia, tem sido uma das maneiras aconselhadas para minorar esses problemas.

O resgate de pacientes com "recidiva mínima" ou após segunda remissão pode atingir níveis próximos a 40%. A tentativa de induzir uma segunda remissão depende, em parte, do período que o paciente permaneceu sem evidência de recidiva.

Investigadores do grupo cooperativo CCG analisaram os resultados do protocolo CCG-2891, que evidenciou a superioridade dos índices de sobrevida total dos pacientes submetidos a transplante alogênico de medula óssea.[86] Este estudo é um marco importante na interpretação das condutas para o tratamento da LMA na infância e na adolescência. Foram avaliados os dados de 652 pacientes após mais de quatro anos de encerrado o protocolo. Adicionalmente, não houve divergência expressiva entre número de pacientes alocados de acordo com a determinação do protocolo e o tratamento recebido. Esses aspectos conferem maior consistência a estas conclusões.

Apesar da maior morbidade, o transplante de células hematopoéticas provenientes de medula óssea, células periféricas, sangue de cordão umbilical de doadores não aparentados e haploidênticos resulta em menor índice de recidivas. Tanto nos casos sabidamente de mau prognóstico como nas recidivas, esse tipo de transplante pode ser a alternativa mais adequada.

Nos pacientes com risco intermediário, isto é, não enquadrados em baixo ou alto risco, pode ser sugerido o TCTH de doador aparentado idêntico.[87]

Resultados recentes divulgados por pesquisadores do SJCRH revelam índices de sobrevida em cinco anos de 74% para crianças com LMA de alto risco, independente da fonte de células transplantadas incluindo haploidênticas. Essa análise refere-se aos pacientes que foram tratados de acordo com protocolos contemporâneos.[85]

No protocolo do grupo CCG referido anteriormente, o transplante autólogo não revelou superioridade sobre a quimioterapia intensiva.[76]

Na falta de alternativas para TCTH nos pacientes de alto risco e na vigência de remissão é aconselhável a continuidade do mesmo tratamento ou regimes alternativos.

TRATAMENTO E PREVENÇÃO DA LMA NO SNC

O tratamento preventivo do SNC não tem mostrado o mesmo impacto favorável nos índices de sobrevida, comparado aos obtidos na LLA. No entanto, a radioterapia craniana ou cranioespinhal e a quimioterapia intratecal são capazes de controlar a doença no SNC.

Com os regimes mais eficientes de quimioterapia sistêmica, a remissão completa tem sido interrompida em cerca de 20% dos pacientes que não receberam tratamento preventivo do SNC. Este fato sugere a necessidade desse procedimento, que hoje é proposto como rotina na terapêutica da LMA em crianças e adolescentes. O uso frequente de altas doses de Ara-C talvez possa contribuir para a prevenção da neuroleucemia.

A quimioterapia intratecal vem sendo a terapêutica mais usada. Tanto a Ara-C como o Methotrexate, que é considerado de pequena eficiência para o controle sistêmico da LMA, são, atualmente, as drogas mais utilizadas para o tratamento clínico e subclínico da LMA no SNC. Individualmente ou em combinações que podem incluir um corticosteroide, esses quimioterápicos são usados em doses estabelecidas de acordo com a idade do paciente e, em geral, em intervalos semanais durante a fase de indução ou pós-remissão.[42] No tratamento da neuroleucemia, a terapia inicial deve ser prolongada até a confirmação de duas amostras consecutivas de líquor, sem evidência de blastos.

A radioterapia é usada ocasionalmente como terapia da neuroleucemia e raras vezes como preventiva contra a evolução da doença subclínica no SNC.

No entanto, é importante referir os resultados registrados no protocolo BFM 87, em que foi observado um índice significativamente menor de recidivas hematológicas no grupo de pacientes que recebeu a radioterapia do SNC.[88]

Devido a potencialidade de acentuar a mielossupressão, a radioterapia poderá ser reservada para o final do tratamento sistêmico, caso não haja razões óbvias para o uso simultâneo.

TRATAMENTO APÓS AS RECIDIVAS

Na LMA, a recidiva na medula óssea é o evento responsável pela maioria das mortes de pacientes tratados exclusivamente com quimioterapia. A resistência a múltiplas drogas é fator limitante da eficiência do tratamento quimioterápico e continua sendo objeto de investigação para melhorar a sobrevida desses pacientes.[89]

A abordagem terapêutica durante a fase de recidiva depende de fatores como: subtipo da leucemia, período livre de doença e terapia utilizada inicialmente. Nos casos considerados de melhor prognóstico, que, apesar de disporem de um doador aparentado, receberam quimioterapia, o transplante imediato durante a chamada fase de recidiva mínima, ou mesmo após a segunda remissão, é o procedimento indicado. O transplante do paciente recidivado, sem indução prévia de remissão, parece ter eficiência equivalente ao realizado após remissão, visto as complicações e eventual refratariedade que possa ocorrer com a quimioterapia de indução. É, no entanto, importante analisar alguns aspectos, como a terapia utilizada anteriormente e a duração do período de remissão.

O TCTH de doadores não aparentados, sangue de cordão e células haploidênticas é um procedimento capaz de resgatar um número substancial de pacientes recidivados.[90] Em crianças, o TCTH é facilitado pela relativa facilidade do uso do sangue de cordão umbilical.[91]

Embora seja relatado em alguns estudos o resgate desses pacientes com quimioterapia intensiva, a toxicidade desses regimes é considerável e a eficácia, muito limitada.

TRATAMENTO DE SUPORTE

Antes do início do tratamento específico, são essenciais as medidas de suporte que visam reduzir os riscos relacionados a alterações da hemostasia, desequilíbrio metabólico, hiperleucocitose e infecções.

As manifestações de sangramento são predominantemente causadas pela trombocitopenia. Os níveis de segurança em que devem ser mantidas as plaquetas não estão bem determinados nas LMAs não promielocíticas. Enquanto o limite inferior a 20.000 μ/L é recomendado em algumas instituições, parece que com números acima de 10.000 μ/L ou mesmo de 5.000 μ/L, a ocorrência de sangramento de grande risco não é comum.[92] Na vigência de febre, lesões de mucosas ou sangramentos evidentes, é necessária a manutenção das plaquetas em número acima dos limites mínimos recomendados ou em número suficiente para controlar o sangramento. Em geral, seis a oito unidades de concentrado de plaquetas/m² de superfície corporal é a quantidade mínima recomendável para a primeira transfusão. Plaquetas provenientes de um *pool* de doadores, como as derivadas do sangue de doador único, podem ser usadas nesses casos. A irradiação dos produtos derivados de sangue é aconselhável.

A síndrome de lise tumoral é pouco frequente na LMA. Leucocitoses elevadas e grandes organomegalias podem aumentar esse risco. Em geral indica-se uma hidratação adequada, alcalinização da urina com bicarbonato, prescrição de Alopurinol e monitoramento da função renal e dos níveis de ácido úrico, potássio, fósforo, cálcio, creatinina e ureia. Alternativamente, pode ser usada a urato oxidase, que é mais potente que o Alopurinol e transforma o ácido úrico em alantoína. A alcalinização da urina torna-se desnecessária quando usamos essa droga. Esses pacientes devem ser testados para deficiência de atividade da G6PD, que potencializa a toxicidade dessa droga.

A leucostase, já detalhada em outra parte deste capítulo, necessita de controle imediato. Número de leucócitos de 100.000 μ/L e principalmente acima de 200.000 μ/L são de grande risco. Tanto a leucoferese como a exanguineotransfusão e o uso da hidroxiureia podem ter indicações de urgência. A recomendação de baixas doses de irradiação do SNC para reduzir o risco acidente vascular cerebral nesse local é de indicação discutível. No entanto, esses procedimentos são de eficiência transitória e devem ser seguidos de quimioterapia específica.

▶ Infecções

O período prolongado de neutropenia e as lesões desenvolvidas na mucosa oral e nas diversas regiões do trato gastrointestinal possibilitam a instalação de infecções em mais de 80% dos pacientes com LMA. O aparecimento de febre durante a fase de neutropenia conceituada como um número ≤ 500 neutrófilos/mm³ de sangue ou tendência a níveis equivalentes dessas células representam um sinal de alarme importante para dar início ao tratamento anti-infeccioso. Mais modernamente é citado o conceito de neutropenia profunda: um número de neutrófilos ≤ a 100/mm³. De acordo com a Infectious Diseases Society of America, febre é considerada como a elevação de temperatura oral de 38,3 °C ou persistência em nível de 38 °C por uma hora.

Na vigência de neutropenia febril é necessária para a pesquisa exaustiva de um foco gerador de infecções que deve incluir hemoculturas das vias de acesso das medicações parenterais e de coletas venosas, culturas de urina e locais suspeitos de infecção, radiografias ou tomografias de tórax e abdômen. Entretanto, a documentação clínica da infecção é registrada em somente 20 a 30% dos casos.[93] Por esse motivo, o tratamento inicial é empírico e assim continua caso o agente responsável pela infecção não seja identificado e o paciente não evolua com deterioração do quadro clínico. Tanto a morbidade como a mortalidade são consideráveis caso haja evolução para sepsis. Portanto, a atenção a essa fase do tratamento é essencial e um dos principais responsáveis pelo maior índice de cura dos casos dessa doença.

O *Streptococcus viridans,* que é uma bactéria que comumente coloniza a área oral, gastrointestinal e vaginal é uma causa frequente de sepsis nos pacientes em tratamento para LMA. É uma infecção com índice de recorrência de até 70% e com elevado potencial de complicações que podem elevar a mortalidade.

Nem sempre hipóteses clínicas podem ser levantadas para a orientação terapêutica, mas a decisão para tratar esses pacientes deve ser imediata. A epidemiologia das infecções ocorridas na instituição deve, por vezes, ser considerada.

Tanto o tratamento monoterápico como o politerápico com o uso de dois ou mais antibióticos pode ser adequado, levando em consideração, inclusive, aspectos clínicos do paciente, como: comorbidades, alterações neurológicas, instabilidade hemodinâmica e comprometimento da função renal. As infecções por germes gram-negativos eram predominantes até alguns anos atrás. Nesses casos, os sintomas são mais severos, causando comprometimento sistêmico mais intenso e rápido. Estatísticas mais atuais, no entanto, têm revelado o predomínio de infecções por germes gram-positivos, que podem se expressar por uma evolução clínica mais indolente. Essa visão clínica é importante para que seja inicialmente feita uma escolha de antibiótico com atividade contra ambos os tipos de germes. Não sabemos no Brasil se na verdade os germes gram-positivos são atualmente os dominantes.

Na monoterapia é sugerido, também, um antibiótico β-lactâmico antipseudomonas. O Cefipime, os carbapenêmicos (Meropenem ou Imipenem-Cilastatina) ou a Piperacilina-Tazobactam são os mais recomendados. A adição de outro antibiótico geralmente implica a associação com a Vancomicina, quando há suspeita de infecção relacionada ao cateter, comprometimento cutâneo ou de tecidos moles, pneumonias ou instabilidade hemodinâmica.

A associação de aminoglicosídeos e fluoroquinolonas pode ser adequada em casos com suspeita de resistência ao tratamento vigente.

Caso haja suspeita de Staphilococus Aureus meticilina resistente (MARSA), Enterococus Vancomicina resistente (VRE), Bactérias Gran-negativas lactamase espectro estendido (SBL), Carbapemase (KPC), deve ser considerado o uso de antibióticos adicionais como: Vancomicina ou Linezolida, Daptomicina, Carbapenêmicos, Polimixima-Colistina, respectivamente até que se tenha a eventual identificação microbiológica.[94,95]

Pacientes com persistência de sintomas devem também receber cobertura para germes anaeróbios, entre os quais, carbapenêmicos e/ou Metronidazol.

A recorrência ou persistência da febre, por períodos de quatro a sete dias, autoriza a adição de antifúngicos ao tratamento antibacteriano, principalmente quando a expectativa de neutropenia é superior a sete dias. Hoje o painel de antifúngicos aumentou consideravelmente, tendo-se a disponibilidade de Fluconazol, Itraconazol, Voriconazol, Posaconazol, Micafungina e Caspofungina, considerados alternativas aceitáveis, inclusive para terapia profilática quando indicada. Talvez a Anfotericina B, principalmente nas apresentações lipídicas, seja a droga mais usada. A avaliação radiológica do paciente, incluindo pelo menos tomografia de tórax e seios da face, é essencial. Além das candidíases, a aspergilose é a micose mais comum, e a suspeita radiológica nas diversas fases de evolução das lesões pulmonares é de grande valia. As zigomicoses ocorrem com frequência variável, e o diagnóstico diferencial é importante devido ao fato de elas não serem responsivas ao Voriconazol, considerado um dos tratamentos preferenciais da aspergilose. A pesquisa da galactomanana é hoje um marcador importante, tanto no diagnóstico como no acompanhamento da aspergilose.

Vários outros fungos, como a *Pseudo-allescheria boydii* e *Fusarium sp,* devem ser incluídos no diagnóstico diferencial.

O uso profilático de antibióticos tem sido defendido por algumas instituições, visto a grande morbidade do tratamento após a instalação do processo infeccioso. No SJ-CRH foi desenvolvido um protocolo profilático durante o tratamento da LMA. Nesse estudo todos os pacientes receberam Voriconazol. O acréscimo de cefalosporinas por via oral não reduziu significativamente a ocorrência de sépsis inclusive as causadas por *Streptococcus viridans*. No entanto, o cefepime IV reduziu de forma expressiva a ocorrência de sépsis e inteiramente a ocasionada por *Streptococcus viridans*. A associação da Vancomicina IV com Ciprofloxacina oral

Capítulo 40 • Leucemia Mieloide Aguda na Infância e Adolescência produziu resultados semelhantes. A dramática redução de sépsis e mortalidade observada nesse estudo deve ser avaliada e possivelmente adotada em pacientes fora de registro em protocolos prospectivos.[95]

Pneumocystis Jiroveci

A profilaxia desta infecção é rotineiramente realizada com Sulfametoxazol-Trimetropim administrado durante dois dias consecutivos a cada semana.

▶ Viroses

- *Herpes simplex* – O tratamento regular com Aciclovir IV ou outros fármacos de efeito semelhante deve ser iniciado no momento do diagnóstico ou de lesões suspeitas, como as que ocorrem na mucosa oral e podem causar dúvidas com outros diagnósticos. O tratamento profilático pode ser administrado quando há previsão de longo período de neutropenia ou sorologia positiva.
- *Herpes zoster* deve ser tratado da mesma maneira preconizada para pacientes imunodeprimidos.

Nas infecções das vias respiratórias causadas pelo vírus da influenza ou com suspeita baseada em dados clínicos e/ou epidemiológicos, os pacientes devem receber Oseltamivir e Zanamivir.

▶ Fatores de crescimento hematopoético

Não há uma diretriz universal que discipline o seu uso. Há algumas evidências de que a administração desses fatores possa ser realizada em pacientes com probabilidade $\geq$ a 20% de desenvolver febre associada à neutropenia devido à quimioterapia. Frequentemente a decisão é individualizada de acordo com a situação clínica do paciente.

PERSPECTIVAS PARA O FUTURO

Embora sendo uma doença com grande heterogeneidade clínica e biológica, a maioria dos pacientes com LMA é tratada com regimes semelhantes de quimioterapia. A particularização do tratamento de acordo com o grupo de risco do paciente é um dos meios que poderia, no futuro, propiciar melhores resultados e menor morbidade. A quantificação da DRM por análise de marcadores celulares antigênicos ou da identificação molecular de aberrações citogenéticas pode servir de apoio para a adequação de protocolos investigacionais de tratamento. Esse monitoramento é de prática corrente na LPMA.[67] Na leucemia CBF, o monitoramento dos transcritos poderá orientar um tratamento preemptivo.

A programação mais racional dos quimioterápicos já existentes, baseada em princípios de farmacodinâmica e farmacocinética dessas drogas em crianças, é outra alternativa que talvez possa resultar em pequenos incrementos no índice de cura.

A associação de quimioterápicos como a 2 Cloro-deoxiadenosina (2-CDA) que apresenta efeito antileucêmico, também nas células em interfase, tem mostrado atividade, mesmo em pacientes recidivados.[96,97] Novos fármacos, como a Clofarabina, podem ser adicionados. Inibidores da resistência a múltiplas drogas serão, no entanto, necessários para mudanças expressivas dos resultados atuais. A implementação de terapêutica-alvo além do Atra e do Ato deve ser ampliada. Drogas direcionadas para alvos moleculares, como a mutação FLT3/ITD, vêm sendo desenvolvidas.

Progressos são também esperados, com o transplante de células hematopoéticas alogências haploidênticas. Na criança, a disponibilidade de células de cordão umbilical tem ampliado o número de transplantes nesses casos.

Outros alvos de investigação incluem: uso de anticorpos direcionados contra antígenos celulares comuns na LMA e drogas sintetizadas para interferir em mecanismos presumivelmente responsáveis pela leucemogênese.

No primeiro caso, vários anticorpos conjugados ou não a outras moléculas, inclusive a radionuclídeos, vêm sendo avaliados em estudos clínicos.

Remissões em alguns pacientes adultos têm sido observadas com o uso do *gemtuzumab ozogamicin*, que é um conjugado de anticorpo anti CD33 à substância citotóxica calicheamicina, porém este fármaco vem sendo retirado do mercado.[28]

Mais recentemente, vêm sendo estudados os mecanismos de acetilação das histonas ligados ao DNA, que podem ter uma participação importante na gênese da LMA.[98] Enquanto a acetilação dessas histonas está relacionada à facilitação da transcrição de genes-alvo, a desacetilação tem efeito contrário. Desta maneira, substâncias inibidoras da desacetilação poderiam liberar a repressão causada pelos produtos de expressão de certos oncogenes e modificar conformacionalmente a cromatina, facilitando o acesso de fatores de transcrição aos genes-alvo. Estudos demonstram que o produto quimérico de t(15;17) e do gene de fusão da t(8;21) recrutam o complexo correpressor N-COR, que atua associado a proteínas que incluem histona desacetilases.[99] A liberação deste complexo por quimioterápicos específicos restabeleceria o recrutamento de outro complexo responsável pela acetilação.

Ensaios clínicos com inibidores das desacetilases, como a Tricostatina A e o Fenilbutirato já vêm sendo realizados. Remissão completa de LPMA resistente ao Atra já foi relatada, com o uso do Fenilbutirato

A hipermetilação do DNA pode gerar a inativação dos genes, o que tem sido observado na LMA. Tanto a Azacitidina como a Decitabina são hipometilantes que vêm sendo usados em mielodisplasias. Em LMA de adulto tem ocorrido remissões transitórias, possivelmente induzindo a diferenciação de blastos.

368 Tratado de Hematologia

REFERÊNCIAS BIBLIOGRÁFICAS

1. Bhatia S, Neglia JP. Epidemiology of childhood acute myelogenous leukemia. J Pediatr Hematol Oncol. 1995;17(2): 94-100.

2. Roberts WM, et al. Incontinentia pigmenti, a chromosomal instability syndrome, is associated with childhood malignancy. Cancer. 1988;62(11): 2370-2.

3. Young NS, Alter BP. Clinical features of Fanconi's anemia. In: Young, NS, Alter, BP (eds.). Aplastic Anemia Acquired and Inherited. WB Saunders: Philadelphia, 1994. p.275-309.

4. Woods WG, et al. The occurrence of leukemia in patients with the Shwachman syndrome. J Pediatr, 1981; 99(3): 425-8.

5. Buckley JD, et al. Occupational exposures of parents of children with acute nonlymphocytic leukemia: a report from the Childrens Cancer Study Group. Cancer Res. 1989;49(14):4030-7.

6. Tucker MA, et al. Leukemia after therapy with alkylating agents for childhood cancer. J Natl Cancer Inst. 1987;78(3): 459-64.

7. Winick NJ, et al. Secondary acute myeloid leukemia in children with acute lymphoblastic leukemia treated with etoposide. J Clin Oncol. 1993;11(2): 209-17.

8. Pui CH, et al. Acute myeloid leukemia in children treated with epipodophyllotoxins for acute lymphoblastic leukemia. N Engl J Med. 1991;325(24):1682-7.

9. Busque L, Gilliland DG. Clonal evolution in acute myeloid leukemia. Blood. 1993;82(2):337-42.

10. Fialkow PJ, et al. Acute nonlymphocytic leukemia: expression in cells restricted to granulocytic and monocytic differentiation. N Engl J Med. 1979;301(1):1-5.

11. Fearon ER, et al. Differentiation of leukemia cells to polymorphonuclear leukocytes in patients with acute nonlymphocytic leukemia. N Engl J Med. 1986;315(1):15-24.

12. Fialkow PJ, Janssen JM, Bartram CR. Clonal remissions in acute nonlymphocytic leukemia: evidence for a multistep pathogenesis of the malignancy. Blood. 1991;77(7):1415-7.

13. Kelly LM, Gilliland DG. Genetics of myeloid leukemias. Annu Rev Genomics Hum Genet. 2002;3:179-98.

14. Lapidot T, et al. A cell initiating human acute myeloid leukaemia after transplantation into SCID mice. Nature. 1994; 367(6464):645-8.

15. Guzman ML, Jordan CT. Considerations for targeting malignant stem cells in leukemia. Cancer Control. 2004;11(2): 97-104.

16. Cozzio A, et al. Similar MLL-associated leukemias arising from self-renewing stem cells and short-lived myeloid progenitors. Genes Dev. 2003;17(24):3029-35.

17. Jaffe ES, et al. (eds). World Health Organization Classification of tumours Haematopoietic and Lymphoid Tissues. IARC Press: Lyon, 2001.

18. Swerdlow SH, et al. (eds.). WHO Classification of Tumours of Haematopoietic and Lymphoid Tissues. IARC: Lyon 2008.

19. Aplenc R, et al. Ethnicity and survival in childhood acute myeloid leukemia: a report from the Children's Oncology Group. Blood. 2006;108(1):74-80.

20. Razzouk BI, et al. Impact of age on outcome of pediatric acute myeloid leukemia: a report from 2 institutions. Cancer. 2006;106(11):2495-502.

21. Lange BJ, et al. Mortality in overweight and underweight children with acute myeloid leukemia. JAMA. 2005;293(2):203-11.

22. Barnard DR, et al. Comparison of childhood myelodysplastic syndrome, AML FAB M6 or M7, CCG 2891: report from the Children's Oncology Group. Pediatr Blood Cancer. 2007;49(1):17-22.

23. Athale UH, et al. Biology and outcome of childhood acute megakaryoblastic leukemia: a single institution's experience. Blood. 2001;97(12):3727-32.

24. Dastugue N, et al. Cytogenetic profile of childhood and adult megakaryoblastic leukemia (M7): a study of the Groupe Francais de Cytogenetique Hematologique (GFCH). Blood. 2002;100(2):618-26.

25. Wheatley K, et al. A simple, robust, validated and highly predictive index for the determination of risk-directed therapy in acute myeloid leukaemia derived from the MRC AML 10 trial. United Kingdom Medical Research Council's Adult and Childhood Leukaemia Working Parties. Br J Haematol. 1999;107(1):69-79.

26. Lange B, Woods WG, Lampkin BC. Children´s Cancer Group transplant trials for Acute Myeloid Leukemia in children: a cross-study analysis of CCG-251, CCG-213, CCG-2861 and CCG-2891.In: Buchner, T, Hiddemann, W, Wormann, B (eds.). Leukemia IV: prognostic factors and treatment strategies. New York: Springer-Verlag, 1994. p.724.

Capítulo 40 • Leucemia Mieloide Aguda na Infância e Adolescência

27. Appelbaum FR, et al. The clinical spectrum of adult acute myeloid leukaemia associated with core binding factor translocations. Br J Haematol. 2006;135(2):165-73.

28. Byrd JC, et al. Patients with t(8;21)(q22;q22) and acute myeloid leukemia have superior failure-free and overall survival when repetitive cycles of high-dose cytarabine are administered. J Clin Oncol. 1999;17(12):3767-75.

29. Hasle H, et al. Monosomy 7 and deletion 7q in children and adolescents with acute myeloid leukemia: an international retrospective study. Blood. 2007;109(11):4641-7.

30. Ishii E, et al. Recent advances in the treatment of infant acute myeloid leukemia. Leuk Lymphoma, 2003; 44(5): 741-8.

31. Biondi A, et al. Biological and therapeutic aspects of infant leukemia. Blood. 2000;96(1):24-33.

32. Sandoval C, et al. Translocation t(9;11)(p21;q23) in pediatric de novo and secondary acute myeloblastic leukemia. Leukemia. 1992;6(6):513-9.

33. Wouters BJ, et al. Double CEBPA mutations, but not single CEBPA mutations, define a subgroup of acute myeloid leukemia with a distinctive gene expression profile that is uniquely associated with a favorable outcome. Blood. 2009; 113(13):3088-91.

34. Ho PA, et al. Prevalence and prognostic implications of CEBPA mutations in pediatric acute myeloid leukemia (AML): a report from the Children's Oncology Group. Blood. 2009;113(26):6558-66.

35. Brown P, et al. The incidence and clinical significance of nucleophosmin mutations in childhood AML. Blood. 2007; 110(3):979-85.

36. Zwaan CM, et al. FLT3 internal tandem duplication in 234 children with acute myeloid leukemia: prognostic significance and relation to cellular drug resistance. Blood. 2003;102(7):2387-94.

37. Meshinchi S, et al. Clinical implications of FLT3 mutations in pediatric AML. Blood. 2006;108(12):3654-61.

38. Hollink IH, et al. Clinical relevance of Wilms tumor 1 gene mutations in childhood acute myeloid leukemia. Blood. 2009; 113(23):5951-60.

39. Zaidi SZ, et al. The challenge of risk stratification in acute myeloid leukemia with normal karyotype. Hematol Oncol Stem Cell Ther. 2008;1(3):141-58.

40. Todd WM. Acute myeloid leukemia and related conditions. Hematol Oncol Clin North Am. 2002;16(2):301-19.

41. Bene MC, et al. Proposals for the immunological classification of acute leukemias. European Group for the Immunological Characterization of Leukemias (EGIL). Leukemia. 1995;9(10):1783-6.

42. Rubnitz JE, et al. Minimal residual disease-directed therapy for childhood acute myeloid leukaemia: results of the AML02 multicentre trial. Lancet Oncol. 2010;11(6):543-52.

43. Campana D. Status of minimal residual disease testing in childhood haematological malignancies. Br J Haematol. 2008; 143(4):481-9.

44. Kern W, et al. Monitoring of minimal residual disease in acute myeloid leukemia. Cancer. 2008;112(1):4-16.

45. Bullinger L, et al. Use of gene-expression profiling to identify prognostic subclasses in adult acute myeloid leukemia. N Engl J Med. 2004;350(16):1605-16.

46. Yagi T, et al. Identification of a gene expression signature associated with pediatric AML prognosis. Blood. 2003;102(5): 1849-56.

47. Lester, W.A., et al., Respiratory failure during induction chemotherapy for acute myelomonocytic leukaemia (FAB M4Eo) with ara-C and all-trans retinoic acid. Br J Haematol, 2000. 109(4): p. 847-50.

48. Perez-Zincer, F., et al., A pulmonary syndrome in patients with acute myelomonocytic leukemia and inversion of chromosome 16. Leuk Lymphoma, 2003. 44(1): p. 103-9.

49. Creutzig, U., J. Ritter, and G. Schellong, Identification of two risk groups in childhood acute myelogenous leukemia after therapy intensification in study AML-BFM-83 as compared with study AML-BFM-78. AML-BFM Study Group. Blood, 1990. 75(10): p. 1932-40.

50. Massey GV, et al. A prospective study of the natural history of transient leukemia (TL) in neonates with Down syndrome (DS): Children's Oncology Group (COG) study POG-9481. Blood. 2006;107(12):4606-13.

51. Zwaan CM, et al. Acute Leukemias in children with Down Syndrome. Hematol Oncol Clin N Am. 2010;24(1):19-34.

52. Creutzig U, et al. AML patients with Down syndrome have a high cure rate with AML-BFM therapy with reduced dose intensity. Leukemia. 2005;19(8):1355-60.

53. Ravandi F. Therapy-related acute promyelocytic leukemia. Haematologica. 2011;96(4):493-5.

54. Chillon MC, et al. Long FLT3 internal tandem duplications and reduced PML-RARalpha expression at diagnosis characterize a high-risk subgroup of acute promyelocytic leukemia patients. Haematologica. 2010;95(5):745-51.

55. Hong SD, et al. Treatment outcome of all-trans retinoic acid/anthracycline combination chemotherapy and the prognostic impact of FLT3/ITD mutation in acute promyelocytic leukemia patients. Korean J Hematol. 2011;46(1):24-30.

56. Schnittger S, et al. Clinical impact of FLT3 mutation load in acute promyelocytic leukemia with t(15;17)/PML-RARA. Haematologica, 2011.

57. Mantadakis E, Samonis G, Kalmanti M. A comprehensive review of acute promyelocytic leukemia in children. Acta Haematol. 2008;119(2):73-82.

58. Tallman MS, Altman JK. How I treat acute promyelocytic leukemia. Blood. 2009;114(25):5126-35.

59. Dimov ND, et al. Rapid and reliable confirmation of acute promyelocytic leukemia by immunofluorescence staining with an antipromyelocytic leukemia antibody: the M. D. Anderson Cancer Center experience of 349 patients. Cancer. 2010;116(2):369-76.

60. Testi AM, et al. GIMEMA-AIEOPAIDA protocol for the treatment of newly diagnosed acute promyelocytic leukemia (APL) in children. Blood. 2005;106(2):447-53.

61. Kim MH, et al. Outcome of childhood acute promyelocytic leukemia treated using a modified AIDA protocol. Korean J Hematol. 2010;45(4):236-41.

62. Sanz MA, et al. A modified AIDA protocol with anthracycline-based consolidation results in high antileukemic efficacy and reduced toxicity in newly diagnosed PML/RARalpha-positive acute promyelocytic leukemia. PETHEMA group. Blood. 1999;94(9):3015-21.

63. Avvisati G, et al. AIDA 0493 protocol for newly diagnosed acute promyelocytic leukemia: very long-term results and role of maintenance. Blood. 2011;117(18):4716-25.

64. Ades L, et al. Very long-term outcome of acute promyelocytic leukemia after treatment with all-trans retinoic acid and chemotherapy: the European APL Group experience. Blood. 2010;115(9):1690-6.

65. Zhang L, et al. Effect of arsenic trioxide on the treatment of children with newly diagnosed acute promyelocytic leukemia in China. Int J Hematol. 2011;93(2):199-205.

66. Zhou J, et al. Single-agent arsenic trioxide in the treatment of children with newly diagnosed acute promyelocytic leukemia. Blood. 2010;115(9):1697-702.

67. Cassinat B, et al. Quantitation of minimal residual disease in acute promyelocytic leukemia patients with t(15;17) translocation using real-time RT-PCR. Leukemia. 2000;14(2):324-8.

68. Lafayette TC, et al. External auditory canal and middle ear relapse of acute promyelocytic leukemia treated with arsenic trioxide: case report and review of the literature. J Pediatr Hematol Oncol. 2010;32(3):229-32.

69. Matutes E, et al. Mixed-phenotype acute leukemia: clinical and laboratory features and outcome in 100 patients defined according to the WHO 2008 classification. Blood. 2011;117(11):3163-71.

70. Rubnitz JE, et al. Acute mixed lineage leukemia in children: the experience of St Jude Children's Research Hospital. Blood. 2009;113(21):5083-9.

71. Nachman J. Apples and oranges: mixed lineage acute leukemia. Blood. 2009;113(21):5036.

72. Bishop JF, et al. A randomized study of high-dose cytarabine in induction in acute myeloid leukemia. Blood. 1996;87(5): 1710-7.

73. Reid JM, et al. Plasma pharmacokinetics and cerebrospinal fluid concentrations of idarubicin and idarubicinol in pediatric leukemia patients: a Childrens Cancer Study Group report. Cancer Res. 1990;50(20):6525-8.

74. Creutzig U, et al. Improved treatment results in high-risk pediatric acute myeloid leukemia patients after intensification with high-dose cytarabine and mitoxantrone: results of Study Acute Myeloid Leukemia-Berlin-Frankfurt-Munster 93. J Clin Oncol. 2001;19(10):2705-13.

75. Pereira WV. Leucemia Mielocítica Aguda da Infância e Adolescência: Fracassos e Vitórias. Revista Brasileira de Hematologia e Hemoterapia. 2006;28:239-41.

76. Woods WG, et al. Timed-sequential induction therapy improves postremission outcome in acute myeloid leukemia: a report from the Children's Cancer Group. Blood. 1996;87(12):4979-89.

77. Lie SO, et al. Treatment stratification based on initial in vivo response in acute myeloid leukaemia in children without Down's syndrome: results of NOPHO-AML trials. Br J Haematol. 2003;122(2):217-25.

78. Creutzig U, Reinhardt D. Current controversies: which patients with acute myeloid leukaemia should receive a bone marrow transplantation? – a European view. Br J Haematol. 2002;118(2):365-77.

79. Chen AR, et al. Current controversies: which patients with acute myeloid leukaemia should receive a bone marrow transplantation?– an American view. Br J Haematol. 2002;118(2):378-84.

80. Rubnitz JE, et al. Favorable impact of the t(9;11) in childhood acute myeloid leukemia. J Clin Oncol. 2002;20(9):2302-9.

81. Tsukimoto I, et al. Risk-stratified therapy and the intensive use of cytarabine improves the outcome in childhood acute myeloid leukemia: the AML99 trial from the Japanese Childhood AML Cooperative Study Group. J Clin Oncol. 2009; 27(24):4007-13.

82. Gibson BE, et al. Treatment strategy and long-term results in paediatric patients treated in consecutive UK AML trials. Leukemia. 2005;19(12):2130-8.

83. Capizzi RL, et al. Treatment of poor risk acute leukemia with sequential high-dose ARA-C and asparaginase. Blood. 1984;63(3):694-700.

84. Bloomfield CD, et al. Frequency of prolonged remission duration after high-dose cytarabine intensification in acute myeloid leukemia varies by cytogenetic subtype. Cancer Res. 1998;58(18):4173-9.

85. Leung W, et al. High success rate of hematopoietic cell transplantation regardless of donor source in children with very high-risk leukemia. Blood. 2011;118(2):223-30.

86. Woods WG, et al. A comparison of allogeneic bone marrow transplantation, autologous bone marrow transplantation, and aggressive chemotherapy in children with acute myeloid leukemia in remission. Blood. 2001;97(1):56-62.

87. Gassas A, et al. Pediatric standard-risk AML with fully matched sibling donors: to transplant in first CR or not? Bone Marrow Transplant. 2008;42(6):393-6.

88. Creutzig U, et al. Does cranial irradiation reduce the risk for bone marrow relapse in acute myelogenous leukemia? Unexpected results of the Childhood Acute Myelogenous Leukemia Study BFM-87. J Clin Oncol. 1993;11(2):279-86.

89. Webb DK. Management of relapsed acute myeloid leukaemia. Br J Haematol. 1999;106(4):851-9.

90. Davies SM, et al. Unrelated donor bone marrow transplantation for children with acute leukemia. J Clin Oncol. 1997; 15(2):557-65.

91. Gluckman E, et al. Outcome of cord-blood transplantation from related and unrelated donors. Eurocord Transplant Group and the European Blood and Marrow Transplantation Group. N Engl J Med. 1997:337(6):373-81.

92. Beutler E. Platelet transfusions: the 20,000/microL trigger. Blood. 1993;81(6):1411-3.

93. Freifeld AG, et al. Clinical practice guideline for the use of antimicrobial agents in neutropenic patients with cancer: 2010 update by the Infectious Diseases Society of America. Clin Infect Dis. 2011;52(4):56-93.

94. Liu C, et al. Clinical practice guidelines by the Infectious Diseases Society of America for the treatment of methicillin--resistant Staphylococcus aureus infections in adults and children. Clin Infect Dis. 2011;52(3):18-55.

95. Kurt B, et al. Prophylactic antibiotics reduce morbidity due to septicemia during intensive treatment for pediatric acute myeloid leukemia. Cancer. 2008;113(2):376-82.

96. Santana VM, et al. 2-Chlorodeoxyadenosine produces a high rate of complete hematologic remission in relapsed acute myeloid leukemia. J Clin Oncol. 1992;10(3):364-70.

97. Santana VM, et al. Complete hematologic remissions induced by 2-chlorodeoxyadenosine in children with newly diagnosed acute myeloid leukemia. Blood. 1994;84(4):1237-42.

98. Gelmetti V, et al. Aberrant recruitment of the nuclear receptor corepressor-histone deacetylase complex by the acute myeloid leukemia fusion partner ETO. Mol Cell Biol. 1998;18(12):7185-91.

99. Warrell RP Jr, et al. Therapeutic targeting of transcription in acute promyelocytic leukemia by use of an inhibitor of histone deacetylase. J Natl Cancer Inst. 1998;90(21):1621-5.

capítulo · 41

Leucemia Linfoide Aguda do Adulto

Belinda Pinto Simões

INTRODUÇÃO

A Leucemia Linfoide Aguda (LLA) resulta da proliferação clonal de precursores linfoides anormais na Medula Óssea (MO), sendo a doença maligna mais frequente na infância. Em adultos é bem mais rara, representando apenas 15% de todas as leucemias:[1] compreende aproximadamente 15% das leucemias agudas, tendo maior incidência entre 25 e 37 anos. Assim, essa doença tem dois picos de incidência, um entre os dois e cinco anos e outro por volta dos 30 a 40 anos. Diferindo das crianças, nas quais a sobrevida de subtipos específicos pode chegar a ser de 80 a 90% em cinco anos, a sobrevida para os adultos é de apenas 20 a 30% nesse mesmo tempo.[2] Há importante variação geográfica na incidência da doença, a qual é mais frequente entre as populações do Norte e do Oeste da Europa, América do Norte e Oceania.[3,4] No Brasil, a incidência de LLA nos adultos na região de Ribeirão Preto é de aproximadamente 6,5 casos/milhão de pessoas/ano. A etiologia é desconhecida, e existe a sugestão da participação de fatores genéticos.

MANIFESTAÇÕES CLÍNICAS

As queixas mais comuns derivam da supressão da hematopoese normal causada pela infiltração da medula óssea por células leucêmicas. Assim, estão presentes sintomas progressivos de palidez, fraqueza, cansaço e indisposição. Febre e sudorese noturna, associadas ou não a infecções, aparecem em um terço dos casos, o mesmo ocorrendo com manifestações hemorrágicas em pele e mucosas. Artralgia e dor óssea são menos frequentes em adultos do que em crianças e resultam da infiltração leucêmica com distensão do periósteo ou estruturas periarticulares. Manifestações neurológicas, como confusão mental, cefaleia e comprometimento de nervos cranianos (VI e VII pares geral) resultam de infiltração leucêmica, de hemorragia no Sistema Nervoso Central (SNC) ou de leucostase. A Tabela 41.1 mostra

Tabela 41.1

▶ Principais sinais e sintomas de pacientes adultos com LLA.

Característica	Frequência
Faixa etária	
20-39 anos	55%
40-59 anos	36%
≥ 60 anos	9%
Sexo Masculino	62%
Sintomas	
Febre	33-56%
Sangramento mucocutâneo	33%
Dores ósseas ou articulares	25%
Sinais	
Adenomegalia	49%
Hepatomegalia	35%
Esplenomegalia	44%
Massa mediastinal	15%
Sintomas neurológicos	8%
Leucemia testicular	0,3%

os principais sinais e sintomas apresentados por pacientes adultos com LLA.

Além dos achados no exame físico de anemia, infecção e manifestações hemorrágicas, aproximadamente 50% dos pacientes se apresentam com hepato-esplenomegalia e ou enfartamento ganglionar. Massa mediastinal é demonstrada em aproximadamente 15% dos casos e está associada, na maioria desses pacientes, à proliferação de linfoblastos T. Sinais clínicos decorrentes da infiltração do SNC ocorrem em 5 a 10 % das LLA do adulto e incluem cefaleia, edema de papila e comprometimento de nervos cranianos. Lesões ósseas, infiltração de testículos, pele, rins ou pulmões são diagnosticados em 0,5 a 1% dos pacientes.

DIAGNÓSTICO LABORATORIAL

O diagnóstico é feito pelo exame de sangue periférico e esfregaços de medula óssea. Em 15% dos pacientes a aspiração de medula óssea é insatisfatória para o diagnóstico, sendo necessária a biópsia. Os linfoblastos não se coram (< 3% de blastos apresentam grânulos amarronzados ou negros no citoplasma) nas colorações citoquímicas de Sudan Black e para mieloperoxidase, as quais são frequentemente positivas em células da linhagem melodie. As colorações para as esterases também são negativas na LLA. A reação do PAS (ácido periódico de Schiff), que não é específica para a LLA, é positiva em 70% dos casos com grânulos grosseiros ou em blocos. A reação da fosfatase ácida é positiva em apenas 20 a 30% das LLA do adulto, e sua positividade é sugestiva de envolvimento da linhagem T.

CLASSIFICAÇÃO DA LLA

A classificação da LLA baseia-se em critérios morfológicos, imunofenotípicos e citogenéticos, e tem como objetivo facilitar o diagnóstico, aumentar a reprodutibilidade entre os estudos, identificar fatores prognósticos favoráveis e desfavoráveis e permitir a detecção precoce da recaída da doença. Com esses critérios é possível identificar diferentes subgrupos prognósticos e, consequentemente, utilizar abordagem terapêutica específica para cada um dos subgrupos.[5]

▶ Classificação morfológica

A classificação morfológica-citoquímica proposta pelo grupo Franco-Americano-Britânico (FAB), em 1976, ba-seia-se em sete parâmetros morfológicos, subdividindo os linfoblastos leucêmicos em três categorias: L1, L2 e L3. A Tabela 41.2 apresenta a classificação FAB das LLAs. Entre os adultos, a LLA L2 representa em torno de 50 a 60% dos casos, enquanto apenas 30 a 40% dos casos em adultos são classificados como L1 e 2 a 5% como L3. Exceto pela LLA L3, que tem perfil imunológico próprio, cujos blastos na maioria dos casos são da linhagem B e expressam cadeias de imunoglobulina em sua superfície (células B maduras), não há correlação entre os subgrupos FAB e a imunofenotipagem, a citogenética ou o prognóstico. Atualmente, o subtipo L3 é tratado com protocolos distintos.

Na classificação da Organização Mundial da Saúde (OMS) publicada em 2008, as leucemias linfoblásticas agudas são incluídas no capítulo das neoplasias de precursores de células B e são classificadas em três subtipos: 1. Leucemia/Linfoma Linfoblástico de células B (LLA/LLB-B) sem outra especificação (código 9811/3), 2. leucemia/linfoma linfoblástico de células B com alterações genéticas recorrentes (códigos 9812/3, 9813/3, 9814/3, 9815/3, 9816/3, 9817/3 e 9818/3 (vide Tabela 41.3); 3. leucemia/linfoma linfoblástico de células T (código 9837/3) (Borowitz e Chan, 2008). Convencionou-se chamar de linfoma linfoblástico a doença do paciente que se apresente primariamente com massas tumorais (mediastino ou outro) e com pequena infiltração de sangue periférico e medula óssea (presença de menos de 25% de linfoblastos em medula óssea). No caso de envolvimento extenso de sangue periférico e medula óssea (≥ 25% de linfoblastos em medula óssea), o termo a ser utilizado é o de leucemia linfoide aguda.[6] Apesar dessa distinção na nomenclatura, o linfoma linfoblástico e a leucemia linfoide aguda devem ser considerados como a mesma entidade patológica, sendo atualmente o tratamento similar para ambas.

Tabela 41.2

▶ Classificação FAB da LLA e a distribuição etária de seus subtipos.

	L1	L2	L3
Características dos linfoblastos	Uniforme	Variável	Uniforme
Tamanho	Pequeno	Grande	Grande
Citoplasma			
■ Quantidade	Escasso	Variável	Abundante
■ Basofilia	Moderada	Variável	Acentuada
■ Vacúolos	Raros	Raros	Proeminentes
Núcleo			
■ Forma	Regular	Irregular	Regular
■ Nucléolos	Discreto	Proeminente	Proeminente
Distribuição por idade			
■ Crianças	85%	14%	1%
■ Adultos	31%	60%	9%

Tratado de Hematologia

Tabela 41.3

▶ Classificação das neoplasias de precursores linfoides segundo a Organização Mundial da Saúde (2008).

Designação	Código CID-O
Leucemia/Linfoma linfoblástico de células B sem outra especificação	9811/3
Leucemia/Linfoma linfoblástico de células B com alterações genéticas recorrentes	
■ com t(9;22)(q34;q11,2); bcr-abl1	9812/3
■ com t(v;11q23); rearranjo MLL	9813/3
■ com t(12;21)(p13;q22); TEL-AML1 (ETV6-RUNX1)	9814/3
■ com hiperdiploidia	9815/3
■ com hipodiploidia	9816/3
■ com t(5;14)(q31;q32); IL-3-IGH	9817/3
■ com t(1;19)(q23;p13.3); E2A-PBX1 (TCF3-PBX1)	9818/3
Leucemia/Linfoma linfoblástico de células T	9837/3

▶ Classificação imunológica

Mais importante do que a classificação morfológica é a classificação imunológica. (Tabela 41.4 e Figura 41.1). O subtipo mais comum é a LLA de células B, compreendendo aproximadamente 80 a 85% dos casos da doença em crianças e em torno de 70 a 75% em adultos. As células leucêmicas comprometidas com a linhagem B expressam: HLA-DR, CD19, CD22 no citoplasma (cCD22) ou na membrana, podendo expressar ou não CD79a (no citoplasma ou na membrana). A expressão do CD22 intracitoplasmática é uma das primeiras características a aparecer nas células comprometidas com a linhagem B.

À medida que a célula se diferencia em linfócito B maduro, os seguintes antígenos são sequencialmente expressos: CD24, CD10, CD20, CD22 na membrana, cadeias intraci-toplasmáticas de imunoglobulina (cIg), CD21, cadeias de imunoglobulina de superfície (sIg) e CD23. Os genes das imunoglobulinas também são rearranjados diferencialmente ao longo da maturação B: primeiro os genes das cadeias pesadas, seguidos pelos das cadeias leves ϰ e, por último, os genes das cadeias λ. De acordo com o estádio da diferenciação B, os blastos da LLA podem ser subclassificados em: pró-B (CD19+, CD79a+ e CD22 citoplasmático), comum (CD10+) e B maduro (CD20+, cadeia pesada citoplasmática) (Figura 41.1).

Por sua vez, o grupo europeu para a caracterização imunológica das leucemias (Egil) propôs a subclassificação da LLA de células B em subtipos que vão de B-I a B-IV (Tabela 41.4, Figura 41.1). A LLA pró-B ou B-I representa aproximadamente 5% dos casos pediátricos (predominando em pacientes menores de um ano) e 10% dos casos em

Tabela 41.4

▶ Classificação imunológica das LLAs.

Subtipo	Imunofenótipo	Frequência	
		Crianças	Adultos
LLA de células B	CD19+ e/ou CD22+ e/ou cCD79a+	80-85%	70-75%
Pró-B (B-I)	CD19/CD22/cCD79a + HLA-DR+, TdT+, demais marcadores B negativos	5%	11%
Comum (B-II)	CD19/CD24/CD22/cCD79a+; CD10+	63%	52%
Pré-B (B-III)	CD19/CD24/CD22/CD79a+; Igc + ; CD10±	16%	9%
B madura (B-IV)	CD19/CD24/CD22/cCD79a+; IgS+	3%	3%
LLA de células T	cCD3 ou sCD3	10-15%	25-30%
Pré-T	cCD3+; CD7+; demais marcadores T negativos	1%	6%
T	CD3+; CD7+; CD2+; CD5±; CD4/CD8±; CD1a±	12%	18%

Capítulo 41 • Leucemia Linfoide Aguda do Adulto **375**

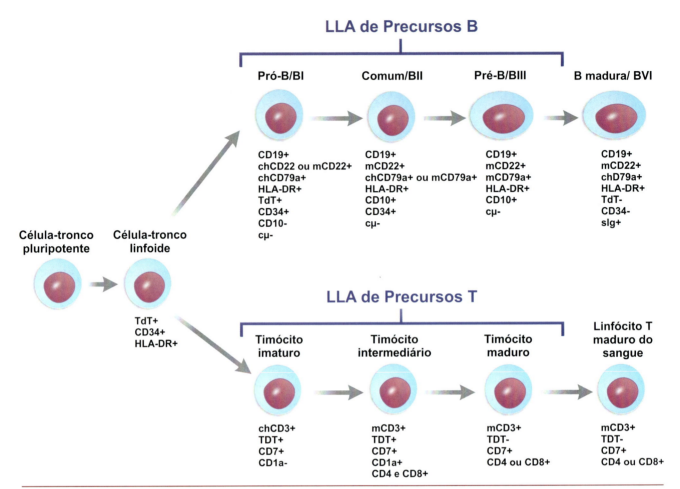

Figura 41.1 Classificação imunológica das leucemias linfoides agudas.

adultos. Seus blastos expressam: HLA-DR, CD19, TdT e o CD22 (intracitoplasmático). A LLA do tipo comum representa em torno de 65% dos casos em crianças e 50% dos casos em adultos, e seus blastos, além de expressarem os antígenos anteriores, expressam o CD10. A expressão de imunoglobulina citoplasmática (cIg) é o pré-requisito para o subtipo pré-B ou B-III, que representa aproximadamente 15% dos casos em crianças e 10% dos casos em adultos. A LLA de células B maduras corresponde ao subtipo morfológico FAB L3 e é o subtipo mais raro tanto em crianças como em adultos, caracterizando-se pela expressão de cadeias leves de imunoglobulinas na superfície de membrana (sIg). Os blastos do linfoma de Burkitt com apresentação leucêmica possuem o fenótipo B maduro. Eles são CD34 negativos e usualmente TdT negativos. Ademais expressam CD19, CD20, CD22 e CD79a. O CD10 pode ser positivo.

A coexpressão de antígenos mieloides pode ser encontrada em até 30% dos casos e não exclui o diagnóstico de LLA/LLB-B. Os antígenos mieloides mais comumente encontrados são o CD13 e CD33 e estão em geral associados às LLA/LLB-B com alterações genéticas recorrentes envolvendo rearranjos dos genes ETV6 (t(12;22)) e MLL (t(4;11)).

Aproximadamente 15% das LLAs em crianças e 25% das em adultos apresentam blastos leucêmicos da linhagem T. A expressão do antígeno CD3 no citoplasma (cCD3) ou na membrana celular é considerado sinal específico do comprometimento com a linhagem T (Figuras 41.1 e 41.2.). O TdT é positivo, as expressões do CD1a, CD2, CD4, CD5 e CD8 são variáveis. Ademais, o CD7 é expresso em praticamente todos os casos, mas não é linhagem-específico. O CD10 pode ser positivo e o cCD79a pode ser observado em alguns casos. Os antígenos mieloides CD13, CD33 ou ambos podem ser expressos, mas raramente ocorre a expressão do CD117. Os blastos da LLA de linhagem T podem ser classificados de acordo com o estágio de diferenciação em: LLA de timócitos imaturos (ou pré-T), intermediários e maduros (Figura 41.1). Na LLA-T os blastos expressam CD3 no citoplasma mas não na superfície celular, expressam CD7 e são negativos para os demais marcadores T. Os blastos leucêmicos de aproximadamente 6% dos adultos e 1% das crianças com LLA são classificadas como pré-T. Na LLA de timócitos intermediários, os blastos expressam CD3 na membrana e podem coexpressar o CD4 e o CD8, frequentemente o CD1a; CD2 e CD7 são positivos. A expressão apenas do CD4 ou do CD8 em células mCD3 caracteriza o estágio de timócito maduro. O significado prognóstico de casos nesses diferentes estágios de maturação não é claro.

Figura 41.2 Marcadores imunológicos para a definição de linhagem celular nas leucemias linfoides agudas.

ALTERAÇÕES CITOGENÉTICAS E MOLECULARES

As anormalidades citogenéticas e moleculares são as características de maior impacto prognóstico no resultado do tratamento das LLAs e definem hoje alvos terapêuticos específicos (como, por exemplo, o gene bcr-abl) (Tabela 41.5). Algumas das alterações, especialmente as numéricas, têm um impacto prognóstico muito mais marcante nas crianças do que nos adultos.[3] Aproximadamente 60 a 80% dos pacientes adultos e 90% das crianças com LLA apresentam anormalidades cromossômicas. A Tabela 41.4 apresenta algumas das características das anormalidades mais frequentes na LLA. As alterações numéricas são mais frequentes do que as estruturais, sendo que crianças com blastos leucêmicos hiperdiploides (51 a 65 cromossomos; índice de DNA determinado por citometria de 1,16 a 1,6), que representam 20 a 25% dos casos infantis, têm prognóstico favorável. Por outro lado, os casos com 47 a 50 cromossomos e os hipodiploides têm prognóstico desfavorável. A translocação t(9;22), rara em crianças, continua sendo a alteração citogenética mais comum em adultos (15 a 30%). Esses pacientes normalmente são mais velhos, com maior leucocitose ao diagnóstico e frequente coexpressão de antígenos mieloides na imunofenotipagem. Tanto a translocação t(9;22) quanto as translocações t(4;11) e t(1;19) são associadas a mau prognóstico em adultos e em crianças. Ao contrário, a t(12;21) (p13;q22), correspondente ao rearranjo dos genes TEL-AML, está presente em 20 a 25% das LLAs de células B de crianças, é associada a hiperdiploidia e tem prognóstico favorável. A t(8;14), associada a LLA de células B maduras, causa o deslocamento do proto-oncogene MYC para as proximidades das regiões promotoras do gene da cadeia pesada da imunoglobulina, o que resulta na superexpressão do MYC. Essa anormalidade citogenética já foi considerada como de mau prognóstico, porém essa característica foi modificada pelos protocolos de tratamento atuais. Entre as crianças com LLA, a t(1;19) (gene de fusão PBX/E2A) é encontrada em aproximadamente 5 a 6% dos casos, sendo mais comum no subtipo pré-B. A t(9;22) (rearranjo BCR/ABL) está associada à LLA de células B e é encontrada em 3 a 5% dos casos em crianças e em <5% dos casos em adultos, sendo fator prognóstico de extrema relevância. A t(4;11) (rearranjo MLL/AF4) é mais frequente no subtipo pré-B e representa 2% das LLAs em crianças e 3 a 4% das em adultos. Entre as LLA de células T um terço dos casos apresentam translocações envolvendo os locus do receptor de células T a, b e d localizados respectivamente nos cromossomos 14q11.2, 7q35 e 7p14-15.[7,8]

Vários marcadores moleculares foram identificados envolvidos na leucemogenese. Mutações do gene NOTCH-1, receptor transmembrana que regula o desenvolvimento normal dos linfócitos T, foram detectadas na maior parte das LLAs-T. Alterações epigenéticas (hipermetilação e organização do complexo das histonas) também foram descritas em grande proporção de casos de LLA. Estudo

Tabela 41.5

▶ Alterações cromossômicas em LLA.

Cariótipo	Gene (s)	Frequência (%)	
		Adultos	Crianças
T(9;22)(q34;q11)	BCR-ABL1	15-25	2-3
Del(11)(q22)	ATM	25-30[a]	15[a]
T(14q11-q13)	TCRα and TCRδ	20-25[c]	10-20[b]
Del(9)(p21-22)	CDKN2A e CDKN2B	6-30	20
T(1;14)(p32;q11)	TAL-1	10-15	5-10
Hiperdiploidia	-	2-15	20-26
Trissomia 8	-	10-12	2
Del(7p)	?	5-10	<5
T(10;14)(q24;q11)	HOX11	5-10	<5
Hipodiploidia	-	5-10	5-7
T(8;14), t(8;22), t(2;8)	c-MYC	5	2-5
T(1;19), t(17;19)	TCF3-PBX1,E2A-HLF	< 5	3-5[c]
Del(12p) or t(12p)	ETV6-RUNX1	<1[b]	20-25[d]

[a]Determinado por perda de heterozigosidade.
[b]Em pacientes com LLA-T, a incidência geral foi de <10%.
[c]Difere substantialmente entre as raças (2%-3% em caucasianos e aproximadamente 12% negros).
[d]Determinado por PCR e Hibridação *In Situ* Fluorescente (FISH).

de avaliação genômica em larga escala (*microarrays*) recentemente identificou por exemplo a deleção do gene IKZF1 (*Ikaros Family Zinc Finger 1*) como a alteração presente em um subgrupo de LLA-B de prognóstio bastante desfavorável. Estudos de farmacogenômica têm contribuído para determinar a sensibilidade dos blastos leucêmicos às diferentes drogas empregadas no tratamento da LLA. Assim, células hiperdiploides acumulam mais metotrexate e blastos com o gene de fusão ETV6-RUNX1 parecem ser mais sensíveis aos análogos de purinas e à asparaginase.[9]

A melhor identificação dessas alterações genéticas e epignéticas possibilitará no futuro o manejo terapêutico talvez mais dirigido e personalizado dos pacientes com leucemias agudas.

FATORES PROGNÓSTICOS

Diversos parâmetros clínicos e biológicos foram associados à pior resposta ao tratamento da LLA do adulto desde os primeiros modelos prognósticos propostos na década de 1980. Com o passar dos anos, com a melhoria dos esquemas terapêuticos, vários fatores perderam seu impacto prognóstico. Porém até hoje permanecem a idade (em especial acima dos 60 anos) e a massa tumoral (con-

tagem de leucócitos superiores a 30.000/μL). Na Tabela 41.6 estão resumidos os fatores prognósticos estabelecidos em diversos estudos clínicos na Europa e nos EUA. Informações adicionais, em especial de estudos genéticos, estão sendo recentemente incorporados nos modelos prognósticos. Outro fator de extrema importância no prognóstico da LLA é a quantificação da Doença Residual Mínima (DRM) Por Método Molecular (PCR) ou por imunofenotipagem. Principalmente o Grupo Alemão (GMALL) tem buscado identificar o impacto prognóstico dessa avaliação, classificando os pacientes em três subgrupos de risco na dependência da velocidade de desaparecimento da DRM. A avaliação da DRM também tem papel crucial no momento pré-transplante alogênico de Medula Óssea (TMO) e no seguimento pós-TMO.[8]

DOENÇA RESIDUAL MÍNIMA (DRM)

Apesar de a maioria dos pacientes, tanto adultos quanto crianças, obter remissão clínica completa com os esquemas terapêuticos atuais, grande parte deles sofrerá uma recidiva da doença. Isto significa que células residuais restaram na medula óssea ou em outros locais que foram indetectáveis pelos métodos convencionais. Com o desenvolvimento de

Tabela 41.6

▶ Fatores de mau prognóstico na LLA do adulto.

Característica	MD Anderson	GMALL	UKALL	GRAAPH
Idade (anos)	>60 anos	>35 anos	>35 aos	Alto *verso* baixo
GB X 10⁹/L	>5	>30	>30	Alto *verso* baixo
DHL*	–	–	–	Alto *verso* baixo
Tempo até RC	>1 ciclo	>4 semanas	–	–
Imunofenótipo	B	Pró-B, T maduro e precoce	Linhagem T	–
Cariótipo	T(9;22)		T(9;22)	T(9;22)
Alter. molecular	Bcr-abl	Bcr-abl, ALL1-AF4	–	–
Envolv SNC	Sim	–	Sim	–
Doença residual mínima	–	Persistente	–	–

*DHL: Desidrogenase láctica.

MD Anderson: MD Anderson Cancer Center. GMALL: German Multicenter ALL Sudy Group. UKALL: United Kingdom ALL Study Group. GRAAPH: Grupo Francês de Tratamento da LLA PH.

métodos mais sensíveis é possível identificar um número menor de células leucêmicas entre células normais. Vários trabalhos mostraram o papel prognóstico fundamental do nível de doença residual mínima tanto em doença de novo quanto após recaída, quanto após transplante de medula óssea. Desta maneira, os atuais protocolos terapêuticos utilizam a doença residual mínima para estratificar os pacientes em subgrupos de risco.

▶ Métodos de detecção da DRM

Os métodos utilizados para a detecção de doença residual mínima são basicamente a imunofenotipagem e a análise molecular (PCR, *Polymerase Chain Reaction*). O PCR pode detectar tanto rearranjos de imunoglobulinas quanto rearranjos cromossômicos específicos, como é o caso do bcr/abl. Durante o desenvolvimento dos linfócitos B e T ocorre um rearranjo dos genes das imunoglobulinas dos receptores de linfócitos T. A justaposição das regiões V (Variável), D (*Diversity*) e J (*Joining*) de cada Imunoglobulina (Ig) e de cada Receptor de Células T (RCT) cria uma combinação V(D)J específica. Essa assinatura genética única que os define também pode ser utilizada para detectar as células neoplásicas e serve assim como um marcador para verificar a persistência ou não do clone neoplásico. Esse método tem a desvantagem de que para cada paciente precisa ser identificado e clonado o rearranjo específico, de forma que sirva como marcador de DRM. Esse método pode ser utilizado para todos os pacientes, tem uma sensibilidade de 10^{-4} a 10^{-5}, e desde a década de 1990 tem sido utilizado em especial em estudos pediátricos, com alto poder de discriminar precocemente pacientes que te-

rão uma evolução desfavorável ou estão em risco de recidiva.[10] O método tem a vantagem de ser realizado com DNA, que é altamente estável mesmo após tempo maior de transporte. Apesar disto, sua padronização, limites e significado têm sido alvo de estudo amplo pelo grupo europeu ("EuroMRD").[11,12] Outro aspecto importante é que a célula neoplásica mantém todo seu maquinário intacto, podendo sofrer novos rearranjos e, dessa maneira, não ser mais detectável pela sonda desenhada para o rearranjo do momento do diagnóstico. Em outras palavras, o método detecta um processo que possivelmente não está envolvido diretamente no processo neoplásico (Tabela 41.7).

Outra opção seria amplificar as regiões de quebra e translocação específicos de genes de fusão. Estes são específicos da leucemia e se tornam assim alvo ideal para avaliação de DRM por não estarem presentes nas células normais. Infelizmente apenas 30 a 40% de LLA-B e apenas 10 a 20% de LLA-T apresentam alterações ou translocações que podem ser identificadas e perseguidas. A translocação que tem sido utilizada como marcador de doença residual mínima mais frequentemente é a t(9;22), presente em pelo menos 25% dos casos de LLA do adulto, assim chamada LLA Ph+. Esse método tem a desvantagem de necessitar do RNA para análise, material mais facilmente degradável, mas tem uma sensibilidade de até 10^{-6}. A degradação e a qualidade do RNA são aspectos críticos desse exame e, em alguns casos, se não cuidadosamente avaliados e realizados por laboratórios experientes, podem levar tanto a falsos-negativos quanto a falsos-positivos. Este método é largamente utilizado como marcador de resposta e evolução em Leucemia Mieloide Crônica (LMC), em que

Tabela 41.7

▶ Métodos de detecção de doença residual mínima: vantagens, desvantagens e sensibilidade.

Característica	Rearranjo Ig e RCT	PCR para bcr/abl	Imunofenotipagem
Sensibilidade	RQ-PCR: 10^{-4}-10^{-5} (0,01%-0,001%)	10^{-4}-10^{-6} 0,01%-0,001%	3-4 cores: 10^{-4}-10^{-5} 6- 9 cores: 10^{-4}-10^{-5}
Método	PCR quantitativo	PCR quantitativo	Citometria de fluxo
Quantitativo	RQ-PCR: 10^{-2}-10^{-4}	Não definido ainda	Não definido ainda
Aplicabilidade	LLA-B: 90-95% LLA-T:90-95%	30-50% dos adultos com LLA B	LLA-B: 80-95% LLA-T: 90- 95%
Vantagens	Alta sensibilidade Alto grau de padronização Método bem estabelecido e relacionado a prognóstico clínico (maior parte dos trabalhos publicados) Aplicável para maioria das LLAs Estabilidade do DNA	Alta sensibilidade Estabilidade do alvo durante o tratamento Rápido Relativamente barato	Aplicável a praticamente todos os casos Rápido, quantitativo Informações adicionais sobre as células benignas e malignas Padronização crescente na Europa
Desvantagens	Demorado Potencial instabilidade do marcador (evolução clonal) Necessidade de pessoa experiente Relativamente caro	Aplicável apenas em bcr/abl+ Instabilidade do RNA Diferenças nos níveis de expressão Necessidade de padronização rigorosa Risco de falso-positivo	Mudanças no imunofenótipo Compartimento precursor B pode estar aumentado durante recuperação Baixa celularidade em alguns momentos Relativamente caro Baixa sensibilidade com 3-4 cores > 6 cores necessidade de padronização e experiência

a quantificação dos transcritos já é bem padronizada e os níveis de resposta definidos. No caso da LLA Ph+, é importante frisar que a detecção deve ser feita sempre a partir de material de medula óssea, e não sangue periférico, como na LMC, por ter sensibilidade de um log a mais. A padronização na LLA Ph+ tem sido estabelecida e é alvo de estudo internacional.[13]

Outro método, a imunofenotipagem, baseia-se no fato de que as células leucêmicas podem expressar um perfil antigênico distinto das células linfoides normais. Usando uma citometria de fluxo de quatro cores, imunofenótipos específicos do clone neoplásico podem ser identificados em até 95% dos casos de LLA com uma sensibilidade de 10^{-3} a 10^{-4}, ou seja, um log abaixo dos métodos moleculares. A grande vantagem da citometria de fluxo é a rapidez com que o resultado pode ser obtido, em geral no mesmo dia. O método tem a desvantagem que o imunofenótipo pode mudar durante a evolução da doença e, desta maneira, o clone neoplásico não poder ser acompanhado de forma adequada em alguns casos.

A vantagem da imunofenotipagem e do pcr é que é aplicável a virtualmente todos os casos de LLA. Enquanto o limite da sensibilidade do método de análise morfológica e citogenética é de 5 mil blastos em 100 mil células, a análise molecular e a imunofenotipagem identificam 0,1 e uma célula, respectivamente.[14,15] Por outro lado. é necessário ter amostras do diagnóstico para acompanhamento[16] e seguir a padronização recomendada pelos grupos cooperativos que estudam DRM.

▶ Significado clínico da doença residual mínima

A avaliação da DRM tem sido ser de extrema utilidade em diferentes momentos do tratamento da LLA. Vários trabalhos demonstraram que a dinâmica do desaparecimento do clone neoplásico no início do tratamento é fator decisivo prognóstico assim como a permanência de células tumorais no curso do tratamento e após Transplante de Medula Óssea (TMO). A correlação entre níveis de doença residual mínima e resultado terapêutico é bem mais estudado e definido para crianças do que para adultos. A presença de células neoplásicas residuais em método com sensibilidade $\geq 10^{-4}$ após a indução de remissão demonstrou relação direta com as taxas de recidiva (39 *versus* 3% DRM negativos) em um grande estudo pediátrico. Em crianças também a identificação de DRM em dois momentos distintos antes da consolidação ($\geq 10^{-3}$) resultava em uma taxa de recidiva de 84%.

Em adultos, o grupo alemão (GMALL) tem se ocupado do estudo da DRM há vários anos em seus protocolos não apenas pelos aspectos técnicos, mas principalmente para definir quais os momentos do tratamento e que nível de DRM tem significado clínico.[17] Eles acharam que em torno de 25% dos pacientes definidos como *standard* ao diagnóstico por critérios clínicos tinham, ainda antes da consolidação, níveis elevados de doença ($\geq 10^{-4}$). Em três anos, esse grupo apresentou uma sobrevida livre de doença de apenas 12%. Dois outros grupos confirmaram também em adultos o papel da DRM após indução (entre a 10ª e a 22ª semana de tratamento) com altas taxas de recidiva nos pacientes com DMR positiva nesses momentos (Bassan R, Blood, 2009; Mortuza FY, JCO, 2002).[15] Por outro lado, pacientes com rápida eliminação das células neoplásicas (DRM nos 11º e 14º dias) apresentam a longo prazo um grupo de baixíssimo risco de recidiva tanto em crianças (Coustan-Smith E, Blood, 2002; Panzer-Grumayer ER, Blood, 2000) quanto em adultos.[15]

No caso da LLA-Ph+, o papel da DRM em termos prognósticos é bem estabelecido, não só no período da quimioterapia, mas também antes e após o transplante. A dinâmica dessa doença é bem mais rápida e agressiva, sendo o monitoramento molecular fundamental para surpreender recidivas e definir estratégias terapêuticas mesmo depois do TMO (manutenção com inibidores de tirosinocinase, por exemplo). O desaparecimento dos transcritos bcr/abl ocorreu em 52% dos pacientes tratados pelo grupo alemão com quimioterapia e Imatinib, os quais tiveram uma sobrevida livre de doença significativamente superior aos pacientes que mantinham DRM após um período de seis a dez semanas de início do tratamento.[18] Todos esses últimos pacientes apresentaram recidiva da doença.

Assim, o estudo da DRM pode ser incorporado em diferentes momentos do tratamento da LLA, servindo como um dos fatores prognósticos para estratificar os pacientes em subgrupos terapêuticos distintos. O grupo alemão considera pacientes com níveis de DRM $\leq 10^{-4}$ consistentemente após a indução e níveis indetectáveis de DRM após a consolidação com o grupo de baixo risco (MRD-LR), enquanto pacientes com níveis $> 10^{-4}$ após a indução e durante a consolidação são considerados de alto risco (MRD-HR). Os pacientes do grupo MRD-HR eram submetidos a transplante alogênico de medula óssea e os do grupo de baixo risco nem fizeram a manutenção.[13]

TERAPÊUTICA

O objetivo do tratamento é a eliminação do clone leucêmico com a cura do paciente. Os resultados obtidos em adultos são muito inferiores aos observados em crianças. As taxas de remissão completa variam de 70 a 90%, e a sobrevida de longo prazo é obtida em apenas 25 a 50% dos pacientes (Tabela 41.8). A possibilidade de identificação de grupos de LLA com diferentes prognósticos baseado nos padrões clínicos da doença e na biologia do clone neoplásico orientou o uso de diferentes estratégias terapêuticas para essa doença, que é biologicamente heterogênea. A terapêutica inclui medidas de suporte, a quimioterapia sistêmica e a profilaxia do SNC. Em alguns casos, inclui também o transplante de células progenitoras hematopoéticas.

▶ Terapêutica de suporte

Os pacientes adultos com LLA requerem, durante a fase de indução da remissão, intensos cuidados na prevenção e no tratamento de distúrbios metabólicos, hemorrágicos, infecciosos e psicológicos.

Tabela 41.8

▶ Resposta ao tratamento quimioterápico de pacientes adultos com LLA.

Estudo	N	Idade		Resposta		
		média (anos)	faixa (anos)	RC	MRT	SLD
CALGB19802	163	41	16-82	78	11	35% em 3 anos
GIMEMA ALL0288	778	27,5	12-60	82	7	29% em 9 anos
GMALL 05/93	1163	35	15-65	83	6	35-40% em 5 anos
GOELAMS 02	198	33	15-59	86	3	41% em 6 anos
Hyper CVAD	288	40	15-92	92	5	38% em 5 anos
JALSG ALL93	263	31	15-59	78	6	30% em 6 anos
LALA-94	922	33	15-55	84	5	36% em 5 anos
UCSF8707	84	27	16-59	93	1	53% em 5 anos

RC: Taxa de remissão completa, MRT: mortalidade relacionada ao tratamento, SLD: sobrevida livre de doença.

Capítulo 41 • Leucemia Linfoide Aguda do Adulto

A lise tumoral induzida pelos quimioterápicos ocasiona intensas alterações metabólicas, como hiperuricemia, hiperpotassemia, hiperfosfatemia e hipocalcemia, que podem ser prevenidas com o uso de Alopurinol (200 a 300 mg/m^2) e hidratação suficiente para diurese de 100 mL/h. Devido à gravidade dessas complicações, alguns autores preconizam que a primeira parte da indução da remissão seja pouco agressiva, principalmente em pacientes com grandes massas tumorais, ou seja precedida de alguns dias com apenas corticoide e Vincristina ou Ciclofosfamida. Essa etapa precoce é conhecida no protocolo do grupo alemão GMALL de pré-fase. Em casos de extrema leucocitose pode ser recomendada a leucocitoaférese, porém os dados na literatura não são decisivos em leucemias agudas. [2,19]

A trombocitopenia ocasionada pela doença e acentuada pela quimioterapia pode causar hemorragia de difícil controle. Assim, todos os pacientes com sangramento ou com plaquetas em número menor que 20.000/μL devem receber concentrado de plaquetas, bem como concentrado de hemácias, para manter o hematócrito próximo a 30%.

O sistema imunológico é intensamente comprometido pela doença e pelos quimioterápicos, aumentando a suscetibilidade às infecções. A prevenção com medidas antissépticas e o uso profilático de antibióticos, antivirais e antifúngicos (Sulfametoxazol-Trimetropima, Levofloxacina, Fuconazol, antivirais) é efetiva em cerca de 40% dos pacientes. A profilaxia antifúngica deve ser discutida criteriosamente, tendo em vista, por um lado, as altas doses de corticosteroides utilizadas pelos pacientes e, por outro, a incompatibilidade de antifúngicos azólicos com a Vincirstina. Não existe consenso na literatura sobre a melhor estratégia para esses pacientes e mesmo se a profilaxia deve ser utilizada. Devido à elevada mortalidade, todo paciente com febre deve, após coleta de culturas de urina, fezes, orofaringe, sangue e de eventuais efusões ou secreções, receber antibioticoterapia de largo espectro associado a um aminoglicosídeo a uma cefalosporina de terceira geração ou como agente único, uma cefalosporina de quarta geração, sempre mantendo-se a medicação profilática. Se após 72 horas não houver melhora do quadro febril, deve-se iniciar a terapêutica com vancomicina ou antifúngico, dependendo dos achados clínicos. Caso a febre persista, deve-se considerar a mudança da antibioticoterapia baseado nos resultados das culturas. Com a regressão completa do quadro infeccioso, que geralmente só ocorre com a recuperação dos leucócitos, a terapêutica intravenosa é suspensa e o paciente passa e receber antifúngico e antibiótico via oral.

O uso de fatores de crescimento como o G-CSF ou GM-CSF diminui a mortalidade na indução da remissão, em pacientes que receberam quimioterapia intensiva, provavelmente por diminuir o período de granulocitopenia. Entretanto, não existem evidências de que esse tratamento modifique a incidência dos episódios febris, a sobrevida ou a taxa de remissão.[20,21]

▶ Quimioterapia

As diferentes fases do tratamento da LLA consistem na indução da remissão, profilaxia do SNC, consolidação e manutenção. Com esta sequência terapêutica, a remissão completa ocorre na maioria dos casos. Entretanto, a duração da remissão é em média de apenas 15 a 32 meses, e a probabilidade de estar em remissão contínua após o terceiro ano varia entre 30 e 45%.[2] Vários esquemas terapêuticos são preconizados para cada uma dessas fases. Com base nos dados existentes na literatura, é difícil recomendar o protocolo ideal. Os protocolos mais utilizados incluem, entre outros, o do grupo alemão GMALL,[22] do grupo britânico UKALL,[23] do MD Anderson Cancer Centre (HyperCVAD),[24] CALGB (EUA).[25] Não há nenhum estudo comparando esses diferentes estudos, que se baseiam em um grupo de drogas muito semelhante. Na fase de indução, as drogas que formam o esqueleto terapêutico são a Prednisona, a Vincristina, e uma Antraciclina. Não há dados na literatura mostrando a superioridade de uma Antraciclina sobre outra. A esse esquema tríplice básico, vários protocolos adicionam a L-Asparaginase, que apesar de ter sido avaliada em estudos randomizados pediátricos confirmando seu papel fundamental, foi suprimida do esquema de indução do hyperCVAD sem aparente prejuízo das taxas de remissão em adultos. Sabemos que essa droga é também bem mais tóxica e de mais difícil manejo em adultos do que em crianças. A introdução da Peg-Asparaginase no estudo do CALGB 9511 levou à depleção de asparagina em 80% dos pacientes e correlacionou-se com melhor sobrevida.[26] A Ciclofosfamida, o Metotrexato, o Arabinosídeo C (Ara-C) e em alguns protocolos, as epipodofilotoxinas (etoposide e teniposide) são normalmente utilizados na fase de intensificação precoce. Essa estratégia de reindução e intensificação precoce é preconizada especialmente pelo grupo alemão (GMALL) com o uso de novo ciclo de indução baseado na combinação de drogas distintas e em doses mais elevadas do que na indução I. O tratamento de pós-remissão inclui a consolidação (com ou sem TMO) e a manutenção. A estratégia ideal e o esquema ideal para essa fase não é bem definido na literatura. Mesmo o momento e o grupo de pacientes que poderiam beneficiar-se de consolidação com TMO alogênico ainda é debatido entre os diferentes grupos. Apesar da noção geral de que deva haver intensificação e manutenção mais intensa em adultos, existe o risco da maior toxicidade. Nesse sentido, marcadores e ferramentas que pudessem subdividir os pacientes em grupos de risco bem definidos, como a DRM, podem tornar-se decisivos para a definição do protocolo de terapia pós-remissão.[27] A profilaxia do SNC pode ser realizada por radioterapia ou pela combinação quimioterapia intratecal e quimioterapia sistêmica, com altas doses de Metotrexato ou Arabinosídeo C. A manutenção normalmente é modificada conforme o subtipo de LLA. A LLA madura normalmente não requer manutenção, enquanto nas demais a manutenção é realizada por dois a três anos. Na Tabela 41.9 estão detalhadas as drogas utilizadas nos diferentes protocolos descritos na literatura e os resultados obtidos com esses protocolos. Como se vê, os resultados são semelhantes entre si e muito inferiores aos obtidos no tratamento da LLA da infância.

Tabela 41.9

▶ Regimes de tratamento da LLA do adulto.

Regime	Indução	Consolidação	Manutenção	Remissão Completa (%)	Sobrevida livre de doença (5 anos)
LALA94	P,V,C,D ou Ida	Ara-C, Mtz ou C, Ara-C, 6MP	Alo TMO ou Mtx/6MP ou quimio adicional	84	30%
HyperCVAD	HyperC,V,A,e D alternado com DIM MTX e Ara-C	Incluído na indução	Alo-TMO ou 6MP, V, Mtx e P	92	38%
UCSF8707	P,V,D e Asp	V,P,D,A, Ara-C, VM-26, Mtx	6MP/Mtx	93	52%
GMALL 93	IndI: P,V,D,Mtx, Asp IndII: C, Ara-C, 6MP	HiDAc, Mtz, HD Mtx, L-Asp, 6MP	6MP/Mtx	83	35-40%
CALGB8811	P,V,C,S,Asp	C, Ara-C, 6MP, V, L-Asp	6MP/Mtx	85	39% 69% (<30 anos)

P: Prednisona, V: Vincristina, DIM MTX: dose intermediária de Metotrexato, A: Adriamicina, HiperC: Hiper Ciclofosfamida, D: Dexametasona, IndI: indução I, Mtx: Metotrexato, IndII: indução II, Mtz: Mitoxantrone.

▶ Como melhorar os resultados?

Com o alto índice de recidiva da LLA do adulto, duas principais estratégias têm sido testadas a fim de melhorar os resultados a longo prazo. Uma delas é intensificar o tratamento à semelhança dos protocolos pediátricos com aumento das doses especialmente do Metotrexato e da Asparaginase. A outra abordagem tem sido a incorporação de anticorpos monoclonais, tanto nas fases iniciais como no tratamento da doença residual mínima.

▶ Tratando adultos como crianças

Apesar dos esquemas poliquimioterápicos, muitos pacientes ainda apresentam recaídas. Tendo em vista os resultados pediátricos, alguns autores tentaram tratar adultos jovens com protocolos pediátricos. Sabemos que a aderência ao tratamento em crianças é maior e as toxicidades em adultos são maiores do que em crianças. Nas Tabelas 41.10 e 41.11 estão resumidos os principais trabalhados que utilizaram esquemas pediátricos para adultos jovens e adultos,

Tabela 41.10

▶ Adultos jovens tratados com esquemas terapêuticos pediátricos: principais resultados.

Estudo	N	Idade	Protocolo pediátrico	Sobrevida livre de eventos
França Broisset, JCO 2009	177	15-20	FRALLE	67% em 5 anos
Itália Testi, Blood 2004	248	14-18	AEIOP	83% em 5 anos
Suécia Hallböök, Cancer 2006	59	15-20	NOPHO	74% em 5 anos
Inglaterra Ramanajuchar Ped Blood Canc 2007	128	15-17	MRC	65% em 5 anos
EUA Stock, Blood 2009	321	16-20	CCG	67% em 7 anos
Holanda/Bélgica Rijneveld Leukemia 2011	54	17-39	FRALLE	70% em 2 anos (SG)
EUA, Pui JCO 2011	89	15-18	St. Judes	86% em 5 anos

Capítulo 41 • Leucemia Linfoide Aguda do Adulto   383

Tabela 41.11

▶ Estudos em LLA de adultos tratados com esquemas pediátricos.

Estudo	N	Idade	Resultado (sobrevida livre de doença, anos)
GRAAL Huguet, JCO 2009	225	15-60 anos	68% (3,5)
Toronto Storring, BJH 2009	85	18-60 anos	71% (5,0)
Los Angeles Douer ASH 2009	46	18-57 anos	64% (5,0)
GMALL2003			
1000 U/m^2	336	15-55	57% (5,0)
2000 U/m^2	136	15-55	82% (4,0)

respectivamente com resultados superiores em geral aos observados em pacientes da mesma idade tratados com esquemas para adultos. Há um estudo internacional em andamento para avaliar se é vantajoso utilizar protocolos pediátricos em pacientes adultos jovens.

A droga mais discutida neste sentido, além do Metotrexato, é a Asparaginase. Os protocolos internacionais substituíram a Asparaginase comum pela forma peguilada para reduzir especialmente os efeitos colaterais. Ultimamente tem se discutido muito o papel dessa proteína no tratamento da LLA. Metzler *et al.* mostraram uma correlação direta entre a depleção da asparagina e a sobrevida livre de recidiva em pacientes adultos com LLA. Isto demonstra o papel importante dessa droga no tratamento da LLA do adulto e das crianças.[26]

Recente meta-análise que avaliou 11 grandes estudos com mais de 2 mil pacientes sugere que adultos jovens tratados com protocolos pediátricos têm melhor sobrevida global e menor recidiva da doença.[28]

▶ A utilização de anticorpos monoclonais no tratamento da LLA

As células blásticas nas leucemias linfoides agudas expressam uma variedade de antígenos em sua superfície. Os antígenos mais comumente expressos em pelo menos 20% das células leucêmicas são o CD19 (quase 100% dos casos), CD20 (em torno de 40% LLA pré B e 100% LLA madura), CD22 (60 a 85% dos casos), CD52 (em torno de 80% das LLA-B e LLA-T) e o CD33 (40% das LLA-T, 23% LLA-B e alguns casos de LLA Ph+). Assim, essas células se tornam alvo de vários anticorpos monoclonais já disponíveis no mercado. O significado prognóstico da expressão do CD20 já foi objeto de diversas discussões e em sua maioria parece impactar negativamente o prognóstico, em especial de LLA pré-B. O efeito, porém, parece ser mais evidente em adultos mais velhos, fazendo supor que a idade, mais do

que o CD20, possa ser responsável por esse pior resultado. Em crianças, não parece haver impacto da expressão do CD20.[8,29,30] Outro fato interessante observado em crianças é de que os corticosteroides podem aumentar a expressão do CD20.

Em adultos o uso do anticorpo anti-CD20 Rituximab foi testado pelo grupo alemão GMAL e pelo grupo norte-americano CALGB em LLA madura e linfomas de Burkitt, tendo em vista a expressão do CD20 em 100% nesses casos. O Rituximab era adicionado na dose de 375 mg/m^2 no d-1 antes de cada ciclo, no total de oito aplicações em ambos os estudos. Houve um aumento significativo não apenas na taxa de remissão completa, mas também na sobrevida livre de doença. O grupo do MD Anderson combinou o esquema quimioterápico Hyper-CVAD com oito doses de Rituximab e também demonstrou uma redução significativa de recidivas.[31]

O benefício da adição do Rituximab à quimioterapia foi demonstrado em todas as faixas etárias, sem aumento significativo da toxicidade. O número de remissões moleculares em todos os estudos foi superior com o uso do anticorpo monoclonal, o que resultou em uma sobrevida livre de doenças superior. O antígeno CD19, expresso em virtualmente todos os casos de LLA-B, parece ser um alvo terapêutico interessante por aparecer em estágios iniciais de desenvolvimento dos linfócitos B. Recentemente, um estudo interessante com um anticorpo biespecífico (CD3xCD19) Blinatumomab demonstrou eficácia em pacientes com recidiva de LLA e em pacientes com doença residual positiva.[32,33]

Apesar desses resultados bastante promissores, algumas questões no uso de anticorpos monoclonais no tratamento da LLA continuam em aberto: qual o melhor alvo a ser atingido; em que momento deve ser utilizado o anticorpo; pacientes com expressão < 20% do CD20 terão também benefício do uso do Rituximab; os anticorpos monoclonais poderiam ser usados em combinação com transplante de medula óssea. Certamente, porém, essa classe de drogas poderá no futuro mostrar um benefício evidente no tratamento de pacientes com LLA, provavelmente em estágio de doença residual mínima.

▶ A LLA Ph1 positiva

Aproximadamente 25% dos casos de LLA do adulto apresentam a t(9;22).[34] Essa alteração citogenética pode chegar a 50% dos pacientes acima de 60 anos.[35] O imunofenótipo em mais de 90% é o de LLA B comum (CD10+), sendo raramente encontrado em LLA T ou LLA B madura. Um achado comum na LLA Ph1$^+$ é a coexpressão de marcadores mieloides, especialmente o CD13 e o CD33. Do ponto de vista clínico, a média de idade é discretamente superior ao de pacientes com LLA Ph1 negativa, em torno de 50 anos; as organomegalias são em geral mais pronunciadas, e um achado hematológico comum é um número aumentado de leucócitos e blastos em sangue periférico ao diagnóstico. O prognóstico da LLA Ph1$^+$ é em todas as séries publicadas inferior ao da LLA Ph-negativa, independente do esquema quimioterápico utilizado.[34,36] Antes do advento dos inibidores de tirosinocinase, pacientes sem doador HLA idêntico não tinham praticamente chance de sobrevida apenas com quimioterapia. A introdução dos inibidores de tirosinocinase e os excelentes resultados obtidos em pacientes com Leucemia Mieloide Crônica (LMC) fez com que vários autores adicionassem o Mesilato de Imatinibe (Glivec®) à quimioterapia. Na Tabela 41.12 estão resumidos os principais estudos e as comparações históricas sem a adição de Imatinibe. Nota-se que não apenas houve taxas de remissão completa mais elevada, mas também a porcentagem de pacientes que se beneficiaram do único tratamento curativo que é o TMO foi superior com a adição do Imatinibe. Esta droga foi capaz de manter o paciente com LLA Ph1+ por tempo mais prolongado em remissão a fim de se encontrar um doador HLA idêntico. Tendo em vista a resposta inclusive aos inbidores de tirosinocinase isoladamente sem quimioterapia, fica claro hoje que o uso dos inibidores de tirosinocinase deve ser parte integrante do tratamento da LLA Ph1. A introdução do inibidor de tirosinocinase deve dar-se o mais cedo possível já durante a indução de remissão (Pfeifer *et al.*, 2010). Inicialmente discutia-se inclusive a necessidade de TMO alogênico em pacientes tratados desde o diagnóstico com esses agentes. Porém os dados de acompanhamento mais longo mostram que o paciente, mesmo com a combinação de inibidor de tirosinocinase e quimioterapia, necessitará de TMO alogênico para controle da doença a longo prazo. O grupo alemão em estudo, com 179 pacientes com LLA Ph+ que receberam quimioterapia mais Imatinib desde a indução, demonstrou que apenas 14% dos pacientes que não haviam recebido o TMO alo em primeira remissão completa ainda estavam vivos após três anos de acompanhamento. Além da indicação ainda absoluta de TMO alo em LLA Ph+, o inibidor tirosinocinase pós-TMO deve ser utilizado de forma profilática antes mesmo da recidiva molecular da doença. Em estudo randomizado, o grupo alemão avaliou

Tabela 41.12

▶ Resposta ao tratamento de pacientes adultos com LLA-Ph1 positivas com a associação quimioterapia e inibidores de tirosinocinase.

| Autor | N | Imatinibe e quimioterapia | | | Quimioterapia | | |
		RC	SG	TMO	RC	SG	TMO
Thomas 2004	20	93%	75%	100%	66%	26%	
Lee S 2005	29	79%	78%	86%	81%	39%	51%
Lee KH 2005	20	95%	62%	75%	83%	15%	25%
Yanada 2006	80	96%	76%	63%	53%		10%
Labarthe 2007	45	96%	65%	100%	71%	39%	84%
Wassmann 2006	92	95%	66%	85%			

RC: Remissão completa. SG: Sobrevida global. TMO: Percentagem de pacientes que foram submetidos a transplante alogênico de medula óssea.

Capítulo 41 • Leucemia Linfoide Aguda do Adulto

se a introdução do Imatinib pós-TMO deveria se dar após o reaparecimento do bcr/abl ou de forma profilática. Eles demonstraram que apesar de não ser desprezível a toxicidade do medicamento em uma fase precoce pós-TMO, a utilização profilática reduziu significativamente o número de recidivas. Pacientes com PCR positivo pós-TMO alo ou com reaparecimento durante cem dias pós-transplante têm um prognóstico em termos de sobrevida livre de doença inferior quando comparados com aqueles que se mantêm com PCR negativo ou cuja positivação ocorra após os cem dias de TMO.[38]

Sendo o Dasatinibe e o Nilotinibe mais potentes e eficazes contra a maior parte das mutações do bcr/abl, vários estudos têm preferido a utilização desses inbidores de tirosinocinase de segunda geração no tratamento da LLA bcr/abl+. O grupo do MD Anderson publicou dados interessantes da associação do Dasatinibe com o HyperCVAD[39] e o grupo italiano publicou a associação de um esquema de indução muito leve fundamentado basicamente no corticosteroide e no Dasatinibe.[40] Os dados parecem bastante promissores no grupo italiano, especialmente para pacientes mais idosos, tendo em vista a baixa toxicidade do procedimento. O real benefício dessas novas drogas ainda necessita de maior tempo de observação.

▶ Terapêutica na recaída e nos casos refratários

Apesar dos avanços obtidos nas últimas décadas, aproximadamente metade dos pacientes tratados recaem nos dois primeiros anos após tratamento, sendo 80% dos casos na medula óssea, 10 a 15% no SNC, e 3 a 5% em outros locais, como pele e linfonodos. Nos testículos a recaída é menor do que 1%. Localizada ou sistêmica, a recaída indica prognóstico ruim, principalmente se ocorrer nos primeiros seis meses após a remissão. Os pacientes com recaída extramedular devem sempre receber, além de tratamento local, terapêutica sistêmica, tendo em vista que em sua maioria acabam evoluindo para comprometimento sistêmico. Dois grandes estudos avaliaram a sobrevida de adultos após recaída da doença. Tanto os dados do grupo britânico quanto os do grupo espanhol confirmam que o tempo de remissão superior a dois anos e idade inferior a 20 anos são os dois únicos fatores relacionados a uma melhor resposta ao tratamento da recidiva. Pacientes com recaídas precoces (menos de dois anos de remissão) e com idade superior a 20 (ou 30 anos) costumam ter uma sobrevida mediana de quatro a cinco meses, e menos de 5% estarão vivos após dois anos do diagnóstico da recaída.[41,42]

Diversos protocolos terapêuticos foram propostos para o tratamento dos doentes em situação de recaída ou da LLA refratária aos esquemas convencionais de indução. Entretanto, o índice de remissão completa raramente alcança 50%. O alo TMO mostrou ser superior à quimioterapia nessa situação em casos selecionados.

Tendo em vista os resultados desapontadores do tratamento da recaída da LLA, esforços têm sido feitos no sentido de prever mais precocemente o grupo de pacientes com maior chance de recaída não apenas pela avaliação da DRM, mas também pela melhor estratificação de risco ao diagnóstico com a incorporação de marcadores moleculares, podendo,desta maneira, definir melhores estratégias pós-indução de remissão.

Algumas novas drogas têm sido testadas no tratamento da LLA refratária ou em recidiva, principalmente os novos análogos de purinas Clofarabina e Nelarabina, com resultados promissores em especial em LLA-T.[43,44]

▶ Transplante de células-tronco hematopoéticas

O Transplante de Células-Tronco Hematopoéticas (TCTH) é componente importante da terapêutica da LLA de adultos. Não há, porém, nenhum estudo randomizado avaliando o papel do TCTH em comparação com a quimioterapia para consolidar o tratamento. As decisões têm sido baseadas em randomização biológica de ter doador *versus* não ter doador. Assim, um grande número de serviços indica o TCTH na primeira remissão para pacientes com fatores de mau prognóstico, particularmente presença de cromossomo Philadelphia e baseado na presença de DRM após a indução. O grupo britânico demonstrou que para pacientes de risco-*padrão,* o TCTH em primeira remissão tem permitido maior sobrevida livre de recidiva. Em pacientes de alto risco, esse benefício não pode ser demonstrado, tendo em vista que nesse grupo incluem-se pacientes que pela idade apresentam alto risco. Em análise posterior do mesmo grupo ficou evidenciado que quando a definição de alto risco não se deve à idade do paciente, mas a outros fatores, como número de glóbulos brancos ao diagnóstico, o benefício, especialmente em termos de redução da taxa de recidiva, torna favorável a realização do TCTH em primeira remissão.[45,46] O grupo norte-americano de transplante de medula óssea e os resultados de meta-análise para definir o papel do TCTH em LLA do adulto indicam o transplante em primeira remissão para todos os pacientes adultos, a fim de reduzir a taxa de recidiva.[47,48] Ambos os grupos também sugerem que a melhor estratificação de risco e estratégias baseadas em DRM poderá identificar mais precocemente pacientes candidatos a TCTH.

Nos últimos anos, a indicação do TCTH para pacientes mais idosos tem sido possível com a utilização de regimes de condicionamento não mieloablativo. Baixas doses de irradiação e drogas, como a Fludarabina, fazem parte desses novos protocolos não mieloablativos utilizados.[49-52] Com essa abordagem, reduz-se significativamente a mortalidade relacionada ao transplante. Para a LLA do adulto pode se recomendar o uso de esquemas não mieloablativos já a partir dos 40 anos de idade.

Não há definição da melhor fonte de células-tronco hematopoéticas que deve ser utilizada. Assim, pode utilizar-

-se medula óssea, sangue periférico ou sangue do cordão umbilical, e os doadores podem ser alogênicos aparentados ou não aparentados. A maior experiência ainda é com o transplante de medula óssea alogênico de doadores aparentados, porém já há dados com outras fontes com resultados semelhantes.[51,53,54] O transplante autólogo nessa patologia tem pouca indicação. O melhor regime de condicionamento deve incluir a irradiação corporal total associada a Ciclofosfamida. A adição do Etoposide ao esquema de CYTBI tem sido descrito também em adultos com melhora da sobrevida livre de recidiva.

CONSIDERAÇÕES FINAIS

A LLA é basicamente uma doença da infância, sendo muito menos frequente nos adultos. O prognóstico da doença tem relação direta com a idade, e os melhores resultados têm sido obtidos em crianças até dez anos. Os avanços na terapia da LLA do adulto são modestos quando comparados aos obtidos na faixa pediátrica. Um dos avanços mais importantes foi na LLA até então de pior prognóstico, a LLA Ph+. A associação com inibidores de tirosinocinase possibilita levar pacientes em maior número e melhor remissão para transplante alogênico de medula óssea e possibilita inclusive o tratamento com esquemas muito pouco tóxicos de pacientes idosos. A utilização de anticorpos monoclonais deve no futuro reduzir a taxa de recidiva, principal responsável pelos pobres resultados a longo prazo. Novas drogas têm sido estudadas, e em LLA T alguns avanços foram obtidos com essas drogas, O transplante alogênico, sempre considerado muito tóxico nessa situação, mais do que em leucemia mieloide aguda, vem mostrando ser um componente fundamental no tratamento da LLA do adulto mesmo em LLA. Talvez o maior avanço deveu-se à compreensão do papel da doença residual mínima mesmo em adultos e as estratégias adaptadas a cada subgrupo de risco.

REFERÊNCIAS BIBLIOGRÁFICAS

1. Hoelzer D, Gokbuget N. Recent approaches in acute lymphoblastic leukemia in adults. Crit Rev Oncol Hematol. 2000; 36:49-58.

2. Faderl S, O'Brien S, Pui CH, Stock W, Wetzler M, Hoelzer D, et al. Adult acute lymphoblastic leukemia: concepts and strategies. Cancer. 2012;116:1165-76.

3. Moorman AV, Chilton L, Wilkinson J, Ensor HM, Bown N, Proctor SJ. A population-based cytogenetic study of adults with acute lymphoblastic leukemia. Blood. 2010;115:206-14.

4. Dores GM, Devesa SS, Curtis RE, Linet MS, Morton LM. Acute leukemia incidence and patient survival among children and adults in the United States, 2001-2007. Blood. 2012;119:34-43.

5. Vidriales MB, Orfao A, San-Miguel JF. Immunologic monitoring in adults with acute lymphoblastic leukemia. Curr Oncol Rep. 2003a;5:413-8.

6. Swerdlow SH, Campo E, Harris NL. World Health Organization Classification of Tumours of Haematopoietic and Lymphoid Tissues. IARC Press, Lyon, 2008.

7. Moorman AV, Harrison CJ, Buck GA, Richards SM, Secker-Walker LM, Martineau M, et al. Karyotype is an independent prognostic factor in adult acute lymphoblastic leukemia (ALL): analysis of cytogenetic data from patients treated on the Medical Research Council (MRC) UKALLXII/Eastern Cooperative Oncology Group (ECOG) 2993 trial. Blood. 2007; 109:3189-97.

8. Bassan R, Hoelzer D. Modern therapy of acute lymphoblastic leukemia. J Clin Oncol. 2011;29:532-43.

9. Zhou MH, Gao L, Jing Y, Xu YY, Ding Y, Wang N, et al. Detection of ETV6 gene rearrangements in adult acute lymphoblastic leukemia. Ann Hematol. 2012;91(8):1235-43.

10. Cave H, Guidal C, Rohrlich P, Delfau MH, Broyart A, Lescoeur B, et al. Prospective monitoring and quantitation of residual blasts in childhood acute lymphoblastic leukemia by polymerase chain reaction study of delta and gamma T-cell receptor genes. Blood. 1994;83:1892-902.

11. Cave H, Van der Werff ten Bosch, Suciu S, Guidal C, Waterkeyn C, Otten J, et al. Clinical significance of minimal residual disease in childhood acute lymphoblastic leukemia. European Organization for Research and Treatment of Cancer--Childhood Leukemia Cooperative Group. N Engl J Med. 1998;339:591-8.

12. Ostergaard M, Nyvold CG, Jovanovic JV, Andersen MT, Kairisto V, Morgan YG, et al. Development of standardized approaches to reporting of minimal residual disease data using a reporting software package designed within the European LeukemiaNet. Leukemia. 2011;25:1168-73.

13. Bruggemann M, Schrauder A, Raff T, Pfeifer H, Dworzak M, Ottmann OG, et al. Standardized MRD quantification in European ALL trials: proceedings of the Second International Symposium on MRD assessment in Kiel, Germany, 18-20 September 2008. Leukemia. 2010;24:521-35.

14. Vidriales MB, San-Miguel JF, Orfao A, Coustan-Smith E, Campana D. Minimal residual disease monitoring by flow cytometry. Best Pract Res Clin Haematol. 2003b;16:599-612.

15. Campana D. Role of minimal residual disease monitoring in adult and pediatric acute lymphoblastic leukemia. Hematol Oncol Clin North Am. 2009;23:1083-98.

16. Cazzaniga G, Valsecchi MG, Gaipa G, Conter V, Biondi A. Defining the correct role of minimal residual disease tests in the management of acute lymphoblastic leukaemia. Br J Haematol. 2011;155:45-52.

17. Bruggemann M, Raff T, Flohr T, Gokbuget N, Nakao M, Droese J, et al. Luschen,S., Clinical significance of minimal residual disease quantification in adult patients with standard-risk acute lymphoblastic leukemia. Blood. 2006;107:1116-23.

18. Wassmann B, Pfeifer H, Goekbuget N, Beelen DW, Beck J, Stelljes M, et al. Alternating versus concurrent schedules of imatinib and chemotherapy as front-line therapy for Philadelphia-positive acute lymphoblastic leukemia (Ph+ ALL). Blood. 2006;108:1469-77.

19. De Santis GC, de Oliveira LC, Romano LG, Almeida Prado BP Jr, Simoes BP, Rego EM, et al. Therapeutic leukapheresis in patients with leukostasis secondary to acute myelogenous leukemia. J Clin Apher. 2011;26:181-5.

20. Ottmann OG, Hoelzer D. Do G-CSF and GM-CSF contribute to the management of acute lymphoblastic leukemia? Leukemia. 1996;10:1111-6.

21. Larson RA, Dodge RK, Linker CA, Stone RM, Powell BL, Lee EJ, et al. A randomized controlled trial of filgrastim during remission induction and consolidation chemotherapy for adults with acute lymphoblastic leukemia: CALGB study 9111. Blood. 1998;92:1556-64.

22. Gokbuget N, Hoelzer D, Arnold R, Bohme A, Bartram CR, Freund M, et al. Treatment of Adult ALL according to protocols of the German Multicenter Study Group for Adult ALL (GMALL). Hematol Oncol Clin North Am. 2000; 14:1307-25.

23. Rowe JM, Buck G, Burnett AK, Chopra R, Wiernik PH, Richards SM, et al. Induction therapy for adults with acute lymphoblastic leukemia: results of more than 1500 patients from the international ALL trial: MRC UKALL XII/ECOG E2993. Blood. 2005;106:3760-7.

24. Faderl S, Thomas DA, O'Brien S, Ravandi F, Garcia-Manero G, Borthakur G, et al. Augmented hyper-CVAD based on dose-intensified vincristine, dexamethasone, and asparaginase in adult acute lymphoblastic leukemia salvage therapy. Clin Lymphoma Myeloma Leuk. 2011;11:54-9.

25. Han AR, Kim K, Jang JH, Kim WS, Ahn JS, Jung CW, et al. Outcomes of a modified CALGB 19802 regimen in adult acute lymphoblastic leukemia. J Korean Med Sci. 2008;23:278-83.

26. Wetzler M, Sanford BL, Kurtzberg J, DeOliveira D, Frankel SR, Powell BL, et al. Effective asparagine depletion with pegylated asparaginase results in improved outcomes in adult acute lymphoblastic leukemia: Cancer and Leukemia Group B Study 9511. Blood. 2007;109:4164-7.

27. Gokbuget N, Raff R, Brugge-Mann M, Flohr T, Scheuring U, Pfeifer H, et al. Risk/MRD adapted GMALL trials in adult ALL. Ann Hematol. 2004;83 Suppl 1:S129-31.

28. Ram R, Wolach O, Vidal L, Gafter-Gvili A, Shpilberg O, Raanani P. Adolescents and young adults with acute lymphoblastic leukemia have a better outcome when treated with pediatric-inspired regimens: Systematic review and meta--analysis. Am J Hematol. 2012;87(5):472-8.

29. Mannelli F, Gianfaldoni G, Intermesoli T, Cattaneo C, Borlenghi E, Cortelazzo S, et al. CD20 expression has no prognostic role in Philadelphia-negativeB-precursor acute lymphoblastic leukemia: new insights from the molecularstudy of minimal residual disease. Haematologica. 2012;97(4):568-71.

30. Chang H, Jiang A, Brandwein J. Prognostic relevance of CD20 in adult B-cell precursor acute lymphoblastic leukemia. Haematologica. 2010;95:1040-2.

31. Gokbuget N, Hoelzer D. Novel antibody-based therapy for acute lymphoblastic leukaemia. Best Pract Res Clin Haematol. 2006;19:701-13.

32. Advani AS. Blinatumomab: a novel agent to treat minimal residual disease in patients with acute lymphoblastic leukemia. Clin Adv Hematol Oncol. 2011;9:776-7.

33. Topp MS, Kufer P, Gokbuget N, Goebeler M, Klinger M, Neumann S, et al. Targeted therapy with the T-cell-engaging antibody blinatumomab of chemotherapy-refractory minimal residual disease in B-lineage acute lymphoblastic leukemia patients results in high response rate and prolonged leukemia-free survival. J Clin Oncol. 2011;29:2493-8.

34. Gokbuget N, Hoelzer D. Recent approaches in acute lymphoblastic leukemia in adults. Rev Clin Exp Hematol. 2002;6: 114-41.

35. Burmeister T, Schwartz S, Bartram CR, Gokbuget N, Hoelzer D, Thiel E. Patients' age and BCR-ABL frequency in adult B-precursor ALL: a retrospective analysis from the GMALL study group. Blood. 2008;112:918-9.

36. Dombret H, Gabert J, Boiron JM, Rigal-Huguet F, Blaise D, Thomas X, et al. Outcome of treatment in adults with Philadelphia chromosome-positive acute lymphoblastic leukemia--results of the prospective multicenter LALA-94 trial. Blood. 2002;100:2357-66.

37. Pfeifer H, Goekbuget N, Volp C, Huttmann A, Lubbert M, Stuhlmann R, et al. Long-Term outcaome of 335 adult patients receiveing different schedules of Imatinib and chemotherapy as front-line Treatment for Philadelphia positive acute lymphoblastic leukemia. (Abstract). Blood. 2010;116.

38. Pfeifer H, Wassmann B, Bethge WA, Dengler J, Bornhauser M, Stadler M, et al. Updated Long Term Results of a Randomized Comparison of prophylactic and Pre-emptive Imatinib following allogeneic stem cell transplantation for Phyladelphia Positiva acute lymphoblastic leukemia (Ph+ ALL). (Abstract). Blood. 2011;118.

39. Ravandi F, O'Brien S, Thomas D, Faderl S, Jones D, Garris R, et al. First report of phase 2 study of dasatinib with hyper-CVAD for the frontline treatment of patients with Philadelphia chromosome-positive (Ph+) acute lymphoblastic leukemia. Blood. 2010;116:2070-7.

40. Foa R, Vitale A, Vignetti M, Meloni G, Guarini A, De Propris MS, et al. Dasatinib as first-line treatment for adult patients with Philadelphia chromosome-positive acute lymphoblastic leukemia. Blood. 2011;118:6521-8.

41. Fielding AK, Richards SM, Chopra R, Lazarus HM, Litzow MR, Buck G, et al. Outcome of 609 adults after relapse of acute lymphoblastic leukemia (ALL); an MRC UKALL12/ECOG 2993 study. Blood. 2007;109:944-50.

42. Tavernier E, Boiron JM, Huguet F, Bradstock K, Vey N, Kovacsovics T, et al. Outcome of treatment after first relapse in adults with acute lymphoblastic leukemia initially treated by the LALA-94 trial. Leukemia. 2007;21:1907-14.

43. Larson RA. Three new drugs for acute lymphoblastic leukemia: nelarabine, clofarabine, and forodesine. Semin Oncol. 2007;34:S13-20.

44. Gokbuget N, Basara N, Baurmann H, Beck J, Bruggemann M, Diedrich H, et al. High single-drug activity of nelarabine in relapsed T-lymphoblastic leukemia/lymphoma offers curative option with subsequent stem cell transplantation. Blood. 2011;118:3504-11.

45. Goldstone AH, Richards SM, Lazarus HM, Tallman MS, Buck G, Fielding AK, et al. In adults with standard-risk acute lymphoblastic leukemia, the greatest benefit is achieved from a matched sibling allogeneic transplantation in first complete remission, and an autologous transplantation is less effective than conventional consolidation/maintenance chemotherapy in all patients: final results of the International ALL Trial (MRC UKALL XII/ECOG E2993). Blood. 2008; 111:1827-33.

46. Sellar R, Goldstone AH, Lazarus HM. Redefining transplant in acute leukemia. Curr Treat Options Oncol. 2011;12:312-28.

47. Pidala J, Djulbegovic B, Anasetti C, Kharfan-Dabaja M, Kumar A. Allogeneic hematopoietic cell transplantation for adult acute lymphoblastic leukemia (ALL) in first complete remission. Cochrane Database Syst Rev. 2011;CD008818.

48. Oliansky DM, Larson RA, Weisdorf D, Dillon H, Ratko TA, Wall D, et al. The role of cytotoxic therapy with hematopoietic stem cell transplantation in the treatment of adult acute lymphoblastic leukemia: update of the 2006 evidence-based review. Biol Blood Marrow Transplant. 2012;18:16-7.

49. Ram R, Storb R, Sandmaier BM, Maloney DG, Woolfrey A, Flowers ME, et al. Non-myeloablative conditioning with allogeneic hematopoietic cell transplantation for the treatment of high-risk acute lymphoblastic leukemia. Haematologica. 2011;96:1113-20.

50. Mohty M, Labopin M, Volin L, Gratwohl A, Socie G, Esteve J, et al. Reduced-intensity versus conventional myeloablative conditioning allogeneic stem cell transplantation for patients with acute lymphoblastic leukemia: a retrospective study from the European Group for Blood and Marrow Transplantation. Blood. 2010;116:4439-43.

51. Marks DI, Wang T, Perez WS, Antin JH, Copelan E, Gale RP, et al. The outcome of full intensity and reduced-intensity conditioning matched sibling or unrelated donor transplantation in adults with Philadelphia chromosome-negative acute lymphoblastic leukemia in first and second complete remission. Blood. 2010;116:366-74.

52. Matsumura T, Kami M, Yamaguchi T, Yuji K, Kusumi E, Taniguchi S, et al. Allogeneic cord blood transplantation for adult acute lymphoblastic leukemia: retrospective survey involving 256 patients in Japan. Leukemia. 2012;26(7):1482-6.

53. Marks DI, Perez WS, He W, Zhang MJ, Bishop MR, Bolwell BJ, et al. Unrelated donor transplants in adults with Philadelphia-negative acute lymphoblastic leukemia in first complete remission. Blood. 2008:112:426-34.

54. Ferra C, Sanz J, de la Camara R, Sanz G, Bermudez A, Valcarcel D, et al. Unrelated transplantation for poor-prognosis adult acute lymphoblastic leukemia: long-term outcome analysis and study of the impact of hematopoietic graft source. Biol Blood Marrow Transplant. 2010;16:957-66.

55. Borowitz MJ, Chan JKC. Precursor Lymphoid Neoplasms. WHO classification of Tumours of Haematopoietic and Lymphoid Tissues. In:Swerdlow, SH, Campo, E, Harris, NL, Jafffe, ES, Pileri, SA, Steun, H et al. (eds.). Lyon: WHO Press, 2008. p.167-78.

Capítulo 41 • Leucemia Linfoide Aguda do Adulto

capítulo · 42

Leucemia Linfoide da Criança e do Adolescente

Raul C. Ribeiro

INTRODUÇÃO

Até 1980, leucemia era a causa mais comum de morte em crianças acometidas com câncer. Desde então, com o tratamento moderno dessa doença, a mortalidade por leucemia tem diminuído progressivamente. A sobrevida livre de leucemia por mais de dez anos, que é considerado o critério de cura nessa doença, em pacientes pediátricos com Leucemia Linfoide Aguda (LLA) tem sido de aproximadamente 90% nos últimos anos. Neste capítulo, as características clínicas e biológicas, assim como o progresso no tratamento da LLA, serão discutidos.

EPIDEMIOLOGIA

A LLA, que ocorre anualmente a uma taxa de três novos casos por 100 mil indivíduos com idade até 15 anos, representa 75 a 80% de todos os casos de leucemia.[1] Em contraste, a LLA representa apenas 1% de todas as doenças malignas do adulto e 20% de todas as leucemias. A Tabela 42.1 mostra a frequência dos diferentes tipos de leucemia em crianças e adolescentes.

Dados de registros internacionais de câncer sugerem que a incidência das leucemias exibe variações geográficas, étnicas e socioecônomicas. Por exemplo, o pico de incidên-

Tabela 42.1

▶ Frequência dos diferentes tipos de leucemias no grupo etário pediátrico.

Tipo	Frequência	
	Dentro do grupo	Em relação ao total de leucemias
Leucemia linfoide aguda		79%
■ B-derivada	80%	
■ T-derivada	20%	
Outras leucemias agudas		19%
■ Leucemia mieloblástica	48%	
■ Leucemia promielocítica	2%	
■ Leucemia monoblástica	35%	
■ Leucemia megacarioblástica	15%	
Leucemias crônicas		2%
■ Mielomonocítica (juvenil)	50%	
■ Mieloide (adulto)	50%	
■ Linfoide	<1%	

cia típico da LLA não é observado em alguns países em desenvolvimento, mas paralelamente à melhoria das condições socioeconômicas de alguns desses países, o pico de incidência da LLA entre dois e quatro anos tem sido agora observado.

Infeções virais podem predispor ao aparecimento de neoplasia linfoide. A associação entre o vírus de Epstein-Barr e linfoma de Burkitt e a LLA de derivação B madura (FAB L3) na África está muito bem estabelecida.[2] Alterações genéticas aumentam a probabilidade de uma criança desenvolver leucemia em geral.[3] Além disso, outras anormalidades do sistema hematopoiético, como as neutropenias congênitas, que por muitos anos foram consideradas benignas, possuem um risco bastante elevado para o desenvolvimento de mielodisplasia ou leucemia. É importante notar que algumas dessas condições genéticas determinam maior predisposição para certos tipos específicos de leucemia. Por exemplo, uma em cada cem crianças com síndrome de Down desenvolve leucemia, taxa que é aproximadamente 20 vezes superior do que aquela na população em geral. Contudo, se diferentes subtipos de leucemia são examinados, fica evidente que a frequência de leucemia megarioblástica é mais do que 400 vezes superior em crianças com síndrome de Down do que nas que não possuem essa síndrome. Outras anormalidades genéticas também podem predispor ao aparecimento de leucemia. Embora infrequente, indivíduos com mutações do gene TP53 (síndrome de Li-Fraumeni) têm maior propensão ao desenvolvimento de leucemia e outras neoplasias.

Múltiplos casos de leucemia têm sido notados em algumas famílias.[4] Embora exista também aumento da probabilidade do aparecimento de leucemia entre irmãos, o mecanismo aparentemente é diferente do exposto acima. Essa associação é muito marcante em casos de gêmeos univitelinos: se um deles desenvolve leucemia, a chance de o outro ser acometido com a mesma doença é de uma em quatro, ou 25%. A probabilidade é tanto maior quanto menor for a idade ao diagnóstico. Estudos moleculares mostraram que o clone leucêmico é o mesmo para ambos os gêmeos, sugerindo que houve passagem transplancetária das células leucêmicas de um gêmeo para o outro. Em gêmeos univitelinos que apresentam concordância para o clone leucêmico, em idade mais avançada, também foi verificado que os mesmos clones estavam presentes ao nascimento. Da mesma forma, em casos esporádicos de leucemia diagnosticados em crianças com mais de três ou quatro anos de idade e quando sangue obtido ao nascimento para provas de doenças metabólicas dessa criança estava disponível para extração de DNA, foi evidenciado que marcadores específicos do clone leucêmico já estavam presentes ao nascimento.

Finalmente, fatores químicos e ambientais têm sido associados à leucemia. Benzeno, radiação ionizante e certos alimentos contribuem para a etiologia da leucemia. Radiação não ionizante (eletromagnética) também foi implicada na origem da leucemia, mas estudos epidemiológicos recentes não comprovaram uma relação causal entre ondas eletromagnéticas e leucemia na criança. A Tabela 42.2 descreve as síndromes genéticas e outros fatores que predispõem ao aparecimento de leucemia.

Tabela 42.2

▶ Fatores associados com um risco aumentado de desenvolver leucemia.

Constitucionais
■ Síndrome de Down
■ Síndrome de Li-Fraumeni
■ Neurofibromatose, tipo I
■ Síndrome de Bloon
■ Síndrome de Schwachmann-Diamond
■ Ataxia-Telangiectasia
■ Anemia de Fanconi
■ Síndrome de Kostman
■ Monossomia familiar do cromossomo 7
■ Haploinsuficiência do gene *AML1*
■ Síndrome de Klinefelter
■ Síndrome de Noonan

Ambientais
■ Exposição intrauterina à irradiação
■ Consumo de álcool durante a gestação
■ Consumo de inibidores da enzima topoisomerase II
■ Exposição parental a solventes
■ Certos agentes quimioterápicos

PATOGENIA

Leucemia é considerada como o resultado de anormalidades que ocorrem em uma célula progenitora do sistema linfo-hematopoiético. Essas anormalidades modificam o programa de diferenciação celular, determinando uma vantagem proliferativa do clone leucêmico sobre as células do tecido hematopoiético normal. Muitas evidências sugerem que as alterações genéticas que ocorrem nas células leucêmicas comprometem genes que regulam a diferenciação celular e são importantes para o sistema hematopoiético tanto no sentido de diferenciação e proliferação, como da morte celular (apoptose).[5] A Tabela 42.3 apresenta as alterações genéticas mais frequentemente encontradas nas leucemias e que possuem implicações clínicas e prognósticas bem estabelecidas. Com os estudos de sequenciamento do genoma das células leucêmicas, fica bem claro que existem várias alterações moleculares que são críticas para a patogenia das LLA e muitas delas poderiam ter implicações prognósticas e terapêuticas.[6]

Tabela 42.3
▶ Alterações citogenéticas mais comuns em leucemia no grupo etário pediátrico.

Alteração	Frequência (%)	Genes envolvidos	Imunofenótipo/FAB
t(1;19)(q23;p13.3)	5-6	PBX1-E2A	Pre-B
t(9;22)(q34;q11.2)	3-5	ABL-BCR	Linhagem B
t(4;11)(q21;q23)	2	AF4-MLL	Pre pre-B
t(12;21)(p13;q22)	<1	TEL (ETV6)-AML1 (CBFA2)	Pre pre-B, pre-B
t(11q23;V) e del(11q)	3-5	Vários	Não específica
t(12p13;V) e del(12p)	10-12	Vários	Não específica
t(8;14)(q24.1;q32)	3	MYC-IGH	Células B
t(11;14)(p13;q11.2)	1	RBTN2 (TTG2)-TCRA/D	Células T
t(10;14)(q24;q11.2)	1	HOXX11-TCRA/D	Células T

DIAGNÓSTICO

▶ **Manifestações clínicas**

Devido à vantagem proliferativa das células leucêmicas sobre as normais, a função do sistema hematopoiético é afetado resultando em anemia, trombocitopenia e diminuição da imunidade mediada por células desse sistema. Por outro lado, o acúmulo de células leucêmicas determina o aumento do fígado, baço e linfonodos. Outros orgãos tambpem podem ser acometidos, como timo, rim, pele e sistema nervoso central. As manifestações clínicas da leucemia são muito variáveis. Tipicamente, os pais notam que a criança está mais pálida e apresenta sinais de hemorragia, como equimoses, petéquias ou sangramento gengival. Diminuição do apetite e da atividade são notados com frequência. Dor nas extremidades inferiores e artralgias também podem estar presentes. Com a progressão da doença, a febre em geral aparece. A febre pode ser devido à presença de infecção, mas pode ser também resultado da produção de citocinas pelas células normais ou leucêmicas. É importante salientar que de modo geral não existe maneira de distinguir LMA da LLA com base nas manifestações clínicas iniciais, isoladamente.

Aproximadamente 5% dos pacientes com leucemia possuem infiltração do sistema nervoso central, porém apenas uma fração desses têm sinais ou sintomas associados com aumento da pressão intracraniana (cefaleia, náusea e vômitos) ou da paralisia de pares cranianos. Menos de 1% dos meninos podem apresentar envolvimento testicular, o qual é caracterizado pelo aumento indolor de um ou dos dois testículos (Figura 42.1). Raramente a síndrome da cava superior e a dificuldade respiratória, resultantes de infiltração leucêmica do mediastino, podem dominar o quadro clínico inicial.

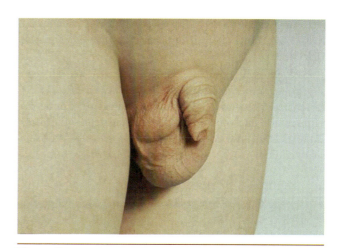

Figura 42.1 Envolvimento de testículos ao diagnóstico de leucemia linfoblástica aguda.

▶ **Exames laboratoriais e complementares**

O hemograma apresenta-se quase sempre alterado. Anemia, trombocitopenia e presença de blastos na contagem diferencial dos leucócitos constituem as alterações mais frequentes da leucemia. Ocasionalmente, as alterações do hemograma são discretas, levando a um atraso no diagnóstico. Isso ocorre principalmente nos casos em que a contagem leucocitária é baixa e não existem células leucêmicas circulantes. Em aproximadamente 20% das LLA não existe evidência de blastos no sangue periférico. Contudo, mesmo nesses casos a avaliação cuidadosa do hemograma irá revelar uma ou mais das alterações associadas a leucemia.

O **perfil metabólico** do sangue não apresenta-se substancialmente alterado na LLA, porém é comum a elevação da desidrogenase láctica e do ácido úrico — ambos representando rápida destruição e regeneração celular. O estudo da **coagulação** na maioria dos casos é normal; o fibrinogênio em geral está elevado, refletindo uma resposta inflamatória inespecífica. Raramente em pacientes com leucemia linfoblástica do tipo T podem haver sinais sugestivos de coagulopatia. O distúrbio de coagulação é resultado da presença de material procoagulante na célula leucêmica e pode ser agravado se existir alta contagem leucocitária.

A **radiografia simples** do tórax é geralmente normal, mas pode demonstrar a presença de alargamento do mediastino (Figura 42.2), que ocorre em aproximadamente 50% dos casos de LLA do tipo T. O exame radiográfico do esqueleto em geral mostra alterações sugestivas da leucemia, porém esse exame é hoje raramente obtido nos pacientes com suspeita de leucemia devido à baixa especificidade e à ausência de implicação prognóstica. É raro que pacientes com LLA apresentem dor lombar importante e dificuldade de deambulação devido ao colapso vertebral. O estudo radiográfico simples da coluna vertebral demonstra essas anormalidades. As manifestações clínicas em geral melhoram dentro de quatro a seis semanas do início do tratamento específico da leucemia. Em alguns pacientes é necessário imobilização. O prognóstico desses pacientes é muito bom, visto que a maioria deles possui leucemia de baixo risco.

Nos casos de comprometimento do sistema nervoso central, o exame do **Líquido Cefalorraquidiano (LCR)** irá mostrar pleocitose e células leucêmicas no exame do sedimentado citológico. Nos casos de suspeita de infiltração testicular, a ultrassonografia pode corroborar a observação clínica.

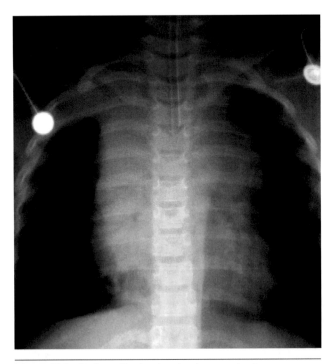

Figura 42.2 Radiografia simples de tórax revelando uma massa de mediastino em paciente com leucemia linfoblástica aguda T-derivada.

O diagnóstico definitivo da leucemia é baseado no **exame da medula óssea**. Na maioria das vezes, a infiltração da medula pelas células leucêmicas é evidente. Ocasionalmente, o material da medula é muito difícil de ser obtido devido a necrose, fibrose ou excessiva quantidade de células leucêmicas. Nesses casos, a biópsia da medula óssea e o preparo de *imprints* podem oferecer células para morfologia, citoquímica, análise citogenética e imunofenotípica. Raras vezes é necessária a biópsia de linfonodos, pele ou citologia do líquido pleural para obter células para o esclarecimento do diagnóstico.

▶ Diagnóstico diferencial

Embora o estabelecimento do diagnóstico de leucemia seja relativamente fácil, é comum os pacientes receberem outros diagnósticos, enquanto em muitos casos o diagnóstico é retardado e às vezes o tratamento é inadequado. O atraso no diagnóstico ou o tratamento inadequado tem consequências negativas e pode constituir em fator prognóstico adverso. A doença que é mais comumente confundida com a leucemia é a **artrite reumatoide juvenil**. Leucemia com manifestações "reumatológicas" pode ocorrer entre 1 a 2% dos casos de LLA. Tipicamente, febre, dor óssea e articular são as manifestações clínicas mais proeminentes. O hemograma em geral é inexpressivo e pode mostrar anemia leve e contagem normal de plaquetas. A contagem diferencial de leucócitos, embora ocasionalmente não revele a presença de blastos, sempre mostra alguma anormalidade, como linfocitose e neutropenia. O pediatra deve estar alerta para essa apresentação da leucemia e evitar o uso de corticosteroides, muitas vezes prescritos para esses pacientes. **Púrpura Trombocitopênica Idiopática (PTI)** é também comumente a primeira consideração diagnóstica de crianças com leucemia. Nesses casos, a trombocitopenia domina as anormalidades no sangue periférico e desvia o pediatra do diagnóstico correto. É importante salientar que nos casos de PTI o hemograma é absolutamente normal, exceto pelas alterações plaquetárias, enquanto na leucemia o exame cuidadoso do hemograma revela outras alterações além da plaquetopenia, como neutropenia, por exemplo. Menos frequentemente, os sinais de leucemia aguda são interpretados como parte de **mononucleose infecciosa**. Pacientes com leucemia que se apresentam com linfonodomegalia cervical, febre, hepatoesplenomegalia e linfocitose são os que têm maior probabilidade de receber um diagnóstico incorreto de infecção viral. Mononucleose infecciosa ou citomegalovirose raramente comprometem outras linhagens hematopoéticas, de forma que a presença de anemia e trombocitopenia deve alertar para o diagnóstico de leucemia. **Anemia aplástica** é outro diagnóstico comumente atribuído aos pacientes com leucemia. Isso ocorre devido ao fato de alguns casos de leucemia serem associados com um aspirado de medula óssea pobremente representativo e com poucas células e serem de difícil caracterização. Nesses casos, a biópsia da medula óssea, geralmente em conjunto com a imunofenotipagem e o cariótipo, estabelece o diagnóstico correto. Anemia aplástica pode também ser encontrada como uma manifestação inicial de leucemia. Tipicamente, esses pacientes desenvolvem febre e pancitopenia. O exame da medula óssea não revela nenhum infiltrado leucêmico. A função medular usualmente se restabelece com o tratamento de suporte. O exame de medula óssea é considerado normal na fase de regeneração do paciente. Contudo, três a seis meses após esse episódio os pacientes retornam com os achados clássicos de leucemia, geralmente da linhagem B. Portanto, crianças que têm diagnóstico de anemia aplástica transitória devem ser seguidas com hemogramas mensais por um período de seis a oito meses.

Em algumas regiões do Brasil, o paciente com leucemia muitas vezes recebe o diagnóstico de certas **doenças infecciosas endêmicas**, as quais possuem sinais e sintomas semelhantes aos da leucemia, e que por serem mais comuns nessas localidades, são preterivelmente diagnosticadas. Os pediatras dessas regiões devem considerar a possibilidade de leucemia no diagnóstico diferencial de certas doenças tropicais infecciosas.

Outras **formas menos comuns de apresentação** inicial da LLA em crianças incluem a infiltração cutânea (Figura 42.3), linfonodomegalia unilateral isolada (Figura 42.4), paralisia de nervo craniano, priapismo devido a leucoestase, paraplegia devido à compressão medular, e dor abdominal devido à infiltração do apêndice ou linfonodos mesentéricos.

▶ **Avaliação diagnóstica do paciente com suspeita de leucemia**

A avaliação diagnóstica da criança ou adolescente com suspeita de leucemia deve ser completa e minuciosa. A história clínica detalhada deve incluir a natureza e a duração dos sinais e sintomas, manifestações clínicas predominantes, presença de indicadores clínicos de infecção e o estado geral do paciente. É importante documentar a história prévia de outras doenças, incluindo as infecções comuns da infância. História familiar de câncer e de exposição a agentes carcinogênicos devem ser investigadas e reportadas. Alergias a medicamentos devem ser cuidadosamente revisadas. O exame físico deve incluir todas as áreas usualmente comprometidas pela leucemia. O exame neurológico, incluindo o exame do fundo do olho, pode sugerir se há envolvimento do sistema nervoso central. A gravidade das manifestações hemorrágicas pode significar que existem distúrbios de coagulação complicando a trombocitopenia. Aumento da circulação colateral no tórax (Figura 42.5) e edema facial refletem compressão da veia cava superior por uma massa no mediastino médio ou anterior. Nesses casos, a compressão de outras estruturas anatomicamente relacionadas, como a traqueia, brônquios e vasos linfáticos pode resultar em dificuldade respiratória e derrame pleural. O exame do abdômen em geral mostra o aumento do fígado e do baço. Em 1 a 2% dos meninos, a palpação dos testículos revela aumento de volume e consistência indicando infiltração leucêmica. Os linfonodos nas regiões cervicais,

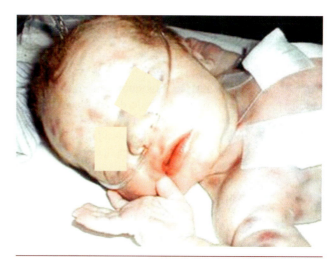

Figura 42.3 Infiltração cutânea ao diagnóstico de leucemia linfoide aguda em um recém-nascido.

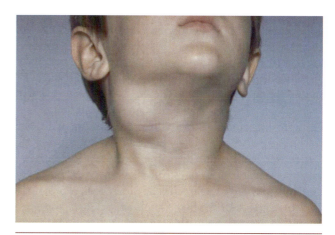

Figura 42.4 Paciente com história de linfadenomegalia cervical com duração de quatro meses. O exame da medula óssea demonstrou um infiltrado leucêmico (LLA, imunofenótipo B-precoce).

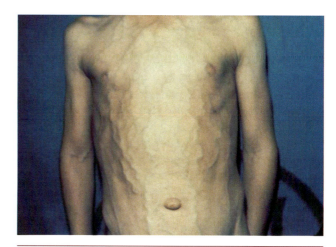

Figura 42.5 Paciente com 12 anos de idade com leucemia linfoblástica do tipo T com massa de mediastino resultando em compressão da veia cava. Deve-se notar a intensa circulação colateral no tórax e no abdômen.

supraclaviculares e inguinais normalmente apresentam-se envolvidos. Os linfonodos de outras regiões anatômicas são afetados com menos frequência.

Exames laboratoriais de rotina que incluem o hemograma, estudo de coagulação e bioquímica sanguínea, são obtidos para determinar a gravidade da anemia, trombocitopenia, coagulopatia e dos distúrbios metabólicos. Radiografia simples do tórax deve ser realizada para detectar infiltração leucêmica nos linfonodos mediastinais e a presença de infecção pulmonar. Subsequentemente, o exame da medula óssea e do Líquido Cefalorraquidiano (LCR) são realizados. Se possível, esses exames devem ser realizados com alguma forma de sedação ou anestesia geral. Isso permite que sejam obtidas amostras adequadas da medula óssea e do LCR, o que assegura um número suficiente de células a serem analisadas por diferentes métodos laboratoriais com um mínimo de desconforto para o paciente. Naqueles em que o diagnóstico de leucemia é evidente, após o LCR ser obtido por punção lombar, é recomendado que quimioterapia intratecal seja administrada de imediato. A primeira punção lombar da criança com suspeita de leucemia deve ser feita por uma pessoa com experiência nesse procedimento. Além disso, os pacientes com trombocitopenia devem receber transfusão de plaquetas antes da punção lombar. No St. Jude Children's Research Hospital o número de plaquetas necessárias antes da punção lombar é de aproximadamente $100 \times 10^9/L$. Essas recomendações são baseadas na possibilidade de que o espaço raquidiano poderia ser violado durante a punção lombar, com consequente contaminação por células leucêmicas, e que essa contaminação teria implicações adversas para o prognóstico.[7] O exame morfológico e citoquímico dos esfregaços da medula óssea permite o diagnóstico e a classificação na maioria dos casos de leucemia. O uso da citoquímica é bem restrito, mas permite separar as leucemias do grupo mieloide e linfoide. Com o advento de técnicas mais precisas, como as de análise imunofenotípica e molecular das células leucêmicas, a natureza dos casos de difícil caracterização pelos achados morfológicos e citoquímicos tem sido esclarecida. Além de contribuir para o refinamento da classificação, a análise imunofenotípica e genética auxilia com informações de valor prognóstico e para o entendimento da fisiopatologia das leucemias.

Essencialmente, as LLA podem ser classificadas em três grupos baseados na expressão de componentes celulares especificamente expressos por linfócitos B ou T normais. Aproximadamente 80% dos casos das LLA expressam marcadores específicos de linfócitos da linhagem B e 20% da linhagem T. Menos de 1% dos casos de LLA são derivados de linfócitos B maduros, os quais expressam cadeias de imunoglobulina na superfície. Cerca de 5% dos casos de leucemias de linhagem T possuem um fenótipo peculiar, representando um subgrupo de pior prognóstico.[8] Raras vezes as células leucêmicas, além de apresentarem marcadores específicos de uma linhagem, mostram também marcadores específicos de outra linhagem. Pacientes com a chamada leucemia dimórfica ou bifenotípica, em que as células leucêmicas expressam simultaneamente antígenos específicos de diferentes linhagens hematopoéticas, aparentemente possuem pior prognóstico.[9] Esses casos não devem ser confundidos com aqueles em que existe clara definição de linhagem e que marcadores não específicos de outra linhagem são detectados. Por exemplo, é relativamente frequente a presença de marcadores mieloides em casos de leucemia de derivação B com o rearranjo do gene TEL/AML1, o qual possui bom prognóstico. Utilizando métodos convencionais de citogenética, aproximadamente 90% das LLAs possuem alterações numéricas ou estruturais dos cromossomos. LLAs cujas células leucêmicas são hiperdiploides ou possuem um índice de DNA $\geq 1,16$ possuem excelente prognóstico, mesmo se tratadas com quimioterapia baseada em antimetabólicos.

A maior contribuição da avaliação da genética molecular é demonstrar várias anormalidades, que possuem estreita associação com a resposta ao tratamento, mas que não podem ser reveladas pela análise morfológica, citoquímica, imunofenotípica ou citogenética convencional.

Nos anos recentes, técnicas de recombinação do DNA têm sido sistematicamente utilizadas na avaliação dos pacientes com leucemia tanto ao diagnóstico como durante o período de remissão. À medida que as alterações demonstradas por métodos moleculares estão sendo relacionadas com as manifestações clínicas e a resposta ao tratamento, têm sido descobertas informações novas e relevantes.

Durante a remissão, usando sondas direcionadas para rearranjos específicos do clone leucêmico ou técnicas imunofenotípicas, virtualmente todos os casos de LLA podem ser avaliados para a persistência de doença residual.[10] As implicações clínicas da detecção de doença residual mínima em pacientes com leucemia estão agora bem definidas. Crianças com LLA com doença residual persistente após três a quatro meses de quimioterapia intensiva apresentam um prognóstico muito sombrio.

TRATAMENTO

▶ Fatores prognósticos

Por definição, fatores prognósticos são dados (parâmetros) relacionados à doença ou ao paciente, que individualmente ou em conjunto expressam a probalidade de o paciente conseguir remissão e permanecer continuamente em remissão (cura). A fidelidade com que esses fatores estimam a probabilidade de cura é depende em grande medida do esquema de tratamento. Desta forma, pequenas variações do tratamento podem alterar de maneira radical o valor prognóstico desses fatores. Os fatores prognósticos podem ser de natureza clínica, laboratorial ou constitucional (genéticos). É também possível que diferenças constitucionais entre os pacientes possam determinar variações no metabolismo e farmacocinética dos agentes quimioterápicos, dificultando a interpretação de muitos dos fatores prognósticos existentes. Devido a essas limitações, vários parâmetros são combinados para determinar a categoria de risco.

De um modo geral em LLA, parâmetros clínicos e biológicos podem ser combinados para estabelecer três categorias de risco: baixo, padrão e alto.[11] Pacientes com **baixo risco** (45% dos casos) possuem probabilidade de cura de aproximadamente 80%, mesmo se tratados com quimioterápicos baseados em antimetabólicos. Os pacientes com **risco padrão** (50%) possuem as mesmas probabilidades de cura, porém necessitam uma terapia muito mais complexa e intensiva. Por fim, os pacientes de **alto risco** (5%) possuem uma expectativa de sucesso terapêutico menor do que 50%, mesmo quando utilizada uma terapia intensiva. Para esses pacientes o **transplante de medula óssea** é frequentemente considerado.[12]

A estratificação para os grupos de risco inicia-se com a determinação do imunofenótipo. Pacientes com LLA de linhagem B precoce com **idade** entre um e dez anos e **contagem leucocitária** inicial menor do 50.000/mm³ são considerados provisoriamente como de baixo risco. Devido à estreita associação com um excelente prognóstico, o **índice de DNA** ≥ 1,16 ou o **rearranjo TEL/AML1**, duas características genéticas da célula leucêmica, colocam os pacientes na categoria de baixo risco independente da idade ou contagem leucocitária. Por outro lado, a presença de **doença extramedular** (sistema nervoso central ou testicular) ao diagnóstico ou presença de **blastos na medula** óssea após duas semanas de tratamento de indução são indicadores de mau prognóstico, elevando o paciente da condição de baixo risco para a de risco-padrão. Da mesma forma, se o **estudo citogenético ou molecular** revelar alguma das anormalidades associadas com insucesso terapêutico, tais como t(9;22), t(1;19), 11q23, ou hipodiploidia, a terapia deve ser adaptada às características clínicas desses pacientes. Por exemplo, os pacientes com a translocação t(9;22) são tratados com a adição dos inibidores da tirosinacinase ao esquema de quimioterapia intensiva convencional. A recomendação de realizar o transplante de medula óssea em primeira remissão nesses pacientes depende de vários fatores, incluindo a resposta dos pacientes ao tratamento inicial. Os casos de leucemia com a t(1,19) são tratados com uma intensidade maior, principalmente para evitar recidiva no sistema nervoso central, e os casos com anormalidades do cromossomo 11q23 são monitorados cuidadosamente para persistência de doença residual mínima. Nos últimos anos, muitos estudos vêm mostrando que a **resposta à terapia de indução** é um fator prognóstico importante. A cinética do desaparecimento das células da leucemia da circulação ou da medula óssea durante as primeiras semanas de tratamento está significativamente associada com o prognóstico. Mesmo nos casos em que a avaliação inicial sugere que a leucemia é de bom prognóstico, a identificação das células da leucemia por qualquer método após a fase de indução é um critério para a retirada do paciente da categoria de baixo risco.

▶ Tratamento específico da LLA

As bases do tratamento da LLA foram estabelecidas na década de 1960. Investigadores clínicos desenvolveram o conceito de "terapia total", que consiste no uso de combinações de drogas com diferentes mecanismos de ação administradas durante a indução, consolidação e manutenção, com duração total do tratamento de 2,5 a três anos. Esses autores também desenvolveram o conceito de "profilaxia do sistema nervoso central", que consiste na administração intratecal de quimioterapia e radiação na região do crânio e da medula espinhal. Essa estratégia foi importante para reduzir a frequência de infiltração do sistema nervoso central, a qual era a primeira evidência de recidiva nesses pacientes.

O tratamento inicial (indução da remissão) da leucemia consiste na utilização de pelo menos três medicamentos — Prednisona, Vincristina e L-Asparaginase — e, em casos de risco elevado de recidiva, uma quarta medicação, em geral uma antraciclina. Com esse esquema terapêutico, mais de 95% dos pacientes obtêm a remissão completa. Consolidação da indução é normalmente realizada com antimetabólicos, em geral Metotrexate e 6-Mercaptopurine. Seguindo a consolidação, os pacientes recebem a manutenção. Nas semanas iniciais da manutenção, tratamento similar ao da indução (reindução) é repetido duas vezes, em geral com um intervalo de oito semanas entre uma reindução e outra. A chamada reindução tem importância prognóstica, mesmo naqueles pacientes com LLA de baixo risco. O tratamento de manutenção varia dependendo do risco da LLA. Pacientes com leucemia de alto risco, de modo geral, recebem uma manutenção bastante intensiva. Naqueles com leucemia de baixo risco, a manutenção consiste de Metotrexate semanal e 6-Mercaptopurina diário. A esse regime, ciclos de Vincristina com Prednisona ou Metotrexate são agregados. A duração do tratamento de manutenção ainda não está bem definido. Tentativas de diminuir o tempo do tratamento de manutenção para menos de 18 meses foi associado com um risco aumentado de recidivas. Também não existem evidências de vantagem em estender o tratamento além de três anos. No protocolo atual do St. Jude Children's Research Hospital, Total XVI, os pacientes recebem 120 semanas de manutenção independente do risco de recidiva ou do sexo do paciente. As leucemias com cromossomo Philadelfia recebem um inibidor da tirosinacinase (Imatinib, Dasatinib) durante todas as fases do tratamento.[13] A indicação de transplante para esses pacientes continua sendo investigada.

O tratamento direcionado ao sistema nervoso, que tem o objetivo de reduzir a frequência de recidivas no sistema nervoso central, passou por modificações substanciais nos últimos anos. Radioterapia craniana, utilizada extensivamente nos protocolos desenvolvidos nas décadas de 1970 e 80, tem sido paulatinamente substituída por regimes mais intensivos de quimioterapia sistêmica e intratecal. A tendência tem sido diminuir o uso, a dosagem e o campo irradiado.[14] Essas modificações foram introduzidas em parte devido às complicações neurológicas e em parte devido à incidência aumentada de neoplasias secundárias que podem complicar o uso da radioterapia. Atualmente, a radioterapia é reservada para pacientes que têm alta probalidade de desenvolver recidiva para o sistema nervoso central.

▶ Leucemia no lactente

A leucemia que ocorre no primeiro ano de vida, também chamada de leucemia congênita ou do lactente, representa menos de 5% dos casos de leucemia em pediatria. A leucemia do lactente é preponderante no sexo feminino e é do tipo mieloide em aproximadamente 50% dos casos. É interessante notar que tanto a LLA quanto a LMA do lactente associam-se a alterações genéticas envolvendo o cromossomo 11q23. Os agentes e os mecanismos indutores dessas mutações somáticas que levam à leucemia não estão completamente esclarecidos, mas vários fatores têm sido etiologicamente implicados. Tipicamente, os lactentes com LLA possuem alta contagem de glóbulos brancos, hepatoesplenomegalia maciça e infiltração do sistema nervoso central ao diagnóstico. LLA de derivação B com ausência da expressão do antígeno CD10 é o imunofenótipo mais comum. É frequente a expressão de antígenos associados à linhagem mieloide, incluindo expressão do gene da mieloperoxidase, sugerindo que a leucemia tem origem em uma célula-tronco que não está ainda completamente restrita à linhagem linfoide. Anormalidades do cromossomo 11q23 ocorrem em 75% dos casos e é tanto mais frequente quanto mais jovem é o lactente, sendo a translocação t(4;11) a mais comum nesses casos.[15] O resultado do tratamento da LLA do lactente continua a ser bastante precário. Muitos regimes de tratamento com intensidade crescente foram utilizados para esse grupo, mas os resultados não melhoraram substancialmente na última década. Outra preocupação quanto ao tratamento efetivo da LLA no lactente é a suscetibilidade desse grupo de pacientes aos efeitos deletérios da quimioterapia e da radioterapia. Deficiência neurológica severa é comum em lactentes que foram submetidos à irradiação craniana. A maioria dos tratamentos contemporâneos elimina a irradiação durante o primeiro ano de tratamento, mas ainda é incerto se essas modificações irão diminuir as sequelas nesses pacientes. A indicação do transplante alogênico para crianças com menos de um ano com leucemia é ainda bastante controvertida; portanto, esse procedimento deve ser considerado experimental.[16]

▶ Recidivas da leucemia linfoide aguda

Aproximadamente 25 a 30% dos pacientes com LLA apresentam recidiva da doença.[17] Na grande maioria ocorre recidiva hematológica isolada ou combinada com envolvimento de um ou mais sítios extramedulares, tais como o sistema nervoso central ou testículos. Com a modernização do tratamento intensivo da LLA, as recidivas extramedulares tornaram-se bem pouco frequentes. O tratamento do paciente que recidiva é complexo e geralmente individualizado, o que impede a realização de estudos randomizados.

De um modo geral, duas estratégias de tratamento estão disponíveis para o paciente que apresenta recaída da doença. A primeira consiste em elaborar um plano de **quimioterapia sistêmica** intensiva semelhante àquela a que o paciente foi inicialmente submetido, incluindo terapia direcionada para o sistema nervoso central, contudo a intensidade do tratamento é em geral maior. Algumas modificações na combinação das drogas muitas vezes se fazem necessárias. Por exemplo, se o paciente recebeu doses altas de antraciclinas no tratamento inicial, o tratamento da recaída deverá restringir essa classe de droga. A segunda opção de tratamento é o **transplante** de medula óssea alogênico. A opção pelo transplante como estratégia de tratamento da recaída não está fundamentada em dados obtidos em estudos prospectivos e randomizados. As preferências pelo transplante baseiam-se em informações obtidas indiretamente e em uma premissa de que o transplante alogênico é mais efetivo do que a quimioterapia na erradicação da leucemia. À medida que as complicações do transplante diminuem, a preferência pela indicação do transplante cresce. Devido a isso, de um modo geral, pacientes que têm um risco elevado de insucesso no tratamento quimioterápico de resgate são considerados para o transplante.

A duração da primeira remissão é o fator mais importante para antecipar o sucesso da quimioterapia em pacientes com recaída hematológica. Pacientes que recaem na medula óssea dentro dos primeiros 30 meses do diagnóstico (aproximadamente seis meses depois de completada a quimioterapia inicial), possuem um péssimo prognóstico quando manejados com quimioterapia. Portanto, após obterem uma segunda remissão, esses pacientes são encaminhados para o transplante. Nos casos de recaída hematológica tardia, aproximadamente 30 a 40% dos pacientes podem ser curados com quimioterapia. Uma limitação importante do transplante alogênico é a falta de doadores aparentados, razão pela qual o transplante com doadores não aparentados ou haploidênticos é agora prática comum em muitos centros. Informações preliminares sugerem que a sobrevivência de pacientes submetidos a esses tipos de transplantes é semelhante à dos pacientes transplantados com medula compatível de doador aparentado.

O local da recaída constituí outro fator importante na decisão do tratamento. Recidiva isolada de testículo pode ser efetivamente curada com quimioterapia em mais de 2/3 dos pacientes. É Interessante que a maioria das recaídas isoladas nos testículos ocorre tardiamente. Apenas uma pequena proporção dos casos de recaída testicular ocorre precocemente e, tal como na recaída hematológica, esses casos respondem pior ao tratamento do que aqueles com recaídas tardias. Não existem dados sobre o uso de transplante alogênico em pacientes com recaída testicular precoce. Recaída no sistema nervoso central também pode ser curada com quimioterapia sistêmica e local. Um dos fatores importantes para antecipar o sucesso terapêutico é a história prévia do uso de radioterapia no sistema nervoso.

Os pacientes que recaem no sistema nervoso central após receberem radioterapia no crânio como parte do tratamento inicial possuem um prognóstico muito sombrio.

Certas propriedades das células leucêmicas estabelecidas ao diagnóstico também estão associadas com o prognóstico. Pacientes com leucemia recidivada de células T ou que expressam as translocações t(9;22) têm um prognóstico sombrio, independente da forma de tratamento de resgate. Por outro lado, o rearranjo TEL/AML1 prediz uma melhor resposta.

O papel do grau de intensidade da quimioterapia utilizada para o tratamento primário da leucemia prévia não está claro. Intuitivamente, antecipa-se que os pacientes tratados com regimes que incluem mais de uma indução e consolidação com altas doses de quimioterapia tenham pior prognóstico. Contudo, não existem dados mostrando definitivamente o papel negativo do tipo de quimioterapia prévia sobre o prognóstico da LLA em recaída.[18]

▶ Tratamento de suporte

Antes do tratamento específico com quimioterapia, é importante considerar possíveis problemas que frequentemente complicam as condições clínicas iniciais dos pacientes com leucemia. A tomada de uma veia central que permita um bom fluxo é essencial, principalmente em pacientes de baixa idade. No St. Jude Children's Research Hospital, a preferência é pela colocação de um cateter de Hickman ou Broviak. Deve-se atentar paraa possibilidade de infecção. Antibióticos de amplo espectro são administrados para cobrir bactérias gram-negativas e positivas, bem como se o paciente tem febre, mesmo quando não se observa evidência de um foco infeccioso. Transfusão de derivados sanguíneos devem ser utilizadas para corrigir valores anormais de plaquetas e hemoglobina. Se o paciente mostra sinais de leucoestase ou tem hiperleucocitose, a transfusão de concentrado de hemácias pode determinar um aumento ainda maior da viscosidade sanguínea. Esses pacientes não devem ser transfundidos com hemácias, a não ser que os níveis de hemoglobina estejam criticamente baixos. Valores de hemoglobina entre 7 e 8 g/dL são bem tolerados por esses pacientes. Se transfusão de hemácias for necessária em pacientes com hiperleucocitose, essa deve ser feita lentamente, com uma quantidade de concentrado de hemácias estimada para não ultrapassar o nível de hemoglobina de 8 g/dL. As indicações de leucoferese não estão bem estabelecidas, mas ela é frequentemente considerada em pacientes com LLA e contagem leucocitária acima de 250.000/μL.

A coagulopatia, que ocorre em aproximadamente 5% dos pacientes, em geral é corrigida com o tratamento específico da leucemia. Contudo, ela pode agravar-se durante os primeiros dias do tratamento em decorrência da destruição celular, o que resulta em aumento transitório de material procoagulante. Transfusão de plasma fresco, concentrado de plaquetas e ocasionalmente de criopre-cipitado são suficientes para controlar as manifestações hemorrágicas.

Anormalidades metabólicas com frequência complicam o tratamento inicial dos pacientes com leucemia. Essas complicações decorrem da destruição maciça das células leucêmicas (síndrome da lise tumoral),[19] determinando níveis séricos elevados de lactato, acido úrico, fósforo e potássio (Figura 42.6). Desidratação, que é frequente em crianças de baixa idade, é um fator agravante das manifestações da síndrome de lise tumoral, facilitando a deposição de ácido úrico nos rins (nefropatia úrica). Por isso hidratação generosa é imprescindível no tratamento inicial de suporte do paciente com leucemia. Administração de solução contendo 5% glicose com 0,33% de sódio sem potássio irá corrigir a deficiência de volume, aumentar o fluxo glomerular e a eliminação de solutos. Hiperuricemia, embora presente na maioria dos casos de LLA, constitui um problema clínico importante nos casos de LLA de linhagem B madura (FAB M3) e de linhagem T. A administração de Alopurinol deve ser iniciada antes de iniciar a quimioterapia. Notar que ao inibir a xantina oxidase, embora a produção de acido úrico diminua, os precursores dele (xantina e hipoxantina) podem se acumular e precipitar nos rins, causando nefropatia. Assim, Rasburicase deve ser usada durante os primeiros dias do tratamento e, na sequência, Alopurinol. A Rasburicase não apenas age muito mais rapidamente, mas é muito mais efetiva do que o Alopurinol. As indicações para o uso de bicarbonato de sódio no fluido intravenoso não estão bem definidas. Devido ao fato de os distúrbios metabólicos iniciais também cursarem com o aumento de fósforo sérico, a alcalinização pode predispor à formação de precipitados de fósforo e cálcio. Portanto, recomenda-se não acrescentar bicarbonato no fluido intravenoso. Alguns casos de LLA têm um agravamento das alterações metabólicas mesmo com um suporte hídrico adequado. Esses pacientes, que em geral possuem nefropatia úrica estabelecida antes do início da quimioterapia ou outras comorbidades, tais como infecção, infiltração leucêmica dos rins e acidose, poderão necessitar de hemodiálise durante os primeiros dias de tratamento. Pacientes com essas alterações devem ser admitidos na unidade de cuidados intensivos e ser monitorados cuidadosamente.

Pacientes com massa de mediastino resultando em compressão de vias áreas superiores devem ser mantidos na posição semissentada. A tentativa de forçar o posicionamento nesse tipo de paciente para a realização de punção lombar ou de crista ilíaca pode ocasionar parada respiratória. Da mesma forma, a sedação ou anestesia do paciente na posição supina pode causar dificuldades respiratórias. Na posição supina, a pressão intratorácica aumenta, resultando em agravamento da compressão das vias aéreas pela massa de mediastino. Se houver necessidade de sedação do paciente, um anestesista com experiência e material apropriado para entubação endotraqueal devem estar disponíveis.

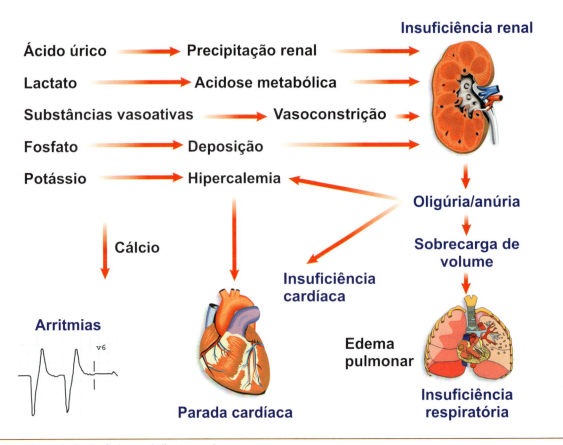

Figura 42.6 Fisiopatologia da síndrome de lise tumoral.

▶ Efeitos tardios do tratamento das leucemias

Embora o objetivo principal do tratamento da leucemia seja eliminar a doença e permitir que a criança retorne às suas atividades normais o mais breve possível, a qualidade de vida após o término do tratamento é um fator bastante importante. A observação de que a leucemia podia ser erradicada com o uso de drogas e irradiação em diferentes combinações e intensidade substanciou o conceito de que a cura deveria ser obtida a qualquer preço. O acompanhamento, ao longo dos anos, de pacientes tratados intensivamente tem revelado que um grande grupo de crianças sofre de problemas médicos importantes. Alterações endócrinas, neurológicas, cardíacas, pulmonares, esqueléticas e hematológicas têm sido documentadas. Essas complicações possuem facetas clínicas e emocionais significativas. Nos últimos anos, têm havido tentativas de remover ou modificar no tratamento os componentes que possam determinar efeitos deletérios permanentes.[20] Por exemplo, a radioterapia profilática do sistema nervoso central, que está associada com a diminuição da capacidade intelectual e com o aumento da incidência de tumor cerebral, foi substituída por outras modalidades de tratamento. Contudo, a tarefa de evitar os efeitos colaterais associados com a terapia e ainda manter os altos níveis de cura da leucemia não é simples. Isso somente será possível com cuidadosa investigação clínica envolvendo um grande número de pacientes. Ao mesmo tempo, é possível que o progresso no entendimento da biologia da doença e das interações entre o paciente e as medicações poderá levar a uma forma mais adequada e individualizada de tratamento.

REFERÊNCIAS BIBLIOGRÁFICAS

1. Dores GM, Devesa SS, Curtis RE, Linet MS, Morton LM. Acute leukemia incidence and patient survival among children and adults in the United States, 2001-2007. Blood. 2012;119(1):34-43.
2. Magrath I. Epidemiology: clues to the pathogenesis of Burkitt lymphoma. Br J Haematol. 2012;156(6):744-56.
3. Sherborne AL, Hemminki K, Kumar R, et al. Rationale for an international consortium to study inherited genetic susceptibility to childhood acute lymphoblastic leukemia. Haematologica. 2011;96(7):1049-54.

4. Schmiegelow K, Lausten TU, Baruchel A, et al. High concordance of subtypes of childhood acute lymphoblastic leukemia within families: lessons from sibships with multiple cases of leukemia. Leukemia. 2012;26(4):675-81.

5. Collins-Underwood JR, Mullighan CG. Genetic alterations targeting lymphoid development in acute lymphoblastic leukemia. Curr Top Dev Biol. 2011;94:171-96.

6. Roberts KG, Mullighan CG. How new advances in genetic analysis are influencing the understanding and treatment of childhood acute leukemia. Curr Opin Pediatr. 2011;23(1):34-40.

7. Pui CH, Howard SC. Current management and challenges of malignant disease in the CNS in paediatric leukaemia. Lancet Oncol. 2008;9(3):257-68.

8. Coustan-Smith E, Mullighan CG, Onciu M, et al. Early T-cell precursor leukaemia: a subtype of very high-risk acute lymphoblastic leukaemia. Lancet Oncol. 2009;10(2):147-56.

9. Rubnitz JE, Onciu M, Pounds S, et al. Acute mixed lineage leukemia in children: the experience of St Jude Children's Research Hospital. Blood. 2009;113(21):5083-9.

10. Campana D. Should Minimal Residual Disease Monitoring in Acute Lymphoblastic Leukemia be Standard of Care? Curr Hematol Malig Rep 2012;7(2):170-7.

11. Pui CH, Carroll WL, Meshinchi S, Arceci RJ. Biology, risk stratification, and therapy of pediatric acute leukemias: an update. J Clin Oncol. 2011;29(5):551-65.

12. Leung W, Campana D, Yang J, et al. High success rate of hematopoietic cell transplantation regardless of donor source in children with very high-risk leukemia. Blood. 2011;118(2):223-30.

13. Schultz KR, Bowman WP, Aledo A, et al. Improved early event-free survival with imatinib in Philadelphia chromosome-positive acute lymphoblastic leukemia: a children's oncology group study. J Clin Oncol. 2009;27(31):5175-81.

14. Pui CH, Campana D, Pei D et al. Treating childhood acute lymphoblastic leukemia without cranial irradiation. N Engl J Med. 2009;360(26):2730-41.

15. Van der Linden MH, Valsecchi MG, De LP, et al. Outcome of congenital acute lymphoblastic leukemia treated on the Interfant-99 protocol. Blood. 2009;114(18):3764-8.

16. Mann G, Attarbaschi A, Schrappe M, et al. Improved outcome with hematopoietic stem cell transplantation in a poor prognostic subgroup of infants with mixed-lineage-leukemia (MLL)-rearranged acute lymphoblastic leukemia: results from the Interfant-99 Study. Blood. 2010;116(15):2644-50.

17. Hogan LE, Meyer JA, Yang J, et al. Integrated genomic analysis of relapsed childhood acute lymphoblastic leukemia reveals therapeutic strategies. Blood. 2011;118(19):5218-26.

18. Freyer DR, Devidas M, La M, et al. Postrelapse survival in childhood acute lymphoblastic leukemia is independent of initial treatment intensity: a report from the Children's Oncology Group. Blood. 2011;117(11):3010-5.

19. Howard SC, Jones DP, Pui CH. The tumor lysis syndrome. N Engl J Med. 2011;364(19):1844-54.

20. Hudson MM, Neglia JP, Woods WG, et al. Lessons from the past: opportunities to improve childhood cancer survivor care through outcomes investigations of historical therapeutic approaches for pediatric hematological malignancies. Pediatr Blood Cancer. 2012;58(3):334-43.

Parte · 10

Mielodisplasias

Resumo do capítulo

Capítulo 43 Síndromes Mielodisplásicas

capítulo 43

Síndromes Mielodisplásicas

Irene Lorand-Metze

INTRODUÇÃO

As Síndromes Mielodisplásicas (SMDs) compreendem um grupo de desordens hemopoéticas de natureza clonal, que têm em comum graus variados de insuficiência medular (com citopenias no sangue periférico), na presença de medula óssea geralmente hipercelular, e que podem evoluir para uma leucemia aguda.[1,2] A hemopoese é ineficaz devido a alterações de proliferação, maturação e apoptose das células hemopoéticas, causadas por variadas alterações genéticas e epigenéticas.[3,4] Como o quadro clínico, o hemograma e os achados do mielograma são muito variados e muitas vezes inespecíficos, e o caráter clonal da doença só pode ser provado nos casos com cariótipo alterado (30 a 50%), o diagnóstico muitas vezes é apenas de exclusão.[5,6]

Uma característica dessas síndromes é a presença de atipias nas três séries hemopoéticas, podendo ou não haver aumento de precursores imaturos. A maioria dos casos ocorre em pacientes acima de 50 anos, sendo rara na infância. Sua etiologia não é bem conhecida, mas pode ocorrer após exposição a agentes mielotóxicos, quimioterapia antineoplásica e transplante de medula autólogo (SMD secundária).[7] Em 1982, o Grupo Cooperativo Franco-Americano-Britânico (Grupo FAB) descreveu a primeira classificação das SMDs, com base nos dados do hemograma e do mielograma, salientando principalmente a porcentagem de blastos medulares, cuja relação com a evolução da doença já era conhecida.[1] Nos casos primários, pode-se encontrar uma série de alterações citogenéticas e moleculares provando o seu caráter clonal, algumas das quais também são encontradas em leucemias agudas.[8-10]

Acredita-se hoje que as SMDs sejam originadas no precursor hemopoético pluripotencial. Há evidências de que também a linfopoese B está comprometida.[4] Por outro lado, tem-se descrito alterações no microambiente medular e dos linfócitos T, numa interação complexa de citocinas e fatores de crescimento.[11,12] Esse desequilíbrio pode gerar manifestações autoimunes.

Os fatores prognósticos tanto em relação à sobrevida quanto à transformação em leucemia aguda são bem conhecidos, ligados ao grau de insuficiência medular, às alterações fenotípicas, genéticas e moleculares.[3,9,10,13]

Apesar de toda a grande soma de conhecimentos acumulados em relação à clínica, ao diagnóstico morfológico e às características biológicas das SMDs, ainda há poucas armas terapêuticas capazes de alterar a história natural da doença. Nos pacientes mais jovens com doador compatível, o transplante de medula alogênico é a única forma com potencial curativo nessa síndrome.[14,15]

INCIDÊNCIA E ASPECTOS CLÍNICOS

Existem poucos dados quanto à incidência das SMDs. Num levantamento recente nos Estados Unidos, Cogle *et al.*[2] estimam que a incidência naquele país seja de 3,3 casos novos por 100 mil habitantes por ano, embora esses autores salientem que há uma grande subnotificação e que, por estimativas, a real incidência seria de 75 por 100 mil pessoas com idade acima de 65 anos. Segundo esses autores, e também dados do SEER, pelo menos 10% são casos de SMD secundária ao tratamento de uma outra neoplasia prévia (quimioterapia, radioterapia ou transplante autólogo).[7,16] No Brasil não há registros muito abrangentes. Mas é seguro que a incidência aumenta com a idade. Assim, o aumento da expectativa de vida observado atualmente em numerosos países, inclusive o Brasil, tem levado a um aumento da incidência de SMD. Vários estudos apontam para uma idade mediana menor de 60 anos em vários países asiáticos (57 anos – Coreia do Sul; 50 anos – China; 60 anos – Japão) e também no nosso meio (58 anos).[13] O aparente crescimento da incidência observado nos últimos anos se deveria mais ao envelhecimento da população, à melhoria dos métodos diagnósticos e ao maior conhecimento da doença do que um real aumento da incidência.

Trata-se de doenças muitas vezes oligossintomáticas, de diagnóstico diferencial difícil com outras causas de anemia ou plaquetopenia, numa faixa etária em que encontramos maior incidência de insuficiência renal, hipotireoidismo e hepatite C, que também podem causar anemia ou outras citopenias, dificultando a avaliação da real incidência.

DIAGNÓSTICO

O diagnóstico é baseado em dados do hemograma (citopenias), da citologia de medula óssea e da citogenética.[1,5,6] Porém, como apenas 30 a 50% dos casos de SMD primária apresentam alguma alteração citogenética, nos casos com blastos medulares < 5% e poucas atipias celulares, o diagnóstico é de exclusão. Há uma série de citopenias no sangue periférico e medula óssea celular (e apresentando algumas atipias nos precursores hemopoéticos) que são de causa reacional, não clonal (ver diagnóstico diferencial). Mais recentemente, o estudo das alterações de maturação na série mielomonocítica e dos precursores CD34+ na medula óssea por citometria de fluxo multiparamétrica tem sido usado com sucesso nesse diagnóstico diferencial, com base no princípio de que, na hemopoese normal, mesmo quando estimulada, a expressão dos antígenos de linhagem e de maturação dos precursores hemopoéticos é regulada genética e epigeneticamente. Nos processos neoplásicos, essa regulação está alterada, levando a anormalidades fenotípicas.[17-19]

Em geral, o diagnóstico é fechado na presença de:

- pelo menos uma citopenia periférica;
- presença de atipias em pelo menos duas séries hemopoéticas na medula óssea;
- encontro de alteração citogenética clonal ou protocolo de exclusão de doenças não clonais.

O quadro clínico decorre predominantemente da insuficiência medular. As queixas mais comuns referem-se à presença de anemia, mas pode ocorrer uma síndrome purpúrica, com sangramento cutâneo-mucoso, ou infecções bacterianas devido à neutropenia ou por disfunção dos granulócitos e dos monócitos.

Linfonodomegalias, hepatomegalia e esplenomegalia normalmente não são encontradas. Sintomas sistêmicos também são incomuns e geralmente estão relacionados a infecções.

Manifestações autoimunes ocorrem em 13 a 30% dos casos.[6,12] Pode ocorrer vasculite cutânea, artrite, glomerulonefrite membranosa e anemia hemolítica. É preciso ressaltar que no lúpus eritematoso disseminado e em outras doenças reumatológicas podem-se encontrar citopenias periféricas com medula óssea hipercelular e atipias, mas sem caráter clonal.

▶ Sangue periférico

A principal característica das SMDs são as citopenias periféricas, isoladas ou em associação.[5,6] O achado mais comum é anemia, geralmente normocítica normocrômica, mas muitas vezes é macrocítica. O número de reticulócitos está diminuído. Na anemia sideroblástica as hemácias podem ser hipocrômicas. Pode-se ainda encontrar ovalócitos, dacriócitos ou acantócitos, pontuação basófila, corpúsculos de Howell-Jolly ou eritroblastos circulantes.

A leucopenia está presente ao diagnóstico na metade dos casos, às custas de neutropenia. Pode haver presença de granulóticos imaturos ou pequena porcentagem de mieloblastos. Os neutrófilos podem apresentar distúrbio de segmentação nuclear (anomalia de Pelger-Huët) ou um citoplasma com grânulos reduzidos ou ausentes. A plaquetopenia ocorre em 25% dos pacientes, geralmente associada a outras citopenias. Em alguns casos, pode ocorrer aumento de plaquetas (como na síndrome 5q-).

▶ Medula óssea

O exame citológico é tão importante quanto o histológico (Figura 43.1). No primeiro, podemos avaliar melhor a morfologia das três séries hemopoéticas e suas atipias, contar o número de blastos e verificar a quantidade e a distribuição do ferro em macrófagos e sideroblastos. Na histologia de medula podemos avaliar melhor a celularidade, o número, a distribuição e a morfologia dos megacariócitos, a presença de fibrose e de nódulos linfoides ou focos de blastos (ALIPs).

Na maioria dos casos, o tecido hemopoético é normo ou hipercelular. No entanto, a medula óssea pode também ser hipocelular.[20-22] Mesmo tendo em conta que a medula óssea é menos celular nos pacientes mais idosos (normal: tecido hemopoiético corresponde de 20 a 30% da área), encontramos uma hipocelularidade em 10 a 15% dos casos *de novo*. Em dois estudos brasileiros essa frequência esteve em 25%.[13,20] Esses casos são denominados mielodisplasia hipocelular, uma entidade mais frequente em crianças que adultos. Em geral caem no grupo das anemias refratárias pela classificação FAB e em AR ou "não classificado" segundo a proposta da OMS. Porém, pelo fato de cursarem com pancitopenia e medula óssea hipocelular, é importante o diagnóstico diferencial com anemia aplástica. Esta, por outro lado, quando o paciente não recebe transplante de medula e sobrevive por longo tempo, pode evoluir para uma SMD em 13 a 25% dos casos, apresentando inclusive alterações citogenéticas clonais.[22] Porém essa evolução tem sido questionada pelo fato de o diagnóstico diferencial entre AA e SMD às vezes ser muito difícil e pelo fato de que os critérios estão sendo revistos.[21]

Vários estudos têm demonstrado que alguns aspectos histológicos da medula são importantes para diferenciar as duas entidades.[20,21] Na anemia aplástica observa-se um tecido hemopoético mais ou menos uniformemente substituído por tecido adiposo. As células residuais compreendem poucos eritroblastos, linfócitos e plasmócitos, não se observando megacariócitos. Na SMD hipocelular, muitos casos apresentam uma distribuição irregular da hemopoese (áreas aplásicas alternando com áreas até hipercelulares), presença de extensos focos de eritroblastos, focos de granulopoese

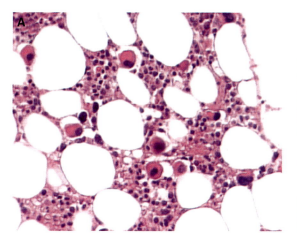
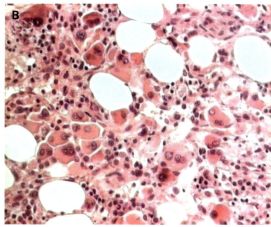

Figura 43.1 Histologia de medula óssea de casos de SMD. (A) um caso de SMD hipocelular. A celularidade está diminuída, mas há aumento de megacariócitos atípicos e alguns núcleos isolados. Pequenos grupos de eritroblastos (à esquerda). A série granulocítica amadurece, porém os elementos são atípicos. (B) medula hipercelular, também com muitos megacariócitos atípicos, formando grupos. À esquerda, em cima, um grupo irregular de eritroblastos. No centro e à direita, o aspecto repuxado dado pelo aumento das fibras de reticulina.

e megacariócitos atípicos, muitas vezes formando grupos (Figura 43.1 A). A presença de alterações citogenéticas ajuda muito nesse diagnóstico diferencial, mas é encontrada em poucos casos.

As fibras de reticulina estão aumentadas em até 50% dos casos, porém a fibrose colágena (Figura 43.1 B) ocorre em apenas 15 a 20% dos casos.[13,21,22] Este aumento é mais frequente na AREB e na SMD secundária, em que a fibrose é mais intensa. A SMD hiperfibrótica cursa com citopenias mais intensas, estando associada a uma sobrevida mais curta (média de 9,6 meses). Em alguns casos deve-se considerar o diagnóstico diferencial entre SMD hiperfibrótica com mielofibrose primária. Na SMD hiperfibrótica, porém, não ocorre hepatoesplenomegalia. Os megacariócitos encontrados na medula óssea são micromegacarócitos, e não os grandes e pleomórficos que se observa na mielofibrose primária, nem há rearranjo das trabéculas ósseas. Essa forma de SMD responde por pelo menos uma parte significativa dos casos antigamente diagnosticados como "mielofibrose aguda". Essa entidade foi colocada na proposta da OMS entre as leucemias agudas com o nome de "panmielose com mielofibrose".

No exame histológico da medula podemos ainda encontrar grupos de blastos mieloides, em localização intertrabecular, não associados a vasos nem a trabéculas ósseas. Estes grupos são facilmente evidenciados pela reação imuno-histoquímica para CD34.[21]

Ainda nos cortes histológicos, podemos evidenciar, em 25% dos casos, agregados linfoides de aspecto benigno: bem delimitados, sem centros germinativos, de localização intertrabecular.

▶ Atipias celulares

Atipias que podem ocorrer nas três linhagens mieloides são caracteristicamente encontradas nas mielodispasias.[5,6,23]

Os eritroblastos, que geralmente estão aumentados em número, podem apresentar dissociação de maturação núcleo-citoplasmática, à semelhança do que ocorre na anemia megaloblástica. Podemos também observar núcleos bizarros, lobulados, cariorexe e vacuolização citoplasmática. (Figura 43.2 A). O citoplasma pode ser PAS-positivo. Encontramos em alguns casos sideroblastos anormais com grânulos de ferro de localização perinuclear, correspondendo a um depósito de ferro nas mitocôndrias (sideroblastos em anel), evidenciado pela reação do azul da Prússia (Figura 43.2 B).

Os precursores granulocíticos podem estar aumentados ou diminuídos em número. Pode ocorrer um distúrbio de maturação, assincronismo de maturação nucleocitoplasmática, o que leva a dificuldades de classificação dos mieloblastos e pró-mielócitos em casos com elevado grau de atipia (Figuras 43.2 C e D). Isto tem se constituído num problema diagnóstico importante, já que a contagem de blastos no mielograma é um importante dado diagnóstico, essencial para a classificação, e principalmente para prognóstico do paciente. O *International Working Group on Morphology of MDS* (IWGM-MDS) tem tentado normatizar essa questão e colocou uma biblioteca de células na internet para ajudar o citologista no seu trabalho diário.[23]

Podemos encontrar distúrbios de segmentação nuclear (anomalia de Pelger-Huët), cromatina aglomerada em blocos, muitas vezes acompanhada de diminuição dos grânulos citoplasmáticos. Em alguns casos, podem ocorrer bastonetes de Auer. Essas alterações morfológicas podem vir acompanhadas por defeito na fagocitose, quimiotaxia ou da atividade bactericida, conferindo uma diminuição da resistência às infecções bacterianas.

Os megacariócitos, mais bem visualizados na histologia, podem estar aumentados em número, com localização anormal (paratrabecular), agrupados, atípicos, com diminuição do seu tamanho, menor poliploidia e até diploides

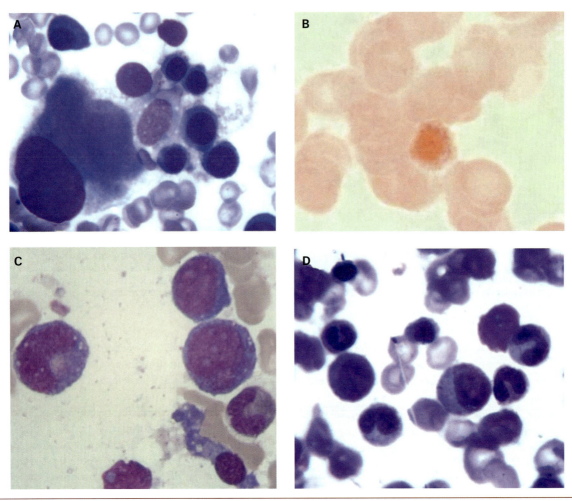

Figura 43.2 Citologia de medula na SMD. (A) um grupo de eritroblastos com núcleo megaloblastoide e falhas de hemoglobinização no citoplasma. Um megacariócito com núcleo ovoide e pequeno. (B) um sideroblasto em anel – grânulos de ferro ao redor do núcleo (localização mitocondrial). (C) células precursoras mieloides – à direita, em cima, um mieloblasto. Logo abaixo, um blasto com grânulos citoplasmáticos. Abaixo deste, um granulócito maduro com núcleo hipossegmentado. À esquerda um promielócito atípico. (D) eritroblasto de contorno nuclear irregular (centro) e granulócitos com núcleo sem segmentação e citoplasma hipogranular.

(micromegacariócitos). Estes últimos são mais bem evidenciados na imuno-histoquímica com CD31, CD42 e CD61. As atipias dos megacarióticos são particularmente acentuadas na síndrome 5q-, em que observamos trombocitose.

▶ Aspectos citogenéticos e moleculares

Alterações genéticas clonais podem ser detectadas em 30 a 50% dos casos *de novo* e em mais de 80% das SMDs secundárias.[3,5,6,9,10] Pode haver perda ou ganho de material genético com deleções, monossomias ou trissomias. Em cerca de 20% das SMDs *de novo* e em 50% das secundárias ocorrem alterações complexas. As translocações balanceadas são menos frequentes, e algumas delas são características das leucemias mieloides agudas.

Algumas síndromes clínicas têm sido relacionadas a uma alteração citogenética bem definida, como a 5q-, que ocorre predominantemente no sexo feminino, sendo caracterizada por uma anemia macrocítica dependente de transfusão, além de aumento da contagem de plaquetas.

Corresponde a uma deleção intersticial do braço longo do cromossomo 5, acometendo a região 5q31.1. No exame da medula óssea encontramos poucas atipias nas séries eritroblástica e granulocítica e grande número de megacariócitos atípicos pequenos com núcleo hipolobado. A síndrome 5q- é associada a um bom prognóstico e baixa probabilidade de transformação leucêmica.

A perda de material genético do cromossomo 7 é comum nas SMDs (mais na secundária após o uso de alquilantes) e na LMA. 7q- é encontrado em 10% das SMDs *de novo* (mais na AREB).

A deleção 20q e a perda do Y estão associadas à AR. A primeira também é muito comum em síndromes mieloproliferativas. A deleção 20q cursa com anemia menos importante, poucos blastos na medula e uma sobrevida mais longa. A perda do Y é considerada no IPSS como uma alteração de bom prognóstico. Porém ela ocorre com certa frequência em homens idosos sadios. Em um estudo, a frequência foi de 7,7% em homens normais e de

10,7% em pacientes com SMD, fazendo supor que tal alteração tem mais relação com a idade do paciente do que com a presença de uma neoplasia hematológica. Até hoje não se conseguiu descrever nenhum oncogene candidato nesse cromossomo.

A deleção 17p é detectada em 6% dos casos de SMD, está associada a mutações de ponto do gene *TP53*. Na medula óssea, observamos importantes atipias nos precursores granulopoéticos com anomalia de Pelger e vacúolos citoplasmáticos. A função do gene *TP53* é bem conhecida em oncologia há vários anos. Localizado no cromossomo 17p13.1, ele regula o ciclo celular de modo a propiciar o reparo do DNA. A alteração da sua função está relacionada à instabilidade genômica e também à má evolução dos pacientes.

As SMDs estão associadas a grande variedade de alterações citogenéticas (Tabela 43.1). É mais comum a perda ou o ganho de material genético do que translocações balanceadas. Isso resulta em anormalidades funcionais de vários oncogenes e genes supressores tumorais, alguns bem conhecidos e estudados em LMA e neoplasias não hematológicas, responsáveis por produção de fatores de crescimento ou regulação do ciclo celular. Embora a proporção de pacientes de SMD primária que apresentam cariótipo alterado gire em torno de 50%, essa característica tem provado ser de grande importância prognóstica. É um parâmetro que faz parte do IPSS (Tabela 43.2). Recentemente, o valor prognóstico das alterações cariotípicas foi revisto com base

em grandes números de pacientes,[9] e hoje se estratificam os achados citogenéticos em cinco categorias prognósticas.

▶ Aspectos fenotípicos e imunofenotipagem

Com o desenvolvimento da citometria de fluxo multiparamétrica na última década (analisando pelo menos seis características celulares simultaneamente), começou-se a estudar a expressão dos antígenos, principalmente de membrana, e associados a linhagem e maturação na hemopoese normal e anormal.[6,17-19] O princípio usado é que, na hemopoese normal, a expressão desses antígenos é rigorosamente coordenada por mecanismos genéticos e epigenéticos. A presença de perda ou ganho de expressão, assincronismo de expressão, além de expressão de antígenos translinhagem numa mesma célula seria sinal de neoplasia. Muitos trabalhos foram publicados nessa última década, e a técnica hoje já está razoavelmente bem padronizada para uso em rotina. A maioria dos autores preconiza a análise da série mielomonocítica e dos precursores CD34+. Para essa análise há muitos anticorpos monoclonais disponíveis.

Como na citogenética, não há nenhuma alteração fenotípica isolada que permita o diagnóstico de SMD. Porém há várias alterações que permitem o diagnóstico diferencial entre citopenias periféricas clonais (SMD) e não clonais (carenciais, tóxicas, infecciosas etc). Por isso, essa técnica é muito útil nos casos de citopenias periféricas a esclarecer com cariótipo normal. A OMS[5] preconiza que é diagnós-

---

Tabela 43.1

▶ Principais anormalidades citogenéticas encontradas nas SMDs e seu valor prognóstico.

1. muito bom risco: del(11q), –Y

2. bom risco: normal, del (5q), del (12p), del (20q), 2 anormalidades incluindo del(5q)

3. intermediário: -7/7q, +8,i(17q), -19, +21, qualquer outra alteração com uma anormalidade, qualquer outra alteração com duas anormalidades, clones independentes

4. alto risco: três anormalidades, duas anormalidades incluindo -7/7q, der(3)(q21)/der(3)(q26)

5. risco muito alto: mais do que três anormalidades

Revisão atual (Schanz *et al.* 2011).[11]

Tabela 43.2

▶ Índice prognóstico IPSS (Greenberg *et al.* 1997).[5]

Pontos	0	0,5	1,0	1,5	2,0
% blastos MO	< 5	5-10	–	11-20	20-30
cariótipo	bom	intermediádrio	alto risco		
citopenias	1	2-3			

Grupos de risco:

Bom: 0   Intermediário I: 0,5-1,0   Intermediário II: 1,5-2,0   Alto risco: > 2,5

tico o encontro de pelo menos três alterações. São parâmetros mais úteis nesse diagnóstico diferencial o achado da diminuição ou desaparecimento de células precursoras B (hematogônias), assincronismo de expressão antigênica ou presença de CD34 em granulócitos maduros, além do aumento de células CD34+.

Essa técnica também fornece fatores de risco independente para sobrevida global dos pacientes e resposta ao transplante alogênico de medula. Entre esses, o número total de alterações encontradas, o número de células CD34+, número de células CD34+/CD13- e a presença de expressões aberrantes nesses precursores (LAIPs – *Leukemia-Associated Phenotypes*).

► Síndrome mielodisplásica como diagnóstico de exclusão

A SMD é por definição um distúrbio de caráter clonal, mas nem sempre é possível demonstrar essa característica por meio da citogenética ou por métodos moleculares. Por outro lado, em numerosas doenças não clonais podem ser encontradas citopenias periféricas associadas a medula óssea celular com algumas atipias, especialmente nos eritroblastos (Tabela 43.3). Por isso, todas as vezes que um paciente apresenta anemia ou outras citopenias de causa desconhecida, se não forem encontradas alterações morfológicas típicas (aumento de blastos, bastonetes de Auer), e o cariótipo for normal, é necessário realizar uma avaliação para excluir doenças não clonais. Vários estudos epidemiológicos têm demonstrado que a taxa de hemoglobina tende a cair após os 65 anos.[24] Se considerarmos os valores de hemoglobina de 10 g/L a 12 g/L como anemia, então diagnosticaremos anemia em cerca de 10% dos pacientes nessa faixa etária. As causas mais comuns são nutricionais, insuficiência renal e anemia de doença crônica, enquanto as SMDs compreenderiam apenas 9% dos indivíduos anêmicos (casos confirmados com mielograma e cariótipo); a maioria dos casos fica tachada de "anemia sem causa aparente".

No esclarecimento da causa deve-se interrogar o paciente a respeito dos hábitos alimentares, inclusive dietas exóticas, distúrbios alimentares (anorexia nervosa e bulimia) e cirurgia bariátrica. Também é importante investigar antecedentes como etilismo e uso de medicamentos (inclusive quimioterapia e medicações imunomoduladoras). Deve-se dosar ferro, folato e vitamina B_{12}, estudar as funções renal, hepática e tireoidiana, fazer sorologia para HIV, hepatites, CMV e para doenças reumatológicas e autoimunes.

Além do mais, pode-se inicialmente tratar o paciente com vitamina B_{12}, folato e ferro durante um mês, para se verificar melhora dos valores hematológicos. Na anemia pluricarencial podem ocorrer atipias variadas, especialmente eritroblastos megaloblastoides, o que também pode ser encontrado nas SMDs. Além das SMDs, sideroblastos em anel podem ser encontrados em anemias congênitas e mitocondriopatias, e podem ser observados, de forma reversível, no consumo crônico de álcool, deficiência de cobre e ingestão de diversas drogas, como Isoniazida, Cloranfenicol, zinco e chumbo.

Citopenias isoladas e até pancitopenia com medula óssea hipercelular são observadas com frequência na mielopatia da infecção pelo HIV. Muitas vezes essas citopenias são a primeira manifestação clínica nesses pacientes. No mielograma encontramos a relação mieloide-eritroide conservada ou aumentada, atipias e megaloblastose nos eritroblastos, desvio à esquerda e elementos grandes de aspecto "inchado" na série granulocítica e muitos megacariócitos grandes, além de eosinofilia e plasmocitose, que pode ser bastante acentuada.

Nas doenças autoimunes, especialmente no lúpus eritematoso sistêmico, também é comum o achado de citopenias. O mecanismo fisiopatológico mais conhecido é o da destruição de células sanguíneas (especialmente hemácias, mas também granulócitos e plaquetas) por autoanticorpos. Mas ocorre também, com certa frequência, um processo inflamatório na medula óssea, associado a atipias em uma ou mais séries hemopoéticas. Podemos também encontrar aumento de eosinófilos, linfócitos e plasmócitos. À histologia podemos ver edema, células necróticas e aumento das fibras de reticulina.[21] A fisiopatologia dessa lesão do tecido hemopoético levando a citopenias no lúpus é complexa, envolvendo ativação de linfócitos CD8+ e citocinas que inibem a hemopoese. Esse mecanismo também ocorre nas SMDs.

CLASSIFICAÇÃO

Em 1982, o Grupo Cooperativo FAB[1] propôs uma classificação das SMDs que compreende cinco grupos: Anemia Refratária (AR); Anemia Refratária com Sideroblastos em Anel (Arsa); Anemia Refratária com Excesso de Blastos (Areb); Anemia Refratária com Excesso de Blastos em Transformação (Areb-t) e Leucemia Mielomonocítica Crônica (LMMC). Essa classificação foi universalmente aceita

---

Tabela 43.3

► Condições não clonais a serem excluídas em citopenias periféricas com medula óssea celular e atipias.

■ **Anemia carencial:** ferropriva, megaloblástica (mista) associada ou não ao uso de álcool.

■ **Desnutrição grave:** anorexia nervosa, S. consumptivas, antecedente de cirurgia bariátrica.

■ **Medicamentos** ou agentes mielotóxicos que dão citopenias (inclusive rádio e quimioterapia).

■ **Insuficiência** hepática, renal, hipotireoidismo.

■ **Infecção viral:** especialmente hepatite e HIV.

■ **Doenças autoimunes:** especialmente lúpus eritematoso sistêmico e d. Still.

e facilmente reproducível. Porém, à medida que o conhecimento sobre a fisiopatologia das SMDs foi avançando, percebeu-se que o grau de citopenias nas diversas séries tinha grande importância prognóstica, ao lado da contagem de blastos medulares. Com o uso obrigatório da citogenética no diagnóstico das SMDs conseguiu-se diagnosticar a primeira entidade geneticamente definida: a síndrome 5q-, que ocorre mais em mulheres idosas, cursa com plaquetas normais ou aumentadas no hemograma e responde muito bem a agentes antiangiogênicos, como a talidomida e principalmente a lenalidomida.[5,6]

Por outro lado, a leucemia mielomonocítica crônica é uma entidade heterogênea. Podemos encontrar apenas monocitose, associada a uma ou mais citopenias. Mas há casos onde ocorrem leucocitose com monocitose, presença de esplenomegalia, linfonodomegalia e infiltração de pele, ou seja, um quadro semelhante ao da leucemia mielomonocítica juvenil. Há ainda casos em que é difícil o diagnóstico diferencial com uma síndrome mieloproliferativa. Por isso, na revisão da classificação das SMDs pelo painel de especialistas da OMS, essa entidade foi transferida do grupo das SMD para a categoria intermediária "síndromes mielodisplásicas/mielproliferativas".[5]

A porcentagem de mieloblastos no mielograma, característica das Arebs, é uma variável prognóstica contínua muito importante e reflete o momento fisiopatológico do processo clonal, inclusive da transformação em leucemia aguda. Define também os casos que merecem ser tratados com quimioterapia usada para leucemia aguda e a urgência do transplante de medula. Estudos mais recentes mostram que seria melhor considerar como leucemia aguda os casos com blastos >20% ou os que têm t(8;21), independente do número de blastos.[5,9]

Por todos esses aspectos, o Comitê da OMS para Classificação de Neoplasias do Tecido Linfóide e Hemopoético propôs uma modificação da classificação FAB original.[5] Segundo esse Comitê, a porcentagem de blastos que separa a SMD da leucemia mieloide aguda ficaria em 20%, eliminando o tipo Areb-t. Por outro lado, a LMMC ficaria fora das SMDs, colocada num grupo intermediário entre SMD e síndromes mieloproliferativas, junto com a leucemia mielomonocítica juvenil (leucemia mieloide crônica juvenil) e a leucemia mieloide crônica atípica. Criou-se a categoria "citopenia refratária com displasia multilinear", que em geral têm maior grau de insuficiência medular e curso mais agressivo. Individualizou-se a síndrome 5q-, que só pode ser definida citogeneticamente, mas que tem clínica e evolução bem estabelecidas. Esta proposta está detalhada na Tabela 43.4. Essa nova proposta tem sido bem-aceita, e hoje sua revisão, efetuada em 2008, tem sido usada como padrão para classificar as SMDs. No nosso meio, reclassificando 150 casos, metade dos casos AR pelos critérios FAB mudou de categoria.[13] A síndrome 5q- foi rara. A maioria dos casos foi reclassificada como citopenias refratárias com displasia multilinhagem ou ficou como "não classificada", que é um tipo semelhante à "citopenia refratária" preconizado na classificação pediátrica.

Tabela 43.4

▶ Classificação das mielodisplasias segundo a proposta da OMS.

Tipo	Sangue periférico	Medula óssea
AR	anemia ausência de blastos	blastos < 5% celularidade variável atipias discretas
Arsa	anemia ausência de blastos monócitos < 1%	blastos < 5% sideroblastos em anel >15% atipias discretas
Citopenia Refratária com Displasia Multilinhagem (CRDM)	citopenias (mais de uma em geral) sem ou raros blastos	displasia em: 10% das células de duas ou três linhagens blastos < 5% sem bastonetes de Auer
CRDM com sideroblastos em anel	igual CRDM	igual CRDM sideroblastos em anel >15%
Areb	blastos < 5% pancitopenia	blastos 5-20%* hipercelular com atipias nas três séries
SMD não classificada	neutropenia e/ou plaquetopenia, mas não anemia	blastos < 5% atipias discretas
Síndrome 5q-	anemia blastos < 5% plaquetas normais ou aumentadas	micromegacariócitos blastos < 5% na citogenética apenas del(5q)

* Recentemente tem-se dividido as Arebs em Areb-1 quando blastos medulares 5-9% e Areb-2 quando eles são 10-19%.

Capítulo 43 • Síndromes Mielodisplásicas

ASPECTOS BIOLÓGICOS E FISIOPATOLÓGICOS

A concomitância de citopenias periféricas e uma medula óssea hipercelular com células atípicas é a resultante final de um conjunto heterogêneo de alterações funcionais da hemopoese, do estroma e do sistema imune medular. A hematopoese ineficaz é o produto da dissociação entre proliferação, maturação e apoptose nos precursores hemopoéticos. Estudos clonogênicos têm demonstrado que nas SMDs de baixo risco os precursores pluripotenciais CD34[+] proliferam pouco e expressam mais Fas e Fas-L.[9] Flores-Figueiroa et al.[11] mostraram que há um aumento importante de produção de IL-6 e TNF-α por parte dos fibroblastos e de TNF-α apenas por parte dos macrófagos. Esse aumento de produção não depende do tipo de SMD, mas da proporção relativa de macrófagos e fibroblastos na medula.

As SMDs são processos clonais, originados na célula hemopoética pluripotencial. A participação dos linfócitos no clone anormal tem sido objeto de controvérsias. Porém na síndrome 5q-, a presença dessa alteração cariotípica foi demonstrada em células precursoras linfoides B (mas não T) medulares usando a técnica de FISH.[12] Em 2006 foram demonstradas pela primeira vez alterações fenotípicas dos precursores linfoides B (assincronismo de expressão de CD79a e CD19) em pacientes com SMD.[4] Esse fenômeno foi mais frequente nas SMDs de alto risco (Areb). Além disso, foi encontrada uma diminuição numérica desses precursores. Esse último achado foi confirmado em numerosos outros estudos.[18,19] Este dado é hoje considerado um dos principais parâmetros fenotípicos no diagnóstico diferencial entre SMD de baixo risco com cariótipo normal e citopenias periféricas não clonais. É ainda a explicação pela qual, especialmente em crianças, em alguns casos pode haver progressão da SMD para uma leucemia aguda linfoide (e não mieloide).[16,24]

Por outro lado, os linfócitos T da medula óssea, que são elementos maduros, têm função imunomoduladora e também participam da fisiopatologia das SMDs. Tem sido postulado que células do clone neoplásico podem apresentar constelações antigênicas anormais que estimulam a resposta imunológica adaptativa na medula óssea.[12] Vários autores têm descrito uma expansão de células T citotóxicas autorreativas, e com restrição de uso das cadeias β do TCR com produção de TNF-α, perforina e granzima. Além disso, há expansão de linfócitos CD4+ relacionados a reações autoimunes. Esses mecanismos são mais frequentes nas SMDs de baixo risco, em que também há altos níveis de apoptose nos precursores hemopoéticos. Na progressão para SMD de alto risco aumentam os linfócitos T reguladores, que, associados a um microambiente imunossupressor, favorecem a proliferação de mieloblastos, causando assim a transformação em leucemia aguda.

A deleção 5q- afeta os genes RPS14 e SPARC. O primeiro está relacionado à maturação dos eritroblastos, enquanto que o SPARC está relacionado a várias vias inflamatórias, e portanto participa da angiogênese e da formação de fibrose. A progressão da SMD envolve a ativação e a inativação de vários oncogenes. Quando os cromossomos 5 ou 7 estão alterados, mutações adicionais de RAS, TP53 e CDKN2B estão associadas com a progressão da doença.

A transformação leucêmica do clone anormal é um processo de várias etapas, envolvendo mecanismos genéticos e epigenéticos. O silenciamento de vários genes supressores tumorais pela metilação das ilhas CpG nas regiões promotoras está associado à progressão e à sobrevida dos pacientes.

O microambiente medular (células endoteliais, macrófagos, adipócitos, fibroblastos etc.) também está alterado nas SMDs.[12] O estroma forma o nicho dos precursores hemopoéticos, secretando citocinas e outros mediadores da proliferação e maturação celular. Há muitos estudos in vitro e in vivo, com resultados discordantes. Os macrófagos estimulam a angiogênese através de citocinas pró-inflamatórias e VEGF. Estas estão mais aumentadas nas SMDs de alto risco. Por outro lado, os fatores angiogênicos, incluindo o VEGF, contribuem para a formação do ambiente imunossupressor que acompanha a transformação da SMD de alto risco em LMA.[12]

Estudos recentes têm demonstrado que um aumento oligoclonal de linfócitos T supressores (mas não de CD4+) em pelo menos uma parte dos casos de SMD é reversível após resposta do paciente ao tratamento com ATG. Esse mecanismo também é encontrado na anemia aplástica, no lúpus e na infecção pelo HIV. Tem-se questionado também se a hiperexpressão de Fas-L tornaria os precursores mais suscetíveis à ação citotóxica dos linfócitos CD8+.

Todos esses dados mostram que nas SMDs há anormalidades tanto nos receptores celulares quanto no perfil de citocinas e fatores de crescimento. O papel de cada um deles na gênese e na intensidade das citopenias resultantes ainda não está bem determinado. Porém esses conhecimentos são importantes para um melhor entendimento da fisiopatologia dessas neoplasias, que têm uma interação complexa entre o clone anormal, o microambiente medular e o sistema imunológico, no sentido de desenvolver tratamentos mais eficazes.

ETIOLOGIA

As SMDs incidem preferentemente em pessoas idosas ou que foram submetidas a tratamento oncológico. Uma série de agentes genotóxicos tem sido implicada na sua etiologia, sendo as drogas citotóxicas as mais bem conhecidos e estudadas, especialmente os agentes alquilantes e os inibidores da topoisomerase II.[2,7,16,26]

Com o tratamento cada vez mais eficaz das neoplasias hematológicas e de outros tumores, tanto em crianças como em adultos, tem-se observado um número cada vez maior de casos de SMD/LMA nos sobreviventes de longo prazo. Para a maioria dos casos e tratamentos, o pico de incidência ocorre em torno de cinco anos. A frequência varia com a idade do paciente ao primeiro tumor, o tipo e a dose dos quimioterápicos usados, o número de linhas terapêuticas, se houve associação com radioterapia, ou se os pacientes receberam fatores de crescimento durante a quimioterapia. Nos pacientes curados de linfoma, a frequência varia entre 5 e 15% (esta última em casos que receberam radioterapia ou transplante autólogo). Nos pacientes com mieloma múltiplo, tratados com quimioterapia e transplante autólogo, a frequência pode chegar a 18%.

Nos pacientes que desenvolvem SMD após o uso de alquilantes observa-se pancitopenia, medula óssea hipocelular ou com fibrose, acentuadas atipias nas células hemopoéticas, mas poucos blastos. As anormalidades citogenéticas mais comuns envolvem os cromossomos 5 e 7, além da presença frequente de alterações complexas. Nos pacientes tratados com inibidores da topoisomerase II, o tempo de latência é menor, sendo mais frequentemente observado o aparecimento de leucemia aguda, nem sempre precedida de mielodisplasia. Nesses casos, que são mais graves, a alteração cromossômica mais frequente é a 11q23, envolvendo o gene MLL. Além disso, tem-se demonstrado que a coleta de células-tronco, seu congelamento e manipulação para o transplante autólogo causam encurtamento dos telômeros dos precursores hemopoéticos, levando a uma instabilidade do genoma e facilitando o desenvolvimento de SMD secundária, muitas vezes com cariótipo complexo.

Uma síndrome rara e ainda não bem compreendida é a leucemia linfoide aguda que ocorre como segunda neoplasia.[16] Como primeiras neoplasias foram mais frequentes o linfoma de Hodgkin e o carcinoma de mama. O intervalo médio entre a primeira neoplasia e a LLA secundária foi de três anos. A LLA de linhagem B – inclusive com t(9;22) ou cariótipo complexo – foi a mais frequente.

Nas SMDs *de novo*, a gênese causal não é tão bem definida quanto nas secundárias. Como causas há fatores hereditários, ambientais e a senescência da hemopoese. Exposição ambiental ou ocupacional ao benzeno e seus derivados (inseticidas, solventes etc.) tem sido considerada desde há muito tempo um fator causal de SMD. A exposição prolongada aumenta o risco em 5 a 20 vezes. O tabaco contém agentes cancerígenos conhecidos como derivados do benzeno e nitrosaminas, e vários estudos têm demonstrado um aumento da incidência de SMD e leucemia mieloide aguda em fumantes.

FATORES PROGNÓSTICOS

Os principais fatores prognósticos estão associados ao grau da insuficiência medular medida pelo hemograma (principalmente a taxa de hemoglobina), à porcentagem de blastos no mielograma bem como às alterações citogenéticas. Anemia mais acentuada causa dependência transfusional e a consequente sobrecarga de ferro, com todo o seu círculo vicioso de morbidade e mortalidade. O aumento de ferro medular potencializa a stress oxidativo já existente pelas reações imunológicas e estromais na medula, levando

a novas lesões genéticas, e depositado nos diversos órgãos, como fígado, coração, gônadas e pele, leva a lesões com diminuição da função desses órgãos.

A porcentagem de blastos no mielograma, que correlaciona com o número de células CD34+ medido na citometria ou na imunoistoquímica da biópsia de medula, é uma medida do estado de lesão do clone anormal e a reação imunológica por ele desencadeada. Esses parâmetros prenunciam a progressão ou a transformação leucêmica. O número e o tipo de alterações fenotípicas, bem como o tipo de alterações citogenéticas encontradas também são evidências desse fato. Recentemente tem se ressaltado o papel prognóstico do grau de fibrose medular medido à biópsia de medula, mas que também espelha o grau de lesão da hemopoese e do estroma medular.

Desde a descrição da classificação FAB foi demonstrado o seu valor prognóstico, especialmente baseado na porcentagem de blastos no mielograma. A classificação da OMS, que se baseia não só no número de blastos medulares, mas também no grau de atipias das linhagens hematopoéticas, permitiu estratificar melhor os tipos de baixo risco. Em 1997 Greenberg *et al.*,[3] descreveram um Índice Prognóstico (IPSS) baseado no número de citopenias, porcentagem de blastos medulares e tipo de alteração citogenética (Tabela 43.2). Esse índice tem sido largamente usado para indicação de transplante alogênico, para a instituição de tratamento nos pacientes e para a inclusão deles em protocolos que testam a utilidade de novas terapias. O *International Prognostic Working Group for Prognosis in MDS* (Greenberg *et al.*) recentemente publicou a revisão do IPSS (IPSS-R) que contempla melhor o valor prognóstico dos vários achados citogenéticos (sub--dimensionado no índice original). Além disso, estratificou melhor a porcentagem de blastos no mielograma e contemplou o papel prognóstico da anemia que é mais importante que o das outras citopenias no hemograma.[10]

Há ainda uma série de outros scores prognósticos (WPSS, Lile, alemão, do MD Anderson), valorizando diferentes parâmetros clínicos e bioquímicos, além dos usados no IPSS, mas que são menos empregados. Finalmente, não podemos esquecer que, por se tratar de uma população geriátrica, é importante avaliar as comorbidades apresentadas pelos pacientes, bem como o seu estado geral e sintomas sistêmicos. Além da categoria IPSS de cada paciente, ainda são conhecidos fatores de risco: grau de anemia (WPSS) e sobrecarga de ferro, LDH e β-2--microglobulina, índice de comorbidades (principalmente cardíaca), risco citogenético (as cinco categorias atualizadas), as anormalidades fenotípicas das células CD34+, e dados da biópsia de medula como fibrose, *clusters* de células CD34+ e grau de displasia megacariocítica, além de alterações moleculares específicas.

TRATAMENTO

As SMDs compreendem um grupo heterogêneo de doenças com gravidade clínica e evolução variável que incidem mais na população geriátrica. Até hoje, a única terapia de potencial

Capítulo 43 • Síndromes Mielodisplásicas **413**

curativo é o Transplante Alogênico de Medula (TMO), reservado para pacientes com idade abaixo de 65 anos, com SMD de alto risco e sem comorbidades importantes.

Vários grandes grupos cooperativos internacionais, europeus e americanos estabeleceram as suas diretrizes de tratamento.[14,15] No Brasil, essas diretrizes ainda estão em elaboração. O fluxograma de opções terapêuticas são sempre baseadas nas categorias do IPSS, lesões citogenéticas específicas, estado geral do paciente e idade. Nos casos de IPSS de baixo risco e intermediário I (SMD de baixo risco), o racional de tratar os pacientes é melhorar a insuficiência medular e a qualidade de vida. Nos pacientes de alto risco (IPSS de alto risco intermediário II e alto risco), que tem grande probabilidade de transformação leucêmica, o mais importante é tentar mudar a história natural da doença com tratamentos mais agressivos.

Os pacientes de baixo risco que têm anemia assintomática e/ou neutrófilos >1.000/μL ou plaquetas >40.000/μL, e não apresentam citogenética de alto risco são apenas acompanhados.

Os com anemia sintomática, que tem Eritropoietina (EPO) sérica < 500 mμ/mL se beneficiam do uso de altas doses de EPO, associada ou não ao G-CSF. Cerca de 25% dos pacientes respondem geralmente em dois meses. Fatores preditivos de resposta são: taxa sérica baixa de EPO e uma necessidade transfusional que não excede a duas unidades mensais. Nesses pacientes, a taxa de resposta chega a 70%. Os casos com EPO alta são tratados com agentes hipometilantes ou apenas esquema de transfusão.

Os casos de síndrome 5q- respondem bem à Lenalidomida em 66% dos casos (inclusive com resposta citogenética), com boa durabilidade da resposta. Mas não se sabe ao certo ainda se aumenta a sobrevida global dos pacientes e se aumenta o risco de transformação leucêmica. Essa droga está autorizada pelo FDA (Estados Unidos), mas não pelo Emea (agência regulatória da União Europeia). Esta última julga que os benefícios do seu uso não superam os potenciais riscos.[14] A talidomida também é usada nesses pacientes. Vários autores utilizaram diferentes critérios para tratar, bem como dosagens diferentes.[15] Porém a droga poderia ser usada em baixas doses (50 a 100 mg), em pacientes <70 anos, IPSS de baixo risco com dependência transfusional, sem disponibilidade para lenalidomida, tem nível alto de EPO ou não responderam a tratamento com EPO.

Pacientes jovens (< 60 anos), com medula óssea hipocelular, blastos medulares < 5%, de baixo risco IPSS (cariótipo normal), com clone HPN ou com antígeno de histocompatibilidade HLA-DRB1-15 respondem bem ao tratamento imunossupressor. O esquema é semelhante ao usado na anemia aplástica (ATG e ciclosporina). Recentemente, tem se descrito uma boa resposta com Alentuzumab (anticorpo anti-CD52).

É bem conhecido que pacientes com SMD com anemia importante, e submetidos a regime crônico de transfusão, desenvolvem sobrecarga de ferro, com acentuada morbidade cardíaca. Embora não seja o parâmetro mais exato para medir essa sobrecarga, a dosagem de ferritina sérica tem sido o exame mais usado na avaliação, por ser mais prático e disponível. Porém, o benefício obtido com a quelação de ferro não é tão evidente como ocorre na talassemia major. No entanto, as diretrizes americanas e europeias recomendam que pacientes com SMD de baixo risco, que já receberam mais de 20 unidades de hemácias, ou que entraram em regime de transfusão crônica, e cuja ferritina sérica está acima de 1.000 μg/L (na ausência de processo inflamatório crônico), devem ser quelados, para prevenir toxicidade cardíaca.

Agentes hipometilantes têm sido recomendados para pacientes com IPSS int-2/alto risco, que não podem ser transplantados ou estão esperando encontrar doador não relacionado. Pacientes com SMD de baixo risco também são elegíveis,[15] se apresentam pelo menos um dos seguintes fatores: EPO alta, citopenias severas, blastos medulares >5% ou citogenética de alto risco. 5-Azacitidina e Decitabina têm sido usadas, a primeira em mais larga escala, por ser aceita por todas as agências reguladoras. Há numerosos trabalhos na literatura mostrando a eficácia dessas drogas, com resultados altamente variáveis. Não há estudo randomizado comparando as duas. A dose de 5-Azacitidina é 75 mg/m²/por sete dias, subcutânea, em ciclos mensais. São necessários pelo menos dois ciclos para resposta, mas ela é máxima após seis ciclos. Há relato de resposta em até 87%. A melhor dose de Decitabina é 20 mg/m² por cinco dias, endovenosa (em uma hora de infusão). Também são necessários seis ciclos para uma resposta adequada.

A quimioterapia agressiva, com esquemas usados na LMA, é indicada em pacientes < 65 anos e com blastos medulares acima de 10%, antes do transplante alogênico de medula, ou para pacientes que não têm doador compatível. Esses esquemas produzem remissão completa em até 50% dos pacientes, mas a frequência de recaídas é alta.

Finalmente, o transplante alogênico de medula é indicado para pacientes com SMD de alto risco, ou mesmo de baixo risco (blastos medulares < 5%), mas com citopenias graves ou muito dependentes de transfusão.

No nosso meio, os critérios de indicação de TMO mieloablativo têm sido uma idade < 50 anos, neutrófilos periféricos < 1.000/μL ou plaquetas < 40.000/μL) ou, ainda, diagnóstico de Areb ou LMMC. Numa experiência com 12 casos (7 AR, 3 Areb, 1 LMMC) no Serviço de TMO de Campinas, a sobrevida em quatro anos foi de 42%. Apenas os pacientes com AR sobreviveram. A frequência de GVHD aguda foi de 30% e a de GVHD crônica, 71%. As causas de óbito foram semelhantes às encontradas em Seattle. O TMO com condicionamentos de intensidade reduzida tem sido tentado em pacientes mais velhos, ou com comorbidades, com resultados razoáveis.[14,15] Não há consenso na literatura se devemos usar quimioterapia ou agentes hipometilantes antes do transplante.

Assim, nos últimos anos, com um melhor conhecimento das características clínicas e fisiopatológicas das SMDs, têm se desenvolvido alguns novos tratamentos com perspectivas de oferecer realmente uma sobrevida e melhor qualidade de vida aos pacientes com SMD. Mas ainda há um longo caminho a ser percorrido para que esse grupo de doenças, cuja incidência deve aumentar nos próximos anos devido ao aumento de idade da população, seja realmente tratado com eficácia na maioria dos casos.

REFERÊNCIAS BIBLIOGRÁFICAS

1. Bennett JM, Catovsky D, Daniel MT, Flandrin G, Galton DA, Gralnick HR et al. Proposals for the classification of the myelodysplastic syndromes. Br J Haematol. 1982;51:189-99.

2. Cogle CR, Craig BM, Rollison DE, List AF. Incidence of myelodysplastic syndromes using a novel claims-based algorithm: high number of uncaptured cases by cancer registires. Blood. 2011;117:7121-5.

3. Greenberg P, Cox C, LeBeau MM, Fenaux P, Morel P, Sanz G et al. International scoring system for evaluation in MDS. Blood. 1997;89:2079-88.

4. Ribeiro E, Matarraz Sudón S, Santiago M, Lima CSP, Metze K, Giralt M, et al. Maturation-associated immnophenotypic abnormalities in bone marrow B-lymphocytes in myelodysplastic syndromes. Leukemia Research. 2006;30:9-16.

5. Swerdlow SH, Campo E, Harris NL, et al. In: WHO classification of tumors of haematopoietic and lymphoid tissues, IARC press. Lyon, France. 2008. p.88-103.

6. Valent P, Horny HP, Bennett JM, Fonatsch C, Germing U, Greenber P, et al. Definitions and standards in the diagnosis and treatment of the myelodysplastic syndromes: Consensus statements and report from a working conference. Leuk Res. 2007;31:727-39.

7. Leone G, Fianchi L, Pagano L, Voso MT. Incidence and suceptibility to therapy-related myeloid neoplasms. Chem biol Interact. 2010;184:39-45.

8. Bernasconi P. Molecular pathways in myelodysplastic syndromes and acute myeloid leukemia: relationships and distinctions – a review. Brit J Haemetol. 2008;142:695-708.

9. Schanz J, Steidl C, Fonatsch C, et al. Coalesced multicentric analysis of 2351 patients with myelodysplastic syndromes indicates an underestimation of poor-risk cytogenetics of myelodysplastic syndromes in the International Prognostic Scoring System J Clin Oncol. 2011;29:1963-70.

10. Greenberg P, Tuechler H, Schanz J, et al. Revised International Prognostic Scoring System for myelodysplastic syndromes. Blood. 2012;120:2454.

11. Flores-Figueiroa E, Montesinos JJ, Flores-Guzmán P, et al. Functional analysis of myelodysplastic syndromes-derived mesenchimal stem cells. Leuk Res. 2008;32:1407-16.

12. Aggarwal S, van de Loosdrecht AA, Alhan C, et al. Role of immune responses in the pathogenesis of low-risk MDS and high-risk MDS: implications for immunotherapy. Brit J Haematol. 2011;153:568-81.

13. Lorand-Metze I, Pinheiro MP, Ribeiro E, de Paula EV, Metze K. Factors influencing survival in myelodysplastic syndromes in a Brazilian population: Comparison of FAB and WHO classifications. Leuk Res. 2004;28:587-94.

14. Greenberg PL. Current therapeutic approaches for patients with myelodysplastic syndromes. Brit J Haematol. 2010;150: 131-43.

15. Santini V, Alessandrino PE, Angelucci E, et al. Clinical management of myelodysplastic syndromes: update of SIE, SIES, GITMO practice guidelines. Leuk Res. 2010;34:1576-88.

16. Shivakumar R, tan W, Wilding GE, Wang ES, Wetzler M. Biologic features and treatment outcome of secondary acute lymphoblastic leukemia – a review of 101 cases. Ann Oncol. 2008;19:1634-8.

17. Ribeiro E, Lorand-Metze I. Detection of hematopoietic maturation abnormalities by flow cytometry and its utility for the diagnosis of myelodysplastic syndromes Leuk Res. 2007;31:147-55.

18. Van de Loosdrecht AA, Alhan C, Béné MC, Della Porta MG, Dräger AM, Feuillard J, et al. Standardization of flow cytometry in myelodysplastic syndromes: report from the first European LeukemiaNet working conference on flow cytometric in myelodysplastic syndromes. Haematologica. 2009;94:1124-34.

19. Reis-Alves SC, Traina F, Saad STO, Metze K, Lorand-Metze I. The impact of several phenotypic features at diagnosis on survival of patients with myelodysplastic syndromes. Neoplasma. 2010;57:530-6.

20. Lorand-Metze I, Meira DG, Vassallo J, Lima CSP, Metze K. The differential diagnosis between aplastic anemia and hypocellular myelodysplasia in patients with pancytopenia. Haematologica. 1999;84:564-65.

21. Horny H-P, Sotlar K, Valent P. Diagnostic value of histology and immunohistochemistry in myelodysplastic syndromes. Leuk Res. 2007;1609-16.

22. Koh Y, Lee HR, Song EY et al. Hypoplastic myelodysplastic syndrome (h-MDS) is a distinctive clinical entity with poorer prognosis and frequent karyotypic and FISH abnormalities compared to aplastic anemia. Leuk Res. 2010;34:1344-50.

23. Mufti GJ, Bennett J, Goasguen J, Bain BJ, Baumann I, Brunning R, et al. Diagnosis and classification of myelodysplastic syndrome: International Working Group on Morphology of myelodysplastic syndrome consensus proposals for the definition and enumeration of myeloblasts and ring sideroblasts. Haematologica. 2008;93:1712-7.

24. Buckstein R, Jang K, Friedlich J, et al. Estimating the prevalence of myelodysplastic syndromes in patients with unexplained cytopenias: A retrospective study of 322 bone marrows. Leuk Res. 2009;33:1313-8.

25. Ribeiro E, Lima CSP, Metze K, Lorand-Metze I. Flow cytometric analysis of the expression of Fas/FasL in the bone marrow CD34+ cells in myelodysplastic syndromes: relation to disease progression. Leuk Lymph. 2004;45:309-13.

26. Lopes LF, Neto ED, Lorand-Metze I, Latorre MD, Simpson AJ. Analysis of Vγ/Jβ trans-rearrangements in pediatric patients undergoing chemotherapy. Brit J. Haematol. 2001;113:1001-8.

Parte · 11

Doenças Mieloproliferativas Crônicas

Resumo dos capítulos

Capítulo 44 Leucemia Mieloide Crônica Variantes da Leucemia Mieloide Crônica

Capítulo 45 Mielofibrose Primária ou Metaplasia Mieloide Agnogênica

Capítulo 46 Trombocitemia Essencial

capítulo · 44

Leucemia Mieloide Crônica.
Variantes da Leucemia Mieloide Crônica

Vaneuza Araújo Moreira Funke • Ricardo Pasquini

INTRODUÇÃO

A Leucemia Mieloide Crônica (LMC) é uma doença clonal da célula progenitora hematopoética, caracterizada pela presença do cromossomo Filadélfia (cromossomo Ph ou Ph1), produto da translocação t(9;22)(q34;p11) e que resulta na fusão dos genes ABL e BCR, gerando um novo gene híbrido e anormal: o gene BCR-ABL. Este gene produz uma proteína com elevada atividade tirosinocinase que regula a proliferação celular. Esses eventos moleculares traduzem-se clinica e laboratorialmente por hiperplasia mieloide, leucocitose, neutrofilia, basofilia e esplenomegalia.

A LMC constitui 14% de todas as leucemias e sua incidência é de 1,6 caso por 100 mil habitantes/ano. A idade mediana do diagnóstico localiza-se entre a quinta e a sexta década. Há uma discreta predominância no sexo masculino: 1,4:1. Radiação ionizante é o único fator de risco conhecido a se relacionar com o desenvolvimento da LMC.

GENÉTICA MOLECULAR DA LMC

O evento genético central na LMC consiste na translocação cromossômica recíproca t(9;22)(q34;q11) na célula progenitora hematopoética, resultando no que hoje é reconhecida como célula-tronco da LMC. A translocação entre os referidos cromossomos resulta na criação de dois novos genes, o BCR-ABL no cromossomo 22q-, denominado cromossomo Filadélfia, e o recíproco ABL-BCR no cromossomo 9q+ (Figura 44.1). O ponto de quebra do gene BCR ocorre principalmente em três localizações. O gene híbrido predominante na LMC é derivado da cisão do BCR na localização denominada maior (M-bcr). A transcrição desse gene gera moléculas de mRNA quimérico, sendo as fusões das sequências do BCR e ABL representadas pelas junções dos exons b3a2 e ou b2a2 (Figura 44.1). O produto final desse rearranjo genético é uma proteína de fusão citoplasmática de 210 kDa (p210), a qual é responsável pela expressão clínica da LMC. A natureza leucemogênica da p210 resulta de sua capacidade autônoma de ser ativada e pela interferência na transdução de sinais nos processos celulares básicos, como proliferação, aderência e apoptose. A proteína híbrida exerce sua atividade acomodando uma molécula de ATP em uma bolsa, de onde um fosfato do ATP é transferido para uma tirosina do substrato, que é assim fosforilada e ativada. O Mesilato de Imatinibe, desenvolvido com base nesse conhecimento, acomoda-se na bolsa da p210 e ocupa o lugar do ATP, impedindo que a proteína exerça sua ação de fosforilação, provocando, dessa forma, remissão clínica e laboratorial da doença (Figura 44.2).

O ponto de quebra do BCR, no segmento denominado menor (m-bcr), de localização e1 e fusão com o ABL no nível do exon a2, gera uma proteína com 190 kDa. Essa proteína está habitualmente associada à leucemia linfoide aguda (LLA Ph positiva), porém em raros casos de LMC pode ser predominante ou ser coexpressa em baixos níveis com a p210. A fusão originada da quebra no segmento micro do BCR (μ-bcr), correspondente ao exon 19, com o segmento a2 do ABL, resulta na síntese de uma proteína com um peso molecular de 230 kDa. Esse ponto de quebra tem sido descrito em casos de leucemia neutrofílica crônica com cromossomo Filadélfia.

MANIFESTAÇÕES CLÍNICAS E ACHADOS LABORATORIAIS

As manifestações clínicas da LMC dependem da fase e do volume da doença. A história natural compreende inicialmente uma fase crônica com poucos sintomas e mais prolongada (três a cinco anos), seguida de uma fase acelerada, mais sintomática e com duração de alguns meses e, por fim, a crise blástica, frequentemente fatal.

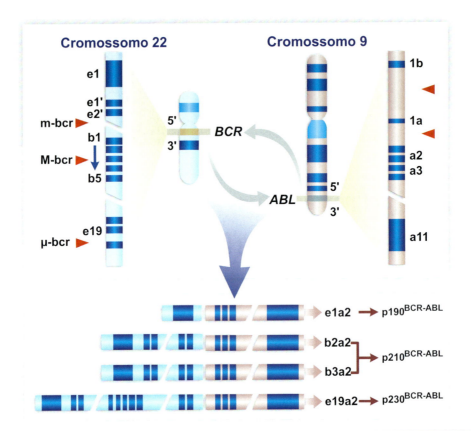

Figura 44.1 As diferentes proteínas oriundas da fusão BCR-ABL que resultam da translocação entre diferentes éxons *bcr*. (Baseado em: Faderl S *et al*, N Engl J Med 1999; 341: 164-72.)

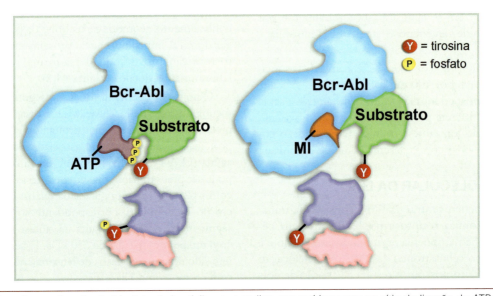

Figura 44.2 Mecanismos de ação do Mesilato de Imatinibe, que se liga competitivamente ao sítio de ligação do ATP na molécula do BCR-ABL, impedindo a fosforilação do substrato e, consequentemente, a proliferação celular. (Baseado em Goldman JM e Melo J, N Engl J Med 2003; 349: 1451-64.)

▶ **Fase crônica**

Na fase crônica, com duração mediana entre três e cinco anos, as manifestações clínicas incluem sintomas constitucionais como fadiga, perda de peso, sudorese e febrícula e os achados ao exame clínico de palidez e esplenomegalia. Devido ao número crescente de hemogramas incluídos em avaliações clínicas de rotina, tornou-se frequente que o diagnóstico da LMC seja feito em uma fase assintomática. A intensidade das manifestações clínicas depende do volume da doença existente, traduzido pela leucocitose e organomegalia. A esplenomegalia está presente em mais de 80% dos casos e, dependendo de seu volume, causa desconforto abdominal e efeitos compressivos nas vísceras ocas, ocasionando plenitude pós-prandial e outros distúrbios digestivos. Também pode ocorrer infarto esplênico, que se tem localização subcapsular desperta dor devido à periesplenite. Hepatomegalia discreta a moderada pode ser encontrada. Manifestações de hiperviscosidade, como priapismo, zumbido e alterações visuais, são observadas raramente e ocorrem nos pacientes com acentuada leucocitose.

No **sangue periférico** é característica a leucocitose, comumente acima de 25.000/μL, raras vezes atingindo níveis superiores a 400.000/μL. Na contagem diferencial encontram-se granulócitos em todas as fases de maturação, predominando os mielócitos e as formas maduras, enquanto os mieloblastos e promielócitos representam menos de 10%. Basofilia é um achado comum e eosinofilia pode estar presente. Anemia normocrômica e normocítica discreta é comum. A contagem de plaquetas é normal ou aumentada. A **medula óssea** mostra intensa hiperplasia granulocítica, com morfologia geralmente normal. O número de blastos é inferior a 10% e pode ser encontrada monocitose absoluta. É comum ocorrer a hiperplasia megacariocítica. A **biópsia de medula** *óssea* é útil para ratificar a hiperplasia e detectar presença de fibrose, esta podendo variar de apenas um

aumento das fibras de reticulina a moderada mielofibrose. A fosfatase alcalina dos leucócitos é sempre baixa. As concentrações séricas de desidrogenase láctica e do ácido úrico estão elevadas.

▶ Fase acelerada

A fase acelerada tem duração de alguns meses e caracteriza-se por resistência à terapêutica citorredutora, aumento da esplenomegalia, da basofilia e do número de células blásticas, trombocitose ou trombocitopenia, mielofibrose e evolução clonal citogenética. Nessa fase, os pacientes podem estar assintomáticos ou mais frequentemente apresentar febre, sudorese noturna, perda de peso e dores ósseas. Vários grupos publicaram critérios de fase acelerada de LMC (Tabela 44.1). Qualquer desdes achados, mesmo ocorrendo isoladamente, é suficiente para definir a fase acelerada dessa doença.

▶ Crise blástica

Considera-se que a LMC está em crise blástica quando o número de células blásticas é superior a 20% (critério da Organização Mundial de Saúde) na medula óssea ou no sangue periférico. Essas células imaturas são mieloblastos em 50% dos casos, linfoblastos em 25% e no restante são células indiferenciadas ou bifenotípicas. Nessa fase é comum

Tabela 44.1

▶ Critérios para classificação de leucemia mieloide crônica na fase acelerada.

	SOKAL	CIBMTR*	OMS**	MDACC ***
Blastos (SP ou MO)	>5%	≥ 10%	10-19%	10-29
Blastos + promielócitos		≥ 20%		≥ 30%
Basófilos (%)	≥ 20%	≥ 20%	≥ 20%	≥ 20%
Plaquetas/μL	>1.000.000 ou <100.000	Aumento ou redução persistente	> 1.000.000 ou <100.000	>1.000.000 ou < 100.000
Leucócitos/μL	Tempo de duplicação < 5 dias	Difícil controle		> 100.000
Anemia	Não relacionada ao tratamento	Sem resposta ao tratamento		
Esplenomegalia	Progressiva, sem resposta à terapia	Progressiva, sem resposta à terapia	Progressiva, sem resposta à terapia	Persistente, sem resposta à terapia
Citogenética	Evolução clonal	Evolução clonal	Evolução clonal	
Outros	Proliferação de megacariócitos, fibrose		Proliferação de megacariócitos, fibrose	

SP = sangue periférico; MO = medula óssea.

*CIBMTR = Center for International Bone Marrow Transplantation Registry.

** OMS = Organização Mundial da Saúde.

***MDACC2 = Critérios revisados publicados pelo grupo do MD Anderson Cancer Center em 2006.

a presença de febre, sudorese noturna, anorexia, perda de peso e dores ósseas. A esplenomegalia aumenta e a infiltração extramedular pode estar presente, particularmente nos linfonodos, pele, ossos e sistema nervoso central. Excepcionalmente, a crise blástica isolada em sítios extramedulares precede a infiltração da medula óssea. A crise blástica como manifestação inicial da LMC é incomum e deve-se procurar diferenciá-la das leucemias mieloides e linfoides agudas, pois as estratégias terapêuticas são diferentes. Alguns pacientes, quando tratados, podem voltar para a fase crônica da doença, porém essa é de curta duração. A expectativa de sobrevida sem tratamento é de três a seis meses após o início da crise blástica.

DIAGNÓSTICO DIFERENCIAL

O diagnóstico diferencial habitualmente não oferece dificuldade, pois o achado da leucocitose neutrofílica, com presença de células mieloides em várias fases de maturação associada à basofilia e à inexistência de doença infecciosa ou neoplasia sistêmica, praticamente definem o diagnóstico, que é firmado pela identificação do cromossomo Filadélfia (Ph) ou do gene BCR-ABL. Em 5% dos casos de LMC, o cromossomo Ph não é visualizado pela citogenética, mas a pesquisa do gene BCR-ABL por PCR é positiva. Nos casos definidos pela Organização Mundial da Saúde (OMS) como síndrome mielodisplásica/síndrome mieloproliferativa, o diagnóstico diferencial com a LMC pode ser difícil. Nessa categoria encontram-se a **Leucemia Mielomonocítica Crônica** (LMMC), a **Leucemia Mielomonocítica Juvenil** (LMMJ) e a **LMC atípica**. A LMMC acompanha-se de expressiva monocitose ($> 1 \times 10^3/\mu L$), displasia das três linhagens hematopoéticas e ausência de cromossomo Ph. A LMMJ é uma entidade distinta do adulto e ocorre predominantemente abaixo de dois anos de idade, caracterizando-se clinicamente por febre, hepatoesplenomegalia, linfonodomegalia, erupção eczematoide, leucocitose monocítica, anemia, trombocitopenia e concentração de HbF bastante aumentada. Pode ser encontrada monossomia do cromossomo 7 e alterações nas vias do gene *Ras* estão presentes em dois terços dos casos. A LMC atípica é uma entidade clínica ainda mal definida, que se caracteriza por quadro hematológico semelhante à LMC, porém com presença de displasia. O exame de detecção do gene BCRABL por métodos moleculares é negativo nesses pacientes.

A **leucemia neutrofílica crônica** é uma doença mieloproliferativa rara caracterizada por evolução insidiosa e leucocitose neutrofílica, com franco predomínio de neutrófilos maduros ($> 80\%$ dos granulócitos), sendo raras ou ausentes as células imaturas. A basofilia é incomum. O exame clínico é habitualmente normal e, excepcionalmente, discreta esplenomegalia pode estar presente. A fosfatase alcalina dos leucócitos é normal ou elevada. O cromossomo Ph está presente, porém o ponto de quebra localiza-se em posição diferente daquele da LMC clássica (*e19a2;* p230).

PROGNÓSTICO

O prognóstico, como descrito acima, varia de acordo com a fase evolutiva da doença. Na fase crônica, há índices que visam individualizar grupos prognósticos, estratificando os pacientes em graus de risco baixo, médio e alto. Os índices mais utilizados são o escore proposto por Sokal *et al.* em pacientes que usavam Hidroxiureia ou Bussulfan, e o proposto por Hasford *et al.* em pacientes que utilizavam Interferon. Recentemente o escore Eutos foi proposto em pacientes que usavam inibidores de tirosinocinase. Esses índices levam em conta características como idade, grau de esplenomegalia, porcentagem de blastos, basófilos e o número de plaquetas. Esses índices identificam subgrupos de pacientes em fase crônica da LMC com diferente qualidade da resposta às diversas estratégias terapêuticas, e podem ser de utilidade para a escolha da melhor opção de tratamento.[2]

TERAPÊUTICA

O tratamento da LMC é recomendado para todos os pacientes com o diagnóstico confirmado dessa enfermidade. Os recursos terapêuticos disponíveis são agentes citostáticos, α-Interferon (IFN), inibidores da tirosinocinase e o Transplante de Células-Tronco Hematopoéticas (TCTH), sendo que apenas os últimos três são capazes de interferir favoravelmente na evolução natural da doença.

▶ Agentes citostáticos

Os agentes citostáticos utilizados no tratamento paliativo da LMC são Hidroxiureia e Bussulfano. A Hidroxiureia é utilizada na dose de 30 a 40 mg/kg, por via oral, diariamente, ajustada de acordo com a redução da leucocitose. Raramente observam-se citopenias graves (de curta duração), reações alérgicas, aftas orais e distrofia ungueal. O Bussulfano deve ser ministrado em doses de 4 a 6 mg diários, por via oral, suspendendo-se a droga quando o número de leucócitos atingir níveis próximos do normal. Os efeitos colaterais, além das citopenias, incluem azoospermia, amenorreia e, mais raramente, infiltrados pulmonares. A resposta hematológica com os agentes citostáticos pode ser completa, porém a resposta citogenética é excepcional e o benefício na sobrevida é mínimo ou inexistente.

▶ α-Interferon

O α-Interferon, por um mecanismo de ação ainda desconhecido, é capaz de induzir remissão hematológica completa em 90% e resposta citogenética maior em aproximadamente 30% dos pacientes com LMC em fase crônica. Estes últimos podem manter-se em remissão por período superior a dez anos. A dose diária recomendada é de 5milhões de unidades/m² por via subcutânea. Os efeitos colaterais são frequentes e incluem sintomas similares a um quadro gripal, febre, cefaleia, perda de peso, artralgia, mialgia, impotência e manifestações neuropsiquiátricas (perda de memória e depressão). Fenômenos autoimunes, como trombocitopenia, anemia hemolítica, lúpus eritematoso e hipotireoidismo também podem ser observados. A adição de Citosina-arabinosídeo aumenta a taxa de resposta citogenética e discretamente a sobrevida, à custa, no entanto, de maior toxicidade hematológica. Esses efeitos adversos tornaram rara a utilização do Interferon após o advento dos inibidores de tirosinocinase. Há evidências preliminares de que a associação de PEG-Interferon (uso semanal) em baixas doses associado ao Mesilato de Imatinibe melhore os índices de resposta citogenética e molecular maior e completa. No entanto, há um aumento da toxicidade com essa associação. Nas fases avançadas de LMC a remissão citogenética é improvável com esse agente.

▶ Inibidores de tirosinocinase

Mesilato de Imatinibe (MI)

O Mesilato de Imatinibe é um inibidor específico da fosforilação da tirosinocinase produzida pelo gene híbrido BCR-ABL, que induz resposta hematológica rápida e completa. Nos últimos anos, os resultados dos estudos têm demonstrado crescente eficácia nos pacientes em fase crônica, refratários ou intolerantes ao Interferon. O estudo *Iris (International Randomized Interpheronand STI-571)* comparou o uso do Mesilato de Imatinibe em primeira linha de tratamento com o α-Interferon. Houve clara superioridade das taxas de respostas hematológica, citogenética e molecular obtidas com o Imatinibe, bem como melhor tolerabilidade. Os efeitos colaterais dessa droga são considerados menores e incluem náusea, diarreia, erupção cutânea, câimbras e alterações de transaminases, estas últimas usualmente transitórias. Esses excelentes resultados se mantêm atualmente com um seguimento de oito anos e tornaram o Mesilato de Imatinibe o novo **tratamento inicial de escolha** nos pacientes com LMC recém-diagnosticada.

Na fase crônica da LMC, o tratamento com MI consiste na administração oral diária de 400 mg durante a maior refeição. A monitoração do tratamento deve ser avaliada periodicamente, quando são utilizados recursos laboratoriais, como hemograma, citogenética e quantificação molecular do gene BCR-ABL por Reação de Cadeia de Polimerase em Tempo Real (RT-PCR).

Resposta Hematológica Completa (RHC) ao Mesilato de Imatinibe deve ser alcançada após o tempo máximo de três meses de tratamento. O hemograma deve ser realizado ao diagnóstico, a cada 15 dias até a RHC e depois a cada três a seis meses. A análise citogenética deve ser realizada ao diagnóstico e a cada seis meses até que o paciente atinja a Resposta Citogenética Completa (RCC), quando a partir de então pode ser acompanhado por análise molecular trimestral. Se houver resposta molecular maior confirmada, a análise molecular quantitativa pode ser feita semestralmente. Para análise satisfatória da resposta citogenética são necessárias pelo menos 20 metáfases. As definições de resposta estão resumidas na Tabela 44.2.

Um subgrupo de 370 pacientes do estudo *Iris* em RCC foi monitorado por meio de RT-PCR. Aqueles que atingiram uma redução de pelo menos três logs (em relação a um valor-padrão estabelecido pelos laboratórios participantes) no nível de transcritos BCR-ABL aos 12 meses de tratamento tiveram uma sobrevida livre de progressão de 100% em 24 meses, comparada a 95% para aqueles com RCC mas

Tabela 44.2

▶ Definições de resposta em leucemia mieloide crônica.

Tipo de resposta	Definição
Hematológica Completa (RHC)	■ Leucócitos < 10.000/μL ■ Ausência de mieloblastos, promielócitos, mielócitos ■ Basófilos < 6% ■ Baço não palpável ■ Plaquetas < 450.000/μL
Citogenética ■ Maior (RCM) 　■ *Completa (RCC) 　■ *Parcial (RCP) ■ Menor ■ Mínima ■ Ausente	 ■ Ausência de cromossomo Ph ■ 1-35% de metáfases Ph+ ■ 36-65% de metáfases Ph+ ■ 66-95% de metáfases Ph+ ■ > 95% de metáfases Ph+
Molecular ■ Completa (RMC) ■ Maior (RMM)	 ■ BCR-ABL indetectável por *RT-PCR ou *nested* PCR (sensibilidade > 10^4) ■ BCR-ABL/gene controle ≤ 0,1% (escala internacional)

* RT-PCR = Reação de cadeia de polimerase quantitativa em tempo real.

com redução inferior a três logs e 85% para os pacientes sem RCC. Assim, a redução de três logs em relação ao valor padronizado internacionalmente teve impacto na sobrevida livre de progressão e passou a ser chamada de resposta molecular maior (BCR-ABL/gene controle ≤ 0,1%).

A *European Leukemia Net* definiu três tipos de resposta ao Mesilato de Imatinibe: ótima, quando o tratamento deve ser mantido por garantir a melhor sobrevida livre de eventos; subótima, quando ainda pode haver algum benefício com o tratamento, mas uma mudança pode ser considerada, uma vez que a probabilidade de um resultado ótimo é menor, e a falha de resposta, quando o tratamento certamente deve ser trocado. A precaução se aplica aos casos em que as características da doença ou do paciente podem influenciar negativamente os resultados do tratamento (Tabela 44.3).

Na fase acelerada, recomenda-se a dose inicial de 600 mg diários, e os resultados são inferiores aos obtidos na fase crônica, porém resposta citogenética maior e mesmo molecular poderão ser alcançadas em cerca de 25% dos casos, e nesses a sobrevida é prolongada. Na fase blástica, os resultados consistem numa remissão hematológica parcial ou completa de pequena duração. Nas crises blásticas linfoides, praticamente todos os pacientes sofrem recaída dentro de três meses, independete da qualidade da remissão previamente obtida, enquanto na transformação mieloide, 15% podem se manter em remissão prolongada. Desta forma, para a maioria dos pacientes em crise blástica, o inibidor de tirosinocinase deve ser utilizado como forma de obter remissão antes de submeter o paciente ao transplante de células-tronco hematopoéticas.

Inibidores de tirosinocinase de segunda geração

Após o advento do Mesilato de Imatinibe, novas drogas, ainda mais potentes, foram desenvolvidas e utilizadas em estudos clínicos em pacientes resistentes e posteriormente em comparação com este como primeira linha de tratamento em pacientes com LMC em fase crônica recém-diagnosticados. Há atualmente dois inibidores de segunda geração disponíveis para uso clínico na LMC: o Dasatinibe e o Nilotinibe

Dasatinibe. É um inibidor de duas vias – a via SRC e as cinases relacionadas ao BCR-ABL. É 300 vezes mais potente *in vitro* que o Imatinibe e está disponível na forma oral. A dose diária recomendada para fase crônica é de 100 mg e para a fase avançada é de 140 mg. Os resultados dos principais estudos com Dasatinibe estão resumidos na Tabela 44.4.

Os principais efeitos colaterais relatados com o uso dessa droga incluem: retenção de fluidos, derrame pleural, diarreia, sangramento, náusea, dor abdominal, vômito e prolongamento do intervalo QT. A incidência de derrame pleural é menor com o uso de dose única diária. A toxicidade hematológica, expressa principalmente por neutropenia e trombocitopenia, pode ocorrer numa significativa proporção de pacientes.

Foram recentemente publicados os resultados do uso do Dasatinibe em primeira linha de tratamento, em comparação ao Mesilato de Imatinibe. As taxas cumulativas de resposta aos 24 meses nos braços do Dasatinibe e Imatinibe foram, respectivamente: resposta citogenética

Tabela 44.3

▶ Definições de resposta ao Mesilato de Imatinibe conforme a European Leukemia Net (2009).

Tempo	Resposta ótima	Resposta subótima	Falha de resposta	Precauções
Diagnóstico	NA	NA	NA	Alto risco (Sokal ou Hasford), Alterações citogenéticas. adicionais em células Ph +.
3 meses	RHC ≥ RC menor	< RC menor	Sem RHC	NA
6 meses	≥ RCP	< RCP	RC ausente	NA
12 meses	RCC	< RCC	< RCP	< RMM
18 meses	RMM	<RMM	< RCC	NA
Qualquer Tempo	RMM estável ou melhorando RMC	Perda de RMM Mutações sensíveis	Perda de RHC Perda de RCC Mutações resistentes Alterações citogenéticas adicionais em células Ph+	Aumento da razão BCR-ABL/gene controle, alterações adicionais em células Ph-

RHC = Resposta Hematológica Completa; RCC = Resposta Citogenética Maior; RCP = Resposta Citogenética Parcial; RMM = Resposta Molecular Maior; MI = Mesilato de Imatinibe; NA = Não Aplicável.

Tabela 44.4

▶ Eficácia do desatinibe em estudos clínicos com pacientes resistentes a imatinibe.

Tipo de Resposta	Taxas de resposta (%)			
	Fase crônica (n=186)	Fase acelerada (n=107)	C. Blástica mieloide (n=74)	C. Blástica linfoide (n=42)
RHC	90 (85-94)	33 (24-42)	24 (15-36)	26 (14-42)
RCM	45 (37-52)	31 (22-41)	30 (20-42)	50 (34-66)
RCC	33 (26-40)	21 (14-30)	27 (17-39)	43 (28-59)

RHC = Resposta Hematológica Completa; RCM = Resposta Citogenética Maior; RCC = Resposta Citogenética Completa.

completa em 86% × 82%, resposta molecular maior em 64% × 46%, e redução do BCR-ABL para menos que 0.0032% em 17% × 8% dos pacientes. A taxa de transformação para fases avançadas foi de 2,3% com Dasatinibe *versus* 5,0% com Imatinibe, mas essa diferença não foi estatisticamente significativa. O Dasatinibe, portanto, permitiu respostas mais rápidas e mais profundas em comparação ao Imatinibe.

Nilotinibe. É uma aminopirimidina disponível na forma oral e mais seletiva para a cinase do BCR-ABL que o Imatinibe. Tem uma potência 30 vezes maior do que o Imatinibe *in vitro*. Os resultados dos estudos com o Nilotinibe estão resumidos na Tabela 44.5. A dose utilizada foi de 400 mg de 12/12h.

Alem da toxicidade hematológica, os principais eventos adversos não hematológicos relatados incluem *rash* cutâneo, náusea, prurido e alterações laboratoriais, como aumento de enzimas pancreáticas, hiperglicemia, hipofosfatemia e prolongamento do intervalo QT. Esses distúrbios geralmente não levam à suspensão definitiva da droga.

O estudo que comparou o uso de Nilotinibe 300 ou 400 mg duas vezes ao dia e Imatinibe 400 mg ao dia em pacientes com LMC recém-diagnosticada demonstrou taxas de resposta molecular maior aos 24 meses, significativamente superiores nos braços que utilizaram Nilotinibe

(71% com Nilotinibe 300mg 12/12 horas × 67% com Nilotinibe 400 mg 12/12 horas × 44% com Imatinibe). Mais pacientes em uso de Nilotinibe atingiram resposta molecular completa (26% × 21% × 10%). Houve ainda menor número de progressão para as fases acelerada e blástica e menor número de mortes relacionadas à LMC no grupo que tomou Nilotinibe quando comparados ao grupo que utilizou Imatinibe.

Resistência aos inibidores de tirosinocinase

A despeito dos altos índices de resposta com os inibidores de tirosinocinase, casos de resistência a essas drogas têm sido observados em todas as fases da doença, porém com maior frequência na fase acelerada e crise blástica. No estudo *Iris*, cerca de 30% dos pacientes interromperam o Imatinibe, a maioria deles por falta de eficácia terapêutica. Resistência primária ou refratariedade é definida como ausência de resposta ao inibidor de tirosinocinase, enquanto resistência secundária ou adquirida é definida como perda de resposta ao inibidor.

Os mecanismos de resistência são heterogêneos e compreendem: amplificação do gene BCR-ABL, mutações no domínio da cinase do BCR-ABL, alterações na biodisponibilidade oral ou no nível de ligação às proteínas plasmáticas, alterações na disponibilidade intracelular da droga (por

Tabela 44.5

▶ Proporção de pacientes resistentes a Imatinibe que responderam do Nilotinibe em diferentes fases da doença.

Tipo de resposta	Fase crônica n = 280	Fase acelerada n = 119	Crise blástica n =33
RHC	74%	26%	6%
RC			
Maior	48%	29%	18%
▪ Completa	32%	16%	12%
▪ Parcial	16%	13%	6%

RHC = Resposta Hematológica Completa; RC = Resposta Citogenética.

efluxo ou influxo), evolução clonal e persistência de células-tronco leucêmicas quiescentes.

A biodisponibilidade oral do Imatinibe é estabelecida pela absorção gastrointestinal e metabolismo hepático da droga no citocromo p450 (CYP3A4). A variabilidade individual nas concentrações de CYP3A4 e o potencial para interações medicamentosas podem explicar a variabilidade na concentração do Imatinibe entre pacientes tratados. A inibição do influxo de droga mediante a variabilidade de expressão do transportador catiônico orgânico OCT-1 tem sido demonstrada como um importante mecanismo de resistência ao Imatinibe. Este mecanismo, entretanto, não parece mediar a resistência aos inibidores de segunda geração Nilotinibe e Dasatinibe.

Em linhagens celulares, a hiperexpressão do BCR-ABL é a mais frequente causa de resistência. No entanto, clinicamente é identificada com mais raridade.

A presença de alterações adicionais ao cromossomo Ph (evolução clonal) está associada à progressão para fases avançadas da LMC e se correlaciona com uma pior resposta ao tratamento com Mesilato de Imatinibe. Jabbouret *et al.* estudaram 171 pacientes refratários ou que perderam a resposta ao Imatinibe. Evolução clonal estava presente em 24% deles. Foram identificadas mutações em 58 % dos pacientes com evolução clonal *versus* 28% daqueles sem essa alteração. Nos pacientes brasileiros em uso de Mesilato de Imatinibe, a presença de evolução clonal foi um fator de risco independente para a resposta citogenética maior.

Células pluripotenciais leucêmicas quiescentes, identificadas por imunofenotipagem como células CD34+CD38-, estão presentes em pacientes em uso de inibidores de tirosinocinase e são tipicamente resistentes a essas drogas, podendo ser responsáveis pela recidiva da doença após interrupção do tratamento naqueles que atingiram resposta molecular completa previamente.

As mutações no gene BCR-ABL são a causa mais frequente de resistência secundária aos inibidores de tirosinocinase. Elas ocorrem mais comumente na alça do fosfato (Alça P), na alça de ativação, nos resíduos T315 e F317, entre as regiões M343 e F359 e em outras regiões da cinase ou fora desta (Figura 44.3). A mutação na posição T315 provoca uma mudança conformacional na molécula do BCR-ABL que confere resistência a todos os inibidores de tirosinocinase disponíveis para uso clínico atualmente, sendo sua ocorrência indicação de TCTH ou, se este não for possível, inclusão do paciente em estudos clínicos com novas drogas. Há ainda algumas diferenças entre as mutações encontradas após o uso dos diversos inibidores: em pacientes em uso de Nilotinibe, as mutações Y253, E255 e T315 são mais frequentemente encontradas, enquanto naqueles

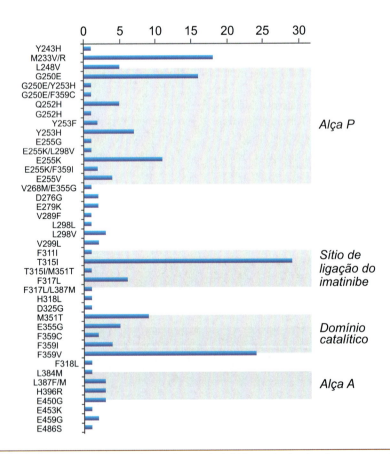

Figura 44.3 Frequência das principais mutações descritas após uso de inibidores de tirosinocinase em pacientes da América Latina. P = alça P; B = sítio de ligação do Imatinibe; C = domínio catalítico; A = alça A. (Fonte: Pagnano K *et al.*, Blood 2011; 118: abstract 1701.)

com Dasatinibe verificam-se mais comumente as mutações V299, T315 e F317.

Aderência ao tratamento com inibidores de tirosinocinase

A falta de aderência é atualmente um grande desafio no tratamento de pacientes com LMC. Uma vez que esses pacientes necessitam tomar os inibidores possivelmente por toda a vida, e alguns efeitos colaterais leves ou moderados podem ser bastante incômodos se ocorrem por tempo prolongado, não é incomum verificar que um caso aparente de perda de resposta deve-se na realidade à interrupção do tratamento pelo paciente. Um estudo de 267 pacientes publicado por investigadores do MDACC identificou um índice de má aderência ao tratamento em 31% deles, e foi significativamente mais importante em mulheres, pacientes com doença avançada, em uso de mais medicamentos concomitantes e em uso de uma dose maior de Mesilato de Imatinibe. Deste modo, iniciativas preventivas são extremamente importantes e incluem esforços educativos, controle sobre a dispensação da droga e correta monitoração da resposta ao tratamento.

▶ Tratamentos medicamentosos experimentais

Novas drogas para tratamento da LMC estão em estudo atualmente. O Bosutinibe (SKI-606) é um novo inibidor dual do SRC e do complexo ABL, capaz de induzir respostas citogeneticas maiores em 53% dos pacientes resistentes à Imatinibe. O mais importante efeito colateral relatado é diarreia, tipicamente autolimitada. A exemplo dos demais inibidores, o uso de Bosutinibe em primeira linha de tratamento em pacientes com LMC recém-diagnosticados resultou em maior rapidez e profundidade de resposta molecular.

O Ponatinibe é um agente oral com múltiplos alvos no BCR-ABL, capaz de suprimir clones mutantes do BCR-ABL, incluindo a mutação T315I, resistente a todos os inibidores de tirosinocinase aprovados para uso.

Uma abordagem recente de interesse é o uso de drogas que atingem as células-tronco leucêmicas. Dois agentes promissores nesse sentido incluem os inibidores de farnesiltransferase e os inibidores da via Hedgehog *(smoothened inhibitors)*. Esses agentes, bem como o Interferon, estão sendo utilizados em estudos clínicos ainda bastante preliminares, em combinação com os inibidores de tirosinocinase, com a intenção de permitir a suspensão do uso das drogas sem recidiva da doença, o que significaria um novo patamar rumo à cura da LMC.

TRANSPLANTE DE CÉLULAS-TRONCO HEMATOPOÉTICAS

O TCTH é o método mais eficiente para induzir a remissão citogenética e molecular completa, determinando longa sobrevida e provavelmente cura em 70% dos pacientes (Figura 48.4). A experiência brasileira não difere de outros centros internacionais e está resumida na Figura 44.5. Os resultados são superiores na presença de fatores favoráveis, como: idade inferior a 35 anos, fase crônica da doença, doador aparentado compatível e do sexo masculino, CMV negativo, sem tratamento prévio com Bussulfano e quando o intervalo entre o diagnóstico e o TCTH

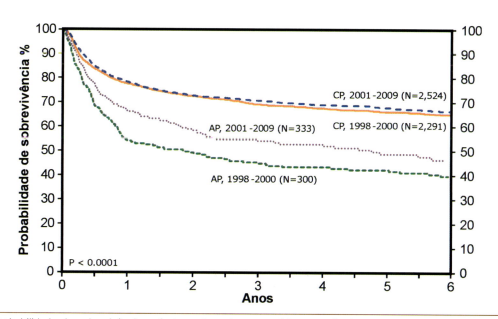

Figura 44.4 Probabilidade de sobrevivência após transplante hematopoético com doador aparentado em leucemia mieloide crônica, período 1998-2009. (Fonte: Pasquini MC, Wang Z. Current use and outcome of hematopoietic stem cell transplantation: CIBMTR Summary Slides, 2011. Disponível em: http://www.cibmtr.org.)

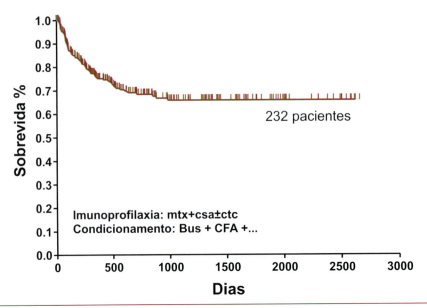

Figura 44.5 Transplante de células-tronco hematopoéticas alogênicas de doador aparentado em leucemia mieloide crônica, primeira fase crônica. Resultados dos Centros de TMO do Brasil (UFPR, UFMG, Unicamp e USP/SP).

é inferior a dois anos. Entretanto, mesmo nas condições ideais, há um risco de 15 a 20% de mortalidade, que se relaciona à toxicidade do regime de condicionamento e à Doença do Enxerto Contra o Hospedeiro (DECH). Essas características fizeram com que o TCTH fosse reservado para os pacientes que apresentam falha de tratamento com inibidores de tirosinocinase. No TCTH entre não aparentados, se há disponibilidade de um doador HLA compatível, utilizando as técnicas moleculares atuais para tipagem, e com os fatores favoráveis citados acima, os resultados se aproximam aos obtidos com TCTH entre aparentados. Nas fases avançadas, os resultados com o TCTH são inferiores àqueles observados na fase crônica, porém a longa sobrevida e a cura ainda são possíveis num menor percentual de pacientes.

Em relação às fontes de células progenitoras hematopoéticas, a medula óssea é utilizada para pacientes em fase crônica, enquanto o uso de sangue periférico é atualmente reservado para as fases avançadas da LMC, uma vez que apesar de tornar mais rápida a pega e menor a taxa de recaída, há maior frequência e gravidade da DECH crônica com esta fonte de células. O sangue de cordão umbilical, aparentado ou não, tem sido utilizado, com sucesso, em crianças com LMC.

No TCTH entre gêmeos idênticos (singênico), o índice de recaída atinge mais de 70%, por isso prefere-se, quando disponível, um outro doador consanguíneo idêntico.

O uso de regimes de condicionamento menos tóxicos, chamados de não mieloablativos ou de intensidade reduzida, constitui-se em mais um potencial para reduzir a morbidade e a mortalidade relacionadas ao TCTH e permitir acesso dos pacientes mais idosos ou com piores condições clínicas a esse procedimento.

COMO TRATAR O PACIENTE COM LMC NA PRÁTICA CLÍNICA?

A LMC passou, na última década, de uma doença de evolução uniformemente fatal em médio prazo, para uma enfermidade de fácil controle e até potencialmente curável, desde que tratada na fase crônica inicial. A decisão da terapêutica a ser empregada nos diferentes cenários da LMC deve ser sustentada pela avaliação dos riscos e benefícios para as diferentes fases da doença. Nas fases acelerada e blástica, as abordagens terapêuticas disponíveis não permitem ainda obter remissões prolongadas ou cura, e por isso nessas fases o TCTH se impõe. Não obstante, um curso de inibidores de tirosinocinase oferecido previamente ao TCTH pode reduzir a massa de doença, possibilitando melhores resultados. Por outro lado, na fase crônica o tratamento inicial atualmente recomendado é o Mesilato de Imatinibe. Estudos clínicos utilizando inibidores de segunda geração em primeira linha recentes de tratamento demonstraram respostas citogenéticas e moleculares mais precoces e menor taxa de progressão para fases avançadas. Estes dados, entretanto, deverão ser confirmados com um acompanhamento mais prolongado desses pacientes. Cerca de metade dos pacientes resistentes ao Imatinibe podem ser resgatados com o uso de inibidores de tirosinocinase de segunda geração. Existem situações pontuais que se caracterizam pelo baixo risco de mortalidade relacionado ao TCTH e alta probabilidade cura, aliados dificuldades no uso contínuo dos inibidores que levam a considerar o TCTH como procedimento de primeira linha. Em regiões com recursos limitados, esse procedimento pode ser considerado em segunda ou mesmo primeira linha de tratamento, uma vez que para pacientes em condições favoráveis os resultados chegam a 85% de sobrevida em cinco anos. Assim, com um cenário dinâmico e polimórfico, vários parâmetros deverão ser levados em conta na escolha da terapêutica inicial da LMC, sendo imprescindível a participação do paciente nessa discussão.

REFERÊNCIAS CONSULTADAS

1. Apperley JF. Part I: Mechanisms of resistance to imatinib in chronic myeloid leukemia. Lancet Oncol. 2007;8:1018-29.
2. Baccarani M, Deininger MW, Rosti G, Hochhaus A, Soverini S et al. European LeukemiaNet recommendations for the management of chronic myeloid leukemia Blood. 2013;122:872-84.
3. Cortes JE, Talpaz M, O'Brien S, et al. Staging of chronic myeloid leukemia in the imatinib era. An evaluation of the World Health Organization Proposal. Cancer. 2006;106:1306-15.
4. Cortes JE, Kantarjian HM, Brümmendorf TH, et al. Safety and efficacy of bosutinib (SKI-606) in chronic phase Philadelphia chromosome-positive chronic myeloid leukemia patients with resistance or intolerance to imatinib. Blood. 2011; 118:4567-76.
5. Druker BJ, Talpaz M, Resta DJ, et al. Efficacy and safety of a specific inhibitor of BCR-ABL tyrosine kinase in chronic myeloid leukemia. N Eng J Med. 2001;344:1031-7.
6. Goldman JM, Marin D, Olavarria E, Apperley JF. Clinical decisions for chronic myeloid leukemia in the imatinib era. Semin Hematol. 2003;40:98-103.
7. Horowitz MM, Rowlings PA, Passweg JR. Allogeneic bone marrow transplantation for CML: a report from the International Bone Marrow Transplant Registry. Bone Marrow Transplant. 1996;17:S5-6.
8. Kantarjian HM, Giles F, Gattermann N, et al. Nilotinib (formerly AMN107), a highly selective BCR-ABL tyrosine kinase inhibitor, is effective in patients with Philadelphia chromosome-positive chronic myelogenous leukemia in chronic phase following imatinib resistance and intolerance. Blood. 2007;110:3540-6.
9. Kantarjian H, Pasquini R, Hamerschlak N, et al. Dasatinib or high-dose imatinib for chronic-phase chronic myeloid leukemia after failure of first-line imatinib: a randomized phase 2 trial. Blood. 2007;109:5143-50.
10. Kantarjian H, Cortes J, Kim DW, Dorlhiac-Llacer P, et al. Phase 3 study of dasatinib 140 mg once daily versus 70 mg twice daily in patients with chronic myeloid leukemia in accelerated phase resistant or intolerant to imatinib: 15-month median follow-up. Blood. 2009;113:6322-9.
11. Kantarjian H, Shah N, Hochhaus A, Cortes J, Shah S, Ayala M, et al. Dasatinib versus Imatinib in Newly Diagnosed Chronic-Phase Chronic Myeloid Leukemia. N Engl J Med. 2010;362:2260-70.
12. O'Brien SG, Guilhot F, Larson RA, et al. Imatinib compared with interferon and low-dose cytarabine for newly diagnosed chronic-phase chronic myeloid leukemia. N Engl J Med. 2003;348:994-1004.
13. Saglio G, Kim D, Issaragrisil S, le Coutre, P, Etienne GMD, Lobo C, et al. Nilotinib versus imatinib for newly diagnosed chronic myeloid leukemia. N Engl J Med. 2010;362:2251-9.
14. Sawyers CL, Hochhaus A, Feldman E, et al. Imatinib induces hematologic and cytogenetic responses in patients with chronic myelogenous leukemia in myeloid blast crisis: results of a phase II study. Blood. 2002;99:3530-9.
15. Vardiman JW, Thiele J, Arber DA, et al. The 2008 revision of the World Health Organization (WHO) classification of myeloid neoplasms and acute leukemia: rationale and important changes. Blood. 2009;114:937-51.

Capítulo 44 • Leucemia Mieloide Crônica. Variantes da Leucemia Mieloide Crônica

capítulo · 45

Mielofibrose Primária ou Metaplasia Mieloide Agnogênica

Ricardo Pasquini • Caroline Bonamin dos Santos Sola • Samir Kanaan Nabhan

INTRODUÇÃO

A mielofibrose primária também é conhecida como metaplasia mieloide agnogênica, mieloesclerose, metaplasia mieloide idiopática e osteoesclerose. Ela faz parte do grupo das doenças mieloproliferativas crônicas cromossomo Philadelphia negativas, juntamente com a policitemia vera e trombocitose essencial, por apresentarem similaridades clínicas e morfológicas. A MF caracteriza-se por esplenomegalia, presença de leucoeritroblastose e células em gota (dacriócitos) no sangue periférico, medula óssea com variado grau de fibrose e hematopoese extramedular.

A incidência da mielofibrose não é bem estabelecida, mas estima-se que se aproxime de 0,5 casos por 100 mil habitantes/ano. A idade média ao diagnóstico é 60 anos (50-69), com discreto predomínio do sexo masculino e sobrevida mediana em três anos de 52%. A etiologia é desconhecida, mas em modelos animais consegue-se desenvolver um quadro similar à MF pela exposição a agentes químicos, solventes industriais, vírus, hormônios, estímulo imunológico e irradiação.

A alteração patogenética primária ocorre na célula progenitora hematopoética e induz à mieloproliferação crônica e hiperplasia megacariocítica. Os megacariócitos são os responsáveis pelas alterações na arquitetura da medula óssea, devido à produção de fatores de crescimento e citocinas pró-fibróticas e pró-angiogênicas. Entre estes estão o fator de crescimento derivado da plaqueta (PDGF – *Platelet Derived Growth Factor*), o fator estimulador de megacariócitos, as trombospodinas (TSP-1 e 2), o fator de crescimento epidérmico, a interleucina-1 e o fator básico de crescimento de fibroblastos. A fibrose medular parece ser um evento secundário à secreção de colágeno pelos fibroblastos anormalmente estimulados pelos múltiplos fatores de crescimento. O Fator de Transformação de Crescimento β (TGF-β) é o principal estimulador da fibrose, pois induz à produção

de proteínas da matriz extracelular, como o colágeno dos tipos I e III. O depósito de colágeno ocorre inicialmente no espaço extracelular, com colágeno do tipo III, que é posteriormente substituído pelo tipo I. A medula óssea apresenta ainda hiperplasia sinusoidal e hipervascularidade, devido à produção elevada dos fatores de crescimento previamente citados, principalmente o PDGF.

A fibrose medular com frequência é precedida por uma fase pré-fibrótica ou fase inicial, na qual a principal característica é a hipercelularidade da medula óssea. Com a evolução da doença, existe a substituição do tecido hematopoiético pela fibrose medular.

Os mecanismos para a ocorrência da hematopoese extramedular não são completamente entendidos, mas ela se situa predominantemente no baço, onde ocorre hiperplasia da polpa vermelha. As alterações encontradas no sangue periférico provavelmente devem-se ao distúrbio anatômico da medula óssea e parcialmente à hematopoese extramedular.

Em 2005 foi descoberta uma mutação que resulta na ativação de sinal do JAK2 (*Janus Family of Cytoplasmic Nonreceptor Tyrosine Kinases*). Na mutação do JAK2 existe uma substituição da guanina por timina no nucleotídeo 1849 no éxon 14 do gene JAK, causando substituição da valina pela fenilalanina na região 617 com o domínio da cinase (JH2), formando a mutação JAK2V617F. Essa mutação também é encontrada nas outras doenças Mieloproliferativas cromossomo Filadélfia Negativas (mPFN); estando presente em 95% dos pacientes com policitemia vera, 50% na trombocitose essencial e entre 30 e 50% dos pacientes com MF. Essa mutação resulta na falha da autoinibição da atividade constitutiva do JAK2. O JAK2 interage com vários receptores de citocinas, incluindo a eritropoetina, trombopoetina, fator estimulador de crescimento de colônia e interleucina 3. Esses receptores são expressos em diferentes momentos da hematopoese em diversos níveis, e suas interações com JAK2V617F podem ser as responsáveis pela diferença de fenótipo entre as doenças MPFN. Os mecanismos exatos de como mutações no JAK2 resultam na ativação das citocinas não estão definidos, assim como seu papel na fibrose, insuficiência medular e hematopoese extramedular.

QUADRO CLÍNICO

O quadro clínico é de instalação insidiosa, e em aproximadamente 20% dos pacientes o diagnóstico é feito pelo achado acidental de esplenomegalia ao exame físico ou exame ultrassonográfico abdominal. As primeiras queixas estão habitualmente relacionadas à anemia, constituindo-se de fraqueza, fadiga, dispneia aos esforços e palpitações. A esplenomegalia pode ser volumosa e exterioriza-se por sensação de massa no flanco esquerdo, bem como pelos efeitos compressivos nas vísceras ocas abdominais, ocasionando sensação de plenitude gástrica e saciedade precoce. Infarto esplênico acontece, e quando a localização é subcapsular, desperta dor de variável intensidade. Diarreia é pouco comum, porém pode ser duradoura e com intensidade suficiente para comprometer o desempenho do paciente. Manifestações hemorrágicas relacionadas à trombocitopenia e à disfunção plaquetária são traduzidas por petéquias e equimoses, sendo esses achados excepcionais nas fases precoces. Nas fases mais avançadas da doença aparecem *sintomas gerais* importantes: sudorese noturna, astenia progressiva, perda de peso, palidez, icterícia, edema e dores ósseas. Idade mais avançada, trombocitose e mutação do gene JAK2 predispõem à trombose, que no território portal pode levar à hipertensão portal e desenvolvimento de varizes esofágicas. Nos pacientes mais idosos, a *metaplasia mieloide* poderá ser encontrada em vários locais, particularmente rins, vias urinárias e peritônio, resultando em sintomas decorrentes dessa infiltração.

AVALIAÇÃO LABORATORIAL

A avaliação laboratorial é fundamental no diagnóstico dessa enfermidade e deve ser iniciada pelo hemograma. Na série eritrocitária, a *anemia* é o achado mais comum. Tem intensidade variada, sendo habitualmente normocrômica e normocítica. As alterações citomorfológicas características são a poiquilocitose eritrocitária e as células em gota (dacriócitos), associados à presença de eritroblastos (Figura 45.1 A). A anemia deve-se à hematopoese ineficaz, apesar de um componente hemolítico ser detectado em 15% dos pacientes. A hemólise habitualmente é multifatorial, envolvendo hiperesplenismo, defeito de membrana e anticorpos antieritrociários como os possíveis mecanismos. Na linhagem granulocítica, *leucopenia, leucocitose* ou *número normal* de leucócitos pode ser encontrado. Desvio à esquerda estendendo-se até algumas células blásticas que, juntamente com a presença de eritroblastos, configura o *quadro leucoeritroblástico*, é característico dessa entidade (Figura 45.1 B). Granulócitos com morfologia semelhante à anomalia de Pelger-Huët constituem um achado comum. A fosfatase alcalina leucocitária não apresenta padrão característico e pode ser encontrada em várias concentrações. O número de *plaquetas* pode estar normal, diminuído e raras vezes aumentado. Morfologicamente, as plaquetas podem ser anormais e exibir alterações funcionais, traduzidas por agregação plaquetária deficiente quando expostas à epinefrina e ao colágeno. Nos casos com esplenomegalia volumosa, coagulação intravascular disseminada é uma complicação observada que raramente tem repercussão clínica. O exame da *medula óssea* é fundamental para o diagnóstico. A qualidade do material aspirado depende do grau de fibrose presente, pois ele é apropriado para análise em apenas 50% das tentativas de aspirar a medula óssea. A biópsia de medula óssea é o recurso diagnóstico mais seguro, e o quadro histológico pode variar de intensa hipercelularidade à completa fibrose (Figura 45.2). A hiperplasia megacariocítica é bastante expressiva e se constitui de megacarócitos morfologicamente anormais, de grande diâmetro, mesclado com alguns com diâmetro menor, formando agrupamentos de tamanho variável e localizados nas adjacências das sinusoides e das trabéculas ósseas. A hiperplasia eritroblástica

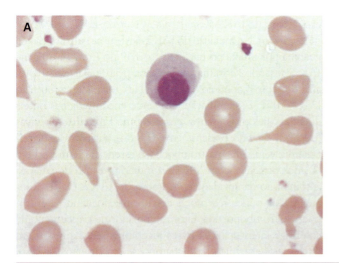
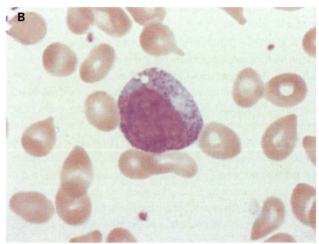

Figura 45.1 Mielofibrose: (A) esfregaço de sangue periférico mostrando eritroblasto e hemácias em lágrima; (B) esfregaço de sangue periférico com mieloblasto e hemácias em lágrima.

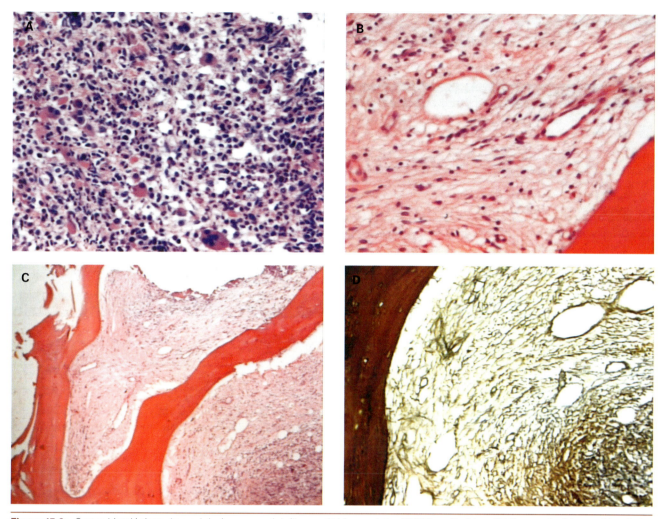

Figura 45.2 Cortes histológicos de medula óssea na mielofibrose; (A) fase celular; (B/C) fase fibrótica; (D) fibras reticulíticas evidenciadas pela coloração específica.

também pode estar presente, e a fibrose reticulínica é encontrada em 70% dos casos.

Até 50% dos pacientes apresentam a mutação no gene JAK2V617F. Sua presença confirma a clonalidade da doença e é responsável pela proliferação multilinhagem da enfermidade. Ocorre ainda a mutação MPL W515K/L em 5% dos pacientes. A presença dessas mutações pode contribuir para o esclarecimento diagnóstico nas fases iniciais da doença e também parece estar associada a maior ocorrência de fenômenos trombóticos. Alterações citogenéticas são encontradas em 30% dos casos, sendo a del (20q) e trissomia 1q as mais frequentes. Trissomias +9, +8 e deleções 5 e 7 também já foram descritas.

Os critérios diagnósticos propostos pela WHO estão descritos na Tabela 45.1 e são necessários os três critérios maiores e dois menores para o diagnóstico de MF.

TRATAMENTO E PROGNÓSTICO

O tratamento da mielofibrose consiste no controle da proliferação das linhagens hematopoéticas, da fibrose e das complicações, e deve ser definido de acordo com a estratificação de risco e o prognóstico de cada paciente. Atualmente, a avaliação de prognóstico considera oito fatores de risco: idade > 65 anos, nível de hemoglobina inferior a 10 g/dL, número de leucócitos superior a 25.000/µL, número de blastos circulantes superior a 1%, a presença de sintomas constitucionais, necessidade de transfusão de hemácias, contagem de plaquetas inferior a 100.000/µL e cariótipo desfavorável. A presença de nenhum ate quatro ou mais fatores define pacientes de baixo risco, risco intermediário 1, risco intermediário 2 e alto risco com sobrevida mediana em torno de 15, sete, três e um ano, respectivamente.

Pacientes de baixo risco ou risco intermediário 1 podem ser mantidos em conduta expectante e tratados somente quando houver o aparecimento de sintomas como esplenomegalia volumosa causando compressão ou infarto doloroso, anemia sintomática ou trombocitose associada a história de trombose. Entre os medicamentos mais utilizados estão a eritropoetina, os corticoesteroides, hidroxiureia, α-Interferon e os agentes imunomoduladores: talidomida e lenalidomida. A talidomida, por ação antiangiogênica e modulação de citocinas, principalmente do fator de necrose tumoral, reduz a dependência de transfusões de forma significativa

Tabela 45.1

▶ Critérios diagnósticos da mielofibrose primária propostos pela Organização Mundial da Saúde.

Maiores

1. Presença de proliferação megacariocítica e atipias[a], usualmente acompanhadas de fibrose reticulínica ou de colágeno.

   ou

   Na ausência de fibrose significativa, as alterações megacariocíticas devem ser acompanhadas por aumento da celularidade da medula óssea caracterizada por proliferação granulocítica e, frequentemente, redução da eritropoese.

2. Ausência de critérios para policitemia vera[b], trombocitose essencial, leucemia mieloide crônica BCR-ABL positivo[c], mielodisplasia[d] ou outras neoplasias mieloides.

3. Demonstração da mutação JAK2V617F ou outro marcador clonal (ex MPL W515K/L).

   ou

   Na ausência de um marcador clonal, exclusão de causas secundárias para a fibrose medular, como infecções, doenças autoimunes, inflamatórias crônicas, tricoleucemia, neoplasias linfoides, metastáticas ou mielopatia tóxica crônica[e.]

Critérios Menores

1. Leucoeritroblastose[f]

2. Aumento desidrogenase lática sérica

3. Anemia[f]

4. Esplenomegalia[f]

[a] Megacariócitos pequenos a grandes com uma relação núcleo/citoplasma atípica e núcleos hipercromáticos, bulboso ou irregularmente dobrados e com agrupamentos densos.

[b] Exclusão de policitemia vera baseada na hemoglobina e hematócrito. Não é necessário medir massa eritrocitária.

[c] Ausência BCR-ABL.

[d] Ausência diseritropoese e disgranulopoese.

[e] Infecções secundárias, doenças autoimunes ou condições de inflamação crônica, tricoleucemia, neoplasias linfoides ou metastáticas. Deve-se notar que pacientes com mielofibrose reativa não são imunes a apresentar MF, e o diagnóstico deve ser considerado.

[f] Esses achados podem ser de gravidade variável.

em 30 a 40% dos casos, aumenta o número de plaquetas e mais raramente reduz a esplenomegalia. Nas doses de 100 a 200 mg diárias, em combinação com a prednisona, os efeitos colaterais são mais amenos. Neuropatia periférica, obstipação intestinal e distúrbios psicológicos são as principais causas da suspensão da talidomida. A lenalidomida, ainda não disponível no Brasil, tem demonstrado maior eficácia e menor toxicidade quando comparada à talidomida.

A presença da deleção do braço longo do cromossomo 5 (del5q) indica a utilização da lenalidomida como tratamento de escolha por conferir uma melhor resposta em relação ao controle da anemia e da esplenomegalia.

Para pacientes com risco intermediário 2 ou alto risco, os recursos terapêuticos incluem medicamentos, esplenectomia, radioterapia, transplante de células-tronco hematopoéticas e mesmo terapias experimentais.

A esplenectomia pode resultar em benefício substancial nas esplenomegalias gigantes, mas o risco de mortalidade é alto e a sua indicação é controversa. Por isso, considera-se esse procedimento nos casos com esplenomegalia sintomática, resistente à hidroxiureia, e naqueles com hipertensão portal ou anemia que exija transfusões sanguíneas. Irradiação esplênica também pode ser empregada com esse objeti-

vo, porém devem ser considerados os efeitos tóxicos dessa abordagem devido à extensa área a ser irradiada, podendo comprometer órgãos vizinhos e reduzir os precursores hematopoéticos.

O reconhecimento de uma sinalização anormal envolvendo o gene JAK2 na patogênese da mielofibrose gerou grande expectativa pela possibilidade de uma terapia-alvo no nível molecular. Diversos inibidores de JAK2 estão em investigação com mecanismos de ação diferentes, alguns para reduzir a liberação de citocinas pró-inflamatórias e pró-angiogênicas e outros para controle da proliferação clonal mieloide. Nesses estudos, parecem induzir resposta parcial em até 50% dos casos, principalmente pela redução da esplenomegalia e dos sintomas constitucionais, com melhora significativa da qualidade de vida. Entretanto, esses resultados não tiveram impacto na sobrevida, na resolução da fibrose medular e nas anormalidades. Entre os efeitos colaterais mais comuns desses inibidores estão a toxicidade hematológica, gastrointestinal e uma resposta inflamatória aguda associada à recaída abrupta após a suspensão da droga. Portanto, um seguimento mais longo será necessário não só para esclarecer a eficácia e duração de resposta como também para avaliar o perfil de segurança desses novos medicamentos.

Com exceção do transplante, os tratamentos disponíveis têm somente objetivo paliativo no controle da anemia, esplenomegalia sintomática, sintomas constitucionais e complicações associadas à hematopoese extramedular.

O **transplante alogênico de células-tronco** é o único tratamento capaz de reverter totalmente o quadro e determinar a cura definitiva, induzindo remissão hematológica, citogenética e molecular. Mas ao considerar essa possibilidade de tratamento, deve-se levar em conta a morbi-mortalidade associada a esse procedimento. Pode-se utilizar condicionamento de intensidade reduzida para pacientes entre 45 e 65 anos, porém são os pacientes jovens e com doadores aparentados, HLA-compatíveis, os que mais poderão se beneficiar desse tratamento, pois 70% alcançam remissão completa. O momento ideal de realizá-lo ainda não está totalmente definido, porém nos casos de alto risco deve ser considerado tanto utilizando doadores aparentados como não aparentados. Já nos pacientes de menor risco, a avaliação dinâmica da evolução da doença pode considerar o transplante como alternativa.

Por ser uma doença insidiosa e mesmo assintomática por longo período, seu diagnóstico é feito em fases mais avançadas e acidentalmente nas fases precoces, diante do achado de esplenomegalia isolada ou alterações hematológicas discretas. As causas de óbito mais comuns são relacionadas à infecção, transformação leucêmica, insuficiências cardíaca e hepática, hipertensão portal e sangramento.

REFERÊNCIAS CONSULTADAS

1. Alchalby H, Yunus DR, Zabelina T, Kobbe G, Holler E, Bornhäuser M, et al. Risk models predicting survival after reduced-intensity transplantation for myelofibrosis. Br J Haematol. 2012;157:75-85.

2. Ballen KK, Shrestha S, Sobocinski KA et al. Outcome of transplantation for myelofibrosis. Biol Blood Marrow Transplant. 2010;16:358-36.

3. Barbui T, Barosi G, Birgegard G, Cervantes F, Finazzi G, et al. Philadelphia-negative classical myeloproliferative neoplasms: critical concepts and management recommendations from European Leukemia net. J Clin Oncol. 2011;29:761-70.

4. Cervantes F. How I treat splenomegaly in myelofibrosis. Blood Cancer J. 2011 Oct;1(10):e37.

5. Cervantes F, Dupriez B, Passamonti F, Vannucchi AM, Morra E, Reilly JT, et al. Improving survival trends in primary myelofibrosis: an international study. J Clin Oncol. 2012;30:2981-7.

6. Gangat N, Caramazza D, Vaidya R, et al. DIPSSPlus: a refined Dynamic International Prognostic Scoring System (DIPSS) for primary myelofibrosis that incorporates prognostic information from karyotype, platelet count and transfusion status. J Clin Oncol. 2011;29:392-7.

7. Guardiola P, Anderson JE, Bandini G, Cervantes F, Runde V, Arcese W, et al. For the International Collaboration for Transplantation in Agnogenic Myeloid Metaplasia. Allogeneic stem cell transplan-tation for agnogenic myeloid metaplasia: A European Group for Blood and Marrow Transplantation, Societé Française de Greffe de Moelle, Gruppo Italiano per il Trapianto del Midollo Osseo, and Fred Hutchinson Cancer Research Center Collaborative Study. Blood. 1999;93: 2831-8.

8. Gupta V, Hari P, Hoffman R. Allogeneic hematopoietic cell transplantation for myelofibrosis in the era of JAK inhibitors. Blood. 2012;120:1367-79.

9. Harrison C, Kiladjian JJ, Al-Ali HK, Gisslinger H, Waltzman R, Stalbovskaya V, et al. JAK inhibition with ruxolitinib versus best available therapy for myelofibrosis. N Engl J Med. 2012;366.787-98.

10. Kralovics R, Passamonti F, Buser AS, Teo SS, Tiedt R et al. A gain-of-function mutation of JAK2 PMF from essential thrombocythemia. Ann Hematol. 2011;90:33-40.

11. Kroger N, Holler E, Kobbe G, et al. Allogeneic stem cell transplantation after reduced-intensity conditioning in patients with myelofibrosis: a prospective, multicenter study of the Chronic Leukemia Working Party of the European Group for Blood and Marrow Transplantation. Blood. 2009;114:5264-70.

12. Muth M, Engelhardt BM, Kroger N, Hussein K, Shlué J, et al. Thrombospondin-1 (TSP-1) in primary myelofibrosis (PMF)- a megakaryocyte-derived biomarker which largely discriminates PMF from Essential Thrombocythemia. Ann Hematol. 2011;90:33-40.

13. Piccaluga PP, Visani G, Pileri SA, et al. Clinical efficacy and antiangiogenic activity of thalidomide in myelofibrosis with myeloid metaplasia: a pilot study. Leukemia. 2002;16:1609-14.

14. Passamonti F, Cervantes F, Vannucchi AM, Morra E, Rumi E, et al. A dynamics prognostic model to predict survival in primary myelofibrosis: a study by the IWG-MRT (International Working Group for Myeloproliferative Neoplasms Research and Treatment). Blood. 2010;115:1703-8.

15. Tefferi A. Primary myelofibrosis: 2012 update on diagnosis, risk stratification and management. Am J Hematol. 2011; 86:1018-26.

16. Tefferi A, Cortes J, Verstovsek S, et al. Lenalidomide therapy in myelofibrosis with myeloid metaplasia. Blood. 2006; 108:1158-64.

17. Tefferi A, Lasho TL, Mesa RA, Pardanani A, Ketterling RP, Hanson CA. Lenalidomide therapy in del(5)(q31)-associated myelofibrosis: cytogenetic and JAK2V617F molecular remissions. Leukemia. 2007;21:1827-8.

18. Tefferi A, Mesa RA, Nagorney DM, Schroeder G, Silverstein MN. Splenectomy in myelofibrosis with myeloid metaplasia: a single-institution experience with 223 patients. Blood. 2010;95:2226-33.

19. Ward HP, Block MH. The natural history of primary myelofibrosis (AMM) and a critical evaluation of its relationship with the myeloproliferative syndome. Medicine. 1971;50:357-420.

capítulo • 46

Trombocitemia Essencial

Leonardo Carvalho Palma

INTRODUÇÃO

A Trombocitemia Essencial (TE) foi reconhecida pela primeira vez por Emil Epstein e Alfred Goedel em 1934 e denominada "trombocitemia hemorrágica". Em 1951, a TE, a Policitemia Vera (PV), a Leucemia Mieloide Crônica (LMC) e a Mielofibrose Primária (MFP) foram agrupadas por William Dameshek, num novo grupo de doenças chamado de doenças mieloproliferativas.[1,2] Mais recentemente, a nomenclatura foi modificada para neoplasias mieloproliferativas com o intuito de se enfatizar o substrato neoplásico presente na fisiopatologia daquelas doenças.[2,3]

Após a descoberta do cromossomo Philadelphia (Ph) e do rearranjo BCR-ABL1, os quais estão presentes somente na LMC entre as neoplasias mieloproliferativas, a TE, a policitemia e a mielofibrose primária passaram a ser designadas como neoplasias mieloproliferativas BCR-ABL1-negativas clássicas.[1,4]

DEFINIÇÃO

A TE é uma neoplasia mieloproliferativa crônica BCR-ABL1-negativa que envolve, primariamente, a linhagem megacariocitária e que se caracteriza por trombocitose sustentada no sangue periférico, aumento do número de megacariócitos maduros e grandes na medula óssea, e, clinicamente, por episódios de trombose e/ou de sangramentos e fenômenos vasomotores.

EPIDEMIOLOGIA

A real incidência da TE é desconhecida, mas pode ser estimada anualmente entre 0,6 a 2,5 por 100 mil pessoas por ano[5] quando se utilizam os critérios do *Polycythemia Vera Study Group*.

A maioria dos casos ocorre em pacientes entre 50 e 60 anos, sendo mais comum nas mulheres, principalmente, nas faixas etárias mais jovens. Apesar de ser extremamente infrequente, a TE também pode ser diagnosticada em crianças. No entanto, nessa faixa etária, as causas hereditárias de trombocitose devem ser sempre excluídas antes de se firmar um diagnóstico de TE.[1,5]

FISIOPATOLOGIA

▶ Fisiologia da produção de plaquetas

Os megacariócitos são originados na medula óssea a partir do progenitor mieloide comum, que, por sua vez, descende da célula-tronco hematopoética. Os megacariócitos maduros dão origem às plaquetas por meio da fragmentação do seu citoplasma. Em situações normais, são produzidas a cada dia aproximadamente 1×10^{11} plaquetas. Quando há alta demanda de plaquetas, essa produção pode ser aumentada em mais de dez vezes.[6-8]

O principal fator de crescimento da linhagem megacariocítica é a trombopoetina. Essa molécula tem similaridades estruturais com a eritropoetina, o G-CSF, o hormônio do crescimento e o Fator Inibitório da Leucemia (LIF). Por meio da ligação da trombopoetina com seu receptor, o c-MPL, essa citocina estimula a proliferação e a maturação dos megacariócitos, além da liberação das plaquetas por essas células. Outros fatores que estimulam a proliferação da linhagem megacariocítica são o GM-CSF, a IL-3, a IL-6, a IL-11, o fator da célula-tronco, o ligante do FLT, o FGF e a eritropoetina.[6-8]

O c-MPL não apresenta atividade intrínseca de cinase. Por outro lado, esse receptor encontra-se intimamente ligado em sua porção intracitoplasmática a uma tirosinacinase da família das JAKs, a JAK2. De fato, a sinalização intracelular originada pela ligação da trombopoetina com o c-MPL é altamente dependente da ativação da JAK2.[6-8]

A família das JAKs é composta por quatro tirosinocinases (JAK1, JAK2, JAK3 e TYK2) que estão ligadas aos domínios intracitoplasmáticos dos receptores de citocinas. Essas enzimas se caracterizam por apresentar dois domínios homólogos: o domínio ativo da cinase (domínio JH1) e o domínio catalítico inativo ou pseudocinase (domínio

JH2). Este último é o regulador negativo da atividade catalítica de cinase do domínio JH1.[6-9]

A JAK2 tem um importante papel na sinalização intracitoplasmática dos receptores das citocinas relacionadas à proliferação das células mieloides, como os receptores da eritropoetina, do G-CSF e da trombopoetina. A JAK2 também se encontra ligada a outros receptores importantes, como o da prolactina, o do hormônio do crescimento, o do GM-CSF, o da IL-3, o da IL-5 e o do IFN-γ. As principais vias intracelulares ativadas pela JAK2 são as das proteínas STAT, MAPK e PI3K. Adicionalmente, além do efeito sobre a sinalização intracelular, a JAK2 parece influenciar a estrutura do DNA por meio da ação sobre as histonas e a metilação do DNA.[1,7,9,10]

▶ Mutação JAK2V617F

Um dos maiores avanços dos últimos anos na compreensão da fisiopatologia das neoplasias mieloproliferativas foi a descoberta da mutação JAK2V617F.

A JAK2V617F é uma mutação somática que consiste na substituição de uma valina por uma fenilalanina no códon 617 (V617F) da JAK2. Essa mutação resulta em um bloqueio do efeito inibitório do domínio JH2 sobre o domínio JH1, levando a uma ativação constante das vias de sinalização relacionadas à JAK2, especialmente, a JAK-STAT, o que resulta em crescimento independente das citocinas.[4,9]

A mutação JAK2V617F ocorre na célula-tronco hematopoética, uma vez que esta já foi detectada tanto em células da linhagem mieloide quanto da linhagem linfoide.[11,12] Ademais, essa mutação também já foi detectada em células endoteliais hepáticas, fato que levanta a hipótese de que essa mutação possa ocorrer no precursor comum da célula tronco-hematopoética e do precursor endotelial, o hemangioblasto.[13]

A mutação JAK2V617F é observada em mais de 95% dos casos de PV e em aproximadamente 50% dos casos de TE e de MFP. Desta forma, somente a presença dessa mutação não é capaz de diferenciar a TE das outras duas neoplasias mieloproliferativas citadas anteriormente. Entretanto, é pouco compreendido como a mesma mutação JAK2V617F possa ocasionar doenças com fenótipos e prognósticos diferentes. As possíveis explicações para esse fato são a presença de mutações adicionais que ocorreriam antes do aparecimento da mutação JAK2V617F, o grau de expressão da mutação JAK2V617F, certos polimorfismos genéticos e fatores epigenéticos, outras mutações somáticas adicionais ainda não identificadas e determinadas condições orgânicas do indivíduo, como a biodisponibilidade de ferro.[1,4,9,14]

▶ Outras mutações

Quatro mutações somáticas com ganho de função no éxon 10 do c-MPL foram observadas em 15 e 16% dos pacientes JAK2V617F-negativos portadores de TE e MFP, respectivamente. Dentre essas mutações, a mais comum foi a MPLW515L (67%), seguida da MPLW515K (15%), da MPLW515A (15%) e da MPLW515R (3%).[9,15] Na PV, a ocorrência dessas mutações parece ser um evento extremamente raro (< 1% dos casos).[1,15,16] Nos últimos anos, outras mutações vêm sendo descritas em pacientes com TE, como as do TET2, do LNK e do ASXL1. Entretanto, o valor diagnóstico e prognóstico delas ainda não foi totalmente esclarecido.[9]

APRESENTAÇÃO CLÍNICA

A TE é uma doença indolente caracterizada por sobrevida global ligeiramente menor que a da população geral.[1,5,17]

A maioria dos pacientes com TE é assintomática e assim permanece por muitos anos. Contudo, muitos apresentam complicações que são debilitantes ou até mesmo fatais, relacionadas, principalmente, aos fenômenos vasculares e hemorrágicos. De fato, os eventos trombóticos, que são as manifestações clínicas mais frequentes na TE, são também a principal causa de morbimortalidade nos pacientes com TE.[1,5,17,18]

A incidência de eventos trombóticos arteriais e venosos nos pacientes portadores de TE está aumentada em relação à população geral de mesmo sexo, idade e fatores de risco cardiovasculares. O risco global de um evento trombótico nos pacientes com TE é, anualmente, de 6,6% por paciente, enquanto que na população em geral é de 0,33% por paciente. Dentre os eventos trombóticos, as tromboses arteriais (infarto agudo do miocárdio, acidente vascular cerebral isquêmico e isquemia arterial periférica) respondem por 60% dos casos.[1,18]

A fisiopatologia dos eventos trombóticos na TE ainda não é totalmente conhecida. Contudo, múltiplos fatores parecem contribuir para o estado protrombótico da TE (Tabela 46.1).[1,18]

Tabela 46.1

▶ Fatores de risco associados ao aumento do risco trombótico nos pacientes com Trombocitemia Essencial (TE).

Fatores individuais

- Idade avançada (principal)
- História de trombose prévia (principal)
- Fatores de risco cardiovasculares (diabetes, hipertensão arterial, dislipidemia, tabagismo)
- Trombofilias

Fatores relacionados à trombocitemia essencial

- Estado inflamatório
- Anormalidades funcionais e bioquímicas das plaquetas
- Ativação e disfunção endotelial
- Leucocitose
- Ativação anormal das plaquetas e dos leucócitos
- Aumento da interação entre as plaquetas e os leucócitos
- Presença da mutação JAK2V617F
- Maior expressão da mutação JAK2V617F
- Trombocitose (?)*

*Em pacientes com policitemia vera e TE, não foi observado associação entre a contagem de plaquetas e o aumento do risco trombótico.[19,20]
Adaptado e expandido de Cervantes, F.[1]

Tratado de Hematologia

A PV, a MFP e a TE são as principais doenças associadas às tromboses venosas intra-abdominais.[17,21] Um dado interessante é que, numa pequena parcela dos pacientes que são positivos para a mutação JAK2V617F, não é encontrado nenhum critério clínico ou laboratorial para o diagnóstico de neoplasia mieloproliferativa no momento da detecção da trombose intra-abdominal. Todavia, alguns desses pacientes acabam por apresentar alguma dessas doenças ao longo do acompanhamento posterior ao evento trombótico.[22,23]

Os pacientes com TE também apresentam um risco aumentado de trombose venosa em outros sítios, como sistema nervoso central e sistema venoso profundo dos membros inferiores e superiores.[21]

Outros sintomas vasculares podem estar presentes e estão associados a alterações microvasculares: eritromelalgia, acrocianose, isquemia digital e sintomas neurológicos transitórios, como a migrânea.[1,5]

Os eventos hemorrágicos são menos frequentes que os trombóticos nos pacientes com TE. A incidência de complicações hemorrágicas maiores na TE é de 0,79% pacientes/ano. As manifestações hemorrágicas mais comuns são os sangramentos gastrintestinais, os sangramentos gengivais e a epistaxe.[1,24,25] Os principais fatores de risco para os eventos hemorrágicos na TE são a contagem de leucócitos acima de 11.000/µL, a história de sangramento prévio e o uso de aspirina, especialmente em pacientes com contagem de plaquetas acima de 1.000.000/µL.[24]

Grande parte dos pacientes que evoluem com sangramentos maiores apresenta a Doença de Von Willebrand (DVW) adquirida. Esse distúrbio hemorrágico ocorre devido a um consumo exagerado dos grandes multímeros do fator de Von Willebrand em consequência da trombocitose, principalmente, quando há contagens de plaquetas superiores a 1.000.000-1.500.000/µL. Outras alterações que podem estar relacionadas à fisiopatologia dos eventos hemorrágicos na TE são modificações qualitativas nas plaquetas, como a redução da expressão dos receptores adrenérgicos e dos receptores de glicoproteínas e o desenvolvimento de doença do *pool* plaquetário adquirida.[25]

Finalmente, alguns pacientes com TE podem evoluir para mielofibrose secundária e para leucemia aguda. A incidência cumulativa de transformação para mielofibrose secundária e leucemia aguda em 15 anos é de 9,3% e de 2,1%, respectivamente.[26]

DIAGNÓSTICO

Conceitualmente, define-se trombocitose como a contagem de plaquetas igual ou superior a 450.000/µL.[5] A trombocitose pode ocorrer em diversas doenças, neoplásicas ou benignas (Tabela 46.2).

Tabela 46.2

▶ Principais causas de trombocitose.

Neoplasias mieloides

Neoplasias mieloproliferativas
- Trombocitemia essencial
- Policitemia vera
- Mielofibrose primária
- Leucemia mieloide crônica

Síndromes mielodisplásicas
- Síndrome mielodisplásica associada à deleção isolada do 5q

Síndromes mielodisplásicas/mieloproliferativas
- Anemia refratária com sideroblastos em anel e trombocitose

Trombocitoses reacionais (secundárias)
- Ferropenia
- Infecção ou inflamação
- Neoplasia disseminada
- Drogas (vincristina, adrenalina, ácido transretinoico)
- Esplenectomia ou ausência congênita do baço
- Anemia hemolítica

Hereditárias
- Mutação da trombopoetina e do MPL e outras mutações

Trombocitose espúria
- Crioglobulinemia
- Fragmentação citoplasmática associada às neoplasias mieloides e linfoides
- Fragmentação dos eritrócitos

Adaptado de Beer *et al*.[14]

▶ Investigação de trombocitose

A avaliação de trombocitose começa com a repetição da contagem de plaquetas após alguns dias, uma vez que grande parte dessas alterações é transitória. Caso não haja a normalização da contagem de plaquetas, deve-se, então, iniciar a investigação.

Essa investigação deve ser iniciada com a história clínica, a qual pode evidenciar alguma doença benigna subjacente que possa ser a causa da trombocitose, como os processos inflamatórios agudos, a ferropenia, determinadas drogas, o hipoesplenismo, dentre outros. Nesses casos, pode-se optar pela reavaliação da contagem de plaquetas após a resolução da doença subjacente. Contudo, nos casos com alta suspeita de neoplasia mieloproliferativa ou em que não se observe a melhora da contagem de plaquetas após a resolução da patologia subjacente, a investigação laboratorial da trombocitose deve ser iniciada (Figura 46.1).[27]

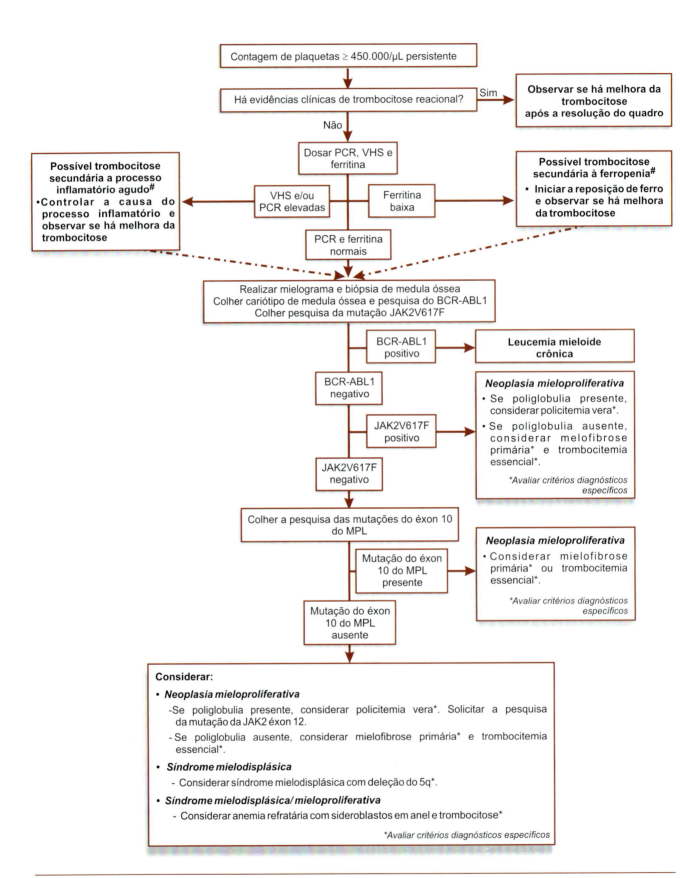

Figura 46.1 Algoritmo de investigação de trombocitose.

As linhas contínuas correspondem ao fluxograma habitual de investigação de trombocitose. Nos casos de alta suspeita de uma neoplasia mieloproliferativa ou nos casos em que não se observe a melhora da contagem de plaquetas após a resolução da patologia subjacente, prosseguir pelas linhas tracejadas. Adaptado e expandido de Tefferi et al.[27] e Beer et al.[14]

▶ Critérios diagnósticos

Uma vez que não existe nenhum marcador específico para o diagnóstico de TE, o diagnóstico é feito a partir da detecção de trombocitose persistente na ausência de outras neoplasias mieloides, associada aos marcadores clonais e/ou à ausência de causas reacionais (Tabela 46.3).[5]

Um ponto importante no diagnóstico é a diferenciação entre a TE e a MFP na fase celular ou pré-fibrótica, uma vez que o risco de transformação para leucemia aguda e de evolução para fibrose da medula óssea na última é cinco e duas vezes maior, respectivamente, do que na primeira.[26]

Na publicação vigente da OMS, foi dada grande importância à análise histopatológica da biópsia de medula óssea, especialmente no que se refere à morfologia dos mega-cariócitos, para a diferenciação entre as duas doenças.[3,5,14] Contudo, nos últimos anos, tem-se questionado se essa avaliação histopatológica apresenta uma boa reprodutibilidade, especialmente entre patologistas gerais.[3,5,14] Estudos recentes têm demonstrado graus de concordância variando entre 63% e 83% na diferenciação dessas duas neoplasias mieloproliferativas entre hemopatologistas de serviços de referência.[26,28,29] Finalmente, a OMS definiu critérios mais objetivos para se diagnosticar mielofibrose secundária à trombocitemia essencial (Tabela 46.4).[5]

TRATAMENTO

O objetivo principal do tratamento da TE é a prevenção do primeiro episódio de trombose ou de hemorragia, bem como a prevenção de sua recorrência. Para planejar o tra-

---

Tabela 46.3

▶ Critérios da Organização Mundial de Saúde (2008) para o diagnóstico de Trombocitemia Essencial (TE).[5]

1. Contagem de plaquetas persistentemente ≥ 450.000/μL;
2. Biópsia de medula óssea mostrando, principalmente, a proliferação da linhagem megacariocitária com número aumentado de megacariócitos grandes e maduros. Não é observado o aumento significativo da série eritrocitária ou granulocitária ou o desvio à esquerda da granulopoese ou da eritropoese.
3. Ausência de critérios para policitemia vera[a], mielofibrose primária[b], leucemia mieloide crônica[c], síndrome mielodisplásica[d] ou outra neoplasia mieloide;
4. Demonstração da mutação JAK2V617F ou outro marcador clonal ou, na ausência de marcador clonal, nenhuma evidência de trombocitose reacional[e].

[a] Requer valor de hemoglobina normal na ausência de deficiência de ferro. Se deficiência de ferro presente, não há elevação da hemoglobina para níveis compatíveis com policitemia vera após a reposição de ferro.

[b] Requer a ausência de fibrose reticulínica ou colágena acentuada, de reação leucoeritroblástica no sangue periférico ou de medula óssea marcadamente hipercelular acompanhada de proliferação megacariocítica atípica característica da mielofibrose primária.

[c] Requer a ausência do rearranjo BCR-ABL1.

[d] Requer a ausência de diseritropoese ou disgranulopoese.

[e] Requer ausência de causas reacionais de trombocitose, tais como ferropenia, esplenectomia, cirurgia, infecção, inflamação, colagenoses, neoplasia metastática e doenças linfoproliferativas. Entretanto, a presença de uma condição associada à trombocitose reacional não exclui TE, caso estejam presentes os primeiros três critérios diagnósticos.

Tabela 46.4

▶ Critérios da Organização Mundial de Saúde (2008) para o diagnóstico de mielofibrose secundária a Trombocitemia Essencial (TE).[5]

Critérios obrigatórios:

a) Diagnóstico prévio de TE de acordo com os critérios da OMS-2008.
b) Presença de fibrose graus 2-3 numa escala de 0-3 ou graus 3-4 numa escala de 0-4.

Critérios adicionais:

1. Anemia (abaixo dos valores de referência para a idade, sexo e altitude de residência) ou queda de ≥ 2 g/dL nos valores basais da hemoglobina.
2. Presença de reação leucoeritroblástica no sangue periférico.
3. Aumento da esplenomegalia: aumento do tamanho do baço na palpação (cm abaixo do rebordo costal esquerdo) > 5 cm em relação ao tamanho prévio ou o aparecimento de baço palpável.
4. LDH sérico aumentado (maior que o limite superior da normalidade).
5. Desenvolvimento de pelo menos dois sintomas constitucionais: > 10% de perda de peso em seis meses, sudorese noturna ou febre de origem indeterminada (> 37,5 ºC).

Diagnóstico: critérios obrigatórios A e B + dois critérios adicionais

tamento, deve-se obter de todos os pacientes informações referentes à idade, à história de trombose e de hemorragia, bem como à presença de fatores de risco cardiovasculares, como síndrome metabólica, *diabetes melittus*, hipertensão arterial, hipercolesterolemia e tabagismo.[14,25,30]

Outros pontos importantes são o tratamento dos eventos trombóticos e hemorrágicos e o manejo de situações de risco, como gravidez.[14,25,30]

A estratégia terapêutica baseia-se principalmente na estratificação de risco trombótico e hemorrágico. Dependendo dessa estratificação de risco, as opções terapêuticas variam desde a observação cuidadosa até o uso de terapia citorredutora (Figura 46.2).[1,14,25,30]

▶ Estratificação de risco trombótico

A estratificação de risco na TE baseia-se na probabilidade de ocorrência de fenômenos trombóticos, e não de transformação para leucemia aguda ou para mielofibrose secundária, uma vez que as principais complicações dessa doença são os eventos trombóticos. Os dois fatores utilizados na estratificação de risco trombótico são a idade e a história prévia de eventos trombóticos arteriais ou venosos (Tabela 46.5).[14,25,30]

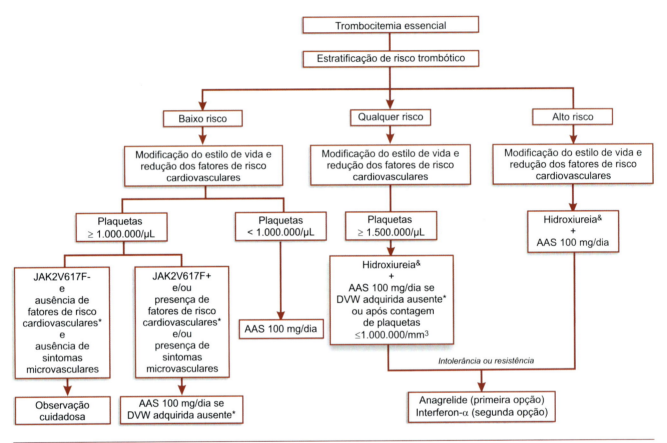

Figura 46.2 Fluxograma para o tratamento da trombocitemia essencial. *AAS*: ácido acetilsalicílico; *DVW*: doença de Von Willebrand.
*Fatores de risco cardiovasculares: *diabetes melittus*, dislipidemia, hipertensão arterial, síndrome metabólica e tabagismo.
& Em gestantes e em mulheres que desejam engravidar ou que estejam amamentando, as quais tenham indicação de uso da terapia citorredutora, o α-Interferon deve ser usado no lugar da Hidroxiureia. Em pacientes com < 40 anos, o uso do α-Interferon no lugar da Hidroxiureia deve ser considerado, especialmente naqueles que desejam constituir família.[1,14]
# Em pacientes com contagem de plaquetas ≥1.000.000/μL é sugerida a mensuração da atividade do cofator da Ristocetina (RiCof) com intuito de se descartar a DVW adquirida. Se o RiCof for > 30%, o AAS pode ser utilizado.[25,31] Adaptado e expandido de Cervantes *et al*.[14] e Barbui *et al*.[30]

Tabela 46.5

▶ Estratificação de risco na trombocitemia essencial baseada no risco trombótico.[14,25,30]

Grupos de risco	Fatores de risco
Baixo risco	Idade < 60 anos **e** ausência de história de qualquer evento trombótico arterial ou venoso.
Alto risco	Idade ≥ 60 anos **e/ou** história prévia de qualquer evento trombótico arterial ou venoso.

Até o momento, não foi demonstrada associação clara entre o risco de trombose e o valor da contagem de plaquetas nas neoplasias mieloproliferativas.[19,20] Por outro lado, as trombocitoses extremas, especialmente acima de 1.000.000/μL, estão associadas a aumento do risco hemorrágico, em consequência, principalmente, da maior probabilidade de ocorrência da DVW adquirida.[19,20,30]

► Modificação do estilo de vida e redução dos fatores de risco cardiovasculares

Todos os pacientes com TE devem ser orientados a modificar o estilo de vida, visando reduzir os fatores de risco cardiovasculares (atividade física e dieta adequada, interrupção do tabagismo). Adicionalmente, doenças como hipertensão arterial, *diabetes melittus* e dislipidemia devem ser adequadamente controladas.

Mulheres em idade fértil que necessitam de algum método anticoncepcional devem evitar o uso de anticoncepcionais orais combinados (estrógenos + progestágeno), devido ao aumento do risco trombótico observado com essas drogas na população em geral.

► Ácido Acetilsalicílico (AAS)

O uso do AAS em baixas doses (75 a 100 mg/dia) na TE encontra-se fundamentado, principalmente, em dois estudos: o *Eclap*,[32] que demonstrou a redução do risco trombótico com o uso do AAS em pacientes com PV, e o *PT-1*,[33] que definiu a associação entre a hidroxiureia e o AAS como a combinação de primeira escolha para reduzir eventos trombóticos em pacientes com TE de alto risco.[1]

Entretanto, recentemente, o uso indiscriminado do AAS para todos os pacientes com TE de baixo risco vem sendo questionado, devido à falta de estudos randomizados e à dúvida sobre a presença ou não de um risco trombótico aumentado nesse subgrupo de pacientes.[14,20]

De fato, um estudo retrospectivo demonstrou que em pacientes com TE de baixo risco, o AAS, não foi capaz de reduzir o risco de trombose venosa e arterial. Adicionalmente, em pacientes com contagem de plaquetas > 1.000.000/μL, o uso do AAS associou-se com um aumento do risco hemorrágico. Por outro lado, numa análise de subgrupo, o AAS foi capaz de reduzir a incidência de tromboses venosas e arteriais em pacientes com a mutação JAK2V617F e naqueles com fatores de risco cardiovasculares (*diabetes melittus*, hipercolesterolemia, hipertensão arterial, tabagismo), respectivamente.[20] Contudo, devido à natureza retrospectiva e à falta de uniformidade na indicação do uso do AAS nesse estudo, é necessário um ensaio clínico randomizado para melhor esclarecimento sobre o papel do AAS na TE de baixo risco.

Em conclusão, o AAS em baixas doses deve ser usado em quase todos os pacientes com TE, independentemente do risco, ao menos que haja alguma contraindicação.[14,30] Uma exceção a essa regra seriam os pacientes classificados de baixo risco com contagem de plaquetas ≥ 1.000.000/μl e que sejam negativos para a mutação JAK2V617F, que não apresentem nenhum sintoma microvascular e que não tenham nenhum fator de risco cardiovascular, como hipertensão arterial, *diabetes melittus*, dislipidemia e tabagismo.[34]

Nos pacientes com contagem de plaquetas ≥ 1.000.000/μL, nos quais se opte pelo uso do AAS, é sugerido que se descarte a DVW adquirida antes do início dessa terapia. Para esse fim, pode-se utilizar a mensuração da atividade do cofator da Ristocetina (RiCoF), e caso o RiCoF seja maior que 30%, o AAS poderá ser utilizado.[25]

Por fim, o AAS é capaz de reverter parcial ou totalmente alguns sintomas microvasculares, como a eritromelalgia e os sintomas neurológicos transitórios. Nos pacientes com esses sintomas que se mostram refratários ao AAS em baixas doses, pode-se optar pelo aumento da dose até 500 mg/dia, pela associação do AAS em baixas doses com o Clopidogrel e/ou pelo início da terapia citorredutora.[25,35]

► Terapia citorredutora

Todos os pacientes com TE classificados com alto risco ou com contagem de plaquetas acima de 1.500.000/μl devem receber terapia citorredutora. Adicionalmente, a terapia citorredutora é um opção nos pacientes com sintomas microvasculares refratários ao AAS.[1,30]

A partir do estudo *PT-1*, a Hidroxiureia tornou-se a droga citorredutora de primeira escolha nos pacientes com TE. Nesse estudo, a associação do AAS com a Hidroxiureia em pacientes com TE de alto risco foi mais efetiva na redução do risco de eventos trombóticos arteriais e de transformação para mielofibrose secundária do que a do AAS com o Anagrelide. Ademais, os pacientes que receberam o AAS em associação com Hidroxiureia tiveram menor incidência de hemorragias graves. Por outro lado, a associação do AAS com o Anagrelide foi mais eficaz na redução de eventos trombóticos venosos.[33]

A dose inicial da Hidroxiureia no adulto é 500 mg a cada 12 horas (12 a 15 mg/kg/dia), sendo a dose ajustada para se obter a normalização das plaquetas sem provocar neutropenias ou anemias clinicamente significantes.[1] O grupo do European LeukemiaNet publicou, recentemente, os critérios de resposta à terapia citorredutora (Tabela 46.6).[30] Contudo, ainda não está claro se a obtenção de uma resposta completa de acordo com os critérios do European LeukemiaNet se traduz em algum benefício clínico ao paciente.

A Hidroxiureia é usualmente bem tolerada. Seus principais efeitos colaterais são alterações hematológicas, sintomas gastrintestinais e manifestações cutâneas, como úlceras de pele, xerose e alopécia. O grupo do European LeukemiaNet publicou, recentemente, os critérios de intolerância/resistência à Hidroxiureia (Tabela 46.7).[30]

A Hidroxiureia atravessa a barreira placentária e pode ser encontrada no leite materno. Além disso, estudos experimentais demonstraram um possível efeito teratogênico dessa droga. Desta forma, a Hidroxiureia não deve ser usada em gestantes e em mulheres que estejam amamentando.[36]

Tabela 46.6

▶ Critérios do *European LeukemiaNet* para a definição de resposta clínico-hematológica à terapia citorredutora convencional na Trombocitemia Essencial (TE).[30]

Tipo de resposta	Critérios para a definição de resposta
Resposta completa	*Presença de **todos** os critérios a seguir:* 1. Contagem de plaquetas ≤ 400.000/μL. 2. Sem sintomas relacionados à TE*. 3. Baço com tamanho normal em exame de imagem. 4. Leucócitos ≤ 10.000/μL.
Resposta parcial	Ausência de critérios para resposta completa, porém com contagem de plaquetas ≤ 600.000/μL ou com redução da contagem de plaquetas > 50% em relação ao valor pré-tratamento.
Falha	Ausência de critérios para resposta completa e parcial.

*Sintomas relacionados à TE incluem distúrbios microvasculares, prurido e cefaleia.

Tabela 46.7

▶ Critérios do *European LeukemiaNet* para a definição de intolerância ou resistência à Hidroxiureia na trombocitemia essencial.[30]

Dose diária da Hidroxiureia	Critérios de intolerância/resistência
≥ 2,0 g/dia em pacientes com peso ≤ 80 kg ou ≥ 2,5 g/dia em pacientes com peso > 80 kg	Contagem de plaquetas > 600.000/μL após três meses de tratamento.
Qualquer dose da Hidroxiureia	**Qualquer critério a seguir:** Contagem de plaquetas > 400.000/μL e leucócitos < 2.500/μL ***ou*** contagem de plaquetas > 400.000/μL e hemoglobina < 10 g/dL ***ou*** presença de úlceras ou outras manifestações mucocutâneos inaceitáveis ***ou*** febre relacionada à Hidroxiureia.

*Sintomas relacionados à trombocitemia essencial incluem distúrbios microvasculares, prurido e cefaleia.

Um aumento da incidência de algumas neoplasias, especialmente as relacionadas à pele, pode estar associada ao uso crônico da Hidroxiureia, devido a um possível efeito dessa droga sobre a reparação do DNA. Entretanto, a hidroxiureia parece não se associar com um aumento do risco de transformação das neoplasias mieloproliferativas para leucemia aguda. Contudo, os dados na literatura ainda são muito conflitantes em relação a esse possível efeito leucemogênico relacionado à Hidroxiureia.[1,14,25,36] Portanto, sugere-se que todos os pacientes que estejam em uso da Hidroxiureia sejam orientados sobre a prevenção de outras neoplasias, com especial ênfase nos cânceres de pele (evitar a exposição excessiva à luz do sol e estimular o uso diário do filtro solar).

O **α-Interferon** (IFN-α) é uma citocina capaz de inibir a proliferação dos progenitores hematopoéticos e de reduzir a formação de colônias por progenitores eritroides, granulocíticos e megacariocíticos. Ademais, o IFN-α é capaz de reprimir a megacariocitopoese por meio da inibição da sinalização oriunda da interação entre a trombopoetina e c-MPL. Contudo, os mecanismos pelos quais o IFN-α age no controle das neoplasias mieloproliferativas ainda não estão totalmente esclarecidos.[37]

Por não apresentar efeito teratogênico, o IFN-α é a medicação citorredutora de escolha para gestantes e para mulheres que desejam engravidar ou que estejam amamentando. Adicionalmente, devido às preocupações quanto ao potencial efeito leucemogênico e à possibilidade da ocorrência de infertilidade com o uso prolongado da Hidroxiureia, alguns autores sugerem o uso do IFN-α no lugar da Hidroxiureia em pacientes com menos de 40 anos, especialmente, naqueles que desejam constituir família.[1,14,25] Os principais efeitos colaterais do IFN-α são as alterações neuropsiquiátricas, as citopenias, as alterações da glândula tireoide e os sintomas gerais, como febre, mialgia, cefaleia e calafrios. Recentemente, têm-se avaliado o uso do IFN-

-α peguilado, o qual apresenta um perfil de tolerância mais aceitável que a forma convencional, para o tratamento da TE, com boas respostas, incluindo um pequeno percentual de resposta molecular completa nos pacientes positivos para a mutação JAK2V617F.[38] A dose inicial do IFN-α é de 3.000.000 UI por via subcutânea três vezes por semana e a do IFN-α peguilado é de 90 µg por via subcutânea a cada semana,[25] com ajustes posteriores, a depender da resposta obtida e da tolerância.

O **Anagrelide** é um derivado da Imidazoquinazolina desenvolvido, inicialmente, como um inibidor da agregação plaquetária. Posteriormente, foi demonstrado que essa droga era capaz de reduzir a contagem de plaquetas por meio da inibição da diferenciação megacariocitária.[33,39] É considerada a droga de segunda escolha no tratamento da TE. A dose inicial é 0,5 mg por via oral a cada 12 horas ou a cada oito horas com posterior adequação das doses de acordo com a resposta e a tolerância.[1]

O Anagrelide inibe a fosfodiasterase III do AMP cíclico, o que é responsável por grande parte dos efeitos colaterais, como retenção hídrica, palpitações, arritmias cardíacas, insuficiência cardíaca e cefaleia.[33,39] De fato, 10 a 50% dos pacientes interrompem o uso do Anagrelide, devido aos efeitos colaterais, especialmente os de origem cardíaca.[39] Dessa forma, antes do início do Anagrelide, é sugerida a realização de uma avaliação cardiológica, a qual deve incluir um eletrocardiograma de repouso.[39] Adicionalmente, em pacientes idosos ou com doença cardíaca, o Anagrelide deve ser usado com muito cuidado.[1]

▶ Inibidores da JAK2

As drogas capazes de inibir a JAK2 são promissoras no tratamento das neoplasias mieloproliferativas, uma vez que são capazes de atuar em vias relacionadas à oncogênese dessas neoplasias. De fato, diversos desses compostos vêm sendo testados nos últimos anos no tratamento dessas neoplasias, especialmente a MFP.[40]

Um ensaio clínico envolvendo o Ruxolitinibe, um inibidor da JAK1/JAK2, no tratamento de pacientes com TE refratários ou intolerantes à Hidroxiureia, encontra-se em andamento. Na análise preliminar desse estudo envolvendo 39 pacientes, esse inibidor de JAK2 foi capaz de reduzir a contagem de plaquetas para níveis normais em 49% deles, em uma mediana de tempo de aproximadamente 15 dias.[41]

Contudo, até o momento não há evidências disponíveis que sustentem o uso dessas drogas fora de ensaios clínicos.

RECOMENDAÇÕES PARA SITUAÇÕES ESPECIAIS

▶ Tratamento dos eventos trombóticos

Os eventos vasculares agudos devem ser manejados de acordo com a conduta estabelecida para cada tipo de evento.[21]

Em relação à profilaxia secundária da trombose arterial, deve-se utilizar o AAS em baixas doses. No caso de recorrência desse tipo de evento, pode-se avaliar a possibilidade de associação do AAS com o Clopidogrel.[31]

Todos os pacientes com TE que apresentem trombose venosa profunda devem ser anticoagulados adequadamente por 12 meses. Após esse período, nos casos de trombose venosa que envolva os membros inferiores, pode-se optar pela suspensão da terapia anticoagulante com início imediato da prevenção secundária com o AAS em baixas doses, em especial naqueles pacientes que não estavam em uso de terapia citorredutora.[21,31] Por outro lado, nos pacientes com tromboses graves em sítios incomuns, como as de veias intra-abdominais e intracerebrais e o tromboembolismo pulmonar, é sugerida a manutenção de terapia anticoagulante por tempo indeterminado.[1]

▶ Sangramentos

Os sangramentos são mais comuns nos pacientes que apresentam contagem de plaquetas > 1.000.000/µL e estão em uso do AAS, nos pacientes com leucócitos >11.000/µL e nos pacientes com história prévia de sangramento.[24]

Todos os pacientes com TE que evoluam com sangramentos maiores, especialmente aqueles com contagem de plaquetas >1.000.000/µL, devem ser avaliados quanto à possibilidade da DVW adquirida.[34]

Na vigência de episódio agudo de sangramento maior, todos os medicamentos antiagregantes e antitrombóticos devem ser suspensos, e a terapia citorredutora deve ser instituída imediatamente com a Hidroxiureia, preferencialmente.[42] Contudo, em casos graves, nos quais seja necessária a redução imediata da contagem de plaquetas, pode-se optar pela realização de plaquetaférese terapêutica em combinação à terapia citorredutora com a Hidroxiureia.[43]

Outras opções terapêuticas são a reposição de fator VIII/fator de Von Willebrand, os antifibrinolíticos e a desmopressina. Contudo, a experiência com essas terapias em pacientes com TE é ainda muito limitada na literatura.[42]

▶ Gestantes

As gestantes portadoras de TE apresentam um risco aumentado de perdas gestacionais e de complicações, como a pré-eclâmpsia, o descolamento prematuro da placenta, a morte intrauterina e os natimortos, e o retardo de crescimento intrauterino. Adicionalmente, essas pacientes apresentam um risco aumentado de trombose venosa profunda durante toda a gravidez e até a sexta semana do puerpério.[1,44] De acordo com a história de trombose, hemorragia e de complicações gestacionais e com a contagem de plaquetas, as gestantes com TE podem ser classificadas em baixo e alto risco (Tabela 46.8).

Até o momento, não existe nenhum ensaio clínico avaliando qual a melhor conduta nas gestantes portadoras de TE. Desta forma, a maioria das recomendações a seguir advém de sugestões de especialistas.

Capítulo 46 • Trombocitemia Essencial

Tabela 46.8

▶ Estratificação de risco de gestantes portadoras de trombocitemia essencial.[1,35]

Grupos de risco	Fatores de risco
Baixo risco	Ausência de história de trombose, hemorragia maior e de complicações gestacionais graves* ou com contagem de plaquetas <1.500.000/µL.
Alto risco	História de trombose, hemorragia maior ou de complicações gestacionais graves* prévias ou com contagem de plaquetas ≥1.500.000/µL.

*Complicações gestacionais graves: ≥ três perdas gestacionais no primeiro trimestre, ≥ uma perda gestacional no segundo ou no terceiro trimestre, peso de nascimento < 5º percentil gestacional, pré-eclâmpsia, morte intrauterina ou natimorto.

O AAS em baixas doses deve ser usado em todas as gestantes independentemente do grupo de risco, a menos que haja alguma contraindicação ao uso dessa droga.[1,44] Aproximadamente uma a duas semanas antes do parto, o AAS deve ser suspenso. No início do puerpério, o AAS será reintroduzido por um período de pelo menos seis semanas.[44] Após a sexta semana do puerpério, a indicação do uso do AAS seguirá a mesma conduta para não gestantes (Figura 46.2).

Nas gestantes de baixo risco, no momento da suspensão do AAS, deverá ser introduzida a Heparina em doses profiláticas, preferencialmente, a de baixo peso molecular. Esta será mantida durante as últimas semanas da gestação e até a sexta semana do puerpério. Deve-se ressaltar que nas gestantes de baixo risco, a associação entre o AAS e a Heparina será usada somente nas seis primeiras semanas do puerpério.[1,44]

Por outro lado, nas gestantes de alto risco, a associação entre o AAS e a Heparina será iniciada no momento em que for detectada a gestação e deverá ser mantida durante toda ela, com exceção das últimas semanas, e até a sexta semana do puerpério.[44] Adicionalmente, nas pacientes com história prévia de trombose, em especial nos casos de tromboses venosas, pode-se considerar o uso de anticoagulação plena com Heparina isolada durante toda a gestação e até a sexta semana do puerpério.[1]

Nas gestantes com contagem de plaquetas ≥ 1.000.000/µL, o AAS e a Heparina deverão ser iniciados somente se a DVW adquirida for excluída (RiCoF > 30%).

Finalmente, o início de terapia citorredutora com IFN-α deve ser considerado em todas as gestantes classificadas como alto risco no momento da detecção da gravidez.[1] Deve-se destacar que, devido ao risco de teratogenicidade e de possíveis efeitos deletérios ao feto e ao recém-nascido, a Hidroxiureia e o Anagrelide não devem ser usados durante a gestação e a amamentação.[44]

▶ Cirurgias

O AAS deve ser interrompido de sete a dez dias antes de qualquer procedimento cirúrgico maior e reintroduzido assim que possível. Nos pacientes classificados como de alto risco, no momento dessa suspensão deve-se introduzir Heparina em doses profiláticas, preferencialmente a de baixo peso molecular, que deve ser suspensa pelo menos 12 a 24 horas antes do procedimento proposto. No pós-operatório, todos os pacientes com TE devem receber Heparina em doses profiláticas, a não ser que haja contraindicação.[1,14,44]

Em cirurgias eletivas, pode-se considerar o início de terapia citorredutora com o intuito de normalizar a contagem de plaquetas, especialmente naqueles pacientes com contagem de plaquetas ≥ 1.000.000/µL.[1,14]

REFERÊNCIAS BIBLIOGRÁFICAS

1. Cervantes F. Management of essential thrombocythemia. Hematology. Am Soc Hematol Educ Program. 2011:215-21.
2. Levine RL, Gilliland DG. Myeloproliferative disorders. Blood. 2008 Sep;15;112(6):2190-8.
3. Vardiman JW, Brunning RD, Arber DA, Le Beau MM, Porwit A., Tefferi A, et al Introduction and overview of the classification of the myeloid neoplasms. In: Swerdlow SW, Campo E., Harris NL, Jaffe ES, Piler, SA, Stein H, et al. (eds.). Lyon: IARC, 2008. p.18-30.
4. Vakil E, Tefferi A. BCR-ABL1--negative myeloproliferative neoplasms: a review of molecular biology, diagnosis, and treatment. Clin Lymphoma Myeloma Leuk. 2011 Jun;11 Suppl 1:S37-45.
5. Thiele J, Kvasnicka HM, Orazi A, Tefferi A, Gisslinger H. Essential thrombocythaemia. In: Swerdlow SW, Campo E, Harris NL, Jaffe ES, Pileri SA, Stein H et al.(eds.). WHO Classification of Tumours of Haematopoietic and Lymphoid Tissues. Lyon: IARC, 2008. p.48-50.

6. Wen Q, Goldenson B, Crispino JD. Normal and malignant megakaryopoiesis. Expert Rev Mol Med. 2011;21;13:e32.

7. Geddis AE. Megakaryopoiesis. Semin Hematol. 2010 Jul;47(3): 212-9.

8. Deutsch VR, Tomer A. Megakaryocyte development and platelet production. Br J Haematol. 2006 Sep;134(5):453-66.

9. Vainchenker W, Delhommeau F, Constantinescu SN, Bernard OA. New mutations and pathogenesis of myeloproliferative neoplasms. Blood. 2011 Aug;18;118(7):1723-35.

10. Cross NC. Genetic and epigenetic complexity in myeloproliferative neoplasms. Hematology Am Soc Hematol Educ Program. 2011:208-14.

11. Ishii T, Bruno E, Hoffman R, Xu M. Involvement of various hematopoietic-cell lineages by the JAK2V617F mutation in polycythemia vera. Blood. 2006 Nov;1;108(9):3128-34.

12. Bogani C, Guglielmelli P, Antonioli E, Pancrazzi A, Bosi A, Vannucchi AM. B-, T-, and NK-cell lineage involvement in JAK2V617F-positive patients with idiopathic myelofibrosis. Haematologica. 2007 Feb;92(2):258-9.

13. Sozer S, Fiel MI, Schiano T, Xu M, Mascarenhas J, Hoffman R. The presence of JAK2V617F mutation in the liver endothelial cells of patients with Budd-Chiari syndrome. Blood. 2009 May;21;113(21):5246-9.

14. Beer PA, Erber WN, Campbell PJ, Green AR. How I treat essential thrombocythemia. Blood. 2011 Feb;3;117(5):1472-82.

15. Pietra D, Brisci A, Rumi E, Boggi S, Elena C, Pietrelli A, et al. Deep sequencing reveals double mutations in cis of MPL exon 10 in myeloproliferative neoplasms. Haematologica. 2011 Apr;96(4):607-11.

16. Pardanani A, Lasho TL, Finke CM, Tefferi A. Infrequent occurrence of MPL exon 10 mutations in polycythemia vera and post-polycythemia vera myelofibrosis. Am J Hematol. 2011 Aug;86(8):701-2.

17. Tefferi A, Elliott M. Thrombosis in myeloproliferative disorders: prevalence, prognostic factors, and the role of leukocytes and JAK2V617F. Semin Thromb Hemost. 2007 Jun;33(4):313-20.

18. Vianello F, Battisti A, Cella G, Marchetti M, Falanga A. Defining the thrombotic risk in patients with myeloproliferative neoplasms. Scientific World Journal. 2011;11:1131-7.

19. Di Nisio M, Barbui T, Di Gennaro L, Borrelli G, Finazzi G, Landolfi R, et al. The haematocrit and platelet target in polycythemia vera. Br J Haematol. 2007 Jan;136(2):249-59.

20. Alvarez-Larran A, Cervantes F, Pereira A, Arellano-Rodrigo E, Perez-Andreu V, Hernandez-Boluda JC, et al. Observation versus antiplatelet therapy as primary prophylaxis for thrombosis in low-risk essential thrombocythemia. Blood. 2010 Aug;26;116(8):1205-10.

21. Landolfi R, Di Gennaro L, Falanga A. Thrombosis in myeloproliferative disorders: pathogenetic facts and speculation. Leukemia. 2008 Nov;22(11):2020-8.

22. Colaizzo D, Amitrano L, Tiscia GL, Iannaccone L, Gallone A, Grandone E, et al. Occurrence of the JAK2 V617F mutation in the Budd-Chiari syndrome. Blood Coagul Fibrinolysis. 2008 Jul;19(5):459-62.

23. Colaizzo D, Amitrano L, Tiscia GL, Scenna G, Grandone E, Guardascione MA, et al. The JAK2 V617F mutation frequently occurs in patients with portal and mesenteric venous thrombosis. J Thromb Haemost. 2007 Jan;5(1):55-61.

24. Finazzi G, Carobbio A, Thiele J, Passamonti F, Rumi E, Ruggeri M et al. Incidence and risk factors for bleeding in 1104 patients with essential thrombocythemia or prefibrotic myelofibrosis diagnosed according to the 2008 WHO criteria. Leukemia. 2012 Apr;26(4):716-9.

25. Tefferi A. Annual Clinical Updates in Hematological Malignancies: a continuing medical education series: polycythemia vera and essential thrombocythemia: 2011 update on diagnosis, risk-stratification, and management. Am J Hematol. 2011 Mar;86(3):292-301.

26. Barbui T, Thiele J, Passamonti F, Rumi E, Boveri E, Ruggeri M, et al. Survival and disease progression in essential thrombocythemia are significantly influenced by accurate morphologic diagnosis: an international study. J Clin Oncol. 2011 Aug;10;29(23):3179-84.

27. Tefferi A, Hanson CA, Inwards DJ. How to interpret and pursue an abnormal complete blood cell count in adults. Mayo Clin Proc. 2005 Jul;80(7):923-36.

28. Thiele J, Kvasnicka HM, Mullauer L, Buxhofer-Ausch V, Gisslinger B, Gisslinger H. Essential thrombocythemia versus early primary myelofibrosis: a multicenter study to validate the WHO classification. Blood. 2011 May;26;117(21):5710-8.

29. Buhr T, Hebeda K, Kaloutsi V, Porwit A, Van Der Walt J, Kreipe HH. European Bone Marrow Working Group trial on reproducibility of WHO criteria to discriminate essential thrombocythemia from prefibrotic primary myelofibrosis. Haematologica. 2012 Mar;97(3):360-5.

30. Barbui T, Barosi G, Birgegard G, Cervantes F, Finazzi G, Griesshammer M, et al. Philadelphia-negative classical myeloproliferative neoplasms: critical concepts and management recommendations from European LeukemiaNet. J Clin Oncol. 2011 Feb;20;29(6):761-70.

31. Barbui T. How to manage children and young adults with myeloproliferative neoplasms. Leukemia. 2012 Jul;26(7):1452-7.

32. Landolfi R, Marchioli R, Kutti J, Gisslinger H, Tognoni G, Patrono C, et al. Efficacy and safety of low-dose aspirin in polycythemia vera. N Engl J Med. 2004 Jan;8;350(2):114-24.

33. Harrison CN, Campbell PJ, Buck G, Wheatley K, East CL, Bareford D, et al. Hydroxyurea compared with anagrelide in high-risk essential thrombocythemia. N Engl J Med. 2005 Jul;7;353(1):33-45.

34. Barbui T. How to manage thrombosis in myeloproliferative neoplasms. Curr Opin Oncol. 2011 Nov;23(6):654-8.

35. Finazzi G, Barbui T. Evidence and expertise in the management of polycythemia vera and essential thrombocythemia. Leukemia. 2008 Aug;22(8):1494-502.

36. Spivak JL, Hasselbalch H. Hydroxycarbamide: a user's guide for chronic myeloproliferative disorders. Expert Rev Anticancer Ther. 2011 Mar;11(3):403-14.

37. Kiladjian JJ, Chomienne C, Fenaux P. Interferon-alpha therapy in bcr-abl-negative myeloproliferative neoplasms. Leukemia. 2008 Nov;22(11):1990-8.

38. Quintas-Cardama A, Kantarjian H, Manshouri T, Luthra R, Estrov Z, Pierce S, et al. Pegylated interferon alfa-2a yields high rates of hematologic and molecular response in patients with advanced essential thrombocythemia and polycythemia vera. J Clin Oncol. 2009 Nov;10; 27(32):5418-24.

39. Besses C, Martinez-Selles M. Anagrelide and cardiovascular events. Much ado about nothing? Leuk Res. 2011 Dec; 35(12):1543-4.

40. Santos FP, Verstovsek S. JAK2 inhibitors: are they the solution? Clin Lymphoma Myeloma Leuk. 2011 Jun;11 Suppl 1: S28-36.

41. Verstovsek S, Passamonti, F, Rambaldi A, Barosi G, Rosen PJ, Levy RS, et al. Durable responses with the JAK1/JAK2 inhibitor, INCB018424, in patients with polycythemia vera (PV) and essential thrombocythemia (ET) refractory or intolerant to hydroxyurea (HU). ASH annual meeting; Orlando: Blood, 2010.

42. Finazzi G, Barbui T. How I treat patients with polycythemia vera. Blood. 2007 Jun;15;109(12):5104-11.

43. Das SS, Bose S, Chatterjee S, Parida AK, Pradhan SK. Thrombocytapheresis: managing essential thrombocythemia in a surgical patient. Ann Thorac Surg. 2011 Jul;92(1):e5-6.

44. Griesshammer M, Struve S, Barbui T. Management of Philadelphia negative chronic myeloproliferative disorders in pregnancy. Blood Rev. 2008 Sep;22(5):235-45.

Parte · 12

Doenças Linfoproliferativas Malignas

Resumo dos capítulos

Capítulo 47 Leucemia Linfocítica Crônica e Linfocitose B Monoclonal

Capítulo 48 Leucemia Pró-Linfocítica

Capítulo 49 Tricoleucemia ou Leucemia de Células Pilosas

Capítulo 50 Biologia Celular, Molecular e Imunologia dos Linfomas

Capítulo 51 A Classificação Morfológica e os Aspectos Histológicos do Linfoma de Hodgkin

Capítulo 52 Linfoma de Hodgkin

Capítulo 53 Classificação Morfológica e Aspectos Histológicos Principais dos Linfomas Não Hodgkin

Capítulo 54 Linfomas Indolentes

Capítulo 55 Linfomas de Células T/NK

Capítulo 56 Linfomas B Agressivos

capítulo • 47

Leucemia Linfocítica Crônica e Linfocitose B Monoclonal

Roberto Passetto Falcão

LEUCEMIA LINFOCÍTICA CRÔNICA (LLC)

▶ Definição. Etiopatogenia. Incidência

As doenças linfoproliferativas crônicas constituem um grupo heterogêneo de neoplasias, que têm em comum a origem a partir de células linfoides maduras *(periféricas), que além de infiltrarem órgãos linfoides, como gânglios linfáticos e* baço, também estão presentes na medula óssea e no sangue periférico. As leucemias linfoides crônicas são classificadas como mostrado na Tabela 47.1, e os critérios diagnósticos consideram as características morfológicas, imunofenotípicas, citogenéticas e as alterações moleculares (Tabelas 47.2 e 47.3). Neste capítulo abordaremos apenas a leucemia linfocítica crônica B.

A **Leucemia Linfocítica Crônica-B** (LLC-B) é a mais comum das doenças linfoproliferativas crônicas. A idade mediana dos pacientes ao diagnóstico é 65 anos, sendo rara (apenas 10% dos casos) em pessoas com menos de 50 anos. A incidência anual é de dois a seis casos por 100 mil habitantes, aumentando com a idade, chegando a 12,8 casos/100 mil habitantes aos 65 anos, e a 30 casos/100 mil acima dos 80 anos. Nos países ocidentais, a LLC-B representa 30% de todas as leucemias, em contraste com os países asiáticos, onde corresponde a apenas 5% do total. Na maioria das séries ela é mais frequente em homens do que em mulheres, na proporção de 2:1. Em geral o diagnóstico é feito pelas características morfológicas das células neoplásicas no sangue periférico e nos esfregaços de medula óssea. Entretanto, muitas vezes a análise da histologia da medula óssea, gânglios linfáticos e baço são indispensáveis para o diagnóstico. Finalmente, estudos citogenéticos e de biologia molecular podem ser necessários para o estabelecimento do diagnóstico correto.

A etiologia da LLC é desconhecida. A existência de casos familiares sugere uma predisposição genética, pelo menos em alguns pacientes. Fatores ambientais representados pela exposição a agentes químicos e derivados do petróleo estão associados ao aumento do risco para a doença.

Tabela 47.1

▶ Classificação das leucemias linfoides crônicas, segundo a linhagem celular de origem.

Células B	Células T ou NK
Leucemia linfocítica crônica	Leucemia prolinfocítica
Leucemia prolinfocítica	■ Clássica
Tricoleucemia	■ Variante de células pequenas
■ Clássica	Doença linfoproliferativa de linfócitos granulares
■ Variante	■ Células T
Linfomas não Hodgkin em fase leucêmica	■ Células NK
■ Linfoma da zona marginal esplênico Linfoma da zona marginal nodal	Síndrome de Sézary
■ Linfomas foliculares	Leucemia-linfoma de células T do adulto
■ Linfoma linfoplasmocítico	Linfomas T – periféricos
■ Linfoma de células do manto	Outros
■ Outros	

Tabela 47.2

▶ Características imunofenotípicas e moleculares das leucemias linfoides crônicas B.

Doença	SmIg	CD5	CD43	CD22	CD23	CD25	FMC7	CD103	CD11c	CD10	CD79b	Outros achados
LLC	–/+	+	+	–/+	+	+/–	–/+	–	–/+	–	–	
LP	++	–/+	+	+	–/+	–	+	–	–	–/+	+	ciclina D1
LLP	++	–/+	+/–	+	–	–/+	+	–	–/+	–	+/–	clg+
TL	++	–	+	+	–	+	+	+	+	–	–/+	HC2
LZME	++	–/+	+	+	+/–	–/+	+	–/+	+/–	–/+	+	
LM	++	+	+	+/–	–	–	+	–	–	–/+	+	ciclina D1
FL	++	–/+	–	+/–	–/+	–	+	–	–	+/–	+	bcl–2

Todos expressam os marcadores pan–B (CD19, CD20) e antígenos HLA–DR classe II.
LLC = Leucemia Linfoide Crônica; LLP = Linfoma Linfoplasmocitoide/Imunocitoma; LP = Leucemia Prolinfocítica; TL = Tricoleucemia; LZME = Linfoma Esplênico de Células Vilosas; LM = Linfoma de células do Manto; FL = Linfoma Folicular; SmIg = imunoglobulina de membrana; clg = imunoglobulina citoplasmática.

Tabela 47.3

▶ Características imunofenotípicas e moleculares das leucemias linfoides crônicas T e NK.

Doença	CD2 CD3 CD5	CD4	CD8	CD56	Outros CD	Outros marcadores
PL	+++	++	–/+	–	CD7++ CD25–	Genes *TCR* rearranjados
Sézary	+++	++	–	–	CD7–/+	Genes *TCR* rearranjados
DLLG– CD3+	CD3+ CD2+	–	++	–	CD16++ CD57+ CD25–CD3+ CD56+ (forma agressiva)	Genes *TCR* rearranjados
NK–CD3–	CD3– CD2–	–	–	+	CD16+ CD57–	Genes *TCR* forma germinativa
LLTA	+++	++	–/+	–	CD25++ CD7–	Genes *TCR* rearranjados, HTLV–1+

PL = Leucemia Prolinfocítica T; DLLG = Doença Linfoproliferativa de Linfócitos Granulares; LLTA = Leucemia Linfoma T de Adulto.

▶ Características biológicas

A origem celular da LLC-B não está completamente elucidada, mas um linfócito B, que já tenha tido contato prévio com antígenos, parece ser um dos candidatos. Contudo, não está definido se um único ou múltiplos precursores dão origem à LLC. Como a maioria das células encontra-se na fase G_o do ciclo celular, o aumento da massa de linfócitos no organismo resulta do acúmulo dessas células, e não da sua rápida proliferação. Os linfócitos da LLC apresentam sobrevida longa, que seria determinada pela inibição da apoptose.

A LLC tem um fenótipo de membrana diferente das demais doenças linfoproliferativas B (Tabela 47.2). Os linfócitos da LLC são da linhagem B (CD19, CD20, CD21, CD23, CD24, CD37), CD79b- e FMC7). Caracteristicamente, expressam o antígeno CD5, que é um marcador de linhagem T, e imunoglobulina de superfície de membrana (IgSm) de baixa densidade, usualmente IgM ou IgM e IgD, monoclonal kappa ou lambda. CD22 está ausente ou possui expressão fraca. A positividade com o CD200 é importante na diferenciação com outras doenças linfoproliferativas B CD5+, principalmente o linfoma do manto, onde esse mar-

452 Tratado de Hematologia

cador é negativo. Esses achados imunofenotípicos únicos são compostos em um sistema de pontuação que é útil para distinguir a LLC de outras doenças linfoproliferativas crônicas B. *Na LLC 87% dos casos tem score 4 ou 5; 10%, score 3; 3%, score 2, e <1%, score 0 ou 1. Por outro lado, entre os linfomas não Hodgkin em fase leucêmica, 72% têm score 0 a 1; 23%, score 2; 4%, score 3; e <1%, score 4 ou 5.* A forma de pontuação do score está detalhada na Tabela 47.4.

Tabela 47.4

▶ Critérios diagnósticos para LLC baseado num sistema de pontuação sugerido por Matutes *et al*.

Marcadores	LLC 1 ponto cada	Outras doenças B 0 ponto
Smlg	Fraco	Moderado/forte
CD5	Positivo	Negativo
CD23	Positivo	Negativo
FMC7	Negativo	Positivo
CD79b	Negativo ou fraco	Moderado a forte
Pontuações usuais	L LC = 4–5	Outras neoplasias B = 0–1

Smlg: imunoglobulina de superfície.

Aproximadamente 80% dos pacientes com LLC têm anormalidades citogenéticas detectadas pelo FISH: deleção 13q- em 50% dos casos, deleção 11q- em 23%, trissomia 12 em 20%, rearranjos 14q32 em 28% e deleção 17 p- em 14%. Essas alterações têm valor prognóstico, sendo as deleções 11q- e 17p- associadas a mau prognóstico. Algumas alterações citogenéticas parecem estar associadas a achados hematológicos específicos: por exemplo, a trissomia 12 é mais comum na LLC atípica, com aumento de prolinfócitos. A progressão da doença está associada, em até 40% dos casos, à evolução cariotípica.

▶ Quadro clínico

A grande maioria dos pacientes é assintomática por ocasião do diagnóstico, e a doença é identificada em um exame de rotina. Nos pacientes sintomáticos, os achados mais comuns são a linfoadenopatia generalizada, perda de peso e cansaço. Os gânglios são geralmente pequenos, mas podem ser muito volumosos. Nas duas situações eles têm consistência normal, sendo móveis e indolores. Hepatomegalia é detectada em metade dos pacientes. A esplenomegalia em geral não é volumosa, e o enfarto esplênico é muito mais raro do que na leucemia mieloide crônica ou leucemias agudas. Além disso, a infiltração leucêmica pode ocorrer praticamente em todas as partes do corpo incluindo as tonsilas, meninges e pele. Sintomas e sinais de **anemia** podem estar presentes, mas raramente são intensos.

Petéquias e equimoses são raras. Infecções bacterianas, em geral pneumonias, são frequentes.

Em 3 a 15% dos casos durante a evolução da doença ocorre a **síndrome de Richter**, caracterizada, na maioria das vezes, pelo aparecimento de um linfoma difuso de grandes células, podendo se manifestar por febre, emagrecimento, sudorese, aumento da linfoadenopatia, anemia, trombocitopenia e gamopatia monoclonal. O prognóstico da síndrome de Richter é muito ruim, com sobrevida mediana de seis meses. Em menos de 1% dos casos ocorre a evolução para linfoma de Hodgkin. Além disso, a LLC pode evoluir lentamente, durante anos, com o aumento progressivo de prolinfócitos e a piora da anemia, trombocitopenia, esplenomegalia, enfartamento ganglionar e resistência ao tratamento. Em geral, os prolinfócitos apresentam as mesmas características imunofenotípicas dos linfócitos da LLC. Quando a percentagem de prolinfócitos no sangue periférico ultrapassa 55%, o diagnóstico é de leucemia prolinfocítica B, mas essa progressão é muito rara. Adicionalmente, em menos de 1% das LLC ocorre o aparecimento de leucemias agudas, mieloides ou linfoides, que parecem estar associadas ao tratamento, embora também existam descrições do desenvolvimento de leucemia mieloide aguda em pacientes com LLC não tratados. Além disso, existem ainda relatos de aparecimento de mieloma múltiplo e de carcinomas nesses doentes.

▶ Achados laboratoriais

O achado hematológico característico da LLC é a **linfocitose** persistente. São linfócitos pequenos, com núcleo redondo, cromatina densa e citoplasma escasso (Tabela 47.5; Figura 47.1). O limite para o diagnóstico, segundo o National Cancer Institute Working Group, é de >5.000/L linfócitos B presentes por mais de três meses. Em geral o número de linfócitos aumenta com a progressão da doença. Aproximadamente 20% dos pacientes apresentam **anemia** ou **trombocitopenia**. A **medula óssea** está infiltrada por mais de 30% de linfócitos. Fenômenos de autoimunidade

Tabela 47.5

▶ Critérios diagnósticos da leucemia linfocítica crônica.

1. Linfocitose no sangue periférico*

> 5.000/L linfócitos B (NCI Working Group)

2. Predominância de linfócitos pequenos e maduros

3. Características imunofenotípicas

CD5+, CD19+, CD20+, CD23+, mIg+/-

CD22+/-, FMC7 -/+, CD79b-, CD200+

4. Infiltração da medula óssea

> 30% por linfócitos maduros, não é requisito para o diagnóstico, mas é importante nos casos com citopenia

* presente por mais de três meses.

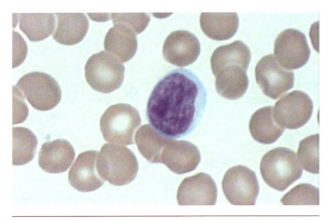

Figura 47.1 Linfócito de leucemia linfoide crônica.

são bastante frequentes. Assim, **anemia imuno-hemolítica** ocorre em 10 a 25% dos casos e pode ser desencadeada pelo tratamento, principalmente com a Fludarabina, sendo o teste de Coombs direto positivo em até 35% dos casos. **Trombocitopenia** imune é observada em menos de 2% dos casos, enquanto a neutropenia imune e a aplasia pura de série vermelha são ainda mais raras. A hipogamaglobulinemia é comum e agrava-se com a evolução da doença, podendo ser detectada em 60% dos pacientes. Por outro lado, **hipergamaglobulinemia** monoclonal pode ser encontrada em até 5% dos pacientes.

A LLC é dividida em três diferentes subgrupos conforme a percentagem de células linfoides atípicas no sangue:

a) **Típica ou clássica**: em que a maioria das células linfoides são pequenas e maduras, de linfócitos atípicos ou prolinfócitos.
b) LLC com transformação prolinfocítica apresenta entre 11 e 54% de prolinfócitos no sangue.
c) **Mista**: apresenta proporção variável de células linfoides atípicas, mas os prolinfócitos constituem menos de 10% do total.

▶ **Estadiamento**

Os sistemas de estadiamento baseiam-se nas características clínicas e hematológicas e levam em conta a história natural da doença, que é resultante do acúmulo progressivo de células leucêmicas nos gânglios, medula óssea, baço e fígado. Esses sistemas definem subgrupos de doentes que apresentam sobrevidas diferentes e são fundamentais para as decisões terapêuticas. Os dois sistemas mais empregados são o de Rai (1975), que inclui cinco estágios (Tabela 47.6), e o de Binet (1981), com três estágios (Tabela 47.7). Em 1987, Rai *et al.* introduziram uma modificação, pela qual os pacientes passaram a ser divididos em três grupos, considerados de baixo risco (estádio 0), risco intermediário (estádios I e II) e alto risco (estádios III e IV) (Tabela 47.8).

Tabela 47.6

▶ Sistema de Rai para o estadiamento da leucemia linfocítica crônica.

Estádio	Características clínicas	Sobrevida mediana (meses)
0	Linfocitose no sangue e medula óssea (> 40% das células nucleadas)	> 150
I	Linfocitose + linfadenomegalia (localizada ou generalizada, gânglios pequenos ou volumosos)	101
II	Linfocitose + esplenomegalia e/ou hepatomegalia (gânglios normais ou aumentados)	71
III	Linfocitose + anemia (hemoglobina < 11 g/dL)	19
IV	Linfocitose + trombocitopenia (plaquetas < 100.000/L). (anemia e aumento de gânglios, fígado e baço podem ou não estar presentes)	19

Tabela 47.7

▶ Sistema de Binet para o estadiamento da leucemia linfocítica crônica.

Estádio	Características clínicas	Sobrevida mediana (anos)
A	Menos de três áreas de envolvimento linfoide*, sem anemia ou trombocitopenia	> 10
B	Três ou mais áreas de envolvimento linfoide, sem anemia ou trombocitopenia	7
C	Hemoglobina ≤ 10g/dL ou plaquetas ≤ 100.000/L	2

* Áreas de envolvimento linfoide: gânglios cervicais, axilares e inguinais (unilateral ou bilateral); fígado e baço.

Tabela 47.8

▶ Sistema de Rai modificada para o estadiamento da leucemia linfocítica crônica.

Sistema em três estádios	Características clínicas	Sobrevida mediana (anos)
Baixo risco	Linfocitose no sangue e medula óssea	> 10
Risco intermediário	Linfocitose + linfadenomegalia + esplenomegalia ± hepatomegalia	7
		1,5
Alto risco	Linfocitose + anemia + trombocitopenia	2

▶ Fatores prognósticos

O estágio clínico é o principal fator prognóstico, sendo fundamental na decisão terapêutica. Outros fatores prognósticos clínicos são a contagem de linfócitos, o padrão infiltração da medula óssea e o tempo de duplicação do número de linfócitos no sangue periférico. Marcadores séricos, como a β2-microglobulina, CD23, desidrogenase láctica e timidina cinase, o estado mutacional do IgV_H, a expressão do ZAP-70 e CD38, têm valor prognóstico. A citogenética é um fator prognóstico importante, sendo que o cariótipo normal e a del13q são considerados de baixo risco, enquanto a del17p, del11q e a trissomia do 12 estão associadas a alto risco. Entretanto, no estado atual dos conhecimentos, esses outros fatores não têm poder de mudar a decisão da conduta terapêutica inicial baseada no estadiamento clínico. Assim, as indicações para terapia em um paciente com a del17p são as mesmas recomendadas a pacientes sem esta deleção (Tabela 47.9).

▶ Tratamento

Quando tratar

A LLC é uma doença incurável quando tratada por imunoquimioterapia, e o transplante alogênico é a única alternativa de cura, mas está associado a alta mortalidade. Recomenda-se nunca começar a tratar na primeira consulta. Além disso, o médico deve explicar ao paciente o que é a doença.

As **indicações** para o tratamento dependem do estágio da doença. Para pacientes com estágios iniciais (Binet A ou baixo risco no sistema modificado de Rai) é necessário um período de observação, em intervalos de três a seis meses, para definir se a doença é estável ou progressiva. Se a doença for estável, nenhum tratamento deve ser instituído, pois existem evidências que a introdução de terapêutica nessa fase é prejudicial. O seguimento por um período superior a de seis anos de mais de 1.500 pacientes

Tabela 47.9

▶ Fatores prognósticos na LLC.

	Baixo Risco (os > 15 anos)	Alto Risco (os < 5 anos)
Estágios clínicos	A, O, I	B, C, II–IV
Número de linfócitos	Baixa	Alta
Infiltração de medula	Baixa	Difusa
Morfologia	Típica	Atípica
Tempo duplicação de linfócitos	> 12 meses	≤ 12 meses
* Marcadores séricos	Normal	Elevados
Citogenética	Normal, del 13q	del17p, del11q, +12
IgV_H mutação	Mutado	Não mutado
CD38	< 30%	> 30%
ZAP–70	< 20%	≥ 20%

β2–M, sCD23, TK, LDH.

com LLC pelo Grupo Cooperativo francês em estudos randomizados, comparando tratamento com Clorambucil ou Clorambucil + Prednisona com grupo sem tratamento demonstrou que a intervenção precoce não prolonga a sobrevida desses pacientes.

Para os pacientes com estágios intermediários (Rai I e II, Binet B ou risco intermediário no sistema modificado de Rai) existem dois tipos de evolução. Na primeira, que inclui aproximadamente um terço dos pacientes, a doença é estável e os pacientes devem ser acompanhados sem tratamento. Nos demais, a doença mostra progressão nos primeiros dois anos após o diagnóstico (rápido aumento do volume do baço ou dos gânglios, rápido aumento do número de linfócitos no sangue) ou sintomas associados à doença. Para esses pacientes, deve ser indicado o tratamento, tendo como objetivo prolongar a sobrevida com boa qualidade de vida. Os pacientes com estádio C de Binet, III e IV de Rai ou alto risco no sistema modificado de Rai devem ser tratados.

Como já assinalamos, os critérios para indicar o tratamento de pacientes com del17p são os mesmos usados para os demais.

Como tratar

A terapia de primeira linha para os pacientes que necessitam tratamento e têm condições clínicas de serem tratados, é a quimioimunoterapia com três drogas FCR: Fludarabina, Ciclofosfamida e Rituximabe. Esse protocolo consiste de seis ciclos e está associado a resposta global de 95% e remissão completa de 52%. Essa combinação mostrou-se superior ao uso isolado de Clorambucil ou Fludarabina, bem como das associações de Fludarabina + Ciclofosfamida, Fludarabina + Rituximabe e Clorambucil + Rituximabe.

Entretanto, nem todos os pacientes têm condições clínicas de receber esse tratamento, e essas condições são estabelecidas por meio de uma avaliação geriátrica, e não pela idade do paciente. Assim, para pacientes completamente independentes, sem comorbidades e com expectativa de vida igual à de controles normais pareados pela idade (grupo "Go-Go"), recomenda-se o FCR com o objetivo de obter remissões prolongadas e eventualmente a cura. Por outro lado, para os pacientes com estado geral muito comprometido, com várias comorbidades e com expectativa de vida reduzida ("No Go") devem ser adotados cuidados paliativos. Finalmente, para o grupo intermediário entre esses dois polos ("Slow Go"), o objetivo é controlar os sintomas por meio de uma terapia menos agressiva, como o Clorambucil isolado ou em associação com o Rituximabe.

O que fazer na recaída da doença ou nos casos refratários?

Após a indução bem-sucedida, a recaída é quase sempre inevitável. Após remissões prolongadas (superiores a dois anos), os pacientes quase sempre respondem à repetição da terapia inicial, mas recaem após curtas remissões. Na doença refratária primária ou nas recaídas com menos de dois anos deve-se usar uma abordagem diferente da inicial, e o Alemtuzumabe é a opção. Outros agentes são o Ofutumumabe, a Bendamustina e a Lenalidomida, ainda não disponíveis no Brasil. Para os pacientes Go-Go, uma vez obtida a remissão deve ser considerado o transplante de células-tronco não mieloablativo.

Tratamento de pacientes com del17p- e/ou mutação do p53

Esses pacientes representam 7 a 14% dos casos. Como o p53 é crítico para a resposta celular normal à lesão do DNA resultante da quimioterapia, esses pacientes respondem muito mal à quimioterapia. Assim, pacientes tratados com Clorambucil ou Fludarabina apresentam Remissão Completa (RC) em 5% dos casos comparado com 65% daqueles sem a deleção. O mesmo é verificado com pacientes tratados com FCR, embora tenha sido descrito um benefício limítrofe do Rituximabe nos pacientes em relação ao tratados apenas com FC. Assim, o protocolo recomendado, quando houver indicação para o início da terapêutica, utiliza o Alemtuzumabe associado a doses altas de Metilprednisona com RC de 65%. A associação do Alemtuzumabe com a Dexametazona está ligada à RC em 78% dos casos. Entretanto, como todos os pacientes inevitavelmente recaem, o transplante de medula óssea alogênico não mieloablativo deve ser usado, de preferência nos pacientes em remissão.

Naqueles em recaída ou refratários ao tratamento, os resultados são muito piores com RC de 14% com Alemtuzumabe + doses elevadas de Metilprednisona e 0% com Alentuzumabe + Dexametasona. Nesses doentes, Rituximabe com Bendamustina ou Ciclofosfamida + Fludarabina + Alemtuzumabe + Rituximabe foram associadas a RC em 7% dos casos.

Tratamento de pacientes jovens (< 50 a 55 anos): transplantar ou não transplantar?

Apenas a idade não é indicação para o transplante. Valem as mesmas indicações de tratamento baseadas no estadiamento clínico e no estado geral do paciente. O transplante não ablativo está indicado em pacientes resistentes a imunoquimioterapia, aos com recaídas precoces após a imunoquimioterapia, na síndrome de Richter e em pacientes com del17p- com indicação de tratamento.

Tratamento das complicações das citopenias autoimunes

A anemia hemolítica autoimune e a trombocitopenia imune devem ser tratadas inicialmente com corticoterapia, e não com imunoquimioterapia. Como segunda linha, as opções são a Esplenectomia, imunoglobulina endovenosa, Ciclosporina, Azatioprina ou doses baixas de Ciclofosfamida. Respostas satisfatórias também foram relatadas com Rituximabe ou Alemtuzumabe. Nos casos de citopenia autoimune refratários está indicada a imunoquimioterapia.

A aplasia pura de série vermelha deve ser tratada com Ciclosporina ou Rituximabe.

LINFOCITOSE B MONOCLONAL (LBM)

A detecção de linfócitos B monoclonais em indivíduos sadios, com contagens normais do sangue periférico, foi inicialmente descrita no início da década de 90, em parentes de pacientes advindos de famílias com predisposição genética para a leucemia linfocítica crônica. Posteriormente, vários estudos demonstraram a presença dessas células na população em geral, em percentagens de 0,8 a 5%, com prevalência variável, dependendo da metodologia e da idade da população estudada, observando o aumento da prevalência com a idade.

O diagnóstico de linfocitose B monoclonal é baseado nos seguintes critérios: 1) detecção por citometria de fluxo de uma população de células B monoclonais no sangue periférico com relação kappa:lambda > 3:1 ou < 0,3:1, ou mais de 25% de células B apresentando ausência ou baixa expressão da imunoglobulina de superfície, ou um imunofenótipo específico de uma doença; 2) reavaliação que demonstre que a população B monoclonal é estável por um período de três meses; 3) exclusão de linfadenopatia e organomegalia, doenças infecciosas e imunológicas associadas, contagem de linfócitos $> 5 \times 10^9$/L, bem como qualquer outro aspecto diagnóstico de uma doença linfoproliferativa B.

Dois grandes estudos investigaram a presença de linfocitose B monoclonal no sangue periférico de indivíduos sadios pertencentes a famílias com reconhecida predisposição genética à leucemia linfocítica crônica. Nesses estudos, a presença de linfocitose B monoclonal foi detectada em aproximadamente 15% dos indivíduos estudados. Finalmente, o estudo de parentes de primeiro grau em famílias nas quais apenas um membro portador da doença mostrou prevalência de 4,1%, mas que nos indivíduos com mais de 60 anos atingia 15,6%.

Como a prevalência de linfocitose B monoclonal é pelo menos cem vezes maior do que a da leucemia linfocítica crônica, conclui-se que, na maioria dos casos, esse pequeno clone anormal se mantém estável ou regride. Esses indivíduos não progridem para LLC quando acompanhados por um longo período de observação Ademais, não há evidências de que o diagnóstico traga qualquer benefício aos pacientes, muito embora possa contribuir substancialmente para a identificação dos mecanismos biológicos responsáveis pela etiologia e progressão dessa doença. É controverso se indivíduos com linfocitose B monoclonal podem ser doadores de medula óssea.

Além da LBM acima descrita, detectada por técnicas altamente sensíveis de citometria de fluxo em indivíduos assintomáticos, existe a LBM clínica, presente em pacientes com linfocitose, mas que não atinge o critério de diagnóstico de leucemia linfocítica crônica, isto é > 5 mil linfócitos B/mm^3 e tem ausência de linfoadenopatia e/ou esplenomegalia. A taxa de progressão da LBM clínica para LLC é de 1,1% ao ano, ao contrário da LBM não clínica, na qual o clone se mantém estável ou regride (Tabela 47.10).

Tabela 47.10

▶ Linfocitose B Monoclomal – LBM.

LBM na população normal	LBM clínica
■ Contagens baixas de linfócitos e linfócitos B (< 50/μL)	■ Contagens elevadas de linfócitos B (> 2000/μL)
■ Deteção apenas por métodos sensíveis	■ Linfocitose
■ Ausência de alterações citogenéticas de alto risco	■ Alterações citogenéticas de alto risco (5–9%)
■ Risco de progressão muito baixo	■ Progressão anual requerendo tratamento: 1%
■ Não indicação de monitoramento	■ Monitoramento clínico

REFERÊNCIAS CONSULTADAS

1. Dighiero G, Maloum K, Desablens B, Cazin B, Navarro M, Leblay R, et al. Chlorambucil in indolent chronic lymphocytic leukemia. French Cooperative Group on Chronic Lymphocytic Leukemia. N Engl J Med. 1998;338:1506-14.
2. Gribben JG, O'Brien S. Update on therapy of chronic lymphocytic leukemia. J Clin Oncology. 2011;29:544-50.
3. Hallek M, Fischer K, Fingerle-Rowson G, et al. Addition of rituximab to fludarabine and cyclophosphamide in patients with chronic lymphocytic leukemia: a ramdomised, open label, phase 3 trial. Lancet. 2010;376:1164-74.

4. Hallek M, Cheeson BD, Catovsky D, et al Guidelines for the diagnosis and tratment of chronic lymphocytic leukemia: a report from the International Workshop on Chronic Lymphocytic Leukemia updating the National Cancer Institute-Working Group 1996 guidelines. Blood. 2008;111:5446-56.

5. Hillmen P Standard and novel treatments in first line and in relapse/refractory situation. Hematology Education. 2012; 6:93-9.

6. Matos DM. Ismael SJ, Scridelli CA, et al. Monoclonal B lymphocytosis in first degree relatives of patients with sporadic (non-familial) chronic lymphocytic leukemia. Br J Haematol. 2009;147:339-46.

7. Matos DM, Falcão RP. Monoclonal B-cell lymphocytosis: a brief review for general clinicians. São Paulo Med J. 2011; 129:171-5.

8. Matutes E, Owusu-Ankomah K, Morilla R, Garcia Marco J, Houlihan A, Que TH, Catovsky D. The immunological profiele of B-cell disorders and ptoposal of a scoring system for the diagnosis of CLL. Leukemia. 1994;8:1640-5.

9. Stephens CM, Byrd JC. Chronic lymphocytic leucemia with del (17p13.1): a distinct clinical subtype requiring novel treatments approaches. Oncology. 2012;26:1044-54.

capítulo 48

Leucemia Pró-Linfocítica

Gisele Wally Braga Colleoni • Mihoko Yamamoto

INTRODUÇÃO

Leucemias Pró-Linfocíticas (LPL) de células B ou T são doenças raras. Apesar dos avanços recentes em imunofenotipagem e citogenética molecular, levando ao melhor entendimento da biologia celular subjacente, o prognóstico para esses pacientes continua ruim. Análogos da purina e anticorpos monoclonais têm demonstrado eficácia para o tratamento da LPL-B. O anticorpo monoclonal Alemtuzumabe melhorou significativamente a resposta à terapia nas LPL-T, mas essas ainda são transitórias e a progressão da doença é inevitável.[1]

LEUCEMIA PRÓ-LINFOCÍTICA DE CÉLULAS B (LPL-B)

▶ Epidemiologia

LPL-B é uma doença linfoproliferativa rara. Junto com LPL-T, elas representam cerca de 2% de todas as leucemias linfoides maduras.[1]

▶ Fisiopatogenia

Inicialmente descrita por Galton et al. em 1974, a LPL-B foi considerada uma variante da Leucemia Linfocítica Crônica (LLC).[2] No entanto, na última década tornou-se aparente que a LLC não se transforma em LPL-B e que ambas são distintas. Pouco se sabe sobre os mecanismos moleculares subjacentes na LPL-B. A frequência global de mutações de TP53 em LPL-B é alta. Deleções de 13q14 e 11q23 também são comuns em LPL-B e, em contraste com a LLC, há perda preferencial do gene RB1, sugerindo que a perda do alelo do gene do retinoblastoma pode desempenhar algum papel na patogênese da LPL-B.[3]

▶ Quadro clínico

A LPL-B afeta principalmente os idosos, e a idade mediana dos pacientes na apresentação é 70 anos, acometendo igualmente homens e mulheres. Em geral, os pacientes apresentam febre, sudorese e emagrecimento, esplenomegalia volumosa, sem linfadenomegalia significativa, em contraste com a LLC.[3]

▶ Exames laboratoriais

A **contagem de linfócitos** no sangue periférico é geralmente superior a $100 \times 10^9/L$, e a maioria dessas células são prolinfócitos (Figura 48.1). Anemia e trombocitopenia ocorrem em pelo menos 50% dos casos, refletindo o grau de infiltração da medula óssea. Uma banda monoclonal no soro também é encontrada mais comumente do que na LLC. O critério fundamental para o diagnóstico de LPL-B é a contagem de pró-linfócitos superior a 55% no sangue periférico. O pró-linfócito tem tamanho médio, aproximadamente duas vezes o de um linfócito pequeno típico da LLC. A cromatina nuclear é moderadamente condensada. Muitas vezes há um nucléolo proeminente central, e o contorno nuclear é em geral uniforme. O citoplasma é relativamente escasso e levemente basofílico. A medula óssea apresenta infiltração intersticial ou nodular pelas células nucleoladas. O baço apresenta expansão dos nódulos da polpa branca e infiltração da polpa vermelha pelas mesmas células.[3] Quando a contagem de células brancas

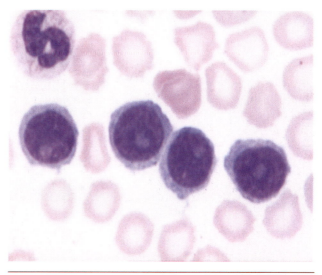

Figura 48.1 Pró-linfócitos no sangue periférico (coloração MGG) (×1000).

é alta e o esfregaço de sangue mostra características inequívocas de LPL, a histologia do linfonodo é irrelevante e muitas vezes não está disponível.[1]

A **imunofenotipagem** demonstra proliferação de células B monoclonais (Figura 48.2). As células da LPL-B expressam Imunoglobulina de superfície (IgM ou IgD) em níveis muito superiores aos encontrados na LLC, bem como a expressão de marcadores típicos de linfoproliferação B (CD19, CD20^{hi}, CD22^{hi}, CD79 a e b^{hi}, FMC7^{hi}). A maioria das ocorrências de LPL-B é negativa para CD23 (positiva em 10-20% dos casos) e para CD5 (positiva em 20-30% dos casos). Nesses casos pode ser difícil diferenciar do linfoma de células do manto na fase leucêmica.[1,3]

Na LPL-B, há dificuldades em obter metáfases para **análise citogenética** convencional. As aberrações mais frequentes envolvem cromossomos 14, 6 e 1. Casos de LPL-B com t(11;14) que apresentam superexpressão de ciclina D1 pode representar linfoma de célula do manto com esplenomegalia em vez de LPL-B e necessitam ser comprovados através da demonstração do rearranjo CCND1/IgH, decorrente da t(11;14)(q13;32).[1] Hibridação *In Situ* por Fluorescência (FISH) é útil para avaliar células em intérfase. Estudos recentes têm demonstrado alta frequência de mutações no TP53 e deleções 13q14 e 11q23. Mutações no TP53 foram documentadas em 75% dos casos e são associadas com resistência à quimioterapia, e isso pode explicar por que os pacientes com LPL-B têm resposta pobre a quimioterápicos. Como na LLC, o *status* mutacional da região variável do gene da cadeia pesada da Imunoglobulina (IgVH) é heterogêneo, com uma proporção de casos tendo mutações, enquanto outros são não mutados. No entanto, em contraste com a LLC, o *status* de mutação IgVH ou a expressão do ZAP-70 não parecem ter importância no prognóstico.[1,3]

▶ Diagnóstico diferencial

Casos de LLC transformada, LCC com aumento de pró-linfócitos (> 10% e < 55%) e doenças linfoproliferativas com t(11;14)(q13; q32).[3]

▶ Tratamento

Semelhante à LLC, o tratamento não é indicado em pacientes com LPL-B assintomáticos. No entanto, a maioria apresenta rápida progressão da doença. Os anticorpos monoclonais Rituximabe (anti-CD20) e Alemtuzumabe (anti-CD52) têm um potencial considerável na LPL-B, sendo o último também eficaz em pacientes com LLC e anormalidades no TP53 e mais ativo no sangue, medula óssea e baço, principais locais envolvidos nas duas doenças.[4] Pacientes que apresentam esplenomegalia volumosa podem ser tratados paliativamente com esplenectomia, aliviando o hiperesplenismo e facilitando o controle da doença. Transplante de Células-Tronco (TCT) também deve ser considerado em pacientes jovens, com bom estado geral, que responderam à terapia inicial, pois a progressão da doença é inevitável. O TCT alogênico dá aos pacientes a possibilidade de cura pela reação enxerto *versus* leucemia. No entanto, a morbidade e a mortalidade associadas a esse procedimento são significativas e muitas vezes essa não é uma opção viável devido à idade dos pacientes ou à presença de comorbidades.[1]

▶ Prognóstico

O prognóstico da LPL-B é pior do que o da LLC, com sobrevida mediana de 30 a 50 meses e dificuldade de resposta à terapia.[3]

LEUCEMIA PRÓ-LINFOCÍTICA DE CÉLULAS T (LPL-T)

▶ Epidemiologia

Não há nenhuma evidência de que a radiação, vírus ou outros agentes cancerígenos desempenham papel na patogênese da LPL-T. A doença acomete adultos, com idade mediana de 65 anos ao diagnóstico, e é mais frequente no sexo masculino. Em adultos há, esporadicamente, relação com a

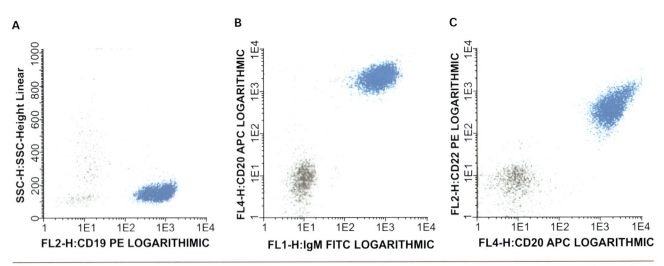

Figura 48.2 LPL-B. Imunofenotipagem por citometria de fluxo dos pró-linfócitos da figura anterior. As células leucêmicas (em azul) são positivas para CD19 (A); CD20/sIgM (B); CD22/CD20 (C).

leucemia que ocorre em pacientes com Ataxia-Telengectasia (AT). Foi descrita pelo mundo inteiro e em todas as raças.[1]

▶ Fisiopatogenia

LPL-T foi documentada pela primeira vez em um paciente que apresentava características clínicas similares à LPL-B, mas no qual as células tinham fenótipo de células T. LPL-T é reconhecida na classificação World Health *Organization* como tendo duas variantes morfológicas, ambas com curso clínico e anormalidades genéticas semelhantes.[5] LPL-T caracteriza-se por complexas anormalidades cromossômicas, e isso sugere que as aberrações cromossômicas podem ocorrer progressivamente durante o curso da doença, justificando sua natureza agressiva.[1] Mutações no gene ATM, localizados na região cromossômica 11q22-23, são responsáveis por AT e estão bem documentadas em LPL-T esporádica. A proteína de ATM funciona como um supressor de tumor. Clones de células T em pacientes com AT apresentam superexpressão de TCL1 (14q32.1). TCL-1 funciona como uma oncoproteína expressa em aproximadamente 70% dos casos de LPL-T e foi Associada com a Proteínocinase B (AKT), resultando na promoção da proliferação e sobrevida celular.[1]

QUADRO CLÍNICO

Os pacientes normalmente apresentam doença generalizada ao diagnóstico, com hepatoesplenomegalia e linfadenomegalia. Lesões de pele são encontradas em até um terço dos pacientes. Efusões serosas são vistas em 15% dos casos ao diagnóstico, mas são comuns na doença refratária ou nas recidivas. Envolvimento do sistema nervoso central é raro.

▶ Exames laboratoriais

Ocasionalmente, os pacientes são assintomáticos e apresentam linfocitose no sangue periférico, em geral superior a $100 \times 10^9/L$ e acima de $200 \times 10^9/L$ em 50% dos casos (Figura 48.3). Anemia e trombocitopenia também estão presentes em um terço dos casos. As imunoglobulinas séricas estão normais, bem como é negativa a sorologia para HTLV-1.[5] Semelhante à LPL-B, a morfologia dos pró-linfócitos é o requisito vital para firmar o diagnóstico de LPL-T e distingui-la de outras leucemias linfoides maduras. A LPL-T tem um amplo espectro de características morfológicas. Em dois terços dos casos os pró-linfócitos são de tamanho médio, com cromatina nuclear condensada, contorno nuclear regular ou irregular, nucléolo proeminente e citoplasma basofílico. Nos demais casos, os pró-linfócitos são menores em tamanho ou têm um núcleo cerebriforme (5% dos casos), semelhante à síndrome de Sézary, com pequeno nucléolo que pode não ser visível em microscopia ótica. Os prolinfócitos coram-se fortemente pela α-naftil acetato esterase e pela fosfatase ácida (em "*dot*" na região do complexo de Golgi). Ambas as variantes morfológicas têm curso agressivo, imunofenótipo e citogenética semelhantes.[1,5]

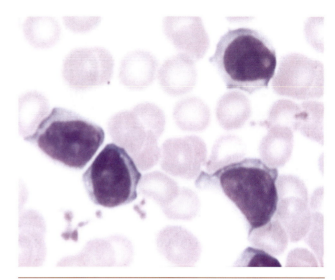

Figura 48.3 Pró-linfócitos no sangue periférico (coloração MGG) (×1000).

A imunofenotipagem demonstra que os pró-linfócitos T têm marcadores de membrana consistentes com um fenótipo pós-tímico (Figura 48.4). São negativos para a *Terminal deoxinucleotidil Transferase* (TdT) e para o marcador tímico cortical CD1a, expressando CD2, CD3, CD5 e CD7. CD7 é expresso com forte intensidade em contraste com outras leucemias de células T maduras, como Síndrome de Sézary e Linfoma/Leucemia de células T do adulto (ATLL). CD3 e anti-TCR-a/b podem ser negativos na membrana celular, mas estão expressos no citoplasma. Na maioria dos pacientes (60%), as células são CD4+/CD8-, mas as células podem alternativamente coexpressar CD4 e CD8 (25%), sendo esse achado quase único na LPL-T ou ser CD4-/CD8 +. Antígenos de superfície celular ligados à ativação de células T, como CD25, CD38 e HLA-DR classe II, são expressos de forma variável, e anticorpos monoclonais contra células *natural killer* são negativos. Pró-linfócitos T expressam o antígeno CD52 em uma intensidade elevada que pode ser alvo de anticorpo monoclonal, Alemtuzumabe.[1,5]

Embora a histologia do tecido não seja essencial para o diagnóstico da medula óssea, gânglios linfáticos e pele podem ser difusamente infiltrados. A histologia da pele difere da micose fungoide e Síndrome de Sézary, mostrando infiltração dérmica sem epidermotropismo,[1] Anormalidades cromossômicas são comuns em LPL-T e essencialmente envolvem cromossomos 14, 8 e 11. A inv(14)(q11;q32) é uma característica da LPL-T e é detectada em mais de dois terços dos casos. Essa alteração justapõe o gene TCR, localizado na região (14q11), ao oncogene TCL1 (14q32). A maioria dos casos tem superexpressão de TCL1s, apoiando a teoria de que ese oncogene desempenha um papel na patogênese da LPL-T.[1,5] Em alguns casos, o gene TCRa (14q11) se justapõe ao gene MTCP-1 (Xq28) resultando na t(X;14). Anormalidades que envolvem ambos os braços dos cromossomas 8 são frequentes, e a superexpressão da proteína c-myc é encontrada em casos com iso (8q). Enquanto a anormalidade de 14q

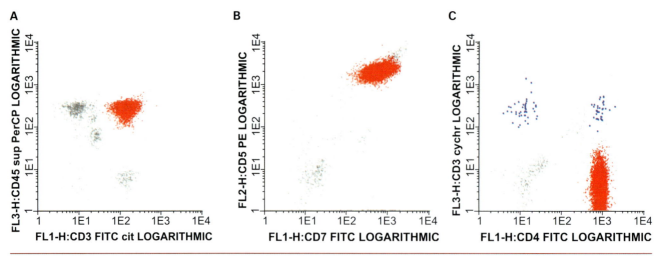

Figura 48.4 Imunofenotipagem por citometria de fluxo dos pró-linfócitos da figura anterior. As células leucêmicas (em vermelho) são positivas para CD45/cCD3 (A); CD5/CD7 (B); CD4. Este caso não expressou CD3 na superfície.(C).

e trissomia 8q são comuns nos países ocidentais, raramente são vistos no Japão. Embora anormalidades 11q23 raras vezes sejam detectadas em análise citogenética, a análise molecular com frequência pode detectar mutações do gene ATM. Além disso, estudos recentes demonstraram que a LPL-T está associada com regiões recorrentes de perda cromossômica: 22q11, 13q, 6q, 9p, 12 p, 11 p11- p14 e 17p, bem como ganho cromossômico: 8q, 14q32, 22q21 e 6 p.[1,5]

▶ Tratamento

LPL-T é uma doença agressiva, resistente à terapia. Em geral o prognóstico é pobre. Taxas de resposta de curta duração foram relatadas com agentes alquilantes, com sobrevida global mediana de aproximadamente sete meses. A Pentostatina parece ser eficaz, em especial em pacientes cujos pró-linfócitos expressam CD25, CD38 e CD103. Mais recentemente, o anticorpo monoclonal anti-CD52, Alemtuzumabe, foi utilizado como terapia-alvo para o CD52, expresso na LPL-T. Porém as respostas são transitórias e a progressão da doença é inevitável. Portanto, todos os pacientes que alcançarem resposta à terapia devem ser encaminhados para consolidação com Transplante de Células-Tronco (TCT), com a finalidade de prolongar a sobrevida global e livre de doença. O TCT alogênicas é uma opção atraente para pacientes selecionados, devido à faixa etária avançada de pacientes com LPL-T.[1,4]

CONSIDERAÇÕES FINAIS

Apesar dos avanços em imunofenotipagem e citogenética, levando ao melhor entendimento da biologia celular subjacente à LPL-T, o prognóstico para esses pacientes continua reservado. Agentes alquilantes, isoladamente ou em combinação com outras drogas, são de pouco valor. Análogos da purina e anticorpos monoclonais têm demonstrado eficácia na LPL-B. O anticorpo monoclonal Alemtuzumabe melhorou significativamente o resultado em LPL-T, mas as respostas são ainda transitórias e a progressão da doença é inevitável. Enquanto TCT alogênico é uma opção atraente, a morbimortalidade associada ao procedimento é significativa. O papel do transplante alogênico não mieloabaltivo exige mais investigação.[1]

REFERÊNCIAS BIBLIOGRÁFICAS

1. Dungarwalla M, Matutes E, Dearden CE. Prolymphocytic leukaemia of B- and T-cell subtype: a state-of-the-art paper. Eur J Haematol. 2008;80:469-76.
2. Galton DAG, Goldman JM, Wiltshaw E, et al. Prolymphocytic leukaemia. Br J Haematol. 1974;27:7-23.
3. Campo E, Catovsky D, Montserrat E, Muller-Hermlink HK, Harris NL, Stein H. B-cell prolymphocytic leukemia. In: Swerdlow SH, Campo E, Harris N L et al. (eds.) WHO Classification of Tumors of Haematopoietic and Lymphoid Tissues., 2nd ed, IARC Press, 2008. p.183-4.
4. Gribben JG, Hallek M. Rediscovering alemtuzumab: current and emerging therapeutic roles. Br J Haematol. 2009;144:818-31.
5. Catovsky D, Muller-Hermlink HK, Ralfkiaer E. T-cell prolymphocytic leukemia. In: Swerdlow SH, Campo E, Harris N L et al. (eds.). WHO Classification of Tumors of Haematopoietic and Lymphoid Tissues., 2nd ed, IARC Press, 2008. p.270-1.

capítulo • 49

Tricoleucemia ou Leucemia de Células Pilosas

Gisele Wally Braga Colleoni • Mihoko Yamamoto

INTRODUÇÃO

Tricoleucemia, ou Leucemia de Células Pilosas (LCP), é uma doença linfoproliferativa crônica, em que as células anormais têm projeções citoplasmáticas em sua superfície. Foi descrita como uma entidade clínica específica em 1958 por Bouroncle et al.[1] A esplenectomia foi a abordagem terapêutica inicial para melhorar a pancitopenia, com mediana de sobrevida após o diagnóstico de aproximadamente quatro anos. Com a introdução do Interferon, em 1984, observaram-se melhorias acentuadas nas respostas dos pacientes. Pouco tempo depois, a introdução dos análogos de nucleosídeos transformou essa doença em uma forma altamente tratável de leucemia, e os pacientes com a forma clássica dessa leucemia rara agora têm uma expectativa de vida quase normal, quando comparados a pessoas da mesma faixa etária.[2]

FISIOPATOGENIA

A célula anormal na LCP é um linfócito B clonal. Em mais de 85% dos casos apresenta mutações somáticas dos genes VH, indicando parada de maturação e expansão clonal em estágio de maturação pós-centro germinativo (célula B de memória).[3] Esta célula se infiltra no sistema reticuloendotelial do paciente e interfere com a função normal da medula óssea, resultando em pancitopenia. As células pilosas produzem grande quantidade de fibronectina no microambiente da medula óssea. Esse mecanismo é controlado de maneira autócrina graças à produção de bFGF (basic Fibroblast Groth Factor) pelas células tumorais, justificando a fibrose reticulínica, uma característica dessa doença.[3] O acúmulo de células pilosas na medula óssea, fígado e baço é característico da LCP e decorre da ativação constitutiva de receptores de integrinas e superexpressão de inibidores de matriz metaloproteinase pelas células tumorais. O resultado é a organomegalia, com envolvimento ocasional de linfonodos, devido à baixa expressão de receptores de citoquinas, como CCR7 e CXCR5, nas mesmas

células. A etiologia da LCP não foi determinada, embora alguns investigadores sugiram que a exposição ao benzeno, inseticidas organofosforados ou outros solventes possa estar relacionada ao desenvolvimento da doença. Exposição à radiação, químicos agrícolas, pó de madeira e história anterior de mononucleose infecciosa foram sugeridos como possíveis associações etiológicas.[3]

EPIDEMIOLOGIA

Nos Estados Unidos, a LCP é relativamente rara, sendo responsável por 2% de todos os casos de leucemia, ou seja, 600 a 800 novos pacientes diagnosticados a cada ano. Algumas variações geográficas foram observadas na LCP, a exemplo de outras doenças linfoproliferativas crônicas, como incidência extremamente baixa no Japão e em pessoas com ascendência africana. A LCP ocorre predominantemente em indivíduos com uma idade mediana de 52 anos e predomina em homens (4 a 5:1).[3]

QUADRO CLÍNICO

O sintoma mais comum da LCP é a **fraqueza**, secundária à **anemia**. Aproximadamente um terço dos pacientes tem **sangramento** secundário à trombocitopenia, e outro um terço tem febre e infecções secundárias à neutropenia. Desconforto abdominal decorrente da **esplenomegalia** está presente em um quarto dos pacientes. Alguns podem apresentar perda de peso, febre e suores à noite, semelhante a outras doenças linfoproliferativas. **Febre** baixa pode ser parte da doença, mas também pode ser secundária a uma infecção, em geral por bactérias gram-negativas. **Infecções** micobacterianas atípicas são comuns. Infecções fúngicas disseminadas e pneumonia por P. carinii podem ocorrer em alguns casos. **Volumosa esplenomegalia** está presente em mais de 80% dos casos e decorre da infiltração difusa da polpa vermelha por células mononucleares e hipertrofia de macrófagos esplênicos. A polpa branca não está expandida, podendo inclusive ser atrófica. **Hepatomegalia** com anormalidades discretas de função hepática é encontrada em 20% dos casos, e **linfadenomegalia** é encontrada em 10%, com linfonodos periféricos não maiores do que 2 cm de diâmetro. A LCP está associada com outros **distúrbios imunológicos** sistêmicos, incluindo esclerodermia, polimiosite, poliarterite nodosa, eritema maculopapular e pioderma gangrenoso. Outras anomalias incomuns podem estar associadas com a LCP, como anticorpos adquiridos antifator VIII, paraproteinemia e mastocitose sistêmica.[3]

EXAMES LABORATORIAIS

As contagens de células do sangue periférico mostram **pancitopenia** com diminuição na contagem das três linhagens. A anemia grave do tipo normocrômica e normocítica ocorre em cerca de 35% dos casos. Neutropenia e monocitopenia estão normalmente presentes na LCP, mas uma contagem elevada de células brancas do sangue é encontrada em 20% dos casos. Mesmo nos casos com leucopenia, a célula leucêmica é geralmente encontrada no hemograma. Trombocitopenia ocorre em mais de 80% dos pacientes. O aspirado de **medula óssea** é em geral "seco" (*dry tap*)[2] ou hipocelular, com predomínio das células leucêmicas. A **biópsia da medula** óssea mostra um padrão de infiltração de células pilosas com um único núcleo redondo ou oval separado por citoplasma abundante em uma fina rede fibrilar. As células aparecem bem separadas umas das outras, resultando na aparência característica de ovo frito. A coloração pela prata evidencia aumento difuso de fibras de reticulina, encontrando-se fibrose grau II ou III na maioria dos casos. Em alguns pacientes, há uma aparência hipocelular, e a medula óssea pode assemelhar-se à da anemia aplástica. Reconhecer essa característica é extremamente importante para evitar um erro no diagnóstico.[2]

As células da LCP são assim chamadas devido às suas **projeções citoplasmáticas** características, que aparecem como microvilos quando analisados por microscopia de luz, microscopia de contraste de fase e microscopia eletrônica. São células mononucleares com núcleos com cromatina de aspecto esponjoso, excêntricos ou centralmente situados. A avaliação citoquímica é útil para a confirmação diagnóstica: as células pilosas demonstram forte positividade para coloração de Fosfatase Ácida Tartarato-Resistente (TRAP), devido à ativação constitutiva da fosfatase ácida nas células tumorais.[3] TRAP-positiva em conjunto com uma biópsia de medula óssea característica é essencial no diagnóstico de LCP (Figura 49.1).

A **imunofenotipagem** é um forte instrumento no diagnóstico da LCP, identificando as células pilosas em 92% dos casos, mesmo quando elas representam menos de 1% de linfócitos circulantes (Figura 49.2). *Hairy cells* têm um fenótipo de células B maduras e expressam antígenos de células pan-B, tais como: forte expressão de imunoglobulina de superfície; forte coexpressão de CD20, CD22 e CD11c, e expressão de CD103, CD25, CD123, T-bet, anexina A1, DBA44 (CD72), FMC7 e ciclina D1 (geralmente fraca). A

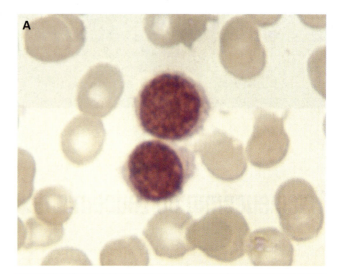

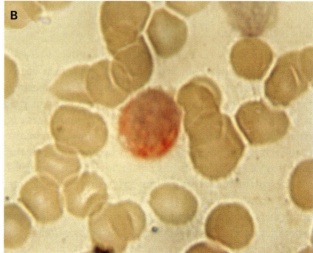

Figura 49.1 Esfregaço de sangue periférico (ampliação 1000×). (A) Projeções citoplasmáticas características das células pilosas (coloração MGG). (B) Célula tumoral apresentando positividade à fosfatase ácida resistente a tartarato.

anexina A1 é o marcador mais específico, uma vez que não está expresso em nenhuma outra doença linfoproliferativa B além da LCP. Pode ser muito útil no diagnóstico diferencial de linfoma de zona marginal esplênico e LCP-variante, em que ela é negativa. Como a anexina A1 pode ser positiva em células mieloides e linfócitos T, sua expressão deve ser sempre avaliada nas células positivas para antígenos pan-B, como CD20. Pelo mesmo motivo, não se presta como marcador de doença residual pós-terapia.[3] As células da LCP não expressam CD5, CD10 ou CD23, fazendo o diagnóstico diferencial com outras doenças linfoproliferativas de células B (Tabela 49.1).

Anormalidades citogenéticas estão presentes em dois terços dos pacientes, e o envolvimento dos cromossomos 1, 2, 5, 6, 7, 11, 14, 19 e 20 foram descritos. Anomalia cromossômica envolvendo o cromossomo 5 é mais frequente (em 40% dos pacientes) com trissomia 5, inversões pericêntricas e exclusões intersticiais de banda 5q13. Translocações

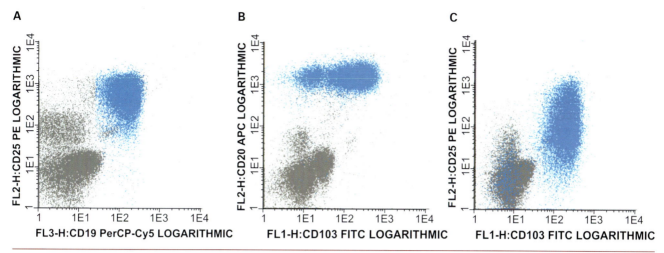

Figura 49.2 Imunofenotipagem por citometria de fluxo. As células leucêmicas (em azul) são positivas para CD25/CD19 (A); CD20^{hi}/CD103 (B); CD25/CD103 (C).

Tabela 49.1

▶ Comparação do perfil imunofenotípico da Leucemia de Células Pilosas e da Variante (LCP-V), da Leucemia Linfocítica Crônica (LLC) e da Leucemia Prolinfocítica B (LPL-B).

L. Células Pilosas	LCP-Variante	LLC	LPL-B
SmIg++	SmIg++ $	SmIg+/–	SmIg++
CD20++	CD20+	CD20+	CD20++
CD22++	CD22++	CD22+/–	CD22++
CD11c++	CD11c+	CD11c–*	CD11c+
CD19+	CD19+	CD19+	CD19+
CD103+	CD103+ ou –	CD103–	CD103–
CD25+	CD25–	variável	variável
CD123+	CD123– *	CD123–*	CD123++
CD79b+		CD79b–	CD79b++
CD200+		CD200+	
CD5-&	CD5–	CD5+	CD5– &
CD23-		CD23+	CD23– &
Annexin A1+	Annexin A1–	Annexin A1–	Annexin A1–
DBA44 (CD72)+			
FMC7++	FMC7++	FMC7+/–	FMC7++

*Casos esporádicos podem ser positivos.
$Minoria de casos negativos.
&Usualmente negativo; há casos CD5+ descritos

são pouco comuns.[3,4] Pacientes com LCP têm esplenomegalia volumosa, de modo que estudos de imagem são desnecessários para detectar a sua presença.[4]

Casos de diagnóstico difícil podem ser confirmados usando análise immunofenotípicas das células do *buffy coat* ou executando microscopia eletrônica em células suspeitas. Níveis de receptor solúvel de interleucina-2 estão elevados em pacientes com LCP e podem fornecer dados adicionais de apoio para o diagnóstico.[4]

DIAGNÓSTICO DIFERENCIAL

Metaplasia mieloide agnogênica com mielofibrose, outras doenças mieloproliferativas, linfoma primário esplênico, leucemia linfocítica crônica, anemia aplástica, síndrome mielodisplásica.

TRATAMENTO

A LCP pode se comportar como uma leucemia crônica sem causar nenhum sintoma. Aproximadamente 10% dos casos, geralmente em homens idosos com esplenomegalia moderada e leve diminuição nas contagens de sangue, podem nunca precisar de terapia. Os critérios estabelecidos para iniciar a terapia incluem: sintomas B ou anemia significativa com necessidade de transfusão de sangue, hemoglobina inferior a 8-10 g/dL, trombocitopenia com contagem de plaquetas inferior a 50.000-100.000/L, neutropenia com contagem absoluta de neutrófilos inferior a 500-1000/L, leucocitose com uma elevada proporção de células pilosas, esplenomegalia sintomática, infecções repetidas, linfadenomegalia dolorosa, vasculite com envolvimento ósseo.[4] A esplenectomia foi a primeira modalidade de tratamento para LCP, mas esse procedimento foi abandonado com o advento de drogas eficazes na indução de remissão sustentada.[2,4] A terapia de primeira linha para LCP é a 2-Clorodeoxiadenosina (2-CdA, Cladribina) – 0,1 mg/kg/d por infusão intravenosa contínua por sete dias.[5] Alternativamente, Robak *et al.* descreveram o tratamento com infusão de duas horas durante cinco dias nas mesmas doses.[6] Lauria *et al.* relataram o tratamento com doses maiores, 0,15 mg/kg, uma vez por semana por seis semanas.[7] Embora a experiência ainda seja limitada, os resultados assemelharam-se àqueles observados com o esquema clássico. Ademais, a mielotoxicidade e a taxa de infecções parece ser reduzida com o regime semanal.

Fatores de crescimento não são rotineiramente prescritos, mas podem ser adicionados em pacientes com neutropenia febril. A resposta é em geral observada primeiro nas contagens de plaquetas (em duas a quatro semanas) seguidas de contagens de neutrófilos e, finalmente, nos níveis de hemoglobina. A biópsia de medula óssea pode ser repetida em três meses. Com um curso de terapia de 2-CdA, 80% dos pacientes obtêm Remissão Completa (RC). Embora a taxa de sobrevida global em 12 anos seja de 87%, a sobrevida livre de progressão em 12 anos é de apenas 54%.[8] Ausência de resposta à terapia inicial com um análogo de purina deve levantar suspeita de que o paciente apresente uma variante dessa doença[2] (ver adiante). Pacientes com medula hipocelular podem exigir redução da dose inicial do 2-CdA para evitar mielossupressão prolongada induzida pela terapia. No entanto, a hipocelularidade pode ser focal, e a necessidade de redução de dose específica para esses pacientes ainda é um problema não resolvido.[9] Por 9 a 12 meses após o término do tratamento pode haver aumento de infecções oportunistas, devendo-se identificar prontamente exacerbações de herpes e citomegalovírus.[2]

Há grande interesse em estudar o significado clínico da persistência de doença residual mínima após o tratamento com 2-CdA. Doença Residual Mínima (DRM) é definida como identificação de LCP persistente após o tratamento usando análise imunofenotípica, coloração imuno-histoquímica ou reação em cadeia por polimerase na ausência de doença detectável por critérios morfológicos.[2] Citometria de fluxo multiparamétrica, com pelo menos 4 cores, utilizando por exemplo, CD11c, CD25, CD103, CD20 é um método altamente sensível e específico para a detecção de níveis baixos de células pilosas no sangue periférico ou no aspirado da medula óssea (limite de detecção estimado 0,003% a 0,05%).[2] Ravandi *et al.* administraram Rituximab para pacientes com doença residual após 2-CdA,[10] e 11 dos 12 pacientes obtiveram erradicação da doença residual mínima com esse tratamento. Não está claro se isso irá alterar a história natural da LCP ou prevenir recaídas. Atualmente, a conduta-padrão para pacientes com doença residual mínima é a observação. Para pacientes com LCP com recidiva após 2-CdA está indicado novo tratamento com Cladribina, com taxas de resposta de 50%. Para pacientes com LCP refratária a 2-CdA, ou em caso de recidivas após dois ciclos de 2-CdA, recomenda-se o tratamento com Pentostatin (2'-Deoxiformicina) 4 mg/m2 por via intravenosa a cada duas semanas por um período de três a seis meses.[2,11]

PROGNÓSTICO

A LCP se comporta como uma leucemia crônica. Com novas terapias, a maioria dos pacientes alcança remissões clínicas duradouras. Embora recaídas possam ocorrer após cinco a dez anos, elas são geralmente sensíveis ao mesmo tratamento. O risco de segunda neoplasia tem sido observado em pacientes com LCP (30% de probabilidade acumulada após 25 anos de diagnóstico de LCP), e esse achado pode ser secundário à própria doença ou aos efeitos imunossupressores da terapia.[2]

VARIANTE DE LEUCEMIA DE CÉLULAS PILOSAS (LCP-VARIANTE)

A Variante da Leucemia de Células Pilosas (LCP-V) é uma entidade clínico-patológica com características intermediárias entre a LCP clássica e a leucemia pró-linfocítica B. É uma doença incomum, correspondendo a cerca de 0,4% de neoplasias linfoides crônicas e 10% de todos os casos de LCP. A LCP-V foi incluída na classificação da Organização Mundial da Saúde como uma entidade provisória. Em contraste com a LCP, a LCP-V é uma doença mais agressiva, e de acordo com a nova classificação da OMS já não parece biologicamente relacionada com LCP clássica.[12] Os pacientes com LCP-V têm elevada contagem de glóbulos brancos, sem monocitopenia. Há facilidade na obtenção do aspirado de medula e reatividade fraca para TRAP. Imunofenotipicamente, as células de LCP-V também expressam os antígenos de células B CD19, CD20 e CD22, porém perdem alguns marcadores característicos da LCP, como o CD25, e mesmo o CD103 pode estar ausente. Os pacientes de LCP-V com frequência têm configuração de gene Ig não mutado. Atualmente, os princípios da terapia para esta doença rara derivam de relatos de casos. Em contraste com a LCP clássica, a resposta de LCP-V para análogos de nucleosídeos é limitada a respostas parciais em aproximadamente 50% dos pacientes. No entanto, respostas completas foram observadas em pacientes tratados com Rituximabe e anti-CD22.[10] No Japão, foi identificado um subtipo distinto de LCP Conhecida como Variante Japonesa (LCP-VJ). Como na LCP-V, pacientes com LCP-VJ têm leucocitose, fraca atividade de TRAP em células leucêmicas e ausência de expressão do antígeno CD25.[10]

466 Tratado de Hematologia

CONSIDERAÇÕES FINAIS

Apesar de todos os avanços no diagnóstico e tratamento da LCP, Grever e Lozanski[9] apontam os principais problemas relacionados à LCP, que serão objeto de definição nos próximos anos.

- Desenvolver um consenso sobre quando iniciar a terapia com base em sintomas e parâmetros hematológicos (por exemplo, contagem absoluta de granulócitos <1.000/L; plaquetas <100.000/L).
- Desenvolver recomendação baseada em evidências para terapia inicial com análogo de purina ou quimioimunoterapia (por exemplo, qual é o agente ideal, dose e esquema para administração?).

- Otimizar a terapia para pacientes com infecção ativa.
- Definir a importância e a abordagem à doença residual mínima.
- Explorar a biologia da medula óssea na busca de estratégias terapêuticas inovadoras (por exemplo, novos agentes direcionados ao estroma).
- Determinar a melhor abordagem para pacientes em recaída com doença sensível (por exemplo, quando e como retratar?).
- Determinar a melhor abordagem para pacientes com doença sem resposta.

REFERÊNCIAS BIBLIOGRÁFICAS

1. Bouroncle BA, Wiseman BK, Doan CA. Leukemic reticuloendotheliosis. Blood. 1958;13(7):609-30.
2. Grever MR. How I treat hairy cell leukemia. Blood. 2010;115:21-8.
3. Foucar K, Falini B, Catovsky D, Stein H. Hairy Cell Leukemia. In: Swerdlow SH, Campo E, Harris NL, et al. (eds.). WHO Classification of Tumors of Haematopoietic and Lymphoid Tissues, 2nd ed, IARC Press, 2008. p.188-90.
4. Besa EC. Hairy Cell Leukemia. http://emedicine.medscape.com
5. Piro LD, Carrera CJ, Carson DA, Beutler E. Lasting remissions in hairy-cell leukemia induced by a single infusion of 2-chlorodeoxyadenosine. N Engl J Med. 1990;322(16):1117-21.
6. Robak T, Blasinska-Morawiec M, Krykowski E, et al. 2-chlorodeoxyadenosine (2-CdA) in 2-hour versus 24-hour intravenous infusion in the treatment of patients with hairy cell leukemia. Leukemia Lymphoma. 1996;22:107-11.
7. Lauria F, Bocchia M, Marotta G, et al. Weekly administration of 2-chlorodeoxyadenosine in patients with hairy-cell leukemia is effective and reduces infectious complications. Haematologica. 1999;84:22-5.
8. Saven A, Burian C, Koziol JA, Piro LD. Long-term follow-up of patients with hairy cell leukemia after cladribine treatment. Blood. 1998;92(6):1918-26.
9. Gillis S, Amir G, Bennett M, Polliack A. Unexpectedly high incidence of hypoplastic/aplastic foci in bone marrow biopsies of hairy cell leukemia patients in remission following 2-chlorodeoxyadenosine therapy. Eur J Haematol. 2001;66(1): 7-10.
10. Ravandi F, Jorgensen JL, O'Brien SM, et al. Eradication of minimal residual disease in hairy cell leukemia. Blood. 2006; 107(12):4658-62.
11. Grever MR, Lozanski G. Modern Strategies for Hairy Cell Leukemia. J Clin Oncol. 2011;29(5):583-90.
12. Robak T. Hairy-cell leukemia variant: Recent view on diagnosis, biology and treatment. Cancer Treat Rev. 2011;37:3-10.

capítulo · 50

Biologia Celular, Molecular e Imunologia dos Linfomas

Nelson Spector

INTRODUÇÃO

Os fundamentos da imunologia moderna foram estabelecidos no final dos anos 50, com o estudo dos efeitos da ablação da bursa de Fabricius e do timo na função imune de pintos recém-chocados. Desde logo se verificou que o sistema imune é formado por dois braços efetores celulares distintos, mas intensamente cooperativos. O desenvolvimento de um repertório imune normal depende de uma série de eventos genéticos hierarquizados que transformam uma célula-mãe hematopoética multipotencial em linfócitos B e T maduros, dotados de receptores antigênicos altamente específicos. A complexidade desses eventos genéticos, que se verificam em populações celulares com intensa capacidade proliferativa, traz implícita a possibilidade de erros em qualquer estágio do processo de diferenciação linfocitária, dos quais pode resultar uma doença linfoproliferativa clonal.

A ontogenia dos linfócitos B e T pode ser documentada por alterações genéticas características e pela expressão de proteínas no citoplasma e na superfície celular. A correlação entre as etapas da maturação linfoide normal e as características dos linfócitos neoplásicos têm fornecido elementos essenciais sobre a patogenia das doenças linfoproliferativas. Para compreender essa patogenia, é indispensável uma descrição mais detalhada da estrutura do sistema linfoide e da ontogenia dos linfócitos B e T.

A ESTRUTURA DO SISTEMA LINFOIDE

O sistema linfoide é distribuído em órgãos linfoides encapsulados e em acúmulos de tecido linfoide difuso. Eles contêm linfócitos em várias etapas de desenvolvimento e são classificados em órgãos linfoides primários e secundários. Os órgãos linfoides primários são a medula óssea e o timo. Aí os linfócitos se diferenciam das células linfoides primitivas, proliferam e transformam-se em células efetoras. Os órgãos secundários incluem os gânglios, o baço e o tecido linfoide associado às mucosas, em que os linfócitos

encontram um microambiente adequado para interagir entre si e com as células apresentadoras de antígenos, deflagrando a resposta imunológica.

▶ Órgãos linfoides primários

A medula óssea

Durante anos tentou-se determinar qual o equivalente humano da bursa de Fabricius. Nos mamíferos, é na medula óssea que ocorre a ativação dos linfócitos B. A medula óssea é um tecido formado por células-mãe hematopoéticas e adipócitos embebidos em uma matriz esponjosa de células reticulares dendríticas e vasos sanguíneos. Além das células-mãe, a medula óssea contém eritrócitos, granulócitos, monócitos, megacariócitos e linfócitos B em vários estágios de desenvolvimento, além de linfócitos T maduros que aí exercem funções moduladoras da hematopoese.

O timo

Células-mãe precursoras, que migram da medula óssea para o timo e pousam na zona subcapsular do córtex, diferenciam-se em linfócitos e entram em ciclo celular. Ocorre um congestionamento das áreas corticais por timócitos imaturos que, ao se deslocarem para a medula tímica, interrompem a divisão e iniciam a maturação. Durante o processo de migração e maturação intratímica, as células T permanecem em estreito contato com células epiteliais do estroma tímico. À medida que as células T se diferenciam, antígenos de histocompatibilidade (*Major Histocompatibily Complex,* MHC) emergem na membrana celular. As células epiteliais, ao estabelecerem contatos de superfície a superfície, apresentam autoantígenos em proximidade com as moléculas do MHC e verificam assim se a reatividade que a célula T em diferenciação irá adquirir é amigável ou hostil ao próprio organismo. Esse é um dos mecanismos primários da produção da tolerância imunológica (discriminação *self* X *non-self*) e é responsável pela apoptose de mais de 90% das células T em diferenciação.

▶ Órgãos linfoides secundários

Os gânglios

Os gânglios são pequenas estruturas em forma de feijão distribuídas por todo o organismo, ligadas entre si por uma extensa rede de vasos linfáticos. São compostos predominantemente por linfócitos alojados em uma rede de células reticulares, e sua função primordial é a de servir como local para a ativação linfocitária dependente de antígenos. Há uma correlação anatomofuncional na distribuição dos linfócitos no interior dos gânglios (Figura 50.1). A região mais externa, o córtex, contém áreas de densa agregação de linfócitos B, denominadas folículos linfoides. Quando um gânglio está envolvido em uma reação imune, alguns desses folículos apresentam focos de intensa atividade mitótica denominados centros germinativos. Interiormente ao córtex fica o paracórtex, uma região formada por células T em estreito contato com células interdigitantes apresentadoras de antígeno. O papel dos centros germinativos será detalhado quando descrevermos a ontogenia dos linfócitos B.

O baço

O baço tem duas funções primordiais: é o principal sítio de controle da qualidade eritrocitária e é um importante órgão do sistema imune. Sua anatomia é extraordinariamente adequada a essas funções. O sangue arterial que chega ao baço é circundado por uma massa esbranquiçada de tecido linfoide denominada polpa branca. Esse tecido é formado por linfócitos, macrófagos e células-mãe linfopoéticas. As ramificações sucessivas do sistema arterial esplênico desembocam em uma região pouco estruturada e sem endotélio denominada polpa vermelha. Nessa área o sangue entra em contato direto com células fagocíticas, que filtram materiais estranhos e verificam a presença de imunoglobulinas na superfície eritrocitária. Para retornar à circulação, as hemácias têm que atravessar pequenos poros na parede dos sinusoides venosos, um rigoroso teste de deformabilidade que resulta na exclusão das hemácias senescentes.

O tecido linfoide associado às mucosas

As mucosas do sistema gastrointestinal e respiratório são dotadas de um extenso aparato linfoide, que varia desde aglomerados celulares na lâmina própria até estruturas complexas como as amígdalas, o apêndice e as placas de Peyer. Embora esse arranjo disperso dificulte a quantificação do tecido linfoide associado às mucosas (*Mucosa-Associated Lymphoid Tissue* – MALT), estimativas recentes sugerem que 70 a 80% de todas as células produtoras de imunoglobulinas estão localizadas na mucosa intestinal. Os imunócitos adjacentes às glândulas exócrinas produzem sobretudo IgA, que desempenha uma função na primeira linha de defesa imunológica, predominando nas secreções das glândulas salivares, lacrimais, mamárias, brônquicas e intestinais.

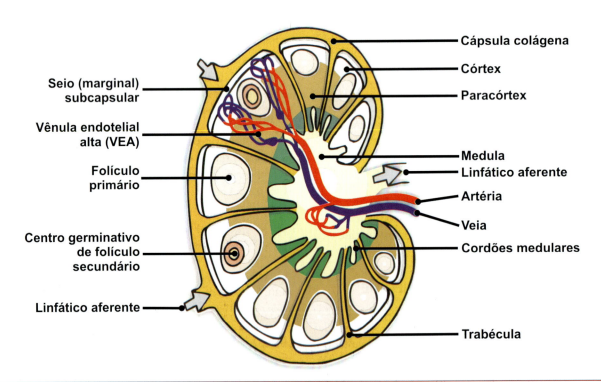

Figura 50.1 Estrutura de um gânglio linfático. Abaixo da cápsula colágena fica o seio subcapsular, revestido por células fagocíticas. O córtex contém agregados de linfócitos B (folículos primários), que podem transformar-se em folículos secundários durante a resposta antigênica, ao desenvolver em seu interior um foco de intensa proliferação (centro germinativo). O paracórtex contém principalmente células T, que ficam em íntimo contato com as células interdigitantes apresentadoras de antígenos. Os linfócitos penetram no gânglio através de vasos endoteliais altamente especializados (vênulas endoteliais altas).

ONTOGENIA DOS LINFÓCITOS B

O desenvolvimento dos linfócitos a partir das células-tronco hematopoéticas é determinado por interações com as células do estroma (fibroblastos, células dendríticas) e pela ação de citocinas. Os estágios iniciais do desenvolvimento dos linfócitos não necessitam da presença de antígeno, mas quando essas células passam a expressar receptores antigênicos maduros, a sua sobrevida e diferenciação tornam-se dependentes de antígenos.

A maturação dos linfócitos B tem uma etapa inicial que antecede a exposição ao antígeno, denominada antígeno-independente, e uma etapa tardia, antígeno-dependente.

▶ Etapa antígeno-independente

A maturação na linhagem B é iniciada pelo rearranjo de genes das cadeias pesadas e leves de anticorpos. Os linfócitos B, sob a influência do microambiente da medula óssea, sofrem uma série de rearranjos genéticos ao acaso, cujo resultado final é a produção, por cada linfócito, de uma única imunoglobulina com um idiotipo próprio. A célula proto-B ancestral caracteriza-se pela expressão intracelular da enzima Transferase desoxinucleotidil Terminal (TdT), que parece ser fundamental na adição de nucleotídeos que aumentam a diversidade dos anticorpos gerados durante o processo de rearranjo genético. Esse estágio muito inicial no desenvolvimento das células B também é assinalado pela expressão de moléculas da classe II do MHC.

A etapa antígeno-independente tem início no cromossomo 14, que guarda o código das cadeias pesadas. Há aí três grupos de genes (V,D e J) com o código para a região variável da cadeia pesada. Durante o processo de diferenciação ocorre uma série de translocações, aproximando genes V, D e J ao acaso em cada célula B: o DNA localizado entre os elementos genéticos aproximados é excluído do cromossomo. O conjunto VDJ assim formado determina a sequência de aminoácidos da região variável da cadeia pesada, que se acopla à região constante da cadeia μ, resultando no aparecimento de cadeias μ completas no citoplasma que já caracteriza essa célula como pré-B. Nesse estágio, duas outras estruturas de superfície são encontradas. Uma é a proteína CD19, que parece ser específica da linhagem B e é retida pelo resto da diferenciação das células B. A outra, CD10, permanece durante os passos seguintes de rearranjo das cadeias leves, mas desaparece nas etapas mais maduras da diferenciação. O antígeno CD10 é expresso somente em células pré-B, nas células do linfoma de Burkitt e dos linfomas foliculares, e nos granulócitos maduros. Ao lado do CD19, serve como um excelente marcador da linhagem B nas leucemias e linfomas.

O passo seguinte ocorre no cromossomo 2 (cadeia leve kappa), onde surge um conjunto VJ a partir de aproximadamente 200 genes V e seis genes J. Em um terço dos casos esse rearranjo falha, levando o cromossomo 22 a sofrer o rearranjo e determinando que esse linfócito produzirá imunoglobulinas com cadeias leves lambda. Desse modo, a célula pré-B é convertida em um linfócito B imaturo que expressa IgM em sua superfície. Nesse ponto, um outro marcador específico da linhagem B, o CD20, surge na superfície celular e aí permanece até a maturação final.

Ao término desse rearranjo genético, as células B ficam em estreito contato com as células dendríticas da medula óssea. Aquelas que apresentam receptores autorreativos são removidas por morte celular programada (apoptose) ou sofrem uma edição de seus receptores através de rearranjos secundários VDJ. O aparecimento simultâneo de IgM e IgD na membrana caracteriza a célula B madura *naïve*, que migra da medula óssea para os tecidos linfoides periféricos.

Portanto, a geração da diversidade de anticorpos ocorre inicialmente na medula óssea, antes de se verificar qualquer contato com o antígeno, e é por isso conhecida como a fase pré-antigênica da ativação linfocitária. Estima-se que os linfócitos são capazes de produzir 10^{15} regiões variáveis diferentes através da recombinação ao acaso de menos de 400 genes VDJ.

▶ Etapa antígeno-dependente: O refinamento da resposta humoral imune no centro germinativo

Quando uma célula B madura reconhece um antígeno por meio das suas imunoglobulinas de membrana, ela dirige-se aos centros germinativos dos órgãos linfoides secundários. Os centros germinativos são estruturas complexas que se formam em resposta ao estímulo antigênico. Além dos linfócitos B, os centros germinativos contêm células apresentadoras de antígenos e células T-helper que cooperam na produção de uma resposta imune potente pelas células B.

Há três microambientes no centro germinativo: uma zona do manto, que circunda as zonas interiores clara e escura. A zona do manto contém uma coleção de clones heterogêneos de linfócitos B pequenos em repouso, ainda não estimulados por antígenos. O proto-oncogene bcl-2 é facilmente detectado nessas células. Esse gene codifica uma proteína localizada na membrana das mitocôndrias, que prolonga a sobrevida celular ao bloquear a morte celular programada.

A ativação antigênica leva a uma intensa proliferação dessas células, que adquirem as características morfológicas de centroblastos e aglomeram-se na zona escura do centro germinativo. Nos centroblastos o bcl-2 é reprimido, o que torna essas células propensas a sofrer apoptose. Entretanto, alguns eventos moleculares são capazes de prevenir esse destino biológico. O primeiro deles é a hipermutação somática, um poderoso processo de seleção natural dos clones linfocitários. Mutações são produzidas em taxas elevadas nos genes da região variável dos centroblastos; algumas células mutantes produzem anticorpos com afinidade aumentada pelo antígeno imunizante e são selecionadas positivamente. Os clones assim selecionados migram em direção à zona clara, onde adquirem características de centrócitos. Essas células sofrem então a diferenciação terminal até plasmócitos ou células B de memória, na dependência da ativação de CD23 ou de CD40, respectivamente. Os outros clones celulares sofrem apoptose ainda na zona escura (Figura 50.2).

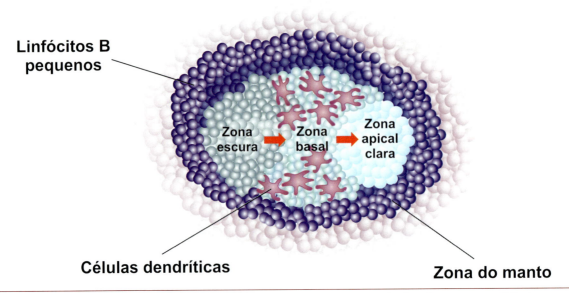

Figura 50.2 O centro germinativo. Durante o início da resposta imune, os centros germinativos formam-se nos folículos secundários, criando um microambiente no qual as células apresentadoras de antígenos e as células antígeno-específico podem interagir. Diversas citocinas (interleucinas 2, 4, 6 e 10) e várias moléculas na superfície celular (CD 40, CD19, CD21 e B7) são essenciais nessas interações.

Também no centro germinativo, as células B deixam de expressar IgM e IgD e passam a expressar IgG, IgA ou IgE. Essa mudança de classe resulta em uma mudança nas propriedades efetoras dos anticorpos produzidos, mas preserva a região VDJ inalterada, mantendo a especificidade antigênica original.

ONTOGENIA DOS LINFÓCITOS T

Apesar da atrofia parcial do timo que ocorre na adolescência, as células T continuam a se desenvolver no timo ao longo de toda a vida. As células T são as efetoras da imunidade celular, com uma subpopulação que se transforma em linfócitos citotóxicos capazes de destruir células estranhas ou infectadas por vírus. Os linfócitos T são ainda reguladores da função dos linfócitos B e da maturação dos precursores hematopoéticos na medula óssea, agindo por contato direto ou através da produção de citocinas.

As células de linhagem T mais precocemente identificáveis são pró-timócitos CD7+. Esse marcador foi identificado em célulasmãe multipotenciais, em timócitos e em células T na fisiologia normal, e tem sido observado em alguns casos de leucemia mieloide aguda, não sendo por isto interpretado como específico da linhagem T.

O processo de maturação do pró-timócito em um linfócito T maduro segue uma sequência bem definida ao longo de três estágios intratímicos, que foram caracterizados pela expressão de antígenos na superfície celular: o estágio I, na zona subcapsular do córtex, com fenótipo CD7, CD2 e CD5; o estágio II, no córtex interno, que representa 50% do total de timócitos, com fenótipo CD7, CD2, CD5, CD1, CD4 e CD8; e o estágio III, na medula tímica, em que os timócitos expressam CD7, CD2, CD5, CD3 e, alternativamente, CD4 ou CD8. Essa célula transforma-se a seguir em linfócito T periférico, com fenótipo CD2, CD3 e CD4 (*helper*) ou CD2, CD3 e CD8 (*suppressor/cytotoxic*), dirigindo-se aos órgãos linfoides secundários.

Alguns desses marcadores têm importante significado. A molécula CD2 é a responsável pela ligação das células T aos eritrócitos de carneiro, que foi historicamente a principal forma de identificação *in vitro* dos linfócitos T. O antígeno CD3 é um complexo proteico que se associa ao heterodímero TCR; sua presença é hoje considerada um critério essencial para a identificação de um linfócito T maduro. CD8 facilita a adesão às estruturas do MHC de classe I (HLA-A,B e C) nas células apresentadoras de antígenos ou em células-alvo. CD4 serve para funções similares, mas se liga a moléculas da classe II do MHC (HLA-DR, DP, DQ). Esse antígeno é o receptor do Vírus da Imunodeficiência Humana-1 (HIV-1).

Os genes do receptor T, denominados, e, sofrem rearranjo análogo ao rearranjo dos genes das imunoglobulinas. Essas proteínas formam receptores heterodímeros na superfície do linfócito maduro. Todo linfócito T expressa ou na superfície. Uma vez que o receptor T (*T Cell Receptor*, TCR) esteja expresso na superfície do linfócito T, a célula sofrerá seleção positiva ou negativa. A seleção positiva requer que o TCR reconheça uma molécula MHC, e a seleção negativa assegura que a afinidade de ligação TCR-MHC não seja alta, o que poderia indicar um clone autorreativo. As células que sobrevivem à seleção positiva e negativa saem do timo como células T maduras.

Cabe esclarecer que o grande número de moléculas de superfície celular que desempenham um papel nas respostas imunes foi originalmente caracterizado com base na sua reatividade a painéis de anticorpos monoclonais. Os anticorpos produzidos por diversos laboratórios eram considerados pertencentes a um conjunto quando podiam ser agrupados por reconhecer a mesma molécula de superfície. Isso levou a uma nomenclatura, desenvolvida em simpósios internacionais, na qual determinada molécula recebia um número de conjunto de diferenciação (*Cluster of Differentiation*, CD) – por exemplo CD1, CD2 e CD3. Essa nomenclatura tornou-se a forma universal de nos referirmos a essas moléculas de superfície.

AS DOENÇAS LINFOPROLIFERATIVAS SÃO NEOPLASIAS CLONAIS DO SISTEMA IMUNE

É este o pano de fundo para a interpretação moderna da patogênese das doenças linfoproliferativas. São proliferações clonais que resultam da transformação neoplásica de uma célula linfoide em um ponto específico de seu processo de ativação. O quadro clínico e histopatológico de cada doença linfoproliferativa é a expressão das propriedades biológicas e citológicas de uma etapa da ontogenia linfocitária.

Não surpreende que essas neoplasias se desenvolvam em um sistema que é, por natureza, tão proliferativo. Estima-se que aproximadamente 10^{11} linfócitos B sejam produzidos e destruídos diariamente. A vigorosa expansão clonal dessas células pode, por si só, implicar risco de transformação neoplásica. Erros ocasionais nos processos de hipermutação somática e mudança de classe também desempenham um papel decisivo na gênese dos linfomas, na geração de translocações nos genes das imunoglobulinas que envolvem pontos de quebra recorrentes associados com proto-oncogenes, como veremos a seguir. Essas translocações são a marca de muitos tipos de linfomas de origem B, mas outros eventos transformadores podem estar implicados na patogenia dos linfomas, tais como a mutação do gene supressor tumoral P53 e translocações que não envolvem os genes da imunoglobulina, como a API2-MALT1.

PATOGÊNESE MOLECULAR DA NEOPLASIA LINFOIDE

Várias grandes séries de estudos citogenéticos de linfomas não Hodgkin demonstraram que 95 a 100% dos linfomas exibem anormalidades citogenéticas, e que muitas dessas anormalidades correlacionam-se com tipos histológicos e com imunofenótipos específicos. Por exemplo, a translocação t(14;18) é frequentemente encontrada nos linfomas foliculares, particularmente no linfoma de pequenas células clivadas, e as translocações t(3;22) e t(3;14) estão associadas ao linfoma de grandes células difuso. A banda 14q32, local dos genes das cadeias pesadas das imunoglobulinas, está frequentemente envolvida em translocações nas neoplasias de linhagem B. Em contrapartida, uma grande proporção de neoplasias de origem T caracteriza-se por rearranjos que envolvem 14q11, 7q34-35 ou 7p15, local dos genes do TCR (Tabela 50.1).

Dois linfomas cujas anormalidades cromossômicas estão bem estudadas são o linfoma de Burkitt e o folicular.

Tabela 50.1

▶ Translocações cromossômicas recorrentes nos linfomas não Hodgkin.

Linfoma	Rearranjo	Genes envolvidos
Linfoma de Burkitt	t(8;14)(q24;q32)	myc
	t(2;0)(p12;q24)	myc
	t(8;22)(q24;q11)	myc
Linfoma folicular	t(14;18)(q32;q21)	bcl-2
Linfoma de grandes células difuso	t(3;22)(q27;q11)	bcl-6
	t(3;14)(q27;q32)	bcl-6
	t(3q27)	bcl-6
Linfoma de células do manto	t(11;14)(q13;32)	ciclina D1
Linfomas MALT	t(11;18)(q21;q21)	API2-MALT1
	t(1;14) (p22;q32)	BCL-10
	t(3;14) (p13;q32)	FOXP1
Linfoma anaplásico (CD30+)	t(2;5)(p23;q35)	ALK, NPM
Linfoma cutâneo de células T	t(10q24)	LYT 10
Linfomas T periféricos	t(7;14)(q35;q11)	TCRB, TCRA/D
	t(11;14)(p13;q11)	TCRD

▶ Anormalidades cromossômicas no linfoma de Burkitt

O linfoma de Burkitt é um linfoma agressivo de células B. Estudos iniciais levaram à observação de um cromossomo 14q+ nas células desse linfoma. Técnicas refinadas de bandeamento permitiram demonstrar que o achado é produto de uma translocação recíproca entre os cromossomos 8 e 14. Mais de 80 % dos casos exibem esta t(8;14)(q24;q32); os pacientes restantes apresentam as translocações t(2;8)(p11;q24) e t(8;22)(q24;q11).

O significado dessas translocações ganhou substância com a localização dos genes das imunoglobulinas no mapa cromossômico humano. Os genes da cadeia pesada foram localizados na banda 14q32. Os genes da cadeia leve kappa residem em 2p11, e os de lambda em 22q11. Cada um desses locais é sede de uma translocação cromossômica no linfoma de Burkitt.

O outro cromossomo envolvido nas translocações no linfoma de Burkitt é sempre o 8, e o ponto de quebra é sempre na banda 8q24. Essa é a localização do proto-oncogene humano c-myc, originalmente encontrado no vírus que induz o mielocitoma de células B em aves. O c-myc tem o código de uma fosfoproteína do núcleo celular que atua na replicação do DNA. As translocações próprias do linfoma de Burkitt resultam, portanto, na justaposição de um gene de imunoglobulina e do c-myc, que permanece intacto, o que sugere que a desregulação da expressão do c-myc, e não a sua mutação, seja o mecanismo operacional da transformação neoplásica nesses tumores.

▶ A translocação 14;18 no linfoma folicular

O outro grupo de linfomas em que as alterações citogenéticas já foram bem estudadas é o dos linfomas foliculares. São linfomas de baixa agressividade, originados no centro do folículo ganglionar, e por isto quase sempre compostos por células B. Foi demonstado que 85% desses tumores, assim como 20 a 40% dos linfomas de grandes células difusos, apresentam t(14;18)(q32;q21). Essa translocação resulta na justaposição do gene bcl-2, normalmente localizado no cromossomo 18, com os genes da cadeia pesada no cromossomo 14. A identificação do bcl-2 levou à descoberta de uma nova classe de oncogenes, que em vez de promoverem a proliferação, contribuem para o desenvolvimento de uma neoplasia, prevenindo a apoptose.

▶ Implicações dos rearranjos da região variável nos linfomas

O estudo dos rearranjos dos genes das imunoglobulinas têm sido utilizados na análise de proliferações linfoides humanas com diversos propósitos: 1. definição de clonalidade; 2. definição de linhagem B; 3. definição da provável origem da célula neoplásica no centro germinativo ou pós-centro germinativo.

No linfoma folicular, por exemplo, há mutações somáticas em curso no interior no clone neoplásico. Isto, a par do padrão folicular de crescimento tumoral, identifica o linfoma folicular como um tumor do centro germinativo.

Esse estudo foi também essencial para desvendar a natureza da célula de Reed-Sternberg na doença de Hodgkin. A amplificação do DNA de células de Reed-Sternberg, retiradas uma a uma de amostras de tecido através de micromanipulação, permitiu demonstrar a existência de rearranjos dos genes da região variável das cadeias pesadas, estabelecendo a linhagem B dessas células na grande maioria dos casos.

ASSOCIAÇÕES PATOGÊNICAS

▶ Estados de imunodeficiência e doenças linfoproliferativas

Análises recentes da incidência estimada de câncer em pacientes com imunodeficiências primárias confirmam a antiga suspeita de que os defeitos genéticos associados à imunodeficiência figuram entre os principais fatores de risco para o desenvolvimento de neoplasias em seres humanos. A imunodeficiência adquirida, secundária a drogas ou a vírus, também aumenta a suscetibilidade para as doenças linfoproliferativas.

As doenças de imunodeficiência primária, geneticamente determinadas, são um grupo heterogêneo de síndromes. A imunodeficiência pode se manifestar desde o nascimento até a quinta ou sexta década de vida. A letalidade prematura nesses pacientes é geralmente resultado de infecções graves ou de sequelas de infecções crônicas e recorrentes, como a insuficiência pulmonar. Os tumores, e em particular as doenças linfoproliferativas, são a segunda causa de morte nesses pacientes: 50% das neoplasias nesses pacientes são linfomas não Hodgkin. A incidência mais alta parece ocorrer em associação com a ataxia-telangiectasia, a síndrome de Wiskott-Aldrich, a imunodeficiência comum variável e a imunodeficiência combinada grave.

A ataxia-telangiectasia é um excelente modelo natural para a associação entre rearranjos cromossômicos e neoplasias linfoides. Análises citogenéticas evidenciam uma grande instabilidade cromossômica nessa síndrome, que envolve em particular os genes das imunoglobulinas e do TcR, que podem contribuir em grande parte para a imunodeficiência resultante. São frequentes as translocações entre os cromossomos com o código das cadeias de imunoglobulinas (14, 2 e 22) e o cromossomo 8q24 (c-myc).

A incidência de linfomas não Hodgkin também está aumentada dezenas de vezes em receptores de transplantes cardíacos, renais e de medula óssea medicados com drogas imunossupressoras para a profilaxia da rejeição. Um aumento menor na incidência de doenças linfoproliferativas ocorre durante a terapia imunossupressora da artrite reumatoide, da esclerose múltipla e de outras doenças não neoplásicas. São na maioria linfomas agressivos de células

B, com uma predileção para o envolvimento do sistema nervoso central, e com um curto período de latência: sua incidência aumenta já a partir do quarto mês após o início do tratamento imunossupressor, em particular com o uso de doses elevadas de Ciclosporina A. A reativação da infecção latente pelo Vírus Epstein-Barr (EBV) devido à imunossupressão terapêutica após o transplante de órgãos está frequentemente implicada na patogenia desses linfomas.

▶ O papel dos agentes infecciosos na patogênese das doenças linfoproliferativas

Helicobacter pylori e linfomas MALT. Os linfomas associados ao tecido linfoide de mucosas (*Mucosa-Associated Lymphoid Tissue*, MALT) são um modelo de neoplasia induzida por antígenos, que resulta de interações complexas entre fatores ambientais e a resposta imune do hospedeiro. O estômago é o local mais comum de acometimento, seguido do pulmão, anexos oculares, pele, glândulas salivares, tireoide e mama.

Normalmente, não há linfócitos nesses sítios de linfoma MALT. Os linfócitos são atraídos no contexto de uma inflamação crônica provocada por micro-organismos ou por doenças autoimunes, como por exemplo a síndrome de Sjögren ou a tireoidite de Hashimoto.

O *Helicobacter pylori* é membro da superfamília VI dos bacilos gram-negativos e afeta 50% da população mundial, com uma prevalência de 80% nos países em desenvolvimento e 50% nos industrializados. O *H. pylori* causa gastrite crônica ativa, que pode progredir para úlcera péptica, adenocarcinoma gástrico ou linfoma MALT gástrico. Entretanto, somente 1 a 2% dos indivíduos infectados desenvolvem neoplasia gástrica.

Fatores genéticos do hospedeiro modulam a resposta imune provocada pelo *Helicobacter pylori*. O micro-organismo induz uma resposta imune do tipo Th1, mediada por citocinas pró-inflamatórias, que leva à proliferação de linfócitos B na área da gastrite. Ademais, a infecção leva à produção de espécies reativas de oxigênio capazes de danificar DNA (*DNA-Damaging Reactive Oxygen Species*, ROS) que podem levar à aquisição de novas alterações genéticas (Figura 50.3). A produção de ROS ativa mecanismos de defesa celular, incluindo a glutationa S transferase, que tem forte ação antioxidante. Essa variação interindividual da capacidade antioxidativa do hospedeiro e a resposta imune celular ao *Helicobacter pylori* parecem influenciar a probabilidade de desenvolvimento da neoplasia.

Recentemente, outros agentes infecciosos foram implicados na patogênese de linfomas MALT. *Chlamydia psitaci* está associada a linfomas de órbita e conjuntiva e *Borrelia burgdorferi* está associada a linfomas MALT cutâneos.

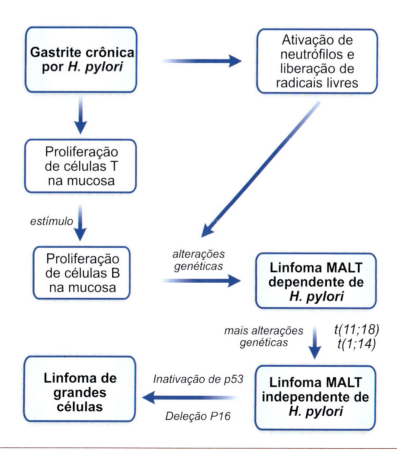

Figura 50.3 Origem e progressão do Linfoma MALT. Linfócitos B se proliferam e podem eventualmente sofrer transformação neoplásica como resultado da aquisição de anormalidades genéticas, talvez facilitadas pela presença de radicais livres. O acúmulo de anormalidades genéticas está associado à perda da dependência do estímulo antigênico e à transformação histológica.

Vírus Epstein-Barr. A epidemiologia é muitas vezes a primeira evidência da associação entre um agente infeccioso e uma doença. Foi esse o caso quando Dennis Burkitt, trabalhando como cirurgião para o governo de Uganda, observou em 1958 um tumor de mandíbula endêmico em crianças da África equatorial. O EBV foi inicialmente identificado em material de biópsia fornecido pelo próprio Burkitt, e sabemos hoje que está presente em mais de 90% dos casos de linfoma de Burkitt. Além do linfoma de Burkitt, o EBV está associado ao linfoma de Hodgkin e a linfomas associados à imunossupressão, sobretudo após transplante de órgãos. Outros linfomas mais raros associados ao EBV são o linfoma associado a derrames em cavidades serosas (*primary effusion lymphoma*) e o linfoma NK/T, tipo nasal, mais comum na Ásia, América Central e América do Sul.

O EBV é um vírus herpes que infecta seletivamente os linfócitos B e as células epiteliais da faringe. A infecção se dá através do receptor da fração C3d do complemento (CD21), e resulta na "imortalização" de uma subpopulação de linfócitos. Essas células, que carreiam múltiplas cópias do genoma do EBV, crescem continuamente em cultura, mas não têm outros atributos das células malignas. Acredita-se que um evento oncogênico adicional (tal como as alterações citogenéticas descritas acima no linfoma de Burkitt) seja necessário para a aquisição do fenótipo maligno.

O EBV é amplamente distribuído em todo o mundo, e a grande maioria das infecções primárias é assintomática e ocorre na infância. A mononucleose infecciosa se desenvolve nos casos de infecções mais tardias e resulta da resposta imunológica do hospedeiro à proliferação B induzida pelo vírus. Os linfócitos atípicos característicamente observados no sangue periférico de pacientes com mononucleose infecciosa são células T CD8+ cuja função é modular e por fim suprimir a intensa proliferação policlonal B induzida pelo vírus. Essa vigilância sobre os clones "imortalizados" é exercida por toda a vida do indivíduo e pode ser comprometida por um estado de imunossupressão.

Essa sequência de eventos tem servido de modelo para a patogenia das doenças linfoproliferativas. O EBV, agindo como um potente mitógeno, livre da ação repressora dos linfócitos T, aumentaria em muito a probabilidade de erros genéticos cuja consequência é o aparecimento de uma neoplasia clonal B. Estudos dos linfomas que se desenvolvem durante a imunossupressão terapêutica demonstram que esses linfomas resultam da reativação do EBV, que determina por sua vez o aparecimento de populações tumorais policlonais inicialmente sensíveis ao Aciclovir e à retirada da imunossupressão, mas que podem tornar-se monoclonais após uma ou duas recaídas. Desse modo, o EBV é tido hoje como um agente iniciador, mas não uma causa específica, de diversas doenças linfoproliferativas.

HIV. A grave deficiência da imunidade celular causada pelo HIV leva ao desenvolvimento de linfomas não Hodgkin de linhagem B, ao permitir a proliferação desregulada dos linfócitos B. Três tipos de linfomas são característicos da infecção pelo HIV: o linfoma do sistema nervoso central, quase sempre EBV-positivo; o linfoma difusos de células grandes B, associado ao EBV em 50% dos casos; e o linfoma de Burkitt, associado ao EBV em 30% dos casos.

O mecanismo exato da transformação neoplásica permanece obscuro. Alterações biológicas complexas em subpopulações de células B foram evidenciadas (REF Moir S, Malaspina A, Ogwaro KM *et al*.: HIV-1 induces phenotypic and functional perturbations of B cells in chronically infected individuals. Proc Natl Acad Sci USA 98:10362, 2001), e parecem ser em geral consequentes à imunossupressão T. No entanto, há evidências recentes de que a proteína Tat do HIV-1 pode ter um papel oncogênico direto, seja ligando-se a reguladores do ciclo celular, seja levando à desregulação da maquinaria de mi-RNA nas células do hospedeiro.

HTLV-1. A demonstração por Peyton Rous, em 1911, de que um extrato de células tumorais injetado em asas de galinhas era capaz de causar novos tumores deu início a uma intensa busca por vírus causadores de câncer. Embora um grande número de vírus oncogênicos tenha sido identificado em animais, essa busca foi quase abandonada em seres humanos. Em 1980, Robert Gallo *et al*. do Instituto Nacional do Câncer americano postularam que o número de células neoplásicas infectadas pelo vírus devia ser muito baixo e que seria necessário expandir a população-alvo para a identificação do vírus. Esse estudo levou à clonagem da Interleucina-2 (IL-2), e a expansão de populações linfocitárias de um paciente com IL-2 levou à identificação do primeiro retrovírus humano, o HTLV-1.

O retrovírus HTLV-1 é o agente etiológico da leucemia/linfoma de células T do adulto (ATL – *Adult T-cell Leukemia*), inicialmente descrita em 1977 no Japão. Sua distribuição não é homogênea como a do EBV: duas áreas geográficas, o Sul do Japão e o Caribe, são endêmicas e apresentam incidência muito aumentada de ATL. A transmissão viral se dá através de fluidos orgânicos, como o sêmen, o sangue e o leite, e também por via transplacentária.

A ATL se desenvolve como uma complicação tardia em menos de 2% dos pacientes infectados, o que sugere que o vírus é necessário mas insuficiente para o desenvolvimento do fenótipo maligno. A sua incorporação ao genoma das células T ativadas resulta na perpetuação da produção, por essas células, de quantidades aumentadas de interleucina-2 e do receptor de superfície da interleucina-2 (CD25), o que configura um excelente modelo de estimulação celular autócrina como mecanismo leucemogênico.

HHV-8. O herpes-vírus HHV-8, também conhecido como Herpes Vírus associado ao Sarcoma de Kaposi (KSHV), está ligado também à doença de Castleman multicêntrica e ao linfoma associado a derrames em cavidades serosas. Neste último, há com frequência coinfecção pelo EBV.

Vírus C da hepatite. O Vírus C da Hepatite (HCV) é um outro exemplo de agente infeccioso envolvido na etiologia dos linfomas devido à estimulação antigênica crônica. Após a infecção primária, o HCV produz usualmente hepatite crônica e viremia. A infecção persistente pelo HCV leva a diversas alterações imunes, entre elas a crioglobuline-

476 Tratado de Hematologia

mia mista e um estado linfoproliferativo crônico que pode evoluir para um linfoma não Hodgkin. A associação foi verificada em uma série de estudos de casos-controle, com o risco de desenvolvimento de linfoma variando de duas a dez vezes. Em pacientes com linfoma esplênico da zona marginal infectados pelo vírus HCV, o controle do HCV com Interfcron é associado à regressão do linfoma, o que proporciona evidência adicional do papel causal do HCV.

REFERÊNCIAS CONSULTADAS

1. Andrian UH, Mackay CR. T-cell function and migration: two sides of the same coin. N Engl J Med. 2000;343:1020-34;
2. Delves PJ, Roitt IM. The Immune System (Part 1). N Engl J Med. 2000;343:37-49.
3. Delves PJ, Roitt IM. The Immune System (Part 2). N Engl J Med. 2000;343:108-17.
4. Hermine O, Lefrère F, Bronowicki JP, Mariette X, Jondeau K, Eclache-Saudreau V, Delmas B, Valensi F, Cacoub P, Brechot C, Varet B, Troussard X. Regression of splenic lymphoma with villous lymphocytes after treatment of hepatitis C virus infection. N Engl J Med. 2002 Jul;11;347(2):89-94.
5. Klein U, Dalla-Favera R. Germinal centres: role in B-cell physiology and malignancy. Nat Rev Immunol. 2008 Jan;8(1): 22-33.
6. Küppers R, Klein U, Hansmann ML, Rajewsky K. Cellular origin of human B-cell lymphomas. N Engl J Med. 1999; 341:1520-9.
7. Küppers R. Mechanisms of B-cell lymphoma pathogenesis. Nat Rev Cancer. 2005 Apr;5(4):251-62.
8. LeBien TW, Tedder TF. B lymphocytes: how they develop and function. Blood. 2008 Sep;1;112(5):1570-80.
9. Nogai H, Dörken B, Lenz G. Pathogenesis of non-Hodgkin's lymphoma. J Clin Oncol. 2011 May;10;29(14):1803-11.
10. Ong ST, Le Beau MM. Chromosomal abnormalities and molecular genetics of non-Hodgkin's lymphoma. Sem Oncol. 1998;25:447-60.
11. Reed JC. Bcl-2-family proteins and hematologic malignancies: history and future prospects. Blood. 2008 Apr;1;111(7): 3322-30.
12. Shaffer AL, Rosenwald A, Staudt LM. Lymphoid malignancies: the dark side of B-cell differentiation. Nat Rev Immunol. 2002 Dec;2(12):920-32.
13. Tonegawa S. Somatic generation of antibody diversity. Nature. 1983;302:575-81.

capítulo • 51

A Classificação Morfológica e os Aspectos Histológicos do Linfoma de Hodgkin

Fernando Augusto Soares

INTRODUÇÃO

O linfoma de Hodgkin (LH), anteriormente conhecido por doença de Hodgkin, é uma entidade clínico-patológica reconhecida há muito tempo. Os aspectos macroscópicos da doença foram descritos por Thomas Hodgkin, em 1832, e Samuel Wilks, em 1856. Os aspectos histológicos foram inicialmente observados por Ollivier e Ranvier (1867), seguido dos relatos de Tuckwell (1870), Bristowe e Pick (1870), Langhans (1872), Greenfield (1873) e Gowers (1879). Em todos esses relatos havia a menção de células muito grandes em meio a linfócitos. Em 1898, o dr. Carl Sternberg, e em 1902, a dra. Dorothy Reed descreveram com detalhes essas células, que posteriormente receberam seus nomes. Os detalhes dos desenhos dessas células no artigo da dra. Reed são preciosas obras na história da medicina. Desde então, o conhecimento sobre os aspectos clínico-patológicos da doença de Hodgkin progrediu incessantemente, mas ainda hoje várias interrogações sobre a patogênese e etiopatogenia do LH desafiam os cientistas de todo o mundo.

O LH pode ser definido como neoplasia de origem linfoide caracterizada por proliferação de células neoplásicas de morfologia variável, denominadas Células de Reed-Sternberg (CRS), imersas em substrato celular característico, de aspecto inflamatório. Suas características morfológicas e clínicas, bem como sua resposta à terapêutica, vão transformá-lo em uma das mais bem estudadas neoplasias linfoides.

SISTEMAS DE CLASSIFICAÇÃO DO LINFOMA DE HODGKIN

A primeira classificação conhecida do LH foi instituída por Jackson e Parker, que dividia os LHs em formas de paragranuloma, granuloma e sarcoma de Hodgkin. Essa classificação dominou por mais de duas décadas e estabelecia relação prognóstica entre as formas. A grande crítica recebida foi o fato de que, embora as formas de paragranuloma e sarcoma tivessem comportamentos razoavelmente bem definidos, a forma granuloma, que abrigava mais do que 80% dos casos, não mostrava a mesma correspondência. Em 1963, Lukes propôs uma nova classificação, que foi aperfeiçoada posteriormente. Nela o LH era dividido em formas linfocítica/histiocítica nodular, linfocítica/histiocítica difusa, esclerose nodular, mista, fibrose difusa e reticular. Os dois principais méritos dessa classificação foram estabelecer uma relação entre a quantidade de células de Reed-Sternberg e as células inflamatórias que as circundam e definir um tipo especial, com localização e comportamento especial, que era a esclerose nodular. A classificação de Lukes e Butler foi muito importante para os patologistas e clínicos e também apresentava bases biológicas que se correlacionavam com a evolução clínica. Em 1966 houve uma conferência em Rye, Nova York, que propôs modificações na classificação de Lukes e Butler. A classificação de Rye, como passou a ser chamada, agregou os tipos linfocítico/histiocítico de Lukes e Collins na forma chamada de predomínio linfocitário, e as formas fibrose difusa e reticular foram combinadas no subtipo reconhecido como depleção linfocitária.

Poucas classificações em neoplasias obtiveram a unanimidade da classificação de Rye. Por mais de 25 anos, patologistas de todo o mundo a utilizaram. Mais recentemente, o Internacional Lymphoma Study Group, com base nos desenvolvimentos científicos dos últimos anos, introduziu a chamada classificação REAL (*Revised European American List*) das neoplasias linfoides, que incluiu o LH. Ainda mais recentemente, esse mesmo grupo referendou as modificações sugeridas pela classificação REAL. As principais alterações em relação à classificação de Rye estão no reconhecimento da doença de Hodgkin como neoplasia linfoide e, portanto, com a recomendação de nomeá-la linfoma de Hodgkin; a definição de dois tipos principais de LH, a forma Predomínio Linfocitário Nodular (LHPLN) e a forma Clássica (LHC), que inclui os subtipos rico em linfócitos, celularidade mista, depleção linfocitária e esclerose nodular; e o subtipo reconhecido como predominância linfocitária na forma clássica de LH passou a ser chamado de rico em linfócitos. Não houve alterações nas formas clássicas de esclerose nodular, celularidade mista e depleção linfocitária. Essa divisão foi mantida na atual versão da classificação das neoplasias hematopoéticas da Organização Mundial da Saúde em 2008.

Embora não tenha havido mudanças no corpo da classificação do LH, o esquema da OMS reconheceu que há um espectro entre o LH e os Linfomas não Hodgkin (LNH), criando uma ponte entre essas entidades. Em algumas situações, o patologista se depara com casos em que o diagnóstico diferencial é extremamente difícil e de certa forma arbitrário, e hoje esses linfomas são reconhecidos como linfomas de zona cinzenta (do inglês *grey zone lymphomas*). Esses linfomas provavelmente representam, mais do que um exercício de diagnóstico diferencial, o reconhecimento de uma área de sobreposição biológica entre o LH e LNH. São três estas situações: LHC tipo esclerose nodular e LNH difuso de grandes células B (particularmente o LNH difuso de grandes células primário do mediastino), o LHPLN e LNH difuso de grandes células B (particularmente o LNH difuso de grandes células rico em células T/histiócitos), e o diferencial entre LHC rico em linfócitos com o LHPLN. Essas três entidades serão comentadas com detalhes adiante neste capítulo.

ASPECTOS MACROSCÓPICOS

Os linfonodos acometidos por LH variam em seu tamanho entre 2 e 5 cm, mas podem formar massas coalescentes. O aspecto macroscópico é um pouco variável de acordo com os subtipos histológicos. A massa tumoral em LH do tipo esclerose nodular é em geral aderente aos tecidos adjacentes, firme em sua consistência e nodular aos cortes. É praticamente a única situação em que a necrose pode ser aparente. Os linfonodos acometidos pelos subtipos celularidade mista e depleção linfocitária geralmente não comprometem os tecidos adjacentes e têm consistência mais amolecida. Já na forma LHPLN é mais rara a coalescência e em geral trata-se de comprometimento de linfonodo isolado, mas que pode atingir grande tamanho.

LINFOMA DE HODGKIN CLÁSSICO

O diagnóstico de LH clássico é estabelecido pelo achado de células de RS, ou de suas variantes, em meio a processo infamatório polimorfo. Estes dois elementos, o neoplásico e a resposta inflamatória, são fundamentais no estabelecimento do diagnóstico e devem ser igualmente valorizados. Durante muitos anos o diagnóstico de LH levou em consideração o achado da célula RS característica, sendo atribuída pouca importância às variantes morfológicas. Praticamente todas as células do sistema imunitário já foram imputadas como originárias da célula RS. Em diversos momentos, foi admitido ter origem histiocitária (monocítica) ou linfoide da linhagem T ou B. Os estudos moleculares indicam que a célula RS se origina de célula da linhagem B. Hoje, com a imuno-histoquímica, o reconhecimento das células diagnósticas se ampliou muito. Desta forma, os patologistas têm à sua disposição melhores instrumentos para definir os casos de LH.

As células diagnósticas de RS são grandes, com núcleos polilobados ou multinucleados. Cada lobo ou núcleo apresenta um nucléolo proeminente, com cerca de 10 mm e eosinofílico. A cromatina desses núcleos é em geral vesicular, com uma zona mais clara circundando o nucléolo. O formato dos núcleos geralmente é arredondado, mas pode haver indentações. As figuras de mitose e corpos apoptóticos podem ser identificadas. O citoplasma é normalmente abundante e eosinofílico ou anfofílico, o que facilita a diferenciação com imunoblastos que apresentam citoplasma basofílico. A células RS diagnóstica é tradicionalmente conhecida como *olho de coruja*.

As variantes morfológicas da célula de RS são tão importantes de se reconhecer como a sua apresentação tradicional. As células mononucleares, muitas vezes chamadas de células de Hodgkin, guardam as mesmas características das células tradicionais, exceto que o núcleo não é polilobado e é único. As células lacunares apresentam o núcleo com pequenas lobulações, os nucléolos menos proeminentes e têm citoplasma bastante abundante. Quando fixadas em solução de formalina, há a retração do citoplasma e forma-se um halo claro em torno do núcleo. Ocasionalmente, células em apoptose podem ser um achado proeminente, sendo então reconhecidas como células mumificadas. Há ainda a variante de célula RS conhecida como linfocítica/histiocítica, que será descrita quando for abordado o LH predomínio linfocitário nodular, pois o achado dessa célula é característico dessa forma. A origem da célula RS é controvertida. Praticamente todas as células do sistema imune já foram consideradas como sendo de origem da célula RS. Houve momentos em que se acreditava ter origem histiocitária ou monocítica, de células apresentadoras de antígeno, de células endoteliais. Mais recentemente definiu-se como sendo de origem linfoide, mas um grande debate se abriu em relação à linhagem, se de células T ou de linfócitos B. Estudos moleculares recentes sugerem que as células RS têm origem em célula linfoide imatura, de linhagem B, transformada anteriormente ao rearranjo do gene de imunoglobulina.

Atualmente é muito valorizado o infiltrado inflamatório reacional, no qual as células RS estão de permeio. Este infiltrado é em geral polimorfo, com predomínio de linfócitos, no qual também são encontrados eosinófilos, neutrófilos, histiócitos, plasmócitos e fibroblastos em quantidades variáveis. O número de eosinófilos pode variar enormemente, desde abscessos eosinofílicos até escassas células. Muito se debate sobre a importância dos eosinófilos no prognóstico do LH. Em outros casos, mais raramente, há o predomínio de linfócitos. Os histiócitos podem estar distribuídos de forma esparsa ou formar granulomas epitelioides, com a presença de células gigantes. Os plasmócitos são em geral escassos, e um grande número dessas células põe em dúvida o diagnóstico de LH.

Uma questão intrigante é: como uma neoplasia pode formar grandes massas tumorais onde menos de 1% de todas as células são neoplásicas e mais de 99% do tumor é constituído por reação inflamatória não neoplásica? Outra pergunta feita pelos pesquisadores é: por que toda essa resposta imune não é suficiente para conter a progressão e o desenvolvimento da neoplasia? A discussão desse importante ponto foge ao escopo deste capítulo, mas a resposta imune nos casos de LH é anérgica, pois a grande maioria dos linfócitos que circundam as células RS é do tipo TCD4+, Th2. O recrutamento dessas células específicas é aparentemente mediado por fatores produzidos pelas células RS, como antígenos de histocompatibilidade HLA-II, CD80/CD86.

ESCLEROSE NODULAR

A Esclerose Nodular (EM) é o subtipo histológico mais comum em nosso meio, correspondendo a cerca de 70% dos casos de LHC. As publicações mais antigas sugerem que esse tipo de LHC é menos comum em países em desenvolvimento, mas em nosso meio a frequência é similar à observada nos EUA e Europa. Eventualmente, no grupo pediátrico, pode ser que haja uma frequência proporcional menor de casos de LHC-EN. Sua frequência é ainda maior em pacientes adultos jovens com doença mediastinal, predominantemente em mulheres. Dos subtipos histológicos, é o que menos frequentemente se associa com o vírus de Epstein-Barr.

Esse subtipo histológico é caracterizado por três aspectos: nodularidade, bandas de colágeno espesso e a presença de células RS do tipo lacunar. As bandas de colágeno que dão o aspecto característico e diagnóstico podem ser numerosas ou apenas estar presentes numa única trave que parte da cápsula do linfonodo e faz uma nítida septação. Esse é o critério mais importante para o diagnóstico de LHC-EN. Quando não há bandas de colágeno intranodais, é discutível se deve ou não diagnosticar o caso como EN. Alguns autores chamam essa situação de fase celular da EN ou variante sincicial, em que as células RS formam grandes agregados com pouca reação inflamatória de permeio. Atualmente, esses casos têm sido mais interpretados como LH folicular ou como fase folicular do LH rico em linfócitos.

As células RS do tipo lacunar são as mais frequentemente encontradas na EN e podem formar grandes agregados no centro dos nódulos. Estas se caracterizam por ter um núcleo multilobado (sugere multinucleação ao corte), nucléolo pequeno e citoplasma pouco denso e abundante. Quando há necrose, tendem a formar uma rima em torno da área necrótica. A necrose pode ser abundante e dificultar o diagnóstico diferencial com linfadenites necrosantes,

especialmente em biópsias por agulha. As células RS clássicas não são muito frequentes, em especial se a quantidade de tecido for pequena. Os eosinófilos e neutrófilos são frequentes e variam bastante de número. Há autores que acreditam que esses agregados de eosinófilos têm significado prognóstico. Os histiócitos e os plasmócitos são menos comuns, mas a formação de nódulos fibroistiocíticos é bem conhecida.

Dois subtipos de LHC-EN são reconhecidos, chamados de tipo I e tipo II. Estes foram correlacionados com o comportamento clínico, sendo que o LHC-EN do tipo II teria pior prognóstico. O tipo II do LHC-EN é caracterizado por: (a) mais do que 25% dos nódulos celulares contiver grande número de células RS de aparência anaplásica, (b) mais do que 80% dos nódulos celulares mostrar aspecto fibroistiocítico da depleção linfocitária, ou (c) mais do que 25% dos nódulos celulares exibir aspecto de depleção linfocitária reticular ou pleomórfica. Todos os casos que não apresentarem esses aspectos são classificados como tipo I. Esse sistema é algo subjetivo e de difícil reprodução entre os patologistas. e nem todos os estudos foram capazes de demonstrar a relevância prognóstica dessa subclassificação. Embora o assunto ainda continue em debate, a classificação das OMS/2008 não mais faz essa recomendação, uma vez que não é determinada nenhuma alteração do esquema terapêutico.

CELULARIDADE MISTA

Esse tipo histológico corresponde de 25 a 30% dos casos de LH clássico. Muito se debate se essa frequência não é maior nos países em desenvolvimento. Em nosso país, aparentemente, esta frequência é similar à descrita nos países desenvolvidos. Esse tipo caracteriza-se pelo infiltrado inflamatório caracteristicamente polimorfo, com linfócitos, eosinófilos, histiócitos, plasmócitos e fibroblastos. Praticamente é o único tipo celular em que os plasmócitos são encontrados com facilidade. Pode ocorrer necrose, mas ela nunca é tão extensa quanto na EM. As células RS diagnóstica e monucleares são fáceis de se encontrar. A cápsula do linfonodo está geralmente preservada e não há bandas de fibrose.

DEPLEÇÃO LINFOCITÁRIA

O LH clássico forma Depleção Linfocitária (DL), é o tipo mais raro da doença e cada vez mais reconhecemos linfomas não Hodgkin naqueles anteriormente descritos como DL. Há dois tipos histológicos: a fibrose difusa e a forma reticular. Na fibrose difusa as células RS estão de permeio com a fibrose difusa, fina, que envolve praticamente todas as células individualmente. As células RS são muitas vezes atípicas, mas quando realizados estudos imuno-histoquímicos, essas expressam o padrão usual. Na variante reticular há a presença de agregados de células RS pleomórficas, sendo o diagnóstico diferencial com linfoma difuso de grandes células-padrão imunoblástico muito difícil.

LH CLÁSSICO RICO EM LINFÓCITOS

Esta forma corresponde a cerca de 5% dos casos de LHC. A sua apresentação clínica representa bem a sobreposição biológica com o LHPLN. Os pacientes em geral estão em estágio precoce da doença, raramente é vista massa tumoral (*bulky*), não apresentam sintomas B, raras vezes acomete o mediastino e predomina em pacientes do sexo masculino.

O LH clássico do subtipo Rico em Linfócitos (LH-RL) pode ser considerado ainda a novidade em classificação da doença e pode causar alguma dificuldade diagnóstica. O reconhecimento de que o LHPLN é uma neoplasia à parte levou à necessidade de se criar uma categoria para aqueles casos cujo fundo inflamatório era constituído predominantemente por linfócitos, mas que as células RS preenchiam os critérios de LH clássico. Desta forma, o quadro histológico lembra o visto na celularidade mista, mas vagamente nodular, porém sem os eosinófilos (ou bem poucos). São descritas as formas nodular ou difusa. As células RS são relativamente raras, e o fundo inflamatório é amplamente dominado por linfócitos maduros. As células RS são em geral de padrão clássico, e dentre os LHC são as que com mais frequência apresentam imunofenótipo de células B. Os nódulos nos casos de LH clássico rico em linfócitos podem ter pequenos centros germinativos reacionais, com rede de células dendríticas foliculares rica, com células RS na zona de manto e interfoliculares, um quadro que, por vezes, tem sido chamado de LHC folicular.

OUTROS TIPOS HISTOLÓGICOS

Alguns tipos histológicos têm sido citados eventualmente na literatura, mas não são suficientemente bem caracterizados ou com importância clínica para que sejam incluídos na classificação dos LHs. Em outras palavras, são apenas apresentações morfológicas, sem nenhuma importância prognóstica ou implicação terapêutica.

A variante sincicial do LH é caracterizada pela agregado coesivo de células Rs clássicas e variantes e, por esse agregado denso, lembram linfomas não Hodgkin ou carcinomas indiferenciados. Em geral o diagnóstico diferencial só é possível pelo perfil imuno-histoquímico. Provavelmente corresponde ao tipo II da esclerose nodular da classificação britânica.

O LH subtipo interfolicular caracteriza-se pela presença das células RS em meio a folículos reacionais proeminentes. Desta maneira, a importância do reconhecimento está na dificuldade do diagnóstico, que pode ser encoberto pela hiperplasia folicular reacional. Esta forma deve representar muito mais um envolvimento inicial do linfonodo do que um subtipo histológico propriamente dito.

Uma variante chamada de fibroblástica tem sido eventualmente descrita. Nessa variante há um grande número de fibroblastos e significativa deposição de colágeno. Também esses casos devem corresponder ao descrito na classificação britânica como esclerose nodular tipo com nódulos fibroistiocíticos. Aparentemente, essa forma está associada com recidiva mais precoce.

A forma folicular do LH é, desses tipos pouco conhecidos, o mais intrigante de todos, pois provavelmente tem implicações no entendimento da patogênese da doença. Nesses casos, as células RS têm imunofenótipo usual com a expressão de marcadores de linfócitos B. As células RS são encontradas no folículo, exclusivamente na zona do manto, que é bastante espessa. Os centros germinativos são atróficos e localizados excentricamente à zona do manto. Provavelmente esses casos correspondem a formas ricas em linfócitos nodulares.

EXPRESSÃO IMUNOFENOTÍPICA

A célula RS tem um padrão de expressão imunofenotípica particular. A totalidade dos anticorpos utilizados hoje funcionam em material fixado e parafinados. Não há um anticorpo único que permeie todas as informações, mas um painel restrito que nos passe importantes dados para a definição diagnóstica. O uso da imunoistoquímica não é obrigatório para o diagnóstico, mas deve ser utilizada em todos os casos em que persista algum grau de dúvida e pode facilitar o trabalho do patologista. Os principais antígenos positivos no LHC são: CD30, CD15 e MUM-1. Em uma porcentagem minoritária dos casos as células RS podem expressar antígenos característicos de células B, como CD20 e PAX-5. As porcentagens informadas são decorrentes dos vários trabalhos publicados e podem variar de acordo com o método e experiência do laboratório. O padrão de expressão antigênica nas células RS do LHPLN é um pouco diferente e será comentado adiante, mas os achados também são comparados.

O componente reacional do LH clássico em geral é composto por linfócitos T, com predomínio de células CD4, mas também com população expressando antígenos de células citotóxicas (TIA-1). Em adição, macrófagos e uma rede de células dendríticas foliculares estão geralmente presentes.

LINFOMA DE HODGKIN – PREDOMÍNIO LINFOCITÁRIO NODULAR

O LH subtipo Predomínio Linfocitário (LHPLN) sempre foi bem conhecido dos patologistas desde o início deste século, e Rosenthal ressaltou que essa forma deveria ter melhor evolução. Muito se discutiu acerca dos possíveis subtipos. Lennert propôs a divisão do predomínio linfocitário em quatro subtipos: paragranuloma nodular, paragranuloma difuso, outro que não paragranuloma e com envolvimento parcial do linfonodo. Desde essa tentativa não muito divulgada, vários trabalhos, principalmente do pesquisador Sibrand Poppema, mostraram que o LHPLN era uma entidade diferente do LHC. Essa descrição encontrou reconhecimento quando da publicação da classificação REAL que o separava definitivamente dos demais tipos de LHC, sendo ratificado nas duas versões da classificação da OMS.

Histologicamente, o LHPLN caracteriza-se pela completa substituição do linfonodo pela neoplasia. O arranjo da neoplasia é vagamente nodular, com respeito aos limites do linfonodo. Não há fibrose. Os nódulos são em geral grandes e podem estar densamente arranjados, dificultando a sua identificação. A celularidade desses nódulos é caracteristicamente constituída por linfócitos e histiócitos, em especial histiócitos epitelioides, podendo formar granulomas. Em geral esses granulomas estão na periferia dos nódulos. Eosinófilos, neutrófilos e plasmócitos são extremamente escassos.

A célula neoplásica do LHPLN é a chamada célula Linfocítica-Histiocítica (RS-LH), que tem como característica principal sua clivagem nuclear, que leva alguns autores à referência de *popcorn cell*. Estas células lembram centroblastos, mas são maiores e mais irregulares. O nucléolo é basofílico, pequeno, em geral próximo da membrana nuclear. Normalmente células dendríticas foliculares estão próximas das células RS-LH. Células RS clássicas podem estar presentes, mas sempre em pequeno número. O achado de frequentes células RS clássicas deve pôr em dúvida o diagnóstico de LHPLN. Um aspecto interessante é que as células RS-LH são em geral circundadas por uma roseta de pequenos linfócitos que são CD57-, CD4+, e do tipo Th2. As células RS-LH quase invariavelmente expressam antígenos relacionados com linfócitos B.

Um achado que quase sempre acompanha o quadro de LHPLN é a chamada transformação progressiva dos centros germinativos. Esta é uma forma especial de hiperplasia folicular, em que alguns folículos linfoides tornam-se muito volumosos e constituídos por pequenos linfócitos e células do centro germinantivo. O centro germinativo progressivamente transformado está em meio a outros folículos secundários de aparência usual e outros de aspecto intermediário. Quando realizado estudo imuno-histoquímico, evidenciam-se os linfócitos pequenos, como principalmente originários de células do manto. Há também uma grande rede de células dendríticas foliculares.

A grande importância do reconhecimento do LHPLN é o seu comportamento clínico particular. São doenças extremamente "indolentes", em geral localizadas (estádio I ou II). Porém uma pequena parcela dos casos pode se transformar em linfomas não Hodgkin difusos de grandes células B. Este último pode se desenvolver no mesmo sítio do LHPLN ou à distância, mas muito raramente extranodal. A ocorrência pode ser simultânea ou através de muitos anos da apresentação do LHPLN. Os tipos morfológicos correspondem a todo espectro de linfomas difusos de grandes células, ou seja, centroblásticos, imunoblástico ou anaplásico.

A despeito de os aspectos morfológicos do linfoma de Hodgkin serem conhecidos há mais de um século, o entendimento de sua patogenia está muito longe de ser completamente desvendada. É uma neoplasia única, cuja massa tumoral não é constituída predominantemente de células neoplásicas, mas sim de uma reação imunológica intensa, porém inefetiva para o controle da doença. A origem da célula de Reed-Sternberg ainda não está definida, sendo que hoje acredita-se que, na maioria dos casos, seja um cen-

troblasto modificado. A definição recente da existência de dois tipos principais de linfoma de Hodgkin, a forma predomínio linfocitário nodular e a forma clássica, que inclui as demais apresentações morfológicas da doença, foi um avanço clínico muito importante, e novos estudos e definições deverão esclarecer essa doença intrigante.

OS LINFOMAS DE "ZONA CINZENTA" E O DIAGNÓSTICO DIFERENCIAL COM O LINFOMA DE HODGKIN

Esta categoria de linfomas foi incluída na última publicação da Organização Mundial de Saúde e representa diagnósticos diferenciais muito difíceis e até mesmo impossíveis entre um LHC e linfomas não Hodgkin. Muito provavelmente representam espectro biológico na fronteira dos dois grandes grupos de linfomas.

▶ Linfomas de zona cinzenta entre linfoma de Hodgkin clássico e linfoma difuso de grandes células B do mediastino

Alguns casos apresentam aspectos morfológicos que confundem os LDGCB do Mediastino (LDGCB-M) e os LHC, especialmente aqueles com morfologia de esclerose nodular. Em algumas situações raras podemos ver casos em que os dois aspectos podem ser vistos na mesma biópsia, ou seja um LHC sincrônico com um LDGCB-M. Mais interessante é que algumas vezes há uma apresentação metacrônica dessas duas formas, levando a grande problema de definição morfológica e com grandes implicações clínicas.

Trabalhos mais recentes mostram que o LDGCB-M tem padrão de expressão gênica mais próximo do LHC do que dos demais LDGCB. Na verdade, ambas as formas de linfoma apresentam uma fusão gênica envolvendo o transativador CIITA do complexo de Histocompatibilidade (MHC) de classe 2, o que sugere que haja uma relação patogenética entre o LHC e o LDGCB-M. Assim sendo, esses linfomas de zona cinzenta representam a verdadeira sobreposição entre os LH/LNH.

Essa é uma categoria provisória na classificação da OMS 2008. Quando frente a um caso desses, o diagnóstico deve ser linfoma de células B, com achados intermediários entre DLBCL e LHC. A definição é um linfoma de células B que demonstra sobreposição de achados clínicos, morfológicos e/ou marcação imunofenotípica entre LHC e LDGCB, em especial LDGCB-M. Eles ocorrem principalmente em adultos jovens, com perfil imunofenotípico/expressão gênica negativo para imunoglobulina, perda de receptores de sinalização de células B, expressão de membros da família do TNF, como CD30 e TRAF1, ativação da via do NGkappa B, com c-rel nuclear, ativação da via das tirosinocinases e PI3K/ATK e a via JAK-STAT. Não se associam com o vírus de Epstein Barr. A marcação de rotina realizada em LHC é bastante confusa, pois o CD20 é em geral positivo, o CD45 é de difícil interpretação, o CD30 é sempre positivo, e o CD15 é, na maioria das vezes,positivo também.

Capítulo 51 • A Classificação Morfológica e os Aspectos Histológicos do Linfoma de Hodgkin   483

O que torna essas duas entidades tão similares é o aspecto morfológico. O quadro histopatológico é composto por células pleomórficas, grandes, que se agrupam de forma coesa em meio a substrato de matriz extracelular com fibrose. As células não têm o aspecto de CRS clássicas, são mais pleomórficas e lembram as células lacunares. O mais difícil na avaliação morfológica é que quando se analisa toda a biópsia, ela tem aspectos heterogêneos, sendo que em alguns campos o patologista se convence que se trata de LHC, enquanto em outros (ou secções) o morfologista reconhece os achados característicos do LDGCB-M.

O comportamento geralmente clínico revela um linfoma agressivo, até mesmo mais agressivo do que o LDGCB-M. Contrastando com LHC e LDGCB-M, esse tipo de tumor é mais comum em homens. Como não há tratamento padronizado, cada caso deve ser individualizado para buscar a melhor solução.

O número de casos desses linfomas diagnosticados e reconhecidos pelos patologistas tem aumentado progressivamente na atualidade. A tendência é que eles sejam incluídos como uma entidade verdadeira na próxima revisão da classificação da OMS.

▶ Linfomas de zona cinzenta entre linfoma de Hodgkin clássico e linfoma difuso de grandes células B rico em células T/histiócitos

Os Linfomas Difusos de Grandes Células B Ricos em Células T/Histiócitos (LDGCB-T/H) podem apresentam quadro histológico que se confunde com o LHC. Esses linfomas podem ser vagamente nodulares, em que as células B neoplásicas são raras e muitas vezes apresentam morfologia de células RS clássicas. O que muda é que o fundo inflamatório é quase exclusivamente composto por células T/histiócitos, sem células B pequenas ou rede de células dendríticas foliculares, mesmo onde a nodulação for mais evidente. Por essa razão, talvez o CD21 seja o marcador mais eficiente no diagnóstico diferencial, pois este é invariavelmente negativo. O perfil gênico demonstra que este é um linfoma B, com rearranjo de imunoglobulinas e ganhos de Xq, 4q13q28, Xp21p11 e 18q21 e perdas de 17p.

Os LFGCB-T/H ocorrem em adultos mais velhos e raramente em adultos jovens. São linfomas agressivos que se apresentam em geral em estádios avançados com comprometimento de medula óssea, fígado e baço. Sua evolução clínica e resposta ao tratamento é similar a outros LDGCB, quando pareados por estádio e IPI.

Esses linfomas podem se confundir tanto com a forma clássica do LH como com o LHPLN. O achado imuno-histoquímico ajuda demais no diagnóstico diferencial, pois diferentemente do LHC, as células B são em geral CD30 negativas e quase que invariavelmente negativas para CD15, e não há rede de células dendríticas foliculares como no LHPLN. O que é mais complicado é que esse tipo de linfoma é visto nos raros casos (cerca de 5%) de progressão de LHPLN para LDGCB, o que torna muitas vezes o diagnóstico bastante difícil. Nesse sentido, a recomendação da OMS é que se reserve o diagnóstico de LDGCB-T/H somente para os casos de apresentação primária. O aspecto clínico deve ser levado em conta no diferencial entre LHPLN e LDGCB-T/H, pois os primeiros ocorrem em pacientes mais jovens, com apresentação em linfonodo isolado, enquanto o segundo ocorre caracteristicamente em pacientes mais velhos e com apresentação disseminada. Embora possam haver exceções clínicas, elas devem realmente ser consideradas no contexto clínico-patológico.

REFERÊNCIAS CONSULTADAS

1. Küppers R. The biology of Hodgkin's lymphoma. Nat Rev Cancer. 2009;9:15-27.
2. Brune V, Tiacci E, Pfeil I, Döring C, Eckerle S, van Noesel CJ, et al. Origin and pathogenesis of nodular lymphocyte-predominant Hodgkin lymphoma as revealed by global gene expression analysis. J Exp Med. 2008;205(10):2251-69.
3. Achten R, Verhoef G, Vanuytsel L, de Wolf-Peeters C. Histiocyte-rich, T-cell-rich B-cell lymphoma: a distinct diffuse large B-cell lymphoma subtype showing characteristic morphologic and immunophenotypic features. Histopathology. 2002;40(1):31-45.
4. Bose S, Ganesan C, Pant M, Lai C, Tabbara IA. Lymphocyte-predominant Hodgkin disease: a comprehensive overview. Am J Clin Oncol. 2013;36(1):91-6.
5. Eberle FC, Mani H, Jaffe ES. Histopathology of Hodgkin's lymphoma. Cancer J. 2009;15(2):129-37.
6. Fraga M, Forteza J. Diagnosis of Hodgkin's disease: an update on histopathological and immunophenotypical features. Histol Histopathol. 2007;22(8):923-35.
7. Montes-Moreno S. Hodgkin's Lymphomas: A Tumor Recognized by Its Microenvironment. Adv Hematol. 2011; 2011:142-335.
8. Eberle FC, Salaverria I, Steidl C, Summers TA Jr, Pittaluga S, Neriah SB, et al. Gray zone lymphoma: chromosomal aberrations with immunophenotypic and clinical correlations. Mod Pathol. 2011;24(12):1586-97.
9. Quintanilla-Martinez L, Fend F. Mediastinal gray zone lymphoma. Haematologica. 2011;96(6):496-9.
10. Mani H, Jaffe ES. Hodgkin lymphoma: an update on its biology with new insights into classification. Clin Lymphoma Myeloma. 2009 Jun;9(3):206-16.

capítulo · 52

Linfoma de Hodgkin

Irene Biasoli • Nelson Spector

INTRODUÇÃO

O linfoma de Hodgkin (LH) é um tipo singular de linfoma que, por diversas razões, tornou-se um modelo da abordagem diagnóstica e terapêutica em hemato-oncologia. O estadiamento clínico nessa doença é um bom indicador prognóstico e um elemento fundamental a considerar na escolha do tratamento. As duas principais modalidades terapêuticas, a radioterapia e a quimioterapia, tiveram os seus princípios estabelecidos inicialmente no linfoma de Hodgkin. Devido a essa sólida fundamentação e às suas características biológicas, o linfoma de Hodgkin tornou-se um dos melhores exemplos de neoplasia curável, quando abordada corretamente.

ASPECTOS EPIDEMIOLÓGICOS E ETIOLÓGICOS

Estima-se que, em 2010, houve aproximadamente 8.500 casos novos LH nos Estados Unidos da América e 1.300 mortes pela doença. Essa incidência representa aproximadamente 12% dos casos de linfomas não Hodgkin e 1% do total das neoplasias malignas. Os dados de registro de câncer nos EUA indicam estabilidade na taxa de incidência entre 1975 e 2006, em contraste com o aumento na taxa de incidência de linfomas não Hodgkin no mesmo período.[1]

A curva idade-incidência do linfoma de Hodgkin apresenta, nos países desenvolvidos, um padrão bimodal caracterizado por baixa incidência na infância, rápida elevação com um primeiro pico em torno dos 20 anos, um platô de baixa incidência ao longo da meia-idade e um aumento progressivo da incidência a partir dos 55 anos. O primeiro pico é formado, em sua ampla maioria, por casos de esclerose nodular. Já nos países pobres, com economias agrícolas, não se verifica o padrão bimodal: há uma incidência um pouco maior na primeira infância, não há o pico em jovens, e ocorre um aumento contínuo a partir dos 40 anos. Nesses países, o tipo histológico predominante é a celularidade mista. Alguns estudos recentes sugerem que a transição de uma economia agrícola para uma industrial é acompanhada de uma mudança no perfil epidemiológico do linfoma de Hodgkin.

O fator etiológico mais estudado e mais provavelmente implicado na etiologia do linfoma de Hodgkin é o vírus Epstein-Barr (EBV). Nos EUA e na Europa ocidental, as células do linfoma de Hodgkin contêm o EBV em aproximadamente 20 a 50% dos casos. No Brasil, apesar dos poucos estudos disponíveis, a prevalência parece ser de aproximadamente 50% em adultos e 80% em crianças. A positividade é maior nos casos de celularidade mista. Nos casos positivos, o EBV é monoclonal, o que indica que a célula foi infectada antes de sua transformação neoplásica. A infecção é latente, com a expressão das proteínas EBNA-1, ENBA-2 e LMP-1. Esta última exerce uma atividade transformadora sobre as células B, e sua expressão parece conferir vantagem proliferativa às células infectadas.

Dados epidemiológicos e sorológicos sugerem que o EBV desempenha um papel na patogenia do linfoma de Hodgkin: o antecedente de mononucleose infecciosa, confirmado através de sorologia, confere um risco três vezes maior de linfoma de Hodgkin, e esse linfoma ocorre nos mesmos grupos socioeconômicos que apresentam um risco elevado de mononucleose.

Parece haver também um componente genético na etiologia do linfoma de Hodgkin, indicado pela ocorrência de agregação familiar e de uma incidência duas a três vezes mais elevada em judeus. A incidência em irmãos gêmeos monozigóticos é maior do que em gêmeos dizigóticos. Essas evidências apontam para uma base puramente genética da agregação familiar. Entretanto, em vista da baixa incidência do linfoma de Hodgkin, a agregação familiar observada representa um risco muito baixo de que um familiar de um paciente com linfoma de Hodgkin venha a desenvolver a doença.

QUADRO CLÍNICO

A apresentação mais comum do linfoma de Hodgkin é o aparecimento de uma tumoração cervical indolor, com consistência de borracha, causada pelo aumento de um gânglio ou de um grupo de gânglios linfáticos. A tumoração pode ter sido observada recentemente ou estar presente há vários meses, e seu tamanho pode flutuar de forma traiçoeira. Em três quartos dos casos, o primeiro gânglio é percebido na região cervical; no quarto restante, o gânglio é axilar ou inguinal. A frequência de envolvimento das diversas cadeias ganglionares e de outros órgãos pelo linfoma de Hodgkin está indicada na Tabela 52.1.

Ocasionalmente, o gânglio é levemente doloroso à palpação, ou torna-se dolorido com a ingestão de álcool, uma queixa incomum, mas muito sugestiva de linfoma de Hodgkin. A maioria dos pacientes que se apresentam sem linfadenomegalia periférica tem uma massa mediastinal revelada em radiografia de tórax solicitada devido a sintomas respiratórios, ou raramente um prurido intenso e disseminado. Outra apresentação menos comum é o envolvimento dos gânglios abdominais ou retroperitoneais de um paciente que apresenta inicialmente febre sem linfadenomegalia periférica.

Aproximadamente um terço dos pacientes apresenta sintomas sistêmicos por ocasião do diagnóstico: emagrecimento, sudorese noturna e febre estão presentes em um quarto dos pacientes, e prurido em um oitavo.

A febre é manifestação característica do linfoma de Hodgkin e se desenvolve na maioria dos pacientes que não são curados. Inicialmente é baixa, vespertina, e pode passar despercebida, mas progride para uma febre alta e debilitante quando o linfoma não é controlado. Seu padrão pode ser constante ou remitente. A defervescência da febre, durante a noite, é acompanhada de sudorese profusa, que pode encharcar as roupas de cama. Raramente vista hoje é a clássica "febre de Pel-Ebstein", caracterizada por períodos de uma a duas semanas de febre alta, separados por intervalos afebris da mesma duração.

O envolvimento mediastinal ocorre em dois terços dos casos. Inicialmente, o linfoma de Hodgkin torácico envolve o mediastino anterior e os gânglios paratraqueiais e traqueobrônquicos. Com a progressão, os hilos pulmonares e a parede torácica podem ser acometidos. Diversos sintomas podem indicar a presença de uma massa expansiva intratorácica: tosse seca e dispneia que pioram com a posição supina, dor torácica, rouquidão, pneumonite obstrutiva e síndrome da veia cava superior. Contudo, o envolvimento mediastinal pode ser inteiramente assintomático.

Tabela 52.1

▶ Áreas envolvidas pelo linfoma de Hodgkin por ocasião do diagnóstico.

Área	Prevalência (%)	Única área envolvida (%)	Primeira área observada (%)
Supradiafragmáficas			
Cervical esquerda	60-70	10	55
Cervical direita	55-60	5	
Mediastino	60-65	2	15
Axila	20-25	5	10
Hilo pulmonar	10-25	< 1	
Infradiafragmáficas			
Para-aórtica	25-35	< 1	5
Ilíaca	10-15	< 1	
Inguinal e femoral	5-15	< 5	9
Mesentérica	1	< 1	
Hilo esplênico, celíaca, portal	10-20	< 1	
Extralinfáticas			
Baço	30		
Fígado	5-15		
Pulmão	10-20		
Osso	5-15		
Medula óssea	5-15		

Modificado de Aisenberg.[2]

Tratado de Hematologia

O baço, envolvido em um terço dos pacientes, é a estrutura intra-abdominal mais comumente acometida pelo linfoma de Hodgkin. Entretanto, cumpre alertar que a avaliação do envolvimento esplênico através do exame físico é pouco confiável: apenas 60 a 65% dos baços aumentados à palpação apresentam de fato envolvimento pela linfoma, e 25 a 30% dos baços de tamanho normal ao exame físico estão acometidos.

O envolvimento da medula óssea ocorre em 3 a 15% dos pacientes. A maioria desses pacientes apresenta sintomas constitucionais. A disseminação para os ossos também ocorre em 5 a 15% dos pacientes, mas não tem a mesma gravidade do envolvimento da medula óssea. Caracteriza-se por dor óssea e pelo aspecto radiográfico, que pode ser lítico, blástico ou misto. Os ossos mais acometidos são a coluna vertebral, a pelve, arcos costais, fêmur e esterno.

Áreas extralinfáticas raramente envolvidas no linfoma de Hodgkin incluem a pele, o trato gastrintestinal e o sistema nervoso central. Essas áreas são mais comumente envolvidas em linfomas não Hodgkin e em pacientes com linfoma de Hodgkin associado à infecção pelo HIV. A compressão medular é a principal forma de envolvimento do sistema nervoso, e embora tenha se tornado rara, requer menção pela gravidade e pela necessidade de intervenção terapêutica imediata. A coluna torácica é a mais comumente acometida, e a dor é o primeiro sintoma. Fraqueza muscular, alterações sensoriais e disfunção esfincteriana são sinais indicativos de compressão medular grave.

O diagnóstico diferencial entre o linfoma de Hodgkin e os linfomas nãoHodgkin só pode ser definido pelo patologista. Entretanto, algumas características clínicas que ajudam a diferenciar o linfoma de Hodgkin dos linfomas não Hodgkin estão descritas na Tabela 52.2.

Alterações hematológicas. Anemia de doença crônica, de moderada intensidade, pode ser encontrada em pacientes com doença avançada e sintomas constitucionais. Ocasionalmente, alguns pacientes apresentam anemia grave, que pode estar relacionada à infiltração extensa da medula óssea, à fibrose medular, ao hiperesplenismo ou, raramente, a uma anemia hemolítica Coombs-positiva. A elevação da Velocidade de Hemossedimentação (VHS) correlaciona-se com diversos indicadores de progressão da doença: o número de áreas linfoides envolvidas, a presença de sintomas sistêmicos e a presença de grande massa. A persistência de VHS elevada após o tratamento pode ser evidência de doença residual. Pacientes com linfoma em atividade também podem apresentar leucocitose neutrofílica, eosinofilia e trombocitose. Neutrofilia e linfopenia estão associadas a um pior prognóstico. A eosinofilia é usualmente discreta, mas pode ser acentuada, sobretudo em pacientes com prurido. Outras manifestações raras incluem neutropenia autoimune, síndrome hemofagocítica e púrpura trombocitopênica trombótica.

DIAGNÓSTICO

O diagnóstico do linfoma de Hodgkin é feito por meio da avaliação histopatológica de tecido acometido pela doença, obtido por biópsia. Para um diagnóstico confiável, é essencial que o material obtido na biópsia seja adequado e entregue imediatamente a um hematopatologista qualificado.

Sempre que possível, um gânglio linfático inteiro deve ser retirado para avaliação. O tecido a ser biopsiado deve ser escolhido pelo clínico e pelo cirurgião. Em geral, o maior gânglio palpável deve ser o escolhido para a biópsia, e sempre que possível deve ser tentada a excisão completa do gânglio. Deve-se evitar a biópsia de gânglios inguinais se houver outras cadeias periféricas acometidas.

Tabela 52.2

▶ Comparação de características clínicas do linfoma de Hodgkin e dos linfomas não Hodgkin.

Característica	Linfoma de Hodgkin	Linfomas não Hodgkin
Distribuição dos gânglios	disseminação para áreas contíguas, envolvimento axial	áreas não contíguas, envolvimento "centrífugo"
Envolvimento mediastinal	aproximadamente 50% (70% em mulheres jovens)	10 a 20% (mais comum no linfoma linfoblástico e no linfoma mediastinal com esclerose)
Envolvimento infradiafragmático	incomum (exceto em pacientes idosos com sintomas B)	comum
Envolvimento extralinfático	incomum	anel de Waldeyer, testículos, trato gastrintestinal, sistema nervoso central
Infiltração da medula óssea	5-15%	50% nos linfomas folicular e linfoblástico; 10% no linfoma difuso de grandes células
Infiltração hepática	incomum	comum nos linfomas foliculares

Se houver somente envolvimento de órgãos ou gânglios linfáticos profundos, recomenda-se abordá-los por toracoscopia ou laparoscopia, se possível. Outra opção é a *core-needle biopsy* guiada por imagem. Uma vantagem desse procedimento é que pode ser feito com anestesia local e em regime ambulatorial. Entretanto, o método tem como desvantagem principal a obtenção, por vezes, de material pouco representativo.

ESTADIAMENTO

O estadiamento do linfoma de Hodgkin cumpre quatro objetivos: 1. auxilia na seleção da abordagem terapêutica mais adequada; 2. tem valor prognóstico; 3. assegura a identificação de todas as áreas acometidas, que deverão ser reavaliadas ao final do tratamento para a comprovação da remissão completa; e 4. permite a comparação dos resultados entre diferentes instituições e entre diferentes tratamentos.

A história natural do linfoma de Hodgkin sugere que ele surge em uma única área linfoide e dissemina-se de forma ordenada e razoavelmente previsível para as áreas linfoides contíguas e também para estruturas não linfoides

contíguas. O sistema de estadiamento de Ann Arbor foi proposto com base nessas observações em 1971, e recebeu algumas modificações em uma conferência internacional realizada em 1988 na região de Cotswolds, Inglaterra (Tabela 52.3).[3] Os procedimentos recomendados por essa conferência para o estadiamento do linfoma de Hodgkin estão descritos na Tabela 52.4.

Pacientes com estádio IIIA, IIIB, IVA e IVB eram tradicionalmente denominados como "estádios avançados", mas atualmente há forte tendência a incluir também o estádio IIB nessa categoria. O significado prognóstico da classificação dos pacientes em doença localizada ou avançada será tratado mais adiante.

▶ Biópsia de medula óssea no estadiamento do linfoma de Hodgkin

A Biópsia de Medula Óssea (BMO) é o procedimento-padrão para avaliar o envolvimento da medula óssea no linfoma de Hodgkin. Como esse envolvimento não é difuso, mas sim multifocal, a recomendação por muitos anos foi de biópsia bilateral, que aumenta em aproximadamente

Tabela 52.3

▶ Sistema de estadiamento de Cotswolds.

Estádio	Descrição	Exemplo
I	Envolvimento de uma única região ou estrutura linfoide (baço, timo, anel de Waldeyer), ou envolvimento de uma única área não linfoide (I_E)	Gânglios cervicais à direita
II	Envolvimento de duas ou mais regiões do mesmo lado do diafragma (cada hilo pulmonar é considerado uma área), com ou sem envolvimento localizado de uma área ou órgão não linfoide (II_E). O número de áreas anatômicas deve ser indicado em subscrito (exemplo II_3)	Gânglios no pescoço e no tórax
III	Envolvimento de duas ou mais regiões em ambos os lados do diafragma, com ou sem envolvimento localizado de uma área ou órgão não linfoide (III_E), do baço (III_S) ou de ambos (III_{SE})	Gânglios no pescoço e no retroperitôneo
III_1	Com ou sem envolvimento de gânglios esplênicos, hilares, celíacos e portais	
III_2	Com envolvimento de gânglios para-aórticos, ilíacos e mesentéricos	
IV	Envolvimento difuso ou disseminado de um ou mais órgãos ou tecidos não linfoides, com ou sem envolvimento ganglionar associado	Gânglios no mediastino e infiltração da medula óssea
Designações aplicáveis a qualquer estádio		
A	Ausência de sintomas	
B	Presença de febre (> 38 °C), sudorese noturna profusa ou perda de mais de 10% do peso corporal nos seis meses precedentes	
X	Grande massa (definida como alargamento do mediastino superior a um terço da largura maior do tórax, ou qualquer massa com dimensão máxima maior do que 10 cm)	
E	Envolvimento de uma única área extralinfoide contígua ou próxima a uma área ganglionar envolvida	
EC	Estádio clínico	
EP	Estádio patológico (determinado por laparotomia)	

Tratado de Hematologia

Tabela 52.4

▶ Procedimentos necessários para o estadiamento do linfoma de Hodgkin.

1. Anamnese detalhada: caracterizar a febre, emagrecimento, sudorese, prurido e outros sintomas
2. Exame físico detalhado: verificar todas as cadeias de gânglios linfáticos, anotar o volume das linfadenomegalias, o tamanho do fígado e baço; dor óssea; exame neurológico
3. Exames laboratoriais
   a) Hemograma completo, contagem de plaquetas e VHS
   b) Testes de função renal e hepática
   c) Fosfatase alcalina, desidrogenase lática, ácido úrico
   d) Sorologias para vírus
4. Exames radiológicos
   a) Radiografia de tórax
   b) Tomografia computadorizada de tórax e de todo o abdômen e pelve
5. Biópsias
   a) Biópsia de gânglio linfático
   b) Biópsia de medula óssea *
   c) Biópsia de outras áreas extralinfáticas suspeitas, quando indicado
6. Procedimento recomendado mas não obrigatório
   FDG-PET-TC

*Veja comentários no texto.

10 a 20% a sensibilidade do exame. No entanto, devido à dor associada ao procedimento, muitos preferem realizar apenas a biópsia unilateral. Ademais, foram identificados subgrupos de pacientes nos quais a probabilidade de acometimento medular é baixa. Isto levou muitos *experts* a recomendar que a BMO seja obtida somente quando há febre ou citopenias ao diagnóstico (leucócitos < 4000/µL, hemoglobina < 12 g/dL para mulheres e < 13 g/dL para homens, ou contagem de plaquetas < 125.000/µL).[4]

A recente introdução do PET/TC no manejo de pacientes com LH vem propiciando um reexame do papel da BMO. O envolvimento difusamente homogêneo do esqueleto não é considerado evidência de LH, pois a biópsia nesses pacientes é consistentemente negativa. Em contrapartida, o envolvimento multifocal é altamente preditivo de infiltração pela doença. Esses pacientes apresentam sobrevida livre de progressão semelhante à dos pacientes com BMO positiva, e a captação no esqueleto desaparece após o tratamento.

Em uma série retrospectiva com 454 pacientes com LH submetidos a um PET/TC no momento do estadiamento foi avaliado se o resultado da biópsia de medula óssea adicionou informação com relevância clínica. Lesões multifocais no esqueleto foram detectadas pelo PET/TC em 18% dos pacientes, e apenas 6% apresentaram BMO positiva. Nenhum paciente com BMO positiva apresentava estádio I ou II no estadiamento que incluía PET/TC. A BMO mudou o estadiamento para cima em cinco pacientes, mas todos já estavam em estádio III antes da BMO. Portanto, a principal observação desse estudo foi a de que em nenhum dos 454 pacientes a abordagem terapêutica teria sido modificada pela adição da BMO.[5]

Diante desses dados, é possível hoje formular duas recomendações sobre a realização de BMO no LH. Em pacientes cujo estadiamento não inclui um PET/TC, a BMO está indicada quando há sintomas B ou citopenia. Se o PET/TC fizer parte dos exames de estadiamento, a BMO pode ser dispensada.

▶ Métodos de imagem no estadiamento do linfoma de Hodgkin

O avanço obtido nas últimas duas décadas nos métodos de avaliação por imagem trouxe grandes benefícios para o estadiamento dos pacientes com linfomas e tornou desnecessária e obsoleta a realização de procedimentos cirúrgicos para estadiamento.

A Tomografia Computadorizada (TC) é hoje o procedimento radiológico padrão. Deve-se solicitar TC de tórax, abdome e pelve. A tomografia do pescoço, embora não seja imprescindível, vem sendo solicitada com mais frequência. A administração intravenosa de contraste permite melhor distinção entre gânglios linfáticos e vasos. Ocasionalmente, a TC de abdômen apresenta achados duvidosos no fígado e baço. O aumento desses órgãos não implica necessariamente envolvimento pelo linfoma. Por vezes é necessário complementar a avaliação com ultrassonografia, para descartar a presença de lesões sólidas, ou com ressonância nuclear magnética, que pode caracterizar melhor as anormalidades hepáticas quando há imagens ambíguas na TC.

Uma limitação da TC é não prover informação funcional, o que impede a identificação de doença quando não há aumento de volume nas estruturas acometidas. A Tomografia por Emissão de Pósitrons (PET) supera essa limitação. Utiliza como traçador moléculas de desoxiglicose marcadas com um isótopo radiativo de meia-vida curta, o flúor-18, que emite pósitrons. As células neoplásicas têm uma alta atividade metabólica, e as moléculas de ^{18}F-fluorodeoxiglicose concentram-se preferencialmente no tecido neoplásico. Foram desenvolvidos, na última década, sistemas integrados PET/TC, que permitem realizar, em um mesmo exame, a avaliação anatômica e funcional.

Recomenda-se, sempre que possível, a solicitação do PET/TC para o estadiamento. Com o PET/TC é possível identificar mais lesões que com outros exames de imagem e verifica-se progressão do estádio em aproximadamente 25% dos casos. Ademais, a obtenção de um PET/TC antes do tratamento permite uma melhor interpretação dos achados posteriores.

Por outro lado, a falta de correlação dos achados de imagem com os achados histopatológicos nos estudos sobre estadiamento com PET/TC é uma limitação que persiste na literatura. Também não há ainda dados que comprovem que a progressão do estádio proporcionada pelo exame se traduza em vantagem na sobrevida dos pacientes.

FATORES PROGNÓSTICOS NO LINFOMA DE HODGKIN

Diversos estudos têm buscado identificar fatores prognósticos no linfoma de Hodgkin. Estes fatores, se confiáveis, permitiriam a definição de estratégias terapêuticas adaptadas ao risco individual, de modo a evitar o tratamento em excesso dos pacientes com baixo risco e, ao mesmo tempo, oferecer a necessária intensidade terapêutica nos casos de alto risco.

▶ Fatores prognósticos na doença localizada

Diversos fatores clínicos estão associados ao prognóstico nos pacientes com doença localizada, entre eles a presença de sintomas B, VHS elevada, número de áreas linfonodais acometidas, idade e grande massa de mediastino.

A Organização Europeia para a Pesquisa e o Tratamento do Câncer (EORTC), o grupo alemão de estudos sobre o Linfoma de Hodgkin (GHSG), o *National Cancer Institute Canadense* (NCIC-Canadá) e o *National Comprehensive Cancer Network* (*NCCN*) desenvolveram sistemas de avaliação prognóstica que incorporam diversos desses fatores e estratificam os pacientes em doença localizada favorável e doença localizada desfavorável (Tabela 52.5).

▶ Fatores prognósticos na doença avançada

Em um estudo cooperativo internacional realizado em 1998, foram coletados dados clínicos e laboratoriais de mais de 5 mil pacientes com doença avançada, tratados em 25 instituições.[7] Sete fatores independentes relacionados a uma menor sobrevida livre de falha foram identificados por meio de análise de variáveis múltiplas: o sexo masculino, idade superior a 45 anos, estádio IV, albumina sérica inferior a 4 g/dL, hemoglobina inferior a 10,5 g/dL, contagem de leucócitos acima de 15.000/μL e contagem de linfócitos inferior a 600/μL ou inferior a 8% do total de leucócitos. Foi possível estabelecer um índice prognóstico com base nesses sete fatores: cada fator diminui a sobrevida livre de falha em aproximadamente 8% (Tabela 52.6). É de interesse observar que a presença de sintomas B, a VHS e

---

Tabela 52.5

▶ Definições de doença localizada favorável e desfavorável.

	EORTC	GHSG	NCIC/ECOG	NCCN 2010
Fatores de risco	a) grande massa mediastinal (>1/3) b) idade ≥50 anos c) VHS ≥50 sem sintomas B ou VHS 30 com sintomas B d) ≥4 áreas nodais	a) grande massa mediastinal b) doença extranodal c) VHS ≥50 sem sintomas B ou VHS ≥30 com sintomas B d) ≥3 áreas nodais	a) histologia diferente de esclerose nodular ou predomínio linfocitário b) idade ≥40 anos c) VHS ≥50 d) ≥4 áreas nodais	a) grande massa mediastinal (>1/3) ou > 10 cm b) VHS ≥50 ou qualquer sintoma B c) ≥3 áreas nodais d) > uma lesão extranodal
Favorável	I-II (supradiafragmático) sem fatores de risco	I-II sem fatores de risco	I-II sem fatores de risco	I-II sem fatores de risco
Desfavorável	I-II (supradiafragmático) com ≥1 fator de risco	I ou IIA com ≥1 fator de risco IIB com fatores c) ou d) e sem a) e b)	I-II com ≥1 fator de risco	I-II com ≥1 fator de risco (para fins de tratamento ainda há diferença para doença volumosa e outros fatores de risco)

EORTC – Organização Europeia para a Pesquisa e o Tratamento do Câncer, GHSG – grupo alemão de estudos sobre o linfoma de Hodgkin, NCIC – Canadá – National Cancer Institute canadense, NCCN indica National Comprehensive Cancer Network. Modificado de P Borchmann.[6]

Tratado de Hematologia

Tabela 52.6

▶ Índice prognóstico do linfoma de Hodgkin.[7]

Número de fatores presentes	Sobrevida livre de falha em cinco anos (%)	Sobrevida global em cinco anos (%)
0	84	89
1	77	90
2	67	81
3	60	78
4	51	61
≥5	42	56

a LDH tiveram valor preditivo na análise de cada variável em separado, mas deixaram de apresentar valor preditivo independente na análise conjunta de múltiplas variáveis. A presença de massa mediastinal só teve efeito adverso quando ocupava mais de 45% do diâmetro intratorácico, e o único subtipo histológico com resultados inferiores foi a rara "depleção linfocítica".

O valor prognóstico de diversos fatores biológicos foi avaliado, entre eles receptores de superfície celular, proteínas intracelulares, citocinas e anormalidades genéticas nas células RS e nas células inflamatórias do microambiente tumoral. Contudo, muitas das técnicas empregadas não são facilmente reprodutíveis, e a grande maioria dos estudos positivos não foi validada em outros coortes. Em decorrência dessas limitações, nenhum desses fatores biológicos é atualmente usado na prática clínica para a definição da estratégia terapêutica.

Recentemente, a presença de macrófagos CD68+ que infiltram o tumor foi associada com um pior prognóstico, mas esses achados não foram confirmados em um estudo com pacientes do Rio de Janeiro.[8,9]

▶ Papel do PET durante o tratamento como fator prognóstico

O PET (*Positron Emission Tomography*) emergiu como um valioso instrumento prognóstico, em virtude da ótima correlação entre os achados do PET após um a três ciclos de quimioterapia e os desfechos do tratamento.[10] Pacientes com PET negativo após alguns ciclos de quimioterapia raramente apresentam recaída da doença. Por outro lado, aqueles com PET positivo têm mau prognóstico, e muitos estudos avaliam atualmente a eficácia da intensificação do tratamento nesses pacientes.

Cabe enfatizar que, até que os resultados dos estudos clínicos em curso sejam conhecidos, modificações no tratamento não devem feitas após dois ciclos de quimioterapia com base na informação do PET.

TRATAMENTO DO LINFOMA DE HODGKIN

O tratamento do linfoma de Hodgkin foi um dos grandes triunfos da medicina no século XX. A doença respondia por 30% dos óbitos por linfoma em 1950, proporção que caiu para 6% no final do século.[11] No entanto, o aparecimento de segundas neoplasias e outros efeitos colaterais graves décadas após o tratamento do LH levou a uma intensa reavaliação das estratégias de tratamento. Faremos a seguir uma breve revisão da evolução do tratamento do LH e, em seguida, discutiremos a abordagem atual do paciente com LH.

▶ Introdução à radioterapia no linfoma de Hodgkin

O linfoma de Hodgkin é muito sensível à radiação ionizante e a diversas drogas citostáticas. Todos os pacientes, qualquer que seja a sua idade ou o estádio de apresentação do linfoma, devem ser tratados com intenção curativa.

A abordagem tradicional do linfoma de Hodgkin localizado era o tratamento radioterápico. Diversas séries com pacientes tratados apenas com radioterapia, após laparotomia estadiadora para confirmar que não havia doença avançada, descreveram taxas de sobrevida em 15 a 20 anos próximas a 90%, e taxas de sobrevida livre de recaída de 75 a 80%. Dentre os pacientes que apresentam recaídas após a radioterapia, 75% o fazem nos primeiros três anos após o término do tratamento, e mais da metade é curável com quimioterapia.

Para ser eficaz, a radioterapia deveria englobar todas as áreas clinicamente envolvidas e todas as regiões ganglionares e extraganglionares em risco de envolvimento subclínico. Campos para o tratamento radioterápico do linfoma de Hodgkin foram padronizados para atender a essa necessidade. Para evitar toxicidade excessiva, esses campos de irradiação são tratados sequencialmente, e a dose total é fracionada em pequenas doses diárias. As áreas limítrofes entre os campos requerem um cuidado adicional, para evitar superposições.

Com o advento de equipamentos de radioterapia mais modernos e o conhecimento das complicações do tratamento a longo prazo, sobretudo da radioterapia, a extensão dos campos de radioterapia, assim como as doses usadas, têm sido progressivamente reduzidas.

Campos de tratamento radioterápico. O campo denominado **manto** se estende da base da mandíbula até o diafragma, cobrindo as cadeias ganglionares cervicais, submandibulares, supraclaviculares, infraclaviculares, axilares, mediastinais e hilares. Blocos individualmente dimensionados protegem os pulmões e o ápex cardíaco.

O **campo para-aórtico** inclui todos os gânglios para-aórticos entre a bifurcação da aorta e a margem inferior do manto, e inclui usualmente o baço e os gânglios do hilo esplênico. O **campo pélvico** cobre os gânglios ilíacos, inguinais e femorais. Sua margem superior fica no nível da vértebra L5. Blocos sob medida são posicionados para proteger a bexiga, o reto, os testículos, os ovários e a medula óssea. O **campo em Y invertido** combina os campos para-aórtico e pélvico. O termo **irradiação linfoide total** refere-se ao tratamento dos campos manto e Y invertido. A **irradiação linfoide subtotal** denota o tratamento apenas dos campos manto e para-aórtico (Figura 52.1).

A **irradiação do campo envolvido** é limitada ao grupo de linfonodos clinicamente envolvidos pela doença. Os campos envolvidos mais comumente tratados são: pescoço (cervical unilateral e supraclavicular unilateral), mediastino (incluindo ambas as regiões hilares e supraclaviculares), a axila (incluindo os linfonodos supraclaviculares e infraclaviculares), linfonodos para-aórticos, e campo inguinal (incluindo os linfonodos femorais e ilíacos). Mais recentemente, têm sido testados campos ainda mais limitados, restritos aos gânglios linfáticos acometidos e denominados de **irradiação de linfonodos envolvidos**.

Introdução à quimioterapia no linfoma de Hodgkin

Até meados da década de 60, o linfoma de Hodgkin avançado era invariavelmente fatal, com 80% dos óbitos ocorrendo nos três primeiros anos após o diagnóstico. Os estudos de DeVita *et al.* do National Cancer Institute americano com a combinação de drogas MOPP revolucionaram esse prognóstico e representam um marco da medicina moderna. Com o MOPP, foram introduzidos alguns princípios essenciais do tratamento quimioterápico, a saber:

1. utilização simultânea de diversas drogas com diferentes mecanismos de ação;
2. seleção de drogas sem superposição de efeitos tóxicos;
3. administração do tratamento em ciclos, compostos por períodos de tratamento seguidos de períodos de repouso, de modo a permitir a recuperação dos tecidos normais, e
4. padronização de uma escala de redução de doses em função da toxicidade observada.

Uma atualização dos resultados da série original de pacientes tratados com MOPP após um período mediano de acompanhamento de 14 anos evidenciou que 84% dos pacientes obtiveram remissão completa e que 66% destes permaneceram sem linfoma por períodos superiores a dez anos. Assim, nada menos que 54% dos pacientes inicialmente tratados ficaram aparentemente curados.[12] Para tratar os pacientes que apresentavam falha ao tratamento MOPP, Bonadonna *et al.*, do Instituto Nacional do Câncer de Milão, Itália, testaram com sucesso o ABVD, uma combinação de drogas sem resistência cruzada com

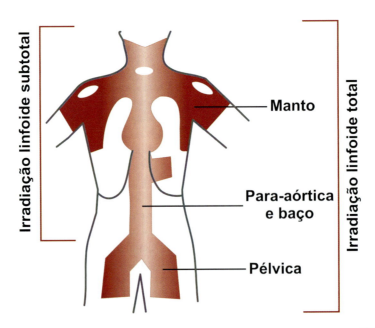

Figura 52.1 Campos de irradiação usados para o tratamento do linfoma de Hodgkin.

o MOPP. Em seguida, o ABVD foi comparado ao MOPP no tratamento inicial do linfoma de Hodgkin: as taxas de remissão completa observadas foram de 72% e 63%, respectivamente, com taxas semelhantes de sobrevida livre de linfoma e de sobrevida global.[13] Apesar do ceticismo com que esses resultados foram recebidos nos EUA, o grupo italiano comparou em seguida, de forma randomizada, 12 ciclos de MOPP com 12 ciclos alternados mês a mês de MOPP e ABVD em 88 pacientes com linfoma de Hodgkin em estádio IV. Os resultados favoreceram claramente a combinação MOPP/ABVD.[14] Ficou evidente, no entanto, a necessidade de um grande estudo prospectivo randomizado para definir qual o melhor tratamento do linfoma de Hodgkin avançado.

Esse estudo foi liderado por um grande grupo cooperativo americano (*Cancer and Leukemia Group* B, CALGB). Os tratamentos MOPP, ABVD e MOPP/ABVD foram testados em 361 pacientes. Os resultados demonstraram de forma definitiva a inferioridade do MOPP em relação aos outros dois tratamentos, que apresentaram resultados muito semelhantes.[15]

Uma outra alternativa desenvolvida por Connors *et al.*, do Instituto Nacional do Câncer do Canadá, foi a incorporação das sete drogas mais ativas desses dois protocolos em um novo protocolo MOPP/ABV, também conhecido como híbrido. No MOPP/ABV, as drogas do MOPP são administradas no primeiro dia, e o ABV é administrado no oitavo dia de cada ciclo, de modo a expor as células neoplásicas ao maior número possível de drogas no menor período tempo, reduzindo assim a probabilidade de seleção de clones com resistência espontânea ao tratamento. Entretanto, em um outro estudo do CALGB, foi demonstrada a equivalência de eficácia entre o híbrido e o ABVD.

A escolha do ABVD como o padrão atual para o tratamento do linfoma de Hodgkin decorreu da comparação do perfil de toxicidades entre o ABVD e as combinações de MOPP com ABVD (Tabela 52.7).

▶ Tratamento do linfoma de Hodgkin localizado

Tratamento da doença localizada favorável

O tratamento-padrão da doença localizada favorável compreende uma combinação de quimioterapia e radioterapia do campo envolvido. Essa abordagem foi estabelecida em uma série de estudos conduzidos por grupos cooperativos internacionais. O estudo HD7 do Grupo Alemão para o Estudo do Linfoma de Hodgkin (*German Hodgkin Study Group*, GHSG) evidenciou que a adição de dois ciclos de ABVD à radioterapia com campo estendido melhorou substancialmente a sobrevida livre de falha em cinco anos, de 75 para 91%.[16] Outro estudo, o H8-F, conduzido pelos grupos cooperativos EORTC e GELA, mostrou a superioridade da terapia combinada com três ciclos de MOPP/ABVD seguidos de radioterapia em campo envolvido sobre o tratamento com irradiação subtotal nodal.[17] Na Tabela 52.8 estão descritos os resultados de alguns entre os principais estudos clínicos publicados sobre o tratamento da doença localizada, que permitem algumas conclusões: (1) os resultados são excelentes, com sobrevida global em cinco anos superior a 90% na maioria dos estudos; (2) pacientes que recebem somente uma modalidade de tratamento (sobretudo radioterapia) apresentam taxas de recaída maiores que aqueles que recebem terapia combinada. Entretanto, a disponibilidade de tratamentos eficazes de resgate resulta em taxas similares de sobrevida global.

Tabela 52.7

▶ Estudos prospectivos para comparar combinações de quatro drogas com combinações de sete a oito drogas no tratamento do linfoma de Hodgkin.

Tratamento	Instituição	n	Remissão completa (%)	Sobrevida livre de falha (%)	Sobrevida global (%)
MOPP	INT–Milão[14]	43	74	36	64
MOPP/ABVD		45	89	65[a]	84
MOPP		123	67	50	66
×					
ABVD	CALGB[15]	115	82[b]	61[b]	73
×					
MOPP/ABVD		123	83[b]	65[b]	75
ABVD		433	72	66	87
×	CALGB[18]				
MOPP/ABV		419	75	67	84

INT denota Istituto Nazionale Tumori; CALGB, Cancer and Leukemia Group B; NCI, National Cancer Institute. [a] diferença estatisticamente significativa.
[b] diferença estatisticamente significativa entre os tratamentos assinalados e o tratamento-padrão MOPP.

Tabela 52.8

▶ Estudos em pacientes com doença localizada.

Estudo	Tratamento	Dose	N	SLP %	SG (%)
Doença Localizada Favorável					
HD7 Engert A et al. [17]	EF	30 Gy (EF) +10 Gy (IF)	311	67 em 7 anos	92 em 7 anos
	2 ABVD + EF	30 Gy (EF) +10 Gy (IF)	316	88 em 7 anos	94 em 7 anos
HD 10 Engert A et al.[19]	4 ABVD + IF	padrão + 30 Gy	298	93 em 5 anos	97 em 5 anos
	4 ABVD + IF	padrão + 20 Gy	299	93 em 5 anos	97 em 5 anos
	2 ABVD + IF	padrão +30 Gy	295	91 em 5 anos	97 em 5 anos
	2 ABVD + IF	padrão + 20 GY	299	91 em 5 anos	97 em 5 anos
H8-F Fermé C et al.[18]	3 MOPP-ABV + IF	Padrão + 36 Gy	270	99 em 5 anos	99 em 5 anos
	SNTR	36 Gy	270	78 em 5 anos	94 em 5 anos
Canellos G et al.[22]	4-6 ABVD	Padrão	71	92 em 5 anos	100 em 5 anos
Doença Localizada Desfavorável					
HD 11 Eich HT et al.[23]	4 ABVD	30 Gy	386	87,2 em 5 anos	94 em 5 anos
	4 ABVD	20 Gy	395	82,1 em 5 anos	94 em 5 anos
	4 BEACOPP padrão	30 Gy	394	87,9 em 5 anos	95 em 5 anos
	4 BEACOPP padrão	20 Gy	395	87 em 5 anos	95 em 5 anos
Doença Localizada Favorável e Desfavorável					
Meyer RM et al.[20]	4-6 ABVD (F)*	Padrão	59	88 em 5 anos	97 em 5 anos
	SNTR (F)	35 Gy	64	87 em 5 anos	100 em 5 anos
	4-6 ABVD (DF)**		137	88 em 5 anos	95 em 5 anos
	2 ABVD+SNTR(DF)	35 Gy	139	95 em 5 anos	92 em 5 anos
Straus DJ et al.[21]	ABVD x 6 +IF ou EF		76	86 em 5 anos	92 em 5 anos
	ABVD x 6		76	81 em 5 anos	90 em 5 anos

EF denota campo estendido, IF campo envolvido, SNTR denota radioterapia subnodal total, * F denota favorável e ** DF desfavorável. SLP denota sobrevida livre de progressão e SG sobrevida global.

Recentemente foram publicados os resultados finais de um fundamental ensaio clínico conduzido pelo grupo alemão em quase 1.200 pacientes com doença localizada favorável (HD10).[19] As questões abordadas pelo estudo foram o número de ciclos de ABVD necessários (dois ou quatro) e a dose ideal de radioterapia em campo envolvido (20 Gy ou 30 Gy). Não houve superioridade em nenhum dos braços do estudo. Por sua originalidade, desenho randomizado e poder estatístico, esse estudo estabeleceu o novo padrão no tratamento da doença localizada favorável, que passou a ser dois ciclos de ABVD seguidos de 20 Gy sobre o campo envolvido (Tabela 52.8).

No entanto, uma alternativa radicalmente diferente tem sido estudada: a possibilidade de tratar a doença localizada favorável tão somente com quimioterapia, poupando os pacientes, muitos deles jovens, dos riscos a longo prazo da radioterapia. Em estudo do NCI do Canadá em colaboração com o *Eastern Cooperative Oncology Group* (ECOG), foi observada uma vantagem de 6% na sobrevida livre de falha em cinco anos no braço da quimioterapia combinada com radioterapia, quando comparado com quatro a seis ciclos

de ABVD, mas sem benefício quanto à sobrevida global.[20] Já em estudo do Memorial Sloan-Kettering Cancer Center, 152 pacientes em estágios IA-IIIA foram randomizados para receber seis ciclos de ABVD com ou sem radioterapia (36 Gy). Não houve diferenças quanto à progressão e sobrevida global. Há estudos em andamento, com incorporação de PET, para melhor definição do papel dessa modalidade de tratamento na doença localizada favorável.[21]

Tratamento da doença localizada desfavorável

Para a maioria dos *experts*, quatro ciclos de ABVD seguidos de radioterapia com 30 Gy sobre os campos envolvidos constituem o padrão de tratamento do linfoma de Hodgkin localizado desfavorável. Em estudo recente da EORTC/GELA (H9-U), não se observou diferença na sobrevida global para aqueles que receberam quatro ou seis ciclos de ABVD seguidos de radioterapia em campo envolvido (87 e 91% em quatro anos).Também foi recentemente demonstrado que o BEACOPP não traz vantagens para esses pacientes. No estudo HD11 do grupo alemão,[23](BEACOPP e ABVD foram comparados, assim como dose de RT (20 ou

Tratado de Hematologia

30 Gy). O estudo evidenciou que quatro ciclos de ABVD seguidos de 30 Gy são equivalentes a quatro ciclos de BEACOPP seguidos de 20 Gy (Tabela 52.8).

Em recente comunicação em congresso, os resultados do estudo HD14 do grupo alemão foram apresentados. Nesse estudo, foi testado o papel do BEACOPP escalado no tratamento da doença localizada desfavorável. O BEACOPP escalado (BEACOPPesc) é uma variante intensificada do regime híbrido BEACOPP, na qual foram introduzidos aumentos de 40 a 50% nas doses de Ciclofosfamida, Etoposide e Doxorrubicina. O ABVD foi comparado com 2 BEACOPPesc + 2 ABVD, ambos os braços seguidos de radioterapia dos campos envolvidos. Os resultados preliminares sugerem um benefício de 6% na sobrevida livre de progressão para o segundo tratamento. Esse estudo levou os alemães a definirem 2 BEACOPPesc + 2 ABVD como a quimioterapia-padrão para esses pacientes, conclusão não compartilhada em outros países devido aos riscos aumentados de infertilidade e segunda neoplasia.

▶ Tratamento da doença avançada

O regime ABVD é o mais aceito atualmente como tratamento-padrão de pacientes em estádio avançado. É um regime seguro, de fácil administração ambulatorial, que não requer monitoramento rigoroso das contagens de glóbulos brancos. Os resultados do tratamento com ABVD melhoraram substancialmente à medida que aumentou a experiência com o seu uso (Tabela 52.9).

Diversas alternativas ao ABVD têm sido avaliadas em pacientes com doença avançada. Dentre essas, a mais relevante foi o desenvolvimento, pelo German Hodgkin´s Lymphoma Study Group, do BEACOPP. O estudo randomizado HD9, com 1.195 pacientes com LH avançado, comparou os regimes COPP/ABVD, BEACOPP-padrão e BEACOPP escalado (esc).[24] Com um tempo de acompanhamento mediano de 111 meses, esse estudo indicou uma vantagem significativa do BEACOPPesc sobre os dois braços-controle. Pacientes acima de 60 anos apresentaram toxicidade inaceitável com o BEACOPPesc.

Foi um infortúnio que o grupo alemão não tenha feito uma comparação direta do ABVD com o BEACOPP escalado, o que dificulta a interpretação dos resultados. A despeito dos possíveis ganhos, os resultados do GHSG vêm enfrentando ceticismo e preocupação, sobretudo no que se refere às toxicidades imediatas e tardias. A toxicidade hematológica aguda é alta com o BEACOPP escalado, com aproximadamente 20% de infecções graves (graus 3 e 4) e 30% de internações; a taxa de óbitos relacionados ao tratamento é de 3%. O potencial oncogênico também preocupa, seja em relação a leucemia aguda e mielodisplasia, ou a tumores sólidos mais tardios. Ademais, o regime provoca infertilidade e azoospermia na grande maioria dos homens,

---

Tabela 52.9

▶ Estudos em pacientes com linfoma de Hodgkin avançado.

Autores	Protocolo	N	Desfechos	T	Comentários
Duggan DB et al.[16]	ABVD	433	SLF 63% SG 82%	5	
	MOPP/ABV	419	SLF 66% SG 81%		
Gobbi P et al.[25]	ABVD	122	SLE 78% SG 90%	5	Incluídos pacientes IIB. RT programada para áreas volumosas (> 6 cm) ou áreas em remissão parcial (máximo de 2 locais). Pacientes em remissão completa inequívoca não recebiam RT.
	Stanford V	107	SLE 54% SG 82%		
	MOPPEBVCAD	106	SLE 81% SG 89%		
Hoskin PJ et al.[26]	ABVD	252	SLP 76% SG 90%	5	Pacientes com estágio I e II e doença volumosa incluídos.
	Stanford V + RT 36 Gy	248	SLP 74% SG 92%		
HD9 Engert A et al.[27]	COPP/ABVD	260	SLP 64% SG 75%	10	RT em locais acima de 5 cm ao diagnóstico.
	BEACOPP padrão	469	SLP 70% SG 80%		
	BEACOPP esc	466	SLP 82% SG 86%		
Federico M et al.	ABVD	103	SLP 68% SG 84%	5	(BEACOPP v ABVD, P = .038). Sem diferença estatística na SG.
	BEACOPP (4 esc + 4 padrão)	102	SLP 81% SG 92%		
	COPPEBVCAD	102	SLP 78% SG 91%		
Viviani S et al.[28]	ABVD	166	SLP 73% SG 84%	7	RT 30 Gy massa volumosa/residual
	BEACOPP (4 esc + 4 padrão)	156	SLP 85% SG 89%		

SLF denota sobrevida livre de falha, SG sobrevida global, SLE sobrevida livre de eventos, SLP sobrevida livre de progressão.

e induz menopausa precoce em 40% das mulheres abaixo de 30 anos e 70% das mulheres acima de 30 anos, o que não ocorre com o ABVD.

A mais consistente comparação direta entre o ABVD e o BEACOPP foi publicada recentemente. Os pacientes tratados com BEACOPP receberam quatro ciclos de dose escalada, seguidos de quatro ciclos com dose-padrão (Tabela 52.9).[28] A maioria dos pacientes nos dois braços recebeu radioterapia complementar. Todos os pacientes com doença residual ou recaída após o tratamento primário receberam um regime de resgate com doses altas de quimioterapia e suporte com células-tronco hematopoéticas. Embora a taxa de sobrevida livre de progressão tenha sido superior nos pacientes tratados com BEACOPP, a sobrevida global foi semelhante, pois o regime de resgate

foi eficaz nos pacientes tratados inicialmente com ABVD. Os autores concluem que o ABVD permanece o regime padrão de tratamento da doença avançada, pois poupa a grande maioria dos pacientes da exposição e riscos causados pelo BEACOPP escalado.

Dados sobre resultados do tratamento em países em desenvolvimento são escassos. Uma estimativa representativa dos resultados atuais do tratamento do LH avançado em instituições públicas no Brasil foi recentemente publicada. Em 216 pacientes com LH em estádio avançado tratados com ABVD em instituições públicas no Rio de Janeiro, a probabilidade de sobrevida livre de progressão em cinco anos e a probabilidade de sobrevida global em cinco anos foram de 69 e 83%, respectivamente.[29] Os principais regimes estão descritos na Tabela 52.10.

Tabela 52.10

► Regimes de quimioterapia usados no tratamento do linfoma de Hodgkin.

Protocolo	Dose e via (mg/m^2)	Dias	Frequência
ABVD			
Adriblastina	25 iv	1 e 15	
Bleomicina	10 iv	1 e 15	
Vinblastina	6 iv	1 e 15	repetir a
Dacarbazina	375 iv	1 e 15	cada 28 dias
BEACOPP padrão			
Ciclofosfamida	650 iv	1	
Vincristina*	1,4 iv	1	
Etoposide	100 mg	1 a 3	repetir a
Procarbazina	100 vo	1 a 7	cada 21 dias
Prednisona	40 vo	1 a 14	
Adriblastina	25 iv	8	
Bleomicina	10 iv	8	
BEACOPP escalado*			
Ciclofosfamida	1200 iv	1	
Vincristina*	1,4 iv	1	
Etoposide	200 iv	1 a 3	repetir a
Procarbazina	100 vo	1 a 7	cada 21 dias
Prednisona	40 vo	1 a 14	
Adriblastina	35 iv	8	
Bleomicina	10 iv	8	

iv: via intravenosa; vo: via oral.

* De acordo com o protocolo original HD9 do grupo alemão, são oito ciclos de BEACOPP escalado, administrados com suporte com fator de crescimento de granulócitos a partir de D9 até a recuperação medular.

Tratado de Hematologia

Papel da radioterapia na doença avançada

Não há consenso sobre o papel da radioterapia ao final da quimioterapia em pacientes com doença avançada que tinham grande massa ao diagnóstico. A conduta tradicional é a de sempre fazer radioterapia sobre os campos envolvidos, mesmo que a massa tenha desaparecido ao final do ABVD. Nos estudos do grupo alemão com BEACOPP, todos os pacientes com massa superior a 5 cm ao diagnóstico também são irradiados. No entanto, estudos em andamento avaliam se o PET pode ser utilizado para essa decisão. Resultados ainda não publicados do British Columbia Cancer Center sugerem que se o PET for negativo após a quimioterapia, não há necessidade de radioterapia nos pacientes com grande massa por ocasião do diagnóstico.

Outra dificuldade no manejo do paciente com doença avançada é a interpretação de imagens residuais ao fim do tratamento. Em muitos pacientes, a imagem residual não contém doença em atividade, e consiste apenas de tecido fibrótico e necrótico. O papel do PET também está sendo avaliado nesse contexto, e há evidências preliminares de que os casos com PET positivo devem ser irradiados. No entanto, caso seja cogitado o encaminhamento do paciente para transplante autólogo, é necessário confirmar a presença da doença ativa por meio de biópsia cirúrgica.

▶ Perspectivas da incorporação do PET/TC aos protocolos de tratamento

Após a comprovação da extraordinária capacidade do PET para discriminar pacientes com LH de alto e baixo risco após um a três ciclos de quimioterapia, diversos estudos foram planejados e estão em andamento para avaliar se a incorporação do PET durante o tratamento proporciona uma melhora dos resultados. Esses estudos podem ser divididos em dois grandes grupos. No primeiro, os pacientes são tratados inicialmente com ABVD, e aqueles que apresentam captação persistente após alguns ciclos têm seu tratamento intensificado. No segundo grupo, os pacientes são tratados inicialmente com BEACOPP escalado, e aqueles sem captação após alguns ciclos têm seu tratamento suavizado. Alguns exemplos desses estudos estão resumidos na Tabela 52.11. Os resultados desses estudos são aguardados com grande expectativa. No entanto, até que sejam analisados e publicados, não é recomendada a modificação do tratamento após apenas dois ciclos de tratamento, com base somente nos resultados do PET.

▶ Desafios na interpretação do PET/TC

A introdução de uma nova tecnologia gera grandes desafios para a sua correta utilização. Há diferenças relevantes nos equipamentos, sobretudo entre aqueles que fazem somente o PET e aqueles que fazem o PET/TC. As características operacionais do PET como teste diagnóstico, que podem ser resumidas como alta sensibilidade e média especificidade, implicam que um teste negativo tem grande valor, ao passo que um teste positivo tem uma chance de 20 a 30% de ser falso-positivo. Por fim, verificou-se acentuada variação na interpretação dos exames por *experts*.

Diante desses desafios, iniciativas relevantes têm sido desenvolvidas para a padronização de procedimentos e de critérios para a interpretação do PET em linfomas,[30] e em particular no linfoma de Hodgkin.[31]

No LH, a avaliação visual continua sendo preferida à avaliação quantificada. Para fins de estadiamento e de determinação de resposta ao final do tratamento, a definição de um PET positivo (anormal) proposta pelo Projeto de Harmonização Internacional em Linfomas é a da constatação visual de uma captação de FDG focal ou difusa acima da captação de fundo, em localização incompatível com a anatomia e fisiologia normais.[30] As estruturas vasculares do "*pool* sanguíneo mediastinal" são usualmente empregadas como referencial para comparar a intensidade da captação. São feitas recomendações específicas para imagens pulmonares, hepáticas e esplênicas.

Como vimos acima, a interpretação correta do PET/TC durante o tratamento é fundamental, devido à sua incorporação a protocolos clínicos em que o PET tem papel central nas decisões terapêuticas. Um consenso foi obtido para a utilização de uma escala visual ordinal com cinco categorias para a interpretação do ínterim-PET, assim descritas: 1. ausência de captação; 2. captação mediastino; 3. captação

---

Tabela 52.11

▶ Estudos abertos que utilizam o PET durante o tratamento em pacientes com doença avançada.

Estudo	Desenho
UK RATHL	ABVD x 2. Se PET negativo, randomizar entre 4 ciclos de ABVD versus 4 ciclos de AVD. Se PET positivo, 6 ciclos de BEACOPP-14
SO816 – NCI	ABVD x 2. Se PET negativo, ABVD x 4. Se PET positivo, 6 BEACOPP esc
HD18- GHSG	BEACOPP esc x 2. Se PET positivo, randomizar entre BEACOPP esc x 6 ou BEACOPP esc x 6 + Rituximab. Se PET negativo, randomizar entre BEACOPP esc x 2 ou BEACOPP esc x 6

NCI – National Cancer Institute, GHSG – grupo alemão de estudos sobre o linfoma de Hodgkin.

> mediastino mas < fígado; 4. captação em qualquer local, moderadamente aumentada em relação ao fígado; e 5. captação marcadamente aumentada em comparação com o fígado.[31] Nessa escala, as categorias 4 e 5 são usualmente definidas como "PET positivo". Para auxiliar na definição das categorias 2 a 4 é recomendada a análise dos valores de captação padronizada (*Standardized Uptake Value*, SUV).

No entanto, a definição de PET positivo pode variar em função das características de cada protocolo clínico. Nos estudos em que o tratamento é intensificado em caso de positividade do PET, os critérios 4 e 5 são adotados como definição de positividade, para que haja certeza de que se trata de pacientes com doença ativa. Já nos estudos em que o tratamento é suavizado em caso de negatividade do PET, muitos preferem utilizar os critérios 3 a 5 para definir positividade. Por outro lado, estudos recentes sugerem que a avaliação visual deve ser complementada por uma avaliação da variação entre a SUV antes e após o tratamento, denominada SUV.

A complexidade e os custos envolvidos na interpretação adequada de PETs levou diversos países europeus a desenvolver redes integradas para a revisão central de todos os resultados de PET, sobretudo no âmbito dos estudos clínicos. É uma iniciativa ambiciosa, com desafios logísticos, como o tamanho dos arquivos de imagem, a exigência de "anonimizar" as imagens por razões éticas, e sobretudo a necessidade de comunicação rápida entre os *experts* que farão a leitura dos exames. A título de exemplo, no estudo sobre PET em realização na França pelo Grupo de Estudos de Linfoma do Adulto (GELA), o exame é transmitido por uma rede dedicada de alta velocidade, e o resultado final é calculado em 72 horas computando os votos de até seis *experts* do painel, mais o voto do laudo local.

▶ Avaliação da resposta ao tratamento e acompanhamento a longo prazo

Os pacientes que alcançam remissão completa ao fim do tratamento devem ser acompanhados com consultas a cada dois a quatro meses nos primeiros dois anos, e a cada quatro a seis meses entre três e cinco anos. A maioria das recaídas é detectada pelo paciente ou pelo médico, durante o exame clínico. Não há evidência que corrobore a necessidade de acompanhamento a longo prazo com exames de imagem.

Após o fim do tratamento, um PET negativo é fortemente preditivo de ausência de linfoma em atividade. Já um PET positivo deve ser cuidadosamente avaliado, devido à frequência maior de resultados falso-positivos.

Em caso de suspeita clínica de recaída da doença, o PET pode ser útil, uma vez que o seu valor preditivo negativo é alto.

Monitorização e diagnóstico precoce das complicações tardias do tratamento. Com as altas taxas de cura hoje alcançadas, os sobreviventes do LH podem viver por décadas. Esses indivíduos têm um risco aumentado de complicações tardias, que incluem segundas neoplasias, doença cardíaca, infertilidade e alterações hormonais. Um plano de monitorização e diagnóstico precoce dessas complicações é fortemente recomendado.

Neoplasias secundárias. O regime ABVD não está associado com um risco aumentado de leucemia aguda ou mielodisplasia. As drogas mais associadas a esse risco são o etoposide e os alquilantes, sobretudo quando associados à radioterapia.

Os tumores sólidos são a principal causa de morbidade e mortalidade a longo prazo nos sobreviventes de LH, e se desenvolvem em aproximadamente 1% dos sobreviventes por ano. A maioria dos tumores sólidos aparece após uma latência de cinco a dez anos, e o risco é maior nos pacientes irradiados. Os tumores mais comuns acometem a mama, o pulmão e a tireoide, além de sarcomas de partes moles e ossos.

O *screening* para câncer de mama deve ser iniciado oito anos após a irradiação mediastinal, desde que a paciente esteja com idade igual ou superior a 25 anos. Nas pacientes com menos de 30 anos, deve ser feita ressonância magnética bilateral anualmente. Em pacientes acima de 50 anos, são recomendadas mamografias. Entre 30 e 59 anos de idade, uma mamografia inicial deve ser feita e avaliada; se a paciente apresentar tecido mamário denso, os exames subsequentes devem ser feitos com ressonância magnética. Além disso, as mulheres devem fazer autoexames mensais e uma consulta anual ao ginecologista.

Os sobreviventes de LH devem ser enfaticamente aconselhados a não fumar, devido ao risco de câncer de pulmão e de doença coronariana. Radiografias de tórax para *screening* não são recomendadas, mas um alto índice de suspeição deve ser adotado para quaisquer sintomas sugestivos, como tosse seca persistente.

Da mesma forma, qualquer dor óssea e nódulos de tireoide devem ser avaliados de forma ativa por métodos de imagem e, se preciso, com a obtenção de material para exame citológico ou histopatológico.

Doença cardiovascular. A doença cardiovascular é a segunda causa mais frequente de morbidade e mortalidade em pacientes com LH tratados com radioterapia, associada ou não à quimioterapia. Há um risco de três a cinco vezes aumentado de doença cardiovascular, que inclui alterações valvulares, *angina pectoris*, infarto agudo do miocárdio e insuficiência cardíaca congestiva.

As alterações valvulares são em geral decorrentes de fibrose, e podem surgir 15 a 20 anos após a radioterapia. A melhor forma de avaliação é por meio de ecocardiogramas.

Os fatores de risco cardiovascular, entre eles o fumo, hipertensão arterial, hipercolesterolemia e diabetes, devem ser monitorados e controlados.

A cardiomiopatia é uma complicação do tratamento com a Doxorrubicina, que se correlaciona com a dose total administrada e raramente ocorre quando essa é inferior a 400 mg/m². Os pacientes tratados com seis ciclos de ABVD recebem apenas 300 mg/m², o que torna a cardio-

498 Tratado de Hematologia

miopatia uma manifestação incomum, mas que pode ser potencializada pela radioterapia.

Hipotireoidismo. O hipotireoidismo acomete até 50% dos pacientes irradiados no pescoço, embora seja subclínico na maioria. A monitorização anual dos níveis de TSH deve ter início ao final do primeiro ano pós-tratamento. Se houver elevação do TSH, dosagens de T3 e T4 devem ser obtidas. Não é necessário iniciar a reposição sempre que houver elevação do TSH. Recomenda-se iniciar se o TSH estiver acima de 10 UI/mL, ou se estiver entre 5 e 10 UI/mL na presença de bócio ou de anticorpos antiperoxidade tireoideana, porque esses pacientes estão em risco aumentado de desenvolver franco hipotireoidismo.[32]

Complicações pulmonares. Pacientes tratados com Bleomicina ou radioterapia mediastinal podem apresentar infiltrados pulmonares persistentes, que podem ou não ter significado clínico. Uma avaliação da função pulmonar deve ser obtida seis meses após o término do tratamento e repetida caso o paciente venha a apresentar dispneia, tosse persistente ou pneumonias de repetição. Sempre que possível, convém evitar a exposição a oxigênio suplementar, seja para fins médicos ou para mergulho, nos dois anos que sucedem à administração de Bleomicina, devido ao risco de pneumonite.

Fadiga. Aproximadamente um terço dos sobreviventes queixa-se de fadiga. A natureza desse sintoma por vezes é obscura, embora seja apropriado avaliar se há concomitância de anemia, hipotireoidismo ou depressão. Na ausência desses fatores, recomenda-se atividade física aeróbica regular, mas musculação não é recomendada por alguns *experts*, porque acarreta sobrecarga cardíaca.

▶ Tratamento da recaída e do linfoma refratário

Embora a maioria dos pacientes com Linfoma de Hodgkin fique curada com o tratamento de primeira linha, sabe-se que 10% deles com doença limitada ao diagnóstico e 25 a 30% com doença avançada vão apresentar falha ao primeiro tratamento ou recaída. A Quimioterapia em Altas Doses seguida de Transplante Autólogo de Células-Tronco (QTAD/TACT) foi estabelecida como tratamento-padrão para esses pacientes, após a publicação de dois estudos randomizados que indicaram uma sobrevida livre de progressão mais longa com a quimioterapia em altas doses do que com regimes de resgate tradicionais.

Pacientes com suspeita de recaída devem ser submetidos a uma nova biópsia, já que 5 a 9% deles terão de fato outra neoplasia, usualmente um linfoma não Hodgkin.

Um dos objetivos mais importantes do tratamento no linfoma de Hodgkin recaído ou refratário é o controle da doença com quimioterapia de segunda linha, antes da realização da QTAD/TACT. Pacientes tratados com quimioterapia de segunda linha que alcançam resposta completa antes do transplante têm uma Sobrevida Livre de Progressão (SLP) em cinco anos de 79%; pacientes com resposta parcial têm SLP de 59%, e aqueles com doença resistente têm SLP de apenas 17% em cinco anos.

Diversos regimes de tratamento de segunda linha estão disponíveis para ser empregados antes da quimioterapia de altas doses. Entretanto, não há estudo randomizado que compare a eficácia deles. As características essenciais de um tratamento de segunda linha são a sua eficácia e o perfil de toxicidade, com consideração especial para a ausência de danos às células-tronco hematopoéticas, para assegurar a coleta satisfatória de células-tronco e a realização do transplante.

Os regimes mais usados podem ser classificados naqueles centrados em Cisplatinum, Ifosfamida ou em Gemcitabina (Tabela 52.12). O número ideal de ciclos pré-transplante também é motivo de debate, mas tipicamente recomenda-se dois a três ciclos.

Após o controle da doença com quimioterapia de segunda linha, os pacientes devem ser tratados com QTAD/

Tabela 52.12

▶ Resultados dos regimes de quimioterapia de segunda linha antes da quimioterapia em altas doses e transplante de células-tronco.

Regime	Nº de pacientes	Taxa de resposta (%)	Taxa de resposta completa (%)	% de sucesso na coleta de células-tronco
DHAP	102	89	21	96
ICE	65	85	26	86
IGEV	91	81	54	99
GVD	91	70	19	–
GDP	34	62	10	97

DHAP (Dexametasona, Citarabina, Cisplatina), GDP (Gemcitabina, Dexametasona, Cisplatina), GVD (Gemcitabina, Vinorelbine e Doxorrubicina pegilada), ICE (Ifosfamida, Carboplatina, Etoposide), IGEV (Ifosfamida, Gemcitabina e Vinorelbine) Modificado de JH Mendler[33] de eventos, SLP – sobrevida livre de progressão.

TACT. Também não há comparações diretas entre os regimes de de QTAD empregados antes do TACT. Os regimes mais utilizados são BEAM (BCNU, *Etoposide, Citarabina e Melfalan*) e CBV (Ciclofosfamida, BCNU, Etoposide).

Abordagens mais intensas, com a utilização de transplante alogênico mieloabalativo, permanecem controversas. Os resultados de diversos estudos sugerem que o alotransplante está associado a um efeito enxerto *versus* linfoma, porém com altas taxas de mortalidade. A recente introdução de regimes com intensidade reduzida renovou o interesse no transplante alogênico. Nos grandes centros internacionais, essa estratégia é considerada experimental, sendo oferecida em protocolos clínicos de pesquisa.

Estudos recentes com novos medicamentos, como anticorpos monoclonais anti-CD30, Bortezomibe e Talidomida, não mostraram resultados favoráveis em pacientes com LH recaídos ou refratários. Resultados mais promissores vêm sendo observados com um novo anticorpo monoclonal anti-CD30 ligado a um agente citotóxico, a Monometil-auristatina E. O produto é um conjugado anticorpo-droga denominado Brentuximabe-vendotina ou SGN-35. Resultados preliminares em pacientes com LH e linfoma anaplásico CD30+ já intensamente tratados mostraram regressão do tumor em 86% deles, com duração mediana de resposta de nove meses.[34] Diante de resultados tão expressivos, estudos das fases II e III estão em desenvolvimento em caráter de urgência.

Um outro grupo de drogas que parece promissor em pacientes refratários com LH são os inibidores de histona-desacetilases, entre eles o Panobinostate, o Entinostate e o Mocetinostate.[35]

LINFOMA DE HODGKIN COM PREDOMÍNIO LINFOCÍTICO NODULAR

O Linfoma de Hodgkin com Predomínio Linfocítico Nodular (LHPLN) compreende menos de 5% de todos os tipos de LH. Esse subtipo foi reconhecido como uma entidade clínico-patológica distinta dos outros tipos de LH desde 1994, na classificação REAL. As células neoplásicas nesse subtipo expressam marcadores B, sem a expressão de CD30 e CD15, em contraste com o LH clássico.

A idade mediana de acometimento fica em torno dos 30 a c40 anos, com forte predomino de pacientes do sexo masculino (74 a 88%). Mais de 75% dos pacientes se apresentam com doença localizada em gânglios linfáticos e raramente há sintomas B. Em aproximadamente 70% dos casos a apresentação é supradiafragmática, e há menos de quatro cadeias linfáticas acometidas. O prognóstico é favorável, com alta taxa de remissão completa (90 a 100%) e sobrevida longa, a despeito das recaídas frequentes. Em uma série do GELA com 164 pacientes e tempo mediano de acompanhamento de 9,5 anos, a sobrevida global em 15 anos foi de 89%. Portanto, do ponto de vista biológico e clínico, essa forma de LH guarda relação mais estreita com os linfomas não Hodgkin indolentes do que com o LH clássico.

Devido à raridade do LHPLN, não há estudos randomizados sobre seu tratamento. A maioria dos dados sobre tratamento advém de séries retrospectivas publicadas pelos grandes grupos cooperativos internacionais. As opções terapêuticas variam desde ressecção cirúrgica até o uso de radioterapia, quimioterapia e anticorpos monoclonais. Para pacientes com doença localizada (IA-IIA) sem fatores de mau prognóstico, a recomendação mais adotada é radioterapia dos campos envolvidos, com doses de até 40 Gy. Os estudos que abordam o tratamento dos pacientes com doença avançada são ainda mais escassos, já que essa apresentação é rara. O ABVD é uma opção terapêutica, assim como o CVP, uma vez que as taxas de resposta são similares. O Rituximab foi testado em algumas séries de pacientes refratários, com taxas de resposta em torno de 90%. Embora seja considerado ainda investigacional, seu uso é recomendado em associação à quimioterapia no tratamento de segunda linha.

O acompanhamento em longo prazo desses pacientes é fortemente recomendado. As recaídas são frequentes e por vezes tardias. Deve-se sempre solicitar uma nova biópsia no momento da recaída para confirmação de LHPL, pois a taxa de progressão histológica para Linfoma Difuso de Grandes Células B (LDGCB) pode atingir 14%.

REFERÊNCIAS BIBLIOGRÁFICAS

1. Shenoy P, Maggioncalda A, Malik N, Flowers CR. Incidence patterns and outcomes for hodgkin lymphoma patients in the United States. Adv Hematol. 2011;2011:725219.
2. Aisenberg AC. Malignant lymphoma. Biology, natural history and treatment. 1st ed. Philadelphia: Lea & Febiger, 1991. p.26.
3. Lister TA, Crowther D, Sutcliffe SB, Glatstein E, Canellos GP, Young RC et al. Report of a committee convened to discuss the evaluation and staging of patients with Hodgkin's disease: Cotswolds meeting. J Clin Oncol. 1989;7(11):1630-6.
4. Connors JM. State-of-the-art therapeutics: Hodgkin's lymphoma. J Clin Oncol. 2005;23(26):6400-8.
5. El-Galaly TC, d'Amore F, Mylam KJ, de Nully Brown P, Bogsted M, Bukh A, et al. Routine bone marrow biopsy has little or no therapeutic consequence for positron emission tomography/computed tomography-staged treatment-naive patients with Hodgkin lymphoma. J Clin Oncol. 2012;30(36):4508-14.

6. Borchmann P, Engert A. The past: what we have learned in the last decade. Hematology Am Soc Hematol Educ Program. 2010;2010:101-7.

7. Hasenclever D, Diehl V. A prognostic score for advanced Hodgkin's disease. International Prognostic Factors Project on Advanced Hodgkin's Disease. N Engl J Med. 1998;339(21):1506-14.

8. Steidl C, Lee T, Shah SP, Farinha P, Han G, Nayar T, et al. Tumor-associated macrophages and survival in classic Hodgkin's lymphoma. N Engl J Med. 2011;362(10):875-85.

9. Azambuja D, Natkunam Y, Biasoli I, Lossos IS, Anderson MW, Morais JC, et al. Lack of association of tumor-associated macrophages with clinical outcome in patients with classical Hodgkin's lymphoma. Ann Oncol. 2012;23(3):736-42.

10. Gallamini A, Hutchings M, Rigacci L, Specht L, Merli F, Hansen M, et al. Early interim 2-[18F]fluoro-2-deoxy-D-glucose positron emission tomography is prognostically superior to international prognostic score in advanced-stage Hodgkin's lymphoma: a report from a joint Italian-Danish study. J Clin Oncol. 2007;25(24):3746-52.

11. Kennedy BJ, Fremgen AM, Menck HR. The National Cancer Data Base report on Hodgkin's disease for 1985-1989 and 1990-1994. Cancer. 1998;83(5):1041-7.

12. Longo DL, Young RC, Wesley M, Hubbard SM, Duffey PL, Jaffe ES et al. Twenty years of MOPP therapy for Hodgkin's disease. J Clin Oncol. 1986;4(9):1295-306.

13. Bonadonna G, Zucali R, Monfardini S, De Lena M, Uslenghi C. Combination chemotherapy of Hodgkin's disease with adriamycin, bleomycin, vinblastine, and imidazole carboxamide versus MOPP. Cancer. 1975;36(1):252-9.

14. Bonadonna G, Valagussa P, Santoro A. Alternating non-cross-resistant combination chemotherapy or MOPP in stage IV Hodgkin's disease. A report of 8-year results. Ann Intern Med. 1986;104(6):739-46.

15. Canellos GP, Anderson JR, Propert KJ, Nissen N, Cooper MR, Henderson ES et al. Chemotherapy of advanced Hodgkin's disease with MOPP, ABVD, or MOPP alternating with ABVD. N Engl J Med. 1992;327(21):1478-84.

16. Engert A, Franklin J, Eich HT, Brillant C, Sehlen S, Cartoni C, et al. Two cycles of doxorubicin, bleomycin, vinblastine, and dacarbazine plus extended-field radiotherapy is superior to radiotherapy alone in early favorable Hodgkin's lymphoma: final results of the GHSG HD7 trial. J Clin Oncol. 2007;25(23):3495-502.

17. Ferme C, Eghbali H, Meerwaldt JH, Rieux C, Bosq J, Berger F, et al. Chemotherapy plus involved-field radiation in early-stage Hodgkin's disease. N Engl J Med. 2007;357(19):1916-27.

18. Duggan DB, Petroni GR, Johnson JL, Glick JH, Fisher RI, Connors JM, et al. Randomized comparison of ABVD and MOPP/ABV hybrid for the treatment of advanced Hodgkin's disease: report of an intergroup trial. J Clin Oncol. 2003; 21(4):607-14.

19. Engert A, Plutschow A, Eich HT, Lohri A, Dorken B, Borchmann P, et al. Reduced treatment intensity in patients with early-stage Hodgkin's lymphoma. N Engl J Med. 2010;363(7):640-52.

20. Meyer RM, Gospodarowicz MK, Connors JM, Pearcey RG, Bezjak A, Wells WA, et al. Randomized comparison of ABVD chemotherapy with a strategy that includes radiation therapy in patients with limited-stage Hodgkin's lymphoma: National Cancer Institute of Canada Clinical Trials Group and the Eastern Cooperative Oncology Group. J Clin Oncol. 2005;23(21):4634-42.

21. Straus DJ, Portlock CS, Qin J, Myers J, Zelenetz AD, Moskowitz C, et al. Results of a prospective randomized clinical trial of doxorubicin, bleomycin, vinblastine, and dacarbazine (ABVD) followed by radiation therapy (RT) versus ABVD alone for stages I, II, and IIIA nonbulky Hodgkin disease. Blood. 2004;104(12):3483-9.

22. Canellos GP, Abramson JS, Fisher DC, LaCasce AS. Treatment of favorable, limited-stage Hodgkin's lymphoma with chemotherapy without consolidation by radiation therapy. J Clin Oncol. 2010;28(9):1611-5.

23. Eich HT, Diehl V, Gorgen H, Pabst T, Markova J, Debus J, et al. Intensified chemotherapy and dose-reduced involved-field radiotherapy in patients with early unfavorable Hodgkin's lymphoma: final analysis of the German Hodgkin Study Group HD11 trial. J Clin Oncol. 2010;28(27):4199-206.

24. Diehl V, Franklin J, Pfreundschuh M, Lathan B, Paulus U, Hasenclever D, et al. Standard and increased-dose BEACOPP chemotherapy compared with COPP-ABVD for advanced Hodgkin's disease. N Engl J Med. 2003;348(24):2386-95.

25. Gobbi PG, Levis A, Chisesi T, Broglia C, Vitolo U, Stelitano C, et al. ABVD versus modified stanford V versus MOPPE-BVCAD with optional and limited radiotherapy in intermediate- and advanced-stage Hodgkin's lymphoma: final results of a multicenter randomized trial by the Intergruppo Italiano Linfomi. J Clin Oncol. 2005;23(36):9198-207.

26. Hoskin PJ, Lowry L, Horwich A, Jack A, Mead B, Hancock BW, et al. Randomized comparison of the stanford V regimen and ABVD in the treatment of advanced Hodgkin's Lymphoma: United Kingdom National Cancer Research Institute Lymphoma Group Study ISRCTN 64141244. J Clin Oncol. 2009;27(32):5390-6.

27. Engert A, Diehl V, Franklin J, Lohri A, Dorken B, Ludwig WD, et al. Escalated-dose BEACOPP in the treatment of patients with advanced-stage Hodgkin's lymphoma: 10 years of follow-up of the GHSG HD9 study. J Clin Oncol. 2009; 27(27):4548-54.

28. Viviani S, Zinzani PL, Rambaldi A, Brusamolino E, Levis A, Bonfante V, et al. ABVD versus BEACOPP for Hodgkin's lymphoma when high-dose salvage is planned. N Engl J Med. 2011;365(3):203-12.

29. Britto l BI, Azambuja D, Scheliga A, Soares A, Gandour M, Hofmeister F, et al. Linfoma de Hodgkin em estádio avançado: Resultados do tratamento em 216 pacientes tratados com ABVD no Brasil. Revista Brasileira de Hematologia e Hemoterapia. 2010;32(4):303-7.

30. Juweid ME, Stroobants S, Hoekstra OS, Mottaghy FM, Dietlein M, Guermazi A, et al. Use of positron emission tomography for response assessment of lymphoma: consensus of the Imaging Subcommittee of International Harmonization Project in Lymphoma. J Clin Oncol. 2007;25(5):571-8.

31. Meignan M, Gallamini A, Haioun C, Polliack A. Report on the Second International Workshop on interim positron emission tomography in lymphoma held in Menton, France, 8-9 April 2010. Leuk Lymphoma. 2010;51(12):2171-80.

32. Gharib H, Tuttle RM, Baskin HJ, Fish LH, Singer PA, McDermott MT. Subclinical thyroid dysfunction: a joint statement on management from the American Association of Clinical Endocrinologists, the American Thyroid Association, and the Endocrine Society. J Clin Endocrinol Metab. 2005;90(1):581-5.

33. Mendler JH, Friedberg JW. Salvage therapy in Hodgkin's lymphoma. Oncologist. 2009;14(4):425-32.

34. Younes A, Bartlett NL, Leonard JP, Kennedy DA, Lynch CM, Sievers EL, et al. Brentuximab vedotin (SGN-35) for relapsed CD30-positive lymphomas. N Engl J Med. 2010;363(19):1812-21.

35. Copeland A, Buglio D, Younes A. Histone deacetylase inhibitors in lymphoma. Curr Opin Oncol. 2010;22(5):431-6.

capítulo • 53

Classificação Morfológica e Aspectos Histológicos Principais dos Linfomas Não Hodgkin

José Carlos Morais

INTRODUÇÃO

Ao escrever uma jocosa carta à revista *Lancet* propondo uma classificação para os Linfomas Não Hodgkin (LNH) – dividindo-os em: *bem definido, alto grau oligossilábico; pouco diferenciado, polissilábico (difuso, circunlocutório, com dislexia); uni-cêntrico (derivativo e neologista); tipos clivado e convoluto (Rappaport não Lukes e Lukes não Rappaport)* –, Kay (1975) expressava o estado de ânimo dos patologistas e hematologistas com as incertezas do novo rumo que estava tomando o estudo dos linfomas. Essa arrasadora transformação ocorreu, na década de 70, com os novos conhecimentos acerca da biologia do linfócito e, em consequência, com os processos linfoproliferativos. Muitos patologistas, como Torres, "esperavam que a poeira baixasse", para então se dedicar ao estudo da proposta que sobreviveria. Já havia o bom exemplo do Linfoma de Hodgkin (LH), que teve sua classificação sedimentada pela conferência de Rye (1966), a partir dos estudos de Lukes e Butler, publicados no mesmo ano e consolidada pelas publicações da OMS de 2001 e 2008.

Até meados da década de 70 havia consenso entre os patologistas, que utilizavam rotineiramente a classificação de Rappaport. Entretanto, com o reconhecimento de que o linfócito não é uma célula terminal, e sim uma célula em repouso, aguardando um estímulo antigênico para ser ativada, caiu o conceito da diferenciação linfocitária e, com ele, a classificação de Rappaport, onde os subtipos eram baseados nesse conceito. A descoberta das subpopulações linfocitárias fez com que outras classificações fossem propostas. Lukes e Collins, nos Estados Unidos, e Lennert, na Alemanha, quase que simultaneamente e à luz desses novos conhecimentos, fizeram as suas propostas de classificação. Em 1982, em trabalho patrocinado pelo National Cancer Institute, um grupo de hematopatologistas analisou, por meio de estudo retrospectivo, mais de mil casos de LNH em que são aplicadas as seis classificações existentes. Além de concluírem que todas as classificações estudadas eram

válidas e que apresentavam boa correlação clínico-patológica, os autores propuseram uma nova terminologia que serviria de "tradutor" entre as classificações. O objetivo final era criar uma linguagem universal, para que os clínicos pudessem correlacionar os subtipos entre si. O próprio nome sugeria isto: *working formulation for clinical usage*. Infelizmente, o resultado prático desse trabalho foi a transformação do estudo em mais uma classificação usada *a larga mano* pelos americanos, e que ficou internacionalmente conhecida como *working formulation*. No final da década de 80, Lennert publicou a sua classificação revisada, incorporando novos subtipos de LNH. Em 1994, um grupo de 19 especialistas, predominantemente europeus e americanos, não envolvidos com as classificações anteriores, resolveu submeter à comunidade científica uma proposta que, em vez de classificação, é chamada de listagem de entidades e sugestivamente denominada REAL (*Revised European-American Classification of Lymphoid Neoplasms*), incorporando todos os linfomas, LH e LNH. Em 2001 a Organização Mundial da Saúde (OMS) incorpora a proposta da REAL e num estudo em conjunto com a participação de clínicos e patologistas é então publicada. A classificação é revisitada sete anos depois (2008), na qual novas entidades são acrescidas à lista original e outras retiradas.

HISTÓRICO

A primeira descrição de um linfoma coube a Thomas Hodgkin, que descreveu, em 1832, sete casos de linfadenopatia generalizada e esplenomegalia, de uma doença que ele supunha ser primária desses órgãos. Acreditava haver uma "aproximada correlação entre a desestruturação das glândulas e do baço". Esses sete casos, descritos no início do século XIX, foram baseados em observações macroscópicas de autópsia. É fato corrente que nem todos os seus casos eram da doença que hoje leva seu nome, pois os tecidos originais, que se encontram fixados e estocados no Gordon Museum do Guy's Hospital, em Londres, foram reestudados várias vezes, por Fox (1926), Symmers (1978) e Lennert (1987). Cabe ressaltar que essa foi uma época em que a patologia engatinhava e os estudos microscópicos dos tecidos eram virtualmente desconhecidos. Em 1898, Karl Sternberg descreveu com detalhes as células gigantes e as áreas de necrose, acreditando tratar-se de uma forma peculiar de tuberculose, mascarada como "pseudoleucemia". Já Dorothy Reed (1902), após analisar oito casos de LH, concluiu seus extraordinários estudos afirmando: "Possui um quadro histológico típico e peculiar, que consiste na proliferação de células reticulares e endoteliais, formação de células linfoides e características células gigantes, um aumento gradual do tecido conjuntivo, resultando em fibrose e, na maioria dos espécimes, a presença de um grande número de eosinófilos". Portanto, no início do nosso século estava identificada não só a célula de Reed-Sternberg, mas também, e principalmente, a atmosfera necessária para o diagnóstico da então doença de Hodgkin.

A primeira referência ao termo linfoma é atribuída a Virchow (1858), que também descreveu o linfossarcoma como um tumor maligno do sistema linforreticular (1863). Já a desnecessária denominação de linfoma maligno foi cunhada por Billroth (1871) e é até hoje utilizada, principalmente pela escola americana. Kundrat (1893) foi o primeiro a separar a doença de Hodgkin dos linfossarcomas e a separá-los das leucemias. Türk (1903) foi pioneiro, ao reconhecer a relação entre linfoma e leucemia, agrupando-os em um sistema de linfomatoses.

O linfoma folicular gigante foi primeiramente descrito por Brill, Baehr e Rosenthal, em 1925, embora Ghon e Roman, quase dez anos antes, tenham relatado estruturas foliculares como parte da proliferação maligna. Symmers, quase simultaneamente (1927), publicou duas séries de pacientes com linfadenopatia e esplenomegalia, atribuída a uma intensa hiperplasia dos centros germinativos. Em 1932, Baehr reconheceu, ao estudar o *follow-up* de 19 casos da doença, que "é uma forma distinta de linfossarcoma, podendo se manifestar com características mais malignas e invasoras em estágios tardios da doença". O reconhecimento de que o linfoma folicular gigante possa ser o prelúdio de uma doença mais agressiva foi reiterado por Sugarbaker e Craver. Brill e Symmers, cujos nomes se tornaram sinônimo do linfoma folicular gigante, acreditavam inicialmente que se tratava de uma doença benigna, que poderia progredir para linfoma.

Embora seja atribuída a Roulet (1930), a primeira descrição de reticulossarcoma (*Retothelsarcom*), a prioridade da denominação é de Ewing, que descreveu, em 1913, o tumor originário das células reticulares na medula óssea. Falavam provavelmente de coisas diferentes. O mesmo termo foi usado por Oberling (1928) para descrever uma neoplasia da medula óssea. Acredita-se que, nesse caso, como no de Ewing, se tratava do sarcoma que mais tarde levou o nome desse último autor. Já o relato de Roulet foi baseado em observações de gânglios linfáticos, provavelmente derivados de células de revestimento sinusal.

Desta maneira, ao final da década de 30, estavam delineadas estas quatro categorias de linfoma: doença de Hodgkin, linfossarcoma, linfoma folicular gigante e reticulossarcoma. Juntos, consistiam no que poderia ter sido a primeira classificação "oficiosa" dos linfomas.

CLASSIFICAÇÃO DOS LINFOMAS NÃO HODGKIN (LNH)

Rappaport foi um dos primeiros patologistas a reconhecer que a Doença de Hodgkin (DH) diferia do linfossarcoma e do reticulossarcoma. Ao separar a doença de Hodgkin dos outros tipos de linfoma, criou o termo Linfomas Não Hodgkin (LNH) e os subdividiu, baseado em dois critérios morfológicos: padrão de crescimento e tipo citológico. Acreditava-se, na época, que as células linfocitárias surgiam a partir de uma célula indiferenciada, progredindo até uma célula bem diferenciada, passando por um estágio de pouca diferenciação. As células grandes eram consideradas como histiócitos ou derivadas de células fagocíticas. Surgia dessa maneira a classificação de Rappaport, com cinco subtipos citológicos: bem diferenciado, pouco diferenciado, indiferenciado, histiocítico e misto (linfo-histiocítico).

Seus estudos levaram-no a acreditar que qualquer desses subtipos poderia ter um padrão nodular ou difuso. Essa classificação, na realidade, evoluiu de sua proposta, feita em 1956, onde os termos linfossarcoma linfocítico, linfossarcoma linfoblástico e reticulossarcoma, que já haviam sido utilizados por Gall e Mallory (1942), foram substituídos, respectivamente, por linfoma linfocítico bem diferenciado, linfoma linfocítico pouco diferenciado e linfoma histiocítico.

Essa classificação foi largamente utilizada e muito bem-aceita pela comunidade científica, em uma época em que pouco se sabia a respeito da biologia do linfócito e da heterogeneidade do sistema imune. Embora fosse muito popular entre os clínicos, os novos conhecimentos adquiridos sobre ativação linfocitária deixavam claro a necessidade de uma classificação que brindasse esses avanços imunológicos. Quando se reconheceu que o linfócito, em vez de célula terminal, era uma célula em repouso e que, ao ser ativado, poderia ser transformada em células grandes, caíram importantes conceitos emitidos por Rappaport. O primeiro foi o da diferenciação linfocitária, tal como era concebida, e o segundo, a origem histiocítica das células grandes. Os elegantes estudos sobre as Células Centrofoliculares (CCF), feitos por Lukes e Collins, vieram a comprovar, definitivamente, que só poderiam assumir um padrão folicular (nodular), de crescimento neoplásico, os linfomas originados das CCF. Portanto, os estudos de Rappaport, que atribuía a forma nodular a todos os seus subtipos, estavam equivocados. O próprio Rappaport, ao aceitar os novos conhecimentos imunológicos, modificou a sua classificação, dividiu os linfomas em nodulares e difusos e incorporou as formas agressivas (linfoma de Burkitt e linfoma linfoblástico) como entidades à parte. O seu grande pecado talvez tenha sido manter alguns termos reconhecidamente incorretos. Porém acreditava que, ao fazê-lo, estava facilitando a correlação clínico-patológica, por serem termos já consagrados pelos clínicos. Preservou o termo diferenciado e teve o cuidado de colocar aspas ao se referir a "histiocítico". Em 1977, Rappaport declarou: "Uma classificação deve ser clinicamente útil, cientificamente acurada, reproduzível, facilmente aprendida e prontamente ensinada". Nessa época, os patologistas ainda estavam aguardando uma classificação com as qualidades preconizadas por Rappaport.

No início dos anos 70, antes dessa modificação feita por Rappaport, surgiram cinco outras propostas, ancoradas nos novos conceitos, em particular nas subpopulações linfocitárias B e T. Duas foram particularmente importantes. A de Lukes e Collins, pela escola americana, e a classificação de Kiel, capitaneada por Lennert. Outras duas propostas, a de Dorfmann e a British National Lymphoma Investigation – BNLI, tornaram-se pouco conhecidas e foram usadas apenas regionalmente. Embora tenha reunido especialistas do mundo inteiro, a tentativa da Organização Mundial de Saúde (OMS) foi frustrante. Ao ressuscitar o termo linfossarcoma, a classificação caiu no descrédito.

Sem dúvida, o grande impulso dado à classificação dos LNH foram as propostas de Lennert e de Lukes e Collins. As duas foram fartamente ilustradas e documentadas por esquemas de ativação linfocitária. A de Kiel estava fundamentada em achados histológicos, citológicos, imunológicos e histoquímicos da célula neoplásica.

Já Lukes e Collins, embora subdividissem os linfomas quanto a sua origem imunológica em B e T, acreditavam que poderiam reconhecer esses subtipos com base somente no estudo morfológico, pela microscopia óptica. Já a classificação de Kiel trazia a proposta de separar os LNH em duas categorias, os de baixo grau (*cytes*) e os de alto grau de malignidade (*blasts*). Dava, também, mais importância ao tipo celular do que ao padrão de crescimento (nodular ou difuso). Por fim, colocou junto leucemias e linfomas, ao reconhecer que praticamente todos os tipos de linfoma podem estar associados a um quadro leucêmico no sangue periférico.

Ao compararmos as duas classificações, podemos observar que elas são praticamente superponíveis. Lukes e Collins foram mais descritivos ao nomear, por exemplo, as células do centro do folículo de acordo com a sua apresentação morfológica: células clivadas e não clivadas, pequenas e grandes. Já Lennert resolveu dar nome às células centrofoliculares. Chamou-as de centroblastos (células não clivadas) e centrocitos (células clivadas) e, na sua concepção, inversa à de Lukes e Collins, os centroblastos apareceriam primeiro durante a ativação linfocitária. Havia concordância em que a formação de folículos pelas células neoplásicas era um indicativo de ser o linfoma originário da proliferação de células B. Entretanto, na classificação de Kiel, esses linfomas não eram subdivididos, sendo todos denominados "centrocítico-centroblástico". Já Lukes e Collins sentiram

a necessidade de subdividi-los em predomínio de células pequenas clivadas, misto e grandes células. Vários critérios foram propostos para separar esses linfomas foliculares: desde critérios subjetivos (Lukes e Rappaport), com base em uma porcentagem estimada de grandes células, até a proposta objetiva de Costan Berard, com base no número de células grandes não clivadas, contadas em 20 campos de grande aumento. Assim, o linfoma era classificado como de pequenas células, se o número de células grandes for menor do que cinco, misto, se este número estiver entre 5 e 15, e linfoma de grandes células, se a contagem for superior a 15. O critério subjetivo é feito pelo predomínio celular para a classificação dos linfomas foliculares. Quando não se consegue estabelecer qual a célula predominante, são chamados de mistos. Se houver formas de passagem, o que não é incomum, serão classificados pela forma mais agressiva. O surgimento quase simultâneo dessas duas classificações, em diferentes continentes, teve resultado previsível: os americanos adotaram a classificação de Lukes e Collins, enquanto os europeus inclinaram-se na direção de Lennert. Ambas haviam surgido para substituir a classificação de Rappaport, que, agora modificada, também continuou a ser utilizada. Essa era a situação em meados da década de 70.

No início dos anos 80, o National Cancer Institute americano patrocinou um estudo para a classificação dos LNH. Reunindo um verdadeiro *dream team* da hematopatologia mundial, foi formado um comitê para rever 1.175 casos e aplicar as seis classificações existentes na época. Os próprios *experts* responsáveis por cada classificação participaram deste estudo: Karl Lennert (classificação de Kiel), Robert Lukes (classificação de Lukes e Collins), Henry Rappaport (classificação de Rappaport), Ronald Dorfmann (*working classification of non-Hodgkin's lymphoma*), Kristin Henry (British National Lymphoma Investigation), Gregory O'Connor (Organização Mundial de Saúde). Esses *experts* reviram os casos e aplicaram as suas próprias classificações. Um painel de seis especialistas, não comprometidos com nenhuma das classificações em estudo, examinou o mesmo material e aplicou as seis classificações. O estudo teve como base somente a análise morfológica, não sendo utilizadas técnicas imuno-histoquímicas. Para melhor avaliar a reprodutibilidade, 20% do material foi reexaminado pelos especialistas, sem seu conhecimento prévio. Esse estudo evidenciou não só uma desapontadora reprodutibilidade individual, como também demonstrou um baixo índice de concordância entre os patologistas, quando tentavam reproduzir o diagnóstico dentro de determinado esquema. É importante salientar que esse diagnóstico era feito em cortes de rotina, corados pelo HE e com informações clínicas restritas ao sexo, idade e local anatômico. A conclusão desse estudo foi que nenhuma classificação era superior às outras, apresentando o mesmo valor na reprodutibilidade e na correlação clínica. Como proposta final desse trabalho, foi sugerida uma formulação dos dez principais tipos de LNH, utilizando somente critérios morfológicos. Esses tipos, identificados de A até J, foram divididos em três graus de malignidade: baixo, intermediário e alto grau. Os autores foram enfáticos ao afirmar que "essa formulação não é a proposta de uma nova classificação, mas uma maneira de tradução entre os vários sistemas, para facilitar a comparação clínica de casos relatados e ensaios terapêuticos". Estava criada a linguagem de "esperanto" dos linfomas, que ficou conhecida como *Working Formulation* (WF), abreviação de sua proposta *working formulation for clinical usage*. Entretanto, o que estava sendo criado era, na realidade, uma sétima classificação, que passou a ser empregada em larga escala pelos patologistas americanos. A classificação da WF era, em sua essência, a classificação de Rappaport, em que o termo "histiocítico" foi mudado para "grandes células" e subdividido em "grandes células" e "imunoblástico", sendo que o primeiro ficou na categoria de malignidade intermediária e o segundo na categoria de alto grau. Essa subdivisão, além de controversa, não sobreviveu às análises subsequentes. Outras críticas foram feitas a esse esquema. A primeira foi ignorar a análise fenotípica. Lennert, em sua análise final sobre essa proposta, critica o fato de que todas as considerações a respeito da identidade imunológica foram excluídas. Talvez possamos considerar a própria análise morfológica, pois, naquela época, mesmo tendo como critério somente a histopatologia convencional, um hematopatologista experiente seria capaz de prever a origem do linfoma, se B ou T, na grande maioria dos casos. Entretanto, a maior falha da WF foi ter sido elaborada com base no resultado do tratamento, e não no reconhecimento de entidades individuais ou na célula de origem de cada subtipo.

O resultado disso foi a formação de grupos extremamente heterogêneos, capazes de colocar, sob a mesma capa, entidades clínicas muito distintas. Referimo-nos, mais especificamente, ao linfoma misto difuso, embora o linfoma difuso de grandes células, o misto folicular e o do pequeno linfócito tenham também sido citados por Lukes.

Em 1988, a classificação de Kiel foi revisitada. Continuou dividindo os LNH de acordo com a sua origem fenotípica e sua agressividade. As principais alterações foram nos linfomas B: incorporou o linfoma anaplásico de grandes células (Ki-1+) e separou o linfoma de Burkitt dos linfoblásticos; nos linfomas T: reconheceu o linfoma linfoepitelioide, o linfoma tipo angioimunoblástico e o linfoma anaplásico de grandes células (Ki-1+); dividiu os linfomas T periféricos em pleomórficos de células pequenas (baixo grau) e de médias e grandes células (alto grau), levantando a possibilidade de essas duas entidades e mais o linfoma imunoblástico T estarem associados com a infecção pelo retrovírus HTLV-1. Nessa época, os anticorpos monoclonais, em material parafinado, já estavam sendo largamente utilizados, o que facilitava muito o emprego dessa classificação. Tudo indicava que a classificação de Kiel modificada iria ocupar o espaço das outras classificações.

Entretanto, na década de 90, o International Lymphoma Study Group, formado por 19 hematopatologistas com particular interesse e experiência em linfomas, fez uma proposta publicada com o sugestivo nome de "REAL", acrônimo de Revised European-American Classification of Lymphoid Neoplasms. O objetivo do grupo foi definir, por consenso, uma série de entidades, do ponto de vista histológico, imunológico, genético, clínico e evolutivo, e correlacionar, sempre que possível, a célula proliferada com sua contrapartida normal no sistema imune. Essa listagem foi dividida em neoplasias de origem B e T, subdivididas, por sua vez, em células precursoras e periféricas. Como precursoras estão as leucemias/linfomas linfoblásticos e, como periféricas, as demais entidades. Estas poderiam pertencer a uma dentre três categorias gerais: definitiva, provisória e inclassificável. Na categoria provisória foram colocadas as entidades em que, embora descritas com detalhes, não havia experiência suficiente para catalogá-las como uma entidade distinta. Da mesma maneira, alguns casos que não se encaixavam em nenhuma das categorias, definitiva ou provisória, deveriam ser colocados como inclassificáveis. As entidades morfologicamente relacionadas foram agrupadas. Os linfomas periféricos foram ordenados de acordo com o grau histológico: tamanho celular predominante, densidade da cromatina e índice de proliferação. O termo "grau" foi utilizado em relação a esses parâmetros, e os termos "grupo prognóstico" e "agressividade", para denotar a evolução clínica do linfoma. Nesse estudo, evitou-se dividir os LNH em compartimentos estanques, de acordo com o grau de malignidade. Algumas entidades possuem um amplo espectro de grau morfológico ou agressividade clínica, tornando difícil colocá-los especificamente em um grupo.

Os linfomas de origem centrofolicular, os linfomas MALT, o linfoma angiocêntrico e o linfoma da zona do manto foram citados como exemplos de neoplasias que transitam entre o baixo e o alto grau de malignidade.

Na listagem proposta pela "REAL", duas simplificações foram extremamente bem-vindas. A primeira foi agrupar em uma só entidade os linfomas T periféricos; os subtipos ficaram em categorias provisórias. A segunda foi uma simplificação em relação aos linfomas B de grandes células. Esta última foi consequência de um estudo de reprodutibilidade, realizado entre 12 patologistas, que demonstrou não haver concordância na maioria dos casos estudados. Dos 23 casos de linfoma de grandes células revistos, somente em um caso houve concordância de todos patologistas.

Concordância entre 11 patologistas ocorreu em quatro casos de linfoma centroblástico. Fundamentados nesse estudo, na dificuldade de subtipar os LNH de grandes células, na rotina diagnóstica e no fato de o tratamento ser muito semelhante para todos os subtipos, os autores resolveram agrupar os linfomas B de grandes células em uma só entidade. Esse estudo também mostrou que os limites que distinguem um linfoma de grandes células não clivadas difuso daquele de pequenas células não clivadas, são mal definidos. A proposta de uma entidade provisória, linfoma B de grandes células, tipo Burkitt, veio ocupar essa lacuna. Entre os linfomas de grandes células, o único que mereceu uma classificação à parte foi o primário

506   Tratado de Hematologia

com esclerose do mediastino. Esse linfoma, originado das células B intratímicas, apresenta-se como uma entidade anatomoclínica bem definida.

A grande contribuição da classificação REAL foi a total mudança de paradigma. As classificações que a antecederam, como vimos, tinham como conceito precípuo dividir as neoplasias linfoides em subtipos com apresentações morfológicas e imunofenotípicas diferentes ou com base no prognóstico dos pacientes. A listagem de entidades "reais" (*real entities*) também só foi possível através de um estudo com hematopatologistas experientes que buscaram um consenso, ao contrário das classificações anteriores que representavam um estudo isolado ou de poucos patologistas. Durante seis anos essa classificação mostrou-se útil, prática e, principalmente, reprodutível entre os hematopatologistas.

Em 1997, a Organização Mundial de Saúde (OMS) apresentou, no Congresso da United States and Canadian Academy of Pathology, uma proposta de classificação das doenças neoplásicas do tecido hematopoiético e linfoide. Essa foi a primeira apresentação pública do que seria a classificação da OMS, publicada no livro azul (*blue book)* em 2001. Nessa publicação os patologistas também procuraram o consenso como linha-mestra de sua listagem. Para aprimorá-la foram convidados especialistas em hematologia e oncologia que formaram um Comitê Consultivo Clínico para rever a classificação proposta, alertar os patologistas de sua utilidade clínica e contribuir para a sua aceitação na rotina diária.

Como linhas gerais a classificação da OMS (2001) ressaltou, sempre que possível, a correlação da célula neoplásica com a célula de origem no esquema de diferenciação linfocitária, ou seja, a sua contraparte. Reconheceu três grandes categorias de linfomas: neoplasias de células B, de células T e NK (*Natural Killer*) e lintoma de Hodgkin, nome adotado pela comprovação da origem linfocitária da célula de Reed-Sternberg. Incluiu os linfomas e as leucemias linfoides na mesma classificação, pela percepção que ambas estão presentes em muitas neoplasias linfoides e que a separação entre estas seria artificial. Mantiveram a divisão dos linfomas B e T/NK em outros dois grandes grupos, de acordo com a sua origem, em células precursoras e periféricas. E, finalmente, os autores consideram essa proposta como uma lista aberta, que, periodicamente revista, poderia incorporar novas entidades e reavaliar as já incluídas.

Salvo algumas exceções, a classificação proposta pela OMS é muito semelhante à "REAL". As principais modificações, propostas pelo comitê da OMS que estudou as neoplasias de células B, foram: 1) considerar a leucemia prolinfocítica uma entidade distinta; 2) mudar o nome para "linfoplasmocítico", pela confusão causada com o termo linfoplasmocitoide; 3) considerar o linfoma esplênico de zona marginal, que na "REAL" era uma entidade provisória, como uma entidade distinta. Embora os proponentes da classificação da OMS concordem com a classificação "REAL"

em relação à falta de reprodutibilidade na subtipagem dos linfomas de grandes células e da sua inutilidade para propósitos clínicos, resolveram listar as variantes morfológicas específicas, descritas na classificação de Kiel e na literatura em geral para que a sua relevância clínica e reprodutibilidade pudessem ser estudadas. São elas: centroblástico, imunoblástico, tipo-Burkitt, anaplásico, rico em célula T/histiócito e o linfoma B intravascular de grandes células (*angiotrópico*).

Em relação aos linfomas T, a lista é praticamente a mesma publicada na "REAL", com pequenas adições e modificações. Por exemplo, para acomodar um grupo de lesões, que inclui a papulose linfomatoide, o linfoma de células anaplásicas CD30+ primário da pele e lesões limítrofes entre os dois, foi criado um grupo denominado *doenças linfoproliferativas de células T CD30+ primárias da pele*. Uma alternativa de apresentação é distribuir os linfomas T pelo padrão predominante de envolvimento. Desta maneira, podemos agrupá-las em: predominantemente leucêmicas/disseminadas; predominantemente nodal, predominantemente extranodal.

Em 2008 a classificação da OMS é revisitada mantendo-se a proposta inicial implantada em 2001.O grupo das neoplasias B maduras (Tabela 53.1) sofreu pequenas alterações e entre as mais relevantes podemos citar: 1) No linfoma folicular os graus I e II foram agrupados como baixo grau; 2) Reconheceu- se o linfoma folicular e o linfoma de células do manto *in situ*, ambos de significado clínico incerto; 3) Foram incluídos o linfoma folicular pediátrico e o primário intestinal. Também uma extensa lista de novas entidades e subtipos de Linfomas Difusos de Grandes Células B (LD-GCB) foram incluídas (Tabela 53.2); o Linfoma de Grandes Células Anaplásicas (LGCA) foi dividido de acordo com a positividade da proteína ALK, em positivos e negativos. Com base nessa classificação descreveremos, ao longo deste capítulo, as entidades hoje reconhecidas.

Tabela 53.1

▶ Neoplasias de células B maduras* – OMS (2008).

- Leucemia linfoide crônica/linfoma linfocítico
- Leucemia pró-linfocítica B
- Linfoma B de zona marginal esplênica
- Tricoleucemia
- Linfoma/leucemia esplênico de células B, inclassificável
- Doença da cadeia pesada
- Neoplasias plasmocitárias
- Linfoma de zona marginal extranodal do tecido linfoide associado à mucosa (linfoma MALT)
- Linfoma da zona marginal nodal
- Linfoma folicular
- Linfoma centro folicular primário da pele
- Linfoma de células do manto
- Linfoma de Burkitt

*Os linfomas de grandes células estão na Tabela 53.2

Tabela 53.2

▶ Linfoma difuso de grandes células B: variantes, subgrupos, subtipos ou entidades – OMS (2008).

Linfoma Difuso de Grandes Células B, Sem Outra Especificação (LDGCB, SOE)

Variantes morfológicas

- Centroblástico
- Imunoblástico
- Anaplásico

Subgrupos moleculares

- Célula B do Centro Germinativo (BCG)
- Célula B Ativada (CBA)

Subgrupos imuno-histoquímicos

- LDGCB CD5+
- Célula B do Centro Germinativo (BCG)
- Célula B não Centro Germinativo (não CG)

Subtipos de linfoma difuso de grandes células B

- Linfoma de grandes células B rico em célula T e histiócitos
- LDGCB do SNC
- LDGCB da pele, tipo "da perna"
- LDGCB EBV-positivo do idoso

Outros linfomas de grandes células B

- Linfoma de grandes células B do mediastino (tímico)
- Linfoma de grandes células B intravascular
- LDGCB associado à inflamação crônica
- Granulomatose linfomatoide
- Linfoma de grandes células B ALK-positivo
- Linfoma plasmoblástico
- Linfoma de grandes células B com origem na doença de Castleman multicêntrica associada ao HHV8
- Linfoma primário de efusões

Casos limítrofes (borderlines)

- Linfoma de células B inclassificável com características intermediárias entre LDGCB e o linfoma de Burkitt
- Linfoma de células B inclassificável com características intermediárias entre LDGCB e o linfoma de Hodgkin clássico

O DIAGNÓSTICO DOS LINFOMAS

▶ A Rotina em hematopatologia

A experiência tem demonstrado que a exérese de um gânglio linfático com finalidade diagnóstica é uma prática pouco valorizada de maneira geral. Isto dificulta a recepção de material a fresco. Quando a felicidade de receber esse material a fresco bate à nossa porta, é hora de aproveitarmos a ocasião. A conduta é cortá-lo ao meio e, de imediato, comprimi-lo sobre lâminas limpas. Três dessas impressões (imprints) são fixadas de imediato no álcool e três secadas ao ar (air dried), com rápidos movimentos da mão ou utilizando um secador de cabelo. Nas primeiras poderão ser feitas quaisquer colorações de rotina (HE, PAS, prata, Ziehl, entre outras) e, nas outras, o Giemsa. Fragmento desse gânglio deverá ser congelado, no nitrogênio líquido ou no freezer a menos 80 °C para estudos posteriores. Outra fração deverá seguir para cultura (germes comuns e específicos). Um pequeno pedaço poderá ser gentilmente esmagado, colocado em uma solução salina, criando células em suspensão, e submetido à citometria de fluxo. O restante será cortado em fatias de 0,1 cm e fixado em formal tamponado. Alguns laboratórios utilizam também um fixador mercurial (B5) para ajuizar melhor os detalhes nucleares. A análise imediata dos imprints pode sugerir um diagnóstico inicial e orientar o pedido de outras colorações.

▶ Diagnóstico morfológico

O diagnóstico de linfoma é morfológico e se faz pela detalhada observação dos cortes histológicos corados pela Hematoxilina e Eosina (HE). Essa afirmação, que parece ir de encontro à história natural das classificações expostas anteriormente, merece uma explicação. Só em raras exceções os marcadores imuno-histoquímicos serão fundamentais na distinção entre uma lesão benigna e uma maligna. Estes são utilizados e imprescindíveis para o diagnóstico final, para uma classificação precisa. Entretanto, tudo se inicia pela análise do HE. A afirmação de Lennert de que "uma vez que as células tenham sido caracterizadas imunologicamente, não é mais necessário aplicar métodos imunológicos para reconhecê-las de novo e ter certeza que representam um tipo particular e não outro" é crucial para interpretar a morfologia. O pesquisador alemão conclui a sua afirmação dizendo: "Os morfologistas aprenderam um grande negócio com a imunologia"

O pequeno aumento

A análise do linfonodo começa com uma detalhada observação no pequeno aumento. É clássico e do conhecimento de todos que a infiltração desse órgão pelo linfoma ocorre, na grande maioria dos LNH, difusamente com o apagamento de suas estruturas normais. Como vimos, o **padrão folicular** (Figura 53.1 A) de infiltração também é historicamente conhecido. Entretanto, a correlação do linfócito neoplásico com a sua contraparte normal nos possibilitou a identificação de outros padrões no pequeno aumento. O Linfoma das Células do Manto (LCM) na sua apresentação inicial mostra um **padrão de zona do manto** (Figura 53.1 B), por uma ampliação dessa camada do folículo, inclusive com preservação do centro germinativo. À medida que o manto vai se expandindo, observa-se uma atrofia do centro germinativo mostrando um padrão nodular e por vezes folicular. A utilização do CD21, um marcador de células foliculares dendríticas, ajuda a reconhecer os centros foliculares atróficos, reforça o padrão de zona do manto e o diferencia do Linfoma Folicular (LF).

Outro encontro morfológico de pequeno aumento é o **padrão de zona marginal** (Figura 53.1 C). Nas fases iniciais o Linfoma da Zona Marginal (LZM) fica restrito ao aumento camada mais externa do folículo linfoide. Nesse estágio observam-se três camadas: o centro germinativo, a zona do manto e uma expansão da zona marginal, cujas células, por estarem mais separadas uma das outras por ter citoplasma abundante, configuram uma área mais clara, mais frouxa.

A Leucemia Linfoide Crônica/Linfoma Linfocítico (LLC/LL) infiltra difusamente o gânglio linfático com suas células pequenas, o que contribui para o aspecto azulado e homogêneo no pequeno aumento. Entretanto, áreas mais claras por acúmulo de células maiores, prolinfócitos e paraimunoblastos, pode dar a falsa impressão de um centro germinativo, e por isto este aspecto é denominado de **padrão pseudofolicular** (Figura 53.1 D), característico dessa entidade.

Relembrando a afirmação de Lennert, podemos garantir que estes três linfomas – folicular, células do manto e marginal – são originários da estrutura folicular e, portanto, de origem B. Da mesma maneira um infiltrado polimórfico, constituído por linfócitos de diferentes tamanhos, eosinófilos, histiócitos e proliferação vascular expandindo a zona paracortical é característico do linfoma T e quando localizado constitui o **padrão de zona T**. (Figura 53.1 E) e foi chamado por Lennert como linfoma da zona T. Não constitui uma entidade específica e significa apenas uma fase inicial do linfoma de células T periféricas, SOE.

Por fim, um último padrão que podemos salientar no pequeno aumento é a identificação de células neoplásicas nos seios linfáticos, denominado **padrão sinusal** (Figura 53.1 F). Essas células geralmente são grandes, com citoplasma abundante, núcleo redondo ou reniforme e nucléolo evidente. É uma das maneiras de apresentação do linfoma de grandes células anaplásicas, cujo diagnóstico diferencial com metástase deve ser considerado.

O grande aumento com ênfase no linfoma de células pequenas B

Uma vez definido o padrão de crescimento do linfoma no pequeno aumento vai-se para a etapa seguinte, a análise do tipo de célula proliferante. O diagnóstico final do **linfoma folicular** pressupõe a sua gradação (Figura 53.2). Na última classificação da OMS (2008), os graus I e II foram agrupados como baixo grau, e de acordo com o critério estabelecido por Berard pode ter até 15 células grandes (centroblastos) por campo de grande aumento (400×). Acima desse número são classificados como grau III, alto grau ou grandes células e subdivididos pela presença de células pequenas (IIIa) ou constituído somente por células grandes (IIIb). Como a história natural desse linfoma pressupõe uma transformação em Linfoma Difuso de Grandes Células B (LDGCB), o patologista deve preocupar-se em identificar áreas difusas em busca desse achado, principalmente nos casos classificados como grau III.

No **Linfoma de Células do Manto** (LCM) há um predomínio de células pequenas e médias com contorno nuclear irregular, com cromatina dispersa e nucléolo inconspícuo. Na variante blastoide do LCM as células são maiores e lembram linfoblastos. Embora não haja uma graduação para o LCM, essa variante, quando presente, deverá constar do laudo, por seu significado clínico.

A observação de um padrão de zona marginal em um gânglio linfático pode significar o comprometimento nodal de um **linfoma da zona marginal extranodal do Tecido Linfoide Associado à Mucosa (Linfoma MALT)** ou primário esplênico – **linfoma da zona marginal esplênico**. Portanto, o diagnóstico de **Linfoma de Zona Marginal** (LZM) nodal só poderá ser feito na ausência dessas outras doenças. Morfologicamente semelhantes, caracterizam-se por uma proliferação de células pequenas com núcleo ligeiramente irregular, citoplasma abundante e pálido (células monocitoides) entremeadas por células grandes, tipo centroblasto ou imunoblasto. Pode haver colonização do centro do folículo, diferenciação plasmocitoide e a transformação em linfoma de grandes células. O **linfoma MALT** é extranodal e surge em locais onde um processo prévio, infeccioso ou autoimune estimulou uma proliferação linfocitária policlonal. Este tecido MALT adquirido seria o substrato necessário para o surgimento do linfoma MALT. Assim, a tireoidite de Hashimoto, a gastrite crônica pelo *H. pylori* e a síndrome de Sjögren seriam o pano de fundo para essa entidade.

Na **Leucemia Linfoide Crônica/Linfoma Linfocítico** (LLC/LL) observa-se um apagamento da arquitetura habitual do gânglio linfático por células pequenas de núcleo redondo, cromatina condensada na periferia e ocasionalmente pequeno nucléolo. O citoplasma é inaparente. O padrão "pseudofolicular" caracterizado por áreas claras é dado pela presença de centros proliferativos que contêm células médias com cromatina dispersa e pequeno nucléolo (prolinfócitos) e células maiores de citoplasma basofílico com núcleo redondo e nucléolo evidente (paraimunoblastos).

Entre os linfomas B de células pequenas também merece destaque, por sua correlação clínica, o **linfoma Linfoplasmocítico** (LP), tradução morfológica da macroglobulinemia de Waldeström (DW). O padrão de crescimento é difuso, e as células neoplásicas são representadas por linfócitos pequenos, linfócitos plasmocitoides e plasmócitos, que podem ter uma inclusão intranuclear PAS+ (corpos de Dutcher). De permeio a essa proliferação de células pequenas pode-se observar células grandes com citoplasma abundante, núcleo redondo e nucléolo central evidente (imunoblastos). Como os linfomas folicular, marginal e linfocítico podem apresentar diferenciação plasmocitoide, o diagnóstico de LP/DW deve ficar restrito àqueles casos onde esses outros linfomas foram excluídos.

Quando há dúvida diagnóstica, é costume escutar a opinião de um ou mais colegas em busca de um diagnóstico de consenso. "Procurar o consenso é um exercício do processo democrático, igualmente falível na patologia como na arena política", escreveu Clive Taylor, em marcante editorial sobre anticorpos monoclonais. O correto é esgotar

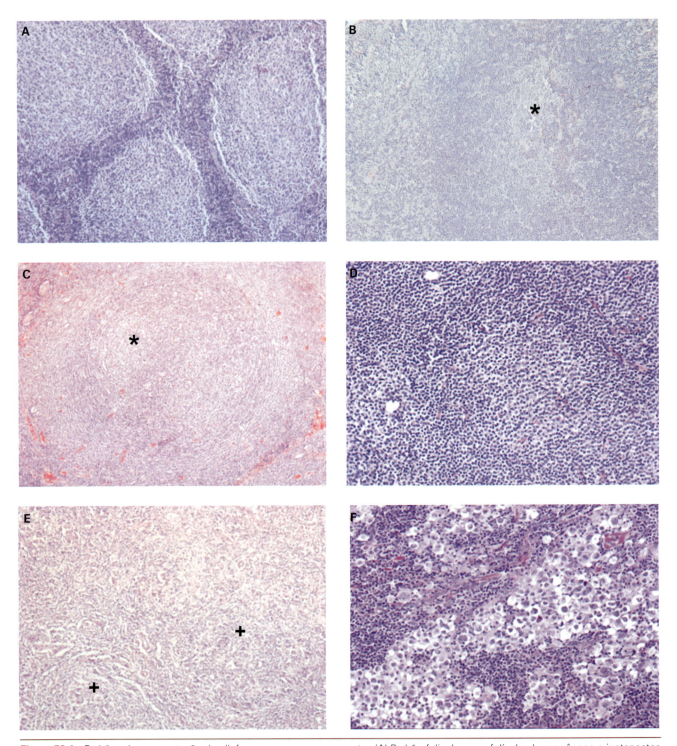

Figura 53.1 Padrões de apresentação dos linfomas no pequeno aumento: **(A)** Padrão folicular com folículos homogêneos e justapostos com ausência da zona do manto; **(B)** Padrão em zona do manto que mostra a sua expansão em torno do centro germinativo atrófico (*); **(C)** Padrão de zona marginal – observam-se três camadas: a central formada por centro germinativo atrófico (*), a do meio pela zona do manto e a mais externa, mais pálida, constitui a zona marginal; **(D)** Padrão pseudofolicular – área central mais clara formada por células grandes línfoides (paraimunoblastos e prolinfócitos) representam um centro proliferativo e mimetizam o centro do folículo. **(E)** Padrão sinusoidal – envolvimento focal do gânglio linfático com células neoplásicas dentro dos sinusoides em um caso de linfoma de grandes células anaplásicas simulando carcinoma metastático. **(F)** Padrão de zona T – folículos preservados (+), o linfoma T periférico nas fases iniciais fica restrito à zona paracortical que se encontra expandida.

outras possibilidades técnicas, e hoje não podemos prescindir das técnicas imunofenotipagem para validar nossa opinião histológica. Entretanto, é de fundamental importância salientar que a imuno-histoquímica não substitui a morfologia convencional, e sim a complementa. A imunomarcação é diagnóstica em determinados casos, e não nos sentiremos confortáveis em diagnosticar essas entidades na sua ausência. Em outras circunstâncias é somente parte do

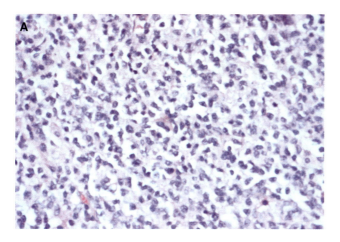

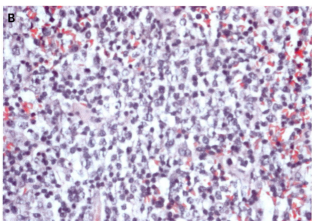

Figura 53.2 Linfoma folicular. (A) Grau I – presença de menos de cinco células grandes por campo de grande aumento; (B) Grau IIIa – mais de 15 células grandes por campo de grande aumento com presença de células pequenas de permeio. Na nova proposta da OMS (2008) os graus I e II (menos de 15 células) são classificados juntos, como baixo grau.

diagnóstico. O patologista deve ter o discernimento necessário nessas situações. É oportuno lembrar a irônica frase do patologista carioca Benjamim Terra dita em meados dos anos 80: "A patologia está com muito marcador, creio que está faltando atacante" que traduzia uma crítica aos excessos do emprego da IHQ quando da sua implantação no diagnóstico anatomopatológico.

Monomórfico × polimórfico

Como podemos observar pelas descrições dos quadros histológicos acima, os linfomas B de células pequenas se distinguem pelo monomorfismo celular. Este aspecto é uma das características dos linfomas B em geral e de alguns linfomas T pelo fato de as células observadas serem neoplásicas em quase sua totalidade. Já os linfomas polimórficos são marcados por uma população celular não homogênea. O exemplo clássico é o linfoma de Hodgkin, no qual somente 2 a 5% das células analisadas são neoplásicas, sendo o restante reacional. Entre os Linfomas Não Hodgkin (LNH) esse polimorfismo é ressaltado como uma das características dos linfomas de células T periféricas. A presença de células não neoplásicas, como o histiócito, o eosinófilo e a marcada proliferação vascular, são achados que contribuem para esse aspecto e auxiliam a suspeição da origem T pela morfologia.

▶ Imunofenotipagem

Nas décadas de 60 e 70, imunologistas descreveram uma série de receptores e antígenos de membrana celular, capazes de identificar as populações linfocitárias B e T. Descobriu-se que a imunoglobulina de superfície era expressa exclusivamente pelas células B, ao passo que os eritrócitos de carneiro eram preferencialmente ligados aos linfócitos T, num fenômeno chamado "formação de roseta eritrocitária". Como nem todas as células B e T expressavam esses marcadores clássicos, um grande número de LNH era diagnosticado como não B e não T. Foi a partir da tecnologia do hibridoma, desenvolvida por Köhler e Milstein (1975), que começaram a surgir os anticorpos monoclonais, que, ao se ligarem diretamente aos antígenos da superfície celular, são capazes de identificá-los. Um grande número de anticorpos monoclonais tem sido produzido contra moléculas da superfície celular nos mais variados estágios de ativação linfocitária. A caracterização desses determinantes antigênicos tornou possível estudar o desenvolvimento normal das células B e T. Esses anticorpos geralmente recebiam abreviaturas, muitas vezes sem sentido, que podiam representar o nome de alguma instituição de pesquisa, firma comercial ou determinada linhagem leucocitária. Isto tornava a terminologia confusa, pois muitas vezes anticorpos de variadas fontes eram reativos contra o mesmo antígeno. Com o objetivo de homogeneizar essa nomenclatura, surgiu uma classificação denominada Cluster Designation (CD) System for Leucocyte Differentiation Antigens. No sistema CD, em vez do anticorpo, ficou definido o antígeno a ser identificado. Assim, por exemplo, ao nos referirmos a CD10, estaríamos identificando o antígeno CALLA. Como a tendência atual do estudo dos linfomas está na seleção de entidades anatomoclínicas, procurando correlacionar a célula proliferante com a sua contrapartida normal na ontogenia do sistema imune, essa abordagem imunofenotípica passou a ser imprescindível para a análise dessas doenças. A importância dos estudos imunológicos antecede essa fase. Ela começa na confirmação do diagnóstico, ao diferenciá-lo das hiperplasias e de outras neoplasias não hematológicas. Ajuda a diferenciar o LNH do LH, sendo fundamental para subclassificar os LNH de acordo com a célula de origem, B versus T. Possibilita-nos a identificação das categorias, entre os linfomas B e T, e, finalmente, é capaz de detectar neoplasia residual.

Marcadores para os linfomas B de células pequenas

No diagnóstico diferencial entre esses linfomas alguns marcadores são imprescindíveis para o diagnóstico final. Todos esses linfomas são positivos para os marcadores B habituais – CD20 e CD79a. O CD5, um habitual marcador T, identifica os clones B malignos e é positivo no LLC/LL e LCM. Contudo, o primeiro é positivo para o CD23 e negativo na LCM. A ciclina D1 é diagnóstica no LCM por ser virtualmente expressa em todos os casos (Figura 53.3 C). Nos raros casos negativos, a ciclina D2 e D4 poderão ser úteis. Os marcadores mais importantes para o LF são o CD10 e o BCL2 (Figuras 53.3 A e B). Este último é imprescindível para o diagnóstico de linfoma folicular *in situ*, por identificar as células neoplásicas em meio a folículos predominantemente hiperplásicos. O BCL2 não ajuda na diferenciação dos outros linfomas de células pequenas porque se expressa em todos eles. No LP/DW o CD138 ajuda a identificar a população de plasmócitos. Entretanto, essa mesma população pode ser identificada em qualquer linfoma que possa ter diferenciação plasmocitária. Não há marcadores específicos para o LZM, sendo eventualmente CD43+.

A seguir vamos apresentar outras entidades prevalentes entre os linfomas B e T/NK e ressaltar os achados morfológicos e imunofenotípicos mais proeminentes.

LINFOMA DE BURKITT (LB)

Relacionado as células B do centro germinativo ou pós-centro germinativo, esse linfoma se caracteriza pela agressividade clínica e histológica. Manifesta-se frequentemente como massa extranodal ou como leucemia aguda. Morfologicamente, as células tendem a ser coesivas, de tamanho intermediário, citoplasma basofílico, núcleo redondo e nucléolos evidentes. O número de mitose é muito alto. Entre esses linfócitos identifica-se histiócitos fagocitando células apoptóticas, o que configura o aspecto em "céu estrelado". Esse achado histológico não é um privilégio do LB, pois pode estar presente em outros linfomas com alto índice proliferativo. O exame citológico é peculiar por apresentar grande quantidade de vacúolos lipídicos citoplasmáticos. As células são positivas para o CD20, para os marcadores centrofoliculares, CD10 e BCL6. Podem ser fracamente positivos, em aproximadamente 20% dos casos para o BCL2. Um achado particular desta doença é a positividade nuclear, em praticamente 100% das células, com o Ki67, um marcador de proliferação celular.

OUTROS LINFOMAS FOLICULARES

Vale ressaltar a **variante pediátrica** que se caracteriza por ser localizada, comumente grau III, não expressa BCL2, não possui a t(14;18) e envolve gânglios linfáticos e locais extraganglionares, como o testículo. O **linfoma primário intestinal**, pelo contrário, possui achados morfológicos, imunofenotípicos e genéticos iguais ao LF clássico, mas também é localizado. Apresentam-se como pequenos pólipos preferencialmente na segunda porção do duodeno. Já o **linfoma centrofolicular primário da pele** é uma entidade distinta, que compromete, sobretudo, o couro cabeludo e possui localização perivascular e perianexial. Pode ter padrão folicular e difuso e morfologicamente assemelha-se ao LF clássico. Não expressa BCL2, mas as células neoplásicas são positivas para o BCL6 e se misturam a uma rede de células foliculares dendríticas (CD21+ e CD35+).

LINFOMAS DE GRANDES CÉLULAS B

▶ Linfoma Difuso de Grandes Células B, Sem Outras Especificações (LDGCB, SOE)

Na última classificação da OMS (2008) nada menos que 15 linfomas B de grandes células encontram-se listados entre os subtipos e subgrupos, com apresentação nodal e extranodal (Tabela 53.2). Mesmo com o reconhecimento de

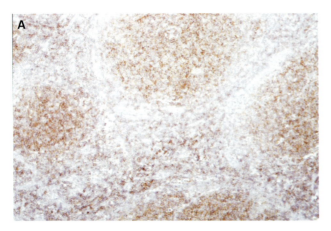
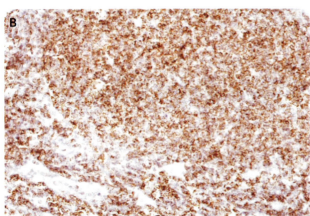
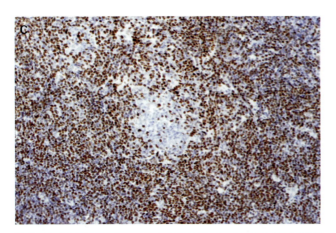

Figura 53.3 Marcadores imuno-histoquímicos. (A) Linfoma folicular – CD10+. Observar que a zona do manto (área mais clara) não expressa o marcador; (B) Linfoma folicular – Bcl2+. A zona do manto também é positiva; (C) Linfoma de células do manto – ciclina D1+. Reparar que as células do centro germinativo atrófico são negativas para esse anticorpo. Comparar com a Figura 54.1B.

novas entidades compostas por células grandes, o Linfoma Difuso De Grandes Células B, Sem Outras Especificações (LDGCB, SOE), ainda é responsável por 40% de todos os diagnósticos dos LNH. Várias tentativas para subdividir esse grupo têm sido buscadas, através da morfologia, do imunofenótipo e de estudos moleculares. Entretanto, até hoje não existem critérios claros para nenhuma subdivisão aceitável.

Morfologicamente, o diagnóstico é feito pelo encontro de uma proliferação em geral difusa de grandes células, identificados por ter um tamanho igual ou maior que o histiócito, maior que uma célula endotelial e pelo menos duas vezes maior que o linfócito pequeno (Figura 53.4 A). O aspecto citológico das células varia de acordo com o predomínio do subtipo morfológico encontrado. **Variante centroblástica** – composta por centroblastos, que são células de tamanho médio ou grande, possui pouco citoplasma, núcleo redondo e caracteristicamente vários nucléolos dispostos na periferia nuclear. Ocasionalmente, podem ter núcleo hiperlobado. É o tipo celular mais comum, podendo ser monomórfico, quando representa mais de 90% das células tumorais, e polimórfico, quando se apresenta misturado com imunoblastos. **Variante imunoblástica** – diagnosticada quando 90% das células neoplásicas são representadas por imunoblastos, que são células grandes, com moderada quantidade de citoplasma basofílico, núcleo redondo e nucléolo central único. Diferenciação plasmocitoide pode ser encontrada. **Variante anaplásica** – como o nome recomenda, é morfologicamente semelhante ao Linfoma de Grandes Células Anaplásicas (LGCA) e se distingue por seu citoplasma abundante, núcleo grande bizarro e pleomórfico, de contorno redondo, oval ou reniforme. As células são coesivas, ocupam seios e mimetizam metástase. Essa divisão morfológica, de discutível reprodutibilidade entre os patologistas, é mantida na proposta da OMS em sua última edição, mas não possui um significado prognóstico unânime. Algumas pesquisas identificam a variante imunoblástica com prognóstico adverso e outras não. Todas as variantes são classicamente CD20+ (Figura 53.5 A).

Alicerçado nos estudos de Alizadeh, que propôs uma subdivisão molecular dos LDGCB, SOE dividindo-os de acordo com sua origem em centro germinativo e célula ativada, outra tentativa de subdivisão foi proposta com base na imunofenotipagem. Para determinar a origem da célula neoplásica, como proveniente do Centro Germinativo (CG) ou Não Centro Germinativo (não CG), o algoritmo proposto por Hans utiliza três marcadores (CD10, BCL6, MUM1) e propõe 30% como ponto de corte para considerar positivo o marcador empregado. São considerados como CG os casos CD10+ e a combinação CD10-, BCL6+ e MUM1-. Todas as outras combinações são categorizadas com não CG. A aplicação dessa proposta e mesmo com outras mudanças, como o acréscimo do BCL2, mostraram resultados contraditórios. Na prática, de relevância para o clínico, a subclassificação proposta não determina um tratamento diferenciado e possui significado prognóstico controverso.

Por sua frequência e importância no diagnóstico diferencial destacam-se um dos subtipos e uma entidade entre os linfomas B de grandes células.

▶ Linfoma de Grandes Células B Rico em Linfócitos T e Histiócitos (LGCB-RTH)

Ao contrário dos outros linfomas de grandes células B, a célula predominante no quadro histológico não é a grande célula neoplásica. Ela se encontra dispersa, não forma cordões, nem grupamentos e está entremeada em um ambiente celular com predomínio de linfócitos pequenos e histiócitos. Esta apresentação mimetiza o Linfoma de Hodgkin Predomínio Linfocitário Nodular (LHPLN). Contudo, o ambiente dominante das células pequenas é B nos LHPLN e T no LGCB-RTH, e a presença do histiócito também favorece o diagnóstico de LGCB-RTH. Formas de transição entre esses dois tipos de linfoma são descritas e muitas vezes indistinguíveis entre si. Clinicamente são sintomáticos, se apresentam com hepatoesplenomegalia, possuem IPI (Índice Prognóstico Internacional) alto e são refratários ao tratamento convencional. Os marcadores convencionais; CD3, CD20 e CD68 identificam as células T, B e o histiócito, respectivamente.

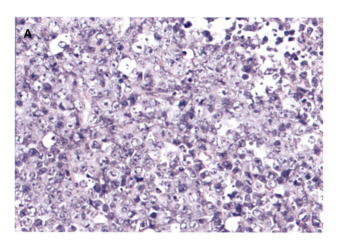

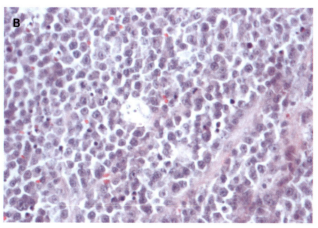

Figura 53.4 Linfomas de grandes células. (A) Linfoma Difuso de Grandes Células B, Sem Outras Especificações (LDGCB, SOE) – predomínio de centroblastos (múltiplos nucléolos periféricos) ao lado de ocasionais imunoblastos (nucléolo central único); (B) Linfoma plasmoblástico – células com citoplasma abundante, núcleo redondo excêntrico com nucléolo proeminente.

▶ Linfoma de Grandes Células B do Mediastino (Tímico) (LGCB-Med)

Originário de células B tímicas, essa neoplasia se destaca por apresentar grande massa mediastínica que se manifesta, frequentemente, com síndrome da veia cava superior. Tem na fibrose intersticial o achado mais marcante do quadro histológico. As células neoplásicas, entremeados a esse tecido conjuntivo, são de tamanho médio ou grande, com citoplasma abundante e pálido, núcleo redondo, oval ou ocasionalmente hiperlobado e nucléolo(s) evidente(s). O LGCB-Med expressa os marcadores B usuais (CD20, CD79a) e o CD30

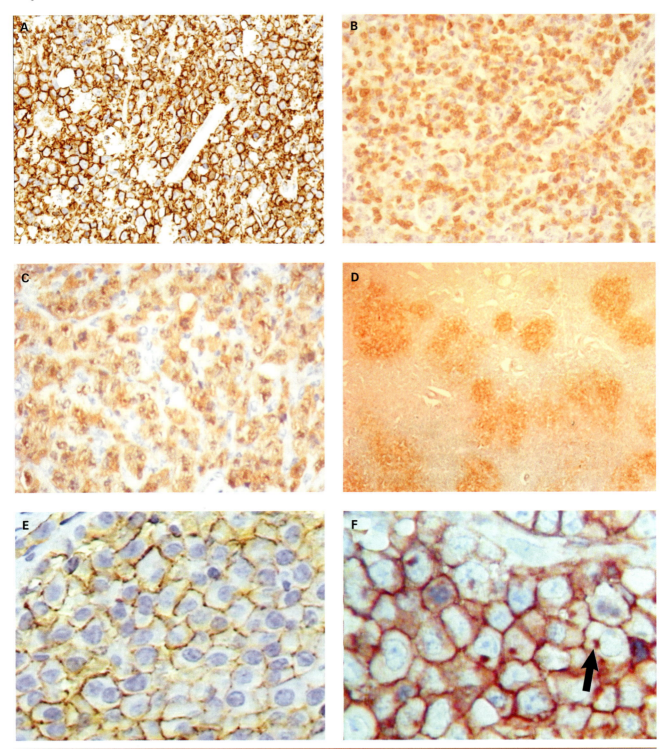

Figura 53.5 Marcadores imuno-histoquímicos. (A) LDGCB, SOE – marcação de membrana celular – CD20+; (B) Linfoma T periférico – marcação de membrana celular – CD3+: (C) Linfoma de Grandes Células Anaplásicas (LGCA), positividade para a proteína ALK (citoplasma e núcleo): (D) Linfoma angioimunoblástico – extensa marcação das células foliculares dendríticas – CD21+: (E) Linfoma plasmoblástico – positividade de membrana para o CD138; (F) LGCA – células grandes positivas para o CD30 em membrana e um ponto na altura do Golgi (seta).

em quase 80% dos casos. Reconhecer essa possibilidade é crucial para o diagnóstico diferencial com o Linfoma de Hodgkin Clássico (LHC), embora no LGCB-Med a marcação seja com frequência mais fraca e heterogênea. Além disso, o CD15 pode ocasionalmente também ser positivo. Casos limítrofes entre essas duas entidades são descritos provocando os autores a criar na listagem da OMS (2008) um linfoma de ("zona cinzenta") célula B inclassificável com características intermediárias entre o LDGCB e o LHC.

▶ **Outros linfomas de grandes células B**

Entre os outros Linfomas de Grandes Células B (LGCB) menos frequentes registraremos alguns aspectos peculiares, importantes para o diagnóstico e o reconhecimento dessas entidades como distintas. O **linfoma difuso de grandes células B do SNC** caracteriza-se morfologicamente pela distribuição perivascular da neoplasia e a presença de anéis concêntricos nessa localização, bem identificados nas colorações para fibras reticulínicas. Esse diagnóstico só poderá ser afirmado em pacientes imunocompetentes, excluídos os linfomas com localização nas meninges, os sistêmicos e os de localização intravascular. Essa localização insólita é diagnóstica do **linfoma de grandes células B intravascular.** Pode estar localizado no SNC e também em outros sítios extranodais, entre eles a medula óssea. As células neoplásicas caprichosamente ocupam o interior dos vasos sanguíneos e muitas vezes passam despercebidas. O retardo no diagnóstico seria uma das causas do prognóstico ruim. A **papulose linfomatoide,** outro LGCB, mais frequente localizado no parênquima pulmonar, pode comprometer o SNC, fígado, rim e pele. As peculiaridades morfológicas desse linfoma são: (1) a agressão ao vaso sanguíneo (já foi chamado de angiocêntrico) por células grandes B, EBV positivas que destroem a parede dos vasos e (2) o predomínio de células T pequenas reacionais. Por essa agressão vascular, a necrose é um achado constante. O diagnóstico diferencial com o **linfoma de células NK/T, tipo nasal** (Figura 53.6) deve ser considerado, porque também cursa com lesão angiocêntrica e angiodestrutiva e é EBV+. Entretanto, sua localização preferencial é o trato aerodigestivo superior, e as células são reconhecidas pelo seu imunofenótipo – CD3 citoplasmático e CD56 positivos. O **Linfoma Plasmoblástico** morfologicamente se destaca pelas células com abundante citoplasma basofílico, núcleo grande com nucléolo proeminente. Estas células são CD20 negativas, CD79a+ em torno de 70% e positivas para o CD138 e CD38 (Figura 53.5 E). Também relacionado ao EBV, mas positivo somente na hibridização *in situ* para o EBER (70%). Entretanto, na cavidade oral e em pacientes HIV+, o EBV está presente em praticamente todos os casos. É importante destacar que o LP em pacientes HIV- atinge principalmente os linfonodos. Citologicamente semelhantes ao LP, outras entidades devem ser lembradas. O **linfoma de grandes células B com origem na doença de Castleman multicêntrica associada ao HHV8** afeta

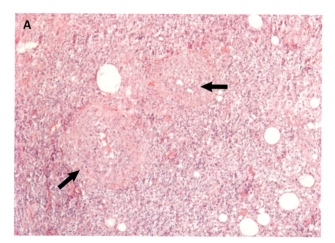

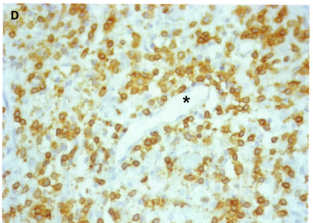

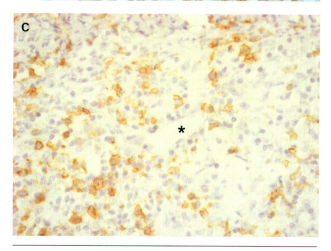

Figura 53.6 Linfoma de células T/NK tipo nasal. (A) Infiltrado difuso com destruição da parede dos vasos (setas) e diminuição do lúmen; (B) Células neoplásicas na parede vascular expressam CD3 citoplasmático; (C) Positivas também para o marcador NK – CD56+. *Observar que as células malignas encontram-se em torno o lúmen vascular.

predominantemente os linfonodos e o baço e localiza-se, inicialmente, nas zonas do manto e interfolicular. Com a progressão da doença, os plasmoblastos tendem a se agrupar com infiltração dentro e fora do centro germinativo. São positivas para o LANA-1 (*HHV8 latent nuclear antigen 1*). Ao contrário do já descrito para outras células de morfologia plasmoblástica, essas são CD20+/-, CD79a-,

CD38-/+ e CD138-. O **linfoma de grandes células B ALK+** com morfologia imunoblástica pode apresentar também diferenciação plasmoblástica. Apresenta-se, preferencialmente, com localização nodal ou massa mediastínica, embora formas extranodais estejam descritas. O crescimento sinusoidal é sua maior característica junto com a positividade granular restrita ao citoplasma para a proteína ALK, além de positivo para o EMA, CD38 e CD138. São negativos para o CD20, CD79a e CD30. O **Linfoma Primário de Efusões (LPE)** é uma doença que se destaca pela apresentação de derrames cavitários (pleura, pericárdio e ascite) na ausência de adeno e organomegalias. As células que transitam entre o imunoblasto e o plasmablasto são negativas para os marcadores B clássicos, mas o CD45 é positivo, assim como CD38, CD138 e o EMA. Um achado complicador para o diagnóstico é a possibilidade da expressão aberrante para marcadores T. Associa-se com frequência ao sarcoma de Kaposi e ocasionalmente com a doença de Castleman multicêntrica. As células são positivas para o LANA-1 e para o EBER, mas LMP-1 negativas. Três subtipos finalizam o LDGCB: o **LDGCB da pele, tipo "da perna"**, embora mais comum neste sítio, pode comprometer outros lugares da pele e assiduamente dissemina-se para locais extracutâneos. Expressam os marcadores B clássicos (CD20 e CD79a) além do BCL2 e MUM1. O **LDGCB EBV+ do idoso** ocorre em pacientes acima dos 50 anos sem linfoma ou imunodeficiência. São descritos dois tipos: o polimórfico e o de grandes células. Ambos possuem um grande número de células grandes ativadas que se assemelham às células de Hodgkin e Reed-Sternberg (HRS) e se diferenciam entre si pela presença de um fundo reativo composto por linfócitos pequenos, histiócitos, células epitelioides e plasmócitos no tipo polimórfico. Além dos marcadores B, as células neoplásicas são CD30+, LMP1+ e CD15-. Por último o **LDGCB associado à inflamação crônica** também se vincula ao EBV e a uma infecção crônica de longa duração e compromete principalmente a cavidade pleural, osso (fêmur em particular), articulações e tecido conjuntivo periarticular. A morfologia mostra uma mistura de centroblastos e imunoblastos, necrose e inclusive alguma angiocentridade. Expressam CD20 e CD79a, ocasionalmente CD30 e LMP1. Quando há diferenciação plasmocitoide pode haver perda dos marcadores B e aparecimento do CD38, CD138 e MUM1.

▶ Linfoma de células B inclassificáveis (linfomas de zona cinzenta)

Dois grupos são realçados. Aqueles com características intermediárias entre LDGCB e o LH e entre LDGCB e o Linfoma de Burktt (LB). No primeiro grupo essa sobreposição de encontros morfológicos e imuno-histoquímicos se dá entre o LH Clássico (LHC) tipo esclerose-nodular e o Linfoma de Grandes Células B do Mediastino (LGCB-Med). Essa dificuldade é realçada por ambos comprometerem pacientes jovens com grande massa mediastínica. Embora, não necessariamente, faça parte da zona cinzenta, são também descritos casos de linfoma compósito entre LHC e LGCB-Med, assim como formas sequenciais. Embora o mais frequente seja abrir um quadro de LHC e na recidiva apresentar-se como LGCB-Med, também está descrito de maneira inversa. As formas intermediárias, além de morfologicamente semelhantes, apresentam um imunofenótipo com achados de transição entre as duas entidades: CD45, CD30, CD15, CD20 e CD79a positivos. Os fatores de transcrição (PAX5, OCT-2 e BOB.1) também são usualmente expressos. Não há um consenso de como esses linfomas devem ser tratados e, além disso, apresentam um curso clínico mais agressivo e um prognóstico pior do que o LHC e o LPGCM.

Já os linfomas com encontros intermediários entre o LDGCB e o LB são linfomas agressivos que possuem achados morfológicos e genéticos de ambas as entidades. Geralmente são linfomas difusos cujas células neoplásicas são de tamanho variável, entre médias e grandes, acentuado índice mitótico e apoptótico que se traduz pelo padrão em "céu estrelado" e estudo IHQ mais consistente com LB (CD10+, BCL6+, BCL2-, MUM1-). Também são qualificados nessa categoria limítrofe os casos cuja morfologia é sugestiva de LB, mas o BCL2 é positivo e o estudo genético demonstra a translocação do BCL2 e do MYC. Ocasionalmente, a translocação do BCL6 pode ser comprovada. Em classificações anteriores, esse linfoma, hoje inclassificável, já foi denominado de linfoma *Burkitt-like*. É importante salientar que os casos morfologicamente típicos de uma destas doenças (LDGCB ou LB) não podem ser classificados como zona cinzenta pela presença ou ausência do rearranjo do MYC.

LINFOMAS DE CÉLULAS T E NK

As neoplasias de células T e NK (Tabela 53.3) podem ser divididas didaticamente em quatro grupos. O primeiro representado por formas predominantemente leucêmicas, o segundo caracterizado por apresentação extranodal, o terceiro pelo comprometimento primariamente cutâneo e o último com predomínio de localização nodal. Daremos ênfase a esse último grupo não só por sua apresentação clínica, mais afeta aos hematologistas, como por sua frequência, pois são responsáveis em conjunto por, aproximadamente, 70% dos linfomas T e NK.

▶ Linfoma de Células T Periféricas, Sem Outra Especificação (LTP, SOE)

Este é um grupo heterogêneo porque nele estão reunidos todos os linfomas T de células maturas que não correspondem a uma entidade clínico-patológica definida e, portanto, seu diagnóstico só poderá ser feito quando os outros LTP específicos forem excluídos. Morfologicamente, são polimórficos em parte pela diversidade do tamanho das células T neoplásicas, que podem ser pequenas, médias e grandes em proporção variável, em geral com predomínio das duas últimas. Apresentam núcleo irregular, vesicular e possuem nucléolo proeminente. A presença de células cla-

516 Tratado de Hematologia

Tabela 53.3

▶ Neoplasias de células maduras T e NK – OMS (2008).

Grupo predominantemente leucêmico

- Leucemia prolinfocítica de células T
- Leucemia linfocítica de células T grandes granulares
- Doença linfoproliferativa crônica de células NK
- Leucemia agressiva de célula NK
- Doença linfoproliferativa sistêmica de células T EBV da infância
- Leucemia/linfoma de células T do adulto

Grupo predominantemente extranodal

- Linfoma de células NK/T, tipo nasal
- Linfoma de células T associado à enteropatia
- Linfoma de células T hepatoesplênico

Grupo predominantemente cutâneo

- Linfoma de células T subcutâneo paniculite-símile
- Micose fungoide
- Síndrome de Sézary
- Doenças linfoproliferativas de células T CD30 positivas primárias da pele
- Linfoma de células T gama-delta primário da pele

Grupo predominantemente nodal

- Linfoma de células T periféricas, sem outra especificação (SOE)
- Linfoma de células T angioimunoblástico
- Linfoma de grandes células anaplásicas, ALK positivo
- Linfoma de grandes células anaplásicas, ALK negativo

ras é um dos achados que traduz morfologicamente o fenótipo T. Contribuem também para o polimorfismo celular as células reacionais inflamatórias: eosinófilos, plasmócitos, histiócitos e a grande proliferação vascular. A presença de acúmulos de numerosos histiócitos epitelioides é diagnóstico de uma variante morfológica denominada linfoepitelioide e conhecida também como linfoma de Lennert. Nas formas localizadas é chamado de linfoma de zona T, descrita anteriormente. As células são CD3+ (Figura 53.5B) e predomina o fenótipo CD4+/CD8-. Ocasionalmente podem ser CD30+. O índice proliferativo é alto e o Ki67 acima de 70% indica um pior prognóstico.

▶ Linfoma de Células T Angioimunoblástico (LTAI)

É um dos mais frequentes (15 a 20%) entre os subtipos específicos de LTP. Possui quadro clínico bem definido marcado por uma doença sistêmica sintomática com linfadenopatia generalizada, hepatoesplenomegalia, *rash* cutâneo e anemia hemolítica Coombs positiva. Histologicamente, distingue-se por uma acentuada proliferação vascular com aspecto arborescente. As células são representadas por linfócitos T pequenos e médios com citoplasma claro, além

das células reacionais, como eosinófilo, plasmócito e histiócito. Como é uma neoplasia relacionada à célula T folicular CD4+, é frequente o encontro nesse infiltrado polimórfico de uma rede de células dendríticas foliculares, identificados pelos marcadores CD21 E CD23 (Figura 53.5 D). Além de expressar os antígenos clássicos da célula T (CD3, CD2, CD5), na maioria dos casos é CD4+. Entretanto, os marcadores capitais para diferenciá-lo de outros LTP estão relacionados à origem T *helper* folicular da neoplasia: CD10, CXCL13 e PD-1. Ocasionalmente, pode ocorrer a associação com linfoma B de grandes células, e nesses casos as células costumam ser EBV+.

▶ Linfoma de Grandes Células Anaplásicas (LGCA), ALK positivo e ALK negativo

Na proposta da OMS de 2008 os autores da classificação propuseram individualizar os LGCA de acordo com a positividade da proteína ALK. O LAGC ALK+ incide em uma faixa etária mais jovem e possui melhor prognóstico que o LAGC ALK-. Morfologicamente são semelhantes e distingue-se por suas células grandes, com citoplasma abundante, núcleo de contorno irregular de aspecto reniforme ou em forma de ferradura, cromatina finamente dispersa com nucléolo único ou múltiplo evidentes. Essa célula é um marcador morfológico do LGCA porque está presente em todas as variantes descritas: clássica ou comum, linfo-histiocítica, de célula pequena e tipo Hodgkin. Na forma comum, o linfonodo fica obliterado pela neoplasia e observa-se com frequência o comprometimento intrasinusoidal (Figura 53.1 E). No padrão linfo-histiocítico as células neoplásicas são usualmente menores e os histiócitos podem mascarar o quadro histológico. A variante de célula pequena é com constância confundida com o LTP, SOE. No entanto, em uma cuidadosa observação veem-se células típicas geralmente dispostas em torno dos vasos. No padrão tipo Hodgkin, como o nome indica, simula o subtipo esclerose nodular do Linfoma de Hodgkin (LH) pela presença de nódulos envoltos por fibrose e células que mimetizam a célula de Reed-Sternberg. O LGCA ALK- possui espectro morfológico semelhante ao LGCA ALK+, a exceção da variante de célula pequena que não é descrita. O marcador clássico que inclusive diferenciou inicialmente esse linfoma como entidade é o CD30 (Ki-1), fortemente positivo nas células grandes, tanto na membrana nuclear com um ponto (*dot*) na região do Golgi (Figura 53.5 F). Quanto aos marcadores T, o CD3, utilizado com maior assiduidade, é negativo em 75% dos casos. Já o emprego do CD2, CD4 e CD5 aumenta a positividade para 70%. O anticorpo decisivo para separar os LGCA é o ALK. Pode ser positivo no núcleo, na membrana nuclear e no citoplasma na dependência do tipo de translocação apresentada (Figura 53.5 C).

▶ Leucemia/Linfoma de Células T do Adulto (LLTA)

A LLTA é uma doença sistêmica causada pelo retrovírus HTLV-1 e se manifesta, em geral, por um quadro leucê-

Capítulo 53 • Classificação Morfológica e Aspectos Histológicos Principais dos Linfomas Não-Hodgkin mico agudo ou por envolvimento nodal. Morfologicamente o aspecto ganglionar distingue-se de outros Linfomas T Periféricos (LTP) por suas células médias e grandes com marcado pleomorfismo nuclear e nucléolo proeminente. Observam-se células gigantes com núcleo polilobado ou convoluto (*flower cells*). O ambiente inflamatório, próprio dos LTP pode estar presente, em particular pela presença dos eosinófilos. As células tumorais expressam CD3, na maioria das vezes são CD4+/CD8- e podem ser positivas para o CD30, o que provoca o diagnóstico diferencial com o LGCA, subtipo ALK-. As outras formas clínicas descritas, crônica e indolente, podem anteceder as formas leucêmica e linfomatosa. Entretanto, do ponto de vista morfológico possuem pouca representação. Na forma crônica os pacientes podem ter linfócitos atípicos no sangue periférico, e na forma indolente, lesão cutânea ou pulmonar. Diante de um quadro histológico sugestivo de LLTA, o patologista deve sugerir ao clínico a pesquisa do HTLV-1.

▶ Linfomas de células T/NK, predominantemente extranodais

Dois outros linfomas, além do **linfoma de células NK/T nasal** já comentado, possuem localização extranodal preferencialmente. O **Linfoma de células T associado à Enteropatia** (LT-E) compromete o intestino delgado com ulceração da mucosa e, embora tenha este nome, pode ou não estar associado à doença celíaca. Poucos apresentam a doença desde a infância, sendo a maioria já adultos ou diagnosticados simultaneamente com o linfoma. Origina-se da transformação das células T intraepiteliais e morfologicamente são polimórficos pelo encontro de células inflamatórias, em particular histiócitos e eosinófilos, de permeio as células neoplásicas. Estas são médias ou grandes, de citoplasma eosinofílico, núcleo redondo ou angulado e nucléolo proeminente. Essa infiltração da parede pode levar à perfuração intestinal, até como primeira manifestação do LT-E. O **linfoma de células T hepatoesplênico** é uma doença pouco frequente que incide de preferência em jovens. Morfologicamente apresenta-se com infiltração sinusoidal no fígado e no baço, mas é em geral diagnosticado através da biópsia de medula óssea. A imunomarcação com o CD3 salienta o padrão sinusoidal e levanta a suspeita diagnóstica dessa entidade.

▶ Linfomas T/NK de apresentação leucêmica

Além da **leucemia/linfoma de célula T do adulto** já comentada, outras cinco entidades possuem predomínio de apresentação leucêmica. A **leucemia prolinfocítica de células T**, antigamente conhecida como LLC-T, se apresenta com linfadenopatia generalizada e hepatoesplenomegalia. Compromete em geral adultos, e as células circulantes são pequenas e médias com núcleo redondo ou irregular, nucléolo evidente e citoplasma basofílico sem grânulos. Quando infiltra gânglio linfático, acomete a região paracortical e poupa os folículos. As células expressam CD2, CD3, CD7, e o fenótipo mais comum é CD4+/CD8-. **A leucemia linfocítica de células T grandes granulares** não se apresenta com massa ganglionar. É caracteristicamente indolente, não progride, e para muitos autores a denominação ideal seria linfocitose clonal em vez de leucemia. A presença dos grânulos azurófilos no citoplasma abundante distingue a célula neoplásica circulante, além do típico fenótipo de célula T supressora (CD3+, CD8+). A infiltração de medula óssea é intersticial ou intrasinusoidal, e o CD8 é muito útil para individualizar esse infiltrado. Na classificação de 2008, a **doença linfoproliferativa crônica de células NK** foi separada da anterior e incluída como entidade provisória. Morfologicamente semelhantes tanto no sangue periférico como na biópsia de medula óssea, são diferenciadas pela expressão do CD3 citoplasmático (CD3 de superfície é negativo), CD16 e uma marcação tênue pelo CD56. Possui também quadro indolente e a doença progride com linfocitose e uma piora da citopenia em alguns casos. Já a **leucemia agressiva de células NK** possui um espectro morfológico que varia desde células circulantes idênticas às anteriores até células pleomórficas com núcleo irregular, nucléolo proeminente e citoplasma basofílico. O fenótipo é o de célula NK (CD3 citoplasmático e CD56 positivos). Como o nome indica, é uma doença grave, com curso fulminante. Por último, a **doença linfoproliferativa sistêmica de célula T EBV da infância,** já outrora descrita como mononucleose infecciosa fatal, é uma doença claramente ligada ao linfócito T/EBV+.

▶ Linfomas T/NK de localização cutânea

A **Micose Fungoide** (MF) representa de longe o linfoma cutâneo mais comum, sendo responsável pela metade dos diagnósticos feitos na pele. O quadro tradicional inclui o clássico microabscesso de Pautrier, definido pela infiltração de linfócitos pequenos na epiderme com núcleo de aspecto cerebriforme. O padrão morfológico da **Síndrome de Sézary** (SS) na biópsia cutânea é indistinguível da MF. Ambas podem ter quatro estágios (I-IV), de acordo com o envolvimento da pele (em placa ou tumoral), do sangue periférico (de acordo com o número de células circulantes) e do gânglio linfático. O comprometimento ganglionar é classificado de acordo com o grau de infiltração do órgão pelo linfoma. No estágio inicial (N1), as células mononucleares cerebriformes estão ausentes e observa-se uma linfadenopatia dermatopática com presença de linfócitos atípicos isolados ou formando pequenos grupamentos. No estágio intermediário (N2) são vistas células cerebriformes esparsas e, no final (N3), o gânglio é parcial ou totalmente substituído pelo linfoma com muitas células cerebriformes. O típico imunofenótipo dessas doenças é CD2+, CD3+, CD5+, CD4+ e CD8-. Raros casos, principalmente em crianças, são CD8+ e devem ser considerados com a mesma doença. O segundo grupo mais comum é composto pelas **doenças linfoproliferativas de células T CD30 positivas primárias da pele**. O espectro morfológico varia de um quadro polimórfico com esparsas células grandes, tipo Reed-Sternberg, CD30+ em meio a células inflamatórias, como linfócitos pequenos, histiócitos, eosinófilos e neutrófilos. Esses achados compõem o aspecto clássico da **papulose linfomatoide – PL** (tipo A). Por vezes as células grandes formam grupamentos com poucas células inflamatórias (tipo C) e raramente acompanha infiltrado epidermotrópico com pequenas células cerebriformes semelhante à MF (tipo B). No outro extremo desae grupo de doenças, o quadro histológico mostra um infiltrado com grupamento de células grandes e coesivas positivas para o CD30, sem tropismo pela epiderme e constitui o **Linfoma de Grandes Células Anaplásicas Primário da pele (LGCA-pele).** As células grandes trazem as características da morfologia anaplásica e mostram núcleo redondo, oval ou reniforme, nucléolo eosinofílico proeminente e citoplasma abundante. Entre esses padrões é descrito os casos limítrofes (*borderline*), em que uma distinção entre a PL e o LGCA-pele não pode ser feita, mesmo com correlação clínico-patológica. A maioria desses casos se define durante a evolução. Em todas essas formas, além do CD30, as células expressam CD4 e são negativas para o EMA e ALK. Um terceiro grupo é formado pelos **linfomas de células T periféricos primários da pele, subtipos raros.** Nesta categoria incluem-se: o **linfoma de células T gama-delta primário da pele, o linfoma agressivo de células T citotóxicas CD8 positivas, epidermotrópico primário da pele e o linfoma de células T pequenas/médias CD4 positivas, primário da pele.** Para concluir este diagnóstico, é primordial excluir as formas secundárias cutâneas do linfoma T periférico, assim como a micose fungoide. Por último, uma doença rara que atinge o subcutâneo se manifesta como uma paniculite e se caracteriza por uma infiltração de células T citotóxica, αβ. O **Linfoma de Célula T Subcutâneo Paniculite-Símile (LT-SPS)** infiltra na gordura subcutânea e as células apresentam núcleo redondo hipercromático, com nucléolo inconspícuo e citoplasma pálido abundante. Nesse infiltrado notam-se histiócitos vacuolados pela presença de material lipídico ingerido. Caracteristicamente, poupa a derme e a epiderme. Há uma forma γδ que infiltra a derme e a epiderme e pode, inclusive, ulcerar.

NEOPLASIAS DE CÉLULAS LINFOIDES PRECURSORAS – LEUCEMIA/LINFOMA LINFOBLÁSTICO

Estas entidades, ao contrário de todas as que vimos, que representavam processos linfoproliferativos de células periféricas, surgem de células precursoras. São originadas no timo ou na medula óssea, conforme a sua linhagem T ou B, respectivamente. São definidas, por convenção, como linfomas quando a apresentação clínica for de massa tumoral com nenhuma ou só mínima evidência do comprometimento do sangue periférico ou da medula óssea. Morfologicamente, o quadro é muito sugestivo pelo aspecto da célula neoplásica pequena ou média, com citoplasma inaparente, núcleo redondo ou convoluto com cromatina frouxa ("aspecto sujo") e nucléolos pequenos. Devido ao alto índice proliferativo e apoptótico, o padrão "céu estrelado", comumente visto no linfoma de Burkitt, também pode ser detectado. A positividade para Tdt (*Terminal Deoxynucleotidyl Transferase*) é o marcador mais específico de célula precursora tanto para origem B como T. Na **Leucemia/Linfoma Linfoblástico de Células B (LLL-B)** os linfoblastos são ainda CD19+, CD79a+, CD22+ (os dois últimos citoplasmáticos) CD10+, PAX5+ na maioria dos casos e expressão variável do CD20 e CD34. Já na **Leucemia/Linfoma Linfoblástico de Células T (LLL-T),** o linfoblasto expressa os marcadores mais precoces: CD3, CD7, com CD4 e CD8 negativos. Pode haver também coexpressão do CD4/CD8. Auxiliam na definição de célula precursora, além do Tdt, a positividade com CD99, CD34 e CD1a. Clinicamente a LLL-B envolve de preferência a pele, partes moles, osso e linfonodos, enquanto a LLL-T compromete com frequência o timo através de massa do mediastino. No entanto, a infiltração pode compreender qualquer sítio nodal ou extranodal, mas é rara sem o envolvimento mediastinal. Algumas formas de LLL-B são classificadas à parte por estarem relacionadas a alterações genéticas recorrentes, como a t(9;22) – BCR-ABL1, t(v;11q23), t(12;21), t(5;14), t(1;19), ou com perda (hipodiploidia) ou ganho de cromossomos (hiperdiploidia).

REFERÊNCIAS CONSULTADAS

1. Bennet MH, Farrer-Brown G, Henry K, et al. Classification of non-Hodgkin's lymphoma. Lancet. 1974;2:405-6.
2. Berard CW, Dorfmann RF. Histopathology of malignant lymphomas. Clin Hematol. 1974;3:39-76.
3. Dorfman RF. Classification of non-Hodgkin's lymphomas. Lancet. 1974;1:1295.
4. Harris NL, Jaffe ES, Diebold J, et al. WHO classification of Tumours of Haematopoietic and Lymphoid Tissue. IARC. Lyon. 2001.
5. Harris Nl, Jaffe Es, Stein H, et al. A revised European-American classification of lymphoid neoplasms: a proposal from the International Lymphoma Study Group. Blood. 1994;84:1361-92.
6. Issacson PG. Gastrointestinal lymphomas and lyphoide hyperplasias. In: Knowles DM (ed.). Neoplastic Hematopathology. Baltimore: Williams & Wilkins, 1982. p.953-78.
7. Jaffe ES. Society for Hematopathology Program [abstracts]. Introduction to the WHO classification. Am J Surg Pathol. 1997;21(1):114-21.

8. Jaffe ES. The role of immunophenotypic markers in the classification of non-Hodgkin's lymphoma. Semin Oncol. 1990;17:11-9.

9. Kay HEM. Classification of non-Hodgkin's lymphomas (letter). Lancet. 1974;ii:586.

10. Knowles DM, Chadburn A, Inghirami G. Immunophenotypic markers useful in the diagnosis and classification of hematopoietic neoplasms. In: Knowles DM (ed.). Neoplastic Hematopathology, Baltimore, MD, Williams & Wilks, 1992. p.73-167.

11. Lennert K, Feller AC. Histopathology of Non-Hodgkin's Lymphomas. Berlin, Heidelberg, New York: Springer, 1992.

12. Lennert K, Feller AC. Histopathology of the non-Hodgkin's lymphoma. Berlin, Springer-Verlag, 1992. p.16.

13. Lennert K, Gérard-Marchant R, Hamlin I, et al. Classification of non-Hodgkin's lymphomas. Lancet, 1974; II: 406-8.

14. Lukes RJ, Collins RD. Immunologic characterization of human malignant lymphomas. Cancer 1974; 34: 1488-503.

15. Lukes RJ et al. Report of the nomenclature committee. Cancer Res. 1966;26:1311.

16. Mann RB, Berard CW. Criteria for the cytologic subclassification of follicular lymphomas: A proposed alternative method. Hematol Oncol. 1983;1:187-92.

17. Mathe G, Rappaport H, O'Conor GT, et al. Histological and cytological typing of neoplastic diseases of hematopoietic and lymphoid tissues. In: WHO International Histological Classification of Tumours, Non. 14, Geneva, World Health Organization, 1976.

18. Rappaport H. Tumors of the Hematopoietic System. Atlas of Tumor Pathology, Armed Fordes Institute of Pathology, 1966, section 3, pt 8.

19. Rosenberg AS et al. National Cancer Institute sponsored study of classification of non-Hodgkin's lymphoma: summary and description of a working formulation for clinical usage. Cancer. 1982;49:2112-35.

20. Stansfeld AG, Diebold J, Lennert K et al. Updated Kiel classification for lymphomas. Lancet. 1988; I: 292-3.

21. Stetler-Stevenson M, Medeiros LJ, Jaffe Es. Immunophenotypic methods and findings in the diagnosis of lymphoproliferative diseases. In: Jaffe ES (ed.). Surgical Pathology of the Lymph Nodes and Related Organs. Philadelphia, Pennsylvania. W.B. Saunders Company, 1995. p.22-57.

22. Swerdlow SH, Campo E, Harris NL, Jaffe ES, Pileri SA, Stein H, et al. (eds.). WHO classification of Tumours of Haematopoietic and Lymphoid Tissue. IARC. Lyon, 2008.

capítulo • 54

Linfomas Indolentes

Cármino Antonio de Souza • Márcia Torresan Delamain

INTRODUÇÃO

Os linfomas indolentes correspondem a aproximadamente 40% dos linfomas diagnosticados. Em linhas gerais, têm um crescimento lento, com baixo índice de proliferação celular. A sintomatologia pode ser frustra, podendo acompanhar os pacientes por vários anos, mesmo antes de ser realizado o diagnóstico.[1] A faixa etária de acometimento é habitualmente mais elevada (acima dos 60 anos de idade), independente do sexo. É um grupo de doenças consideradas incuráveis, porém tratáveis, com as quais na maioria dos casos os pacientes convivem sem necessariamente precisar de algum tipo de tratamento imediato. A observação clínica sem tratamento pode ser uma conduta na prática clínica aceitável para esses tipos de linfomas.[2,3]

Neste capítulo, abordaremos os linfomas indolentes mais frequentes, que são: o linfoma folicular, os linfomas da zona marginal (que são três subtipos: MALT, linfoma esplênico da zona marginal e linfoma nodal da zona marginal) e o linfoma linfoplasmocítico (entidade descrita tradicionalmente com a denominação de macroglobulinemia de Waldenstrom). Apesar de não ser propriamente um linfoma indolente, por razões editoriais, trataremos também neste capítulo do linfoma das células do manto.

LINFOMA FOLICULAR

O linfoma folicular corresponde a 70% dos linfomas indolentes e cerca de 22% de todos os casos de linfomas não Hodgkin. Esta incidência tem aumentado nas últimas décadas. Há relato de 24 mil novos casos diagnosticados a cada ano nos EUA.[3] A média de idade dos pacientes ao diagnóstico é de 60 anos, e há discreto predomínio no sexo masculino. É mais prevalente na raça branca, quando comparado com ascendência negra, e rara em asiáticos.[4] Os pacientes, em geral, apresentam linfonodomegalia periférica, assintomática, não dolorosa, de crescimento lento, sintomas gerais leves que podem passar despercebidos. No entanto, quando o diagnóstico é confirmado, habitualmente o paciente já se encontra em estádios clínicos mais avançados da doença.[5,6] Cerca de 70 a 80% dos casos encontram-se, ao diagnóstico, entre os estágios II e IV de Ann Arbor.[7] O envolvimento da medula óssea é frequente e, em contrapartida, os sintomas B são raros.

A histologia do linfoma folicular demonstra o predomínio de linfócitos de pequenos a médio tamanho, alguns agrupados, com núcleo clivado (centrócitos), e em menor proporção ocorre a presença de centroblastos; células maiores podem ser observadas. A imunofenotipagem demonstra a expressão de antígenos de células B (CD20+), presença de kappa/lambda, CD10+, CD5-, CD23+, CD43- e bcl-2+, ciclina D1 negativo.[4] A alteração genética mais comum encontrada é a t(14;18), presente em 70 a 95% dos casos, que justapõe o gene bcl-2 com lócus na cadeia pesada da imunoglobulina.[6,8]

Assim como todos os casos suspeitos de doença onco-hematológica, o diagnóstico e o estadiamento são baseados no exame físico detalhado, na análise de exames laboratoriais, hematológicos e bioquímicos. Os exames de imagem também são obrigatórios, como a realização de tomografia de tórax, abdômen e pelve. A biópsia da medula óssea deve ser feita a fim de confirmar presença de infiltração medular pelo linfoma. O exame PET [2-(18F)-Fluora-2-Deoxy-D-Glicose] (FDG) é de valia em casos selecionados, quando é necessário confirmar estádio precoce da doença e definir a conduta terapêutica, além de contribuir na decisão do local a ser biopsiado, seja de uma lesão suspeita ou de uma possível área de transformação do linfoma.[9]

A manifestação clínica mais usual do linfoma folicular é a presença de conglomerados de linfonodos, múltiplos, frequentemente localizados na região retroperitoneal (linfonodos para-aórticos). O envolvimento extranodal é comum, inclui tecido linfático (baço e anel de Waldeyer) e também órgãos não linfáticos. A esplenomegalia é comum, assim como a presença de massa tumoral solitária, acompanhada de múltiplos nódulos e infiltração difusa. Dentre os órgãos não linfáticos mais acometidos podemos citar: fígado, trato gastro intestinal e pulmões. Outros órgãos ou tecidos, como a glândula parótida, tireoide, mama, testículo, órbita, osso, pele e tecido subcutâneo, são locais menos acometidos por esse tipo de linfoma.[10]

Estadiamento do linfoma folicular

O estadiamento do linfoma folicular deve ser aplicado da maneira mais precisa possível, levando-se em conta todos os exames laboratoriais e de imagem realizados, já que a decisão terapêutica dependerá também da extensão da doença.

O índice FLIPI (Índice Internacional de Prognóstico para o Linfoma Folicular)

O "FLIPI" foi desenvolvido para o linfoma folicular em 2004.[11] Esse sistema de classificação prognóstica tem como objetivo selecionar o melhor tratamento e a melhor estratificação clínica do paciente. Cinco fatores prognósticos adversos foram selecionados a partir de extensa análise multivariada: idade > 60 anos, estádio de Ann Arbor III ou IV, nível de hemoglobina < 12g/dL, número de sítios nodais acometidos > 4, nível sérico de LDH. Três grupos foram então definidos, como baixo (zero a um fator de risco), intermediário (dois fatores de risco) e alto (três ou mais fatores de risco). A sobrevida global avaliada para esses três grupos de pacientes em cinco anos foi de 90,6%, 77,6% e 52%, respectivamente, e em dez anos, de 70%, 50% e 35%, respectivamente.

Uma nova versão do FLIPI chamada FLIPI -2 foi introduzida mais recentemente, e utiliza cinco parâmetros para análise, sendo eles a β2-microglobulina acima do limite superior, maior diâmetro do maior linfonodo envolvido > 6 cm, medula óssea acometida, nível de Hb < 12g/dL e idade > 60 anos. Utilizando esses parâmetros, foram criados três grupos de risco: baixo, intermediário e alto, que apresentam uma sobrevida em três anos de 99, 96 e 84%, respectivamente.[12]

As opções terapêuticas para pacientes recém-diagnosticados são muito variadas, podendo corresponder apenas a observação clínica e laboratorial (*watch and wait*) para casos de estádios muito precoces e sem sintomatologia associada até tratamentos mais agressivos que envolvem o transplante de medula óssea.

Tratamento da doença precoce

Aproximadamente 10 a 20% dos pacientes com linfoma folicular apresentam doença limitada, em estádio I/II, e metade deles atingem remissão duradoura com a radioterapia em campos envolvidos. Podemos citar o estudo epidemiológico *Surveillance, Epidemiology, and End Results* (*SEER database*), no qual foram analisados 6.568 pacientes com linfoma folicular, estádios I e II, diagnosticados entre 1973 e 2004. Nesse estudo, pacientes que receberam radioterapia atingiram altas taxas de sobrevida relacionada a doença aos cinco (90% *versus* 81%), dez (79% *versus* 66%) e aos 20 (63% *versus* 51%) anos e altas taxas de sobrevida global aos cinco (81% *versus* 71%), dez (61% *versus* 48%) e aos 20 (35% *versus* 23%), quando comparados com pacientes que receberam outras linhas terapêuticas.[13]

Naqueles selecionados com estádios I e II, a observação clínica também é uma conduta aceitável mediante o acompanhamento desses pacientes.[14]

A monoterapia com Rituximabe – anticorpo monoclonal anti-CD20, tem sido descrita em alguns estudos clínicos, em pacientes recém-diagnosticados com doença precoce. Esses pacientes receberam uma dose semanal de Rituximabe (375 mg/m²), em um total de quatro aplicações. Para os com doença inicial, sem grande massa, nível sérico de LDH dentro da normalidade, sem sintomas B e sem esplenomegalia, foi observada taxa de remissão completa em 73% deles.[6,14-16]

Tratamento da doença avançada

A grande maioria dos pacientes que apresentam doença avançada (estádios III e IV) e que apresentam sintomatologia associada à doença de base necessita de tratamento sistêmico imediato. A atividade de doença pode ser mensurada de acordo com alguns critérios estabelecidos. O *Groupe d'Estude des Lymphomes Folliculaires* (GELF) publicou em 1997 os critérios utilizados para mensurar a atividade de doença e que podem auxiliar o momento da indicação terapêutica. Eles podem ser descritos como: 1) presença de grande massa tumoral > 7 cm, ou presença de esplenomegalia sintomática ou mais de três áreas nodais acometidas; 2) presença de sintomas sistêmicos (febre > 38 por mais de cinco dias, sudorese ou perda de peso superior a 10%); 3) níveis elevados de LDH ou β2 microglobulina. Esse estudo clínico randomizado comparou observação *versus* tratamento imediato e mostrou que aqueles que foram tratados não obtiveram sobrevida maior. Ainda não há dados validados na era dos anticorpos monoclonais.[16-18]

Terapia de primeira linha da doença avançada

Estudos multicêntricos prospectivos randomizados comprovaram a eficácia e a duração da resposta nos pacientes tratados em primeira linha com esquemas quimioterápicos associados ao Rituximabe. No entanto, ainda não está plenamente estabelecido qual o melhor esquema quimioterápico a ser associado ao anticorpo monoclonal no tratamento de primeira linha para esses pacientes.[19] No estudo randomizado multicêntrico utilizando esquema "CVP" (Ciclofosfamida, Vincristina e Prednisona) *versus* "R-CVP", a resposta obtida para o grupo que recebeu o Rituximabe foi de 81%, comparado com 57% do braço que recebeu apenas "CVP".[19,20] Outro estudo comparou o esquema "CHOP" (poliquimioterapia associada a Doxorrubicina) *versus* "R-CHOP" e obteve como resultados: resposta global foi de 96% para o esquema "R-CHOP" comparado com 90% para o esquema "CHOP", e o grupo de pacientes que recebeu "R-CHOP" apresentou melhor duração de resposta.[21]

Outro importante estudo demonstrou maior benefício no grupo de pacientes que receberam esquema "R-FCM" (Rituximabe associado à Fludarabina, Ciclofosfamida e Mitoxantrone) *versus* "FCM".[22] Em todos esses estudos, a adição do Rituximabe foi bem tolerada, acompanhada de um pequeno número de reações adversas graus 3 e 4 relacionadas ao uso do anticorpo monoclonal. [22,23]

Recentemente, o estudo conduzido pelo grupo italiano, com a participação de mais de 500 pacientes portadores de linfoma folicular estádios II a IV, comparou o tratamento em primeira linha com os esquemas R-CVP, R-CHOP e R-FM. Análises preliminares demonstraram que o esquema R-CVP está associada a taxa inferior a três anos de falha de terapia (47%) comparada com R-FM (60%) e R-CHOP (57%). No entanto, os pacientes que receberam o esquema R-CHOP apresentaram melhor perfil de toxicidade quando comparado ao esquema R-FM, sugerindo que o esquema R-CHOP pode ser considerado um esquema terapêutico de primeira linha, adequado para esses pacientes.[24]

Outros agentes quimioterápicos têm sido reportados no tratamento do linfoma folicular. Há alguns estudos clínicos em andamento, como o uso da Bendamustina associado ao Rituximabe (B+R) comparado com R-CHOP. Resultados preliminares demonstraram maior taxa de remissão completa (40% *versus* 30%, p = 0.03) a favor dos pacientes que receberam B + R.[25]

▶ Tratamento de manutenção

Os pacientes que não receberam Rituximabe em primeira linha podem se beneficiar do esquema de manutenção, que contempla uma dose de Rituximabe (375 mg/m²) a cada oito ou 12 semanas por um período de dois anos consecutivos. Assim como aqueles pacientes que se encontram em recidiva da doença após tratamento anterior em que foi utilizado o Rituximabe. O esquema da manutenção em primeira linha foi avaliado por meio do estudo PRIMA.[26]

Esse estudo envolveu 1.217 pacientes com linfoma folicular recém-diagnosticado. Todos eles receberam em primeira linha tratamentos com Rituximabe associado a esquema poliquimioterápico e a seguir foram randomizados entre dois braços: observacional *versus* manutenção. Os resultados desse estudo mostraram que após dois anos de acompanhamento, 82% dos pacientes tratados com Rituximabe em manutenção encontravam-se em remissão, comparativamente com 66% dos que permaneceram em observação. Aqueles que receberam o Rituximabe como manutenção apresentaram risco reduzido de progressão da doença em cerca de 50%.[26]

Apesar do grande avanço terapêutico e da disponibilidade de anticorpo monoclonal, o linfoma folicular ainda é considerado uma doença incurável. O papel do transplante de medula óssea nesse cenário ainda é controverso. Alguns estudos randomizados e controlados têm avaliado o papel do autotransplante como terapia de consolidação na primeira remissão, porém os resultados não denotam benefício na sobrevida global em nenhum desses estudos, não havendo, portanto, recomendação desse procedimento na primeira remissão. Para os pacientes recidivados e que apresentam doença quimiossensível, o autotransplante pode ser considerado uma ferramenta terapêutica eficaz, mas mesmo nesse cenário a indicação devera ser feita caso a caso.[27]

LINFOMAS DE CÉLULAS DA ZONA MARGINAL

Os Linfomas da Zona Zarginal (MZL) incluem três subtipos, classificados dependendo do local de acometimento: linfoma extranodal B da zona marginal associado a Tecido Linfoide de Mucosa (MALT); linfoma esplênico da zona marginal; linfoma nodal da zona marginal. Representam um grupo de linfomas originários do linfócito B, presentes em diversas localizações dos órgãos linfoides (baço e linfonodos) e tecidos não linfoides (mucosa, pele, órbita, conjuntiva).[28] Apesar de esses linfomas apresentarem em comum a mesma célula originária e similaridade em relação aos agentes etiológicos (estimulação antigênica por meio de patógenos e/ou autoantígenos), a apresentação clínica é muito diferente, bem como os sintomas relacionados à localização de cada um.

Quanto à epidemiologia, compreendem de 5 a 17% de todos os Linfomas Não Hodgkin (LNH). O MALT é o subtipo mais frequente, representa entre 50 e 70% dos linfomas da zona marginal e 7% a 8% dos LNH. O esplênico e o nodal representam, respectivamente, 20 e 10% dos linfomas da zona marginal e ambos, menos de 1% de todos os LNH. A maioria dos casos ocorre em adultos, com média de idade em torno de 60 anos.[29,30]

Estudos indicam que esses tipos de linfoma estão associados à estimulação antigência crônica, que pode se dar por intermédio de autoantígenos e de patógenos microbianos, induzindo um acúmulo de tecido linfoide em locais específicos para cada tipo de linfoma mencionado, seja em mucosa ou órgãos que contêm tecido linfoide para tipo MALT, no baço para linfoma esplênico e linfonodos para linfoma nodal, ambos da zona marginal.[31]

Em casos de autoimunidade, algumas doenças estão associadas ao risco aumentado para desenvolver linfoma MALT, como tireoidite de Hashimoto, síndrome de Sjögren, pneumopatia linfoide intersticial. Em relação aos patógenos mencionados, *Helicobacter pylori* é associado ao linfoma MALT gástrico.[32] A Borrelia burgdorferi é outro patógeno que pode estar associado à doença de Lyme e ao linfoma MALT cutâneo.[33] O agente *Campylobacter jejuni* está associado à doença imunoproliferativa do intestino delgado, *Chlamydia psittaci* com linfoma MALT ocular, que acomete a conjuntiva. O vírus da hepatite C está associado aos três subtipos de linfoma da zona marginal. A identificação desses patógenos como agentes linfomagênicos têm importante implicação terapêutica para essas doenças.[34-37]

Capítulo 54 • Linfomas Indolentes **523**

Em relação aos imunofenótipos, são CD20 positivos (linhagem B); CD5, CD23, CD43 e BCL-1 negativos. São CD10 negativos, o que os diferencia dos linfomas foliculares. Os extranodais de zona marginal são BCL-2 positivos.[31]

▶ Linfomas tipo MALT (associados às mucosas)

A maioria dos pacientes com linfoma tipo MALT apresenta doença localizada ao diagnóstico. Tem histórico arrastado, bom *performance status* e ausência de sintomas B. Na análise laboratorial, os níveis de LDH e β2 microglobulina encontram-se dentro dos padrões de normalidade. No entanto, lesões multifocais podem estar presentes em cerca de 30% dos casos. A disseminação da doença pode ocorrer tanto em regiões da mucosa acometida, como acometer o baço, a medula óssea e o fígado. O envolvimento da medula óssea pode ocorrer em 2 a 20% dos casos. Localizações mais frequentes: estômago, intestino, pulmão, tireoide, glândulas salivares, pele, órbita e mama.[38]

O estadiamento da doença deve ser feito baseado na realização de tomografia computadorizada de tórax, abdômen e pelve, exames laboratoriais (LDH, β2 microglobulina, eletroforese de proteína sérica, avaliação da função hepática e renal, sorologias para hepatite B, C) e biópsia de medula óssea. Exames complementares específicos devem ser solicitados, dependendo da localização dos sintomas no momento do diagnóstico, conforme demonstrado na Tabela 54.1.

O aspecto morfológico é de proliferação de células de pequeno tamanho. Podem apresentar diferenciação plasmocítica em meio a quadro de padrão reacional. As células neoplásicas se posicionam ao redor do folículo e invadem o epitélio da mucosa. Na manifestação extranodal há presença de lesão linfoepitelial, que é caracterizada por três ou mais células da zona marginal com distorção ou destruição do epitélio.[38]

O linfoma MALT gástrico é o mais comum e de maior prevalência. A etiologia é o fator desencadeante da lesão e está intimamente associada à presença da bactéria *Helicobac-*

ter pylori. A apresentação clínica pode corresponder a sintomas inespecíficos do trato gastrointestinal, como dispepsia, dor epigástrica, náusea e algumas manifestações crônicas, como anemia secundária a quadro de sangramento.

Existem algumas propostas de classificação de estadiamento do linfoma tipo MALT gástrico. O Sistema de Estadiamento de Bleckledge é o recomendado desde 1993. A extensão do envolvimento da parede gástrica pode ser avaliada pela ultrassonografia endoscópica, utilizando-se o sistema de classificação TNM – inicialmente proposto para o carcinoma gástrico.

Na Tabela 54.2 (adaptado por Tahalom *et al.*, 2004),[39] podemos observar a comparação entre os diferentes sistemas de estadiamento do linfoma MALT gástrico.

Tratamento e fatores prognósticos

A abordagem terapêutica para os linfomas tipo MALT compreende o uso de drogas antimicrobianas, quimioterapia e radioterapia, dependendo da localização da doença e do patógeno identificado.

Nos casos localizados gástricos, a erradicação do *H. pylori* pode trazer remissão do linfoma em cerca de 60 a 80% dos casos. No entanto, para casos resistentes ao tratamento antimicrobiano, a radioterapia em doses reduzidas em campo envolvido pode ainda trazer excelente resultado. Imunoterapia com anticorpo monoclonal anti-CD20, com ou sem quimioterapia (agentes alquilantes ou Fludarabina), é mais indicada nos casos de doença disseminada, podendo alcançar 75% de remissão completa, com sobrevida livre de doença e sobrevida global de 50 e 75%, respectivamente.[40]

Pacientes com linfoma tipo MALT apresentam um prognóstico favorável, com sobrevida global entre 86 e 95%. Não há diferença estatisticamente significativa quando comparado os pacientes com ou sem acometimento do trato gastrointestinal ou estádio localizado ou avançado. Recorrências podem acontecer em diferentes sítios nodais e extranodais. A transformação histológica para linfoma de grandes células é relatada em menos de 10% dos casos. Os fatores prognósticos para linfoma tipo MALT são os mes-

Tabela 54.1

▶ Propedêutica recomendada para abordagem do linfoma tipo MALT.

Localização do sintoma	Exame complementar recomendado
Gástrico	Endoscopia digestiva alta com pesquisa de *H. pylori*
Intestinal	Colonoscopia, RX contrastado, pesquisa de *Campylobacter jejuni*
Pulmões	Lavado broncoalveolar, broncoscopia
Órbita	Ressonância magnética, exame oftalmológico, pesquisa de *Chlamydia psittaci*
Pele	Biópsia cutânea, pesquisa de *Borrelia burgdorferi*
Mama	Tomografia computadorizada

Tabela 54.2

▶ Comparação dos diferentes sistemas de estadiamento do linfoma MALT.

Estadiamento TNM	Estadiamento de Bleckledge	Sistema TNM adaptado ao linfoma gástrico	Estadiamento Ann Arbor	Extensão tumoral
I	Confinado ao trato gastrointestinal	T1N0M0	I E	Mucosa, submucosa
		T2N0M0	IE	Muscularis, própria
		T3N0M0	IE	Serosa
II	Extensão ao abdômen II1 = gânglios locais II 2 = gânglios distantes	T1-3 N1M0 T1-3 N2-M0	IIE IIE	Gânglios linfáticos perigástricos Gânglios linfáticos regionais mais distantes
III	Envolvimento serosa com tecidos ou órgãos adjacentes	T4N0M0	IE	Invasão de estruturas adjacentes
IV	Envolvimento extranodal disseminado ou nodal supradiafragmático	T1-4 N3M0 T1-4 N3M1	III E IV E	Gânglios linfáticos nos dois lados do diafragma/metástases distantes (medula óssea, locais extranodais)

TMN: tumor nodo-metástase
Adaptado de Yahalom *et al.*, 2004.

mos considerados para todos os tipos de linfomas, ou seja: *performance status* ruim, a doença de grande massa (*bulky*), os altos níveis séricos de LDH e β2 microglobulina e a dosagem sérica de albumina. A translocação t(11; 18) (q21; q21), específica para linfoma tipo MALT está presente entre 18 a 24% dos pacientes com acometimento de mucosa gástrica, está relacionada a resistência ao tratamento para erradicação do *H. pylori* e agentes alquilantes, mas não para o anticorpo monoclonal anti-CD20.[40-44]

▶ Linfoma da zona marginal esplênico

É raro, e sua apresentação clínica mais evidente é a esplenomegalia, que pode trazer sintomas compressivos associados a citopenias. A presença de pequenos linfonodos no hilo esplênico é evidenciada com frequência, no entanto a presença de linfonodos periféricos é pouco usual. A medula óssea encontra-se infiltrada em cerca de 95% dos casos. Em geral os níveis séricos de LDH e β2microglobulina encontram-se dentro da normalidade. Não é incomum os pacientes apresentarem, na eletroforese de proteína sérica, a presença de pico monoclonal do tipo IgM (componente M). Em alguns pacientes a primeira manifestação clínica pode ser autoimune: anemia hemolítica autoimune ou púrpura trombocitopênica imune.[44]

Pacientes com esplenomegalia moderada assintomática, com citopenias discretas, podem ser acompanhados sem necessidade de intervenção terapêutica imediata. A ausência de tratamento não influencia o curso natural da doença. Estima-se que esses pacientes podem conviver com a doença por até dez anos. Quando o tratamento está indicado (citopenias graves, esplenomegalia sintomática), a es-

plenectomia deve ser considerada como primeira escolha. Cerca de 90% dos pacientes apresentam excelente resposta com esse procedimento, tanto em relação à melhora clínica, como em relação à correção das citopenias. A quimioterapia baseada em agentes alquilantes (Clorambucil ou Ciclofosfamida) ou análogos da purina (Fludarabina), associada a anticorpo monoclonal anti-CD20, é relatada como tratamento eficaz, trazendo incremento nas taxas de sobrevida livre de progressão. Mas estudos prospectivos são necessários para confirmar tais resultados.[42-44]

A transformação para linfoma difuso de grandes células é rara, mas pode ocorrer em cerca de 10% dos pacientes. Com frequência a transformação é acompanhada de sintomas B, piora da *performance status*, disseminação da doença (nodal e extranodal), aumento de LDH.

▶ Linfoma nodal da zona marginal

Compreende apenas 1,5 a 1,8% de todas as neoplasias linfoides. Acomete adultos ao redor dos 60 anos, mesma proporção entre homens e mulheres. Clinicamente, há aparecimento de linfonodos periféricos; a medula óssea é acometida em menos de 50% dos casos. Os pacientes são assintomáticos com linfonodomegalia periférica generalizada. Citopenias são raras, e há alguns relatos de casos evidenciando associação do vírus da hepatite C. A sobrevida global desses pacientes em cinco anos é estimada entre 50 e 70%, sem presença de platô, sugerindo que a doença também não é curável. Estima-se o tempo de progressão entre um e dois anos. Em relação ao tratamento, incluem poliquimioterapia com ou sem antracíclicos, associado ao anticorpo monoclonal anti-CD20.[42-44]

Capítulo 54 • Linfomas Indolentes

▶ Linfoma linfoplasmocítico/ Macroglobulinemia de Waldenstrom (MW)

É uma neoplasia de linfócitos B pequenos, linfócitos plasmocitoides e plasmócitos. Usualmente envolve a medula óssea e por vezes os linfonodos e baço. Compreende cerca de 1,5% dos linfomas nodais, acomete adultos mais velhos, com idade superior a 63 anos e há discreto predomínio em pessoas do sexo masculino.[45] Clinicamente, os pacientes podem apresentar sintomas de anemia, fraqueza e perda de peso. Hepatomegalia, esplenomegalia ou adenomegalias são achados pouco frequentes. Em relação aos achados laboratoriais, há presença marcante do pico monoclonal na eletroforese de proteínas séricas devido à produção de IgM.[46] A síndrome de hiperviscosidade pode ocorrer em cerca de 30 a 70% dos pacientes, com manifestação clínica de hemorragias, problemas neurológicos, como cefaleia, tonturas, sonolência e diminuição do nível de consciência devido à lentidão do fluxo sanguíneo cerebral, distúrbios visuais, levando a hemorragia retiniana e exsudatos retinianos e dispneia. Esses sintomas geralmente ocorrem quando os níveis de IgM sérica estão acima de 3g/dL.[46]

Em relação aos imunofenótipos, as células neoplásicas expressam marcadores B como CD20, e são negativos para CD5 e CD10. Os plasmócitos são CD138 positivos e secretam a imunoglobulina monoclonal.[47]

A decisão de tratar deve levar em conta os níveis séricos das proteínas monoclonais (aumento laboratorial da IgM) e sinais e sintomas progressivos da doença: anemia (Hb < 10 g/dL), plaquetopenia (< que 100×10^9/L), linfonodomegalia significativa, organomegalia ou sintomas constitucionais. Complicações como hiperviscosidade, neuropatia periférica, insuficiência renal ou crioglobulinemia também deve ser levados em conta para a decisão terapêutica. As opções terapêuticas são os agentes alquilantes, em geral Clorambucil, análogos da purina (Fludarabina) associados ao anticorpo monoclonal anti-CD20. Nos pacientes com síndrome de hiperviscosidade, o tratamento de suporte com plasmaférese terapêutica é também recomendado.[48]

LINFOMA DAS CÉLULAS DO MANTO

E um dos subtipos que representa cerca de 5 a 7% de todos os linfomas não Hodgkin. Apesar de pertencer à classificação dos linfomas indolentes, apresenta um comportamento agressivo. Morfologicamente, é caracterizado pela presença de células linfoides com núcleo irregular, padrão nodular, mas também pode apresentar a forma difusa. As células neoplásicas expressam marcadores de células B: CD19, CD20, CD22 e CD79a.[49]

A alteração citogenética típica do linfoma de células do manto detectada é t[11; 14] [q13; q32], resultando na expressão da proteína ciclina-D1 na imuno-histoquímica. Há relatos de raros casos com t (11; 14) negativos.[50]

A maioria dos pacientes é diagnosticada em estádio avançado da doença (Ann Arbor III/IV), sendo que 90% dos casos com manifestação extranodal e 50% dos pacientes apresentam células neoplásicas circulantes. O trato gastrointestinal e o fígado são frequentemente acometidos. Nos casos de recidiva da doença, o sistema nervoso central pode estar acometido entre 4 e 20% dos casos. Cerca de 15% dos pacientes diagnosticados apresentam expressão clínica de linfoma indolente. No entanto, a rápida progressão da doença é a forma clínica mais frequente.[51]

Considerando o curso clínico agressivo da doença e a curta sobrevida global desses pacientes (entre três e quatro anos), a estratégia terapêutica ao diagnóstico é ainda tema de discussão.[51,52]

O tratamento quimioterápico convencional baseado em mono ou poli quimioterapia não trouxe o controle satisfatório da doença, como, por exemplo, o esquema "CHOP". O uso da Fludarabina como monoterapia apresentou moderada eficácia, e a associação desta com agentes alquilantes te demonstrado, em casos de recidivas, um relativo sucesso. A associação do anticorpo monoclonal anti-CD20 a esses esquemas quimioterápicos contribuiu com aumento de resposta entre 20 e 40% quando utilizado com esquema "CHOP".[52,53] Recentes estudos abordam a terapêutica de quimioterapia intensificada, seja com os protocolos "DHAP" ou "hyper-CVAD", aplicados como terapia de indução acompanhada por consolidação com terapia mieloablativa e transplante autólogo de célula progenitora periférica. A consolidação mieloablativa deve ser considerada na primeira remissão da doença em adultos jovens (até 65 anos de idade).[54-56]

O transplante alogênico com intensidade de dose reduzida também é uma opção terapêutica para pacientes com doença avançada após o transplante autólogo, baseado na perspectiva do efeito enxerto *versus* linfoma. Em um dos estudos pioneiros desse procedimento em pacientes com linfoma de células do manto recidivado e quimiossensível, a remissão completa ocorreu em 97% dos pacientes, e apenas 9% faleceram no primeiro ano pós-tratamento. O estudo também demonstrou que num *follow-up* de 56 meses, estimado em seis anos, a progressão livre de doença e sobrevida global foi de 46% e 53%, respectivamente.[57,58]

Novas drogas têm sido estudadas em diversos ensaios clínicos na terapêutica do linfoma de células do manto, tais como Bortezomibe, Talidomida, Lenalidomida e Temsirolimus, e os dados ainda encontram-se em fase de análise e desenvolvimento de pesquisas clínicas.[59,60]

REFERÊNCIAS BIBLIOGRÁFICAS

1. Ardeshna KM, Smith P, Norton A, et al. Long-term effect of a watch and wait policy versus immediate systemic treatment for asymptomatic advanced stage non-Hodgkin lymphoma: a randomised controlled trial. Lancet. 2003;362:516-22.

2. Horning SJ. Natural history and the therapy for the indolent non-Hodgkin's lymphomas. Semin Oncol. 1993;20:75-88.

3. A clinical evaluation of the International Lymphoma Study Group classification of non-Hodgkin's lymphoma. The non-Hodgkin's Lymphoma Classification Project. Blood. 1997;89:3909-18.

4. Groves, FD, Linet MS, Travis LB, et al. Cancer surveillance series: non-Hodgkin's lymphoma incidence by histological subtype in the United States from 1978 through 1995. J Natl Cancer Inst. 2000;92:1240-51.

5. Rosenberg SA. Follicular lymphoma revisited. J Clin Oncol. 2008;28:515-6.

6. Vitolo U, Ferreri AJM, Montoto S. Follicular lymphomas. Crit Rev Oncol Hematol. 2008;66:248-61.

7. Carbone PP, et al. Report of the Committee on Hodgkin's Disease Staging Classification. Cancer Res. 1971;31(11):1860-1.

8. Rohatiner AZS, Lister TA. The clinical course of follicular lymphoma. Best Pract Res Clin Haematol. 2005;18:1-10.

9. Matasar MJ, Zelenetz AD. Overview of lymphoma diagnosis and management. Radiol Clin North Am. 2008;46:199-211.

10. Cheson BD, Pfistner B, Juweid ME, et al. Revised response criteria for malignant lymphoma. J Clin Oncol. 2007;25:579-86.

11. Solal-Celigny P, Roy P, Colombat P, et al. Follicular lymphoma international prognostic index. Blood. 2004;104(5):1258-65.

12. Federico M, Bellei M, Marcheselli L, et al. Follicular Lymphoma International Prognostics Index 2: a new prognostic index for follicular lymphomma developed by the International Follicular Lymphoma Prognostic Factor Project. J Clin Oncol. 2009;27.

13. Pugh TJ, Ballonoff A, Newman F, Rabinovich R. Improved survival in patients with early stage low-grade follicular lymphoma treated with radiation: a Sueveillance, Epidemiology, and End Results database analysis. Cancer. 2010 Aug;15;116:3843-51.

14. Hayashi D, Lee JC, et al. Follicular non-Hodgkin's lymphoma. Clinical Radiol. 2010;65:408-20.

15. Friedberg JW. Treatment of follicular non-Hodgkin's lymphoma: the old and the new. Semin Hematol. 2008;45(Suppl.2):S2-S6.

16. Marcus R. Use of rituximab in patients with follicular lymphoma. Clin Oncol (R Coll Radiol). 2007;19(1):38-49.

17. Brice P, Bastion Y, Lepage E, et al. Comparison in low – tumor-burden follicular lymphomas between an initial no – treatment policy, prednimustine, or interferon alfa: a randomized study from the Groupe d'Estude des Lymphomes Folliculaires. Groupe d'Estude des Lymphomes de L'Adulte. J Clin Oncol. 1997;15:110-7.

18. Yong RC, Longo DL, Glatstein E, et al. The treatment of indolent lymphomas: watchful waiting v aggressive combined modality treatment. Semin Hematol. 1988;25:11-6.

19. Buske C, Hiddemann W, et al. Rituximab maintenance therapy in indolent NHL: a clinical review. 2006. Leuk Res. 30S1: S11-S15.

20. Marcus R, Imrie K, et al. CVP chemotherapy plus rituximab compared with CVP as first-line treatment for advanced follicular lymphoma. Blood. 2005;105:1417-23.

21. Hiddemann W, Kneba M, et al. Front-line therapy with rituximab added to the combination of cyclophosphamide, doxorubin, vincristine and prednisone (CHOP) significantly improves the outcome of patients with advanced stage follicular lymphoma as compared to CHOP alone – results os a prospective randomized study of the German Low Grade Lymphoma Study Group (GLSG). Blood. 2005;106:3725-32.

22. Fortpointner R, Dreyling M, et al. The addition of rituximab to a combination of fludarabine, cyclophosphamide, mitoxantrone (FCM) significantly increases the response rate and prolongs survival as compared with FCM alone in patients with relapsed and refractory follicular and mantle cell lymphomas: results of a prospective randomized study of German Low Grade Lymphoma Study Group (GLSG). Blood. 2004:104:3064-71.

23. Hochster HS, Weller E, Gascoyne RD, et al. Maintenance rituximab after CVP results in superior clinical outcome in advanced follicular lymphoma (FL): results of the E1496 phase III trial from the Eastern Cooperative Oncology Group and the Cancer and Leukemia Group B. Blood. 2005:106:106a(abstract 349).

24. Federico M. R-CVP vs R-CHOP vs R-FM for the initial treatment of patients with advanced stage follicular lymphoma. Preliminary results of FIL trial. Annals of Oncology (11th International Conference on Malignant Lymphoma 15-18 June 2011, Lugano (Switzerland) 2011; 2: 183-9, abstract 135.

25. Rummel M. Bendamustine plus Rituximab is superior in respect to progression free survival and CR rate compared to CHOP plus rituximab as first line treatment of patients with advanced follicular lymphoma. Blood. 2009;114.

26. Salles G, Seymour JF, et al. Rituximab maintenance for 2 years in patients with high tumor burden follicular lymphoma responding to rituximab plus chemotherapy (PRIMA): a phase 3, randomized controlled trial. Lancet. 2010;377:42-51.

27. Brown JR, Feng Y, Gribben JG, et al. Long-term survival after autologous bone marrow transplantation for follicular lymphoma in first remission. Biol Blood Marrow Trans. 2007;13(9):1057-65.

28. Maes B, De Wolf-Peeters C. Marginal zone cell lymphoma – na update on recent advances. Histopathology. 2002;40: 117-26.

29. Jaffe ES, Haris NL, Stein H, Vardiman JW. World Health Organization Classification of Tumours: Pathology and genetics of tumours of haematopoietic and lymphoid tissues. Lyon: IARC, 2001.

30. Thieblemont C, Felman P, Callet-Bauchu E, et al. Splenic marginal-zone lymphoma: a distinct clinical and pathological entity. Lancet Oncol. 2003;4:95-103.

31. Berger F, Felman P, Thieblemont C, et al. Non-MALT marginal zone B-cell lymphomas: a description of clinical presentation and outcome in 124 patients. Blood. 2000;95:1950-56.

32. Farinha P, Gascoyne R. Helicobacter pylori and MALT Lymphoma. Gastroenterology. 2005;128:1579-605.

33. Cerroni L, Zochling N, Putz B, Kerl H. Infection by Borrelia burgdorferi and cutaneous B- cell lymphoma. J Cutan Pathol. 1997;24:457-61.

34. Lecuit M, Abachin E, Martin A, et al. Immunoproliferative small intestinal disease associated with Campylobacter jejuni. N Engl J Med. 2004;350:239-48.

35. Ferreri M, Guidoboni M, Ponzoni M, et al. Evidence for an association between Chlamydia psittaci and ocular adnexal lymphomas. J Natl Cancer Inst. 2004;96:586-94.

36. Sagaert X, et al. Gastric MALT lymphoma: a model of chronic inflammation- induced tumor development. Nat Rev Gastroenterol Hepatol. 2010;7;6:336-46.

37. Arcaini L, Paulli M, Boveri E, et al. Splenic and nodal marginal zone lymphomas are indolent disorders at high hepatitis C virus seroprevalence with distinct presenting features but similar morphologic and phenotypic profiles. Cancer. 2004; 100:107-15.

38. Thieblemont C, Berger F, Dumontet C, et al. Mucosa-associated lymphoid tissue is a disseminated disease in one third of 158 patients analysed. Blood. 2000;95:802-6d.

39. Yahalom J, Isaacson PG, Zucca E.Extranodal Marginal Zone B-cell lymphoma of Mucosa-Associated Lymphoid Tissue. In: Non-Hodgkin´s Lymphoma, 2004. p.345-60.

40. Tsang R, Gospodarowicz M, Pintilie M, et al. Stage I and II MALT lymphoma: results of treatment with radiotherapy. Int J Radiat Oncol Biol Phys. 2001;50:1258-64.

41. Martinelli G, Laszlo D, Ferreri A, et al. Clinical activity of rituximab in gastric marginal zone non-Hodgkin's lymphoma resistant to or not eligible for anti-Helicobacter pylori therapy. J Clin Oncol. 2005;23:1979-83.

42. Bennett M, Schechter GP. Treatment of splenic marginal zone lymphoma: splenectomy versus rituximab. Semin Hematol. 2010;47;2:143-7.

43. Thieblemont C, Felman P, Berger E, et al. Treatment of splenic marginal zone B-cell lymphoma: an analysis of 81 patients. Clin Lymphoma. 2002;3:41-7.

44. Thieblemont C. Clinical Presentation and Management of Marginal Zone Lymphomas. ASH Education Program. 2005; 307-13.

45. Owen RG. Developing diagnostic criteria in Waldenström´s macroglobulinemia. Sem Oncol. 2003;30:196-200.

46. Dimopoulos MA, Panayiotidis P, Moulopoulos LA, Sfikakis P, Dalakas M. Waldenström´s macroglobulinemia: Clinical features, complications and management. J Clin Oncol. 2000;18:214-26.

47. Swerdlow SH, et al. Lymphoplasmacytic lymphoma. In: WHO Classification of Tumours of Haematopoietic and Lymphoid Tissues. 4th Ed, Swerdlow SH et al. (eds.). International Agency for Research on Cancer, Lyon, 2008. p.194-5.

48. Kyle RA, Treon SP, Alexanian R, Barlogie B, Björkholm M, et al. Prognostic markers and criteria to initiate therapy in Waldenström´s Macroglobulinemia: Consensus panel recommendations from the second international workshop on Waldenström´s macroglobulinemia. Sem Oncol. 2003;30:116-20.

49. Tiemann M, Schrader C, Klapper W, et al. Histopathology, cell proliferation indices and clinical outcome in 304 patients with mantle cell lymphoma (MCL): a clinicopathological study from the European MCL Network. Br J Haematol. 2005; 131:29-38.

50. Swerdlow SH, Campo E, Harris NL, et al. (eds.). WHO Classification of Tumours of Haematopoietic and Lymphoid Tissues. Lyon: IARC Press, 2008.

51. Herrmann A, Hoster E, Zwingers T, et al. Improvement of overall survival in advanced stage mantle cell lymphoma. J Clin Oncol. 2009;27:511-8.

52. Martin P, Chadburn A, Christos P, et al. Intensive treatment strategies may not provide superior outcomes in mantle cell lymphoma: overall survival exceeding seven years with standard therapies. Ann Oncol. 2008;19:1327-30.

53. Martin P, Chadburn A, Christos P, et al. Outcome of deferred initial therapy in mantle-cell lymphoma. J Clin Oncol. 2009;27:1209-13.

54. Howard OM, Gribben JG, Neuberg DS, et al. Rituximab and CHOP induction therapy for newly diagnosed mantle-cell lymphoma: molecular complete responses are not predictive of progression-free survival. J Clin Oncol. 2002;20:1288-94.

55. Lefrere F, Delmer A, Levy V, et al. Sequential chemotherapy regimens followed by high-dose therapy with stem cell transplantation in mantle cell lymphoma: an update of a prospective study. Haematologica. 2004;89:1275-6.

56. De Guibert S, Jaccard A, Bernard M, et al. Rituximab and DHAP followed by intensive therapy with autologous stem-cell transplantation as first-line therapy for mantle cell lymphoma. Haematologica. 2006;91:425-6.

57. Delarue R, Haioun C, Ribrag V, et al. RCHOP and RDHAP followed by autologous stem cell transplantation (ASCT) in mantle cell lymphoma (MCL): final results of a phase II study from the GELA [abstract]. Blood. 2008;112:581.

58. Khouri IF, Lee MS, Saliba RM, et al. Nonablative allogeneic stem-cell transplantation for advanced/recurrent mantle-cell lymphoma. J Clin Oncol. 2003;21:4407-12.

59. Zinzani PL, Witzig T, Vose JM. Efficacy and safety of lenalidomide oral monotherapy in patients with relapsed or refractory mantle cell lymphoma: results of an international study (NHL-003) [abstract]. Blood. 2008;112:262.

60. Witzig TE, Geyer SM, Ghobrial I, et al. Phase II trial of single-agent temsirolimus (CCI-779) for relapsed mantle cell lymphoma. J Clin Oncol. 2005;23:5347-56.

capítulo • 55

Linfomas de Células T/NK

Carlos Sérgio Chiattone • Sérgio Augusto Buzian Brasil

LINFOMAS DERIVADOS DA LINHAGEM T/NK

Os precursores imaturos dos linfócitos T, já comprometidos com essa linhagem migram para o timo, onde ocorre o processo de maturação, inicialmente no córtex e, posteriormente, na região medular do timo. Nele, os futuros linfócitos T, devido a ganhos e perdas de antígenos e pela destruição de células por processo de apoptose, tornam-se adequadas para o bom funcionamento do sistema imunológico.[1,2]

A neoplasia originada das células em sua fase pré-tímica e tímica é o linfoma linfobástico T. As neoplasias originadas de células em sua fase pós-tímica representam um grupo heterogêneo de doenças: os linfomas de células -T periféricas.[1,2]

Na Tabela 55.1 pode ser vista a Classificação da OMS (2008) das neoplasias de célula T/NK.

LINFOMA LINFOBLÁSTICO T

O linfoma/leucemia linfoblástica T é a neoplasia das células imaturas, denominadas linfoblastos, comprometidas com a linhagem dos linfócitos T. Por convenção, o termo "linfoma" é utilizado quando o processo é confinado à presença de massa tumoral com mínima presença dessas células na medula óssea. De modo arbitrário, fixou-se o valor 25% de linfoblastos na medula óssea como limite a partir do qual o quadro é denominado "leucemia".

O linfoma linfobástico T é uma doença rara, pois representa 2% dos linfomas não Hodgkin, e aproximadamente 85 a 90% dos casos de linfoma linfoblástico em adultos são de fenótipo T. Geralmente ocorre em adolescentes e adultos jovens com idade média de 20 anos e acomete mais o sexo masculino.[3]

Clinicamente, o comprometimento mediastinal ao diagnóstico ocorre em 60 a 70% dos pacientes, refletindo a origem tímica das células neoplásicas. Pode ocorrer a síndrome de veia cava superior devido à volumosa massa tumoral e, em associação a derrame pleural ou pericárdico, pode tornar o quadro clínico dramático. O comprometimento de linfonodos periféricos é frequente e está presente em 60 a 80% dos casos, em geral nas regiões supradiafragmáticas. Há uma propensão para a disseminação das células neoplásicas para o Sistema Nervoso Central (SNC) em algum momento da evolução da doença. Ao diagnóstico, a frequência do comprometimento do SNC é de 5 a 10%, mas pode ser mais comum na recidiva, algumas vezes sendo o único local comprometido, principalmente se não houver tratamento profilático.[4] Além do SNC, testículos, pele, fígado e baço podem estar comprometidos ao diagnóstico ou na recidiva.

O diagnóstico do linfoma linfoblástico raramente gera dúvidas, pois apresenta aspecto histológico marcante. Devido ao seu alto índice de proliferação celular, figuras mitóticas são comuns, e corpos apoptóticos com consequente aspecto de "céu estrelado" em geral estão presentes. A análise imuno-histoquímica com frequência confirma esse diagnóstico. A presença de marcadores de células T precursora é patognomônica: CD7, CD5 e CD2 estão geralmente presentes; CD4 e CD8 podem ocorrer em qualquer combinação, mas a presença de TdT o distingue dos linfomas T de células periféricas. As alterações genéticas e moleculares geralmente resultam da justaposição entre genes de fatores de transcrição e genes de receptores de células T[5] e têm importância na patogênese do linfoma linfoblástico, mas não para seu diagnóstico.

Estadiamento de Murphy foi substituído pelo de Ann Arbor também na avaliação do prognóstico desses pacientes.[4] O Índice Prognóstico Internacional (IPI) também pode ser utilizado, porém, independentemente do valor obtido, todos os pacientes necessitarão de tratamento sistêmico mais intensivo, já que os tratamentos quimioterápicos utilizados em outros linfomas não Hodgkin menos agressivos que o linfoblástico apresentaram resultados insatisfatórios.[6-8]

A introdução de quimioterapia intensiva, e os protocolos de radioterapia em crianças com linfoma linfobástico, por sua vez, melhoraram significativamente a sobrevida. Esses protocolos de tratamento, caracterizados por uma indução intensa associada à profilaxia de SNC, seguida de quimioterapia de consolidação e uma fase de 12 a 18

Tabela 55.1

▶ Classificação da OMS (2008) das neoplasias de células T/NK.

Linfoma de células T precursoras

Linfoma/leucemia linfoblástica de células T

Linfomas de células T periféricas

Apresentação leucêmica

- Leucemia prolinfocítica de células T
- Leucemia dos grandes linfócitos granulares
- Doenças linfoproliferativas crônicas de células NK
- Leucemia de células NK
- Leucemia/linfoma de células T do adulto
- Doenças linfoproliferativas sistêmicas EBV positivas de células T da infância

Apresentação extranodal

- Linfoma extranodal de células T/NK tipo nasal
- Linfoma de células T associado a enteropatia
- Linfoma de células T hepatoesplênico
- Linfoma de células T CD8+ agressivo epidermotrópico
- Linfoma de células T pequenas/médias CD4+ primário cutâneo

Apresentação extranodal cutânea

- Micose fungoide
- Síndrome de Sezary
- Doenças linfoproliferativas cutâneas CD30(+)
- Linfoma de células T tipo paniculite subcutânea
- Linfoma de células T gama-delta primário cutâneo
- Linfoma de células T citotóxicas CD8(+) primário cutâneo epidermotrópico agressivo
- Linfoma de células T CD4(+) pequenas/médias primário cutâneo

Apresentação nodal

- Linfoma de células T angioimunoblástico
- Linfoma anaplásico ALK-positivo
- Linfoma anaplásico ALK-negativo
- Linfoma de células T sem outras especificações

---

meses de manutenção, passaram então a ser adaptados aos pacientes adultos, mostrando resultados de sobrevida livre de doença variando de 40 a 80%.[9,10] Resultados similares foram obtidos substituindo-se a fase de consolidação e manutenção por transplante autólogo de medula óssea em primeira remissão. Todavia, a intensidade da quimioterapia de indução e a resposta por ela obtida constituem os fatores mais importantes para sobrevida a longo prazo.[6,11]

Quando em segunda remissão, o transplante autólogo de medula óssea é parte do tratamento, seja para consolidar a nova remissão obtida, seja como parte do esquema de indução de remissão, uma vez que o uso de quimioterapia de resgate somente com dose convencional produz taxa de resposta inferior a 10%. O fator prognóstico mais importante nesse caso é a qualidade de resposta obtida com quimioterapia convencional anterior ao transplante.[12,13] Quanto ao transplante alogênico, seu papel no tratamento do linfoma linfoblástico ainda não é definitivo, pois, embora as recidivas sejam mais frequentes no transplante autólogo, a alta taxa mortalidade relacionada ao procedimento no transplante alogênico tornam comparáveis os resultados obtidos por essas duas modalidades de tratamento. Estudos recentes sugerem que um agente mais específico contra células T, Nelarabine, tem efeito promissor no tratamento da doença, de modo que em futuro próximo talvez seja incorporado na opção de primeira linha.[14] Outras opções terapêuticas, com base em vias de patogênese alternativas, encontram-se sob investigação.[15]

LINFOMAS DE CÉLULAS T/NK PERIFÉRICAS

A denominação de linfomas de células-T periféricas ou maduras refere-se à proliferação neoplásica de linfócitos após sua passagem pelo timo. Como os linfócitos NK guardam algumas características funcionais e propriedades semelhantes e algumas vezes indistintas dos linfócitos T, essas duas classes de neoplasias de linfócitos são consideradas conjuntamente.[1] Assim, em termos gerais, com exceção do linfoma linfoblástico T (que corresponde à leucemia linfoide aguda de células T), qualquer outra neoplasia de células T é considerada linfoma de células-T periféricas.

Funcionalmente, essas células estão relacionadas a dois grandes braços do sistema imunológico: sistema imune inato e sistema imune adquirido. As células T e as NK do sistema imune inato reconhecem um antígeno estranho independentemente da participação dos antígenos maiores de histocompatibilidade e estão envolvidas na defesa de nossas mucosas.[1,2] Consequentemente, os linfomas derivados dessas células em geral comprometem pele e mucosas. Em contraste, outra parte de linfócitos T pertence ao sistema imune adquirido, e suas correspondentes neoplasias são caracterizadas por uma diversidade clínica que é decorrente dessa diversidade funcional.[1,16,17]

Esse grupo de neoplasias compreende, portanto, um conjunto heterogêneo de doenças, e apenas algumas delas com características clínicas, epidemiológicas e patofisiológicas são atualmente bem definidas.

Mesmo assim, a classificação da Organização Mundial da Saúde (OMS) para os Linfomas de Células T Periféricas (LCTP), bem como a classificação de todas as neoplasias hematológicas, procura basear-se na combinação de características clínicas, citológicas, imunofenotípicas e genéticas, sempre na tentativa de correlacionar determinada neoplasia com sua respectiva célula normal. Todavia, como os linfomas de células T/NK periféricas são caracterizados por grande diversidade morfológica e histológica e não apresentam, com poucas exceções, alterações genéticas ou moleculares recorrentes, além de não haver uma caracterização imunofenotípica clara que diferencie os diversos subtipos, como ocorre com os linfomas de células B, a classificação dos subtipos de LCTP baseia-se em sua apresentação clínica predominante (Tabela 55.1).[1,16,17]

532 Tratado de Hematologia

Conclui-se então que nosso entendimento a respeito dos linfomas de células T é inferior em comparação ao que ocorre com os linfomas B.[16-19]

Os linfomas de células-T periféricas correspondem a cerca de 10 a 15% de todos os linfomas não Hodgkin. Porém na Ásia e nas Américas Central e do Sul, por razões ainda não completamente conhecidas, são mais frequentes (Tabela 55.2).[1,16,18,19]

Tabela 55.2

▶ Frequência dos linfomas periféricos de células T/NK.

Diagnóstico	Frequência (%)
Linfoma de células T sem outras especificações	23
Linfoma de células T angioimunoblástico	18,4
Leucemia/linfoma de células T do adulto	9,6
Linfoma anaplásico ALK+	6,4
Linfoma anaplásico ALK -	5,5
Linfoma de células T tipo enteropatia	4,7
Linfoma de células T inclassificável	2,9
Linfoma de células T/NK tipo nasal	2,7
Linfoma anaplásico primário de pele	1,7
Linfoma T hepatoesplênico	1,4
Paniculite subcutânea	0,9
Linfoma/leucemia de células NK	0,2

LINFOMAS DE CÉLULAS T COM APRESENTAÇÃO PREDOMINANTE NODAL

▶ Linfoma de Células T Periféricas Sem Outras Especificações (LCTP-SOE)

Esses linfomas eram frequentemente denominados de linfomas de célula T pleomórfica, em decorrência da grande variação na morfologia celular. Definiam-se então dois subtipos de linfomas de célula T pleomórfica: um, de baixo grau, constituído por células pequenas, e outro, de alto grau, constituído por células de tamanho médio e grande. Entretanto, a dificuldade na reprodução diagnóstica, por diferentes patologistas, nesses subgrupos de linfomas T, determinou que na classificação REAL[20] essas neoplasias fossem agrupadas sob a denominação de "linfoma de célula T periférica não especificado". O termo "não especificado" foi adicionado, mostrando que essa categoria pode compreender diferentes entidades. Trata-se então de um diagnóstico de exclusão para aque-

les linfomas T que não se enquadram nos outros tipos específicos. Portanto, o LCTP não especificado é o mais frequente, mostrando como este grupo é muito heterogêneo.

Sua apresentação é normalmente nodal, mas o comprometimento extranodal não é infrequente, sendo trato gastrintestinal, medula óssea e fígado os órgãos em geral mais comprometidos.[21,22] A idade média dos pacientes é de 60 anos, com predominância masculina, e 65% dos pacientes apresentam-se em estádio IV. Eosinofilia no sangue periférico, prurido, síndrome hemofagocítica e o comprometimento da medula óssea podem ocorrer ao diagnóstico e traduzem um pior prognóstico.[21-23] O curso clínico geralmente é agressivo com recidivas frequentes e sobrevida em cinco anos inferior a 30%, porém esta evolução não é homogênea.[21-23]

Histologicamente, LCTP-SOE contém uma mistura de células atípicas grandes e pequenas muitas vezes com citoplasma claro, eosinófilos em abundância e vascularização exacerbada. Na imuno-histoquímica observa-se frequente perda de CD7 ou, mais raramente, CD3, CD5 e/ou CD2, e a positividade para CD4 é mais frequente que para CD8.[1,17]

O tratamento destes pacientes é em geral feito com CHOP, determinando sobrevida global em três anos de aproximadamente 40%.[13,21-23] A associação de outros quimioterápicos ao CHOP, como Etoposídeo, Palatrexate, Alemtuzumabe e Gemcitabina, pode fornecer a esses pacientes resultados comprovadamente melhores num futuro próximo.[23-26] Os pacientes submetidos à quimioterapia em altas doses, com resgate com células-tronco hematopoéticas, não parecem ter resultados diferentes dos portadores de linfomas agressivos B submetidos ao mesmo tratamento e, portanto, é uma opção.[27-29] Nos transplantes alogênicos, relatos sustentam a existência nesses pacientes de efeito enxerto *versus* linfoma.[30]

▶ Linfoma de células T Angioimunoblástico (AITL)

O linfoma de células T angioimunoblástico, denominado previamente de linfoadenopatia angioimunoblástica com disproteinemia, foi descrito inicialmente por Frizzera *et al.* em 1974.[31]

É um dos linfomas de células T periféricas mais frequentes no Ocidente, correspondendo a 25 a 30% desses casos. Frequentemente acomete indivíduos idosos com idade média superior a 60 anos.[1,16,32]

Os pacientes em geral se apresentam com linfonodomegalia generalizada, hepatoesplenomegalia, febre e emagrecimento. Mais da metade deles apresenta *rash* cutâneo e artralgias. Assim, clinicamente, as manifestações da doença refletem muito mais uma desregulação da resposta imune/inflamatória do que a presença e o crescimento tumorais.[1,16,17,32]

Capítulo 55 • Linfomas de Células T/NK **533**

Os exames laboratoriais podem apresentar hipergamaglobulinemia, e o teste de aglutinação direta (teste de Coombs) pode ser positivo, associado ou não a hemólise. Muitos pacientes apresentam doença extranodal concomitante em baço, fígado, pele, pulmão e medula óssea, de modo que cerca de 80% deles apresentam-se em estádio III ou IV.[1,16,32]

Corroboram com esses dados um estudo cooperativo internacional com 243 pacientes cuja idade média foi de 65 anos e a linfonodomegalia generalizada ao diagnóstico foi percebida em 76% deles, enquanto 89% apresentaram-se em estádio III ou IV.[31] Anemia hemolítica e disproteinemia foram observadas em 13 e 50% dos pacientes, respectivamente. Achados clínico-laboratoriais semelhantes foram encontrados no relato de 157 pacientes do grupo GELA.[32]

A célula que dá origem ao linfoma angioimunoblástico é um subtipo das células T CD4+ ($\alpha\beta$CD4+/CD8-), normalmente encontrada em centros germinativos reacionais (células T auxiliares foliculares). Essa origem é demonstrada através da expressão de CD10 e BCL6, marcadores associados a células B do centro germinativo, mas também presentes em algumas células T foliculares normais, e por meio de semelhanças no genoma entre as células T auxiliares foliculares e as células neoplásicas.[33]

A patogênese do linfoma angioimunoblástico também relaciona células B e T. Alterações moleculares ainda desconhecidas promovem um aumento da liberação da citoquina CXCL13 por parte das células B, levando as células T a se proliferar. Essa proliferação é ainda estimulada pelo Fator de Crescimento Endotelial (VEGF), o que explica a proeminente proliferação vascular evidenciada nos cortes histológicos.[17,33,34] Nesses cortes histológicos, percebe-se que o componente neoplásico é frequentemente menos abundante do que o componente reacional.

Dessa forma, o linfoma angioimunoblástico apresenta-se com um característico infiltrado polimorfo e pleomorfo com uma vascularização proeminente e proliferação de células dendríticas foliculares. Muitas vezes nota-se a presença de células B geralmente infectadas pelo vírus Epstein-Baar, cuja morfologia pode mimetizar a da célula de Reed-Sternberg. Entretanto, não é clara a participação desses vírus ou de outros vírus herpes, como o HHV6B, na patogênese do linfoma angioimunoblástico.[1,17,34]

Com relação ao tratamento, inicialmente acreditava-se que poderia haver uma condição "benigna" antes do quadro neoplásico, de modo que alguns pacientes poderiam ser tratados apenas com corticosteroides. Atualmente é indiscutível a necessidade de quimioterapia. Entretanto, somente com quimioterapia a sobrevida global aos sete anos é inferior a 30%.[35] Assim, a quimioterapia em altas doses com resgate com células-tronco hematopoéticas foi incorporado ao tratamento desses pacientes em primeira remissão. Em estudo do Grupo Europeu de Transplante de Medula Óssea (EBMT),[36] dos 146 pacientes submetidos a esse procedimento em primeira remissão, 56% apresentaram sobrevida livre de progressão em quatro anos, em comparação com 30% dos que foram transplantados em momentos posteriores, porém ainda quimiossensíveis, e 20% dos que foram transplantados mesmo que considerados refratários à quimioterapia. Todavia, embora esteja claro que o status da doença, quanto à quimiossensibilidade, é um fator determinante para o prognóstico desses pacientes, a quimioterapia em altas doses com resgate com células-tronco hematopoéticas em primeira remissão é aceita como opção terapêutica.[13,36] Outros tratamentos que têm mostrado resultados nesses pacientes são Ciclosporina e Bevacizumab.[37,38]

▶ Linfoma de Células T Anaplásico (ALCL)

O linfoma de grandes células T anaplásico é uma das entidades mais recentemente reconhecidas. Esta denominação é originalmente aplicada a linfomas compostos por células grandes, anaplásicas, com tendência a crescimento coesivo e sinusoidal. No passado, era frequentemente confundido com outras neoplasias, como carcinoma anaplásico, neoplasia indiferenciada ou histiocitose maligna. Entretanto, a descoberta do antígeno Ki-1 (CD30) permitiu o reconhecimento dessa entidade, pois as células desse linfoma mostram-se fortemente reagentes a esse antígeno.[1,16,17]

Há duas formas reconhecidas, segundo a apresentação primária do linfoma: comprometimento inicial da pele ou sistemicamente. A forma cutânea primária ocorre predominantemente em adultos, tem curso clínico indolente, podendo inclusive regredir de forma espontânea.[1,16] A forma primária sistêmica representa cerca de 3% dos linfomas não Hodgkin dos adultos, 10 a 20% dos linfomas não Hodgkin das crianças, e 12% dos linfomas de células T periféricas.[1,16,39,40] Os casos, em sua maioria, são linfomas "de novo", mas podem, com menos frequência, ocorrer secundariamente a evolução de outros linfomas, como a micose fungoide e o linfoma de Hodgkin.

Clinicamente, apresenta distribuição etária bimodal, acometendo crianças e adultos, e evolui com curso clínico mais agressivo que a forma cutânea primária. Os pacientes em geral se apresentam com linfonodomegalia generalizada, porém o comprometimento extranodal, como ossos, tecido conectivo e pele, é frequente. Mais da metade dos pacientes apresenta estádio III ou IV ao diagnóstico, e sintomas sistêmicos como febre são comuns.[39,40]

De 55 a 85% dos portadores de ALCL apresentam uma anormalidade citogenética específica: a translocação[2,5] (p23;q35). Essa mutação leva à produção de uma proteína quimérica que induz a ativação da tirosinocinase ALK. Essa ativação parece ser a responsável pela transformação neoplásica. O prognóstico em adultos ou crianças é em geral favorável, principalmente quando tem no máximo um único indicador adverso, segundo o Índice Prognóstico Internacional (IPI). Essa situação confere a esse linfoma um dos melhores prognósticos entre todos os linfomas não Hodgkin.[17,39,40]

O restante dos pacientes apresenta morfologia e fenótipo bastante semelhantes ao ALCL ALK-positivo, porém não mostra a expressão da proteína ALK e apresenta prognóstico menos favorável. Em 2008, a classificação da OMS definiu essas duas entidades como doenças distintas.[1] Embora ainda não haja estudos comparativos para definir qual a melhor forma de tratamento para esses pacientes, geralmente se utiliza o usado nos linfomas de grandes células B difusos, isto é, CHOP. Poucos estudos sugerem que os pacientes com doença avançada exigiriam tratamento mais intensivo.[13,41] Entretanto, considerando-se a taxa de resposta e a sobrevida de pacientes com ALCL ALK-positivo, consolidação com quimioterapia em altas doses com resgate com células-tronco hematopoéticas não é recomendado para pacientes em primeira remissão completa. Já para aqueles ALCL-ALK-negativo, o dabate ainda persiste, principalmente para os com pelo menos dois fatores desfavoráveis, de acordo com IPI. Deste modo, a presença de ALK e a avaliação de fatores prognósticos segundo o IPI são fundamentais para o planejamento terapêutico.[41]

LINFOMAS DE CÉLULAS T COM COMPROMETIMENTO PREDOMINANTE EXTRANODAL

▶ Linfomas de células NK/T

É um linfoma raro nos EUA e na Europa, onde sua prevalência é inferior a 1%, mas é mais comum na Ásia e principalmente no Sudeste da China, Japão e Coreia. Em Hong-Kong, chega a 8% dos linfomas não Hodgkin. Também apresenta maior prevalência em descendentes de índios nativos do México, América Central e do Sul.[1,16,42]

Acomete predominantemente homens adultos com idade média de 50 anos, mas pode ocorrer em crianças. Essa entidade é altamente associada ao vírus Epstein-Barr e em geral se apresenta como lesão destrutiva médio-facial, comprometendo principalmente a cavidade nasal, o palato e os seios paranasais, órbita, nasofaringe e laringe. Geralmente, no início, se apresenta com sintomas de tumoração, obstrução nasal e/ou sangramento.[43,44]

Disseminação sistêmica é frequentemente tardia, mas muito agressiva. Pode comprometer pele, testículo e trato gastrintestinal, em geral como manifestação secundária.[43,44]

O diagnóstico histológico é com frequência desafiador, uma vez que o tamanho das biópsias em geral, obtido por endoscopia nasal, é pequeno, com extensa área de necrose e associado a processo inflamatório exuberante. Na maioria dos casos não se encontra rearranjo monoclonal de TCR, sugerindo origem em célula NK.[1,43,44]

O prognóstico é geralmente pobre, sobretudo quando ocorre disseminação ou a presença de síndrome hematofagocítica.[35,43,44]

Não há tratamento padronizado para esses pacientes. Os estudos realizados sugerem que a radioterapia em dose entre 40 e 65Gy deve ser utilizada como tratamento inicial nos casos de doença localizada.[42,45] A quimioterapia pode ser utilizada durante ou após a radioterapia,

entretanto seu impacto nas taxas de cura ainda é desconhecido. Nas doenças sistêmicas, regratárias ou nas recidivas, esquemas que utilizam L-asparaginase têm obtido bons resultados, sobretudo quando consolidado com quimioterapia em altas doses com resgate com células-tronco hematopoéticas.[13,44]

▶ Linfoma de célula T γ/δ hepatoesplênico

É um linfoma agressivo, raro e de descrição recente. Representa menos de 2% de todos os linfomas de células T periféricas.[1,16] A apresentação clínica é bastante homogênea. A maioria dos casos se apresenta em homens, de 15 a 30 anos, com algum grau de imunossupressão. Alguns casos foram descritos após transplante de órgão sólido ou, com menos frequência, em portadores de doença de Crohn.[1,46,47]

Apresenta-se disseminado já ao diagnóstico, com sintomas B e infiltração em baço, fígado e medula óssea, apesar da ausência de linfonodomegalias. O comprometimento do sangue periférico e a síndrome hemofagocítica são incomuns, a não ser tardiamente.[46,47]

O prognóstico é extremamente desfavorável, com sobrevida global de cinco anos inferior a 10%, principalmente quando utilizado esquema CHOP.[13,16] Resultados pouco melhores são obtidos quando são empregados esquemas mais agressivos, como hiper-CVAD seguido de transplante alogênico.[48] Novas opções, como Alemtuzumabe, Pentostatin ou Cladribina, também parecem apresentar bons resultados.[13,49]

▶ Linfomas de Células T Tipo Enteropatia (ETTL)

Antes chamado de histiocitose maligna do intestino, o infoma de células T tipo enteropatia representa menos de 1% dos linfomas não Hodgkin. É uma neoplasia dos linfócitos T intraepiteliais, que ocorre mais frequentemente em jejuno ou íleo e está associado à doença celíaca; portanto sua prevalência reflete a prevalência da doença celíaca em determinada população.[1,16,17,50]

A média de idade de diagnóstico é de 55 anos, com clara predominância do sexo masculino. Os sintomas mais comuns são dor abdominal, perda de peso, diarreia e vômitos. Perfuração ou obstrução intestinais podem estar presentes em até 40% dos casos ao diagnóstico e podem ocorrer com mais frequência após o primeiro ciclo de quimioterapia.[17,50] O comprometimento de linfonodos próximos ao segmento intestinal atingido é frequente, porém a linfoadenopatia periférica parece ser rara ao diagnóstico. Os pacientes muitas vezes já se apresentam com prognóstico desfavorável, e o diagnóstico geralmente é feito por laparotomia.[50]

O linfoma de células T tipo enteropatia deve ser diferenciado de outros linfomas de células T que também comprometem o intestino, como o de células NK/T, e isso pode ser feito pela positividade deste último ao EBV.[1]

O prognóstico é reservado com sobrevida em cinco anos inferior a 30% utilizando-se do esquema CHOP. O uso de quimioterapia em altas doses com resgate com células-tronco hematopoéticas como consolidação de primeira remissão é relatado, porém o número de casos é pequeno.[13,16,18]

▶ Linfoma de células T tipo paniculite subcutânea

O diagnóstico desse tipo de linfoma, de descrição recente (início da década de 90), exige alto grau de alerta do hematopatologista ou dermatopatologista.

O comportamento clínico é em geral indolente. Caracteriza-se por nódulos subcutâneos, algumas vezes dolorosos, que se assemelham a lipomas e que podem melhorar assim como reaparecer espontaneamente. Às vezes ocorre ulceração. Essas lesões são observadas com frequência nas extremidades do corpo, e as biópsias inicialmente são interpretadas como paniculite.[49] Na maioria dos casos as células neoplásicas são derivadas de linfócitos T α/β CD8 (+), porém em uma minoria pode haver CD8(-), CD4(-), e as células neoplásicas ser derivadas de linfócitos T γ/δ.

Os pacientes em geral respondem a esquemas-padrão de quimioterapia, porém a presença de síndrome hemofagocítica pode significar um pior prognóstico.[51]

LINFOMAS DE CÉLULAS T COM COMPROMETIMENTO PREDOMINANTE LEUCÊMICO

▶ Leucemia/linfoma de células T do adulto

O HTLV-I é um retrovírus que se encontra associado a uma neoplasia no ser humano, a Leucemia/Linfoma de Células T do Adulto (ATLL), reconhecida em 1977.[52] O Sudoeste japonês é a área no mundo com maior prevalência de infecção pelo vírus HTLV-I e, consequentemente, a área de maior incidência de ATLL no mundo. Outras regiões também apresentam alta prevalência dessa doença, como o Caribe, a África tropical, a América do Sul e o Norte da Oceania.[1,16,53,54]

A média de idade de pacientes com ATLL no Japão é de 57 anos.[53,54] Porém, fora do Japão este idade é dez anos menor, ao redor de 45 anos,[54] e a causa para essa diferença é ainda desconhecida.

A transmissão do vírus HTLV-I se dá por quatro vias: via sexual, pelo contato com sangue contaminado via transfusão sanguínea, ou compartilhamento de agulhas e seringas contaminadas e, principalmente, por meio do aleitamento, pela presença de linfócitos contaminados no leite materno.[1,53-56]

A citologia da ATLL é bastante diversa, contudo alguns padrões citológicos avaliados no sangue periférico são característicos e podem sugerir esse diagnóstico. Embora no início do quadro o comprometimento do sangue periférico pode não ser evidente, vários pacientes podem apresentar leucemização em algum momento da evolução do quadro.

Essas células neoplásicas no sangue periférico apresentam núcleo marcantemente polilobulado, recebendo por isso a denominação de *flower cells*. As células neoplásicas são células T periféricas que expressam CD2, CD3, e CD4, mas são negativas para CD7 e CD8.[1,53] Expressam também grande quantidade de CD25 (receptor de IL-2).[1,53] Além disso, as células neoplásicas mostram, no seu DNA, integração monoclonal do provírus HTLV-I.[55,56]

Clinicamente, distinguem-se quatro subtipos, o que, em termos de prognóstico, é mais importante do que o estadiamento Ann Arbor.[53-56] A forma mais comum é a aguda, que cursa com grande linfocitose com presença das células atípicas chamadas de *flower cells* no sangue periférico, hepatoesplenomegalia, hipercalcemia, lesões ósseas líticas e comprometimento cutâneo. Os sinais e sintomas incluem dor abdominal, diarreia e polisserosite. A forma linfomatosa, menos comum, é formada por indivíduos com manifestação de linfoma, mas sem células neoplásicas circulantes. Essas duas formas são altamente agressivas, com sobrevida bastante curta.

A forma crônica apresenta leucocitose menos intensa, porém com presença de células atípicas no sangue periférico e, ocasionalmente, linfonodomegalias, mas em geral sem hipercalcemia ou hepatoesplenomegalia e com sobrevida mais longa. A forma *smoldering* apresenta pequena porcentagem de células atípicas no sangue periférico e tem curso clínico indolente. As formas crônica e *smoldering* geralmente apresentam lesões cutâneas.[53-56]

Infecções oportunistas são frequentes em decorrência de deficiência da imunidade celular em todos os subtipos. Essas infecções podem ser bacterianas, fúngicas, por protozoários e virais, e quando comprometem o pulmão, devem ser diferenciadas de infiltração da doença que pode ocorrer principalmente nas formas leucêmica e linfomatosa. Essa imunodeficiência pode ser exacerbada pela quimioterapia. Por isso quadros infecciosos são causa de morte em metade desses pacientes.[53-56]

Comprometimento de sistema nervoso central, geralmente em leptomeninge, ocorre em cerca de 10% dos casos.[53-56]

Sem tratamento, pacientes com as formas leucêmica ou linfomatosa morrem em poucos meses, com mediana de sobrevida de 6,2 e 10,2 meses, respectivamente, e expectativa de vida em quatro anos é de apenas 5%. Já os pacientes com forma crônica ou *smoldering* podem viver bem sem quimioterapia por tempo prolongado.[55,56]

Nenhuma forma de tratamento é satisfatória. Sabe-se que para as formas que exigem tratamento, a quimioterapia convencional é insatisfatória. Vários estudos foram feitos, sobretudo no Japão, com esquemas de tratamento mais agressivos, porém com grande aumento de toxicidade e risco de infecção.[13,57] A associação de Interferon-α com Zidovudina parece ser a melhor terapêutica até o momento, principalmente para as fases crônica e *smoldering*.[13,58] Novas estratégias utilizando anticorpos monoclonais e estudos com novos agentes estão em andamento.

▶ Leucemia dos Grandes Linfócitos Granulosos (LGL)

Antes chamada leucemia linfocítica crônica de células T, somente a partir de meados da década de 80 é que a denominação de leucemia dos grandes linfócitos granulares passou a ser empregada.[59] Esses linfócitos, que representam cerca de 10 a 15% dos linfócitos circulantes, apresentam-se de tamanho aumentado, cromatina condensada e citoplasma claro, contendo granulos azurófilos de vários tamanhos. Seu fenótipo pode ser T ou NK e, neste caso, a OMS a insere no grupo das leucemias de células NK.[1]

Para o diagnóstico de LGL há a necessidade de que quatro critérios sejam satisfeitos: aumento sustentado de linfócitos grandes granulares no sangue periférico, imunofenótipo característico, confirmação de que há uma população de células T clonal e um contexto clínico típico.[59-61]

A análise imunofenotípica por citometria de fluxo mostra geralmente CD2+, CD3+ e CD8+ associado muitas vezes com marcadores de células NK, como CD57 ou CD16, mas raramente CD56.[60,61]

Clinicamente, cerca de 30% dos pacientes é assintomátco, e a doença é descoberta em exames de rotina. Esses exames mostrarão linfocitose e/ou neutropenia persistente. Essa neutropenia leva a infecções recorrentes (em geral mucocutâneas) e febre. Outros sinais e sintomas presentes são: dores articulares, anemia sintomática, trombocitopenia, distensão abdominal e *rash* maculopapular. Hepatomegalia ou esplenomegalia podem estar presentes, mas não são frequentes, enquanto linfonodomegalia periférica ou intra-abdominal é rara.[60,61]

Os exames laboratoriais mostram leucometria normal ou discretamente elevada. Enzimas hepáticas podem estar alteradas, e provas de autoimunidade como fator reuma toide, anticorpos antinucleares e hipergamaglobulinemia policlonal podem se mostrar positivas.[60,61]

Cerca de um terço dos pacientes portadores de LGL nunca necessitarão de tratamento, mostrando citopenia tolerável. Nesses pacientes a observação clínica é recomendável. Porem aqueles que cursam com neutropenia grave com ou sem infecções, anemia e/ou trombocitopenia sintomáticas, presença de sintomas B, organomegalia e alteração de transaminases necessitam receber tratamento.[60,61] O objetivo do tratamento é corrigir a neutropenia, o que pode ser conseguido apenas com imunomoduladores como Metotrexate semanal (10 mg/m2), Ciclosporina A (5 a 10 mg/Kg/d) ou Ciclofosfamida (50 a 100 mg/d). Corticosteroide pode ser útil como parte do tratamento inical para acelerar a resposta. Fatores de crescimento também podem ser úteis.[13,61]

O curso clínico da LGL é indolente com mortalidade de 10 a 28% em quatro anos e mediana de sobrevida superior a dez anos. A causa de morte, em geral, é relacionada a infecções em virtude da neutropenia.[60,61]

▶ Leucemia prolinfocítica T

Doença agressiva caracterizado por moderada a elevada leucocitose. Mais da metade dos pacientes apresenta-se com mais de 100 mil leucócitos ao diagnóstico.

As células leucêmicas exibem antígenos pan-T (CD2,CD3,CD5,CD7), enquanto marcadores de células mais imaturas, como CD34 e TdT, são geralmente negativos.[1,62,63]

Clinicamente acomete adultos na sétima década de vida, com predominância masculina.(3:1). A maioria dos pacientes se apresenta com doença disseminada. Os principais sintomas são distensão abdominal – geralmente resultado de esplenomegalia --, aumento de linfonodos, lesões cutâneas como *rash*, eritema maculopapular ou nódulos, anemia e "fenômenos" hemorrágicos.[62,63]

O tratamento com pliquimioterapia convencional (CHOP) é desapontador com mediana de sobrevida de sete meses. O anticorpo monoclonal anti-CD52 (Campath-1H) apresentou melhores resultados, com sobrevida de dois anos para pacientes que atingem resposta completa, sendo por isso considerado o melhor tratamento.[13,64]

LINFOMAS DE CÉLULAS T COM COMPROMETIMENTO PREDOMINANTE EXTRANODAL CUTÂNEO

▶ Micose fungoide

Micose fungoide é um linfoma cutâneo de células maduras predominantemente CD4 (+). É o linfoma cutâneo de células T mais comum, representando cerca de 50% de todos os linfomas de células T periféricas primárias cutâneas e é distinguido de outros linfomas de células T cutâneos pelas suas características clínicas e histológicas.[65] Compromete indivíduos geralmente na sexta e sétima décadas de vida, com predominância para o sexo masculino.[65]

A micose fungoide é, em geral, limitada à pele. Disseminação extracutânea pode ocorrer em casos de doença mais avançada e principalmente para linfonodos, fígado, baço, pulmão e sangue periférico, entretanto o comprometimento da medula óssea é raro.[1,65] Apresenta um curso clínico indolente. Em geral, do aparecimento de lesões iniciais até o diagnóstico passam-se mais de cinco anos. No início, as lesões cutâneas podem apresentar remissões e recidivas espontâneas ou com melhora após uso de corticosteroides tópicos. Todavia, após progressão em anos ou décadas há a evolução de pequenas lesões cutâneas, semelhantes a placas pruriginosas, para placas maiores e, posteriormente, lesões tumorais. Muitas vezes o paciente apresenta uma combinação dos três tipos de lesões.

Embora essas lesões sejam as mais frequentemente vistas, outras manifestações cutâneas podem ocorrer, como eritrodermia generalizada acompanhada de atrofia de pele ou de lesões liquenoides. Pode ainda haver uma forma verrucosa (reticulose pagetoide) que compromete mais frequentemente mãos e pés, e outra forma que decorre da destruição de fibras elásticas da pele por macrófagos, levando a um afrouxamento localizado da pele – forma "laxa".

O quadro histológico varia conforme o estágio em que a doença se encontra. Nas placas típicas há um evidente epidermotropismo com linfócitos apresentando núcleo de aspecto cerebriforme. Inicialmente restritos à camada basal da epiderme, com a evolução do quadro nota-se a presença dessas células em coleções intraepiteliais – os microabcessos de Pautrier – bastante característicos mas infrequentemente observados.[66] Nos quadros mais avançados, onde se verificam lesões tumorais, a infiltração dérmica torna-se mais difusa e o epidermotropismo pode estar perdido. As células tumorais aumentam em tamanho e em número e pode ocorrer transformação para linfoma de grandes células.[67] Imunofenotipicamente, se no início a micose fungoide apresenta CD2(+), CD3(+), CD5(+),CD4(+) e CD8(–), com a evolução e a transformação histológica observa-se a perda de um ou mais marcadores de células T, além do ganho de marcadores de ativação linfocitária, como CD30 e CD25 com piora do prognóstico.[67]

Em termos de tratamento, é o estádio da doença que define a melhor opção, mas idade, condições sociais e comorbidades do paciente devem ser levados em conta.

Assim, para os pacientes com lesões em placas, com doença comprometendo menos de 10% da pele, o tratamento localizado, tópico, é a opção recomendada. Esse tratamento pode ser feito com esteroides tópicos, com mostarda nitrogenada, BCNU, fototerapia, gel de Bexaroteno ou radioterapia localizada.[13,68,69] Em pacientes com comprometimento de pele mais extenso, a quimioterapia tópica, a fototerapia, associada ou não ao Psoralen, e a radioterapia com elétrons podem ser utilizados.[13,68,69] Para os pacientes com comprometimento cutâneo tumoral, além de placas, a radioterapia localizada associada a uma das terapias tópicas é uma boa alternativa. Para aqueles com quadro tumoral mais extenso, a associação de Interferon-α pode auxiliar. Em alguns casos pode-se utilizar quimioterapia sistêmica, principalmente quando se evidencia transformação histológica.

Para os pacientes com doença eritrodérmica, o prognóstico já é bastante variável, dependendo da idade, estádio e comprometimento do sangue periférico. As melhores opções são sistêmicas, devendo-se evitar tratamentos tópicos devido ao risco de provocar irritação cutânea e piora do quadro. Desta forma, o uso de Interferon-α, fotoferese extracorpórea, Bexaroteno oral, Methotrexate e Vorinostate

devem ser considerados.[13,70-75] De modo semelhante devem ser considerados os pacientes com doença extracutânea. Dado o prognóstico desfavorável, são candidatos a pesquisas clínicas e transplante de medula óssea alogeneico.[13,75,76]

▶ Síndrome de Sézary

Representando menos de 5% dos linfomas de células T cutâneos e comprometendo indivíduos com mais de 60 anos com predominância do sexo masculino, a síndrome de Sézary é definida como uma tríade: eritrodermia, linfoadenopatia generalizada e a presença de células T neoplásicas com núcleo cerebriforme (células de Sézary) na pele, linfonodos e sangue periférico. Também é necessário um dos demais critérios: pelo menos, mil células/mm^3 no sangue periférico das células de Sezary, um aumento da população de linfócitos T CD4+ resultando em uma relação CD4/CD8 maior que dez e/ou perda de um ou mais antígenos de células T.[1] Por definição é, portanto, uma leucemia e, consequentemente, uma doença sistêmica na qual todos os órgãos podem estar comprometidos, mais destacadamente pulmões, cavidade oral e SNC.[1]

Os pacientes geralmente se apresentam com eritrodermia e linfoadenopatia generalizada, mas pode haver prurido, alopecia, hiperqueratose plantar e/ou palmar e onicodistrofia.

A histologia é muito semelhante à da micose fungoide, porém o epidermotropismo pode estar ausente e o infiltrado celular é mais monótono.[64]

Todavia, diferente da micose fungoide, a síndrome de Sezary é uma doença agressiva com sobrevida global em cinco anos de 10 a 20%.[65] Deste modo, o tratamento sistêmico para esses pacientes é a melhor opção, semelhante ao que ocorre naqueles com micose fungoide com doença eritrodérmica e extracutânea.[13,65]

CONSIDERAÇÕES FINAIS

O diagnóstico de linfomas de células T ainda permanece, em muitos casos, desafiador, tanto devido a sua heterogeneidade biológica como pelo seu recente reconhecimento nos sistemas de classificação modernos. Embora já se tenha evoluído significativamente no estabelecimento de novos critérios para o diagnóstico e o prognóstico dessas doenças, progressos no tratamento permanecem ainda lentos. Contudo, nos últimos anos várias pesquisas têm sido iniciadas com foco em novas opções de tratamento que em breve devem resultar em melhores prognósticos do que aqueles obtidos com os atuais.

REFERÊNCIAS BIBLIOGRÁFICAS

1. Swerdlow S., Campo E, Harris N, et al. Pathology and Genetics. Tumors of hemathopoetic and lymphoid tissues. 4th ed, Lyon, France: IARC Press, 2008.

2. Delves PJ, Roitt IM. The immune system. First of two parts N Engl J Med. 2000;343:37-49.

3. Coleman CN, Picozzi VJ, Cox RS, et al. Treatment of Lymphoblastic lymphoma. J Clin Oncol. 1986;4:1626-37.

4. Ferrando AA, Neuberg D, Stauton J, et al. Gene expression signatures define novel oncogenic pathways in T cell acute lymphoblastc leukemia. Cancer Cell. 2002;1:75-87.

5. Sweetenham JW, Santini G, Qian W, et al. High-dose therapy and autologous stem-cell transplantation versus conventional dose consolidation/maintenance therapy as post-remission therapy for adult patients with lymphoblastic lymphoma:results of a randomized trial of the European Group for Blood and Marrow Transplantation and the United Kingdom Lymphoma Group. J Clin Oncol. 2001;19:2927-36.

6. Bouabdallah R, Xerri L, Bardou VJ, et al. Role of induction chemotherapy and boné marrow transplantation in adult lymphoblastic lymphoma: a report on 62 patients from a single Center. Ann Oncol. 1998;9:619-25.

7. Kaiser U, Uebelacker I, Havemann K. Non-Hodgkin's Lymphoma protocols in the treatment of patients with Burkitt's lymphoma and lymphoblastic lymphoma:a report on 58 patients. Leuk Lymphoma. 1999;36:101-8.

8. Hoelzer D, Gokbuget N, Digel W, et al. Outcome of adult patients with T-Lymphoblastic Lymphoma treated according to protocols for acute lymphoblastic leukemia. Blood. 2002;99:4379-85.

9. Thomas DA, O'Brian S, Cortes J, et al. Outcome with hyper-CVAD regimens in lymphoblastic lymphoma. Blood. 2004; 104:1624-30.

10. Song KW, Barnett MJ, Gascoyne MD, et al. Primary therapy for adults with T-cell lymphoblastic lymphoma with hematopoietic stem cell transplantation results in favorable outcome. Ann Oncol. 2007;18:535-40.

11. Morel P, Lepage E, Brice P, et al. Prognosos and treatment of lymphoblastic lymphoma in adults:a report on 80 patients. J Clin Oncol. 1992;10:1078-85.

12. Peniket AJ, Ruiz de Elvira MC, Taghipour G, et al. An EBMT registry matched study of allogeneic stem cell transplants for lymphoma: allogeneic transplantation is associated with a lower relapse rate but a higher procedure-related mortality rate that autologous transplantation. Bone Marrow Transplant. 2003;8:667-8.

13. National Comprehensive Cancer Network. Non-Hodgkin Lymphomas v.2011 in www.nccn.org.

14. De Angelo D, Yu D, Johnson JL, et al. Nelarabine induces complete remission in adults with relapsed or refractory T--lineage acute lymphoblastic leukemia or lymphoblastic lymphoma: Cancer and Leukemia Group B study 19801. Blood. 2007;109:5136-42.

15. Chan SM, Weng AP, Tibishirani R, et al. Notch signals positively regulate activity of the m TOR pathway in T-cell acute lymphoblastic leukemia. Blood. 2007;109:278-86.

16. Savage KJ. Peripheral T-cell lymphomas. Blood Rev. 2007;21:201-16.

17. De Leval L, Gaulard P. Pathobiology and Molecular Profiling of Peripheral T-cell Lymphomas Hemathology. 2008:272-9.

18. Savage KJ, Chanabhai M, Gascoyne RD, et al.Characterization of peripheral T-cell lymphomas in a single North American institution by the WHO classification Ann Oncol. 2004;15:1467-75.

19. Cuadros M, DaveSS, Jaffe ES, et al. Identification of a proliferation signature to survival in nodal peripheral T cell lymphomas. J Clin Oncol. 2007;25:3321-9.

20. Harris NL, Jaffe ES, Stein H, Banks PM, Chan JK, Cleary ML, et al. A revised European-American classification of the lymphoid neoplasm: a proposal from the International Lymphoma Study Group. Blood. 1994;84:1361-92.

21. Rudiger T, Weisenburger DD, Andrson JR, et al. Peripheral T-cell lymphoma (excluding anaplastic large-cell lymphoma). Results from Non-Hodgkin's Lymphoma Classification Project. Ann Oncol. 2002;13:140-9.

22. Weisenburger DD, Vose JM, Armitage JO, et al. Peripheral T-cell lymphoma, not otherwise specified: a clinicopathologic study of 340 cases from International peripheral T-cell lymphoma project [abstract] Ann Oncol. 2008;19: Suppl 4:113a.

23. Gallamini A, Stelitano C, Calvi R, et al. Peripheral T-cell lymphoma unispecified (PTCL-U):a new prognostic model from a retrospective multicentric clinical study. Blood. 2004;103:2474-9.

24. O'Connor OA, Hamlin PA, Portlock C, et al. Pralatrexate, a novel class of antifol with high affinity for the reduced folatecarrier type-1, produced marked complete response and durable remissions in a diversity of chemotherapy refractory cases of T-cell Lymphomas Br J Haemathol. 2007;139:425-8.

25. Gallamini A, Zaja F, Patti C, et al. Alemtuzumabe (Campath 1H) and CHOP chemotherapyas first line treatmentas peripheral T-cell Lymphomas: results of GITIL (Gruppo Italiano Terapie Innovative nei Linfomi) prospective multicenter trial Blood. 2007;110:2316-23.

Capítulo 55 • Linfomas de Células T/NK

26. Arkenau HT, Chong G, Cunningham D, et al. Gemcitabine, cisplatin and methylprednisolone for the treatment of pacients with peripheral T-cell lymphoma: the Royal Marsden Hospital experience Haematologica. 2007;92:271-2.

27. Vose JM, Peterson C, Biermann PJ, et al. Comparison of high-dose therapy and autologous bone marrow transplantation for T-cell and B-cell non-Hodgkin's lymphomas. Blood. 1990;76:424-31.

28. Blystad AK, Enblad G, Kvaloy S, et al. High-dose therapy with autologous stem cell transplantation in patients with peripheral T-cell lymphomas. Bone Marrow Transplant. 2001;27:711-6.

29. Feyler S, Prince HM, Pearce R, et al. The role of high-dose therapy and stem cell rescue in the management of T-cell malignant lymphomas: a BSBMT and ABMTRR study. Bone Marrow Transplant. 2007;40:443-50.

30. De Lavallade H, Cassier PA, Bouabdallah R, et al. Susteined response after reduced-intensity conditioning allogeneic stem cell transplantation for patients with relapsed peripheral T-cell non-Hodgkin lymphoma. Br J Haemathol. 2008;142:848-50.

31. Frizzera G, Moran EM, Rappaport H. Angio-immunoblastic lymphoadenopathy with disproteinemia. Lancet. 1974;1:1070-3.

32. Mourad N, Mounier N, Briere J, et al. Clinical, biologic and pathologic features in 157 patients with anioimmunoblastic T-cell lymphoma treated within the Groupe d 'Etude des Lymphomes de l'Adulte (GELA) trials. Blood. 2008;111:4463-70.

33. Krenacs L, Schaerli P, Kis G, Bagdi E. Phenotype of neoplastic cells in angioimmunoblastic T cell lymphoma is consistent with activated follicular B helper T cells. Blood. 2006;108:1110-1.

34. Zhou Y, Attygalle AD, Chuang SS, et al. Angioimmunoblastic T-cell lymphoma: histologic progression associates with EBV and HHV6B viral load. Br. J. Haematol. 2007;138:44-53.

35. Armitage J, Vose JM, Weisenburger D. International Peripheral T-cell and natural killer/Tcell lymphoma study:pathology findings and clinical outcomes J Clin Oncol. 2008;26:4124-30.

36. Kyriakou C, Canals C, Goldstone A, et al. High-dose therapy and autologous stem cell transplantation in Angioimmunoblastic T-cell Lymphoma: complete remission at transplantation is the major determinant of outcome Lymphoma Working Party of the European Group for Blood and Marrow Transplantation. J Clin Oncol. 2008;10;26(2):218-24.

37. Advani R, Horwitz S, Zelents A, et al. Angioimmunoblastic Tcell lymphoma: treatment experience with cyclosporine. Leuk Lymphoma. 2007;48:521-5.

38. Aguiar Bujanda D. Complete response of relapsed angioimmunoblastic T cell lymphoma following therapy with bevacizumab. Ann Oncol. 2008;19:396-7.

39. Savage KJ, Harris NL, Vose JM, et al. ALK-negative anaplastic large cell lymphoma (ALCL) is clinically and immunophenotypically different from both ALK-positive ALCL and peripheral T-cell lymphoma not otherwise specified:report from the International Peripheral T-cell Lymphoma Project Blood. 2008;111:5496-504.

40. Stein H, Foss HD, Durkop H, et al. CD30(+) anaplastic large cell lymphoma: a review of its histopathologic, genetic, and clinical features. Blood. 2000;96:3681-95.

41. Fanin R, Ruiz de Elvira MC, Sperotto A, et al. Autologous Stem cell Transplantation for T and null cell CD30-positiveanaplastic large cell lymphoma: analysisof 64 adult and pediatric casesreported to European Group for Blood and Marrow Transplantation (EBMT) Bone Marrow Transplant. 1999;23:437-42.

42. Koom WS, Chung EJ, Yang WI, et al. Angiocentric T-cell and NK/T-cell lymphomas: Radiotherapeutic viewpoints. Int J Radiot Oncol Biol Phys. 2004,59:1127-37.

43. Cheung MM, Chan JK, Wong KF. Natural Killer cell neoplasms: a distinctive group of highly aggressive lymphomas/leukemias. Semin Hematol. 2003;40:221-32.

44. Au WY, Ma SY, Chim CS, et al. Clinicopathologic features and treatment outcome of mature T-cell and natural – killer cell lymphomas diagnosed according to the World Health Organization classification scheme: a single center experience of 10 years. Ann Oncol. 2005;16:206-14.

45. Au WY. Current management of nasal NK/T-cell lymphoma. Oncology. 2010;24:1-10.

46. Farcet JP, Gaulard P, Morolleau JP, et al. Hepatoesplenic T-cell lymphoma: sinusal/sinusoidal localization of malignant cells expressing the T-cell receptor gamma delta. Blood. 1990;75:2213-9.

47. Cook CB, Krenacs L, Stetler-Stevenson M, et al. Hepatoesplenic T-cell lymphoma: a distinct clinicopathologic entity of cytotoxic gamma delta T-cell origin. Blood. 1996;88:4265-74.

48. Tey SK, Marlton PV, Hawley CM, et al. Post-transplant hepatoesplenic T-cell lymphoma successfully treated with Hyper CVAD regimen. Am J Hematol. 2008;83:330-3.

49. Jaeger G, Bauer F, Brezinschek R, et al. Hepatoesplenic gammadelta T-cell lymphoma successfully treated with a combination with a combination of alemtuzumab and cladribine. Ann Oncol. 2008;19:1025-6.

50. Morton JE, Leyland MJ, Vaughan AB, et al. Primary gastrointestinal non-Hodgkin's lymphomas a review of 175 British National Lymphoma Investigation cases. Br J Cancer. 1993;67:776-82.

51. Willemze R, Jansen PM, Cerroni L, et al.Subcutaneous panniculitis – like T-cell lymphoma: definition, classification, and prognostic factors: an EORTC Cutaneous Lymphoma Group Study of 83 cases. Blood. 2008;111:838-45.

52. Uchiyama T, Yadoi J, Sagawa K, et al. Adult T-cell leukemia: clinical and hematological features of 16 cases. Blood. 1977; 50:481-92.

53. Levine PH, Cleghorn F, Manns A, et al. Adult T-cel leukemia/lymphoma: a working point-score classification for epidemiological studies. Int J Cancer. 1994;59:491-3.

54. Pombo de Oliveira MS, Loureiro P, Bittencourt A, et al. Geographic diversity of adult T-cell leukemia/lymphoma in Brazil. Int J Cancer. 1999;83:291-8.

55. Shimoyama M. Diagnostic criteria and classification of clinical subtypes of adult T-cell leukemia/lymphoma. A report from the Lymphoma study group. (1984-87) Br J Haemathol. 1991;79:428-37.

56. Kawano F,Yamaguchi K, Nishimura H, et al. Variation in the clinical courses of adult T-cell Leukemia. Cancer. 1985;55: 851-6.

57. Tsukasaki K, Utsonomiya A, Fukuda H, et al. VCAP-AMP-VCEP compared with biweekly CHOP for adult T-cellleukemia-lymphoma: Japan Clinical Oncology Study Group (JCOG-9801). J Clin Oncol. 2007;25:5458-64.

58. Bazarbachi A, Pannelatti G, Ramos JC, et al. A worldwide meta-analyis on the use of zidovudine and interferon – alpha for the treatment of adult T-cell leukemia/lymphoma. American Society of Hematology, 2007 [abstract] Blood. 2007; 110:610a-611a.

59. Loughran TP Jr, Kadin ME, Starkebaum G, et al. Leukemia of Large Granular Lymphocytes: association with clonal chromosomal abnormalities and autoimmune neutropenia, thrombocytopenia, and hemolytic anemia. Ann Intern Med. 1985:102:169-75.

60. Sokol L, Loughran TP. Large Granular Lymphocyte Leukemia Oncologist. 2006;11:263-73.

61. Sememzato G, Zambello R, Starkebaum G, et al.The lymphoproliferative disease of granular lymphocytes: updated criteria for diagnosis. Blood. 1997;89:256-60.

62. Osuji N, Matutes E, Tjonnfjord G, et al.Histopathology of spleen in the T-cell large granular lymphocyte leukemia and T-cell prolymphocytic leukemia: a comparative review. Cancer. 2006;107:570-8.

63. Matutes E, Brito-Bapapulle V, Swansbury J, et al.Clinical and laboratory features of 78 cases of T-prolymphocytic leukemia. Blood. 1991;78:3269-74.

64. Dearden CE, Matutes E, Cazin B, et al. Longer follow up of T – Prolymphocytic leukemia patients treated with Alemtuzumab (Campath 1H) shows improved survival and higher response rates in previously untreated patients. Blood. 2002; 100:364a.

65. Willemze R, Jaffe ES, Burg G, Cerroni L, et al. WHO-EORTC classification for cutaneous lymphomas. Blood. 2005; 105:3768-85.

66. Massone C, Kodama K, Kerl H, Cerrone L. Histopathologic features of early (patch) lesion of mycosis fungoides: a morphologic study of 745 boipsy specimens from 427 patients. Am Surg Pathol. 2005;29:550-60.

67. Vergier B, de Muret A, Beylot-Barry M, et al. Transformation of mycosis fungoides: clinicopathological and prognostic features of 45 cases. French Study Group of Cutaneous Lymphomas. Blood. 2005;105:3768-85.

68. Kim YH, Martinez G, Varghese A, et al. Topical nitrogen mustard in the management of mycosis fungoides: update of Stanford experience. Arch Dermatol. 2003;139:165-73.

69. Diederen PV, van Weelden H, Sanders CJ, et al. Narrowband UVB and psoralen-UVA in the treatment of early stage mycosis fungoides: a retrospective study. J Am Acad Dermatol. 2003;48:215 19.

70. Querteld C, Rosen ST, Kuzel TM, et al. Long-term follow up of patients of early stage cutaneous T-cell lymphoma who achieved complete remission with psoralen plus UV-A monotherapy. Arch Dermatol. 2005;141:305-11.

71. Duvic M, Hymes K, Heald P, et al. Bexarotene is effective and safe for treatment of refractory advanced-stage cutaneous T-cell lymphoma: multinational phase II-III trial results. J Clin Oncol. 2001;19:2456-71.

72. Mc Ginnis KS, Junkins-Hopkins JM, Crawford G, et al. Low-dose oral bexarotene in combination with low-dose interferon alfain tha treatment of cutaneous T-cell lymphoma: clinical synergism and possible immunological mechanisms. J Am Acad Dermatol. 2004;50:375-9.

73. Olsen EA, Duvic M, Martin A, et al. Pivotal phase III trial of two dose levels of DAB389IL-2(Ontak) for the treatment of cutaneous T-cell lymphoma (CTCL). J Clin Oncol. 2001;19:376-88.

74. Olsen EA, Kim YH, Kuzel TM, et al. PhaseIIb multicenter trial of vorinostat in patients with persistent, progressive, or treatment refractory cutaneous T-cell lymphoma. J Clin Oncol. 2007;25:3109-15.

75. Horwitz SM, Olsen EA, Duvic M, et al. Review of the treatment of mycosis fungoides and Sezary syndrome: a stage--based approach. J. Natl Compr Canc Netw. 2008;6:436-42.

76. Trotter MJ, Whittaker SJ, Orchgard GE, Smith NP. Cutaneous histopathology of Sézary syndrome: a study of 41 cases with a proven circulating T-cell clone. J Cutan Pathol. 1997;24:286-91.

capítulo • 56

Linfomas B Agressivos

Talita Maira Bueno da Silveira Rocha • Carlos Sérgio Chiattone

INTRODUÇÃO

A Organização Mundial de Saúde lista aproximadamente cem subtipos de neoplasias linfoides. Mais recentemente, a complexidade dos diferentes subtipos de linfomas agressivos vem sendo elucidada pelos estudos moleculares, reclassificados, incluindo subtipos além do Linfoma Difuso de Grandes Células B (LDGCB) (Tabela 56.1).

LINFOMA DIFUSO DE GRANDES CÉLULAS B

▶ Epidemiologia e classificação

O LDGCB é o subtipo histológico de linfoma não Hodgkin mais frequente entre todos os linfomas. Inclui um grupo muito heterogêneo de doenças com aspecto histopatológico, apresentação clínica e resposta ao tratamento

Tabela 56.1

▶ Classificação dos linfomas B agressivos, segundo a Organização Mundial de Saúde (2008).

Linfoma Difuso de Grandes Células B (LDGCB) sem especificação
Subtipos de linfoma difuso de grandes células B
Linfoma de grandes células B rico em células T/histiócitos LDGCB primário do SNC LDGCB primário cutâneo, tipo perna LDGCB do idoso relacionado ao EBV
Outros linfomas de grandes células B
LDGCB associado a inflamação crônica Granulomatose linfomatoide Linfoma de grandes células B primário do mediastino Linfoma de grandes células B intravascular Linfoma de grandes células B ALK positivo Linfoma plasmablástico Linfoma de grandes células B transformado da doença de Castleman relacionada ao vírus HHV8 Linfoma primário de efusão
Subtipos intermediários
Linfoma B não classificado com características intermediárias entre LDGCB e linfoma de Burkitt Linfoma B não classificado com características intermediárias entre LDGCB e linfoma de Hodgkin
Subtipo muito agressivo
Linfoma de Burkitt
Outros
Linfoma B agressivo relacio nado ao vírus HIV

muito variada. A heterogeneidade da doença reflete-se na variação da sua história natural.

Nos países ocidentais, o LDGCB é o subtipo histológico mais prevalente de linfoma não Hodgkin, correspondendo a cerca de 30 a 58% dos casos de linfoma. Sua incidência anual é de três a quatro casos em 100 mil pessoas na União Europeia, sendo que em 2010 houve 65.540 novos casos nos Estados Unidos. Houve aumento importante na incidência desse subtipo de linfoma após a década de 70, semelhante ao aumento da incidência dos casos de neoplasia cutânea. A incidência aumenta com a idade, e sua ocorrência é 1,5 vez maior em homens que em mulheres. Além da idade e do gênero, segundo dados norte-americanos, há ocorrência significativamente maior em indivíduos brancos quando comparados aos negros e asiáticos.

O LDGCB, pela nova classificação da OMS, é subdividido em algumas entidades específicas, baseadas na morfologia, associação com vírus (vírus Epstein-Baar, EBV; HHV8) ou alterações genéticas adquiridas (como a translocação ALK). A classificação se concentra nos subtipos: linfoma difuso B rico em células T, primário de Sistema Nervoso Central (SNC), cutâneo "tipo perna", do idoso associado ao vírus EBV, associado a doença crônica e primário do mediastino.

▶ Etiologia

A etiologia ainda é desconhecida. Na maioria dos casos surge como doença *de novo*. Menos frequentemente, o LDGCB pode ocorrer como transformação, em taxa de 2 a 5% ao ano, de outros subtipos histológicos de linfomas de baixo grau (leucemia linfoide crônica/linfoma de pequenos linfócitos, linfoma folicular, linfoma da zona marginal e linfoma de Hodgkin, predominância linfocítica).

Alguns fatores socioambientais podem estar relacionados ao aumento da incidência desse linfoma. Estudo populacional demonstrou que o consumo de algumas porções de frutas e vegetais parece diminuir o risco de seu aparecimento. Outro estudo mostrou que embora a obesidade possa estar relacionada ao surgimento de linfoma de baixo grau, provavelmente não está relacionada ao surgimento de linfomas de alto grau.

Nenhum estudo populacional conseguiu estabelecer a relação entre a localização da residência próxima a áreas industriais com a ocorrência de linfoma. A exposição ao sol pode diminuir a chance do surgimento dessa neoplasia, porém, como é conhecido, aumenta consideravelmente a ocorrência de neoplasias cutâneas.

Como o LDGCB engloba subtipos heterogêneos de doenças, existem diversas vias oncogênicas que podem estar alteradas, envolvidas no controle da apoptose e regulação do ciclo celular, levando ao surgimento da neoplasia, e não há um marcador específico que identifique o início do desarranjo celular. Apesar disso, existem evidências que sugerem alguma predisposição genética para a ocorrência dessas neoplasias, pois a incidência de linfoma é aumentada em indivíduos com história familiar de neoplasia hematoló-

gica; imigrantes geralmente mantêm a taxa de incidência de neoplasias onco-hematológicas de seus países de origem, e determinadas alterações genéticas são repetidamente encontradas em pacientes com linfoma.

O aumento da ocorrência do LDGCB também já foi observado em associação com doenças virais e tratamentos ou condições que levem a estados de imunossupressão. Os agentes infecciosos mais fortemente relacionados ao LDGCB são: vírus EBV, vírus HHV8, *H. pylori, Chlamydia psittaci* e o Vírus da Hepatite C (HCV).

▶ Imunofenótipo e origem celular

O LDGCB é subdividido em dois tipos, de acordo com a origem da célula neoplásica, baseados em caminhos oncogênicos distintos (Figura 56.1). Ele pode ser considerado LDGCB do centro germinativo quando está relacionado com a t(14;18), envolvendo o gene BCL-2 e a amplificação do gene c-rel do cromosomo 2p ou LDGCB pós-centro germinativo quando possui ativação da via NFκB. Diversos estudos, sendo o de Hans *et al.* o mais conhecido, tentaram correlacionar a combinação de marcadores imuno-histoquímicos com a origem da célula neoplásica. A combinação de células CD10+ ou CD10- com marcadores BCL6+ e IRF4/MUM1- sugerem célula do centro germinativo. Os outros casos são caracterizados como pós-centro germinativo. O critério de Hans possui elevada concordância com a análise molecular dos casos. Da mesma forma, um consórcio de patologistas associou mais dois marcadores (GCET1 e FOXP1) e encontrou uma associação de 93% com marcadores moleculares. Os estudos são bastante controversos quando se avalia a resposta dos pacientes ao tratamento após a introdução do anticorpo monoclonal Rituximabe. No geral, independente da origem celular do tumor, todos os pacientes possuem a mesma resposta à quimioterapia (já que houve melhora considerável nos pacientes com LDGCB pós-centro germinativo após a introdução do Rituximabe), porém com melhor sobrevida global para os pacientes com linfoma do centro germinativo.

Aproximadamente 5 a 10% dos LDGCB são CD5+. Esse marcador, normalmente expresso nas células T, quando presente no LDGCB, em geral confere pior prognóstico, e frequentemente ocorre doença em sítio extranodal. Em 15 a 20% dos casos de LDGCB é encontrada a expressão do antígeno CD30, e esses pacientes possuem melhor Sobrevida Livre de Progressão (SLP) e Sobrevida Global (SG) que os CD30 negativos.

▶ Apresentação clínica e fatores prognósticos

Clinicamente, o paciente se apresenta com doença rapidamente progressiva e envolvimento extranodal em cerca de 40% dos casos (trato digestório mais frequentemente, além de ossos, testículos, baço, anel de Waldeyer, glândulas salivares, tireoide, fígado, rim, adrenais, entre outros). Quinze por cento possuem medula óssea acometida ao

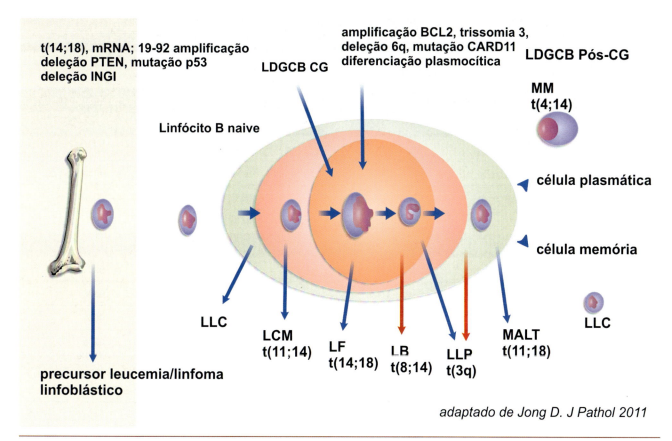

Figura 56.1 Base da classificação dos linfomas. Baseada no processo de maturação do linfócito B normal. LLC (Leucemia Linfocítica Crônica) e LCM (Linfoma Células do Manto) relacionados ao estádio pré-centro germinativo do linfócito B. LB (Linfoma Burkitt); LF (Linfoma Folicular) e LDGCB CG (Linfoma Difuso Grandes Células B) relacionados células B centro germinativo. LLP (Linfoma Linfoplasmocítico), LDGCB pós-CG e LZM (Linfoma Zona Marginal, assim como algumas LLC, origem pós-centro germinativo. Alterações cromossômicas são específicas.

diagnóstico, sendo a maioria composta por infiltração de pequenos linfócitos no tecido medular (medula discordante). Essa infiltração confere prognóstico sensivelmente pior que os casos com infiltração de grandes células em medula óssea (medula concordante).

O estádio clínico é baseado na localização e na quantidade de sítios nodais e extranodais acometidos (Tabela 56.2). Aproximadamente um terço dos pacientes apresenta sintomas B (febre vespertina, sudorese noturna ou perda ponderal), e metade dos doentes já se encontra em estágio avançado ao diagnóstico (estágios III e IV de Ann Arbor).

Os fatores prognósticos associados a esse subtipo de linfoma foram propostos originalmente em 1993, antes do início do uso do Rituximabe. Por isto, Sehn *et al.* realizaram um grande estudo aplicando o Índice de Prognóstico Internacional (IPI) original nos pacientes que haviam utilizado Rituximabe e o renomeou de R-IPI. Diversos autores, baseados em outros estudos, recusaram adotar esses critérios revisados ainda considerando que o IPI clássico seja o melhor marcador clínico-laboratorial prognóstico a ser utilizado. O Índice Prognóstico Internacional (IPI) considera o estágio clínico (III e IV), Desidrogenase Lática (DHL) elevada, idade > 60 anos, *performance status* (ECOG) ≥ 2 e envolvimento de mais de um sítio extranodal como fatores de mau prognóstico. O IPI ajustado à idade é usado em pacientes ≤ 60 anos e considera três fatores de risco (estágio, DHL e *performance status*) (Tabela 56.3).

Tabela 56.2

▶ Estágios segundo classificação de Ann Harbor modificada pela conferência de Costwolds.

Estágio	Definição
I	Cadeia linfonodal única ou único sítio extranodal
II	Mais de uma cadeia linfonodal do mesmo lado do diafragma
III	Cadeias linfonodais acometidas em ambos os lados do diafragma
IV	Doença em medula óssea, fígado ou doença extranodal difusa
B	Presença de febre, sudorese noturna ou perda de peso

E: Extranodal; S: acometimento baço.

Tabela 56.3

▶ Sobrevida associada ao índice de prognóstico internacional.

Grupo de risco	Nº de fatores de risco	RC	SG 5 anos
IPI todas as idades			
Baixo	0-1	87%	73%
Intermediário baixo	2	67%	51%
Intermediário alto	3	55%	43%
Alto	4-5	44%	26%
IPI ajustado à idade			
Baixo	0	92%	83%
Intermediário baixo	1	78%	69%
Intermediário alto	2	57%	46%
Alto	3	46%	32%
IPI revisado (R-IPI)			
Grupo de Risco	Nº de fatores de risco	SLP em 4 anos	SLD em 4 anos
Muito bom	0	94%	94%
Bom	1-2	80%	78%
Ruim	3-5	53%	55%

IPI: Índice Prognóstico Internacional; RC: Remissão Completa; SG: Sobrevida Global; SLP: Sobrevida Livre de Progressão; SLD: Sobrevida Livre de Doença.

▶ Tratamento

O R-CHOP, que é associação do CHOP (Ciclofosfamida, Doxorrubicina, Vincristina e Prednisona) disponível desde a década de 70, com o anticorpo monoclonal Rituximabe (anti-CD20) disponível a partir do final da década de 90, em intervalos de 21 dias, constitui o tratamento-padrão para esse tipo de linfoma. O uso em intervalos de 14 dias não mostrou diferenças na resposta e sobrevida dos pacientes, em relação aos ciclos de 21 dias, estando,porém, associado a maior toxicidade.

O tratamento da doença localizada ou avançada difere principalmente no número de ciclos e associação ou não com radioterapia. Assim, nos estadios iniciais (até IIA), que são apenas 20% dos casos, o tratamento é R-CHOP (três a quatro ciclos) associado a radioterapia em campo envolvido ou R-CHOP estendido (seis a oito ciclos). Os resultados são os mesmos, e a escolha de um deles deve levar em conta as condições clínicas do paciente e as comorbidades da radioterapia. O uso de apenas três ciclos de R-CHOP sem radioterapia deve ser considerado em pacientes com doença localizada de muito bom prognóstico, como estádio IA e DHL normal.

A Tabela 56.4 mostra alguns grandes estudos que avaliaram o intervalo da quimioterapia e o uso ou não de Rituximabe.

O grupo GELA (*Groupe d'Etude des Lymphomes de l'Adult*) mostrou superioridade do R-CHOP sobre o CHOP, tanto em relação à taxa de resposta completa como sobrevida global, para pacientes com mais de 60 anos. O estudo conduzido pelo Mabthera International Trial Group, em pacientes com menos de 60 anos, também mostrou vantagem no grupo que utilizou o Rituximabe.

Pacientes com doença volumosa (*bulky* = acima de 7 cm) inicial, invariavelmente apresentam persistência de massa residual após o tratamento, mas o uso de radioterapia nesses casos ainda é controversa.

Ademais, não existe evidência que a manutenção com o Rituximabe possa ser útil em pacientes com LDGCB, diferentemente do observado no linfoma folicular. Estudos com o uso de outras drogas na fase de manutenção, como o Everolimus e a Enzautarina, ainda estão em andamento. O papel do transplante autólogo como consolidação nos casos de mau prognóstico é ainda controverso. A meta-análise de 15 estudos mostrou que apesar de melhores taxas de resposta nos pacientes transplantados, a sobrevida livre de doença e a sobrevida global foram as mesmas.

O que fazer nos pacientes em recaída? Nos casos que possuam *performance status* adequado, está indicado quimioterapia em altas doses e transplante autólogo. Existem

546 Tratado de Hematologia

Tabela 56.4

▶ Resultados após CHOP e R-CHOP por idade e número de ciclos realizados (extraído de Flowers CR *et al.*, 2010).

Regime, ciclos	Nº de pacientes	Resultados % RC ou RCNC	2 anos % SLD	2 anos % SG	3 anos % SLD	3 anos % SG	5 anos % SLD	5 anos % SG
CHOP-14								
X 6 (< 60 anos: NHL-B1)	172	79					61	85
X 6 (> 60 anos: NHL-B2)	172	76			54	69	44	53
X 6 (> 60 anos: RICOVER-60)	307	68			47	68		
X 8 (> 60 anos: RICOVER-60)	305	72			53	66		
CHOP-21								
X 6 (< 60 anos: NHL-B1)	176	80					55	75
X 6 (> 60 anos: NHL-B2)	178	60			41	49	33	41
X 6-8 (> 60 anos: E4494)	314	NR			46	58		
X 8 (> 60 anos: LNH-98.5)	197	63	38	57			29	
R-CHOP-14								
X 6 (> 60 anos: RICOVER-60)	306	78			67	78		
X 8 (> 60 anos: RICOVER-60)	304	76			63	73		
X 8 (> 60 anos: LNH 03-6B)	103	67	49	67				
R-CHOP-21								
X 6-8 (> 60 anos: E4494)	318	NR			53	67		
X 8 (> 60 anos: LNH-98.5)	202	76	57	57			47	58
X 8 (> 60 anos: LNH 03-6B)	99	75	63	63				

RC: Resposta Completa; RCNC: Resposta Completa Não Confirmada; SLD: Sobrevida Livre de Doença; SG: Sobrevida Global.

vários esquemas de salvamento, como o ICE (Ifosfamida, Carboplatina, Etoposídeo), DHAP (Dexametasona, Cisplatina, Citarabina), ESHAP (Ecoposideo, Cisplatina, Metilprednisolona, Citarabina) e o GEMOX (Gencitabina, Oxaliplatina), mas não há acordo sobre a melhor escolha. O uso de Rituximabe nos esquemas de resgate melhora as taxas de resposta nos pacientes que não haviam sido previamente tratados com essa medicação.

A investigação de novas terapias é particularmente importante em pacientes com alto risco de recaída, como naqueles com estágio avançado e IPI elevado, bem como quando ocorre recidiva com intervalo menor que 12 meses do término da terapia. Vários medicamentos estão em estudo: Bortezomibe, Lenalidomida, Bevacizumabe, inibidores de Syk, Enzastaurina, inibidores de desacetilação de histona, Bortezomibe, agentes antisurvivinas e inibidores de mTOR. Algumas dessas medicações estão em testes para ser utilizadas em primeira linha e outras como possível tratamento de manutenção.

Com as abordagens modernas de tratamento com base em quimio e imunoterapia, uma percentagem considerável de pacientes com esse tipo de linfoma tem remissão prolongada, embora na ausência de tratamento a doença seja bastante agressiva, com sobrevida inferior a um ano.

▶ Avaliação de resposta

A avaliação de resposta dos pacientes é baseada em avaliação clínica, exames laboratoriais e métodos de imagem, como tomografias ou ressonância e PET/CT (tomografia por emissão de pósitrons) (Tabela 56.5). O uso de PET no LDGCB foi sugerido em 2007 pelo International Working Group em três situações: 1) ao diagnóstico, para melhor avaliar a extensão de doença; 2) após o término do tratamento, para avaliar remissão e 3) no contexto de pesquisa clínica, para avaliar seu impacto na metade dos ciclos de tratamento. Ainda não está claro o papel do PET na avaliação de resposta após dois a quatro ciclos de tratamento. O PET ínterim negativo prediz ótima resposta completa e sobrevida, porém o PET positivo nem sempre indica doença presente, justificando seu uso ainda apenas no contexto de pesquisa clínica.

Capítulo 56 • Linfomas B Agressivos

Tabela 56.5

▶ Padrão de resposta pelos critérios de Cheson (2007).

Padrão resposta	Linfonodos	Massas nodais	Baço e fígado	Medula óssea
RC	Normal	Normal/ Massa FDG-PET −	Normal (não palpável e sem nódulos)	Negativa
RP	Normal	Normal	Normal	Positiva ou indeterminada
	↓ ≥ 50%	↓≥ 50%/FDG-PET +	↓≥ 50% nódulos e sem aumento tamanho	Irrelevante
Progressão recidiva	Nova/ ↑≥ 50%	Nova/ ↑ ≥50%	Nova ou ↑ ≥50%	Novo envolvimento ou reaparecimento
Doença estável	NDA			

RC: Remissão Completa; RP: Remissão Parcial; NDA: Nenhuma das Anteriores; FDG: [¹⁸F] Fluorodeoxiglicose; PET: *Positron Emission Tomography*.

SUBTIPOS LINFOMA DIFUSO GRANDES CÉLULAS B

▶ Linfoma de grandes células B rico em células T/histiócitos

Este subtipo histológico ocorre mais frequentemente em homens adultos. Representa menos de 10% dos LDGCB. A maioria dos pacientes é diagnosticada em estádio avançado, com comprometimento de fígado, baço e medula óssea. Muito comumente a morfologia lembra o linfoma de Hodgkin predominância linfocítica nodular. O prognóstico é variável, por ser um grupo heterogêneo de apresentações. Os casos com histiócitos descritos na morfologia são muito agressivos e refratários ao tratamento.

▶ LDGCB primário do sistema nervoso central

Representa menos de 1% dos LDGCB e 2 a 3% dos linfomas primários cerebrais, mas é o subtipo histológico mais frequente em SNC. A incidência aumentou nas últimas décadas, principalmente dos casos não relacionados à presença do vírus HIV. Em geral não está relacionado ao vírus EBV, sendo o melhor prognóstico relacionado à presença de lesões mais superficiais e à positividade para BCL-6 na imuno-histoquímica. O tratamento consiste na administração de drogas que ultrapassem a barreira hemato-encefálica (o que não se aplica ao esquema CHOP), baseado na medicação Metotrexate combinada com outras medicações ou radioterapia.

▶ LDGCB primário cutâneo, tipo perna

Representa 4% dos linfomas cutâneos primários e 20% dos linfomas B cutâneos. Ocorre mais comumente em idosos e mulheres, com mais frequência na perna, mas 10 a 15% dos casos pode ser em outro local. Ao contrário do linfoma de centro folicular, caracteriza-se por apresentar BCL-2, MUM-1 e FOX-P1 positivos. O BCL-6 é positivo e o CD10 quase sempre negativo. Esse subtipo tem prognóstico reservado, com sobrevida de 50% dos casos em cinco anos. Apresenta caracteristicamente muitas recidivas e refratariedade a diversos esquemas de tratamento.

▶ LDGCB idoso relacionado ao vírus EBV

Ocorre em pacientes acima dos 50 anos sem condição imunossupressora predisponente. Representa 8 a 10% dos casos nos pacientes orientais. Na grande maioria, o acometimento é extranodal, mais comumente em pele, estômago, tonsilas e pulmão. Possui um prognóstico muito reservado, com sobrevida média de dois anos após o diagnóstico.

OUTROS LINFOMAS DE GRANDES CÉLULAS B

▶ Linfoma de Grandes Células B (LGCB) primário do mediastino (tímico)

Este subtipo específico de linfoma possui algumas particularidades que merecem ser destacadas. Em geral ocorre em adulto jovem, mais comumente em mulheres. Apresenta-se com sintomas relacionados à compressão de estruturas por lesão volumosa sem acometimento de linfonodos ou outros órgãos linfoides. Os envolvimentos extratorácico e extranodal estão mais frequentemente relacionados às recidivas. O envolvimento da medula óssea é extremamente raro, mesmo nas recidivas. Imuno-histoquimicamente, expressa marcadores de célula B e expressão heterogênea de CD30. Seu prognóstico é comparado ao dos linfomas LDGCB nodais, excluindo os casos de pacientes que apresentam extensão para órgãos próximos, derrame pleural e pericárdico ou pobre *performance status*. O tratamento-padrão ainda não está estabelecido, porém

548 Tratado de Hematologia

as respostas aos esquemas R-CHOP são melhores quando se usa esquemas mais agressivos de tratamentos (MACOP-B, VACOP-B), associados ou não a Rituximabe. Deve-se ressaltar que o uso de Rituximabe melhora as taxas de resposta quando utilizado com o esquema CHOP, porém sua associação com esquemas mais agressivos ainda é questionável. O papel da radioterapia de consolidação também é assunto controverso, visto que ainda não foi testada em nenhuma grande série, com alguns artigos mostrando que ela consegue melhorar a resposta final ao tratamento e outras séries com boas respostas globais sem o uso de radioterapia. Recentemente, a apresentação do esquema DA-EPOCH com resposta completa em 100% dos pacientes sugeriu que talvez essa seja a melhor opção de tratamento para esse subtipo de LGCB, porém esses resultados precisam ainda ser confirmados por estudos mais amplos.

LDGCB associado a inflamação crônica

Linfoma que ocorre no contexto de exposição prolongada à inflamação crônica, associado ao EBV. A maioria dos casos ocorre em cavidades, sendo a pleura o local mais frequente. Ocorre geralmente dez anos após o início da inflamação crônica. Homens orientais na sexta e sétima décadas são mais acometidos. Sobrevida em cinco anos varia de 20 a 35%. Cirurgia com ressecção total da lesão apresenta bons resultados.

Granulomatose linfomatoide

Doença linfoproliferativa rara associada ao vírus EBV, que acomete mais frequentemente homens adultos. Caracteriza-se por angiocentricidade e angiodestruição. Ocorre apenas em sítios extranodais, com envolvimento pulmonar em 90% casos. Outros sítios em geral acometidos são: sistema nervoso central, rim, fígado e pele. Em alguns casos pode ocorrer remissão espontânea das lesões, mas a maioria dos pacientes apresenta curso clínico agressivo com respostas duradouras quando utilizados esquemas agressivos de tratamento associado a anticorpo monoclonal (anti-CD20). Pode evoluir para LDGCB associado ao vírus EBV.

Linfoma de grandes células B intravascular

Raro linfoma que cresce na luz dos vasos, mais comumente nos capilares. Ocorre em adultos e se caracteriza por se disseminar por sítios extranodais, incluindo a medula óssea. Raramente os linfonodos estão acometidos. O padrão de crescimento intravascular parece estar associado a um defeito de *homing* nas células neoplásicas, como a ausência de CD29, CD54 (ICAM-1) e moléculas de adesão β. Excetuando os casos com acometimento cutâneo isolado, apresenta prognóstico muito reservado, com importante refratariedade aos esquemas atuais de tratamento.

Linfoma de grandes células B ALK positivo

Linfoma muito raro, com expressão da proteíno-cinase ALK e ausência da expressão do CD20. Algumas vezes possui diferenciação plasmablástica. Não apresenta a translocação t(2;5). Ocorre em adultos jovens e mais frequentemente envolve linfonodos ou se apresenta com massa mediastinal. A maioria dos pacientes já está no estádio III ou IV ao diagnóstico, e o prognóstico é bastante reservado, com sobrevida média de 11 meses.

Linfoma de grandes células B transformado da doença de Castleman associado ao vírus HHV8

Proliferação monoclonal de células B plasmablásticas infectadas pelo vírus HHV8. Diferencia-se do linfoma plasmablástico por ainda não apresentar hipermutação somática da imunoglobulina (caracteristicamente, o CD138 é negativo nesse linfoma e o CD20 pode ser positivo). Em geral ocorre em linfonodos e baço de pacientes imunossuprimidos (portadores do vírus HIV) e apresenta prognóstico muito reservado, com sobrevida de poucos meses.

Linfoma primário de efusão

Ocorre em indivíduos jovens imunossuprimidos associado ao vírus HHV8. Acomete pleura, pericárdio e cavidade peritoneal e não possui estruturas nodais envolvidas. Suas células expressam alguns marcadores de célula B, porém não o CD20, CD19 e CD79a. É um linfoma extremamente agressivo com sobrevida menor que seis meses.

Linfoma plasmablástico

O linfoma plasmablástico é uma neoplasia que foi recentemente retirada do grupo dos LDGCBs. Caracteristicamente, é um linfoma agressivo que apresenta diferenciação plasmocítica e ocorre em geral em cavidade oral. Acomete com mais frequência, apesar de não exclusivamente, pacientes com sorologia positiva para o vírus HIV. Os homens na faixa etária de 40 anos são mais acometidos.

Esse linfoma está fortemente ligado ao vírus EBV, porém sua associação com o HHV8 não está muito definida.

A imuno-histoquímica é caracterizada pela ausência ou pequena expressão de CD20, CD79a e PAX5, além de expressão de marcadores de células plasmocitárias (VS38c, CD38, MUM-1 e CD138).

Além da cavidade oral, outros sítios frequentemente acometidos são: trato gastrointestinal, linfonodos e pele. O acometimento da medula óssea ocorre em 30% dos pacientes, e presença de sintomas B, em 33%.

O tratamento é baseado na administração de esquemas HAARTs e quimioterapia padrão CHOP ou CHOP like. Estudos utilizando esquemas mais agressivos não conseguiram demonstrar aumento da sobrevida ou melhor resposta ao tratamento.

CASOS INTERMEDIÁRIOS

▶ **Linfoma B não classificado, com características intermediárias entre LDGCB e linfoma Burkitt**

Este grupo compreende Linfoma Agressivo com Morfologia e Genética de Ambos os Subtipos (LDGCB e L. de Burkitt). Anteriormente era classificado como Burkitt-like. É um linfoma raro, que ocorre predominantemente em adultos. A maioria dos pacientes se apresenta com doença disseminada e acometimento extranodal, alguns com doença leucemizada. Imuno-histoquimicamente, apresenta-se com marcadores de células B, BCL-2 positivo (o que afasta o diagnóstico de linfoma de Burkitt) e Ki67 extremamente alto. Quando há associação de BCL-2 positivo e mutação MYC positiva, este deve ser chamado de *double-hit* linfoma, uma categoria recentemente estudada. O prognóstico é reservado, ainda sem um protocolo padrão-ouro de tratamento, mas com respostas ruins aos esquemas de tratamento convencionais do LDGCB.

▶ **Linfoma B não classificado, com características intermediárias entre LDGCB e linfoma de Hodgkin**

Mais frequente em mulheres jovens, entre 20 e 40 anos, em geral ocorre como grande massa mediastinal associada ou não à síndrome da veia cava superior ou à alteração respiratória. Pode também ocorrer como linfomas sincrônicos ou reaparecer sequencialmente em diferentes momentos (mais comumente linfoma Hodgkin que recidiva como LDGCB primário mediastinal). Esses linfomas têm pior prognóstico com curso clínico mais agressivo que o linfoma de Hodgkin ou o LDGCB isolados. Não há consenso quanto à melhor forma de tratamento, havendo melhores taxas de resposta aos esquemas para tratamento de LDGCB.

LINFOMA DE BRURKITT

Linfoma altamente agressivo com alta taxa de crescimento tumoral, associado à presença do vírus EBV, sendo uma das primeiras neoplasias descritas relacionadas a uma translocação cromossômica específica, envolvendo a ativação do oncogene c-myc, que está no cromossomo 8: t(8;14) (q24;q32), translocação entre os cromossomos 8 e 14, ocorre em 80% dos casos, enquanto nos outros 20% ocorrem as translocações t(2;8) (p12;q24) e t(8;22) (q24;q11). O linfoma é mais comum em crianças de áreas de malária endêmica. Nos locais não endêmicos, é mais comum em pacientes imunossuprimidos, principalmente associado ao vírus HIV. O tratamento é baseado em esquemas agressivos de quimioterapia, com taxas de 90% de cura nos países desenvolvidos.

LINFOMA EM PACIENTES COM HIV

A incidência de linfoma nos pacientes com sorologia positiva para HIV é maior que a taxa da população em geral, apesar de o uso do tratamento HAART ter diminuído sensivelmente essa casuística. Excetuando os indivíduos com muita imunossupressão, a maioria dos pacientes soropositivos pode ser tratada como os soronegativos, com boa tolerabilidade e boas respostas. R-EPOCH é o esquema com altas taxas de resposta no tratamento de primeira linha, e pacientes que eventualmente recaiam e necessitem de altas doses e transplante autólogo de células-tronco hematopoéticas não possuem contraindicação para esse procedimento. Apesar desses resultados, os pacientes soropositivos devem ser monitorados frequentemente para a toxicidade que a interação da quimioterapia com as drogas do esquema HAART podem ocasionar, principalmente os inibidores de protease.

REFERÊNCIAS CONSULTADAS

1. Cabanillas F. Front-line management of diffuse large B cell lymphoma. Curr Opin Oncol. 2010;22(6):642-5.
2. Cheson BD, Pfistner B, Juweid ME, et al. Revised response criteria for malignant lymphoma. J Clin Oncol. 2007;25: 579-86.
3. Coiffier B, Lepage E, Briere J, et al. CHOP chemotherapy plus rituximab compared with CHOP alone in elderly patients with diffuse large B-cell lymphoma. N Engl J Med. 2002;346(4):235-42.
4. Fisher SG, Fisher RI. The epidemiology of non-Hodgkin's lymphoma. Oncogene. 2004;23(38):6524-34.
5. Flowers CR, Sinha R, Vose JM. Improving outcomes for patients with diffuse large B-cell lymphoma. CA Cancer J Clin. 2010;60:393-408.
6. Friedberg JW, Fisher RI. Diffuse large B-cell lymphoma. Hematol Oncol Clin North Am. 2008;22(5):941-52.
7. Gisselbrecht C, Glass B, Mounier N, et al. Salvage regimens with autologous transplantation for relapsed large B-cell lymphoma in the rituximab era. J Clin Oncol. 2010;28(27):4184-90.
8. Hans CP, Weisenburger DD, Greiner TC, et al. Confirmation of the molecular classification of diffuse large B-cell lymphoma by immunohistochemistry using a tissue microarray. Blood. 2004;103(1):275-82.

Tratado de Hematologia

9. Juweid ME, Stroobants S, Hoekstra OS, et al. Use of positron emission tomography for response assessment of lymphoma: consensus of the Imaging Subcommittee of International Harmonization Project in Lymphoma. J Clin Oncol. 2007;25:571-8.

10. Kaplan LD. HIV-associated lymphoma. Best Pract Res Clin Haematol. 2012 Mar;25(1):101-17.

11. Molyneux EM, Rochford R, Griffin B, Newton R, et al Burkitt's lymphoma. Lancet. 2012 Mar;31;379(9822):1234-44.

12. Pfreundschuh M, Kuhnt E, Trumper L, et al. CHOP-like chemotherapy with or without rituximab in young patients with good-prognosis diffuse large B-cell lymphoma: 6-year results of an open-label randomized study of the MabThera International Trial (MInT) Group. Lancet Oncol. 2011;12(11):1013-22.

13. Pfreundschuh M, Trumper L, Kloess M, et al. Two-weekly or 3-weekly CHOP chemotherapy with or without etoposide for NHL-B2 trial of the DSHNHL. Blood. 2004;104(3):634-41.

14. Philip T, Guglielmi C, Hagenbeek A, et al. Autologous bone marrow transplantation as compared with salvage chemotherapy – sensitive non-Hodgkin`s lymphoma. N Engl J Med. 1995;333(23):1540-5.

15. Shenoy PJ, Malik N, Nooka A, et al. Racial differences in the presentation and outcomes of diffuse large B-cell lymphoma in the United States. Cancer. 2011;117:2530-40.

16. Swerdlon SH. International Agengy for Research on Cancer. World Health Organization. WHO Classification of tumours of haemotopoietic and lymphoid tissues. 4th ed. Lyon, France. International Agency for Research on Cancer, 2008.

17. Thieblemont C, Briere J, Mounier N, et al. The germinal center/activated B-cell subclassification has a prognostic impact for the response to salvage therapy in relapsed/refractory diffuse large B-cell lymphoma: a bio-CORAL study. Journal of clinical oncology: official journal of the American Society of Clinical Oncology. 2011;29(31):4079-87.

18. Tilly H; Dreyling M, Group EGW. Diffuse large B-cell non-Hodgkin's lymphoma: ESMO Clinical Practice Guidelines for diagnosis, treatment and follow-up. Annals of Oncology: official journal of the European Society for Medical Oncology/ESMO. 2010;21 Suppl 5:v172-4.

19. Wang SS, Slager SL, Brennan P, et al. Family history of hematopoietic malignancies and risk of non-Hodgkin Lymphoma (NHL): a pooled analysis of 10211 cases and 11905 controls from the International Lymphoma Consortium (InterLymph). Blood. 2007;109(8):3479-88.

20. Wilson W, Jung SH, Porcu P, et al. A cancer and leukemia group B multi-center study of DA-EPOCH-rituximab in untreated diffuse large B-cell lymphoma with analysis of outcome by molecular subtype. Haematologica. 2012;97:758-65.

21. Yamaguchi M, Nakamura N, et al. De novo CD5+ diffuse large B-cell lymphoma: results of a detailed clinicopathological review in 120 patients. Haematologica. 2008;93(8):1195-202.

Parte · 13

Distúrbios dos Plasmócitos e seus Precursores

Resumo do capítulo

Capítulo 57 Distúrbios dos Plasmócitos e Doenças Correlatas

capítulo 57

Distúrbios dos Plasmócitos e Doenças Correlatas

Vânia Tietsche de Moraes Hungria • Ângelo Maiolino • Manuella de Souza Sampaio Almeida • Edvan de Queiroz Crusoé

GAMOPATIAS MONOCLONAIS

As gamopatias monoclonais são um grupo de doenças caracterizadas pela proliferação de um único clone de plasmócitos que produz uma proteína Monoclonal (M) homogênea. Cada proteína M consiste de duas cadeias de polipeptídeos pesadas da mesma classe e subclasse, e duas cadeias de polipeptídeos leves do mesmo tipo. Imunoglobulinas policlonais são produzidas por vários clones de plasmócitos. Os vários tipos de imunoglobulinas são designados pelas letras que correspondem ao isotipo de suas cadeias pesadas, as quais são designadas por letras gregas: gama (γ) corresponde à Imunoglobulina G (IgG), alfa (α) à Imunoglobulina A (IgA), mu (μ) à Imunoglobulina M (IgM), delta (δ) à Imunoglobulina D (IgD), e épsilon (ε) à Imunoglobulina E (IgE). Kappa (κ) e lambda (λ) são os dois tipos de cadeia leve.[1]

É importante distinguir o aumento de imunoglobulinas policlonal e monoclonal porque o aumento monoclonal resulta de um processo clonal, que é maligno ou potencialmente maligno, enquanto o aumento policlonal das imunoglobulinas é causado por um processo reacional ou inflamatório.

A análise do soro ou urina exige um método sensível e rápido para detectar a proteína M, além de específico para identificar o tipo da cadeia pesada e leve. A eletroforese por zona de capilar é a técnica mais utilizada, apresentando superioridade quando comparada à técnica por gel em agarose, uma vez que além de identificar a banda monoclonal, permite quantificar a proteína M. (Figura 57.1). Após reconhecer a banda localizada na eletroforese, deve ser realizada a técnica de imunofixação de proteínas para confirmar a presença de uma proteína M e determinar o tipo de cadeia pesada e leve envolvida (Figura 57.2). Para a quantificação das imunoglobulinas, o melhor método é a nefelometria. A análise urinária deve ser realizada por eletroforese e imunofixação de alíquota concentrada da coleta de urina de 24 ho-

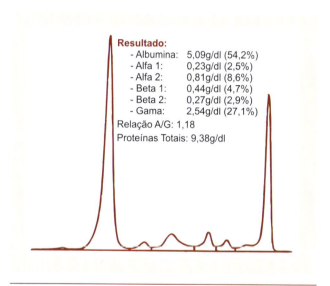

Figura 57.1 Eletroforese de proteínas séricas por técnica de zona capilar demonstrando pico monoclonal em região das gamaglobulinas.

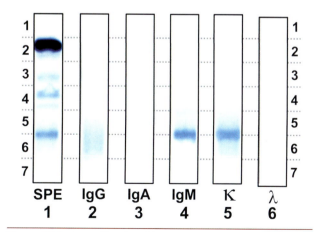

Figura 57.2 Imunofixação sérica com presença de componente monoclonal IgM κ.

ras. A dosagem sérica de cadeias leves livres foi introduzida recentemente, sendo um método ainda mais sensível que a imunofixação. Gamopatias monoclonais oligossecretoras, como a amiloidose sistêmica primária, são mais bem avaliadas utilizando esta técnica.

Em uma série de pacientes em 2002, dos 1.056 casos de gamopatia monoclonal identificados na Mayo Clinic, 59% correspondiam a gamopatia monoclonal de significado indeterminado, 15% a mieloma múltiplo sintomático, 12% a amiloidose sistêmica primária (AL), 5% a mieloma múltiplo assintomático, 3% a doenças linfoproliferativas, 2% a macroglobulinemia de Waldenström, 1% a plasmocitoma solitário ou extramedular, e 3% a outros diagnósticos.[2]

Neste capítulo serão abordados os distúrbios dos plasmócitos correlacionados às gamopatias monoclonais.

MIELOMA MÚLTIPLO

É uma neoplasia hematológica caracterizada pela proliferação clonal de plasmócitos malignos no microambiente da medula óssea associado ao surgimento de proteína monoclonal sérica e/ou urinária e presença de disfunção de órgãos-alvo.

▶ Etiologia

A causa do Mieloma Múltiplo (MM) ainda não é bem estabelecida. Numerosos vírus e outros agentes infecciosos têm sido relacionados à patogênese do MM, mas os mecanismos ainda não foram totalmente elucidados. Vários estudos associam o risco de MM à exposição a pesticidas, como, por exemplo, as dioxinas. A taxa de mortalidade por MM aumentou em países industrializados nas décadas de 1960 e 70. Dados da *American Cancer Society* mostram um aumento de 82% na incidência da doença entre 1950 e 1980, período esse que coincidiu com o momento em que vários fatores de risco, como, por exemplo, produtos químicos, foram lançados ao meio ambiente.[3]

É relatada a ocorrência de MM em grupos familiares de dois ou mais parentes de primeiro grau e em gêmeos idênticos.

▶ Epidemiologia

O MM representa 1% de todos os tipos de câncer, sendo a segunda neoplasia hematológica mais frequente (13%). A incidência é de quatro por 100 mil aproximadamente, com predomínio discreto do sexo masculino. A idade mediana ao diagnóstico é de aproximadamente 70 anos, assim distribuídos: 37% dos pacientes são diagnosticados com mais de 75 anos, 26%, entre 65 e 74 anos, e 37%, abaixo dos 65 anos. Raramente o MM é diagnosticado abaixo dos 35 anos (0,6% de todos os casos).[4] Até recentemente existiam poucos dados sobre a epidemiologia do MM na América Latina e no Brasil. Em estudo epidemiológico realizado em 21 centros da América Latina, Hungria *et al.* (2011) relataram que os pacientes com MM apresentavam idade mediana de 65 anos ao diagnóstico, com discreta prevalência do sexo masculino (53%).[5] Em 1.112 pacientes com MM de instituições brasileiras, a idade mediana no diagnóstico foi de 60,5 anos, e a maioria dos pacientes apresentava doença avançada.[6]

▶ Patogênese

O desenvolvimento do MM é um processo com várias etapas. Alterações genéticas dos plasmócitos e mudanças no microambiente da medula óssea favorecem o desenvolvimento tumoral.[7]

O plasmócito neoplásico apresenta uma combinação complexa de alterações genéticas. Podem ser observadas alterações cromossômicas múltiplas, com ganho e perda de vários cromossomos e anormalidades estruturais. Translocação cromossômica primariamente precoce ocorre na região *switch* do cromossomo 14 (q32.33), que é mais comumente justa posicionada ao oncogene MAF t(14;16) e MMSET (Multiple Myeloma SET, uma histona metiltransferase e fator de transcrição) no cromossomo 4p16.3, t(4;14). Translocações tardias secundárias e mutações gênicas implicadas na progressão da doença incluem anormalidades cariotípicas no MYC, ativação do NRAS e KRAS, mutações no FGFR3 e TP53, e inativação dos inibidores de ciclina dependentes de cinases CDKN2A e CDKN2C. Outras anormalidades genéticas envolvem a desregulação epigenética, com alterações na expressão do microRNA e modificações na metilação gênica. Os ganhos cromossômicos acontecem em mais de 30% dos casos e geralmente são encontrados no 1q, 3q, 9q, 11q e 15q.[8] A complexidade cariotípica aumenta durante a progressão do tumor. A hipodiploidia está associada com pior prognóstico em comparação à hiperdiploidia. Anormalidades genéticas alteram a expressão das moléculas de adesão nos plasmócitos malignos, assim como resposta aos estímulos de crescimento do microambiente medular. As interações entre as células do MM e as do microambiente medular ou proteínas da matriz extracelular, que são mediadas por receptores de superfície celular (como integrinas, caderinas, selectinas e moléculas de adesão celular), aumentam o crescimento do tumor, sobrevida, migração e resistência a drogas. A adesão das células do MM às células hematopoéticas e do estroma induz a secreção de citocinas e fatores de crescimento, incluindo IL-6, VEGF, IGF-1, membros da superfamília dos fatores de necrose tumoral, TGF-β1 e IL-10. Essas citocinas e fatores de crescimento são produzidos e secretados pelas células do microambiente medular, incluindo as células do MM, estabelecendo uma regulação autócrina e parácrina. A adesão das células do MM às proteínas da matriz extracelular (como colágeno, fibronectina, laminina e vitronectina) induz o aumento das proteínas reguladoras do ciclo celular e antiapoptóticas. A indução de moléculas pró-angiogênicas (ex. VEGF) aumenta a densidade microvascular da medula óssea e colabora para a estrutura anormal dos vasos tumorais no MM.[9]

A IL-6 é o fator de crescimento mais potente do MM. Quando secretada pelas células da medula óssea, poten-

Tratado de Hematologia

cializa a produção e a secreção de VEGF pelas células do MM e vice-versa. A proliferação de células do MM pode ser inibida por anticorpos monoclonais específicos para IL-6. A angiogênese, estimulada por fatores de crescimento do endotélio vascular, também tem um papel importante na patogênese do MM. As lesões ósseas ocorrem devido ao desequilíbrio na função dos osteoblastos e osteoclastos. A inibição da via Wnt suprime os osteoblastos, enquanto a amplificação na via do RANK (aumento do RANKL e redução da osteoprotegerina) e a ação do MIP1α ativam os osteoclastos.[10]

▶ Manifestações clínicas e diagnóstico

O MM é precedido por uma fase de gamopatia monoclonal de significado indeterminado (GMSI) ou de mieloma assintomático. Essas condições podem ser identificadas quando se realiza uma eletroforese de proteínas séricas no âmbito de uma investigação de rotina e se identifica a presença de um pico monoclonal. Uma simples elevação da velocidade de hemossedimentação pode ser um achado que induz a solicitação da eletroforese e a identificação da proteína M. Essa fase de MM assintomático pode preceder em vários anos o surgimento das manifestações clínicas.[11] Anemia, fadiga e dores ósseas são os achados mais comuns no diagnóstico de MM sintomático. Outras alterações também podem estar presentes, tais como fraturas patológicas, hipercalcemia, insuficiência renal, infecções de repetição, manifestações neurológicas, hiperviscosidade e complicações hemorrágicas. A dor óssea é o sintoma mais frequente e ocorre em 60 a 90% dos pacientes. Hipercalcemia, decorrente da reabsorção óssea, ocorre em até 20% dos pacientes ao diagnóstico. A anemia está presente em 60% dos pacientes ao diagnóstico e se deve à proliferação neoplásica na medula óssea, à inibição específica da eritropoese pelas citocinas do microambiente e à insuficiência renal.[11] O comprometimento renal é relatado em 20 a 60% dos pacientes, dependendo da definição utilizada e da instituição onde foi feito o diagnóstico. O principal fator desencadeante dessa alteração são as cadeias leves monoclonais filtradas, que se precipitam e provocam uma disfunção tubular, devido à obstrução intratubular por cilindros ("rim do mieloma"). Hipercalcemia, desidratação, infecção e uso de anti-inflamatórios não esteroides são outros fatores que podem precipitar ou agravar a insuficiência renal no MM. Amiloidose ocorre em 10 a 15% dos pacientes, podendo produzir síndrome nefrótica ou insuficiência renal.[12] A incidência de infecções no MM é 15 vezes maior do que em indivíduos normais, contribuindo com cerca de 25% das mortes nos primeiros seis meses após o diagnóstico. Os patógenos mais comuns são *Streptococcus pneumoniae* e *Haemophilus influenzae,* porém, atualmente, os microrganismos gram-negativos são responsáveis por mais de 50% das infecções.[13]

Os critérios diagnósticos de MM assintomático e MM sintomático, pelo *International Myeloma Working Group* (IMWG), estão descritos nas Tabelas 57.1 e 57.2.[14]

Tabela 57.1

▶ Critérios diagnósticos para mieloma múltiplo assintomático (IMWG, 2003).

Critério 1 e/ou 2 mais ausência de dano orgânico	
1.	Proteína monoclonal sérica ≥ 3,0 g/dL
2.	Plasmócitos monoclonais presentes na MO ≥10% e/ou plasmocitoma
3.	Ausência de dano orgânico relacionado ao MM

Tabela 57.2

▶ Critérios diagnósticos para mieloma múltiplo sintomático (IMWG, 2003).

Todos os três critérios são necessários	
1.	Proteína monoclonal presente, sérica e/ou urinária*
2.	Plasmócitos monoclonais presentes na MO ≥10% e/ou plasmocitoma
3.	Dano orgânico relacionado ao MM (presença de um ou mais) [C] Cálcio sérico 0,25 mmol/L >Normal ou >11,5 mg/dL [R] Insuficiência renal: creatinina ≥ 2mg/dL [A] Anemia: hemoglobina 2 g/dL < Normal ou < 10 g/dL [B] Lesões ósseas osteolíticas ou osteoporose com fraturas compressivas** Outros: hiperviscosidade sintomática, amiloidose, infecções bacterianas recorrentes (> 2 episódios/ano)

*Se a proteína monoclonal não é detectada (MM não secretor), a plasmocitose medular precisa ser ≥ 30% ou plasmocitoma deve ser documentado por biópsia.

**Se a lesão óssea decorre de plasmocitoma solitário ou somente osteoporose, sem fratura, a plasmocitose medular precisa ser ≥ 30%.

▶ Exames laboratoriais e radiológicos

A **anemia** normocítica e normocrômica é o achado mais frequente no MM. A maioria dos pacientes apresenta produção de **proteína M**, sendo a mais frequente do tipo IgG (60% dos casos) seguidos pelo MM IgA em 20%, e MM de cadeia leve (proteína de Bence-Jones) em 17%. MM dos subtipos IgD, IgE ou biclonal são muito raros. O MM não secretor pode corresponder a 3% dos casos. A eletroforese de proteínas é um estudo fundamental para detecção da proteína M no soro ou na urina (Figura 57.1).[15] A imunofixação de proteínas deve ser realizada, preferencialmente, após a localização de banda ou pico monoclonal pela eletroforese de proteínas. A imunofixação urinária detecta proteína M em 75% dos pacientes.[15] A detecção de cadeias leves livres no soro é mais sensível que a imunofixação, apresentando também a vantagem de ser um método quantitativo. É muito útil em casos de MM não secretor, e 70% dos casos assim classificados têm uma relação κ/λ alterada.[16] O **mielograma** demonstra um número de plasmócitos clonais acima de 10%. A clonalidade deve ser estabelecida pela identificação da proteína M no citoplasma dos plasmócitos pela coloração de imunoperoxidase ou por imunofluorêscencia. A imunofenotipagem por citometria de fluxo é utilizada em alguns centros, mas a falta de acesso à técnica e a sua adequada padronização não a tornam recomendada como rotina para investigação diagnóstica pelo IMWG.[17]

O **RX simples de esqueleto** é o método-padrão para diagnosticar a doença óssea no MM. A rotina deve incluir tórax, coluna cervical, torácica, lombar e sacra, úmero, fêmur, crânio e pelve. As radiografias mostram alterações ósseas, que consistem em lesões líticas em saca-bocado, osteopenia ou fraturas em 75% dos pacientes.[18] A **Ressonância Nuclear Magnética** (RNM) da coluna e pelve permite avaliar a extensão e o padrão de infiltração da medula óssea (localizado, difuso, misto), sendo útil também na avaliação da natureza e na extensão de plasmocitomas medulares e extramedulares, podendo inclusive detectar lesões totalmente assintomáticas. RNM é fundamental também para avaliar pacientes com suspeita de compressão do canal vertebral.[19] A **tomografia computadorizada** é altamente sensível na identificação de lesões líticas do esqueleto. Entretanto, é menos preconizada para a rotina devido à superioridade da RNM, além do fato de não alterar o estadiamento ou decisões terapêuticas quando utilizada além da radiografia simples. O PET-CT não tem ainda o seu papel claramente definido no MM. Pode ser útil na identificação de plasmocitomas extramedulares e no estadiamento da doença.[20]

▶ Prognóstico

A sobrevida do MM varia desde poucos meses a mais de dez anos. O incremento na sobrevida foi mais significativo na ultima década, devido aos novos tratamentos e à quimioterapia em altas doses, além da melhora nos cuidados de suporte.[21] A heterogeneidade da doença está relacionada às características do próprio MM e do paciente. O estadiamento desenvolvido por Durie e Salmon em 1975 ainda é utilizado para a identificação do risco.[22] Na última década, um painel internacional de investigadores apresentou o Sistema de Estadiamento Internacional (*International Staging System*, ISS), que utiliza apenas as dosagens de β 2 microglobulina e da albumina sérica (Tabela 57.3).[23] Comparado com o estadiamento de Durie-Salmon, o ISS fornece uma distribuição mais equivalente dos pacientes nos três estágios de risco, devendo ser sempre aplicado. Embora os estudos citogenéticos em MM sejam difíceis devido à baixa taxa de proliferação dos plasmócitos, podem fornecer informações prognósticas importantes e independentes. Qualquer alteração que apareça na citogenética convencional acarreta um pior prognóstico quando comparado a um cariótipo normal. Translocações e deleções específicas detectadas pela técnica de FISH também têm valor prognóstico. São consideradas de alto risco as seguintes alterações: t(4;14), t(14;16), t(14;20), Del 17p e as anormalidades do cromossoma 1. Pacientes com t(11;14), t(6;14) e hiperdiploidia têm um risco *standard*.[8] Apesar da importância da citogenética molecular, devido ao custo e às dificuldades técnicas, ainda não é um exame realizado de rotina na maioria dos centros. É importante compreender também que esses fatores prognósticos podem mudar à medida que novas estratégias de tratamento forem sendo incorporadas. Por exemplo, a deleção do cromossoma 13 por FISH era um fator prognóstico adverso antes do advento das novas drogas, deixando de ser à medida que os novos protocolos foram introduzidos. Também a t(4;14) outrora de alto risco, passou a ser considerada de risco intermediário com a utilização de esquemas de tratamento contendo o Bortezomibe.[24]

▶ Tratamento

A terapia dever ser instituída apenas quando houver sintomas. O MM assintomático requer observação clinica, uma vez que tratamento com quimioterapia convencional não demonstrou benefício. Apesar de o MM ainda ser uma doença incurável, o grande progresso no conhecimento da sua patogênese está auxiliando e incrementando o desenvolvimento de novos agentes dirigidos ao alvo, com potente atividade antimieloma. Essas novas drogas estão alterando a história natural do MM, trazendo melhores resultados ao tratamento, aumentando a sobrevida dos pacientes. Para estabelecer a estratégia terapêutica é importante considerar a idade, *performance status* e presença de comorbidades. Os

Tabela 57.3

▶ Sistema de estadiamento internacional do MM ao diagnóstico (Greipp *et al.*, 2005).

Estádio	Dosagem sérica de β₂microglobulina e albumina	Sobrevida mediana (meses)
I	$\beta_2$microglobulina < 3,5 mg/L e albumina ≥ 3,5 g/dL	62
II	$\beta_2$microglobulina ≤ 3,5 mg/L e albumina < 3,5 g/dL ou $\beta_2$microglobulina entre 3,5 e 5,5 mg/L	44
III	$\beta_2$microglobulina ≥ 5,5 mg/L	29

Tratado de Hematologia

pacientes com idade inferior a 65 anos e boas condições clínicas devem ser considerados elegíveis para altas doses de quimioterapia seguida de Transplante Autólogo de Células-Tronco Hematopoéticas (TCTH).[25]

Estratégias de tratamento para pacientes elegíveis a TCTH

O conceito de maximizar o tratamento dos pacientes com MM foi possível em virtude da introdução do TCTH. Utilizado inicialmente em primeira linha pelo grupo de Barlogie *et al.* da Universidade de Arkansas, essa estratégia foi testada em sete estudos randomizados comparando com o tratamento convencional. Em cinco deles foi observada uma vantagem para o TCTH em termos de sobrevida livre de progressão e em três para sobrevida global. Com a introdução das novas drogas (Talidomida, Bortezomibe e Lenalidomida), tem sido possível intensificar também a terapia de indução, levando a uma melhoria dos resultados globais. A recomendação hoje é realizar de quatro a seis ciclos de terapia, combinando as novas drogas com a Dexametasona e/ou Ciclofosfamida. As combinações triplas desses fármacos entre si e com os outros agentes aumentaram as taxas de resposta completa pré-TCTH. Estudos de fase 3 comparando esses esquemas com a terapia convencional mostraram um claro aumento na taxa de resposta, favorecendo o grupo das novas drogas, com impacto na sobrevida livre de progressão. A eficácia dessas combinações tem colocado mais uma vez a questão se realmente é necessária a realização do TCTH após o tratamento de indução ou se este poderia ser postergado para a recaída. Existem pelo menos dois grandes estudos randomizados comparando essas estratégias, mas hoje a recomendação ainda é a de realizar o TCTH logo após a indução. Quanto ao duplo TCTH, a controvérsia é ainda maior, já que com a introdução das novas drogas aparentemente não existiria vantagem para esse tipo de estratégia. No entanto, a coleta de células-tronco hematopoéticas em número suficiente para pelo menos dois transplantes permanece sendo importante, já que pacientes em recidiva tardia após o primeiro TCTH parecem se beneficiar de um segundo procedimento. O IMWG recomenda que se colete pelo menos $4,0 \times 10^6$ células CD34/kg para um único transplante e o dobro dessa quantidade, pensando na possibilidade de um segundo procedimento. O esquema de mobilização de Células-Tronco Hematopoéticas (CTH) do sangue periférico mais utilizado permanece sendo o GCSF isoladamente ou em combinação com Ciclofosfamida em doses de 1,5 a 7,0 g/m². Apesar de o esquema combinado permitir uma coleta de maior número de células CD34, GCSF isolado é eficaz em mais de 80% dos casos. Uma opção mais recente é a combinação do GCSF com o novo agente Plerixafor, que aumenta a eficácia e permite coletar CTHs em número suficiente mesmo em pacientes que em coletas prévias falharam ou que tenham sido expostos a drogas que reduzem o compartimento de CTHs, como a Lenalidomida. O esquema de altas doses mais utilizado é Melfalano, isoladamente, na dose de 200 mg/m². Pacientes entre 65 a 70 anos em boas condições aos quais se indique o TCTH, assim como aqueles com insuficiência renal, devem utilizar doses reduzidas de Melfalano (110 a 140 mg/m²).[26]

O papel da consolidação pós-TCTH tem sido alvo de grande interesse. Esquemas combinando Bortezomibe, Talidomida e/ou Lenalidomida por mais dois a quatro ciclos pós-TCTH são bem tolerados e prolongam o tempo de sobrevida livre de doença.[27] Manutenção utilizando as novas drogas isoladamente ou em combinação com Dexametasona por um longo período de tempo ou eventualmente até a progressão também foram testados em estudos randomizados. Quanto à manutenção com Talidomida, foram publicados sete estudos, incluindo o do Grupo Brasileiro (Maiolino *et al.*), e em todos foi observada vantagem quanto à sobrevida livre de progressão para o grupo tratado com Talidomida. Apenas um estudo mostrou vantagem em termos de sobrevida global.[28,29] A neurotoxicidade periférica da Talidomida é um grande limitador a essa estratégia. Uma perspectiva de utilização de manutenção por um período mais prolongado de tempo (até a progressão) foi aberta com a introdução da Lenalidomida, que virtualmente não provoca neuropatia periférica. A Lenalidomida foi comparada com placebo em dois estudos randomizados; em ambos os estudos foi observada clara vantagem quanto à sobrevida livre de progressão, favorecendo o grupo da Lenalidomida. No entanto, uma incidência aumentada de segunda malignidade no grupo tratado com Lenalidomida sugere que se tenha cautela ao recomendar essa estratégia para todos os pacientes por um período prolongado de tempo.[30,31]

O transplante alogênico, fora dos ensaios clínicos, deve ser realizado muito especificamente em virtude do alto risco de mortalidade relacionado ao procedimento. Eventualmente, pacientes muito jovens com fatores prognósticos de alto risco podem vir a se beneficiar dessa estratégia.[32]

Estratégias de tratamento para pacientes não elegíveis a TCTH

Os pacientes não candidatos às altas doses de quimioterapia e TCTH devem receber combinações com Melfalano oral em doses convencionais. O principal objetivo nesses casos é atingir resposta e prolongar a sobrevida livre de progressão com mínima toxicidade. O esquema com Melfalano e Prednisona (MP) foi comparado com a sua associação à Talidomida (MPT) em seis estudos randomizados. Uma metanálise desses estudos envolvendo 1.685 pacientes foi publicada e mostrou que a adição da Talidomida aumentou a sobrevida livre de progressão e a sobrevida global. A neuropatia periférica, no entanto, foi maior no grupo MPT, sendo também observada uma incidência aumentada de trombose venosa profunda, pelo que se recomenda o uso de profilaxia antitrombótica para pacientes que recebam esse esquema.[33]

Um grande estudo randomizado (Estudo Vista) comparou o MP com a combinação de MP + Bortezomibe (MPV). A adição de Bortezomibe foi vantajosa em todos os parâmetros analisados, incluindo taxa de resposta, sobrevida livre de progressão e sobrevida global.[34]

As combinações de MP + T e de MP + V são hoje consideradas padrão para os pacientes não elegíveis à TCTH. Combinações de MP com Lenalidomida, com ou sem manutenção, também estão sendo testadas, assim como a combinação de Lenalidomida com baixa dose de Dexametasona, que se mostrou superior a altas doses nesse grupo de pacientes. No paciente idoso é de fundamental importância um ajuste correto das doses para evitar efeitos colaterais indesejáveis que interrompam o tratamento. Doses elevadas de Dexametasona devem ser evitadas, a talidomida deve ser utilizada em dose máxima de 100 mg, e esquemas semanais de Bortezomibe por via venosa ou subcutânea têm sido recomendadas para diminuir a incidência de neuropatia periférica e aumentar a tolerabilidade ao tratamento.[35]

Tratamento para pacientes refratários ou com recidiva

O tratamento do MM refratário ou em recidiva depende de vários fatores, como: esquema realizado como primeira linha, padrão de resposta e sua duração, se a recidiva ocorreu com ou sem tratamento de manutenção, do *performance status* do paciente e da reserva medular. Na maioria dos casos, o objetivo terapêutico será controlar a doença, melhorar os sintomas e a qualidade de vida. Pode-se repetir o mesmo esquema de tratamento anterior, se o paciente permaneceu com resposta por período prolongado. Ao contrário, os pacientes com recorrência precoce devem receber um tratamento utilizando combinações diferentes.[36]

O TCTH é uma opção para os que não receberam essa terapia inicialmente, ou para aqueles que a realizaram e permaneceram em remissão por tempo prolongado (mais de dois anos).[37]

Tratamento de suporte

Os bisfosfonatos devem ser utilizados para reduzir as complicações ósseas, além de corrigir com eficácia a hipercalcemia: o Zoledronato e o Pamidronato são os bisfosfonatos mais utilizados no momento. Estudo randomizado do grupo britânico demonstrou vantagem de sobrevida nos pacientes que utilizaram o zoledronato.[38] A avaliação dentária antes de iniciar os bisfosfonatos e a manutenção de uma boa higiene bucal, além da não realização de procedimentos dentários invasivos, podem reduzir os riscos para desenvolvimento de osteonecrose de mandíbula. A radioterapia local pode ser útil no tratamento paliativo da dor óssea. Fraturas patológicas devem ser estabilizadas com cirurgia. A vertebroplastia percutânea pode ser uma opção no tratamento do colapso vertebral.[39]

A Eritropoetina recombinante humana deve ser considerada para pacientes com manutenção da anemia, a despeito de resposta ao tratamento. O uso de antibióticos deve ser imediatamente instituído se houver suspeita de infecção ativa, e o uso profilático contra pneumocistose é indica-

do nos primeiros três meses de tratamento. O Aciclovir profilático deve ser utilizado por todo paciente em uso de Bortezomibe. Analgesia é importante para conforto e qualidade de vida, lembrando que o uso de anti-inflamatórios não esteroides deve ser abolido, devido ao potencial nefrotóxico. A plasmaférese deve ser indicada em pacientes com síndrome de hiperviscosidade. A insuficiência renal deve ser tratada de modo imediato, já que a reversão desse quadro tem impacto direto na sobrevida e na qualidade de vida do paciente. Combinação de Bortezomibe e Dexametasona eventualmente associado a Ciclofosfamida é um esquema eficaz de tratamento nesse grupo de pacientes, já que promove uma rápida depuração das cadeias leves em circulação. A hipercalcemia que pode piorar a insuficiência renal deve ser prontamente identificada e tratada com hidratação adequada, diuréticos, glicocorticoides e bisfosfonatos.[39]

FORMAS VARIANTES DO MIELOMA

▶ Plasmocitoma ósseo solitário

Os exames de imagem de todo o esqueleto mostram uma lesão óssea única, e a biópsia evidencia um tumor constituído por plasmócitos monoclonais idênticos aos observados no MM. O aspirado da medula óssea revela um número normal de plasmócitos, e a imunofixação do soro e da urina geralmente não mostra proteína M. Existem pacientes que têm baixa quantidade de proteína M, mas essa tende a desaparecer após a terapia para a lesão solitária. Aproximadamente 50% dos pacientes com plasmocitoma solitário encontram-se vivos dez anos após o diagnóstico, e a sobrevida livre de doença em dez anos varia de 15 a 20%. O tratamento consiste em radioterapia localizada. A cirurgia pode ser necessária em pacientes que apresentem algum grau de instabilidade óssea, risco de fratura ou suspeita de compressão do canal vertebral. É frequente a progressão para MM em três a quatro anos.[40]

Na Tabela 57.4 estão os critérios do IMWG para o diagnóstico de plasmocitoma solitário ósseo.

▶ Plasmocitoma extramedular

É um tumor de plasmócitos que surge fora da medula óssea. A localização mais frequente são as vias aéreas superiores (80% dos casos), principalmente na cavidade nasal e nos seios paranasais, nasofaringe e laringe. Podem surgir também plasmocitomas extramedulares no trato gastrointestinal, sistema nervoso central, bexiga, tireoide, mama, testículos, glândulas parótidas e linfonodos. O diagnóstico baseia-se na presença de tumor extramedular e na ausência de infiltrado plasmocitário na medula óssea, ausência de proteína M no soro e na urina, RX convencional e RNM de esqueleto normais. O tratamento consiste em radioterapia. Pacientes que tenham feito ressecção cirúrgica como parte da investigação diagnóstica podem ser submetidos a radioterapia adjuvante caso tenham permanecido com lesão residual. O prognóstico é favorável, mas 10 a 20% dos pacientes podem evoluir para MM.[41]

Tabela 57.4

▶ Critérios diagnósticos para plasmocitoma ósseo solitário e extramedular (IMWG, 2003).

Todos os três critérios são necessários	
1.	Plasmocitoma em um único sítio ósseo ou em um único sítio extramedular, confirmado por exame de imagem* Proteína monoclonal sérica e/ou urinária ausente ou em baixa concentração: IgG sérica < 3 g/dL; IgA sérica < 2 g/dL; k ou λ urinária < 1 g/24h
2.	Plasmócitos < 10% em MO
3.	Dano orgânico relacionado ao MM ausente

*Estudo radiológico de ossos longos para ambos e RNM de coluna.

Na Tabela 57.4 estão resumidos os critérios do IMWG para o diagnóstico de plasmocitoma solitário extramedular.

▶ Leucemia plasmocitária

A leucemia plasmocitária pode ser primária ou secundária, quando ocorre durante a evolução do MM. Os pacientes com leucemia plasmocitária apresentam mais de 20% de plasmócitos no sangue periférico, com contagem absoluta dos plasmócitos de pelo menos 2000 μ/L. Os pacientes com leucemia plasmocitária primária são mais jovens e têm maior incidência de hepatoesplenomegalia e linfadenomegalia, contagem plaquetária mais elevada, menor número de lesões ósseas, menor quantidade de proteína M sérica e sobrevida mais prolongada do que aqueles com leucemia plasmocitária secundária (mediana de 6,8 *versus* 1,3 mês). O prognóstico desses pacientes é ruim, com pouca resposta aos esquemas quimioterápicos convencionais, sem melhora significativa mesmo com as novas drogas. O TCTH pode ser benéfico em alguns pacientes. A leucemia plasmocitária secundária raramente responde à quimioterapia.[42]

▶ Mieloma Osteoesclerótico (POEMS)

A síndrome de POEMS é uma forma rara de discrasia dos plasmócitos. O acrônimo que foi cunhado por Bradwick em 1980 refere-se a alguns, mas não todos os achados da síndrome: **P**olineuropatia, **O**rganomegalia, **E**ndocrinopatia, Proteína **M**onoclonal, Alterações Cutâneas (**S**kin). Achados clínicos adicionais foram descritos em associação aos clássicos e incluem: lesões ósseas osteoescleróticas, papiledema, doença de Castleman, derrame pleural, edema, ascite, eritrocitose e trombocitose.[43,44]

A causa da síndrome é desconhecida, mas pode estar relacionada a uma produção excessiva e crônica de citocinas pró-inflamatórias, particularmente do Fator de Crescimen-

Tabela 57.5

▶ Critérios para o diagnóstico da síndrome de POEMS.

Critérios maiores	1. Polineuropatia (tipicamente desmielinizante)
	2. Proliferação de plasmócitos monoclonais (maioria)
Outros critérios maiores	3. Doença de Castleman
	4. Lesões ósseas escleróticas
	5. Aumento do fator de crescimento vascular endotelial
Critérios menores	6. Organomegalia (esplenomegalia, hepatomegalia ou linfadenopatia)
	7. Sobrecarga de volume extravascular (edema, derrame pleural ou ascite)
	8. Endocrinopatia (adrenal, tireoide, pituitária, gonadal, paratireoide, pancreática)
	9. Alteração na pele (hiperpigmentação, hipertricose, hemangioma glomeruloide, pletora, acrocianose, *flushing*, unhas brancas)
	10. Papiledema
Outros sintomas e sinais	11. Trombocitose/policitemia, baqueteamento digital, perda ponderal, hiperidrose, doença pulmonar restritiva, hipertensão pulmonar, diátese trombótica, diarreia, valores baixos de vitamina B_{12}.

Capítulo 57 • Distúrbios dos Plasmócitos e Doenças Correlatas

to do Endotélio Vascular (VEGF), que aparentemente é o principal achado da condição e que provoca microangiopatia, aumento da permeabilidade vascular, polineuropatia, hipertensão pulmonar, leucocitose e trombocitose. Os pacientes com a síndrome frequentemente têm elevação da interleucina-1 β, do fator de necrose tumoral α e da interleucina-6. O mielograma mostra plasmócitos clonais em número em geral abaixo de 5%. Em uma minoria dos pacientes com doença osteoesclerótica mais intensa, pode-se identificar mais de 10% de plasmócitos na medula óssea.[44]

POEMS corresponde de 1 a 2% dos distúrbios dos plasmócitos. Os homens são mais afetados que as mulheres, e a média de idade ao diagnóstico é de 50 anos. O diagnóstico da condição pode ser dado a partir dos achados clínicos e laboratoriais, utilizando os chamados critérios maiores e menores. O critério da Mayo Clinic para o diagnóstico da condição está na Tabela 57.7. O diagnóstico é confirmado quando se verifica a presença de ambos os critérios maiores mandatórios somados a um dos três outros critérios maiores e mais um dos seis menores. Apesar de o curso da síndrome ser crônico e a sobrevida média maior que cinco anos, a qualidade de vida nesses pacientes muitas vezes é comprometida devido a neuropatia periférica progressiva. Não existe um padrão de tratamento para o POEMS, devido a total ausência de estudos clínicos randomizados. Pacientes com lesões osteoescleróticas limitadas a uma área podem ser tratados com radioterapia isoladamente (40 a 50 Gy). A tendência, nesses casos, é ocorrer uma melhora concomitante dos sintomas sistêmicos e das lesões cutâneas. Pacientes com lesões osteoescleróticas disseminadas e doença sistêmica mais grave devem receber quimioterapia. Em função do distúrbio de plasmócitos subjacente, são utilizados nessa situação combinações de drogas em esquemas semelhantes ao MM. Melfalano e Prednisona, Ciclofosfamida e Prednisona, e Melfalano associado a Dexametasona foram testados com taxas de resposta em torno de 50%. Mais recentemente, foram utilizados em pacientes refratários as combinações convencionais, as novas drogas imunomoduladoras Lenalidomida e Talidomida, além do Bortozemibe, estes dois últimos de modo limitado em função de agravarem potencialmente a polineuropatia. O TCTH pode ser considerado para pacientes jovens com doença avançada. As taxas de resposta são superiores às do tratamento convencional, mas o curso do TCTH é mais grave do que em pacientes com MM, particularmente em função de alta incidência de síndrome da pega.[45]

GAMOPATIA MONOCLONAL DE SIGNIFICADO INDETERMINADO (GMSI)

▶ Definição

O achado da proteína M neste caso é um evento inesperado, na avaliação laboratorial de uma doença não relacionada ou em um exame de rotina. A GMSI é caracterizada pela presença de uma proteína M abaixo de 3 g/dL, medula óssea contendo menos de 10% de plasmócitos, nenhum sinal de dano em órgãos ou tecidos, e nenhuma outra doença dos plasmócitos. O IMWG publicou este critérios[14] (Tabela 57.6).

▶ Epidemiologia

A GMSI é diagnosticada em aproximadamente 3% de pessoas acima de 70 anos nos Estados Unidos,[46] na Suécia[47] e na França[48] e vai aumentando com a idade. A incidência de proteína M é mais alta em indivíduos afro-americanos do que em brancos.[49] Em contraste, a incidência da GMSI é menor em pacientes japoneses mais velhos.[50]

▶ Diferenciação entre GMSI e MM

O paciente com GMSI é assintomático. É fundamental a correta identificação desse subgrupo de pacientes, pois eles não necessitam de tratamento e podem permanecer estáveis por muitos anos. A presença de cadeias leves monoclonais na urina de um paciente com GMSI sugere um processo neoplásico.[51]

▶ Evolução de GMSI para MM

O diagnóstico de GMSI não é difícil, mas nenhum achado ao diagnóstico permite distinguir com segurança os

---

Tabela 57.6

▶ Critérios diagnósticos para gamopatia monoclonal de significado indeterminado (MGUS) (IMWG, 2003).

Todos os três critérios são necessários	
1.	Proteína monoclonal sérica e/ou urinária em baixa concentração: IgG sérica <3 g/dL; IgA sérica <2 g/dL Cadeia κ ou λ urinária <1 g/24h
2.	Percentagem de plasmócitos na medula óssea < 10%
3.	Cálcio, hemoglobina e creatinina sérica normais; Ausência de lesões ósseas ao RX simples; Ausência clínica e laboratorial de amiloidose, doença de depósito de cadeias leves e outros distúrbios linfoproliferativos

pacientes que se manterão estáveis daqueles que desenvolverão uma doença maligna. O que impulsiona a progressão de GMSI para MM é pouco conhecido. O aumento do componente monoclonal inicial e a percentagem de plasmócitos na medula óssea não acrescentam um valor preditivo para a transformação maligna em vários estudos.[51-53] A GMSI constitui a fase precursora do MM, podendo persistir por mais de 20 anos. Kyle *et al.* relataram que de 55 pacientes diagnosticados com mieloma em Olmsted County, Minnesota, 58% foram precedidos por GMSI, mieloma assintomático ou plasmocitoma.[54] Quando ocorre a transformação maligna, a proteína M identificada é sempre do mesmo tipo observado anteriormente na GMSI.

Realizando estudos moleculares com FISH ao diagnóstico e durante o acompanhamento dos pacientes com GMSI, constatou-se a ocorrência de alterações cromossômicas numéricas ao longo do tempo, distribuídas entre vários subclones relacionados, mas não diretamente relacionados à transformação em MM.[55] Em relação às anormalidades cromossômicas estruturais, acredita-se que as translocações cromossômicas envolvendo 14q32 sejam eventos iniciais na patogênese das neoplasias de células B, incluindo MM. Num estudo, foram avaliadas as anormalidades cromossômicas em 855 pacientes com GMSI, MM assintomático e MM sintomático.[56] A incidência de rearranjos no cromossomo 14q32 foi aproximadamente de 50% em GMSI e MM assintomático, sugerindo que esses eventos ocorram no início do desenvolvimento clonal. Ao contrário, a t(4;14) raramente foi encontrada em GMSI e MM assintomático, pois provavelmente essa translocação precipita diretamente plasmócitos clonais em plasmócitos completamente malignos, não passando por GMSI. A deleção do cromossomo 13 [del(13)] foi observada em todos os estágios, sendo encontrada com menos frequência em GMSI do que no MM (21% *versus* 43%). Porém alguns autores encontraram uma incidência semelhante de 50% entre as duas situações.[57] A del(13) é um evento precoce na oncogênese, mas permanece controverso se é importante na progressão de GMSI para MM. Acreditava-se que a análise por *microarray* poderia fornecer melhores conhecimentos sobre os mecanismos da progressão da doença e identificar genes importantes na transição de GMSI para MM para possíveis alvos terapêuticos.[58,59] Porém o número de genes separando GMSI e MM foi consideravelmente menor do que o número separando plasmócitos normais e MM. Até agora, essa abordagem fracassou ao tentar distinguir explicitamente o MM da GMSI, provavelmente devido à falta de diferenças suficientes entre essas duas condições.[59]

▶ Acompanhamento da proteína monoclonal

Devido à alta prevalência de proteína M na prática clínica, é importante observarmos se a doença se manterá estável e benigna ou, ao contrário, progredirá para um processo proliferativo monoclonal sintomático, necessitando de tratamento. Em um levantamento de 1.384 pacientes com GMSI na Mayo Clinic,[60] de 1960 até 1994 foram encontrados os seguintes dados: idade média ao diagnóstico de 72 anos (somente 2% dos pacientes abaixo de 40 anos); proteína M do subtipo IgG em 70% dos casos, IgA em 12% e IgM em 15%. O número de pacientes com progressão para qualquer doença dos plasmócitos foi 7,3 vezes o esperado com base nas taxas de incidência para essas condições, sendo que o risco de MM aumentou 25 vezes; de macroglobulinemia de Waldenstrom em 46 vezes; e de amiloidose sistêmica primária em 8,4 vezes. O risco de progressão para neoplasia foi de aproximadamente 1% ao ano. A quantidade de proteína M ao diagnóstico de GMSI foi o fator preditivo de progressão mais importante. O risco de progressão para MM ou doença relacionada em 20 anos foi de 14% para o nível inicial de proteína M de 0,5 g/dL e de 64% para níveis superiores a 3,0 g/dL. Pacientes com proteína M tipo IgM ou IgA apresentaram maior risco de progressão do que aqueles com tipo IgG. Uma cadeia leve monoclonal foi encontrada na urina em 31% dos pacientes, mas também não influenciou na progressão. Nesse estudo concluiu-se que a probabilidade de os pacientes com GMSI morrerem de doença não relacionada foi maior do que o risco de progressão para neoplasia plasmocitária.

Não há indicação de tratamento para a GMSI, sendo importante o acompanhamento do paciente a longo prazo. Até o momento não há nenhum fator que possa indicar com segurança uma progressão de GMSI para MM ou doenças relacionadas.[60]

AMILOIDOSE SISTÊMICA PRIMÁRIA (AL)
▶ Definição

As doenças de depósito de imunoglobulina monoclonal são causadas por neoplasias de plasmócitos e caracterizadas por depósito tecidual ou visceral de imunoglobulinas. A amiloidose sistêmica primária de Cadeia Leve (AL) é uma doença rara, resultante do depósito de cadeias leves fragmentadas ou intactas da imunoglobulina. A proteína amiloide deposita-se nos tecidos, interferindo com a função do órgão comprometido, e é corada com vermelho-congo apresentando uma birrefringência característica de cor verde-maçã sob a luz polarizada.[61]

▶ Epidemiologia

A incidência da AL nos Estados Unidos da América é estimada anualmente entre 5,1 a 12,8 casos por milhão de pessoas, correspondendo a 1.275 a 3.200 novos casos por ano. A idade mediana ao diagnóstico é 64 anos, e 65 a 70% dos pacientes são do sexo masculino.[61]

▶ Patogênese

O mecanismo comum no desenvolvimento da amiloidose corresponde à produção de fibrilas amiloides insolúveis na matriz extracelular. O processo, pelo qual o precursor protéico produz as fibrilas parece ser multifatorial e dife-

Capítulo 57 • Distúrbios dos Plasmócitos e Doenças Correlatas

rente em cada subtipo de amiloidose. Na AL ocorre uma substituição de determinados aminoácidos em posições específicas da região variável da cadeia leve das imunoglobulinas e, consequentemente, essa instabilidade aumentaria a formação de fibrilas. Os plasmócitos clonais na medula óssea produzem imunoglobulinas amiloidogênicas.[61]

▶ Manifestações clínicas

As manifestações clínicas dependem do órgão envolvido e da extensão do comprometimento. O depósito amiloide pode ocorrer mais comumente nos seguintes órgãos: coração, rim, endotélio, fígado, baço, medula óssea, nervos periféricos e autonômicos.[62]

O comprometimento cardíaco ocorre em cerca de 20% dos pacientes, podendo levar a grave insuficiência cardíaca congestiva. Os sintomas podem ser precedidos por alterações eletrocardiográficas. A amiloidose renal se manifesta por proteinúria e síndrome nefrótica, com edema periférico, hipoalbuminemia e hipercolesterolemia. Neuropatia periférica sensitivo-motora está presente em um sexto dos pacientes ao diagnóstico. Disestesias, hipotensão ortostática, gastroparesia, diarreia crônica e impotência sexual são manifestações neurológicas frequentes. Aproximadamente 25% dos pacientes apresentam hepatomegalia e elevação da fosfatase alcalina. Os sinais de insuficiência hepática são tardios. Disfunção esplênica (hipoesplenismo), identificada pela presença de corpúsculos de Howell-Jolly, pode estar presente em 24% dos casos. Também encontramos outras manifestações clínicas, como anemia, trombocitose, hipogamaglobulinemia e deficiência de fatores de coagulação.[62]

▶ Diagnóstico

Quando o paciente apresenta uma suspeita clínica de amiloidose (síndrome nefrótica não diabética, hepatomegalia de causa desconhecida, cardiomiopatia restritiva não isquêmica ou polineuropatia periférica), realiza-se a investigação da proteína M, particularmente através da imunofixação sérica e urinária com possibilidade de identificação em 90% dos pacientes com AL.[63] A associação desse exame com a dosagem sérica de cadeia leve livre aumenta a sensibilidade para 99% dos pacientes com AL (Figura 57.3). O passo seguinte é identificar o depósito amiloide no tecido através de biópsia.[62] Dependendo do órgão envolvido (rim, coração ou fígado), a biópsia apresenta maior complexidade e risco de complicação, como, por exemplo, hemorragia no local do procedimento. Outras técnicas utilizadas para o diagnóstico são biópsia retal, da gengiva ou da glândula salivar. Porém a biópsia de medula óssea e a punção aspirativa por agulha fina da gordura subcutânea abdominal são técnicas menos invasivas e com menor complexidade, e, em associação, identificam o depósito amiloide em aproximadamente 85% dos casos (Figura 57.3).[60] Existe um predomínio de cadeia leve lambda (70%) na AL, ao contrário do MM.[59] A biópsia de medula óssea com imuno-histoquímica anticadeia leve também pode ajudar na identificação da clonalidade dos plasmócitos. A porcentagem de plasmócitos na medula óssea é inferior a 10% na maioria dos casos.[62] Os estudos mais sofisticados utilizando anticorpos marcados específicos para cadeia leve e estudos genéticos raramente são necessários.

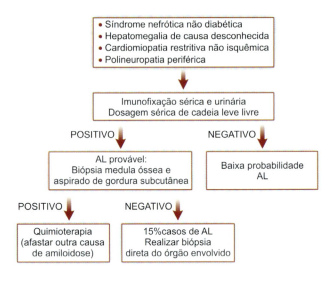

Figura 57.3 Fluxograma para investigação de amiloidose (modificado de Gertz el al., 2011).

Caso não exista a evidência de uma discrasia de células plasmáticas, as outras formas de amiloidose devem ser investigadas. Testes especiais de DNA que identifiquem a proteína mutante ATTR e colorações imuno-histoquímicas específicas para identificar o depósito amiloide na forma AA podem ser necessários. A extensão do depósito amiloide também pode ter relevância para o diagnóstico e ser fundamental para avaliar a resposta ao tratamento. O Tecnécio-Tc^{99m} liga-se avidamente à substância amiloide, sendo particularmente útil na identificação de doença cardíaca. A cintilografia quantitativa utilizando o Iodo^{123} marcado com o componente P amiloide é uma técnica bastante efetiva para avaliar o acometimento orgânico nas formas AL, ATTR e AA.[62]

▶ Prognóstico

A sobrevida mediana da AL é de 12 a 18 meses com quimioterapia convencional, existindo uma correlação direta entre *performance status*, acometimento orgânico e tempo de sobrevida. Os pacientes com cardiopatia sintomática raramente sobrevivem mais de um ano após o diagnóstico, sendo indicado o uso de marcadores cardíacos séricos (troponina T e Pró-BNP) para se estabelecer prognóstico nos pacientes recém-diagnosticados. A simples determinação desses dois marcadores discrimina três grupos muito distintos de pacientes (Tabela 57.7). As principais causas de óbito na AL são insuficiência cardíaca, hemorragia gastrointestinal e infecção.[63]

▶ Tratamento

A maioria dos esquemas de tratamento da AL baseia-se na experiência do MM, incluindo quimioterapia con-

Tabela 57.7

▶ Sistema de estadiamento na AL. (Dispenzieri *et al.*, 2004).

Estádio	Valores	Sobrevida mediana
I-t	cTnT* < 0,035 μ/L NT-proBNP* < 332 ng/L	26,4 meses
II-t	Pelo menos 1 valor abaixo	10,5 meses
III-t	cTnT* ≥ 0,035 μ/L NT-proBNP* ≥ 332 ng/L	3,5 meses

*cTnT: Troponina T; NT-proBNP: peptídeo natriurético.

Tabela 57.8

▶ Critérios para elegibilidade a TCTH em AL.*

Idade < ou igual a 70 anos
Troponina t < 0,06 ng/dL
NT pro-BNP < 5000 ng/L
Clearance de creatinina > ou igual a 30 mL/min
Performance status (ECOG) < ou igual a 2
Status funcional cardíaco (*New York Heart Association*) classe I ou II
Máximo de dois comprometimentos orgânicos (fígado, rim, coração ou neurológico autonômico)
Ausência de derrame pleural importante
Ausência de necessidade de suporte de oxigênio

* São considerados potencialmente elegíveis para TCTH apenas os pacientes que atendam a todos os critérios.

vencional e quimioterapia de altas doses seguida de TCTH. Em relação à quimioterapia convencional, o Melfalano oral tem sido utilizado para controle da doença há vários anos e, recentemente, foi associado à Dexametasona com uma resposta orgânica em 48% dos pacientes não elegíveis ao TCTH. Drogas imunomoduladoras, como a Talidomida e a Lenalidomida, e os inibidores do proteassoma, como o Bortezomibe, também têm sido utilizadas no tratamento da AL refrátaria ou em recidiva.[64]

A quimioterapia de altas doses seguida de TCTH é indicada para pacientes jovens, geralmente com um único acometimento orgânico não cardíaco ao diagnóstico. Entretanto, a estratificação do risco para a realização do procedimento é importante devido à maior mortalidade, principalmente nos pacientes com comprometimento cardíaco. A estratificação de risco mais utilizada tem sido a da Mayo Clinic, que utiliza parâmetros clínicos e laboratoriais (Tabela 57.8). Apenas pacientes sem nenhum desses fatores teriam a indicação de TCTH.[64]

DOENÇAS DA CADEIA PESADA

Esta é uma rara condição linfoproliferativa B, que leva a uma secreção anormal de imunoglobulinas, estão ausentes as cadeias leves. Os três tipos descritos referem-se à secreção de cadeias gama (γ), alfa (α) e mu (μ).

▶ Doença da cadeia pesada γ

Também conhecida como doença de Franklin, foi a primeira a ser descrita dentre os três subtipos de doença da cadeia pesada. A média de idade dos pacientes ao diagnóstico é de 60 anos, sendo que apenas 10% dos casos são diagnosticados com menos de 20 anos. O quadro clínico pode ser bastante variável, desde pacientes totalmente assintomáticos, até outros com um quadro semelhante a um linfoma agressivo. Manifestações clínicas, como astenia, fadiga e febre, são comuns. Anemia, hepatoesplenomegalia e linfadenomegalia são identificadas em 60% dos pacientes. Cerca de 25% dos casos podem ter uma doença autoimune, como artrite reumatoide, anemia hemolí-

tica autoimune, síndrome de Sjögren, lúpus eritematoso sistêmico, vasculites imunes, púrpura trombocitopênica idiopática e miastenia grave, associada à doença da cadeia pesada. Geralmente o diagnóstico de uma dessas condições precede em até vários anos o diagnóstico da doença de cadeia pesada gama.

O diagnóstico laboratorial é feito pela identificação da cadeia pesada. Na eletroforese de proteínas séricas, o achado é de uma banda larga, aparentemente policlonal, que corre na região de β. A imunofixação é um exame imprescindível para detectar a natureza monoclonal da condição. A biópsia de medula óssea e dos linfonodos acometidos apresenta um grau variável de infiltração linfoplasmocitoide. Lesões osteolíticas são bastante raras.[65]

A sobrevida mediana é de 12 meses. No entanto, existe um subgrupo de pacientes com doença indolente, com uma sobrevida que pode chegar a muitos anos. O tratamento dos pacientes sintomáticos e/ou com a forma agressiva da doença deve ser feito com poliquimioterapia do tipo CHOP (Ciclofosfamida, Doxorrubicina, Vincristina e Prednisona). A grande maioria dos pacientes, no entanto, irá recair e haverá progressão da doença.[66]

▶ Doença da cadeia pesada α

Também conhecida como doença de Seligmann, é a mais frequente entre as da cadeia pesada. Pode ocorrer sob duas formas: entérica e respiratória. Eventualmente a terapia antibiótica pode ser eficaz no tratamento da forma entérica. A maioria dos pacientes é originária de regiões do Mediterrâneo e são diagnosticados na segunda e na terceira década de vida. A forma entérica da doença é a mais comum, resultando em um grave quadro disabsorti-

Capítulo 57 • Distúrbios dos Plasmócitos e Doenças Correlatas

vo, com perda de peso e diarreia. Um infiltrado plasmocitário é observado na mucosa do jejuno e nos linfonodos mesentéricos e para-aórticos. A medula óssea raramente é infiltrada. Em geral essa é uma condição progressiva e fatal. O tratamento de escolha das formas avançadas é a poliquimioterapia do tipo CHOP. Reposição hidroeletrolítica é de fundamental importância na terapia das formas entéricas.[67]

▶ Doença da cadeia pesada μ

É a mais rara de todas as da cadeia pesada. Hepatoesplenomegalia é um achado frequente. A medula óssea mostra um infiltrado linfoplasmocitário. Lesões líticas podem ocorrer em cerca de 20% dos pacientes. O curso clínico é bastante variável, desde uma doença indolente até uma forma muito agressiva, com sobrevida de alguns meses. O tratamento deve ser feito com poliquimioterapia.[68]

REFERÊNCIAS BIBLIOGRÁFICAS

1. Palumbo A, Anderson K. Multiple Myeloma: Medical Progress. N Engl J Med. 2011;364(11):1046-60.
2. Kyle RA, Rajkumar SV. Multiple myeloma. N Engl J Med. 2004;351:1860-73.
3. Altekruse SF. Kosary C, Krapcho M, et al. SEER Cancer Statistics Review, 1975-2007, National Cancer Institute, Bethesda, MD. http://www.seercancergov/scr/1975_2007. Accessed May 21, 2011.
4. Durie BGM. The epidemiology of multiple myeloma. Semin Hematol. 2001;38:1-5.
5. Hungria V, Maiolino A, Martinez G, et al. Multiple myeloma profile in Latin America: a web-based clinical and epidemiological observational study (preliminary results). EHA (abstract 406), 2011.
6. Hungria V, Maiolino A, Martinez G, et al. Confirmation of the utility of the International Staging System and identification of a unique pattern of disease in Brazilian patients with multiple myeloma. Haematol. 2008;93(5):791-2.
7. Kyle RA, Rajkumar SV. Monoclonal gammopathies of undetermined significance: a review. Immunol Rev. 2003;194:112-39.
8. Fonseca R, Bergsagel PL, Drach J, et al. International Myeloma Working Group molecular classification of multiple myeloma: spotlight review. Leukemia. 2009;12:2210-21.
9. Hideshima T, Mitsiades C, Tonon G, Richardson PG, Anderson KC. Understanding multiple myeloma pathogenesis in the bone marrow to identify new therapeutic targets. Nat Rev Cancer. 2007;7:585-98.
10. Kawano M, Hirano T, Matsuda T, et al. Autocrine generation and requirement of BSF-2/IL-6 for human multiple myelomas. Nature. 1988;332:83-5.
11. Anderson KC. Advances in disease biology: therapeutic implications. Semin Hematol. 2001;38:6-10.
12. Sanders PW. Pathogenesis and treatment of myeloma kidney. J Lab Clin Med. 1994;124:484-8.
13. Nucci M, Anaissie E. Infections in patients with multiple myeloma. Semin Hematol. 2009;46(3):277-88.
14. Criteria for the classification of monoclonal gammopathies, multiple myeloma and related disorders: a report of the International Myeloma Working Group. Br J Haematol. 2003;121:749-57.
15. Kyle RA. Sequence of testing for monoclonal gammopathies. Arch Pathol Lab Med. 1999;123:114-8.
16. Bradwell AR, Carr-Smith HD, Mead GP, et al. Highly sensitive, automated immunoassay for immunoglobulin free light chains in serum and urine. Clin Chem. 2001;47:673-80.
17. Paiva B, Vídriales MB, Montalbán MÁ, et al. Multiparameter flow cytometry evaluation of plasma cell DNA content and proliferation in 595 transplant-eligible patients with myeloma included in the Spanish GEM2000 and GEM2005 <65y trials. Am J Pathol. 2012;181:1870-8.
18. Woolfenden JM, Pitt MJ, Durie BGM, Moon TE. Comparison of bone scintigraphy and radiography in multiple myeloma. Radiology. 1980;134:723-8.
19. Moupoulos LA, Dimopoulos MA, Alexanian R, et al. Multiple Myeloma: MR patterns of response to treatment. Radiology. 1994;193:441-6.
20. Schreiman JS, McLeod RA, Kyele RA, et al. Multiple myeloma: evaluation by CT. Radiology. 1995;154:483-6.
21. Kumar SK, Rajkumar SV, Dispenzieri A, et al. Improved survival in multiple myeloma and the impact of novel therapies. Blood. 2008;111(5):2516-20.
22. Durie BGM, Salmon SE. A clinical staging system for multiple mieloma. Cancer. 1975;36:842-54.
23. Greipp PR, San Miguel J, Durie BGM, et al. International Staging System for multiple myeloma. J Clin Oncol. 2005;20:3412-20.

24. Corre J, Avet-Loiseau H. The impact of genomics on the management of myeloma. J Natl Compr Canc Netw. 2011;10: 1200-6.

25. Stewart AK, Richardson PG, San-Miguel JF. How I treat multiple myeloma inyounger patients. Blood. 2009;114:5436-43.

26. Cavo M, Rajkumar SV, Palumbo A, et al. International Myeloma Working Group consensus approach to the treatment of multiple myeloma patients who are candidates for autologous stem cell transplantation. Blood. 2011;117:6063-73.

27. Cavo M, Pantani L, Petrucci MT et al.Bortezomib-thalidomide-dexamethasone is superior to thalidomide-dexamethasone as consolidation therapy after autologous hematopoietic stem cell transplantation in patients with newly diagnosed multiple myeloma. Blood. 2012;120:9-19.

28. Ludwig H, Durie BG, McCarthy P, et al. International Myeloma Working Group. IMWG consensus on maintenance therapy in multiple myeloma. Blood. 2012;119:3003-15.

29. Maiolino A, Hungria VT, Garnica M, et al. Thalidomide plus dexamethasone as a maintenance therapy after autologous hematopoietic stem cell transplantation improves progression-free survival in multiple myeloma. Am J Hematol. 2012; 87:948-52.

30. Attal M, Lauwers-Cances V, Marit G, et al. Lenalidomide maintenance after stem-cell transplantation for multiple myeloma. N Engl J Med. 2012;366:1782-91.

31. McCarthy PL, Owzar K, Hofmeister CC, et al. Lenalidomide alter stem-cell transplantation for multiple myeloma. N Engl J Med. 2012;366:1770-81.

32. Bjorkstrand BB, Ljungman P, Svensson H, et al. Allogeneic bone marrow transplantation versus autologous stem cell transplantation in multiple myeloma: a retrospective case-matched study from the European Group for Blood and Marrow Transplantation. Blood. 1996;88:4711-8.

33. Palumbo A, Waage A, Hulin C, et al. Safety of thalidomide in newly diagnosed elderly myeloma patients: a meta-analysis of data from individual patients in six randomized trials. Haematologica. 2013;98:87-94.

34. San Miguel J, Schlag R, Khuageva N, et al. Bortezomib plus melphalan and prednisone for initial treatment of multiple myeloma. N Engl J Med. 2008;359:906-17.

35. Palumbo A, Bringhen S, Ludwig H, et al.Personalized therapy in multiple myeloma according to patient age and vulnerability: a report of the European Myeloma Network (EMN). Blood. 2011;118:4159-29.

36. Van de Donk NW, Lokhorst HM, Dimopoulos M, et al. Treatment of relapsed and refractory multiple myeloma in the era of novel agents. Cancer Treat Rev. 2011;37:266-83.

37. Michaelis LC, Saad A, Zhong X, et al.Salvage Second Hematopoietic Cell Transplantation in Myeloma. Biol Blood Marrow Transplant. 2013;19:760-6.

38. Morgan GJ, Davies FE, Gregory WM, et al. First-line treatment with zoledronic acid as compared with clodronic acid in multiple myeloma (MRC Myeloma IX): a randomised controlled trial. Lancet. 2010;376:1989-99.

39. Snowden JA, Ahmedzai SH, Ashcroft J, et al; Haemato-oncology Task Force of British Committee for Standards in Haematology and UK Myeloma Forum. Guidelines for supportive care in multiple myeloma 2011. Br J Haematol. 2011; 154:76-103.

40. Warsame R, Gertz MA, Lacy MQ, et al. Trends and outcomes of modern staging of solitary plasmacytoma of bone. Am J Hematol. 2012;87:647-51.

41. Soutar R, Lucraft H, Jackson G, et al. Guidelines Working Group of the UK Myeloma Forum; British Committee for Standards in Haematology; British Society for Haematology. Guidelines on the diagnosis and management of solitary plasmacytoma of bone and solitary extramedullary plasmacytoma. Br J Haematol. 2004;124:717-26.

42. Fernández de Larrea C, Kyle RA, Durie BG, et al. Plasma cell leukemia: consensus statement on diagnostic requirements, response criteria and treatment recommendations by the International Myeloma Working Group. Leukemia. 2013;27: 780-91.

43. Bardwick PA, Zvaifler NJ, Gill GN, et al. Plasma cell dyscrasia with polyneuropathy, organomegaly, endocrinopathy, M protein, and skin changes: the POEMS syndrome. Report on two cases and a review of the literature. Medicine. 1980; 59:311-22.

44. Dispenzieri A, Kyle RA, Lacy MQ, et al. POEMS syndrome: definitions and long-term outcome. Blood. 2003;101(7): 2496-506.

45. Dispenzieri A. POEMS syndrome: 2011 update on diagnosis, risk- stratification, and management. Am J Hematol. 2011;86:592-601.

46. Kyle RA, Finkelstein S, Elveback LR, Kurland LT. Incidence of monoclonal proteins in a Minnesota community with a cluster of multiple myeloma. Blood. 1972;40:719-24.

47. Axelsson U, Bachmann R, Hallen J. Frequency of pathological proteins (M-components) in 6,995 sera from na adult population. Acta Med Scand. 1966;179:235-47.

Capítulo 57 • Distúrbios dos Plasmócitos e Doenças Correlatas

48. Saleun JP, Vicariot M, Deroff P, Morin JF. Monoclonal gannopathies in the adult population of Finistere, France. J Clin Pathol. 1982;35:63-8.

49. Cohen HJ, Crawford J, Rao MK, et al. Racial differences in the prevalence of monoclonal gammopathy in a community--based sample of the elderly. Am J Med. 1998;104:439-44.

50. Bowden M, Crawford J, Cohen HJ, Noyama O. A comparative study of monoclonal gammopathies and immunoglobulin levels in Japanese and United States elderly. J Am Geriatr Soc. 1993;41:11-4.

51. Kyle RA. "Benign" monoclonal gammopathy. A misnomer? JAMA. 1984;251:1849-54.

52. Bladé J, Lopez-Guilllermo A, Rozman C, et al. Malignant transformation and life expectancy in monoclonal gammopathy of undetermined significance. Br J Haematol. 1992;81:391-4.

53. Carter A, Tatarsky I. The physiopathological significance of benign monoclonal gammopathy: a study of 64 cases. Br J Haematol. 1980;46:565-74.

54. Kyle RA, Beard CM, Ó Fallon WM, et al. Incidence of multiple myeloma in Olmsted County, Minnesota: 1978 through 1990, with a review of the trend since 1945. J Clin Oncol. 1994;12:1577-83.

55. Zandecki M, Lai JL, Geneive F, et al. Several cytogenetic subclones may be identified within plasma cells from patients with monoclonal gammopathy of undetermined significance, both at diagnosis and during the indolent course of this conditon. Blood. 1997;90:3682-90.

56. Avet-Loiseau H, Facon T, Grosbois B, et al. Oncogenesis of multiple myeloma: 14q32 and 13q chromosomal abnormalities are not randomly distributed, but correlate with natural history, immunological features, and clinical presentation. Blood. 2002;99:2185-91.

57. Fonseca R, Bailey RJ, Ahmann GJ, et al. Genomic abnormalities in monoclonal gammopathy of undetermined significance. Blood. 2002;100:1417-24.

58. Davies FE, Dring AM, Li C, et al. Insights into the multistep transformation of MGUS to myeloma using microarray expression analysis. Blood. 2003;102:4504-11.

59. Hardin J, Waddell M, Cheng J, et al. Toward the development of diagnostic models capable of distinguishing multiple myeloma (MM), monoclonal gammopathy of undetermined significance (MGUS), and normal plasma cells using global gene expression profiles. Blood. 2002;100:102a(abstract).

60. Kyle RA, Therneau TM, Rajkumar SV, Offord JR, Larson DR, Plevak MF, et al. A long-term study of prognosis in monoclonal gammopathy of undetemined significance. N Engl J Med. 2002;346:564-9.

61. MkennaMckenna RW, Kyle RA, Kuehl WM, Grogan TM, Harris NL, Coupland RW. Plasma cell neoplasms. In: Swerdlow SH, Campo E, Harris NL, Jaffe ES, Pileri SA, Stein H et al. WHO classification of tumours of hematopoietic and lymphoid tissues. 4th edition. Lyon: International agency for research on cancer (IARC), 2008. p.200-13.

62. Gertz MA. Immunoglobulin light chain amyloidosis: 2011 update on diagnosis, risk-stratification, and management. Am J Hematol. 2011;86:181-6.

63. Kumar S, Dispenzieri A, Lacy MQ, et al. Revised prognostic staging system for light chain amyloidosis incorporating cardiac biomarkers and serum free light chain measurements. J Clin Oncol. 2012;30:989-95.

64. Gatt ME, Palladini G. Light chain amyloidosis 2012: a new era. Br J Haematol. 2013;160:582-98.

65. Wahner-Roedler DL, Witzig TE, Loehrer LL, et al. Gamma-heavy chain disease: review of 23 cases. Medicine. 2003;82:236-50.

66. Witzig TE, Wahner-Roedler DL. Heavy chain disease. Curr Treat Options. 2002;3:247-54.

67. Fine KD, Stone MJ. Alpha-heavy chain disease, Mediterranean lymphoma and immunoproliferative small intestine disease: a review of clinicopathological features, pathogenisis, and differential diagnosis. Am J Gastroenterol. 1999;94:1139-52.

68. Fermand JP, Brouet JC. Heavy-chain diseases Hematol Oncol Clin North Am. 1999;13:1281-94.

Parte · 14

Hemostasia Normal

Resumo dos capítulos

Capítulo 58 Estrutura e Funções das Células Endoteliais e das Plaquetas

Capítulo 59 Fisiologia da Coagulação, Fibrinólise e Controle da Coagulação

Capítulo 60 Avaliação Laboratorial da Hemostasia

capítulo • 58

Estrutura e Funções das Células Endoteliais e das Plaquetas

Vânia Maris Morelli

INTRODUÇÃO

A hemostasia é composta por uma sequência de eventos integrados que englobam vasos sanguíneos, plaquetas, fatores de coagulação, anticoagulantes naturais, proteínas da fibrinólise e seus inibidores. O objetivo da hemostasia é interromper sangramentos provenientes de lesão vascular.

Após lesão vascular, a resposta primária da hemostasia, a qual envolve o endotélio vascular e plaquetas, resulta na formação de um trombo plaquetário cujo efeito hemostático é transitório. A ativação dos fatores de coagulação culminará na geração de trombina e, subsequentemente, de uma rede de fibrina que reforçará e estabilizará o trombo. Os anticoagulantes naturais controlarão a ação dos fatores de coagulação, impedindo que a geração de trombina e de fibrina seja excessiva. Finalmente, a fibrinólise dissolverá gradualmente a rede de fibrina, garantindo um fluxo sanguíneo normal ao longo do leito vascular. As células endoteliais e as plaquetas são o objeto deste capítulo.

CÉLULAS ENDOTELIAIS

▶ Estrutura das células endoteliais

Os principais tipos celulares que constituem a parede de um vaso sanguíneo normal são as células endoteliais, as células musculares lisas (camada média) e elementos do tecido conectivo, como os fibroblastos (camada adventícia).[1] As células endoteliais constituem a superfície interna dos vasos sanguíneos e estão em contato com o subendotélio, que é uma matriz extracelular composta por uma série de proteínas de adesão, como colágeno, laminina, fibronectina, vitronectina e trombospondina.

As células endoteliais contêm estruturas intracelulares específicas denominadas corpúsculos de Weibel-Palade, que são organelas que armazenam proteínas, contendo caracteristicamente o Fator de Von Willebrand (FVW) e a P-selectina.[1,2]

▶ Funções das células endoteliais

O endotélio vascular é uma estrutura metabolicamente ativa, que permite o intercâmbio entre os constituintes do sangue e o extravascular. As células endoteliais regulam o tônus vascular e garantem uma superfície antitrombótica para o fluxo sanguíneo.[1] Entretanto, após lesão vascular ou frente a determinados estímulos, como citocinas inflamatórias, as células endoteliais passam a expressar propriedades procoagulantes.

O endotélio vascular é um elemento central da hemostasia, à medida que produz diversos fatores que modulam a função plaquetária, a coagulação e a fibrinólise. A seguir, são descritas as principais funções das células endoteliais, as quais estão resumidas na Figura 58.1.

Papel do endotélio na regulação do tônus vascular e na função plaquetária

O endotélio influencia o tônus vascular e a função plaquetária pela liberação de substâncias, como óxido nítrico, prostaciclina, fator de ativação plaquetária e endotelina.[1,2]

- **Óxido nítrico**. É o mais importante vasodilatador proveniente do endotélio vascular; é também um inibidor da função plaquetária. A síntese de óxido nítrico ocorre por ação de uma enzima, o óxido nítrico sintetase, a partir da L-arginina. A síntese do óxido nítrico é estimulada por agentes, como adenosina difosfato, bradicinina, substância P, agonistas muscarínicos e pelas condições de *shear stress*.[1,2]
- **Prostaciclina (PGI2)**. É um potente vasodilatador, além de inibir a função plaquetária. A PGI2 é um eicosanoide derivado do ácido araquidônico sintetizado nas células endoteliais. Trombina, histamina e bradicinina são exemplos de agonistas fisiológicos da síntese da PGI2.[1,2]

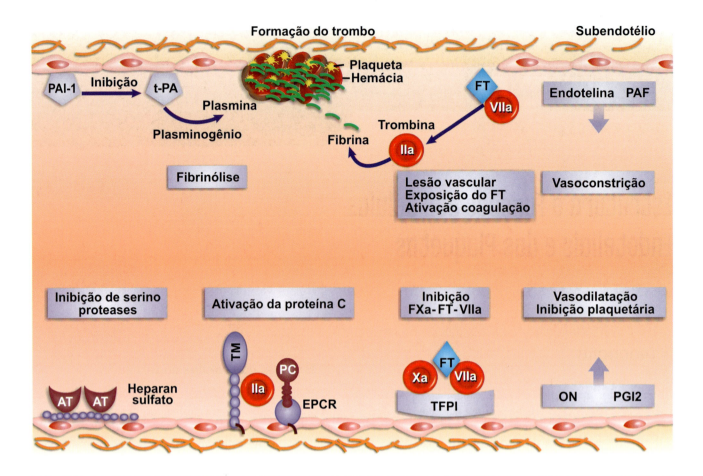

Figura 58.1 Inter-relações das células endoteliais na hemostasia. AT (Antitrombina), PC (Proteína C), TM (Trombomodulina), EPCR (*Endothelial Protein C Receptor* – Receptor Endotelial da Proteína C), TFPI (*Tissue Factor Pathway Inhibitor* – Inibidor da Via do Fator Tecidual), FT (Fator Tecidual), ON (Óxido Nítrico), PGI2 (Prostaciclina), PAI-1 (*Plasminogen Activator Inhibitor* – Inibidor do Ativador de Plasminogênio), t-PA (*tissue Plasminogen Activator* – Ativador tecidual do Plasminogênio), PAF (*Platelet Activating Factor* – Fator de Ativação Plaquetária).

- **Fator de ativação plaquetária (*Platelet Activating Factor* – PAF).** Molécula de estrutura fosfolipídica que promove a vasoconstrição e a adesão de leucócitos no endotélio.[2]
- **Endotelina.** As endotelinas compreendem uma família de peptídeos produzidos por diversos tipos celulares. O endotélio sintetiza a endotelina-1, que promove a elevação do cálcio intracelular, aumento do tônus da musculatura lisa, resultando em vasoconstrição.[2]

Papel do endotélio na coagulação

Propriedades anticoagulantes

A célula endotelial íntegra está envolvida em vários mecanismos reguladores da geração de trombina e, consequentemente, da formação do coágulo de fibrina.

- **Glicosaminoglicanos**: As células endoteliais sintetizam e expressam glicosaminoglicanos, como Heparan sulfato e Dermatan sulfato, os quais potencializam a atividade de inibidores de serino proteases, como antitrombina e cofator II da heparina.[1,2] A antitrombina é um potente inibidor de serino proteases, como a trombina e o fator Xa.

- **Componentes da via da proteína C:** As células endoteliais sintetizam e expressam componentes essenciais para ativação e função da proteína C, um anticoagulante natural sintetizado no fígado. A Trombomodulina (TM) é uma proteína sintetizada pelas células endoteliais, que ao formar um complexo com a trombina, ativa a proteína C.[3] A proteína C ativada promove a proteólise dos cofatores Va e VIIIa, inativando-os e, consequentemente, inibindo a formação de trombina. A proteína S, sintetizada pelo fígado e também pelas células endoteliais, exerce a função de cofator da proteína C na inativação dos cofatores Va e VIIIa.[3] A célula endotelial expressa outro elemento envolvido na ativação da proteína C, o chamado receptor endotelial da proteína C. O receptor endotelial, ao se ligar na proteína C, potencializa a ativação da mesma pelo complexo trombina-TM.[3]

- **Inibidor da via do fator tecidual (*Tissue Factor Pathway Inhibitor* – TFPI):** O *TFPI* inibe a ativação da coagulação dependente do fator tecidual ao interagir inicialmente com o fator Xa. O complexo *TFPI*-fator Xa liga-se, então, ao fator VIIa-fator tecidual, resultando na geração de um complexo quaternário (*TFPI* – fator Xa-fator VIIa-fator tecidual), o qual não possui atividade catalítica.[4]

Propriedades procoagulantes

Em circunstâncias normais, as plaquetas circulantes não interagem com o endotélio vascular. Da mesma forma, em condições de integridade vascular, o fator tecidual localiza-se nas camadas média e adventícia da parede do vaso, e, portanto, não está em contato com o sangue circulante.[1,2,5]

Quando ocorre lesão vascular, elementos da matriz extracelular que compõem o subendotélio e o fator tecidual são expostos ao sangue circulante, iniciando a formação de um trombo na parede do vaso. Nesse processo, as plaquetas aderem-se ao subendotélio, são ativadas e agregam-se umas às outras, através de proteínas de adesão, como o FVW e o fibrinogênio. O fator tecidual ao ser expresso inicia a ativação da coagulação por meio da formação de um complexo com o fator VIIa, culminando na geração de trombina e de fibrina.[1,2,5]

Além da lesão vascular, estímulos como citocinas inflamatórias e lipopolissacarídeos induzem a expressão do fator tecidual na célula endotelial, resultando na ativação da coagulação.

Papel do endotélio na fibrinólise

As células endoteliais sintetizam componentes do sistema fibrinolítico, como o ativador tecidual do plasminogênio (*Tissue Plasminogen Activator* – *t-PA*).[1,2] O *t-PA* forma um complexo com o plasminogênio na superfície do coágulo de fibrina, ativando o plasminogênio em plasmina, que então degrada a rede fibrina. Por outro lado, a célula endotelial também secreta o inibidor do ativador de plasminogênio (*Plasminogen Activator Inhibitor* – *PAI-1*), que é o principal inibidor do *t-PA*.[1,2]

Interação do endotélio com células sanguíneas

O endotélio vascular possui funções que vão além da hemostasia. As células endoteliais expressam moléculas de adesão, que regulam a adesão e a migração de leucócitos do intravascular para os tecidos.[2] São exemplos de moléculas de adesão expressas no endotélio vascular: selectinas, moléculas de adesão intercelular (*Intercellular Adhesion Molecule* – *ICAM-1, ICAM-2*), molécula de adesão vascular (*Vascular Adhesion Molecule* – *VCAM*) e moléculas de adesão celular plaqueta-endotélio (*Platelet Endothelial Cell Adhesion Molecule* – *PECAM*). Ademais, as células endoteliais participam da resposta imune através da apresentação antigênica aos linfócitos T.[2]

PLAQUETAS

As plaquetas são fragmentos de megacariócitos anucleados, com forma discoide e volume de cerca de 8,0 fl.[6] Em condições normais, as plaquetas estão em aproximadamente 140 mil a 400 mil/μL no sangue periférico. Estima-se que o seu período de vida na circulação seja de 8 a 12 dias, sendo que baço, fígado e medula óssea são os principais locais

de remoção das plaquetas da circulação. Aproximadamente um terço do total da massa plaquetária encontra-se no baço.[6] Apesar de aparência morfológica simples na microscopia óptica, as plaquetas são funcionalmente complexas, permitindo-lhes rápido reconhecimento da lesão vascular.

▶ Estrutura das plaquetas

A membrana plaquetária é rica em glicoproteínas e lípides, sobretudo fosfolípides. Com relação à distribuição fosfolipídica, as formas neutras estão localizadas principalmente na parte externa da membrana, enquanto as aniônicas, como a fosfatidilserina, concentram-se internamente.[6] Quando as plaquetas são ativadas, os fosfolípides carregados negativamente são expostos, oferecendo uma superfície ideal para a associação e a interação de diversos fatores da coagulação, processo que culmina na geração de trombina e de fibrina.[7]

O citoesqueleto contribui para manter a forma discoide das plaquetas não ativadas, sendo composto por um sistema circunferencial de microtúbulos de constituição proteica e por filamentos de actina. As plaquetas contam também com um sistema canalicular que começa na membrana plasmática e que permite o intercâmbio de substâncias entre os compartimentos extras e intracelulares. O sistema tubular denso, proveniente do retículo endoplasmático, sequestra cálcio, liberando-o na ativação plaquetária.[6]

O citoplasma das plaquetas contém organelas, como mitocôndrias, lisossomos e grânulos, denominados corpúsculos densos e grânulos-α. Os principais constituintes dos corpúsculos densos são Adenosina Difosfato (ADP), Adenosina Trifosfato (ATP), serotonina, pirofosfato e cálcio.[6]

O conteúdo dos grânulos-α inclui proteínas presentes no plasma e que não são necessariamente sintetizadas pelos megacariócitos. Isto porque as plaquetas são capazes de incorporar proteínas plasmáticas em seus grânulos-α.[8] São inúmeros os constituintes dos grânulos-α, como proteínas de adesão (trombospondina, FVW, fibrinogênio, fibronectina, vitronectina e P-selectina), receptores de membrana (glicoproteína IIb/IIIa), fatores de coagulação (V, XI e XIII), inibidores da fibrinólise (PAI-1 e α_2-antiplasmina), anticoagulantes naturais (antitrombina e proteína S), quimiocinas, albumina, imunoglobulinas, fatores de crescimento e inibidores da angiogênese.[8]

As Glicoproteínas (GPs) expressas na membrana plaquetária funcionam como receptores das proteínas de adesão e estão envolvidas em diversas etapas da função plaquetária. São representadas principalmente pelo grupo das integrinas e das glicoproteínas ricas em leucina.[9] A Tabela 58.1 mostra as principais GPs plaquetárias, variações em suas nomenclaturas e as proteínas nas quais elas se ligam.

▶ Funções das plaquetas

Formação do trombo plaquetário

Em circunstâncias normais, as plaquetas circulantes não interagem com a parede do vaso, porém após lesão vascular são capazes de responder rapidamente às propriedades trom-

Tabela 58.1

▶ Glicoproteínas (GP) plaquetárias e suas principais proteínas de adesão.

Glicoproteínas	Proteínas de adesão
GP IIb/IIIa ($\alpha_{IIb}\beta_3$)	Fibrinogênio, fator de von Willebrand
GP Ia/IIa ($\alpha_2\beta_1$)	Colágeno
GP Ib/V/IX	Fator de von Willebrand
GP Ic/IIa ($\alpha_5\beta_1$)	Fibronectina
GP IV	Trombospondina
$\alpha_v\beta_3$	Vitronectina
$\alpha_6\beta_1$	Laminina
GP VI	Colágeno

bogênicas das células endoteliais. Frente à lesão vascular, elementos da matriz extracelular que compõem o subendotélio são expostos. As plaquetas irão aderir ao subendotélio e serão ativadas e agregadas umas às outras, culminado com a formação de um trombo na parede do vaso.[5,7]

O fluxo sanguíneo tem papel fundamental na hemostasia, sendo capaz de influenciar a dinâmica da formação do trombo.[10] A velocidade do sangue é menor próximo à parede do vaso quando comparada ao centro, onde é maior. Isto cria camadas justapostas com diferentes velocidades de fluxo, o que gera uma espécie de atrito entre elas, denominado *shear stress*.[11] Em regiões onde há alto *shear stress*, como nas pequenas artérias, arteríolas e artérias estenosadas, a interação inicial entre plaquetas e o FVW assume extrema importância para garantir a adesão plaquetária ao subendotélio e o início da formação do trombo.[7,12]

Após lesão vascular e em locais de elevado *shear stress*, a adesão plaquetária ao subendotélio ocorre por meio da interação do receptor plaquetário GPIb/V/IX com o FVW. Normalmente o FVW não interage com as plaquetas. Entretanto, com a lesão vascular, o FVW liga-se ao colágeno exposto e sob condições de elevado *shear stress* sofre mudanças em sua conformação, expondo o seu sítio de ligação para a GPIb/V/IX.[7,10,12,13] Em regiões de baixo *shear stress*, o colágeno é capaz de mediar a adesão plaquetária através da interação com os receptores plaquetários GP Ia/IIa e GPVI.[9] Fibronectina, trombospondina e laminina são exemplos de proteínas adesivas presentes na matriz extracelular envolvidas também na interação entre plaquetas e subendotélio.[7,10,12,13]

A adesão desencadeia a ativação plaquetária, com o recrutamento de mais plaquetas para o local da lesão vascular. Uma vez ativadas, as plaquetas passam a expressar em sua superfície a GPIIb/IIIa.[9] Em um fenômeno conhecido como agregação, o FVW e o fibrinogênio formam pontes entre plaquetas adjacentes através da ligação com a GPIIb/

IIIa, culminado com a formação do trombo plaquetário.[7,9,13] A inibição da função plaquetária nessa etapa pode ser feita por meio de drogas que agem como antagonistas da GPIIb/IIIa, como Abciximab, Eptifibatide e Tirofiban.[7]

A ativação plaquetária é modulada por agonistas que, ao se ligarem em seus receptores, desencadeiam a liberação de constituintes dos grânulos plaquetários e a síntese de novos agonistas, amplificando o fenômeno de ativação.[12] Os principais agonistas da ativação plaquetária são representados pela trombina, ADP, tromboxano A_2, serotonina, colágeno e epinefrina. A Figura 58.2 resume as etapas da ativação plaquetária.

Os receptores plaquetários associam-se a um sistema de proteínas presentes na membrana, denominadas proteínas G.[9,11] Uma vez ocorrida a interação entre o agonista e o receptor, o sistema de proteínas G irá promover a ativação de fosfolipases.[9,11] A principal via de ativação plaquetária envolve a fosfolipase C, que hidrolisa o Fosfatidilinositol da membrana plaquetária, gerando vários compostos lipídicos que funcionam como segundos mensageiros, sendo os mais importantes o Diacilglicerol (DG) e o Inositol-trifosfato (IP3).[9,11]

O DG ativa a proteínocinase C, o que resulta na alteração da conformação da GPIIb/IIIa, tornando possível a ligação com proteínas de adesão, como o fibrinogênio no processo de agregação plaquetária.[9,11] O IP3 liga-se em receptores de membrana do sistema tubular denso, promovendo a mobilização do cálcio intracelular. O cálcio participa de diversas fases da hemostasia, envolvendo as plaquetas, como a ativação do sistema contrátil actina-miosina, que resulta na mudança da forma discoide para esférica e liberação do conteúdo dos grânulos plaquetários.

O cálcio também contribui para a ativação da fosfolipase A_2, liberando o ácido araquidônico da membrana fosfolipídica. A cicloxigenase transforma o ácido araquidônico em endoperóxidos, que são convertidos em tromboxane A_2 pela ação da tromboxane sintetase.[12] A cicloxigenase é o alvo da Aspirina, que promove a acetilação dos resíduos de serina, inativando irreversivelmente a enzima e, desta forma, inibindo a função plaquetária.[12]

Os receptores de ADP na superfície da plaqueta são denominados $P2Y_1$ e $P2Y_{12}$, sendo que as tienopiridinas (Ticlopidina, Clopidogrel e Prasugrel) são uma classe de inibidores dos receptores $P2Y_{12}$, utilizados clinicamente por sua atividade antiplaquetária.[12]

A trombina é um dos mais potentes agonistas da função plaquetária e ativa a plaqueta através da ligação e clivagem dos chamados receptores ativáveis por proteases (*Protease-Activated Receptor – PAR*), presentes na superfície da plaqueta. *PAR1* e *PAR4* são os receptores de trombina nas plaquetas humanas.[12]

- **Inibição da ativação plaquetária.** O principal mecanismo inibidor da ativação plaquetária é representado pelo AMPc (adenosina monofosfato cíclico). A prostaciclina liberada pelas células endoteliais ativa

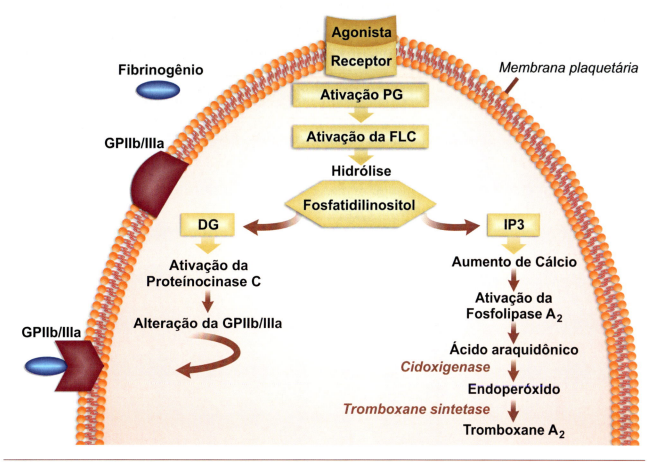

Figura 58.2 Ativação plaquetária. PG (Proteína G), FLC (Fosfolipase C), DG (Diacilglicerol), IP3 (Inositol-trifosfato).

a adenilciclase, que catalisa a formação do AMPc a partir do ATP.[6,9] O aumento de AMPc irá inibir a liberação do cálcio citoplasmático do sistema tubular denso e, dessa forma, impedir a ação de diversas enzimas envolvidas na ativação plaquetária.

A função plaquetária além da hemostasia

A plaqueta possui propriedades que vão além da hemostasia. Os grânulos-α são ricos não somente em fatores de coagulação, mas em diversas proteínas associadas à inflamação e à angiogênese.[8] Por exemplo, a P-selectina presente nos grânulos-α, ao ser expressa na superfície da membrana plaquetária após ativação, irá mediar a interação das plaquetas com diversas células, como monócitos, neutrófilos, linfócitos e células endoteliais. Ademais, os grânulos-α são ricos em quimiocinas, que modulam a resposta inflamatória e fatores de crescimento que participam da angiogênese. Como perspectiva, ressalta-se a necessidade de um melhor entendimento da função plaquetária, além da hemostasia e de seu potencial significado clínico.

REFERÊNCIAS BIBLIOGRÁFICAS

1. Shami PJ, Rodgers GM. Endothelium: angiogenesis and the regulation of hemostasis. In: Greer JP, Foerster J, Rodgers GM, Paraskevas F, Glader B, Arber DA et al. Wintrobe's Clinical Hematology. 12th ed. Philadelphia: Lippincott Williams & Wilkins, 2009. p.620-9.
2. Ait-Oufella H, Maury E, Lehoux S, Guidet B, Offenstadt G. The endothelium: physiological functions and role in microcirculatory failure during severe sepsis. Intensive Care Med. 2010;36(8):1286-98.
3. Dahlbäck B, Villoutreix BO. The anticoagulant protein C pathway. FEBS Lett. 2005;579(15):3310-6.
4. Crawley JT, Lane DA. The haemostatic role of tissue factor pathway inhibitor. Arterioscler Thromb Vasc Biol. 2008;28(2):233-42.

5. Furie B, Furie BC. Mechanisms of thrombus formation. N Engl J Med. 2008;359(9):938-49.

6. Calverley DC, Thienelt CD. Platelet structure and function in hemostasis and thrombosis. In: Greer JP, Foerster J, Rodgers GM, Paraskevas F, Glader B, Arber DA, et al. Wintrobe's Clinical Hematology. 12th ed. Philadelphia: Lippincott Williams & Wilkins, 2009. p.490-527.

7. Löwenberg EC, Meijers JC, Levi M. Platelet-vessel wall interaction in health and disease. Neth J Med. 2010;68(6):242-51.

8. Blair P, Flaumenhaft R. Platelet alpha-granules: basic biology and clinical correlates. Blood Rev. 2009;23(4):177-89.

9. Jennings LK. Role of platelets in atherothrombosis. Am J Cardiol. 2009;103(3Suppl):4A-10A.

10. Ruggeri ZM. Platelet adhesion under flow. Microcirculation. 2009;16(1):58-83.

11. Varga-Szabo D, Pleines I, Nieswandt B. Cell adhesion mechanisms in platelets. Arterioscler Thromb Vasc Biol. 2008; 28(3):403-12.

12. Angiolillo DJ, Ueno M, Goto S. Basic principles of platelet biology and clinical implications. Circ J. 2010;74(4):597-607.

13. Nuyttens BP, Thijs T, Deckmyn H, Broos K. Platelet adhesion to collagen. Thromb Res. 2011;127(Suppl 2):S26-S9.

capítulo · 59

Fisiologia da Coagulação, Fibrinólise e Controle da Coagulação

Suely Meireles Rezende

INTRODUÇÃO

Coagulação refere-se ao processo que leva à formação de fibrina. **Hemostasia** refere-se à coagulação fisiológica que ocorre em resposta ao dano vascular. **Trombose** é o processo de coagulação patológica com formação de um coágulo localizado, que pode chegar a ocluir o vaso. **Fibrinólise** refere-se ao processo de dissolução do coágulo e atua sobre a fibrina formada.[1]

Vários componentes participam do processo de coagulação, dentre os quais as proteínas plasmáticas (zimogênios de serinoproteases e cofatores), células (plaquetas, endotélio e outras células sanguíneas) e íons (principalmente o cálcio)[2] (Tabela 59.1). As serinoproteases são substâncias similares às

Tabela 59.1

▶ Lista de proteínas envolvidas no processo da coagulação e controle da coagulação com respectivas localizações cromossômicas, nível hemostático, meia-vida e função. (N/A, não se aplica).

Componente	Localização cromossômica	Nível hemostático	Meia-vida	Função
Fator I (Fibrinogênio)	4	50 mg/dL	4-6 dias	Precursor
Fator II (Protrombina)	11	20%	2-3 dias	Zimogênio
Fator III (Fator tecidual)	1	N/A	N/A	Cofator
Fator IV (Íon cálcio)	N/A	N/A	N/A	Cofator
Fator V (Fator lábil ou Pró-acelerina)	1	25%	12-36 horas	Pró-cofator
Fator VII (Fator estável ou Pró-convertina)	13	20%	4-6 horas	Zimogênio
Fator VIII (Fator anti-hemofílico)	X	30%	8-12 horas	Pró-cofator
Fator IX (Fator de Christmas)	X	30%	1-2 dias	Zimogênio
Fator X (Fator de Stuart-Prower)	13	25%	30 horas	Zimogênio
Fator XI (Antecedente Tromboplastina Plasmática)	4	25%	2-3 dias	Zimogênio
Fator XIII (Fator estabilizante da fibrina)	1, 6	2-3%	7-10 dias	Zimogênio
Fator de von Willebrand	12	50%	30 horas	Carreador
Trombomodulina	20	N/A	N/A	Cofator
Antitrombina	1		12-18 horas	Inibidor
Proteína C	2		4-6 horas	Inibidor, zimogênio
Proteína S	3		60 horas	Inibidor, cofator

proteases digestivas (tripsina e quimiotripsina) do ponto de vista funcional e estrutural, que necessitam ser convertidas de sua forma inativa (zimogênio) para sua forma enzimaticamente ativa através de proteólise parcial. As células são componentes fundamentais para o processo de coagulação. Sua membrana oferece superfície fosfolipídica para ancoramento de proteínas e amplificação da coagulação (complexos tenase e protrombinase), na presença dos íons cálcio.[3] Dessa forma, o processo da coagulação tem a potencialidade de amplificar um pequeno estímulo inicial em um tampão hemostático, composto por fibrina e plaquetas ativadas. Esse processo é dinâmico e envolve três etapas: iniciação, amplificação e propagação.[4]

A regulação da coagulação ocorre em diferentes níveis, sendo classificada em três vias:" por "A regulação da coagulação ocorre em diferentes níveis, e envolve três vias: da Proteína C (PC), da Antitrombina (AT) e do Inibidor da Via do Fator Tecidual (IVFT).[5]

COAGULAÇÃO

▶ Iniciação

A etapa que dá início à coagulação ocorre em resposta ao dano vascular, que expõe o subendotélio ao sangue. As plaquetas aderem ao local danificado por meio de várias interações. O fator de von Willebrand (FvW), que normalmente circula no plasma, pode ligar-se ao colágeno exposto da matriz extracelular e à Glicoproteína (Gp) Ib, presente na superfície plaquetária. Uma vez próximas ao subendotélio, as plaquetas se ligam ao colágeno pela GpVI. Essa ligação promove uma sinalização em cascata e ativação das integrinas plaquetárias, que mediam a ligação das plaquetas com o subendotélio (adesão plaquetária).[6]

Paralelamente ao processo plaquetário, o Fator Tecidual (FT), presente no subendotélio, é exposto e se liga ao FVII circulante no plasma. O FT é uma glicoproteína transmembrana com altos níveis de expressão no coração, cérebro, pulmão, testículos, placenta e rins.[6] O FT atua como receptor e cofator para o FVII. Uma vez complexados, o FVII é rapidamente convertido a FVII ativado (FVIIa) e o complexo FT/FVIIa resultante ativa os fatores IX e X.[7] Os fatores IXa e Xa possuem distintas e separadas funções na iniciação da coagulação. O FXa se liga ao FVa e converte pequenas quantidades de protrombina em trombina. A fonte do FVa para essa reação parece ser proveniente dos grânulos α das plaquetas aderidas. A quantidade de trombina inicialmente gerada é insuficiente para a formação do coágulo, mas é suficiente para retroalimentar a coagulação através da ativação dos fatores V, VIII e XI e de receptores da superfície plaquetária.[3,4]

▶ Amplificação

A etapa de amplificação inicia-se a partir do efeito de pequenas quantidades de trombina gerada na etapa de iniciação sobre os receptores plaquetários e fatores da coagulação. A ação da trombina sobre as plaquetas ocorre de diversas formas. A trombina liga-se avidamente a GpIb. Mediante essa ligação, a trombina sofre uma alteração conformacional, que permite a clivagem dos receptores Ativadores de Protease Plaquetária (PAR) pela trombina. PAR são proteínas transmembranas presentes nas plaquetas. A interação da trombina com o PAR-1 engatilha um processo de sinalização em cascata, que resulta na ativação plaquetária.[3,4] Essa ativação leva a várias alterações, tais como: (i) mudança no citoesqueleto plaquetário com modificação da forma da plaqueta; (ii) aumento da expressão de Fosfatidilserina (FS) na superfície externa da plaqueta, fato crucial para o incremento da atividade coagulante. A FS é um fosfolípide normalmente presente na porção interna da membrana plaquetária. Quando as plaquetas são ativadas, a FS migra para a porção externa da membrana, permitindo a formação dos complexos de amplificação da coagulação, os complexos tenase e protrombinase (Figura 59.1). Esses complexos são formados pela congregação de fatores, cofatores e íons na superfície das plaquetas; (iii) desgranulação plaquetária com liberação dos conteúdos dos grânulos α e denso. O conteúdo dos grânulos densos, em especial o Difosfato de Adenosina (ADP), exerce uma retroalimentação positiva nas plaquetas adjacentes para promover ativação plaquetária adicional. O FV parcialmente ativado, presente nos grânulos α, é rapidamente convertido para a forma completamente ativa por ação da trombina ou do FXa.[3,4]

Na etapa de amplificação, a trombina age principalmente através da ativação do FVIII e do FV plaquetário ou FV plasmático ligado a plaquetas. A ação da trombina sobre o FVIII ativa-o e promove sua dissociação do FvW. Assim, a etapa de amplificação resulta na geração de plaquetas ativadas que possuem os cofatores Va e VIIIa ligados em sua superfície.[2-4]

▶ Propagação

As plaquetas ativadas juntamente com os cofatores Va e VIIIa ligados em sua superfície funcionam como plataforma para o ancoramento de proteínas e formação dos complexos tenase e protrombinase na superfície plaquetária. O FIXa, formado durante a etapa de iniciação, liga-se às plaquetas ativadas de duas formas: dependente e independente do FVIIIa. Na ação dependente do FVIII, ocorre a formação do complexo FIXa/VIIIa (complexo tenase), que ativa o FX na superfície plaquetária. O FXa ligado a plaqueta forma um complexo com o FVa também ligado a plaqueta (complexo protrombinase), que é capaz de converter protrombina em trombina.[2-4]

A trombina cliva o fibrinogênio e, ao liberar dois pequenos radicais aminados das subunidades α e β (fibrinopéptides A e B), converte o fibrinogênio em monômeros de fibrina. Esses monômeros se agregam espontaneamente em protofibrilas. Por último, a trombina ativa o FXIII que estabiliza essas protofibrilas e torna o coágulo estável.[1]

Adicionalmente, a trombina ativa o FXI na superfície plaquetária através de retroalimentação positiva.[8] O FXIa pode ativar o FIXa aumentando, assim, a geração de FXa.[8] Ainda, a trombina pode clivar PAR-4, contribuindo, assim, para mudanças na forma da plaqueta e maior estabilização do coágulo.

578 Tratado de Hematologia

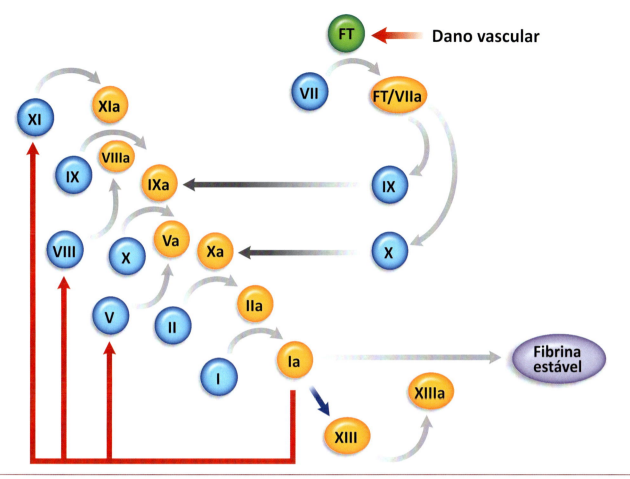

Figura 59.1 Representação esquemática do processo de coagulação *in vivo*.
A coagulação se inicia após dano vascular e exposição do fator tecidual. As setas curvas em cor cinza representam as vias de ativação; as setas em cor vermelha representam as vias de retroativação dos fatores V, VIII e IX pela trombina e da ativação do fator XIII.
Abreviações: a: ativado; FT: Fator Tecidual.

Fibrinólise

A fibrinólise refere-se ao processo de lise do coágulo. Ocorre pela ação do sistema fibrinolítico, que atua sobre a fibrina formada, envolvendo várias proteínas: (1) a proenzima inativa, Plasminogênio (Pg); (2) seus respectivos ativadores: o ativador do plasminogênio tecidual (t-PA) e o ativador de Plasminogênio urocinase (u-PA); (3) os inibidores da ativação de plasminogênio: Inibidor do Ativador de Plasminogênio-1 (PAI-1) e o Inibidor do Ativador de Plasminogênio-2 (PAI-2); (4) os inibidores da plasmina: a α_2-antiplasmina (α_2-AP) e a α_2-Macroglobulina (α2-MG) e (5) o inibidor do sistema fibrinolítico, denominado inibidor Fibrinolítico Ativado pela Trombina (TAFI)[4,9] (Figura 59.2).

A fibrinólise se inicia quando o Pg circulante se adere ao coágulo e é convertido em plasmina através da ação do tPA, liberado pelo endotélio vascular. A fibrina, uma vez formada, atua como cofator para a conversão de Pg em plasmina, o principal mediador da fibrinólise. A plasmina cliva os resíduos de lisina das cadeias, e da molécula de fibrina, resultando na formação de produtos de degradação da fibrina. Essa estrutura de fibrina alterada deixa exposta a porção carboxi-terminal dos resíduos de lisina que propiciam sítios adicionais para a ligação de plasmina e t-PA que contribuem para a propagação da fibrinólise.[1,9]

A regulação da fibrinólise ocorre principalmente através da ação do PAI-1, da α2-AP e do TAFI. O PAI-1 é produzido pelo endotélio vascular e plaquetas e inibe o t-PA e u-PA. A α2-AP inibe a ação da plasmina. Na presença de Trombomodulina (TM), o TAFI, que é ativado pela trombina, inibe a fibrinólise através da modificação do substrato da fibrina. Assim, o TAFIa elimina os resíduos C-terminais de arginina e lisina da fibrina parcialmente degradada, resultando em menor ligação e ativação do Pg na superfície da fibrina.[1,10]

REGULAÇÃO DA COAGULAÇÃO

O controle da coagulação envolve diferentes vias em níveis diversos do processo da coagulação (Figura 59.3): (i) IVFT. Essa via regula a fase inicial da etapa de iniciação da coagulação. O IVFT se liga e inibe o FXa que se encontra ligado ao complexo FT-FVIIa. Se inativado pelo IVFT, o FXa somente pode ser produzido

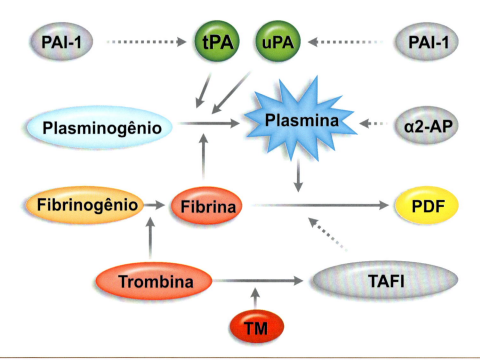

Figura 59.2 Representação esquemática da degradação da fibrina pelo sistema fibrinolítico. O plasminogênio é ativado pelo t-PA ou pelo u-PA, que são regulados pelo PAI-1. A plasmina degrada fibrina e é regulada pela α2-AP. A trombina converte fibrinogênio em fibrina, ativa TAFI, que inibe a fibrinólise. A ativação do TAFI é acelerada pela trombomodulina. As linhas pontilhadas indicam inibição e as linhas cheias ativação das vias.

Abreviações: t-PA, ativador de plasminogênio tecidual; u-PA: ativador de Plasminogênio urocinase; PAI-1: inibidor do ativador de Plasminogênio 1; α2-AP: α2-Antiplasmina; PDF: Produto de Degradação da Fibrina; TAFI: Inibidor Fibrinolítico Ativado pela Trombina; TM: Trombomodulina.[1]

via complexo FIXa/VIIIa[11]; (ii) AT. A AT é o inibidor primário da trombina, assim como de várias outras proteases ativadas (fatores Xa, IXa, XIa, XIIa e calicreína), especialmente quando essas proteínas não estão ligadas aos seus respectivos cofatores.[5] A AT é um inibidor fraco da maioria das proteases, mas sua ação é acelerada em mais de mil vezes pela heparina ou substâncias similares, presentes na superfície das células endoteliais, e (iii) PC. Essa via inibe os cofatores Va e VIIIa.[12,13] A PC é um zimogênio dependente da vitamina K, que tem como receptor uma proteína transmembrana, a TM,[14] que também interage com a trombina. O Receptor Endotelial da PC (REPC) aumenta a ativação da PC pelo complexo trombina/TM, que ativa a PC. A PC ativada (PCa), ao ser liberada do complexo, inativa os cofatores Va e VIIIa. A Proteína S (PS), outra proteína dependente da vitamina K, atua como cofator da PCa, acelerando a inativação dos cofatores Va e VIIIa. A PS livre pode, ainda, inibir o complexo tenase e protrombinase independentemente da PC[15,16] (Figura 59.3).

Outra proteína anticoagulante, cuja ação foi recentemente esclarecida, é a Proteína Z (PZ). Esta é um zimogênio dependente da vitamina K, que atua como cofator para o inibidor de protease dependente da PZ (IPZ), que é um inibidor específico do fator Xa (Figura 59.3). A inibição do fator Xa pela IPZ é incrementada em cerca de mil vezes pela PZ, na presença de cálcio e FL.[17]

▶ **Considerações sobre as vias intrínseca e extrínseca e sobre o modelo de cascata de coagulação**

Durante muitos anos, o modelo da coagulação era compreendido como uma sequência de reações proteolíticas em cascata com a participação somente de componentes proteicos.[18] Entretanto, estudos clínicos e observações experimentais recentes demonstraram que as reações de coagulação ocorrem como processos simultâneos nas superfícies celulares, tal como descrito nas sessões anteriores deste capítulo.[4] Os componentes das denominadas vias "extrínseca e intrínseca" participam da iniciação e propagação da coagulação, respectivamente, assumindo papéis distintos e complementares. Situações que reforçam o modelo celular são: (i) a inexistência de tendência hemorrágica nas deficiências dos fatores XII, pré-calicreína e cininogênio de alto peso molecular (ainda que esses componentes alterem significativamente os ensaios de coagulação *in vitro*, em especial, o tempo de tromboplastina ativado [TPPA]); (ii) a tendência hemorrágica nas deficiências de fatores VIII e IX, considerando que a via extrínseca intacta poderia ser um caminho alternativo mediante um desvio e (iii) a ocorrência de hemorragia em pacientes com deficiência de fator VII, apesar de a via intrínseca estar preservada. Essas observações demonstram que é pouco provável que as vias intrínseca e extrínseca operem de modo independente *in vivo*.[4]

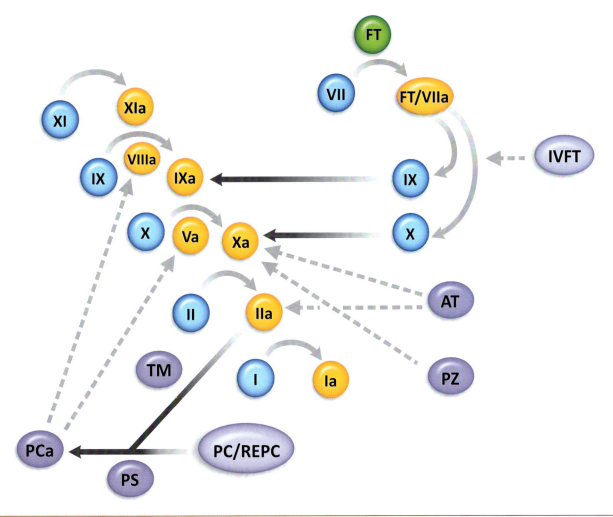

Figura 59.3 Representação esquemática do controle da coagulação.
As três principais vias de controle da coagulação são: a da proteína C/proteína S, antitrombina e do inibidor da via do fator tecidual. As linhas pontilhadas indicam inibição e as linhas cheias e curvas ativação das vias.
Abreviações: a: ativado; FT: Fator Tecidual; IVFT: Inibidor da Via do Fator Tecidual; PC: Proteína C; PS: Proteína S; AT: Antitrombina; PZ: Proteína Z; REPC: Receptor Endotelial da Proteína C; TM: Trombomodulina.

▶ **Considerações sobre o endotélio vascular e plaquetas**

O endotélio apresenta um papel crucial na hemostasia. A superfície luminar do endotélio normal exibe propriedades antitrombóticas em função da: (i) exposição de glicosaminas semelhantes a heparina carregadas negativamente e fosfolípides neutros na camada externa das membranas das células; (ii) secreção de inibidores de plaquetas incluindo prostaciclinas e óxido nítrico; (iii) secreção de inibidores da coagulação, como TM, PS e IVFT e (iv) secreção de ativadores da fibrinólise como o u-PA e t-PA.[19] Quando ativadas por lesão tecidual ou estímulo agressivo como citocinas inflamatórias, endotoxinas ou hipóxia, as propriedades antitrombóticas das células endoteliais convertem-se em propriedades protrombóticas, caracterizadas pela exposição de FT, fosfolípides aniônicos na superfície externa da membrana celular, secreção de ativadores de plaquetas, exposição de receptores para fatores de coagulação e cofatores e secreção de inibidores da fibrinólise. Por outro lado, o subendotélio possui componentes altamente trombogênicos, tais como colágeno, FvW e outras moléculas envolvidas na adesão/agregação plaquetária.[20]

As plaquetas são células discoides anucleadas com membrana citoplasmática trilaminar constituída por bicamada fosfolipídica enriquecida de colesterol, glicolipídeos e glicoproteínas que atuam como receptores. Internamente, as plaquetas são constituídas por um complexo sistema de membranas, organelas e grânulos denso e α que possuem papel crítico na função plaquetária. Mais de trezentas proteínas são integrantes dos grânulos plaquetários. Os grânulos densos contêm principalmente ADP, Trifosfato de Adenosina (ATP), serotonina e cálcio. Os grânulos α contêm, dentre outros componentes, FvW, fator 4 plaquetário, o fator de crescimento derivado de plaqueta, fibrinogênio, fibronectina, vitronectina, trombospondina, fator V e P-selectina.[19,20]

REFERÊNCIAS BIBLIOGRÁFICAS

1. Rijken DC, Lijnen HR. New insights into the molecular mechanisms of the fibrinolytic system. J Thromb Haemost. 2009;7:4-13.

2. Mann KG, Brummel-Ziedins K, Orfeo T, Butenas S. Models of blood coagulation. Blood Cells Mol Dis. 2006;36:108-17.

3. Dahlbäck B. Blood coagulation. Lancet. 2000;355:1627-32.

4. Monroe DM, Hoffman M. What does it take to make the perfect clot? Arterioscler Thromb Vasc Biol. 2006;26:41-8.

5. Dahlbäck B. Blood coagulation and its regulation by anticoagulant pathways: genetic pathogenesis of bleeding and thrombotic diseases. J Intern Med. 2005;257:209-23.

6. Mann KG, van't Veer C, Cawthern K, Butenas S. The role of the tissue factor pathway in initiation of coagulation. Blood Coagul Fibrinolysis. 1998;9:S3-7.

7. Banner DW, D'Arcy A, Chene C, Winkler FK, Guha A, Konigsberg WH, et al. The crystal structure of the complex of blood coagulation factor VIIa with soluble tissue factor. Nature. 1996;380:41-6.

8. Gailani D, Broze GL. Factor XI activation in a revised model of blood coagulation. Science 1991; 253: 909-12.

9. Collen D. The plasminogen (fibrinolytic) system. Thromb Haemost. 1999;82:259-70.

10. Bajzar L, Morser J, Nesheim M. TAFI, or plasma procarboxypeptidase B, couples the coagulation and fibrinolytic cascades through the thrombin-thrombomodulin complex. J Biol Chem. 1996;271:16603-8.

11. Broze GJ. Tissue factor pathway inhibitor. Thromb Haemost. 1995;74:90-3.

12. Koedam JA, Meijers JC, Sixma JJ, Bouma BN. Inactivation of human factor VIII by activated protein C. Cofactor activity of protein S and protective effect of von Willebrand factor. J Clin Invest. 1988;82:1236-43.

13. Suzuki K, Stenflo J, Dahlbäck B, Teodorsson B. Inactivation of human coagulation factor V by activated protein C. J Biol Chem. 1983;258:1914-20.

14. Dittman WA, Majerus PW. Structure and function of thrombomodulin: a natural anticoagulant. Blood. 1990;75:329-36.

15. Gardiner JE, McGann MA, Berridge CW, Fulcher CA, Zimmerman TS, Griffin JH. Protein S as a cofactor for activated protein C in plasma and in the inactivation of purified factor VIII:c. Circulation. 1984;70:205.

16. Rezende SM, Simmonds RE, Lane DA. Coagulation, inflammation, and apoptosis: different roles for protein S and the protein S–C4b binding protein complex. Blood. 2004;103:1192-201.

17. BROZE GJ. Protein Z-dependent regulation of coagulation. Thromb Haemost. 2001;86:8-13.

18. Davie EW, Fujikawa K, Kisiel W. The coagulation cascade: initiation, maintenance and regulation. Biochemistry. 1991; 30:10363-9.

19. Bombeli T, Mueller M, Haeberli A. Anticoagulant properties of the vascular endothelium. Thromb Haemost. 1997;77: 408-23.

20. Furie B, Furie BC. Mechanisms of thrombus formation. N Engl J Med. 2008;359:938-49.

capítulo • 60

Avaliação Laboratorial da Hemostasia

Dayse Maria Lourenço

INTRODUÇÃO

O objetivo da avaliação laboratorial da coagulação sanguínea é identificar as causas e definir a intensidade do defeito da hemostasia responsável tanto por doenças hemorrágicas como trombóticas, além de ser útil na monitorização de terapêutica antitrombótica. Ela é realizada *in vitro*, o que a torna distante do processo fisiológico, mas útil do ponto de vista prático. A exatidão do diagnóstico depende da qualidade do laboratório que realiza os exames e é recomendável que seja um laboratório especializado em hemostasia, onde existam pessoal e rotina voltados para o diagnóstico de monitorização de doenças hemorrágicas ou trombóticas. A evolução tecnológica vem proporcionando o desenvolvimento de novas metodologias e, principalmente, assegurando melhor qualidade dos testes, com aparelhos automatizados que eliminam muitos erros devidos à manipulação da amostra ou mesmo interpretação do resultado. É importante que se oriente o diagnóstico, evitando-se solicitar "coagulograma completo", mas escolhendo sim os testes para avaliar com precisão o tipo de doença hemorrágica ou trombótica que o paciente apresenta. As técnicas que podem ser divididas de acordo com o processo que avaliam: a hemostasia primária, a coagulação propriamente dita, os sistemas reguladores da coagulação e a fibrinólise.

Os testes usados na avaliação da hemostasia podem ser classificados em funcionais ou imunológicos. Os **funcionais** levam em conta a atividade da proteína a ser testada, enquanto os **imunológicos** detectam sua presença com base em anticorpos específicos, independentemente de sua função. Entre os métodos funcionais citam-se os métodos coagulométricos e os métodos amidolíticos que usam substratos cromogênicos. Os métodos imunológicos são a imunoeletroforese e o Imuno-Enzima-Ensaio (ELISA).

HEMOSTASIA PRIMÁRIA

A **hemostasia primária** envolve a interação das plaquetas com componentes do endotélio vascular e com proteínas plasmáticas como o fator de von Willebrand. Os testes relacionados à hemostasia primária são: tempo de sangramento, contagem de plaquetas e avaliação da função plaquetária (Tabela 60.1).

A **contagem de plaquetas** é geralmente feita em sangue total anticoagulado com EDTA, usando-se contadores automáticos de células. Esses aparelhos são capazes ainda de avaliar a distribuição do volume plaquetário, observando a presença de plaquetas grandes, regenerativas. A enumeração das plaquetas pode ser feita também em lâmina, pelo método de Fonio, cuja precisão é menor, mas permite a análise da morfologia plaquetária. A observação da lâmina também permite descartar a falsa trombocitopenia, uma aglutinação plaquetária que ocorre *in vitro* e que é induzida pela presença do EDTA, com a participação de proteínas plasmáticas.[1,2]

O **tempo de sangramento** é a medida da função plaquetária *in vivo*. Consiste na realização de uma perfuração com cerca de 1 mm de profundidade, de modo a lesar apenas pequenos vasos, onde atuam os processos envolvidos na hemostasia primária. O **tempo de sangramento de Duke** é realizado preferencialmente no lóbulo da orelha, pois a polpa digital é mais sujeita a variações determinadas pelo tônus vascular. É um teste pouco sensível, sendo prolongado em alterações importantes da função plaquetária ou em trombocitopenias graves. Para melhorar a sensibilidade do tempo de sangramento, desenvolveu-se a **técnica de Ivy**, que é feita no antebraço, com o manguito de esfigmomanômetro insuflado a 40 mm de mercúrio, realizando um corte padronizado com lâmina especial. O objetivo é tornar o método mais sensível e útil nos estudos de alteração da função plaquetária como trombopatias e doença de von Willebrand.[3]

O tempo de sangramento estará prolongado em casos de trombocitopenia. Habitualmente esse prolongamento é proporcional à redução do número de plaquetas. Entretanto, em pacientes com trombocitopenia autoimune, o tempo de sangramento é desproporcionalmente curto, refletindo

Tabela 60.1

▶ Testes que avaliam a hemostasia primária e a coagulação.

Teste	O que avalia
Hemostasia primária	
Tempo de sangramento	Avaliação global da hemostasia primária
Contagem de plaquetas	Número de plaquetas e volume plaquetário
Testes automatizados	Avaliação global da hemostasia primária Resposta a antiagregantes plaquetários
Agregação plaquetária	Resposta plaquetária a agentes agonistas
Citometria de fluxo	Trombopatias congênitas Agregação plaquetária
Fator de von Willebrand	Diagnóstico da doença de von Willebrand
Coagulação – Métodos coagulométricos	
Tempo de Protrombina (TP)	Fatores VII, X, II e Fibrinogênio
Tempo da Tromboplastina Parcial Ativada (TTPA)	Fatores XII, XI, IX, VIII, X, II e Fibrinogênio Calicreína e cininogênio de alto peso molecular
Tempo de Trombina (TT)	Fibrinogênio e polimerização da fibrina
Dosagem de fibrinogênio	Fibrinogênio
Dosagem de fatores	Atividade plasmática de fatores específicos
Pesquisa de anticoagulante circulante	Distingue deficiência de fator da presença de inibidor
Fragmento 1+2 da protrombina Fibrinopeptídeo A	Detecta ativação da coagulação
Testes globais da coagulação	
Tromboelastografia Tromboelastometria	Avaliação global da coagulação e da fibrinólise
Teste da geração da trombina	Avalia capacidade de gerar trombina

a função exacerbada das plaquetas jovens em circulação. O tempo de sangramento é um teste usado no *screening* pré-operatório em muitos centros. É importante lembrar que a sensibilidade da técnica de Duke é baixa, podendo deixar de detectar alterações da hemostasia primária capazes de provocar sangramento intraoperatório. Em caso de pacientes com história de sangramento anormal, é imperativo a realização do tempo de sangramento de Ivy, caso o de Duke seja normal.[4]

Atualmente estão disponíveis equipamentos capazes de reproduzir as condições avaliadas pelo tempo de sangramento, com maior reprodutibilidade e sensibilidade, substituindo-o com vantagem. Eles utilizam pequeno volume de sangue total citratado, o que facilita a automação. Esses analisadores de função plaquetária estão disponíveis em um número ainda pequeno de laboratórios.[5,6]

O estudo da **agregação plaquetária** é útil na avaliação da função das plaquetas, através da exploração de diferen-

tes vias de ativação plaquetária *in vitro*. O método é baseado na medida da formação de agregados de plaquetas após sua exposição a um agente agregante. Essa medida é realizada em um agregômetro, que é um aparelho espectrofotométrico capaz de medir a variação da transmissão de luz através de uma suspensão de plaquetas, quando estas se agregam na presença de agonistas. Há vários agonistas usados na prática: o colágeno, o ADP, a adrenalina, o ácido araquidônico e a trombina. O resultado do teste é habitualmente expresso em porcentagem de agregação, que traduz a quantidade de transmissão de luz e, portanto, da formação de agregados. A ristocetina não é agente agregante plaquetário, pois produz apenas aglutinação das plaquetas na presença de fator de von Willebrand e da glicoproteína Ib da membrana plaquetária, sendo útil na investigação da doença de von Willebrand e na púrpura de Bernard-Soulier. A utilidade do teste de agregação plaquetária é identificar o local do defeito da hemostasia primária, já detectado através de história clínica

584 Tratado de Hematologia

e prolongamento do tempo de sangramento. Embora muito pesquisado, o papel da hiperagregação plaquetária no diagnóstico de doenças trombóticas é precário.[7]

O aparecimento da **citometria de fluxo** permitiu aprofundar o estudo das plaquetas, usando-se anticorpos contra glicoproteínas que são expostas apenas na plaqueta ativada, como a P-selectina, além de permitir o diagnóstico das trombopatias por deficiência de determinadas glicoproteínas da membrana plaquetária, como a IIbIIa na púrpura de Glanzmann e o complexo IbIX na púrpura de Bernard-Soulier. A citometria de fluxo permite ainda a numeração de plaquetas recém-lançadas na circulação, as plaquetas reticuladas, usando corante específico, o que possibilita estimar o ritmo de produção das plaquetas.[8]

COAGULAÇÃO SANGUÍNEA

Para o estudo dos componentes plasmáticos, utiliza-se o plasma livre de hemácias, glóbulos brancos e plaquetas, ou o chamado plasma pobre em plaquetas, obtido a partir do sangue total colhido na presença de um anticoagulante. A coleta de sangue para o estudo da coagulação deve ser a menos traumática possível, com o mínimo de estase venosa, pois a própria punção venosa leva à exposição de fator tecidual, capaz de ativar a coagulação. O anticoagulante é o citrato de sódio e a proporção entre o volume de anticoagulante e o volume de sangue total é padronizada, pois os testes coagulométricos são baseados no tempo que o plasma leva para coagular, a partir do momento em que se adiciona o cloreto de cálcio, o qual vai repor esse íon que é quelado pelo anticoagulante. **A proporção padronizada entre o sangue e o anticoagulante é de 9:1, ou seja, 4,5 mL de sangue total para 0,5 mL de citrato**. Essa proporção é válida para indivíduos com hematócrito normal, isto é, por volta de 45%. Se o paciente tiver hematócrito de 60%, por exemplo, o volume de citrato deve ser proporcionalmente reduzido, para que se mantenha a mesma proporção de anticoagulante. O sangue citratado é centrifugado para obtenção do plasma pobre em plaquetas, a 3000 rpm durante 15 minutos. A demora no processamento da amostra de sangue total ou na realização dos testes com o plasma é sempre prejudicial à boa qualidade do exame, especialmente naqueles pacientes que estejam recebendo heparina, pois a ativação *in vitro* das plaquetas leva à liberação do fator 4 plaquetário, que tem ação anti-heparina e que pode falsear os resultados dos testes, levando a erros no controle do tratamento.

Ainda que, fisiologicamente, a ativação da coagulação não se dê pelas vias intrínseca ou extrínseca, essa designação ainda é útil na avaliação laboratorial da hemostasia, pois os testes coagulométricos são sensíveis a determinados fatores apenas, o que os torna úteis na detecção das doenças hemorrágicas e na monitorização de tratamento antitrombótico.[9] Os **métodos coagulométricos** baseiam-se na formação do coágulo de fibrina, que pode ser visualizado no tubo, nas técnicas manuais, ou detectado fotometricamente, através dos aparelhos denominados coagulômetros. Os métodos coagulométricos são: Tempo de Protrombina (TP), tempo de Tromboplastina Parcial Ativado (TTPA), Tempo de Trombina (TT), pesquisa de anticoagulante circulante, dosagem de fibrinogênio e dosagem de fatores (Figura 60.1).

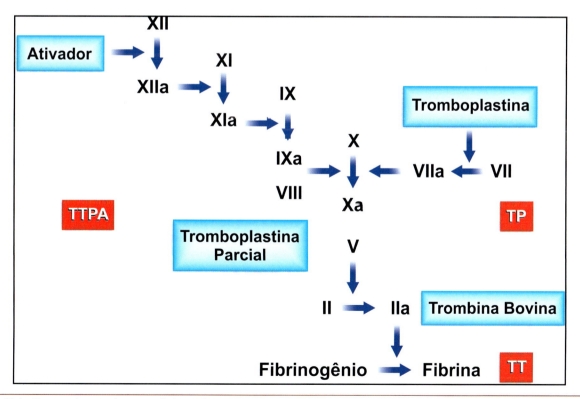

Figura 60.1 Fatores da coagulação avaliados pelo Tempo de Protrombina (TP), Tempo de Tromboplastina Parcial Ativado (TTPA) e pelo Tempo de Trombina (TT).

O **tempo de protrombina**, ou TP, consiste na determinação do tempo de formação do coágulo de fibrina após a adição de tromboplastina tecidual (fator III) e de cálcio, o que promove a ativação do fator VII, seguida da ativação do fator X, iniciando a via comum da coagulação. Dessa forma, o TP mede os fatores envolvidos na via extrínseca e na via comum, sendo independente da via intrínseca. O TP depende do nível dos fatores vitamina K dependentes (II, VII e X), sendo o teste usado no controle de pacientes em uso de anticoagulantes orais. O TP pode ser expresso pela Relação (R) do tempo obtido com o plasma do doente e o tempo de um *pool* de plasmas de indivíduos normais. O TP pode ainda ser expresso em Atividade de Protrombina (AP). Em pacientes recebendo drogas antivitamina K, o nível de anticoagulação é medido de forma diversa por diferentes reagentes e precisou-se padronizar os resultados, de modo a se estabelecer uma zona terapêutica comum e utilizável por todo o mundo. Essa padronização é feita por meio da determinação do **Índice de Sensibilidade Internacional** de cada tromboplastina, chamado ISI, com o qual pode-se calcular o chamado RNI (que significa **Razão Normatizada Internacional**) e corresponde à relação do TP do dente com o TP do normal, caso se houvesse utilizado a tromboplastina de referência. Assim, qualquer que seja a sensibilidade do reagente utilizado, o nível de anticoagulação, avaliado pelo RNI, é sempre o mesmo.[10]

O **Tempo de Tromboplastina Parcial Ativado** (TTPA) consiste na determinação do tempo de coagulação do plasma após adição de um ativador da fase de contato da coagulação e de cefalina, que substitui o fosfolipídeo da membrana plaquetária. O TTPA é sensível ao nível dos fatores da via intrínseca e da via comum. Ele é bastante sensível à presença de heparina, sendo o teste de escolha para a sua monitorização. O resultado deve ser expresso pela relação entre o tempo obtido para o doente e o tempo do normal do dia. Os valores em segundos variam com o ativador e a cefalina utilizados, de modo que a expressão dos resultados em segundos não é recomendada.[11]

O **tempo de trombina** é obtido após adição de trombina em baixa concentração ao plasma puro, de maneira que o tempo de coagulação é influenciado pela concentração de fibrinogênio e pela presença de inibidores da formação de fibrina, tais como a heparina.

Na presença de um teste de coagulação prolongado, deve-se repetir o teste em questão (TP, TTPA ou TT) usando-se **mistura** em partes iguais do plasma do doente com o plasma normal. O prolongamento do tempo de coagulação causado pela presença do inibidor não é corrigido pela adição de plasma normal, o que o diferencia da deficiência de fator, quando o tempo é corrigido pela adição de plasma normal. No caso de deficiência de fator, o tempo de coagulação da mistura deve ser totalmente corrigido, caindo para um valor dentro da faixa normal para o teste. Na presença de um inibidor ou anticoagulante circulante, o tempo de coagulação da mistura permanecerá prolongado, além da faixa considerada normal no laboratório. Alguns inibidores, como o inibidor do fator VIII, que ocorre em hemofílicos, têm ação lenta e progressiva e, nesses casos, pode ocorrer a correção imediata do TTPA a despeito da presença do inibidor. Por esse motivo é importante a realização do TTPA da mistura também após a incubação dessa mistura por 2 horas a 37 C, o que permitirá que a ação inibidora seja evidenciada.[12,13]

O **anticoagulante lúpico** é um anticorpo dirigido contra proteínas que se ligam a fosfolipídeos e interfere com o reagente utilizado nos testes *in vitro*, como a cefalina, prolongando o TTPA, embora não haja inibição da coagulação *in vivo*. Existem algumas técnicas que visam aumentar a sensibilidade do teste para a pesquisa de anticoagulante lúpico, usando-se fosfolipídeos especialmente desenhados para melhorar o reconhecimento pelo anticorpo. Assim, alguns reagentes para TTPA são mais sensíveis à sua presença. O TTPA com o veneno da víbora Russel diluído contém um ativador de fator X, sendo bastante sensível à presença de anticoagulante lúpico, mas não detecta inibidores de fatores VIII e IX.[14,15]

O **fibrinogênio** pode ser medido por teste baseado no tempo de coagulação do plasma por alta concentração de trombina, ou método de Clauss, e por avaliação da densidade óptica do coágulo. Os valores da medida pelo método coagulométrico são em geral menores que aqueles obtidos pela avaliação da densidade óptica, mas ambos os métodos correlacionam-se bem.[16]

A **dosagem de fatores** pode ser feita individualmente, utilizando-se um plasma deficiente apenas no fator que se quer determinar. Esse plasma tem um tempo de coagulação (TP ou TTPA) bastante prolongado por causa da ausência de um único fator, mas ele contém níveis normais dos demais fatores, de modo que a adição de um plasma normal vai encurtar o tempo proporcionalmente à concentração do fator presente no plasma normal. O plasma deficiente no fator em questão pode ser obtido de indivíduo congenitamente deficiente ou artificialmente, pela imunoadsorção. Os plasmas deficientes disponíveis no mercado, em sua maioria, são obtidos pela depleção artificial do fator a ser dosado.[13]

A identificação do estado de ativação *in vivo* da coagulação permite identificar indivíduos expostos a maior risco de trombose e melhor aplicar medidas profiláticas. Desse modo, foi necessário desenvolver métodos altamente específicos e sensíveis para detecção de peptídeos que são liberados durante o processo de ativação dos zimogênios. Assim foram desenvolvidos métodos imunológicos para a quantificação de: fragmento 1+2 da protrombina (F_{1+2}), resultante da ação do fator Xa sobre a molécula de protrombina; fibrinopeptídeo A, resultante da ação da trombina sobre a molécula do fibrinogênio. Em condições como coagulação intravascular disseminada e trombose, grandes quantidades desses "marcadores" são formadas e seus níveis estão substancialmente elevados.[17,18]

586 Tratado de Hematologia

SISTEMAS REGULADORES DA COAGULAÇÃO

A dosagem das proteínas envolvidas nos sistemas de inibidores que regulam a ativação da coagulação, a saber, antitrombina, proteína C e proteína S, é útil na avaliação de pacientes com quadro de trombose venosa para identificação de trombofilia (Tabela 60.2). O nível dessas proteínas também está reduzido por consumo em outras condições, como a coagulação intravascular.[19]

A **determinação de antitrombina** no plasma pode ser feita por método funcional, usando substrato cromogênico, ou por método imunológico, geralmente por nefelometria. O método funcional deve ser preferido na investigação de trombofilia, pois o método imunológico não detecta deficiência funcional da proteína. O nível de antitrombina está reduzido em pacientes em uso de heparina, de modo que o diagnóstico de deficiência congênita não pode ser firmado nessa situação.[19,20]

A **dosagem de proteína C** pode ser feita por método imunológico ou por métodos funcionais, que se baseiam na ativação da proteína C pelo veneno de víbora *Agkidostrom contorcilium*. A ação da proteína C ativada é medida sobre um substrato cromogênico específico ou sobre a coagulação do plasma, uma vez que ela prolonga o TTPA por inativar os fatores Va e VIIIa.[20]

A **proteína S** circula no plasma livre ou formando um complexo com a proteína carregadora da fração C4 do sistema complemento (C4bp), e é a forma livre que funciona como cofator da proteína C ativada. Os primeiros ensaios imunológicos usavam anticorpos que reconheciam ambas as frações da proteína S e era necessário precipitar a proteína ligada à C4bp com polietilenoglicol antes de se determinar a proteína S livre. Atualmente está disponível um enzimo-imuno-ensaio que emprega um anticorpo monoclonal que só reconhece a proteína S livre, sendo este o método de escolha para identificação da deficiência de proteína S. Há também métodos funcionais, em que a atividade de cofator da proteína S presente na amostra de plasma é testada na presença de proteína C ativada e fator V bovino purificados, em um sistema de coagulação. Entretanto, sua reprodutibilidade é muito baixa.[21,22]

A resistência à proteína C ativada é causada pela presença de uma molécula anormal do fator V, com a substituição da arginina pela glutamina na posição 506, que está associada a trombose. A sua medida é feita adicionando-se proteína C purificada ao plasma, o que provoca prolongamento do TTPA em indivíduos normais, mas não naqueles com a alteração. A quase totalidade de pacientes com resistência à proteína C ativada apresenta a mutação do fator V. Não há relação entre essa mutação e a atividade coagulante do fator V.[19,20]

AVALIAÇÃO DA ATIVIDADE FIBRINOLÍTICA

Há vários métodos para estudo da atividade fibrinolítica, tais como técnicas globais da atividade basal e do potencial fibrinolítico após estímulo adequado, dosagem funcional e imunológica das moléculas livres e em complexo (Tabela 60.3). A **atividade fibrinolítica plasmática** global pode ser medida por meio do tempo de lise do coágulo de sangue total ou da Fração Euglobulina (TLE). A euglobulina é obtida após precipitação de algumas proteínas plasmáticas em meio ácido, entre elas o plasminogênio, o fibrinogênio e o ativador tecidual do Plasminogênio (t-PA), que ficam relativamente livres dos inibidores, o inibidor do ativador tecidual do Plasminogênio (PAI-1) e a α2-antiplasmina. A atividade da fração euglobulina pode ser medida através da determinação do tempo de lise após sua coagulação pela trombina.

Tabela 60.2

▶ Testes que avaliam os sistemas reguladores da coagulação.

Sistemas reguladores da coagulação		
Teste	Princípio	O que avalia
Antitrombina	Imunológico-nefelometria	Quantificação da proteína
	Amidolítico (cromogênico)	Atividade plasmática da antitrombina
Proteína C	Amidolítico (cromogênico) Coagulométrico	Atividade plasmática da proteína C
	Imunológico (ELISA)	Quantificação da proteína
Proteína S	Imunológico (ELISA)	Quantificação da proteína Proteína S total e livre
	Coagulométrico	Atividade plasmática da proteína S
Resistência à proteína C ativada	Coagulométrico	Efeito da proteína C no fator V

Tabela 60.3
▶ Testes que avaliam o sistema fibrinolítico.

Teste	Princípio	O que avalia
Tempo de lise da euglobulina	Imunológico-nefelometria	Avaliação global da fibrinólise
Plasminogênio	Amidolítico (cromogênico)	Atividade plasmática do plasminogênio
Ativador tecidual do plasminogênio: t-PA	Amidolítico (cromogênico)	Atividade plasmática do t-PA
Resistência à proteína C ativada	Coagulométrico	Efeito da proteína C no fator V
Inibidor do ativador tecidual do plasminogênio: PAI-1	Imunológico ELISA	Quantificação da proteína
2-antiplasmina	Amidolítico (cromogênico)	Atividade plasmática da 2-antiplasmina
Produtos de degradação da fibrina D-dímero	Imunológico ELISA	Quantificação da proteína

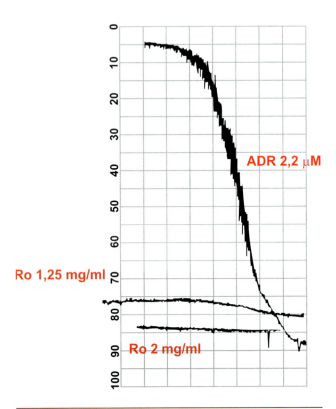

Figura 60.2 Curva de agregação plaquetária, obtida com plasma rico em plaqueta exposto a adrenalina 2,2 µM e a duas concentrações de ristocetina (1,25 e 2 mg/mL). Observar que o paciente apresenta agregação normal com adrenalina e não apresenta agregação com ristocetina em ambas as concentrações, sugerindo o diagnóstico de doença de von Willebrand.

A determinação do **potencial fibrinolítico** consiste em se avaliar a capacidade de resposta do indivíduo em liberar ativadores do plasminogênio, diante de estímulos como exercício físico, oclusão venosa e administração de drogas como o DDAVP. Todos esses estímulos atuam de maneira similar, isto é, promovendo a liberação de t-PA e o PAI-1 armazenados nas células endoteliais.

Podem-se dosar os componentes isolados do sistema fibrinolítico como o plasminogênio, o t-PA, o PAI-1 e a α2-antiplasmina por métodos funcionais, usando-se substratos cromogênicos específicos, ou por métodos imunológicos, que não estimam sua função.[23]

A medida da concentração de **produtos de degradação de fibrina** é um ótimo marcador de atividade fibrinolítica, sendo útil em situações clínicas como a coagulação intravascular disseminada e trombose venosa. Os métodos são imunológicos e usam anticorpos com diferentes especificidades, de modo que podem detectar diferentes fragmentos de fibrina ou de fibrinogênio degradados pela plasmina. O D-dímero é o único que deriva exclusivamente da fibrina e não do fibrinogênio, sendo então específico para mostrar a atividade fibrinolítica secundária à formação de fibrina, que ocorre em situações como a trombose e a coagulação intravascular disseminada. Nos pacientes com tratamento trombolítico, a quantidade de D-dímero é muito pequena, predominando os produtos de degradação do fibrinogênio. Há vários métodos disponíveis para dosagem de PDF, alguns quantitativos, os melhores, e outros semiquantitativos ou qualitativos.[24,25]

TESTES GLOBAIS DA COAGULAÇÃO

Os testes que permitem avaliar a coagulação de sangue total e que mostram uma visão global do processo da coagulação são muito úteis em ambientes clínicos ou cirúrgicos onde se fazem necessárias presteza e precisão de resultados para conduta imediata, como nas salas de emergência e centro cirúrgico.[26]

A tromboelastografia, mais antiga, e a tromboelastometria, que representa modificações na técnica inicial, alcançam esses objetivos.[27]

O princípio do método é o monitoramento da tensão da rede de fibrina que se forma em sangue total à medida que a coagulação se processa, o que é expresso em gráficos cuja forma depende do desempenho dos componentes da coagulação.[28]

TESTE DE GERAÇÃO DE TROMBINA

O potencial de plasma em gerar pequenas quantidades de trombina pode ser medido apenas por métodos muito sensíveis, como a emissão de luz após quebra de substratos fluorogênicos. Essa técnica utiliza então fluorímetros especialmente adaptados que medem o pico de geração de trombina em amostra de plasma, o que pode ser útil na detecção de estados de hipercoagulabilidade ou na medida do efeito de agentes anticoagulantes. Entretanto, ainda não é teste adaptado à rotina e estudos são necessários para embasar seu uso clínico.[29,30]

REFERÊNCIAS BIBLIOGRÁFICAS

1. Briggs C, Harrison P, Machin SJ. Continuing developments with the automated platelet count. Int J Lab Hem. 2007; 29:77-91.
2. Berkman N, Michaeli Y, Or R, Eldor A. EDTA-dependent pseudothrombocytopenia: a clinical study of 18 patients and a review of the literature. Am J Hematol. 1991;36(3):195-201.
3. Rodgers RP, Levin J. Bleeding time revisited. Blood. 1992;79(9):2495-7.
4. Rodgers RP, Levin J. A critical reappraisal of the bleeding time. Semin Thromb Hemost. 1990;16(1):1-20.
5. Perry DJ, Fitzmaurice DA, Kitchen S, Mackie IJ, Mallett S. Point-of-care testing in haemostasis. Br J Haematol. 2010; 150(5):501-14.
6. Podda GM, Bucciarelli P, Lussana F, Lecchi A, Cattaneo M. Usefulness of PFA-100 testing in the diagnostic screening of patients with suspected abnormalities of hemostasis: comparison with the bleeding time. J Thromb Haemost. 2007; 5(12):2393-8.
7. Harrison P. Platelet function analysis. Blood Reviews. 2005;19:111-123.
8. Shah U, Ma AD. Tests of platelet function. Curr Opin Hematol. 2007;14(5):432-7.
9. Rapaport SI, Rao LVM. The tissue factor pathway: how it has become a "Prima Ballerina". Thrombos Haemost. 1995; 74(1):7-17.
10. Lourenço DM, Alves EC. Controle laboratorial da anticoagulação oral. Rev da Assoc Méd Brasil. 1994;41(2):103-8.
11. Dembitzer FR, Suarez Y, Aledort LM, Peerschke EI. Screening coagulation testing using the APTT: which reagent to choose? Am J Hematol. 2010;85(9):726.
12. Kamal AH, Tefferi A, Pruthi RK. How to interpret and pursue an abnormal prothrombin time, activated partial thromboplastin time, and bleeding time in adults. Mayo Clin Proc. 2007;82(7):864-73.
13. Lillicrap D, Nair SC, Srivastava A, Rodeghiero F, Pabinger I, Federici AB. Laboratory issues in bleeding disorders. Haemophilia. 2006;12 Suppl 3:68-75.
14. Tripodi A, Chantarangkul V, Clerici M, Palmucci C, Bison E, Banzato A, et al. Standardization of lupus anticoagulant. Feasibility study of a calibration model to minimize between-method variability. Thromb Res. 2011 Feb 26.
15. Luginbühl R, Barizzi G, Sulzer I, Lämmle B, Alberio L. Screening for lupus anticoagulant: improving the performance of the lupus-sensitive PTT-LA. Int J Lab Hematol. 2011;33(2):168-75.
16. Nieuwenhuisen W. Biochemistry and measurement of fibrinogen. Eur Heart J. 1995;16(suppl A):6-10.
17. Mannucci PM, Tripodi A. Mechanisms, markers and management of hypercoagulable states. Haemostasis. 1996;26(suppl 4):1-8.
18. Khor B, Van Cott EM. Laboratory evaluation of hypercoagulability. Clin Lab Med. 2009;29(2):339-66.
19. Baglin T, Gray E, Greaves M, Hunt BJ, Keeling D, Machin S, et al. British Committee for Standards in Haematology. Clinical guidelines for testing for heritable thrombophilia. Br J Haematol. 2010;149(2):209-20.
20. Cunningham MT, Olson JD, Chandler WL, Van Cott EM, Eby CS, Teruya J, et al. External quality assurance of antithrombin, protein C, and protein S assays: results of the College of American Pathologists proficiency testing program in thrombophilia. Arch Pathol Lab Med. 2011;135(2):227-32.
21. Goodwin A, Rosendaal F, Kottke-Marchant K, Bovill E. A review of the technical, diagnostic and epidemiologic considerations for protein S assays. Arch Pathol Lab Med. 2002;126:1349-66.
22. ten Kate MK, van der Meer J. Protein S deficiency: a clinical perspective. Haemophilia. 2008;14(6):1222-8.
23. Takada A, Takada Y, Urano T. The physiological aspects of fibrinolysis. Thrombos Res. 1994;76(1):1-31.

24. Kabrhel C, Mark Courtney D, Camargo CA Jr, Plewa MC, Nordenholz KE, Moore CL, et al. Factors associated with positive D-dimer results in patients evaluated for pulmonary embolism. Acad Emerg Med. 2010;17(6):589-97.

25. Thachil J, Fitzmaurice DA, Toh CH. Appropriate use of D-dimer in hospital patients. Am J Med. 2010;123(1):17-9.

26. Chen A, Teruya J. Global hemostasis testing thromboelastography: old technology, new applications. Clin_Lab Med. 2009;29(2):391-407.

27. Luddington RJ. Thrombelastography/thromboelastometry. Clin Lab Haem. 2005;27:81-90.

28. Rugeri L, Levrat A, David JS, Delecroix E, Floccard B, Gros A, et al. Diagnosis of early coagulation abnormalities in trauma patients by rotation thrombelastography. J Thromb Haemost. 2007;5:289-95.

29. Wolberg AS. Thrombin generation assays: understanding how the method influences the results. Thromb Res. 2007; 119:663-665.

30. Favaloro EJ, Lippi G. Coagulation update: what's new in hemostasis testing? Thromb Res. 2011;127Suppl 2:S13-6.

Parte · 15

Defeitos da Hemostasia Primária

Resumo dos capítulos

Capítulo 61 Defeitos da Hemostasia Primária. Defeitos da Hemostasia de Origem Vascular

Capítulo 62 Trombocitopenias

Capítulo 63 Púrpura Trombocitopênica Imunológica

Capítulo 64 Púrpura Trombocitopênica Trombótica

Capítulo 65 Defeitos Funcionais das Plaquetas

capítulo • 61

Defeitos da Hemostasia Primária.
Defeitos da Hemostasia de Origem Vascular

Dayse Maria Lourenço

HEMOSTASIA PRIMÁRIA

A hemostasia primária é aquela que depende do bom funcionamento das plaquetas e suas relações com o subendotélio e com fatores plasmáticos, como o fator de von Willebrand, que leva à formação do tampão plaquetário. As doenças causadas pelos distúrbios da hemostasia primária são as **púrpuras**, caracterizadas por sangramento em pele – petéquias e equimoses – e em mucosa – gengivorragia, epistaxe, sangramento de trato gastrintestinal, hematúria ou menorragia.

Elas podem ser causadas por defeitos no funcionamento das plaquetas, congênitos ou adquiridos, quando os pacientes têm alteração do tempo de sangramento, mas com contagem de plaquetas normal ou próxima do normal.

As púrpuras podem ser trombocitopênicas, causadas por redução do número de plaquetas, determinadas por falta de produção ou por consumo aumentado, de etiologia imunológica ou não imunológica. Nesses pacientes, observa-se trombocitopenia do sangue periférico e o exame da medula óssea permite distinguir os defeitos de produção daqueles causados por aumento de consumo de plaquetas.

O quadro de púrpura pode ainda não estar associado a nenhum defeito de número ou de função de plaquetas, mas de alterações relacionadas à integridade dos vasos, isto é, as púrpuras vasculares.

DEFEITOS DA HEMOSTASIA DE ORIGEM VASCULAR

Alguns pacientes apresentam sangramento aos pequenos traumas, sem que exista qualquer alteração das plaquetas ou de fatores da coagulação. Na verdade, o defeito reside na parede vascular e pode ser decorrente de vasculite, como a púrpura de Henoch-Schönlein, malformações vasculares como hemangiomas e telangiectasias ou doenças do colágeno. A manifestação hemorrágica característica é a lesão em pele, em geral, uma equimose, como as que ocorrem nas púrpuras por defeitos plaquetários ou nas trombocitopenias. Às vezes ocorrem lesões hemorrágicas sobrelevadas, que são características das púrpuras associadas a vasculites. Importante ressaltar que esses pacientes não possuem alteração da hemostasia que justifique o sangramento. A investigação laboratorial é normal, a não ser pela presença de uma prova do laço positiva, eventualmente.[1,2] Algumas doenças sistêmicas acompanham-se de lesões purpúricas, que se associam ao quadro clínico geral da doença de base, tais como lúpus eritematoso sistêmico, poliarterite nodosa, granulomatose de Wergener, artrite reumatoide e crioglobulinemia.[3]

A Figura 61.1 mostra uma lista de causas de púrpura vascular.

Causas de Púrpura Vascular

Doenças do Tecido Conjuntivo	Senil, Escorbuto, Uso de Corticoide Amiloidose, Síndrome de Marfan
Tóxica	Meningococcemia, Viroses Ricketsioses
Mecânica	Compressão, Esforço, Leucostase, Trombótica,
Vasculite	Colagenose, Henöch-Schonlein, Crioglobulenemia
Alteração da Angiogênese	Teleangectasia Hemorrágica Hereditária

Figura 61.1 Causas de púrpura vascular.

Púrpura de Henoch-Schönlein

A púrpura de Henoch-Schönlein é uma doença caracterizada pelo aparecimento de lesões purpúricas sobrelevadas, avermelhadas, por vezes com áreas de necrose isquêmica. Sua distribuição é também característica, ocorrendo sobretudo em membros inferiores, ascendendo progressivamente. O quadro pode se acompanhar de artralgia ou artrite mesmo, dores abdominais, cefaleia e hematúria. Ela atinge principalmente crianças, mas pode ocorrer em adultos, com frequência associada a drogas ou após infecções virais. É uma vasculite de hipersensibilidade, mediada por imunocomplexos e então associada a diversas causas como infecções (estreptococcias, hepatite B, citomegalovírus e vírus Epstein-Barr),[4] ou medicamentos (sulfa, alopurinol, penicilina, iodetos, cimetidina), produtos químicos como inseticidas e conservantes ou corantes usados em alimentos industrializados. A ocorrência de glomerulonefrite é a complicação mais temida, embora não seja frequente e não evolua habitualmente para insuficiência renal.[5,6]

O diagnóstico baseia-se na aparência da lesão purpúrica e nos sintomas associados, que nem sempre estão presentes.[7] O hemograma e os testes da hemostasia são normais. Eventualmente a biópsia é necessária para firmar o diagnóstico de certeza, sobretudo nos casos persistentes, e mostra infiltrado inflamatório característico da vasculite leucocitoclástica.[8] O tratamento é sintomático, a doença tem curso benigno e se resolve espontaneamente em 4 a 6 semanas, na maioria dos casos. Alguns pacientes apresentam crises recorrentes, quando é importante observar se houve nova exposição ao agente desencadeante. O uso de corticosteroides é útil em aliviar os sintomas, mas não previne a ocorrência de comprometimento renal, que ocorre em menos de 1% dos casos.[9]

Telangiectasia hemorrágica hereditária

Telangiectasia hemorrágica hereditária ou doença de Osler-Rendu-Weber é uma doença genética, de herança autossômica dominante, caracterizada por uma displasia vascular sistêmica, com comprometimento cutâneo, mucoso e visceral. Observa-se aparecimento de telangiectasias na região perioral, mucosa nasal, língua e leito ungueal. Podem ocorrer fístulas arteriovenosas pulmonares, no fígado e em sistema nervoso central. Além das lesões características, a epistaxe recorrente e sangramento gastrintestinal são achados frequentes, e costumam agravar-se com a idade.[10-13]

As manifestações pulmonares decorrem da formação de fístulas arteriovenosas com *shunt* direita-esquerda que causa hipoxemia crônica. Nessas malformações da vasculatura pulmonar pode haver geração de êmbolos, inclusive êmbolos sépticos, para sistema nervoso central ou outros territórios vasculares sistêmicos. A identificação e tratamento endovascular dessas fístulas previne tais complicações graves em pacientes até então assintomáticos.[14]

O tratamento é de suporte, pois, como a doença é generalizada, afetando todos os vasos, não é factível extirpar as lesões. Epistaxes recorrentes podem requerer cauterizações, mas as recidivas são frequentes. Da mesma forma, o uso de estrógenos para prevenir epistaxes não se mostrou benéfico em estudo controlado. A anemia ferropriva devida a perda de sangue continuada deve ser tratada.[12]

O defeito básico da telangiectasia hemorrágica hereditária relaciona-se à angiogênese, e três mutações genéticas são associadas à doença. Elas codificam proteínas envolvidas na tradução do sinal provocado pelo fator de angiogênese TGF-β (*Transformig Growth* Fator β). O gene ENG localiza-se no cromossomo 9 (9q33-34) e codifica a endoglina, proteína que liga o TGF-β. Outra mutação do gene ACVRL1 encontra-se no cromossomo 12 (12q11-14) que codifica a cinase ALK-1, um receptor para o TGF-β. Outras mutações foram identificadas, mas seu papel ainda deve ser estabelecido. A frequência relativa das manifestações clínicas varia de acordo com o defeito genético detectado.[10,12,15]

Outras púrpuras

Alguns pacientes apresentam equimoses espontâneas ou mesmo aos pequenos traumas, sem que tenham alteração da hemostasia. São mais frequentes as equimoses, por vezes dolorosas, sem sangramento de mucosas e sem petéquias. A púrpura psicogênica, também chamada púrpura da melancolia, é mais frequente nas mulheres, habitualmente dolorosa, e que tem relação com o período menstrual e com momentos de estresse. A púrpura senil ocorre na pele menos elástica e fina das pessoas idosas, localizando-se preferencialmente nos antebraços e relacionada a pequenos traumas. Pacientes com síndrome de Cushing também podem apresentar equimoses, o que se torna importante em pacientes com púrpura trombocitopênica imunológica, tratada cronicamente com altas doses de corticoides, que têm equimose, apesar de contagem de plaquetas superior a 30.000/µL. Pacientes portadores de doenças genéticas que afetam a síntese do colágeno, como a *osteogenesis imperfecta* e as síndromes de Marfan e de Ehlers-Danlos, podem apresentar quadro de púrpura e alguns têm sangramento excessivo durante cirurgia. Não há tratamento específico para esse tipo de púrpura. Alguns advogam o uso de vitamina C, embora seu efeito não seja observado em todos os pacientes. A hidratação adequada da pele é importante na púrpura senil.[1,2]

REFERÊNCIAS BIBLIOGRÁFICAS

1. Philips MD, Levy ML. Vascular purpura and diseases of blood vessels. In: Loscalzo J, Schafer Al (eds.). Thrombosis and hemorrhage. 2.ed. Baltimore: Williams & Wilkins, 1998. p.945-61.

2. Uitto J. Heritable connective tissue disorders. Adv Exp Med Biol. 1999;455:15-21.

3. Lotti TM, Comacchi C, Ghersetich I. Cutaneous necrotizing vasculitis. Relation to systemic disease. Adv Exp Med Biol. 1999;455:115-25.

4. al-Sheyyab M, Batieha A, el-Shanti H, Daoud A. Henoch-Schönlein purpura and streptococcal infection: a prospective case-control study. Ann Trop Paediatr. 1999;19(3):253-5.

5. de Almeida JL, Campos LM, Paim LB, Leone C, Koch VH, Silva CA. Renal involvement in Henoch-Schönlein purpura: a multivariate analysis of initial prognostic factors. J Pediatr (Rio J). 2007;83(3):259-66.

6. Rigante D, Candelli M, Federico G, Bartolozzi F, Porri MG, Stabile A. Predictive factors of renal involvement or relapsing disease in children with Henoch-Schönlein purpura. Rheumatol Int. 2005;25(1):45-8.

7. Pillebout E, Niaudet P. [Henoch-Schönlein purpura] Rev Prat. 2008;58(5):507-11.

8. Yang YH, Chuang YH, Wang LC, Huan HY, Gershwin ME, Chiang BL. The immunobiology of Henoch-Schönlein purpura. Autoimmun Rev. 2008 Jan;7(3):179-84.

9. Weiss PF, Feinstein JA, Luan X, Burnham JM, Feudtner C. Effects of corticosteroid on Henoch-Schönlein purpura: a systematic review. Pediatrics. 2007;120(5):1079-87.

10. Sharathkumar AA, Shapiro A. Hereditary haemorrhagic telangiectasia. Haemophilia. 2008;14(6):1269-80.

11. Kjeldsen AD, Kjeldsen J. Gastrointestinal bleeding in patients with hereditary hemorrhagic telangiectasia. Am J Gastroenterol. 2000;95(2):415-8.

12. Shovlin CL, Guttmacher AE, Buscarini E, Faughnan ME, Hyland RH, Westermann CJ, et al. Diagnostic criteria for hereditary hemorrhagic telangiectasia (Rendu-Osler-Weber syndrome). Am J Med Genet. 2000;91:66-7.

13. Abdalla SA, Letarte M. Hereditary haemorrhagic telangiectasia: current views on genetics and mechanisms of disease. J Med Genet. 2006;43(2):97-110.

14. Cottin V, Dupuis-Girod S, Lesca G, Cordier JF. Pulmonary vascular manifestations of hereditary hemorrhagic telangiectasia (Rendu-Osler disease). Respiration. 2007;74(4):361-78.

15. Giordano P, Nigro A, Lenato GM, Guanti G, Suppressa P, Lastella P, et al. Screening for children from families with Rendu-Osler-Weber disease: from geneticist to clinician. J Thromb Haemost. 2006;4(6):1237-45.

capítulo 62

Trombocitopenias

Dayse Maria Lourenço

INTRODUÇÃO

Trombocitopenia é definida como a contagem de plaquetas abaixo de 150.000/μL, cifra que é válida desde o recém-nascido até o indivíduo idoso. São muitas e diversas as causas de trombocitopenia, de forma que o diagnóstico deve se basear em uma pesquisa sistemática com base na anamnese, exame físico e finalmente nos testes laboratoriais. Deve ser pesquisada a exposição a drogas na forma de medicamentos ou de drogas de abuso, e ainda o contato acidental ou profissional com agentes tóxicos. As manifestações hemorrágicas habitualmente relacionadas à trombocitopenia são as petéquias, equimoses e sangramento de mucosas. O exame físico pode revelar, além das sufusões hemorrágicas, sinais de doenças associadas como esplenomegalia, adenomegalia, lesões cutâneas ou articulares, presentes em síndromes linfoproliferativas e doenças autoimunes.[1,2]

Na avaliação laboratorial, o primeiro passo é a confirmação da trombocitopenia, detectada pelo contador automático de células, com base na análise do esfregaço do sangue periférico, de preferência realizado na ausência de anticoagulante.

Além da coleta inadequada da amostra, a **falsa trombocitopenia** pode decorrer da presença de grumos ou de macrocitose plaquetária que não são reconhecidos pelo contador automático.

A chamada **pseudotrombocitopenia** é causada pela aglutinação das plaquetas *in vitro*, induzida pelo anticoagulante EDTA de forma inespecífica, por proteínas plasmáticas, habitualmente imunoglobulinas da classe IgG. Pode-se repetir a contagem de plaquetas no sangue colhido em citrato de sódio como anticoagulante, para se obter a contagem real de plaquetas do paciente.[3]

Na Figura 62.1, são apresentadas algumas causas de trombocitopenia, que pode ser decorrente da falta de produção de plaquetas pela medula óssea substituída por leucemia, linfoma ou infiltração por neoplasia de outra linhagem, ou ainda por células de depósito como na doença de Gaucher. A medula óssea pode ainda ter sido agredida por agentes tóxicos, quimioterápicos, por radioterapia ou por aplasia medular de origem imunológica. Também pode ocorrer eritropoese ineficaz na anemia megaloblástica que causa, além de anemia macrocítica intensa, leucopenia e trombocitopenia. As plaquetas têm vida média de 7 a 10 dias e o aumento de sua destruição periférica pode ocorrer por mecanismos imunológicos ou não imunológicos. As causas autoimunes da trombocitopenia incluem a púrpura trombocitopênica imunológica, o lúpus eritematoso sistêmico, doenças linfoproliferativas ou infecções virais, como o HIV e o vírus da hepatite C. Aloanticorpos também podem causar a trombocitopenia neonatal e a púrpura pós-transfusional. Muitas drogas podem causar trombocitopenia por destruição periférica das plaquetas por meio de diferentes mecanismos.[1]

A trombocitopenia é relativamente frequente em crianças no período neonatal e pode ser determinada por septicemia bacteriana, coagulação intravascular disseminada, enterocolite necrotizante, trombose de grandes vasos, aspiração de líquido amniótico ou mecônio, insuficiência respiratória etc. A trombocitopenia do recém-nascido em bom estado geral faz pensar em mecanismo imunológico: mediada por autoanticorpos maternos, como na púrpura trombocitopênica imunológica, ou por alo-anticorpos maternos, no caso de mães sensibilizadas a antígenos plaquetários. Esta última condição deve ser identificada precocemente, pois traz risco de hemorragia grave. Infecções virais congênitas também podem causar trombocitopenia nessa fase da vida. Muito mais raramente a trombocitopenia será causada por falta de produção decorrente de doenças congênitas da medula óssea como hipoplasia megacariocítica, síndrome da trombocitopenia e ausência de rádio, aplasia, leucemia, osteopetrose ou anemia de Fanconi.[2]

Na investigação da trombocitopenia, alguns achados são importantes para orientar no diagnóstico, como mostrado na Figura 62.2. A presença de grumos plaquetários,

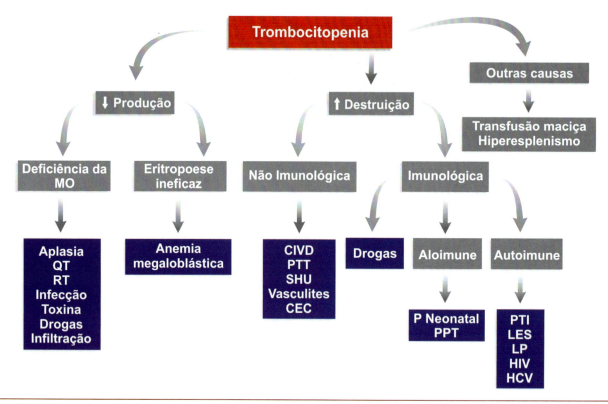

Figura 62.1 Causas de trombocitopenia.

(MO: Medula Óssea, QT: Quimioterapia, RT: Radioterapia, CIVD: Coagulação Intravascular Disseminada, PTT: Púrpura Trombocitopênica Trombótica, SHU: Síndrome Hemolítico-Urêmica, P Neonatal: Púrpura Neonatal, PPT: Púrpura Pós-Transfusional, PTI: Púrpura Trombocitopênica Imunológica, LES: Lúpus Eritematoso Sistêmico, LP: Doenças Linfoproliferativas, HIV: Vírus da Imunodeficiência Humana adquirida, HCV: Hepatite por Vírus C).

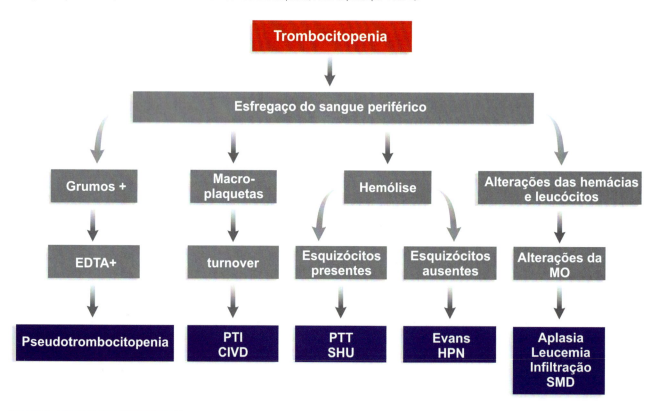

Figura 62.2 Diagnóstico da trombocitopenia.

(MO: Medula Óssea, PTI: Púrpura Trombocitopênica Imunológica, CIVD: Coagulação Intravascular Disseminada, PTT: Púrpura Trombocitopênica Trombótica, SHU: Síndrome Hemolítico-Urêmica, HPN: Hemoglobinúria Paroxística Noturna, SMD: Síndrome Mielodisplásica).

598 Tratado de Hematologia

especialmente com distribuição não uniforme das plaquetas no esfregaço, faz pensar em pseudotrombocitopenia. O aumento do volume plaquetário, que pode ser constatado pela presença de macroplaquetas no esfregaço, ou pela medida do volume plaquetário feita por alguns contadores automáticos, está em geral relacionado ao aumento do "turnover" plaquetário, isto é, ao aumento da produção de plaquetas pela medula óssea em resposta à sua destruição periférica aumentada, como é o caso na púrpura trombocitopênica imunológica e na coagulação intravascular disseminada. A presença de sinais de hemólise, como anemia, reticulocitose e policromasia, faz pensar em determinadas doenças. O achado de esquizócitos sugere a púrpura trombocitopênica trombótica ou síndrome hemolítico-urêmica, cujo diagnóstico será firmado em conjunto com outros achados clínicos e laboratoriais. É importante ressaltar que o diagnóstico precoce da púrpura trombocitopênica trombótica é fundamental para o sucesso do tratamento com a plasmaférese. Na ausência de esquizócitos, a hemólise pode ser secundária à presença de autoanticorpos, característica da síndrome de Evans, ou ser de natureza não imune, como na hemoglobinúria paroxística noturna.[1,2]

Nas trombocitopenias por aumento da destruição de plaquetas, o mielograma mostra riqueza do setor megacariocítico, o que não é específico de nenhuma das causas associadas, sendo pouco útil no diagnóstico diferencial das trombocitopenias por aumento de destruição. Alterações da série vermelha e de leucócitos auxiliam no diagnóstico de aplasia de medula, leucemia, infiltração da medula óssea por linfoma e de síndrome mielodisplásica. Nesses casos, a análise da medula óssea é fundamental para que se estabeleça o diagnóstico.[1,2]

CAUSAS DE TROMBOCITOPENIAS

▶ Trombocitopenia induzida por drogas

A Trombocitopenia Induzida por Drogas (TID) é uma condição de alta prevalência, especialmente em pacientes hospitalizados, e nem sempre é de diagnóstico e manejo fáceis. Alguns critérios devem ser satisfeitos para que se possa atribuir a trombocitopenia a uma determinada droga: 1) a trombocitopenia deve ter ocorrido após o início do tratamento com a droga em questão; 2) não deve haver outra causa plausível para a ocorrência da trombocitopenia, relacionada à doença de base do paciente; 3) a contagem de plaquetas deve retornar ao normal, ou pelo menos deve se elevar aos níveis basais, com a suspensão da droga; 4) o diagnóstico deve ser confirmado *in vitro*, na presença da droga. Nem sempre é possível aplicar todos esses critérios em um determinado caso clínico, mas há revisões sistemáticas incluindo as drogas causadoras de trombocitopenia. Entretanto, essas listas vêm se avolumando em proporção ao aumento do número de drogas disponíveis no manejo de várias doenças.[4-6]

Os mecanismos potencialmente envolvidos são: 1) a droga liga-se a um anticorpo no plasma, e o receptor para fragmento Fc da imunoglobulina, presente na membrana plaquetária, captura esse imunocomplexo; 2) o anticorpo liga-se diretamente à droga que está adsorvida à superfície da plaqueta, que acaba por concentrar a droga em si mesma; 3) a droga adsorvida à plaqueta pode sofrer alteração de conformação, tornando-se imunogênica, levando à produção de anticorpo que se liga à plaqueta; 4) a ligação da droga à plaqueta pode mudar a conformação de constituintes normais da plaqueta, suscitando a produção de anticorpo contra a plaqueta; 5) o anticorpo pode reconhecer novos epítopos, tanto na plaqueta quanto na droga adsorvida a ela. Esses mecanismos não são mutuamente exclusivos e podem ocorrer concomitantemente no mesmo indivíduo.[7]

Vários testes foram desenvolvidos para detecção de anticorpos induzidos por drogas, que são capazes de interferir com a função das plaquetas ou causar trombocitopenia. Alguns testes demonstram que a adição da droga ao soro do paciente aumenta a deposição de imunoglobulina ou complemento sobre plaquetas normais obtidas de um doador saudável. Outro tipo de teste avalia a capacidade de o anticorpo relacionado à droga interferir com a agregação plaquetária, a liberação de substâncias dos grânulos densos ou do citoplasma, ou ainda alterar a atividade pró-coagulante da plaqueta. Os testes são de realização e padronização difíceis, de modo que a decisão não deve se basear apenas neles, especialmente no caso de um teste *in vitro* negativo dentro de um contexto clínico sugestivo de TID.[4] Muitos pacientes recebem grande número de drogas simultaneamente, e a política é descontinuar todas as drogas que não sejam absolutamente essenciais, ou substituir as drogas necessárias por compostos químicos diferentes mas com ação similar. Em face dos problemas com os testes *in vitro*, o diagnóstico de TID é habitualmente feito com base no julgamento clínico da situação. Entretanto, o conhecimento auxilia nesse julgamento, especialmente quando se consideram drogas que sabidamente podem causar trombocitopenia.[5]

A Tabela 62.1 mostra uma lista das principais drogas que podem causar trombocitopenia.

- **Diuréticos tiazídicos**. Podem causar trombocitopenia, habitualmente moderada, que se recupera rapidamente após a suspensão do medicamento, reaparecendo com sua reintrodução. O mecanismo pode ser a inibição da trombopoese em alguns casos, mas, na maioria dos pacientes, existe mediação por anticorpo. Ela ocorre rapidamente no indivíduo suscetível, mas este se recupera prontamente após a suspensão da droga.[5,8]

- **Heparina**. A Trombocitopenia Induzida pela Heparina (TIH) é uma complicação rara, mas grave, do tratamento anticoagulante com heparina não fracionada. Habitualmente ocorre após 7 a 10 dias de tratamento com heparina por via intravenosa em dose alta e acompanha-se de trombose venosa e mais raramente de trombose arterial. A reação é mediada imunologicamente: o complexo formado

Tabela 62.1

▶ Drogas que podem causar trombocitopenia.

- Abciximab
- Acetaminofen
- Ácido Valproico
- α metil dopa
- Antibióticos β-lactâmicos
- Carbamazepina
- Cimetidina
- Cloroquina
- Clortalidona
- Clortiazina
- Clozapina
- Cocaína
- Difenil-hidantoína
- Digitoxina
- Etanol
- Furosemide
- Furosemide
- Heparina
- Heroína
- Ibuprofen
- Indometacina
- Interferons
- Noraminopirina
- Penicilamina
- Penicilinas
- Quinidina/Quinino
- Ranitidina
- Sais de ouro
- Sulfas

pela heparina administrada e o fator 4 plaquetário, presente nos grânulos α das plaquetas, desencadeia a formação de um anticorpo do tipo IgG; o imunocomplexo liga-se à superfície de plaquetas, por meio da fração constante da Ig e do receptor para Fc presente na membrana plaquetária, causando sua ativação. A interação desse anticorpo com o heparan sulfato da superfície da célula endotelial, levando à lesão endotelial, poderia contribuir para o quadro de trombose.[9-12] Existem vários métodos laboratoriais para o diagnóstico da TIH, geralmente baseados em ensaios que medem a ativação da plaqueta na presença de heparina e do soro do paciente contendo o anticorpo. Entretanto, na prática, o diagnóstico dessa condição é baseado em critérios clínicos em razão da necessidade de pronto tratamento pela gravidade do quadro. A TIH deve ser suspeitada sempre em paciente que desenvolve trombocitopenia entre o quinto e o oitavo dia de tratamento com heparina não fracionada, de moderada gravidade, e que apresente trombose venosa ou arterial, ou alguma complicação mais rara, também associada à THI, como necrose cutânea, infarto de adrenal ou gangrena de membros.[9] O manejo consiste em suspender a heparina e administrar outros tipos de anticoagulante, como a ancrod, a hirudina ou heparinoides. A HIT é menos frequente com heparina de baixo peso molecular, embora o anticorpo possa também ser detectado nesses pacientes.[9]

- **Quinidina.** A quinidina pode causar trombocitopenia grave, de origem imunológica, com frequência menor apenas que a heparina. A redução da contagem de plaquetas ocorre dentro de 2 semanas de tratamento e torna-se intensa, acompanhada de manifestações hemorrágicas dentro de 8 semanas de

uso da droga, em média. Entretanto, uma segunda exposição pode causar trombocitopenia grave em algumas horas. A trombocitopenia é geralmente intensa, com plaquetas abaixo de 30.000/μL, podendo associar-se outras manifestações como leucopenia, anemia hemolítica autoimune e síndrome que simula o lúpus.[7] Anticorpos que dependem da presença de quinidina ou do quinino são a base dessa TID. Esses anticorpos ligam-se pela porção variável F(ab)' ao complexo formado pela droga ligada à plaqueta. Após a ligação, a porção Fc do anticorpo é captada pelo receptor Fc da superfície plaquetária, iniciando a aglutinação das plaquetas e ativação do complemento. A plaqueta recoberta pelo anticorpo é também reconhecida e fagocitada pelas células do sistema monócitos-macrófagos.[13]

- **Rifampicina.** Também induz a produção de anticorpos com especificidade semelhante àquela dos anticorpos induzidos pelo quinino.[14] O manejo consiste na suspensão da droga e administração de corticoide ou de imunoglobulina em alta dose para controle do sangramento. A transfusão de plaquetas é provavelmente ineficaz, pela redução da sobrevida. A resposta ocorre em alguns dias, mas o anticorpo pode persistir por longos períodos de tempo, podendo causar trombocitopenia se houver nova exposição à droga.[7]

- **Sulfas.** As drogas contendo sulfa também podem causar trombocitopenia. Existe uma forma em que ocorre grave redução da contagem de plaquetas algumas semanas após a ingestão do medicamento, com manifestações hemorrágicas. O mecanismo é a produção de anticorpos antiplaquetas dependentes da droga. O tratamento pode requerer uso de corticoide, além da suspensão do medicamento.

Existe uma outra forma de instalação mais lenta e gradual e mais frequente com a associação trimetropin-sulfametoxazol, especialmente em pacientes com infecção pelo HIV, ou transplantados em uso de Azatioprina. Além do mecanismo imunomediado, parece também haver perturbação da trombopoese.[7]

- **Antibióticos β-lactâmicos.** Antibióticos contendo o anel β-lactâmico, como a **penicilina**, **meticilina**, **ampicilina** e uma série de **cefalosporinas**, podem causar TID em raras situações. O modo de instalação da trombocitopenia é variável, podendo ocorrer após semanas de exposição. O mecanismo também é imunomediado e o manejo requer apenas a suspensão da droga.[7]

- **Interferon.** Trombocitopenia é um dos efeitos colaterais do tratamento com interferon. Ela se desenvolve gradual e progressivamente ao longo de semanas. A incidência varia com a doença de base para a qual o interferon foi administrado, sendo maior em doenças linfoproliferativas que em tumores sólidos. Isto suge-

600 Tratado de Hematologia

re a concomitância de potenciais alterações na trombopoese desses pacientes, antes da administração da droga. O interferon apresenta efeito antiproliferativo nas células progenitoras megacariocíticas, além de induzir trombocitopenia de origem imunológica. No caso da PTI, observa-se instalação abrupta e trombocitopenia grave, com manifestações hemorrágicas e que rapidamente responde ao tratamento com corticoide ou imunoglobulina em alta dose.[7]

- **Ácido valproico**. O tratamento com ácido valproico pode causar trombocitopenia que, em geral, resolve-se espontaneamente, mesmo na continuidade da droga. Ocorre uma redução moderada da contagem de plaquetas e pode haver também comprometimento da função plaquetária. O mecanismo é pouco conhecido, mas parece haver redução da trombopoese e o efeito é proporcional à dose administrada. A dose da medicação pode ser apenas reduzida, especialmente nos pacientes que estavam recebendo dose elevada, ou em associação com outros anticonvulsivantes, mas ela deve ser suspensa quando existe trombocitopenia grave.[15]

- **Álcool**. O etanol pode causar trombocitopenia, habitualmente após ingestão aguda de grandes quantidades, com redução moderada da contagem de plaquetas, em geral acima de 50.000 plaquetas/μL; o quadro regride em 3 a 10 dias apenas com a abstinência. O mecanismo mais provável é a trombopoese ineficaz.[7]

- **Cocaína**. O consumo de cocaína pode levar a trombocitopenia acentuada, provavelmente por mecanismo imunológico. Ocorre em geral após o uso intravenoso da droga. Deve ser diferenciada da trombocitopenia associada à infecção pelo HIV nesses indivíduos. O tratamento em geral requer hospitalização com suspensão da droga e administração de corticoide e imunoglobulina, com recuperação da contagem de plaquetas. A reincidência no uso da droga pode requerer tratamento a longo prazo com corticoide ou até esplenectomia.[15,16]

- **Abiximab**. A trombocitopenia é uma complicação rara no uso da droga antiplaquetária abciximab ou Rheopro, usada em pacientes submetidos a angioplastia coronariana percutânea. Sendo uma droga que reduz de forma importante a função plaquetária, a ocorrência de trombocitopenia aumenta muito o risco de hemorragia nesses pacientes.[17,18]

- **Antipsicóticos.** Drogas antipsicóticas podem causar trombocitopenia, embora o efeito mais frequente seja a leucopenia com neutropenia. Apesar da frequência relativamente baixa, é prudente a realização de hemogramas seriados em pacientes tratados com esses medicamentos, como a clozapina, por exemplo.[19,20]

▶ Púrpura pós-transfusional

É uma intrigante forma de púrpura alo-imune, que ocorre em pacientes que desenvolveram um aloanticorpo contra o antígeno plaquetário comum, o PLA-1, que é parte da glicoproteína IIIa da membrana plaquetária. Esse aloanticorpo ocorre em indivíduos PLA-1 negativos como resposta à exposição a plaquetas contendo esse antígeno, seja por gravidez ou por transfusão. Esse aloanticorpo fica quiescente por anos e seu nível se eleva após nova exposição ao antígeno, desencadeada pela transfusão. O quadro clínico é o desenvolvimento de trombocitopenia intensa, geralmente acompanhada de síndrome hemorrágica grave. A trombocitopenia ocorre por destruição periférica das plaquetas do indivíduo e postula-se que o antígeno PLA-1 solúvel trazido pela transfusão ligar-se-ia às plaquetas do receptor transformando-as no alvo do aloanticorpo. O corticoide e a transfusão de plaquetas são ineficazes, mas a administração de imunoglobulina em alta dose e a plasmaférese são eficazes para elevar a contagem de plaquetas.[21]

▶ Infecções

A trombocitopenia pode ocorrer em associação a infecções especialmente em pacientes em unidades de terapia intensiva e no período neonatal.[20] Pode haver tanto depressão do setor megacariocítico da medula óssea como aumento do consumo das plaquetas em processo de coagulação intravascular disseminada. Entretanto, nem todos os pacientes com sépsis têm ativação da coagulação e podem, na realidade, apresentar trombocitopenia mediada imunologicamente, conseguindo até se beneficiar com infusão de imunoglobulina.[22-24]

▶ Púrpura pós-transfusão maciça

Observa-se ainda redução da contagem de plaquetas na transfusão maciça, condição em que o paciente recebe grande volume de sangue estocado em curto espaço de tempo, habitualmente relacionado a cirurgia ou trauma. Nesses casos, além da redução do número de plaquetas, que não costuma ser acentuada, associam-se defeitos de função por causa da estocagem e da refrigeração. Em geral, o sangramento desses pacientes é difuso pelos locais de trauma, e responde bem à transfusão de plaquetas.[2]

▶ Hiperesplenismo

O hiperesplenismo, condição associada à esplenomegalia de qualquer natureza, leva à redução da contagem de plaquetas, pois o baço sequestra em sua circulação tanto plaquetas como leucócitos, causando trombocitopenia e leucopenia distributiva, isto é, mantendo maior proporção de granulócitos que de linfócitos, como observado no indivíduo normal. A queda da contagem de plaquetas pode ser intensa, especialmente nos pacientes com hipertensão portal e com algum grau de coagulação intravascular crônica em decorrência. O sangramento é raro nesses indivíduos e a resposta à transfusão de plaquetas é desanimadora,[2] mas a trombocitopenia em geral resolve-se em poucas horas quando se realiza a esplenectomia.

TRATAMENTO

O tratamento da trombocitopenia depende evidentemente de sua etiologia. Nos processos de destruição periférica da plaqueta, como se observa, por exemplo, na coagulação intravascular disseminada, na púrpura trombocitopênica trombótica, nas vasculites e na circulação extracorpórea, é fundamental que se controle o processo de base que causou o consumo de plaquetas. Nesses casos, a transfusão de plaquetas, embora de eficácia reduzida, é importante para a manutenção da contagem de plaquetas em níveis seguros.[2,24]

A trombocitopenia induzida por drogas é habitualmente revertida após a suspensão do medicamento. Quando houver trombocitopenia muito intensa, a administração de corticoide e de imunoglobulina intravenosa pode estar indicada, e será benéfica nos casos em que houver participação de anticorpos interagindo com a plaqueta, na presença da droga. A transfusão de plaquetas também pode ser necessária nos casos mais graves.[7]

Os pacientes com trombocitopenia por falta de produção vão se beneficiar com o tratamento da doença de base, mas a transfusão de plaquetas é a principal estratégia no manejo desses casos até o restabelecimento da função da medula óssea.[25,26]

Agentes estimuladores da trombopoese como o Eltrombopag e o Romiplostin poderão ser úteis aos pacientes que receberam drogas citotóxicas para tratamento de neoplasias, sendo eficazes em reduzir a duração da trombocitopenia e a necessidade transfusional nesses indivíduos.[27]

REFERÊNCIAS BIBLIOGRÁFICAS

1. Cines DB, Bussel JB, McMillan RB, Zehnder JL. Congenital and acquired thrombocytopenia. Hematology. 2004;390-406.
2. McCrae KR, Bussel JB, Mannucci PM, Remuzzi G, Cines DB. Platelets: an update on diagnosis and management of thrombocytopenic disorders. Hematology. 2001;282-305.
3. Zandecki M, Genevieve F, et al. Spurious counts and spurious results on haematology analysers: a review. Part I: platelets. Int J Lab Hematol. 2007;29(1):4-20.
4. Kenney B, Stack G. Drug-induced thrombocytopenia. Arch Pathol Lab Med. 2009;133(2):309-14.
5. Li XMS, Hunt LBA, Vesely SK. PhD. Drug-induced thrombocytopenia: an updated systematic review. Ann Intern Med. 2005;142(6):474-5.
6. Hibbard AB, Medina PJ, Vesely SK. Reports of drug-induced thrombocytopenia. Ann Intern Med. 2003;138-239.
7. Greinacher A, Eichler P, Lubenow N, Kiefel V. Drug-induced and drug-dependent immune thrombocytopenias. Rev Clin Exp Hematol. 2001;5:166-200.
8. Priziola JL, Smythe MA, Dager WE. Drug-induced thrombocytopenia in critically ill patients. Crit Care Med. 2010;38(6 Suppl):S145-54.
9. Greinacher A, Farner B, Kroll H, Kohlmann T, Warkentin TE, Eichler P. Clinical features of heparin-induced thrombocytopenia including risk factors for thrombosis A retrospective analysis of 408 patients. Thromb Haemost. 2005; 94:132-5.
10. Warkentin TE, Sheppard JA, Moore JC, Cook RJ, Kelton JG. Studies of the immune response in heparin-induced thrombocytopenia. Blood. 2009;113(20):4963-9.
11. Greinacher A, Juhl D, Strobel U, Wessel A, Lubenow N, Selleng K, et al. Heparin-induced thrombocytopenia: a prospective study on the incidence, platelet-activating capacity and clinical significance of antiplatelet factor 4/heparin antibodies of the IgG, IgM, and IgA classes. J Thromb Haemost. 2007;5:1666-73.
12. Greinacher A, Kohlmann T, Strobel U, Sheppard J-AI, Warkentin TE. The temporal profile of the anti-PF4/heparin immune response. Blood. 2009;113:4970-6.
13. Nieminen U, Kekomaki R. Quinidine-induced thrombocytopenic purpura: clinical presentation in relation to drug-dependent and drug-independent platelet antibodies. Br J Haematol. 1992;80(1):77-82.
14. Burgess JK, Lopez JÁ, Gaudry LE, Chong BH. Rifampicin-dependent antibodies bind a similar or identical epitope to glycoprotein IX-specific quinine-dependent antibodies. Blood. 2000;95(6):1988-92.
15. May RB, Sunder TR. Hematologic manifestations of long-term valproate therapy. Epilepsia. 1993;34(6):1098-101.
16. Koury MJ. Thrombocytopenic purpura in HIV-seronegative users of intravenous cocaine. Am J Hematol. 1990;35(2):134-5.
17. Dasgupta H, Blankenship JC, Wood GC, Frey CM, Demko SL, Menapace FJ. Thrombocytopenia complicating treatment with intravenous glycoprotein IIb/IIIa receptor inhibitors: a pooled analysis. Am Heart J. 2000;140(2):206-11.
18. Kereiakes DJ, Berkowitz SD, Lincoff AM, Tcheng JE, Wolski K, Achenbach R, et al. Clinical correlates and course of thrombocytopenia during percutaneous coronary intervention in the era of abciximab platelet glycoprotein IIb/IIIa blockade. Am Heart J. 2000;140(1):74-80.

19. Lambertenghi Deliliers G. Blood dyscrasias in clozapine-treated patients in Italy. Haematologica. 2000;85(3):233-7.

20. Hirshberg B, Gural A, Caraco Y. Zuclopenthixol-associated neutropenia and thrombocytopenia. Ann Pharmacother. 2000;34(6):740-2.

21. Shtalrid M, Shvidel L, Vorst E, Weinmann EE, Berrebi A, Sigler E. Post-transfusion purpura: a challenging diagnosis. Isr Med Assoc J. 2006;8(10):672-4.

22. Crowther MA, Cook DJ, Meade MO, Griffith LE, Guyatt GH, Arnold DM, et al. Thrombocytopenia in medical-surgical critically ill patients: prevalence, incidence, and risk factors. J Critical Care. 2005;20:348-53.

23. Hui P, Cook DJ, Lim W, Fraser GA, Arnold DM. The frequency and clinical significance of thrombocytopenia complicating critical illness: a systematic review. Chest. 2011;139(2):271-8.

24. Levi M, Schultz M. Coagulopathy and platelet disorders in critically ill patients. Minerva Anestesiol. 2010;76(10):851-9.

25. Blajchman MA, Slichter SJ, et al. New strategies for the optimal use of platelet transfusions. Hematology Am Soc Hematol Educ Program. 2008;198-204.

26. Heddle NM, Cook RJ, Tinmouth A, Kouroukis CT, Hervig T, Klapper E, et al. SToP Study Investigators of the BEST Collaborative. A randomized controlled trial comparing standard-and low-dose strategies for transfusion of platelets (SToP) to patients with thrombocytopenia. Blood. 2009;113(7):1564-73.

27. Rhodes E, Stasi R. Current status of thrombopoietic agents. Expert Rev Hematol. 2010;3(2):217-25.

capítulo • 63

Púrpura Trombocitopênica Imunológica

Dayse Maria Lourenço

INTRODUÇÃO

A Púrpura Trombocitopênica Imunológica ou autoimune (PTI) é uma doença hematológica frequente, que se caracteriza pela produção de autoanticorpos dirigidos contra proteínas da membrana plaquetária, principalmente os complexos GPIIb-IIIa, GPIb-IX e GPIa-IIa, o que leva à sensibilização das plaquetas que são fagocitadas por macrófagos do sistema macrofágico, por meio de seus receptores para a fração constante da imunoglobulina associada à plaqueta.[1]

Com base no comportamento clínico e na resposta ao tratamento podem ser definidos três tipos distintos de PTI: **a PTI clássica ou autoimune crônica**, que afeta pacientes entre a terceira e quarta décadas de vida, predominantemente do sexo feminino, e que não está associada a infecção prévia, e que apresenta curso crônico e geralmente benigno; a **PTI chamada aguda**, que tem maior incidência na infância, afeta igualmente ambos os sexos, e quase sempre é precedida de infecção viral ou vacinação. Esta tem curso limitado e não é recorrente; e a **PTI associada a outras doenças**, geralmente de natureza autoimune ou neoplásica, caracterizadas por distúrbio do sistema imunológico − o curso desse tipo de PTI é semelhante ao da PTI crônica clássica; as doenças mais comumente associadas são o lúpus eritematoso disseminado, doenças autoimunes da tireoide, doenças linfoproliferativas, infecção pelo vírus da Imunodeficiência Humana (HIV), após radio ou quimioterapia e após transplante de medula óssea.[2]

DIAGNÓSTICO

O diagnóstico de PTI é baseado no quadro clínico que, na maioria das vezes, consiste na instalação abrupta de sangramento cutâneo, com petéquias e equimoses, podendo se acompanhar de sangramento mucoso, com epistaxe, gengivorragia, menorragia, hematúria, sangramento em trato gastrintestinal e até em sistema nervoso central. O exame físico mostra apenas o quadro purpúrico. A ocorrência de esplenomegalia deve fazer pensar em outro diagnóstico, mas pode ser observada em crianças em associação ao quadro infeccioso que precede a PTI.

O hemograma mostra intensa trombocitopenia, usualmente menor do que 5.000/μL, com prolongamento importante do tempo de sangramento. Pode ocorrer leucocitose com neutrofilia com atipia linfocitária nos casos associados a infecção viral. Pode haver anemia por hemorragia, mas não é a regra, além de anemia hemolítica autoimune associada − a síndrome de Evans. O mielograma mostra a presença de número normal ou aumentado de megacariócitos. Em muitos casos é dispensável a realização de mielograma, mas ele é fundamental em pacientes com suspeita de outras doenças, especialmente pacientes idosos, com possibilidade de apresentarem mielodisplasia.[1]

A determinação direta ou indireta da presença de autoanticorpos contra proteínas da membrana plaquetária não é obrigatória para o diagnóstico, mas ocorre em cerca de 70 a 80% dos casos, geralmente dirigidos contra as glicoproteínas IIb/IIa e Ib/IX. A medida de imunoglobulina associada à plaqueta tem valor discutível, pois está elevada também em trombocitopenias de origem não imunológica. Os antígenos plaquetários do sistema HPA estão distribuídos nas glicoproteínas da membrana plaquetária. A frequência de alelos HPA 2 parece ser diferente em pacientes com PTI e indivíduos normais, com maior frequência do alelo HPA-2a em pacientes com PTI, sugerindo que ele esteja envolvido na formação do autoanticorpos nesses pacientes.[3]

Finalmente, o diagnóstico de PTI é de exclusão das demais causas de trombocitopenia por consumo periférico das plaquetas, tais como hiperesplenismo, hepatopatia ou coagulação intravascular disseminada, condições estas de fácil reconhecimento pelo clínico, daí serem raras as situações de dúvida no diagnóstico (Figura 63.1).

A presença de esplenomegalia faz pensar em doença linfoproliferativa, que pode estar associada à doença. Assim, deve-se pesquisar outras doenças autoimunes, como lúpus eritematoso sistêmico e alterações da tireoide. A pes-

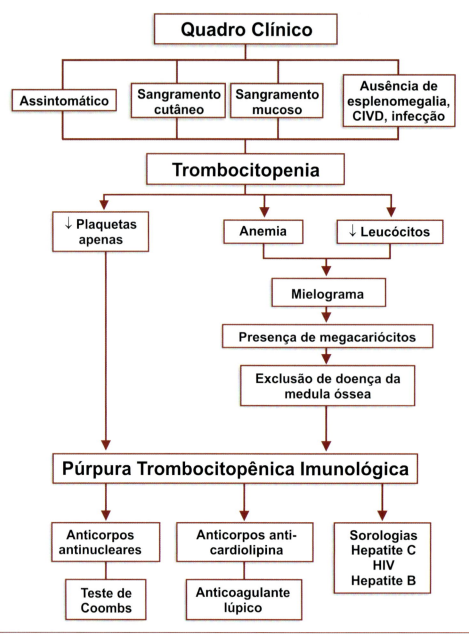

Figura 63.1 Diagnóstico da púrpura trombocitopênica imunológica.

quisa de infecção viral, especialmente HIV e hepatite C e de outros autoanticorpos, como anticardiolipina, são exames que completam o diagnóstico da doença, mas não são indispensáveis para se iniciar o tratamento.[1]

A fisiopatologia da doença está relacionada à fagocitose das plaquetas recobertas pelo autoanticorpo, através de receptores para a fração constante da molécula da imunoglobulina, presentes em macrófagos, especialmente no baço. Isto é confirmado pela intensa redução da vida média das plaquetas constatada após estudo com plaquetas marcadas com radioisótopos, preferencialmente pelo índio (^{111}In) do que pelo cromo (^{51}Cr). Entretanto, estudos com radioisótopos demonstraram que alguns pacientes apresentam também redução da produção de plaquetas pela medula óssea, presumivelmente pela ação dos autoanticorpos nos megacariócitos.[1,4]

TRATAMENTO

Em linhas gerais, o tratamento da PTI inclui o uso de corticoide e a esplenectomia, e o uso de imunoglobulina intravenosa em alta dose. Os casos resistentes a esses tratamentos recebem tratamentos alternativos que incluem agentes imunossupressores tais como azatioprina, ciclofosfamida e alcaloides da vinca, ou outros medicamentos como o danazol. É muito difícil definir com precisão a superioridade de uma modalidade de tratamento em relação a outra e os consensos são baseados mais em observações e impressões pessoais do que em estudos clínicos controlados.[1,5,6]

O critério de resposta à terapêutica é importante para se definir a estratégia de manejo desses pacientes. O objetivo do tratamento deve ser a resolução do quadro hemorrágico e a elevação da contagem de plaquetas, não necessariamente para níveis normais. Pacientes com sangramento e plaquetas abaixo de 20.000/μL devem ser hospitalizados. Uma contagem de plaquetas acima de 25.000/L geralmente não se associa a sangramento e o paciente pode apresentar tempo de sangramento normal. Não se visa à normalização da contagem de plaquetas, mas sim tratar pacientes sintomáticos, com sangramento cutâneo-mucoso que, em geral, apresentam contagem de plaquetas abaixo de 30.000/μL. Não se deve tratar pacientes assintomáticos, mesmo com plaquetas abaixo de 50.000/L, considerando-se que a PTI é uma doença benigna e de curso crônico.[7] (Figura 63.2)

▶ **Corticoides**

O tratamento inicial da PTI é a prednisona na dose de 1 a 2 mg/kg/dia. Na maioria dos casos existe reposta inicial, com melhora do quadro hemorrágico, encurtamento significante do tempo de sangramento, sendo mais lenta a elevação da contagem de plaquetas. A dose deve ser reduzida gradual e lentamente à medida que se obtém elevação da contagem de plaquetas. A resposta a esse tratamento ocorre dentro de 4 a 6 semanas, isto é, se não houver resposta nesse período, é inútil insistir nessa modalidade de tratamento por mais tempo. Os efeitos colaterais da corticoterapia incluem o ganho de peso, com *facies cushingoide*, o aparecimento de acne e de estrias, que podem ser problema estético grave, o aparecimento de diabetes melito, que deve ser controlado, hipertensão arterial, osteoporose, que pode ser importante em alguns

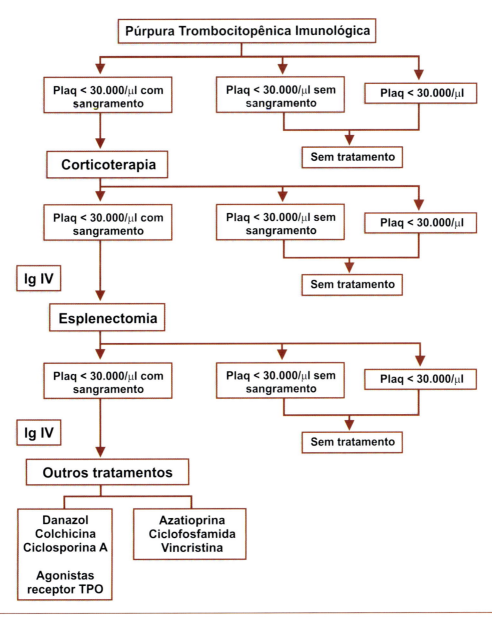

Figura 63.2 Esquema geral do manejo de pacientes com púrpura trombocitopênica imunológica (TPO = Trombopoetina).

pacientes, insônia e psicose. Alguns pacientes apresentam dores musculares e astenia intensa quando da suspensão da droga, mesmo que de maneira progressiva.[5,6]

O efeito do corticoide envolve vários mecanismos de ação: 1) a resposta imediata deve depender do bloqueio da capacidade macrofágica do sistema reticuloendotelial; 2) redução da síntese do autoanticorpo, e 3) aumento da produção de plaquetas na medula óssea, provavelmente por interferir na ligação do anticorpo a megacariócitos. Não há vantagem claramente demonstrada com o uso de outras preparações de corticoide, tais como metilprednisolona em pulsoterapia ou dexametasona, e parece haver efeitos colaterais mais intensos. Alguns autores preconizam o uso de dexametasona em alta dose, em pequenos cursos mensais, como tratamento de manutenção em pacientes refratários, isto é, com trombocitopenia associada a sangramento cutâneo-mucoso. Esse tipo de administração de corticosteroides reduziria os efeitos colaterais e seria útil para postergar a esplenectomia, especialmente em crianças. Entretanto, os resultados não são promissores e há que se considerar a imunossupressão a longo prazo causada por essa estratégia.[8]

▶ Imunoglobulina em alta dose

Foi no início da década de 1980 que preparações de imunoglobulina para uso intravenoso, em altas doses, ficaram disponíveis, e que se pôde verificar seu efeito em pacientes com PTI. A dose preconizada varia de 400 a 1.000 mg/kg/dia durante 2 a 5 dias consecutivos. A resposta imediata é boa em 70 a 90% dos casos, mas também na maioria deles ela é transitória, o que torna esse tipo de tratamento útil apenas no manejo do sangramento grave e na preparação do paciente para procedimentos cirúrgicos.[9,10]

A droga deve ser administrada por infusão por veia periférica, em ambiente hospitalar, devido ao risco de reações adversas, que incluem: cefaleia, febre, tremores, náuseas, vômitos e até reações graves como anafilaxia e meningite asséptica.[11] Pacientes idosos, diabéticos ou com alteração renal prévia podem apresentar insuficiência renal aguda após a infusão de Ig IV, decorrente de lesão tubular associada à sacarose presente em algumas preparações de IgIV.[12]

O mecanismo de ação envolve: 1) bloqueio dos receptores para fração constante da molécula de imunoglobulina em macrófagos, com redução da destruição de plaquetas; 2) interação de anticorpos anti-idiotípicos presentes nas preparações de imunoglobulinas, que são obtidas de pool de até 15.000 doadores, com os autoanticorpos responsáveis pelo quadro de PTI, reduzindo sua síntese. Este último efeito poderia ser o responsável pelas remissões a longo prazo observadas em alguns pacientes após administração da imunoglobulina intravenosa.[9]

O uso de imunoglobulina anti-D é eficaz em pacientes Rh positivos (D+), e atua por cobrir as hemácias dos pacientes com o anticorpo, induzindo a fagocitose pelo sistema reticuloendotelial e o bloqueio do sistema. Entretanto, a preparação de imunoglobulina anti-D para uso IV não está disponível na maioria dos países, e sua eficácia parece menor que a da imunoglobulina intravenosa.[13]

▶ Esplenectomia

A esplenectomia é a alternativa terapêutica reservada para pacientes refratários ao corticoide, isto é, que mantêm trombocitopenia abaixo de 20.000/L com sangramento. Essa modalidade de tratamento é a que apresenta o melhor índice de resposta favorável, ou seja, em torno de 70% a longo prazo. O efeito da esplenectomia é imediato e está relacionado à retirada do principal local de fagocitose das plaquetas sensibilizadas, e, secundariamente, existe também redução da produção do autoanticorpo. A morbidade da cirurgia é muito baixa, menor do que 5%, tendo sido relatados casos de abscesso subfrênico, infecção ou trombose venosa no pós-operatório. A incidência de sangramento é baixa, mesmo em pacientes muito plaquetopênicos, o que é a regra, já que se trata de pacientes refratários ao tratamento clínico. O uso de imunoglobulina intravenosa é útil no período perioperatório, com baixa incidência de efeitos colaterais. A esplenectomia pode ser feita por via laparoscópica, o que reduz ainda mais a morbidade do procedimento, não havendo necessidade de hospitalização prolongada. Entretanto, o procedimento pode não ter sucesso e a laparotomia tem de ser realizada, por isto o paciente deve ser preparado no pré-operatório como para a esplenectomia habitual.[5,6,14]

A ocorrência de septicemia pós-esplenectomia é temida também nos pacientes com PTI, embora seja mais rara do que em outras doenças, especialmente neoplasias. A vacinação contra pneumococos e hemófilos deve ser feita e a profilaxia com antibióticos é preconizada em crianças. Em pacientes que recaem longo tempo após boa resposta à esplenectomia deve ser investigada a presença de baço acessório, cuja retirada está associada a nova remissão.

O desenvolvimento da técnica operatória permitiu a realização de esplenectomia por via laparoscópica, o que reduz o tempo de internação do paciente e as complicações associadas à laparotomia.[15]

▶ Outros tratamentos

Pacientes refratários ao corticoide e à esplenectomia e que continuam apresentando fenômenos hemorrágicos são difíceis de manejar, pois o uso de agentes imunossupressores não é eficaz na maioria dos casos, além de apresentar efeitos colaterais que podem ser importantes.[1,5,6,16]

Os esquemas terapêuticos incluem as seguintes drogas nas dosagens descritas: azatioprina (1 a 2 mg/kg/dia), ciclofosfamida (1 a 2 mg/kg/dia por 3 a 12 semanas), vincristina 1 a 2 mg IV por semana por 2 a 4 doses, preferencialmente em infusão contínua por 6 horas para permitir a ligação das plaquetas à droga, danazol 200 mg 2 a 3 vezes ao dia por 8 a 14 semanas, colchicina 0,6 mg 3 a 4 vezes ao dia. O mecanismo de ação dessas drogas envolve basicamente a redução na produção de anticorpos no caso dos agentes imunossupressores. Entretanto, no caso da vincristina e do danazol, o efeito principal parece ser a redução da fagocitose das plaquetas sensibilizadas. A azatioprina e a ciclofosfamida podem causar mielossupressão e risco de segunda neoplasia

Tratado de Hematologia

a longo prazo. A vincristina pode causar neurotoxicidade. O danazol tem efeitos androgênicos como ganho de peso, acne e hepatoxicidade. A colchicina pode causar diarreia, obrigando a suspensão do tratamento. A resposta a cada um desses agentes varia de 30 a 70% e devem ser tentadas nos pacientes refratários levando-se em consideração os efeitos colaterais [16]

O rituximab, anticorpo monoclonal dirigido contra o antígeno CD20, proteína transmembrana presente em linfócitos B, o que causa importante redução na população dessas células, vem sendo utilizado em pacientes com PTI refratária ao corticoide. Ele é administrado através de infusão semanal de 375 mg/m2 por 4 semanas, à maneira que se faz para tratamento de linfomas, mas a dose ideal para tratamento da PTI nunca foi determinada. A resposta é duradoura em cerca de 30% dos casos tratados inicialmente com essa droga, e os pacientes que recaem podem novamente apresentar resposta a novo ciclo de tratamento em 75% das vezes. A produção de anticorpos após vacinação pode ficar comprometida por meses e existe preocupação com aumento do risco de infecções e reativação de vírus.[17,18]

▶ Agonistas do receptor da trombopoetina

Pacientes refratários ao corticosteroide e à esplenectomia e que continuam apresentando fenômenos hemorrágicos são difíceis de manejar, pois o uso de agentes imunossupressores não é eficaz na maioria dos casos, além de apresentar efeitos colaterais importantes. O uso de agonistas do receptor de trombopoetina, romiplostin e eltrombopag, com o objetivo de aumentar a produção de plaquetas, garantindo contagem de plaquetas em níveis mais seguros, mostra bons resultados.[19]

- O *romiplostin*, de uso por via subcutânea, foi licenciado em 2008 com base em estudo com pacientes esplenectomizados e não esplenectomizados, em que se demonstrou elevação sustentada da contagem de plaquetas ao longo de semanas, e redução da necessidade do uso de prednisona para tratamento de recaídas da doença.[20]
- O *eltrombopag*, disponível para uso oral, também mostrou resultados promissores, com manutenção da contagem de plaquetas acima de 50.000/μL com o uso contínuo da medicação. Ele se mostrou eficaz também em pacientes com PTI associada à hepatite por vírus C, inclusive permitindo que o tratamento antiviral fosse realizado adequadamente.[21]

Efeitos colaterais potencialmente graves incluem o desenvolvimento de fibrose de medula óssea, trombose, toxicidade hepática, catarata, ou formação de anticorpos, que, ainda que raros, devem ser monitorados no uso crônico dessas drogas.[22]

▶ Tratamento de emergência

A mortalidade por PTI situa-se abaixo de 5% e se deve a sangramento, geralmente em sistema nervoso central ou trato gastrintestinal, em paciente refratário ao tratamento com corticoide e à esplenectomia, com intensa trombocitopenia, com plaquetas abaixo de 10.000/L. Esses pacientes devem ser tratados agressivamente:[5,6,23]

1. corticoide em alta dose, seja prednisona 2 mg/kg, ou metilprednisolona 1 g IV em 30 minutos, diariamente por 3 dias, seguida de prednisona em dose de 2 mg/kg/dia;
2. de forma concomitante, deve ser administrada a imunoglobulina intravenosa, na dose de 0,5 a 1,0 g/kg/dia;
3. a transfusão de plaquetas deve ser feita, em vista da gravidade da situação, sabendo-se que a resposta é precária, além dos riscos de transmissão de doenças relacionadas à transfusão. Devem ser transfundidas em grande quantidade, de 6 a 8 unidades a cada 6 horas, no intuito de obter alguma elevação na contagem de plaquetas;
4. a plasmaférese, com retirada de 3 litros de plasma, pode ser considerada em pacientes que não respondam ao tratamento acima;
5. a esplenectomia raramente é necessária na fase aguda, mas deve ser considerada também em pacientes refratários.

PTI NA INFÂNCIA

Na PTI aguda da infância, a incidência de remissão espontânea é frequente, e em muitos casos nenhum tratamento é indicado. Muitas vezes nem o mielograma é realizado. Na verdade, crianças com púrpura após infecção viral, com quadro hemorrágico brando, geralmente limitado a sangramento cutâneo sem envolvimento de mucosas, podem ser mantidas apenas em observação: na maioria das vezes o número de plaquetas eleva-se espontaneamente em 1 a 2 semanas, sem tratamento, normalizando-se dentro de 6 semanas em cerca de 90% dos casos. Entretanto, para crianças com quadro mais grave, caracterizado por sangramento mucoso, o tratamento com corticoide deve ser instituído, mas somente após a realização do mielograma, com o objetivo de se afastar a possibilidade do diagnóstico de leucemia linfoide aguda. Na verdade, é muito raro a ocorrência de leucemia linfoide aguda na infância que curse com trombocitopenia intensa sem anormalidades da série branca, entretanto, a administração de corticoide pode induzir remissão temporária, perdendo-se a chance de instituir tratamento curativo. Outra modalidade de tratamento útil nessa faixa etária é a administração de imunoglobulina intravenosa, que pode induzir boa resposta, mesmo que temporária, adiando o momento da esplenectomia.[25,26]

PTI NA GRAVIDEZ

A PTI é uma doença que afeta principalmente mulheres na idade reprodutiva e a associação da PTI com a gravidez não é incomum. Os dados da literatura sugerem que não há piora da PTI durante a gravidez, ao contrário do que se observa em algumas outras doenças autoimunes. Além disto há baixa incidência de sangramento materno, que fica em torno de 5 a 10%. Na verdade, há menor preocupação com relação ao risco materno do que com o risco fetal, já que a contagem de plaquetas é facilmente disponível na mãe, facilitando o tratamento da paciente.[27]

Pacientes grávidas, no segundo e terceiro trimestres, com plaquetas abaixo de 50.000/μL devem se tratadas, no sentido de prevenir sangramento materno e reduzir a possibilidade de trombocitopenia fetal. O tratamento de escolha é a imunoglobulina intravenosa, que provoca menos efeitos colaterais que o corticoide, que também pode ser usado.

A incidência de trombocitopenia fetal varia de 5 a 33%, mas a incidência de hemorragia é pequena e gira em torno de 6 a 7%. Por muito tempo considerou-se que o risco de hemorragia em fetos potencialmente trombocitopênicos era maior pelo parto vaginal, e muitos autores recomendaram a obtenção de amostra de sangue fetal para que se fizesse a indicação de cesárea em fetos com trombocitopenia grave, já que a contagem de plaquetas na mãe não tinha correlação com a fetal. Entretanto, dada a verificação atra-vés de análise de séries mais recentes de que a incidência de trombocitopenia fetal é baixa, e menor ainda a incidência de hemorragia, e que não há relação com a via de parto, a maioria dos autores recomenda que o tratamento deva ser dirigido às mães, de modo a corrigir a trombocitopenia, evitando complicações hemorrágicas durante o parto, mas que não se justificam medidas invasivas no sentido de se obter contagem de plaquetas do feto com o objetivo de se indicar a realização de cesárea. A indicação da via de parto deve continuar sendo obstétrica. A contagem de plaquetas do recém-nascido deve ser monitorizada por 3 a 7 dias após o nascimento, pois ela pode se reduzir ainda mais, fato provavelmente relacionado à maturidade esplênica. A criança com trombocitopenia abaixo de 30.000/μL deve ser avaliada no sentido de diagnosticar hemorragia intracraniana, mesmo na ausência de sintomas neurológicos, e quando há trombocitopenia com menos do que 20.000 plaquetas/μL ela deve ser tratada com imunoglobulina intravenosa e corticoides.[27,28]

REFERÊNCIAS BIBLIOGRÁFICAS

1. Toltl LJ, Arnold DM. Pathophysiology and management of chronic immune thrombocytopenia: focusing on what matters. Br J Haemtol. 2011;152:52-60.

2. Abrahamson PE, Hall SA, Feudjo-Tepie M, Mitrani-Gold FS, Logie J. The incidence of idiopathic thrombocytopenic purpura among adults: a population-based study and literature review. Eur J Haematol. 2009;83(2):83-9.

3. Thude H, Gatzka E, Anders O, Barz D. Allele frequencies of human platelet antigen 1, 2, 3, and 5 systems in patients with chronic refractory autoimmune thrombocytopenia and in normal persons. Vox Sang. 1999;77(3):149-53.

4. Kuter DJ, Gernsheimer TB. Thrombopoietin and platelet production in chronic immune thrombocytopenia. Hematol Oncol Clin North Am. 2009;23(6):1193-211.

5. Provan D, Stasi R, Newland AC, Blanchette VS, Bolton-Maggs P, Bussel JB, et al. International consensus report on the investigation and management of primary immune thrombocytopenia. Blood. 2010;115:168-86.

6. Bussel JB. Traditional and new approaches to the management of immune thrombocytopenia: issues of when and who to treat. Hematol Oncol Clin North Am. 2009;23(6):1329-41.

7. Mathias SD, Bussel JB, George JN, McMillan R, Okano GJ, Nichol JL. A disease-specific measure of health-related quality of life for use in adults with immune thrombocytopenic purpura: its development and validation. Health Qual Life Outcomes. 2007;5-11.

8. Cheng Y, Wong RS, Soo YO, Chui CH, Lau FY, Chan NP, et al. Initial treatment of immune thrombocytopenic purpura with high-dose dexamethasone. N Engl J Med. 2003;349(9):831-6.

9. Durandy A, Kaveri SV, Kuijpers TW, Basta M, Miescher S, Ravetch JV, et al. Intravenous immunoglobulins – understanding properties and mechanisms. Clin Exp Immunol. 2009;158 Suppl 1:2-13.

10. Anderson D, Ali K, Blanchette V, Brouwers M, Couban S, Radmoor P, et al. IVIG hematology and neurology expert panels. Guidelines on the use of intravenous immune globulin for hematologic conditions. Transfus Med Rev. 2007;21(2 Suppl 1):S9-S56.

11. Orbach H, Katz U, Sherer Y, Shoenfeld Y. Intravenous immunoglobulin: adverse effects and safe administration. Clin Rev Allergy Immunol. 2005;29(3):173-84.

12. Daphnis E, Stylianou K, Alexandrakis M, Xylouri I, Vardaki E, Stratigis S, et al. Acute renal failure, translocational hyponatremia and hyperkalemia following intravenous immunoglobulin therapy. Clin Rev Allergy Immunol. 2005;29(3):173-84.

13. Cooper N. Intravenous immunoglobulin and anti-RhD therapy in the management of immune thrombocytopenia. Hematol Oncol Clin North Am. 2009;23(6):1317-27.

14. Bell WR Jr. Long-term outcome of splenectomy for idiopathic thrombocytopenic purpura. Semin Hematol. 2000;37(1 Suppl 1):22-5.

15. Szold A, Schwartz J, Abu-Abeid S, Bulvik S, Eldor A. Laparoscopic splenectomies for idiopathic thrombocytopenic purpura: experience of sixty cases. Am J Hematol. 2000;63(1):7-10.

16. Arnold DM, Nazi I, Santos A, Chan H, Heddle NM, Warkentin TE, et al. Combination immunosuppressant therapy for patients with chronic refractory immune thrombocytopenic purpura. Blood. 2010;115(1):29-31.

17. Stasi R. Rituximab in autoimmune hematologic diseases: not just a matter of B cells. Semin Hematol. 2010;47:170-9.

18. Godeau B, Porcher R, Fain O, et al. Rituximab efficacy and safety in adult splenectomy candidates with chronic immune thrombocytopenic purpura: results of a prospective multicenter phase 2 study. Blood. 2008;112(4):999-1004.

19. Wang T, Wang Z, Yang R. Thrombopoietic growth factors in the treatment of immune thrombocytopenic purpura. Crit Rev Oncol Hematol. 2011;77(3):172-83.

20. Molineux G, Newland A. Development of romiplostim for the treatment of patients with chronic immune thrombocytopenia: from bench to bedside. Br J Haematol. 2010;150(1):9-20.

21. Cheng G, Saleh MN, Marcher C, Vasey S, Mayer B, Aivado M, et al. Eltrombopag for management of chronic immune thrombocytopenia (RAISE): a 6-month, randomised, phase 3 study. Lancet. 2011;377(9763):393-402.

22. Cuker A. Toxicities of the thrombopoietic growth factors. Semin Hematol. 2010;47(3):289-98.

23. Spahr JE, Rodgers GM. Treatment of immunemediated thrombocytopenia purpura with concurrent intravenous immunoglobulin and platelet transfusion: a retrospective review of 40 patients. Am J Hematol. 2008;83(2):122-5.

24. Psaila B, Petrovic A, Page LK, Menell J, Schonholz M, Bussel JB. Intracranial hemorrhage (ICH) in children with immune thrombocytopenia (ITP): study of 40 cases. Blood. 2009;114:4777-83.

25. Terrell DR, Beebe LA, Vesely SK, Neas BR, Segal JB, George JN. The incidence of immune thrombocytopenic purpura in children and adults: A critical review of published reports. Am J Hematol. 2010;85(3):174-80.

26. De Mattia D, Del Vecchio GC, Russo G, De Santis A, Ramenghi U, Notarangelo L, et al. AIEOP-ITP Study Group. Management of chronic childhood immune thrombocytopenic purpura: AIEOP consensus guidelines. Acta Haematol. 2010;123(2):96-109.

27. Stavrou E, McCrae KR. Immune thrombocytopenia in pregnancy. Hematol Oncol Clin North Am. 2009;23(6):1299-316.

28. Lourenço DM, Vignal CV, Santana RM. Pregancy in patients with immune thrombocytopenic purpura. Haematologica. 1997;82:383-4.

capítulo 64

Púrpura Trombocitopênica Trombótica

Luciana Correa Oliveira de Oliveira • Gil Cunha De Santis

INTRODUÇÃO

A Púrpura Trombocitopênica Trombótica (PTT) é uma doença caracterizada pela presença de Microangiopatia Trombótica (MAT), cuja incidência anual foi estimada como sendo 2,2-6,5 casos/milhão, dependendo da região estudada.[1] O pico de incidência ocorre entre 30 e 50 anos de idade, e parece afetar mais os afro-descendentes e as mulheres, numa razão de aproximadamente 3:1.

A PTT foi descrita em 1924 por Eli Moschcowitz, que, na ocasião, relatou o caso de uma menina de 16 anos que apresentou febre e anemia grave que evoluíram com insuficiência cardíaca, acidente vascular cerebral, paralisia, coma e morte em duas semanas; a autópsia revelou a presença de trombos hialinos nas arteríolas terminais e capilares do coração e rim. A partir de então, as características clínicas da doença bem como a sua fisiopatologia foram progressivamente melhor definidas.

Neste capítulo, além da PTT, abordaremos aspectos da síndrome hemolítico-urêmica, que é um importante diagnóstico diferencial.

MICROANGIOPATIA TROMBÓTICA

A microangiopatia trombótica é definida pela presença de trombocitopenia e de hemólise microangiopática. A hemólise microangiopática pode ser reconhecida pela presença de hemácias fragmentadas (esquizócitos) no esfregaço do sangue periférico (Figura 64.1). Histologicamente, observa-se edema da parede dos capilares e arteríolas, separação entre as células endoteliais edemaciadas e a membrana basal e acúmulo de fibrina e proteínas plasmáticas no espaço subendotelial, resultando numa diminuição do lúmen vascular, onde pode ocorrer a trombose (Figura 64.2).

Além da PTT, a microangiopatia trombótica é encontrada na Síndrome Hemolítico-Urêmica (SHU) e pode estar presente em outras doenças como na pré-eclâmpsia/síndrome HELLP, nas doenças autoimunes (lúpus eritematoso sistêmico, síndrome do anticorpo antifosfolípide), nas infec-

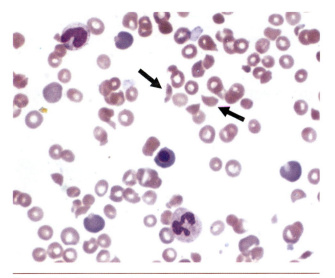

Figura 64.1 Esfregaço de sangue periférico, evidenciando esquizócitos em paciente com púrpura trombocitopênica trombótica.

ções sistêmicas, nos cânceres disseminados e na hipertensão maligna. Apesar de compartilharem do mesmo substrato morfológico, essas doenças apresentam mecanismos fisiopatológicos distintos (ver item SHU) (Tabela 64.1).

FISIOPATOLOGIA

A fisiopatologia da doença começou a ser definida em 1982, quando Moake *et al.* descreveram a associação entre o Fator de von Willebrand (FVW) e a PTT. Eles observaram, no plasma de indivíduos com PTT, a presença de multímeros de von Willebrand de peso molecular muito alto (ULVWF, do inglês: *"unusually large von Willebrand factor"*) que não eram encontrados em indivíduos normais. Postulou-se, na época, que tal achado seria decorrente da deficiência de alguma protease capaz de clivar os multímeros de ULVWF e impedir a agregação plaquetária e trombose. Tal hipótese era corroborada pelo fato de se observar melhora do quadro clínico com a transfusão de plasma fresco, sugerindo

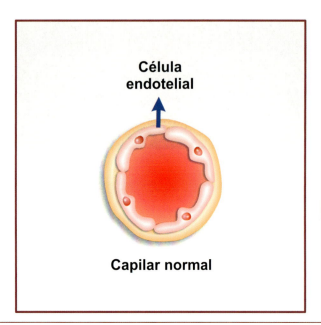
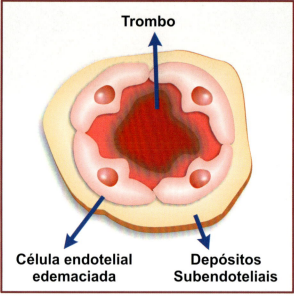

Figura 64.2 Representação esquemática das alterações histológicas na microangiopatia trombótica.

Tabela 64.1

▶ Classificação e características das principais microangiopatias trombóticas.

Classificação	Características	Fisiopatologia	Tratamento
Púrpura trombótica trombocitopênica			
Congênita (Síndrome de Upshaw-Schulman)	Rara. Recorrente. Fator precipitante: infecção, cirurgia, gestação, constipação intestinal, pancreatite	Deficiência da ADAMTS13 (mutação no gene)	Transfusão de plasma fresco
Adquirida			
■ Idiopática	**Ausência** de: hemólise autoimune, CIVD, câncer, eclâmpsia, drogas, TMO alogênico, hipertensão maligna. Insuficiência renal: incomum	Autoanticorpos anti-ADAMTS13	Plasmaférese terapêutica com reposição de plasma fresco. Tratamento imunossupressor
■ Secundária	**Presença** de: hemólise autoimune, CIVD, câncer, eclâmpsia, drogas, TMO alogênico ou hipertensão maligna	Fisiopatologia pouco conhecida e diversa	Tratamento da doença de base. Pouca resposta à plasmaférese terapêutica
Síndrome hemolítica urêmica			
Típica	Insuficiência renal. Diarreia (maioria com sangue)	Associada a bactérias produtoras de toxina Shiga-símile (E. coli O157:H7)	Não há tratamento específico. Medidas de manutenção e de controle da insuficiência renal estão indicadas
Atípica	Insuficiência renal. Ausência de diarreia. Manifestações extrarrenais (20%): Alterações neurológicas e hipertensão arterial. Recaídas frequentes. Prognóstico ruim (Óbito: 25%; Progressão para "rim terminal": 50%)	Associada a anormalidades na via alternativa do complemento (C3, Fator H, Fator I, proteína cofatora de membrana)	Resposta variável à plasmaférese terapêutica com reposição de plasma fresco. Eculizumabe

que a reposição plasmática pudesse fornecer a protease deficiente.[2]

Em 1996, dois grupos independentes identificaram a referida protease que clivava o FVW. Os pacientes com PTT congênita eram deficientes dessa protease, enquanto os pacientes com PTT idiopática adquirida apresentavam autoanticorpos dirigidos contra a protease em questão.[3,4] Posteriormente, a protease que cliva o FVW foi purificada, clonada e denominada de ADAMTS13 (do inglês: "*a disintegrin-like and metalloproteinase with thrombospondin type 1 motif,13*").[5,6]

Em condições fisiológicas, os polímeros do FVW (secretados pelos corpúsculos de Weibel-Palade) são clivados pela protease ADAMTS13 ao ingressarem na microcirculação, tornando-se multímeros progressivamente menores. Na ausência dessa protease, a proteólise dos multímeros e polímeros não ocorre e, dessa maneira, essas extensas moléculas de FVW, ao passarem pela microcirculação, onde são expostas à tensão de cisalhamento, são "desdobradas" e transformadas em formas alongadas e ativas, predispondo à agregação plaquetária e trombose. A trombose plaquetária intravascular contribui para o aumento da tensão de cisalhamento na microcirculação, o que favorece o desdobramento e alongamento de mais moléculas de FVW, com consequente trombose adicional (Figura 64.3).[7]

QUADRO CLÍNICO

▶ Manifestações clínicas

A PTT pode se apresentar de forma súbita ou insidiosa em indivíduos previamente normais. Classicamente, a PTT afeta o sistema nervoso central, o coração, o sistema hematopoético e os rins. O paciente se apresenta com sinais e sintomas neurológicos de grande heterogeneidade e, eventualmente, de características transitórias e frustras, que confundem o médico-assistente. Esse quadro pode variar de leve cefaleia até o coma. As crises convulsivas são relativamente comuns. Além das alterações neurológicas, os pacientes podem apresentar hemorragia cutânea, gengivorragia e epistaxe. Sangramento grave é incomum. Cerca de metade dos pacientes tem febre à apresentação. A função renal costuma estar alterada, mas a insuficiência renal é rara na PTT clássica. A maioria dos pacientes apresenta palidez e icterícia, em razão da hemólise microangiopática. A deterioração clínica pode ser muito rápida.

▶ Achados laboratoriais

Os achados laboratoriais da PTT incluem a anemia hemolítica microangiopática caracterizada pela presença de anemia normocrômica e normocítica, com aumento do número de reticulócitos, dos níveis de Desidrogenase Lática (DHL), de bilirrubina indireta e a presença de esquizócitos no esfregaço do sangue periférico (Figura 64.1) associada à trombocitopenia.

DIAGNÓSTICO

Inicialmente, acreditava-se ser necessária a pêntade clínica constituída por anemia hemolítica microangiopática, trombocitopenia, manifestações neurológicas, disfunção renal e febre para diagnóstico de PTT. Atualmente, a pre-

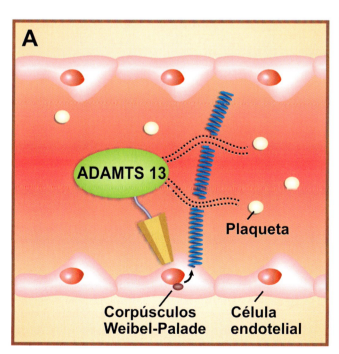
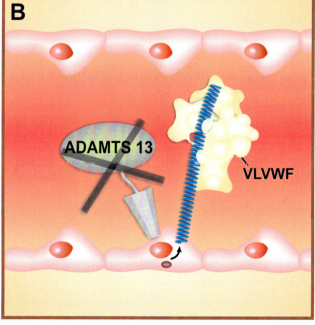

Figura 64.3 Fisiopatologia da Púrpura Trombocitopênica Trombótica (PTT). (A) Em condições fisiológicas, os polímeros do FVW (secretados pelos corpúsculos de Weibel-Palade) ingressam na microcirculação e são clivados pela protease ADAMTS13; (B) Na PTT, devido à ausência dessa protease, não há proteólise do FVW e, as moléculas extensas, ao passarem pela microcirculação, são desdobradas e transformadas em formas alongadas e ativas, predispondo à agregação plaquetária e trombose.

sença de anemia hemolítica microangiopática associada à trombocitopenia são suficientes para se considerar o diagnóstico de PTT[8] e iniciar o tratamento com plasmaférese, já que se conhece a importância da instalação precoce do tratamento no prognóstico desses pacientes. No entanto, esses achados não são específicos da PTT e, por isso, a avaliação com vistas a afastar outras patologias deve ser realizada e, uma vez detectada outra etiologia, o tratamento deve ser readequado.

ADAMTS13

A ADAMTS13 é uma metaloproteinase produzida pelos hepatócitos, células endoteliais e plaquetas. Em geral, na PTT aguda, a atividade dessa protease é menor que 10% (ou 5% dependendo do método) em decorrência da presença de inibidores da ADAMTS13 (PTT idiopática) ou de mutações no gene *ADAMTS13* (PTT congênita). Os pacientes com PTT secundária, em geral, não apresentam diminuição da ADAMTS13. Pacientes com diminuição de ADAMTS13 respondem bem ao tratamento com troca plasmática.

O papel da determinação da ADAMTS13 para o diagnóstico dos pacientes e instituição de tratamento ainda não está estabelecido. Apesar do desenvolvimento de técnicas mais velozes e específicas de detecção da ADAMTS13, o método é restrito a pequeno número de centros. Além disso, muitas vezes a diferenciação entre PTT idiopática e secundária, e consequente instituição do tratamento, pode ser feita sem a mensuração da ADAMTS13, por exemplo nos casos de PTT secundária ao transplante alogênico de medula óssea ou ao uso de ciclosporina.

Estudo recente que comparou pacientes com atividade de ADAMTS13 < 10% e pacientes com atividade igual ou superior a 10% não mostrou diferença na sobrevida entre os dois grupos. Observou-se, no entanto, maior taxa de recaída naqueles com atividade <10% ao diagnóstico.[9]

CLASSIFICAÇÃO

Atualmente, a PTT é classificada em congênita e adquirida (Tabela 64.1). A forma congênita, também conhecida como Síndrome de Upshaw-Schulman, é rara e pode-se manifestar em qualquer idade. Muitas vezes é recorrente e desencadeada por algum fator como infecção, cirurgia, gestação, constipação intestinal, pancreatite, entre outros. A fisiopatogênese está associada à deficiência da ADAMTS13 decorrente de mutações no gene *ADAMTS13*. Quando o primeiro episódio de PTT acomete o indivíduo na fase adulta, torna-se difícil a distinção entre essa forma e a forma adquirida da doença.

A PTT adquirida pode ser definida como idiopática quando a anemia hemolítica microangiopática e a trombocitopenia ocorrem na ausência de uma etiologia alternativa como hemólise autoimune, coagulação intravascular disseminada, câncer, eclâmpsia, drogas (como inibidores da calcineurina), transplante de células-tronco hematopoéticas

ou hipertensão maligna. Caso alguma dessas condições esteja presente, a PTT é considerada secundária. Na maioria dos casos de PPT idiopática, encontra-se uma diminuição da atividade da ADAMTS13, enquanto na PTT secundária raramente isso acontece.

TRATAMENTO

▶ Tratamento da PTT idiopática

Antes da introdução da troca plasmática automatizada (plasmaférese terapêutica), a PTT era fatal em cerca de 90% dos pacientes por ela acometidos.[10] A morte costumava ocorrer nos primeiros 10-15 dias, em geral, por insuficiência de múltiplos órgãos. Após a introdução do tratamento rotineiro da troca plasmática por plasmaférese automatizada, a partir da década de 1970, mais de 80% dos pacientes sobrevivem ao quadro inicial. O tratamento pode ser dividido em dois tipos: manutenção e específico.

- **Tratamento de manutenção.** O tratamento de manutenção envolve a adoção de medidas de assistência ventilatória e circulatória e a transfusão de hemocomponentes, principalmente de concentrado de hemácias. Esta última medida se justifica em pacientes com anemia, moderada ou acentuada, com disfunção de órgãos (hipóxia). A transfusão de plaquetas em geral não está indicada na PTT, até porque o fenômeno patológico mais importante é o da obstrução da microvasculatura e não o do sangramento grave. Além do mais, a transfusão de plaquetas pode precipitar piora da oclusão vascular, como descrito na literatura e observado por um dos autores. No caso em questão, a transfusão de plaquetas, para permitir a implantação de cateter em veia central, foi seguida por rebaixamento súbito do estado de consciência, somente revertido ao final da sessão de plasmaférese. Quando o paciente não tiver acesso venoso periférico calibroso o suficiente para suportar o procedimento de aférese, os autores recomendam a implantação do cateter de duplo lúmen em veia femoral, que permite razoável controle de eventual sangramento com compressão do local.
- **Tratamento específico.** O tratamento específico da PTT tem dois objetivos principais e complementares: 1) remoção dos autoanticorpos anti-ADAMTS13 e dos multímeros de alto peso molecular do fator de von Willebrand, e 2) administração da enzima ADAMTS13, presente no plasma humano. Esses objetivos podem ser atingidos por meio da troca de plasma automatizada com equipamentos de aférese (plasmaférese terapêutica). Adicionalmente à plasmaférese, pode ser útil a instituição concomitante de tratamento imunossupressivo para reduzir a formação do autoanticorpo anti-ADAMTS13.

A plasmaférese terapêutica com reposição de Plasma Fresco Congelado (PFC) deve ser iniciada tão logo seja possível, de preferência nas primeiras horas após a internação hospitalar e, frequentemente, antes mesmo da exclusão de outras formas de microangiopatia trombótica, em razão do caráter muitas vezes fulminante da PTT. A transfusão simples de PFC se justifica caso não seja possível iniciar a plasmaférese nos primeiros dois ou três dias do diagnóstico, ou até a transferência do paciente com PTT a hospital que realiza esse procedimento. Não se devem aguardar os resultados dos testes sorológicos para a infecção pelo HIV ou para doenças autoimunes para iniciar o tratamento.

Recomenda-se a realização de plasmaférese diária, com o processamento de 1 a 1,5 volemia plasmática, até alguns dias depois do controle da doença, definido por melhora clínica significativa, normalização da contagem de plaquetas, redução significativa dos sinais laboratoriais de hemólise microangiopática e dos níveis da DHL. Controlada a doença, parece conveniente manter plasmaférese em esquema diário por alguns dias para consolidar os resultados obtidos, até porque é difícil definir o momento em que a doença está de fato controlada. A partir de então, costuma-se reduzir paulatinamente a sua frequência, de diária para dias alternados, duas vezes por semana, e assim por diante. No entanto, como mencionado acima, não há esquema terapêutico universalmente estabelecido. Cada instituição deve criar seu protocolo de tratamento e ajustá-lo conforme a evolução clínica do paciente. A sugestão da Sociedade Americana de Aférese é que a plasmaférese seja realizada até que a contagem plaquetária atinja níveis superiores a 150.000/μL e haja o restabelecimento de valores normais de DHL por 2 a 3 dias consecutivos.[11]

A melhora clínica e as variáveis laboratoriais costumam apresentar melhora em tempos diferentes. Pode haver até mesmo a persistência de alterações clínicas, particularmente as neurológicas, após sinais consistentes de controle laboratorial da microangiopatia, e vice-versa.

A resposta ao tratamento é muito variável. Alguns pacientes, talvez a maioria, apresentam alguma melhora clínico-laboratorial depois de 2-3 sessões de plasmaférese, enquanto outros melhoram apenas depois da realização por vários dias, ou semanas. Uma minoria dos pacientes não apresenta melhora significativa mesmo com tratamento prolongado.

O papel dos corticosteroides na PTT ainda não é bem definido, uma vez que não há estudos controlados a respeito de seu uso. Sua indicação é em grande parte intuitiva, afinal, essa classe de drogas tem sido usada com sucesso em inúmeras doenças autoimunes, inclusive em Plaquetopenia Autoimune (PTI). Um dos autores deste capítulo já teve a oportunidade de observar melhora clínica com a administração isolada de corticosteroides em paciente que apresentava recidiva leve da PTT, até que se providenciasse depois o tratamento com a plasmaférese alguns dias. O mecanismo de ação dos corticosteroides na PTT é desconhecido, contudo, Ashida et al. descreveram caso clínico em que se demonstrou redução progressiva dos títulos do inibidor da ADAMTS13 com a administração de metilprednisolona.[12]

Alguns autores recomendam o início de corticosteroides no momento do diagnóstico nos indivíduos em que se suspeita de PTT por deficiência autoimune de ADAMTS13.[13] Outros agentes imunossupressores, tais como vincristina, azatioprina ou ciclofosfamida, podem ser usados em casos de refratariedade ou recidiva, com sucesso variável. O uso do rituximabe, neste contexto, parece promissor (ver abaixo).

- **Tratamento da refratariedade e da recidiva**. A refratariedade ao tratamento foi definida pela British Society of Haematology como a persistência de trombocitopenia (< 150.000/μL) ou desidrogenase lática em níveis elevados depois de pelo menos 7 dias de plasmaférese diária.[14] Nessa situação, é importante reavaliar o paciente quanto à presença de infecção oculta, por exemplo, em cateter central, ou a presença de doença subjacente, como neoplasia e infecção pelo HIV. Excluídas essas possibilidades, recomenda-se intensificar a troca de plasma, aumentando de 1 para 1,5-2,0 volemias de troca plasmática, e administrar corticosteroides aos pacientes que ainda não o estiverem usando. Uma alternativa que esteve em voga há alguns anos era transfundir plasma isento de crioprecipitado em lugar de PFC, sob o argumento de que o primeiro contém menor quantidade de fator de von Willebrand de alto peso molecular. No entanto, não foi comprovada vantagem clínica do uso do plasma isento de crioprecipitado.[15] Se, mesmo depois de 2-3 semanas de plasmaférese terapêutica, não se obtiver melhora clínica consistente, justificar-se-ia a adoção de tratamento de segunda linha, em que se incluem a esplenectomia, a administração de rituximabe e o uso de agentes imunossupressores.

A esplenectomia é frequentemente indicada para induzir remissão em doenças hematológicas autoimunes, particularmente quando refratárias ao tratamento convencional, ou recidivantes após a sua suspensão. Sua principal indicação é a Púrpura Trombocitopênica Imune (PTI), em que são registrados altos índices de sucesso. Na PTT, a esplenectomia tem papel considerado subsidiário, reservado em geral aos casos em que ocorre mais de um episódio de recidiva. Seu índice de sucesso é de mais de 80%,[16] o que justifica sua indicação nessas situações, até porque a mortalidade associada a esse procedimento é baixa quando o paciente está em boas condições clínicas. Parece razoável, num caso de recidiva, iniciar o tratamento convencional com a plasmaférese até a estabilização clínica do paciente, para só então proceder à esplenectomia.[17]

O rituximabe é um anticorpo quimérico com especificidade anti-CD20, proteína presente nas células B. Portanto, sua administração reduz o número de linfócitos B e, consequentemente, o título de anticorpo anti-ADAMTS13. O rituximabe tem sido usado no tratamento de doenças linfoproliferativas B e em doenças autoimunes, como a plaquetopenia autoimune, a anemia hemolítica autoimune e, nos últimos anos, a PTT. Em geral, o rituximabe tem sido usado em pacientes que apresentaram refratariedade à plasmaférese terapêutica, aos corticosteroides ou a outros agentes imunossupressores,[18] com uma taxa de remissão clínica superior a 95%, embora a efetividade de longo prazo não esteja demonstrada.[19]

▶ Tratamento da PTT congênita (Síndrome de Upshaw-Schulman)

Como nesse tipo de PTT não existe anticorpo inibidor da ADAMTS13, não há a necessidade de procedimento de troca plasmática. A suplementação da enzima pode ser conseguida com a transfusão simples de plasma, na dose de 10-15 mL/Kg, geralmente a cada 2 a 3 semanas, indefinidamente. A colocação de cateter totalmente implantado pode ser útil durante os primeiros anos de vida do paciente. Posteriormente, a rede venosa periférica costuma suportar bem as transfusões crônicas.

PROGNÓSTICO

Nas últimas décadas, como mencionado acima, a remissão é atingida em 80-90% dos pacientes com PTT. Entretanto, a recidiva, precoce (menos de 30 dias após atingir a remissão) ou tardia, ainda ocorre em 35-50% dos pacientes.[20] Na maioria dos casos, consegue-se induzir nova remissão com a plasmaférese terapêutica. Entretanto, pacientes com mais de 40 anos de idade, que tiveram febre elevada (> 38,5 °C), ou anemia (hemoglobina < 9,0 g/dL) à apresentação parecem ter pior prognóstico.[21]

SÍNDROME HEMOLÍTICO-URÊMICA

A SHU e a PTT compartilham o mesmo substrato morfológico, a MAT. Ambas as doenças caracterizam-se por apresentar trombocitopenia e anemia hemolítica microangiopática, o que torna difícil, muitas vezes, a distinção clínica entre essas duas condições clínicas. Sabe-se, no entanto, que a patogênese dessas doenças é diferente.

A SHU é relativamente comum na infância e é uma das principais causas de insuficiência renal nessa faixa etária. Pode ser classificada em típica e atípica (Tabela 64.1).

▶ Síndrome hemolítico-urêmica típica

A maioria dos casos de SHU (90%) é causada pela infecção por uma toxina Shiga-símile produzida pela *Escherichia coli* O157:H7 (STEC, do inglês: *"Shiga-like Toxin Escherichia Coli"*). Nesses casos, a SHU é denominada típica e acomete crianças que apresentam um quadro súbito de diarreia hemorrágica, acompanhada de falência renal. Os pacientes em geral apresentam palidez cutânea, associada à presença de hematúria, edema periférico e hipertensão arterial. As manifestações neurológicas podem estar presentes e incluem letargia, irritabilidade, convulsão e, nos casos mais graves, paresia, coma e edema cerebral.

Não há tratamento específico para a SHU típica. As medidas de manutenção e de controle da insuficiência renal estão indicadas. A diálise é frequentemente necessária, assim como a transfusão de hemácias. A transfusão de plasma ou a sua troca por aférese parecem não trazer benefícios. No entanto, especialmente nos adultos, em que a distinção da SHU da PTT pode ser muito difícil, a plasmaférese pode ser indicada. É possível que casos de SHU erroneamente diagnosticados como PTT expliquem algumas das falhas no tratamento com a plasmaférese.

A resolução espontânea do quadro ocorre em aproximadamente 1 a 3 semanas do diagnóstico, com recuperação da função renal em 80-90% dos casos.

▶ Síndrome hemolítico-urêmica atípica

Cerca de 5-10% dos casos de SHU apresentam anemia hemolítica microangiopática, trombocitopenia e insuficiência renal, porém sem história de diarreia hemorrágica ou de infecção prévia por STEC. Essa forma da doença é denominada SHU atípica, que pode ser familiar ou esporádica.

A forma familiar caracteriza-se por prognóstico ruim, evoluindo para óbito ou doença renal terminal em 50 a 80% dos casos. Manifesta-se, em geral, na infância e está associada tanto à herança autossômica dominante quanto recessiva.

A SHU atípica que se desenvolve em indivíduos sem história familiar da doença é classificada como esporádica. Essa forma muitas vezes se associa à presença de um fator desencadeante como a infecção pelo HIV, câncer, transplante de órgão, gestação, uso de drogas antineoplásicas, agentes imunossupressores (como o tacrolimus e a ciclosporina) e antiagregantes plaquetários (como ticlopidina e clopidogrel). No entanto, aproximadamente 50% dos casos esporádicos parecem ser idiopáticos.

A fisiopatologia da SHU atípica está associada a alterações na regulação da via alternativa do complemento. Mutações no C3, fator H, fator I e na proteína cofatora de membrana (CD56) foram descritas nesses pacientes.[22]

O tratamento da SHU atípica pode incluir a plasmaférese terapêutica. Entretanto, seu papel ainda não está claramente definido. Mais comumente, há uma resposta inicial que não se mantém, e os pacientes acabam evoluindo para a insuficiência renal crônica. Alternativa promissora parece ser o anticorpo monoclonal eculizumabe, dirigido contra a proteína C5 do sistema do complemento. Esse anticorpo, já usado com sucesso no tratamento da hemoglobinúria paroxística noturna e no transplante de rim, inibiria a ativação da via final do complemento.[23]

REFERÊNCIAS BIBLIOGRÁFICAS

1. Miller DP, Kaye JA, Shea K, Ziyadeh N, Cali C, Black C, et al. Incidence of thrombotic thrombocytopenic purpura/hemolytic uremic syndrome. Epidemiology. 2004 Mar;15(2):208-15.

2. Moake JL, Rudy CK, Troll JH, Weinstein MJ, Colannino NM, Azocar J, et al. Unusually large plasma factor VIII: von Willebrand factor multimers in chronic relapsing thrombotic thrombocytopenic purpura. N Engl J Med. 1982 Dec;2; 307(23):1432-5.

3. Tsai HM. Physiologic cleavage of von Willebrand factor by a plasma protease is dependent on its conformation and requires calcium ion. Blood. 1996 May;15;87(10):4235-44.

4. Furlan M, Robles R, Lammle B. Partial purification and characterization of a protease from human plasma cleaving von Willebrand factor to fragments produced by in vivo proteolysis. Blood. 1996 May;15;87(10):4223-34.

5. Gerritsen HE, Robles R, Lammle B, Furlan M. Partial amino acid sequence of purified von Willebrand factor-cleaving protease. Blood. 2001 Sep;15;98(6):1654-61.

6. Fujikawa K, Suzuki H, McMullen B, Chung D. Purification of human von Willebrand factor-cleaving protease and its identification as a new member of the metalloproteinase family. Blood. 2001 Sep;15;98(6):1662-6.

7. Tsai HM. Pathophysiology of thrombotic thrombocytopenic purpura. Int J Hematol. 2010 Jan;91(1):1-19.

8. Sadler JE. Von Willebrand factor, ADAMTS13, and thrombotic thrombocytopenic purpura. Blood. 2008 Jul;1;112(1):11-8.

9. Hovinga JA, Vesely SK, Terrell DR, Lammle B, George JN. Survival and relapse in patients with thrombotic thrombocytopenic purpura. Blood. 2010 Feb;25;115(8):1500-11.

10. Zheng XL, Sadler JE. Pathogenesis of thrombotic microangiopathies. Annu Rev Pathol. 2008;3:249-77.

11. Szczepiorkowski ZM, Winters JL, Bandarenko N, Kim HC, Linenberger ML, Marques MB, et al. Guidelines on the use of therapeutic apheresis in clinical practice--evidence-based approach from the Apheresis Applications Committee of the American Society for Apheresis. J Clin Apher. 2010;25(3):83-177.

12. Ashida A, Nakamura H, Yoden A, Tamai H, Ishizashi H, Yagi H, et al. Successful treatment of a young infant who developed high-titer inhibitors against VWF-cleaving protease (ADAMTS-13): important discrimination from Upshaw-Schulman syndrome. Am J Hematol. 2002 Dec;71(4):318-22.

13. George JN. How I treat patients with thrombotic thrombocytopenic purpura: 2010. Blood. 2010 Nov;18;116(20):4060-9.

14. Allford SL, Hunt BJ, Rose P, Machin SJ. Guidelines on the diagnosis and management of the thrombotic microangiopathic haemolytic anaemias. Br J Haematol. 2003 Feb;120(4):556-73.

15. Rock G, Anderson D, Clark W, Leblond P, Palmer D, Sternbach M, et al. Does cryosupernatant plasma improve outcome in thrombotic thrombocytopenic purpura? No answer yet. Br J Haematol. 2005 Apr;129(1):79-86.

16. Dubois L, Gray DK. Case series: splenectomy: does it still play a role in the management of thrombotic thrombocytopenic purpura? Can J Surg. 2010 Oct;53(5):349-55.

17. Kappers-Klunne MC, Wijermans P, Fijnheer R, Croockewit AJ, van der Holt B, de Wolf JT, et al. Splenectomy for the treatment of thrombotic thrombocytopenic purpura. Br J Haematol. 2005 Sep;130(5):768-76.

18. Yomtovian R, Niklinski W, Silver B, Sarode R, Tsai HM. Rituximab for chronic recurring thrombotic thrombocytopenic purpura: a case report and review of the literature. Br J Haematol. 2004 Mar;124(6):787-95.

19. Stasi R. Rituximab in autoimmune hematologic diseases: not just a matter of B cells. Semin Hematol. 2010 Apr;47(2):170-9.

20. Kremer Hovinga JA, Meyer SC. Current management of thrombotic thrombocytopenic purpura. Curr Opin Hematol. 2008 Sep;15(5):445-50.

21. Wyllie BF, Garg AX, Macnab J, Rock GA, Clark WF. Thrombotic thrombocytopenic purpura/haemolytic uraemic syndrome: a new index predicting response to plasma exchange. Br J Haematol. 2006 Jan;132(2):204-9.

22. Noris M, Remuzzi G. Atypical hemolytic-uremic syndrome. N Engl J Med. 2009 Oct;22;361(17):1676-87.

23. Nurnberger J, Philipp T, Witzke O, Opazo Saez A, Vester U, Baba HA, et al. Eculizumab for atypical hemolytic-uremic syndrome. N Engl J Med. 2009 Jan;29;360(5):542-4.

capítulo · 65

Defeitos Funcionais das Plaquetas

Dayse Maria Lourenço

INTRODUÇÃO

A plaqueta, apesar de ser um fragmento do citoplasma do megacariócito, é uma célula muito ativa, com complexas reações envolvidas em sua ativação, o que permite que vários defeitos congênitos ou adquiridos possam determinar alterações da função plaquetária e o consequente quadro clínico de púrpura. Alguns dos defeitos genéticos foram bem caracterizados: deficiência de glicoproteínas da membrana plaquetária e de receptores de agonistas plaquetários, defeitos de secreção plaquetária ou dos grânulos plaquetários, e defeitos enzimáticos envolvidos na síntese de prostaglandinas plaquetárias.

Entre os defeitos genéticos mais importantes destacam-se a trombastenia de Glanzmann, a púrpura da Bernard-Soulier, a doença do pool de armazenamento e outros.[1,2] A doença de von Willebrand também é uma alteração da hemostasia primária e será discutida em outro capítulo.

As alterações adquiridas mais frequentes decorrem da ação de drogas, mas podem estar associadas a estados patológicos que alterem o funcionamento das plaquetas, como coagulação intravascular disseminada, circulação extracorpórea, uremia e doenças mieloproliferativas.[3]

A Tabela 65.1 mostra alguns dos defeitos funcionais das plaquetas e seu mecanismo.

Tabela 65.1

▶ Alguns dos defeitos funcionais das plaquetas e seus mecanismos.

Doença	Defeito	Observação
Adesão		
von Willebrand	Alteração qualitativa ou quantitativa do fator de vW	Quadro clínico depende do tipo. Prolongamento do TS
Bernard-Soulier	Alteração do complexo GP Ib-IX-V	Aumento do TS, plaquetas grandes e trombocitopenia
Receptor do colágeno	Alteração da GP Ia-IIa	Prolongamento do TS
Secreção		
Síndrome da plaqueta cinzenta	Alterações dos grânulos α	Aumento do TS, plaquetas grandes e pouco coradas
Doença do pool plaquetário	Alteração dos grânulos densos	Congênita ou adquirida em diferentes situações clínicas. Associada: Hermansky-Pudlak, Chediak-Higashi e Wiskott-Aldrich
Ativação		
Alteração de liberação	Via do ácido arquidônico e síntese de prostaglandinas: cicloxigenase e tromboxane A_2 sintetase	Aspirina e outras drogas
Agregação		
Púrpura de Glanzmann	Alteração das GP IIb – IIIa	Aumento do TS, quadro clínico variável

QUADRO CLÍNICO

O quadro clínico é semelhante ao das púrpuras trombocitopênicas, com sangramento de pele e mucosas, que se iniciam habitualmente na infância, com equimoses aos pequenos traumas, epistaxe recorrente, hemorragia gastrintestinal, menorragia ou sangramento após trauma ou cirurgia. Como há vários tipos de defeito, a gravidade da manifestação clínica é também bastante variável, podendo ser discreta ou até ameaçar a vida. A presença de história familiar de sangramento ou a ocorrência de hemorragia após trauma ou intervenção cirúrgica podem ser a manifestação clínica que leva à investigação diagnóstica.[1-3]

O diagnóstico é baseado no quadro clínico de púrpura, presença de tempo de sangramento prolongado e contagem de plaquetas normal, ou próximo ao normal. O tempo de sangramento de Duke será prolongado nos defeitos mais graves, mas os defeitos mais brandos só irão prolongar o Tempo de Sangramento de Ivy. O estudo da agregação plaquetária frente a diferentes agentes agonistas permite a identificação de alguns desses defeitos, mas sua confirmação diagnóstica baseia-se no reconhecimento da proteína alterada por técnicas especiais, como métodos imunoquímicos e citometria de fluxo. Por exemplo, a identificação de deficiências de glicoproteínas da membrana plaquetária requer o isolamento das plaquetas do paciente, que são marcadas com anticorpos monoclonais específicos, e depois são reveladas por autorradiografia do produto de eletroforese em gel de poliacrilamida, ou em aparelhos de citometria de fluxo.[1,4]

A **púrpura de Bernard-Soulier** é causada por ausência ou alteração na expressão do complexo das glicoproteínas Ib-IX-V, importante para a adesão da plaqueta às estruturas subendoteliais, mediada pelo fator de von Willebrand. A agregação plaquetária é normal com os agentes agonistas, mas a aglutinação com ristocetina é deficiente. Os pacientes apresentam manifestação hemorrágica deste a infância, principalmente equimoses, epistaxe e sangramento a pequenos traumas. O padrão de herança é autonômico recessivo, com grande frequência de consanguinidade. Cada cadeia polipeptídica que forma o complexo Ib-IX-V é codificada por um gene específico. A expressão adequada do complexo na membrana plaquetária requer que todos os seus componentes sejam normais. Assim, a mutação de um único gene altera toda a formação do complexo, e causa a manifestação clínica.[1,2,5]

A **síndrome da plaqueta cinzenta** é caracterizada pela ausência de grânulos α em megacariócitos e plaquetas, daí sua aparência descolorida à microscopia ótica comum. Faltam então as substâncias normalmente presentes nos grânulos α, como fator de von Willebrand, fator 4 plaquetário, β-tromboglobulina, PDGF (Fator de Crescimento Derivado da Plaqueta), trombospondina e fibronectina. Os grânulos densos são normais. A herança é autossômica e o quadro clínico é variável, podendo o indivíduo ser até assintomático ou só apresentar sangramento após trauma ou cirurgia.[1,2]

A **púrpura de Glanzmann** é o defeito da glicoproteína IIb-IIIa, que é o receptor do fibrinogênio. O quadro clínico é variável de acordo com o tipo da doença: no tipo I existe grave deficiência da GP IIb-IIIa, que quase não é detectável, e no tipo II se encontra cerca de 15% de moléculas de GPIIb-IIIa. A herança é autossômica recessiva e os pacientes heterozigotos são assintomáticos habitualmente. Nos pacientes do tipo I, o sangramento pode ser intenso, iniciando-se na infância e se tornando grave, especialmente na menarca, o que leva à necessidade de supressão farmacológica da menstruação nessas pacientes. O estudo da agregação plaquetária mostra ausência de agregação com todos os agentes agonistas (adrenalina, ADP, colágeno), mas a aglutinação com ristocetina é normal.[1,6]

A **doença do *pool* plaquetário**, ou dos grânulos δ, caracteriza-se pelo defeito dos grânulos de armazenamento plaquetário, ou grânulos densos, que contêm agentes agregantes plaquetários como a serotonina e o ADP, liberados após a ativação plaquetária para recrutar novas plaquetas para o local onde ocorreu a lesão. As manifestações clínicas podem ser leves, com pouca tendência a sangramento após traumas, especialmente cirurgias. Esse defeito pode estar associado a outras síndromes clínicas raras como Hermansky-Pudlak, Chediak-Higashi e Wiskott-Aldrish.[1,2,4]

Outros defeitos hereditários são raros, como deficiência de receptores para a adrenalina, o colágeno ou o ADP. Em geral, esses pacientes têm quadro discreto de púrpura.[4]

A Tabela 65.2 mostra o comportamento da agregação plaquetária aos principais agentes agonistas usados no

Tabela 65.2

▶ Comportamento da agregação plaquetária aos principais agentes agonistas usados no laboratório clínico, e sua utilidade no diagnóstico das trombopatias congênitas.

Doença	ADP 5 µM	Colágeno 2 mg/mL	Ac. aracdônico 1 mM	Ristocetina 1,5 mg/mL
Bernard-Soulier	Normal	Normal	Normal	Ausente
Doença do pool	Apenas 1ª onda	Reduzida	Variável	Normal
Glanzmann	Ausente	Ausente	Ausente	Normal

laboratório clínico, e sua utilidade no diagnóstico dessas doenças.

Os defeitos qualitativos adquiridos das plaquetas são inúmeros, pois diversas doenças podem causar alterações na função plaquetária de gravidade variável.

O mais frequente talvez sejam os **defeitos induzidos por drogas**, e a aspirina é de longe a droga mais implicada. Seu efeito é bloquear a ação da ciclo-oxigenase, por acetilação irreversível, de modo que a plaqueta perde essa função, que só será recuperada com a reposição do pool circulante de plaquetas, dentro de 7 a 10 dias. Outras drogas anti-inflamatórias, como ibuprofen, indometacina, diclofenaco e naproxen inibem a síntese de prostaglandinas, mas causam defeitos menos intenso da função plaquetária. Algumas drogas, como alguns antibióticos e anestésicos, podem alterar o tempo de sangramento ou a agregação plaquetária, mas não causam risco de sangramento. Ao contrário desses efeitos de drogas, as doenças que se acompanham de alterações adquiridas da função plaquetária alteram vários mecanismos, desde a adesão até a ativação, ocorrendo então defeitos multifatoriais.[3]

Algumas doenças sistêmicas causam defeitos funcionais das plaquetas, como a coagulação vascular disseminada, a circulação extracorpórea, a hepatopatia, doença aterosclerótica, anemia falciforme, hemangiomas, aneurisma de aorta e a uremia. O mecanismo de alteração da função plaquetária pode ser a ativação e liberação de seus grânulos, provocando quadro semelhante à doença do pool. Nesses casos a agregação plaquetária pode estar reduzida, e estão aumentadas as proteínas derivadas da ativação plaquetária, como a β-tromboglobulina e o fator 4 plaquetário.[3,7]

Na **uremia**, existe prolongamento do tempo de sangramento em proporção com o grau de insuficiência renal e com o grau de anemia. Entretanto, não é um bom parâmetro para quantificar o risco de sangramento. Ele é encurtado pela infusão de DDAVP, que pode ser usado em alguns pacientes com sangramento ativo. O estudo da agregação plaquetária mostra resultados bastante variáveis e não auxilia no manejo desses pacientes.[8,9]

As **doenças mieloproliferativas crônicas**, como a leucemia mieloide crônica e a policitemia vera, estão associadas a defeitos da função plaquetária, mas que se relacionam à ocorrência de trombose, não de hemorragia.[10,11]

Pacientes com **paraproteinemias**, como o mieloma múltiplo e a macroglobulinemia de Waldenstrom, podem apresentar alteração da função plaquetária, uma vez que as imunoglobulinas ligam-se à sua superfície. O mesmo ocorre no **lúpus eritematoso sistêmico**, com deposição de imunocomplexos na superfície plaquetária.[8]

ABORDAGEM

Especialmente nas deficiências congênitas da função plaquetária, existem medidas muito importantes de ordem geral no manejo desses pacientes, tais como a informação adequada ao paciente sobre a sua doença e seu risco de sangramento, orientando-o no sentido de não usar drogas que afetem a função plaquetária, em qualquer de suas formulações farmacêuticas, e a procurar auxílio médico em caso de hemorragia ou intervenções cirúrgicas. O cuidado odontológico profilático é importante para evitar a necessidade de tratamentos extensos. A reposição de ferro deve ser feita, especialmente em mulheres com menorragia. E, finalmente, deve-se proceder ao aconselhamento genético dessas famílias.[12]

Na maioria das vezes, as deficiências congênitas da função plaquetária são tratadas na medida da ocorrência de hemorragias. A administração de DDAVP pode ser eficaz em pequenos sangramentos, mas nem sempre poderá evitar hemorragia em caso de intervenção cirúrgica.[13,14]

Na púrpura de Glanzmann, especialmente no tipo I, é necessário fazer transfusão de plaquetas para cessar a hemorragia. A transfusão repetida de concentrado de plaquetas leva à imunização e redução da eficiência das próximas transfusões, o que deve ser contornado usando-se doadores compatíveis quando possível.[12] O uso do Fator VII ativado recombinante foi aprovado para uso nos episódios de sangramento de pacientes portadores de púrpura de Glanzmann e tem a vantagem de evitar a refratariedade à transfusão de plaquetas e as complicações da transfusão como a **Insuficiência pulmonar aguda relacionada à transfusão** (TRALI).[15]

Pode ser necessária a supressão da menstruação nas pacientes que apresentem sangramento muito abundante. O uso de agentes antifibrinolíticos, como o ácido aminocaproico e o ácido tranexâmico, ou o DDAVP pode ser útil em caso de sangramento discreto.[16] Quanto aos defeitos adquiridos, o tratamento sempre começa por controlar a doença de base, ou afastar a droga em questão. Raramente é necessário usar medidas como a administração de DDAVP, concentrado de plaquetas ou agentes antifibrinolíticos.[12]

REFERÊNCIAS BIBLIOGRÁFICAS

1. Nurden P, Nurden AT. Congenital disorders associated with platelet dysfunctions. Thromb Haemost. 2008;99(2):253-63.
2. Franchini M, Lippi G, Veneri D, Targher G, Zaffanello M, Guidi GC. Inherited platelet disorders. Clin Chim Acta. 2008; 387(1-2):1-8.
3. George JN, Shattil SJ. The clinical importance of acquired abnormalities of platelet function. New Engl J Med. 1991; 324(1):27-39.

4. Salles II, Feys HB, Iserbyt BF, De Meyer SF, Vanhoorelbeke K, Deckmyn H. Inherited traits affecting platelet function. Blood Rev. 2008;22(3):155-72.

5. Pham A, Wang J. Bernard-Soulier syndrome: an inherited platelet disorder. Arch Pathol Lab Med. 2007;131(12):1834-6.

6. George JN, Caen JP, Nurden AT. Glanzmann's thrombasthenia: the spectrum of clinical disease. Blood. 1990;75(7):1383-95.

7. Cattaneo M, Tenconi PM, Alberca I, Garcia VV, Mannucci PM. Subcutaneous desmopressin (DDAVP) shortens the prolonged bleeding time in patients with liver cirrhosis. Thromb Haemost. 1990;64(3):358-60.

8. Casonato A, Pontara E, Vertolli UP, Steffan A, Durante C, De Marco L, et al. Plasma and platelet von Willebrand factor abnormalities in patients with uremia: lack of correlation with uremic bleeding. Clin Appl Thromb Hemost. 2001; 7(2):81-6.

9. Sagripanti A, Barsotti G. Bleeding and thrombosis in chronic uremia. Nephron. 1997;75(2):125-39.

10. Landolfi R, Marchioli R, Patrono C. Mechanisms of bleeding and thrombosis in myeloproliferative disorders. Thromb Haemost. 1997;78(1):617-21.

11. Vignal CV, Lourenço DM, Noguti MAE, Chauffaille MLF, Kerbauy J. Hemorrhagic and thrombotic complications in patients with myeloproliferative diseases. São Paulo Medical Journal/RPM. 1997; 115 (6):1575-9.

12. Bolton-Maggs PH, Chalmers EA, Collins PW, Harrison P, Kitchen S, Liesner RJ, et al. UKHCDO. A review of inherited platelet disorders with guidelines for their management on behalf of the UKHCDO. Br J Haematol. 2006;135(5):603-33.

13. Rao AK, Ghosh S, Sun L, Yang X, Disa J, Pickens P, et al. Mechanisms of platelet dysfunction and response to DDAVP in patients with congenital platelet function defects. A double-blind placebo-controlled trial. Thromb Haemost. 1995; 74(4):1071-8.

14. Mannucci PM. Desmopressin (DDAVP) in the treatment of bleeding disorders: the first twenty years. Haemophilia. 2000;6(Suppl. 1):60-7.

15. Poon MC. The evidence for the use of recombinant human activated factor VII in the treatment of bleeding patients with quantitative and qualitative platelet disorders. Transfus Med Rev. 2007;21(3):223-36.

16. Kadir RA, Lee CA, Sabin CA, Pollard D, Economides DL. DDAVP nasal spray for treatment of menorrhagia in women with inherited bleeding disorders: a randomized placebo-controlled crossover study. Haemophilia. 2002;8:787-93.

Parte · 16

Defeitos da Coagulação Sanguínea

Resumo dos capítulos

Capítulo 66 Hemofilias

Capítulo 67 Doença de von Willebrand

Capítulo 68 Coagulação Intravascular Disseminada

Capítulo 69 Outras Coagulopatias Hereditárias

capítulo · 66

Hemofilias

Paula Ribeiro Villaça • Jorge David Aivazoglou Carneiro • Elbio Antonio D'Amico • Erica Okazaki

A hemofilia A (hemofilia clássica) e a hemofilia B (doença de Christmas) são doenças hemorrágicas hereditárias, decorrentes de deficiências quantitativas ou qualitativas dos fatores VIII e IX, respectivamente.[1,2] As hemofilias são herdadas como condições recessivas ligadas ao cromossomo X, acometendo quase que exclusivamente indivíduos do sexo masculino.

EPIDEMIOLOGIA

A hemofilia A corresponde a 80% dos casos e sua prevalência é de cerca de 1/5.000 nascimentos do sexo masculino. A prevalência da hemofilia B é estimada em 1/30.000 nascimentos do sexo masculino.[3] Não existe um grupo étnico que apresente uma maior ou menor incidência dessa doença.[1]

De acordo com o Registro de Coagulopatias Hereditárias do Ministério da Saúde (http://portal.saude.gov.br/saude), no ano de 2007, 8.172 pacientes hemofílicos (6.881 hemofílicos A e 1.291 hemofílicos B) estavam cadastrados no Brasil. Em 2010, após a criação de um cadastro com controle nacional, o HemovidaWeb Coagulopatias, esse número de pacientes ultrapassa 10 mil casos cadastrados no Brasil.

GENÉTICA

As hemofilias são doenças de transmissão recessiva ligada ao cromossomo X, sendo transmitidas a indivíduos do sexo masculino através de mães portadoras da mutação. No entanto, em cerca de 30% dos casos, a doença origina-se a partir de uma mutação *de novo*, fenômeno que pode ocorrer na mãe ou no feto.[1,2] Portanto, nem sempre a história da presença de outros casos na família é observada, como acontece nos casos chamados esporádicos, ou isolados da doença.

Os genes que codificam os fatores VIII e IX estão localizados no braço longo do cromossomo X. Os defeitos genéticos da hemofilia A compreendem deleções, inserções e mutações por todo o gene do fator VIII.[4] Aproximadamente 40% dos casos de hemofilia A grave

são causados pela inversão do intron 22 do gene do fator VIII.[1,2,4] Como o gene do fator IX tem aproximadamente um terço do tamanho do fator VIII, suas mutações genéticas são mais facilmente identificáveis, não havendo relatado nenhuma mutação recorrente como observado para hemofilia A.[1,4]

Em indivíduos do sexo masculino que não possuam o alelo normal, a deficiência manifesta-se clinicamente como hemofilia (Figura 66.1, geração I, n 1). O indivíduo afetado não irá transmitir a doença aos filhos (Figura 66.1, geração II, nos 2 e 3) porque o cromossomo Y é normal. Contudo, todas as suas filhas serão portadoras de um alelo alterado (mulheres portadoras de hemofilia), uma vez que herdam o cromossomo X paterno (Figura 66.1, geração II, nos 1 e 4). A maioria dessas mulheres será clinicamente normal por causa da presença do alelo normal materno. A mulher portadora poderá transmitir a doença para 50% dos seus filhos (Figura 66.1, geração III, nos 4 e 5) e o estado de portadora para 50% de suas filhas (Figura 66.1, geração III, nos 3 e 8).

As mulheres quando portadoras do gene mutante são habitualmente assintomáticas. A proporção com a qual o gene anormal é suprimido pelo alelo normal nas mulheres portadoras de hemofilia varia de acordo com o fenômeno da inativação randômica dos cromossomos X (hipótese de Lyon).[2] Isto faz com que as taxas do fator VIII apresentem grandes variações, muitas vezes sobrepondo-se aos valores normais. Os estudos mostram que os ensaios de atividade do fator VIII detectam 35 a 75% das portadoras. Desse modo, a demonstração de níveis plasmáticos subnormais do fator VIII, através dos métodos usuais, sugere fortemente a presença do estado de portadora. Por outro lado, a presença de valores plasmáticos normais não exclui essa condição.[2] Portanto, a quantificação isolada do fator VIII coagulante plasmático não permite fazer o diagnóstico preciso da situação de portadora.[1]

Para a ocorrência de mulheres hemofílicas, existem as seguintes possibilidades:

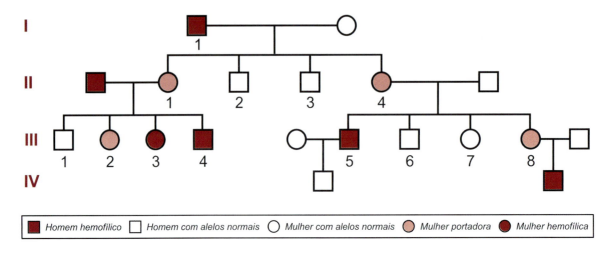

Figura 66.1 Herança da hemofilia A e B: ambas as doenças apresentam o mesmo padrão de herança porque tanto o gene do fator VIII como o do fator IX estão no braço longo do cromossomo X. Como a mulher tem dois cromossomos X, ela pode ter os dois alelos normais, pode ser portadora (ou seja, heterozigota) ou muito raramente hemofílica (quando é homozigota). O homem, tendo apenas um cromossomo X, somente pode ser normal ou hemofílico. O homem hemofílico transmite o gene anormal para todas as suas filhas, enquanto a mulher portadora pode transmitir o gene alterado para metade de seus descendentes, ou seja, das filhas, 50% podem ser portadoras e dos filhos, 50% podem ser hemofílicos.

a) a forma mais comum é a observada numa minoria de mulheres heterozigotas, onde a "lyonização" é extrema, resultando na inativação do alelo normal na maioria das células e, consequentemente, em valores extremamente baixos do fator VIII coagulante;

b) resultado da união de um hemofílico com uma mulher portadora, o que é um evento pouco frequente;

c) presença de um alelo mutante em uma mulher com somente um cromossomo X, como no mosaicismo para a síndrome de Turner (genótipo XX/XO),[1,4] e

d) raros casos de hemofilia A transmitida como doença autossômica dominante, decorrente de uma nova mutação, devendo a hemofilia A ser diferenciada da doença de von Willebrand subtipo 2N.[1]

DIAGNÓSTICO E CLASSIFICAÇÃO DAS HEMOFILIAS

O diagnóstico confirmatório da hemofilia A e B baseia-se na quantificação da atividade coagulante dos fatores VIII e IX, respectivamente. A suspeita diagnóstica baseia-se na história clínica hemorrágica e/ou antecedente familiar.

▶ Exames laboratoriais

Como os fatores VIII e IX fazem parte do mecanismo intrínseco da coagulação, os testes que avaliam essa via estarão anormais, havendo normalidade da contagem plaquetária, do tempo de sangramento e do Tempo de Protrombina (TP).[2] Contudo, a intensidade do prolongamento do Tempo de Tromboplastina Parcial ativado (TTPa) irá depender da gravidade da hemofilia e do reagente utilizado.[5] Nos pacientes com mais de 20% do fator VIII, o TTPa está discretamente prolongado ou no limite superior da normalidade. O prolongamento do TTPa é normalizado ao se adicionar igual volume de plasma normal. Na presença de inibidor para fator VIII, ou mais raramente para fator IX, a mistura do plasma normal ao plasma teste pode não normalizar o TTPa, embora a incubação da mistura por 2 horas a 37 °C possa ser necessária para detectar esse prolongamento, no caso do inibidor para o fator VIII.[5]

▶ Classificação

A frequência e a gravidade do quadro hemorrágico estão, geralmente, relacionadas com as concentrações plasmáticas do fator deficiente, de modo que a gravidade da doença é diretamente proporcional ao grau de deficiência do fator.[1,2] De modo geral, as hemofilias A e B são classificadas em graves, moderadas e leves, correspondendo a níveis plasmáticos do fator VIII ou IX inferiores a 1%, entre 1 e 5% e > 5 até 40%, respectivamente[6] (Tabela 66.1).

O paciente hemofílico grave terá história de hemorragias desde a infância, com o aparecimento posterior de sangramentos intra-articulares, hematomas musculares pós-traumáticos e mesmo espontâneos. A presença de sangramentos pós-exodontias e procedimentos cirúrgicos, principalmente amidalectomia, é outro sintoma característico. As formas leves de hemofilia podem trazer problemas diagnósticos, especialmente se o paciente nunca foi submetido a cirurgia. A história de manifestações hemorrágicas nos indivíduos do sexo masculino da família materna é importante para a orientação diagnóstica e para a avaliação da gravidade da doença.

Tabela 66.1

▶ Classificação clínica das hemofilias e frequência das manifestações hemorrágicas.

Classificação	Nível de fator VIII ou IX	Características clínicas	Frequência	
			Hemofilia A	Hemofilia B
Grave	< 1% (< 0,01 U/mL)	a) Sangramentos espontâneos desde a infância b) Hemartroses e outras manifestações hemorrágicas espontâneas frequentes	70%	50%
Moderada	1-5% (0,01-0,05 U/mL)	a) Hemorragia secundária a trauma pequeno ou cirurgica b) Hemartroses espontâneas	15%	30%
Leve	>5-40% (>0,05-0,40 U/mL)	a) Hemorragias secundárias a traumatismos e cirurgias b) Raramente sangramento espontâneo	15%	20%

DIAGNÓSTICO DIFERENCIAL

As hemofilias A e B exigem diferenciação específica entre elas para o tratamento adequado. A diferenciação com a hemofilia B é feita através das dosagens dos fatores VIII e IX.

O diagnóstico diferencial entre a hemofilia A e a doença de von Willebrand é feito através do estudo da atividade antigênica e funcional do fator von Willebrand (vide Capítulo 67).[1,4]

As hemofilias A e B devem ser diferenciadas das outras deficiências da via intrínseca, que causam prolongamento do TTPa. A deficiência do fator XI acomete homens e mulheres, apresentando diátese hemorrágica mais leve do que as hemofilias. As deficiências dos fatores XII, precalicreína e cininogênio de alto peso molecular, embora apresentem prolongamento do TTPa, não cursam com manifestações hemorrágicas.[2]

No caso da deficiência combinada dos fatores V e VIII, além do prolongamento do TTPa há prolongamento do TP e redução dos níveis dos fatores VIII e V (ao redor de 15-20%), não associados à doença hepática. A hemofilia B é diferenciada da deficiência de vitamina K através da normalidade das concentrações plasmáticas dos fatores II, VII e X.[1,2]

MANIFESTAÇÕES CLÍNICAS

Como as hemofilias apresentam manifestações hemorrágicas semelhantes, não é possível distinguir a hemofilia A da hemofilia B somente através de critérios clínicos. As hemofilias caracterizam-se clinicamente pelo aparecimento de sangramentos, que ocorrem após traumatismos de intensidade mínima. Contudo, muitas manifestações hemorrágicas peculiares às hemofilias, como as hemartroses e os sangramentos musculares, muitas vezes acontecem sem associação com traumas evidentes. Uma vez que a função plaquetária é normal, não há sangramentos após pequenos ferimentos cortantes.

Os pacientes com deficiências graves apresentam manifestações hemorrágicas de repetição e hemartroses graves, as quais, quando não tratadas adequadamente, evoluem para artropatias crônicas e incapacitantes. Esses pacientes estão sujeitos a hemorragias graves, que podem comprometer órgãos vitais.[1,2]

Na hemofilia moderada, os hematomas e hemartroses nem sempre estão associados a traumatismos evidentes. Embora essas últimas manifestações não sejam tão intensas quanto na hemofilia grave, se não tratadas adequadamente poderão evoluir com instabilidade articular, resultando em sangramentos importantes e frequentes, fazendo com que a doença se expresse de maneira mais grave do que poderia indicar o nível plasmático do fator deficiente.[1,4] Nas formas leves de hemofilia, os sangramentos somente ocorrem após traumas ou cirurgias, porém podem apresentar hemartroses espontâneas, especialmente em articulações onde previamente ocorreu hemorragia pós-traumática não tratada corretamente.[1] Muitas vezes, essa forma de hemofilia é diagnosticada somente na idade adulta.[4] Quando o nível plasmático do fator deficiente é superior a 40% não há manifestações hemorrágicas.

No período neonatal somente surgem sangramentos se o recém-nascido é submetido a traumatismos ou cirurgias (por exemplo, postectomia). As manifestações hemorrágicas surgem quando começam a engatinhar. Nessa ocasião os sangramentos orais são frequentes, principalmente os originados da mordedura da língua e dos lábios, tendendo a ser intermitentes e podendo persistir por semanas. Quando a criança começa a andar, surgem as hemorragias articulares e musculares, além das equimoses pós-traumáticas.[1,2]

A expressão clínica do defeito genético da hemofilia A varia de família para família, porém, numa mesma família, a gravidade das manifestações clínicas e das alterações laboratoriais são relativamente constantes.[1,2] O aparecimento de manifestações clínicas mais graves, dentro da mesma família, faz pensar no desenvolvimento de inibidor ou de lesão anatômica que predispõem a sangramentos frequentes ou graves.

▶ Hemartroses

As hemartroses constituem as manifestações hemorrágicas mais comuns dos hemofílicos, principalmente na forma grave[2] (Figura 66.2). As articulações mais acometidas são os joelhos, cotovelos, tornozelos, ombros, coxofemorais e punhos.[1] Nos pacientes com hemofilia grave, as hemartroses usualmente começam aos 2 ou 3 anos de idade. As hemartroses são, geralmente, espontâneas ou sem traumatismo evidente.

Muitos pacientes irão apresentar uma articulação com sangramentos mais frequentes, por causa das alterações crônicas que resultam na artropatia hemofílica[7,8] (Figura 66.3).

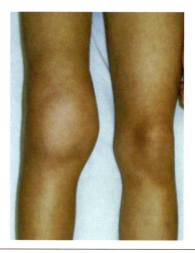

Figura 66.2 Hemartrose em joelho direito em hemofílico A grave.

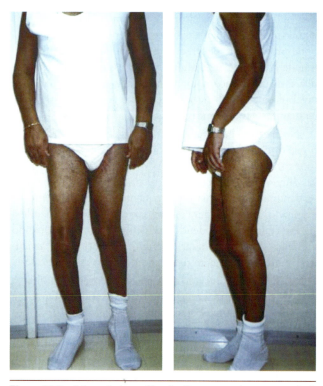

Figura 66.3 Artropatia hemofílica (joelhos, cotovelos e tornozelos).

▶ Hematomas

Os hematomas musculares constituem a segunda causa mais comum de sangramento em pacientes hemofílicos graves, podendo ocorrer espontaneamente ou após pequenos traumatismos (Figura 66.4). Quando pequenos e superficiais, os hematomas são autolimitados e não apresentam maior significado clínico, exceto o desconforto local.[1] Contudo, em pacientes com hemofilia grave eles podem aumentar progressivamente e dissecar em todas as direções, acarretando consequências muito sérias, devido à compressão de estruturas nobres.[4,8] Os hematomas, quando não tratados adequadamente, podem resultar em organização fibrosa, com contratura muscular.[8] Hematomas de faringe e de retrofaringe podem ser secundários a faringites virais. Hematomas musculares no antebraço podem causar paralisia dos nervos mediano ou ulnar ou a contratura isquêmica da mão (Síndrome de Volkmann). Sangramentos na panturrilha podem levar à paralisia do nervo fibular, ou outros nervos, ou a deformidade fixa em equinovaro do tornozelo.[1,2,8]

Um hematoma particularmente importante é o que ocorre no músculo íleo-psoas, o qual se delimita com a pelve, na face posterior, e com a forte fáscia muscular, na face anterior, local por onde passa o nervo femoral. Desse modo, mesmo hematomas de pequeno volume causam dor, de intensidade variável, no quadrante inferior do abdômen, acompanhada de flexão da coxa.[1,2] O comprometimento do nervo femoral causa dor na face anterior da coxa e, com o aumento da pressão sobre o nervo, parestesia, hiperestesia, diminuição da força muscular do quadríceps e, eventualmente, paralisia dos músculos flexores da coxa.[1] A pressão sobre as fibras musculares pode levar à morte celular, com presença de leucócitos polimorfonucleares, células mononucleares fagocíticas e células imaturas do tecido conectivo, terminando com a ocorrência de fibrose. Hemorragias retroperitoniais e intraperitoniais também são comuns.[2]

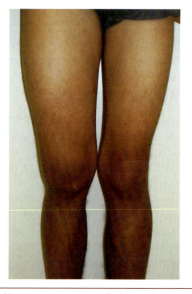

Figura 66.4 Hematoma em coxa direita, após trauma, em hemofílico A moderado.

Sangramentos espontâneos ou pós-traumáticos da língua, da musculatura ou de partes moles do pescoço ou da garganta podem levar à rápida obstrução das vias aéreas superiores,[1,2] o que exige tratamento rápido e adequado (Figura 66.5).

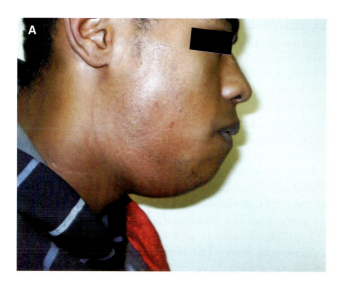

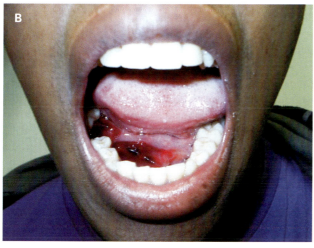

Figura 66.5 Hematoma em cavidade oral e pescoço em hemofílico A grave com inibidor de alta resposta.

▶ Hematúria

A hematúria é uma manifestação comum, ocorrendo em 2/3 dos hemofílicos, em geral após os 12 anos de idade.[1] Sua intensidade é variável, desde leve alteração da coloração urinária à hematúria franca, com eliminação de coágulos. Em geral, a hematúria não se associa a alterações do sistema geniturinário, mas, se é persistente e, principalmente, pós-traumática, deve ser investigada.[2] Usualmente a hematúria é autolimitada, podendo persistir por dias a semanas, independentemente do tratamento de substituição com concentrado de fator.[1,2] Aparentemente, a presença de hematúria de repetição não leva à alteração significante da função renal, a longo prazo.

▶ Sangramento gastrintestinal

A presença de sangramento gastrintestinal, na forma de hematêmese e/ou melena, não é incomum. Na maioria dos casos em que o sangramento é persistente, ou recorrente, existe uma lesão anatômica, mais comumente gastrite ou úlcera péptica, que é dez vezes mais frequente na população hemofílica,[9] porém, em razão das hepatites crônicas secundárias ao vírus C, a presença de varizes de esôfago deve ser investigada.[2]

▶ Sangramento em sistema nervoso central

O sangramento intracraniano é o evento hemorrágico mais perigoso para o paciente hemofílico, ocorrendo após traumatismos ou espontaneamente. Pode ocorrer em qualquer faixa etária, no entanto a prevalência do sangramento intracraniano apresenta dois picos, na infância, sobretudo em recém-nascidos, e após os 50 anos de idade.[4,10] Os sintomas comumente surgem logo após o evento traumático, mas às vezes podem aparecer depois de dias ou semanas, principalmente nos hematomas subdurais. Todo hemofílico com cefaleia não habitual, especialmente se intensa ou com duração superior a 4 horas, deve ser investigado quanto à presença de sangramento intracraniano e, na sua suspeita, deve ser imediatamente tratado com reposição de fator seguido de avaliação com tomografia computadorizada.[1,2] A punção lombar somente pode ser realizada após reposição de fator para 50% (0,5 UI/mL).

▶ Outros sangramentos

Ferimentos superficiais, geralmente, não apresentam sangramento anormal. Os ferimentos mais extensos e profundos podem, inicialmente, não sangrar, visto que a hemostasia primária é normal. Porém, tendem a apresentar sangramento tardio, se não há tratamento de reposição adequado.[1]

As punções venosas, feitas cuidadosamente, não apresentam perigo; quando traumáticas, podem-se evitar complicações posteriores exercendo-se pressão no local puncionado. Injeções subcutâneas, intracutâneas e intramusculares, desde que de pequenos volumes, raramente produzem hematomas se a pressão digital é mantida por 5 minutos. Devem ser evitadas as injeções intramusculares de grandes volumes.[2]

TRATAMENTO

O tratamento é habitualmente realizado em centros de tratamento com equipe multiprofissional capacitada e com treinamento no manejo desses pacientes. A abordagem é complexa e inclui o uso de terapia de reposição de concentrado do fator deficiente, tratamento adjuvante, preventivo e o tratamento das complicações associadas à hemofilia. O uso difuso de concentrados de fatores da coagulação permite que os hemofílicos sejam tratados prontamente, inclusive em casa, permitindo uma vida praticamente normal. A terapia de substituição envolve a educação e treinamento de técnicas de autoinfusão de concentrado de fator ao paciente e à sua família, o pilar do tratamento domiciliar.

O maior objetivo do tratamento da hemofilia é a prevenção das hemartroses, uma vez que a artropatia hemofílica é a maior causa de morbidade nesses pacientes.[7] A reposição com concentrados de fator da coagulação é o componente mais importante da terapia. O tratamento pode ser feito sob demanda ou de maneira profilática.[4] O tratamento sob demanda deve ser instituído na presença das primeiras evidências de uma hemorragia, enquanto a profilaxia é feita visando evitar um quadro hemorrágico. Dessa maneira, a profilaxia pode ser feita antes de um procedimento, que pode resultar em hemorragia; como uma medida temporária, de curta duração, para reduzir uma tendência hemorrágica aumentada, ou, por período prolongado, permanente, a fim de serem evitadas as hemartroses e o desenvolvimento das artropatias.[4,11]

A profilaxia primária consiste na reposição contínua, regular e prolongada de fator, em crianças com menos de dois anos de idade, iniciada depois da primeira hemartrose ou mesmo antes de qualquer sangramento articular clinicamente evidente.[11] Algumas vezes a profilaxia pode ser iniciada após um sangramento grave. As maiores dificuldades para a implementação dessa modalidade terapêutica são a dificuldade de acesso venoso e o alto custo.[4] Os benefícios dessa modalidade terapêutica foram evidenciados recentemente em um estudo prospectivo, randomizado, onde foi observada redução de 83% na ocorrência de sangramentos.[12]

No Brasil, desde novembro de 2011 foi disponibilizada esta modalidade terapêutica, cujo protoloco pode ser acessado no site http://portal.saude.gov.br/portal/arquivos/pdf/protocolo_profilaxia_primaria.pdf

▶ Terapia de substituição

As manifestações hemorrágicas dos pacientes hemofílicos devem ser tratadas com a infusão do fator deficiente. Diferentes concentrados liofilizados comerciais de fator VIII ou IX são disponíveis na atualidade, obtidos a partir de plasma humano, os quais são submetidos a processos para inativação viral, ou obtido por tecnologia recombinante.[3,4,13]

Ao se planejar o tratamento de um paciente hemofílico A ou B com concentrado de fator VIII e IX, respectivamente, deve-se considerar que o nível hemostático do fator a ser alcançado varia com o tipo e a localização do sangramento ou com o procedimento a ser realizado (Tabela 66.2).

Devido a características moleculares, a infusão de 1 U fator VIII/kg de peso corpóreo resulta em incremento plasmático de 2 U/dL ou 2%, e a meia-vida do fator VIII é de aproximadamente 8 a 12 horas. A infusão de 1 U fator IX/kg de peso resulta num incremento plasmático de 1 U/dL ou 1% e a meia-vida do fator IX é de 18 a 24 horas.[1,2]

Várias diretrizes para terapia de reposição foram determinadas empiricamente ao longo dos anos. As sugestões da Federação Mundial de Hemofilia podem ser encontradas no site www.wfh.org. No site http://portal.saude.gov.br/saude encontramos as recomendações do Ministério da Saúde, como guia de diagnóstico e tratamento desse grupo de pacientes (http://bvsms.saude.gov.br/bvs/publicacoes/06_1132_M.pdf).

A reposição dos concentrados de fatores pode ser realizada através da infusão intermitente (em *bolus*) ou através da infusão contínua.[14] A desvantagem da reposição intermitente, para qualquer modalidade terapêutica, inclui a grande variação no nível plasmático da droga, dificuldade em se medir o valor que represente um estado estável, além do inconveniente para a enfermagem. Enquanto a infusão in-

Tabela 66.2

▶ Níveis hemostáticos de fator VIII e fator IX para diferentes condições hemorrágicas.

Local da hemorragia	Nível de fator (UI/dL)	Dose inicial (UI/kg)		Frequência das doses (horas)	Duração (dias)
		FVIII	FIX		
Hemartrose	30-50	15-25	30-50	24	1-2
Hematoma muscular	30-50	15-25	30-50	24	1-2
Epistaxe	30-50	15-25	30-50	24	Até resolução
Hemorragia digestiva	50	15-25	30-50	12-24	Até resolução
Língua/Retrofaringe	80-100	40-50	80-100	12	7-10
Hemorragia SNC	80-100	40-50	80-100	12	7-10
Hematúria	30-50	15-25	30-50	24	Até resolução
Pequenas hemorragias	20-30	10-15	20-30	24	Até resolução

termitente requer picos elevados de fator a fim de manter um nível mínimo, abaixo do qual existe risco iminente de sangramento, a infusão contínua se caracteriza por mantê-lo constante, ligeiramente acima desse valor mínimo. A infusão contínua é utilizada sobretudo em situações em que há necessidade de internação (por exemplo, em pós-operatórios e grandes hemorragias.[14]

▶ Outras

A desmopressina (DDAVP) pode ser utilizada como modalidade terapêutica nos pacientes com hemofilia A leve e moderada, na mesma dose utilizada para doença de von Willebrand (0,3 g/kg de peso)[1,2] (vide capítulo 67). O grau de resposta individual deve ser determinado antes de sua utilização nos episódios hemorrágicos.

As drogas antifibrinolíticas têm sido usadas como terapia adjuvante nos sangramentos de mucosas, sendo muito úteis nos procedimentos odontológicos. A dose usual do ácido tranexâmico é de 10 mg/kg/dose, por via intravenosa, e 20 mg/kg/dose, por via oral, três vezes ao dia. O ácido épsilon amicocaproico é usado na dose inicial de 50 a 60 mg/kg, cada 4 horas por via intravenosa, seguida da mesma dosagem por via oral. As drogas antifibrinolíticas estão formalmente contraindicadas na presença de hematúria[1,2] (vide capítulo 67).

Medicamentos contendo ácido acetilsalicílico devem ser evitados por causa da ação antiplaquetária. Como analgésico, pode ser empregado o paracetamol, em algumas ocasiões, associado à codeína. Para os adultos, com dor mais intensa, o dextropropoxifeno pode ser utilizado. Anti-inflamatórios, como o ibuprofeno e o naproxeno, podem ser úteis em algumas situações. Os inibidores da COX-2, por não interferirem com a função plaquetária, representam outra opção terapêutica.[15]

COMPLICAÇÕES

Entre as complicações observadas na hemofilia, estão as decorrentes dos sangramentos, como a artropatia hemofílica, e decorrentes do tratamento, como as doenças transmissíveis por transfusões sanguíneas (ex. hepatites B e C e HIV) e o desenvolvimento de aloanticorpos (inibidores) contra o fator deficiente.

▶ Artropatia hemofílica crônica

A artropatia hemofílica crônica é a sequela mais frequente e incapacitante em pacientes hemofílicos, e acomete principalmente os joelhos, tornozelos, cotovelos e coxofemorais.[7]

As hemartroses recorrentes causam danos articulares que ocorrem na membrana sinovial (hiperplasia e hiperemia) e causam instabilidade articular, resultante da hipo/atrofia da musculatura periarticular.[7,8] Admite-se que o sangramento intra-articular tenha origem nos vasos sinoviais, espontaneamente ou após traumatismos não evidentes ou triviais, com a hemorragia dirigindo-se para a cavidade ar-

ticular ou dentro da diáfise ou epífise óssea. A presença do sangue na região intra-articular, associada ao espasmo muscular, faz com que ocorra aumento da pressão no espaço sinovial. Após um primeiro episódio de hemartrose, a articulação pode retornar ao estado funcional normal,[1,2] porém, mais comumente, não há absorção completa do sangue, o qual induz alterações inflamatórias crônicas e proliferativas da membrana sinovial, fazendo com que a articulação permaneça edemaciada e dolorosa por período prolongado, mesmo na ausência de novas hemorragias (sinovite).[2,8]

Com a recorrência dos sangramentos, a membrana sinovial torna-se progressivamente mais espessada e mais vascularizada, formando-se dobras e vilosidades, as quais predispõem a novas hemorragias, secundárias aos mínimos traumatismos.[2,7] As vilosidades mostram-se maiores do que o normal, com hiperplasia das células superficiais, infiltração de linfócitos e plasmócitos, e aumento de tecido fibroso. Esse ciclo vicioso de ressangramentos estabelece uma articulação-alvo.[7] A patologia progressiva da artropatia hemofílica é propagada por alterações moleculares induzidas pelo ferro, mediadas pela expressão aumentada de oncogênese c-myc e mdm2 (uma proteína ligadora do p-53) e pela produção de citocinas inflamatórias (interleucina 1 β e fator de necrose tumoral α).[1,7] A proliferação da membrana sinovial, frequentemente, preenche e distende a articulação, que permanece edemaciada e aumentada de volume, mesmo na ausência de sangramento e de dor (sinovite proliferativa crônica).[2] Por causa da adesão entre vilosidades adjacentes há redução do volume da cavidade articular e diminuição da sua mobilidade. Esses processos, associados ao enfraquecimento das estruturas periarticulares, aumentam a susceptibilidade a novos episódios hemorrágicos, resultando na perda progressiva da cartilagem hialina, principalmente, nas margens articulares.[2] A cartilagem articular evolui com focos de degeneração fibrilar, erosões, crescimento irregular e alteração da forma óssea. O osso adjacente à articulação pode apresentar áreas de rarefação ou cistos, decorrentes de degeneração cartilaginosa ou óssea ou, entao, de hemorragias intraósseas.[8] É fundamental que se avalie a progressão clínica da doença articular em seus estágios precoces, através da ultrassonografia e da ressonância nuclear magnética, uma vez que as alterações iniciais não são visualizadas nas radiografias.[7]

A gravidade dessas alterações degenerativas é, não raro, proporcional ao número de hemartroses ocorridas, mas, ocasionalmente, um único sangramento intra-articular, grave, pode resultar em intensa lesão da articulação. As características mais proeminentes da artropatia hemofílica crônica são a perda da movimentação articular, as contraturas fixas em flexão e a intensa atrofia muscular, secundária ao desuso. Nos casos mais graves e avançados, a articulação pode estar anquilosada, com completa perda da movimentação (Figura 66.3). Nos casos em que ainda há um pouco de movimentação articular, a dor crônica é muito comum.[8]

As sinovectomias radioisotópica ou por via artroscópica são indicadas para remover a sinóvia anormal e se mostraram eficazes na redução da frequência das hemorragias articulares.[8] Nos estágios avançados da doença articular, quando são evidentes as lesões ósseas, com deformidades esqueléticas, e o paciente cursa com dor constante, está indicada a substituição articular por uma prótese.[7,8] Tais procedimentos ortopédicos podem ser realizados com segurança com o auxílio da terapia de reposição.

▶ Pseudotumor hemofílico ou cistos hemorrágicos

O pseudotumor hemofílico é uma complicação pouco frequente, porém grave.[2,8] Ele ocorre quando o volume de sangue em um hematoma muscular é grande e a sua reabsorção é incompleta, de modo que o hematoma persiste como uma lesão cística encapsulada, contendo fluido serossanguíneo ou material viscoso. Nos adultos os pseudotumores, geralmente, localizam-se na pelve, fêmur e tíbia, enquanto nas crianças, embora sejam eventos mais raros, ocorrem, predominantemente, nos pequenos ossos das mãos e dos pés.[2] Os pseudotumores são indolores e tendem a aumentar de tamanho durante um período de anos, causando compressão e destruição dos músculos adjacentes, nervos e ossos. Seu tratamento inicialmente se baseia na reposição intensa com o fator deficiente e, caso não regrida, deverá ser removido cirurgicamente.[8]

▶ Inibidores contra fator VIII ou fator IX

O desenvolvimento de inibidores constitui atualmente a principal complicação decorrente do tratamento da hemofilia.[16] O risco cumulativo de inibidores varia de 20 a 30% entre os pacientes com hemofilia A e de 1 a 5% entre pacientes com hemofilia B.[17] Alguns pacientes com inibidor contra o fator IX desenvolvem anafilaxia e/ou síndrome nefrótica quando são expostos ao fator IX.[1]

Os anticorpos neutralizadores resultam de uma resposta imune complexa, multifatorial, envolvendo tanto fatores de risco genéticos quanto ambientais.[16] Fatores genéticos que foram relacionados a maior risco de desenvolvimento de inibidor incluem história familiar positiva para inibidor, defeito molecular de alto risco (inversões – em especial a do intron 22 do gene do fator VIII, mutações *nonsense* e grandes deleções), etnia (raça negra) e polimorfismos em genes do sistema imune (interleucina 10, fator de necrose tumoral α). Os fatores ambientais relatados incluem tipo de concentrado de fator, idade à primeira exposição, intensidade do tratamento, dentre outros.[16] O período de maior risco de desenvolvimento de inibidor encontra-se nos primeiros 50 dias de exposição ao fator, estando bastante reduzido após 150 dias de tratamento.[16]

De acordo com a resposta anamnéstica, isto é, o título do anticorpo que é alcançado após a reexposição aos concentrados de fator deficiente, os pacientes são classificados como tendo alta ou baixa resposta anamnéstica (altos e baixos respondedores, respectivamente). Títulos > 5 UB/mL (unidades Bethesda) são definidos como alto título. Inibidores de baixa resposta mantêm níveis persis-

tentemente ≤ 5 UB/mL apesar do estímulo constante com infusão do fator deficiente. Inibidores de alta resposta são aqueles com um título > 5 UB/mL em qualquer ocasião e caracteristicamente apresentam uma resposta anamnéstica após estimulação antigênica.[6] Entre os inibidores de baixa resposta alguns evoluem com remissão espontânea e são classificados como inibidores transitórios.

O tratamento do paciente hemofílico com inibidor é mais difícil. Por serem resistentes ao tratamento habitual, esses pacientes estão sujeitos a maiores complicações, com subsequente aumento da morbidade e piora na qualidade de vida.[16]

Os dois componentes do tratamento são o controle do sangramento e a erradicação do inibidor.[16,17] Em situações de hemorragia, esses pacientes podem ser tratados com concentrados de fator em altas doses (pacientes com inibidores de baixo título), ou produtos *bypass*, como o concentrado de Complexo Protrombínico ativado (CPPa), e o fator VII ativado recombinante (FVIIa-r). As doses habitualmente utilizadas para o tratamento com CCPa são de 75 a 100 U/kg a cada 8 a 24 horas, respeitando a dose máxima de 200U/kg, enquanto a dose do FVIIar é de 90 a 120 µg/kg a cada 2 a 3 horas.[16] Para a escolha do produto, considera-se o título e o momento histórico do inibidor, a gravidade do sangramento, a presença de resposta anamnéstica e a resposta hemostática do paciente ao uso de cada produto. Deve-se ressaltar que hemofílicos B que apresentam anafilaxia devem ser tratados exclusivamente com FVIIar, uma vez que o complexo protrombínico contem fator IX.[1]

No site http://portal.saude.gov.br/saude encontramos as recomendações do Ministério da Saúde, como guia de diagnóstico e tratamento das manifestações hemorrágicas em hemofílicos com inibidor (http://bvsms.saude.gov.br/bvs/publicacoes/hemofilia_congenita_inibidor_diagnostico_tratamento.pdf).

A Terapia de Indução de Imunotolerância (ITI) é o único tratamento capaz de erradicar o inibidor e se baseia na administração regular, contínua e prolongada do fator deficiente a fim de induzir uma tolerância do sistema imunológico.[16,18] Altas taxas de sucesso (60-80%) foram relatadas utilizando diferentes regimes de tratamento. Apesar de mais de 30 anos de experiência clínica, ainda hoje são debatidos o regime ideal bem como os preditores de sucesso.[18]

O regime utilizado no Brasil é o de baixa dose e o protocolo de imunotolerância pode ser acessado no site http://portal.saude.gov.br/portal/saude/Gestor/visualizar_texto.cfm?idtxt=38386.

CONSIDERAÇÕES FINAIS

O tratamento das hemofilias evoluiu consideravelmente nas últimas décadas. Após o surgimento da AIDS, várias medidas foram instituídas para melhorar a qualidade e segurança do tratamento de reposição, incluindo o desenvolvimento de produtos recombinantes.[3,13] O acesso à terapia ideal, incluindo o tratamento de profilaxia, embora predominante em países desenvolvidos, tem proporcionado o aumento na expectativa de vida e redução das morbidades.[15] Com a maior longevidade dessa população, outros desafios estão surgindo no manejo desse grupo de pacientes, que apresentam, além das comorbidades tipicamente associadas com a hemofilia (artropatia, dor crônica, infecções), as doenças relacionadas ao envelhecimento, tais como doenças cardiovasculares e neoplasias.[15,19] São doenças que em geral requerem tratamento com drogas que interferem na hemostasia, aumentando o risco hemorrágico.[15] Além disto, grande investimento tem sido realizado para o desenvolvimento de novas drogas, com o principal objetivo de prolongar a vida média do concentrado de fator infundido e, portanto, reduzir a frequência das infusões. Diferentes estratégias estão sendo avaliadas para o desenvolvimento desses produtos de longa duração, até que seja possível o sucesso de tratamento alternativos, como terapia gênica.[13,20]

REFERÊNCIAS BIBLIOGRÁFICAS

1. Kessler CM, Mariani G. Clinical manifestations and therapy of the hemophilias. In: Colman RW, Clowes AW, Goldhaber SZ, Marder VJ, George JN (eds.). Hemostasis and thrombosis: basic principles and clinical practice. 5.ed. Philadelphia: JB Lippincott, 2006. p.887-904.

2. Friedman KD, Rodgers GM. Inherited coagulation disorders. In: Greer JP, Foerster J, Lukens JN, Rodgers GM, Paraskevas F, Glader B (eds.). Wintrobe's Clinical Hematology. 11.ed. v.2. Baltimore: Lippincott Williams & Wilkins, 2004. p.1620-67.

3. Mannucci PM, Tuddenham EGD. The hemophilias: from royal genes to gene therapy. N Engl J Med. 2001;344:1773-9.

4. Bolton-Maggs PHB, Pasi KJ. Haemophilias A and B. Lancet. 2003;361:1801-9.

5. Kitchen S, McCraw A, Echenagucia M. Diagnosis of hemophilia and other bleeding disorders. A laboratory manual. World Federation of Hemophilia (WFH), 2.ed. 2010.

6. White GC 2nd, Rosendaal F, Aledort LM, Lusher JM, Rothschild C, Ingerslev J. On behalf of the Factor VIII and Factor IX Subcommittee. Definitions in hemophilia. Recommendation of the scientific subcommittee on factor VIII and factor IX of the scientific and standardization committee of the International Society on Thrombosis and Haemostasis. Thromb Haemost. 2001;85:560.

7. Dunn AL. Pathophysiology, diagnosis and prevention of arthropathy in patients with haemophilia. Haemophilia. 2011; 17:571-8.

8. Rodriguez-Merchan EC. Aspects of current management: orthopaedic surgery in haemophilia. Haemophilia 2011 Apr 27. doi: 10.1111/j.1365-2516.2011.02544.x.

9. Kouides PA, Fogarty PF. How do we treat: upper gastrointestinal bleeding in adults with haemophilia. Haemophilia. 2010;16:360-2.

10. Zanon E, Iorio A, Rocino A, Artoni A, Santoro R, Tagliaferri A, et al. The Italian Association of Hemophilia Centers. Intracranial haemorrhage in the Italian population of haemophilia patients with and without inhibitors. Haemophilia 2011 – doi: 10.1111/j.1365-2516.2011.02611.x.

11. Coppola A, Di Capua M, De Simone C. Primary prophylaxis in children with haemophilia. Blood Transfus. 2008;6(Suppl 2):s4-11.

12. Manco-Johnson MJ, Abshire TC, Shapiro AD, Riske B, Hacker MR, et al. Prophylaxis versus episodic treatment to prevent joint disease in boys with severe hemophilia. N Engl J Med. 2007;357:535-44.

13. Mannucci PM. Back to the future: a recent history of haemophilia treatment. Haemophilia. 2008;14(Suppl 3):10-8.

14. Varon D, Martinowitz U. Continuous infusion therapy in haemophilia. Haemophilia. 1998;4:431-5.

15. Mannucci PM, Schutgens RE, Santagostino E, Mauser-Bunschoten EP. How I treat age-related morbidities in elderly persons with hemophilia. Blood. 2009;114(26):5256-63.

16. Kempton CL, White GC 2nd. How we treat a hemophilia A patient with a factor VIII inhibitor. Blood. 2009;113:11-7.

17. Wight J, Paisley S. The epidemiology of inhibitors in haemophilia A: a systematic review. Haemophilia. 2003;9:418-35.

18. Di Michele DM. Immune tolerance induction in haemophilia: evidence and the way forward. J Thromb Haemost. 2011; 9:216-25.

19. Dolan G. The challenge of an ageing haemophilic population. Haemophilia. 2010;16:11-6.

20. Lillicrap D. Improvements in factor concentrates. Curr Opin Hematol. 2010;17:393-7.

capítulo • 67

Doença de von Willebrand

Elbio Antonio D'Amico • Paula Ribeiro Villaça • Audrey Krüse Zeinad Valim

INTRODUÇÃO

A doença de von Willebrand é uma doença hemorrágica, causada por defeitos hereditários na concentração, estrutura ou função do fator von Willebrand.[1] Os pacientes com essa alteração hemostática representam um grupo heterogêneo, já que as expressões fenotípicas da doença podem variar em intensidade e oscilar com o tempo, além das mutações do fator von Willebrand poderem ter efeitos complexos.[1]

A doença de von Willebrand é considerada a mais comum das doenças hemorrágicas. A frequência na Suécia chega a 125 casos para 1 milhão de indivíduos,[2] enquanto na Itália um grande estudo epidemiológico pediátrico encontrou a prevalência de 0,82% (0,57-1,15%).[3] Outros trabalhos estimam sua prevalência entre 1 e 3%,[4] mas somente em 10% deles a doença é sintomática.[5]

O FATOR VON WILLEBRAND

O Fator von Willebrand (FVW) é uma grande glicoproteína multimérica, com várias e importantes atividades biológicas dependentes dos seus distintos domínios funcionais: a) a glicoproteína Ib plaquetária interage com o domínio A1 do FVW; b) a integrina $\alpha_{IIb}\beta_3$ interage com o domínio C1, através da sequência Arg Gly Asp; c) o colágeno fibrilar interage principalmente com o domínio A3; d) aparentemente o colágeno tipo VI liga-se ao domínio A1; e e) o fator VIII coagulante liga-se à região N-terminal D'D3.[1] Dessa maneira, defeitos no fator von Willebrand podem causar manifestações hemorrágicas com características típicas de anormalidades plaquetárias ou de hemofilia leve a moderadamente grave.[1]

No plasma, o fator von Willebrand e o fator VIII coagulante circulam formando um complexo, mantido por ligações não covalentes, que é constituído por 99% de fator von Willebrand e 1% de fator VIII coagulante.[6]

O gene do fator von Willebrand tem aproximadamente 180 kb, é constituído por 52 éxons e localiza-se no braço curto do cromossoma 12.[6] O RNA mensageiro, com aproximadamente 9 kb, expresso pelas células endoteliais e megacariócitos, codifica a síntese de um precursor com 2.813 aminoácidos, que é o pré-pró-fator von Willebrand. Essa molécula, com 360 kDa, é constituída por: um peptídeo sinalizador (22 aminoácidos), um propolipeptídeo (741 aminoácidos), também conhecido como antígeno II do fator von Willebrand, com peso molecular ao redor de 100 kDa, e a subunidade madura (2.050 aminoácidos), com peso molecular de, aproximadamente, 260 kDa. Tanto o propolipeptídeo como a subunidade madura contêm a sequência Arg-Gly-Asp (RGD), que, comumente, é encontrada em muitas proteínas de adesão que interagem com receptores de integrinas. O pré-propolipeptídeo contém quatro tipos de domínios diferentes (A a D), que se repetem de duas a cinco vezes e que definem domínios moleculares estruturalmente importantes.[7,8] Na subunidade madura, da região aminoterminal para a região carboxiterminal, estão os quatro importantes sítios de ligação, que justificam as atividades funcionais do fator von Willebrand: ligação ao fator VIII coagulante, ligação à glicoproteína Ib das plaquetas, ligação à matriz subendotelial (colágeno) e ligação ao complexo glicoproteico IIb/IIIa plaquetário.[1]

No cromossoma 22 foi identificada uma sequência com 97% de homologia ao gene do fator von Willebrand.[9] Esse DNA representa uma duplicação parcial, não funcionante, do gene do fator von Willebrand, contendo os éxons 23 a 34 (pseudogene).[10]

No retículo endoplasmático das células endoteliais e megacariócitos são formadas as subunidades do pró-fator von Willebrand, que se organizam em dímeros, por meio de pontes dissulfídrílicas próximas à região carboxiterminal. No aparelho de Golgi, os dímeros formam os multímeros, por meio de uma ou mais ligações sulfidrílicas entre os domínios D3 (região aminoterminal, entre os aminoácidos 459 e 464).[1,11] Nessa fase, o propeptídeo é clivado da maioria das subunidades.[11] O processo de multimerização, que é dependente do propeptídeo e do pH ácido do aparelho de Golgi, resulta numa série de oligômeros contendo um número variável de subunidades: no mínimo duas a um máximo de 50 a 100, com peso molecular de 500 a mais de 10.000 kDa.[1,10] A organização multimérica fornece o potencial para múltiplos locais de contato com as plaquetas e estruturas subendoteliais, de modo que os maiores oligômeros, ou de maior peso molecular, são os mais eficazes em promover a adesão e a agregação plaquetárias.[10]

Na célula endotelial, o fator von Willebrand sintetizado é continuamente secretado para o plasma ou para o subendotélio, fazendo parte da matriz extracelular, ou, então, é estocado nos corpúsculos de Weibel-Palade, quando será liberado por ação de estímulos fisiológicos, como trombina, histamina, fibrina e radicais de oxigênio,[9] ou da desmopressina.[12] Nas plaquetas, o fator von Willebrand está contido nos grânulos, sendo secretado após estimulação pela trombina, ADP, colágeno ou outro agente ativador, ligando-se ao complexo glicoprotéico IIb/IIIa das plaquetas ativadas.[9]

O fator von Willebrand presente dentro das células endoteliais e nas plaquetas apresenta peso molecular superior às formas presentes no plasma.[13,14] Esses multímeros do fator von Willebrand apresentam grande eficácia na interação com as plaquetas, em vasos de pequeno calibre, e podem agregar plaquetas normais circulantes. Após sua secreção, o destino dos multímeros do FVW dependerá do seu tamanho, interações com plaquetas e outras células, e taxa de depuração da circulação. Sob situação de elevado estresse de cisalhamento, os multímeros com tamanho suficiente para se ligar às plaquetas podem ser estendidos e expor a ligação Tyr^{1605}-Met^{1606}, no domínio A2, que sofrerá clivagem pela metaloprotease ADAMTS-13 (*A Disintegrin and Metalloproteinase with Thrombospondin-1-like domains*). Através desse processo, a ADAMTS-13 produz remodelação da distribuição inicial dos multímeros secretados no sangue, tornando menores os grandes multímeros e produzindo os produtos de clivagem.[1] O FVW é depurado do sangue com meia-vida de 12-20 horas, independentemente do tamanho do multímero. Dessa maneira, a concentração plasmática do FVW é determinada pelas taxas de secreção e depuração, com a distribuição multimérica refletindo o resultado da organização dos multímeros, depuração da circulação e proteólise pela ADAMTS-13.[1] De acordo com mutações genéticas, esses processos serão alterados, resultando na variedade de fenótipos da doença de von Willebrand.[1]

DIAGNÓSTICO

▶ História clínica e exame físico

A avaliação clínica inicial de uma pessoa investigada para doença de von Willebrand deveria enfatizar a história de manifestações hemorrágicas pessoais e em qualquer familiar. Isto deve incluir a presença de sangramentos espontâneos ou pós-traumáticos, sua intensidade, os locais das hemorragias, a duração e a facilidade com que os sangramentos são interrompidos.[15] Os sangramentos mais frequentemente relatados pelos pacientes com DVW são epistaxe, menorragia, hemorragia pós-exodontia, equimose, sangramento

após pequenos ferimentos, gengivorragia, sangramento pós-operatório, sangramento gastrintestinal e hemartrose.[15] Essas manifestações hemorrágicas geralmente são leves ou moderadas, refletindo o predomínio da doença de von Willebrand tipo 1. As hemorragias graves podem acontecer nos pacientes com doença de von Willebrand tipo 3, em alguns pacientes com tipo 2 e raramente no tipo 1. Manifestações hemorrágicas pouco comuns, como hemartrose, são observadas geralmente nas formas graves da doença de von Willebrand.[15] Contudo, deve-se sempre ter em consideração que as manifestações hemorrágicas podem ser modificadas pela presença de comorbidades e pelo uso de medicamentos, como aspirina, anti-inflamatórios não hormonais, contraceptivos orais e antidepressivos.[15] Alguns trabalhos relatam prevalência elevada de menorragia em mulheres com doença de von Willebrand. Estima-se que a sensibilidade da menorragia como preditora de doença de von Willebrand seja de 32 a 100%, com especificidade entre 5 e 20%.[15] Três importantes sinais que indicariam sangramento menstrual acima de 80 mL são: a) coágulos com diâmetro superior a 2,5 cm; b) baixas concentrações de ferritina sérica e c) necessidade de troca de mais de um absorvente externo ou interno por hora.[16] Embora a presença de história familiar positiva para doença hemorrágica seja útil para a identificação de pessoas que provavelmente tenham doença de von Willebrand, isto nem sempre ocorre, principalmente nos pacientes com DVW leve e com familiares assintomáticos ou oligossintomáticos.[15] Quanto ao padrão de hereditariedade da doença de von Willebrand, nos tipos 1, 2A e 2B ele é, usualmente, autossômico dominante. Nos tipos 2N e 3 é autossômico recessivo. Deve-se ainda considerar as situações de heterozigose composta, a qual, aparentemente, é mais comum do que anteriormente suposto, e a penetrância variável da doença tipo 1.[17]

O exame físico deve ser realizado visando avaliar a manifestação hemorrágica quanto a sua localização, distribuição e tamanho. Além disso, pode fornecer evidências que sugiram outras causas para as manifestações hemorrágicas.[15]

A doença de von Willebrand adquirida pode ocorrer espontaneamente ou em associação com outras doenças como gamopatias monoclonais, mieloma múltiplo, doenças linfoproliferativas, doenças mieloproliferativas, doenças autoimunes, cardiopatias congênitas, valvopatias cardíacas, determinados tumores e hipotireoidismo. As manifestações hemorrágicas são semelhantes, porém com ausência de história pessoal prévia e familiar de sangramentos. Assim sendo, o exame físico deve pesquisar essas condições mórbidas associadas.[15]

▶ Avaliação laboratorial inicial

Não existe teste laboratorial de triagem disponível sensível para a detecção da maioria dos tipos de doença de von Willebrand e com baixa taxa de resultados falso-positivos.[15] Até há algum tempo, recomendava-se o emprego do Tempo de Sangramento (TS) e do Tempo de Tromboplastina Parcial Ativada (TTPA). Mas são testes adequados somente para o diagnóstico das formas graves (DVW tipo 3), apresentando-

Tratado de Hematologia

-se normais nas formas leves e nas variantes da doença de von Willebrand. O TS é um exame inespecífico e sujeito a variações operacionais. Diferenças de pressão sanguínea aplicada, localização, direção e profundidade da incisão são fatores que podem alterar seu resultado. Os resultados do PFA-100 têm sido demonstrados como anormais na maior parte dos pacientes com doença de von Willebrand, mas podem apresentar valores normais na doença de von Willebrand tipo 1 leve e moderada, e também em alguns pacientes com tipo 2. Quanto ao TTPA, somente estará prolongado nos casos com redução suficiente do FVIII plasmático.[15]

Nos pacientes com história evidente de sangramentos cutâneos e mucosos, devem ser realizados os testes iniciais para doença de von Willebrand, isto é, as **quantificações do fator VIII coagulante** (FVIII), do **Antígeno do Fator Von Willebrand** (FVW:Ag) e da **atividade de cofator de ristocetina do Fator Von Willebrand** (FVW:RCo).[15]

▶ Outros exames laboratoriais para definição e diagnóstico da doença de von Willebrand

A **relação FVW:RCo/FVW:Ag** pode auxiliar no diagnóstico dos subtipos 2A, 2B e 2M, possibilitando diferenciá-los da doença de von Willebrand tipo 1. Valores inferiores a 0,5 ou 0,7 têm sido empregados como critério para a presença de FVW com função anormal, ou seja, doença de von Willebrand tipo 2.[15] A **Agregação/Aglutinação Plaquetária Induzida pela Ristocetina (RIPA)** avalia a concentração da droga que induz um valor preestabelecido de agregação plaquetária (30%). A maioria dos tipos e subtipos apresenta hipoaglutinação induzida pela ristocetina, porém os pacientes com o subtipo 2B e com doença de von Willebrand tipo plaquetário são caracterizados por resposta exacerbada induzida pela ristocetina, decorrente da maior afinidade do fator von Willebrand pelo complexo GPIb/IX/V ou do complexo GPIb/IX/V pelo fator von Willebrand, respectivamente.[18] Deve-se considerar ainda que esse teste é relativamente insensível, e que é frequente encontrá-lo normal em pacientes com doença tipo 1 e antígeno do fator von Willebrand superior a 30 U/dL.[8] A **capacidade de ligação do Fator Von Willebrand ao Colágeno (FVW:CB)** avalia a ligação do domínio A3 do FVW ao colágeno fibrilar; e, da mesma maneira que a atividade de cofator de ristocetina, é um teste dependente do tamanho do multímero do FVW, com aqueles de maior tamanho ligando-se mais do que os de tamanho menor.[15] A **quantificação da afinidade do fator von Willebrand pelo fator VIII coagulante** permite fazer o diagnóstico do subtipo 2N da doença de von Willebrand, distinguindo--a da hemofilia A leve ou moderada.[15,18] Na **análise do padrão multimérico do fator von Willebrand** os multímeros do fator von Willebrand, com tamanhos variados, são separados em gel de agarose, permitindo visualizar a presença de todos os multímeros, a redução/ausência dos multímeros de alto peso molecular e/ou de peso molecu-

lar intermediário, a ausência de todos os multímeros ou a presença de multímeros com peso molecular superior ao normal. Quase sempre é um exame realizado após a confirmação da doença de von Willebrand, pelos testes iniciais. O sequenciamento do DNA tem sido realizado para o diagnóstico molecular das variantes da doença de von Willebrand tipo 2.

Ao se analisar os resultados dos exames laboratoriais de um paciente com história clínica sugestiva da doença de von Willebrand, alguns cuidados devem ser tomados, visto que esses resultados podem sofrer influências de uma série de situações. O fator von Willebrand, o fator VIII coagulante e o fibrinogênio são proteínas marcadoras de fase aguda e seus níveis plasmáticos podem estar temporariamente elevados por ação do estresse, exercícios, gestação e contraceptivos contendo estrogênios.[12] Considerando-se a influência hormonal sobre o antígeno do fator von Willebrand e a sua atividade de cofator de ristocetina, o que pode dificultar o diagnóstico das formas leves da doença de von Willebrand tipo 1 nas mulheres, preconiza-se que a coleta das amostras seja feita durante a fase folicular, ou seja, entre o 4º e o 7º dia do ciclo menstrual.[19] Além dessas condições, está bem documentado que indivíduos com tipo sanguíneo O apresentam níveis plasmáticos do fator von Willebrand menores do que os indivíduos com tipo sanguíneo não O. Talvez a menor meia-vida plasmática do fator von Willebrand nos indivíduos com tipo sanguíneo O possa explicar esses achados.[20,21]

CLASSIFICAÇÃO

Fenotipicamente, a doença de von Willebrand é dividida em dois grandes grupos: os defeitos quantitativos e os defeitos qualitativos do fator von Willebrand. A doença de von Willebrand tipo 1 inclui as deficiências quantitativas parciais do fator von Willebrand; a deficiência virtualmente completa corresponde à doença de von Willebrand tipo 3. A doença de von Willebrand tipo 2 engloba os defeitos qualitativos do fator von Willebrand, sendo subdividida de acordo com defeitos funcionais e estruturais específicos que prejudicam a adesão plaquetária ou a ligação ao fator VIII (Tabela 67.1).[1]

▶ Doença de von Willebrand tipo 1

A doença de von Willebrand tipo 1 corresponde às deficiências parciais do fator von Willebrand, sendo as manifestações hemorrágicas decorrentes das menores concentrações plasmáticas do fator von Willebrand. Laboratorialmente, caracteriza-se pela proporcionalidade entre as atividades funcionais e as concentrações plasmáticas do Fator Von Willebrand (FVW:RCo/FVW:Ag). O estudo do padrão multimérico do fator von Willebrand não mostra redução significativa dos multímeros de alto peso molecular e, quando são empregados métodos mais sensíveis, podem ser observadas discretas alterações na estrutura ou distribuição multimérica.[1]

Capítulo 67 • Doença de von Willebrand **639**

Tabela 67.1

▶ Classificação da doença de von Willebrand.

Tipo	Descrição
1	Deficiência quantitativa parcial do fator von Willebrand
2	Defeitos qualitativos do fator von Willebrand
2A	Redução da adesão plaquetária dependente do fator von Willebrand e deficiência seletiva dos multímeros de alto peso molecular do fator von Willebrand
2B	Aumento da afinidade do fator von Willebrand pela glicoproteína Ib plaquetária
2M	Redução da adesão plaquetária dependente do fator von Willebrand sem deficiência seletiva dos multímeros de alto peso molecular do fator von Willebrand
2N	Redução da capacidade de ligação do fator von Willebrand ao fator VIII
3	Deficiência virtualmente completa do fator von Willebrand

A doença de von Willebrand tipo 1 pode ser causada pela redução da secreção de fator von Willebrand funcionalmente normal, com distribuição multimérica praticamente normal, ou por depuração aumentada do fator von Willebrand.[1] A maior susceptibilidade do fator von Willebrand à clivagem proteolítica também pode ser fator modulador da gravidade da doença de von Willebrand tipo 1.[1]

A doença de von Willebrand tipo 1 é a forma mais comum, compreendendo 70 a 80% dos casos[22] e, usualmente, apresenta padrão de transmissão autossômico dominante,[22] com penetrância incompleta (60%).[8]

▶ Doença de von Willebrand Tipo 2

A doença de von Willebrand tipo 2 caracteriza-se por apresentar alterações da molécula do fator von Willebrand, sem alterar sua atividade antigênica, de modo que não há paralelismo entre os valores da atividade de cofator de ristocetina e do antígeno do fator von Willebrand. O tipo 2 é subdividido nos seguintes subtipos:

a) **Subtipo 2A:** corresponde a variantes qualitativas com redução da adesão plaquetária dependente do fator von Willebrand e deficiência seletiva dos multímeros de elevado peso molecular. A redução dos multímeros de alto peso molecular está associada à redução desproporcional da interação do Fator von Willebrand com as plaquetas (FVW:RCo) ou com o tecido conetivo (FVW:CB) em relação à concentração plasmática do fator von Willebrand. A doença de von Willebrand tipo 2A usualmente parece ser transmitida como característica autossômica dominante, embora em alguns casos seja recessiva. A redução dos multímeros de alto peso molecular pode ser resultante de anormalidades na formação dos multímeros ou de aumento da sensibilidade intrínseca à clivagem pela ADAMTS-13.[1]

b) **Subtipo 2B:** inclui as variantes qualitativas que apresentam maior afinidade pela glicoproteína Ib das plaquetas e se expressa laboratorialmente por aumento da agregação plaquetária induzida por baixas concentrações de ristocetina. Os pacientes com esse subtipo da doença de von Willebrand frequentemente apresentam trombocitopenia variável, que pode ser exacerbada pelo estresse ou pela administração de desmopressina. O padrão multimérico do fator von Willebrand mostra diminuição dos multímeros de alto peso molecular associada à marcada proteólise das subunidades do fator von Willebrand.[1]

c) **Subtipo 2M:** corresponde às variantes com redução da adesão plaquetária dependente do fator von Willebrand sem associação com deficiência seletiva dos multímeros de alto peso molecular. A formação e a secreção dos grandes multímeros são aproximadamente normais, mas ocorrem mutações que tornam anormal a ligação do fator von Willebrand às plaquetas ou ao subendotélio. Na maioria dos casos observa-se relação desproporcionalmente baixa entre a atividade de cofator de ristocetina e a concentração do fator von Willebrand plasmático.[1]

d) **Subtipo 2N:** inclui as variantes com mutações homozigóticas ou heterozigóticas que reduzem a capacidade de ligação do fator von Willebrand ao fator VIII. A concentração plasmática do FVIII encontra-se desproporcionalmente reduzida em relação ao fator von Willebrand e o diagnóstico é realizado através da quantificação da ligação do Fator von Willebrand ao fator VIII (FVW:FVIIIB). A doença de von Willebrand subtipo 2N pode ser confundida com hemofilia A leve, especialmente em pacientes do gênero masculino que não apresentam evidências de hereditariedade ligadas ao cromossomo X.[1]

640 Tratado de Hematologia

▶ Doença de von Willebrand Tipo 3

A doença de von Willebrand grave ou tipo 3 é decorrente de uma intensa redução da síntese do fator von Willebrand, resultando em níveis plasmáticos muito baixos do fator von Willebrand (<5 UI/dL), da atividade de cofator de ristocetina (< 5 UI/dL), da capacidade de ligação ao colágeno (< 5 UI/dL) e de fator VIII coagulante (10 UI/dL).[1] Consequentemente, os pacientes apresentam manifestações hemorrágicas graves, com sangramentos cutâneos e mucosos, além de hemorragias musculares e intra-articulares.[22] Sua transmissão é autossômica recessiva, sendo os pais, heterozigotos, oligossintomáticos ou assintomáticos.[1]

TRATAMENTO

▶ Abordagem geral

O tratamento dos pacientes com doença de von Willebrand se baseia em três estratégias: a) aumentar as concentrações plasmáticas de fator von Willebrand através da secreção de estoques endógenos por estimulação das células endoteliais pela vasopressina; b) reposição do fator von Willebrand através da infusão de concentrados de fator von Willebrand; c c) uso de agentes que promovem a hemostasia e a cicatrização tecidual, sem alterar substancialmente as concentrações plasmáticas do fator von Willebrand.[15] Essas alternativas serão utilizadas de acordo com o tipo e gravidade da doença de von Willebrand, gravidade da manifestação hemorrágica e a natureza do sangramento atual ou em potencial. Contudo, de acordo com a situação, mais de uma dessas opções terapêuticas poderá ser usada em conjunto.[15]

a) **Desmopressina:** a desmopressina (1-desamino-8--D-arginina vasopressina, DDAVP) é um análogo sintético da vasopressina que causa o aumento das concentrações plasmáticas do fator VIII coagulante e do fator von Willebrand, quando administrado em voluntários normais ou em pacientes com hemofilia A leve e doença de von Willebrand.[22] Embora tenha importante ação antidiurética, relacionada com a estimulação de receptores V2 de vasopressina, o DDAVP apresenta pequena ou nenhuma ação sobre os receptores V1 de vasopressina, presente nos músculos lisos.[23] Aparentemente, o DDAVP atua ao promover a liberação do fator von Willebrand, especialmente os multímeros de alto peso molecular, dos corpúsculos de Weibel-Palade do endotélio vascular, através de mecanismo mediado pela adenosina-monofosfato cíclica (AMPc), além da liberação do fator VIII coagulante das células dos sinusoides hepáticos, e ao melhorar a interação entre as plaquetas e o subendotélio mediada pelos monócitos e por outro agente agregante, independente do fator von Willebrand.[15,24]

A dose habitual de desmopressina é de 0,3 microgramas/kg, administrada por via subcutânea ou intravenosa, diluída em 30 a 50 mL de solução salina, infundida em 15 a 30 minutos.[22] Após 15 a 30 minutos do término da infusão, as concentrações plasmáticas do fator VIII coagulante e do fator von Willebrand podem apresentar incrementos de 3 a 5 vezes os valores basais, mantendo altos níveis por 4 a 8 horas.[22]

Uma vez que as respostas individuais são semelhantes em diferentes ocasiões, uma dose teste de DDAVP realizada por ocasião do diagnóstico permite estabelecer o padrão de resposta individual.[25] O protocolo de infusão teste de DDAVP consiste na administração de 0,3 µg/kg de DDAVP, diluído em 50 mL de soro fisiológico e com infusão em 30 minutos; a mesma dosagem pode ser aplicada por via subcutânea. Antes do início da infusão e após 30 minutos, 1 hora, 2 horas e 4 horas após a administração da desmopressina são quantificados o FVIII, FVW:Ag e FVW:RCo; a contagem plaquetária é realizada pelo menos antes da infusão e após 2 horas. São considerados responsivos os pacientes que após duas horas da infusão mostram aumento de pelo menos três vezes os valores basais de FVIII e FVW:RCo, com níveis mínimos de 30 UI/dL e TS igual ou inferior a 12 minutos, quando prolongado.[25]

De acordo com o tipo e a gravidade das manifestações hemorrágicas, a aplicação da desmopressina pode ser repetida a cada 12-24 horas.[22] Tem sido demonstrado que a resposta à segunda aplicação de desmopressina é 30% menor do que após a primeira, não havendo concordância entre os autores quanto aos pacientes tornarem-se menos responsivos à desmopressina com o uso repetido subsequente (taquifilaxia).[22] Ao empregar-se a via subcutânea, em cada local de aplicação pode ser injetado no máximo 1,5 mL, o que implica em várias punções, quando é utilizado, para o tratamento, o produto que apresenta concentração de 4 microgramas/mL.[26] Para o uso intranasal, a dose administrada deve ser 10 vezes superior à que seria aplicada por via intravenosa ou subcutânea. Existem duas formulações com concentrações diferentes de *spray* para uso nasal, 100 microgramas/mL e 1.500 microgramas/mL. A forma mais diluída é empregada para uso em casos de *diabetes insipidus* e não aumenta consistentemente os níveis do fator VIII coagulante e do fator von Willebrand.[26] As respostas após os usos subcutâneo e intranasal são observadas uma hora após a aplicação.[27]

Os efeitos colaterais da desmopressina, em geral, são leves e transitórios, consistindo de rubor, cefaleia e taquicardia, que cedem com a redução da velocidade da infusão intravenosa.[22] Ainda se descrevem hipotensão arterial, fadiga, náusea e dor abdominal.[24] Embora não tenham sido descritos episódios de eventos vaso--oclusivos em pacientes com doença de von Willebrand tratados com desmopressina, esse medicamento deve ser usado com muito cuidado em pacientes idosos com doença aterosclerótica, em razão dos relatos de acidente vascular isquêmico e infarto agudo do miocárdio em pacientes urêmicos ou com hemofilia A tratados com o DDAVP.[22] Por causa da propriedade antidiurética da desmopressina, deve-se estar atento ao risco da ocorrência de hiponatremia e retenção hídrica,[15] os quais são relativamente raros segundo alguns autores.[22] O efeito antidiurético de uma única dose de desmopressina persiste por 24 horas, sendo mais prolongado com doses repetidas.[27] A retenção hídrica pode também desencadear crises convulsivas, tendo as crianças com menos de dois anos maior sensibilidade a essa situação.[27] Quando do uso de doses repetidas e cirurgias, deve-se fazer restrição hídrica (1.500-2.000 mL/dia nos adultos e ¾ da dose de manutenção em crianças abaixo dos 2 anos), controle eletrolítico e da osmolalidade sérica, nas primeiras 24 horas de tratamento.[15,27] Sempre que possível, nas crianças abaixo dos 2 anos e nos adultos acima dos 65 anos, deve-se evitar o uso repetido da desmopressina.[27]

As melhores respostas ao uso do DDAVP ocorrem nos pacientes com doença de von Willebrand tipo 1.[22] O uso da desmopressina mostra eficácia somente para uma minoria dos pacientes com subtipos 2A e 2M, o que exige monitorização do FVW:RCo.[15] Embora, classicamente, no subtipo 2B o DDAVP seja contraindicado, por causa do risco de acentuação da plaquetopenia, em alguns relatos da literatura o DDAVP tem apresentado utilidade clínica. No subtipo 2N o DDAVP promove elevação das concentrações do fator VIII, o qual apresentará meia-vida mais curta em razão da ausência do fator von Willebrand.[15]

b) **Tratamento de substituição para elevação das concentrações do FVW:** a terapia de substituição é indicada para os pacientes que não respondem ao DDAVP ou que apresentam alguma contraindicação para seu uso dessa medicação.[28]

Por causa do risco, embora reduzido, da transmissão de infecções virais pelo crioprecipitado, os concentrados comerciais, submetidos à inativação viral, originalmente desenvolvidos para o tratamento da hemofilia A, passaram a ser empregados nos pacientes com doença de von Willebrand não responsiva à desmopressina.[22]

O tratamento com concentrados comerciais contendo fator VIII-fator von Willebrand segue as mesmas regras empregadas no uso dos concentrados de fator VIII utilizados na hemofilia A, estando na Tabela 67.2 e 67.3 doses recomendadas para os diferentes eventos hemorrágicos.[25] Como esses produtos contêm grandes quantidades do fator VIII e do fator von Willebrand, são obtidas altas concentrações plasmáticas desses fatores após as infusões. Observa-se que o aumento do fator VIII é maior do que o calculado pelas doses infundidas, por causa da estabilização do fator VIII endógeno, que é produzido normalmente, pelo fator von Willebrand administrado de maneira exógena.[22] Por motivos semelhantes, é inadequado o emprego de concentrados comerciais que apresentam alta atividade específica do fator VIII coagulante, com pequena quantidade do fator von Willebrand.[22] As elevadas concentrações plasmáticas de fator VIII após várias infusões de concentrado de fator VIII-fator von Willebrand podem aumentar o risco de tromboembolismo venoso, como sugerido em estudos epidemiológicos.[25] Outros fatores de risco trombótico associados às altas concentrações plasmáticas do fator VIII são idade avançada, trombose prévia, obesidade, cirurgia, imobilização, uso de estrogênios e de antifibrinolíticos.[15] Por esse motivo, nessas situações recomenda-se a quantificação diária do fator VIII, a fim de serem evitados valores superiores a 100%, além da implementação de profilaxia antitrombótica farmacológica, particularmente quando o tratamento de reposição é realizado para procedimentos cirúrgicos maiores e na presença de fatores de risco de tromboembolismo venoso.[29] Nas situações associa-

Tabela 67.2

▶ Achados laboratoriais típicos nos diferentes tipos e subtipos da doença de von Willebrand.

Tipo	FVIII:C	FvW:Ag	FvW:RCof	RIPA	Multímeros
1				ou normal	Redução não significativa
2 A					Ausência dos multímeros de alto peso molecular
2B	ou normal	ou normal			Ausência dos multímeros de alto peso molecular
2M	ou normal			ou normal	Todos presentes
2N		normal	normal	normal	Todos presentes
3	Não detectável	Não detectável	Não detectável		Ausência de todos os multímeros

642 Tratado de Hematologia

das com risco trombótico particularmente elevado seria possível considerar o emprego de concentrados que contenham maior quantidade de fator von Willebrand em relação ao fator VIIII, visando reduzir a possibilidade da ocorrência de concentrações plasmáticas muito elevadas do fator VIII.[29] Este deveria ser o concentrado de preferência nos pacientes com doença de von Willebrand tipo 3 com necessidade de tratamento profilático regular.[29]

A administração dos concentrados de fator VIII-fator von Willebrand por infusão contínua tem se mostrado eficaz, segura e conveniente, propiciando economia de 20 a 50%, quando se compara com as infusões intermitentes.[24]

c) **Drogas antifibrinolíticas:** são drogas que ligam-se, reversivelmente, ao plasminogênio, bloqueando a sua ligação à fibrina, sua ativação e transformação à plasmina.[30] Como essas drogas penetram no espaço extravascular e acumulam-se nos tecidos, admite-se que a sua eficácia decorra da inibição da fibrinólise tecidual e consequente estabilização do coágulo.[30] Existem dois derivados sintéticos com atividade antifibrinolítica, o ácido aminocaproico (ácido 6-amino-hexanoico) e o ácido tranexâmico (ácido 4-[aminometil]ciclo-hexanocarboxílico), que é dez vezes mais potente do que o ácido aminocaproico.[30] Não há evidências de que o uso do ácido tranexâmico possa causar eventos trombóticos ou reações colaterais irreversíveis, e por isso pode ser utilizado cronicamente.[24] Existe uma única contraindicação para o seu emprego, que é a presença de hematúria originada das vias urinárias altas, devido ao risco de formação de coágulos no ureter e consequente hidronefrose. A dose do ácido tranexâmico é de 10 mg/kg, por via intravenosa, e 20 mg/kg, por via oral, repetidas cada 6 a 8 horas.[24] Para o ácido aminocaproico, sua dose é de 50 a 60 mg/kg, repetida cada 4 horas, por via oral.[30] O melhor efeito do ácido tranexâmico é obtido quando ele é empregado para hemorragias de mucosas, sendo muito utilizado para o tratamento de menorragias, quando é usado desde o início do fluxo menstrual até ocorrer redução significante do sangramento, ou então na dose de 4 gramas, numa única administração diária, por 3 a 5 dias.[24] Os antifibrinolíticos também podem ser utilizados localmente ou topicamente em lesões hemorrágicas. O uso de soluções de ácido tranexâmico a 5%, na forma de bochechos suaves, por 2 minutos, repetidos a cada 6 horas, mostra-se eficaz quando de sangramentos orais ou após exodontias.[28] A ingestão líquida ou alimentar deve ser evitada na primeira hora após a realização desse procedimento.[24] O uso do ácido tranexâmico pode ter como efeitos colaterais náuseas, vômitos e, às vezes, diarreia. A injeção intravenosa rápida pode causar tontura ou hipotensão.[28]

d) **Estrógenos:** os estrógenos aumentam as concentrações plasmáticas do fator von Willebrand, aparentemente, por estimulação direta da célula endotelial, porém de modo variável e sem possibilidade de prever.[23] O uso continuado de anticoncepcionais orais contendo estrogênios poderá ser eficaz contra a menorragia em situações em que os antifibrinolíticos foram ineficientes,[24] mesmo em mulheres com doença do tipo 3, em que essa modalidade terapêutica não afeta as concentrações plasmáticas do fator VIII e do fator von Willebrand.[23]

e) **Prednisona:** na hematúria, tanto os antifibrinolíticos como os concentrados de fator aumentam o risco da formação de coágulos com consequente cólica renal. Nos pacientes com doença do tipo 3, em que o DDAVP é ineficaz, a prednisona, na dose de 0,5 mg/kg/dia, por 5 dias, e 0,25 mg/kg/dia, nos 5 dias subsequentes, pode ser útil no tratamento da hematúria de intensidade moderada. Aparentemente, atua nos capilares renais e não propicia a formação de coágulos maiores.[24]

f) **Hemostasia local:** o uso local de selantes de fibrina é indicado nas exodontias e nas postectomias, sempre associado à aplicação local e sistêmica de droga antifibrinolítica.[24] A aplicação de Gelfoam, embebido com antifibrinolítico, é eficaz no tratamento de epistaxe.[24]

Tabela 67.3

▶ Doses recomendadas de concentrados de fator VIII-fator von Willebrand.

Situação clínica	Dose (UI/kg)	Administração	Objetivo
Cirurgia de grande porte	50	Diária ou em dias alternados	FVIII:C> 50UI/dL por pelo menos 7 dias
Cirurgia de pequeno porte	30	Diária ou em dias alternados	FVIII:C> 30UI/dL por pelo menos 5-7 dias
Exodontia	20-40	Única	FVIII:C> 30 UI/dL por 6 horas
Sangramento espontâneo ou pós-traumático	20-40	Única	

Tratamento da doença de von Willebrand durante a gestação e o parto

Durante a gestação, o fator von Willebrand começa a aumentar entre a 6ª e a 11ª semanas gestacionais e no terceiro trimestre pode ter aumentado 3 a 4 vezes, de modo que muitas pacientes com doença de von Willebrand tipo 1 atingem valores dentro da normalidade.[22,31] Nas mulheres com doença de von Willebrand subtipo 2B o incremento do fator von Willebrand anormal pode causar plaquetopenia, mas usualmente sem necessidade de intervenção.[31] Contudo, em alguns casos, o número das plaquetas atinge valores críticos e o uso de concentrados de fator VIII-fator von Willebrand pode corrigir a plaquetopenia.[28] Nas pacientes com doença do tipo 3, não são observadas alterações significantes do fator VIII e fator von Willebrand.[22,28] Como os incrementos do fator VIII e do fator von Willebrand são variáveis, as pacientes devem ser acompanhadas durante toda a gravidez e por várias semanas após o parto, quando as concentrações desses fatores podem cair abruptamente, podendo ocorrer sangramento anormal entre o 4º e o 5º dia pós-parto.[22,31]

Para parto vaginal, consideram-se seguros valores de FVW:RCo iguais ou superiores a 40 UI/dL; já para parto cesárea a atividade do fator von Willebrand deve ser superior a 50 UI/dL.[31] Nos casos em que não se atingem os valores mínimos necessários, os concentrados de fator von Willebrand serão obrigatórios, sendo mantidos por 7 dias nos partos por via cesareana e nas mulheres com doença do tipo 3 que tiveram parto por via vaginal.[28] De maneira geral, uma boa condição hemostática é sempre mantida por até 7 dias após o parto, independentemente da via utilizada (normal ou cesárea).[31] No caso do emprego do DDAVP, a puérpera deverá ser controlada quanto à retenção hídrica.[31] O DDAVP deve ser evitado nos casos de pré-eclampsia.[31] Nos casos de sangramento pós-parto, os antifibrinolíticos devem ser evitados tendo em vista o risco de eventos trombóticos.[28]

Embora as anestesias axiais possam ser empregadas na maioria das mulheres com doença de von Willebrand tipo 1 que evoluíram com normalização dos valores plasmáticos do fator VIII e fator von Willebrand, deve-se sempre levar em consideração o grau de correção desses fatores, a possibilidade de anormalidade plaquetária residual, a provável taxa de redução do fator von Willebrand no pós-parto e os possíveis riscos de hemorragia/hematoma medular.[31] Esses riscos devem sempre ser confrontados com os riscos de uma anestesia geral. Para as pacientes com doença de von Willebrand tipos 2 e 3 não se indicam anestesias axiais.[31]

Os recém-nascidos com possibilidade de serem portadores de doença de von Willebrand tipos 2 e 3 devem ser testados e avaliados para exclusão de sangramento em sistema nervoso central.[31]

REFERÊNCIAS BIBLIOGRÁFICAS

1. Sadler JE, Budde U, Eikenboom JCJ, Favaloro EJ, Hill FGH, Holmberg L, et al. Update on the pathophysiology and classification of von Willebrand disease: a report of the Subcommittee on von Willebrand Factor. J Thromb Haemost. 2006;4:2103-14.

2. Holmberg L, Nilsson IM. Von Willebrand's disease. Clin Hematol. 1985;14:461-88.

3. Rodeghiero F, Castaman G, Dini E. Epidemiological investigation of the prevalence of von Willebrand's disease. Blood. 1997;69:454-9.

4. Batlle J, Torea J, Rendal E, Fernández MFL. The problem of diagnosing von Willebrand's disease. J Intern Med. 1997;242(Suppl. 740):121-8.

5. Mannucci PM. Treatment of von Willebrand's disease. N Engl J Med. 2004;351:683-94.

6. Furlan M. Von Willebrand factor: molecular size and functional activity. Ann Hematol. 1996;72:341-8.

7. Meyer D, Girma J-P. Von Willebrand factor: structure and function. Thromb Haemost. 1993;70:99-104.

8. Ewenstein BM. Von Willebrand's disease. Ann Rev Med. 1997;48:525-42.

9. Rosenfeld SJ, Gralnick HR. Von Willebrand's disease. In: Ratnoff OD, Forbes CD (eds.). Disorders of hemostasis. 3.ed. Philadelphia: Saunders, 1996. p.186-207.

10. Ruggeri Z, Ware J. Von Willebrand factor. FASEB Journal. 1993;7:308-16.

11. Sadler JE. Von Willebrand factor. J Biol Chemistry. 1991;266:22777-80.

12. Bowen DJ, Hampton KK. Von Willebrand disease and its diagnosis. In: Poller L, Ludlam CA (eds.). Recent advances in blood coagulation. New York: Churchill Livingstone, 1997. p.202-19.

13. Tsai HM, Nagel RL, Hatcher VB, Sussman II. Multimeric composition of endothelial cell-derived von Willebrand factor. Blood. 1989;73(8):2074-6.

14. Sporn LA, Marder VJ, Wagner DD. Inducible secretion of large, biological potent von Willebrand factor multimers. Cell. 1986;46(2):185-90.

15. Nichols WL, Hultin MB, James AH, Manco-Johnson MJ, Montgomery RR, Ortel TL, et al. Von Willebrand disease (VWD): evidence-based diagnosis and management guidelines, the National Heart, Lung, and Blood Institute (NHLBI) Expert Panel report (USA). Haemophilia. 2008;14:171-232.

16. Warner PE, Critchley HO, Lumsden MA, Campbell-Brown M, Douglas A, Murray GD. Menorrhagia: I. Measured blood loss, clinical features, and outcome in women with heavy periods: a survey with follow-up data. Am J Obstet Gynecol. 2004;190:1216-23.

17. Cattaneo M, Federici AB, Mannucci PM. Diagnosis and treatment of von Willebrand's disease. Int J Pediatr Hematol Oncol. 1994;1:499-508.

18. Federici AB. Diagnosis of von Willebrand disease. Haemophilia. 1998;4:654-60.

19. Blombäck M, Eneroth P, Landgren B-M, Lagerström M, Anderson O. On the intraindividual and gender variability of haemostatic components. Thromb Haemost. 1992;67:70-5.

20. Gill JC, Endres-Brooks J, Bauer PJ, Marks WJJ, Montgomery RR. The effect of ABO blood group on the diagnosis of von Willebrand disease. Blood. 1987;69:1691-5.

21. Phillips MD, Santhouse A. Von Willebrand disease: recent advances in pathophysiology and treatment. Am J Med Sci. 1998;316:77-86.

22. Federici AB, Mannucci PM. Diagnosis and management of von Willebrand disease. Haemophilia. 1999;5(Suppl. 2):28-37.

23. Mannucci PM, Federici AB. Treatment of von Willebrand disease. In: Poller L, Ludlam CA (eds.). Recent advances in blood coagulation. New York: Churchill Livingstone, 1997. p.221-33.

24. Schulman S. Haemostatic and replacement therapy in von Willebrand disease. Haemophilia. 1999;5(Suppl. 2):57-9.

25. Castaman G, Federici AB, Rodeghiero F, Mannucci PM. Von Willebrand's disease in the year 2003: towards the complete identification of gene defects for correct diagnosis and treatment. Haematologica. 2003;88:94-108.

26. II GCW, Montgomery RR. Clinical aspects and therapy for von Willebrand disease. In: Hoffman R, Benz Jr EJB, Shattil SJ, Furie B, Cohen HJ (eds.). Hematology basic principles and practice. New York: Churchill Livingstone, 1991. p.1362-72.

27. Lethagen S. Haemostatic treatment in connection with surgery in patients with von Willebrand disease. Haemophilia. 1999;5(Suppl. 2):60-7.

28. Anonymous. Treatment and management of von Willebrand disease. Haemophilia. 1997;3(Suppl. 2):4-8.

29. Mannucci PM. Venous thromboembolism in von Willebrand disease. Thromb Haemost. 2002;88:378-9.

30. Mannucci PM. Hemostatic drugs. N Engl J Med. 1998;339:245-53.

31. Pasi KJ, Collins PW, Keeling DM, Brown SA, Cumming AM, Dolan GC, et al. Management of von Willebrand disease: a guideline from the UK Haemophilia Centre Doctors' Organization. Haemophilia. 2004;10:218-31.

capítulo 68

Coagulação Intravascular Disseminada

Margareth Castro Ozelo • Erich Vinícius de Paula

DEFINIÇÃO E FISIOPATOLOGIA

A definição clássica de Coagulação Intravascular Disseminada (CIVD) é de uma síndrome clínico-patológica caracterizada por ativação desregulada da coagulação e deposição de fibrina intravascular.[1] No entanto, a CIVD não deve ser entendida como uma doença específica, ou como um sintoma isolado, mas sim como uma síndrome que é invariavelmente desencadeada por outras doenças. Doenças capazes de desencadear a CIVD apresentam em comum o fato de induzirem a ativação da hemostasia de forma patológica e desregulada. Nessas doenças, os componentes que contribuem para a ativação desregulada da coagulação e para a perpetuação da CIVD incluem: (1) expressão de fator tissular; (2) incapacidade das vias anticoagulantes naturais em conter o processo de ativação da coagulação; e (3) bloqueio de mecanismos naturais de controle da fibrinólise, caracterizado tanto pelo aumento, quanto pela inibição desregulada da fibrinólise, mediadas pela plasmina e pelo Inibidor do Ativador do Plasminogênio do tipo 1 (PAI-1), respectivamente.[2] O efeito final desses três processos depende da extensão e da velocidade de instalação da doença de base, podendo levar tanto a fenômenos trombóticos quanto hemorrágicos.

Na maioria dos casos de CIVD aguda, o resultado inicial é um estado de hipercoagulabilidade, que resulta na ativação de plaquetas e consumo de fatores da coagulação, seguido por deficiência desses fatores, plaquetopenia e sangramentos (Figura 68.1).

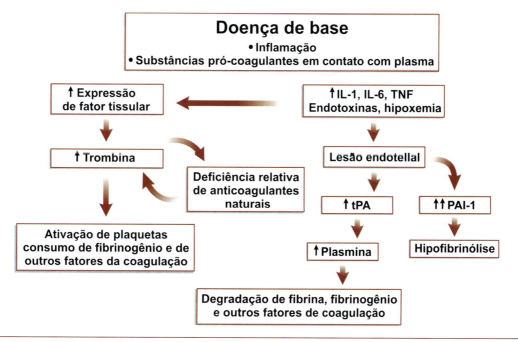

Figura 68.1 Fisiopatologia da CIVD. Esquema fisiopatológico simplificado mostrando os principais componentes da fisiopatologia da CIVD, com destaque para a ação do fator tissular, trombina, deficiência relativa de anticoagulantes naturais e inibidor do ativador do plasminogênio do tipo 1 (PAI-1). IL-1: interleucina 1, IL-6: interleucina 6, TNF: fator de necrose tumoral-α, tPA: ativador do plasminogênio tissular.

Em linhas gerais, as doenças capazes de levar à CIVD podem ser divididas em dois grupos, conforme descrito na Tabela 68.1. No primeiro grupo incluem-se aquelas condições em que a ativação patológica da hemostasia é desencadeada como parte de uma resposta inflamatória sistêmica mais exuberante. O exemplo mais clássico e ilustrativo desse grupo de condições é a sepse, durante a qual ocorre, entre outras coisas, expressão anômala intravascular de fator tissular,[3] deficiência funcional de proteína C ativada,[4] e aumento da liberação de PAI-1.[2] Outras condições que cursam com respostas inflamatórias sistêmicas exuberantes capazes de levar à CIVD por mecanismos semelhantes incluem traumas graves, reações hemolíticas agudas e lesões teciduais graves como nas pancreatites. No segundo grupo, incluem-se as condições em que o contato do meio intravascular com substâncias pró-coagulantes precede a ocorrência da resposta inflamatória sistêmica. De fato, nessas condições é a própria presença dessas substâncias que ativa a coagulação. Além do exemplo clássico da embolia de líquido amniótico, é bastante ilustrativo o exemplo do melanoma maligno, uma neoplasia capaz de produzir neovasos para nutrição tumoral que expressam de forma anômala o fator tissular levando à ativação da coagulação.

DIAGNÓSTICO DA CIVD

O diagnóstico de CIVD deve ser considerado em qualquer paciente que apresente sangramentos em mais de um sítio e/ou tromboses, e que concomitantemente apresente uma doença de base em que a ativação desregulada da coagulação possa ocorrer. No passado, muitas listas de doenças que cursam com CIVD foram publicadas, sem que nenhuma delas pudesse de fato esgotar todas as possibilidades. Por esse motivo, mais importante do que o acesso a mais uma lista limitada de condições potencialmente associadas a CIVD, o médico deve compreender os mecanismos fisiopatológicos desencadeantes da CIVD (Tabela 68.1), a fim de ser capaz de associar um quadro clínico variável e inespecífico a condições tão heterogêneas quanto alguns dos exemplos descritos na Tabela 68.1.

Após o reconhecimento que um paciente com sangramentos, tromboses ou concomitância de ambos é portador de uma condição como potencialmente associada à CIVD, a confirmação diagnóstica pode ser feita por achados relativamente simples. Os dados laboratoriais comumente observados são o prolongamento do Tempo de Protrombina (TP), Tempo de Tromboplastina Parcial ativada (TTPa) e Tempo de Trombina (TT); consumo progressivo dos níveis de fibrinogênio; plaquetopenia progressiva; presença de esquizócitos no esfregaço de sangue periférico; e aumento dos níveis de Produtos de Degradação de Fibrina (PDF) ou de dímeros-D.

No entanto, um aspecto muito importante a ser considerado é o aspecto dinâmico do quadro clínico e laboratorial de um paciente com CIVD. De fato, as manifestações clínicas e laboratoriais em pacientes com CIVD são determinadas por duas variáveis relacionadas ao mecanismo responsável pela ativação desregulada da coagulação. São elas: (1) a velocidade de instalação e (2) a extensão do processo.[5] Assim, no paciente com CIVD aguda em que a ativação da coagulação ocorre de forma rápida, maciça e persistente, as manifestações hemorrágicas tendem a prevalecer sobre as trombóticas, e o laboratório mostrará aumento do TP, TTPa, TT e dímeros-D, associado a diminuição da contagem de plaquetas e do fibrinogênio. No outro extremo, um paciente com uma neoplasia oculta pode apresentar apenas fenômenos trombóticos de repetição, com alterações mínimas ou mesmo ausentes no TP, TTPa e TT. Para esse paciente, só o reconhecimento da possibilidade de uma neoplasia oculta como mecanismo para uma CIVD crônica, que cursa com elevação importante dos níveis de dímeros-D, permitiria um diagnóstico tão importante para o tratamento do paciente. O uso de testes complexos de coagulação não modifica o tratamento nem gera informações prognósticas mais precisas do que o uso dos testes citados acima.

A fim de simplificar a confirmação laboratorial de CIVD, a Sociedade Internacional de Hemostasia e Trombose (ISTH) publicou em 2001 um escore para o diagnóstico de CIVD.[6,7] Nessa avaliação, a presença de uma doença de base é a condição primária para a aplicação do algoritmo. Um escore de 5 pontos ou mais é compatível com CIVD franca (Figura 68.2). A utilização do escore também ajuda para avaliar a evolução dos casos confirmados de CIVD

Tabela 68.1

▶ Exemplos de condições associadas a CIVD.

Ativação da hemostasia pela resposta inflamatória sistêmica	Exposição da corrente sanguínea a substâncias pró-coagulantes
■ Sepse	■ Neoplasias
■ Trauma	■ Embolia de líquido amniótico
■ Pancreatite	■ Descolamento prematuro de placenta
■ Insuficiência hepática grave	■ Pré-eclampsia
■ Incompatibilidade ABO	■ Tumores vasculares e aneurismas
■ Síndrome de lise tumoral	■ Embolia gordurosa

Tratado de Hematologia

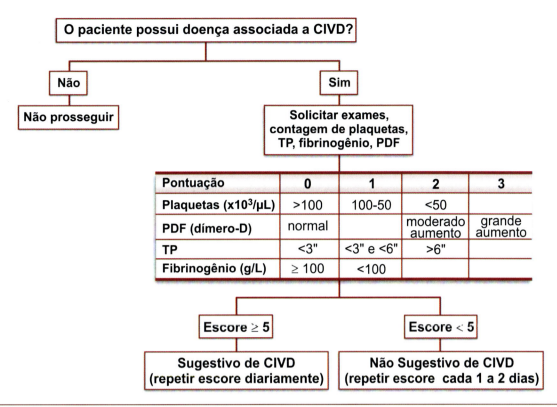

Figura 68.2 Algoritmo para diagnóstico de CIVD.

(escore ≥5 pontos), ou onde a CIVD não foi plenamente estabelecida (escore < 5 pontos). Para isto é recomendado que o escore seja periodicamente reavaliado. Não obstante, é importante reforçar que no paciente com CIVD aguda e sangramento, a presença da suspeita clínica associada a alterações de testes de hemostasia de rotina, como a contagem de plaquetas, o TP e a dosagem de fibrinogênio, são suficientes para o diagnóstico e para o manejo clínico da CIVD.

TRATAMENTO DA CIVD

O tratamento da CIVD é fundamentado sobretudo no controle da doença de base e na terapia de suporte. Na maioria dos casos, ao resolver a doença associada à CIVD, a coagulopatia é também revertida. A terapia de suporte está baseada nas manifestações clínicas e não necessariamente apenas nos dados laboratoriais. Assim, a indicação da transfusão de hemocomponentes, como concentrados de plaquetas e plasma fresco congelado, deve ser considerada de acordo com a presença de manifestações hemorrágicas ou necessidade de manutenção da hemostasia pré-procedimento e não baseada exclusivamente nos resultados de exames.[8]

Como a CIVD é uma situação caracterizada por extensa ativação da coagulação, o uso de tratamento anticoagulante também pode ser discutido. Em alguns casos, quando há predominantemente a ocorrência de trombose e o risco hemorrágico é baixo, pode-se considerar o uso de heparina com o devido monitoramento clínico e laboratorial.[8] Outros agentes com ação anticoagulante, como as formas recombinantes da antitrombina, TFPI e proteína C ativada, foram testados ao longo dos últimos anos para o controle da CIVD. Como conclusão da análise de diversos estudos clínicos, nenhum destes agentes se mostrou benéfico em casos de CIVD associada à sepse.[8,9] Os medicamentos com ação antifibrinolítica devem ser de maneira geral evitados.[10]

O recente avanço no conhecimento da fisiopatologia envolvida na CIVD tem contribuído para o desenvolvimento de novas opções terapêuticas para o controle dessa situação.[11]

REFERÊNCIAS BIBLIOGRÁFICAS

1. Levi M, ten Cate H, van der Poll T, van Deventer SJ. Pathogenesis of disseminated intravascular coagulation in sepsis. JAMA. 1993;270:975-9.
2. Levi M, van der Poll T. Inflammation and coagulation. Crit Care Med. 2010;38:S26-34.
3. Osterud B, Flaegstad T. Increased tissue thromboplastin activity in monocytes of patients with meningococcal infection: related to an unfavourable prognosis. Thromb Haemost. 1983;49:5-7.
4. Esmon CT. Protein C pathway in sepsis. Ann Med. 2002;34:598-605.
5. Levi M. Hemostasis and thrombosis in critically ill patients. Semin Thromb Hemost. 2008;34:415-6.
6. Taylor Jr FB, Toh CH, Hoots WK, Wada H, Levi M. Towards definition, clinical and laboratory criteria, and a scoring system for disseminated intravascular coagulation. Thromb Haemost. 2001;86:1327-30.
7. Toh CH, Hoots WK. The scoring system of the Scientific and Standardisation Committee on Disseminated Intravascular Coagulation of the International Society on Thrombosis and Haemostasis: a 5-year overview. J Thromb Haemost. 2007;5:604-6.
8. Levi M, Toh CH, Thachil J, Watson HG. Guidelines for the diagnosis and management of disseminated intravascular coagulation. British Committee for Standards in Haematology. Br J Haematol. 2009;145:24-33.
9. Ranieri VM, Thompson BT, Barie PS, Dhainaut JF, Douglas IS, Finfer S, Gardlund B et al. Drotrecogin alfa (activated) in adults with septic shock. N Engl J Med. 2012;366:2055-64.
10. Mannucci PM, Levi M. Prevention and treatment of major blood loss. N Engl J Med. 2007;356:2301-11.
11. Levi M. Disseminated intravascular coagulation. Crit Care Med. 2007;35:2191-5.

capítulo 69

Outras Coagulopatias Adquiridas

Sandra Vallin Antunes

INTRODUÇÃO

As coagulopatias adquiridas caracterizam-se pela presença de alteração adquirida da hemostasia, cuja manifestação clínica mais frequente é o sangramento. Em geral apresentam como características comuns a complexidade, já que pode estar presente mais de uma alteração da hemostasia, associada à dificuldade no diagnóstico e tratamento. Em sua maioria são raras, excetuadas as que se relacionam com a deficiência de vitamina K. Entretanto, quando se considera a frequência global das coagulopatias adquiridas é superior à das coagulopatias hereditárias.

Múltiplos são os mecanismos envolvidos nessas alterações e são apresentados esquematicamente na Figura 69.1.

COAGULOPATIAS RELACIONADAS COM OS FATORES DEPENDENTES DE VITAMINA K

▶ Coagulopatia decorrente de intoxicação por antagonistas da vitamina K

Os avanços tecnológicos dos conhecimentos sobre saúde, a preocupação e os investimentos com a prevenção de doenças promoveram o aumento da sobrevida e, consequentemente, o envelhecimento da população, o que gerou o aumento de neoplasias e doenças vasculares, condições que predispõem para fenômenos tromboembólicos. Assim, estima-se que cerca de 1-1,5% da população ocidental re-

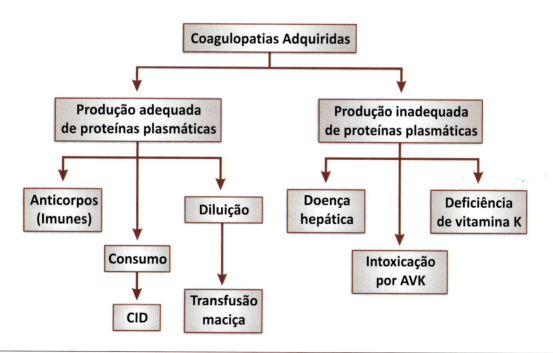

Figura 69.1 Mecanismos envolvidos na gênese das coagulopatias adquiridas.
Abreviações: AVK – antagonista da vitamina K; CID – coagulação intravascular disseminada.

ceba warfarina como profilaxia de trombose. A warfarina é um dos Antagonistas da Vitamina K (AVK) mais amplamente utilizados; tem uma estreita faixa terapêutica (RNI entre 2 e 4) e, portanto, as intoxicações que resultam em hemorragias maiores chegam a acometer 1% dos usuários por ano, e, destas, a incidência de hemorragias fatais perfaz 0,25 a 0,5%.

Deve ser destacado que existem inúmeros medicamentos que interagem com a warfarina, seja como antagonistas ou potencializadores da ação. Também há condições clínicas que podem estar associadas a risco aumentado de sangramento e devem ser levadas em consideração durante o acompanhamento desses pacientes. Essas condições estão apresentadas na Tabela 69.1. O tratamento é variável e estabelecido de acordo com o quadro clínico, os valores de RNI e a urgência. Podem ser consideradas apenas a suspensão do AVK, administração de vitamina K ou transfusão de hemoderivados ou hemocomponentes.

Tabela 69.1

▶ Condições associadas a aumento no risco de sangramento com o uso de antagonistas da vitamina K.

Idade superior a 65 anos	
Cardiológica	**Renal**
■ Hipertensão arterial sistêmica não controlada	■ Insuficiência Renal
Gastrintestinal	**Trauma**
■ História de sangramento	■ Recente
■ Úlcera ativa	■ Quedas
■ Insuficiência hepática	
Hematológica ou Oncológica	**Consumo de Álcool**
■ Plaquetopenia ou disfunção plaquetária	Uso de medicação
■ Alteração da coagulação	
Neurológica	
■ História de acidente vascular cerebral	

▶ Coagulopatia associada à doença hepática

O fígado é órgão vital para a hemostasia, pois tanto sintetiza fatores da coagulação (com exceção do Fator de Von Willebrand – FVW) quanto substâncias anticoagulantes como as proteínas C e S. Assim produz tanto elementos que promovem a hemostasia como os que impedem as tromboses, além dos que atuam na fibrinólise. O equilíbrio entre essas proteínas é que permite que seja mantida a fluidez do sangue e a capacidade de coagulação na presença de traumas. Além de sua capacidade de produção, o fígado

é responsável pela eliminação de produtos que potencialmente interferem com a coagulação, como os produtos de degradação da fibrina, os fatores da coagulação ativados e de toxinas provenientes do trato gastrintestinal que podem contribuir para a ativação crônica da coagulação. Não existem testes laboratoriais que evidenciam essa situação e os existentes não refletem adequadamente a condição hemostática do portador de doença hepática.

É notório que, associada à alteração na produção, a colestase interfere na absorção de vitamina K pelo trato gastrintestinal e sua falta causa a produção anormal dos fatores da coagulação, já que ela é um cofator para a carboxilação dos resídos de ácido glutâmico dos fatores II, VII, IX e X, bem como das proteínas C e S. Essa carboxilação resulta no chamado domínio Gla, responsável por mediar a ligação dos fatores coagulantes aos fosfolípides, reação que é dependente de cálcio e indispensável na formação do coágulo.

Outros mecanismos que podem estar envolvidos na alteração da coagulação de indivíduos portadores de doença hepática são a hipertensão portal, que pode levar à ativação da coagulação e consumo crônico de fatores da coagulação e à plaquetopenia.

Os sangramentos surgem quando ocorre o desequilíbrio entre a produção desses elementos ou por rotura das varizes de esôfago nos indivíduos cirróticos e diferem nos processos agudos e crônicos (Figura 69.2).

A reposição de vitamina K pode corrigir a deficiência decorrente da colestase e a administração de 10 mg por via parenteral a cada 5 a 7 dias pode promover a correção.

Quando há sangramentos, não há consenso quanto ao tratamento, no entanto deve ser baseado na alteração hemostática dominante. Pode consistir na administração de hemocomponentes como plasma fresco congelado na dose de 10 a 20 mL/kg de peso, crioprecipitado (1U/10 kg de peso) e concentrado de plaquetas (1U/10 kg de peso), com respostas variáveis. Podem ser utilizados hemoderivados, tais como Concentrado de Complexo Protrombínico (CCP) e fator VII ativado recombinante (rFVIIa), porém com cuidado, já que podem exacerbar a hipertensão portal e causar lesão pulmonar aguda associada a transfusão (TRALI). Medicamentos como a desmopressina (DDAVP) e os antifibrinolíticos, como a aprotinina e o ácido tranexânico, também podem ser utilizados.

▶ Coagulopatia decorrente da deficiência de vitamina K

A vitamina K é obtida pelo organismo a partir da dieta e da flora intestinal e, como descrito anteriormente, atua na carboxilação dos fatores da coagulação; sua deficiência causa a formação de moléculas não funcionantes. Pode estar deficiente em dietas pobres em verduras com folhas verdes, nas situações clínicas em que haja a alteração da flora intestinal, colestase ou na imaturidade hepática. Sua deficiência causa a formação de fatores II, VII, IX e X não funcionantes.

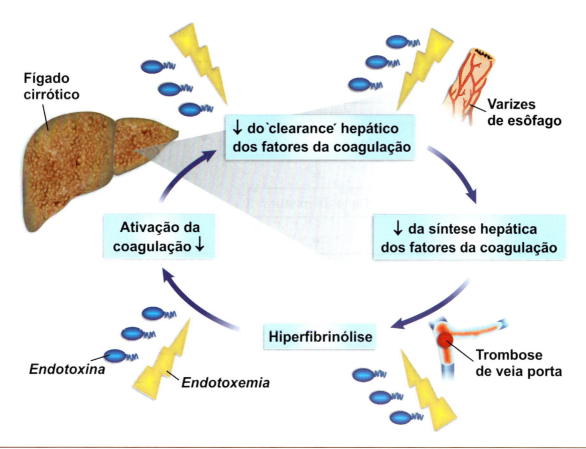

Figura 69.2 Alterações da hemostasia na cirrose hepática.
(Modificado de Basili S et al. European Journal of Internal Medicine 2010; 21:62-4).

O tratamento consiste na reposição de vitamina K e a administração de 1 a 3 mg por via oral pode promover a correção de deficiência em 12 a 24 horas.

COAGULOPATIAS ASSOCIADAS A INIBIDORES DOS FATORES DE COAGULAÇÃO

▶ Hemofilia A Adquirida (HAA)

Ocorre quando há produção de anticorpos contra o fator VIII da coagulação. Dois estudos no Reino Unido descreveram incidência de 1,3 a 1,5 caso por milhão por ano. É mais comum em idosos, cuja incidência passa a 14,7 casos por milhão por ano em pessoas com idade superior a 85 anos. Colins e Percy, em revisão publicada em 2009, apontam até 40% de pacientes com diagnóstico de HAA com idade entre 71 e 80 anos. É rara em crianças, com incidência de 0,05 milhão ao ano. Em geral é condição secundária a outras doenças, tais como colagenoses, doenças malignas e gestação. Quanto ao quadro clínico é variado, com sangramentos imprevisíveis, mais frequentemente equimoses, hematomas musculares e de tecidos moles, que podem ser extensos, dos quais 25% são leves e não requerem terapia.

▶ Doença de Von Willebrand Adquirida (DVWA)

A primeira descrição dessa condição ocorreu em 1968 em paciente portadora de lúpus eritematoso disseminado. É rara, em geral estando associada a doenças linfo ou mieloproliferativas (48 a 63%), tumores sólidos, doenças imunológicas e cardiovasculares (46%), além de outras condições, como as gamopatias monoclonais (31%).

Causada devido à remoção acelerada do FVW da circulação, por mecanismos diversos: 1) presença de autoanticorpos específicos e não específicos com formação de imunocomplexos circulantes; 2) absorção do FVW pelos clones de células malignas; 3) perda dos Multímeros de Alto Peso Molecular (MAPM) do FVW sob rápida circulação.

O diagnóstico é feito com base nos parâmetros laboratoriais característicos da DVW, ou seja, determinação do Fator de Von Willebrand Antígeno (FVW:Ag) ou capacidade de ligação ao colágeno, determinação do cofator de Ristocetina (FVW:CoR), análise multimérica no plasma e plaquetas, teste para anticorpos anti-FVW (dosagem do FVW em mistura). Mais recentemente foi descrita técnica de ELISA para detectar anticorpos anti-FVW.

O algoritmo para diagnóstico das coagulopatias adquiridas causadas por anticorpos está apresentado na Figura 69.3.

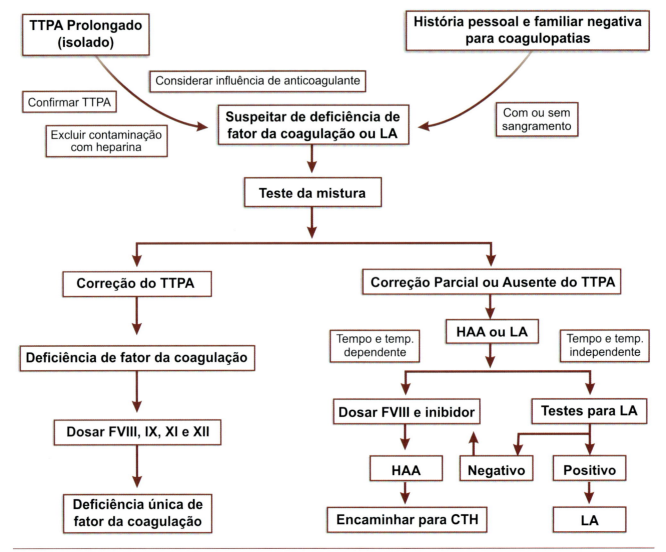

Figura 69.3 Algoritmo para o diagnóstico de inibidor adquirido.
TTPA: tempo de tromboplastina parcial ativado; FVIII: fator VIII; LA: anticoagulante lúpico; HAA: hemofilia A Adquirida; temp: temperatura; CTH: centro de tratamento de hemofilia.
Teste de mistura: medida do TTPA com 50% do plasma do paciente e 50% do plasma normal, logo após a mistura e depois da incubação da mistura por 2 horas a 37°C. (Modificado de Collins *et al*. BMC Research Notes 2010; 3:161)

O tratamento dos inibidores dos fatores de coagulação tem como objetivos o controle dos episódios de sangramento, bem como a prevenção de sangramentos em procedimentos invasivos; porém sempre que possível o controle da doença de base, seja com cirurgia, quimioterapia, radioterapia, imunossupressores, bem como a suspensão de droga é o que pode levar à erradicação dos anticorpos. O controle de sangramentos depende da quantidade dos anticorpos circulantes, da gravidade do episódio hemorrágico e pode ser obtido com a administração de DDAVP, CCP, concentrado de Complexo Protrombínico Parcialmente Ativado (CPPA), imunoglobulina endovenosa e rFVIIa.

Quanto ao tratamento, este deve ser individualizado, se possível tratando a doença de base e a longo prazo promovendo a erradicação com drogas imunossupressoras, sendo a mais utilizada a prednisona (na dose de 1 a 2 mg/kg de peso), que pode ser associada a ciclofosfamida (na dose de 1 a 2 mg/kg de peso) nos casos refratários.

O ideal é a educação do paciente na prevenção de traumas, e, quando há sangramentos, os chamados agentes de "bypass", o CPPA (50 a 100 UI/kg de peso a cada 8 a 12 horas, com dose máxima de 200 UI em 24 horas) e o rFVIIa (na dose de 90 μg/kg de peso a cada 2 a 3 horas) são os mais utilizados.

COAGULOPATIA ASSOCIADA À TRANSFUSÃO MACIÇA

Considera-se como transfusão maciça a troca de volume maior que o da volemia do paciente em 24 horas ou a infusão de sangue com taxa superior a 100 mL/min, consequentemente, causando uma coagulopatia dilucional com depleção dos fatores da coagulação.

Ocorre quando há hemorragias graves como em politraumas, cirurgias, condições obstétricas, hemorragias gastrintestinais, coagulação intravascular disseminada. Os testes laboratoriais considerados básicos são hematócrito, contagem de plaquetas e os que avaliam a hemostasia: TP, TTPA e fibrinogênio.

Uma unidade de concentrado de glóbulos vermelhos pode reduzir a temperatura em 0,25 °C. Assim, a transfusão maciça pode trazer como complicações a hipotermia que altera a função plaquetária, além de reduzir a eficiência das reações da coagulação e aumentar a fibrinólise.

O tratamento é dependente dos parâmetros laboratoriais, mas sobretudo do quadro clínico. Podem ser utilizados plasma fresco congelado (10 a 20 mL/kg de peso) e os concentrados de plaquetas (1U/10 kg de peso).

A alteração dos níveis de cálcio, hipocalcemia, também pode ocorrer devido ao anticoagulante usado nas bolsas de sangue, o citrato de sódio, que não causa alteração da coagulação, mas é responsável por arritmias cardíacas.

A prevenção com o aquecimento das unidades e o cuidado com a reposição de cálcio e de bicarbonato são importantes para que o risco de ocorrência dessa coagulopatia seja minimizado.

▶ Considerações e recomendações gerais

As coagulopatias adquiridas constituem manifestações que podem ser encontradas em diferentes doenças de todas as especialidades médicas. De forma geral são complexas e de grande variabilidade e é de grande importância que o diagnóstico seja preciso, precoce e, quando possível, antes da realização de intervenções que potencialmente produzam trauma e, consequentemente, sangramento.

O tratamento depende do diagnóstico da alteração e a interação com outras especialidades é muito frequente.

Em todas essas condições, medidas gerais podem representar redução da morbidade e dentre estas as mais relevantes são: evitar a utilização de drogas que alteram função plaquetária e a exposição a traumas. Quando houver a necessidade de realização de procedimentos invasivos, sua indicação deve ser precisa e os cuidados preparatórios, como o diagnóstico preciso da alteração hemostática, a determinação dos produtos mais adequados para obtenção da hemostasia, bem como a manutenção de estoques suficientes para todo o período perioperatório, são mandatórios.

REFERÊNCIAS CONSULTADAS

1. Basili S, Raparelli V, Violi F. The coagulopathy of chronic liver disease: is there a causal relationship with bleeding? Yes. Eur J Int Med. 2010;21:62-4.
2. Collins P, Baudo F, Huth-Kühne A, Ingerslev J, Kessler CM, Castellano MEM, et al. Consensus recommendations for the diagnosis and treatment of acquired hemophilia A. BMC Research Notes 2010; 3:161. http://www.biomedcentral.com/1756-0500/3/161
3. Colins P, Percy C. Advances in the understanding of acquired haemophilia A: implications for clinical practice. Br J Haematol. 2009;148:183-94.
4. DeLoughery TG. Management of acquired bleeding problems in cancer patients. Emerg Med Clin N Am. 2009;27:423-44.
5. Franchini M, Zaffanello M, Lippi G. Acquired hemophilia in pediatrics: a systematic review. Pediatr Blood Cancer. 2010; 55:606-11.
6. Hirsh J, Guyatt G, Albers GW, Harrington R, Schünemann HJ. American College of Chest Physicians Evidence-Based Clinical Practice Guidelines (8th Edition). CHEST. 2008;133:71S-105S.
7. Lisman T, Caldwell SH, Burroughs AK, Northup PG, Senzolo M, Stravitz RT, et al. Hemostasis and thrombosis in patients with liver disease: the ups and downs. J Hepatol. 2010;53:362-71.
8. Pernod G, Godiér A, Gozalo C, Tremey B, Sié P. French clinical practice guidelines on the management of patients on vitamin K antagonists in at-risk situations (overdose, risk of bleeding, and active bleeding). Thromb Res. 2010;126:e167-e174.

Parte · 17

Tromboses

Resumo dos capítulos

Capítulo 70 Trombofilias Hereditárias

Capítulo 71 Trombofilias Adquiridas

Capítulo 72 Tromboses Venosas

Capítulo 73 Tromboses Arteriais

Capítulo 74 Anticoagulantes. Indicações e Complicações. Controle da Anticoagulação

capítulo · 70

Trombofilias Hereditárias

Suely Meireles Rezende

CONCEITOS BÁSICOS

O termo **trombofilia** refere-se à tendência para o desenvolvimento de trombose. A trombofilia pode ser de causa adquirida ou hereditária. A trombofilia de causa adquirida pode advir de processos fisiológicos ou patológicos. A Trombofilia Hereditária (TH) refere-se a uma tendência geneticamente determinada para o desenvolvimento de trombose, embora pacientes com TH possam nunca desenvolvê-la. Quase sempre o termo é mais empregado na abordagem do Tromboembolismo Venoso (TEV). A TH é uma entidade clínica recentemente descrita, cujos primeiros relatos ocorreram a partir da descoberta da deficiência de Antitrombina (AT) em 1965.[1] Desde então, várias outras alterações associadas ao TEV foram descritas.

O tromboembolismo pode ser arterial ou venoso, de acordo com o tipo de vaso acometido, se artéria ou veia, respectivamente. Embora Virchow tenha postulado a necessidade de pelo menos um dentre três fatores (dano ao endotélio vascular, estase sanguínea e tendência a hipercoagulabilidade) para a trombogênese, esses fatores não contribuem na mesma medida para o desenvolvimento do processo trombótico. No caso do TE arterial, a patogênese envolve as alterações na parede do vaso (arteriosclerose) e fatores de risco tais como hipertensão, tabagismo, diabetes e dislipidemia. Por outro lado, no TEV, a patogênese envolve fatores que levam a estase, imobilização e hipercoagulabilidade. A trombose arterial e seus fatores de risco serão abordados no Capítulo 73.

O TEV refere-se a obstrução da circulação por coágulo formado localmente (trombo) ou liberado de um trombo formado em outro local no corpo (êmbolo). Suas principais manifestações clínicas são a Trombose Venosa Profunda (TVP) e a Embolia Pulmonar (EP).

ETIOLOGIA E PATOGENIA

A TH decorre de mutações nos genes que codificam proteínas da coagulação e anticoagulantes naturais. Es-

sas mutações podem ocasionar deficiências quantitativas, qualitativas (funcionais) ou ambas. A deficiência quantitativa ocorre quando a mutação determina uma redução dos níveis de RNA mensageiro ou afeta uma porção da proteína essencial para a sua estabilidade ou conformação. A deficiência qualitativa ocorre quando a mutação provoca a substituição de um aminoácido que é essencial para a plena atividade da proteína ou que corresponda ao ponto de ligação proteína-proteína (sítio ativo ou de ligação).

As mutações podem ser classificadas quanto a "perda ou ganho de função", isto é, quando associam-se a redução ou elevação dos níveis proteicos, respectivamente. Mutações associadas à "perda de função" são mais raras e relacionam-se, em geral, a um risco mais elevado para TEV. Este é o caso das deficiências dos anticoagulantes naturais, tais como Proteína C (PC), Proteína S (PS) e AT. Mutações com "ganho de função" tendem a ocorrer mais frequentemente e associam-se a um menor risco para TEV, tais como a mutação do gene da Protrombina (PT) G20210A.[2]

EPIDEMIOLOGIA

O TEV é uma doença multicausal. Vários estudos demonstram que o risco de TEV aumenta quando mais de um fator de risco está presente em um indivíduo, podendo esses fatores ser adquiridos ou hereditários.[3]

Aproximadamente 50% dos casos de TEV idiopático estão associados a fatores genéticos identificáveis.[3] Diferentes fatores associados à TH podem resultar em diferentes graus de risco para TEV (Tabela 70.1). Neste contexto, o risco individual resulta da interação de vários fatores, dentre os quais os fatores genéticos, a idade do indivíduo, sexo e a gravidade do(s) evento(s).[4]

O TEV é uma condição de alta recorrência: a incidência cumulativa de um segundo episódio é de aproximadamente 30% em 8 anos.[5] Os fatores de risco relacionados ao primeiro

Tabela 70.1

▶ Prevalência de trombofilia hereditária e risco relativo de trombose.

	Deficiência			FV Leiden	Mutação PT G20210A	Altos níveis de FVIII
	AT	PC	PS			
Prevalência na população geral	0,02%	0,2%	0,03-0,13%	3-7%	0,7-4%	Variável*
RR primeiro evento trombótico	5-10	4-6,5	1-10	3-5	2-3	5
RR trombose recorrente	1,9-2.6	1,4-1,8	1-1,4	1,4	1,4	1,3-6,7

* variável conforme valor de referência; RR: Risco Relativo; AT: Antitrombina; PC: Proteína C; OS: Proteína S; FV: Fator V; FVIII: Fator VIII.
Fonte com referências no texto.

evento trombótico são diferentes dos fatores de risco associados à recorrência.[5-7] Com base nesses achados, não existe evidência que sustente a recomendação de propedêutica laboratorial para TH para predizer recorrência de trombose.

DIAGNÓSTICO

▶ Diagnóstico clínico

Diante de um paciente com quadro clínico sugestivo de TH (Tabela 70.2), deve-se realizar anamnese e exame físico cuidadoso e detalhado. A caracterização do evento quanto a sua relação com situações de risco para trombose (TEV secundário) ou não (TEV idiopático) é fundamental. Praticamente não existem achados clínicos específicos da TH, exceção feita a *purpura fulminans* neonatal ou necrose de pele induzida por cumarínico. Assim, na maioria das vezes, o quadro clínico é representado pelas manifestações do TEV, que será abordado no Capítulo 72.

Tabela 70.2

▶ Situações clínicas sugestivas de trombofilia hereditária.

- TEV idiopático, principalmente se em indivíduos com menos de 40 anos
- TEV em locais não usuais (por exemplo: vasos hepáticos, mesentéricos, cerebrais e renais; vasos retinianos não incluídos)
- TEV recorrente
- *Purpura fulminans* neonatal ou adulto
- Necrose de pele induzida por cumarínico

▶ Classificação das trombofilias hereditários

Deficiências dos anticoagulantes naturais: proteína C, proteína S e antitrombina

A Antitrombina (AT) é um importante anticoagulante natural que inibe os fatores II ativado (a), IXa, Xa, XIa e XIIa através da formação de complexo, que é acelerado mais de 1000 vezes pela heparina.[10]

A deficiência de AT é herdada como caráter autossômico dominante. Mais de 250 mutações, sendo a maioria em heterozigose, foram descritas em associação com a deficiência.[2] A deficiência de AT é uma doença clinicamente heterogênea, uma vez que as mutações associadas ao sítio de ligação da AT com a heparina conferem menor risco trombótico do que os outros subtipos. A deficiência homozigótica de AT parece ser incompatível com a vida, sendo raramente relatada.[2] A deficiência de AT pode ser também de causa adquirida devido à doença hepática, uso de heparina, Coagulação Intravascular Disseminada (CIVD) e síndrome nefrótica.

A Proteína C (PC) é uma glicoproteína dependente da vitamina K sintetizada pelo fígado sob forma inativa. A PC é ativada pela trombina ligada a trombomodulina e essa ativação é incrementada em mais de 10 vezes pela ligação ao receptor endotelial da PC. A PCa inativa os cofatores Va e VIIIa inibindo, assim, a geração de trombina.[10] A PS é um cofator para a PC ativada na inativação desses fatores. A PS também atua inibindo os complexos tenase e protrombinase independentemente do seu efeito sobre a PC ativada.[11]

As deficiências hereditárias de PC e PS foram inicialmente descritas na década de 1980. Ambas as deficiências são herdadas como caráter autossômico dominante. Casos de homozigose e dupla heterozigose foram descritos em ambas as condições. Nesses casos, os pacientes podem apresentar trombose grave nas primeiras semanas de vida, condição conhecida como *purpura fulminans*. O banco de dados referente a deficiência de PC lista atualmente 320 mutações, das quais a maioria (n=269) associada à deficiência tipo I (quantitativo).[2] A deficiência de PC pode ser adquirida, sendo, neste caso, ocasionada por doença hepática, uso de cumarínicos, CIVD e autoanticorpos contra PC.

Por causa de dificuldades relacionadas a dosagem laboratorial, a deficiência de PS é a mais difícil de se diagnosticar. Atualmente, ela é classificada em dois tipos, tipo I (quantitativo) e tipo II (qualitativo), sendo o primeiro associado a aproximadamente 90% dos casos da doença. O banco de dados que compila as mutações associadas à

660 Tratado de Hematologia

deficiência de PS lista 131 mutações.[11] As causas de deficiência adquirida de PS incluem o uso de medicamentos, tais como cumarínicos, estrógenos, L-asparaginase, e outras condições, tais como doença hepática, síndrome nefrótica, gravidez, CIVD e LES.

A prevalência das causas de TH na população geral e em indivíduos com primeiro evento e TEV recorrente encontra-se descrita na Tabela 70.1.

Resistência à proteína C ativada e fator V Leiden

Durante o processo fisiológico da hemostasia, o FVa é inativado pela PCa pela clivagem daquele em três sítios. A troca do aminoácido arginina para glicina na posição 506 do FV (um dos três sítios de clivagem) retarda essa inativação levando a uma resistência do FVa à ação da PCa. A molécula variante de FV (Arg506Gln) foi denominada FV Leiden por ter sido descrita por Bertina et al. naquela cidade da Holanda. A Resistência à PC ativada (RPCa) associa-se à mutação no FV Leiden em mais de 90-95% dos casos.[12]

O FV Leiden é a causa mais comum de TH nos países do hemisfério norte, podendo acometer até 50% de pacientes com TEV, dependendo do critério de seleção de pacientes.[2] Existe uma grande variabilidade racial na prevalência do FV Leiden, sendo comum em indivíduos dos países nórdicos e rara em japoneses e populações do Oriente.[2]

Outras causas de resistência a proteína C ativada

Em 5-10% dos casos, a RPCa é encontrada na ausência da mutação FV Leiden. Nessa condição, ela também confere um risco aumentado de TEV (risco relativo de 2,5 vezes). A RPCa, na ausência do FV Leiden, pode estar associada a fatores genéticos ou adquiridos. Dentre os fatores genéticos, destacam-se as mutações em outras regiões do FV, tais como FV Cambridge (Arg306Thr), haplótipo HR2 e a mutação Arg485Lys.[2]

A mutação no gene da protrombina

O segundo fator mais prevalente de TH é a mutação puntiforme (G20210A) na região terminal, não traduzida do gene da PT, que leva a níveis plasmáticos aumentados dessa proteína.[13] É encontrada em até 4% da população do hemisfério norte, porém com variação regional diferente daquela do FV Leiden.[2] É duas vezes mais prevalente no sul do que no norte da Europa, sendo também rara em indivíduos asiáticos e africanos. A mutação no gene da PT é encontrada em até 6% dos pacientes com TEV, conferindo baixo risco trombótico (Tabela 70.1).

Níveis plasmáticos elevados de proteínas da coagulação

O aumento dos níveis plasmáticos de várias proteínas da coagulação, tais como fibrinogênio, fator VII e fator VIII, se relaciona a um risco aumentado de TEV. Entretanto, as bases moleculares da elevação desses fatores ainda não foram completamente elucidadas, podendo estar relacionadas a fatores hereditários ou adquiridos.[2]

Mais recentemente, níveis elevados de outros fatores da coagulação (F IX, X, XI e de TAFI) foram também associados a risco aumentado de TEV, embora com risco relativo baixo. As suas bases moleculares também não foram elucidadas.

Na maioria dos laboratórios, somente a dosagem de fator VIII é incluída na propedêutica de TH.

Outras causas mais raras de trombofilia hereditária

Embora incomum (menos de 0,8% dos pacientes com história de TEV), a disfibrinogenemia hereditária associa-se à trombose arterial e venosa em até 20% dos casos. Em mulheres acometidas, existe uma incidência aumentada de problemas relacionados à gravidez, tais como trombose no pós-parto e aborto espontâneo.

Vários outros defeitos genéticos, tais como mutações em genes codificadores do inibidor da via do fator tissular, receptor endotelial da PC, trombomodulina e anormalidades do sistema fibrinolítico (deficiência de plasminogênio, displasminogenemia, níveis elevados de PAI-1 e níveis reduzidos de tPA), foram descritos como predisponentes ao TEV. Porém, além de sua baixa prevalência, existe controvérsia sobre a contribuição do sistema fibrinolítico como fator de risco para TH, não se justificando, no presente, a inclusão desses testes na propedêutica de TH.[2]

▶ Diagnóstico laboratorial

A avaliação inicial do paciente com suspeita de TH deve incluir minimamente hemograma, testes de triagem da coagulação como tempo de protrombina, Tempo de Tromboplastina Parcial ativado (TTPa), tempo de trombina, função renal e hepática.

Quando recomendado, para a propedêutica das TH, devem ser realizados testes funcionais para AT e PC, teste antigênico para PS livre, pesquisa de RPCa (e se positiva, análise genética para FV Leiden) e análise genética da mutação da PT G20210A.[8, 14] Com exceção dos dois testes genéticos (FV Leiden e mutação da PT G20210A), os resultados dos demais testes podem sofrer alterações em consequência do evento trombótico ou da terapia anticoagulante. Por isso, recomenda-se que os mesmos sejam realizados pelo menos 3 meses após o evento trombótico agudo e pelo menos 4 semanas após a suspensão da terapia anticoagulante.

Dosagens de AT, PC e PS

A dosagem da PC deve ser mensurada por método funcional, coagulométrico ou cromogênico, sendo este o de maior especificidade. A dosagem de AT deve também ser feita por método funcional, sendo o método cromogênico o de eleição em virtude de sua alta precisão. Ao contrário, a dosagem de PS livre deve ser realizada preferencialmente por método antigênico (ELISA), devido à inexistência, no mercado, de testes funcionais com boa sensibilidade e especificidade para o diagnóstico da deficiência. As dosagens de

Capítulo 70 • Trombofilias Hereditárias **661**

PC e PS não devem ser realizadas durante o uso de cumarínicos, por serem fatores dependentes de vitamina K. Caso a anticoagulação não possa ser suspensa para a coleta da amostra, recomenda-se trocar a terapia para heparina por pelo menos 2 semanas antes da realização dos testes.[14]

Resistência à Proteína C ativada

O teste de resistência à Proteína C Ativada (RPCa) baseia-se no princípio do TTPa. Idealmente, a técnica utilizada deve empregar plasma deficiente em FV, no qual o plasma do paciente deve ser pré-diluído. Essa diluição eleva a sensibilidade e especificidade do teste para a detecção do FV Leiden. Resultados positivos devem ser seguidos pela determinação genética do FV Leiden.[14]

Genotipagem para fator V Leiden e mutação da protrombina G20210A

Atualmente existem métodos automatizados e manuais para a detecção de ambas as mutações. A maioria dos métodos envolve a amplificação por reação em cadeia da polimerase, associada a método para visualização do material amplificado. A escolha dos vários métodos dependerá das facilidades e demanda de cada laboratório.[15]

Disfibrinogenemia e fator VIII

O tempo de trombina deve ser usado como método de rastreamento para a disfibrinogenemia. Caso alterado deve-se realizar a análise funcional e antigênica do fibrinogênio. Classicamente, a disfibrinogenemia apresenta-se com antígeno normal ou elevado e atividade funcional reduzida. A dosagem de fator VIII pode ser realizada por método antigênico e/ou funcional.[14]

PROPEDÊUTICA

Não existe consenso, entre os especialistas, sobre as indicações para a propedêutica laboratorial das TH. Racionalmente, a propedêutica deve ser indicada naqueles casos nos quais os resultados dos testes possam influenciar a conduta terapêutica, no aconselhamento genético ou orientação familiar.[8,9] Entretanto, os resultados dos testes não influenciam o tratamento da fase aguda do TEV, uma vez que o tratamento não difere conforme os diferentes fatores de risco encontrados. Ainda, os resultados pouco influenciam a conduta quanto à profilaxia secundária. Em geral, recomenda-se realizar propedêutica para TH nas situações indicadas na Tabela 70.2.

TRATAMENTO

O tratamento dos eventos trombóticos associados a TH deve levar em consideração o tratamento dos eventos agudos, a profilaxia primária em indivíduos assintomáticos e a profilaxia secundária.

▶ Tratamento dos eventos agudos

O tratamento do TEV agudo em pacientes com TH não difere daquele indicado para qualquer outro paciente com TEV. O tratamento previne a EP ou sua extensão, assim como a extensão de um trombo em veias profundas de membros inferiores e as recorrências. O tratamento do TEV agudo deve ser realizado com Heparina Não Fracionada (HNF) ou heparina de baixo peso molecular (HBPM) e anticoagulante oral, conforme abordado nos Capítulos 72 e 74. A duração da terapia anticoagulante após um episódio de TEV agudo em pacientes com TH é variável, podendo ser recomendada por um tempo mínimo de 3 meses (quando associada a um fator de risco transitório) até 12 meses (se trombose idiopática ou TEV em sítios não usuais, por exemplo, em vaso cerebral ou mesentérico).[9]

Uma entidade grave denominada *purpura fulminans* pode ocorrer em recém-nascidos acometidos pelas deficiências de PC e PS (em estado de homozigose ou dupla heterozigose) nos primeiros dias de vida. Esses pacientes devem ser tratados com transfusão de crioprecipitado, plasma fresco congelado, e warfarina em dosagem suficiente para que se mantenha o RNI entre 3,5 e 4,5. Ainda, a warfarina deve ser iniciada com cautela e em baixas doses (2 mg) em pacientes sabidamente acometidos pelas deficiências de PC e PS, pois nesses casos há risco de desenvolvimento de necrose subcutânea, devido a um estado protrombótico transitório, uma vez que essas proteínas são dependentes da vitamina K, cujos níveis podem sofrer brusca redução ao início do tratamento com warfarina. Essa ocorrência é mais comum com a deficiência de PC devido a sua meia-vida curta.

Existem no mercado os concentrados de PC e AT. O concentrado de PC é indicado para tratar *purpura fulminans*, deficiência de PC grave com CIVD ou TEV agudo. O concentrado de AT é indicado para pacientes com deficiência hereditária de AT para tromboprofilaxia cirúrgica, durante gravidez e pós-parto e nos casos de resistência a heparina apesar de altas doses.[16]

▶ Profilaxia primária

No caso de um indivíduo ser diagnosticado com uma das deficiências dos anticoagulantes naturais (PS, PC, AT), FV Leiden e mutação da PT G20210A, recomenda-se que os familiares de primeiro grau sejam testados especificamente para a condição encontrada. Aos portadores assintomáticos deve ser oferecido aconselhamento médico e orientações a respeito dos riscos, sinais e sintomas de TEV e medidas preventivas de eventos tromboembólicos.

Apesar do uso de anticoagulante não estar indicado nos portadores assintomáticos, o tratamento profilático pode estar indicado em situações de risco, tais como gravidez, puerpério e pré-operatório de grandes cirurgias, uma vez que essa medida reduz significativamente o risco de trombose.[17] A profilaxia anticoagulante não é recomendada durante a infância, mas deve ser prescrita em casos de cirurgia abdominal ou de membros inferiores após os 13 anos de idade. O uso de compostos estrogênicos deve ser evitado em mulheres assintomáticas acometidas por esses fatores de risco.

Alguns estudiosos sugerem que sejam investigadas mulheres de qualquer idade que tenham desenvolvido TEV durante a gravidez ou na vigência de uso de derivados estrogênicos.

▶ Profilaxia secundária

A decisão de se instituir profilaxia secundária é complexa e deve considerar:

1. o risco de um novo evento trombótico;
2. as consequências de um novo evento trombótico caso o paciente não esteja anticoagulado;
3. o risco de sangramento relacionado ao uso de anticoagulante e
4. a preferência do paciente.[9]

A profilaxia secundária deve ser considerada independentemente da causa nos casos de TEV idiopático grave ou em locais nobres ou TEV recorrente. Na maioria dos casos, a profilaxia secundária para TEV em pacientes com TH é realizada através da administração de cumarínicos, mais frequentemente a warfarina, para manter o RNI entre 2 e 3.

A hemorragia é uma das maiores complicações do uso da warfarina (em torno de 3% ao ano). O risco de sangramento é geralmente maior em idosos (acima dos 65 anos), em indivíduos que fazem uso concomitante de medicação antiplaquetária ou anti-inflamatória e naqueles que apresentam doenças coexistentes (principalmente câncer, insuficiência renal, diabetes, úlcera péptica e doença cerebrovascular).[18] O risco de sangramento é inversamente proporcional ao tempo de uso da anticoagulação oral. É importante ressaltar que várias drogas interagem com a warfarina e que qualquer alteração na dosagem daquelas deve ser acompanhada por determinação laboratorial do RNI.

Apesar de não existir consenso a respeito do assunto,[17-20] alguns autores recomendam que a terapia anticoagulante seja prescrita de forma prolongada após primeiro episódio de trombose em indivíduos com deficiências de AT, PC, PS, homozigose para FV Leiden e heterozigose dupla.[17,19] Essa decisão deve ser definida em comum acordo com o paciente ou responsável. Sua indicação deve, ainda, ser revista periodicamente (semestralmente ou anualmente), levando-se em conta dados atualizados da literatura, as preferências do paciente ou a ocorrência de complicações do tratamento.

PROGNÓSTICO

O prognóstico de pacientes acometidos por TH depende da gravidade do evento trombótico e das recorrências.

REFERÊNCIAS BIBLIOGRÁFICAS

1. Egeberg O. Thrombophilia caused by inheritable deficiency of blood antithrombin. Scand J Clin Lab Invest. 1965;17:92.
2. Lane DA, Mannucci PM, Bauer KA, et al. Inherited thrombophilia: Part 1. Thromb Haemost. 1996;76:651-62.
3. Rosendaal FR. Venous thrombosis: a multicausal disease. Lancet. 1999;353:1167-73.
4. Kyrle PA, Rosendaal FR, Eichinger S. Risk assessment for recurrent venous thrombosis. Lancet. 2010;376:2032-9.
5. Prandoni P, Lensing AW, Cogo A, Cuppini S, Villalta S, Carta M, et al. The long-term clinical course of acute deep venous thrombosis. Ann Intern Med. 1996;125(1):1-7.
6. Baglin T, Luddington R, Brown K, Baglin C. Incidence of recurrent venous thromboembolism in relation to clinical and thrombophilic risk factors: prospective cohort study. Lancet. 2003;362:523-6.
7. Christiansen SC, Cannegieter SC, Koster T, Vandenbroucke JP, Rosendaal FR. Thrombophilia, clinical factors, and recurrent venous thrombotic events. JAMA. 2005;293:2352-61.
8. Heit JA. Thrombophilia: common questions on laboratory assessment and management. Hematology. 2007;127-35.
9. Hirsh J, Lee AYY. How we diagnose and treat deep vein thrombosis. Blood. 2002;99:3102-10.
10. Dahlback B. Advances in understanding pathogenic mechanisms of thrombophilic disorders. Blood. 2008;112:19-27.
11. Rezende SM, Simmonds RE, Lane DA. Coagulation, inflammation and apoptosis: different roles for protein S and the Protein S-C4b binding protein complex. Blood. 2004;103(4):1192-201.
12. Bertina RM, Koeleman BPC, Koster T, et al. Mutation in blood coagulation FV associated with resistance to activated PC. Nature. 1994;369:64.
13. Poort RS, Rosendaal FR, Reitsma PH, et al. A common genetic variation in the 3' untranslated region of the prothrombin gene is associated with elevated plasma prothrombin levels and an increase in venous thrombosis. Blood. 1996;88:3698-703.
14. Tripodi A, Mannucci PM. Laboratory investigation of thrombophilia. Clin Chem. 2001;47:1597-606.
15. Cooper P, Rezende SM. An overview of methods for detection of factor V Leiden and the prothrombin G20210A mutations. Int J Laborat Hematol. 2007;29:153-62.
16. Rodgers GM. Role of antithrombin concentrate in treatment of hereditary antithrombin deficiency An update. Thromb Haemost. 2009;101:806-12.

17. van Den Belt AG, Hutten BA, Prins MH, et al. Duration of oral anticoagulant treatment in patients with venous thromboembolism and a deficiency of antithrombin, protein C or protein S – a decision analysis. Thromb Haemost. 2000; 84:758-63.

18. Levine MN, Raskob G, Landefeld S et al. Hemorrhagic complications of anticoagulant treatment. Chest. 2001;119:108S-121S.

19. De Stefano V, Finazzi G, Mannucci PM. Inherited thrombophilia: pathogenesis, clinical syndromes and management. Blood. 1996;87:3531-44.

20. Middeldorp S, van Hylckama Vlieg A. Does thrombophilia testing help in the clinical management of patients? Br J Haematol. 2008;143:321-35.

capítulo · 71

Trombofilias Adquiridas

Elbio Antonio D'Amico • Patrícia Lima Junqueira

INTRODUÇÃO

Os fatores de risco trombóticos adquiridos correspondem a uma ampla variedade de situações clínicas não hereditárias que podem predispor ao maior risco para eventos de Tromboembolismo Venoso (TEV).[1] Essas condições clínicas incluem a síndrome antifosfolípide, malignidade e outras doenças clonais, estado pós-operatório, determinadas doenças reumatológicas, gestação e tratamento hormonal estrogênico, presença de cateter venoso central e emprego de alguns agentes terapêuticos.[1] Mais recentemente, foi demonstrado que outros fatores também aumentam o risco de TEV, como obesidade, hipertensão arterial, diabetes melito, síndrome metabólica e distúrbios hormonais.[1]

SÍNDROME ANTIFOSFOLÍPIDE

A Síndrome Antifosfolípide (SAF) é uma doença autoimune caracterizada pela presença de anticorpos antifosfolípides e, no mínimo, uma manifestação clínica, sendo as mais comuns a trombose arterial ou venosa e a perda fetal recorrente.[2] A SAF pode ocorrer de maneira isolada, quando é chamada de SAF primária, ou em associação com outras condições, principalmente doenças do tecido conetivo, em particular o lúpus eritematoso sistêmico, quando é classificada como SAF secundária.[2] Os anticorpos antifosfolípides correspondem a uma família heterogênea de imunoglobulinas, que, dentre outros, incluem o anticoagulante ou inibidor lúpico, os anticorpos anticardiolipina e os anticorpos anti-β_2 glicoproteína I.[3,4] Esses anticorpos se dirigem contra proteínas plasmáticas que se ligam a fosfolípides, como a β_2-glicoproteína I e a protrombina, ou complexos formados por fosfolípides e proteínas, expressos ou ligados à superfície das células endoteliais, plaquetas ou monócitos.[4] São vários os mecanismos fisiopatológicos descritos como responsáveis pelos eventos clínicos que caracterizam a SAF, o que explicaria a heterogeneidade das suas manifestações clínicas.[5] A ação dos anticorpos antifosfolípides sobre membranas fosfolipídicas poderia resultar

em dois efeitos: a) ruptura das reações hemostáticas que ocorrem sobre as superfícies celulares, e b) estímulos de determinadas células, alterando a expressão e secreção de várias moléculas.[5] A associação entre trombose e anticorpos antifosfolípides decorre da demonstração da maior prevalência desses anticorpos em pacientes com eventos vaso-oclusivos.[6] Além disso, o risco trombótico aumentado entre os pacientes com maiores títulos desses anticorpos favorece a evidência de que essa associação é causal.[6] Contudo, a presença do anticoagulante lúpico, que não é mensurável, traz controvérsias sobre essa relação.[6]

▶ Histórico

Wassermann *et al.*, em 1906, foram os primeiros a descrever os anticorpos antifosfolípides, como marcadores diagnósticos para sífilis.[6,7] Realizando uma reação de fixação de complemento, com o emprego de extratos em solução salina de fígado e baço de macacos ou fetos humanos com sífilis, esses autores encontraram reações positivas no soro de pacientes com essa doença. Nesse momento, foi interpretado que componentes antigênicos do *Treponema pallidum*, presente nos extratos teciduais, fossem o antígeno-alvo dessa reação. Depois de um ano, foi observado que extratos alcoólicos de tecidos normais de origem humana ou animal também reagiam com o soro de indivíduos com sífilis no mesmo teste de fixação de complemento. Posteriormente, a partir de extratos de coração bovino, como cardiolipina ou difosfatidil-glicerol, mostrou-se que o componente ativo isolado e identificado, em 1941, nos extratos teciduais era constituído por lípides.[7] Com o progressivo emprego desse teste foi possível observar a presença desses anticorpos em outras condições além da sífilis. Com o desenvolvimento de métodos específicos para anticorpos antitreponema, ficou evidente que nem todos os indivíduos com o teste de Wassermann positivo tinham sífilis. Em 1952, Moore *et al.* descreveram dois grupos distintos de pacientes, de acordo com a positividade do teste de Wassermann, com reações agudas e crônicas. A forma aguda era transitória e observada em pacientes sem sífilis, como infecções como pneumonia viral, hepatite viral, sarampo, varicela, escarlatina e após vacinação para varíola. A forma crônica persistia por seis meses ou mais e mostrava forte associação com doenças autoimunes, como lúpus eritematoso sistêmico, síndrome de Sjögren, anemia hemolítica, tireoidite de Hashimoto e artrite reumatoide.[7,8] Ainda em 1952, Conley *et al.* descreveram dois pacientes com lúpus eritematoso sistêmico, manifestações hemorrágicas, prolongamento do tempo de protrombina, reações sorológicas falsamente positivas para sífilis e presença de um inibidor da coagulação, mas sem capacidade de alterar a atividade dos fatores da coagulação.[7,8] Esses achados rapidamente levaram a especulações sobre a relação entre testes falso-positivos para sífilis e um anticoagulante "lúpico" circulante.[7] Lee *et al.*, em 1956, demonstraram que esse inibidor da coagulação era um anticorpo antifosfolípide.[7] Em 1972, Feinstein e Rapaport introduziram o termo "anticoagulante lúpico" para descrever esse fenômeno.[8] Contudo, embora desde 1963 tenha sido observada uma associação contraditória entre a presença de um "anticoagulante" e a ocorrência de eventos trombóticos, somente em 1980 é que essa associação foi formalmente reconhecida.[7,8] Como o anticoagulante lúpico foi demonstrado associado com teste persistentemente falso-positivo para sífilis, isto fez com que Harris *et al.* desenvolvessem um radioimunoensaio, usando cardiolipina como antígeno, para a detecção dos anticorpos anticardiolipina.[7] Posteriormente, esse teste foi transformado, e padronizado, em um Imunoensaio Enzimático (ELISA), permitindo o estabelecimento da associação entre trombose e os anticorpos anticardiolipina.[7,9] A partir de então os pacientes que apresentavam eventos trombóticos e/ou perdas gestacionais, concomitantemente com a presença persistentemente positiva do anticoagulante lúpico e/ou anticorpos anticardiolipina, passaram a ser diagnosticados com Síndrome Antifosfolípide.[8] Nas primeiras séries estudadas, observou-se que alguns dos pacientes com Síndrome Antifosfolípide apresentavam lúpus eritematoso sistêmico. Isto se confirmou quando um grupo de reumatologistas relatou que em seus pacientes o anticoagulante lúpico ocorria com certa frequência e era associado com trombose e plaquetopenia.[10] Porém, com o diagnóstico de casos subsequentes de SAF, pode-se demonstrar sua ocorrência também em pacientes sem doença autoimune subjacente.

▶ Epidemiologia

A probabilidade da contribuição dos anticorpos antifosfolípides na gênese de eventos trombóticos ou/e complicações gestacionais varia com os cenários clínicos. Na população geral, 20% dos pacientes com acidente vascular cerebral isquêmico e idade inferior a 50 anos têm anticorpos antifosfolípides positivos. Por outro lado, pacientes com mais de 70 anos e acidente vascular cerebral apresentam menor probabilidade de ter anticorpos antifosfolípides em relação aos pacientes jovens.[11] Quanto ao tromboembolismo venoso, o registro RIETE mostrou prevalência de 24% da presença de anticorpos antifosfolípides, com frequência dependente do tipo de teste realizado e da definição de positividade.[11,12] Com relação às complicações gestacionais, aproximadamente 10 a 15% das mulheres com perdas gestacionais recorrentes têm o diagnóstico de SAF. Estudos prospectivos mostram que, entre as gestantes com altos títulos de anticorpos antifosfolípides, 10-50% desenvolvem pré-eclampsia e mais de 10% dessas mulheres terão recém-nascidos com restrição do crescimento para a idade gestacional.[13]

▶ Patogênese

Existem fortes evidências, obtidas a partir de modelos animais de trombose e ativação de células endoteliais, mostrando que os anticorpos antifosfolípides são patogênicos. Vários mecanismos foram propostos para explicar a ação desses anticorpos: a) inibição da proteína C ativada; b) ligação às plaquetas e promoção da sua ativação; c) interação com as células endoteliais, que passam a expressar moléculas de adesão, com ligação de monócitos, resultando na expressão do fator tecidual e um estado procoagulante; d) inibição da atividade da antitrombina; e) ativação da via do complemento, com geração de produtos de degradação que levam a um estado de inflamação e trombose, e f) ligação a várias proteases relacionadas com a coagulação e fibrinólise, resultando no retardo da inativação dos fatores procoagulantes e remoção dos coágulos.[10]

A observação da ocorrência de trombocitopenia em pacientes com **síndrome antifosfolípide** fez surgir a hipótese de os anticorpos antifosfolípides se ligarem às plaquetas, causando agregação plaquetária e trombose. Os primeiros trabalhos mostraram que os anticorpos antifosfolípides não eram capazes de se ligar a plaquetas intactas, mas sim às plaquetas submetidas ao congelamento e aquecimento.[10] *In vitro*, demonstra-se que a pré-estimulação submáxima das plaquetas por agonistas, como trombina e colágeno, com exposição de fosfatidilserina na membrana plaquetária, parece ser um pré-requisito para que anticorpos reativos para β_2-glicoproteína I (β_2GPI) potencializem a ativação plaquetária na presença da β_2GPI.[10] Alguns trabalhos demonstram que os anticorpos antifosfolípides promovem o aumento da expressão de Glicoproteínas (GP) de membrana plaquetária, especialmente GP IIb/IIIa e GPIIIa, quando as plaquetas são pré-tratadas com doses subótimas de TRAP ou peptídeo agonista do receptor de trombina.[10] Estudos subsequentes, empregando camundongos deficientes de GPIIb/IIIa ou em camundongos pré-tratados com anticorpos monoclonais anti-GPIIb/IIIa, mostraram a ausência de formação de trombos na presença dos anticorpos antifosfolípides, demonstrando a necessidade da ativação plaquetária para a formação de trombos pelos anticorpos antifosfolípides.[10] Trabalhos que correlacionam as concentrações de anti-β_2GPI com a excreção urinária de 11-DH-tromboxano B2 (TXB2) ou que quantificam o TXB2 urinário em pacientes com anticorpos antifosfolípides levam à hipótese de que os anticorpos anti-β_2GPI se ligam às plaquetas que expressam fosfatidilserina na sua superfície através de receptores de β_2GPI e outros receptores celulares, induzindo ativação da proteinocinase ativada pela mitogênio p38 (p38MAPK), com subsequente fosforilação da fosfolipase A2, produção de tromboxano A2, maior expressão de GPIIb/IIIa e ativação plaquetária.[10]

Outros estudos *in vitro* mostraram que células endoteliais incubadas com anticorpos antifosfolípides expressam maiores quantidades de moléculas de adesão, como molécula de adesão celular intercelular do tipo 1 (ICAM-1), molécula de adesão de célula vascular tipo 1 (VCAM-1) e E-seletina.[10] Além disso, alguns trabalhos revelam aumento da expressão e função do Fator Tecidual (FT) em células endoteliais e monócitos tratados com anticorpos antifosfolípides.[10] Dessa maneira, os anticorpos antifosfolípides, pela fosforilação da p38MAPK e ativação Fator Nuclear--B (NF-B), induzem à ativação endotelial e monocitária, resultando em um fenótipo procoagulante e proinflamatório, com aumento das citoquinas inflamatórias (IL-6 e IL-8).[10] Os anticorpos anti-β_2GPI patogênicos reconhecem a β_2GPI que está ligada à célula endotelial e a ela se ligam no seu domínio I. Com isso, eventualmente, iniciará a sinalização intracelular, que leva a um fenótipo procoagulante e proinflamatório, predispondo a uma tendência trombótica, além de mediar várias disfunções celulares potencialmente importantes em determinar as diferentes manifestações clínicas da síndrome antifosfolípide.[10] Existem evidências indiretas mostrando que a anexina 2 e um receptor *toll-like* tipo 4 podem se ligar à β_2GPI e desencadear a sinalização intracelular.[10]

No final dos anos 1990, demonstrou-se, em camundongos, a presença de uma IgG monoclonal, obtida de um paciente com síndrome antifosfolípide primária, que apresentava atividade de anticoagulante lúpico, induzia a expressão de fator tecidual nas células endoteliais e promovia trombose. Posteriormente, foi possível evidenciar que esses anticorpos antiprotrombina podiam se ligar à trombina, interferir com a interação da trombina com a antitrombina e reduzir a inativação da trombina pela antitrombina. Levando-se em consideração que outras serino-proteases apresentam homologia com a trombina, foi pesquisada a possibilidade de os anticorpos antifosfolípides reagirem contra outras proteínas da coagulação e da fibrinólise. Assim sendo, foi possível demonstrar que alguns anticorpos antifosfolípides podem promover a inibição da proteína C ativada, da plasmina e do ativador tecidual do Plasminogênio (t-PA), além de se ligarem ao fator X ativado, de modo a reduzir sua inativação pela antitrombina.[10]

Existem ainda trabalhos recentes, com o uso de inibidores das frações C3 e C5 do complemento, relatando que a inibição do sistema do complemento promove o bloqueio dos efeitos protrombóticos dos anticorpos antifosfolípides, evidenciando a importante participação do sistema do complemento na fisiopatologia da síndrome antifosfolípide.[10]

Levando-se em consideração as ações dos anticorpos antifosfolípides descritas acima, pode-se postular que, na síndrome antifosfolípide, a trombose é decorrente da ligação dos anticorpos antifosfolípides à célula endotelial, levando à sua ativação e a um estado procoagulante. A ativação do complemento pode amplificar esses efeitos ao gerar potentes mediadores da ativação plaquetária e endotelial. Alguns anticorpos antifosfolípides podem ainda se ligar a diversas serino-proteases da hemostasia, bloqueando a inativação de fatores ativados da coagulação e a remoção fisiológica de coágulos.[10]

Admite-se que os eventos trombóticos podem ter importante participação nas manifestações obstétricas das pacientes com síndrome antifosfolípide. Porém, a heterogeneidade das alterações histológicas que são encontradas sugere que outros mecanismos fisiopatológicos estejam envolvidos.[10] Assim sendo, trabalhos *in vitro* sugerem que os anticorpos antifosfolípides podem ter ação direta sobre os trofoblastos, além de atuarem diretamente sobre a decídua materna. Nos trofoblastos, os anticorpos antifosfolípides poderiam: a) promover lesão celular direta; b) induzir apoptose; c) inibir a proliferação e formação sincicial; d) reduzir a produção de gonadotrofina coriônica, e e) promover invasão deficituosa.[10] Para o acontecimento desses eventos haveria necessidade da expressão da β_2GPI nas membranas das células trofoblásticas, o que foi demonstrado indiretamente em alguns experimentos.[10] Recentemente, ainda se evidenciou que os anticorpos antifosfolípides podem afetar a expressão de integrinas e caderinas envolvidas com a invasão decidual, além de promoverem alterações na face placentária materna, com comprometimento da implantação e predisposição a falhas gestacionais mediadas pelo complemento.[10] Em conjunto, esses dados sugerem que os anticorpos antifosfolípides afetam os tecidos maternos e fetais da placenta, levando à placentação defeituosa.[10] Em modelos animais de perda fetal induzida por anticorpos antifosfolípides, evidencia-se o papel exercido por mediadores pró-inflamatórios solúveis, como complemento, citoquinas pró-inflamatórias e quimoquinas.[10]

▶ Manifestações clínicas

Clinicamente, a SAF caracteriza-se pela ocorrência de eventos trombóticos arteriais ou venosos, em diferentes leitos vasculares, ou complicações gestacionais, expressas como perdas fetais recorrentes no primeiro trimestre, ou óbitos fetais no segundo ou terceiro trimestre, ou ainda pré-eclampsia grave com parto prematuro antes da 34ª semana gestacional.[14] Dos eventos vaso-oclusivos, em território venoso são mais frequentes as tromboses venosas profundas e em território arterial predominam os acidentes vasculares cerebrais isquêmicos ou os ataques isquêmicos transitórios.[11,15] Os anticorpos antifosfolípides estão associados com doença valvular cardíaca, com acometimento mais comum da valva mitral; as insuficiências valvares são mais frequentes do que as estenoses, porém muitos pacientes evoluem de maneira assintomática por anos.[11] O

Capítulo 71 • Trombofilias Adquiridas

comprometimento dos rins também é descrito, sendo suas manifestações típicas a hipertensão arterial com proteinúria e a insuficiência renal. O achado anatomopatológico renal mais característico é a microangiopatia trombótica, sendo também descritas a hiperplasia fibrosa da íntima, atrofia cortical focal e oclusões arteriais.[11] O livedo reticular é observado em aproximadamente 25% dos pacientes com SAF, podendo ainda ser um marcador de pacientes com risco elevado para eventos trombóticos arteriais.[11] Como mostra a Tabela 71.1, são descritas outras manifestações clínicas da SAF, porém menos frequentes.[11]

As complicações obstétricas representam outra importante característica da SAF. Sua manifestação mais comum é a perda gestacional recorrente, definida como pelo menos três perdas gestacionais consecutivas antes do meio do segundo trimestre, porém mais frequentemente antes da 10ª semana gestacional. Outras apresentações características da SAF são um ou mais óbitos fetais com 10 ou mais semanas de gestação, e pré-eclampsia grave ou insuficiência placentária que levam a parto com menos de 34 semanas de gestação.[11,15]

▶ Critérios de classificação da síndrome antifosfolípide

Embora a síndrome antifosfolípide seja uma condição mórbida que sempre trouxe grande interesse para um grande número de pesquisadores e especialidades médicas, faltavam critérios para sua classificação diagnóstica, devido à heterogeneidade das suas apresentações clínicas.

A princípio, várias propostas foram feitas visando à inclusão de grupos homogêneos de pacientes em estudos clínicos, como "os critérios para a síndrome antifosfolípide", "os critérios para a síndrome antifosfolípide primária e para a síndrome antifosfolípide associada ao lúpus eritematoso sistêmico", e "os critérios para as síndromes antifosfolípide/cofator".[16] Contudo, todos eles sofreram muitas críticas, sendo considerados como muito simples e básicos, como não levando em consideração o momento da perda gestacional, a incapacidade de explicar o anticoagulante lúpico, a inclusão inadequada do livedo reticular e hipertensão pulmonar ou a exclusão das anormalidades valvares.[16] Em 1999, em um *workshop* em Sapporo, no Japão, foram propostos os critérios de classificação preliminar para a síndrome antifosfolípide.[17] Esse critério foi amplamente empregado desde a sua implantação. Contudo, desde então novos aspectos clínicos e laboratoriais surgiram, de modo que uma versão revisada desses critérios foi desenvolvida em outro *workshop* de consenso, realizado em Sydney, Austrália, em 2006[14] (Tabela 71.1). No consenso revisado foram mantidos os critérios clínicos, com somente exclusão dos eventos de trombose venosa superficial e modificações da morbidade gestacional, sendo feitas alterações nos critérios laboratoriais, com inclusão da pesquisa dos anticorpos anti-β_2GPI. Além disso, foi enfatizada a importância da classificação da síndrome antifosfolípide de acordo com o tipo e associação de anticorpos presentes, o que mostraria relação com doença com curso mais grave e maior risco trombótico.[14]

Tabela 71.1

▶ Manifestações clínicas da síndrome antifosfolípide.

Frequentes (>20% dos casos)	Menos comuns (10-20% dos casos)	Incomuns (<10% dos casos)	Raras (<1% dos casos)
Tromboembolismo venoso	Doença valvar cardíaca	Epilepsia	Hemorragia adrenal
Plaquetopenia	Pré-eclampsia ou eclampsia	Demência vascular	Mielite transversa
Abortamento ou perda fetal	Parto prematuro	Corea	Síndrome de Budd-Chiari
Acidente vascular cerebral isquêmico ou ataque isquêmico transitório	Anemia hemolítica	Trombose de veia ou artéria retiniana	
Enxaqueca	Doença arterial coronariana	Amaurose fugaz	
Livedo reticular		Hipertensão pulmonar	
		Úlceras de perna	
		Gangrena digital	
		Osteonecrose	
		Síndrome da nefropatia antifosfolípide	
		Isquemia mesentérica	

Tratado de Hematologia

Tabela 71.2

▶ Critérios revisados para a classificação de síndrome antifosfolípide.

Critérios clínicos

1. Trombose vascular

   Um ou mais episódios clínicos de trombose arterial, venosa ou de pequenos vasos, em qualquer tecido ou órgão. A trombose deve ser confirmada por critério objetivo validado (isto é, achados inequívocos de estudos de imagem apropriados ou histopatologia). Para confirmação histopatológica, a trombose deveria estar presente sem evidências significantes de inflamação da parede vascular.

2. Morbidade gestacional

   a. um ou mais óbitos não explicados de feto morfologicamente normal com 10 ou mais semanas de gestação, com feto normal documentado ao ultrassom ou por exame direto do feto, ou

   b. um ou mais partos prematuros de neonato morfologicamente normal com 34 semanas ou menos de gestação devido a: (i) eclampsia ou pré-eclampsia grave, definida de acordo com os critérios-padrões, ou (ii) características reconhecidas de insuficiência placentária, ou

   c. três ou mais abortamentos espontâneos consecutivos antes da 10ª semana de gestação, com exclusão de anormalidades anatômicas e hormonais maternas e exclusão de causas cromossômicas maternas ou paternas

   Em estudos populacionais de pacientes que apresentam mais de 1 tipo de morbidade gestacional, os investigadores são fortemente estimulados para estratificar os grupos de pacientes de acordo com (a), (b) e (c) acima.

Critérios laboratoriais

1. Anticoagulante lúpico presente no plasma, em duas ou mais ocasiões com intervalo de pelo menos 12 semanas, demonstrado de acordo com as normatizações da Sociedade Internacional de Trombose e Hemostasia (Subcomitê Científico de Anticoagulante Lúpico/Anticorpos Dependentes de Fosfolípides).

2. Anticorpos anticardiolipina isotipo IgG e/ou IgM no soro ou plasma, presente em títulos médio ou alto (isto é, > 40 GPL ou MPL, ou > do 99° percentil), em duas ou mais ocasiões, com pelo menos 12 semanas de intervalo entre elas, quantificados por meio de teste ELISA padronizado.

3. Anticorpos anti-β_2 glicoproteína I, isotipo IgG e/ou IgM no soro ou plasma (título > do 99° percentil), em duas ou mais ocasiões, com pelo menos 12 semanas de intervalo entre elas, quantificados por meio de teste ELISA padronizado, de acordo com os procedimentos recomendados.

Admitiu-se, a seguir, que os critérios revisados representaram um avanço, porém sem resolver alguns assuntos relevantes e, mesmo, criando outros novos questionamentos quanto ao diagnóstico laboratorial.[18]

Aparentemente, algumas dessas dúvidas foram resolvidas quando a Sociedade Internacional de Trombose e Hemostasia (ISTH) atualizou os critérios laboratoriais para o diagnóstico do anticoagulante lúpico.[19]

TRATAMENTO

Existem algumas controvérsias quanto ao tratamento da trombose do paciente com síndrome antifosfolípide.[20] Isto porque, do mesmo modo que a SAF é uma condição trombofílica adquirida, com estudos observacionais sugerindo elevada taxa de recorrência nos indivíduos sem tratamento, o emprego de anticoagulantes por tempo indeterminado associa-se a necessidade de controle regular da terapêutica anticoagulante (tempo de protrombina – INR) e maior taxa de sangramentos graves, principalmente nos pacientes com INR elevado.[20]

Vários fatores devem ser considerados no paciente com tromboembolismo venoso e SAF: a) presença associada de outros fatores de risco trombótico; b) intensidade ótima do tratamento anticoagulante, e c) duração do tratamento anticoagulante.[20-22]

Embora existam trabalhos com resultados conflitantes, admite-se que os anticorpos antifosfolípides aumentam o risco de eventos vaso-oclusivos, de modo que sua presença deve ser considerada como um fator de risco trombótico, com outras variáveis modulando a expressão clínica final.[22,23] Dentre essas, as mais importantes são as características do anticorpo antifosfolípide (tipo, título e persistência), coexistência de outros fatores de risco tradicionais para eventos vaso-oclusivos e presença associada de doença autoimune.[20] Embora não exista estudo analisando o impacto da redução dos fatores de risco cardiovascular sobre o risco trombótico nos portadores de anticorpos antifosfolípides, nesses indivíduos recomenda-se controle adequado da hipertensão arterial, dislipidemia e obesidade, além de evitar tabagismo e uso de estrogênios, independentemente de passado trombótico, presença concomitante de doenças autoimunes e características adicionais da síndrome antifosfolípide.[20]

Para os pacientes com diagnóstico definitivo de SAF e um primeiro evento trombótico venoso, recomenda-se tratamento anticoagulante oral com INR alvo entre 2 e 3, uma vez que esse nível de anticoagulação oral mostrou-se eficaz na prevenção de novos episódios trombóticos, sem redução da taxa de recorrências com anticoagulação mais intensa.[20] Por outro lado, foi observado que os pacientes com eventos vaso-oclusivos arteriais ou recorrentes apresentam maior risco de novos episódios trombóticos quando o INR encontra-se entre 2 e 3, mas com redução do risco se o INR permanece efetivamente acima de 3.[24] Contudo, não há consenso quanto ao tratamento ideal nessas situações, com alguns autores indicando o emprego isolado da varfarina com INR superior a 3, ou varfarina com INR entre 2 e 3 associada à antiagregação plaquetária.[20] Nessas indicações (tratamento combinado ou INR superior a 3), previamente ao início do tratamento deve ser avaliado o risco hemorrágico do paciente, demonstrando-se maior risco nos pacientes com idade superior a 75 anos, história prévia de sangramento grave, uso concomitante de vários fármacos, presença de malignidade ou leucoaraiose ou dificuldade para o entendimento sobre o tratamento anticoagulante.[20]

Recomenda-se que o tratamento anticoagulante seja por tempo indefinido nos pacientes com SAF definida e trombose. Porém, nos pacientes com perfil de anticorpos antifosfolípides de baixo risco e com fator desencadeante transitório o tratamento anticoagulante pode ter duração de 3-6 meses.[20]

Ainda não está estabelecido o risco trombótico dos pacientes assintomáticos com exames positivos para os anticorpos antifosfolípides. Aparentemente, nos indivíduos saudáveis, esse risco é baixo, não indicando a necessidade do uso da aspirina como medida tromboprofilática para todos os portadores assintomáticos. Contudo, nos casos de risco elevado (presença do anticoagulante lúpico ou tripla positividade), especialmente se em associação com outros fatores de risco trombótico, o tratamento com aspirina seria indicado.[20]

CÂNCER E TROMBOSE

O tromboembolismo é uma complicação bem conhecida da doença neoplásica, com manifestações clínicas que podem variar desde o tromboembolismo Venoso à Coagulação Intravascular Disseminada (CIVD) e trombose arterial. A CIVD é mais observada nas doenças onco-hematológicas ou na doença neoplásica disseminada, enquanto as tromboses arteriais, nos pacientes sob tratamento quimioterápico e naqueles com endocardite não bacteriana.[25]

▶ Histórico

A associação entre câncer e trombose é descrita há muitos séculos. A primeira descrição talvez seja a do cirurgião indiano Sushruta, que viveu aproximadamente em 1.000 a.C.[26] e descreveu seis tipos diferentes de tumores. Um deles, *Raktaja arbada*, apresentava a característica de invadir o sangue, comprimir e produzir a constrição dos vasos sanguíneos.[27] Somente no século XIX é que se demons-

trou o aumento do risco de TEV em pacientes com câncer. Em 1823, Jean-Baptiste Bouillaud descreveu a presença de coágulos de fibrina nas veias de três pacientes com câncer. Coube a Armand Trousseau, em 1865, descrever detalhadamente a relação entre câncer e tromboembolismo venoso. Somente no século XX é que Illtyd James relacionou a trombose venosa como sinal de câncer oculto.[28] A partir de 1980 a inter-relação câncer e trombose passou a ser estudada de maneira mais intensa e profunda.

▶ Epidemiologia

O tromboembolismo venoso é a maior complicação do câncer, sendo descrito em até 20% dos pacientes.[29] A ampla oscilação dos valores descritos é explicada como decorrente de diferenças nas populações estudadas, duração do acompanhamento, período de estudo e métodos de demonstração e de relatar o episódio de TEV. As maiores taxas são descritas em trabalhos de coorte de pacientes oncológicos hospitalizados e com neutropenia, e de pacientes admitidos em serviços de oncologia, que são situações indicando tratamento antineoplásico ativo, que é fator de risco para TEV em paciente com doença maligna. As menores incidências de TEV são observadas em relatos de base de dados, que provavelmente incluem maior proporção de pacientes com diagnóstico remoto de câncer.[30] Trabalhos mais recentes descrevem ainda maior incidência de eventos vaso-oclusivos.

▶ Fatores de risco trombótico relacionados com o câncer

O sítio primário do câncer é consistentemente descrito como um fator de risco para TEV. Dessa maneira, câncer de pâncreas, estômago, útero, rins, pulmão, primário de cérebro e malignidades hematológicas estão associados às maiores taxas de TEV. Essas taxas também podem variar de acordo com o subtipo histológico da neoplasia, sendo descrito que, no câncer de pulmão de células não pequenas, os pacientes com adenocarcinoma apresentam maior incidência de TEV em relação ao carcinoma de células escamosas. Deve-se também levar em consideração que tumores com maior prevalência, mas associados à menor incidência de TEV, podem ter maior contribuição no número total de TEV.[30]

Estudos de coorte mostram que o estadio do tumor também é fator de risco para TEV. Em pacientes submetidos a cirurgias oncológicas, o estadio avançado da doença se associa a maior risco de TEV. Em grandes trabalhos populacionais, o estádio avançado pode ser indicador de capacidade funcional "performance status", embora em pacientes neoplásicos sob tratamento quimioterápico ambulatorial, com boa capacidade funcional "perfomance status", o estadiamento tumoral não foi preditor de TEV.[30]

O risco de TEV apresenta relação com o tempo de diagnóstico de câncer. Um estudo populacional mostrou que o maior risco está nos primeiros 3 meses após o diagnóstico da doença neoplásica (OR=53,5), com queda progressiva nos intervalos entre 3 meses e 1 ano (OR=14,3) e 1 a 3 anos

(OR=3,6). Admite-se que o risco torna-se aquele observado na população geral somente após 15 anos do diagnóstico inicial. Muitos tratamentos são realizados no período inicial pós-diagnóstico, o que provavelmente é fator responsável pelo aumento do risco trombótico nessa fase.[30]

▶ Fatores de risco trombótico relacionados com o tratamento do câncer

Todas as abordagens terapêuticas para a doença neoplásica estão relacionadas com o maior risco de episódios vaso-oclusivos. O tratamento quimioterápico associa-se a aumento do risco trombótico de 2 a 6 vezes, observando-se progressivo aumento da incidência de TEV com a quimioterapia.[30] Alguns agentes quimioterápicos apresentam maior associação com os eventos trombóticos. Assim, os protocolos empregando platina foram especificamente relacionados com trombose venosa, e mesmo dentro dessa classe de quimioterápicos, a cisplatina é mais trombogênica em relação à oxaliplatina.[30] A talidomida, quando administrada em associação com a dexametasona ou quimioterapia, associa-se a incidência de TEV que varia de 12 a 28%.[30] São considerados preditores de TEV associado à talidomida os regimes quimioterápicos com doxorubicina, doença diagnosticada recentemente e presença de anormalidades no cromossoma 11.[30,31] A lenalidomida também é associada com maior incidência de TEV, que oscila de 5 a 75%.[30] O emprego de agentes antiangiogênicos cursa com maiores incidências de eventos trombóticos venosos e arteriais.[30] As complicações trombóticas são ainda mais frequentes quando da presença de cateteres, com relatos variando entre 4 e 14%.[29]

OUTROS FATORES DE RISCO TROMBÓTICO

- **Fatores demográficos**: Idade avançada e gênero feminino são descritos como fatores de risco de TEV em pacientes hospitalizados, mas não para aqueles em regime ambulatorial. Nos Estados Unidos, observa-se também maior risco trombótico nos pacientes de raça negra.[29]

- **Biomarcadores:** Trabalhos recentes relatam que contagem plaquetária igual ou superior a 350.000/μL, aumento do fator tecidual plasmático e da P-seletina solúvel são marcadores de risco de TEV em pacientes oncológicos. Os marcadores de ativação da hemostasia estão elevados nos pacientes com câncer e podem ser preditivos de TEV primário ou recorrente. Em estudo avaliando pacientes com tumores sólidos com primeiro episódio de TEV, a elevação dos D-dímeros foi preditiva de recorrência trombótica.[29]

FISIOPATOLOGIA

A ativação da coagulação sanguínea nos pacientes com câncer é complexa e multifatorial. Os mecanismos pró-trombóticos podem estar relacionados com: a) resposta do hospedeiro ao câncer, incluindo as reações de fase aguda,

produção de paraproteínas, inflamação, necrose e alterações hemodinâmicas; b) efeitos do tratamento radio- e quimioterápico, e c) mecanismos estimulantes da formação do coágulo que são específicos e únicos das células tumorais.

São dois os mais estudados fatores procoagulantes produzidos pelas células tumorais, o fator tecidual e o procoagulante do câncer. O fator tecidual é expresso constitucionalmente pela célula maligna e ao se ligar ao fator VIIa promoverá a ativação proteolítica dos fatores X e IX. Por sua vez, o procoagulante do câncer é uma cistino-protease que ativa diretamente o fator X, independentemente do fator VII. A proteína procoagulante do câncer não é encontrada em tecidos normais, mas em células tumorais e tecidos do âmnion e córion.[25] As células tumorais podem expressar todas as proteínas que regulam o sistema fibrinolítico, como ativador do plasminogênio tipo urocinase (u-PA), ativador do plasminogênio tipo tecidual (t-PA), inibidor do ativador do plasminogênio tipo 1 (PAI-1) e tipo 2 (PAI-2) e receptor do ativador do plasminogênio. A maior concentração do PAI-1 e PAI-2 e redução da atividade fibrinolítica nos pacientes com tumores sólidos representam mais um mecanismo pró-trombótico associado ao tumor.[25] As plaquetas podem ser ativadas e agregar pelo contato direto com as células tumorais ou por ação de fatores solúveis secretados por essas células, como ADP, trombina e outras proteases. Uma vez ativadas, as plaquetas podem secretar seu conteúdo granular, com ativação de outras plaquetas circulantes. Além disso, as plaquetas ativadas expõem P-seletina e CD63 em sua superfície, aumentando sua capacidade de interagir com células endoteliais, leucócitos e células tumorais.[25]

As células tumorais produzem e secretam várias citoquinas, como TNFα, interleucina-1β e fator de crescimento vascular endotelial (VEGF), que, por atuarem principalmente sobre as células endoteliais e leucócitos, teriam papel na patogênese dos eventos trombóticos dos pacientes com câncer. O TNFα e a interleucina-1β estimulam a expressão de fator tecidual pelas células endoteliais e redução da expressão de trombomodulina, o que faz com que a parede vascular desempenhe função procoagulante. As mesmas citoquinas estimulam a produção endotelial de PAI-1, aumentando ainda mais as características protrombóticas endoteliais. O VEGF também tem ação sobre as células endoteliais, induzindo da mesma forma à maior expressão de fator tecidual. As citoquinas ainda alteram a expressão de moléculas de adesão pela célula endotelial, aumentando a capacidade da parede vascular de atrair leucócitos e plaquetas e de promover a ativação localizada da coagulação.[25] Os monócitos também são ativados pelas células tumorais ou seus produtos, expressando fator tecidual na sua superfície.[25]

A presença de moléculas de adesão na superfície das células tumorais possibilita que elas tenham interação direta com células normais, como leucócitos, plaquetas e células endoteliais. Essa última ligação faz com que ocorra ativação localizada da coagulação, com formação de trombo, adesão e captura de leucócitos e plaquetas pelas citocinas liberadas.[25]

MECANISMOS PROTROMBÓTICOS E PROGRESSÃO TUMORAL

A ativação da coagulação induzida pela célula neoplásica também pode contribuir para o crescimento e disseminação tumoral. O fator tecidual, iniciador do mecanismo de coagulação, estimula a angiogênese ao interagir com o receptor ativado por protease do tipo 2 (PAR-2) e aumentar a expressão de VEGF pelas células tumorais e vasculares normais. A formação de trombina e a produção de fibrina desempenham atividades de progressão tumoral, uma vez que apresentam propriedades proliferativas e pró-angiogênicas.[25] Por sua vez, o VEGF, fator de crescimento básico de fibroblastos, TNFα e fibrina aumentam a expressão de FT pelas células endoteliais.[25]

A ASSOCIAÇÃO ENTRE EVENTO TROMBÓTICO VENOSO E CÂNCER OCULTO

Os pacientes que apresentam evento trombótico primário, isto é, não associado a um fator desencadeante, têm maior risco de evoluir com doença neoplásica, quando comparados com os pacientes com TEV secundário ou com pacientes que apresentam sintomas de TEV, mas sem demonstração do evento trombótico.[32] A incidência de câncer é também consideravelmente maior em pacientes com trombose venosa primária recorrente.[33] Três diferentes trabalhos populacionais, realizados no norte da Europa, demonstraram que a razão de incidência padronizada para câncer durante o primeiro ano após o diagnóstico de TEV primário variou de 4,4 a 2,3. Um deles ainda prolongou o período de estudo, mostrando que durante 6 anos de acompanhamento a probabilidade cumulativa de câncer foi de 17% para os pacientes com TEV primário e de 5% nos pacientes com evento trombótico secundário.[32] Devido a essas observações, tem sido sugerido que pacientes com trombose venosa primária deveriam fazer investigação aprofundada para pesquisa de doença neoplásica subjacente. Contudo, ainda existe muita controvérsia sobre esse tema e até o momento as pesquisas que mostraram resultados positivos foram relacionadas com câncer de mama, colo uterino e, possivelmente, cólon. Frequentemente, uma história clínica completa e detalhada, exame físico minucioso, avaliação proctológica e radiografia de tórax são suficientes para a evidenciação de uma doença neoplásica de base.[32]

MANIFESTAÇÕES CLÍNICAS

As manifestações clínicas atribuídas à presença de uma neoplasia são TVP, TEP, tromboflebite migratória (síndrome de Trousseau), endocardite trombótica não bacteriana com embolia arterial ou trombose na presença de CIVD crônica. Embora a trombose seja observada comumente nos casos de doença avançada, ela pode ser o primeiro sinal de doença maligna, como mencionado anteriormente.[34] Alguns autores demonstraram importante relação entre a trombose venosa profunda em localização cava-ilíaca e bilateral com doença neoplásica. Também foi possível observar maior incidência de trombose venosa profunda de membros superiores, devido à presença de cateter venoso central.[35] A endocardite trombótica não bacteriana, que corresponde a vegetações estéreis constituídas por plaquetas e fibrina nas valvas cardíacas, frequentemente aórtica e mitral, apresenta elevada associação com doença neoplásica, principalmente adenocarcinomas. Manifesta-se por êmbolos sistêmicos, que produzem vaso-oclusões no baço, rins, extremidades, sistema nervoso central e coronárias. Seu diagnóstico é difícil, uma vez que menos de 50% dos pacientes apresentam sopros cardíacos e as pequenas lesões não são detectadas no ecocardiograma. Porém, deve ser sempre considerada nos casos de pacientes com câncer que desenvolvem isquemias cerebrais agudas de origem indeterminada. A coagulação intravascular disseminada é outra importante coagulopatia associada à doença neoplásica. Na maior parte das vezes, apresenta-se na forma crônica, com a maioria dos pacientes sendo assintomáticos e apresentando reduções da contagem plaquetária e do fibrinogênio, pequenas alterações do tempo de protrombina e tempo de tromboplastina parcial ativada, e elevação dos Produtos de Degradação da Fibrina (PDF). Outros pacientes cursam com quadro de hipercoagulabilidade mais acentuada, com evidências laboratoriais de consumo das plaquetas, fibrinogênio e fatores da coagulação, podendo apresentar quadros de trombose venosa profunda, tromboflebite superficial e endocardite trombótica não bacteriana. A microangiopatia trombótica grave pode ocorrer em até 5,7% dos pacientes com doença metastática, sendo os tumores primários mais comuns os de estômago, mama e pulmão. A insuficiência renal é um aspecto incomum da microangiopatia trombótica tumoral.[33]

TRATAMENTO

O tratamento anticoagulante da trombose associada ao câncer deve ser iniciado assim que é feito o diagnóstico do episódio vaso-oclusivo e ter a duração mínima de 6 meses.[36] Na fase aguda, esse tratamento não difere do realizado no paciente sem doença neoplásica e corresponde à administração de doses terapêuticas de heparina não fracionada (aplicação de 5.000 a 10.000 UI em *bolus* intravenoso, seguida de infusão contínua em doses variáveis, ajustadas para o aumento do TTPA-R de 1,5 a 2,5 vezes o valor basal) ou heparina de baixo peso molecular em doses ajustadas para o peso (dalteparina 200 U/kg 1 vez ao dia ou enoxaparina 100 U/kg 2 vezes ao dia).[37,38] É dada preferência para a heparina de baixo peso molecular, uma vez que, embora a heparina clássica e a heparina de baixo peso molecular tenham eficácia comparada, a heparina de baixo peso apresenta menor risco hemorrágico, demonstra vantagens quanto à sobrevida em 3 meses de acompanhamento, menor risco de ocorrência de indução de plaquetopenia, praticidade de uso e não necessidade de controle laboratorial.[37,39]

Os agentes trombolíticos têm seu uso limitado aos casos de embolia pulmonar e disfunção grave do ventrículo direito, tromboses maciças de veias íleofemorais com risco de gangrena do membro acometido, extensão da trombose mesmo com tratamento anticoagulante adequado e tromboses de membros superiores em pacientes com cateteres venosos centrais que devem ser mantidos desobstruídos.[25,36,38]

Para o tratamento prolongado, vários trabalhos mostram que a heparina de baixo peso é mais eficaz do que a varfarina e reduz em até 52% o risco de TEV recorrente sintomático.[36,39] Além disso, existem muitas evidências demonstrando que o uso de antagonistas da vitamina K apresenta muitos inconvenientes nos pacientes com câncer, uma vez que é frequente a necessidade da interrupção do tratamento por causa da ocorrência de plaquetopenia, necessidade da realização de procedimentos invasivos, dificuldade de manutenção do TP-INR dentro da variação terapêutica e pequena aderência ao tratamento.[37] Assim sendo, durante o tratamento prolongado a dose recomendada de heparina de baixo peso molecular corresponde a 75-80% da dose inicial.[38] Nos casos de indisponibilidade da heparina de baixo peso molecular, pode-se utilizar os antagonistas da vitamina K em dose que mantenha o TP-INR entre 2 e 3.[36] Após 6 meses de tratamento anticoagulante, ele pode ser mantido em pacientes selecionados com doença maligna em atividade, isto é, com doença metastática e sob tratamento quimioterápico.[36]

A inserção de filtro de veia cava inferior deve ser considerada nos casos em que o tratamento com doses plenas de heparina é contraindicado ou na recorrência de TEV em vigência de tratamento anticoagulante adequado.[36]

Nos pacientes com doença maligna em sistema nervoso central e TEV não há modificação do tratamento anticoagulante, que deve ser evitado nos casos de sangramento intracraniano ativo, cirurgia recente, presença de diátese hemorrágica e contagem plaquetária inferior a 50.000/mm³. Tanto nesses pacientes, como nos pacientes idosos em geral, o controle deve ser rigoroso, visando evitar a anticoagulação excessiva e o maior risco hemorrágico.[36]

Ainda são necessários novos estudos com pacientes oncológicos visando avaliar a eficácia e segurança dos novos anticoagulantes orais (dabigatrana e rivaroxabana) nesse grupo de pacientes.[39]

REFERÊNCIAS BIBLIOGRÁFICAS

1. Ortel TL. Acquired thrombotic risk factors in the critical care setting. Crit Care Med. 2010;38(Suppl.):S43-S50.
2. Hanly JG. Antiphospholipid syndrome: an overview. CMAJ. 2003;168(13):1675-82.
3. Galli M, Luciani D, Bertolini G, Barbui T. Lupus anticoagulants are stronger risk factors for thrombosis than anticardiolipin antibodies in the antiphospholipid syndrome: a systematic review of the literature. Blood. 2003;101(5):1827-32.
4. Lopez-Pedrera C, Aguirre MA, Buendia P, Barbarroja N, Ruiz-Limon P, Collantes-Estevez E, et al. Differential expression of protease-activated receptors (PRAs) in monocytes from patients with primary antiphospholipid syndrome. Arthritis & Rheumatism 2010.
5. Espinosa G, Cervera R, Font J, Shoenfeld Y. Antiphospholipid syndrome: pathogenic mechanisms. Autoimmun Rev. 2003;2:86-93.
6. Lim W, Crowther MA, Eikelboom JW. Management of antiphospholipid antibody syndrome. A systematic review. JAMA. 2006;295(9):1050-7.
7. Gharavi AE, Pierangeli SS, Harris EN. Origin of antiphospholipid antibodies. Rheum Dis Clin North Am. 2001;27:551-63.
8. Urbanus RT, Derksen RHMW, Groot PGd. Current insight into diagnostics and pathophysiology of the antiphospholipid syndrome. Blood Rev. 2008;22:93 105.
9. Harris EN, Gharavi AE, Boe ML, Patel BM, Mackworth-Young CG, Loizou S, et al. Anticardiolipin antibodies: detection by radioimmunoassay and association with thrombosis in systemic lupus erythematosus. Lancet. 1983;2:1211-4.
10. Pierangeli SS, Chen PP, Raschi E, Scurati S, Grossi C, Borghi MO, et al. Antiphospholipid antibodies and the antiphospholipid syndrome: pathogenic mechanisms. Semin Thromb Hemost. 2008;34:236-50.
11. Ruiz-Irastorza G, Crowther M, Branch W, Khamashta MA. Antiphospholipid syndrome. Lancet. 2010;376:1498-509.
12. Roldan V, Lecumberri R, Munõz-Torrero JF, Vicente V, Rocha E, Brenner B, et al. Thrombophilia testing in patients with venous thromboembolism. Findings from the RIETE registry. Thromb Res. 2009;124(2):174-7.
13. Clark EA, Silver RM, Branch DW. Do antiphospholipid antibodies cause preeclampsia and HELLP syndrome? Curr Rheumatol Rep. 2007;9(3):219-25.
14. Miyakis S, Lockshin MD, Atsumi T, Branch DW, Brey RL, Cervera R, et al. International consensus statement on an update of the classification criteria for definite antiphospholipid syndrome (APS). J Thromb Haemost. 2006;4:295-306.

15. Cervera R, Piette J-C, Font J, Khamashta MA, Shoenfeld Y, Camps MT, et al. Antiphospholipid syndrome. Clinical and immunologic manifestations and patterns of disease expression in a cohort of 1,000 patients. Arthritis Rheum. 2002; 46(4):1019-27.

16. Bobba RS, Johnson SR, Davis AM. A review of the Sapporo and Revised Sapporo Criteria for the classification of Antiphospholipid Syndrome. Where do the Revised Sapporo Criteria add value? J Rheumatol. 2007;34:1522-7.

17. Wilson WA, Gharavi AE, Koike T, Lockshin MD, Branch DW, Piette JC, et al. International consensus statement on preliminary classification criteria for definite antiphospholipid syndrome: report of an international workshop. Arthritis Rheum. 1999;42(7):1309-11.

18. Galli M, Reber G, Moerloose Pd, Groot PGd. Invitation to debate on the serological criteria that define the antiphospholipid syndrome. J Thromb Haemost. 2008;6(399-401):399.

19. Pengo V, Tripodi A, Reber G, Rand JH, Ortel TL, Galli M, et al. Update of the guidelines for lupus anticoagulant detection. J Thromb Haemost. 2009;7:1737-40.

20. Ruiz-Irastorza G, Cuadrado MJ, Ruiz-Arruza I, Brey R, Crowther M, Derksen R, et al. Evidence-based recommendations for the prevention and long-term management of thrombosis in antiphospholipid antibody-positive patients: Report of a Task Force at the 13th International Congress on Antiphospholipid Antibodies. Lupus. 2011;20:206-18.

21. Giannakopoulos B, Krilis SA. How I treat the antiphospholipid syndrome. Blood. 2009;114(10):2020-30.

22. Roubey RAS. Risky business: the interpretation, use, and abuse of antiphospholipid antibody tests in clinical practice. Lupus. 2010;19:440-5.

23. Giannakopoulos B, Passam F, Rahgozar S, Krilis SA. Current concepts on the pathogenesis of the antiphospholipid syndrome. Blood. 2007;109:422-30.

24. Ruiz-Irastorza G, Hunt BJ, Khamashta MA. A systematic review of secondary thromboprophylaxis in patients with antiphospholipid antibodies. Arthritis Rheumatism. 2007;57(8):1487-95.

25. Prandoni P, Falanga A, Piccioli A. Cancer and venous thromboembolism. Lancet Oncol. 2005;6:401-10.

26. Khorana AA, Francis CW, Culakova E, Lyman GH. Risk factors for chemotherapy-associated venous thromboembolism in a prospective observational study. Cancer. 2005;104:2822-9.

27. Dwivedi G, Dwivedi S. Sushruta – the Clinician – Teacher par excellence. Indian Journal of Chest Diseases and Allied Science. 2007;49:243-4.

28. Buller HR, Doormaal FFv, Sluis GLv, Kamphuisen PW. Cancer and thrombosis: from molecular mechanisms to clinical presentations. J Thromb Haemost. 2007;5(Suppl. 1):246-54.

29. Sud R, Khorana AA. Cancer-associated thrombosis: risk factors, candidate biomarkers and risk model. Thromb Res. 2009;123(Suppl. 4):S18-S21.

30. Khorana AA, Connolly GC. Assessing risk of venous thromboembolism in the patient with cancer. J Clin Oncol. 2009; 27(29):4839-47.

31. D'Amico EA, Villaça PR. Mieloma múltiplo e distúrbios da hemostasia. Revista Brasileira de Hematologia e Hemoterapia. 2007;29(1):92-7.

32. Levine MN, Lee AYY, Kakkar AK. Cancer and thrombosis. In: Colman RW, Marder VJ, Clowes AW, George JN, Goldhaber SZ (eds.). Hemostasis and thrombosis basic principles and clinical practice. 5.ed. Philadelphia: Lippincott Williams & Wilkins, 2006. p.1251-62.

33. Bauer KA. Inherited and acquired hypercoagulable states. In: Loscalzo J, Schafer AI (eds.). Thrombosis and hemorrhage. 3.ed. Philadelphia: Lippincot t Williams & Wilkins, 2003. p.648-84.

34. Bauer KA. Approach to thrombosis. In: Loscalzo J, Schafer AI (eds.). Thrombosis and hemorrhage. 3.ed. Philadelphia: Lippincott Williams & Wilkins, 2003. p.330-42.

35. Imberti D, Agnelli G, Ageno W, Moia M, Palareti G, Pistelli R, et al. Clinical characteristics and management of cancer--associated acute venous thromboembolism: findings from the MASTER Registry. Haematologica. 2008;93(2):273-8.

36. Lyman GH, Khorana AA, Falanga A, Clarke-Pearson D, Flowers C, Jahanzeb M, et al. American Society of Clinical Oncology guideline: recommendations for venous thromboembolism prophylaxis and treatment in patients with cancer. J Clin Oncol. 2007;25(34):5490-505.

37. Imberti D, Nisio MD, Donati MB, Falanga A, Ghirarduzzi A, Guarneri D, et al. Treatment of venous thromboembolism in patients with cancer. Thromb Res. 2009;124(5):e32-e40.

38. Mandalà M, Falanga A, Roila F. Management of venous thromboembolism in cancer patients: ESMO clinical recommendations. Ann Oncol. 2008;19(Supplement 2):ii126-ii7.

39. Lee AYY. Thrombosis in cancer: an update on prevention, treatment, and survival benefits of anticoagulants. Hematology Am Soc Hematol Educ Program. 2010;144-9.

capítulo • 72

Tromboses Venosas

Vânia Maris Morelli

INTRODUÇÃO

A trombose venosa é uma doença frequente na população que resulta em considerável morbidade e mortalidade. É uma doença de natureza multicausal, que resulta habitualmente da interação de fatores de risco genéticos e adquiridos.[1] Ressalta-se ainda o papel de fatores adquiridos de caráter transitório envolvidos no processo trombótico, como cirurgia, trauma, imobilização, gestação e terapia hormonal.

O diagnóstico da trombose venosa deve ser sempre feito por meio de métodos objetivos que demonstrem a presença do trombo, uma vez que esse diagnóstico tem implicações não somente na abordagem terapêutica do evento agudo, mas também na aplicação de medidas de profilaxia ao longo da vida do paciente.

O objetivo deste capítulo é abordar a fisiopatologia, epidemiologia, diagnóstico, tratamento, profilaxia e complicações da trombose venosa, bem como discutir perspectivas futuras de seu tratamento e profilaxia.

FISIOPATOLOGIA

O entendimento da fisiopatologia da trombose tem sido norteado até os dias atuais por conceitos formulados em 1856 por Rudolf Virchow, que postulou que a trombose decorre da interação de alterações da parede do vaso, do fluxo e dos componentes do sangue.[2] As alterações da parede do vaso (aterosclerose) exercem papel fundamental na patogenia da trombose arterial, ao passo que na trombose venosa predominam a estase e as alterações dos componentes sanguíneos, que favorecem um estado procoagulante.[1]

O trombo venoso é formado em condições de fluxo lento e de baixa tensão de cisalhamento (*shear stress**), sendo constituído basicamente por fibrina, células vermelhas e poucas plaquetas (trombo vermelho).[2] A trombose venosa

---

* Qualquer fluido movendo-se em um tubo gera dois tipos de forças sobre a parede do vaso: uma força perpendicular à parede (tensão normal) e uma paralela à parede (tensão de cisalhamento). Essa força depende da velocidade de fluxo e da viscosidade do fluido.

pode ocorrer em veias superficiais, quando é chamada de trombose venosa superficial, ou em veias do sistema profundo, sendo denominada de trombose venosa profunda.

TROMBOSE VENOSA PROFUNDA E EMBOLIA PULMONAR – TROMBOEMBOLISMO VENOSO

A Trombose Venosa Profunda (TVP) pode ocorrer em qualquer segmento do sistema venoso profundo, sendo a TVP de membros inferiores a mais frequente. Mais raramente, a TVP pode acometer outros locais, como veias de membros superiores, veias esplâncnicas e seios venosos cerebrais.[1]

Em membro inferior, a TVP pode ser distal ou proximal, acometendo nesse último caso as veias poplítea, femoral ou ilíaca.[3] A EP é uma complicação da TVP e ocorre quando o trombo ou um fragmento deste desprende-se e migra até ramos da artéria pulmonar. Em aproximadamente 90% dos pacientes, os êmbolos pulmonares originam-se de trombos de veias profundas do membro inferior, sobretudo as proximais.[4] Cerca de 20% dos trombos inicialmente restritos à região distal do membro inferior propagam-se para segmentos proximais, geralmente no período de 1 semana do início do processo, fato que pode trazer implicações clínicas relevantes, como a ocorrência subsequente de EP.[5] Ressalta-se que os trombos que se desenvolvem nas veias dos membros inferiores podem não causar sintomas, e a EP grave ou mesmo fatal pode ser a primeira manifestação da doença trombótica.

Tromboembolismo Venoso (TEV) é o termo comumente empregado para designar TVP e EP.[6] O paciente com TEV pode apresentar-se clinicamente com TVP, EP ou ambos.[6] Pela frequência e por suas complicações, o foco deste capítulo será a abordagem da TVP de membros inferiores e a EP.

▶ Epidemiologia do tromboembolismo venoso

Incidência

A incidência anual de TEV é de 1 a 2 casos para cada 1.000 indivíduos.[6,7] A incidência de TEV aumenta com a idade e é maior entre negros e brancos quando comparada com outras etnias.[6] O TEV é a terceira doença de origem cardiovascular mais comum, após o infarto do miocárdio e o acidente vascular cerebral, e é atualmente um problema de saúde pública.[6,7]

A mortalidade por EP é consideravelmente alta e depende, sobretudo, da idade e da presença de comorbidades associadas, como câncer e doenças cardiorrespiratórias.[7] Em estudos populacionais, a mortalidade em 30 dias em pacientes com EP atingiu 10 a 15% dos casos.[7,8] A EP também está associada a complicações tardias: a hipertensão pulmonar crônica tromboembólica é uma complicação grave da EP, que incide em torno de 4% dos casos após 2 anos do evento agudo.[9] A síndrome pós-trombótica é uma complicação tardia e bastante frequente da TVP,[10,11] que será abordada ao final deste capítulo.

Fatores de risco

O estado que predispõe ao TEV é denominado de trombofilia, a qual é determinada por fatores de origem genética e adquirida. Há ainda os fatores adquiridos de caráter transitório ou reversível envolvidos na ocorrência do TEV. O TEV é uma doença de natureza multicausal, que resulta habitualmente da interação de fatores de risco genéticos e adquiridos. A Tabela 72.1 ilustra os vários fatores de risco associados ao TEV, dos quais alguns serão a seguir abordados.

Fatores genéticos

Os fatores de risco genéticos clássicos, que caracterizam a trombofilia hereditária, incluem a deficiência dos inibidores fisiológicos da coagulação (antitrombina, proteína C e proteína S) e as mutações G1691A do gene do fator V (fa-

Tabela 72.1

▶ Fatores de risco de tromboembolismo venoso.

Hereditários	Adquiridos	Mistos/Incertos
Deficiência de antitrombina	Idade	Elevação do fator VIII
Deficiência de proteína C	Obesidade	Elevação do fator IX
Deficiência de proteína S	Câncer	Elevação do fator XI
Fator V Leiden	Doenças mieloproliferativas	Elevação do fibrinogênio
Mutação G20210A do gene da protrombina	Hemoglobinúria paroxística noturna	Elevação do *TAFI*
	Síndrome do anticorpo antifosfolípide	Redução do *TFPI*
	Doença inflamatória intestinal	Resistência à PCa na ausência do fator V Leiden
	Síndrome nefrótica	Hiper-homocisteinemia
	Lúpus eritematoso sistêmico	
	Doença de Behçet	
	Trombose venosa superficial prévia	
	Transitórios	
	Cirurgia	
	Trauma	
	Cateter venoso central	
	Imobilização	
	Gestação	
	Puerpério	
	Contraceptivo oral	
	Terapia de reposição hormonal	

TAFI: Thrombin Activatable Fibrinolysis Inhibitor (Inibidor da Fibrinólise Ativado pela Trombina).
*TFPI: Tissue Factor Pathway Inhibitor (*Inibidor da Via do Fator Tecidual).
PCa: Proteína C Ativada.

tor V Leiden) e G20210A do gene da protrombina, ambas resultando em ganho de função dos fatores de coagulação.[1,2]

O fator V Leiden e a mutação G20210A do gene da protrombina são as causas mais frequentes de trombofilia hereditária em brancos.[1,2] A deficiência dos inibidores fisiológicos da coagulação, particularmente da antitrombina, é uma causa mais rara de trombofilia hereditária, presente em uma pequena parcela de pacientes com TEV.[1,2] A deficiência de antitrombina é considerada o mais grave dos defeitos genéticos, pois a maior parte dos indivíduos afetados apresenta TEV antes dos 50 anos de idade.

Fatores de origem mista ou incerta

Há também os fatores de risco de TEV de origem mista (genética e adquirida) ou que ainda não foi totalmente elucidada, como a elevação dos níveis dos fatores de coagulação (VIII, IX, XI e fibrinogênio) e do Inibidor da Fibrinólise Ativado pela Trombina (*TAFI*) e a redução dos níveis do Inibidor da Via do Fator Tecidual (*TFPI*).[1] A hiper-homocisteinemia, embora esteja associada a polimorfismos de genes envolvidos no metabolismo da homocisteína, é, em maior parte, determinada por circunstâncias adquiridas, como o teor de vitaminas da dieta.

Com base no conhecimento atual, o impacto dessas alterações no manejo clínico do paciente com TEV é incerto.[12,13] No caso da hiper-homocisteinemia, por exemplo, estudos prospectivos recentes demonstraram que a diminuição do nível da homocisteína através da suplementação com vitamina B não se associou à redução do risco trombótico.[12]

Fatores adquiridos

Obesidade, câncer, doenças mieloproliferativas, Hemoglobinúria Paroxística Noturna (HPN), Síndrome do Anticorpo Antifosfolípide (SAF), doença inflamatória intestinal, síndrome nefrótica, lúpus eritematoso sistêmico, doença de Behçet, trombose venosa superficial prévia, além da própria idade, são fatores de risco adquiridos de TEV.[1,2,12]

Entre os fatores adquiridos, o câncer assume papel de destaque pela frequência e relevância clínica de sua associação com o TEV. O TEV em alguns casos pode ser a primeira manifestação que leva ao diagnóstico de doença maligna ainda incipiente, sobretudo entre os mais idosos. O risco de TEV é especialmente maior nos primeiros meses após o diagnóstico do câncer e na presença de metástase à distância.[1] As situações que mais comumente aumentam o risco trombótico em pacientes com câncer incluem imobilização, cirurgia, quimioterapia com ou sem terapia hormonal e inserção de cateter venoso central. Por sua vez, o TEV é uma importante causa de morbidade e mortalidade nos pacientes com câncer.[1]

Em pacientes com trombose de veias esplâncnicas, deve-se estar atento para a possibilidade de doenças mieloproliferativas, que é a principal causa de trombose em sítio esplâncnico, e a pesquisa da mutação V617F no gene JAK-2 pode auxiliar na abordagem diagnóstica das doenças mieloproliferativas.[14]

Fatores adquiridos transitórios

Os fatores de risco de natureza transitória ou reversível incluem cirurgia, trauma, cateter venoso central, imobilização (p.ex., paralisia de membro inferior, paciente acamado ou viagem prolongada), gestação, puerpério e uso de contraceptivo oral e de terapia de reposição hormonal.[1,2] A associação de cirurgia, imobilização e trauma com TEV será mais amplamente abordada no item de profilaxia de TEV.

Com relação aos fatores de risco específicos da mulher, embora gestação e puerpério estejam ambos associados a um maior risco de desenvolvimento de TEV, o risco no puerpério é aproximadamente cinco vezes maior do que na gestação.[1,2]

O risco absoluto de TEV em mulheres em idade reprodutiva gira em torno de 1 caso a cada 10.000 indivíduos por ano, e em usuárias de contraceptivo oral esse risco aumenta para 2 a 3 casos a cada 10.000 indivíduos por ano.[1] Embora o risco absoluto seja baixo nessa faixa etária, pelo fato de existir um grande número de usuárias em todo mundo, o contraceptivo oral acaba exercendo papel de destaque como fator de risco para TEV. O risco de TEV é maior no primeiro ano de uso do contraceptivo oral (principalmente nos primeiros 6 meses), ele aumenta com a idade e está positivamente associado com a dose de etinilestradiol.[15] Ademais, os progestágenos de terceira geração (gestodeno e desogestrel), o acetato de ciproterona e a drosperinona resultam em maior risco de TEV quando comparados ao progestágeno de segunda geração (levonorgestrel).[15] A terapia de reposição hormonal também aumenta o risco de TEV, principalmente quando a administração do estrógeno é oral, sendo o risco maior no primeiro ano de tratamento.[1]

▶ Diagnóstico do tromboembolismo venoso

Manifestações clínicas

Na avaliação de todo paciente com TEV é fundamental determinar em que circunstâncias as manifestações clínicas surgiram: se associadas a fatores de risco transitórios (p.ex., cirurgia, trauma, imobilização) ou se surgiram espontaneamente, durante as atividades de rotina do paciente. Na anamnese e exame físico deve-se estar atento aos sintomas e sinais sugestivos de doenças que predispõem à trombose ou se o paciente já é portador das mesmas (p.ex., câncer, doenças mieloproliferativas, HPN, lúpus eritematoso sistêmico ou síndrome nefrótica). Em mulheres deve-se avaliar antecedente obstétrico e uso de hormônio. É importante verificar se outros familiares tiveram TEV, pela possibilidade de trombofilia hereditária.

As manifestações clínicas do TEV dependem da localização e da extensão da trombose. Quanto mais extensa, e, portanto, mais grave for a trombose, mais frequente é a presença de sintomas e sinais.

A TVP de membro inferior, quando restrita à região distal, é frequentemente assintomática; com efeito, quando há sintomas, mais de 80% das tromboses envolvem as veias proximais do membro inferior.[5] O quadro clínico da

TVP de membro inferior inclui sinais e sintomas como dor, edema, aumento da consistência muscular, aumento local da temperatura da pele e a presença de trajetos venosos superficiais visíveis.[3] O aparecimento de edema em um só membro, ou de edema bilateral assimétrico, reforça a suspeita de TVP. O diagnóstico diferencial inclui doenças como celulite, miosite, hematoma muscular e ruptura de cisto de Baker.[3]

Na EP o espectro da apresentação clínica é amplo e o quadro clínico também não é específico, com sinais e sintomas como dispneia, dor torácica, tosse, hemoptise, taquipneia e taquicardia. Casos graves, como a EP maciça, podem resultar em quadro de síncope, hipotensão arterial, hipoxemia grave ou mesmo morte súbita.[4]

Exames complementares

A suspeita clínica de TEV deve levar à realização de exames complementares, pois a avaliação baseada apenas nas manifestações clínicas não é específica. A confirmação diagnóstica de TEV deve ser sempre realizada por meio de métodos objetivos que permitam a identificação do trombo, uma vez que esse diagnóstico tem implicações não somente na abordagem terapêutica do evento agudo, mas também na aplicação de medidas de profilaxia ao longo da vida do paciente. A incorporação da dosagem do D-dímero tem sido útil na estratégia diagnóstica do TEV em situações específicas, que serão abordadas a seguir.

Exames de imagem

A flebografia é o exame de maior sensibilidade e precisão para o diagnóstico de TVP, incluindo as tromboses distais, sendo considerado o padrão-ouro. Entretanto, por tratar-se de exame invasivo e que utiliza contraste, é atualmente pouco utilizado na prática clínica, salvo situações de exceção, como naquelas em que outros exames de imagem são inconclusivos.[2,3] A ultrassonografia venosa com doppler é um exame não invasivo, e atualmente é o método de escolha para a abordagem diagnóstica de TVP de membro inferior. Comparada à flebografia, a ultrassonografia venosa apresenta alta sensibilidade (97%) e especificidade (98%) para a detecção de trombos em segmentos proximais, mas com acurácia menor para o diagnóstico de TVP distal.[2,5] A identificação anatômica de trombos no membro inferior pode ser realizada por outros exames de imagem, como tomografia computadorizada.

A angiografia pulmonar é o padrão-ouro para o diagnóstico de EP. No entanto, é um exame invasivo, que utiliza contraste e de custo elevado.[16] A cintilografia pulmonar com mapeamento de ventilação-perfusão é outra opção na estratégia diagnóstica da EP; trata-se de exame bastante sensível, porém pouco específico. Um resultado normal de cintilografia essencialmente é capaz de excluir EP, porém a maior parte das cintilografias resulta em categoria não diagnóstica, tornando necessária investigação posterior.[16] Em muitos centros, a tomografia computadorizada helicoidal é atualmente o exame de escolha na abordagem diagnóstica

da EP. A tomografia computadorizada possui especificidade superior quando comparada à cintilografia de ventilação-perfusão, e com o avanço tecnológico, equipamentos com maior sensibilidade foram desenvolvidos para o diagnóstico de EP.[16]

Visto que aproximadamente 90% dos casos de EP originam-se de trombos de membros inferiores, o achado de TVP de membro inferior em paciente com suspeita de EP é suficiente para determinar o início do tratamento.[4]

Papel do D-dímero na estratégia diagnóstica de TVP de membro inferior e EP

O D-dímero é um produto de degradação de fibrina que se eleva no TEV agudo. Tendo em vista que o D-dímero é um marcador sensível, porém não específico para TEV, o valor potencial de sua dosagem não é na confirmação e sim na exclusão do fenômeno tromboembólico. Entretanto, o D-dímero não deve ser utilizado de forma isolada, e sim como parte de um algoritmo diagnóstico validado na literatura, que inclui avaliação conjunta da probabilidade clínica de apresentar TVP ou EP.[4,16] Quando um ensaio sensível para a dosagem de D-dímero é empregado em pacientes com baixa probabilidade clínica, a obtenção de um resultado negativo é potencialmente útil na exclusão de TVP e EP, reduzindo a necessidade de exames de imagem.[4,16] O D-dímero não deve ser usado com a finalidade de excluir doença tromboembólica em pacientes com alta probabilidade clínica de apresentar TVP e EP.[4,16]

Cabe ressaltar que a concentração do D-dímero pode aumentar em diversas situações fisiológicas e patológicas, como idade avançada, gestação, puerpério, cirurgia, trauma, câncer e processos inflamatórios e infecciosos, limitando, portanto, a aplicação do teste nessas situações.[4,16]

▶ Tratamento do tromboembolismo venoso

Os objetivos do tratamento do TEV incluem a prevenção da extensão, da embolização e da recorrência do fenômeno trombótico e a restauração do fluxo no interior do vaso. O tratamento central do TEV consiste na administração de anticoagulantes, que evitam a extensão do trombo, dando tempo para que o sistema fibrinolítico fisiológico possa degradar a rede de fibrina e garantir a normalização do fluxo. A anticoagulação é também altamente eficaz na prevenção da embolização e da recorrência precoce e tardia da trombose. Já os fibrinolíticos, ao induzirem a lise do trombo, podem promover rápida desobstrução vascular e restauração do fluxo. Entretanto, a fibrinólise é reservada para casos selecionados.[17]

Frente ao diagnóstico objetivamente confirmado de TEV, é de fundamental importância que o tratamento anticoagulante não seja postergado. Em algumas situações em que há forte suspeita clínica de TEV, a terapia anticoagulante pode até ser iniciada enquanto se aguarda os resultados dos testes diagnósticos.[17] Na fase aguda, o tratamento é realizado com heparina ou fondaparinux, com introdução da anticoa-

678 Tratado de Hematologia

gulação oral (drogas antagonistas da vitamina K) já no primeiro dia de tratamento na maioria dos casos. A heparina ou o fondaparinux devem ser mantidos em concomitância com os anticoagulantes orais por pelo menos 5 dias, podendo, então, ser suspensos desde que a anticoagulação oral esteja em faixa terapêutica por pelo menos 24 horas.

A abordagem inicial do paciente com trombofilia, à época do episódio agudo de trombose, não difere daquela que é feita com o paciente sem trombofilia e administra-se o tratamento anticoagulante da mesma maneira. Mesmo na presença de deficiência de antitrombina, o paciente é capaz de responder à administração de heparina e, ainda que tenham sido descritos casos de resistência a ela nesses pacientes, esse achado não é regra nessa situação.[18]

Tratamento anticoagulante

Heparina Não Fracionada (HNF)

Caso a opção de tratamento seja a HNF por Via Intravenosa (IV), recomenda-se iniciar com *bolus* de 80 U/kg de HNF, instalando-se em seguida infusão contínua IV na dose inicial de 18 U/kg/hora.[17] O ajuste da dose será feito em função do resultado do Tempo de Tromboplastina Parcial Ativado (TTPA), o qual deve ser avaliado 6 horas após o início da HNF. O TTPA deve ser checado habitualmente a cada 6 horas até que os seus valores estejam dentro da faixa considerada terapêutica. No paciente estável, o TTPA pode ser realizado uma vez ao dia, com o cuidado para que a infusão IV seja contínua.

Uma relação entre o TTPA do paciente e de um *pool* de plasmas normais entre 1,5 e 2,5 é comumente considerada terapêutica.[18] Ressalta-se, entretanto, que diferentes reagentes e equipamentos de coagulação podem influenciar o valor do TTPA, recomendando-se que cada laboratório determine o intervalo do TTPA correspondente a níveis considerados terapêuticos de heparina.[18] Quando a HNF é administrada por via Subcutânea (SC) é possível também atingir níveis terapêuticos da droga a depender da dose administrada.[17,18]

Heparina de Baixo Peso Molecular (HBPM)

A HBPM administrada por via SC vem substituindo a HNF no tratamento do TEV, com eficácia e seguran ça equivalentes à HNF, demonstradas por vários estudos prospectivos, randomizados e controlados.[17] A HBPM está associada à menor ocorrência de osteopenia e de trombocitopenia induzida pela heparina quando comparada à HNF. Além disso, tendo em vista o menor tamanho molecular, a HBPM possui reduzida capacidade de se ligar inespecificamente a proteínas plasmáticas, o que aumenta sua biodisponibilidade.[18] Esse fato tem importante implicação prática, pois a quantidade administrada de HBPM guarda relação com seu efeito antitrombótico, o que dispensa controle laboratorial para ajuste da dose na maioria dos casos.[17,18] Entretanto, a monitoração da HBPM pode ser indicada em situações específicas, como insuficiência renal grave (definida geralmente como depuração de creatinina

≤ 30 mL/min) e gestação.[17,18] A monitoração da HBPM é realizada por meio da medida da atividade de anti-Xa em ensaio amidolítico, em amostra colhida após 4 horas da última injeção SC.[17]

As diferentes heparinas de baixo peso molecular não são totalmente comparáveis, diferindo-se entre si quanto ao tamanho molecular, à relação de inibição dos fatores Xa e IIa e à farmacocinética.[18] Portanto, as heparinas de baixo peso molecular não são intercambiáveis em seu uso clínico e as doses a serem utilizadas devem seguir as recomendações dos fabricantes.[18] Por exemplo, no caso da enoxaparina preconiza-se administração de 100 U anti-Xa por kg de peso a cada 12 horas ou de 150-200 U anti-Xa por kg de peso a cada 24 horas no tratamento da fase aguda do TEV.[2]

Fondaparinux

O fondaparinux é um pentassacarídeo sintético cuja ação anticoagulante se deve à inibição indireta do fator Xa, sendo atualmente também uma opção de tratamento do TEV.[17,19] O fondaparinux tem meia vida plasmática maior que a da HBPM e mínima capacidade de ligação inespecífica com proteínas plasmáticas. Assim, o fondaparinux é administrado por via SC uma vez ao dia em doses ajustadas para o peso e sem a necessidade de monitoração laboratorial na maioria dos casos.[17,18] Caso seja necessária, a monitoração pode ser realizada por meio da medida da atividade anti-Xa.[18] Como a depuração do fondaparinux é basicamente renal, a droga não deve ser usada em pacientes com insuficiência renal grave.[18]

Drogas Antagonistas da Vitamina (AVK)

Os anticoagulantes orais, representados pelas drogas AVK, devem ser iniciados precocemente, já no primeiro dia de tratamento com heparina (HNF ou HBPM) ou fondaparinux.[17] Não há razão para que a introdução do anticoagulante oral seja postergada, salvo situações especiais, como a necessidade iminente de procedimentos cirúrgicos. As drogas AVK disponíveis no Brasil são a warfarina sódica, que é a mais amplamente utilizada, e a femprocumona; o acenocoumarol é usado principalmente na Europa. De modo geral, a warfarina é iniciada na dose de 5 mg/dia. As drogas AVK são monitoradas através da Razão Normalizada Internacional (RNI), e no manejo do TEV a faixa terapêutica deve situar-se entre 2 e 3, com RNI alvo de 2,5.[17]

A heparina ou o fondaparinux devem ser mantidos em dose de tratamento em concomitância com as drogas AVK por pelo menos 5 dias, podendo, então, ser suspensos desde que as drogas AVK estejam em faixa terapêutica por pelo menos 24 horas.[17]

Na maioria dos casos, as drogas AVK formam a base da terapia antitrombótica administrada a longo prazo, e, independentemente de sua duração, a droga AVK deve ser ajustada para manter RNI entre 2 e 3.[17] Cabem exceções, como pacientes com câncer, em que a HBPM é preferível às drogas AVK, especialmente nos primeiros 3 a 6 meses de tratamento.[17] Com relação à gestação, as drogas AVK atravessam a placenta, são teratogênicas e podem causar sangramento e perda fetal.[20] A heparina, seja a HNF ou a HBPM, não atravessa a placenta, sendo segura para o feto e o anticoagulante de escolha na gestação.[20] Durante a amamentação, a warfarina é considerada uma droga segura, pois não é detectada no leite materno e não induz efeito anticoagulante no lactente.[20]

Duração do tratamento anticoagulante

A duração da anticoagulação após um episódio agudo de TEV depende da avaliação conjunta do risco de recorrência e de sangramento do paciente e da aderência do mesmo ao tratamento. A incidência de recorrência de TEV gira em torno de 25% nos primeiros 5 anos após o evento.[21-23] O risco de recorrência é maior em pacientes que tiveram TEV espontâneo, ou seja, na ausência de fatores de risco transitórios (p.ex., cirurgia, trauma, imobilização, gestação e puerpério), em pacientes com história prévia de TEV e na presença de certas trombofilias, como câncer.[21-23]

De modo geral, nos pacientes que desenvolvem um primeiro episódio de TEV, nos quais não haja a persistência de um fator de risco, a anticoagulação é feita por 3 a 6 meses.[12,17,19] Para pacientes com TEV espontâneo, a decisão de se prolongar o tempo de anticoagulação para além desse período deve ser individualizada, levando-se em conta o risco de recorrência e de sangramento do paciente, sua aderência ao tratamento e mesmo sua preferência pessoal.[12,17,19] Na recorrência de TEV, deve-se avaliar a manutenção de anticoagulação perene após a segunda trombose. A ocorrência de um segundo episódio de TEV espontâneo favorece a decisão de manutenção perene da anticoagulação.[17]

Em pacientes com um primeiro episódio de TEV, principalmente quando espontâneo, seria interessante poder identificar aqueles com maior risco de recorrência. Dados da literatura mostram que níveis elevados de marcadores de formação de fibrina, como o D-dímero, após a suspensão da anticoagulação oral, correlacionam-se com a recorrência de TEV.[12] Entretanto, estudos adicionais são necessários para estabelecer o intervalo ideal entre a parada da anticoagulação e a dosagem do D-dímero e identificar o valor de corte mais adequado que possa predizer recorrência.[12] Ademais, ainda não está claro se nesses pacientes o benefício de uma anticoagulação mais prolongada justificaria o risco de sangramento associado ao tratamento.

Papel da trombofilia no manejo do tromboembolismo venoso

A investigação de trombofilia no manejo do TEV tem como objetivos principais a detecção e o tratamento de doenças associadas ao TEV e a identificação de indivíduos com maior risco de recorrência cujo período de anticoagulação deva ser prolongado.

A identificação de uma causa adquirida de trombofilia (p.ex., câncer, doenças mieloproliferativas, HPN, síndrome nefrótica, SAF, entre outras) tem implicações não só no tratamento da doença de base, mas no manejo a longo

prazo desses pacientes com terapia anticoagulante. Por exemplo, pacientes com câncer devem receber anticoagulação até a resolução da doença.[17] Na SAF a duração ideal do tratamento anticoagulante não é clara,[19,24] porém, considerando o alto risco de recorrência após a suspensão da anticoagulação, recomenda-se manter as drogas AVK a longo prazo após um primeiro evento de TEV com RNI entre 2 e 3.[19,24]

Na trombofilia hereditária, como a maior parte da literatura não mostra aumento significativo no risco de recorrência de TEV em indivíduos heterozigotos para o fator V Leiden e mutação G20210A do gene da protrombina, a presença dessas mutações, como regra geral, não deve influenciar a duração da anticoagulação.[12]

A investigação de trombofilia hereditária no TEV pode ser particularmente útil em pacientes com história familiar convincente de TEV (p.ex., parentes de primeiro grau com TEV prévio em idade jovem). Nesse caso, a investigação poderá identificar indivíduos com defeitos mais graves, que potencialmente se beneficiariam com a manutenção da anticoagulação a longo prazo, como deficiência de antitrombina e defeitos combinados.[12]

Filtro de Veia Cava Inferior (VCI)

O filtro de VCI é um dispositivo implantado na VCI com o objetivo de impedir a passagem de trombos que podem chegar às artérias pulmonares e provocar EP. Atualmente existem filtros permanentes e removíveis de VCI. Em pacientes com contraindicação à anticoagulação, o filtro de VCI pode ser uma opção de manejo terapêutico. Ressalta-se, entretanto, que o filtro de VCI é indicado em situações especiais, como pacientes com episódio agudo de TVP proximal ou EP em que a terapia anticoagulante não é possível devido a um alto risco hemorrágico.[17]

Nos pacientes com TEV agudo em que o filtro de VCI foi inserido como alternativa à anticoagulação, o uso de anticoagulantes deve ser instituído uma vez resolvido o risco hemorrágico. Dados da literatura mostram que filtros de VCI permanentes, embora reduzam o risco de EP, estão associados a um aumento da frequência de TVP de membro a longo prazo.[17]

Tratamento fibrinolítico

O uso de agentes fibrinolíticos, que atuam dissolvendo a rede de fibrina, tem aplicação em casos selecionados, cuja imediata desobstrução vascular é importante para a evolução do paciente, como na EP maciça com comprometimento hemodinâmico. A fibrinólise sistêmica é realizada por meio da infusão IV de agentes ativadores do sistema fibrinolítico: estreptocinase, urocinase e ativador tissular do plasminogênio recombinante.[17]

A fibrinólise pode também ser realizada localmente no manejo de TVP de membro, por meio de um cateter que instila o agente fibrinolítico no interior do trombo. A fibrinólise direcionada por cateter não é um procedimento de rotina, sendo considerada em casos selecionados, como pa-

680 Tratado de Hematologia

cientes com TVP aguda proximal extensa (p.ex., segmento ilíaco-femoral, sintomas há menos de 14 dias e expectativa de vida acima de 1 ano) e com baixo risco hemorrágico.[17] A fibrinólise local nesses casos selecionados teria como objetivos principais minimizar os sintomas agudos e as manifestações da síndrome pós-trombótica.[17]

O sangramento é uma complicação do tratamento fibrinolítico, seja local ou sistêmico, de modo que o benefício potencial da lise do trombo deve ser sempre avaliado em relação ao risco potencial de sangramento. Após o tratamento fibrinolítico, os pacientes devem ser adequadamente manejados com terapia anticoagulante.[17]

▶ Profilaxia do tromboembolismo venoso

A profilaxia antitrombótica tem como objetivo prevenir o primeiro evento de TEV ou a sua recorrência em pacientes cuja anticoagulação já foi suspensa. A instituição de uma profilaxia adequada implica o reconhecimento dos fatores de risco de TEV, como idade avançada, imobilidade prolongada, cirurgia, trauma, gestação, puerpério, câncer em atividade, história prévia de TEV, entre outros já anteriormente mencionados. Cabe ressaltar que em pacientes com antecedente de TEV a profilaxia é indicada independentemente da presença de trombofilia.

Em pacientes submetidos a cirurgias, o tipo de procedimento é o principal determinante do risco trombótico, e este pode ser modulado em maior ou menor grau pela presença de fatores de risco adicionais de TEV. O risco de TEV é, sobretudo, relevante em cirurgias maiores com abordagem abdominal, ginecológica, urológica, neurológica, bariátrica, vascular e torácica.[25] Entre as cirurgias, os procedimentos ortopédicos maiores (p.ex., artroplastia de quadril ou de joelho e cirurgia por fratura de quadril) destacam-se especialmente por expor o paciente a um elevado risco trombótico. Pacientes que sofrem grandes traumas e lesões medulares também estão entre aqueles com risco trombótico bastante elevado. Assim, a profilaxia antitrombótica assume papel central no manejo de cirurgias maiores, incluindo as ortopédicas, de traumas e de lesões medulares. Ademais, procedimentos laparoscópicos ou cirurgias consideradas menores, quando na presença de fatores de risco adicionais de TEV, podem beneficiar-se com profilaxia antitrombótica.[25]

É fundamental que a profilaxia antitrombótica seja também considerada no manejo do paciente clínico. De modo geral, indica-se profilaxia nos pacientes admitidos no hospital com quadro de insuficiência cardíaca congestiva ou doença respiratória grave, ou naqueles que estão acamados e que possuem história prévia de TEV ou comorbidades, como câncer, sepse, doença neurológica aguda ou doença de natureza inflamatória (p.ex., intestinal).[25]

A profilaxia inclui medidas simples de estímulo à deambulação precoce e frequente em paciente hospitalizado, além de métodos mecânicos e farmacológicos. A deambulação precoce e frequente é um importante princípio no cuidado do paciente internado, porém esta pode não ser factível e nem ser suficientemente eficaz na prevenção de eventos tromboembólicos quando realizada isoladamente.[25] Os métodos mecânicos, como meias de compressão graduada ou Compressão Pneumática Intermitente (CPI), são indicados de forma isolada em pacientes com baixo risco trombótico ou com contraindicação à anticoagulação por alto risco hemorrágico.[2,25]

A profilaxia farmacológica na prática clínica é realizada, sobretudo, com a HNF ou a HBPM. O inconveniente da HNF é que ela necessita de duas a três injeções diárias por via SC, o que torna a HBPM uma opção mais interessante. O fondaparinux também tem se destacado recentemente como uma opção na profilaxia antitrombótica.[25] Com relação à droga AVK, vários fatores limitam o seu emprego na profilaxia de eventos tromboembólicos agudos, como o início mais tardio da ação anticoagulante e a necessidade frequente de monitoração para manter RNI entre 2 e 3.[2] Cabe ressaltar que os antiagregantes plaquetários, como a aspirina, não devem ser utilizados com o objetivo de prevenir TEV.[25]

Na profilaxia do TEV, a decisão a respeito do tipo de anticoagulante a ser instituído, sua dose, momento de início e tempo de uso depende da situação de risco em que o paciente é exposto e da presença de fatores adicionais que aumentam o risco trombótico. A função renal deve sempre ser considerada ao se decidir sobre o uso e/ou a dose da HBPM, do fondaparinux e outros anticoagulantes depurados pelo rim, particularmente em idosos, pacientes com diabetes melito e aqueles com alto risco hemorrágico.[25]

Por fim, é importante ressaltar que recomendações específicas para a profilaxia do TEV em diversas situações cirúrgicas e clínicas são periodicamente revisadas e publicadas, destacando-se entre elas a do *American College of Chest Physicians* (ACCP).[25]

▶ Síndrome pós-trombótica

A Síndrome Pós-Trombótica (SPT) incide em 30 a 50% dos pacientes com TVP de membros inferiores, sendo observada mesmo frente a um manejo anticoagulante adequado.[10,11] A maioria dos pacientes desenvolve SPT nos primeiros dois anos após o episódio agudo de TVP. Em sua fisiopatologia, a STP resulta basicamente de danos às válvulas venosas por coágulos, levando à insuficiência valvular e ao refluxo venoso.

Pela sua frequência, a SPT tem importante impacto socioeconômico; ademais, algumas de suas manifestações são potencialmente debilitantes e podem afetar de forma significante a qualidade de vida dos pacientes.[10,11] As manifestações clínicas da SPT podem incluir dor, edema, alterações de pigmentação de pele, varizes secundárias e, nos casos mais graves, a ocorrência de úlceras nas pernas.[10,11]

Os possíveis fatores de risco relacionados ao desenvolvimento da SPT incluem TVP anatomicamente extensa (p.ex., trombose em veia femoral comum ou ilíaca), TVP recorrente ipsilateral, obesidade, idade avançada, e níveis subterapêuticos da anticoagulação oral no início do tratamento.[10,11]

O tratamento da SPT inclui principalmente medidas de compressão, como o uso de meias de compressão graduada.[11,17] O uso de meias de compressão graduada também tem sido recomendado para prevenir a SPT em pacientes com TVP proximal.[11,17] Com base no conhecimento atual, o uso rotineiro de fibrinolíticos no manejo da TVP aguda com o objetivo de reduzir a ocorrência de SPT não é recomendado (vide tratamento fibrinolítico deste capítulo).[11,17]

▶ Perspectivas futuras na profilaxia e no tratamento do tromboembolismo venoso

Uma nova geração de anticoagulantes tem sido desenvolvida, principalmente na última década. Os novos anticoagulantes atuam através da inibição específica de determinado fator de coagulação. Os inibidores orais de trombina e de fator Xa são os que se encontram em fase mais avançada da pesquisa clínica, tanto na avaliação da eficácia como da segurança na profilaxia e no tratamento do TEV, destacando-se particularmente o dabigatran (inibidor de trombina) e o rivaroxaban (inibidor de fator Xa).[19]

Os novos anticoagulantes reúnem características muito interessantes e promissoras, como a facilidade da administração oral, o início de ação relativamente rápido e a resposta anticoagulante previsível, dispensando a necessidade de monitoração na grande maioria dos casos.[19]

A introdução dos novos anticoagulantes na prática clínica apresenta, entretanto, alguns desafios. Por exemplo, atualmente não há conhecimento de um antídoto apropriado para reversão do efeito anticoagulante ou de um método seguro para monitorar a droga em situações específicas, como na insuficiência renal e nos pacientes extremamente obesos.[19] Cabe futuramente definir se os resultados favoráveis das pesquisas clínicas serão sustentados se os novos anticoagulantes forem incorporados na prática clínica, em que pacientes com alto risco trombótico e hemorrágico, que habitualmente são excluídos dos estudos clínicos, poderão ser tratados.[19]

TROMBOSE VENOSA SUPERFICIAL

A Trombose Venosa Superficial (TVS) caracteriza-se pela presença de um trombo na luz de uma veia superficial, acompanhada pela reação inflamatória da sua parede e dos tecidos adjacentes.[26] Apresenta-se clinicamente como um cordão palpável, quente, doloroso e hiperemiado no curso de uma veia superficial.[26] A TVS é uma condição comum, com prevalência maior que a do TEV. No entanto, sua incidência anual exata não é conhecida.[27]

A trombose de pequenas veias superficiais de mãos e de braços por injeções ou infusões intravenosas de diferentes soluções, denominada comumente de tromboflebite por infusão, é uma condição bastante frequente.[17,28] O seu manejo é habitualmente feito com anti-inflamatórios não esteroides de uso oral ou tópico.[17]

O termo TVS, entretanto, designa uma condição bem mais ampla, com complicações potencialmente graves, à medida que pode coexistir com TEV ou mesmo comportar-se como um fator de risco para a ocorrência futura de TEV.[17,27-29] Apresenta-se frequentemente associada a varizes, porém vários fatores de risco de TEV podem também ser identificados em pacientes com TVS, como imobilização, cirurgia, trauma, gestação, terapia hormonal, obesidade, câncer e doenças autoimunes.[17,27-29] Com relação à trombofilia hereditária, o impacto desta no risco de TVS não é tão bem definido como no TEV.[29]

Embora o diagnóstico da TVS seja tradicionalmente realizado com base no quadro clínico, a ultrassonografia tem sido atualmente fortemente recomendada na abordagem diagnóstica da TVS, pois possibilita visualizar o trombo, estimar sua extensão e avaliar o acometimento do sistema venoso profundo.[27,29]

Visto que a TVS compartilha vários fatores de risco com o TEV, bem como aumenta o risco de eventos tromboembólicos futuros, o uso de anticoagulantes assume papel de destaque no seu tratamento.[27,28] Apesar de os estudos que avaliam a eficácia e a segurança da anticoagulação na TVS serem heterogêneos quanto ao tipo de anticoagulante utilizado, dose e tempo de tratamento, os resultados apontam para um efeito benéfico da anticoagulação sistêmica no manejo da TVS.[17,27,28] Com efeito, a anticoagulação em doses profiláticas ou intermediárias de HBPM por pelo menos 4 semanas é uma opção de tratamento da TVS.[17] Cabe ressaltar que, no manejo da TVS, fatores como etiologia, extensão do fenômeno e gravidade dos sintomas devem ser levados em consideração ao se decidir sobre o tipo de anticoagulante a ser introduzido e tempo de tratamento.[28]

Embora a cirurgia possa ser considerada em situações específicas da TVS (p.ex., impedir a extensão da trombose do sistema venoso superficial para o profundo), a literatura mostra que procedimentos cirúrgicos exacerbam fenômenos tromboembólicos, o que torna a anticoagulação sistêmica uma abordagem mais segura.[17,26,28]

REFERÊNCIAS BIBLIOGRÁFICAS

1. Rosendaal FR. Venous thrombosis: the role of genes, environment, and behavior. Hematology Am Soc Hematol Educ Program. 2005;1-12.

2. Kyrle PA, Eichinger S. Deep vein thrombosis. Lancet. 2005;365(9465):1163-74.

3. Somarouthu B, Abbara S, Kalva SP. Diagnosing deep vein thrombosis. Postgrad Med. 2010;122(2):66-73.

4. Torbicki A, Perrier A, Konstantinides S, Agnelli G, Galiè N, Pruszczyk P, et al. ESC Committee for Practice Guidelines (CPG). Guidelines on the diagnosis and management of acute pulmonary embolism: the Task Force for the Diagnosis and Management of Acute Pulmonary Embolism of the European Society of Cardiology (ESC). Eur Heart J. 2008;29 (18):2276-315.

5. Kearon C, Julian JA, Newman TE, Ginsberg JS. Noninvasive diagnosis of deep venous thrombosis. McMaster Diagnostic Imaging Practice Guidelines Initiative. Ann Intern Med. 1998;128(8):663-77.

6. Beckman MG, Hooper WC, Critchley SE, Ortel TL. Venous thromboembolism: a public health concern. Am J Prev Med. 2010;38(4 Suppl):S495-501.

7. Naess IA, Christiansen SC, Romundstad P, Cannegieter SC, Rosendaal FR, Hammerstrøm J. Incidence and mortality of venous thrombosis: a population-based study. J Thromb Haemost. 2007;5(4):692-9.

8. Cushman M, Tsai AW, White RH, Heckbert SR, Rosamond WD, Enright P, et al. Deep vein thrombosis and pulmonary embolism in two cohorts: the longitudinal investigation of thromboembolism etiology. Am J Med. 2004;117(1):19-25.

9. Pengo V, Lensing AW, Prins MH, Marchiori A, Davidson BL, Tiozzo F, et al. Thromboembolic Pulmonary Hypertension Study Group. Incidence of chronic thromboembolic pulmonary hypertension after pulmonary embolism. N Engl J Med. 2004;350(22):2257-64.

10. Ashrani AA, Heit JA. Incidence and cost burden of post-thrombotic syndrome. J Thromb Thrombolysis. 2009;28(4):465-76.

11. Kahn SR. The post-thrombotic syndrome. Hematology Am Soc Hematol Educ Program. 2010;2010:216-20.

12. Bauer KA. Duration of anticoagulation: applying the guidelines and beyond. Hematology Am Soc Hematol Educ Program. 2010;2010:210-5.

13. Kyrle PA, Rosendaal FR, Eichinger S. Risk assessment for recurrent venous thrombosis. Lancet. 2010;376(9757):2032-9.

14. De Stefano V, Martinelli I. Splanchnic vein thrombosis: clinical presentation, risk factors and treatment. Intern Emerg Med. 2010;5(6):487-94.

15. van Hylckama Vlieg A, Helmerhorst FM, Vandenbroucke JP, Doggen CJ, Rosendaal FR. The venous thrombotic risk of oral contraceptives, effects of oestrogen dose and progestogen type: results of the MEGA case-control study. BMJ. 2009;339:b2921.

16. Wells PS. Integrated strategies for the diagnosis of venous thromboembolism. J Thromb Haemost. 2007;5(Suppl. 1):41-50.

17. Kearon C, Kahn SR, Agnelli G, Goldhaber S, Raskob GE, Comerota AJ. American College of Chest Physicians. Antithrombotic therapy for venous thromboembolic disease: American College of Chest Physicians Evidence-Based Clinical Practice Guidelines (8th Edition). Chest. 2008;133(6 Suppl):454S-545S.

18. Hirsh J, Bauer KA, Donati MB, Gould M, Samama MM, Weitz JI. American College of Chest Physicians. Parenteral anticoagulants: American College of Chest Physicians Evidence Based Clinical Practice Guidelines (8th Edition). Chest. 2008;133(6 Suppl):141S-159S.

19. van Es J, Eerenberg ES, Kamphuisen PW, Buller HR. How to prevent, treat, and overcome current clinical challenges of VTE. J Thromb Haemost. 2011;9(Suppl. 1):265-74.

20. Bates SM, Greer IA, Pabinger I, Sofaer S, Hirsh J. American College of Chest Physicians. Venous thromboembolism, thrombophilia, antithrombotic therapy, and pregnancy: American College of Chest Physicians Evidence-Based Clinical Practice Guidelines (8th Edition). Chest. 2008;133(6 Suppl):844S-86S.

21. Prandoni P, Lensing AW, Cogo A, Cuppini S, Villalta S, Carta M, et al. The long-term clinical course of acute deep venous thrombosis. Ann Intern Med. 1996;125(1):1-7.

22. Hansson PO, Sörbo J, Eriksson H. Recurrent venous thromboembolism after deep vein thrombosis: incidence and risk factors. Arch Intern Med. 2000;160(6):769-74.

23. Prandoni P, Noventa F, Ghirarduzzi A, Pengo V, Bernardi E, Pesavento R, et al. The risk of recurrent venous thromboembolism after discontinuing anticoagulation in patients with acute proximal deep vein thrombosis or pulmonary embolism. A prospective cohort study in 1,626 patients. Haematologica. 2007;92(2):199-205.

24. Lim W, Crowther MA, Eikelboom JW. Management of antiphospholipid antibody syndrome: a systematic review. JAMA. 2006;295(9):1050-7.

25. Geerts WH, Bergqvist D, Pineo GF, Heit JA, Samama CM, Lassen MR, et al. American College of Chest Physicians. Prevention of venous thromboembolism: American College of Chest Physicians Evidence-Based Clinical Practice Guidelines (8th Edition). Chest. 2008;133(6 Suppl):381S-453S.

26. Sobreira ML, Yoshida WB, Lastória S. Superficial thrombophlebitis: epidemiology, physiopathology, diagnosis and treatment. J Vasc Bras. 2008;7(2):131-43.

27. Décousus H, Bertoletti L, Frappé P, Becker F, Jaouhari AE, Mismetti P, et al. Recent findings in the epidemiology, diagnosis and treatment of superficial-vein thrombosis. Thromb Res. 2011;127 Suppl 3:S81-S5.

28. Kitchens CS. How I treat superficial venous thrombosis. Blood. 2011;117(1):39-44.

29. Leon L, Giannoukas AD, Dodd D, Chan P, Labropoulos N. Clinical significance of superficial vein thrombosis. Eur J Vasc Endovasc Surg. 2005;29(1):10-7.

capítulo · 73

Tromboses Arteriais

Erich Vinícius de Paula • Joyce Maria Annichino-Bizzacchi

INTRODUÇÃO

Doenças cardiovasculares, entre as quais destacam-se a isquemia miocárdica, acidentes vasculares cerebrais e a obstrução arterial periférica, representam a principal causa de morbidade e mortalidade em países desenvolvidos. No Brasil, as doenças cardiovasculares são a principal causa de morte, com taxas de mortalidade registradas em 2004 ($286:10^5$ habitantes) superiores às taxas observadas nos Estados Unidos ($179:10^5$ habitantes) e na Europa ($175:10^5$ habitantes), além de gerarem os maiores custos com internações hospitalares para todo o sistema de saúde nacional.[1] Embora as iniciativas de prevenção e tratamento tenham produzido ganhos reais no impacto dessas doenças sobre a saúde pública ao longo das últimas décadas, o imenso contingente de indivíduos acometidos gera expectativas ainda crescentes em relação a biomarcadores ou tratamentos que resultem em benefícios clínicos para esses pacientes. É em geral nesse contexto que o hematologista é frequentemente desafiado por cardiologistas, neurologistas ou pacientes a participar da condução de casos envolvendo tromboses arteriais.

DA ATEROGÊNESE À TROMBOSE ARTERIAL

A aterosclerose é uma doença vascular crônica que ocorre principalmente nas artérias grandes e médias, e que pode resultar na oclusão desses vasos, levando ao infarto do miocárdio, isquemia vascular cerebral ou periférica. Na fase inicial da aterosclerose ocorre lesão funcional do endotélio, até então intacto, caracterizada por aumento da permeabilidade e efluxo de macromoléculas plasmáticas para a íntima e recrutamento de monócitos. Lipoproteínas de Baixa Densidade (LDL) são depositadas na íntima, oxidadas (oxLDL) e endocitadas por macrófagos, dando origem às chamadas células espumosas. Simultânea ou subsequentemente há proliferação das células de músculo liso e secreção de matriz de colágeno, formando uma lesão elevada que é a placa aterosclerótica madura. A necrose das células espumosas libera material lipídico para a íntima, formando o núcleo da placa, que será coberta por uma capa fibrosa.[2]

A expressão clínica da aterosclerose é determinada quando a ruptura dessas placas leva à trombose e à obstrução do fluxo sanguíneo arterial (aterotrombose). O conceito atual é que microrrupturas repetidas seguidas por tromboses subclínicas contribuem de forma progressiva e lenta para a ocorrência do evento trombótico final.[3] Nesse microambiente, as tromboses arteriais se caracterizam por redes compactas de plaquetas e fibrina, o que contrasta com os trombos venosos, caracterizados por redes mais extensas e menos compactas de fibrina, hemácias e leucócitos.[4] Atualmente, as características das placas ateroscleróticas que determinam sua vulnerabilidade à ruptura e seu potencial trombogênico são objeto de intensa investigação.

O PAPEL DE PROTEÍNAS ENVOLVIDAS NA HEMOSTASIA NA FISIOPATOLOGIA DAS TROMBOSES ARTERIAIS

Embora não haja evidências clínicas da participação do sistema hemostático na aterogênese (o uso de agentes antiplaquetários e anticoagulantes não estão associados a redução na progressão da aterosclerose), grande variedade de dados experimentais (obtidos in vitro ou em modelos animais) demonstram que as plaquetas e as proteínas da coagulação são importantes determinantes na progressão da aterosclerose e na aterotrombose.[5] As plaquetas exercem vários efeitos pró-aterogênicos e aterotrombóticos, ao atuarem como interface entre a hemostasia, inflamação e a resposta imune inata no contexto da aterosclerose.[6] Em relação à coagulação, as lesões ateroscleróticas humanas constituem um microambiente em que ocorre produção ativa de fatores da coagulação, com aumento da geração de trombina em placas instáveis em comparação a placas estáveis.[7] Além disso, o indiscutível benefício do uso de agentes antitrombóticos em pacientes com tromboses arteriais não deixa dúvidas sobre o papel crítico do sistema hemostático na fisiopatologia das tromboses arteriais.

No entanto, a importância clínica relativa desses achados permanece incerta, na medida em que nem sempre o papel de proteínas da coagulação na fisiopatologia da doença arterial oclusiva demonstrado em modelos animais de aterosclerose é confirmado em estudos clínicos com pacientes portadores de doença arterial oclusiva (Tabela 73.1).[5] Assim, o uso de qualquer forma de avaliação isolada de componentes da hemostasia como biomarcadores de risco para tromboses arteriais, fora do contexto experimental, ainda não é capaz de fornecer informações clinicamente relevantes para esse grupo de pacientes.

FATORES DE RISCO PARA TROMBOSES ARTERIAIS: PAPEL DO HEMATOLOGISTA

Fatores de risco relacionados à progressão da aterosclerose são amplamente conhecidos Tabela 73.2) e devem ser avaliados em todos os pacientes com trombose arterial. A ocorrência de tromboses arteriais em pacientes com múltiplos fatores de risco não costuma suscitar dilemas diagnósticos ou terapêuticos. No entanto, quando tromboses arteriais ocorrem em indivíduos jovens (homens < 55 anos e mulheres < 65 anos) e sem fatores de risco, o hematologista é frequentemente chamado a opinar na expectativa de que possa identificar biomarcadores que expliquem a ocorrência do evento, e/ou que possam servir como alvos terapêuticos.

Tabela 73.1

▶ Associação entre o sistema hemostático e a doença arterial oclusiva.

Proteína da hemostasia	Tipo de evidência ou estudo	
	In vitro ou modelos animais	Clínicos e epidemiológicos[*]
Fator VIII	X	X
Fator de von Willebrand	X	
Trombina	X	
Fator tissular	X	
Fator VII	X	X
Fator Xa	X	
Fibrinogênio	X	X
Fator XII	X	
Fator XIII	X	
Proteína C	X	X
Proteína S	X	X
TFPI	X	X

[*] Neste grupo estão incluídos estudos de associação entre proteínas da hemostasia e marcadores de aterosclerose como ultrassonografia de carótidas, entre outros. TFPI: inibidor da via do fator tissular.

Tabela 73.2

▶ Fatores de risco clássicos para doença aterosclerótica.

Fatores de risco clássicos para doença aterosclerótica	
Tabagismo	Idade (Homem > 45 anos; Mulher > 55 anos)
Hipertensão arterial	Sexo masculino
Diabetes	Obesidade e/ou sedentarismo
Hipercolesterolemia	Stress excessivo
Coronariopatia isquêmica precoce (Homem < 55 anos; Mulher < 65 anos) em parentes 1º grau	

Nessas avaliações, podemos presumir que, tal como em qualquer evento trombótico, a ocorrência e a extensão de uma trombose arterial dependerão do resultado final da interação entre estímulos protrombóticos locais (no caso, relacionados à aterosclerose) e mecanismos individuais antitrombóticos e de reparo vascular. De fato, podem ocorrer circunstâncias especiais em que condições sistêmicas menos comuns amplifiquem estímulos pró-trombóticos locais, aumentando o risco de tromboses. A pesquisa dessas condições, guiada pelas características de cada caso, deve fazer parte da avaliação do hematologista (Tabela 73.3). Na maioria das vezes, no entanto, nenhuma dessas condições é encontrada, o que torna a avaliação da hemostasia um exercício frequentemente frustrante para todas as partes envolvidas.

Em casos em que as características clínicas sugiram inequivocamente a participação de fatores de risco não

Tabela 73.3

▶ Condições relacionadas a aumento do risco de tromboses arteriais.

Condições sistêmicas que podem aumentar o risco de tromboses arteriais	
Hemoglobinúria paroxística noturna	Sepse
Doenças mieloproliferativas	Síndrome do anticorpo antifosfolípide
Trombocitopenia induzida pela heparina	Neoplasias (inclui neoplasias ocultas)
Coagulação vascular disseminada	Leucoestase
Hiperviscosidade Doença falciforme Síndrome nefrótica	Homocistinúria Uso de contraceptivos orais e terapia de reposição hormonal

convencionais – tais como pacientes com tromboses arteriais em idade muito precoce, sem a presença de fatores de risco convencional e com história familiar importante –, caberá ao hematologista deixar claro ao paciente e a outros membros da equipe médica que o resultado negativo da investigação não afasta o risco de novos eventos, recomendando a manutenção do tratamento antitrombótico adequado e a otimização do controle de fatores de risco modificáveis que possam aumentar ainda mais o risco trombótico daquele paciente.

BIOMARCADORES DE RISCO PARA DOENÇA OU TROMBOSE ARTERIAL

A doença arterial é multifatorial, e sua expressão fenotípica bastante variável. Nesse contexto, seria muito interessante que esses pacientes pudessem ser estratificados quanto ao risco através da pesquisa de biomarcadores. Assim, vários estudos populacionais têm sido conduzidos com o intuito de identificar e validar novos biomarcadores de risco para doença cardiovascular e trombose arterial, seja na prevenção primária ou secundária. No contexto da hemostasia, esses biomarcadores em geral refletem uma redução do potencial fibrinolítico ou um aumento do potencial trombótico ou inflamatório do indivíduo. Contudo, apesar de inúmeros estudos, e da associação entre alguns marcadores e doença arterial, a maioria deles não tem indicação de ser incluída na rotina de avaliação clínica, como discutiremos a seguir.

▶ Fatores de coagulação

Apesar de estudos em pacientes com doença arterial terem demonstrado associação dessa condição com níveis elevados de FVIII e fator de Von Willebrand, a dosagem desses fatores não está indicada para estratificação de risco desses pacientes. Inúmeros estudos prospectivos demonstraram que o aumento do fibrinogênio está associado ao risco de eventos arteriais.[8] Contudo, como não há medidas clínicas ou farmacológicas para redução do fibrinogênio, além de problemas com a padronização metodológica, sua dosagem não está indicada como marcador de doença arterial.

▶ PAI-1

O aumento do PAI-1 está associado a hipofibrinólise, mas sua dosagem não mostrou incremento na avaliação do risco de doença arterial.[9]

▶ Dímeros-D

Os dímeros-D são marcadores da ativação da coagulação. Apesar de alguns estudos terem demonstrado o seu valor preditivo para eventos arteriais primários e secundários,[10] não há evidências robustas que sustentem sua inclusão para avaliação de risco arterial na prática clínica.

▶ Teste de geração de trombina

O teste de geração de trombina tem sido amplamente investigado em pacientes com trombose venosa, na tentativa de identificar aqueles com maior risco de recorrência. Assim, a utilidade desse teste como biomarcador de risco em pacientes com doença arterial também foi avaliada, mas até o momento não está estabelecida sua aplicabilidade nesses pacientes. Recentemente uma análise prospectiva que incluiu 9294 pacientes encontrou resultados divergentes na associação desse teste com doença coronariana isquêmica (ausência de associação) e acidente vascular cerebral isquêmico (presença de associação).[11] Portanto, somente com a conclusão de outros estudos é que o papel desse teste poderá ser melhor definido na doença arterial.

▶ Trombofilias hereditárias e polimorfismos genéticos

A trombofilia hereditária é definida como uma tendência à trombose de caráter genético, que pode ser causada por alteração das vias anticoagulantes naturais, como a deficiência da proteína C, proteína S ou antitrombina. A trombose venosa é a apresentação clínica usual das trombofilias hereditárias, e raramente está associada a trombose arterial, não estando indicada sua pesquisa de forma sistemática nesses pacientes.[12] Além disso, uma extensa meta-análise concluiu que nenhum dos polimorfismos genéticos relacionados à trombofilia, incluindo o FV Leiden, a mutação G20210A no gene da protrombina ou a variante 4G/5G do gene do PAI-1, é útil como marcador de risco para doença arterial.[13]

▶ Homocisteína plasmática (Hcy)

A Hcy é um aminoácido que participa do metabolismo da metionina. O aumento expressivo da Hcy (superior a 100 μmol/L), decorrente de mutações nos genes da metionina sintase, metileno tetrahidrofolato redutase e cistationa β sintase, está associado a ocorrência de doença arterial prematura e trombose venosa. Essa deficiência, denominada homocistinúria, é muito rara na população. As vitaminas B_6 e B_{12} e o ácido fólico estão envolvidos no metabolismo da metionina, e a deficiência destes micronutrientes pode estar associada à hiper-homocisteinemia leve a moderada (níveis acima de 10 μmol/L). A deficiência de ácido fólico era a causa mais importante da hiper-homocisteinemia leve a moderada, com uma prevalência de aproximadamente 10% nas diversas populações. Assim, empregou-se a fortificação de grãos com ácido fólico visando reduzir a prevalência de hiper-homocisteinemia e consequentemente diminuir a incidência de doenças arteriais. O resultado dessa medida foi uma grande diminuição na prevalência de hiper-homocisteinemia, mas sem impacto na incidência das doenças arteriais. Mesmo os estudos clínicos com suplementação vitamínica, que incluíram um número expressivo de pacientes com doença arterial, não demonstraram benefícios com essas medidas em relação a recorrência ou morte.[14,15] Assim, a pesquisa de hiper-homocisteinemia e de mutações nos genes envolvidos no metabolismo da Hcy em indivíduos assintomáticos ou com doença arterial não está indicada. A dosagem de Hcy pode ser indicada em algumas situações especiais, como a ocorrência de doença arterial em idade prematura, ou na ausência de outros fatores de risco.

▶ Proteína C Reativa (PCR)

A PCR é um marcador inflamatório sintetizado pelo fígado, que aumenta em resposta às citocinas produzidas em situações de injúria aguda. A PCR está relacionada à hemostasia, por sua correlação com os níveis de alguns fatores de coagulação e indução da expressão de fator tissular pelos monócitos. A PCR de Alta Sensibilidade (PCR-AS) é usada na prática clínica como o melhor marcador de inflamação para avaliação do risco de doença cardiovascular.[16] Estudos epidemiológicos prospectivos demonstraram associação entre níveis de PCR-AS e risco futuro de infarto do miocárdio, acidente vascular cerebral e óbito por doença coronariana, em pacientes sem outros fatores de risco ou com doença aterosclerótica já estabelecida. Os níveis de PCR-AS podem ainda ser utilizados em pacientes com doença coronariana estável ou síndrome coronariana aguda como um marcador independente de prognóstico para recorrência.[17] No entanto, embora haja algumas recomendações para dosagem e conduta clínica em relação à PCR-AS, o tema ainda é controverso e mais estudos serão necessários até uma definição exata do papel desse biomarcador. Para o hematologista, é importante estar ciente dos aspectos gerais dessas recomendações. No contexto da prevenção primária, níveis acima de 3 mg/L em pacientes com risco intermediário para doença coronariana (risco de 10-20% em 10 anos) sinalizam para a necessidade de medidas profiláticas mais enfáticas quanto à obesidade, sedentarismo e tabagismo, podendo até mesmo ser indicado o uso de estatinas para pacientes com LDL-colesterol em valores limítrofes. Já para pacientes com doença arterial estabelecida, o achado de PCR-AS acima de 3 mg/l indicaria a necessidade de introdução da terapia com estatinas, além do controle de outros fatores de risco já definidos para doença arterial.[9] É importante destacar que cerca de um terço da população normal apresenta PCR-AS acima de 3 mg/L, proporção que pode ser ainda mais elevada entre mulheres e etnias não caucasianas.[18]

▶ Lipoproteína a (LPa)

A LPa é uma lipoproteína altamente homóloga ao plasminogênio, de modo que a competição entre LPa e plasminogênio por sítios de ligação na fibrina (com efeito hipofibrinolítico) já foi levantada como mecanismo potencial para sua participação na aterotrombose. No entanto, estudos clínicos mostraram resultados conflitantes quanto à aplicabilidade clínica da dosagem da LPa como marcador de risco para eventos coronarianos.[19] A grande variabilidade nos níveis de LPa em diferentes grupos étnicos e entre os gêneros e a falta de padronização do método laboratorial fazem com que a maioria das diretrizes não recomende sua dosagem como um marcador para doença arterial na prática clínica.[9]

TRATAMENTO E PROFILAXIA DA TROMBOSE ARTERIAL

▶ Agentes antiplaquetários

O tratamento com agentes antiplaquetários pode ser instituído em diferentes fases: prevenção da aterosclerose, ou prevenção primária; na fase aguda de oclusão arterial, ou na prevenção da recorrência ou prevenção secundária. Em todas as fases o balanço entre o risco hemorrágico e a prevenção da aterosclerose ou do evento arterial deve nortear a decisão. A seguir abordaremos apenas os agentes antiplaquetários mais comumente empregados na prática clínica.

A aspirina é o antiplaquetário mais empregado, e há mais de uma centena de estudos randomizados que avaliaram sua utilização, em pacientes com alto risco cardiovascular. Seu mecanismo de ação é a inibição irreversível da ciclo-oxigenase. Uma das preocupações é a resistência plaquetária sob uso de aspirina, observada em até 30% dos pacientes, e que pode estar associada a um aumento dos eventos arteriais.[20] A aspirina é o medicamento indicado na prevenção primária de pacientes considerados de alto risco para doença cardiovascular, mas ainda não está definido seu emprego em pacientes de risco leve e moderado. Na prevenção secundária a aspirina é indicada na dose de 75 a 100 mg ao dia, associada ou não a outros antiagregantes.[21]

O dipiridamol tem ação antiagregante e vasodilatadora. Uma revisão que envolveu mais de 20.000 pacientes demonstrou a superioridade da associação entre o dipiridamol e a aspirina quando comparada ao uso de aspirina em pacientes com antecedente de AVC ou AIT, mas não naqueles com eventos cardiovasculares.[22]

As tienopiridinas são pró-drogas que atuam sobre a agregação plaquetária mediada pelo ADP, inibindo o receptor plaquetário P2Y12. A ticlopidina foi a primeira tienopiridina oral, e, por causa dos efeitos tóxicos sobre a medula óssea, foi substituída pelo clopidogrel. O clopidogrel é amplamente utilizado em associação com aspirina em pacientes com síndrome coronariana aguda e após a colocação de *stents* coronarianos, por períodos que podem variar conforme o procedimento endovascular, de 1 mês a 1 ano pós-procedimento. Esse mesmo benefício não se demonstrou em pacientes com antecedente de Acidente Vascular Cerebral (AVC) ou Ataque Isquêmico Transitório (AIT). A ação do clopidogrel é dose dependente. Algumas limitações do seu uso incluem a absorção e resposta terapêutica variável e demora para início e término de sua ação. A resistência ao clopidogrel pode estar relacionada a presença de diabetes, dislipidemia, uso de estatinas, omeprazol e bloqueadores de canais de cálcio. O prasugrel é mais potente e tem ação muito rápida após a administração oral, de aproximadamente 30 minutos. A comparação com o clopidogrel mostrou que, apesar da diminuição de Infarto Agudo do Miocárdio (IAM), AVC ou morte cardiovascular, houve aumento de sangramento sem diminuição da mortalidade total.[23] Observou-se maior benefício em pacientes com IAM e elevação do segmento ST em que a rapidez na inibição é crítica, e naqueles com diabetes em que a resistência ao tratamento com aspirina e clopidogrel é mais comum. Pelo risco elevado de sangramento, o prasugrel é contraindicado em pacientes com antecedente de AVC.

O ticagrelor, apesar de atuar como um inibidor reversível do receptor P2Y12, não é uma tienopiridina. Apresenta rápido início e término de ação, é de alto custo, e está associado a aumento do risco hemorrágico. Assim, deve ser indicado para um grupo especial de pacientes com alto risco cardiovascular, que provavelmente serão submetidos a cirurgia de revascularização coronariana e que se prejudicariam em esperar cinco dias de suspensão do clopidogrel.

Vale a pena ressaltar que a definição de resistência a um tratamento depende do teste laboratorial empregado para sua análise. Não está indicado o controle do efeito antiagregante na rotina clínica, ficando reservado aos casos que, apesar do tratamento e do controle dos vários fatores de risco para a doença arterial, não apresentam uma evolução clínica adequada. Nesse sentido, sempre deve ser investigada a adesão ao tratamento. Lembrar que os testes para avaliação de resistência à droga têm custo relativamente alto.

Além disso, nem sempre a falha no tratamento está relacionada à resistência à droga, visto que as doenças arteriais são multifatoriais.

▶ Terapia trombolítica

A terapia trombolítica representa a fase aguda de um plano de tratamento de longo prazo das doenças aterotrombóticas. Como qualquer tratamento na medicina, depende de uma criteriosa avaliação risco-benefício, em especial pelos elevados riscos de sangramento a que está associada. Todos os agentes trombolíticos atualmente aprovados para uso são ativadores do plasminogênio, que agem ao promover a ação da plasmina sobre um trombo rico em fibrina (fibrinólise). Em razão do potencial de promover a formação da plasmina, esses agentes são também capazes de promover um chamado "estado lítico", caracterizado por fibrinogenólise. Esse estado lítico está associado a aumento significativo do risco de sangramento, como veremos a seguir. Na medida em que a participação do hematologista na terapia trombolítica será mais provavelmente relacionada ao manejo de complicações hemorrágicas do que ao manejo dos eventos trombóticos em si, é importante o conhecimento geral das indicações desses agentes, bem como de seu impacto imediato sobre a hemostasia.

Em relação às indicações da terapia trombolítica na doença arterial, elas incluem o Infarto do Miocárdio (IM), os AVC isquêmicos (AVCi) e a doença arterial periférica. No IM a trombólise sistêmica reduz a mortalidade em mais

de 40% se administrada em até 1 a 2 horas do início dos sintomas, e em 20 a 25% se administrada entre 4 e 6 horas,[24] benefício que quase dobra com a adição da aspirina,[25] e que persiste por décadas. No AVCi, o uso do agente trombolítico alteplase (rt-PA) para pacientes tratados em até 3 horas do início dos sintomas foi aprovado nos Estados Unidos em 1996, após um estudo com 624 pacientes ter demonstrado uma maior frequência de morte ou sequelas graves no grupo placebo (21% *versus* 17% respectivamente). Recentemente, uma meta-análise com mais de 7000 pacientes de 12 estudos demonstrou a extensão desses benefícios a pacientes tratados em até 6 horas do início dos sintomas, reforçando no entanto o tratamento antes de 3 horas como o principal fator relacionado ao aumento do benefício clínico.[26] Em relação a outros agentes trombolíticos, não existem dados robustos de segurança que justifiquem seu uso no AVCi fora do contexto experimental. Finalmente, resultados controversos foram obtidos com estudos avaliando o uso de terapia trombolítica local com catéteres em comparação à revascularização cirúrgica em pacientes com oclusão arterial aguda, com aumento da mortalidade e de sangramentos graves em alguns estudos.[27]

Em relação a seu impacto na hemostasia, o estado lítico descreve os efeitos da plasmina na circulação, que incluem o encurtamento do tempo de lise da euglobulina, prolongamento do TTPa e redução nos níveis de fibrinogênio. Os efeitos sobre a função plaquetária são mais variáveis. No entanto, nenhum desses parâmetros apresenta correlação direta nem com a eficácia da trombólise nem com o risco hemorrágico, não havendo indicação de monitoramento durante o uso desses agentes. Por esse motivo, embora haja dados bioquímicos sugerindo que alguns agentes mais recentes apresentariam um menor potencial de indução desse estado lítico, é preciso cautela em relação a essa hipótese, até que dados clínicos a confirmem.

Por outro lado, aspectos clínicos relacionados a aumento do risco de sangramentos são conhecidos e as contraindicações absolutas ao uso desses agentes contemplam justamente as situações associadas a aumento do risco de sangramento em SNC ou sangramento grave. Essas contraindicações incluem: AVC hemorrágico, neoplasia em SNC, cirurgia ou trauma em SNC (nos últimos 10 dias), HAS descontrolada, cirurgias de grande porte em tórax e abdome (também nos últimos 10 dias), ressuscitação cardiopulmonar prolongada, sangramento ativo grave.[27]

No caso de sangramentos graves, ou necessidade de cirurgia de urgência, a hemostasia normal pode ser rapidamente restabelecida com a suspensão imediata do agente e a reposição do fibrinogênio através do uso de crioprecipitado ou concentrados de fibrinogênio, conforme protocolos de assistência hemoterápica tradicionais (exceção feita às situações de extrema urgência, em que a conduta precisará ser muitas vezes estabelecida antes da disponibilidade de testes laboratoriais). A reversão da fibrinólise com agentes como o ácido épsilon-aminocaproico poderá ser indicada em sangramentos graves durante a infusão ou no caso de cirurgias

Capítulo 73 • Tromboses Arteriais **689**

de emergência. O uso de concentrado de plaquetas é recomendado por alguns autores, e deve ser avaliado caso a caso na medida em que os efeitos desses agentes sobre a função plaquetária são heterogêneos. Todas essas medidas devem ser implementadas em conjunto com as equipes de emergência. Cirurgias como revascularização miocárdica podem ser feitas após a trombólise sistêmica, embora estejam associadas a maior risco hemorrágico se realizadas após 12 horas, quando comparado àquelas realizadas entre 18-48 horas após a trombólise.[28] A persistência do risco hemorrágico por até 24 horas, muito além da meia-vida dos principais agentes trombolíticos (5 minutos e 20 minutos para o rt-PA e a estreptocinase, respectivamente), é atribuída à fibrinogenólise associada ao uso desses agentes.

▶ Aspectos terapêuticos da doença arterial oclusiva de interesse do hematologista

O manejo de pacientes com tromboses arteriais inclui um conjunto cada vez mais complexo de agentes antitrombóticos, com os quais o hematologista deve estar familiarizado no que diz respeito aos mecanismos de ação e eventos adversos. Além do aumento da complexidade do arsenal terapêutico, combinações de dois ou mais agentes são cada vez mais usadas, exigindo do hematologista conhecimento do impacto e do manejo (incluindo estratégias de reversão) dessas novas modalidades terapêuticas sobre a hemostasia.

CONSIDERAÇÕES FINAIS

Embora a avaliação de pacientes com tromboses arteriais pelo hematologista seja muitas vezes frustrante na medida em que biomarcadores não clássicos sejam muito menos frequentemente encontrados do que em pacientes com tromboses venosas, a prevalência e o impacto clínico (morbidade e mortalidade) da doença arterial oclusiva tornam essa avaliação muito mais dramática quando realizada em pacientes jovens, que não apresentam fatores de risco clássicos para aterosclerose. Diante desse contexto, o hematologista deve não só conhecer as linhas gerais de estratificação de risco e de tratamento desses pacientes, mas também interagir com cardiologistas, neurologistas e cirurgiões vasculares com o objetivo de orientar adequadamente esses pacientes e seus familiares. O rápido avanço terapêutico nessa área, em especial no que diz respeito aos agentes antitrombóticos, representa outro desafio ao hematologista que lidará cada vez mais com pacientes com complicações hemorrágicas em uso desses agentes.

REFERÊNCIAS BIBLIOGRÁFICAS

1. Schmidt MI, Duncan BB, Azevedo e Silva G, Menezes AM, Monteiro CA, Barreto SM, et al. Chronic non-communicable diseases in Brazil: burden and current challenges. Lancet. 2011;377(9781):1949-61.

2. Schwartz CJ, Valente AJ, Sprague EA, Kelley JL, Suenram CA, Rozek MM. Atherosclerosis as an inflammatory process. The roles of the monocyte-macrophage. Ann N Y Acad Sci. 1985;454:115-20.

3. Finn AV, Nakano M, Narula J, Kolodgie FD, Virmani R. Concept of vulnerable/unstable plaque. Arterioscler Thromb Vasc Biol. 2010;30(7):1282-92.

4. Becker RC. Hemostatic aspects of cardiovascularmedicine. In: Consultative hemostasis and thrombosis. 2.ed. Philadelphia: Saunders Elsevier, 2007. p.339-69.

5. Borissoff JI, Spronk HM, ten Cate H. The hemostatic system as a modulator of atherosclerosis. N Engl J Med. 2011; 364(18):1746-60.

6. Gawaz M, Langer H, May AE. Platelets in inflammation and atherogenesis. J Clin Invest. 2005;115(12):3378-84.

7. Borissoff JI, Heeneman S, Kilinc E, Kassak P, Van Oerle R, Winckers K, et al. Early atherosclerosis exhibits an enhanced procoagulant state. Circulation. 2010;122(8):821-30.

8. Danesh J, Lewington S, Thompson SG, Lowe GD, Collins R, Kostis JB, et al. Plasma fibrinogen level and the risk of major cardiovascular diseases and nonvascular mortality: an individual participant meta-analysis. JAMA. 2005;294(14):1799-809.

9. Cushman M, Alving BM. Risk factors for cardiovascular disease and arterial thrombosis. In: Consultative hemostasis and thrombosis. 2.ed. Philadelphia: Saunders Elsevier, 2007. p.371-8.

10. Vidula H, Tian L, Liu K, Criqui MH, Ferrucci L, Pearce WH, et al. Biomarkers of inflammation and thrombosis as predictors of near-term mortality in patients with peripheral arterial disease: a cohort study. Ann Int Med. 2008;148(2):85-93.

11. Carcaillon L, Alhenc-Gelas M, Bejot Y, Spaft C, Ducimetiere P, Ritchie K, et al. Increased thrombin generation is associated with acute ischemic stroke but not with coronary heart disease in the elderly: the Three-City cohort study. Arterioscler Thromb Vasc Biol. 2011;31(6):1445-51.

12. Middeldorp S, van Hylckama Vlieg A. Does thrombophilia testing help in the clinical management of patients? Br J Haematol. 2008;143(3):321-35.

13. Ye Z, Liu EH, Higgins JP, Keavney BD, Lowe GD, Collins R, et al. Seven haemostatic gene polymorphisms in coronary disease: meta-analysis of 66,155 cases and 91,307 controls. Lancet. 2006;367(9511):651-8.

14. Bonaa KH, Njolstad I, Ueland PM, Schirmer H, Tverdal A, Steigen T, et al. Homocysteine lowering and cardiovascular events after acute myocardial infarction. N Engl J Med. 2006;354(15):1578-88.

15. Toole JF, Malinow MR, Chambless LE, Spence JD, Pettigrew LC, Howard VJ, et al. Lowering homocysteine in patients with ischemic stroke to prevent recurrent stroke, myocardial infarction, and death: the Vitamin Intervention for Stroke Prevention (VISP) randomized controlled trial. JAMA. 2004;291(5):565-75.

16. Pearson TA, Mensah GA, Alexander RW, Anderson JL, Cannon RO 3rd, Criqui M, et al. Markers of inflammation and cardiovascular disease: application to clinical and public health practice: A statement for healthcare professionals from the Centers for Disease Control and Prevention and the American Heart Association. Circulation. 2003;107(3):499-511.

17. Ridker PM, Cook N. Clinical usefulness of very high and very low levels of C-reactive protein across the full range of Framingham Risk Scores. Circulation. 2004;109(16):1955-9.

18. Lakoski SG, Cushman M, Criqui M, Rundek T, Blumenthal RS, D'Agostino RB Jr., et al. Gender and C-reactive protein: data from the Multiethnic Study of Atherosclerosis (MESA) cohort. Am Heart J. 2006;152(3):593-8.

19. Danesh J, Collins R, Peto R. Lipoprotein(a) and coronary heart disease. Meta-analysis of prospective studies. Circulation. 2000;102(10):1082-5.

20. Antithrombotic Trialists' Collaboration. Collaborative metaanalysis of randomised trials of antiplatelet therapy for prevention of death, myocardial infarction, and stroke in high risk patients. BMJ. 2002;324(7329):71-86.

21. Vandvik PO, Lincoff AM, Gore JM, et al. Primary and secondary prevention of cardiovascular disease: antithrombotic therapy and prevention of thrombosis, 9th ed: American College of Chest Physicians evidence-based clinical practice guidelines. Chest. 2012;141(2)(suppl):e637S-e668S.

22. De Schryver EL, Algra A, van Gijn J. Dipyridamole for preventing stroke and other vascular events in patients with vascular disease. an Update. Stroke. 2008;39:1297-398.

23. Wiviott SD, Braunwald E, McCabe CH, et al. TRITONTIMI 38 Investigators. Prasugrel versus clopidogrel in patients with acute coronary syndromes. N Engl J Med. 2007;357(20):2001-15.

24. COBALT Investigators. A comparison of continuous infusion of alteplase with double-bolus administration for acute myocardial infarction. N Engl J Med. 1997;337(16):1124-30.

25. ISIS-2 Collaborative group. Randomised trial of intravenous streptokinase, oral aspirin, both, or neither among 17,187 cases of suspected acute myocardial infarction: ISIS-2. Lancet. 1988;2(8607):349-60.

26. Wardlaw JM, Murray V, Berge E, del Zoppo G, Sandercock P, Lindley RL, et al. Recombinant tissue plasminogen activator for acute ischaemic stroke: an updated systematic review and meta-analysis. Lancet. 2012; 379(9834):2364-72.

27. Marder VJ. Thrombolytic theray. In: Kitchens C, Konkle B, Kessler C (eds.). Consultative hemostasis and thrombosis. 3.ed. Philadelphia: Saunders, 2013.

28. Lee KF, Mandell J, Rankin JS, Muhlbaier LH, Wechsler AS. Immediate versus delayed coronary grafting after streptokinase treatment. Postoperative blood loss and clinical results. J Thoracic Cardiovasc Surgery. 1988;95(2):216-22.

capítulo • 74

Anticoagulantes.
Indicações e Complicações. Controle da Anticoagulação

Andrea Aparecida Garcia • Luciana Correa Oliveira de Oliveira

INTRODUÇÃO

Os eventos tromboembólicos arteriais e venosos, incluindo síndrome coronariana aguda, acidente vascular cerebral isquêmico, tromboembolismo arterial periférico e tromboembolismo venoso (trombose venosa profunda e embolia pulmonar), estão entre os maiores responsáveis pela morbidade e mortalidade populacional no mundo atual.

O tratamento e a prevenção dos eventos tromboembólicos vasculares envolvem o uso de agentes antitrombóticos, que incluem drogas antiplaquetárias, anticoagulantes e agentes trombolíticos.

Neste capítulo, serão abordadas as principais características farmacodinâmicas, farmacocinéticas e indicações dos anticoagulantes mais utilizados no Brasil, que são as heparinas e os antagonistas da vitamina K (AVK). Também serão discutidos brevemente os novos anticoagulantes orais já disponíveis para uso clínico (inibidores diretos do fator X ativado e da trombina).

HEPARINAS

As heparinas são drogas de uso parenteral, cujas ações são mediadas por cofatores plasmáticos, e por isso sao consideradas anticoagulantes indiretos. De acordo com a estrutura e peso molecular, são classificadas em Heparina Não Fracionada (HNF) e Heparina de Baixo Peso Molecular (HBPM), e apresentam diferentes características farmacodinâmicas e farmacocinéticas (Tabela 74.1).

▶ Heparina não fracionada

A HNF é um mucopolissacarídeo com alta concentração de sulfato, cujo peso molecular é altamente heterogêneo nos compostos disponíveis para uso clínico, variando de 3.000 a 40.000 dáltons (média de 15.000). Sua molécula possui uma sequência única de pentassacarídeo, que é a principal fração responsável por sua ação anticoagulante.

A ligação da HNF à Antitrombina (AT), por meio do pentassacarídeo, forma o complexo HNF/AT. Esse complexo é responsável pela inativação da trombina (fator IIa) e dos fatores Xa, IXa, XIa e XIIa (Figura 74.1), e sua formação constitui, portanto, o passo principal no mecanismo anticoagulante da HNF.

A HNF pode se ligar ao cofator II da heparina e catalisar a inativação da trombina, independentemente da presença da AT. No entanto, essa ação requer concentrações mais altas de HNF no plasma do que as necessárias para a inibição da trombina mediada pela AT.

As heparinas não são absorvidas por via oral e devem ser administradas por via endovenosa ou subcutânea. Ao entrar na corrente sanguínea, a heparina se liga a proteínas plasmáticas, o que reduz sua atividade anticoagulante e contribui para a variabilidade da resposta anticoagulante observada em diferentes indivíduos. Além disso, a heparina também se liga às células endoteliais, aos macrófagos e ao fator de von Willebrand, o que contribui para a complexa farmacocinética da droga.

O tratamento com heparina por via Subcutânea (SC) requer, em geral, doses maiores do que as usadas por Via Endovenosa (EV) devido à menor biodisponibilidade da droga associada à via SC. Em situações em que se necessita de um efeito anticoagulante imediato, a via EV deve ser utilizada.

Dois mecanismos são responsáveis pelo metabolismo e excreção da heparina. O primeiro é dependente das células endoteliais e do sistema reticuloendotelial (mecanismo rápido). Assim que a heparina entra em circulação, ela se liga a essas células, é internalizada e degradada (mecanismo saturável). O montante da droga não metabolizado por esse mecanismo é depurado pelo rim, em processo mais lento porém não saturável. Quando se administra doses terapêuticas da droga, grande parte da heparina é rapidamente metabolizada pelo primeiro mecanismo.

Tabela 74.1

▶ Principais características das heparinas.

Tipo de heparina		Peso molecular	Meia-vida	Excreção	Monitorização	Correção na IRC	Reversão do efeito
Heparina Não Fracionada (HNF)		3.000 a 40.000 dáltons (média de 15.000)	Depende da dose administrada	Mecanismo rápido: macrófago e células endoteliais; e mecanismo lento: renal	TTPA	Corrigir de acordo com o TTPA	Pode ser revertido totalmente com protamina. Cada 1 mg de protamina neutraliza 100 UI de HNF. Considerar a heparina infundida nas últimas 2 horas para efeito de cálculo de dose de protamina. Usar TTPA para avaliação da reversão.
Heparina de Baixo Peso Molecular (HBPM)	Enoxaparina	4.500 dáltons	4 h	renal	Em geral, não há necessidade de monitorização. Quando necessária, utilizar o método do anti-Xa	Dar preferência ao uso de HNF se *Clearance* de creatinina < 30 mL/min. Se utilizada, reduzir a dose em 50%.	A protamina reverte apenas parcialmente o efeito das HBPMs, permanecendo atividade anti-Xa residual (ver dose específica de protamina para cada HBPM utilizada).
	Dalteparina	5.000 dáltons	2-3 h (EV) 3-5 h (SC)	renal			
	Nadroparina	4.300 dáltons	3,5 h	renal			

TTPA: Tempo de Tromboplastina Parcial Ativada; EV: Endovenoso; SC: Subcutâneo.

Uma vez saturada essa capacidade, as doses adicionais de heparina são depuradas pelo rim, explicando o aumento desproporcional do efeito anticoagulante e da meia-vida da droga em relação ao aumento da dose administrada. As meias-vidas observadas para heparina após a administração EV de doses de 25, 100 e 400 UI/Kg são de 30, 60 e 150 minutos, respectivamente.

Os efeitos da HNF podem ser rapidamente revertidos pela administração EV de sulfato de protamina. Cada 1 mg de protamina neutraliza aproximadamente 100 UI de HNF. A meia-vida da protamina é de 7 minutos. A meia-vida da HNF é de aproximadamente 60 a 90 minutos, quando administrada por via EV. Dessa maneira, aconselha-se considerar a dose de heparina infundida nas últimas duas horas para efeito de cálculo de dose da protamina. A neutralização da heparina administrada por via SC pode requerer doses adicionais de protamina. O TTPA (Tempo de Tromboplastina Parcial Ativada) ou o TCA (Tempo de Coagulação Ativado pelo celite ou caolim) podem ser usados para avaliação da reversão da anticoagulação.

Alguns indivíduos apresentam **resistência à heparina**. Pacientes que necessitam de doses superiores a 35.000 UI/dia de heparina, independentemente do peso corporal, para atingirem valores de TTPA e atividade antifator Xa (anti-Xa, em UI/mL, método que indiretamente avalia

a concentração de heparina plasmática) dentro da faixa terapêutica são definidos como "verdadeiros" resistentes à heparina. Vários fatores podem estar associados a esse fenômeno, tais como: a deficiência de AT, o aumento da depuração da heparina pelas células mononucleares e endoteliais e o aumento dos níveis de proteínas de fase aguda que se ligam à heparina no plasma. Outros indivíduos apresentam uma resistência "aparente" à heparina, com um TTPA normal ou próximo do normal e anti-Xa em níveis terapêuticos. Isso geralmente acontece quando há um aumento do fator VIII e/ou do fibrinogênio, suficiente para normalizar o TTPA. Nesses indivíduos, as doses de heparina devem ser ajustadas com base nos níveis de anti-Xa.

Além das complicações hemorrágicas que podem advir do uso de heparina, os principais efeitos colaterais decorrentes do seu uso são a osteoporose e a Trombocitopenia Induzida pela Heparina (TIH) (abordada em item específico). Acredita-se que a osteoporose seja causada pela ligação da heparina aos osteoblastos, desencadeando a liberação de fatores ativadores de osteoclastos, favorecendo a lise óssea. Outros efeitos mais raros são as reações cutâneas, que podem progredir para necrose, alopécia e hipersensibilidade e a elevação das transaminases hepáticas, que em geral é benigna, não associada a doença hepática.

▶ Heparina de baixo peso molecular

As HBPMs possuem peso molecular médio de 4.000 a 5.000 dáltons (cerca de um terço do peso molecular da HNF). São produzidas a partir de diferentes métodos de despolimerização, o que as torna distintas quanto a extensão da molécula e propriedades farmacocinéticas e anticoagulantes (Tabela 74.1). Dentre as HBPMs disponíveis para uso clínico no Brasil, encontram-se a enoxaparina, a dalteparina e a nadroparina.

Quando comparadas à HNF, as HBPMs:

1. possuem menor afinidade por proteínas plasmáticas, resultando numa resposta anticoagulante mais previsível;
2. exercem menor inativação da trombina, devido a menor habilidade de ligação simultânea com a trombina e AT (fragmento menor);
3. ligam-se menos aos macrófagos e às células endoteliais, contribuindo para meia-vida mais longa;
4. ligam-se menos às plaquetas e ao Fator Plaquetário 4 (FP4), diminuindo a incidência de TIH; e
5. apresentam menor interação com os osteoblastos, com consequente diminuição da ativação de osteoclastos e lise óssea.

O principal mecanismo anticoagulante das HBPMs (assim como da HNF) provém da ativação da AT por meio da interação com a sequência de pentassacarídeo existente na molécula de heparina. Para a inativação da trombina mediada pela AT, é necessário que a HBPM se ligue simultaneamente à trombina e à AT. Somente as cadeias de heparina com no mínimo 18 unidades de sacarídeos possuem comprimento suficiente para essa ligação. Cerca de 50 a 75% das cadeias não conseguem catalisar a inativação da trombina e por isso as HBPMs possuem menor atividade anti-IIa do que as HNF. A capacidade de inativação do fator Xa, no entanto, não é afetada pela extensão da cadeia, pois independe da ligação desse fator com a molécula de heparina (Figura 74.1).

As HBPMs são administradas por via subcutânea. A biodisponibilidade da droga infundida é de aproximadamente 90%, fazendo com que a resposta anticoagulante dessa heparina seja mais previsível que a da HNF. A meia-vida é de 3 a 6 horas, independentemente da dose administrada. O metabolismo da droga é renal e, por isso, ajustes podem ser necessários em pacientes com insuficiência renal.

Não há disponível, até o momento, nenhum método capaz de neutralizar totalmente os efeitos anticoagulantes desencadeados pelas HBPMs. O sulfato de protamina neutraliza a atividade anti-IIa, porém neutraliza apenas parcialmente a atividade anti-Xa desencadeada pelas HBPMs. Quando a reversão da heparinização é necessária, utiliza-se a protamina na dose de 1 mg a cada 100 unidades de anti-Xa de HBPM administrada nas últimas 8 horas (1 mg de enoxaparina equivale a aproximadamente 100 unidades de anti-Xa). Caso haja persistência do sangramento, uma segunda dose de protamina de 0,5 mg a cada 100 unidades de anti-Xa de HBPM pode ser utilizada.

As HBPMs podem contribuir para a osteopenia e a ocorrência de TIH, porém menos frequentemente que a HNF.

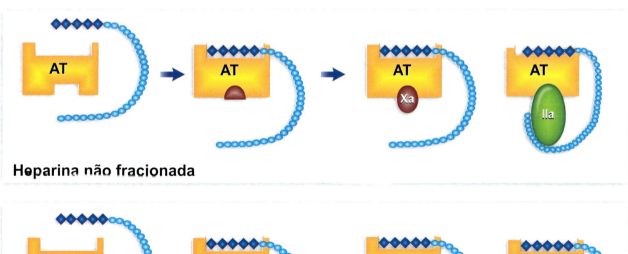
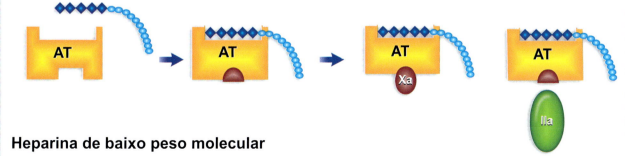

Figura 74.1 Mecanismo de ação das heparinas não fracionada e de baixo peso molecular.

▶ Trombocitopenia induzida pela heparina

A TIH é uma reação adversa à heparina causada por anticorpos IgG ativados pelas plaquetas que reconhecem os complexos formados pelo FP4 e a heparina (FP4/heparina). A trombocitopenia é a manifestação mais comum da TIH e pode ser observada em 90 a 95% dos pacientes com esse diagnóstico. Mais de 50% dos pacientes com TIH desenvolvem trombose, envolvendo veias, artérias e a microcirculação.

A TIH é uma síndrome clínico-patológica cujo diagnóstico requer: 1) um ou mais eventos clínicos (por ex.: trombocitopenia, trombose, coagulação intravascular disseminada, lesões cutâneas necrotizantes no local de injeção da heparina, reação anafilática após a infusão *in bolus* de heparina EV); e 2) a presença de anticorpo anti-FP4/heparina, que pode ser detectado por métodos de ativação plaquetária ou por método imunoenzimático.[1]

A TIH é três vezes menos frequente com o uso da HBPM quando comparada à HNF. No entanto, a HBPM apresenta a capacidade de formar complexos com o FP4 e se ligar aos anticorpos da TIH, podendo haver reação cruzada em pacientes que apresentem esses anticorpos.

Em pacientes que estejam recebendo heparina ou que a receberam nas 2 semanas prévias, o *American College of Chest Physicians* (ACCP) recomenda a investigação de TIH quando houver queda do número de plaquetas ≥ 50% e/ou ocorrência de evento trombótico, entre os dias 5 e 14 do início da heparina, mesmo que o paciente não esteja mais usando a heparina no momento da detecção da trombose ou trombocitopenia.[2]

Os seis princípios do tratamento da TIH confirmada ou fortemente suspeita podem ser resumidos em: 1) interromper a administração de heparina (HNF ou HBPM); 2) administrar um anticoagulante não derivado de heparina em doses terapêuticas (devido a complicações trombóticas); 3) não administrar varfarina (e reverter sua ação com vitamina K, caso ela tenha sido administrada); 4) não transfundir plaquetas ou transfundi-las se sangramento intenso e grave; 5) pesquisar a presença do anticorpo anti-FP4/heparina; 6) realizar exame de imagem em membros inferiores (trombose venosa profunda é a principal complicação da TIH).[1]

Três drogas anticoagulantes não derivadas da heparina são aprovadas para uso em TIH: danaparoide, lepirudina e argatroban. Dois outros agentes, a bivalirudina e o fondaparinux, embora ainda não aprovados para esse uso, apresentam características biológicas que sugerem sua aplicabilidade nessa indicação. A Tabela 74.2 apresenta as principais características desses anticoagulantes.

ANTICOAGULAÇÃO ORAL

Os antagonistas da vitamina K (varfarina, femprocumona e acenocumarol) são os anticoagulantes orais mais utilizados mundialmente. A eficácia desses fármacos, bem como suas limitações (janela terapêutica estreita, variabilidade da dose-resposta entre os pacientes, interferência de outras drogas e da dieta, necessidade de monitorização laboratorial), são bem estabelecidas na literatura.

Os antagonistas da vitamina K (AVKs) apresentam efeito anticoagulante por interferirem na gama-carboxilação dos fatores da coagulação II, VII, IX e X (Figura 74.2).

Tabela 74.2

▶ Agentes anticoagulantes para uso em trombocitopenia induzida por heparina associada à trombose.

Classe anticoagulante	Droga	Dose terapêutica	Eliminação (meia-vida)
Inibidores diretos da trombina	Lepirudina	*Bolus* * 0,2-0,4 mg/kg EV; taxa de infusão inicial máxima de 1 mg/kg/h EV (alvo: 1,5-2,0 × o TTPA basal do paciente ou o controle do laboratório)	Renal (80 min)
	Argatroban	Taxa de infusão inicial: 2 g/kg/min EV (sem *bolus* inicial). Determinados grupos de pacientes devem ter sua taxa de infusão inicial reduzida (0,5-1,2 g/kg/min) #	Hepatobiliar (40-50 min)
	Bivalirudina	Taxa de infusão inicial: 0,15-0,20 mg/kg/h EV (sem *bolus* inicial). (alvo: 1,5-2,5 × o TTPA basal do paciente ou o controle do laboratório)	Enzimática (80%) e renal (20%) (25 min)
Inibidores do fator Xa	Danaparoide	*Bolus*: 2.250 UIEV; infusão de 400 UI/h por 4 h, seguida de 300 UI/h por 4 h, seguida de 200 UI/h EV, ajustada subsequentemente pelos níveis de anti-Xa (alvo: 0,5-0,8 U/mL)	Renal (24 h)
	Fondaparinux	Não estabelecida para TIH	Renal (17-20 h)

* A dose *in bolus* inicial deve ser administrada apenas se houver trombose de membros ou quadro clínico grave.

Pacientes com falência cardíaca, falência de múltiplos órgãos, anasarca acentuada e no período pós-operatório precoce de cirurgia cardíaca.

A dose do *bolus* de danaparoide ajustada pelo peso é: < 60 kg, 1.500 UI; 60-75 kg, 2.250 UI; 75-90 kg, 3.000 UI; >90 kg, 3.750 UI. TIH: trombocitopenia induzida pela heparina. Adaptado de Warkentin *et al*. (2008).

Tratado de Hematologia

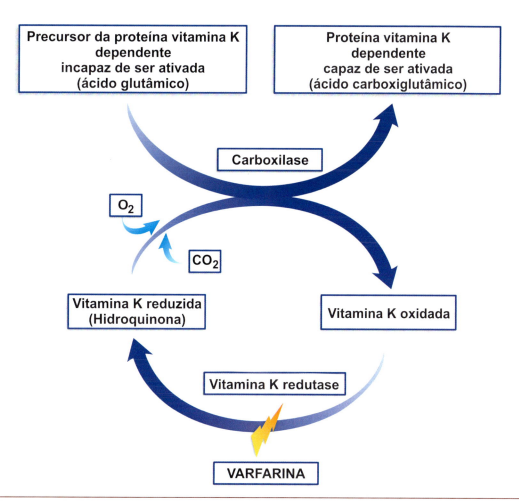

Figura 74.2 Mecanismo de ação dos antagonistas da vitamina K.

Os AVKs bloqueiam a conversão da vitamina K oxidada em reduzida, que é a forma que atua como coenzima na reação de gama-carboxilação. Desse modo, os fatores não sofrem a gama-carboxilação e passam a ser biologicamente inativos, ou seja, são produzidos no fígado, mas perdem a capacidade de serem ativados, uma vez que não conseguem se ligar a fosfolipídeos de membrana, com auxílio do íon cálcio. As proteínas C, S e Z, que fazem parte do sistema anticoagulante, sofrem a mesma influência, perdendo também a capacidade de serem ativadas.

O efeito anticoagulante dos AVKs se instala à medida que os fatores da coagulação dependentes da vitamina K, produzidos antes do início da anticoagulação oral, vão sendo substituídos por fatores incapazes de serem ativados, o que depende da meia-vida desses fatores. Provavelmente o efeito anticoagulante máximo não é atingido antes de 3 dias, uma vez que a meia-vida do fator II (protrombina) é em torno desse tempo e é a mais longa. Esse fato justifica duas condutas clínicas no início da anticoagulação: 1) a não mudança da dose do AVK antes do 5º dia do início do tratamento, esperando que o efeito anticoagulante máximo seja atingido; e 2) o início concomitante de anticoagulante de ação rápida (heparina), por no mínimo 5 dias, que só é suspenso quando assegurada a anticoagulação com AVK. O uso de heparina no início da terapia com AVK também é justificado pelo fato de a meia-vida dos anticoagulantes naturais (proteínas C e S) ser mais curta em relação aos fatores da coagulação vitamina K dependentes, gerando um estado pró-trombótico no início da anticoagulação oral com AVK. Esse cuidado é ainda mais importante em pacientes que conhecidamente têm deficiência de proteína C ou outras trombofilias.

No Brasil, a principal opção de antagonista da vitamina K é a varfarina, que é uma mistura racêmica de 2 isômeros (R e S, sendo o S 5 vezes mais potente que o R), principalmente absorvidos na porção proximal do intestino delgado, atingindo o pico de concentração plasmática entre 2 e 8 horas. No plasma, ligam-se fortemente a proteínas (80-97%), como albumina, sendo a porção livre a forma ativa. Os isômeros S e R são metabolizados no fígado, respectivamente pelos sistemas enzimáticos CYP2C9 e CYP1A2/CYP3A4. A principal excreção dos metabólitos é renal, mas também é realizada pela bile. A Tabela 74.3 mostra as principais características farmacocinéticas dos AVKs mais comumente utilizados no Brasil.

O uso concomitante de outras medicações pode inibir ou potencializar a ação dos AVKs, por meio da interferência na absorção, ligação a proteínas plasmáticas, metabolização e excreção dos mesmos (Tabela 74.4).[3] Assim, o médico deve ser sempre avisado quando o paciente iniciar ou suspender uma medicação, para que a monitorização da anticoagulação com AVK passe a ser feita mais frequentemente, até que se atinja novamente a estabilidade no tratamento.

A dose de varfarina necessária para atingir o nível terapêutico do INR pode variar de 2,5 a 10 mg por dia. Existem algoritmos para calcular a dose de varfarina de forma mais individualizada, que levam em consideração dados epidemiológicos (idade, sexo, raça, peso, altura, tabagismo, uso de determinados medicamentos) e dados genéticos (polimorfismos nos genes das enzimas CYP2C9 e VKORC1).[4]

Tabela 74.3

▶ Características farmacocinéticas dos antagonistas da vitamina K comumente utilizados.

Características	Varfarina amorfa	Varfarina cristalina	Femprocumona
Nome comercial	Marevan®	Coumadin®	Marcoumar®
Apresentação (comprimidos)	2,5; 5 e 7,5 mg	1; 2,5 e 5 mg	3 mg
Meia-vida	36-72 horas	21-89 horas	4-6 dias
Pico de resposta	3-4 dias	3-4 dias	5-7 dias
Administração	Oral	Oral	Oral
Metabolização	Hepática	Hepática	Hepática
Excreção	Renal (92%)	Renal (92%)	Renal (até 60%) Fezes

Tabela 74.4

▶ Interferência medicamentosa na ação anticoagulante dos antagonistas da vitamina K.

Potencialização da ação anticoagulante	
Muito provável	Álcool (associado à hepatopatia), Amiodarona, Cimetidina, Ciprofloxacina, Citalopram, Clofibrato, Cotrimoxazol, Diltiazem, Eritromicina, Esteroides anabolizantes, Fenilbutazona, Fenofibrato, Fluconazol, Isoniazida, Metronidazol, Miconazol, Omeprazol, Piroxicam, Propafenona, Propranolol, Sertralina, Voriconazol
Provável	Acetaminofeno, Amoxacilina/Clavulanato, Aspirina, Azitromicina, Celecoxib, Claritromicina. Dextropropoxifeno, Dissulfiran, Fenitoína#, Fluoracil, Fluvastatina, Fluvoxamine, Gencitabina, Hidrato de cloral, Interferon, Itraconazol, Levamizol/Fluoracil, Paclitaxel, Quinidina, Ritonavir, Ropirinol, Sinvastatina, Tamoxifeno, Tetraciclina, Tolterodine, Tramadol
Possível	Acarbose, Amoxacilina, Ácido nalidíxico, Ciclofosfamida, Cloranfenicol, Felbamato, Gatifloxacina, Genfibrozila, Ifosfamida, Indometacina, Leflunomida, Metolazona, Metotrexate, Miconazol gel, Norfloxacina, Ofloxacina, Orlistat, Propoxifeno, Rofecoxib, Salicilato tópico, Saquinavir, Sulindaco, Terbinafina, Tolmetin
Muito improvável	Benzafibrato, Carboplatina, Cefamandol, Cefazolina, Diazepan, Etoposide, Fluoxetina, Heparina, Levamizol, Levonorgestrel, Metilprednisolona, Nabumetona, Quetiapina, Sulfisoxazol
Inibição da ação anticoagulante	
Muito provável	Barbitúrico, Carbamazepina, Colestiramina, Griseofulvina, Mercaptopurina, Mesalamina, Ribavirina, Rifampicina
Provável	Azatioprina, Bosentan, Clordiazepóxido, Dicloxacilina, Ginseng, Raloxifeno, Ritonavir, Sucralfato, Suplemento polivitamínico, Vacina contra influenza
Possível	Ciclosporina, Etretinato, Sulfasalazina, Telmisartan, Terbinafina, Ubidecarenona
Muito improvável	Cloxacilina, Furosemida, Meticilina/Dicloxacilina, Propofol, Teicoplamina

droga com perfil bifásico, pois o uso prolongado pode inibir a ação anticoagulante dos antagonistas da vitamina K.

Tratado de Hematologia

Mas o ganho na precisão da dose necessária para atingir o INR terapêutico ainda é baixo, e não justifica o uso desses algoritmos. Portanto, a dose inicial recomendada é de 5 mg por dia para a maioria dos pacientes.[3]

Em pacientes idosos, desnutridos, com disfunção hepática, com doença renal crônica, com insuficiência cardíaca congestiva, com risco aumentado de sangramento (por exemplo, após cirurgia) e em uso de medicação que sabidamente potencializa o efeito anticoagulante da varfarina (por exemplo, amiodarona), a dose pode ser menor (entre 2 e 5 mg por dia). Já para os pacientes mais jovens, a dose inicial pode ser de 10 mg por dia.

Todo paciente, ao iniciar a anticoagulação oral, deve ser informado a respeito dos possíveis eventos adversos do tratamento e como proceder no momento da ocorrência destes, além da interferência de medicamentos e da dieta no metabolismo dos antagonistas da vitamina K.

A dose de manutenção é comumente menor que a dose no início da anticoagulação (principalmente em indivíduos com mais de 60 anos e pacientes do sexo feminino), devendo ser dividida da forma mais homogênea possível ao longo dos dias da semana, e muitas vezes são prescritas frações do comprimido.

Quanto maior o tempo em que o INR estiver na faixa terapêutica, ou seja, o TTR (do inglês *Time in Treatment Range*), menor o risco de ocorrência de evento adverso no paciente. Assim, quanto maior a frequência de realização de INR, maior a chance de o paciente permanecer mais tempo dentro da faixa terapêutica (maior TTR) e melhor a qualidade da anticoagulação.

Com relação ao aporte de vitamina K pela dieta, o paciente deve ser orientado a ingerir de forma constante os alimentos que contenham vitamina K, ao invés de ser desencorajado a ingeri-los. Assim a anticoagulação deverá ser ajustada conforme a dieta de cada indivíduo. Os alimentos que contêm maior quantidade de vitamina K são: salsa, couve, repolho, brócolis, alface, óleo de soja e óleo de canola (600 a 100 µg de vitamina K1 por 100 mg do alimento). Alguns estudos mostram que a reposição diária de vitamina K por via oral (100 a 200 µg) auxilia na estabilização do INR em pacientes anticoagulados com AVK.

Denominamos resistência à varfarina a necessidade de utilização de dose semanal maior que 105 mg, ou seja, mais que 15 mg por dia (atenção para este valor que pode ser diferente conforme o texto pesquisado). Mas o indivíduo pode atingir o nível terapêutico do INR e responder ao tratamento, apenas necessitando de dose maior da varfarina que aquela esperada para a maioria da população. Também suspeita-se dessa situação clínica quando não há um prolongamento do TP, apesar do aumento na dose da varfarina, ou quando há uma irregularidade do valor no INR ao longo do tratamento. Existem alguns fatores hereditários envolvidos na resistência à varfarina, incluindo polimorfismos (mutações presentes em mais de 1% da população) nos genes das enzimas CYP2C9 e VKORC1 (*Vitamin K*

epoxide reductase complex subunit 1, enzima responsável pela redução da vitamina K). Entre os fatores adquiridos, podem ser citados: estado nutricional do paciente, aporte de vitamina K pela dieta, interação medicamentosa, grau de aderência do paciente ao tratamento, função hepática e capacidade de absorção intestinal da varfarina.

▶ Manuseio de INR fora da faixa terapêutica

Durante a monitorização da anticoagulação, o paciente pode apresentar oscilações transitórias do INR devido ao uso de medicamentos ou mudança da dieta temporários. Assim, não é recomendável a alteração da dose semanal de varfarina caso o INR esteja minimamente fora da faixa de valor preconizada para o paciente. Um exemplo seria o paciente que deveria estar com o INR entre 2,0 e 3,0, mas que apresenta, no momento da consulta, INR de 1,8 ou 3,5. Nesses casos é aconselhável que se investigue possíveis causas removíveis de alteração do INR e solicite novo INR em uma semana. Se no retorno a alteração persistir, a dose semanal pode ser aumentada ou reduzida em 5 a 20%, dependendo da sensibilidade do paciente a mudanças prévias na anticoagulação.

A Tabela 74.5 apresenta as principais recomendações no manuseio do paciente que apresenta o valor do INR acima do limite superior desejado. As condutas diferem entre si dependendo da presença ou não de sangramento significativo. O sangramento é classificado como "maior" (quando requer intervenção médica imediata e/ou apresentar queda da hemoglobina maior que 2 g/dL) ou "ameaçador à vida" (quando houver alteração dos parâmetros do débito cardíaco, ou seja, instabilidade hemodinâmica, ou quando existir a possibilidade de causar sequelas irreversíveis).

Em linhas gerais, há três principais opções terapêuticas:

1. suspensão temporária (algumas doses) da varfarina,
2. administração de vitamina K, e
3. reposição de fatores da coagulação por meio do Plasma Fresco Congelado (PFC), Complexo Protrombínico (CP), ou Fator VII ativado (FVIIa) recombinante.

A vitamina K disponível é a fitomenadiona (vitamina K1), que pode ser administrada por via oral, intramuscular e EV. O início da ação ocorre aproximadamente de 1 a 3 horas após administração EV e de 4 a 6 horas após administração oral. O uso intramuscular deve ser evitado, uma vez que pode causar hematoma no local da aplicação, além do fato de que a absorção por essa via pode ser lenta e errática e, consequentemente, o efeito ser imprevisível. No Brasil, nem todos os serviços têm acesso a formulação oral da vitamina K, sendo possível utilizar a mesma dose recomendada por via EV. Há relatos de anafilaxia para todas as formulações, mas com predomínio dos casos na administração EV, independentemente da dose ou da velocidade de infusão. Doses elevadas de vitamina K podem normalizar o INR rapidamente, mas, às vezes, não existe a intenção de abaixar o INR além da faixa terapêutica, principalmente

Tabela 74.5

▶ Recomendações para manuseio de pacientes com INR acima do nível terapêutico.

Valor do INR	Recomendações
< 5,0 sem sangramento significativo*	Suspender uma dose do AVK Reiniciar AVK com redução (de 5 a 20%) da dose semanal
≥ 5,0 e < 9,0 sem sangramento significativo #	Suspender 1 a 2 doses do AVK (quando alto risco de sangramento, administrar vitamina K 1 a 2,5 mg via oral) Reiniciar AVK com redução (de 5 a 20%) da dose semanal quando INR retornar ao nível terapêutico
≥ 9,0 sem sangramento significativo	Suspender o AVK temporariamente Administrar vitamina K 2,5 a 5 mg via oral Colher INR e repetir a dose de vitamina K se necessário Reiniciar AVK com redução (de 5 a 20%) da dose semanal quando INR retornar ao nível terapêutico
Com sangramento maior, independentemente da elevação do INR	Suspender o AVK temporariamente Administrar vitamina K 10 mg via endovenosa e repetir a cada 12 horas, dependendo do INR Administrar PFC, CP ou FVIIa recombinante, dependendo da urgência da situação
Com sangramento ameaçador à vida, independentemente da elevação do INR	Suspender o AVK temporariamente Administrar PFC, CP ou FVIIa recombinante Administrar vitamina K 10 mg via endovenosa e repetir a cada 12 horas, dependendo do INR.

Sangramento significativo: maior (queda de 2 g/dL da hemoglobina ou necessidade de intervenção médica imediata) ou ameaçador à vida (com repercussão hemodinâmica ou com risco de sequela irreversível).

* Se associada a causa transitória ou se valor minimamente maior que o limite superior, não alterar a dose e apenas repetir o INR em uma semana.

Se for necessária rápida reversão do INR, administrar 5 mg de vitamina K via oral e se INR ainda estiver elevado em 24 horas, repetir a vitamina K em dose mais baixa (1 a 2,5 mg) via oral.

PFC: plasma fresco congelado; CP: complexo protrombínico; FVIIa: fator VII ativado.

se o paciente não tem sangramento ou tem alto risco de ocorrência de evento trombótico. Além disso, pode ocorrer uma dificuldade de elevação do INR quando o AVK é reintroduzido no paciente que recebeu altas doses de vitamina K, necessitando do uso de heparina até a retomada dos níveis terapêuticos do INR.

Quando se deseja a reversão imediata da anticoagulação, há necessidade de fornecer os fatores da coagulação ao paciente, sendo possível o uso do PFC, CP ou FVIIa recombinante. As duas últimas opções são as formas mais rápidas de reversão da anticoagulação por ser necessário um menor volume em relação ao PFC. Entretanto, o CP e o FVIIa recombinante não são liberados no Brasil, pelo Ministério da Saúde, para essa finalidade, e a instituição onde o paciente está sendo tratado necessitaria dispor de recursos próprios para obter esses produtos. Na maioria das vezes, utilizam-se doses do CP de 50 UI/kg e do FVIIa recombinante de 15-90 µg/kg. O PFC pode ser utilizado de 6 em 6 horas, na dose de 5 mL/kg.

▶ Manuseio perioperatório da anticoagulação oral

O manuseio perioperatório do paciente em tratamento com AVK dependerá de fatores como tipo de procedimento, urgência na realização do procedimento e a indicação da anticoagulação.[5] Devem ser considerados os riscos de evento tromboembólico devido a interrupção do AVK, bem como de evento hemorrágico caso a medicação seja mantida.

Em cirurgias de urgência, a reversão da anticoagulação deve ser imediata e para isso podem ser administrados tanto a vitamina K oral ou EV como o plasma fresco congelado, o complexo protrombínico ou o FVIIa recombinante.

Em cirurgias eletivas, as condutas são recomendadas de acordo com o risco de evento tromboembólico perioperatório durante a interrupção do AVK, que se baseia principalmente na indicação da anticoagulação e em comorbidades presentes no paciente. A Tabela 74.6 mostra as principais recomendações para o manuseio do paciente em uso de AVK que será submetido a um procedimento invasivo eletivo, com necessidade de interrupção do anticoagulante.

Quando houver necessidade de interrupção do AVK e normalização do INR para realização de um procedimento invasivo eletivo, a retirada do anticoagulante deve ser feita com 5 dias de antecedência (alguns estudos mostram que para a femprocumona a interrupção da anticoagulação oral deveria ser feita 10 dias antes do procedimento). Caso o INR colhido 24 a 48 horas antes do procedimento estiver ≥ 1,5, poderá ser administrada vitamina K oral 1 a 2 mg, com repetição do INR em 12 horas.

Denomina-se anticoagulação de "ponte" (do inglês, *bridging*) a utilização de anticoagulante de ação rápida, no

700 Tratado de Hematologia

Tabela 74.6

▶ Recomendações para o manuseio da anticoagulação no período perioperatório.

Risco	Alto	Moderado	Baixo
Próteses valvulares cardíacas	Posição mitral: qualquer tipo Posição aórtica: modelos antigos ("bola-gaiola", disco) AVCI ou AIT recentes (< 6 meses)	Posição aórtica: tipo duplo folheto associado a um dos seguintes fatores: FA, AVCI, AIT, HA, DM, ICC, > 75 anos	Posição aórtica: tipo duplo folheto, sem FA e sem outros fatores de risco para AVCI
Fibrilação atrial	$CHADS_2$ 5 ou 6 Recente AVCI ou AIT (< 3 meses) Doença reumática valvar	$CHADS_2$ 3 ou 4	$CHADS_2$ 0 a 2 e sem AVCI ou AIT prévios
TEV	TEV recente (≤ 3 meses) Trombofilia grave presente: deficiência PS, PC ou AT, SAF, ou múltiplas trombofilias	TEV há 3-12 meses TEV recorrente Câncer ativo (tratamento < 6 meses) Presença fator V Leiden em heterozigose ou mutação da protrombina (fator II) em heterozigose	TEV há mais de 12 meses e sem fatores de risco
Condutas	Suspensão do AVK e início recomendado de HBPM SC ou HNF EV dose terapêutica[#]	Suspensão do AVK e início sugerido de HBPM SC ou HNF EV dose terapêutica[#] (no mínimo iniciar dose profilática de HBPM ou HNF)	Suspensão do AVK, com possibilidade de uso ou não de HBPM ou HNF dose profilática, dependendo do caso clínico

TEV: tromboembolismo venoso; AVCI: acidente vascular cerebral isquêmico; AIT: acidente cerebral isquêmico transitório.
FA: fibrilação atrial; HA: hipertensão arterial; DM: diabetes melito; ICC: insuficiência cardíaca congestiva; $CHADS_2$:
Congestive Heart Failure – Hypertension – Age – Diabetes – Stroke; PS: proteína S; PC: proteína C; AT: antitrombina;
SAF: síndrome anticorpo antifosfolipídeo; HBPM: heparina de baixo peso molecular; HNF: heparina não fracionada;
SC: subcutâneo; EV: endovenoso.
[#] Preferência por HBPM SC dose terapêutica.

caso heparina, durante o período de suspensão do AVK, enquanto o INR está abaixo do nível terapêutico, garantindo proteção contra evento trombótico. A heparina pode ser HBPM ou HNF, assim como terapêutica ou profilática, e seu início ser 2 dias após a interrupção do AVK, ou melhor, quando o INR estiver abaixo do limite mínimo da faixa terapêutica (< 2,0 ou < 2,5, dependendo da indicação clínica). O ACCP recomenda preferencialmente, para uso terapêutico, a HBPM SC em vez da HNF EV.

A HBPM subcutânea em dose terapêutica deve ser administrada até 24 horas antes do procedimento, quando a dose diária é dividida em duas administrações, ou seja, no caso de enoxaparina a dose de 1 mg/kg (para um esquema terapêutico de 2 mg/kg/dia) deve ser dada 24 horas antes do procedimento. A HNF EV deve ser suspensa 4 horas antes do procedimento.

Após o procedimento, o AVK pode ser reiniciado no mesmo dia (em 12-24 horas), caso a hemostasia esteja assegurada. A HBPM SC dose terapêutica pode ser reiniciada 24 horas após o procedimento se não houver sinal de sangramento anormal. No caso de cirurgias maiores ou quando o paciente apresenta maior risco de sangramento pós-cirúrgico (neurocirurgia, prostatectomia, cirurgia vesical, revascularização miocárdica, biópsia renal, polipectomia intestinal), a HBPM ou HNF podem ser reiniciadas 48-72 horas após o procedimento se a hemostasia estiver

assegurada (em alguns casos pode ser administrada a HNF ou HBPM dose profilática enquanto não se inicia a dose terapêutica).

O sistema de pontuação $CHADS_2$ (do inglês, *Congestive Heart Failure – Hypertension – Age – Diabetes – Stroke*) para fibrilação atrial pode variar de 0 a 6 pontos, conforme a presença de 5 fatores de risco: insuficiência cardíaca congestiva, diabetes melito, hipertensão arterial, idade > 75 anos (1 ponto para cada um quando presente) e acidente vascular cerebral ou acidente isquêmico transitório (2 pontos quando presentes).

Não há necessidade de interrupção do AVK para realização de cirurgias odontológicas menores (extração dentária única ou múltipla, tratamento endodôntico), dermatológicas menores (ressecção de tumores de pele, incluindo carcinomas basocelular ou espinocelular e nevus pré-maligno ou não) ou de catarata. O INR deve ser colhido antes (24 horas) do procedimento e estar dentro da faixa terapêutica recomendada, conforme a indicação clínica, para que o procedimento seja liberado (alguns profissionais utilizam valor INR < 4,0). Pode ser utilizado anestésico com vasoconstritor e a hemostasia local deve ser assegurada por produtos hemostáticos de uso tópico (selante de fibrina e antifibrinolíticos) ou mesmo pela própria sutura.

Em cardiologia, muitos pacientes fazem uso concomitante de anticoagulante oral e antiagregante plaquetário, o

Capítulo 74 • Anticoagulantes. Indicações e Complicações. Controle da Anticoagulação que pode aumentar o risco de sangramento, principalmente durante procedimento cirúrgico. Pacientes com baixo risco de eventos cardiovasculares que estão em preparo para um procedimento invasivo devem ter a medicação antiplaquetária suspensa de 7 a 10 dias antes do procedimento. Já em pacientes com moderado ou alto risco de eventos cardiovasculares (presença de doença cardíaca isquêmica, diabetes melito, insuficiência renal e doença isquêmica cerebral) recomenda-se manter inalterada a administração de Ácido Acetilsalicílico (AAS) em todo o período perioperatório. Dados indiretos e informações clínicas sugerem que o uso de clopidogrel perioperatório acarreta um risco maior de sangramentos do que o AAS, e por esse motivo recomenda-se que o AAS seja o medicamento preferido quando se julgar necessária a manutenção de medicação antiplaquetária. A reintrodução dos antiagregantes plaquetários, retirados antes de um procedimento invasivo, deve ser feita 24 horas após o procedimento, se a hemostasia estiver assegurada.

▶ Controle da anticoagulação

O controle laboratorial da anticoagulação é realizado para alguns anticoagulantes com o objetivo de ajustar a dose administrada a fim de atingir uma terapêutica eficaz, além de evitar sangramentos.

Em geral, para o ajuste da dose de HNF, utiliza-se o TTPA, que é o tempo, expresso em segundos, decorrido entre a adição de cálcio, de uma fonte de fosfolípide (ex: cefalina) e de um ativador (ex: sílica), ao plasma do paciente (coletado em citrato) e a formação do coágulo de fibrina. Níveis de TTPA entre 1,5 e 2,5 vezes maiores que o controle são aceitos como terapêuticos. A relevância clínica dessa faixa terapêutica é incerta, devido a ausência de estudos randomizados que confirmem tal achado.

Vários nomogramas para ajuste de doses foram propostos e são utilizados na prática clínica (Tabela 74.7).[6] No entanto, existem grandes variações nos tempos obtidos em cada laboratório, dependendo do coagulômetro e reagentes utilizados e, por isso, é aconselhável que esses tempos sejam validados em cada serviço. A faixa terapêutica do TTPA pode ser determinada pelos tempos obtidos em amostras com níveis de heparina de 0,3 a 0,7 UI/mL (método do anti-Xa).

A monitorização laboratorial em geral não é necessária para a HBPM. O ACCP sugere que: 1) em pacientes obesos a dose utilizada de HBPM, tanto profilática quanto terapêutica, seja ajustada pelo peso; 2) em pacientes com insuficiência renal e ClCr < 30 mL/min utilize-se, preferencialmente, a HNF e, caso se opte pelo uso da HBPM, reduza-se a dose em 50%; 3) em gestantes tratadas com HBPM em dose terapêutica seja realizada a monitorização dos níveis de anti-Xa,[7] 4 horas após a administração da droga (preferencialmente após a segunda dose administrada). Para a enoxaparina e nadroparina, recomendam-se níveis entre 0,6 a 1,0 UI/mL.

Tabela 74.7

▶ Nomograma para ajuste de dose de HNF administrada por via endovenosa.

Dose inicial	80 unidades/kg/h *in bolus*, seguida de infusão de 18 unidades/kg/h
TTPA*, <35s (< 1,2 × controle)	80 unidades/kg/h *in bolus*, seguida de aumento da taxa de infusão em 4 unidades/kg/h
TTPA, 35-45s (1,2-1,5 × controle)	40 unidades/kg/h *in bolus*, seguida de aumento da taxa de infusão em 2 unidades/kg/h
TTPA, 46-70s (1,5-2,3 × controle)	manter a taxa de infusão
TTPA, 71-90s (2,3-3 × controle)	diminuir a taxa de infusão em 2 unidades/kg/h
TTPA, >90s (3 × controle)	suspender a infusão por 1 hora, seguida de diminuição da taxa de infusão em 3 unidades/kg/h

*Tempo de tromboplastina parcial ativada. O TTPA deve ser solicitado 6 horas após a dose inicial e cada 6 horas após cada modificação da dose. Quando o exame estiver estável, repetir a cada 24 horas durante o uso da HNF. Adaptado de Raschke *et al*. 1998.

A monitorização da anticoagulação com AVK é realizada por meio do Tempo de Protrombina (TP), que é o tempo, em segundos, que o plasma pobre em plaquetas testado, que foi colhido com citrato de sódio, demora para formar o coágulo, após a adição de tromboplastina e cálcio. A tromboplastina é um reagente que apresenta sensibilidade variada para a redução da capacidade de ativação dos fatores II, VII e X da coagulação, dependentes da vitamina K. Essa variabilidade na sensibilidade da tromboplastina depende da origem desse reagente (tipo de tecido humano ou animal). O fabricante deve informar o Índice de Sensibilidade Internacional (ISI, do inglês *International Sensitivity Index*) da tromboplastina, que é calculado usando como referência a tromboplastina de origem de cérebro humano, produzida pela Organização Mundial de Saúde. Assim, o resultado do TP do paciente é dado como uma razão (Razão Normatizada Internacional, RNI, ou, do inglês, *International Normalized Ratio, INR*) calculada a partir do TP do paciente (numerador), TP controle do laboratório (denominador), elevada ao valor do ISI, ou seja, $INR = (TP_{paciente}/TP_{controle})^{ISI}$. Cuidados devem ser tomados durante a coleta da amostra de sangue para análise dos tempos de coagulação, principalmente com a correção da quantidade de anticoagulante do tubo de coleta de acordo com o hematócrito do paciente. Hematócritos elevados (acima de 55%), por exemplo, resultam em menor volume plasmático e, portanto, em menor necessidade de anticoagulante.

A faixa de valor do INR considerada terapêutica pode variar conforme a indicação clínica da anticoagulação (Tabela 74.8). Em geral o valor desejado é próximo de 2,5 (2,0-

Tabela 74.8

▶ Nível terapêutico do INR em cardiologia.

Indicação de anticoagulação oral	Nível de INR
Profilaxia de tromboembolismo venoso	2,0-3,0
Tratamento de tromboembolismo venoso	
Tratamento de trombose arterial	
Hipertensão arterial pulmonar idiopática	
Trombo no interior da cavidade cardíaca	
Fibrilação atrial	
Miocardiopatia dilatada	
Pós-operatório de cirurgia cardíaca	
Doença valvar	
Sequela de doença isquêmica (após IAM)	
Prótese valvular biológica	
Prótese valvular metálica em posição aórtica	
Prótese valvular metálica em posição mitral ou tipo "bola-gaiola"	2,5-3,5
Qualquer prótese mitral associada a fibrilação atrial	
Qualquer prótese metálica associada a evento tromboembólico na vigência de anticoagulação adequada	

INR: *International Normalized Ratio;* IAM: Infarto Agudo do Miocárdio.

3,0), mas para pacientes com válvula metálica em posição mitral, por exemplo, a indicação é manter um nível de INR mais elevado, ao redor de 3,0 (2,5-3,5). Cuidado especial deve ser tomado nos pacientes com maior risco de evento hemorrágico, sendo mais prudente perder um pouco da eficácia da anticoagulação em prol de uma maior segurança. Alguns fatores de risco para sangramento durante a anticoagulação oral são: idade avançada (maior que 65 anos), intensidade do INR (maior que 5,0), episódio anterior de sangramento grave (principalmente em trato gastrointestinal), história de acidente vascular cerebral, hipertensão arterial não controlada, insuficiência renal crônica, presença de neoplasias (principalmente em sistema nervoso central), presença de anemia ou plaquetopenia.

Deve ser colhido o INR basal antes do início da anticoagulação. Em pacientes internados, o INR pode ser colhido diariamente, a partir da terceira dose, mas sempre lembrar que o efeito antitrombótico pode ser mais demorado que o prolongamento do TP (meia-vida do FVII é mais curta que o FII, assim o TP pode rapidamente ficar prolongado, sem que o paciente esteja realmente protegido) e que no mínimo se deve esperar 4-5 dias para a estabilização do INR (efeito máximo da varfarina). Quando o INR atingir o

nível terapêutico, a monitorização poderá ser realizada 2-3 vezes por semana por 2 semanas, com aumento progressivo do intervalo até que a repetição do INR ocorra a cada 4 semanas. Em pacientes tratados de forma ambulatorial, a repetição do INR pode ser feita em 5-7 dias após o início da anticoagulação. Sempre repetir o INR em 5-7 dias depois de alterada a dose da varfarina, assim como mudança de dieta, retirada ou introdução de medicação. Depois de o INR atingir a estabilidade, a monitorização pode ser realizada a cada 4 semanas, ou, ainda, em intervalos progressivamente maiores, de no máximo 12 semanas.[8]

Atualmente é possível a realização do INR em ambiente domiciliar, por meio de aparelhos (monitores) portáteis. O autoexame facilita a monitorização da anticoagulação e, consequentemente, aumenta a aderência do paciente ao tratamento e o período do INR na faixa terapêutica (maior TTR). Entretanto, o paciente deve ser bem orientado, para poder seguir as condutas médicas estabelecidas de acordo com o resultado do INR.

NOVOS ANTICOAGULANTES ORAIS

Na tentativa de melhorar o tratamento anticoagulante, novas drogas foram desenvolvidas com perfil farmacocinético mais favorável, o que significa mínima interação com outras medicações e alimentos, janela terapêutica ampla e não necessidade de monitorização laboratorial ou ajuste de dose.

Duas categorias de anticoagulantes surgiram: os inibidores diretos da trombina e do fator X ativado. Vários estudos têm comparado essas drogas com tratamentos antitrombóticos convencionais (AAS, HBPM, varfarina), mostrando bons resultados com a nova anticoagulação.

O dabigatran é um exemplo de inibidor seletivo da trombina. A inibição é feita por meio de ligação reversível com o sítio ativo tanto das moléculas livres circulantes de trombina como das ligadas ao trombo. Não é metabolizado pelo sistema do citocromo P450, mas é substrato do sistema de transporte da glicoproteína P, podendo sua farmacocinética ser afetada pelo uso concomitante de drogas que interagem com essa glicoproteína. A eliminação da droga é feita até 95% por via renal e o restante pela bile. A ação máxima ocorre após duas horas da sua ingestão e sua meia-vida é de aproximadamente 12 horas. Uma pequena parte (35%) do dabigatran se liga a proteínas plasmáticas, o que permite a sua retirada do plasma por hemodiálise no caso de excesso da droga ou sangramento grave, uma vez que não existe antídoto específico capaz de neutralizar sua ação. É utilizado na profilaxia de TEV em artroplastia de joelho e quadril, na dose de 220 mg/dia ou 150 mg/dia para pacientes que fazem uso de amiodarona ou que apresentam maior risco de sangramento (idade superior a 75 anos ou clearance de creatinina menor que 50 mL/min). Nos estudos que avaliam o tratamento de TEV ou a profilaxia de eventos tromboembólicos em pacientes com fibrilação atrial, o perfil risco/benefício do dabigatran foi menos favorável que o da varfarina, quando a mesma apresenta um bom controle (TTR elevado).[9,10] O uso de dabigatran também é aprovado para pacientes com fibrilação atrial, na dose de 150 mg ou 110 mg duas vezes ao dia, dependendo do risco de sangramento.[11]

O apixaban e o rivaroxaban são inibidores seletivos e reversíveis do fator Xa e metabolizados pelo sistema do citocromo P450 (respectivamente CYP3A4 e CYP3A4/CYP2J2). Servem de substrato para a glicoproteína P (transportador celular), sendo portanto afetados por drogas que interagem com essa glicoproteína. Não há antídotos específicos.

O apixaban atinge a máxima concentração plasmática em até duas horas, com uma meia-vida de 8 a 15 horas. Sua eliminação é 30% renal e 70% fecal e é mais seletivo para o fator Xa ligado ao trombo. Foi demonstrado em estudo comparativo com a enoxaparina para artroplastia de joelho que o apixaban reduz significativamente o número de TEV sintomáticos ou assintomáticos e a mortalidade por qualquer causa. Para o tratamento de TEV, o apixaban se mostrou tão eficaz quanto o tratamento com HBPM seguida de varfarina. Em pacientes com fibrilação atrial, o apixaban reduz em mais de 50% o risco relativo de AVCI ou embolia sistêmica quando comparado ao AAS, não havendo dados disponíveis de comparação com a varfarina.[9,11]

O rivaroxaban apresenta concentração plasmática máxima em até três horas, meia-vida de três a nove horas e eliminação 70% renal (metade na forma ativa e metade na forma inativa) e 30% fecal. Apresenta interação com drogas inibidoras da glicoproteína P e do citocromo CYP3A4, como os antifúngicos (cetoconazol) e os antirretrovirais (ritonavir). É utilizado para tromboprofilaxia em fibrilação atrial não valvar e em artroplastia de joelho e quadril.[8,11] Para o tratamento de TVP sintomática, o rivaroxaban se mostrou superior na prevenção de recorrência de TEV quando comparado ao tratamento convencional (HBPM seguida de varfarina). Sendo assim, o rivaroxaban está indicado para o tratamento e profilaxia secundária de TVP e embolia pulmonar.

PRINCIPAIS INDICAÇÕES DE ANTICOAGULAÇÃO

A anticoagulação está indicada em várias situações clínicas, como tratamento ou profilaxia (primária ou secundária) de trombose. As condutas nem sempre são bem estabelecidas, dependendo da experiência clínica de cada centro de tratamento e das características do paciente e do evento. Os tratamentos para trombose venosa e arterial estão discutidos detalhadamente em capítulos específicos deste livro. A seguir, serão feitos comentários para algumas situações clínicas em que está indicada a anticoagulação.

▶ Tromboembolismo venoso – Tratamento e profilaxia

O tratamento do TEV pode ser dividido em duas fases. A primeira, com duração de 3 meses, corresponde à fase de prevenção da extensão do trombo. A segunda, que tem duração variável, corresponde à fase de prevenção da recorrência (profilaxia secundária). A anticoagulação também é muito utilizada como profilaxia primária, e para esse fim existem diversos guias (*guidelines*) de recomendações na literatura.[12-14]

A eficiência do tratamento do Tromboembolismo Venoso (TEV) depende, entre outros fatores, da dose inicial de heparina administrada. Pacientes que receberam doses baixas da droga no início do tratamento apresentaram maior risco de recorrência do evento trombótico quando comparados àqueles que receberam doses maiores.[15,16]

Para o tratamento do TEV, a dose inicial sugerida de heparina EV é de 80 UI/kg *in bolus*, seguida de infusão de 18 UI/kg/h ou a administração de 5.000 UI *in bolus*, seguida de infusão de, no mínimo, 32.000 UI/dia.[7,8] Caso se opte pela via SC, dois esquemas são sugeridos pelo ACCP: administração de 5.000 UI EV *in bolus*, seguida de 250 UI/kg, por via SC, duas vezes ao dia ou dose inicial de 333 UI/kg, via SC, seguida de 250 UI/kg, por via SC, duas vezes ao dia sem a necessidade de monitorização laboratorial.[7,8] A HBPM pode ser utilizada (exemplo: enoxaparina 1 mg/kg, via SC, duas vezes ao dia), bem como o fondaparinux (7,5 mg/dia via SC).

A varfarina é iniciada na dose de 5 mg/dia, geralmente a partir do primeiro dia de tratamento da TEV, com dose menor (2,5 mg/dia) em pacientes com mais de 60 anos, insuficiência cardíaca congestiva, com doença hepática, desnutrido, com cirurgia maior há menos de 1 mês ou uso de medicação que potencializa a ação anticoagulante e dose maior (10 mg/dia) para pacientes jovens. O INR deve ser mantido ao redor de 2,5 (intervalo terapêutico entre 2,0 e 3,0).

Quando há uma forte suspeita de TEV, tanto TVP como EP, o tratamento deve ser iniciado durante a realização da investigação diagnóstica.

O uso de trombolíticos sistêmicos por catéter ou trombectomia cirúrgica têm indicações precisas que estão discutidas neste livro, no capítulo de trombose venosa.

A duração da anticoagulação nem sempre é facilmente decidida. Quando há um fator de risco reversível associado ao episódio de TEV, o tratamento pode ter a duração de 3 meses. No caso da presença de um fator irreversível, como as neoplasias malignas, a anticoagulação é perene ou enquanto a doença estiver em atividade. Em TEV espontâneo, a conduta é diferente na TVP distal e TVP proximal/embolia pulmonar. Na TVP distal espontânea, a recomendação de anticoagulação é de 3 meses. Na TVP proximal e na embolia pulmonar, devemos considerar a recomendação de anticoagulação perene com base em alguns fatores como: TEV espontâneo prévio, dímero-D elevado após parar a anticoagulação, quando o episódio foi de embolia pulmonar, presença de hipertensão pulmonar, sexo masculino, síndrome pós-trombótica estabelecida, presença de trombofilia hereditária ou adquirida e obstrução venosa residual.[17]

Tratado de Hematologia

▶ Doenças envolvendo as válvulas cardíacas

Válvula mitral reumática

A incidência de embolia sistêmica em pacientes portadores de valvopatia mitral reumática é maior que a observada nas outras formas de doença valvar adquirida. Dessa maneira, determinados grupos de pacientes podem se beneficiar do uso de anticoagulação oral com AVK. Dentre eles, encontram-se:

1. os pacientes com doença valvar reumática em ritmo sinusal que apresentem um diâmetro atrial esquerdo > 55 mm (alvo: INR entre 2,0 e 3,0);
2. os pacientes com doença valvar mitral complicada pela presença de trombo em Átrio Esquerdo (AE) ou que apresentem Fibrilação Atrial (FA) ou tromboembolismo prévio (alvo: INR entre 2,0 e 3,0);
3. os pacientes considerados candidatos à valvotomia percutânea por balão e que apresentam trombo em AE. Esses pacientes devem ser anticoagulados (alvo: INR entre 2,5 e 3,5) antes da realização do procedimento até a resolução do trombo. Caso não se resolva, recomenda-se não realizá-lo.[18]

Doença da valva aórtica e arco aórtico

Embolia sistêmica associada à doença da valva aórtica é incomum. Dessa maneira, não está recomendada a anticoagulação de pacientes que apresentem isoladamente calcificação da valva aórtica sem antecedentes de Acidente Isquêmico Cerebral Transitório (AIT) ou Acidente Vascular Cerebral Isquêmico (AVCI) e, na presença desses eventos, aconselha-se o uso de AAS (50 a 100 mg/dia).[18]

Prótese valvular mecânica

É bem estabelecida a necessidade de profilaxia antitrombótica em pacientes portadores de próteses mecânicas. As complicações trombóticas são mais frequentes nas próteses de localização mitral do que aórtica. As recomendações do ACCP são: em pacientes no pós-operatório imediato de troca valvar, administrar HNF EV (dose profilática) ou HBPM SC (dose profilática ou terapêutica), concomitantemente ao AVK, até que o INR esteja estável; em pacientes com prótese em posição aórtica, sugere-se utilizar AVK, objetivando INR entre 2,0 e 3,0; em pacientes com prótese em posição mitral, sugere-se utilizar AVK, objetivando INR entre 2,5 e 3,5; em pacientes com prótese mecânica, independentemente da localização, que possuírem baixo risco de sangramento, sugere-se associar AAS (50 a 100 mg/dia) ao uso de AVK.[18]

Prótese valvular biológica

As complicações trombóticas ocorrem com maior frequência nos 3 primeiros meses após a colocação de prótese biológica e, assim como nas próteses metálicas, são mais frequentes na prótese mitral. As recomendações do ACCP são: em pacientes com prótese mitral, utilizar AVK nos 3 primeiros meses após a cirurgia, objetivando INR entre 2,0

e 3,0; em pacientes com prótese aórtica, que estejam em ritmo sinusal e sem outras indicações para uso de AVK, utilizar AAS 50 a 100 mg/dia. Após 3 meses, manter AAS 50 a 100 mg/dia.[18]

▶ Infarto agudo do miocárdio

O nível ótimo de anticoagulação em síndromes coronarianas agudas ainda não é bem definido.

Com relação ao tratamento dos pacientes com infarto agudo do miocárdio sem elevação do segmento ST, as entidades *American College of Cardiology Foundation/American Heart Association* (ACCF/AHA) recomendam a associação imediata de anticoagulação parenteral à terapia antiplaquetária. Tanto nos pacientes que forem selecionados para procedimentos terapêuticos invasivos quanto para tratamento conservador, o uso de HNF ou HBPM está indicado. A bivalirudina e o fondaparinux também podem ser utilizados, porém com grau de evidência menor. Há sugestão de uso de fondaparinux nos pacientes em tratamento conservador que apresentem alto risco de sangramento.

Não há benefício estabelecido em manter anticoagulação com AVK nesses pacientes a não ser que eles possuam outras indicações para o uso de AVK. Nesse caso, administrar com cautela devido ao risco de sangramento, principalmente se o paciente estiver em uso de terapêutica com duas drogas antiplaquetárias.[19]

As recomendações das ACCF/AHA, publicadas em 2009, para o tratamento anticoagulante de pacientes com infarto agudo do miocárdio com elevação do segmento ST que submeter-se-ão à Intervenção Coronariana Percutânea (ICP) primária são: 1) nos pacientes que estavam recebendo HNF, administrar *bolus* de HNF com o objetivo de atingir doses terapêuticas (proceder monitorização do TTPA). As doses recomendadas foram abordadas no item referente a HNF. Deve-se levar em consideração se os antagonistas de GPIIb/IIIa estão sendo administrados; 2) nos pacientes que estavam recebendo HBPM e que a última dose, por via SC, tenha sido administrada há mais de 8-12 horas, administrar dose adicional de HBPM de 0,3 mg/kg EV. Caso esse intervalo seja menor que 8 horas, não há necessidade de dose adicional; 3) nos pacientes que estavam recebendo fondaparinux, administrar anticoagulante EV que tenha ação anti-IIa, levando-se em consideração se os antagonistas de GPIIb/IIIa estão sendo administrados; 4) A bivalirudina pode ser usada no tratamento anticoagulante dos pacientes, independentemente do uso prévio de HNF. Caso o paciente tenha usado HNF, aguardar 30 minutos e administrar 0,75 mg/kg *in bolus*, seguido de 1,75 mg/kg/h, durante a ICP. Se o paciente não recebeu terapia anticoagulante, administrar 0,75 mg/kg *in bolus*, seguido de 1,75 mg/kg/h, durante a ICP. Nas duas situações associar 600 mg de clopidogrel.[20]

As doses de HNF utilizadas para as síndromes coronarianas agudas são habitualmente mais baixas que as usadas para TEV. Para angina instável e infarto do miocárdio sem

Capítulo 74 • Anticoagulantes. Indicações e Complicações. Controle da Anticoagulação elevação do segmento ST ("infarto sem supra"), recomenda-se a dose de 60 a 70 UI/kg de heparina EV *in bolus* (máximo de 5.000 UI), seguida de 12 a 15 UI/kg/h (máximo de 1.000 UI/h). Nos casos em que a heparina for utilizada em conjunto com agentes fibrinolíticos como no tratamento de infarto do miocárdio com elevação do segmento ST ("infarto com supra"), recomenda-se o uso de doses menores, ou seja, 60 UI/kg EV *in bolus* (máximo de 4.000 UI), seguida de 12 UI/kg/h (máximo de 1.000 UI/h).

Fibrilação atrial

As recomendações de anticoagulação nos pacientes com FA levam em consideração o risco de eventos cardioembólicos associados a essa patologia (Tabela 74.9).[21] O uso de AVK na FA resultou em uma redução no risco de AVCI em 68% e de mortalidade em 33%, além de reduzir os casos de AVCI mais graves.[22]

Existe um sistema de pontuação, o HAS-BLED, para avaliar o risco de sangramento em pacientes com fibrilação atrial que necessitam de terapia anticoagulante. O sistema não proíbe a realização do tratamento, mas apenas indica o paciente que precisará de maior atenção com monitorização laboratorial mais frequente. Uma pontuação maior ou igual a três indica pacientes com alto risco de sangramento. A pontuação máxima é nove e leva em consideração os seguintes fatores: *Hypertension*: hipertensão arterial com pressão sistólica > 160 mmHg, um ponto; *Abnormal renal or liver function*: anormalidade renal ou hepática, um ponto cada; *Stroke*: AVCI, um ponto; *Bleeding*: sangramento prévio ou predisposição, um ponto; *Labile INRs*: INR instável com TTR < 60 %, um ponto; *Elderly*: idade > 65 anos, um ponto; *Drugs or alcohol*: droga ou álcool, um ponto cada.[23]

Pacientes com FA de alto risco para eventos tromboembólicos, que apresentam contraindicação para anticoagulação oral, podem utilizar a associação do AAS (100 mg/dia) e do clopidogrel (75 mg/dia). Esse esquema terapêutico se mostrou superior na proteção contra eventos tromboembólicos quando comparado ao uso isolado de AAS, embora haja um aumento do risco de sangramento.[24]

Com relação aos novos anticoagulantes orais, no Canadá (*Canadian Cardiovascular Society*) recomenda-se o uso preferencial do dabigatran em vez da varfarina, na dose de 150 mg duas vezes ao dia (www.ccsguidelineprograms.ca). Na Europa, o dabigatran é considerado uma alternativa para a anticoagulação oral, na dose de 150 mg duas vezes ao dia para pacientes com HAS-BLED menor ou igual a dois e na dose de 110 mg duas vezes ao dia quando HAS-BLED for maior ou igual a três (www.escardio.org/guidelines). Nos Estados Unidos, a AHA (*American Heart Association*) ainda não tem recomendações específicas para o uso de dabigatran, mas reconhece as vantagens do tratamento com esse novo anticoagulante oral.[11]

Tabela 74.9

▶ Recomendações de anticoagulação oral para pacientes com fibrilação atrial.

Risco	Conduta	
Sem fator de risco	AAS 81-325 mg/dia[#]	
Um fator de moderado risco	Anticoagulação oral (INR 2,0-3,0) ou AAS (81-325 mg/dia)[#&]	
Um fator de alto risco ou mais	Anticoagulação oral (INR 2,0-3,0) * de um fator moderado de risco	
Fator de risco mais fraco ou menos validado	Fator de risco moderado	Fator de alto risco
Sexo feminino	≥ 75 anos	AVCI, AIT ou embolismo prévios
Idade 65-74 anos	Hipertensão arterial	Estenose mitral
Doença arterial coronariana	Insuficiência cardíaca	Prótese valvular cardíaca
Tirotoxicose	Fração de ejeção VE ≤ 35%	
	Diabetes melito	

AVCI: acidente vascular cerebral isquêmico, AIT: acidente cerebral isquêmico transitório AAS: ácido acetilsalicílico.

[#] A melhor dose de AAS ainda é incerta. Alguns estudos de fisiologia plaquetária demonstraram efeito antiagregante do AAS em baixa dose (75 mg/dia), assim como alguns estudos clínicos recomendam uma dose maior (325 mg/dia).

[&] Preferência pela anticoagulação oral.

[*] Em pacientes com prótese valvular metálica, o INR deve ser maior que 2,5.

REFERÊNCIAS BIBLIOGRÁFICAS

1. Warkentin TE. Agents for the treatment of heparin-induced thrombocytopenia. Hematol Oncol Clin North Am. 2010; 24(4):755-75, ix.

2. Warkentin TE, Greinacher A, Koster A, Lincoff AM. Treatment and prevention of heparin-induced thrombocytopenia: American College of Chest Physicians Evidence-Based Clinical Practice Guidelines (8th Edition). Chest. 2008;133(6 Suppl):340S-80S.

3. Ageno W, Gallus AS, Wittkowsky A, Crowther M, Hylek EM, Palareti G. Oral anticoagulant therapy: Antithrombotic Therapy and Prevention of Thrombosis, 9th ed: American College of Chest Physicians Evidence-Based Clinical Practice Guidelines. Chest. 2012;141(2 Suppl):e44S-88S.

4. Shaw PB, Donovan JL, Tran MT, Lemon SC, Burgwinkle P, Gore J. Accuracy assessment of pharmacogenetically predictive warfarin dosing algorithms in patients of an academic medical center anticoagulation clinic. J Thromb Thrombolysis. 2010;30(2):220-5.

5. Douketis JD, Spyropoulos AC, Spencer FA, Mayr M, Jaffer AK, Eckman MH, et al. Perioperative management of antithrombotic therapy: Antithrombotic Therapy and Prevention of Thrombosis, 9thed: American College of Chest Physicians Evidence-Based Clinical Practice Guidelines. Chest. 2012;141(2 Suppl):e326S-50S.

6. Raschke RA, Gollihare B, Peirce JC. The effectiveness of implementing the weight-based heparin nomogram as a practice guideline. Arch Intern Med. 1996;156(15):1645-9.

7. Garcia, DA, Baglin TP, Weitz JI, Samama MM. Parenteral anticoagulants: Antithrombotic Therapy and Prevention of Thrombosis, 9th ed: American College of Chest Physicians Evidence-Based Clinical Practice Guidelines. Chest. 2012; 141(2 Suppl):e24S-43S.

8. Holbrook A, Schulman S, Witt DM, Vandvik PO, Fish J, Kovacs MJ, et al. Evidence-based management of anticoagulant therapy: Antithrombotic Therapy and Prevention of Thrombosis, 9th ed: American College of Chest Physicians Evidence-Based Clinical Practice Guidelines. Chest. 2012;141(2 Suppl):e152S-84S.

9. Galanis T, Thomson L, Palladino M, Merli GJ. New oral anticoagulants. J Thromb Thrombolysis. 2011;31(3):310-20.

10. Connolly SJ, Ezekowitz MD, Yusuf S, Eikelboom J, Oldgren J, Parekh A, et al. Dabigatran versus warfarin in patients with atrial fibrillation. N Engl J Med. 2009;361(12):1139-51.

11. Ahrens I, Lip GY, Peter K. What do the RE-LY, AVERROES and ROCKET-AF trials tell us for stroke prevention in atrial fibrillation? Thromb Haemost. 2011;105(4):574-8.

12. Gould MK, Garcia DA, Wren SM, Karanicolas PJ, Arcelus JI, Heit JA, et al. Prevention of VTE in nonorthopedic surgical patients: Antithrombotic Therapy and Prevention of Thrombosis, 9th ed: American College of Chest Physicians Evidence-Based Clinical Practice Guidelines. Chest. 2012;141(2 Suppl):e227S-77S.

13. Falck-Ytter Y, Francis CW, Johanson NA, Curley C, Dahl OE, Schulman S, et al. Prevention of VTE in orthopedic surgery patients: Antithrombotic Therapy and Prevention of Thrombosis, 9th ed: American College of Chest Physicians Evidence-Based Clinical Practice Guidelines. Chest. 2012;141(2 Suppl):e278S-325S.

14. Kahn SR, Lim W, Dunn AS, Cushman M, Dentali F, Akl EA, et al. Prevention of VTE in nonsurgical patients: Antithrombotic Therapy and Prevention of Thrombosis, 9th ed: American College of Chest Physicians Evidence-Based Clinical Practice Guidelines. Chest. 2012;141(2 Suppl):e195S-226S.

15. Raschke RA, Reilly BM, Guidry JR, Fontana JR, Srinivas S. The weight-based heparin dosing nomogram compared with a "standard care" nomogram. A randomized controlled trial. Ann Intern Med. 1993;119(9):874-81.

16. Hull RD, Raskob GE, Hirsh J, Jay RM, Leclerc JR, Geerts WH, et al. Continuous intravenous heparin compared with intermittent subcutaneous heparin in the initial treatment of proximal-vein thrombosis. N Engl J Med. 1986;315(18):1109-14.

17. Kearon C. Balancing risks and benefits of extended anticoagulant therapy for idiopathic venous thrombosis. J Thromb Haemost. 2009;7 Suppl 1:296-300.

18. Whitlock RP, Sun JC, Fremes SE, Rubens FD, Teoh KH. Antithrombotic and thrombolytic therapy for valvular disease: Antithrombotic Therapy and Prevention of Thrombosis, 9th ed: American College of Chest Physicians Evidence-Based Clinical Practice Guidelines. Chest. 2012;141(2 Suppl):e576S-600S.

19. Anderson JL, Adams CD, Antman EM, Bridges CR, Califf RM, Casey DE Jr, et al. ACC/AHA 2007 guidelines for the management of patients with unstable angina/non-ST-Elevation myocardial infarction: a report of the American College of Cardiology/American Heart Association Task Force on Practice Guidelines (Writing Committee to Revise the 2002 Guidelines for the Management of Patients With Unstable Angina/Non-ST-Elevation Myocardial Infarction) developed in collaboration with the American College of Emergency Physicians, the Society for Cardiovascular Angiography and Inter-

ventions, and the Society of Thoracic Surgeons endorsed by the American Association of Cardiovascular and Pulmonary Rehabilitation and the Society for Academic Emergency Medicine. J Am Coll Cardiol. 2007;50(7):e1-e157.

20. Kushner FG, Hand M, Smith SC, Jr, King SB, 3rd, Anderson JL, Antman EM, et al. 2009 focused updates: ACC/AHA guidelines for the management of patients with ST-elevation myocardial infarction (updating the 2004 guideline and 2007 focused update) and ACC/AHA/SCAI guidelines on percutaneous coronary intervention (updating the 2005 guideline and 2007 focused update) a report of the American College of Cardiology Foundation/American Heart Association Task Force on Practice Guidelines. J Am Coll Cardiol. 2009;54(23):2205-41.

21. Camm AJ, Kirchhof P, Lip GY, Schotten U, Savelieva I, Ernst S et al. Guidelines for the management of atrial fibrillation: the Task Force for the Management of Atrial Fibrillation of the European Society of Cardiology (ESC). Eur Heart J. 2010;31(19):2369-429.

22. Fang MC, Chen J, Rich MW. Atrial fibrillation in the elderly. Am J Med. 2007;120(6):481-7.

23. Lip GY. Implications of the CHA(2)DS(2)-VASc and HAS-BLED Scores for thromboprophylaxis in atrial fibrillation. Am J Med. 2011;124(2):111-4.

24. Goldstein LB, Bushnell CD, Adams RJ, Appel LJ, Braun LT, Chaturvedi S, et al. Guidelines for the primary prevention of stroke: a guideline for healthcare professionals from the American Heart Association/American Stroke Association. Stroke. 2011;42(2):517-84.

Parte · 18

Transplantes de Células Progenitoras Hematopoéticas

Resumo dos capítulos

Capítulo 75 Fundamentos e Biologia do Transplante de Células-Tronco Hematopoéticas

Capítulo 76 Antígenos de Histocompatibilidade

capítulo 75

Fundamentos e Biologia do Transplante de Células-Tronco Hematopoéticas

Ricardo Pasquini • Elenaide Coutinho

INTRODUÇÃO

O Transplante de Células-Tronco Hematopoéticas (TCTH) visa enxertar a Célula-Tronco Hematopoética (CTH) com o objetivo de corrigir um defeito quantitativo ou qualitativo da medula óssea. Nos últimos 30 anos, o TCTH é utilizado no tratamento de doenças hematológicas malignas e não malignas, imunodeficiências, erros inatos de metabolismo, tumores sólidos, além de doenças autoimunes. De acordo com o doador, os transplantes são denominados singênicos quando o doador é um gêmeo univitelino, e alogênicos nos casos em que a medula provém de outro doador, aparentado ou não. O TCTH é chamado de autogênico quando a CTH enxertada é do próprio paciente. A CTH poderá originar-se da medula óssea, sangue periférico ou Sangue do Cordão Umbilical (SCU) (Figura 75.1).

TRANSPLANTE ALOGÊNICO

O TCTH alogênico consiste na infusão de CTH de um doador aparentado ou não, originada da medula óssea, sangue periférico ou sangue de cordão umbilical. Para que esse enxerto tenha sucesso é fundamental que as células infundidas proliferem no receptor permanentemente, evitando-se a rejeição, e o novo sistema imunológico, originado do doador, tolere os tecidos do receptor, a fim de evitar a Doença do Enxerto Contra o Hospedeiro (DECH) grave e fatal. O TCTH se processa em várias etapas e inicia-se pela decisão da necessidade e da viabilidade do TCTH. A necessidade de sua realização fundamenta-se na indicação desse procedimento, na superioridade dessa terapêutica ante as outras disponíveis, levando-se em conta a idade do paciente e do doador, doença básica, estádio clínico, complicações prévias e presentes na fase pré-transplante e índice de desempenho. Na Figura 75.2 encontram-se as proporções da CTH de origem autogênica e alogênica em várias entidades clínicas.

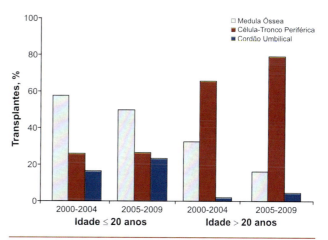

Figura 75.1 Fonte das células-tronco alogênicas (2000-2009). (Permissão do Center for International Blood and Marrow Transplant Research – CIBMTR.) *

* O CIBMTR é um programa combinado de pesquisa da Escola de Medicina de Winsconsin e do Programa Nacional Americano de Doadores de Medula Óssea (National Marrow Donor Program, NMDP). O CIBMTR é constituído por uma rede voluntária de mais de 450 centros de transplante em todo o mundo que contribui com o envio de dados detalhados sobre transplantes alogênicos e autogênicos consecutivos para uma Central Estatística.[43]

Definida a necessidade, buscamos o doador preferencialmente familiar, e, quando não existente, os registros de doadores voluntários de medula óssea devem ser acionados. Essas duas modalidades de doadores levam aos diferentes cenários no que se refere à logística da busca de doadores, indicações do TCTH, morbidade e mortalidade (Figura 75.3). Atualmente, a utilização de métodos moleculares de tipificação do HLA permite um maior refinamento na seleção de doadores não aparentados e estudos mais recentes já demonstram que, empregando doadores totalmente compatíveis, os resultados do TCTH se aproximam daqueles obti-

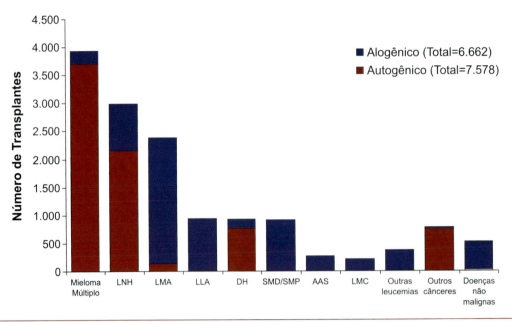

Figura 75.2 Indicações para transplante de células-tronco hematopoéticas na América do Norte (2009). LNH: linfoma não Hodgkin; LMA: Leucemia Mieloide Aguda; LMC: Leucemia Mieloide Crônica; SMD: Síndrome Mielodisplásica; SMP: Síndrome Mieloproliferativa; LLA: Leucemia Linfoblástica Aguda; DH: Doença de Hodgkin; AAS: Anemia Aplástica Severa. (Permissão do CIBMTR.)

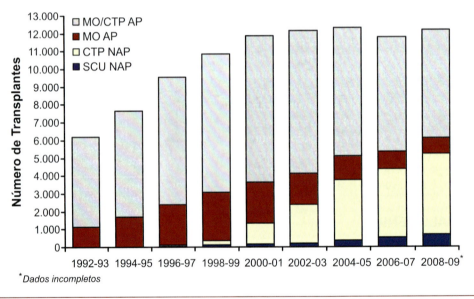

Figura 75.3 Transplantes alogênicos por tipo de doador e fonte de células em pacientes acima dos 20 anos. MO: Medula Óssea; CTP: Célula-Tronco Periférica; SCU: Sangue de Cordão Umbilical; AP: Aparentado; NAP: Não Aparentado. (Permissão do CIBMTR.)

dos com doador aparentado. A etapa seguinte constitui-se no regime preparativo ou de condicionamento. Este tem o objetivo de reduzir e mesmo erradicar uma doença maligna existente e induzir a imunossupressão do receptor no sentido de aceitar o enxerto. Existem inúmeros regimes de condicionamento visando à melhor adequação para as numerosas situações clínicas pré-transplante. Estes podem ser classificados em mieloablativos, quando se combinam agentes quimioterápicos (ciclofosfamida, bussulfano, etoposide, irradiação parcial ou corporal total, outros agentes imunossupressores) em doses maciças que seriam habitualmente letais sem a infusão posterior das CTH. Tais agentes utilizados em doses maciças determinam efeitos tóxicos de gravidade variada. Há também os regimes de condicionamento Não Mieloablativos (NMA) e os de intensidade reduzida. Nesses casos, são utilizados agentes primordialmente imunossupressores ou em doses reduzidas, visando principalmente permitir a enxertia das CTH e reduzir os efeitos tóxicos, com aplicação para as circunstâncias em que a perspectiva da mortalidade e o grau de morbidade sejam inaceitáveis. A medula óssea torna-se aplásica e o sistema imunológico atrofia-se, levando a um estado de fragilidade imune, cuja recuperação se faz com a pega do enxerto. A recuperação imunológica ocorre de uma forma setorial e em diferentes fases. Os granulócitos alcançam números normais dentro dos três primeiros meses após o transplante e a recuperação da imunidade humoral e celular é lenta, podendo não ser completa mesmo em dois anos, particularmente nos pacientes com DECH crônica. As plaquetas habitualmente atingem números normais nos três primeiros meses e da mesma forma os eritrócitos. A pega do enxerto ocorre em mais de 95% dos pacientes e a sua rejeição é raramente observada, sendo mais comum nas anemias aplásticas quando empregados regimes condicionantes menos agressivos e nas situações em que algum grau de incompatibilidade no HLA esteja presente. A toxicidade também ocorre em outros órgãos como o tubo digestivo, fígado, pulmão, coração e outros menos frequentes. No tubo digestivo, a mucosite é bastante comum e, pelo desnudamento das mucosas, a barreira epitelial aos microrganismos é rompida. Alterações hepáticas menores são comuns, porém situações de maior gravidade, como a Síndrome de Obstrução Sinusoidal (SOS), podem ocorrer, sendo a última, juntamente com as infecções, a causa mais comum de óbito precoce no TCTH. Um outro aspecto a ser ressaltado é a presença de comorbidades que aumentam o risco de morbimortalidade relacionado ao procedimento. Esse fato é de especial importância no cenário dos pacientes com idade mais avançada, sendo decisivo na escolha do tipo de condicionamento e, em última instância, na própria indicação do TCTH.

Após a pega, a doença do enxerto contra o hospedeiro passa a ser a principal preocupação. Apresenta-se na forma aguda geralmente nos primeiros meses e na forma crônica três meses após o TCTH, embora na classificação mais recente de *National Institutes of Health* o fator tempo não seja mais tão importante e sim as características clínicas de suas manifestações (A, B). Essas complicações podem ser graves e fatais, daí a busca de medidas para evitá-las ou amenizá-las. A recaída após o transplante também constitui uma preocupação, e a sua incidência está diretamente relacionada ao estádio da doença no momento do TCTH, sendo mais frequente nos estádios mais avançados. A presença da DECH pode estar associada ao efeito do enxerto contra a neoplasia maligna para a qual o TCTH foi indicado, e, quando manifestada em graus leve ou moderado, pode determinar um efeito protetor contra recaída da doença básica.

Dentre as complicações tardias, destacam-se aquelas relacionadas à DECH crônica e a neoplasias malignas que ocorrem em aproximadamente 10% dos casos, cinco a dez anos após o TCTH.

A mortalidade relacionada ao TCTH varia de acordo com a situação clínica pré-TCTH no que tange ao estádio da doença, comorbidades e à agressividade do regime condicionante. Na Figura 75.4 estão listados os índices de mortalidade, nos 100 dias após o transplante, nos diversos estádios de várias doenças, e na Figura 75.5, as causas de óbito. Utilizando-se doadores alternativos que incluem os não aparentados e aparentados com alguma incompatibilidade, as complicações são ainda mais frequentes e mais graves, aumentando o índice de mortalidade relacionada ao procedimento. A probabilidade de encontrar um doador não aparentado e compatível tornou-se mais frequente na última década em virtude da grande expansão do número de doadores voluntários de medula óssea registrados em numerosos centros de doadores em vários países. Mais de dezoito milhões de doadores estão registrados, sendo 2.500.000 no registro brasileiro (REDOME), determinando maior potencialidade do encontro de um doador compatível, que na população caucasoide atinge mais de 80%. A grande maioria dos doadores registrados tem apenas a tipificação sorológica dos *loci* A, B e DR e uma pequena mi-

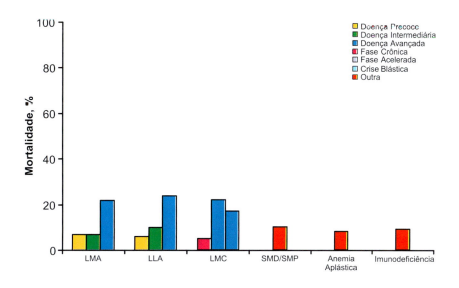

Figura 75.4 Mortalidade nos 100 dias após transplante com doador irmão HLA-idêntico (2008-2009). LMA: Leucemia Mieloide Aguda; LLA: Leucemia Linfoblástica Aguda; LMC: Leucemia Mieloide Crônica; SMD: Síndrome Mielodisplásica; SMP: Síndrome Mieloproliferativa. (Permissão do CIBMTR.)

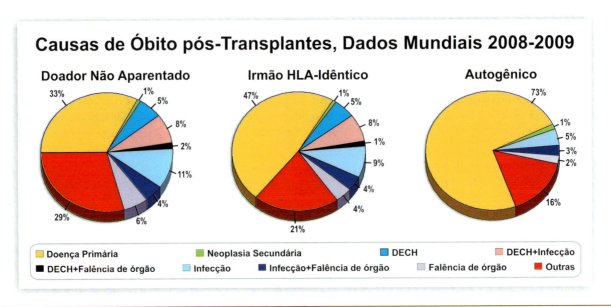

Figura 75.5 Causas de óbito após transplante autogênico, alogênico aparentado e não aparentado. DECH: Doença do Enxerto Contra o Hospedeiro. (Permissão do CIBMTR.)

noria (aqueles que já foram recrutados em algum momento para doação) possui a tipificação completa. Por isso, após a identificação de potenciais doadores, solicita-se a complementação da tipagem para oito a dez dos antígenos da classe I e II, empregando métodos moleculares também chamados de métodos de alta resolução, para caracterização dos alelos dos vários *loci*. Diante dessas exigências, o processo de busca e os arranjos para a coleta e o transporte da medula óssea tornam-se lentos, variando de dois a seis meses o intervalo mediano entre o início da busca e a realização do TCTH.

O uso de sangue de cordão umbilical para restaurar a hematopoese tem suas características próprias, pois há maior tolerância à incompatibilidade entre doador e receptor, porém a desproporção entre o número de CTH contida na unidade de sangue de cordão e o necessário para reconstituir a hematopoese pode ser um impedimento para sua utilização. Os bancos de sangue de cordão umbilical constituem-se em uma alternativa mais rápida de obtenção de CTH não aparentado quando a situação clínica não permita a espera inerente ao processo de busca de doadores não aparentados. A existência de mais de 350.000 unidades de sangue de cordão disponíveis ampliou expressivamente a utilização dessa fonte de CTH, reforçada pela progressiva expansão dos bancos brasileiros. O número de CTH de uma unidade raramente é suficiente para transplante em adultos. Essa situação está sendo superada pelo crescente uso de duas unidades de cordão cujos resultados preliminares são bastante promissores e semelhantes àqueles alcançados com outras origens de CTH. A expansão *ex vivo* das CTH é outra ação promissora para o maior uso desse material. A Figura 76.6 ilustra o número de transplantes

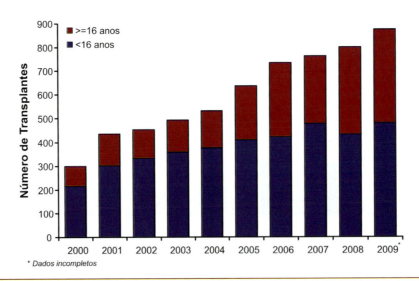

Figura 75.6 Número de transplantes utilizando sangue de cordão umbilical não aparentado (2000-2009). (Permissão do CIBMTR.)

realizados utilizando SCU não aparentado entre os anos de 2000 e 2009 em todo o mundo.

Recentemente foi introduzida a estratégia de utilizar um regime de condicionamento de intensidade reduzida, não ou pouco mieloablativo, porém fortemente imunossupressor, como preparação para os transplantes alogênicos. Combina-se habitualmente fludarabina com outros agentes imunossupressores (globulina antilinfocítica ou antimocítica, doses baixas de irradiação corporal total) e outros agentes alquilantes em doses não mieloablativas. A sua viabilidade está perfeitamente comprovada, porém a aplicação e indicações precisas exigem um número de pacientes adequado e um tempo maior de observação. No entanto, pode-se afirmar que essa estratégia permite que pacientes com idade mais avançada (70 anos) e aqueles com condições clínicas adversas possam submeter-se ao transplante, pois a toxicidade inicial costuma ser baixa. Apesar dessa modalidade de condicionamento reduzir drasticamente os efeitos tóxicos precoces dos regimes convencionais, as complicações tardias são semelhantes e o efeito do enxerto contra a neoplasia é mantido.

TRANSPLANTE AUTOGÊNICO

O uso da própria medula óssea ou sangue periférico limita-se às situações clínicas com indicação de transplantes nas quais se possam infundir CTH em número e qualidade normais e sem contaminação com células malignas. O princípio básico do transplante autogênico é permitir a utilização de altas doses de drogas quimioterápicas, na tentativa de eliminar a doença básica, permitindo o posterior resgate da função medular. Obviamente, nessa modalidade de tratamento, as complicações relacionam-se essencialmente com a toxicidade do condicionamento, pois todos os inconvenientes relacionados às células alogênicas não se aplicam a esse contexto. Como regra geral, o potencial de recaída é maior por não estar presente o efeito do enxerto contra neoplasia. O sucesso dessa modalidade de TCTH é influenciado pelo estádio da doença, índice de desempenho, complicações e comorbidades no momento do transplante. Na Figura 75.7, ilustram-se as taxas de óbitos para essa modalidade de transplante, de acordo com a doença e seu estádio.

FONTES DAS CÉLULAS-TRONCO HEMATOPOÉTICAS (CTH)

As CTH são encontradas em diferentes concentrações na medula óssea, sangue periférico e Sangue do Cordão Umbilical (SCU). Na *medula óssea* essas células são obtidas através de múltiplas punções, de ambas as cristas ilíacas, com o paciente anestesiado. Um número de células nucleadas superior a $2,0 \times 10^8$/kg é recomendado para os transplantes alogênicos para garantir a pega, e, quando o peso do doador for semelhante ao do receptor, representa, em volume de medula óssea aspirada, aproximadamente 10 mL/kg do doador. O número de CTH no *sangue periférico* é menor,

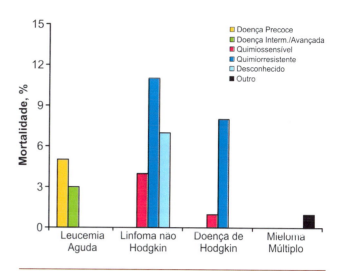

Figura 75.7 Mortalidade aos 100 dias após o transplante autogênico de acordo com a doença e estádio (2.008-2.009). (Permissão do CIBMTR.)

e para alcançar uma concentração suficiente é necessário proceder à mobilização das CTH de medula óssea para o sangue periférico. Nos transplantes autogênicos, essa migração é obtida utilizando-se duas estratégias diferentes, de acordo com a situação da doença de base. A primeira consiste em submeter o paciente a um curso de quimioterapia prévia com o intuito de intensificar a redução da doença residual mínima e, eventualmente, aumentar o número de CTH colhidas, combinando-se com a administração de fatores de crescimento, particularmente G-CSF, no momento dos primeiros sinais de recuperação hematopoética. A outra estratégia é utilizar apenas o fator de crescimento, uma vez que este é suficiente para mobilizar um número adequado de células, sendo particularmente empregada nas situações de doença residual negativa. O momento ideal da coleta é definido pelo número de células CD34+ no sangue periférico, pois, ao se atingir 20×10^3/L, colhe-se através de equipamentos de aférese o número de células desejado para o peso do receptor (CD34: $>2,0 \times 10^6$/kg). Nos transplantes alogênicos a mobilização das CTH é feita apenas com fator de crescimento (G-CSF), porém a escolha entre o sangue periférico e a medula óssea ainda não está definida, pois a vantagem de pega mais rápida com o sangue periférico e a menor incidência de recaída contrapõem-se com a maior frequência de DECH crônica e a maior mortalidade tardia. A tendência é utilizar as CTH do sangue periférico nos casos de doenças malignas mais avançadas. O *Sangue de Cordão Umbilical* (SCU) contém alta concentração de células precursoras hematopoéticas, porém o volume obtido em cada coleta varia de 50 a 200 mL; por esse motivo, o número de células nucleadas é habitualmente suficiente apenas para os pacientes com peso inferior a 30 kg, uma vez que se recomenda que sejam infundidas 4×10^7/kg para evitar a falha de pega. O uso de duplo cordão é uma estratégia que vem sendo utilizada em vários centros de transplante e com resultados já consolidados, principalmente no cenário das doenças malignas. A ampliação *ex vivo* do número de CTH é viável e provavelmente expandirá o uso do SCU em pacientes de maior peso. Na Figura 75.1 vemos o emprego das várias origens da CTH utilizados nos transplantes alogênicos e autogênicos.

COMPATIBILIDADE

A compatibilidade é avaliada com base na tipificação dos antígenos do complexo maior de histocompatibilidade pertencentes às classes I e II, avaliando-se os *loci* A, B, C, DR e DQ. A identificação atualmente exigida para avaliação de compatibilidade quando se utiliza medula óssea ou sangue periférico é em nível molecular e, dessa forma, consegue-se caracterizar os alelos de cada *locus*. Estudos recentes demonstram que, à exceção do *locus* C, a existência de incompatibilidade em nível antigênico ou alélico se compara em termos de resultados, sendo que cada incompatibilidade reduz a sobrevida em cerca de 10%. Nos transplantes com SCU, ainda é utilizada a identificação antigênica, sendo considerados apenas os *loci* A, B e DR. Os resultados são semelhantes mesmo com dois antígenos incompatíveis, e, nessa situação, procura-se infundir um número proporcionalmente maior de CTH para garantir a pega. A proporção dos transplantes entre aparentados e não aparentados encontra-se ilustrada na Figura 75.3.

Estratégias específicas para contornar o problema da incompatibilidade com maior número de antígenos e mesmo o uso de doadores haploidênticos encontram-se em fase experimental e os resultados são promissores, porém ainda com importantes complicações infecciosas relacionadas à lenta recuperação imunológica e a recaída inaceitável nas doenças malignas em estádio avançado. O uso de megadoses de CTH, associado a um regime de condicionamento imunossupressor e à depleção de células T do material infundido, tornou o TCTH com doadores haploidênticos viável, e, mais recentemente, o regime de intensidade reduzida associado ao uso da ciclofosfamida no terceiro e quarto dias pós-transplante abriu novo horizonte para essa modalidade de procedimento – entretanto, ainda necessita um tempo maior de utilização para consolidar a sua indicação.

COMPLICAÇÕES

▶ Infecções

Nas fases pré-transplante e peritransplante, as complicações estão relacionadas à doença básica, aos agentes citotóxicos utilizados em doses maciças e às eventuais comorbidades. Os pacientes portadores de doenças malignas frequentemente recebem quimioterapia e radioterapia em intensidade variada, podendo, por essa exposição, se tornar mais susceptíveis à toxicidade dos regimes de condicionamento. O tratamento imunossupressor e as transfusões sanguíneas prévias ao transplante nos pacientes com anemia aplástica concorrem para o aumento da toxicidade. Além disso, pancitopenia, associada ou não a infecções em

atividade, fibrose hepática nos pacientes hipertransfundidos e comprometimento de outros órgãos tornam esses pacientes vulneráveis a inúmeras complicações.

Nos pacientes com antecedentes de prolongada neutropenia, o risco de infecção fúngica aumenta, especialmente para aqueles microrganismos do gênero *Aspergillus*, *Mucor* e *Fusarium*. No pós-transplante imediato, particularmente nas primeiras quatro semanas, são comuns as infecções bacterianas, as quais estão relacionadas a pancitopenia, a quebra de barreira mucosa induzida pelo regime de condicionamento e da pele em consequência de cateter intra-atrial. As infecções por bactérias gram-positivas e gram-negativas predominam e por isso o uso profilático de antibióticos é recomendado em muitos centros de TCTH. Nessa fase, a infecção viral pelo *Herpes simplex* é comum, recomendando-se o uso profilático de aciclovir nas quatro semanas iniciais após o TCTH. A ocorrência de infecção por vírus comunitários é uma importante complicação nessa fase, especialmente a relacionada ao vírus sincicial respiratório, devendo ser implementadas medidas preventivas sistemáticas e eficientes.

A mucosite, de gravidade variável, relaciona-se com a intensidade do condicionamento. Além da dor na boca e esôfago, são comuns os vômitos e a diarreia. Os pacientes alimentam-se precariamente, sendo necessário em alguns deles a administração de alimentação parenteral total. A doença veno-oclusiva hepática ou Síndrome de Obstrução Sinusoidal (SOS) é uma complicação precoce, afetando uma minoria de pacientes (<5%). Ela caracteriza-se por hepatomegalia dolorosa, aumento de peso por retenção de líquidos, ascite e algumas vezes icterícia. Múltiplos regimes quimioterápicos prévios, incluindo uso de agentes alquilantes e a presença de doença hepática prévia são alguns dos fatores de risco para o aparecimento dessa complicação hepática.

▶ Doença do Enxerto Contra o Hospedeiro (DECH)

DECH é a complicação mais importante dos transplantes alogênicos e pode ocorrer desde alguns dias precedendo os primeiros sinais de pega do enxerto até após muitos meses. Ela é classificada em formas: aguda clássica, aguda tardia, crônica e *overlap syndrome*. A linha divisória entre as formas aguda e crônica nem sempre é bem definida e o fator tempo em relação ao TCTH deixou de ser considerado como único fator determinante para sua classificação pelo último consenso do NIH, sendo levadas em consideração preponderantemente as características clínicas na apresentação. A patogenia é distinta, pois as células T infundidas juntamente com as CTH reagem diretamente contra alguns tecidos do receptor, determinando a forma aguda com características clínicas próprias.

A *forma aguda* está relacionada à lesão tissular epitelial, induzida pelo regime de condicionamento, liberando várias citocinas inflamatórias (TNF e IL-1), as quais exacerbam a exposição dos antígenos HLA, moléculas de adesão e antígenos menores de histocompatibilidade, determinando um

716 Tratado de Hematologia

processo inflamatório de intensidade variável. A pele, o trato digestivo e o fígado são os principais alvos dessa reação e, dependendo de sua intensidade, gradua-se em estádios de I a IV, sendo os estádios III e IV os de maior gravidade e com alto índice de mortalidade. As manifestações cutâneas se exteriorizam por eritema maculopapular, inclusive nas palmas das mãos e plantas dos pés, sendo essa localização uma de suas características. A extensão da superfície cutânea comprometida e o tipo de lesão estabelecem a gravidade. O comprometimento hepático é avaliado pelos níveis séricos de bilirrubina e das enzimas hepáticas, enquanto a gravidade da lesão gastrintestinal é avaliada pelos vômitos, volume de diarreia, dor abdominal e enterorragia. Os fatores de risco relacionados à incidência e gravidade da DECH são: idade mais avançada do receptor, incompatibilidade HLA, doador não aparentado, intensidade dos regimes de condicionamento, doador do sexo feminino e a origem das células-tronco. A imunoprofilaxia da DECH é obrigatória e a combinação de ciclosporina A e metotrexato é a mais utilizada. Outros agentes também são empregados como tacrolimus, corticosteroides, micofenolato mofetil, anticorpos monoclonais e a depleção de células T. Esses métodos reduzem a incidência e gravidade da DECH e, no caso de a imunoprofilaxia impedir por completo o aparecimento da DECH, os riscos de recaída da doença neoplásica original e da rejeição aumentam. Apesar da profilaxia, em alguns cenários específicos onde se somam vários fatores de risco, a chance de desenvolvimento dessa complicação pode chegar a 80% e o tratamento inicial com corticosteroides controla facilmente as manifestações nas formas leve e moderada. Nos estádios mais graves, torna-se necessária a utilização de vários recursos terapêuticos com resultados pouco animadores, pois é alto o índice de mortalidade. A forma aguda tardia se caracteriza por aparecimento de lesões típicas além dos 100 dias do TCTH.

Na *forma crônica* de DECH, a fisiopatologia não está bem definida, mas sabe-se que as células T do doador são autorreativas especificamente contra moléculas dos antígenos de classe II e comuns ao receptor e doador, em uma complexa interação, onde estão envolvidas células T citotóxicas e regulatórias (Tregs), células apresentadoras de antígenos e padrão de resposta predominantemente TH2. Postula-se que a atrofia do timo, pela idade ou devido aos regimes quimioterápicos, seja a responsável pelo aparecimento da autoimunidade. De acordo com a exteriorização clínica, a DECH crônica é classificada em *limitada* e *extensa*. A primeira compreende manifestações leves, geralmente localizadas em apenas um tecido ou órgão, enquanto a forma extensa caracteriza-se por acometimento mais intenso e de múltiplos sítios. A presença de trombocitopenia estabelece um mau prognóstico, especialmente quando associada à hepatopatia colestática crônica, à desnutrição secundária ao envolvimento das mucosas e à resistência às medidas terapêuticas, assim como a presença de eosinofilia e a existência de DECH aguda prévia. Nessas condições, a mortalidade alcança índices de 80%. O tratamento da DECH crônica consiste inicialmente no uso de corticosteroide, e, no caso de resistência, azatioprina, talidomida, fototerapia com ultravioleta (fotoférese), inibidores do receptor da interleucina-2 e 2CDA são utilizados com resultados variáveis que dependem do tipo e da extensão das manifestações clínicas. Na *overlap syndrome*, existe uma sobreposição de manifestações agudas e crônicas ao mesmo tempo. Ambas as formas (aguda e crônica) estão associadas à imunodeficiência, tanto humoral como celular, agravadas pelo uso de imunossupressores e predispondo a complicações infecciosas oportunísticas, as quais são as maiores responsáveis pela mortalidade.

▶ Outras complicações

A incidência de *rejeição do enxerto* varia de acordo com o cenário do transplante. Na anemia aplástica, o número de transfusões prévias ao TCTH, incompatibilidade HLA, depleção de células T do material a ser enxertado e número insuficiente de células infundidas são os fatores que favorecem a rejeição. Nos pacientes com doenças malignas, doador HLA inteiramente compatível, número ideal de CTH e repleta de células T, o índice de rejeição é inferior a 5%.

A *recaída* nas entidades malignas está relacionada às doenças em estádio mais avançado, ao uso de depleção de células T e à resistência prévia aos agentes citotóxicos. A utilização de infusão de linfócitos do doador, quando da detecção da recaída, pode induzir à remissão e mesmo à cura definitiva. A eficácia da infusão de linfócitos depende da sensibilidade da célula maligna à ação citotóxica da célula T e do volume da doença no momento da detecção da recaída. Na leucemia mieloide crônica, apresentando recaída em nível molecular, a eficácia da infusão de linfócitos em eliminar o clone leucêmico atinge mais de 80%. O inverso é observado na leucemia linfoide aguda em recaída hematológica, em que a infusão de linfócitos do doador oferece pouco benefício.

A *Infecção por Citomegalovírus* (CMV) representa um importante risco para os transplantes alogênicos. Na população brasileira, mais de 90% das pessoas sadias são sorologicamente positivas para o CMV. Esse vírus permanece em estado de latência no organismo e em algumas situações de imunodeficiência intensa a infecção reaparece em formas mais graves como a pneumonite intersticial, gastroenterite, hepatite e encefalite. O controle dessa complicação tornou-se mais eficiente através da implementação de medidas preventivas, as quais consistem em usar, para os pacientes e doadores sorologicamente negativos, hemoderivados também CMV-negativos e, na impossibilidade destes, utilizar filtros para leucodepleção. Nos casos de pacientes CMV-negativos e doador positivo e nos pacientes CMV-positivos, recomenda-se o uso preventivo de ganciclovir nos primeiros 100 dias pós-transplante ou a aplicação preemptiva desse agente. A última consiste na administração do agente antiviral diante dos primeiros sinais da presença do CMV na circulação, detectada através da antigenemia ou pelo PCR. O tratamento da doença estabelecida, como a pneumonite intersticial, além do uso de ganciclovir, deve-se associar a imunoglobulina intravenosa, pois essa combinação reduz significativamente a mortalidade. O período de maior incidência dessa infecção está entre 3 e 15 semanas pós-TCTH, no entanto, com uso profilático ou preemptivo, infecções tardias passaram a ocorrer, especialmente na presença da DECH, por isso recomendando-se que a monitoração seja prolongada por até 6 meses. Nos transplantes alogênicos com doadores não aparentados, a infecção por CMV é mais frequente e nos transplantes autogênicos essa complicação constitui um problema menor.

INDICAÇÕES

▶ Doenças não malignas

Na Tabela 75.1 vemos as indicações do TCTH para as doenças não malignas. Dentre estas, destaca-se a *Anemia Aplástica Severa* (AAS), compreendendo mais de 75% dos transplantes realizados nesse grupo de doenças. O transplante na AAS está indicado para os pacientes com idade inferior a 40 anos e com citopenia de risco. O condicionamento atualmente utilizado resume-se ao uso da ciclofosfamida isoladamente ou associada à globulina antilinfocítica ou ao bussulfano. Doador aparentado HLA-idêntico, curto

intervalo entre o diagnóstico e o TCTH (<2 meses) e um pequeno número de transfusões prévias (<15 unidades) são fatores favoráveis, e quando todos estão presentes a cura definitiva ocorre em mais de 90% dos pacientes (Figura 75.8). Os resultados do TCTH na AAS com doadores não aparentados se tornaram mais aceitos em virtude de novas estratégias de condicionamento, melhor escolha do doador e a sua realização mais precoce (para uma análise mais detalhada do TCTH em anemia aplástica, ver o Capítulo 13). A *Hemoglobinúria Paroxística Noturna* (HPN) caracteriza-se por hemólise intravascular, pancitopenia e fenômenos trombóticos. A exteriorização clínica dessa anormalidade é bastante heterogênea e de intensidade variável. A indicação do TCTH concentra-se nos pacientes com citopenias graves e persistentes, particularmente neutropenia e trombocitopenia, e naqueles com fenômenos trombóticos arteriais ou venosos de repetição. Os resultados são satisfatórios e mais de 80% dos pacientes ficam curados. Nas *doenças auto-imunes* (artrite reumatoide, esclerose sistêmica, lúpus eritematoso sistêmico e esclerose múltipla) o transplante autogênico resulta em benefício em uma parcela significante de pacientes, todavia deve ser considerado que, devido ao pequeno número de pacientes transplantados e ao curto tempo de observação, esse procedimento encontra-se ainda em fase investigacional e

Tabela 75.1

▶ Doenças não malignas que podem ser tratadas com o uso de transplante de medula óssea.

Adquiridas
■ Anemia aplástica severa
■ Aplasia pura da série vermelha
■ Hemoglobinúria paroxística noturna
■ Doenças autoimunes
■ Histiocitose de células de Langherans

Congênitas
Doenças hematológicas
■ Anemia de Fanconi, talassemia, anemia falciforme, anemia de Blackfan-Diamond, disceratose congênita, doença granulomatosa crônica, neutropenia congênita, amegariocitose congênita, síndrome da trombocitopenia e ausência do rádio, porfiria eritropoética
Imunodeficiências
■ imunodeficiência combinada grave, síndrome de Wiskott Aldrich, linfoistiocitose hemofagocítica familiar, síndrome de Chédiak-Higashi, síndrome de Omenn, defeitos de adesão leucocitária, síndrome de Gricelli, síndrome da hiperIgM, síndrome linfoproliferativa ligada ao cromossomo X
Mucopolissacaridoses
■ síndrome Hunter, síndrome de Maroteaux-Lamy
Mucolipidoses
■ leucodistrofia metacromática, adrenoleucodistrofia, outras lipidoses
Outras doenças lisossômicas
■ síndrome de Lesch-Nyhan, doença de acúmulo de glicogênio tipo IIA, doença de Gaucher
Osteopetrose

Tratado de Hematologia

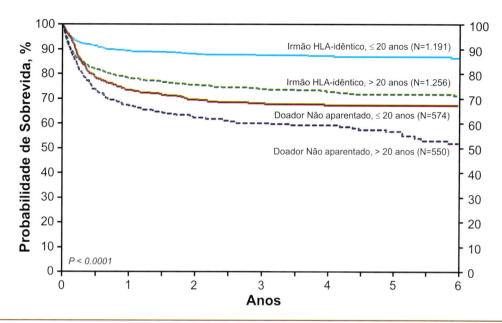

Figura 75.8 Probabilidade de sobrevida após transplante de medula óssea em anemia aplástica severa de acordo com o tipo de doador e a idade (2.000-2.009). (Permissão do CIBMTR.)

indicado em casos selecionados. Os resultados obtidos com o TCTH em casos isolados de *aplasia pura de células vermelhas* e de *histiocitose de células de Langherans* parecem sustentar a sua indicação em pacientes selecionados.

A *talassemia maior* é a doença hematológica congênita onde se concentra a maior experiência, pois mais de mil transplantes já foram realizados, particularmente na Itália, e os resultados variam, dependendo da presença dos seguintes fatores considerados adversos: quelação do ferro feita irregularmente ou iniciada após 18 meses da primeira transfusão, hepatomegalia maior que 2 cm abaixo da borda costal direita e fibrose portal identificada na biópsia hepática. Assim, agruparam-se os pacientes em três classes: classe I, quando nenhum fator adverso estiver presente; classe II, na presença de um ou dois fatores, e classe III, quando todos estão presentes. Os pacientes da classe I têm a maior probabilidade de cura (80%) e menor risco, na classe II os resultados são ligeiramente inferiores e na classe III apenas 50% dos pacientes ficam curados, apresentando maior mortalidade e morbidade. A *anemia falciforme* também pode ser revertida pelo transplante, porém a experiência ainda é pequena devido a essa indicação terapêutica se concentrar apenas nos pacientes com anemia falciforme (SS, SC ou S/talassemia), com idade inferior a 16 anos e com uma ou mais das seguintes complicações: acidente vascular cerebral durante mais de 24 horas, síndrome torácica aguda recorrente, crises vaso-oclusivas dolorosas ou priapismo recorrente, doença pulmonar falciforme em estádio I-II, nefropatia falciforme (depuração da creatinina entre 30 e 50%), retinopatia bilateral com visão limitada, osteonecrose em várias articulações e aloimunização eritrocitária igual ou superior a dois anticorpos, dificultando o programa de transfusões. Ficam excluídos os pacientes com idade superior a 16 anos e com as complicações mais graves que as acima mencionadas. Nesse grupo selecionado de pacientes, mais de 80% tornam-se hematologicamente normais após o TCTH e a morbidade e a mortalidade relacionadas ao procedimento são baixas. Os dados do TCTH nas hemoglobinopatias acima se referem àqueles utilizando doadores aparentados. Utilizando-se doadores não aparentados e sangue de cordão, os resultados estão progressivamente melhores, porém ainda reservados para os casos com grande dificuldade no controle clínico da doença.

Anemia de Fanconi, disceratose congênita, anemia de Blackfan-Diamond, síndrome de Chédiak-Higashi e outras citopenias hereditárias são passíveis de correção hematopoética pelo TCTH e os resultados encontram-se nos capítulos que descrevem essas doenças.

As *imunodeficiências* congênitas podem ser curadas apenas com o TCTH. Na Imunodeficiência Combinada Severa (SCID), existindo um doador genotipicamente idêntico, 90% das crianças sobrevivem. Inexistindo o doador ideal, outros doadores podem ser acionados, mesmo haploidênticos, e para tal é necessário proceder à depleção de células T. Os resultados com doadores alternativos também são razoáveis e se constituem como única alternativa de salvar a vida desses pacientes. Esses transplantes apresentam características e complicações peculiares e devem ser realizados em Centros com experiência consolidada nessa área. A *síndrome de Wiskott-Aldrich* é uma doença rara e os resultados do TCTH utilizando doadores aparentados idênticos são bastante animadores com sobrevida em cinco anos superior a 85%. A experiência acumulada com outros tipos de imunodeficiência é pequena, porém as mencionadas na Tabela 75.1 são potencialmente curáveis pelo TCTH.

O defeito básico da osteopetrose, mucopolissacaridoses, mucolipidoses e outras *doenças metabólicas* listadas na

Tabela 75.1 pode ser corrigido pelo TCTH, porém cada paciente e cada doença exibem características que influenciam as suas indicações e estratégias.

▶ Doenças hematológicas malignas

Na Tabela 75.2 encontram-se as principais indicações dos transplantes alogênicos em *doenças malignas*. Nas hemopatias malignas, em algum estádio de sua evolução, o TCTH poderá ser considerado e realizado. Nessas entidades o TCTH autogênico e o alogênico são empregados, sendo o primeiro utilizado preferencialmente nas situações nas quais a medula óssea não estiver infiltrada pelas células malignas. O TCTH alogênico aplica-se nas situações clínicas em que a medula esteja envolvida pela doença básica ou que se pretenda usar o benefício do efeito do enxerto contra a malignidade, nas situações em que esse fenômeno tenha sido demonstrado. A idade considerada limite para o autogênico é 70 anos e para o alogênico, 60 anos.

Leucemia Mieloide Crônica (LMC)

O TCTH alogênico é o único procedimento capaz de determinar a cura definitiva dessa doença. Infelizmente, a limitação de idade e a inexistência de um doador reduzem a sua utilização a aproximadamente 25% dos pacientes portadores dessa enfermidade. Os insucessos estão relacionados ao procedimento, representado pela toxicidade do regime de condicionamento, DECH aguda e crônica e a recaída, a qual ocorre em 20% dos pacientes. Os resultados com a utilização de doadores não aparentados têm melhorado em função do refinamento na seleção dos doadores e do melhor conhecimento e prevenção das complicações inerentes a esse contexto. Apesar da limitada eficácia do TCTH nas fases mais avançadas da doença (fase acelerada e crise blástica), o mesmo constitui o único tratamento disponível com potencial de cura (Figura 75.9). As recaídas após o TCTH poderão ser tratadas e revertidas com a infusão de linfócitos do doador. Nas recaídas moleculares e citogenéticas, os resultados são excelentes, atingindo 80% de remissão completa, enquanto na recaída hematológica consegue-se controlar somente 50% dos casos. O transplante utilizando doses menores de agentes citotóxicos (não mieloablativos, minitransplante) vem sendo utilizado e parece ser aplicável particularmente nas idades mais avançadas e na presença de comorbidades. Na era das drogas inibidoras da tirosinocinase (mesilato de imatinibe, dasatinibe e nilotinibe), a indicação em primeira linha de TCTH se tornou contro-

Tabela 75.2

▶ Neoplasias nas quais o transplante de medula óssea tem sido empregado como modalidade terapêutica.

Leucemias crônicas
- leucemia mieloide crônica
- leucemia linfocítica crônica

Leucemias agudas
- leucemia mieloide aguda
- leucemia linfoide aguda

Síndromes mielodisplásicas

Linfomas
- linfomas não Hodgkin
- linfoma de Hodgkin

Mieloma múltiplo

Outras hemopatias malignas

Tumores sólidos

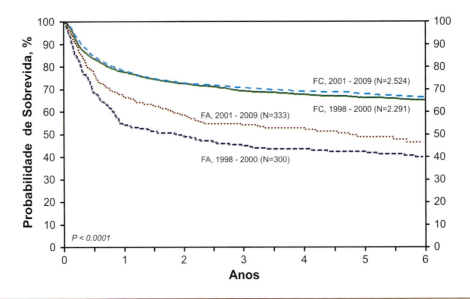

Figura 75.9 Probabilidade de sobrevida pós-transplante de medula óssea com doador irmão HLA-idêntico em leucemia mieloide crônica por fase de doença e ano de transplante (1.998-2.009). FC: fase crônica; FA: fase acelerada. (Permissão do CIBMTR.)

versa e restrita a uma minoria dos pacientes, principalmente tratando-se da fase crônica da doença, pois a qualidade da resposta obtida com esses agentes é excelente em mais de 80% dos casos e é mantida por tempo prolongado, associando-se a raros efeitos colaterais que impeçam o seu uso. Por isso reformulou-se a indicação do TCTH nessa entidade, esta se concentrando nos casos em que a doença progride ou não responde adequadamente aos inibidores, casos com mutações resistentes, nas fases acelerada e blástica e, excepcionalmente, na presença de efeitos colaterais intoleráveis e de alto risco com os inibidores da tirosinocinase. A decisão sobre a melhor opção de tratamento para leucemia mieloide crônica é mais extensamente tratada no capítulo específico.

Leucemia Linfocítica Crônica (LLC)

O papel do TCTH na LLC vem cada vez mais se solidificando por ser a única modalidade de tratamento potencialmente curativa, pois há forte evidência da existência de efeito do enxerto contra essa leucemia. Com a utilização de condicionamentos de intensidade reduzida baseados em fludarabina, os resultados têm sido cada vez mais promissores, com taxa de mortalidade relacionada ao procedimento inferior a 15% e sobrevida superior a 50%, o que permite oferecer esse tratamento a um número cada vez maior de pacientes, embora a mediana de idade dos pacientes transplantados seja em torno dos 56 anos. A remissão tanto completa quanto parcial é alcançada na maioria dos pacientes e a recaída é baixa. As indicações de TCTH na LLC são: refratariedade aos análogos da purina; recidiva de doença dentro de dois anos ou resistência após tratamento quimioimunoterápico; presença de anormalidades cromossômicas (del 17p) requerendo tratamento e na transformação para Síndrome de Richter. Na Figura 75.10 estão os resultados do TCTH na LLC por tipo de doador e intensidade do regime de condicionamento.

Leucemia Mieloide Aguda (LMA)

TCTH alogênico e autogênico e quimioterapia são as modalidades de tratamento capazes de curar a LMA. Após a primeira remissão obtida com quimioterapia, segue-se o tratamento de intensificação e a melhor opção terapêutica é definida com base na viabilidade das modalidades acima e das características biológicas da leucemia em cada caso. Assim, na leucemia aguda promielocítica, obtida a remissão, continua-se com quimioterapia dirigida para essa entidade associada ao uso do ácido transretinoico. Na LMA com alterações citogenéticas dos tipos inv.16 e t (8;21), o uso de altas doses de Ara-C na intensificação alcança resultados similares aos transplantes com aproximadamente 60% de cura definitiva. Nos pacientes com alterações citogenéticas de alto risco, anormalidades dos cromossomos 5 e 7 ou três ou mais anormalidades simultâneas e na leucemia secundária à quimioterapia, o TCTH alogênico mostra resultados superiores à quimioterapia. Nos pacientes sem anormalidades citogenéticas ou alterações isoladas não mencionadas acima, a indicação de TCTH autogênico ou alogênico como intensificação e a sobrevida em longo prazo são semelhantes para as duas modalidades de transplante (±55%), embora, na atualidade, com a utilização de métodos moleculares cada vez mais refinados, já seja possível selecionar subgrupos de pacientes dentro dessa categoria que possam se beneficiar do TCTH alogênico. A avaliação da doença residual mínima pela citometria de fluxo e métodos moleculares fornece, com maior precisão, o número de células leucêmicas residuais após a quimioterapia de indução e, quando persistentemente detectáveis, o transplante alogênico deve ser considerado. A mortalidade relacionada ao procedimento é baixa no autogênico (<5%), porém o índice de recaída é alto, o contrário acontecendo nos alogênicos, em que o risco de mortalidade é maior e o índice de recaída é mais baixo. Nos pacientes em primeira

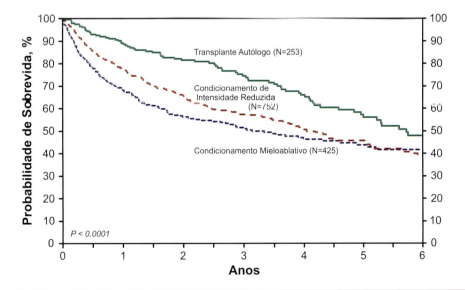

Figura 75.10 Probabilidade de sobrevida pós-transplante de células-tronco hematopoéticas autólogo e com doador irmão HLA-idêntico na LLC por tipo de doador e intensidade do condicionamento (2.000-2.009). LLC: leucemia linfocítica crônica. (Permissão do CIBMTR.)

recaída ou em segunda remissão, os resultado do TCTH alogênico são superiores a outras modalidades terapêuticas. Nas fases mais avançadas da doença e mesmo nos casos refratários, o TCTH alogênico é a única possibilidade de cura, apesar de ao redor de 10% dos pacientes conseguirem esse benefício. Nas Figuras 75.11 e 75.12 estão as curvas de sobrevida após os transplantes alogênico e autogênico nas várias fases clínicas dessa doença.

Leucemia Linfoide Aguda (LLA)

Nesse tipo de leucemia e para a faixa etária dos adultos, somente o TCTH alogênico demonstrou contribuir para o controle e eventual cura de um pequeno número de pacientes. A indicação do TCTH em primeira remissão tem se concentrado nos pacientes com as anormalidades citogenéticas t (9;22) e t (4;11), grande leucocitose ao diagnóstico, leucemia extramedular, retardamento em atingir a remissão e idade superior a 35 anos. Nesses pacientes, 60% apresentam longa sobrevida livre de recorrência após o TCTH. Na primeira recaída, quando precoce, o TMO está indicado, bem como em situações mais avançadas, apesar de os resultados serem limitados (Figura 75.13). O grande obstáculo para a obtenção de resultados melhores concentra-se no alto índice de recaída, provavelmente pelo débil efeito do enxerto contra a célula linfoide leucêmica. Nos casos que apresentem a primeira recaída tardia, após 24 meses do

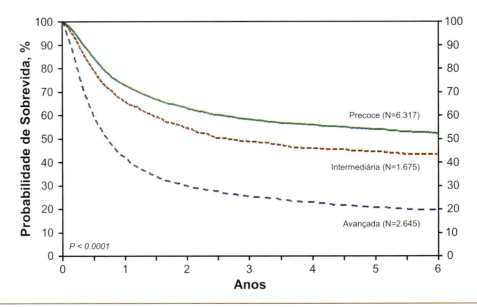

Figura 75.11 Probabilidade de sobrevida após transplante de medula óssea com doador irmão HLA-idêntico em leucemia mieloide aguda de acordo com o estágio da doença (2.000-2.009). (Permissão do CIBMTR.)

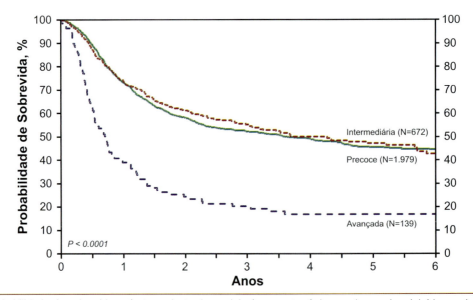

Figura 75.12 Probabilidade de sobrevida após transplante de medula óssea autogênico em leucemia mieloide aguda de acordo com o estágio da doença (2.000-2.009). (Permissão do CIBMTR.)

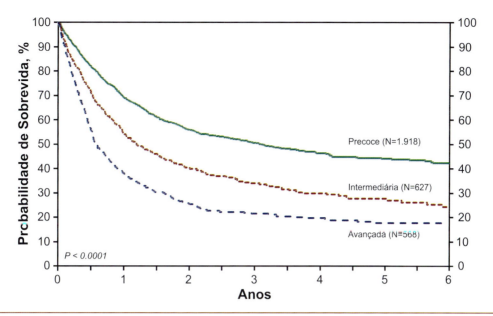

Figura 75.13 Probabilidade de sobrevida após transplante de medula óssea com doador irmão HLA-idêntico em leucemia linfoblástica aguda de acordo com a fase da doença (2.000-2.009). (Permissão do CIBMTR.)

diagnóstico, a indicação do TCTH não está bem definida, pois os resultados se superpõem quando comparados aos obtidos com quimioterapia, particularmente em crianças. O regime de condicionamento mais utilizado é a combinação de radioterapia corporal total, aplicada de maneira hiperfracionada, associada à ciclofosfamida. Os regimes de condicionamento de intensidade reduzida têm aplicação limitada e sua indicação recai apenas em casos isolados.

Síndrome Mielodisplásica (SMD)

Nesse grupo heterogêneo de doenças, também o TCTH deve ser considerado como recurso terapêutico com potencial de levar à cura definitiva. As limitações da aplicação dessa modalidade de tratamento devem-se à incerteza sobre o momento de realizá-lo e a sua ocorrência incidir em idades mais avançadas, nas quais as complicações decorrentes desse procedimento são inaceitáveis. Nos indivíduos com menos de 60 anos de idade, possuindo um doador aparentado, com as formas mais avançadas de SMD (anemia refratária com excesso de blastos, anemia refratária em transformação e leucemia mielomonocítica crônica), o TCTH é indicado no momento do diagnóstico, pois, com a progressão da doença, os resultados tornam-se piores. No caso de esses pacientes apresentarem anemia refratária ou anemia refratária com sideroblastos em anel, é aconselhado apenas o tratamento de suporte, considerando-se o transplante quando aparecerem os primeiros sinais de evolução para as fases mais avançadas. Exceção deve ser feita aos pacientes que apresentem alterações citogenéticas consideradas de mau prognóstico (monossomia e outras alterações do cromossomo 7, mais de dois clones anormais, como trissomias e outra deleções) ou nos quais a SMD esteja relacionada ao uso prévio de agentes citostáticos. Na Figura 75.14 são vistos os resultados do TCTH em SMD nas suas diferentes fases e utilizando tipos diferentes de doadores. Doadores não aparentados podem ser utilizados, no entanto, devem ser levadas em conta as suas complicações e a maior mortalidade relacionada ao procedimento. A estratégia recentemente introduzida usando regimes de condicionamento não mieloablativos parece ser um recurso potencial para os pacientes mais idosos com SMD, pois a mortalidade relacionada ao procedimento reduz-se acentuadamente; apesar disso, a DECH crônica mantém-se como o grande obstáculo.

Linfomas não Hodgkin

O TCTH é frequentemente considerado em determinadas fases de praticamente todas as formas dos linfomas não Hodgkin. O transplante autogênico é o mais realizado, especialmente em razão de a medula óssea ser menos comprometida nessas entidades (Figura 75.2). Nos linfomas agressivos e de grandes células, o TCTH autogênico está indicado nos pacientes em segunda remissão parcial ou completa, estando comprovada a sua superioridade na sobrevida livre de doença, quando comparada com o tratamento quimioterápico. Nas fases mais avançadas, o TCTH também pode ser empregado, porém os resultados são inferiores (Figura 75.15). O TCTH alogênico tem sido utilizado nos pacientes com medula óssea infiltrada pelo linfoma e nos pacientes que recaem após o TCTH autogênico. Nos linfomas não Hodgkin de pequenas células, considerados de baixo grau, a indicação do TCTH é controversa. Nas fases iniciais da apresentação clínica desses linfomas é comum não se observar progressão, mesmo algumas vezes por períodos bastante prolongados. O TCTH não é considerado nessa fase da doença e a experiência é baseada

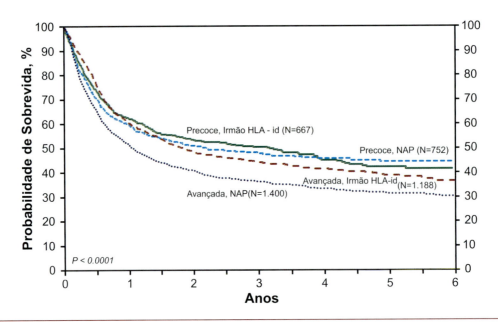

Figura 75.14 Probabilidade de sobrevida após TCTH alogênico em SMD por fase da doença e tipo de doador (2.000-2.009). NAP: não aparentado. (Permissão do CIBMTR.)

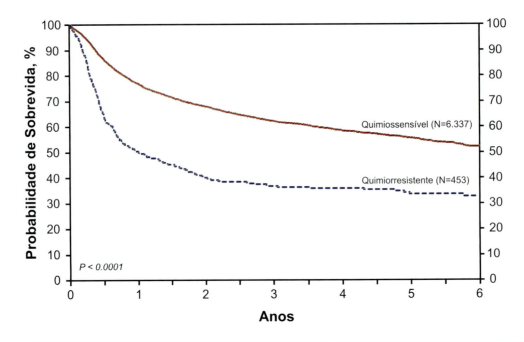

Figura 75.15 Probabilidade de sobrevida após transplante autogênico em linfoma difuso de grandes células B de acordo com a sensibilidade à quimioterapia (2.000-2.009). (Permissão do CIBMTR.)

em poucos relatos. Nos pacientes exibindo sinais de progressão da doença e mostrando resistência aos tratamentos habituais, tanto a forma autogênica como a alogênica de TCTH são empregadas. A decisão é feita com base na existência de infiltração do linfoma na medula óssea ou sangue periférico, idade do receptor e existência de doador compatível. Também a indicação recai sobre o alogênico nos casos em que a mobilização CTH é insuficiente, fato habitualmente secundário aos tratamentos quimioterápicos prévios. As curvas de sobrevida não mostram um patamar estável e por isso não parece que o TCTH autogênico seja capaz de determinar a cura definitiva, apesar de prolongar o intervalo livre de doença e a sobrevida. O TCTH alogênico nesses linfomas utilizando regimes de condicionamento convencionais está associado a um índice de mortalidade inaceitável; entretanto, com o advento dos regimes não mieloablativos e de intensidade reduzida abre-se nova perspectiva e os resultados preliminares são promissores. O linfoma de células do manto constitui uma entidade à parte. Estudos mais recentes com emprego de altas doses de agentes quimioterápicos seguidos de resgate com CTH autólogas demonstram uma melhora significativa nos índices de resposta global e sobrevida livre de progressão superior a 60%. A experiência com TCTH alogênico não mieloablativo acumulada na última década mostra alto índice de remissão completa, associada a um pequeno número de recaídas, demonstrando que o efeito enxerto contra linfoma é significativo (Figura 75.16).

Linfoma de Hodgkin

Os recursos terapêuticos disponíveis para o linfoma de Hodgkin são bastante eficazes, porém 10 a 20% dos pacientes são incuráveis pela quimioterapia e radioterapia. Nesses pacientes está perfeitamente demonstrado que o TCTH autogênico é capaz de aumentar a sobrevida e curar um segmento significante deles. Os vários estudos envolvem grupos muito heterogêneos, variando quanto ao estádio e volume da doença, índice de desempenho, duração da remissão e sensibilidade à quimioterapia. Nos pacientes ainda sensíveis à quimioterapia, os resultados são significativamente superiores, quando comparados à quimioterapia isolada (Figura 75.17). Também se beneficiam os refratários à quimioterapia, porém restringindo-se a uma pequena parcela de pacientes (<10%). Não está definido o emprego do TCTH nos casos em primeira remissão, apresentando fatores desfavoráveis ao diagnóstico, e a inclusão desse pro-

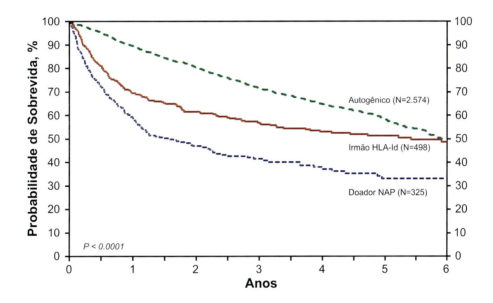

Figura 75.16 Probabilidade de sobrevida após transplante autogênico, alogênico aparentado e não aparentado em linfoma do manto (2.000-2.009). NAP: não aparentado. (Permissão do CIBMTR.)

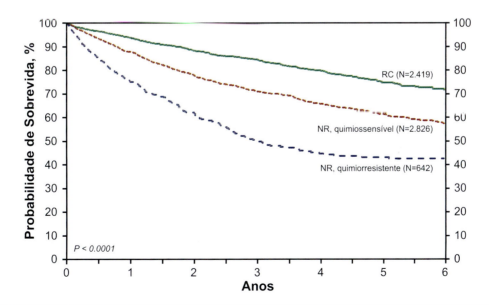

Figura 75.17 Probabilidade de sobrevida após transplante autogênico no linfoma de Hodgkin de acordo com a situação clínica (2.000-2.009) RC: remissão completa; NR: não remissão. (Permissão do CIBMTR.)

cedimento na programação terapêutica dos pacientes em remissão e com alto risco de recaída ainda está sob investigação. Anteriormente, o cenário dos transplantes alogênicos utilizando condicionamentos mieloablativos ressaltava a alta mortalidade (±60%) relacionada ao procedimento, pois os pacientes transplantados apresentavam doença bastante avançada, múltiplos tratamentos prévios (inclusive TCTH autogênico em alguns), infiltração de medula óssea e baixo índice de desempenho. Vários estudos recentes nos pacientes que recaíram após o transplante autogênico vêm empregando regimes de condicionamento de intensidade reduzida com resultados que mostram sobrevida livre de progressão em torno de 47% e sobrevida global acima de 70% em 1 ano após o transplante alogênico. A mortalidade relacionada ao procedimento é baixa, no entanto, a recaída de doença ainda é um fator limitante.

Mieloma múltiplo

Atualmente há evidências suficientes para incluir o TCTH autogênico como padrão-ouro no tratamento do mieloma múltiplo. Assim, ao diagnóstico, deve-se considerar o TCTH autogênico como tratamento de consolidação ou adjuvante ao tratamento quimioterápico inicial nos pacientes com idade inferior a 70 anos. Por essa razão deve-se evitar o uso de agentes alquilantes na indução da remissão, previamente ao TCTH, no sentido de evitar a redução da população de CTH e assim inviabilizar o transplante. Os melhores resultados são obtidos nos pacientes em remissão completa confirmada pela imunofixação negativa (imunoglobulinas monoclonais) no soro e urina, com $\beta2$ microglobulina sérica normal, ausência de anormalidades citogenéticas desfavoráveis [anormalidades dos cromossomos 11,13,17 e t(4;14)], período de quimioterapia prévia inferior a 12 meses e mieloma não IgA. Nessas condições, aproximadamente 80% dos pacientes alcançam remissão parcial ou completa, resultados nitidamente superiores aos obtidos com quimioterapia isolada (±50%);

a sobrevida em cinco anos também é superior, pois com o TCTH autogênico é de 50% e apenas 12% para a quimioterapia isolada. A tentativa de melhores resultados acrescentando um segundo transplante com consolidação aumentou apenas em 10% a sobrevida global e por isso sua indicação concentra-se apenas nos casos com persistência de doença residual após o primeiro TCTH. Anteriormente, o TCTH alogênico utilizando condicionamentos mieloablativos era indicado apenas para pacientes jovens, devido à alta taxa de morbimortalidade. No entanto, com o advento dos condicionamentos de intensidade reduzida, a indicação de TCTH alogênico tem sido expandida para um número maior de pacientes, particularmente àqueles que recaem após transplante autogênico. Estratégia também considerada é utilizar o TMO autogênico como modalidade citorredutora seguido do TMO alogênico, na tentativa de induzir um efeito enxerto-contra-tumor e, dessa forma, erradicar a doença. Apesar de a mortalidade relacionada ao procedimento ser baixa, a sobrevida em 2 anos ainda é inferior a 50% na maioria dos estudos, devido às altas taxas de recaída. O transplante autogênico também pode ser considerado como terapia de consolidação em outras discrasias de células plasmáticas, com especial ênfase para a amiloidose primária, e resultados animadores têm sido obtidos, especialmente em doenças anteriormente de evolução bastante desfavorável. A Figura 75.18 ilustra os resultados do TCTH em MM de acordo com o tipo de doador.

Tumores sólidos

O uso de doses altas de agentes citostáticos com resgate através da infusão de CTH autogênica tem sido empregado no tratamento de vários tumores sólidos e em numerosos pacientes. Tumores de mama, ovários, pequenas células de pulmão, de células germinativas de testículos, melanoma, cérebro, tumores na infância (neuroblastoma, rabdomiossarcoma, sarcoma de Ewing) e outros tumores sólidos foram estudados, alguns em grandes séries, porém ainda

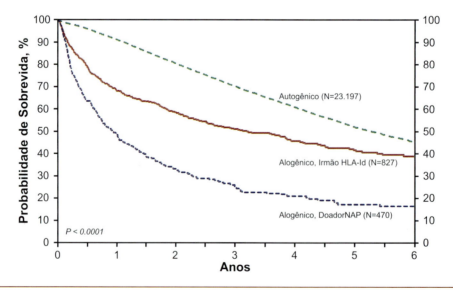

Figura 75.18 Probabilidade de sobrevida após transplante de medula óssea em mieloma múltiplo, de acordo com o tipo de doador (2.000-2.009). (Permissão do CIBMTR.)

não está perfeitamente demonstrado o papel desse tipo de tratamento em modificar a história natural da neoplasia e mesmo a sua superioridade quando comparada com os esquemas convencionais de tratamento. As evidências demonstram apenas ganho de sobrevida livre de progressão para alguns subgrupos específicos. Neuroblastoma, especialmente em pacientes abaixo de 1 ano com doença avançada ou pacientes de baixa idade e fatores de risco, parece ser o único cenário onde o TCTH autogênico encontra sua indicação clara pelos estudos randomizados. Já como pri-meira linha de tratamento, o benefício do TCTH autogênico ainda é questionável, mas pode ser considerado dentro de estudos clínicos juntamente com o Sarcoma de Ewing, tumores cerebrais (meduloblastoma, gliomas de alto grau), sarcomas de partes moles, tumores de células germinativas (recaída ou doença em progressão), além de recaída de Tumor de Wilms. Na esfera dos transplantes alogênicos, procuram-se identificar os cenários em que se possa induzir o efeito enxerto-contra-tumor e estes devem ser tratados dentro de estudos clínicos.

REFERÊNCIAS CONSULTADAS

Transplantes de células-tronco hematopoéticas – Generalidades

1. Filipovich AH, Weisdorf D, Pavletic S, et al. National Institutes of Health consensus development project on criteria for clinical trials in chronic graft-versus-host disease: I. Diagnosis and staging working group report. Biol Blood Marrow Transplant. 2005;11:945-56.

2. Bouzas LFS, Sharma MM, Tavares RCBS, et al. Guidelines for the diagnosis, classification, prevention and treatment of chronic graft versus host disease. Rev Bras Hematol Hemoter. 2010;32(suppl.1):22-39.

3. Collins RH, Shpilberg O, Drobyski WR, Porter DL, Giralt S, Champlin R, et al. Donor leukocyte infusions in 140 patients with relapsed malignancy after allogeneic bone marrow transplantation. J Clin Oncol. 1997;15:433-44.

4. Giralt S, Thall PF, Khouri I, et al. Melphalan and purine analog-containing preparative regimens: reduce-intensity conditioning for patients with hematologic malignancies undergoing allogeneic progenitor cell transplantation. Blood. 2001; 97:631-7.

5. Gluckman E, Ruggeri A, Volt F, Cunha R, Boudjedir K, Rocha V. Milestones in umbilical Cord transplantation. Br J Haematol. 2011;154(4):441-7.

6. Kasamon YL, Luznik L, Leffell MS, Kowalski J, Tsai HL, Bolaños-Meade J, et al. Nonmyeloablative HLA-haploidentical bone marrow transplantation with high-dose posttransplantation cyclophosphamide: effect of HLA disparity on outcome. Biol Blood Marrow Transplant. 2010 Apr;16(4):482-9.

7. Koh LP, Chão NJ. Umbilical cord transplantation in adults using myeloablative and nonmyeloablative regimens. Biol Blood Marrow Transp. 2004;10:1-22.

8. Lee SJ, Vogelsang G, Flowers ME. Chronic graft-versus-host disease. Biol Blood Marrow Transplantation. 2003;9:215-33.

9. Lee SJ, Klein J, Haagenson M, et al. High-resolution donor-recipient HLA-matching contributes to the success of unrelated donor marrow transplantation. Blood. 2007;110(13):4576-83.

10. Ljungman YP, Bregni M, Brune M, et al. Allogeneic and autologous transplantation for haematological diseases, solid tumours and immune disorders: current practice in Europe. BMT. 2009;45:219-34.

11. Majhail NS, Brunstein CG, Tomblyn M, Thomas AJ, Miller JS, Arora M, et al. Reduced-intensity allogeneic transplant in patients older than 55 years: unrelated umbilical cord blood is safe and effective for patients without a matched related donor. Biol Blood Marrow Transplant. 2008 Mar;14(3):282-9.

12. Perez LE. Outcomes from unrelated donor hematopoietic stem cell transplantation. Cancer Control. 2011;18(4):216 21.

13. Porter DL. Allogeneic immunotherapy to optimize the graft-versus-tumor effect: concepts and controversies. Hematology Am Soc Hematol Educ Program. 2011;292-8.

14. Sideri A, Neokleous N, De La Grange PB, Guerton B, Le Bousse Kerdilles MC, Uzan G, et al. An overview of the progress on double umbilical cord blood transplantation. Haematologica. 2011;96(8):1213-20.

15. Voltarelli JC, Pasquini R, Ortega ETT. Transplante de Células-Tronco Hematopoéticas.São Paulo: Editora Atheneu, 2009.

Doenças não malignas

16. Farge D, Labopin M, Tyndall A, Fassas A, Mancardi GL, van Laar J, et al. Autologous hematopoietic stem cell transplantation (HSCT) for autoimmune diseases: an observational study on 12 years of experience from the European Group for Blood and Marrow Transplantation (EBMT) Working Party on Autoimmune Diseases. Haematologica. 2010 Feb; 95(2):284-92.

17. Pai S, Notarangelo L. Hematopoietic Cell Transplantation for Wiskott-Aldrich Syndrome: advances in biology and future directions for treatment. Immunol Allergy Clin North Am. 2010;30(2):179-94.

18. Pulsipher MA, Young NS, Tolar J, Risitano AM, Deeg HJ, Anderlini P, et al. Optimization of therapy for severe aplastic anemia based on clinical, biologic, and treatment response parameters: conclusions of an international working group on severe aplastic anemia convened by the Blood and Marrow Transplant Clinical Trials Network, March 2010. Biol Blood Marrow Transplant. 2011 Mar;17(3):291-9.

19. Voltarelli JC, Moraes DA, Ribeiro AA, de Oliveira MC, Rodrigues M, Brum DG, et al. Consenso brasileiro para transplante de células-tronco hematopoéticas para tratamento de doenças autoimunes. Rev Bras Hematol Hemoter. 2010; 32(supl. 1):125-35.

20. Wynn R. Stem cell transplantation in inherited metabolic disorders. Hematology Am Soc Hematol Educ Program. 2011; 2011:285-91.

Leucemias crônicas

21. Venepalli N, Rezvani K, Mielke S, Savani BN. Role of allo-SCT for CML in 2010. Bone Marrow Transplant. 2010 Nov; 45(11):1579-86.

22. Dreger P, Brand R, Hansz J, et al. Treatment-related mortality and graft-versus-leukemia activity after allogenic stem cell transplantation for chronic lymphocytic leukemia using intensity-reduced conditioning. Leukemia. 2003;17(5):841-8.

23. Dreger P, Corradini P, Kimby E, et al. Chronic Leukemia Working Party of the EBMT. Indications for allogeneic stem cell transplantation in chronic lymphocytic leukemia: the EBMT transplant consensus. Leukemia. 2007;21(1):12-7.

24. Kharfan-Dabaja MA, Anasetti C, Santos ES. Hematopietic cell transplantation for chronic lymphocytic leukemia: an evolving concept. Biol Blood Marrow Transplant. 2007;13(4):373-85.

Leucemias agudas

25. Willemze R, Labar B Post-remission treatment for adult patients with acute lymphoblastic leukemia in first remission: is there a role for autologous stem cell transplantation? Semin Hematol. 2007 Oct;44(4):267-73.

26. Bacher U, Haferlach C, Schnittger S, Kern W, Kroeger N, Zander AR, et al. Interactive diagnostics in the indication to allogeneic SCT in AML. Bone Marrow Transplant. 2009 May;43(10):745-56.

27. Kindwall-Keller T, Isola LM. The evolution of hematopoietic SCT in myelodysplastic syndrome. Bone Marrow Transplant. 2009 Apr;43(8):597-609.

28. Warlick ED, Cioc A, Defor T, Dolan M, Weisdorf D. Allogeneic stem cell transplantation for adults with myelodysplastic syndromes: importance of pretransplant disease burden. Biol Blood Marrow Transplant. 2009 Jan;15(1):30-8.

29. Damm F, Heuser M, Morgan M, et al. Integrative prognostic risk score in acute myeloid leukemia with normal karyotype. Blood. 2011;117:4561-8.

Linfomas

30. Ayala E, Tomblyn M. Hematopoietic cell transplantation for lymphomas. Cancer Control. 2011 Oct;18(4):246-56.

31. Stiff PJ, Unger GM, Cook J, et al. Randomized phase III U.S./Canadian intergroup trial (SWOG S9704) comparing CHOP ± R for eight cycles to CHOP ± R for six cycles followed by autotransplant for patients with high-intermediate (H-Int) or high IPI grade diffuse aggressive non-Hodgkin lymphoma (NHL). J Clin Oncol. 2011;29(suppl):801.

32. Sureda A, Canals C, Arranz R, et al. Allogeneic stem cell transplantation after reduced intensity conditioning in patients with relapsed or refractory Hodgkin's lymphoma. Results of HDR-ALLO study – a prospective trial by the Grupo Espanol de Linfomas/Tranplante de Medula Osea (GEL/TAMO) and The Lymphoma Working Party of the European Group for Blood and Marrow Transplantation. Haematologica 2011 (epub ahead of print).

33. Geisler CH, Kolstad A, Laurrel A, et al. Long-term progression-free survival of mantle cell lymphoma after intensive front-line immunotherapy with in vivo-purged stem cell rescue: a nonrandomized phase 2 multicenter study by the Nordic Lymphoma Group. Blood. 2008;112(7):2687-93.

34. van Besien K. Current status of allogeneic transplantation for aggressive non-Hodgkin lymphoma. Curr Opin Oncol. 2011 Nov;23(6):681-91.

35. Freedman A. Follicular lymphoma: 2011 update on diagnosis and management. Am J Hematol. 2011 Sep;86(9):768-75.

36. Le Gouill S, Mohty M, Guillaume T, Gastinne T, Moreau P. Allogeneic stem cell transplantation in mantle cell lymphoma: where are we now and which way should we go? Semin Hematol. 2011 Jul;48(3):227-39.

37. Jabbour M, Tuncer H, Castillo J, Butera J, Roy T, Pojani J, et al. Hematopoietic SCT for adult T-cell leukemia/lymphoma: a review. Bone Marrow Transplant. 2011 Aug;46(8):1039-44.

Mieloma

38. Cavo M, Tosi P, Zamagni E, et al. Prospective, randomized study of single compared with double stem cell transplantation for multiple myeloma: Bologna 96 clinical study. J Clin Oncol. 2007;25(17):2434-41.
39. Lokhorst H, Einsele H, Vesole D, Bruno B, San Miguel J, Pérez-Simon JA, et al. International Myeloma Working Group. International Myeloma Working Group consensus statement regarding the current status of allogeneic stem-cell transplantation for multiple myeloma. J Clin Oncol. 2010 Oct;10; 28(29)4521-30.
40. Kumar SK, Lacy MQ, Dispenzieri A, Buadi FK, Hayman SR, Dingli D, et al. Early versus delayed autologous transplantation after immunomodulatory agents-based induction therapy in patients with newly diagnosed multiple myeloma. Cancer. 2011 Aug 25. doi: 10.1002/cncr.26422.
41. Kumar S. Treatment of newly diagnosed multiple myeloma in transplant-eligible patients. Curr Hematol Malig Rep. 2011 Jun; 6(2):104-12.
42. Crawley C, Iacobelli S, Björkstrand B, et al. Reduced-intensity conditioning for myeloma: lower nonrelapse mortality but higher relapse rates compared with myeloablative conditioning. Blood. 2007;109(8):3588-94.

CIBMTR

43. Pasquini MC, Wang Z. Current use and outcome of hematopoietic stem cell transplantation: CIBMTR Summary Slides, 2011. Available at: http://www.cibmtr.org

capítulo 76

Antígenos de Histocompatibilidade

Noemi Farah Pereira • Ricardo Pasquini

INTRODUÇÃO

O complexo HLA (*Human Leucocyte Antigens*) foi inicialmente reconhecido por cientistas observando a aglutinação de leucócitos quando misturados com soros de pacientes politransfundidos e de mulheres multíparas. Atualmente se sabe que aqueles soros continham anticorpos que reconheciam diferenças nas moléculas HLA expressas na superfície dos leucócitos alogênicos.

Os genes do complexo HLA são caracterizados por acentuada variabilidade genética: apresentam várias formas alternativas (alelos) e, em consequência, codificam um elevado número de proteínas que diferem umas das outras em um ou mais resíduos de aminoácidos. Essas proteínas atuam como antígenos potentes no organismo do hospedeiro, sendo consideradas os fatores genéticos mais importantes na rejeição ou na pega de tecidos enxertados. Por essa razão, pertencem ao **Complexo Principal de Histocompatibilidade**, ao contrário de outros genes que exercem efeitos relativamente secundários sobre os transplantes.

No entanto, as funções biológicas das proteínas codificadas pelos genes HLA não estão relacionadas à transplantação. Elas são responsáveis pela apresentação de antígenos, tumorais ou procedentes de agentes infecciosos, ao receptor dos linfócitos T. Desse modo, permitem ao sistema imune diferenciar o próprio do que não é próprio (*self* × *non-self*), ou seja, distinguir células normais de células neoplásicas ou infectadas. Apesar de a variabilidade das proteínas HLA dificultar a seleção de doadores para transplantes, ela amplia a capacidade de resposta imunológica, em nível individual e populacional, aos inúmeros agentes patogênicos do meio ambiente.

ORGANIZAÇÃO DO COMPLEXO PRINCIPAL DE HISTOCOMPATIBILIDADE HUMANO

O Complexo Principal de Histocompatibilidade (CPH) humano está localizado no braço curto do cromossomo 6 e apresenta um elevado número de genes densamente distribuídos ao longo de quatro milhões de pares de bases. Esses genes estão agrupados e divididos em três classes, de acordo com certas características funcionais (Figura 76.1). Na região de classe I, em direção ao telômero, estão localizados os genes clássicos de transplantação HLA-A, B e C, entre outros.

A região HLA-D é a mais centromérica e abrange três sub-regiões, DR, DQ e DP, que contêm genes HLA

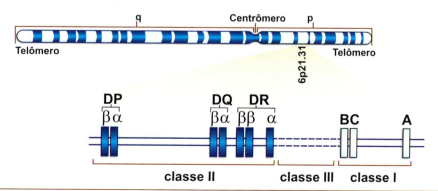

Figura 76.1 Localização e organização genômica do complexo HLA no braço curto do cromossoma 6. Estão demonstrados apenas os genes HLA clássicos.

de classe II e vários outros genes envolvidos na resposta imune. A sub-região DR inclui um único gene DRA cuja cadeia α resultante pode combinar-se com qualquer uma das cadeias β codificadas por genes DRB (Figura 76.6). Os produtos dos genes DPA1 e DPB1 associam-se para formar as moléculas HLA-DP e DQA1 e DQB1 codificam as moléculas HLA-DQ.

A região de classe III, localizada entre as regiões de classes I e II, contém alguns genes envolvidos na resposta imune inata e nos processos inflamatórios. Além dos genes C2, C4A, C4B e fator B que codificam para proteínas do sistema complemento, muitos outros genes foram encontrados, por exemplo, os responsáveis pelos fatores de necrose tumoral α e β.

ESTRUTURA E FUNÇÃO DAS PROTEÍNAS HLA

▶ Proteínas HLA de classe I

As moléculas de classe I são glicoproteínas constituídas por uma cadeia α, que atravessa a membrana celular, associada por ligação não covalente a β2-microglobulina (Figura 76.2). Essas proteínas são expressas na membrana citoplasmática de praticamente todas as células nucleadas e nas plaquetas. A porção extracelular da cadeia pesada é constituída pelos domínios α1, α2 e α3. A variabilidade de aminoácidos concentra-se nos domínios α1 e α2, que formam a fenda de ligação de peptídeo.

Proteínas HLA de classe I, em geral, se ligam a peptídeos resultantes da fragmentação de proteínas endógenas, localizadas no citosol, por complexos enzimáticos chamados proteassomos. Os peptídeos são transportados pelas proteínas TAP, do citoplasma para o retículo endoplasmático, onde eles se ligam à fenda disponível das moléculas HLA de classe I. A seguir, o complexo HLA/peptídeo é transportado através do aparelho de Golgi para a superfície celular onde será exposto às células T CD8+, que interagem com esse complexo por meio de seus receptores específicos.

O reconhecimento de uma configuração estranha no complexo HLA/peptídeo pelo receptor do linfócito T desencadeia uma série de interações envolvendo moléculas CD8 e demais moléculas de adesão, culminando com a diferenciação e ativação das células T citotóxicas. Estas são responsáveis pela detecção e eliminação de células infectadas por vírus e por outros organismos de parasitismo intracelular.

▶ Proteínas HLA de classe II

As moléculas de classe II também são glicoproteínas de superfície celular constituídas de uma cadeia α associada por ligação não covalente a uma cadeia β (Figura 76.2). Ambas as cadeias possuem dois domínios extracelulares, e os domínios variáveis α1 e β1 formam a fenda de ligação de peptídeos. Elas apresentam expressão constitutiva somente nas células apresentadoras de antígeno como linfócitos B, macrófagos, células dendríticas, células de Langerhans e nas células do epitélio tímico.

As proteínas HLA de classe II apresentam, para o receptor dos linfócitos T auxiliares CD4+, preferencialmente peptídeos derivados de proteínas extracelulares que são capturadas por endocitose. Durante o tráfego intracelular, as cadeias α e β de classe II interagem para formar um heterodímero no retículo endoplasmático, porém a fenda é inacessível nesse ponto, devido à ligação transitória com a cadeia invariável designada γ. Os complexos α/β/γ são liberados do retículo endoplasmático, como nonâmeros, em direção ao complexo de Golgi e de lá ao trans-Golgi, de onde são encaminhadas ao compartimento endossômico/lisossômico. Nesse compartimento a cadeia invariável é degradada, deixando a fenda disponível para ser preenchida por um dos peptídeos exógenos aí presentes. O complexo HLA/peptídeo é então transportado para a superfície da célula, por via intracelular ainda desconhecida.

Quando o complexo HLA/peptídeo for imunogênico promoverá uma série de interações que envolvem, além do receptor do linfócito T, as moléculas CD4 e outras moléculas de adesão, levando à ativação das células T auxiliares. Essas células, uma vez ativadas, promovem a diferenciação e ativação de linfócitos B e de linfócitos T citotóxicos efetores.

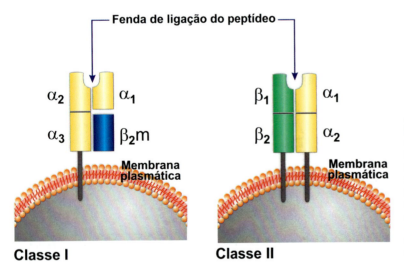

Figura 76.2 Estrutura esquemática das moléculas de HLA de classe I e de HLA de classe II. A molécula de HLA de classe I é formada de uma cadeia com três domínios, sendo a fenda de ligação do peptídeo formada pelos domínios 1 e 2; à cadeia associa-se uma molécula de $β_2$-microglobulina. A molécula de HLA de classe II é um heterodímero formado por cadeias α e cadeias β, cada uma com dois domínios extracelulares, além de uma cauda intracitoplasmática. A fenda de ligação do peptídeo é formada pela associação dos domínios α1 e β1.

RESTRIÇÃO DA RESPOSTA IMUNE PELO COMPLEXO PRINCIPAL DE HISTOCOMPATIBILIDADE

A fenda das proteínas do Complexo Principal de Histocompatibilidade (CPH), designado **complexo HLA** na espécie humana, está normalmente preenchida por peptídeos. Estes são, em condições fisiológicas, procedentes do metabolismo normal de proteínas próprias do organismo. Todavia, podem ser peptídeos estranhos nos casos de infecções, vacinações ou neoplasias. Isto está em conformidade com a função biológica das proteínas do CPH, que consiste na apresentação de peptídeos antigênicos provenientes de antígenos convencionais para o receptor específico do linfócito T e na promoção de interações entre as células responsáveis pela resposta imunológica específica.

Essa necessidade de apresentação de peptídeos deve-se ao requisito do receptor específico dos linfócitos T, que somente reconhece antígenos proteicos processados e associados à molécula do CPH. Diferindo do receptor específico dos linfócitos B (imunoglobulina de superfície), que tem a habilidade de reconhecer o antígeno no seu estado natural ou solúvel. Todavia, para que ocorra o reconhecimento do antígeno e consequente ativação das células T, é necessário que o complexo CPH/peptídeo seja apresentado na superfície de células que compartilhem o mesmo genótipo CPH com as células T (Figura 76.3). O fato de o reconhecimento de antígenos pelas células T ser controlado pelas moléculas do CPH próprio é conhecido como restrição pelo CPH.

Os linfócitos T imaturos produzidos na medula óssea passam pelo processo de diferenciação no timo. Após o rearranjo dos genes que codificam os receptores específicos dos linfócitos T, estes passam por dois processos seletivos no microambiente especializado do timo. Durante a seleção positiva, são escolhidos os linfócitos cujos receptores têm a capacidade de reconhecer as moléculas do CPH próprio. Na segunda etapa, de seleção negativa, são eliminados por meio de apoptose os linfócitos que reconhecem peptídeos próprios ligados às moléculas do CPH próprio. A educação tímica resulta na criação de um repertório de clones de linfócitos T que preserva a autotolerância e garante que o indivíduo defenda-se dos agentes patogênicos, pelo co-reconhecimento de peptídeos antigênicos ligados às moléculas do CPH próprio.

HERANÇA

Os genes HLA são geralmente transmitidos para a descendência como uma unidade, por *segregação mendeliana simples*, e seus alelos são expressos de forma *codominante*. Isto significa que um indivíduo expressa na superfície de suas células os produtos codificados pelos genes presentes nos cromossomos paterno e materno.

O termo haplótipo refere-se ao conjunto de alelos HLA localizados em um dos cromossomos do par homólogo número 6. O genótipo de um indivíduo é constituído por dois haplótipos, um de origem paterna (*a* ou *b*) e outro de origem materna (*c* ou *d*). As quatro combinações parentais possíveis, transmitidas aos descendentes, são *ac*, *ad*, *bc* e *bd* (Figura 76.4). Portanto, a probabilidade de um irmão herdar os mesmos haplótipos HLA que o outro é de 25%, e, nesse caso, diz-se que ambos possuem o mesmo genótipo HLA. Se dois irmãos tiverem somente um haplótipo em comum e diferirem quanto ao outro, diz-se que eles são HLA haploidênticos.

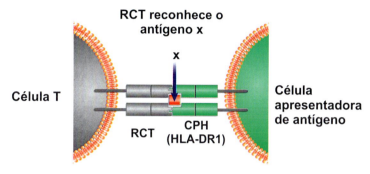

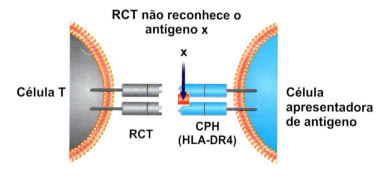

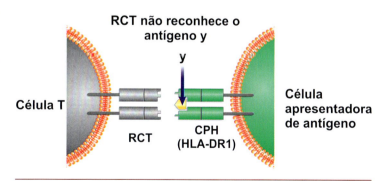

Figura 76.3 Restrição pelo complexo principal de histocompatibilidade: a molécula CPH (HLA na espécie humana) restringe o reconhecimento do antígeno pelo receptor de célula T (RCT). Neste exemplo, o RCT é específico para o antígeno X associado à molécula HLA-DR1. Esse mesmo RCT não reconhece o antígeno X associado à fenda da molécula HLA-DR4, e tampouco reconhece um antígeno diferente, como o Y, mesmo que este esteja associado à mesma molécula HLA-DR1.

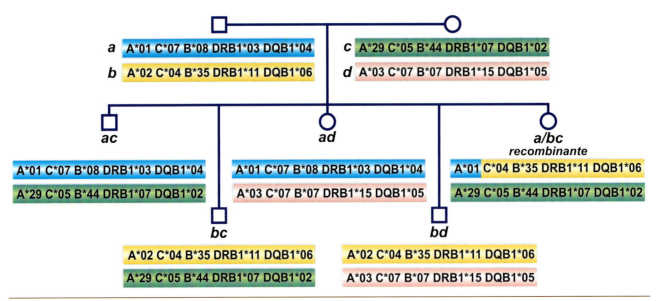

Figura 76.4 Herança dos haplótipos de HLA em uma família. Os haplótipos paternos (a, b) e maternos (c, d) são transmitidos aos filhos como um bloco unitário; eventualmente uma recombinação pode gerar uma associação diversa daquela existente nos pais (a/b ou c/d).

Apesar da proximidade dos genes HLA, a ligação genética não é absoluta, podendo haver recombinação entre os diferentes *loci* desse complexo durante a prófase I da meiose. A probabilidade de recombinação é em grande parte dependente da distância física entre os genes, e se ela ocorrer irá resultar na formação de haplótipos com novas combinações de alelos (Figura 76.4). A frequência de recombinação entre os *loci* A e B e entre os *loci* B e DR é de aproximadamente 1%.

POLIMORFISMO

Os genes do CPH apresentam extenso polimorfismo caracterizado por um número extraordinariamente elevado de alelos (formas alternativas de um gene), os quais podem diferir entre si em múltiplos pontos da sequência de sua estrutura primária. Mais de 6.000 alelos já foram identificados entre os genes de classe I e cerca de 1.900 alelos entre os de classe II (http://www.ebi.ac.uk/imgt/hla/).

Nas proteínas de classe I (HLA-A, B e C) a variabilidade localiza-se quase que totalmente nos domínios α1 e α2 dessas moléculas, sendo a cadeia $β_2m$ invariável. Nos produtos de classe II (DR, DQ e DP), o polimorfismo está presente em ambas as cadeias e concentra-se nos domínios α1 e β1, sendo exceção a cadeia DRα que é monomórfica. Muitas posições de maior variabilidade quanto aos resíduos de aminoácidos, entre as diferentes proteínas (variantes alélicas) de classes I e II, estão localizadas no fundo e nas paredes laterais das fendas de ligação de peptídeos e nas regiões adjacentes que fazem contato com o receptor das células T. Esses resíduos polimórficos determinam as propriedades de ligação de cada variante alélica HLA a um seleto grupo de peptídeos.

A existência de vários *loci* HLA de classes I e II, associada ao acentuado polimorfismo de cada gene, que resulta em elevado número de heterozigotos, possibilita que um indivíduo tenha pelo menos uma variante alélica capaz de se ligar a um peptídeo procedente de um determinado agente patogênico. Essas características do complexo gênico HLA, a poligenia e o polimorfismo, garantem a defesa contra uma grande variedade de agentes patogênicos e sobrepujam estratégias desenvolvidas por esses agentes para evitar sua apresentação às células T.

A sub-região HLA-DR, além de apresentar polimorfismo alélico, que é decorrente de diferenças de aminoácidos entre as várias proteínas DR, também exibe o polimorfismo isotípico, que se refere à existência de números variáveis de genes DRB funcionais (DRB1, DRB3, DRB4 e DRB5). Essa variabilidade isotípica dos genes DRB resulta em diferentes grupos de haplótipos que se correlacionam com as especificidades sorológicas expressas pelo *locus* DRB1 (Figura 76.5). Por exemplo, se analisarmos a sub-região DR dos haplótipos que codificam proteínas HLA correspondentes à especificidade sorológica DR1, iremos encontrar somente um gene DRB1 responsável pela cadeia polipeptídica β e um gene DRA que codifica a cadeia polipeptídica α, resultando na expressão do heterodímero α/β (DR1) na superfície celular. Se investigarmos o segmento de DNA correspondente a haplótipos que codificam especificidades HLA-DR4, iremos encontrar mais de um gene DRB funcional, o DRB1 e o DRB4, além do gene DRA. Nesse caso, haverá expressão de dois tipos de moléculas DR, uma resultante da união da cadeia β produzida pelo DRB1 com a cadeia α (DR4) e outra pela união da cadeia β produzida pelo DRB4 com a cadeia α (DR53). Portanto, o número de moléculas DR que um indivíduo expressa pode variar em função dos haplótipos paterno e materno que ele tenha herdado.

Vários mecanismos genéticos contribuem para a geração do polimorfismo do complexo HLA, tais como duplicações, mutações de ponto, recombinações, conversões intragênicas e intergênicas. A extraordinária diversidade dos

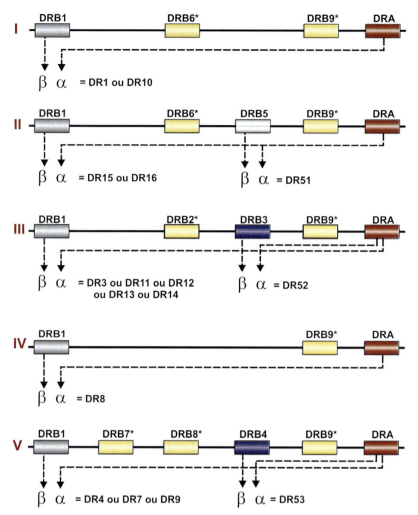

Figura 76.5 Representação dos cinco grupos principais de haplótipos da sub-região HLA-DR. **(I)** A união da cadeia codificada pelo gene DRB1 com a cadeia codificada pelo gene DRA produz uma proteína HLA pertencente ao grupo DR1 ou ao DR10. **(II)** A união da cadeia codificada pelo DRB1 com a cadeia codificada pelo DRA produz uma proteína HLA do grupo DR15 ou DR16 e uma segunda proteína HLA do grupo DR51 resultante da união da cadeia codificada pelo DRB5 com a cadeia codificada pelo DRA. **(III)** A união da cadeia codificada pelo DRB1 com a cadeia codificada pelo DRA produz uma proteína HLA pertencente ao grupo DR3, DR11, DR12, DR13 ou DR14, e uma segunda proteína HLA do grupo DR52 resultante da união da cadeia codificada pelo DRB5 com a cadeia codificada pelo gene DRA. **(IV)** A união da cadeia codificada pelo DRB1 com a cadeia codificada pelo gene DRA produz uma proteína HLA do grupo DR8. **(V)** A união da cadeia codificada pelo DRB1 com a cadeia codificada pelo DRA produz uma proteína HLA pertencente ao grupo DR4, DR7 ou DR9 e uma segunda proteína HLA do grupo DR53 pela união da cadeia codificada pelo DRB4 com a cadeia codificada pelo DRA. O número de moléculas HLA-DR expressas por um indivíduo varia em função dos haplótipos paterno e materno que ele tenha herdado.

* DRB2, DRB6, DRB7, DRB8 e DRB9 são pseudogenes.

genes do CPH humano é o resultado do acúmulo gradual de mudanças nas espécies ancestrais ao longo da evolução.

DESEQUILÍBRIO DE LIGAÇÃO

Os estudos de amostras populacionais demonstram que certas especificidades HLA características de uma população podem estar ausentes em outras. Alguns antígenos como HLA-A2 e HLA-B35 são encontrados em quase todas as populações; os antígenos HLA-A1, A3, B8 e B27 são encontrados em caucasoides e negros, porém raramente em orientais. Outros, como o HLA-A43, são encontrados quase exclusivamente em negros, e o HLA-B46 principalmente em chineses. Do mesmo modo, certos haplótipos são característicos de algumas populações. Por exemplo, HLA-A1-B8-DR3 em caucasoides, HLA-A2-B35-DR4 em mongóis e HLA-A28-B38-DR6 em negros africanos.

O fato de certas combinações de alelos (haplótipos) serem encontradas com uma frequência significativamente diferente da esperada, a qual corresponde ao produto da frequência alélica numa população, deve-se ao fenômeno do desequilíbrio de ligação. Ele é definido como a diferença (Δ) entre a frequência observada de uma determinada combinação de alelos em *loci* ligados e a frequência esperada. Se numa determinada população caucasoide a frequência alélica para HLA-A1 é de 0,14 (14%) e para HLA-B8 é de 0,09 (9%), espera-se que HLA-A1 e HLA-B8 estejam presentes no mesmo haplótipo com uma frequência de 0,0126 (1,26%). Porém, a frequência observada nessa população é 0,08 (8,8%), consequentemente, o desequilíbrio de ligação positivo é 0,1274 ($\Delta = 0,14 - 0,0126$).

Algumas hipóteses são propostas para explicar esse fenômeno. O desequilíbrio de ligação pode ser resultante de migração e miscigenação de populações com frequências de haplótipos distintas, da deriva genética, de uniões entre indivíduos consanguíneos e de seleção natural. Deve-se considerar também a hipótese de não ter havido tempo evolucionário suficiente para que um alelo surgido mais recentemente tenha atingido o equilíbrio.

A existência de haplótipos que estão em desequilíbrio de ligação favorece, em muitos casos, o encontro de doador não consanguíneo de células progenitoras hematopoéticas.

NOMENCLATURA

O Comitê de Nomenclatura para Fatores do Sistema HLA, designado pela Organização Mundial da Saúde, é responsável pela denominação e atualização da nomenclatura oficial dos genes HLA e de suas respectivas proteínas. Informações sobre as variantes alélicas dos genes HLA e seus produtos estão disponíveis no *website* do IMGT (www.ebi.ac.uk./imgt/hla).

▶ Denominação dos genes HLA

- Genes de classe I são denominados pelo prefixo HLA seguido de um hífen e das letras correspondentes que identificam os genes: HLA-A, HLA-B, HLA-C.
- Genes de classe II são denominados pelo prefixo HLA seguido de um hífen e das letras que identificam a sub-região, e estas são seguidas pelas letras A ou B conforme o gene codifique uma cadeia α ou β, respectivamente. Estas últimas são acompanhadas de um número arábico, caso haja mais de um gene de cadeia α ou β na mesma sub-região: HLA-DRB1, HLA-DRB3, HLA-DRB4, HLA-DQA1, HLA-DQB1, HLA-DPB1 etc.

▶ Denominação dos alelos HLA (Figura 76.6)

- Alelos, em sua maioria, são denominados pelo nome do gene seguido de um asterisco e de **dois grupos de dígitos**, os quais são separados por dois pontos (:). O primeiro grupo constituído de dois dígitos, em geral, está associado a especificidade sorológica e o segundo grupo, de dois ou três dígitos, completa a identificação conforme a ordem na qual o alelo é descoberto: *A* 01:02, B*18:03, DRB1* 04:09* etc.
- A identificação de alguns alelos requer um **terceiro grupo de dígitos**, separados do segundo grupo por dois pontos (:), que indica a presença de mutação silenciosa, ou seja, a presença de mutação sinônima na região codificadora do DNA. Isto significa que, apesar de dois alelos apresentarem diferenças na sequência de nucleotídeos, ambos codificam os mesmos aminoácidos. Por exemplo, os alelos *B*07:02:01* e *B*07:02:02* diferem na terceira base do códon 170. Adenina (A) está presente no *B*07:02:01* e Guanina (G) no *B*07:02:02*, porém, ambos os códons AGA e AGG codificam o aminoácido arginina. Esse tipo de diferença entre paciente e doador não é considerada uma incompatibilidade porque ambos estarão expressando a mesma proteína HLA-B7 na superfície de suas células.
- Certos alelos requerem um **quarto grupo de dígitos**, o qual indica a presença de mutação na região não codificadora (íntrons) ou na região reguladora do gene. Esse tipo de incompatibilidade terá um impacto entre um paciente e seu doador somente se a mutação afetar a expressão do gene. Algumas dessas mutações causam diminuição da expressão do gene e os respectivos alelos recebem o sufixo L (*Low*), e outras anulam a expressão do gene e o alelo receberá o sufixo N (*Null*). Por exemplo, se o paciente tiver o alelo **A*29:01:01:01** e o doador o alelo **A*29:01:01:02N,** considera-se uma incompatibilidade na direção da doença do enxerto contra o hospedeiro.

▶ Denominação das especificidades HLA (Proteínas)

A nomenclatura oficial dita as seguintes normas para especificidades sorológicas:

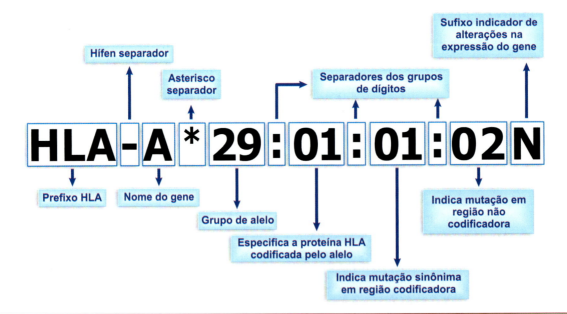

Figura 76.6 Exemplo de denominação de alelo do gene HLA-A.

- Especificidades HLA são identificadas pelo prefixo HLA seguido de um hífen e de uma ou mais letras maiúsculas referentes aos *loci* (localização dos genes no cromossomo) e pelos algarismos arábicos que as identificam: HLA-A1, HLA-B8, HLA-DR4 etc.
- A letra *w* anteriormente incluída na denominação de certas especificidades sorológicas, indicando caráter provisório, continua sendo utilizada apenas para os epítopos públicos Bw4 e Bw6 e para as especificidades do *locus* C (HLA-Cw2 etc.) a fim de diferenciá-las das proteínas do sistema complemento (C2, C4 etc.).
- As especificidades sorológicas codificadas pelos genes DRB3, DRB4 e DRB5 são designadas HLA-DR52, DR53 e DR51, respectivamente.

RESPOSTA ALOGÊNICA

O repertório imunológico de um indivíduo contém uma alta frequência de células T precursoras capazes de reconhecer as diferenças alélicas nas proteínas HLA não próprias e desencadear uma resposta primária muito mais forte do que aquela induzida por antígenos convencionais. Esse tipo especial de resposta imune é designado *resposta alogênica* e pode ser demonstrada *in vitro* pela reação mista de linfócitos e *in vivo* pela rejeição de aloenxertos ou pela doença do enxerto contra o hospedeiro.

A alorreatividade consiste em uma fase inicial de reconhecimento do antígeno pelas células T CD4+, que por sua vez secretam citocinas para atrair células responsáveis pelos mecanismos imunes efetores, como macrófagos e células T citotóxicas. As respostas mais fortes são induzidas pelos antígenos HLA, os quais podem ser reconhecidos diretamente na superfície da célula alogênica ou por meio de apresentação indireta.

▶ Alorreconhecimento direto

Na *rejeição*, as células T do receptor reconhecem os complexos HLA alogênico/peptídeo nas células da medula óssea procedentes do doador. Quando ocorre *Doença do Enxerto Contra o Hospedeiro (DECH)*, as células T derivadas do doador reconhecem diretamente os complexos HLA alogênico/peptídeo nos tecidos do receptor (Figura 76.7).

Duas hipóteses são propostas para explicar as bases moleculares do reconhecimento direto das moléculas HLA e a frequência elevada de células T alorreativas. A primeira sugere que as células T reconhecem os resíduos polimórficos das moléculas HLA alogênicas. Nesse caso, a natureza do peptídeo ligado à fenda é de importância secundária, mas o número de moléculas HLA expresso na superfície celular deve ser extremamente elevado e todas são capazes de estimular as células T. A segunda hipótese considera que o peptídeo, derivado de proteínas séricas ou celulares, liga-

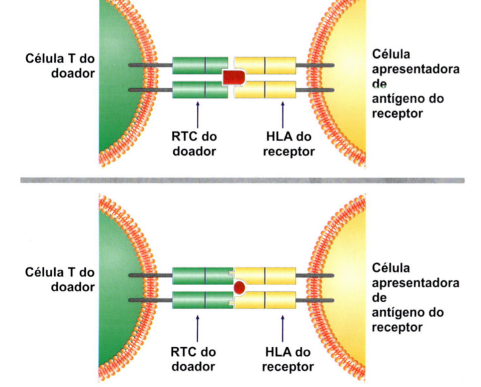

Figura 76.7 Resposta alogênica na doença do enxerto contra o hospedeiro: apresentação direta.

do à fenda da molécula HLA alogênica é um componente essencial do determinante antigênico reconhecido pelas células T alorreativas. Conforme essa hipótese, diversos peptídeos podem combinar-se, um de cada vez, com um tipo de molécula HLA e produzir vários determinantes antigênicos reconhecidos por diferentes células T. Essas duas hipóteses não são mutuamente exclusivas e acredita-se que ambas participem da resposta alogênica.

▶ Alorreconhecimento indireto

Durante *a rejeição*, células T do receptor reconhecem aloantígenos do doador. Isto ocorre após o processamento desses antígenos, pelas células apresentadoras do receptor e ligação dos peptídeos resultantes às moléculas HLA próprias do receptor. Na *doença do enxerto contra o hospedeiro*, células T do doador reconhecem aloantígenos procedentes das células do receptor (Figura 76.8). Nesse caso, o processamento do antígeno é efetuado pelas células apresentadoras do doador e os peptídeos resultantes se ligam às moléculas HLA do próprio doador.

Na apresentação indireta, os aloantígenos se comportam como os antígenos convencionais (virais ou bacterianos). Os peptídeos alogênicos são originados principalmente do processamento de antígenos HLA, mas podem também ser derivados de antígenos secundários de histocompatibilidade.

A alorreatividade é intrigante por não ter função biológica óbvia e por infringir, no caso de reconhecimento direto, o fenômeno de restrição do CPH. Alguns experimentos mostram uma sobreposição do repertório de células T alorreativas e de células T específicas para antígenos convencionais. Evidências experimentais sugerem que o alorreconhecimento seja decorrente de mimetismo molecular. Foram identificados clones de linfócitos T cujos receptores reconhecem especificamente uma molécula do CPH próprio ligada a um peptídeo Y (peptídeo viral ou bacteriano) e ao mesmo tempo reconhecem um complexo alogênico constituído de molécula CPH estranha ligada a um peptídeo X. Isto ocorre, possivelmente, pela similaridade desses dois complexos nas regiões reconhecidas pelo receptor das células T.

ANTÍGENOS SECUNDÁRIOS DE HISTOCOMPATIBILIDADE

Esses antígenos são peptídeos derivados de proteínas endógenas, codificadas por genes não pertencentes ao complexo HLA. Em princípio, qualquer proteína polimórfica produzida por uma célula pode gerar peptídeos alogênicos que atuem como antígenos secundários de histocompatibilidade. Os genes responsáveis por tais proteínas estão distribuídos no genoma, ao contrário dos genes HLA que se agrupam numa única região do cromossomo 6.

A resposta imunológica a esses antígenos é mediada por células T e é detectada *in vitro* somente após sensibilização prévia *in vivo*. Ao contrário da resposta direta aos antígenos HLA, que é obtida na cultura primária *in vitro*, sem sensibilização prévia das células T. As células CD8+ ou CD4+ respondem aos antígenos secundários apenas quando estes são apresentados por moléculas HLA próprias (reconhecimento indireto). Apesar de a maioria deles serem restritos pelas moléculas HLA de classe I, alguns o são pelas de classe II.

A descoberta dos antígenos secundários humanos teve início com o isolamento de clones específicos de células T de pacientes que receberam transplante de células-tronco hematopoéticas de doadores HLA idênticos e desenvolveram doença do enxerto contra o hospedeiro. A utilização de clones específicos de linfócitos T em ensaios celulares associada ao desenvolvimento de técnicas bioquímicas e moleculares propiciou a identificação de muitos desses antígenos. O primeiro a ser isolado e caracterizado foi o HA-2, sendo apresentado pela molécula HLA-A2, e é provavelmente oriundo de uma proteína que pertence à família das miosinas de classe I. Além deste, o HA-1 e HA-3 também derivam de proteínas que participam da cascata de sinalização do rearranjo do citoesqueleto. Os peptídeos H-Y resultam de uma proteína codificada pelo gene SMCY, localizado no cromossomo Y, que se supõe ser um fator de transcrição. Os peptídeos UTY, DFFRY e DBY se originam de proteínas que participam da espermatogênese, o BCL2A1 de uma família de proteínas inibidoras de apop-

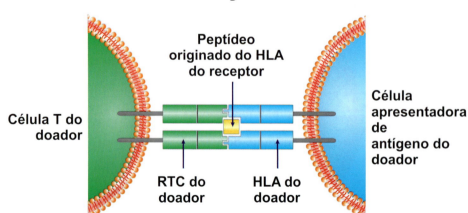

Figura 76.8 Resposta alogênica na doença do enxerto contra o hospedeiro: apresentação indireta. O RCT do doador reconhece o peptídeo derivado da molécula HLA alogênica do receptor que foi capturada e processada pela célula apresentadora do doador.

tose, e outros alopeptídeos já identificados resultam do processamento de proteínas cujas funções ainda são desconhecidas.

No que diz respeito à expressão, certos antígenos secundários são onipresentes e outros são específicos de determinados tecidos. Por exemplo, o H-A1 e HA-2 são de expressão restrita a células hematopoéticas e a alguns tumores sólidos, e outros como o H-A3, H-A4 e o H-Y estão presentes em todos os tipos celulares analisados.

A rejeição e a DECH, em pacientes que receberam células-tronco hematopoéticas de doadores HLA idênticos, têm sido atribuídas às incompatibilidades de antígenos secundários. Alguns estudos encontraram uma correlação entre incompatibilidades desses antígenos e maior risco de incidência da DECH, e outros mostram resultados conflitantes. Essas incompatibilidades podem contribuir com o efeito do enxerto contra a leucemia e, por essa razão, o potencial da utilização desses aloantígenos secundários em imunoterapia associada aos transplantes tem sido investigado.

METODOLOGIA PARA TIPIFICAÇÃO HLA

▶ Método sorológico

A tipificação por microlinfocitotoxicidade Dependente de Complemento (CDC) identifica vários antígenos (especificidades), mas não discrimina todo o polimorfismo das proteínas HLA. Uma especificidade sorológica, em geral, representa um conjunto de proteínas que não são discriminadas pelos anticorpos anti-HLA. Por exemplo, a especificidade HLA-A26 corresponde a um grupo de muitas proteínas distintas (variantes alélicas) codificadas pelos alelos HLA-A*26:01 ao A*26:85. Isto demonstra o baixo poder discriminatório do anticorpo, que nesse caso identifica e reage com um determinante antigênico comum a todas as variantes alélicas. A variabilidade entre as moléculas HLA de um grupo sorológico está localizada em posições não acessíveis aos anticorpos, embora essas diferenças sutis possam ser detectadas pelo receptor do linfócito T por meio de ensaios celulares ou por métodos moleculares de alta resolução que empregam a análise direta do DNA.

Em geral, detectam-se duas especificidades para cada *locus* analisado, devido à alta frequência de heterozigotos, por exemplo: HLA-A1, A3, B7 e B8. Se o indivíduo for homozigoto para um determinado *locus* será identificada apenas uma especificidade para o *locus* em questão, por exemplo: HLA-A1, B7 e B8. Esse tipo de resultado pode ser devido a homozigose, que significa a presença do alelo que codifica HLA-A1 em ambos os cromossomos ou de antígeno não expresso (Ax ou *blank*) devido a um gene HLA-A nulo em um dos cromossomos. A homozigose é comprovada somente com base no estudo da família, que permite a determinação do genótipo do indivíduo, por exemplo, HLA-*A1* B8 (haplótipo paterno)/HLA-*A1* B7 (haplótipo materno).

As proteínas HLA caracterizam-se por expressar múltiplos determinantes antigênicos. Alguns deles, como A19, B12, DR2, Bw4 e Bw6, são designados determinantes pú-

blicos (supertípicos) por estarem presentes em uma ou mais variantes alélicas. Outros determinantes, como o A31, B44 e DR15, definem um único antígeno e são designados privados (subtipos).

Esse método sorológico CDC não é mais recomendado para a tipagem de pacientes com indicação de transplante de células-tronco hematopoéticas e potenciais doadores devido ao seu baixo poder de resolução. Embora ainda possa ser utilizado em situações específicas, por exemplo, para investigar a expressão de antígenos HLA a fim de resolver ambiguidades da tipagem molecular que envolve alelos nulos.

▶ Métodos celulares

A cultura mista de linfócitos foi utilizada por muitos anos, para avaliar a compatibilidade HLA de classe II entre pacientes e seus potenciais doadores, porém, não é mais empregada por ter sido demonstrado que ela não prediz a incidência e a gravidade da doença do enxerto contra o hospedeiro.

Outros métodos funcionais para selecionar doadores de células progenitoras hematopoéticas têm sido avaliados, como o ensaio de diluição limitante que determina a frequência de células T precursoras (CD4+ e CD8+). Porém, há controvérsias sobre a existência de correlação significativa entre o número de células T precursoras e a incidência e gravidade da DECH aguda.

▶ Métodos moleculares

Um dos métodos mais empregados é a **PCR-SSP** (*Polymerase Chain Reaction-Sequence Specific Primers*), que utiliza um conjunto de oligonucleotídeos iniciadores (*primers*) para a amplificação seletiva de alelos ou grupos de alelos, e é seguida de uma corrida eletroforética em gel de agarose para a identificação das bandas específicas de cada alelo ou de um grupo de alelos. Outro método comumente utilizado é a **PCR-SSO** (*Polymerase Chain Reaction-Sequence Specific Oligonucleotides*), que se baseia na reação em cadeia da polimerase e na posterior hibridização dos fragmentos de DNA amplificado com sondas de oligonucleotídeos de sequência específica.

A tipificação HLA por PCR-SSP ou PCR-SSO pode ser realizada em dois níveis de resolução dependendo do conjunto de *primers* ou de sondas utilizado, respectivamente. A análise de baixa resolução requer o uso de *primers* ou sondas que sejam complementares às regiões do DNA compartilhadas por um grupo de alelos. Nesse caso, somente os dois primeiros dígitos, que indicam a que grupo um alelo pertence, são identificados e em geral correspondem às especificidades sorológicas: A*01, A*30, B*08, B*41, DRB1*01, DRB1*03 etc. Para a tipificação de alta resolução utiliza-se um conjunto adicional de *Primers* (SSP) ou de Sondas (SSO): *A*01:01, A*30:01, B*08:01, B*41:02, DRB1*01:01, DRB1*03:01* etc.

Atualmente uma bateria mais ampla de *primers* e sondas é utilizada nas tipificações por SSP e SSO, respectivamen-

Capítulo 76 • Antígenos de Histocompatibilidade **739**

te, o que permite obter-se resultados de média em vez de baixa resolução. A média resolução restringe o resultado a um grupo de alelos, diferentemente da baixa resolução que inclui todos os alelos dentro de um grupo.

Com o objetivo de facilitar o relato de resultado de média resolução o *National Marrow Donor Program* (NMDP), registro norte-americano de doadores de medula óssea, desenvolveu um sistema de **código de letras** que são inseridas após o primeiro grupo de dígitos e que se tornou **convenção internacional**. Cada código corresponde a um determinado conjunto de alelos. Por exemplo, paciente é HLA-B*41:AB e doador é B*41:DE. O código **AB** inclui os alelos B*41:01 e *41:02, enquanto o código **DE** inclui os alelos B*41:04 e *41:08. Os resultados de média resolução já indicam que existe uma incompatibilidade entre o paciente e o doador. Inicialmente os códigos apresentavam duas letras, e, à medida que novas variantes dos genes HLA foram sendo descobertas, surgiram novas combinações alélicas que levaram à necessidade de criar códigos de três ou mais letras. Por exemplo, o resultado **B*41:KMEX** indica que esse indivíduo pode apresentar um dos seis alelos: B*41:02, 41:10, 41:11, 41:13, 41:41:15 ou 41:16, enquanto uma tipificação de baixa resolução inclui os 32 alelos atualmente identificados para o grupo B*41.

Esses códigos otimizam a escolha de potenciais doadores de medula óssea nos relatórios encaminhados pelos registros, pois somente serão selecionados para tipagem de alta resolução os doadores com chance de serem compatíveis com o paciente.

O padrão-ouro para a alta resolução é a tipificação baseada no sequenciamento direto do DNA ou **SBT** (*Sequence Based Typing*). Os alelos dos genes HLA são caracterizados por sequências exclusivas de bases do DNA (A = Adenina, T = Timina, C = Citosina e G = Guanina) e o sequenciamento determina com precisão a ordem dessas bases. Esse procedimento requer a amplificação pela PCR das regiões dos genes HLA que apresentam a maior concentração de posições polimórficas. O produto amplificado é submetido a reação de sequenciamento, fundamentada no antigo método de Sanger, mas utilizando didesoxinucleotídeos trisfosfatados marcados com corantes fluorescentes. Os fragmentos de DNA resultantes da reação de sequenciamento são separados por meio de eletroforese capilar em analisadores automatizados de DNA. Os dados referentes às sequências são coletados e transferidos para um programa de computador que compara as sequências obtidas com as sequências dos alelos HLA, oficialmente reconhecidos pela Organização Mundial de Saúde, e identifica os alelos presentes em cada amostra analisada.

Os métodos disponíveis para tipificação de alta resolução (SSP, SSO ou SBT) não fornecem necessariamente um único alelo pelo fato de serem amplificadas e analisadas somente as regiões dos genes HLA que concentram a maior parte da variabilidade. Em geral são analisados os éxons 2, 3 e 4 dos genes de classe I (HLA-A, B, C) e os éxons 2 e 3 dos genes de classe II (DRB1, DQB1 e DPB1), embora posições variáveis também estejam presentes em outras re-

giões codificadoras (éxons) e não codificadoras (íntrons e regiões reguladoras) desses genes.

Os laboratórios clínicos devem adotar estratégias de tipagem HLA que no mínimo diferencie alelos cujas regiões de variabilidade estejam localizadas nos éxons 2 e 3 dos genes de classe I e no éxon 2 dos genes de classe II. Essa exigência fundamenta-se na relevância clínica das diferenças entre certos alelos. Os éxons 2 e 3 codificam, respectivamente, os domínios α 1 e α 2 das moléculas de classe I e o éxon II codifica o domínio β 1 das moléculas de classe II. Estas são as regiões das moléculas HLA que formam a fenda de ligação de peptídeos e que, por sua vez, constituem epítopos aloantigênicos reconhecidos pelos receptores dos linfócitos T. Variabilidade genética fora dessas regiões deve ser investigada somente se causar alterações na expressão, e isto se aplica principalmente para os alelos nulos (N = *Null*) que sejam comumente encontrados nas populações analisadas.

Ao cumprir as determinações supracitadas, um laboratório clínico pode finalizar uma tipagem de alta resolução com um conjunto de alelos que pertençam ao mesmo grupo G ou ao mesmo grupo P. Alelos do mesmo grupo G apresentam sequências idênticas de bases de DNA nos éxons 2 e 3 dos genes de classe I ou no éxon 2 dos genes de classe II. Enquanto as sequências de DNA de alelos do mesmo grupo P codificam a mesma sequência de aminoácidos nos domínios α 1 e α 2 das moléculas HLA de classe I e o mesmo domínio β 1 das moléculas HLA de classe II.

Por exemplo, um paciente e seu doador apresentam os mesmos alelos para os *loci* de classe I e a tipagem DRB1*14:01P. Os alelos inclusos nesse grupo P são DRB1*14:01:01, *14:01:02, 14:01:03 e *14:54, e isto significa que o paciente pode apresentar um desses quatro alelos e ter como doador um indivíduo que expresse qualquer uma dessas variantes alélicas. Os alelos *14:01:01, 14:01:02 e 14:01:03 diferem devido a uma mutação silenciosa, portanto codificam a mesma proteína HLA. Esses três alelos diferem do *14:54 na segunda base do códon 112 (éxon 3) devido à substituição de Timina por Citosina, levando à troca do aminoácido tirosina pela histidina na proteína HLA. Entretanto, essa diferença não será considerada uma incompatibilidade porque esses aminoácidos estão localizados no domínio β 2, proximal à membrana celular, que não participa de sítios de reconhecimento do antígeno pelo receptor do linfócito T.

A tipagem molecular revela o genótipo HLA de um indivíduo e em geral duas variantes alélicas são identificadas para cada loco. Se houver homozigose num certo loco, apenas um alelo será identificado por estar presente em ambos os cromossomos do par homólogo número seis. Porém, a identificação dos dois haplótipos que constituem o seu genótipo HLA só é possível por meio da análise da família, que permite determinar as combinações de alelos presentes em cada um dos cromossomos do par homólogo número 6:

- **Haplótipo paterno:** A*30:01 B*41:02 DRB1*01:01
- **Haplótipo materno:** A*01:01 B*08:01 DRB1*03:01

O desenvolvimento de métodos de tipagem de alta resolução permitiu desvendar incompatibilidades não reveladas pelos métodos sorológicos ou moleculares de baixa/média resolução, mas a escolha do nível de resolução necessário à tipificação HLA depende do tipo de doador que está sendo investigado.

▶ Pesquisa de anticorpos anti-HLA

Transfusões, gravidez e transplantes prévios podem sensibilizar as células T alorreativas do paciente, que, por sua vez, induzem suas células B a produzir anticorpos anti-HLA. O significado clínico dos anticorpos HLA específicos contra o doador foi inicialmente investigado em um estudo que demonstrou que a prova cruzada positiva entre o soro do paciente e linfócitos do doador é um fator de risco importante na rejeição do enxerto.

O interesse na investigação do impacto desses anticorpos HLA foi aumentando à medida que um maior número de transplantes com incompatibilidades HLA, principalmente os de sangue de cordão umbilical e os haploidênticos, foi sendo realizado. A maioria dos estudos realizados demonstra que a presença de anticorpos HLA específicos contra o doador, inclusive os anticorpos anti-DP, está associada com maior incidência de rejeição do enxerto. Por essa razão, deve-se investigar se o paciente apresenta anticorpos contra moléculas HLA expressas pelo doador e evitá-lo se forem identificados anticorpos específicos.

Avanços tecnológicos levaram ao desenvolvimento de testes que se baseiam na reatividade do soro do paciente com um painel de moléculas HLA purificadas e fixadas em fase sólida. No método que emprega tecnologia Luminex, atualmente mais utilizado, essas moléculas são conjugadas a microesferas de poliestireno. A pesquisa de anticorpos por ensaios de fase sólida possibilita definir os anticorpos que são realmente específicos para as moléculas HLA.

SELEÇÃO DE DOADORES DE CÉLULAS PROGENITORAS HEMATOPOÉTICAS

De acordo com a segregação mendeliana, a probabilidade um paciente ter um irmão HLA idêntico é de 25%, embora essa chance dependa do tamanho médio das famílias numa população. No Japão, cerca de 12% dos pacientes com indicação de transplante encontram esse tipo ideal de doador comparado com 25 a 30% dos pacientes no Brasil e na América do Norte.

Quando um irmão HLA idêntico não for encontrado, existe a possibilidade de procurar outro membro da família que seja total ou parcialmente compatível. Nesse caso, deve-se fazer uma investigação que inclua pais, avós, tios e primos em primeiro grau, procurando-se um indivíduo que compartilhe um haplótipo, por segregação, e que fortuitamente possua um segundo haplótipo parcial ou totalmente compatível. A probabilidade de encontrar um doador entre outros familiares consanguíneos é muito baixa, exceto quando houver consanguinidade entre os pais do paciente.

Para os pacientes que não apresentam um doador compatível na família, resta a possibilidade de procurar um doador não consanguíneo. O desenvolvimento de registros de doadores voluntários de células-tronco hematopoéticas, em diversos países, tem viabilizado a realização de muitos transplantes com doadores não aparentados. O Anthony Nolan Bone Marrow Registry, situado na Inglaterra, foi o primeiro registro estabelecido no mundo, e o National Marrow Donor Program, nos Estados Unidos, é o registro que possui o maior número de doadores. No Brasil, o Registro de Doadores Voluntários de Medula Óssea (REDOME) está localizado no Instituto Nacional do Câncer (INCA) no Rio de Janeiro, é o terceiro colocado no mundo com respeito ao número de doadores e já conta com mais de 2.500.000 indivíduos cadastrados.

A busca de doador não consanguíneo é feita inicialmente no REDOME, e, se não for encontrado um doador, procura-se nos registros internacionais. O *Bone Marrow Donors Worldwide* (BMDW) é uma organização localizada na Holanda que compila os fenótipos HLA dos doadores cadastrados na maioria dos registros mundiais. O número total de doadores, incluindo as unidades de sangue de cordão umbilical, já ultrapassou 21 milhões. Esses dados estão disponíveis no site do BMDW com o objetivo de facilitar a localização de potenciais doadores nos diversos registros internacionais.

INFLUÊNCIA DOS ANTÍGENOS DE HISTOCOMPATIBILIDADE NO TRANSPLANTE DE CÉLULAS PROGENITORAS HEMATOPOÉTICAS

Está bem demonstrado que um dos fatores importantes para o sucesso do transplante de células progenitoras hematopoéticas é compatibilidade entre o paciente e o doador no que diz respeito aos antígenos do complexo principal de histocompatibilidade. A identidade HLA minimiza a incidência de rejeição e da DECH, que são as principais complicações imunológicas nesse tipo de procedimento terapêutico, e aumenta a sobrevida pós-transplante.

Muitos pacientes não encontram doador HLA idêntico e são transplantados com algum tipo de incompatibilidade HLA. Isto levou à necessidade de investigar a influência das incompatibilidades HLA nos resultados desses transplantes, bem como de estabelecer uma hierarquia entre os *loci* que apresentam incompatibilidades e distinguir as incompatibilidades melhor toleradas daquelas não permissíveis.

Dentre os vários estudos realizados, os principais e de maior impacto foram conduzidos por pesquisadores do Programa de Doador de Medula Óssea Japonês (JMDP), do *National Marrow Donor Program* (NMDP), do *Center for International Blood and Marrow Transplant Research* (CIBMTR), do *International Histocompatibility Working Group* (IHWG) e do *Fred Hutchinson Cancer Research Center* (FHCRC) nos Estados Unidos.

Os resultados destes e de outros estudos, embora ainda não tenham respondido várias questões, contribuíram para o estabelecimento de alguns critérios e condutas para a seleção de doadores de células-tronco hematopoéticas:

- Realizar tipagem de alta resolução para os *loci* HLA-A, B, C, DRB1 e DQB1 de todos os pacientes e potenciais doadores que não sejam irmãos HLA genotipicamente idênticos. A identidade genotípica entre o paciente e seu irmão só pode ser definida com a tipificação HLA do pai e da mãe. Em todas as outras situações o paciente e seus doadores devem ser tipificados em alta resolução para os cinco loci.

- Priorizar doador com compatibilidade alélica 8/8 (HLA-A, B, C e DRB1) devido ao sinergismo das incompatibilidades HLA. Uma incompatibilidade em qualquer um desses *loci* está associada com pior sobrevida, e cada incompatibilidade adicional leva a uma diminuição de aproximadamente 10% na sobrevida. É importante ressaltar que, nas doenças malignas, o efeito aditivo das incompatibilidades na sobrevida é mais pronunciado nos pacientes com doença de risco baixo ou intermediário do que naqueles com doença de alto risco.

- Quando não for encontrado doador com compatibilidade 8/8 (HLA-A, B, C e DRB1), recomenda-se selecionar preferencialmente aquele que apresentar o menor número de alelos incompatíveis e com as seguintes características:

  1. Doador com compatibilidade DQB1 (9/10) para evitar o efeito aditivo desse *locus* na sobrevida. Incompatibilidades de DQB1, em transplantes com identidade HLA-A, B, C e DRB1, não mostram qualquer impacto na sobrevida. Entretanto, uma incompatibilidade DQB1 na presença de uma incompatibilidade de classe I leva a diminuição da sobrevida.

  2. Doador com incompatibilidade em um dos *loci* de classe I e DRB1 compatível.

  3. Doador com incompatibilidade de alelo. As incompatibilidades de antígeno estão associadas com falha de pega de enxerto. As incompatibilidades de antígeno e de alelo mostram efeitos similares na mortalidade, exceto para o *locus* HLA-C onde a incompatibilidade antigênica é menos tolerada que a alélica.

  4. O *locus* DPB1 deve ser considerado quando houver opções de doadores HLA-A, B, C, DRB1 e DQB1 idênticos (10/10). Se não encontrar doador DP compatível, dar preferência ao doador com incompatibilidade DP permissível conforme a classificação baseada em grupos de epítopos reconhecidos por células T alorreativas. Estudos demonstram que incompatibilidades

DPB1 não permissíveis estão associadas com aumento de risco de mortalidade nos transplantes com doador HLA-A, B, C, DRB1 e DQB1 idênticos (10/10) quando comparadas às incompatibilidades permissíveis.

- Realizar pesquisa e identificação de anticorpos anti-HLA no soro dos pacientes com indicação de transplante:

  1. Evitar doador com incompatibilidade HLA contra a qual o paciente tenha anticorpos específicos pré-formados.

  2. Quando o paciente apresentar anticorpos anti-DP proceder à tipificação DPA1/DPB1 do par doador/receptor. Alguns estudos mostram a associação entre a presença de anticorpos específicos para moléculas DP do doador e a falha de pega de enxerto.

  3. Quando não houver outro doador ou tempo hábil para reiniciar o processo de busca, recomenda-se o emprego de procedimentos para a remoção dos anticorpos anti-HLA pré-formados.

Existem muitas questões a serem respondidas, por exemplo, a importância relativa dos diferentes genes HLA e de seus alelos. Os estudos já realizados não permitem que se estabeleça um consenso sobre a hierarquia dos *loci* HLA e o efeito de suas incompatibilidades nos resultados dos transplantes. Embora existam evidências sobre a permissividade de algumas incompatibilidades e a intolerância de outras, ainda não se tem conhecimento suficiente sobre os limites permissíveis de incompatibilidades nos diferentes grupos étnicos e populacionais.

Outra pendência é que a maioria dos estudos foi realizada em transplantes mieloablativos com doadores de medula óssea não aparentados. Não houve investigação suficiente sobre o efeito das disparidades HLA nos transplantes com outras condições. Por exemplo, aqueles que utilizam células precursoras de sangue periférico, condicionamento de intensidade reduzida ou depleção de células T.

É importante ressaltar que, além dos critérios supracitados para a seleção do melhor doador, existem outros fatores que influenciam os riscos conferidos pelas incompatibilidades HLA e devem ser considerados. Dentre eles incluem-se as características do paciente com respeito à idade, sexo, transfusões de hemocomponentes, gestações ou transplantes prévios, tipo e estádio da doença no momento do transplante, protocolo de condicionamento e de imunossupressão no pós-transplante. Também deve ser avaliada a idade, sexo e gestações prévias do doador, bem como a ocorrência de infecções por citomegalovírus no par doador/receptor.

REFERÊNCIAS CONSULTADAS

1. Bleakley M, Turtle CJ, Riddell SR. Augmentation of anti-tumor immunity by adoptive T-cell transfer after allogeneic hematopoietic stem cell transplantation. Expert Rev Hematol. 2012 Aug;5(4):409-25.

2. Bray RA, Gebel HM. Strategies for human leukocyte antigen antibody detection. Curr Opin Organ Transplant. 2009; 14:392-7.

3. Bray RA, Hurley CK, Kamani NR, et al. National Marrow Donor Program HLA matching guidelines for unrelated adult donor hematopoietic cell transplants. Biol Blood Marrow Transplant. 2008;14:45-53.

4. Ciurea SO, Thall PF, Wang X, et al. Donor-specific anti-HLA Abs and graft failure in matched unrelated donor hematopoetic stem cell transplantation. Blood. 2011;118(22):5957-64.

5. Crocchiolo R, Zino E, Vago L, Oneto R, et al. Nonpermissive HLA-DPB1 disparity is a significant independent risk factor for mortality after unrelated hematopoietic stem cell transplantation. Blood. 2009;114(7):1437-44.

6. Eng HS, Leffell MS. Histocompatibility testing after fifty years of transplantation. J Immunol Methods. 2011;369:1-21.

7. Fleischhauer K, Shaw BE, Gooley T, et al. Effect of T-cell-epitope matching at HLA-DPB1 in recipients of unrelated--donor haemopoietic-cell transplantation: a retrospective study. Lancet Oncol. 2012 Apr;13(4):366-74.

8. Hambach L, Spierings E, Goulmy E. Risk assessment in haematopoietic stem cell transplantation: minor histocompatibility antigens. Best Pract Res Clin Haematol. 2007;20(2):171-87.

9. Janeway Jr, CA, Travels P. Imunobiologia: o sistema imunológico na saúde e na doença. 7.ed. Porto Alegre: Artmed, 2010.

10. Lee S, Klein J, Haagenson M, et al. High-resolution donor-recipient HLA matching contributes to the success of unrelated donor marrow transplantation. Blood. 2007;110(13):4576-83.

11. Loiseau P, Busson M, Balerc ML, et al. HLA association with hematopoietic stem cell transplantation outcome: the number of mismatches at HLA-A, B, C, DRB1 or DQB1 is strongly associated with overall survival. Biol Blood Marrow Transplant. 2007;13:965-74.

12. Marsh SG, Albert ED, Bodmer WF, et al. Nomenclature for factors of the HLA System, 2010. Tissue Antigens. 2010; 75(4):291-455.

13. Petersdorf EW, Anasetti C, Martin PJ, et al. Limits of HLA mismatching in unrelated hematopoietic cell transplantation. Blood. 2004;104(9):2976-80.

14. Spellman S, Bray R, Rosen-Bronson S, et al. The detection of donor-directed, HLA-spefícic alloantibodies in recipients of unrelated hematopoetic cell transplantation is predictive of graft failure. Blood. 2010;115(13):2704-8.

15. Woolfrey A, Klein JP, Haagenson M, et al. HLA-C antigen mismatch is associated with worse outcome in unrelated donor peripheral blood stem cell transplantation. Biol Blood Marrow Transplant. 2011;17(6):885-92.

Sites úteis

Sequências de Proteínas e Alelos dos Genes HLA:

www.ebi.ac.uk/ipd/imgt/hla

Doadores de Células Progenitoras Hematopoéticas:

National Marrow Donor Program: www.nmdp.org

Bone Marrow Donors Worldwide: www.bmdw.org

REDOME: www.inca.gov.br

Parte · 19

Medicina Transfusional

Resumo dos capítulos

Capítulo 77 Antígenos Eritrocitários, Leucocitários e Plaquetários

Capítulo 78 Doenças Infecciosas Transmissíveis por Transfusões Sanguíneas

Capítulo 79 Hemocomponentes e Hemoderivados. Principais Indicações

Capítulo 80 Reações Transfusionais Agudas

Capítulo 81 Reações Adversas Tardias

Capítulo 82 Aféreses Terapêuticas

capítulo • 77

Antígenos Eritrocitários, Leucocitários e Plaquetários

Dimas Tadeu Covas

ANTÍGENOS ERITROCITÁRIOS

Antígenos eritrocitários ou de grupos sanguíneos são proteínas, glicoproteínas ou glicolipídeos presentes na superfície das hemácias e capazes de induzir a produção de aloanticorpos. Esses antígenos são polimórficos na população e os aloanticorpos que os identificam são de ocorrência natural, como no caso do sistema ABO, ou produzidos em decorrência de aloimunização induzida pelas transfusões ou durante a gravidez.

Os primeiros antígenos eritrocitários descritos foram os componentes do sistema ABO no início do século XX, por Karl Landesteiner. Atualmente, mais de 328 antígenos eritrocitários são reconhecidos (ISBT). Esses antígenos estão agrupados em sistemas, coleções e séries de grupos sanguíneos.

▶ Importância clínica e biológica dos grupos sanguíneos

Os antígenos de grupos sanguíneos são importantes clinicamente nas transfusões de sangue e componentes e nos transplantes de órgãos. As transfusões somente podem ser realizadas de forma segura obedecendo a regras estritas de compatibilidade. Pacientes aloimunizados poderão desenvolver reações hemolíticas quando transfundidos com sangue incompatível ou rejeitar órgãos quando submetidos ao transplante. No cenário da incompatibilidade sanguínea materno-fetal também poderá ocorrer aloimunização e posteriormente a doença hemolítica do recém-nascido.

Do ponto de vista biológico, os antígenos eritrocitários são parte de estruturas que exercem função importante no contexto celular, como: transporte de moléculas através da membrana; recepção de estímulos externos ou de adesão celular; regulação do sistema do complemento; ação enzimática; ancoragem da membrana eritrocitária ao citoesqueleto; proteção celular contra as agressões mecânicas e invasivas por meio do recobrimento da célula com uma matriz de carboidratos.

Os polimorfismos dos grupos sanguíneos, por outro lado, surgiram e foram selecionados no processo evolutivo provavelmente por conferirem vantagens adaptativas em relação à proteção contra invasores patogênicos.

▶ Classificação e terminologia dos grupos sanguíneos

Os antígenos eritrocitários são classificados de acordo com a Sociedade Internacional de Transfusão Sanguínea (*International Society of Blood Transfusion*, ISBT) em 30 sistemas, 6 coleções e 2 séries de grupo sanguíneos. Essa classificação internacional usa codificação numérica e simbólica para facilitar a informatização dos dados.

Sistema de grupos sanguíneos

Um sistema de grupo sanguíneo consiste de um ou mais antígenos codificados ou regulados por um único *locus* gênico ou por dois ou mais genes homólogos ligados de tal forma que entre eles não ocorra recombinação. Cada sistema é distinto geneticamente de qualquer outro sistema, o que pode ser demonstrado pela segregação dos genes na meiose (análise familiar) ou pela localização dos respectivos genes em cromossomos diferentes ou em partes claramente distintas do mesmo cromossomo. Em muitos sistemas, os antígenos são codificados diretamente pelos respectivos genes. Em outros, principalmente naqueles onde os antígenos são carboidratos, o gene codifica uma enzima com atividade transferase que é responsável, em última instância, pela biossíntese do antígeno. A nomenclatura dos sistemas compreende um número formado por três dígitos e um símbolo, geralmente a primeira letra do seu nome (p. ex.: Sistema Kell = 006 ou KEL). Cada antígeno de um determinado sistema é identificado pelos três números do sistema seguido por três números que identificam o antígeno (por exemplo, o antígeno K é 006001 ou KEL1). Os sistemas descritos até o momento encontram-se listados na Tabela 77.1.

Tabela 77.1

▶ Sistema de grupos sanguíneos.

Nº	Nome	Símbolo	Nome do gene	Localização cromossômica	CD	Antígenos associados
001	ABO	ABO	ABO	9q34.2		A, B, A, B, A1
002	MNS	MNS	GYPA, GYPB, GYPE	4q31.21	CD235	M, N, S, s, U, He, Mi^a, M^c, Vw, Mur, M^g, Vr, M^e, Mt^a, St^a, Ri^a, Cl^a, Ny^a, Hut, Hil, M^v, Far, s^D, Mit, Dantu, Hop, Nob, En^a, En^{a}KT, `N', Or, DANE, TSEN, MINY, MUT, SAT, ERIK, Os^a, ENEP, ENEH, HAG, ENAV, MARS, ENDA, ENEV, MNTD
003	P	P1		22q11.2–qter		P1
004	Rh	RH	RHD, RHCE	1p36.11	CD240	D, C, E, c, e, f, Ce, C^w, C^x, V, E^w, G, Hr$_o$, Hr, hr^S, VS, C^G, CE, D^w, c_like, cE, hr^H, Rh29, Go^a, hr^B, Rh32, Rh33, Hr^B, Rh35, Be^a, Evans, Rh39, Tar, Rh41, Rh42, Crawford, Nou, Riv, Sec, Dav, JAL, STEM, FPTT, MAR, BARC, JAHK, DAK, LOCR, CENR, CEST
005	Lutheran	LU	LU	19q13.32	CD239	Lu^a, Lu^b, Lu3, Lu4, Lu5, Lu6, Lu7, Lu8, Lu9, Lu11, Lu12, Lu13, Lu14, Lu16, Lu17, Au^a, Au^b, Lu20, Lu21
006	Kell	KEL	KEL	7q34	CD238	K, k, Kp^a, Kp^b, Ku, Js^a, Js^b, Ul^a, K11, K12, K13, K14, K16, K17, K18, K19, Km, Kp^c, K22, K23, K24, VLAN, TOU, RAZ, VONG, KALT, KTIM, KYO, KUCI, KANT, KASH
007	Lewis	LE	FUT3	19p13.3		Le^a, Le^b, Le^{ab}, Le^{bH}, ALe^b, BLe^b
008	Duffy	FY	DARC	1q23.2	CD234	Fy^a, Fy^b, Fy3, Fy4, Fy5, Fy6
009	Kidd	JK	SLC14A1	18q12.3		Jk^a, Jk^b, Jk3
010	Diego	DI	SLC4A1	17q21.31	CD233	Di^a, Di^b, Wr^a, Wr^b, Wd^a, Rb^a, WARR, ELO, Wu, Bp^a, Mo^a, Hg^a, Vg^a, Sw^a, BOW, NFLD, Jn^a, KREP, Tr^a, Fr^a, SW1
011	Yt	YT	ACHE	7q22.1		Yt^a, Yt^b
012	Xg	XG	XG, MIC2	Xp22.33	CD99†	Xg^a, CD99
013	Scianna	SC	ERMAP	1p34.2		Sc1, Sc2, Sc3, Rd, STAR, SCER, SCAN
014	Dombrock	DO	ART4	12p12.3	CD297	Do^a, Do^b, Gy^a, Hy, Jo^a, DOYA
015	Colton	CO	AQP1	7p14.3		Co^a, Co^b, Co3
016	Landsteiner-Wiener	LW	ICAM4	19p13.2	CD242	LW^a, LW^{ab}, LW^b
017	Chido/Rodgers	CH/RG	C4A, C4B	6p21.3		Ch1, Ch2, Ch3, Ch4, Ch5, Ch6, WHRg1, Rg2
018	H	H	FUT1	19q13.33	CD173	H
019	Kx	XK	XK	Xp21.1		Kx
020	Gerbich	GE	GYPC	2q14.3	CD236	Ge2, Ge3, Ge4, Wb, Ls^a, An^a, Dh^a, GEIS
021	Cromer	CROM	CD55	1q32.2	CD55	Cr^a, Tc^a, Tc^b, Tc^c, Dr^a, Es^a, IFC, WES^a, WES^b, UMC, GUTI, SERF, ZENA, CROV, CRAM
022	Knops	KN	CR1	1q32.2	CD35	Kn^a, Kn^b, McC^a, Sl1, Yk^a, McC^b, Sl2, Sl3, KCAM
023	Indian	IN	CD44	11p13	CD44	In^a, In^b, INFI, INJA
024	Ok	OK	BSG	19p13.3	CD147	Ok^a
025	Raph	RAPH	CD151	11p15.5	CD151	MER2
026	John Milton Hagen	JMH	SEMA7A	15q24.1	CD108	JMH, JMHK, JMHL, JMHG, JMHM
027	I	I	GCNT2	6p24.2		I
028	Globoside	GLOB	B3GALT3	3q26.1		P
029	Gill	GIL	AQP3	9p13.3		GIL
030	Rh-associated glycoprotein	RHAG	RHAG	6p21-qter	CD241	Duclos, Ol^a, Duclos-like

Tratado de Hematologia

Coleções de grupos sanguíneos

As coleções, em número de seis, englobam grupos de antígenos relacionados do ponto de vista genético, bioquímico e imuno-hematológico, mas que não reúnem todas as condições para serem definidos como sistema. De forma semelhante à dos sistemas, as coleções também são identificadas por números e símbolos. A Tabela 77.2 mostra as coleções reconhecidas até o momento.

Séries de grupos sanguíneos

Além dos sistemas e coleções, existe um conjunto de antígenos, geralmente de baixa ou de alta frequência populacional, que não reúne as condições para pertencerem às duas classificações anteriores. Esses antígenos estão classificados em duas séries. Os antígenos de baixa frequência (<1%) formam a série 700 que compreende 18 antígenos (Tabela 77.3). Os antígenos de alta frequência (>99%) formam a série 901 que compreende 8 antígenos (Tabela 77.4).

Terminologia simbólica

A terminologia numérica para a identificação dos antígenos de grupos sanguíneos é útil para a classificação computadorizada de dados, mas é árida na comunicação científica habitual. Para esse último fim, prefere-se a notação simbólica seguida do número identificador do antígeno (p. ex.: Kel1). Alguns autores propõem apenas a utilização de símbolos para a identificação dos antígenos (p. ex.: K, k).

▶ Principais grupos sanguíneos

Sistemas de grupos sanguíneos ABO, Hh e Lewis

As especificidades antigênicas desses sistemas localizam-se em estruturas de oligossacarídeos formados pela

Tabela 77.3

▶ Antígenos de baixa frequência.

Nº	Nome	Símbolo
700002	Batty	By
700003	Christiansen	Chr^a
700005	Biles	Bi
700006	Box	Bx^a
700017	Torkildsen	To^a
700018	Peters	Pt^a
700019	Reid	Re^a
700021	Jensen	Je^a
700028	Livesay	Li^a
700039	Milne	
700040	Rasmussen	RASM
700044		JFV
700045	Katagiri	Kg
700047	Jones	JONES
700049		HJK
700050		HOFM
700052		SARA
700054		REIT

Tabela 77.2

▶ Coleções de grupos sanguíneos.

Coleção			Antígeno		
Nº	Nome	Símbolo	Nº	Símbolo	Incidência %
205	Cost	COST	205001	Cs^a	95
			205002	Cs^b	34
207	Ii	I	207002	i	baixa
208	Er	ER	208001	Er^a	>99
			208002	Er^b	<1
			208003	Er3	>99
209		GLOB	209002	P^k	>99*
			209003	LKE	98
210			210001	Le^c	1
			210002	Le^d	6
212	Vel	VEL	212001	Vel	>99
			212002	ABTI	>99

Coleções Obsoletos: 201 Gerbich; 202 Cromer; 203 Indian; 204 Auberger; 206 Gregory; 211 Wright.

Tabela 77.4

▶ Antígenos de alta frequência.

Nº	Nome	Símbolo
901002	Langereis	Lan
901003	August	At[a]
901005		Jr[a]
901008		Emm
901009	Anton	AnWj
901011	Sid	Sda
901014		PEL
901016		MAM

ação sequencial de glicosiltransferases que incorporam moléculas de açúcar sobre um substrato básico (Figura 77.1). O substrato básico, nesse caso, é o paraglobosídeo, que é um tetrassacarídeo cujo resíduo terminal é uma galactose. Na dependência de essa galactose estar ligada à estrutura básica por uma ligação β(1-3) ou β(1-4), teremos o paraglobosídeo tipo 1 ou tipo 2, respectivamente. Paraglobosídeos do tipo 1 são encontrados nas secreções, enquanto os paraglobosídeos tipo 2 estão presentes nas hemácias.

- **Antígeno H nas hemácias.** A adição de um fucose por meio de ligação α (1-2) à galactose terminal do paraglobosídeo tipo 2 produz o antígeno H. Essa reação é catalisada por uma α-2-fucosiltransferase codificada pelo gene FUT1 (gene H) localizado no cromossomo 19. O alelo H apresenta alta frequência populacional, o que determina que a maioria das pessoas apresentem o antígeno H nas suas hemácias. O alelo h não produz transferase ativa e, consequentemente, indivíduos homozigotos (hh) não apresentam o antígeno H nas suas hemácias, originando o fenótipo Bombay.
- **Antígeno H nas secreções.** Embora a grande maioria dos indivíduos apresente o antígeno H nas hemácias, apenas 80% apresentam esse antígeno nas secreções. Esses indivíduos são denominados secretores ABH, visto que, caso possuam os antígenos A ou B, também secretarão os antígenos A ou B. Os 20% remanescentes são denominados não secretores ABH, visto que não apresentam os antígenos H, A ou B nas suas secreções. O gene responsável pela presença do antígeno H nas secreções é o FUT2 (Se, secretor) localizado no *locus* FUT2 do cromossoma 19. O gene Se codifica uma transferase que age sobre o paraglobosídeo tipo 1.
- **Antígenos A e B.** O antígeno H, produzido pelas transferases H ou Se, é o substrato para a ação das transferases codificadas pelos genes A e B, que irão produzir os antígenos A e B, respectivamente. O antígeno A apresenta uma N-acetilgalactosamina unida

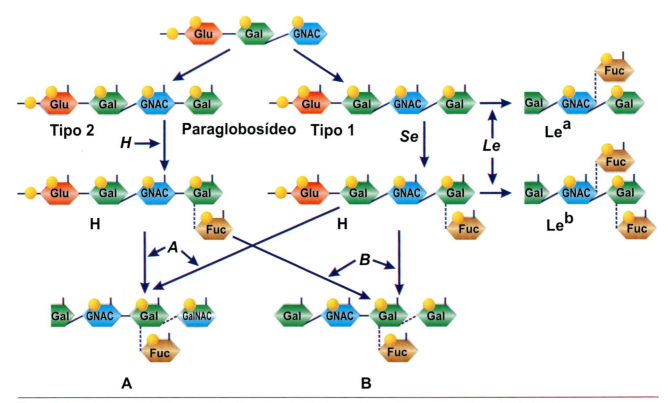

Figura 77.1 Estrutura química dos paraglobosídeos tipos 1 e 2 e dos antígenos de grupos sanguíneos ABH e Lewis.

por ligação α(1-3) à galactose terminal do antígeno H, enquanto o antígeno B apresenta uma galactose ligada nessa posição. O gene O não origina transferase funcional e, portanto, não modifica o antígeno H, que é o antígeno encontrado nas hemácias do grupo sanguíneo O.

- **Gene ABO**. Esse gene, que está localizado no braço longo do cromossomo 9, determina a síntese de uma glicosiltransferase que adiciona um resíduo de açúcar à substância H, transformando-a em antígeno A ou B. Sua estrutura é bem conhecida, sendo composto de 7 éxons (ou seja, regiões codificantes), sendo a maior parte da sequência da proteína codificada pelos éxons 6 e 7 (Figura 77.2 A).

- A enzima é composta de 352 aminoácidos. O domínio catalítico é a porção C-terminal e na porção inicial da proteína existe uma região de 21 aminoácidos que constitui o domínio transmembrana, pela qual a enzima fixa-se a membranas. No entanto, a molécula pode sofrer digestão no aminoácido 52, dando origem a uma forma solúvel.

- **Genes A e B**. Os genes dos grupos sanguíneos A e B são muito semelhantes: diferem em apenas sete bases nos éxons 6 e 7 (Figura 77.2 B). Dessas, apenas quatro produzem alterações na estrutura proteica, de forma que as glicosiltransferases A e B diferem por quatro aminoácidos do domínio catalítico. Essas duas enzimas diferem em suas especificidades, pois a glicosiltransferase A adiciona um resíduo de N-acetilglicosamina à substância H, transformando-a em antígeno A, enquanto a glicosiltransfcrase B adiciona um resíduo de galactose, transformando-a em antígeno B. A Tabela 77.5 resume as diferenças entre os principais alelos do gene ABO.

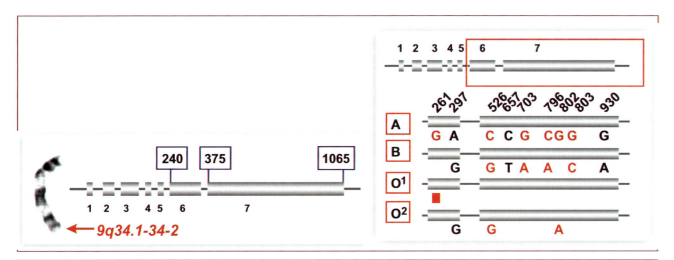

Figura 77.2 Gene da glicosiltransferase responsável pelo polimorfismo ABO. (A) Estrutura do gene da glicosiltransferase (ABO); (B) Esquema das mutações que originam os grupos sanguíneos ABO.

Tabela 77.5

▶ Mutações nos gene ABO responsáveis pelos principais polimorfismos desse sistema. (As mutações em negrito correspondem a trocas de aminoácidos na molécula da glicosiltransferase).

Éxon	3	4		5				6											7	
nt	106	188	189	220	261	297	467	526	646	657	681	703	771	796	798	802	803	829	930	1060	1096
A¹	G	G	C	C	G	A	C	C	T	C	G	G	C	C	G	G	G	G	G	C	G
A²	.	.	.	.	.	.	T	.	.	.	.	.	.	.	.	.	.	.	.	-	.
B	.	.	.	.	.	G	.	G	.	T	.	A	.	A	.	.	C	.	A	.	.
O²	.	.	.	.	.	G	.	G	.	.	.	.	.	.	.	A	.	.	.	.	A
O³	.	.	.	.	.	T	.	.	.	.	.	.	.	+G	.	.	.	.	.	-	A
O¹	.	.	.	.	.	.	.	.	.	.	.	.	.	.	.	.	.	.	.	.	.
O¹ᵛ	T	A	T	T	.	G	.	.	A	.	A	.	T	.	.	.	.	A	.	.	.

- **Heterogeneidade dos genes O.** O grupo sanguíneo O é o resultado da falta das enzimas glicosiltransferase A ou B de forma que a substância H persiste na superfície das hemácias e das células epiteliais. Um grande número de alterações no gene ABO resulta no seu silenciamento produzindo o grupo O. A alteração mais comum e primeira a ser descrita, conhecida por O^1, é a deleção de uma base G no éxon 6 (posição correspondente à base 261 do cDNA); essa deleção provoca *frameshift* e um código de término prematuro, bloqueando a síntese da molécula completa da enzima. Essa mutação corresponde a 50-60% dos casos de genes O em brancos e negros. Uma segunda variante, conhecida como O^{1v}, correspondente a cerca de 40% dos casos de genes O em brancos e negros, contém a mesma deleção –G261, mas inclui nove mutações adicionais nos éxons 3-7, três das quais causam trocas de aminoácidos na proteína. No entanto, como no caso anterior, a molécula completa da proteína não é produzida, pois a deleção causa *frameshift* e formação de código de término prematuro. Duas outras variantes de O não contêm a deleção –G261: O^2, variante que corresponde a 4-6% dos genes O em brancos e negros (ausente em orientais), tem quatro mutações em relação ao gene A, e duas delas provocam trocas de aminoácidos; O^3, que contém duas mutações, uma deleção e uma inserção. Além disso, um estudo populacional demonstrou pelo menos sete outras formas de alelos O originados por polimorfismos adicionais dos alelos O^1 ou O^{1v}, ou ainda recombinações formando genes híbridos como O^1-O^{1v}, O^1-O^{1v}-O^1 ou O^{1v}-B (Figura 77.3).
- **Gene A^2.** O soro de indivíduos do grupo B contém dois tipos de anticorpos, denominados anti-A e anti-A^1, que podem ser separados por técnicas adequadas de adsorção (a lectina da planta *Dolichos biflorus* é usada como um reagente anti-A^1). Os eritrócitos que reagem apenas contra o anticorpo anti-A, mas não contra o anti-A^1, são classificados como sendo do grupo A^2. Quimicamente o antígeno A^2 é representado pelo mesmo açúcar imunodominante do antígeno A, mas ligado a um número mais restrito de estruturas, além de estar presente em densidade muito menor. Essa variante de grupo sanguíneo A é causada por um gene semelhante ao gene A, mas como uma mutação 467C→T, que determina uma substituição prolina → leucina, e deleção de uma base próxima à região C-terminal. Como consequência dessa deleção, ocorre *frameshift* e a leitura do mRNA continua além do ponto habitual, resultando uma cadeia com 21 aminoácidos adicionais. Essa transferase A^2, com um aminoácido trocado e um domínio adicional na região C-terminal, tem uma atividade enzimática drasticamente reduzida.
- **Outros subgrupos fracos.** Numerosas outras variantes de grupos A ou B são conhecidas, caracterizadas pela expressão mais fraca de antígenos A ou B, com expressão variada em testes de aglutinação: A^3, A^x, A^{end}, A^{el}, B^3, B^x, B^m, B^{el}. Por exemplo, o grupo A^3 caracteriza-se pela aglutinação incompleta (campo misto) das hemácias com anti-A ou anti-A,B, enquanto o grupo B^3 caracteriza-se pela aglutinação incompleta com soro anti-B ou anti-A,B (como cerca de 60% das hemácias são aglutinadas, esses subgrupos são conhecidos também por A$_{60}$ e B$_{60}$). O subgrupo A^x e alguns casos de A^3 e de B^3 são devidos a mutações simples do gene A ou B, com substituição de um único aminoácido. No subgrupo A^{el} ocorre a inserção de um nucleotídeo G entre os nucleotídeos 798-804; essa inserção causa um *frameshift* na leitura, provocando uma alteração completa

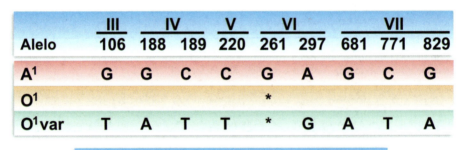

Figura 77.3 Variantes do gene O do *locus* ABO e suas prevalências em diferentes populações.

da sequência de aminoácidos após a glicina da posição 268, além de aumentar a cadeia da enzima em 37 aminoácidos.

- **Alelos cisAB e B(A).** O alelo cisAB representa um gene que tem a capacidade de determinar expressão de antígenos A e B concomitantemente. Trata-se de uma expressão fraca de A e mais fraca ainda de B, sendo por isto também conhecido por A^2B^3. O subgrupo B(A) foi descoberto em 1985, quando foram introduzidos anticorpos monoclonais para tipagem sanguínea e demonstrou-se que o anti-A monoclonal estava reagindo com hemácias em alguns casos conhecidos de tipo B. Nessas hemácias, além do antígeno B, ocorre uma quantidade muito pequena de antígeno A, habitualmente não detectada pelo anti-A de indivíduos B. Esse subgrupo é devido a um gene B com duas mutações que o tornam idêntico ao gene A nos pontos ($657T{\rightarrow}C$ e $703A{\rightarrow}G$); a segunda mutação determina a troca de aminoácido 235 serina $\rightarrow$ glicina, idêntica ao grupo A. Trata-se, portanto, de um gene que produz uma glicosiltransferase "B", mas com apenas três das quatro diferenças que distinguem B de A.
- **Sistema Lewis.** Os antígenos do sistema Lewis não são produzidos nas hemácias; são produzidos em células epiteliais, em particular do intestino, que circulam ligadas a lipoproteínas e são transferidas passivamente para as hemácias. O gene FUT3 (Le) codifica uma fucosiltransferase que adiciona uma fucose ao paraglobosídeo tipo 1 transformando-o em antígeno Le^a. Nos indivíduos secretores (que têm um gene Se), o gene Se transforma todo o paraglobosídeo tipo 1 em antígeno H; assim, não resta substância precursora para produção do antígeno Le^a, mas ao mesmo tempo o gene Le atuando sobre a substância H transforma-a em antígeno Le^b, de forma que esses indivíduos são Le(a-b+). Por outro lado, nos indivíduos Lewis-negativos (le) não há síntese de antígenos Le^a ou Le^b, e as hemácias são Le(a-b-) (Tabela 77.6 e Figura 77.1).

- **Deficiência de substância H.** Este é um fenótipo raro resultante de defeitos do gene H que se torna silencioso ou tem sua expressão muito diminuída. O gene H não funcional é indicado por h (em contraposição a H quando sua expressão é normal). Nas pessoas hh não há produção de antígenos H, A ou B nas hemácias. Essa homozigose é geralmente associada à homozigose para não secretor (se/se). Esse fenótipo, conhecido pelo nome de Bombay e indicado pelo símbolo O$_h$, caracteriza-se por:

    - as hemácias não reagem com antissoros anti-A, anti-B, anti-H ou anti-A,B;
    - as hemácias poderão ter antígeno Le^a (resultante da ação do gene Le sobre a substância precursora), mas nunca terão o antígeno Le^b (resultante da transformação da substância H; assim, na dependência do genótipo Lewis, as hemácias O$_h$ serão Le(a-b-) ou Le(a+b-), mas nunca Le(a-b+);
    - a saliva não contém antígenos A, B ou H;
    - o soro contém anticorpos anti-A, anti-B e anti-H.

Grupo sanguíneo Rh

A história do grupo sanguíneo Rh começou com a descrição da doença hemolítica do recém-nascido em 1939. O sistema Rh é o mais complexo do homem e o alvo mais frequente de aloimunização produzida pelas transfusões ou por gravidez. Os antígenos do sistema Rh também são alvos frequentes de autoanticorpos que determinam anemias hemolíticas. Anticorpos dirigidos contra os antígenos Rh geralmente são da classe IgG, raramente fixam o complemento, mas são capazes de induzir rápida remoção extravascular das hemácias sensibilizadas.

O sistema Rh compreende 57 antígenos individuais dos quais cinco são identificados na rotina: **D, C, c, E e e.** Esses antígenos localizam-se em duas proteínas semelhantes produzidas por dois genes homólogos. O primeiro antígeno do sistema Rh descrito foi o antígeno D ou Rho. A presença ou ausência desse antígeno nas hemácias determina o fenótipo conhecido como Rh positivo (D positivo) e Rh negativo (D

Tabela 77.6

▶ Interação entre o gene secretor e o sistema Lewis.

Genes Le	Genes Se	Hemácias	Anticorpos no soro	
			Anti-Le^a	Anti-Le^b
Le/	Se/	Le(a-b+)	Muito raro	–
	se/se	Le(a+b-)	–	Muito raro
le/le	Se/	Le(a-b-)	Ocasionalmente	Ocasionalmente
	se/se	Le(a-b-)		

Capítulo 77 • Antígenos Eritrocitários, Leucocitários e Plaquetários

negativo), respectivamente. Os quatro antígenos seguintes são formados por pares antitéticos: *C* e *c*, e *E* e *e*. Esses cinco antígenos são herdados em conjunto devido ao fato de os genes que os codificam estarem muito próximos, não ocorrendo recombinação entre eles (Tabela 77.7).

Tabela 77.7

▶ Frequência populacional dos genótipos do sistema Rh.

Complexo gênico	Frequência	
	Brancos	Afro-Americanos
DCe	0,40	0,17
dce	0,39	0,26
DcE	0,16	0,11
Dce	0,02	0,44
dCe	0,01	0,02
dcE	0,01	0,01
DCE	0,001	0,001
dCE	0,001	0,001

O sistema Rh compreende ainda um grande número de antígenos que podem ser genericamente classificados em antígenos de baixa frequência e antígenos de alta frequência populacional. O primeiro grupo inclui os antígenos determinados por polimorfismos raros e o segundo compreende epítopos presentes na grande maioria das proteínas Rh e que somente são reconhecidos por aqueles indivíduos deficientes em proteínas Rh ou por aqueles que somente apresentam proteínas Rh anormais. Existem ainda antígenos Rh que somente são expressos quando codificados pelo mesmo gene, caracterizando a chamada configuração em "sis" (p. ex.: a especificidade *f* somente aparece quando os antígenos *c* e *e* estão no mesmo gene como no genótipo CDE/ce). Existem ainda situações nas quais as hemácias não apresentam antígenos Rh caracterizando o fenótipo Rh *null*.

■ **Genes Rh**. O *locus* RH está localizado no braço curto do cromossomo 1, na banda 1p36.11, e contém dois genes altamente homólogos, denominados *RHD* e *RHCE*, contendo cada um deles 10 éxons. O gene *RHD* é transcrito na proteína D, enquanto o gene *RHCE* é transcrito na proteína CE. Além disso, existem algumas formas menores da proteína CE formadas por *splicings* alternativos, especialmente aquelas em que faltam as regiões correspondentes aos éxons 4-5-6 ou 4-5-8.

As diferenças entre os principais alelos dos genes do sistema Rh estão resumidas na Tabela 77.8. O polimorfismo do antígeno RhD é causado pela ausência do gene D, existindo, pois, indivíduos com duas, uma ou nenhuma cópia do gene D, indicados, respectivamente, por DD, Dd e dd; estes últimos são Rh-negativos.

O polimorfismo C/c é determinado por variação de quatro aminoácidos da proteína CE nas posições 16, 60, 68 e 103, que podem ser, respectivamente, cisteína, isoleucina, serina e serina (antígeno C) ou triptofano, leucina, asparagina e prolina (antígeno c). O polimorfismo E/e é determinado por variação de um aminoácido da proteína CE, na posição 226, respectivamente prolina ou alanina.

A combinação dessas especificidades antigênicas origina oito haplótipos possíveis, como mostrado na Tabela 77.7.

■ **Antígeno D fraco ou Dᵘ**. Antígeno Dᵘ é uma expressão para descrever antígenos D que são detectados apenas por alguns anticorpos anti-D mais potentes, mas não por outros. São descritos como Dᵘ os antígenos de hemácias que não são aglutinadas por anti-D IgM em teste direto, mas são aglutinadas por anti-D IgG em teste de antiglobulina. Não existe diferença qualitativa entre D e Dᵘ, mas apenas uma redução do número de moléculas D

Tabela 77.8

▶ Bases moleculares dos polimorfismos D/d, C/c e E/e, resultantes da diversidade das proteínas D e CE, codificadas por variações nos éxons 1, 2 ou 5 dos genes D e CE.

Fenótipo	Proteína	Aminoácido				
		16	60	68	103	226
D	D	Trp	Ile	Ser	Ser	Ala
d	D	Proteína ausente				
C	CE	Cys	Ile	Ser	Ser	
C	CE	Trp	Leu	Asn	Pro	
E	CE					Pro
e	CE					Ala
Gene D ou CE		Éxon 1		Éxon 2		Éxon 5

754   Tratado de Hematologia

na superfície das hemácias. Mais de 80 tipos de D fraco foram descritos. As alterações moleculares que caracterizam o D fraco são substituições de aminoácidos localizados na porção transmembrana ou intracelular da proteína D. Essas substituições produzem alterações conformacionais que afetam a integração e a ancoragem da proteína no citoesqueleto, resultando em menor quantidade do antígeno D na superfície das hemácias.

- *D parciais*. São defeitos moleculares em que falta parte do gene D ou uma parte do gene D é substituída pela porção equivalente do gene CE, faltando a parte ou os determinantes antigênicos correspondentes na proteína D. Nesses casos, há produção de anticorpos contra as regiões ausentes da proteína D. Como resultado, teremos uma pessoa D+ que produz um anticorpo anti-D, capaz de reagir contra hemácias de outras pessoas D+ (que têm o antígeno D "completo" e, portanto, a região que está faltando no portador do D parcial). A nomenclatura desse grupo de antígenos e fenótipos é muito confusa, e são referidos com frequência como D fracos, D variantes ou D mosaicos. Alguns exemplos de mecanismos moleculares responsáveis pelos fenótipos de D-parcial estão resumidos na Figura 77.4.

- **Rh$_{null}$**. A denominação Rh$_{null}$ é aplicada às hemácias de raros indivíduos que não têm nenhum dos antígenos do sistema Rh. Esses indivíduos têm discretas alterações clínico-laboratoriais, que incluem uma síndrome hemolítica leve, estomatocitose das hemácias, aumento da fragilidade osmótica e alterações do transporte de íons pela membrana.

Estudos familiares, confirmados mais recentemente pela análise molecular, vêm demonstrando que o Rh$_{null}$ depende de dois defeitos genéticos independentes: a) tipo amorfo, mais raro, devido à homozigose para um gene silencioso no *locus* RH; b) um tipo mais comum, denominado regulador.

A causa mais comum do Rh$_{null}$ do tipo regulador parece ser uma mutação em um gene do cromossomo 6 denominado *RHAG* (RH Associated Glycoprotein). Esse gene codifica a síntese da proteína RHAG que, juntamente com CD47, glicoforina B e glicoproteínas dos grupos sanguíneos LW e Fy, interagem na membrana eritrocitária com as proteínas produzidas pelo *locus* RH. As mutações no gene *RHAG* até o momento descritas como causa de Rh$_{null}$ incluem deleção de uma ou de duas bases, com *frameshift* e término prematuro de síntese, mutação de ponto com substituição de resíduo em domínio hidrofóbico da proteína, e mutação associada à supressão da expressão do alelo.

Sistema MNS

Os antígenos do sistema MNS estão relacionados com as glicoforinas, que são abundantes na membrana dos eritrócitos. Até o momento foram descritos 46 antígenos nesse sistema. O antígeno MN está associado à Glicoforina A (GPA) que, juntamente com a proteína de banda 3 (proteína de transporte de ânions), forma o mais importante grupo de glicoproteínas intrínsecas da membrana eritrocitária. As glicoforinas C e D não estão relacionadas com o grupo MNS, mas sim com o sistema Gerbich. A molécula de GPA contém 131 aminoácidos, incluindo um domínio extracelular, uma porção hidrofóbica transmembrana e um domínio intracitoplasmático. Cada eritrócito contém 300.000 a 1.200.000 moléculas de GPA. O antígeno Ss está localizado na Glicoforina B (GPB), que tem estrutura semelhante à GPA, embora tenha apenas 76 aminoácidos e seja menos abundante do que a GPA, da ordem de 30.000 a 250.000 moléculas por célula.

- **Genes das glicoforinas**: *GPA, GPB e GPE*. As glicoforinas relacionadas com o sistema MNS são codificadas por três genes homólogos *GPA* (Glicoforina A), *GPB* (Glicoforina B) e *GPE*, localizados no cromossomo 4, na banda 4q31.21, na seguinte ordem 5'-GPA-GPB-GPE-3'. O gene *GPA* tem sete éxons ativos, enquanto o gene *GPB* tem apenas seis éxons, sendo o éxon B3 não transcrito (tem uma mutação na região de *splicing*, fazendo com que não seja incluído no mRNA, e que a proteína GPB seja mais curta do que a GPA). *GPE* tem estrutura semelhante a *GPB*, mas tem dois pseudoéxons (E3 e E4) codificando uma proteína de apenas 59 aminoácidos.

	Éxon do gene D ou CE									
	1	2	3	4	5	6	7	8	9	10
D^{VI} tipo II D^{VI}Ce				CE						
D^{VI} tipo I D^{VI} cE				deleção						
D^{IIIb}		CE								
D^{Iva}			CE				CE			
D^{Ivb}							CE			
D^{Va}					CE					
DFR				CE		D				

Figura 77.4 Alguns exemplos de D parciais, resultantes de deleção parcial do D, ou genes híbridos em que parte do gene D está ausente porque está substituído por segmentos do gene CE.

As diferenças responsáveis pelos principais polimorfismos do sistema MNS estão resumidas na Tabela 77.9. O polimorfismo MN deve-se a diferenças em dois aminoácidos no início da cadeia da GPA: as posições 1 e 5 são ocupadas respectivamente por serina e glicina no antígeno M, e leucina e ácido glutâmico no antígeno N. O polimorfismo Ss deve-se a uma diferença na posição 29 da GPB: metionina para S e treonina para s.

■ **Fenótipos devidos a deleções dos genes GPA, GPB e GPE: En(a-), S[u] e M[K].** Esses fenótipos raros, En(a), S[u] e M[K], são produzidos por recombinações não homólogas entre os genes *GPA*, *GPB* e *GPE*, com consequentes deleções parciais ou totais desses genes. Nesses casos, o portador desenvolve anticorpos contra determinantes antigênicos daquele segmento de proteína que ele não possui, o que levou à caracterização desses fenótipos antes mesmo que se conhecessem as suas bases moleculares.

Anti-En[a] é um anticorpo que reage contra determinantes não polimórficos de várias regiões da GPA. Esse anticorpo aparece em raríssimos indivíduos que são homozigotos para uma deleção do gene de *GPA*, de modo que eles não têm glicoforina A e, portanto, não têm antígenos M ou N. Esse anticorpo aglutina células da grande maioria dos indivíduos, cujo fenótipo é descrito como En(a+), mas não aglutina as hemácias dos portadores dessa deleção, cujo fenótipo é descrito como En(a-).

Anti-U é um anticorpo que pode ser produzido em menos de 1% de negros, que reage contra as células da grande maioria das pessoas. Esse anticorpo reage contra determinantes antigênicos de grande parte da molécula de GPB. As hemácias das pessoas que não reagem ao anti-U são denominadas u (em contraposição às células da maioria das pessoas,

que reagem contra o anti-U e são denominadas U). Como a ausência de U representa uma deleção do gene da *GPB*, também os determinantes antigênicos de S e s estão ausentes, de modo que o fenótipo desses indivíduos é S-s-U-. Esse fenótipo é conhecido por S[u], e pode originar dificuldades de interpretação em exames de exclusão de paternidade.

Finalmente, uma deleção muito mais ampla, denominada M[K], inclui a GPA e GPB, levando à ausência dos determinantes MNSs, tendo o homozigoto o fenótipo M-N-S-s-En(a-).

■ **Outros antígenos de baixa frequência no sistema MNS.** O sistema MNS é um dos mais polimórficos dentre os grupos sanguíneos, com 46 antígenos reconhecidos (perdendo apenas para o sistema Rh, com 57). Grande número desses antígenos é resultante de mutações puntiformes nos genes *GPA* ou *GPB* (como os antígenos M[c] e M[g]), ou deleções parciais desses genes, ou ainda, recombinações não homólogas, gerando genes híbridos, compostos por parte da GPA e parte da GPB. São exemplos desses antígenos gerados por genes híbridos os antígenos Hil, Dantu, TSAN e SAT, entre outros.

Sistema Kell

O sistema Kell é muito importante do ponto de vista transfusional visto que anticorpos antiKell, produzidos em decorrência de aloimunização transfusional ou gravidez, são frequentemente identificados. Os aloanticorpos antiKell geralmente são da classe IgG que promovem rápida remoção extravascular das hemácias sensibilizadas. O sistema Kell compreende 34 antígenos, dos quais três conjuntos antitéticos de antígenos são os mais importantes (Tabela 77.10).

A proteína que abriga os antígenos do sistema Kell possui cerca de 93.000 dáltons e pertence à família das endopeptidases neutras ligantes de zinco. A proteína Kell possui

---

Tabela 77.9

▶ Diferenças na composição de aminoácidos das glicoforinas A e B nos grupos sanguíneos M, N, S e s, além das mutações responsáveis por dois antígenos muito raros desse sistema, denominados M[c] e M[g]. Como os 26 primeiros aminoácidos da GPB são idênticos aos do alelo N da GPA, a GPB exibe uma atividade de antígeno 'N'.

Glicoforina	Antígeno	Aminoácido			
		1	4	5	29
GPA	N	Leu	Thr	Glu	
	M	Ser	Thr	Gly	
	M[g]	Leu	Thr	Glu	
	M[c]	Ser	Asn	Glu	
GPB	S	Leu	Thr	Glu	Met
	s	Leu	Thr	Glu	Thr

Tratado de Hematologia

Tabela 77.10

▶ Antígenos principais do sistema Kell.

Nome e Símbolo	Símbolo Alfanumérico	Frequência
K (Kell)	K1	Baixa
k (Cellano)	K2	Alta
Kp^a (Penney)	K3	Baixa
Kp^b (Rauntenberg)	K4	Alta
Jsa (Sutter)	K6	Baixa
Jsb (Matthews)	K7	Alta

732 aminoácidos e apresenta três domínios, sendo a terminação carboxila extracelular e a terminação amino intracitoplasmática. Ocasionalmente, foram observados indivíduos que não apresentavam antígenos Kell nas suas hemácias. Esse fenótipo foi denominado Ko e não estava associado com alterações morfológicas ou funcionais das hemácias.

A glicoproteína Kell é codificada por um gene situado no braço longo do cromossomo 7, correspondente a 21,5 kb, contendo 19 éxons. O grande domínio extracelular é codificado pelos éxons 4 a 19. Todos os polimorfismos da proteína Kell são resultantes de trocas de aminoácidos provocados por mutações de bases nas regiões codificantes do gene (Tabela 77.11). Em alguns casos, a substituição de aminoácidos tem consequências adicionais sobre a molécula, alterando sua glicosilação ou o padrão de dobras. Por exemplo, a troca 281 arginina → triptofano produz o antígeno Kp^a no lugar do antígeno mais comum Kp^b; além disso, em virtude da modificação conformacional induzida na proteína, todos os antígenos produzidos por esse alelo ficam mais fracos, o que pode ser observado quando o alelo oposto é K$_0$.

Sistema Kidd

O sistema Kidd compreende antígenos frequentemente envolvidos em aloimunizações decorrentes das transfusões. Os anticorpos anti-Kidd são clinicamente significantes, capazes de fixar o complemento e, frequentemente, determinam reação transfusional hemolítica retardada com

Tabela 77.11

▶ Polimorfismos do sistema Kell. São indicados os aminoácidos cujas substituições determinam os diferentes antígenos.

	Aminoácido				
	193	281	302	494	597
K	Met				
K	Thr				
Kp^a		Arg			
Kp^b		Trp			
Kp^c		Gln			
K11			Val		
K17			Ala		
Ul^a				Val	
Ul				Glu	
Js^a					Pro
Js^b					Leu
Gene Kell	6	8		13	17
		Éxons			

hemólise intravascular e insuficiência renal aguda. Os antígenos mais importantes desse sistema são o Jk^a e o Jk^b, que ocorrem em frequências populacionais semelhantes. Um fenótipo de ocorrência rara é o Jk (a-, b-) que se caracteriza por não apresentar proteínas Kidd nas hemácias. Indivíduos com esse fenótipo apresentam deficiência no transporte de ureia.

Os antígenos Kidd localizam-se em uma proteína transportadora de ureia. O gene que codifica essa proteína, denominado HUT11, localiza-se no cromossomo 18q.12.3. A base molecular do polimorfismo Jk^a/Jk^b é uma mudança de base que produz a troca de um aminoácido ácido aspártico para uma asparagina.

Sistema Duffy

O sistema Duffy tem importância pelo fato de produzir aloimunização frequente e por estar envolvido no mecanismo de entrada do *Plasmodium vivax* nas hemácias. Os dois principais antígenos desse sistema Fy^a e Fy^b ocorrem em frequência semelhante na população caucasoide, mas estão ausentes — fenótipo Fy(a-, b-) — em 60% dos negros africanos e em 90% dos asiáticos.

Os antígenos Fy situam-se em uma proteína de 35.000 a 45.000 dáltons que pertence à família dos receptores de quimocinas. A proteína Duffy pode se ligar a várias quimocinas, incluindo a interleucina 8. A proteína Duffy também se expressa em outros tecidos, incluindo as células epiteliais.

O fenótipo Fy (a-, b-), observado em populações de origem africana, decorre de uma mutação na região promotora do gene que liga o fator de transcrição GATA-1, que é fundamental para a expressão de vários genes eritroides. Nos portadores dessa mutação o gene não se expressa no tecido eritroide, mas a expressão da proteína Duffy em outras células é normal.

Sistema Diego

Esse sistema compreende 21 antígenos que se localizam na maior proteína da membrana eritrocitária denominada banda 3 ou canal de ânions (AE – *Anion Exchanger*). Os antígenos Di^a/Di^b e Wr^a/Wr^b ocorrem de forma antitética e os demais 17 são antígenos de baixa frequência. Anticorpos formados contra os antígenos do sistema Diego são raros, geralmente da classe IgG e com capacidade variável de determinar reação transfusional ou doença hemolítica do recém-nascido.

ANTÍGENOS GRANULOCITÁRIOS

Em 1926, foi descrito pela primeira vez o desenvolvimento de anticorpos antileucocitários subsequentemente à transfusão sanguínea. No início da década de 1950 demonstrou-se a presença de aglutininas leucocitárias em casos de agranulocitose. Na década de 1960, a existência de antígenos exclusivos dos neutrófilos foi demonstrada a partir da observação de casos de neutropenia neonatal resultante de incompatibilidade feto-materna. Estudos posteriores demonstraram a importância desses antígenos na neutropenia autoimune, nas reações transfusionais febril e pulmonar, na neutropenia induzida pelo quinino e em alguns casos de neutropenia pós-transplante de medula óssea.

Na membrana dos neutrófilos existe grande número de aloantígenos (antígenos definidos por aloanticorpos). Alguns desses antígenos são específicos dos neutrófilos, outros são comuns a outros tipos de leucócitos e outros apresentam ampla distribuição tecidual.

▶ Nomenclatura

Durante muitos anos os antígenos granulocitários foram designados, como proposto por Lalezari, pela letra N de neutrófilos, seguida por uma letra maiúscula designando o *locus* gênico que controlava a produção do antígeno e um número para a designação do alelo específico daquele *locus* (p. ex.: NA1, NA2). Entretanto, o acúmulo de dados moleculares a respeito desses antígenos tornou essa classificação confusa. Em 1999, a Sociedade Internacional de Transfusão Sanguínea (ISBT) propôs uma nova nomenclatura que leva em consideração a molécula glicoproteica onde se localiza o antígeno granulocitário. Por essa nova nomenclatura os antígenos granulocitários são denominados HNA (*Human Neutrophil Alloantigens*). A localização desses antígenos na membrana granulocitária é identificada por um número (p. ex.: HNA-1, HNA-2). Formas polimórficas localizadas na mesma molécula glicoproteica são nomeadas alfabeticamente obedecendo à ordem da data de publicação (p. ex.: HNA-1a, HNA-1b). Genes e formas alélicas que codificam os antígenos granulocitários devem ser nomeados de acordo com as regras internacionais. Até o momento, o sistema HNA compreende sete antígenos localizados em cinco glicoproteínas (Tabela 77.12).

▶ Bioquímica e biologia molecular

- **Sistema Antigênico HNA-1**. A glicoproteína mais imunogênica da membrana dos neutrófilos é o receptor FcgRIIIb (CD16). Nessa glicoproteína localizam-se os antígenos NA1, NA2 e SH (terminologia antiga) ou HNA-1a, HNA-1b e HNA-1c (nova terminologia). A classe III de receptores de baixa afinidade para IgG (FcγIII) é formada pelas glicoproteínas FcγIIIa e FcγIIIb. Essas glicoproteínas são codificadas por dois genes homólogos situados no cromossomo 1q23. Os receptores FcγIII pertencem à superfamília das imunoglobulinas e ligam IgG na forma polimérica. O receptor FcγIIIa é uma proteína transmembrana expressa em macrófagos e células *natural killer*. O receptor FcγIIIb é uma proteína ligada a uma âncora Glicosilfosfatidilinositol (GPI) e expressa em neutrófilos. O polimorfismo HNA-1a/b é resultante de cinco mudanças de bases que promovem a mudança de quatro aminoácidos (Figura 77.5). Estudos com anticorpos monoclonais sugerem que a especificidade HNA-1b é determinada pelo códon 65, enquanto a especificidade HNA-1a é determinada pelos códons 65 e 82. Em caucasia-

Tratado de Hematologia

Tabela 77.12

▶ Antígenos dos Neutrófilos Humanos (HNA).

Antígenos	Localização	Polimorfismos	Formas alélicas	Terminologia antiga
HNA-1	Receptor FcIIIb	HNA-1a	FCGR3B*1	NA1
		HNA-1b	FCGR3B*2	NA2
		HNA-1c	FCGR3B*3	SH
HNA-2	GP 50	HNA-2a	nn	NB1
HNA-3	GP 70 – 95	HNA-3a	nn	5b
HNA-4	CD11b (MAC-1)	HNA-4a	CD11B*1	MART
HNA-5	CD11a (LFA-1)	HNA-5a	CD11A*1	OND

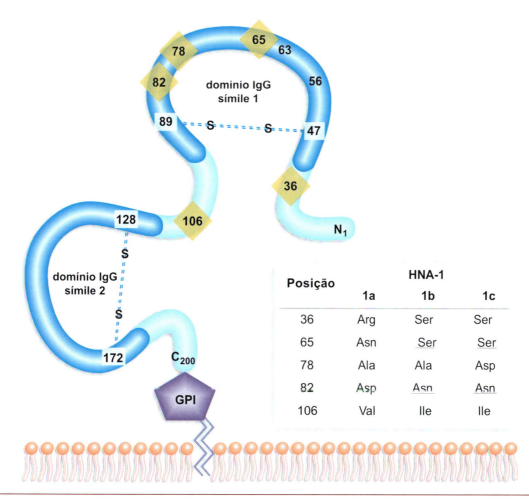

Figura 77.5 Polimorfismo HNA-1. O receptor FcγIIIb é uma proteína expressa nos neutrófilos ligada a uma âncora Glicosilfosfatidilinositol (GPI). O polimorfismo HNA-1a/b é resultante de cinco mudanças de bases que promovem a mudança de quatro aminoácidos.

nos e negros africanos o antígenos HNA-1b é mais frequente que o HNA-1a, enquanto em chineses e japoneses ocorre o contrário. Outro polimorfismo denominado SH (HNA-1c) é determinado por uma única mudança de base C-A determinando a troca Ala78Asp. Essa mudança ocorre no alelo *FCGR3B*2* (HNA-1b). O HNA-1c ocorre em 5% dos caucasianos e em 23 a 38% dos negros africanos.

Capítulo 77 • Antígenos Eritrocitários, Leucocitários e Plaquetários

Alguns indivíduos não expressam a glicoproteína FcγIIIb nos neutrófilos, em decorrência da ausência do gene *FCGR3B*, originando o fenótipo HNA-*null*.

- **Sistema Antigênico HNA-2.** O antígeno HNA-2 localiza-se sobre a glicoproteína NB1 (56 – 64 kDa) expressa na superfície da membrana celular e nos grânulos secundários dos neutrófilos. A NB1 é codificada pelo gene *CD177* localizado no cromossomo 19q13.31 e formado por 1311 pb distribuídas em 9 éxons. Indivíduos que não apresentam o CD177 são HNA-2 null. Indivíduos HNA-2 positivos expressam *CD177* de forma variável e apresentam duas populações de neutrófilos: uma que expressa e a outra que não expressa o CD177. Essa característica é dependente dos polimorfismos *A793C* e *G1084A*. O HNA-2 é positivo em 95-97% dos caucasianos, 95% dos afro-americanos e 89-99% dos japoneses.

A glicoproteína NB1 se liga ao CD31 (PECAM-1) e funciona como molécula de adesão celular na interação neutrófilo-células endotelial e na migração transendotelial.

Indivíduos negativos para HNA-2 podem produzir isoanticorpos que podem produzir neutropenia aloimune em recém-nascidos e em paciente aloimunizados receptores de transplante de células-tronco hematopoéticas. Anticorpos anti-HNA-2 também podem induzir a TRALI (Reação Pulmonar Aguda Relacionada à Transfusão).

- **Sistema Antigênico HNA-3.** Esse sistema apresenta dois alelos HNA-3a (antigo 5b) e HNA-3b (antigo 5a) e está localizado na proteína CTL2 (*Choline Transporter Like protein 2*). A frequência do alelo HNA-3a varia de 0,73 a 0,82 em diferentes populações, e 53 a 64% dos indivíduos são homozigotos. A homozigose para o HNA-3b ocorre em cerca de 5% dos indivíduos.

A proteína CTL2 é expressa na membrana celular de neutrófilos, linfócitos, plaquetas e em células do ouvido interno. A sua função envolve o transporte de colina; tem peso molecular de 80 kDa e apresenta 10 domínios hidrofóbicos transmembrana, 5 alças extracelulares e 6 regiões intracitoplasmáticas (Figura 77.6).

A CTL2 é codificada pelo gene *SLC44A2* localizado no cromossomo 19p.13.1. Esse gene possui 22 éxons que expressam duas isoformas (P1 e P2)

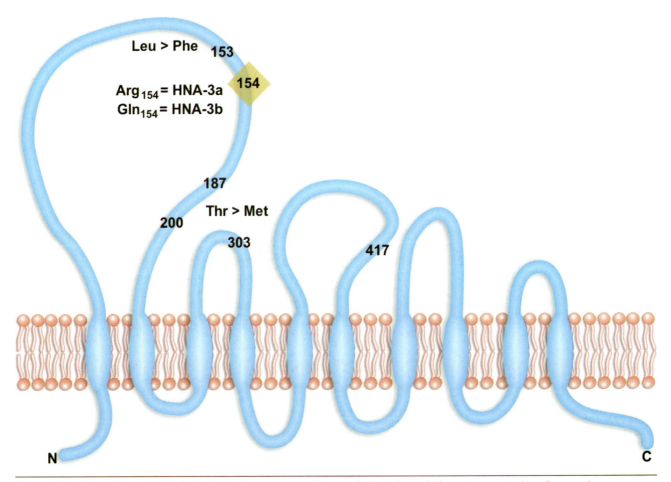

Figura 77.6 Polimorfismo HNA-3. A CTL2 (*choline transporter like protein 2*) está envolvida no transporte de colina, sendo expressa na membrana de neutrófilos, linfócitos, plaquetas e em células do ouvido interno. Com peso molecular de 80 kDa, apresenta 10 domínios hidrofóbicos transmembrana, 5 alças extracelulares e 6 regiões intracitoplasmáticas. Os antígenos HNA-3a e HNA-3b resultam do polimorfismo G461A que codifica uma arginina na posição 154 do antígeno HNA-3a e uma glutamina no antígeno HNA-3b.

originadas por *splicing* alternativo, das quais apena a isoforma P2 é capaz de transporte da colina.

Os antígenos HNA-3a e HNA-3b resultam do polimorfismo G461A que codifica uma arginina na posição 154 do antígeno HNA-3a e uma glutamina no antígeno HNA-3b (Figura 77.6).

Anticorpos anti-HNA-3a têm especificidade para a arginina-154, mas a sua afinidade é influenciada por outro polimorfismo C457T que determina a mudança de uma leucina para uma fenilanina; a fenilanina-153 reduz a afinidade dos anticorpos anti-HNA-3a provavelmente por alterar a conformação da proteína.

Anticorpos contra a CTL2 produzem perda auditiva, enquanto anticorpos contra o HNA-3a estão implicados em reações transfusionais febris e em casos graves de TRALI.

- **Sistema Antigênico HNA-4**. O antígeno HNA-4^a (antigo Mart) resulta de um polimorfismo situado na subunidade CD11b/α_M da integrina $\alpha_M\beta_2$ (CD11b/CD18, Mac-1, CR3). A integrina $\alpha_M\beta_2$ é expressa em monócitos, células natural killer e em neutrófilos; sua função envolve a facilitação da adesão, transmigração e fagocitose. O CD11b é uma proteína transmembrana codificada pelo gene *ITGAM* localizado no cromossomo 16p.11.2 e composto por 30 éxons (4742 pb) que originam uma proteína com 1152 aa. O antígeno HNA-4a é determinado pelo polimorfismo A230G que produz a substituição da histidina na posição 61 por uma arginina. Foram descritos dois tipos de anticorpos contra o HNA-4a, sendo apenas um deles capaz de produzir reações febris transfusionais.
- **Sistema Antigênico HNA-5**. O antígeno HNA-5a (antigo OND) localiza-se sobre a unidade α_L (CD11a) da integrina $\alpha_L\beta_2$ (CD11a/CD18, LFA-1). Essa integrina é específica dos leucócitos e atua na interação entre leucócitos e nos processos de migração celular. A subunidade CD11a é codificada pelo gene *ITGAL* localizado no cromossomo 16p11.2. O HNA-5a é produzido por uma mudança simples de base na posição G2466C que produz a mudança Arg766Thr.

▶ Importância clínica dos anticorpos antineutrófilos

Aloanticorpos dirigidos contra antígenos granulocitários podem determinar neutropenias aloimunes das quais a mais frequente é a Neutropenia Neonatal Aloimune (NNA).

A NNA é similar, para o território dos neutrófilos, da doença hemolítica do recém-nascido, quando um aloanticorpo específico para um antígeno neutrofílico é produzido pela mãe e transferido, através da placenta, para a circulação do feto. A aloimunização materna pode ocorrer a qualquer tempo após o primeiro trimestre de gravidez. A incidência varia de 0,1 a 0,2%. Os anticorpos antineutrófilos ligam-se especificamente aos neutrófilos maduros, poupando as células precursoras e os monócitos. Os recém-nascidos acometidos apresentam-se neutropênicos ao nascimento ou após os primeiros três dias. Mais frequentemente, as especificidades envolvidas são HNA-1a, HNA-2a e HNA-1b. A neutropenia decorre da fagocitose dos neutrófilos opsonizados e também em virtude da sua aglutinação. A maior parte dos pacientes é assintomática e a neutropenia é um achado laboratorial. Poucos casos apresentam-se com febre e infecções que geralmente acometem a pele, o trato urinário e respiratório. Essas manifestações aparecem dentro de uma a duas semanas após o nascimento e a neutropenia pode durar de duas semanas a seis meses. O hemograma normalmente revela número normal de leucócitos mas com ausência ou redução importante no número de neutrófilos maduros. As séries vermelha e plaquetária são normais. A medula óssea apresenta hiperplasia mieloide com desvio para a esquerda caracterizando a chamada "parada de maturação" nos estágios de mielócitos e metamielócitos. O diagnóstico deve ser firmado demonstrando-se a presença de aloanticorpos com especificidades para os neutrófilos no soro materno.

ANTÍGENOS PLAQUETÁRIOS HUMANOS

Na superfície plaquetária situam-se três glicoproteínas que têm importância fundamental nos processos de adesão e agregação plaquetária: glicoproteína IIb/IIIa (receptor para o fibrinogênio, fibronectina, vitronectina e fator de von Willebrand), a glicoproteína Ib/IX/V (receptor para o fator de von Willebrand) e a gicoproteína Ia/IIa (receptor para o colágeno). Os genes que codificam essas glicoproteínas apresentam polimorfismos que acarretam substituições de aminoácidos, o que origina reconhecimento antigênico e produção de aloanticorpos que podem ou não ter importância clínica. Esses antígenos foram agrupados sob a denominação de Antígenos Plaquetários Humanos (HPA – *Human Platelet Antigens*).

A nomenclatura mais utilizada para os antígenos plaquetários humanos decorre de consenso realizado pela Sociedade Internacional de Transfusão de Sangue (ISBT) (Tabela 77.13). Essa nomenclatura, no entanto, apresenta inconsistências visto que antígenos iguais recebem denominações diferentes, como por exemplo o HPA-1a e o HPA-4a. No momento os HPA são classificados em 6 sistemas (HPA-1 ao HPA-5 mais o HPA-15) e 15 antígenos de baixa frequência identificados pela letra "w".

Os antígenos plaquetários têm importância em três situações clínicas: Púrpura Neonatal Aloimune (PNA), Púrpura Pós-Transfusional (PPT) e na refratariedade à transfusão de plaquetas; também são marcadores úteis em estudos populacionais.

▶ Principais antígenos plaquetários

Os antígenos localizados na glicoproteína IIb/IIIa são aqueles mais frequentemente envolvidos na aloimuniza-

Tabela 77.13

▶ Sistema de antígenos Plaquetários Humanos (HPA).

Sistema	Antígeno	Nome original	Glicoproteina	CD
HPA-1	HPA-1a HPA-1b	Zw^a, Pl^{A1} Zw^b, Pl^{A2}	GPIIIa	CD61
HPA-2	HPA-2a HPA-2b	Ko^b Ko^a, Sib^a	GPIbα	CD42b
HPA-3	HPA-3a HPA-3b	Bak^a, Lek^a, Bak^b	GPIIb	CD41
HPA-4	HPA-4^a HPA-4b	Yuk^b, Pen^a Yuk^a, Pen^b	GPIIIa	CD61
HPA-5	HPA-5a HPA-5b	Br^b, Zav^b Br^a, Zav^a, Hc^a	GPIa	CD49b
	HPA-6bw	Ca^a, Tu^a	GPIIIa	CD61
	HPA-7bw	Mo^a	GPIIIa	CD61
	HPA-8bw	Sr^a	GPIIIa	CD61
	HPA-9bw	Max^a	GPIIb	CD41
	HPA10bw	La^a	GPIIIa	CD61
	HPA11bw	Gro^a	GPIIIa	CD61
	HPA12bw	Iy^a	GPIb	CD42c
	HPA13bw	Sit^a	GPIa	CD49b
	HPA14bw	Oe^a	GPIIIa	CD61
HPA-15	HPA-15a HPA-15b	Gov^b Gov^a	CD109	CD109
	HPA-16bw	Duv^a	GPIIIa	CD61
	HPA-17bw	Va^a	GPIIIa	CD61
	HPA-18bw	Cab^a	GPIa	CD49b
	HPA-19bw	Sta	GPIIIa	CD61
	HPA-20bw	Kno	GPIIb	CD41
	HPA-21bw	Nos	GPIIIa	CD61
	HPA-22bw	Sey	GPIIb	CD41
	HPA-23bw	Hug	GPIIIa	CD61

ção plaquetária. Especificamente a GP IIIa abriga as formas polimórficas que originam os aloantígenos HPA-1, -4, -6, -7, -8, -10w, -11w, -14w, -16w, 19w e -21w. A GPIIb abriga os aloantígenos HPA-3 e HPA-9w (Figura 83.6). Esses aloantígenos são responsáveis pelo desenvolvimento de Púrpura Pós-Transfusional (PPT) e Púrpura Neonatal Aloimune (PNA). Alterações na estrutura e função da GPIIb/IIIa também são responsáveis pelo aparecimento da tromboastenia de Glanzmann.

- **Sistema HPA-1 (Pl^A).** O sistema HPA-1 (Pl^A) é responsável direto por mais de 90% dos casos de PPT e PNA em indivíduos caucasianos. O polimorfismo resulta da substituição de leucina, na posição 33 da GPIIIa no alelo HPA-1a (Pl^{A1}), por prolina no alelo HPA-1b (Pl^{A2}). A frequência fenotípica em caucasianos é 97,9% para o HPA-1a e 26,5% para o HPA-1b. A frequência genotípica para o alelo HPA-1a em índios brasileiros é 1 de 0,867 na população

762 Tratado de Hematologia

branca e 0,885 na população negra. Anticorpos anti HPA-1a inibem a agregação plaquetária. A presença do alelo HPA-1b associa-se com risco maior de trombose coronariana.

- **Sistema HPA-4 (Pen ou Yuk).** Esse sistema aloantigênico resulta da presença de uma arginina na posição 143 no alelo HPA-4a (Pen[a]) e sua substituição por uma glutamina no alelo HPA-4b (Pen[b]). Essa substituição acontece dentro do sítio funcional RGD da GPIIIa, resultando que anticorpos contra o alelo HPA-4a inibem a agregação plaquetária induzida pelo ADP.
- **Sistema HPA-3 (Bak, Lek).** O aloantígeno plaquetário Bak[a] (HPA-3a) está presente em cerca de 90% da população alemã. O primeiro exemplo de anti-HPA-3 foi descrito em um caso de PNA. Outro antígeno, Lek[a], dado originalmente como muito próximo do Bak[a], foi, posteriormente, demonstrado como idêntico. O sistema aloantigênico HPA-3 está presente na glicoproteína IIb. O polimorfismo é resultante da substituição de uma única base na posição 2622 (C→T), determinando a presença de uma isoleucina no alelo HPA-3a e de uma serina no alelo HPA-3b.
- **Sistema HPA-9w (Max).** Descrito a partir de um caso isolado de PNA. Envolve a substituição de uma única base (G→A) na posição 2603 (éxon 26 do gene da GPIIb), do que resulta o polimorfismo valina no alelo Max a- (Max[b]) e metionina na posição 837 do alelo Max a+ (Max[a]). Aparentemente, o alelo Max se encontra em ligação com o alelo HPA-3b.

No complexo glicoproteico Ib/IX/V encontram-se o HPA-2 e o HPA-12w.

- **Sistema HPA-2 (Ko ou Sib).** Esse sistema bialélico, localizado na molécula de GPIbα, foi descrito inicialmente por van der Weerdt *et al.*, que utilizaram metodologia de aglutinação plaquetária. A frequência fenotípica do alelo Ko[a] foi de 14,3% e a do Ko[b] foi de 99%. A base molecular desse polimorfismo foi determinada em 1992 por Kuijpers *et al.*, e consiste na substituição de uma citosina na posição 524 do cDNA no alelo HPA-2a (Ko[b]), cujo códon codifica uma treonina na posição 145, por uma timidina, o que origina uma metionina no alelo HPA-2b (Ko[a]) (Figura 83.6). O polimorfismo HPA-2 apresenta desequilíbrio de ligação com um Polimorfismo de Tamanho (VNTR) descrito por Moroi *et al.* em 1984 que, analisando a GPIbα em eletroforese de poliacrilamida em presença de SDS, identificaram quatro subtipos aos quais denominaram de A a D em ordem decrescente de peso molecular. A frequência desses alelos na população japonesa estudada foi de A=0,073, B=0,011, C=0,561 e D=0,355. Três desses polimorfismos foram confirmados por biologia molecular, diferindo entre si pela presença de uma, duas ou três repetições de 39 bases, nos alelos D, C

e B respectivamente, com 610, 623 e 639 aminoácidos. O alelo HPA-2a associa-se com as variantes D (uma repetição) ou C (duas repetições), enquanto o alelo HPA-2b está associado com o alelo B (3 repetições) e C.

No complexo glicoproteico Ia/IIa ocorrem os antígenos HPA-5, HPA-13w e HPA-18w.

- **Sistema HPA-5 (Br[a]/Br[b]).** Esse sistema antigênico associa-se frequentemente com púrpura neonatal aloimune. Decorre da substituição na posição 505 da GP Ia (VLA-2 subunidade α) de uma Glu (HPA-5a, Br[b]) por uma Lys (HPA-5b, Br[a]). Esse polimorfismo não tem efeito sobre a função plaquetária (Figura 77.6).

▶ Aloimunização plaquetária

A produção de anticorpos contra epítopos localizados nas glicoproteínas da membrana plaquetária origina duas síndromes hemorrágicas: púrpura neonatal aloimune e púrpura pós-transfusional.

Púrpura Neonatal Aloimune (PNA)

A PNA é o análogo, no território plaquetário, da doença hemolítica do recém-nascido. Ocorre na proporção de um caso para cada 2.000 nascimentos a termo e responde por 10 a 20% do total de casos de trombocitopenia neonatal. Cerca de 50% dos casos ocorrem na primeira gravidez. O diagnóstico deve ser aventado na presença de manifestações hemorrágicas e plaquetopenia em recém-nascido a termo, após gravidez absolutamente normal. Sangramentos internos ocorrem em 10 a 30% e sangramento intracraniano em 10 a 29% dos casos. A taxa de mortalidade é de cerca de 4%. A PNA sempre deve ser considerada uma situação clínica grave e potencialmente fatal. A plaquetopenia piora após o nascimento, podendo precipitar novos episódios hemorrágicos. O diagnóstico deve ser feito o mais precocemente possível para permitir a instituição do tratamento adequado.

A PNA é causada pela passagem pela placenta para a circulação fetal de aloanticorpos maternos com especificidade para antígenos presentes no pai e no feto. Essa passagem de anticorpos inicia-se por volta da 14ª semana de gestação. Hemorragia intracraniana fetal pode ocorrer em 10% dos casos antes da 30ª semana de gestação. Vários antígenos HPA estão envolvidos na patogênese dessa condição. A maioria dos casos de PNA identificados em população branca ocorreu em mães homozigotas para o antígeno HPA-1b. A PNA causada por anti-HPA-1a geralmente é grave e complicada por sangramento intracraniano. Menos frequentemente, a PNA é determinada por anticorpos contra outros antígenos localizados na GPIIb/IIIa e na GPIIb (anti-HPA-3a), embora esses casos sejam igualmente graves. Quadro clínico menos grave é determinado por anticorpos anti-HPA-5a, que é o segundo em frequência como causa de PNA, respondendo por 15 a 20% dos casos na Europa. A menor gravidade da PNA observada nessa situação se deve provavelmente ao menor número de moléculas de GPIa presente na superfície das plaquetas, o que seria também responsável pela maior ocorrência de casos na segunda gravidez e pelo fato de que mais de 60% dos RN sejam assintomáticos. Na população de origem asiática, a frequência do alelo HPA-1b é extremamente baixa e a causa mais frequente de PNA nessa população são anticorpos contra antígenos HPA-4. Até o momento não existem evidências que impliquem anticorpos contra HLA ou contra antígenos do sistema de grupo sanguíneo ABO na PNA. Mães HPA-1b homozigotas, mas que apresentam o determinante HLA DRw52a, e feto HPA-1a têm incidência de PNA 10 a 100 vezes maior do que mães com outros determinantes HLA. O tratamento de RN com PNA deve ser feito com a transfusão de plaquetas compatíveis, geralmente da mãe. Preferencialmente, as plaquetas a serem transfundidas devem ser lavadas e irradiadas. O uso de imunoglobulinas endovenosas é efetivo, embora a resposta possa demorar até três dias. A comprovação diagnóstica depende da demonstração de anticorpos antiplaquetários no soro da mãe e da determinação do genótipo plaquetário dos pais e do recém-nascido. O risco de ocorrência de PNA na segunda gravidez é de 90% e as medidas preventivas de complicações para o segundo feto devem incluir determinação de contagem plaquetária na 18ª semana de gestação e, uma vez determinada a existência de trombocitopenia, deve-se proceder à transfusão de plaquetas maternas intraútero semanalmente a partir da 26ª semana ou alternativamente a infusão materna de imunoglobulinas endovenosas na dose de 1 g/kg/semana.

Púrpura Pós-Transfusional (PTT)[1]

A PTT é uma trombocitopenia adquirida infrequente que aparece cerca de uma semana após uma transfusão de componentes sanguíneos. O plasma dos indivíduos afetados apresenta anticorpos dirigidos contra antígenos plaquetários presentes nas plaquetas transfundidas. Por mecanismo não esclarecido, a produção de isoanticorpos se acompanha da destruição das plaquetas do receptor. A primeira descrição de um caso de PTT foi feita por Zucker *et al.* em 1959. Tratava-se do caso de uma mulher que desenvolveu trombocito-

penia após receber transfusão de sangue durante o curso de tratamento de neoplasia. O soro da paciente produziu aglutinação e lise de plaquetas normais, além de inibir a retração do coágulo. Após o tratamento com corticosteroides, houve normalização do número de plaquetas. Na mesma época, van Loghem *et al.* descreveram um paciente com quadro semelhante cujo soro continha um aloanticorpo que aglutinava as plaquetas de cerca de 98% da população geral, e propuseram que o antígeno reconhecido pelo anticorpo fosse denominado Zw^a. Shulman *et al.* identificaram mais dois pacientes com quadro clínico e laboratorial semelhante propondo a existência da PPT como entidade clínica distinta. Na ocasião demonstraram que o soro desses pacientes reconhecia as plaquetas de 98% da população geral e denominaram o antígeno de Pl^{A1}. Posteriormente demonstrou-se que os antígenos Zw^a e Pl^{A1} eram idênticos. As manifestações clínicas da PPT atualmente são bem conhecidas. O paciente típico é uma mulher de meia-idade, multípara, que apresenta quadro agudo de manifestações hemorrágicas uma semana após ter sido transfundida com componente sanguíneo contendo plaquetas. Análise retrospectiva recente de 104 casos revelou que 99 deles ocorreram em mulheres com média de idade de 58,4 anos. A trombocitopenia apareceu em média de seis a oito dias após a transfusão e a contagem de plaquetas foi inferior a 10.000/μL em mais de 80% dos casos. Na ausência de história de gravidez anterior, a totalidade dos casos apresentava história prévia de transfusão sanguínea. A PPT é excepcionalmente rara em homens e mulheres nulíparas sem história prévia de transfusão. O soro de mais de 90% dos pacientes com PPT apresenta anticorpos contra o antígeno HPA-1a. Os casos remanescentes têm sido associados com anticorpos anti-HPA-1b ou contra outros antígenos do complexo GPIIb/IIIa. O mecanismo fisiopatológico responsável pela PPT não é conhecido e nenhuma teoria proposta responde a todas as questões. A taxa de mortalidade dos casos não tratados é de cerca de 10%. O tratamento de escolha é o uso de imunoglobulina endovenosa na dose de 1 g/kg/dia por dois dias, e mais de 90% dos pacientes respondem dentro de dois a três dias. Outras modalidades de tratamento incluem a plasmaférese e a corticoterapia.

REFERÊNCIAS CONSULTADAS

1. Bussel J, Cines D. Immune thrombocytopenic purpura, neonatal alloimmune thrombocytopenia, and post-transfusion purpura. In: Hoffman R, Benz EJ, Shattil SJ et al. (eds.). Hematology. Basic principles and practice. New York: Churchill Livingstone, 1995. p.1849-69.
2. Bux J, Behrens G, Jäeger G, Welte K. Diagnosis and clinical course of autoimmune neutropenia in infancy: analysis of 240 cases. Blood. 1997;89:1027-34.
3. Bux J. Molecular genetics of granulocyte polymor-phisms. Vox Sang. 2000;78(suppl 2):125-30.

---

[1] Não confundir com PTT = Púrpura Trombótica Trombocitopênica

4. Covas DT, Delgado M, Seitune MM, Guerreiro JF, Santos SEB, Zago MA. Gene frequencies of the HPA-1 and HPA-2 platelet antigen alleles among the Amerindians. Vox Sang. 1997;73:182-4.

5. Daniels G. Human blood groups. Oxford: Blackwell Science, 1995.

6. Daniels GL, et al. Blood Group Terminology 1995: ISBT Working Party on Terminology for Red Cell Surface Antigens. Vox Sang. 1995;69(3):265-79.

7. Daniels GL, et al. Blood Group Terminology 2004: from the International Society of Blood Transfusion Committee on Terminology for Red Cell Surface Antigens. Vox Sang. 2004;304-16.

8. Daniels GL, et al. International Society of Blood Transfusion Working Party on Terminology for Red Cell Surface Antigens. Vox Sang. 2001;193-7.

9. Daniels GL, et al. International Society of Blood Transfusion Committee on Terminology for Red Cell Surface Antigens: Vancouver Report. Vox Sang. 2003;244-7.

10. Daniels GL, et al. Terminology for Red Cell Surface Antigens. ISBT Working Party Oslo Report. Vox Sang. 1999; 77(1):52-7.

11. Dausset J, Nena A. Presence d'une leucoagglutinine dans le serum dún cas d'agranulocytose chronique. CR Soc Biol. 1952;146:1539.

12. Franco RF, Simões BP, Zago MA. Relative frequencies of the two O alleles of the histo-blood group ABH system in different racial groups. Vox Sang. 1995;69:50-2.

13. Heirenreich R, Eisman R, Surrey S, Delgrosso K, Bennett JS, Schwarts E, et al. Organization of the gene for platelet glycoprotein IIb. Biochemistry. 1990;29:1232-44.

14. Huang C-H, Chen Y, Reid ME, Seidl C. Rh_{null} disease: the amorph type results from a novel double mutation in RhCe gene on D-negative background. Blood. 1998;92:664-71.

15. ISBT Granulocyte Antigen Working Party. Nomenclature of granulocyte alloantigens. Vox Sang. 1999;77:251.

16. John D Roback, MDPD, et al. Technical Manual AABB 2011. 17 ed. - Bethesda, MD. AABB Press 2011.

17. Kaneko M, Nishihara S, Shinya N, Kudo T, Iwasaki H, Seno T, et al. Wide variety of point mutations in the H gene of Bombay and para-Bombay individuals that inactivate H enzyme. Blood. 1997;90:839-49.

18. Kelly RJ, Ernst LK, Larsen RD, Brynat JG, Robinson JS, Lowe JB. Molecular basis for H blood group deficiency in Bombay (O_h) and para-Bombay indivi-duals. Proc Natl Acad Sci USA. 1994;91:5843-7.

19. Koda Y, Soejima M, Johnson PH, Smart E, Kimura H. Missense mutation of FUT1 and deletion of FUT2 are responsible for Indian Bombay phenotype of ABO blood group system. Biochem Biophys Res Commun. 1997;238:21-5.

20. Kroll H et al. A new platelet alloantigen, Swi(a), located on glycoprotein Ia identified in a family with fetal and neonatal alloimmune thrombocytopenia. Transfusion. 2011; 51 (8): 1745-54.

21. Kuijpers RWAM, Faber NM, Cuypers HTM, Ouwehald WH, von dem Borne AEGK. The N-terminal globular domain of human platelet glycoprotein Iba has a $methionine^{145}$/$threonine^{145}$ aminoacid polymorphism, which is associated with the HPA-2 (Ko) alloantigens. J Clin Invest. 1992;89:381-4.

22. Kunicki TJ, Newman PJ. The molecular immunology of human platelet proteins. Blood. 1992;80:1386-404.

23. Lalczari P, Nusbaum M, Gelman S, Spaet TH. Neonatal neutropenia due to maternal isoimmunization. Blood. 1960; 15:236.

24. Lucas GF, Metcalfe P. Platelet and granulocyte glyco-protein polymorphisms. Trans Med. 2000;10:157-74.

25. Mempel W, Perez C, Cartron JP. Molecular defects of the RHCE gene in Rh-deficient individuals of the amorph type. Blood. 1998;92:639-46.

26. Moroi M, Jung SM, Yoshida N. Genetic poly-morphism of platelet glycoprotein Ib. Blood. 1984,64:622-9.

27. Muschter S, Berthold T, Greinacher A. Developments in the definition and clinical impact of human neutrophil antigens. Curr Opin Hematol. 2011;18(6):452-60.

28. Newman PJ, Derbes RS, Aster RH. The human platelet alloantigens PI^{A1} and PI^{A2}, are associated with a $Leucine^{33}$/$Proline^{33}$ amino acid polymorphism in membrane glycoprotein IIIa, and are distinguishable by DNA typing. J Clin Invest. 1989;83:1778-81.

29. Olsson ML, Chester MA. Frequent occurrence of a variant O^1 at the ABO locus. Vox Sang. 1996;70:26-30.

30. Olsson ML, Guerreiro JF, Zago MA, Chester MA. Molecular analysis of the O alleles at the blood group ABO locus in populations of different ethnic back-ground reveals novel crossing-over events and point mutations. Biochem Biophys Res Commun. 1997;234:779-82.

31. Olsson ML, Santos SE, Guerreiro JF, Zago MA, Chester JA. Heterogeneity of the O alleles of the blood group ABO locus in Amerindians. Vox Sang. 1998;74:46-50.

32. Reil A, et al. Geno- and phenotyping and immunogenicity of HNA-3. Transfusion. 2011;51(1):18-24.

33. Yamamoto F, Clausen H, White T, Marken J, Hako-mori S. Molecular genetic basis of the histo-blood group ABO system. Nature. 1990;345:229-33.

34. Yamamoto F, Hakomori S. Sugar-nucleotide donor specificity of histo-blood group A and B transferase is based on amino acid substitutions. J Biol Chem. 1990;265:19257-62.

35. Yamamoto F, McNeill PD, Hakomori S. Human histo-blood group A^2 transferase coded by A^2 allele, one of the A subtypes, is characterized by a single base deletion in the coding sequence, which results in an additional domain at the carboxyl terminal. Biochem Biophys Res Commun. 1992;187:366-74.

36. Yamamoto F, McNeill PD, Yamamoto M, Hakomori S, Harris T, Judd WJ, et al. Molecular genetic analysis of the ABO blood group system: 1. Weak subgroups A^3 and B^3 alleles. Vox Sang. 1993;64:116-9.

37. Zago MA, Tavella MH, Simões BP, Franco RF, Guerreiro JF, Santos SB. Racial heterogeneity of DNA polymorphism linked to the A and the O alleles of the ABO blood group gene. Ann Hum Genet. 1996;60:67-72.

capítulo · 78

Doenças Infecciosas Transmissíveis por Transfusões Sanguíneas

Dimas Tadeu Covas

INTRODUÇÃO

O ser humano pode ser infectado por um grande número de vírus, bactérias, protozoários e outros parasitas. Entretanto, mcnos de uma dezena são efetivamente transmitidos pelas transfusões de sangue, componentes e derivados (Tabela 78.1). O requisito essencial para que um

Tabela 78.1

▶ Doenças infecciosas transmitidas pelas transfusões sanguíneas.

Virais

Hepatites (B, C, G)
Retroviroses

- HTLV-I/II
- HIV-1 e 2

Citomegalovírus
Parvovírus B19

Bacterianas

Yersinia enterocolitica
Psedomonas sp.
Estafilococos sp.
Estreptococos sp.
Treponema palidum
Brucela

Protozoários

Doença de Chagas
Malária
Babesiose

Prions

Doença de Creutzfeldt-Jakob
Variante da doença de Creutzfeldt-Jakob

agente patogênico seja transmitido pelas transfusões é que ele esteja presente na circulação do doador e, portanto, no interior do sangue coletado para efeitos transfusionais. A presença de agentes patogênicos em circulação, no entanto, raramente ocorre na ausência de sintomas. Portanto, a transmissão de agentes infecciosos pelas transfusões pode ser evitada, na sua grande maioria, pela triagem clínica bem-feita dos candidatos à doação de sangue. O problema se apresenta para aqueles candidatos à doação, a minoria felizmente, que apresentam agentes infecciosos circulantes, mas são assintomáticos ou não apresentam associação epidemiológica de risco, não sendo identificados pela triagem clínica. A característica principal desses doadores é o acometimento por doenças que apresentam fase crônica de longa duração e assintomática. Infecções virais como as determinadas pelos Vírus das Hepatites B (HBV) e C (HCV), pelo herpes-vírus, pelos retrovírus humanos ou infecções por parasitas como o *Trypanosoma cruzi* e o plasmódio podem persistir cronicamente por anos ou mesmo por toda a vida do indivíduo sem determinar sintomas ou sinais que chamem a atenção do candidato a doador ou do médico. Alguns outros agentes podem ser transmitidos quando o doador, já infectado e apresentando o patógeno em circulação, ainda não demonstrou os sintomas e sinais indicativos da doença. Incluem-se nessa categoria as transmissões ocasionais do vírus da hepatite A, do parvovírus B19 e da *Yersinia enterocolitica.*

Outro aspecto a ser considerado é que os agentes infecciosos se distribuem em compartimentos diferentes do sangue e, consequentemente, nos diversos componentes sanguíneos produzidos que, na dependência do agente infeccioso, apresentam potencial infectante diferente. Assim, por exemplo, o HTLV-I e II e o citomegalovírus localizam-se exclusivamente nos leucócitos, o HBV e o HCV localizam-se preferencialmente no plasma, o HIV-1 e 2 são encontrados tanto no plasma como nos leucócitos, e o plasmódio e a babésia localizam-se nas hemácias.

Por fim, a simples presença do agente infeccioso na bolsa do componente transfundido não é certeza absoluta de que o receptor será infectado. Fatores como a carga ou concentração do agente infeccioso no componente e o estado do sistema imunológico do receptor desempenham papel importante no estabelecimento ou não da infecção.

Além da *triagem clínica* criteriosa, outros métodos são utilizados para reduzir o risco de transmissão de doenças infecciosas por meio das transfusões. Entre esses métodos a *triagem sorológica* é de fundamental importância, visto que tem por finalidade identificar, entre os doadores considerados clinicamente sadios, aqueles que apresentam marcadores sorológicos (anticorpos ou antígenos) de determinadas doenças infecciosas. Outros métodos incluem procedimentos que visam diminuir a possível carga infectante do componente sanguíneo. Incluem-se aqui a *desleucotização* dos componentes e o uso de *inativadores virais* químicos ou físicos (pasteurização, fotoinativação, tratamento com solventes e detergentes etc.).

Outro aspecto importante na melhoria da segurança transfusional é a *educação* de doadores e médicos: a) educação dos doadores, no sentido de compreenderem a importância da doação de sangue como ato de cidadania, tornando-se doadores habituais e, portanto, mais seguros; b) educação dos médicos, no sentido de indicarem corretamente as transfusões sanguíneas, compreendendo que se trata de procedimento não isento de risco cuja utilização somente se justifica ante fato ameaçador da vida do paciente.

PRINCIPAIS DOENÇAS TRANSMISSÍVEIS POR TRANSFUSÕES

▶ Doenças virais

Hepatite B

O Vírus da Hepatite B (HBV) (Figura 78.1 A), da família *Hepadnaviridae*, possui o genoma constituído por DNA, parcialmente na forma de dupla hélice, com cerca de 3.200 nucleotídeos. Existem pelo menos quatro regiões codificantes, superpostas entre si, que codificam as proteínas da superfície ou envelope (S), do núcleo ou *core* viral (C), proteínas X e a polimerase. Os genes S e C possuem regiões pré-S e pré-C que estão localizadas a 5' do gene. Mais de metade das bases do genoma do HBV está envolvida na síntese de mais de uma proteína (Figura 78.1 B).

O virião infectante, conhecido como partícula de Dane, possui cerca de 42 nm de diâmetro, contendo proteínas de superfície e do *core* viral. O *core* do HBV contém o DNA circular e a DNA-polimerase. O antígeno de superfície ou envelope (HBsAg) recobre o virião, sendo também encontrado livre no plasma como pequenas esferas ou filamentos de 20 a 22 nm de diâmetro (Figura 78.1c). No envelope viral são encontrados três tipos de proteínas de superfície com tamanhos diferentes. A maior

proteína da superfície é codificada pelas regiões gênicas Pré-S1, Pré-S2 e S. A proteína de tamanho intermediário é codificada pelas regiões Pré-S2 e S, e a proteína menor por parte da região Pré-S e pela região S. O antígeno *core* da hepatite B (HBcAg) é codificado pela região C. O RNA pré-C codifica o antígeno HbeAg, que apresenta 90% de homologia com o HBcAg. Mutantes para os antígenos HBeAg e HBsAg foram descritos. O gene P codifica a DNA-polimerase que também possui atividade de transcriptase reversa, visto que a replicação do HBV exige um RNA intermediário. O gene X codifica dois ativadores transcricionais que auxiliam na replicação viral. A partícula viral completa do HBV é montada no citoplasma do hepatócito. O envelope viral é formado por uma camada bilipídica derivada da célula hospedeira na qual se acham embebidas as proteínas virais específicas.

O antígeno HBsAg é detectado no soro, e a sua presença indica infecção ativa. Ausência de HBsAg, no entanto, não indica ausência de infectividade, principalmente em indivíduos que apresentam anti-HBc-positivo, visto que os métodos sorológicos são insensíveis para concentrações de HBsAg inferiores a 200 pg/mL ou 10^7 partículas/mL. Ensaios mais sensíveis, como o PCR, por exemplo, podem detectar até 20 cópias do HBV/mL.[1]

O *quadro clínico* inicial da hepatite B constitui-se de sintomas gerais como fraqueza, anorexia, náusea, vômitos e artralgia. Alguns pacientes referem alteração da gustação. A artrite pode aparecer em 10 a 15% dos casos. Cerca de 50 a 70% dos pacientes adultos infectados são assintomáticos. Cerca de 2 a 10% dos pacientes adultos desenvolvem infecção crônica, contrastando com 30 a 90% dos casos de cronificação em crianças abaixo de 5 anos de idade. O quadro clínico característico inclui icterícia, colúria, fadiga, anorexia, dor abdominal e hepatomegalia dolorosa em 20% dos casos. As *anormalidades laboratoriais* observadas incluem elevação da ALT, aumento da bilirrubina, podendo atingir níveis de 15 a 20 mg/dL, aumento moderado da fosfatase alcalina e hipergamaglobulinemia policlonal. O período de incubação varia de 45 a 180 dias, com valores médios de 60 a 90 dias. O HBsAg, o HBV--DNA e o HBeAg aparecem 45 dias após a infecção, cerca de 15 a 30 dias antes do aumento de ALT e 20 a 40 dias antes do aparecimento de sintomas e da icterícia. O anti--HBc total aparece junto com o início dos sintomas ou aumento de enzimas hepáticas e persiste indefinidamente. O anti-HBc IgM desaparece em 3 a 12 meses caso haja resolução da infecção, e o anti-HBc IgG é detectável por muitos anos, e em geral por toda a vida; a presença desse marcador sorológico é indicativo de exposição ao HBV no presente ou no passado.[2] O HBeAg desaparece em cerca de 12 semanas, concomitantemente ao aparecimento do anti-HBe. A resolução da hepatite ocorre por volta de 5 meses após a infecção com o aparecimento de anti-HBs e ausência de HBV DNA em circulação. A Figura 78.2 demonstra graficamente a sequência desses eventos.

Tratado de Hematologia

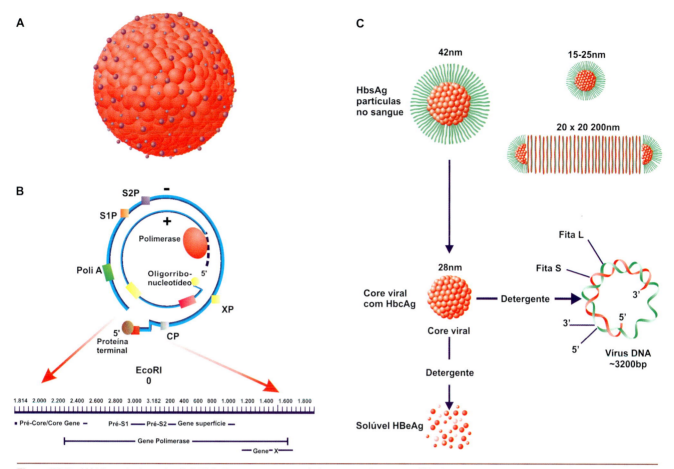

Figura 78.1 (A) Vírus da hepatite B (HBV). Representação artística da partícula viral. (B) Vírus da hepatite B (HBV). Esquema do genoma viral. (C) Vírus da hepatite B (HBV). Esquema dos antígenos do vírus da hepatite B encontrados em circulação.

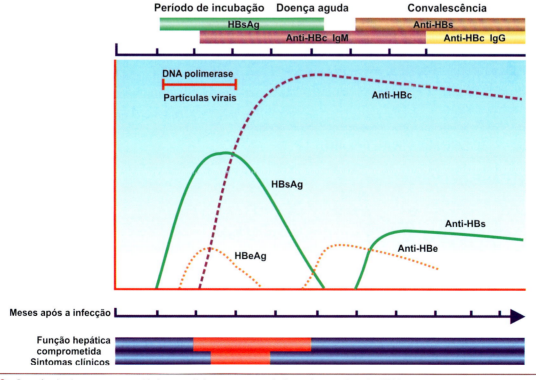

Figura 78.2 Sequência de eventos sorológicos e clínicos no curso da hepatite aguda pelo HBV.

Capítulo 78 • Doenças Infecciosas Transmissíveis por Transfusões Sanguíneas

Prevenção da transmissão transfusional do HBV

A prevenção da transmissão do HBV pelas transfusões de componentes sanguíneos deve ser feita pela triagem clínica dos doadores, excluindo-se os indivíduos com história prévia de hepatite que tenha ocorrido após os 10 anos de idade e aqueles que apresentem comportamentos associados a risco maior de infecção pelo HBV, como por exemplo os usuários de drogas endovenosas, os doadores que apresentam história de confinamento involuntário, a exposição parenteral recente (tatuagem, *piercing*, acidentes com agulhas) e o contato íntimo com paciente acometido por hepatite B ou portador do HBV.

Os marcadores sorológicos para a hepatite B incluem a detecção do antígeno de superfície do vírus (HBsAg) e a detecção de anticorpos contra o capsídeo do vírus (anti-HBc).[3]

Mesmo com essas precauções, estima-se que o *risco de transmissão transfusional* do HBV é da ordem de 1 para 63.000 transfusões nos Estados Unidos, e em países ocidentais o risco aproximado de 1 para 50.000 a 1 para 150.000 transfusões.[4] A prevalência de HBsAg em doadores brasileiros é de 0,20%, a de anti-HBc é de 1,94%, porém a distribuição no Brasil é extremamente variável.[5]

Hepatite C

O Vírus da Hepatite C (HCV) tem sido classificado como o único representante do gênero *hepacivírus* da família *Flaviviridae*, à qual também pertencem os vírus que causam a febre amarela e a dengue. Os vírus dessa família apresentam em comum uma partícula viral encapsulada e o genoma constituído por fita positiva de RNA. No caso específico do HCV, o genoma é constituído por cerca de 9.400 nucleotídeos que codificam uma poliproteína precursora com cerca de 3.010 aminoácidos. Com base nas proteínas originadas, o genoma pode ser dividido em regiões (Figura 78.3). Nas extremidades 5' e 3' existem cerca de 340 bases que não são transcritas e, em razão dessa característica, denominadas NTR (*Non-Translated Region*). A NTR 3' possui três regiões distintas constituídas por uma região variável que se segue ao ponto de término da transcrição, um conjunto de poli-U de tamanho variável e uma sequência terminal de 98 bases conservadas que são indispensáveis para a replicação viral. A poliproteína precursora é dividida em 10 produtos, sendo as proteínas virais estruturais originárias do terço amino e as proteínas virais replicativas do restante da poliproteína. A região 5' do genoma codifica o nucleocapsídeo com cerca de 19 kD (C). Na sequência encontramos as regiões que codificam as glicoproteínas do envelope viral E1 (33 kD) e E2/NS1 (7,2 kD) que são proteínas transmembrana altamente glicosiladas. Na porção carboxiterminal encontramos a proteína p7, que é altamente hidrofílica e cuja função é desconhecida. O restante do genoma do HCV codifica proteínas Não Estruturais (NS), incluindo uma proteína ligada à membrana de 23 kD (NS2), uma proteína solúvel de 63 kD correspondente à helicase viral (NS3), um cofator essencial para a função enzimática do NS3 (NS4A), uma proteína de função desconhecida (NS4B), uma proteína fosforilada (NS5A) e uma polimerase codificada pela região NS5B. Do ponto de vista filogenético foi proposta a classificação do HCV em seis tipos principais (1 a 6) subdivididos, cada um, em subtipos nomeados por letras minúsculas (1a, 1b, 2a, 2c etc.). Nos países ocidentais, os subtipos 1a e 1b predominam. No Brasil, predomina o subtipo 1b e 3. Em virtude de o HCV ser um RNA-vírus, observa-se hipervariabilidade genômica, o que determina a presença de grande diversidade viral no interior do indivíduo infectado. Essa variabilidade explica em parte a incapacidade de muitos indivíduos infectados em montar resposta imunológica humoral protetora.

Epidemiologia

A hepatite C é a infecção crônica mais comum no Brasil que é transmitida pelo sangue. O HCV é transmissível principalmente pela exposição ao sangue de indivíduos contaminados, seja pelas transfusões de sangue ou por manipulação de seringas contaminadas. A transmissão vertical da mãe para o recém-nascido é possível, embora em menor taxa do que a transmissão do HIV.

Quadro clínico

Os sinais e sintomas clínicos da hepatite C aguda são menos evidentes do que aqueles associados com a hepatite B ou A. Em cerca de 10 a 20% dos pacientes aparecem sintomas gerais de fadiga, náusea, anorexia, vômitos e dor abdominal. Cerca de 60 a 70% dos pacientes são assintomáticos. Os sintomas geralmente aparecem cerca de seis a sete semanas e a soroconversão ocorre de oito a nove semanas, respectivamente, após a exposição (Figura 78.4). Apenas cerca de 20 a 30% dos pacientes com hepatite C aguda desenvolvem icterícia. A ALT geralmente se eleva até 20 vezes acima do limite da normalidade. A bilirrubina total geralmente é menor que 10 mg/dL. O quadro agudo

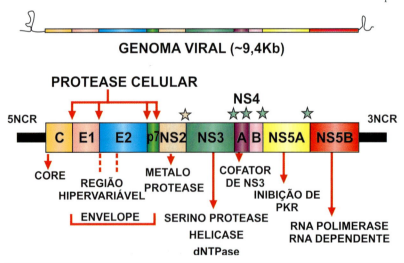

Figura 78.3 Esquema do genoma do vírus da hepatite C, demonstrando as diversas regiões gênicas e respectivos produtos.

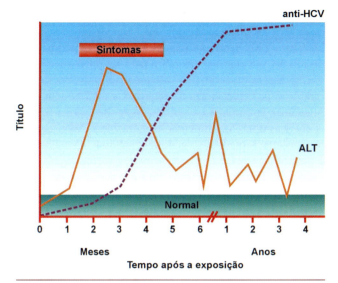

Figura 78.4 Sequência de eventos clínicos e laboratoriais no curso da hepatite pelo vírus C.

pode persistir por até 10 semanas. A mortalidade na fase aguda é baixa. Cerca de 50% dos pacientes infectados por transfusão desenvolvem hepatite crônica. Cirrose hepática ocorre em 10 a 20% dos pacientes com hepatite C crônica no intervalo de 20 a 30 anos de seguimento. A incidência de carcinoma hepatocelular é de 1 a 5%.

Sorologia

O teste para a identificação de doadores com anticorpos anti-HCV foi introduzido nos bancos de sangue brasileiros em 1992. Desde então, pelo menos três gerações de testes ELISA anti-HCV foram utilizados. A chamada primeira geração de anti-HCV incluía apenas o antígeno c100-3, constituído por cerca de 363 aminoácidos gerados de forma recombinante a partir de sequências localizadas nas regiões NS-3 e NS-4. Essa primeira geração de testes era capaz de detectar a positividade sorológica cerca de 120 dias após a exposição. A segunda geração de anti-HCV era formada por múltiplos antígenos, estando incluído o c100-3, um antígeno c33c correspondente ao NS3 e o antígeno c22-3 correspondente ao *core*. Ensaios de terceira geração detectam a presença de anticorpos cerca de 70 dias após a contaminação. O *risco residual* de transmissão transfusional de HCV após a introdução do anti-HCV de segunda e terceira geração, nos Estados Unidos, foi determinado como sendo respectivamente de 1:92.000 e de 1:103.000. Ensaios suplementares são utilizados para esclarecer os resultados de ELISA para o anti-HCV, principalmente para aqueles resultados considerados indeterminados. O teste suplementar mais empregado é o *Immunoblot* (IB) por utilizar os mesmos antígenos que compõem o ELISA (*Enzyme-Linked Immunosorbent Assay*).[6,7] Entre esses ensaios podem-se nomear o RIBA (*Recombinant Immunoblot Assay*) e os ensaios de neutralização. O RIBA não deve ser considerado ensaio confirmatório, visto que emprega os mesmos antígenos utilizados no ELISA. O RIBA de terceira geração reduziu o número de resultados indeterminados obtidos pelos testes de segunda geração. Ensaios de quarta geração estão disponíveis no Brasil e são testes de detecção combinada de antígeno e de anticorpo do HCV.[8] Esses ensaios possuem, adicionalmente aos antígenos citados anteriormente, a proteína do envelope E2. O teste ideal é aquele que representa todos os antígenos virais.

Apesar dos grandes avanços na sorologia para a hepatite C, algumas situações somente poderão ser esclarecidas com o uso de técnicas de biologia molecular.

Testes de biologia molecular

O RNA do HCV é o primeiro marcador a aparecer, geralmente de uma a três semanas após a exposição. Na hepatite C aguda autolimitada a viremia é transitória, ao contrário da hepatite C crônica, em que o RNA viral é encontrado em mais de 85% dos casos. A introdução de técnicas de biologia molecular para o HCV poderá reduzir o risco transfusional para a hepatite C em 72%. A sensibilidade do teste é imprescindível na hemoterapia, portanto as empresas desenvolveram testes comerciais que utilizam técnicas de amplificação de material genético ("alvo"),[9,10] apresentando sensibilidade do teste em amostra individual de até 3 UI/mL para HCV.[9]

Frequência em doadores

A prevalência de anticorpo contra o vírus da hepatite C, anti-HCV, em doadores brasileiros é de 0,29%.[5] Nos Estados Unidos, após a implementação dos testes de Biologia Molecular, o risco estimado de transmissão transfusional foi reduzido para aproximadamente 1:1.600.000.[4]

Hepatite G

O Vírus da Hepatite G (HGV) é um RNA vírus da família *Flaviviridae* descoberto recentemente. Apresenta 25% de homologia com o HCV no nível proteico. O seu genoma é relativamente conservado, possui 9.392 bases, não apresentando regiões hipervariáveis.

O pequeno número de testes sorológicos (ELISA) sensíveis e específicos para detectar a presença de anticorpos contra frações antigênicas do HGV dificulta a realização de estudos epidemiológicos. Os métodos sorológicos disponíveis não diferenciam de maneira satisfatória a fase da infecção, recente ou passada. Métodos diretos de detecção do agente viral, PCR após transcrição reversa do RNA-HGV em DNA complementar (cDNA), têm sido empregados para determinar a prevalência da infecção pelo HGV.[11]

Prevalência e transmissão

A prevalência do RNA do HGV em doadores de sangue nos Estados Unidos é de cerca de 1 a 2%, e no Brasil a prevalência é de 12%. A presença de anticorpos contra o envelope viral (anti-E2) é de 3 a 9% em doadores americanos. Certas populações de pacientes apresentam elevada prevalência de RNA do HGV, como por exemplo os hemofílicos, usuários de drogas intravenosas e pacientes renais crônicos em hemodiálise. Entre indivíduos infectados pelo HCV, a coinfecção pelo HGV é de 10 a 20%.

O HGV é eficientemente transmitido pelas transfusões de sangue. Estima-se que cerca de 8 a 12% dos receptores de sangue sejam infectados com o HGV em decorrência das transfusões. A eficiência da transmissão do HGV por componentes sanguíneos sabidamente contaminados é de 50%. Não existe estudo definitivo a respeito da patogenicidade do HGV.

Vírus TTV

Em 1997, um novo DNA-vírus foi isolado do soro de um paciente japonês (iniciais TT), portador de hepatite não classificada não A a G. O genoma do TT não foi totalmente caracterizado. Aparentemente, é composto por uma única fita circular de DNA com polaridade negativa e cerca de 3.850 bases. Apresenta algumas características assemelhadas aos vírus da família *Circuviridae* (vírus que infectam plantas e vertebrados), embora essa semelhança não seja comprovada do ponto de vista de similaridade na sequência de bases do genoma. A análise filogenética de uma região de 260 bases de 151 isolados de várias partes do mundo demonstrou a existência de pelo menos três grupos virais não relacionados geograficamente. O TTV é transmitido pelas transfusões sanguíneas e a sua patogenicidade ainda não foi confirmada, embora a via parenteral seja a principal via de transmissão.[12] Estudo realizado em amostras de doadores de sangue na cidade de São Paulo utilizando a técnica de PCR para a detecção do genoma do TTV mostrou positividade de 5,1%, na Inglaterra 1,9%, nos Estados Unidos 1,0% e na Alemanha 13,1%.[12]

Citomegalovírus (CMV)

O CMV é um vírus envelopado pertencente à família *Herpesviridae* (Figura 78.5). O material genético do CMV é formado por DNA dupla fita linear, com cerca de 229 kb, dividido em duas regiões: uma região Única Pequena (Us) com cerca de 35 kb, ligada a duas regiões repetidas de 2,5 kb (IRs e TRs); e uma região Única Longa (Ul) com cerca de 170 kb, flanqueada por duas regiões repetidas de 1 kb (IRl e TRl). Entre as regiões Ul e Us existe uma área de junção L-S (também denominada *seq* ou sequência α) que apresenta hipervariabilidade e é responsável pela diferenciação de cepas virais. As regiões Us e Ul podem estar orientadas em ambos os sentidos gerando quatro formas isoméricas diferentes de vírion (Figura 78.6). Após a entrada na célula hospedeira, o genoma viral do CMV é liberado do capsídeo e imediatamente assume a forma circular. Os genes do CMV são expressos em três fases distintas designadas por α, β e γ, ou, alternativamente, por IE (*Immediate Late*), E (*Early*) e L (*Late*). Os antígenos produzidos nessas fases são os mais importantes para o diagnóstico da infecção. Os antígenos produzidos na Fase Inicial (IEA) são liberados dentro de uma a quatro horas após a infecção e são produzidos independentemente da síntese de DNA. A região gênica IE origina quatro tipos de conjuntos de transcrição denominados IE1, IE2, IE3 e IE4 e seus respectivos produtos funcionam como transativadores de promotores gênicos tanto celulares como virais. A expressão de genes na fase E é dependente dos produtos gênicos gerados na fase IE. As proteínas produzidas na fase E são originárias de todas as regiões do genoma do CMV. Nessa fase é sintetizada a DNA-polimerase, que permite a replicação viral. Na fase L são produzidas as proteínas estruturais que são necessárias para a produção da partícula viral infectante.

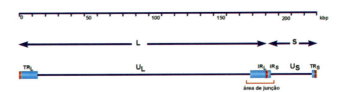

Figura 78.6 Esquema do genoma do citomegalovírus.

Epidemiologia

O CMV circula na população geral de forma relativamente contínua. Nos países com condições sanitárias precárias, a maior parte da população adquire o CMV precocemente na infância devido ao aleitamento materno ou à própria precariedade sanitária. Aproximadamente 100% dos indivíduos dessas populações apresentam-se infectados por volta da adolescência. Mesmo em países desenvolvidos, como os Estados Unidos, a soropositividade geral da população é em torno de 50%. No Brasil, a positividade sorológica em doadores de sangue é em torno de 99%. O CMV pode ser eficientemente transmitido através de várias rotas, incluindo o contato sexual, o aleitamento materno, o contato com a urina e outras secreções corporais, as transfusões sanguíneas e o transplante de órgãos.

Aspectos clínicos e padrões de infecção

Três padrões clínicos podem se seguir à infecção pelo CMV.

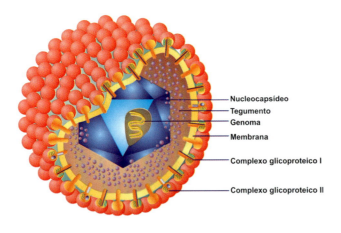

Figura 78.5 Representação artística da partícula viral do citomegalovírus.

- **Infecção primária**. É aquela que ocorre quando o indivíduo é exposto pela primeira vez ao CMV. Raramente essa infecção é acompanhada de sintomas no indivíduo normal. O quadro clínico se assemelha ao quadro da mononucleose infecciosa, cursando com sintomas gerais como fraqueza, perda de apetite, febre baixa e adenomegalia discreta. Quadro clínico mais grave ocorre quando indivíduos soronegativos recebem transfusão de componentes sanguíneos ou enxerto de órgãos contaminados. Na infecção primária observa-se viremia, presença do vírus na urina e resposta imunológica humoral caracterizada pela produção inicial de IgM seguida pela produção de IgG específicas.
- **Reativação**. Compreende o retorno da replicação viral ativa, com incremento dos níveis de IgG, em indivíduos que já haviam sofrido a infecção primária.
- **Reinfecção** *ou* **Coinfecção**. É a infecção determinada por uma cepa diferente daquela que produziu a infecção primária.

As transfusões de componentes sanguíneos contaminados com o CMV podem determinar qualquer um desses padrões. O quadro clínico pode variar desde benigno, semelhante ao quadro da mononucleose, até um quadro de doença grave disseminada. Nessa última situação pode-se observar a presença de linfadenopatia generalizada, febre, faringite, hepatite, pneumonite intersticial, trombocitopenia, anemia hemolítica, meningoencefalite e polineuropatia. Em pacientes imunossuprimidos o quadro é mais grave, podendo também aparecer retinite, colite, gastrite, nefrite e eritrodermia.

Fatores que predispõem à infecção pós-transfusional pelo CMV

Vários fatores influenciam a transmissão do CMV pelas transfusões sanguíneas, incluindo o número de leucócitos infectados presentes no componente sanguíneo, o estado do sistema imunológico do receptor, a presença de imunoglobulinas neutralizantes do CMV no componente ou no receptor, a presença de outras patologias (por exemplo, GVHD).

O número de leucócitos presentes nos componentes sanguíneos infectados, bem como o volume e a idade desses componentes, são variáveis importantes na determinação do risco de infecção no receptor. O número médio de leucócitos presentes nos diversos componentes depende, entre outros fatores, do método utilizado na sua produção. Pacientes com graus variáveis de acometimento do sistema imunológico são mais propensos ao desenvolvimento de infecção pós-transfusional pelo CMV. Os principais grupos de risco incluem gestantes soronegativas, recém-nascidos prematuros com menos de 1.200 g de peso, receptores soronegativos de transplante de medula óssea, pacientes soronegativos com AIDS.

Prevenção

A prevenção total da transmissão do CMV para os pacientes sob risco somente é possível pela transfusão de componentes de doadores soronegativos. Entretanto os imunoensaios de triagens sorológicas, ELISA, com detecção simultânea de IgG e IgM, podem apresentar resultados falso-negativos ou ainda os doadores podem estar em período de janela imunológica.[13] Dependendo da prevalência da infecção na população de doadores, conseguir esses doadores pode ser muito difícil. Alternativamente, levando em consideração que o CMV é transportado pelos leucócitos presentes nos componentes sanguíneos, a remoção desses leucócitos poderia, em princípio, diminuir ou abolir o risco de transmissão do CMV. Nesse sentido, a eficiência da remoção de leucócitos seria a variável mais importante. Componentes sanguíneos isentos de leucócitos (plasma fresco congelado, concentrados de hemácias desglicerolizados, crioprecipitado) são incapazes de transmitir o CMV. A desleucotização, para ser efetiva, deve reduzir em 3 log (99,9%) o número de leucócitos presentes nos componentes. Os chamados filtros de leucócitos de terceira e quarta geração conseguem redução de 99,9 a 99,99% e são efetivos na prevenção da transmissão transfusional do CMV.

HIV-1

O HIV-1 e a Síndrome da Imunodeficiência Adquirida (SIDA/AIDS) determinaram profundo impacto na medicina e principalmente na hemoterapia, nos últimos anos. Por volta de 1987, cerca de 8% dos casos de AIDS notificados ao Ministério da Saúde foram infectados por transfusões sanguíneas. Na mesma época, mais de 60% dos pacientes hemofílicos eram soropositivos para o HIV-1. Essa dramática situação determinou mobilização de grandes recursos e pessoas produzindo, no curso de poucos anos, a modernização e o desenvolvimento técnico-científico da hemoterapia, permitindo que o suprimento de componentes e derivados sanguíneos se tornassem relativamente seguros na atualidade.

Para entendermos o impacto da infecção pelo HIV em doadores de sangue e a possibilidade da sua transmissão por meio das transfusões, faz-se necessário o conhecimento da sequência de eventos que se seguem à infecção. Após a contaminação do vírus no homem, segue-se um período de uma a duas semanas de replicação viral nas mucosas e nos tecidos linfoides periféricos. Durante esse período o vírus não é detectado na circulação. Passada essa fase ocorre rápida disseminação viral com invasão maciça do sangue periférico que se reflete na detecção do RNA viral no plasma, seguida pela detecção, após cinco a seis dias, do antígeno viral p24. O RNA viral e a antigenemia atingem o máximo por volta do 30° dia após a infecção e então diminuem rapidamente devido ao fortalecimento da resposta imune. Anticorpos anti-HIV aparecem cerca de 20 a 30 dias após a viremia (Figura 78.7) e se mantêm estáveis durante toda a fase crônica da doença. O período compreendido entre a infecção e o aparecimento de positividade em exames laboratoriais indicativos da presença do HIV é denominado *janela infecciosa* (*imunológica*). Esse período é de 45 dias para os testes sorológicos (EIA) de segunda geração,

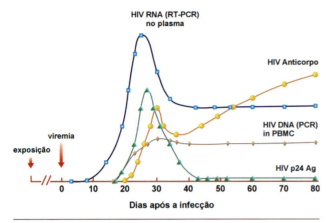

Figura 78.7 Sequência de eventos sorológicos na fase inicial da infecção pelo HIV-1.

23 dias para o EIA de terceira geração, 15 dias para o antígeno p24 ou combinados que detectam simultaneamente antígeno p24 e anticorpos anti-HIV 1+2 [14] e 10 dias para o RT-PCR. Existem testes comerciais que utilizam técnicas de amplificação de material genético ("alvo") para rotinas de larga escala, que apresentam sensibilidade em amostra individual de 20 UI/mL para HIV.[9]

A transmissão do HIV-1 pelas transfusões ocorre quando os doadores infectados realizam doações de sangue no período de "janela" infecciosa. O risco estimado da transmissão do HIV nos Estados Unidos, empregando-se na triagem sorológica os testes EIA de terceira geração e o antígeno p24, é de 1 para 676.000 transfusões, com a inclusão de testes moleculares o risco estimado é de aproximadamente 1:1.900.000.[4] No Brasil esse risco é variável, tendo sido calculado como 1 para 60.000 na cidade de São Paulo e 1 para 300.000 na cidade de Ribeirão Preto. Não existem estudos desse risco para o Brasil como um todo. No Brasil a prevalência para o marcador sorológico para a pesquisa de HIV é de 0,36%.[5]

Vírus linfotrópico de células T humanas tipo I e II (HTLV-I e II)

O HTLV-I foi o primeiro retrovírus humano isolado, em 1980. Em 1982, um segundo retrovírus com 60% de homologia com o HTLV-I foi isolado e denominado HTLV-II. Tanto o HTLV-I como o II determinam infecções crônicas com baixos níveis de replicação viral, permanecendo a maior parte do tempo na forma de pró-vírus incorporado ao DNA genômico dos linfócitos do hospedeiro. O HTLV-I está claramente associado a duas doenças bem caracterizadas:

1. Leucemia/linfoma de células T do Adulto (ATL).
2. Mielopatia associada ao HTLV-I ou Paraparesia Espástica Tropical (HAM/TSP).

Embora tenha sido isolado originalmente a partir dos linfócitos de um paciente com tricoleucemia, o HTLV-II não apresenta associação clara com uma determinada doença. A *transmissão* do HTLV-I/II realiza-se por via sexual, pelo aleitamento materno e pelas transfusões de componentes sanguíneos infectados. Cerca de 20 a 60% dos receptores de componentes sanguíneos infectados desenvolvem infecção ativa.

A infecção pelo HTLV-I resultante de transfusão pode levar ao aparecimento de HAM/TSP em cerca de 4 a 8% dos casos no tempo de um mês a quatro anos após a transfusão. A prevalência do HTLV-I/II em doadores de sangue no Brasil varia de 1,61% na Região Norte do país a 0,18% na Região Sudeste. O diagnóstico da infecção pode ser feito por métodos sorológicos que incluem o ELISA e o *Western blot* e por métodos mais sofisticados de biologia molecular, como o PCR. A prevenção da transmissão do HTLV-I/II pelas transfusões, da mesma forma que para as outras doenças infecciosas, pode ser feita pela triagem clínica e sorológica criteriosa dos doadores de sangue e pela desleucotização dos hemocomponentes, visto que o HTLV-I/II é um vírus que preferencialmente se localiza no interior dos linfócitos. Nos Estados Unidos o risco de transmissão do HTLVI/II por transfusão foi estimado em 1 unidade de sangue para cada 641.000 transfusões.[4]

Parvovírus B19

O parvovírus humano B19 é membro da família *Parvoviridae*, sendo o seu material genético constituído por uma fita simples de DNA. É o agente etiológico do eritema infeccioso, frequentemente observado em crianças e cujas manifestações clínicas mais comuns são a eritrodermia e a febre. Em adultos normais, a infecção pode determinar o aparecimento de poliartrite. Em indivíduos com anemia hemolítica crônica ou com AIDS, pode determinar o aparecimento de crise aplástica. O parvovírus B19 não possui envelope lipídico, não sendo, portanto, eliminado pelas técnicas de inativação viral baseadas em solvente e detergentes normalmente aplicadas aos hemoderivados industrializados. A prevalência em doadores de sangue varia de um caso para cada 20.000 a 40.000 doações. A taxa de transmissão desse vírus através das transfusões não é conhecida.

Os métodos laboratoriais para o diagnóstico da infecção por parvovírus B19 são pouco relevantes, em razão de o período de viremia ser transitório, de até 7 dias. A PCR é o único método de diagnóstico em indivíduos que não apresentam resposta sorológica adequada.[15]

▶ Infecções bacterianas

A contaminação bacteriana dos componentes sanguíneos é causa importante de morbimortalidade. O *Food and Drug Administration* (FDA) dos Estados Unidos registrou, no período 1986-1991, que 16% (29/182) de todos os eventos fatais decorrentes de transfusões sanguíneas foram atribuídos à contaminação sanguínea. O risco de contaminação bacteriana fatal foi estimado, nos Estados Unidos, em 1 caso para cada 6 milhões de transfusões, enquanto as contaminações não fatais apresentam risco de 1 a 7 para cada 1.000 transfusões. As bactérias que mais frequentemente contaminam os componentes sanguíneos são gram-negativas encontradas no solo, água e fezes, como a *Yersinia enterocolitica*, a *Escherichia coli*, a *Pseudomonas sp* e a *Salmonela sp*. Os concentrados de plaquetas que devem ser armazenados a 22°C mais frequentemente se infectam com bactérias gram-positivas como o *Staphylococcus sp* e o *Streptococcus sp*. A *Brucella* e o *Treponema palidum* também podem contaminar e ser transmitidos pelos componentes sanguíneos.

A via de contaminação dos componentes mais comumente é o próprio doador que apresenta bacteremia assintomática no momento da coleta, ou a flora bacteriana da pele do local de coleta ou ainda o processo de manipulação para a separação dos componentes.

As *manifestações clínicas* são as de um quadro septicêmico. De um relato de 10 casos contaminados por *Y. enterecolitica*, 8 pacientes apresentaram febre durante a transfusão ou nas 12 horas subsequentes, 7 apresentaram desconforto respiratório, 4 hipotensão e 3 coagulação intravascular disseminada. Cinco desses pacientes morreram em menos de seis dias após a transfusão.

As medidas preventivas da contaminação bacteriana dos componentes sanguíneos devem incluir triagem clínica criteriosa, assepsia exaustiva do local de punção venosa, armazenamento dos componentes sanguíneos em temperaturas adequadas e a utilização dos componentes em tempo mais curto de armazenamento.

▶ Infecções por protozoários

Malária

A malária é causada por quatro espécies de plasmódio: *P. falciparum, P. malariae, P. ovale* e *P. vivax*. Estima-se que no mundo existam cerca de 300 a 500 milhões de casos de malária a cada ano. Obviamente, o risco de transmissão da malária pelas transfusões está confinado às áreas endêmicas ou aos doadores que estiveram recentemente em zona endêmica. A transmissão transfusional se faz pelos portadores assintomáticos da infecção. Sendo o plasmódio um parasita intraeritrocitário, a transmissão se faz pelos componentes que contêm hemácias. A prevenção se faz, nas áreas endêmicas, pela triagem clínica e laboratorial, enquanto nas áreas não endêmicas se faz pela exclusão daqueles doadores que estiveram recentemente em zona endêmica ou que já tiveram malária há menos de três anos, ou ainda que tiveram malária pelo *P. falciparum* ou pelo *P. malarie*.

O método mais usado na triagem de doadores de sangue é o da gota espessa, que é baseado na detecção direta do parasita no sangue. Outras técnicas sorológicas são usadas para a detecção de anticorpos, como ELISA, radioimunoensaio e a imunofluorescência indireta.[13,16]

Doença de Chagas

A doença de Chagas é causada pelo *Trypanosoma cruzi* e foi descrita pela primeira vez por Carlos Chagas, em 1909. O *T. cruzi* é um protozoário flagelado que apresenta três estágios distintos no seu ciclo vital: amastigota, epimastigota e tripomastigota. As formas tripomastigotas são encontradas predominantemente na circulação humana e as formas amastigotas nas células e tecidos infectados. O *T. cruzi* é transmitido ao homem pela picada de insetos (barbeiros) infectados, ou pela transmissão vertical mãe-filho, pelo aleitamento materno, pelos transplantes de órgãos e pelas transfusões de sangue.

A prevalência da doença de Chagas em doadores de sangue no estado de São Paulo situa-se em torno de 1%. A transmissão do *T. cruzi* pode ocorrer mais eficientemente pelas transfusões de componentes sanguíneos que contenham células (concentrados de hemácias, de plaquetas, de granulócitos). A probabilidade de um receptor ser infectado recebendo uma transfusão contaminada é de 25 a 50%.

A *prevenção* da doença de Chagas transfusional pode ser feita de forma eficiente pela triagem clínica e sorológica dos doadores de sangue. Pela legislação brasileira, a triagem sorológica deve obrigatoriamente ser feita pela detecção de anticorpo anti-*T.cruzi*, não podendo ser utilizados métodos de baixa sensibilidade como a imunofluorescência indireta e hemaglutinação indireta.[3] Uma sugestão proposta é a de que o teste ELISA possa detectar as imunoglobulinas IgG, IgM e IgA, visto que os anticorpos IgG estão associados a fase crônica da doença, anticorpos IgM indicativos de fase inicial (aguda/recente), e os anticorpos a IgA estão relacionados com a forma crônica digestiva.[17] A prevenção também pode ser feita pelo uso de tripanossomicidas, como a violeta de genciana, que pode ser acrescida aos componentes sanguíneos.

Immunoblot é um método alternativo para a confirmação sorológica da doença de Chagas, principalmente para resolver os casos de reações cruzadas com *Leishmania*.[17]

▶ Infecções por outros agentes

Encefalopatia Espongiforme Transmissível (EET)

A EET é uma doença neurológica degenerativa fatal causada por uma forma aberrante, do ponto de vista conformacional, de uma proteína normal denominada **prion**. A EET humana principal é a doença de Creutzfeldt-Jakob (CJD), que possui incidência mundial de um caso por milhão de habitantes. Cerca de 85% dos casos apresentam ocorrência espontânea e cerca de 15% dos casos são de ocorrência familiar. A *transmissão* da CJD de um indivíduo para outro veiculada por tecidos ou produtos foi demonstrada em mais de 200 casos registrados na literatura. Nesses casos, a transmissão ocorreu pela exposição parenteral a tecidos (córnea, dura-máter), produtos derivados de cadáveres (hormônio de crescimento) e uso de equipamentos médicos (eletrodos estereotáticos e instrumental neurocirúrgico). Esse aspecto determinou preocupação a respeito da possibilidade de transmissão do agente através das transfusões de sangue, embora nenhum caso tenha sido documentado até meados de 2001. Entretanto, medidas preventivas foram tomadas, incluindo a recusa de doações de indivíduos que já haviam recebido implantes de dura-

-máter ou utilizado hormônios de crescimento de origem humana e daqueles com história familiar da CJD. Preocupação maior tem ocorrido com a nova variante da doença de Creutzfeldt-Jakob (nvCJD) que tem aparecido na Europa e particularmente no Reino Unido. A nvCJD apresenta ligação com Encefalopatia Espongiforme Bovina (EEB) ou doença da vaca louca que atingiu de forma epidêmica a população de bovinos da Europa, tendo sido disseminada pelo hábito de alimentar o gado com ração contendo restos animais. Estudos epidemiológicos e experimentais estão sendo conduzidos de forma intensiva para esclarecer se as transfusões podem transmitir o agente causador e determinar o aparecimento da doença. Até o momento não existem dados que indiquem essa possibilidade.

REFERÊNCIAS BIBLIOGRÁFICAS

1. Stramer SL, Zou S, Notari EP, Foster GA, Krysztof DE, Musavi F, et al. Blood donation screening for hepatitis B virus markers in the era of nucleic acid testing: are all tests of value? Transfusion. 2012;52:441.
2. Vaz AJ, Takei K, Casagrande Bueno E. Ciências farmacêuticas Imunoensaios: fundamentos e aplicações. 1.ed. Rio de Janeiro: Editora Guanabara Koogan, 2007. p.244.
3. Ministério da Saúde, Portaria nº 1.353, de 13.06.11, Artigo 66.
4. Vaz AJ, Takei K, Casagrande Bueno E. Ciências farmacêuticas Imunoensaios: fundamentos e aplicações. 1.ed. Rio de Janeiro: Editora Guanabara Koogan, 2007. p.240.
5. Agência Nacional de Vigilância Sanitária. Boletim Anual de Produção Hemoterapia, p.7.
6. Vaz AJ, Takei K, Casagrande Bueno E. Ciências Farmacêuticas Imunoensaios: fundamentos e aplicações.1.ed. Rio de Janeiro: Editora Guanabara Koogan, 2007. p.249.
7. Chancey C, Winkelman V, Foley JB, Silberstein E, Teixeira-Carvalho A, Taylor DR, et al. Distribution of hepatitis C virus in circulating blood components from blood donors. Vox Sang. 2012;103:99-106.
8. Ministério da Saúde, Secretaria de Vigilância em Saúde, Departamento de DST, Aids e Hepatites Virais. Protocolo Clínico e Diretrizes Terapêuticas para Hepatite viral C e Coinfecções, 201, p.15.
9. Bordin JO, Langhi Júnior DM, Covas DT. Hemoterapia: fundamentos e prática. São Paulo: Editora Atheneu, 2007. p.89-90.
10. Vaz AJ, Takei K, Casagrande Bueno E. Ciências Farmacêuticas Imunoensaios: fundamentos e aplicações. 1.ed. Rio de Janeiro: Editora Guanabara Koogan,, 2007. p.75.
11. Ferreira AW, Ávila SLM. Diagnóstico laboratorial das principais doenças infecciosas e autoimunes. 2.ed. Rio de Janeiro: Editora Guanabara Koogan, 2001. p.85-6.
12. Ferreira AW, Ávila SLM. Diagnóstico laboratorial das principais doenças infecciosas e autoimunes. 2.ed. Rio de Janeiro: Editora Guanabara Koogan, 2001. p.87.
13. Bordin JO, Langhi Júnior DM, Covas DT. Hemoterapia: fundamentos e prática. Rio de Janeiro: Editora Atheneu, 2007. p.81.
14. Vaz AJ, Takei K, Casagrande Bueno E. Ciências farmacêuticas Imunoensaios: fundamentos e aplicações. 1.ed. Rio de Janeiro: Editora Guanabara Koogan, 2007. p.241.
15. Vaz AJ, Takei K, Casagrande Bueno E. Ciências farmacêuticas Imunoensaios: fundamentos e aplicações. 1.ed. Rio de Janeiro: Editora Guanabara Koogan, 2007. p.212.
16. Ministério da Saúde, Agência Nacional de Vigilância Sanitária. Manual técnico para investigação da transmissão de doenças pelo sangue. 1.ed. 2005. p.63.
17. Vaz AJ, Takei K, Casagrande Bueno E. Ciências farmacêuticas Imunoensaios: fundamentos e aplicações. 1.ed. Rio de Janeiro: Editora Guanabara Koogan, 2007. p.186-7.

capítulo · 79

Hemocomponentes e Hemoderivados. Principais Indicações

Dante Mário Langhi Junior

INTRODUÇÃO

Hemocomponentes e hemoderivados são preparados a partir de sangue colhido de doação de sangue total, ou doação de aférese.

Os componentes do sangue total ou hemocomponentes (hemácias, plaquetas e plasma) são separados por método de centrifugação diferencial e, com exceção do Citomegalovírus (CMV) e do vírus linfotrópico de célula T humano tipo I (HTLV-1), esses hemocomponentes usualmente apresentam o mesmo risco de transmissão de doenças do sangue total que os originou. Atualmente, várias metodologias têm sido testadas no sentido de tratar esses hemocomponentes, objetivando a inativação de patógenos e diminuição do risco de transmissão de algumas doenças.[1]

Em contraste, os hemoderivados (soluções de albumina, imunoglobulinas e concentrados e fatores da coagulação) são preparados a partir de processos mais complexos (industrialização), utilizando-se *pools* de plasma. Dependendo do método e processamento, apresentam diminuição significante dos riscos de transmissão de doenças.

A moderna terapêutica transfusional, na maioria das circunstâncias, está baseada na reposição de um tipo de hemocomponente, ou hemoderivado, presente em quantidade inadequada no paciente, por componente derivado do sangue de um doador. Para a terapêutica transfusional ser racional e efetiva, o componente deficiente deve ser identificado e preferentemente mensurado, para que essa terapêutica possa ser dirigida, em parte, pela quantificação objetiva e pela observação do efeito clínico dessa reposição.

A terapêutica utilizando hemocomponentes ou hemoderivados específicos tem tido importante significado sob dois aspectos principais: a) tem proporcionado reposição mais específica do componente que o paciente necessita, tornando desnecessária a administração de componentes de que o paciente não necessita, colaborando para a melho-

ra da segurança e da qualidade da transfusão; b) de quase igual importância tem sido o impacto desse tipo de terapêutica nos estoques e disponibilidade de hemocomponentes e hemoderivados.

O uso de sangue e seus produtos tem diminuído desde o advento da AIDS, embora a prática de prescrição de sangue pelos médicos ainda tem se mostrado muitas vezes inadequada. A decisão terapêutica deve estar baseada na relação entre os benefícios e os riscos potenciais da terapêutica proposta.

HEMÁCIAS

A transfusão de hemácias deve ser realizada para tratar ou prevenir uma iminente e inadequada liberação de oxigênio aos tecidos, com consequente hipóxia tecidual. É consenso que, para adultos, hemácias devem ser transfundidas para aumentar a capacidade de transporte de oxigênio em pacientes agudamente anêmicos. No entanto, pontos de vistas discordantes são expressos entre médicos clínicos e comitês de especialistas, quanto à definição do que constitui estado de anemia de magnitude suficiente que necessite de correção.

Historicamente, o "gatilho transfusional" adotado por muitos para indicar a transfusão de hemácias tem sido o valor de hemoglobina de 10 g/dL, ou o valor de hematócrito de 30%. Essas medidas não fornecem indicação do verdadeiro déficit de hemácias, pois podem produzir estimativa inacurada do volume de hemácias, volume plasmático e volume de sangue total.[2]

De maneira ideal, a decisão da realização da transfusão de hemácias deve ser baseada em uma constelação de fatores clínicos, tais como: idade do paciente, velocidade de instalação da anemia, história natural da anemia, volume intravascular e a presença de cofatores fisiológicos que afetam a função cardiopulmonar e a circulação. A capacidade de transporte de oxigênio, em seres humanos, é aproximadamente quatro vezes maior que as necessidades de oxigênio, existindo portanto uma considerável reserva fisiológica.[3]

▶ Resposta fisiológica à anemia

As primeiras adaptações à anemia são o aumento da liberação de oxigênio pela hemoglobina e a elevação do débito cardíaco,[4] como demonstrado na Tabela 79.1.

1a. As respostas fisiológicas à anemia aguda e à anemia crônica são frequentemente similares, com a correção do volume intravascular. A diminuição da afinidade da hemoglobina pelo oxigênio pode ser menos evidente precocemente na anemia aguda, porque é necessário tempo para que essa adaptação se instale.

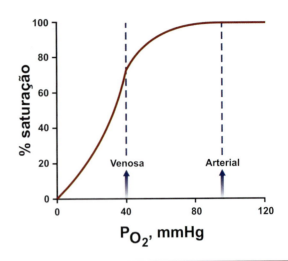

Figura 79.1 Curva de dissociação da oxi-hemoglobina. Efeito da tensão de oxigênio na saturação da hemoglobina. O deslocamento da curva para a direita permite a liberação de maior quantidade de oxigênio para os tecidos.

Tabela 79.1

▶ Adaptações fisiológicas à anemia.

Liberação de oxigênio aumentada
Extração de oxigênio aumentada
Deslocamento da curva de dissociação da oxiemoglobina (diminuição da afinidade pelo oxigênio)
Níveis aumentados de 2,3-disfosfoglicerato Efeito Bohr
Débito cardíaco aumentado
Pós-carga diminuída ■ Vasodilatação ■ Viscosidade sanguínea diminuída
Contratilidade cardíaca aumentada
Taquicardia

1b. A dinâmica molecular da hemoglobina resulta em uma liberação mais eficiente de oxigênio na anemia. A curva de dissociação da oxiemoglobina mostra a relação entre tensão de oxigênio e a saturação da hemoglobina (Figura 79.1). Pequenas reduções na tensão de oxigênio venoso resultam em um dramático aumento na liberação de oxigênio (porção íngreme da curva na Figura 79.1), no entanto, as flutuações arteriais têm pequeno efeito (porção plana da curva na Figura 79.1).

Um deslocamento para a direita da curva de dissociação da oxiemoglobina irá aumentar a liberação de oxigênio sob tensões de oxigênio constantes. Na anemia, o deslocamento para a direita da curva se inicia com valores de hemoglobina de 9,0 g/dL, sendo proeminente com valores abaixo de 6,5 g/dL.[5] O deslocamento da curva de dissociação da oxiemoglobina, na anemia, é primariamente resultante do aumento da síntese de 2,3-difosfoglicerato (2,3-DPG). O aumento dos níveis de 2,3-DPG, visto com o declínio da hemoglobina, necessita de 12 a 36 horas para ocorrer.[6] O segundo mecanismo imediato, o efeito Bohr, também pode ter papel importante. Esse efeito é responsável pela diminuição da afinidade da hemoglobina pelo oxigênio em situações de acidose sistêmica,[6] que pode acompanhar a anemia aguda. Na anemia crônica, com pH sérico estável, especula-se que a acidose intracelular do eritrócito inicie o efeito Bohr.[7]

2a. A segunda adaptação maior à anemia é o aumento do débito cardíaco, que é acompanhado por uma redistribuição do fluxo sanguíneo para aumentar a circulação coronariana e cerebral.[8] A Figura 79.2 mostra o aumento do débito cardíaco quando os níveis de hemoglobina caem abaixo de 9,0 a 10,0 g/dL.[4] No entanto, outros au-

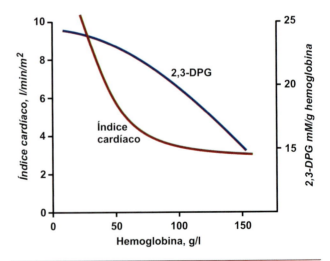

Figura 79.2 Efeito dos níveis de hemoglobina no índice cardíaco e 2,3-difosfoglicerato.[3]

tores têm demonstrado que os valores devem cair abaixo de 7,0 a 8,0 g/dL para que haja aumento do débito cardíaco.[9]

O nível de anemia em que os sintomas começam a aparecer varia, na dependência das condições clínicas de cada paciente.[10] Do ponto de vista prático, alguns aspectos devem ser ponderados e a transfusão de concentrado de hemácias deve ser considerada nas seguintes situações:

- **Anemia aguda**. Para aliviar sintomas relacionados com a perda de sangue, quando a infusão de cristaloides falhou em corrigir a redução do volume intravascular.
- **Anemia crônica**. Para aliviar sintomas relacionados com a diminuição do volume de hemácias, quando outras intervenções terapêuticas, tais como reposição de ferro ou o tratamento com eritropoetina, ou ambos, foram insuficientes.

A transfusão não deve ser considerada nas seguintes situações:

- para promover aumento da sensação de bem-estar;
- para promover cicatrização de feridas;
- profilaticamente (na ausência de sintomas);
- para expansão de volume vascular, quando a capacidade de transporte de oxigênio estiver adequada.

A maioria dos pacientes alcança aumento de 1g/dL de hemoglobina, ou 3% no hematócrito, por unidade de concentrado de hemácias transfundido. Na ausência de hemólise, os valores de hemoglobina e hematócrito declinam em quantidade similar por semana. Portanto, a infusão de uma unidade de concentrado de hemácias proverá uma dose semanal de hemácias para um paciente cuja eritropoese esteja totalmente deficiente.

Quando se julgar necessária a indicação de várias unidades, a transfusão de concentrado de hemácias deve ser administrada unidade por unidade e avaliada caso a caso.

PLAQUETAS

A transfusão de plaquetas é usada em pacientes com baixa contagem de plaquetas (trombocitopenia), ou distúrbio da função plaquetária, que apresentam sangramento ativo (uso terapêutico), ou naqueles que estão sob sério risco de apresentar sangramento (uso profilático).

A relação entre o efeito hemostático da transfusão de plaquetas e a necessidade de se alcançar um aumento sustentado na contagem plaquetária já é conhecida de longa data,[11] ou seja, o efeito hemostático somente é alcançado quando as plaquetas transfundidas são viáveis e permanecem na circulação do receptor em número suficiente para manter uma adequada contagem plaquetária.

A despeito do grande número de transfusões de plaquetas realizadas no mundo todo e de inúmeras pesquisas médicas nessa área, os conhecimentos sobre vários aspectos dessa terapêutica são com muita frequência anedóticos e originados de extrapolações do que de fato de estudos controlados cientificamente. Particularmente críticas são as questões de qual produto escolher, quais pacientes se beneficiarão, que quantidade de plaquetas transfundir e quando e com que frequência as plaquetas estão indicadas.

▶ Produtos plaquetários

Existem dois tipos básicos de componentes plaquetários disponíveis para transfusão:

a) concentrado plaquetário em *"pool"* – derivado de doações de sangue total, apropriadamente chamado de concentrado de plaquetas;

b) plaquetas derivadas de doação única por citaférese – apropriadamente chamado de plaquetas por aférese.

A Tabela 81.2 demonstra as quantidades de plaquetas contidas em cada um dos componentes plaquetários.

Tabela 79.2

▶ Conteúdo dos produtos plaquetários.

Plaquetas por plaquetas de doador plaquetas de doador			
	Aférese	Único	único (*pool* 5 U)
Plaquetas			
Mínimo	$> 3 \times 10^{11}$	$5,5 \times 10^{10}$	—
Média	$\sim 4,2 \times 10^{11}$	$\sim 7 - 9 \times 10^{10}$	$\sim 4 \times 10^{11}$
Leucócitos	$10^7 - 10^5$	$\sim 8 \times 10^7$	$\sim 4 \times 10^8$
Hemácias	Raro	< 1 mL	< 5 mL
Volume (mL)	200 – 300	45 – 60	~300

~ = aproximadamente; U= unidade

Apesar de as plaquetas se manterem viáveis por até 7 dias, considerações a respeito da contaminação bacteriana (introduzida no ato da coleta, tanto por flora de pele como por bacteremia assintomática do doador)[12] limitaram o tempo de estoque a 5 dias. Quando se preparam *pools* de plaquetas, nos quais o sistema de armazenamento se torna aberto, o prazo de validade não deve ser maior do que 4 horas.

Plaquetas podem ser transfundidas desconsiderando-se a tipagem ABO, pois os antígenos do sistema ABO são fracamente expressos nas plaquetas, e a maioria dos adultos possui substâncias antigênicas solúveis A e B no sangue, que são capazes de neutralizar pequenas quantidades de anticorpos presentes em plasmas ABO incompatíveis (como o pequeno volume de plasma presente em uma transfusão de plaquetas). Para pacientes menores, ou para transfusões repetidas, plaquetas ABO compatíveis estão recomendadas para se evitar o risco de hemólise induzida por plasma ABO incompatível.

Hemácias passageiras, presentes nas plaquetas, podem levar à aloimunização contra antígenos eritrocitários, tornando importante a compatibilidade ao sistema Rh em transfusões de mulheres em idade fértil.

Desde o início do uso da transfusão de plaquetas, tem sido demonstrado que a transfusão frequentemente pode não atender à expectativa. Além da qualidade das plaquetas transfundidas, fatores clínicos e imunológicos do paciente têm papel no prognóstico da transfusão de plaquetas.

Anticorpos contra aloantígenos das plaquetas doadas são a principal causa de refratariedade às transfusões de plaquetas em pacientes com trombocitopenia. Esses anticorpos usualmente originam-se em resposta a antígenos HLA classe I, de leucócitos e plaquetas, e podem ser resultado de incompatibilidade materno-fetal, ou de repetidas transfusões de sangue. Outros fatores não imunológicos também estão envolvidos na refratariedade plaquetária,[13] como demonstrado na Tabela 79.3.

Tabela 79.3

▶ Fatores envolvidos na refratariedade plaquetária.

Qualidade plaquetária	Quantidade de plaquetas transfundidas
	Contaminação com leucócitos
	Tempo de estocagem
	Tipo de bolsa para estoque
	Temperatura
Fatores não aloimunes	febre/infecção
	CIVD
	Imunecomplexos circulantes
	Transplante de medula óssea
	Esplenomegalia
	Anticorpos relacionados a drogas
	Autoanticorpos
Fatores aloimunes	Anticorpos HLA
	Anticorpos HPA
	Anticorpos ABO

CIVD = Coagulação Intravascular Disseminada; HLA = Human leucocyte Antigen; HPA = Human Platelet Antigen.

Algumas medidas podem ser utilizadas na tentativa de se evitar a aloimunização plaquetária. O uso de plaquetas por aférese de doador único, plaquetas de doadores múltiplos com redução de leucócitos e plaquetas de doadores múltiplos cujos leucócitos foram inativados pelo uso de irradiação ultravioleta B apresenta redução significativa no desenvolvimento de anticorpos linfocitotóxicos e na refratariedade à transfusão de plaquetas, quando comparado com plaquetas de doadores múltiplos, sem redução de leucócitos e não tratadas com irradiação ultravioleta B.[14]

▶ Indicações de transfusão de plaquetas

Profilática

O principal uso da transfusão profilática de plaquetas é na prevenção de sangramento em pacientes com doenças hematológicas malignas (particularmente leucemias), que apresentam insuficiência medular causada pela doença ou seu tratamento.

Questão prática importante é qual o limiar mínimo de plaquetas que deve ser adotado para indicar a transfusão profilática nesses pacientes com insuficiência medular. Tem sido aceito como consenso a prática de transfundir plaquetas quando os níveis estão bem baixos, em torno de $10.000/\mu L$. A escolha desse nível parece oferecer a mesma segurança de níveis mais altos quando os pacientes não apresentam fatores de risco adicionais. Entre esses fatores de risco adicionais incluem-se sepse, uso concomitante de drogas (p. ex.: antibióticos) e outras anormalidades da hemostasia que, quando presentes, são indicações para se adotar um limiar transfusional mais alto[15,16] (p. ex.: $30.000/\mu L$).

Para a prevenção de sangramento em procedimentos invasivos, o limiar de transfusão deve ser maior, com alguns estudos indicando que esses procedimentos são seguros com contagens plaquetárias em torno de $50.000/\mu L$, porém não há consenso sobre um nível apropriado para esses pacientes.

Em neonatos, onde existe um considerável perigo de hemorragia, a transfusão de plaquetas está indicada com contagens mais altas do que em adultos.[15]

Terapêutica

Trombocitopenia diluicional geralmente acompanha transfusões maciças, quando fluidos e hemácias estocadas, deficientes em plaquetas, são usados em grandes quantidades. No entanto, trombocitopenia importante e sangramento anormal raramente ocorrem, e a transfusão de plaquetas não está indicada somente pela baixa contagem plaquetária.[17] A transfusão deve ser reservada para aqueles pacientes que apresentam sangramento desproporcional ao nível da trombocitopenia, ou àqueles que apresentam sangramento difuso.

Menos comumente, plaquetas têm sido utilizadas para corrigir condições trombocitopáticas, associadas com doença de von Willebrand, defeitos plaquetários congênitos e defeitos plaquetários adquiridos, tais como efeito do uso de aspirina, cirurgia cardiopulmonar com uso de circulação extracorpórea, ou uremia. A principal dificuldade para muitas dessas indicações é que as plaquetas trans-

780 Tratado de Hematologia

fundidas também serão afetadas, da mesma maneira que as plaquetas autólogas.[18]

Esplenomegalia pode causar trombocitopenia por sequestro excessivo, porém raramente chegando a números inferiores a 40.000/μL. Nessas situações, as plaquetas transfundidas também sofrerão sequestro, sendo pois raramente indicada a transfusão.

Em geral a transfusão de plaquetas não é utilizada em pacientes com púrpura trombocitopênica imune, pois os autoanticorpos presentes nesses pacientes também diminuem a sobrevida das plaquetas transfundidas, de maneira semelhante ao que ocorre com as plaquetas próprias do paciente. Quando ocorrem situações de emergências hemorrágicas, regimes de hipertransfusão de plaquetas podem resultar em aumentos transitórios da contagem plaquetária, com algum possível benefício clínico.

Dose

De maneira prática, a transfusão de um *pool* de 5 unidades de plaquetas deveria elevar a contagem plaquetária do receptor de 10.000 para 40.000/μL, em um paciente com uma superfície corpórea de 2 m².

A Tabela 79.4 demonstra as doses-padrão de plaquetas para transfusão.

Tabela 79.4

▶ Doses-padrão de plaquetas.

Paciente	Dose
Criança (bebês)	■ 10 mL de concentrado de plaquetas por kilo de peso
Criança	■ 1 U de concentrado de plaquetas para cada 10-15 kilos de peso
Adulto	■ 5-8 U de concentrado de plaquetas, ou 1 U de plaquetas por aférese

U = unidade.

O conceito de se corrigir o incremento observado na contagem plaquetária (ao contrário de se observar o aumento esperado na contagem plaquetária) como uma maneira de julgar o sucesso da transfusão tem se tornado aceito como "padrão ouro" em medicina transfusional. O Incremento Corrigido de Contagem (ICC) ajusta o incremento bruto observado na contagem plaquetária para o conteúdo de plaquetas da transfusão e a superfície corpórea do paciente em metros quadrados (como aproximação do volume de sangue). Esse índice é muito útil quando utilizado como nível de pico, de minutos a 1 hora após a transfusão, para discriminar entre destruição imunológica e consumo patológico.[19] Um incremento insatisfatório observado nesse período precoce pós-transfusional tende a refletir uma destruição imunológica, ao passo que uma

contagem plaquetária baixa obtida em período mais tardio reflete um consumo patológico.

Com base em estudos realizados em transfusões profiláticas e em voluntários normais, o ICC esperado em uma transfusão bem-sucedida deve estar entre 10.000 e 20.000. Transfusões insatisfatórias são usualmente definidas como aquelas em que o ICC é menor que 7.500 em 1 hora. Insucesso consistente em se alcançar valores adequados de ICC define o estado de refratariedade plaquetária. A fórmula abaixo demonstra a maneira para calcular o ICC.

> **Incremento Corrigido da Contagem (ICC) = [(incremento plaquetário) × (superfície corpórea em metros quadrados)] ÷ Número de plaquetas transfundidas (× 10^{11})**

Em recente artigo de revisão, Strauss[20] oferece algumas recomendações de doses apropriadas de plaquetas para transfusões em situações de sangramentos amegacariocíticos trombocitopênicos. Essas informações estão resumidas na Tabela 79.5. Para sangramentos em sistema nervoso central, ou quando houver risco de vida, deve-se objetivar alcançar níveis maiores nas contagens pós-transfusionais (p. ex.: 75.000-100.000/μL).

Tabela 79.5

▶ Recomendações para transfusão de plaquetas.[21]

Transfusão profilática de plaquetas*:	
Contagem plaquetária alvo	> 25.000/μL
Dose †	> 4 × 10^{11} plaquetas
Limiar ‡	< 10.000/μL
Transfusão terapêutica de plaquetas £	
Contagem plaquetária alvo	> 40.000/μL
Dose †	> 6 × 10^{11} plaquetas
Limiar	individualizado

*Para prevenir hemorragia espontânea em pacientes amegacariocíticos, trombocitopênicos.
†Para pacientes com peso maior que 55 kg.
‡A menos que fatores de risco clínicos estejam presentes.
£Para hemorragias não de sistema nervoso central e sem risco de vida, em pacientes amegacariocíticos, trombocitopênicos.

PLASMA FRESCO CONGELADO

A grande preocupação com os efeitos indesejáveis da transfusão de hemocomponentes, basicamente o risco de transmissão de agentes infecciosos, levou ao aparecimento de modificações nos componentes plasmáticos disponíveis para transfusão. Nos Estados Unidos existem licenciados três tipos de produtos plasmáticos para uso transfusional.

Capítulo 79 • Hemocomponentes e Hemoderivados. Principais Indicações

Apesar de as indicações terapêuticas dos três produtos serem basicamente as mesmas, eles diferem no seu potencial de transmitir agentes infecciosos e quanto ao custo e à disponibilidade. Os três tipos de produtos são os seguintes:

▶ Plasma Fresco Congelado (PFC)

Obtido de doação voluntária, com volumes aproximados entre 220 mL (derivado de doação de sangue total) e 600 mL (derivado de doação por aférese). Esses produtos são congelados a -18C até 8 horas após a coleta e válidos por até um ano. São submetidos a triagem rotineira para doadores de sangue para investigação de doenças transmissíveis por transfusão. Quando os resultados dessa triagem são negativos, o produto é liberado para o uso.

▶ Plasma Fresco Congelado de Doador Retestado (PFC-DR)

Obtido da mesma maneira que o PFC, esse produto fica em quarentena até o doador retornar para ser retestado para as doenças transmissíveis por transfusão, pelo menos 112 dias (16 semanas) após a doação. Se o doador for negativo na nova retestagem, o produto é liberado para uso. O período de quarentena e a nova retestagem minimizam o risco associado à janela sorológica para os Vírus da Imunodeficiência Adquirida (HIV), da Hepatite C (HCV) e da Hepatite B (HBV).

▶ *Pool* de plasma tratado por solvente/ detergente

Preparado com unidades de PFC que são descongeladas e agrupadas em lotes de mesmo tipo sanguíneo, contendo até 2.500 unidades. Esses lotes são tratados com tri(n-butil) fosfato e Triton X-100.[21] O produto final é filtrado de maneira estéril e armazenado em bolsas plásticas de 200 mL cada e recongeladas.

No Brasil, não existe essa variação de componentes plasmáticos relacionados ao potencial de transmissão de agentes infecciosos, sendo o PFC o componente normalmente utilizado.

▶ Indicações clínicas do uso do PFC

Existem poucas indicações bem definidas e universalmente aceitas para o uso de PFC, e nos últimos anos tem havido uma maior percepção do grande número de transfusões desnecessárias que empregam esse hemocomponente.

PFC é útil na correção de deficiências múltiplas de fatores da coagulação, ou quando não houver concentrado de fator disponível. De acordo com o Colégio Americano de Patologistas,[22] o uso do PFC deve ser considerado nas seguintes situações:

a) História ou quadro clínico sugestivo de coagulopatia congênita, ou adquirida, com sangramento ativo, ou previamente a procedimento invasivo.

b) Transfusão maciça de hemácias com evidência de deficiência da coagulação.

c) Necessidade de reversão rápida da anticoagulação pela warfarina.

d) Manuseio de sangramento e profilaxia de pacientes com deficiência congênita de fator II, V, VII, X, XI, ou XIII: evidência clínica de sangramento anormal (sangramento de local de venupunção ou sangramento generalizado em exudação).

e) Tratamento de pacientes com Púrpura Trombocitopênica Trombótica (PTT).

f) Deficiência de antitrombina III (na indisponibilidade de concentrado), cofator II de heparina, proteína C, ou proteína S.

A frequência de administração do PFC vai depender da meia-vida do fator da coagulação a ser reposto. A correção de deficiência de fator da coagulação usualmente está indicada para o tratamento de sangramento ou previamente a procedimentos invasivos, quando o Tempo de Protrombina (TP) for pelo menos 1,5 vez a média do valor normal (aproximadamente 18 segundos).[15]

A administração de 10-20 mL/kg de PFC geralmente aumenta os níveis das proteínas da coagulação em 20 a 30%.

A Tabela 79.6 demonstra os fatores da coagulação presentes no plasma fresco congelado, suas concentrações e meias-vidas.

Tabela 79.6

▶ Fatores da coagulação presentes no plasma fresco congelado.

Fator da coagulação	Concentração	Meia-vida (Horas)
Fibrinogênio	200 – 450 mg/dL	100 – 150
Protrombina (fator II)	1 U/mL	50 – 80
Fator V	1 U/mL	12 – 24
Fator VII	1 U/mL	6
Fator VIII	1 U/mL	12
Fator IX	1 U/mL	24
Fator X	1 U/mL	30 – 60
Fator XI	1 U/mL	40 – 80
Fator XIII	1 U/mL	150 – 300
Fator von Willebrand	1 U/mL	24

U = unidade.

CRIOPRECIPITADO

Crioprecipitado, ou crioprecipitado de fator antiemofílico, é a fração proteica do PFC precipitada pelo frio, quando o PFC é descongelado entre 1 e 6 °C.[23] O crioprecipitado é geralmente ressuspenso em um volume mínimo de plasma sobrenadante residual (entre 9 e 16 mL, dependendo da técnica utilizada),[24] recongelado e estocado a -18°C, ou menos, por até 1 ano.

A Tabela 79.7 demonstra as quantidades aproximadas de constituintes do plasma em cada unidade de crioprecipitado.

Tabela 79.7

▶ Concentração de constituintes do plasma no crioprecipitado.

Constituinte	Concentração
Fator VIII: C	80-120 U
Fator von Willebrand	80 U
Fibrinogênio	200-300 mg
Fator XIII	40-60 U

U = unidade.

A disponibilidade de concentrados de fator VIII e fator VIII/vW, submetidos a procedimentos de inativação viral, basicamente limitou o uso do crioprecipitado ao tratamento de situações de: a) hipofibrinogenemia, herdada ou adquirida; b) disfibrinogenemia; c) deficiência de fator XIII.

O número de unidades de crioprecipitado necessárias para corrigir déficit de fibrinogênio pode ser calculado de acordo com a seguinte fórmula:

Incremento desejado em g/L = 0,2 × número de unidades de crioprecipitado / volume plasmático em litros

Uma regra empírica é administrar 1 unidade de crioprecipitado para cada 5 kg de peso do paciente. O fibrinogênio possui meia-vida entre 4 e 6 dias e a recuperação transfusional é de 50%.

PLASMA PRESERVADO

O plasma de uma unidade de sangue total pode ser separado a qualquer época, até 5 dias após a expiração do prazo de validade da unidade de sangue total. Quando estocado congelado a -18°C, ou menos, esse componente é designado "plasma" e pode ser utilizado por até 5 anos após a data da coleta. Se não for congelado, é designado como "plasma líquido", estocado entre 1 e 6°C e transfundido até 6 dias após a expiração da data de validade do sangue total do qual foi separado.

De maneira adicional, o PFC não utilizado em 12 meses também pode ser designado como "Plasma" e ser estocado congelado, podendo ser utilizado por mais 4 anos.

O plasma separado de unidade de sangue total com validade vencida difere do plasma originalmente separado de unidade de PFC; nessa situação, altos níveis de potássio e amônia se acumulam com o tempo prolongado de estoque junto com hemácias.

Se o crioprecipitado for removido do plasma e esse componente for estocado a -18C, ou menos, esse produto terá validade de 12 meses, a partir da data de coleta.

"Plasma" e "plasma líquido" podem ser úteis no tratamento de deficiências de fatores estáveis da coagulação, para os quais não haja concentrados de fatores disponíveis. Existem controvérsias sobre o uso de plasma com remoção de crioprecipitado para o tratamento de PTT.[25]

Apesar dos esforços dos especialistas, o uso muitas vezes inadequado e desnecessário de hemocomponentes ainda é frequente em nosso meio. No que diz respeito aos componentes plasmáticos, algumas indicações são absolutamente injustificadas, por exemplo:

a) expansão de volume plasmático;

b) suplementação nutricional;

c) uso profilático em cirurgias cardiopulmonares com uso de circulação extracorpórea e transfusão maciça;

d) melhora de cicatrização de ferimentos;

e) fonte de imunoglobulinas para pacientes com hipogamaglobulinemia severa.

FATOR VIII CONCENTRADO

A hemofilia A é caracterizada pela deficiência de fator VIII e é responsável por 80-85% dos casos de hemofilia, sendo os restantes 15-20% representados por hemofilia B. Além da hemofilia A, outra coagulopatia que apresenta diminuição dos níveis de fator VIII é a doença de von Willebrand, sendo a forma sintomática de maior frequência dessa coagulopatia hereditária.[26] Vários produtos estão atualmente disponíveis para uso no tratamento e prevenção de sangramento nos pacientes portadores dessas afecções, incluindo vários concentrados de fator VIII derivados de *pools* de plasma, de diferentes graus de pureza (definido como a atividade específica de fator VIII no produto final) e concentrado de fator VIII recombinante. Esses produtos derivados de *pools* de plasma são geralmente fracionados por método que consiste na precipitação de várias proteínas plasmáticas em misturas de água-etanol resfriadas (método de Cohn).[27]

Após o fracionamento, são submetidos a processos de inativação viral, incluindo tratamento por aquecimento, uso de solventes detergentes, ou purificação por coluna de afinidade. As proteínas plasmáticas produzidas por tecnologia de DNA recombinante parecem ser eficientes, bem toleradas e estão associadas a risco desprezível de transmissão de doenças.

Capítulo 79 • Hemocomponentes e Hemoderivados. Principais Indicações

▶ Concentrado de fator VIII derivado de plasma

Preparado a partir de *pools* de plasma, esse produto é submetido a processo de inativação viral (pasteurização ou tratamento com solvente detergente), ultrafiltração, ou purificação por imunoafinidade. Apesar do emprego dessas técnicas, ainda existe o risco de transmissão de certas viroses, particularmente, vírus não portadores de envelopes lipídicos, como o vírus da hepatite A e o parvovírus humano B19.[28] No entanto, os produtos concentrados de fator VIII atualmente disponíveis no mercado são, sem dúvida, muito mais seguros que aqueles que não eram submetidos a esses tratamentos.

A atividade específica de fator VIII (unidades por miligrama de proteína) desses concentrados é muito variável. Os chamados concentrados ultrapuros possuem maior atividade específica, porém existe pouca evidência experimental a favor da alegação de que os concentrados de maior pureza específica são melhores que os de pureza intermediária.

▶ Concentrado de fator VIII recombinante

A clonagem do gene do fator VIII e a expressão do seu produto, o fator VIII humano, ocorreram em meados da década de 1980,[29] porém o licenciamento para comercialização desse produto só ocorreu em 1992. Gerações cada vez mais novas desses concentrados têm sido desenvolvidas, com maior estabilidade, menor susceptibilidade à degradação proteolítica e abolindo a necessidade de albumina para estabilização.

A principal vantagem dessas preparações de fator VIII recombinante parece ser a segurança com relação à contaminação viral. Além disso, esse tipo de tecnologia oferece a promessa de fornecimento ilimitado. Por outro lado, o custo desse produto é ainda muito elevado, superior à alternativa derivada de *pools* de plasma.

▶ Dose e administração de fator VIII

A dose a ser usada depende do tipo e gravidade do sangramento do paciente e do nível circulante desejado de fator VIII. O cálculo prático da dose é baseado no conhecimento que a infusão de 1 U/kg de peso corpóreo aumenta o nível plasmático do paciente em 0,02 U/mL (2%). Portanto, a dose de fator VIII em U/kg é igual ao aumento da porcentagem desejada de fator VIII, dividido por 2. Por exemplo, para aumentar o nível de fator VIII do paciente em 50%, a dose de fator VIII deveria ser 25 U/kg. Doses adicionais, em bolo, visando manter os níveis desejados de fator VIII, são administradas com base na meia-vida de 8-12 horas do fator VIII.

Fator VIII também pode ser administrado em infusão contínua.[30] Esse modo de administração é frequentemente usado em situações operatórias e pós-operatórias e no tratamento de hemorragias do sistema nervoso central, ou ou-

tros episódios de sangramentos graves, tais como síndrome compartimental.

▶ Desenvolvimento de anticorpo inibidor do fator VIII

A presença de anticorpo inibidor do fator VIII deve ser suspeitada quando ocorrer resposta inadequada a doses apropriadas no tratamento de um sangramento. Estudo recente em pacientes portadores de hemofilia A grave e moderada, previamente não tratados, demonstrou que 35% dos pacientes desenvolveram inibidores após o uso de concentrado de fator VIII, e, em crianças portadoras de hemofilia A grave, 51% desenvolveram inibidores.[31]

O método laboratorial utilizado para detecção e mensuração de inibidores é o chamado método Bethesda.[32] Esse teste quantitativo é baseado na mensuração da quantidade de fator VIII inativado pelo plasma do paciente, em uma mistura de incubação, por 2 horas a 37°C. Uma unidade de inibidor é chamada de Unidade Bethesda (UB), sendo definida como a quantidade de inibidor que inativaria metade do fator VIII em uma mistura de incubação. Em geral, um valor de 0,6 UB ou maior é considerado indício positivo da existência de anticorpos.

▶ Tratamento do paciente com inibidor de fator VIII

Em pacientes com baixos títulos de inibidores (entre 0,6 e 3,0 UB), a hemostasia pode ser conseguida usando-se concentrado de fator VIII humano em dose usual, ou pouco aumentada.[33] Nos pacientes com títulos maiores de inibidores, ou naqueles com baixos títulos, mas que não apresentam resposta clínica adequada ao uso de concentrado de fator VIII humano, outras medidas devem ser tentadas, incluindo: a) uso de complexo protrombínico, padrão ou ativado; b) fator VIII porcino; c) fator VIIa recombinante. Adicionalmente, pode-se tentar erradicar o inibidor com o uso de um regime de indução da tolerância imune.[34]

FATOR IX CONCENTRADO

Apesar de a hemofilia B (deficiência de fator IX) ser clinicamente indistinguível da hemofilia A, existem algumas diferenças importantes quanto ao tratamento, incidência de inibidores e complicações. Vários tipos de concentrados de fator IX encontram-se disponíveis para o tratamento e prevenção de sangramentos nesses pacientes. Esses produtos incluem concentrado de complexo protrombínico (complexo concentrado de fator IX) e concentrado de fator IX altamente purificado (derivado de plasma e recombinante).

▶ Concentrado de Complexo Protrombínico (CCP)

Usado a partir do final da década de 1960, esse produto contém não somente fator IX, mas também fatores II, VII e X, proteínas C e S e quantidade variada de fatores da

784 Tratado de Hematologia

coagulação parcialmente ativados. Complicações trombóticas podem estar associadas ao seu uso, principalmente em pacientes imobilizados em períodos pós-operatórios, ou em pacientes que apresentam disfunção hepatocelular.[35] O seu uso deve ser evitado em certas situações, como procedimentos cirúrgicos (particularmente ortopédicos), lesões por esmagamentos, disfunção hepática, grandes hemorragias musculares, em crianças e em pessoas com história de trombose após o uso de CCP. Em tais situações deve-se utilizar concentrado de fator IX de alta pureza.[36]

Tanto o Concentrado de Complexo Protrombínico (CCP) como o Concentrado de Complexo Protrombínico Ativado (CCPA) têm sido o esteio do tratamento para pacientes com inibidores de fator VIII, nas últimas três décadas.

A dose recomendada nesses casos é de 50-75 U/kg por dose. Dependendo da extensão do sangramento, doses repetidas devem ser dadas a cada 8-12 horas, ou com intervalos de 24 horas. O uso de doses grandes e repetidas (> 3) deve ser evitado, pois aproximadamente 20 casos de infarto do miocárdio foram descritos em pacientes jovens fazendo uso de CCP.[37]

▶ Concentrado de fator IX de alta pureza

Esse produto contém quase que exclusivamente fator IX e não tem havido descrição de complicações trombóticas relacionadas ao seu uso. A partir de 1997, existe disponível no mercado concentrado de fator IX produzido por técnica de DNA recombinante, não contendo proteínas humanas ou animais.[38]

▶ Dose e administração de fator IX

De maneira semelhante ao que acontece com a hemofilia A, a dose de fator IX a ser administrada depende do tipo e gravidade do sangramento do paciente e do nível desejado de fator IX. A dose é baseada no conhecimento que a infusão de 1 U/kg de peso corpóreo irá aumentar o nível plasmático do paciente em 0,01 U/mL (1%). Portanto, se o nível circulante desejado for de 0,50 U/mL (50%), a dose de fator IX será de 50 U/kg. A meia-vida do fator IX é maior que a do fator VIII, sendo aproximadamente de 18 horas. A repetição de dose em bolo (se necessário) é geralmente administrada uma vez ao dia.

Fator IX também pode ser administrado em infusão contínua, geralmente intra e pós-operatório, ou em pacientes com hemorragia de sistema nervoso central.

▶ Desenvolvimento de anticorpos inibidores do fator IX

Ocorrem com menos frequência que os inibidores do fator VIII, sendo relatado em 1-3% dos portadores de hemofilia B.[39] São mais frequentes em indivíduos com hemofilia B grave, e na maioria das vezes em adolescentes após relativamente pouca exposição ao fator IX. Da mesma maneira que na hemofilia A, fatores genéticos parecem estar envolvidos na formação de inibidores do fator IX, com certos defeitos do gene do fator IX (p. ex.: deleções) associados a uma maior taxa de formação de inibidores[39].

Aproximadamente metade dos pacientes portadores de hemofilia B com inibidores apresentam anafilaxia ou reação alérgica severa com o uso de fator IX.[40] A menos que esses pacientes tenham sido dessensibilizados, o único tratamento apropriado para episódios de sangramento é o uso de fator VIIa.

▶ Tratamento do paciente com inibidor de fator IX

Da mesma maneira, como ocorre na presença de inibidor de fator VIII, o manuseio do paciente com inibidor de fator IX pode ser dividido em tratamento dos episódios de sangramento e na tentativa de erradicar o inibidor.

As opções terapêuticas para o tratamento dos episódios de sangramento são de certa forma mais limitadas do que para os inibidores do fator VIII. CCP e CCPA (Feiba® e Autoplex® T) promovem um *bypass* nas necessidades tanto de fator VIII como de fator IX, e são de alguma maneira efetivos no controle do sangramento. A dose e administração recomendadas são as mesmas para inibidores de fator VIII: 50-75 U/kg por dose, com doses de repetição em bolo a cada 8-12 horas, se necessário. As mesmas precauções devem ser tomadas com o uso de CCP, como nos casos de inibidores de fator VIII: grandes doses, frequentes e repetidas, devem ser evitadas, pelos possíveis riscos de infarto do miocárdio relatados em algumas situações.[41] O uso de fator VIIa tem sido bastante efetivo na prevenção ou controle de sangramento nesses pacientes. A dose recomendada é de 90 µg/kg de peso corpóreo, com doses de repetição administradas a cada 2-3 horas, como necessário. Fator VIIa (NovoSeven®) não contendo fator IX é claramente o produto de escolha para os pacientes portadores de hemofilia B com inibidores e que apresentam reações alérgicas importantes aos produtos que contêm fator IX.[40]

Regimes de indução de imunotolerância,[34] na tentativa de suprimir ou erradicar inibidores de fator IX, não têm apresentado o mesmo sucesso obtido nos casos de inibidores de fator VIII. Nos registros norte-americanos de programas de indução de imunotolerância, aproximadamente 50% dos pacientes têm apresentado boas respostas (*versus* 75-80% daqueles com inibidores de fator VIII). A resposta foi ainda pior em pacientes que apresentaram reações alérgicas graves ao fator IX, que foram dessensibilizados e iniciaram regime de imunotolerância. Vários desses pacientes desenvolveram síndrome nefrótica aproximadamente 8-9 meses após o início do regime de imunotolerância.[42]

ALBUMINA

A albumina humana é uma proteína altamente solúvel, simétrica, ligeiramente heterogênea, com peso de aproximadamente 67.000 D. Carrega uma alta carga negativa de – 19. Essa alta carga negativa possibilita a ligação da albumina a uma grande quantidade de componentes, incluindo drogas. É produzida no fígado, sendo a sua síntese rápida, porém as reservas hepáticas são pequenas.[43]

A albumina é responsável por 80% da pressão coloidosmótica do plasma, normalmente de aproximadamente 27 mmHg. O organismo de um indivíduo adulto de aproximadamente 70 kg armazena cerca de 300 g de albumina, sendo cerca de 60 a 65% extravascular, em pele, músculos e intestinos.

Nos Estados Unidos, existem disponíveis no mercado três produtos manufaturados de albumina: a) albumina humana em solução a 5%; b) albumina humana em solução a 25%; e c) um componente denominado fração proteica plasmática. Este último produto contém pelo menos 83% de albumina em uma solução eletrolítica a 5%, sendo o restante das proteínas compostas de α e β-globulinas, além de traços de várias outras proteínas plasmáticas. As soluções de albumina a 25% geralmente são diluídas a 5% em soluções eletrolíticas antes da infusão.

A meia-vida depende da temperatura de estoque, podendo ser estocada por três anos em temperaturas inferiores a 37°C e por cinco anos em temperatura entre 2 e 10°C.

▶ Uso racional

A administração de albumina em situações clínicas continua controversa. O papel da solução coloide, especificamente a infusão de albumina, no tratamento de pacientes críticos, incluindo pacientes com queimaduras e hipoalbuminemia, tem sido calorosamente debatido nos últimos 20 anos.[44] A fonte desse debate tem passado pelo custo significativo e limitação de disponibilidade do produto, até os possíveis efeitos adversos que a adição de albumina pode ter na função de órgãos críticos e na evolução dos pacientes.

▶ Expansão de volume

A infusão de 25 g de albumina a 25% aumenta o volume plasmático, em média, em 400 mL, em medidas feitas duas horas após a infusão. Quando se usa albumina a 5%, o aumento no volume plasmático é igual ao volume infundido (menos a dispersão da albumina para o espaço do fluido extracelular, que começa imediatamente após a infusão, a uma taxa de 5-10%/hora). Quando uma solução salina isotônica (ou eletroliticamente balanceada) é infundida, o aumento no volume plasmático é aproximadamente ¼ do alcançado pela infusão de volume equivalente de albumina a 5%.

Uma série de trabalhos[45] concluiu que regimes de ressuscitação incluindo albumina estão associados com disfunções pulmonares mais prolongadas (especialmente em sepse, onde ocorre um extravasamento capilar de albumina nos alvéolos pulmonares), mais anormalidades na função excretora renal e mais anormalidades da coagulação do que são vistas em pacientes que não receberam albumina. Embora trabalhos de vários investigadores, desde a década de 1970 até a década de 1990,[46] tenham concordado com essa tese, outros trabalhos que mediram variados aspectos funcionais cardiopulmonares ou renais demonstraram melhora com o uso de albumina ou ausência de diferença entre as terapias de ressuscitação que incluíram albumina e aquelas que não incluíram.[47]

Recentemente, a realização de uma meta-análise para avaliar os efeitos da albumina humana na mortalidade de pacientes criticamente enfermos incluiu grupos de pacientes com hipovolemia, queimados e com hipoalbuminemia.[48] O risco de morte nos regimes com uso de albumina foi 6% maior que nos regimes que não usaram albumina. Esse estudo concluiu que houve uma morte adicional, para cada 17 pacientes criticamente enfermos tratados com albumina.[48] Porém, para outros autores, as conclusões apresentadas nesse estudo, baseadas na pequena diferença na taxa de mortalidade, que pode não estar exclusivamente relacionada com o uso de albumina, parecem ser conclusões fortemente injustificadas.[49]

O uso de albumina pode ser útil em pacientes idosos que necessitam de expansão de volume, pois esses pacientes podem não tolerar grandes volumes de soluções cristaloides, geralmente necessários em procedimentos de ressuscitação.

▶ Paracentese

O uso de albumina tem mostrado ser benéfico na prevenção de complicações agudas, tais como hiponatremia e dano renal associados à paracentese. Melhores estudos se fazem necessários para comparar o uso de soluções salinas, mais baratas, com albumina, para a estabilização aguda de problemas associados à paracentese.

▶ Síndrome nefrótica

Albumina pode ser útil, em combinação com diuréticos, em pacientes com edema secundário à síndrome nefrótica, quando o uso de diuréticos isoladamente falhar. No entanto, um estudo randomizado, com o uso de furosemida, comparado com o uso de furosemida associada à albumina, se faz necessário.

▶ Líquido de reposição em plasmaférese

A albumina pode ser utilizada como líquido de reposição para suprir as necessidades de coloide, em pacientes submetidos a trocas plasmáticas por aférese. A escolha do fluido ótimo de reposição depende do tipo de indicação do procedimento. Por exemplo, para reposições em pacientes portadores de Púrpura Trombocitopênica Trombótica (PTT) o uso de plasma fresco congelado com redução do crioprecipitado parece ser a mellhor escolha,[50] enquanto para a maioria das outras situações a albumina é a melhor escolha para se diminuir o risco de transmissão de doenças.[51]

REFERÊNCIAS BIBLIOGRÁFICAS

1. Goodrich RP. The use of Riboflavin for the inactivation of pathogens in blood products. Vox Sang. 2000;78(suppl 1):211-5.
2. Valeri CR. Phisiology of blood transfusion. In: Barie PS, Shires GT (eds.). Surgical intensive care. Boston: Little, Brown, 1993. p.681-721.
3. Allen JB, Allen FB. The minimum acceptable level of hemoglobin. Int Anesthsiol Clin. 1982;20:1-22.
4. Finch CA, Lenfant C. Oxygen transport in man. N Engl J Med. 1972;286:407-15.
5. Rodman T, Close HP, Purcell MK. The oxyhemoglobin dissociation curve in anemia. Ann Intern Med 1960; 52:295-309.
6. Hillman RS, Finch CA. Red Cell Manual. Philadelphia: F.A Davis, 1985. p.22-3.
7. Kennedy AC, Valtis DJ. The oxygen dissociation curve in anemia of various types. J Clin Invest. 1954;33:1372-81.
8. Woodson RD, Auerbach S. Effect of increased oxygen affinity and anemia on cardiac output and its distribution. J Appl Physiol. 1982;53:1299-06.
9. Whitaker W. Some effects of severe chronic anemia on the circulatory system. Q J Med. 1956;25:175-83.
10. Wilkinson KL, Brunskill SJ, Dorée C, Hopewell S, Stanworth S, Murphy MF, et al.The clinical effects of red blood cell transfusions: an overview of the randomized controlled trials evidence base. Transfus Med Rev. 2011;25(2):145-55.e2.
11. Conley CL. Blood platelets and platelets transfusions. Arch Intern Med. 1961;107:635-8.
12. Braine HG, Kickler TS, Charache P, et al. Bacterial sepsis secondary to platelet transfusion: An adverse effect of extended storage at room temperature. Transfusion. 1986;26:391-3.
13. Novotny VMJ. Prevention and management of platelet transfusion refractoriness. Vox Sang. 1999;76:1-13.
14. Trial to reduce alloimmunization to platelet study group. Leucocyte reduction and ultraviolet B irradiation of platelets to prevent alloimmunization and refractoriness to platelet transfusion. N Eng. 337:1861-9.
15. Slichter SJ. New thoughts on the correct dosing of prophylact platelet transfusion to prevent bleeding. Curr Opin Hematol. 2011;18(6):427-35.
16. Estcourt LJ, Stanworth SJ, Murphy MF. Platelet transfusion for patients with haematological malignancies: who needs them ? Br J Haematol. 2011;154(4):425-40.
17. Reed LR, Ciavarella D, Heimbach DM, et al. Prophilatic platelet administration during massive transfusion. Ann Surg. 1986;203:40.
18. Simon TL, Aki Bechara F, Murphy W. Controlled trial of routine administration of platelet concentrates in cardiopulmonary bypass surgery. Ann Thorac Surg. 1984;37:359.
19. Daly PA, Shiffer CA, Aisner J, Wiernik PH. Platelet transfusion therapy: One hour post-transfusion increments are valuable in predicting the need for HLA-matched preparations. JAMA. 1980;243:435-8.
20. Strauss RG. Clinical perspectives of platelet transfusion: defining the optimal dose. J Clin Apher. 1995;10:124-7.
21. Bianco C. Choice of human plasma preparations for transfusion. Transfus Med Rev. 1999;13:84-8.
22. Tavares M, DiQuattro P, Nolette N, Conti G, Sweeney J. Reduction in plasma transfusion after enforcement of transfusion guidelines. Transfusion. 2011;51(4):754-61.
23. Pool JG, Hershgold EJ, Pappenhagen AB. High potency antihaemophilic factor concentrates prepared from cryoglobulin preciptate. Nature. 1964;203:312.
24. Hoffman M, Jenner P. Variability in the fibrinogen and von Willebrand factor content of cryoprecipitate. Am J Clin Pathol. 1990;93:694 7.
25. George JN, El-Harake M. Thrombocytopenia due to enhanced platelet destruction by nonimmunologic mechanisms. In: Beutler E, Lichtman MA, Coller BS, Kipps TJ (eds.). Williams' hematology. 5.ed. New York: McGraw-Hill, 1995. p.290-315.
26. Rodeghiero F, Castaman G, Dini E. Epidemiologic investigation of the prevalence of von Willebrand's disease. Blood. 1987;69:454.
27. van Aken WG. Preparation of plasma derivatives. In: Rossi EC, Simon TL, Moss GS, Gould AS (eds.). Principles of transfusion medicine. 2.ed. Baltimore MD: Willians and Wilkins, 1995. p.403-13.
28. Lusher JM, Kessler CM, Laurian Y, Pierce G. Viral contamination of blood products. Lancet. 1994;344:405-6.
29. Vehar GA, Keyt B, Eaton D, Rodriguez H, O´Brien DP, Rotblat F, et al. Structure of human factor VIII. Nature. 1984; 312:337-42.
30. Schulman S, Martinowitz U. Design and assessment of clinical trials on continuous infudion. Blood Coagul Fibrinol. 1996;7(Suppl 1):S7-9.

31. Ehrenfort S, Kreuz W, Scharrer I, et al. Incidence of factor VIII and factor IX inhibitors in haemophiliacs. Lancet. 1992; 339:594-8.

32. Kasper CK, Aledort L, Aronson D, Counts R, Edson JR, van Eys J, et al. Proceedings: A more uniform measurement of factor VIII inhibitors. Thromb Diath Haemorrh. 1975;34:612.

33. Lusher JM, Warrier I. The role of prothrombin complex concentrates and factor VIII concentrates (human and porcine) in management of bleeding episodes in inhibitor patients. In: Lusher JM, Kessler CM (eds.). Hemophilia and von Willebrand's disease in the 1990s. Amsterdan: Elsvier Scientific Publications, 1991. p.271-7.

34. Ewing NP, Sanders NL, Dietrich SL, et al. Inducton of imune tolerance to factor VIII in hemophiliacs with inhibors. JAMA. 1988;259:65-85.

35. Blatt PM, Lundblad RL, Kingdon HS, McLean G, Roberts HR, et al. Thrombogenic materials in prothrombin complex concentrates. Ann Intern Med. 1974;81:766-70.

36. National Hemophilia Foundation Medical and Scientific Advisory Committee (MASAC). Recommendations concerning the use of coagulation factor IX products in persons with hemophilia B. Medical Bulletin. New York: National Hemophilia Foundation, May 29, 1991.

37. Lusher JM. Thrombogenicity associated with factor IX complex concentrates. Semin Hematol. 1991;28(Suppl 6):3-4.

38. Lusher JM. Recombinant clotting factor concentrates. Bailliere Clin Haematol. 1996;9:291-303.

39. High KA. Factor IX: Molecular structure, epitopes, and mutations associated with inhibitor formation. In: Aledort L, Hoyer L, Lusher J et al (eds.). Inhibitors to coagulation factors. New York: Plenum Publications, 1995. p.79-86.

40. Warrier I, Ewenstein B, Koerper MA, Shapiro A, Key N, DiMichele D, et al. Factor IX inhibitors and anaphylaxis in hemophilia B. J Pediatr Hematol Oncol. 1997;19:23-7.

41. Chavin SI, Siegel DM, Rocco TA Jr, Olson JP. Acute myocardial infarction during management with an activated prothrombin complex concentrate in a patient with factor VIII deficiency and factor VIII inhibitor. Am J Med. 1988;85:245-9.

42. Ewenstein BM, Takemoto C, Warrier I, Lusher J, Saidi P, Eisele J, et al. Nephrotic syndrome as a complication of immune tolerance in hemophilia B. Blood. 1997;89:1115-6.

43. Urban J, Inglis AS, Edwards K. Chemical evidence for the difference between albumins from microsomes and serum and a possible precursor product relationship. Biochem Biophys Res Commun. 1974;61:444.

44. Lowe RJ, Moss GS, Jilek J, Levine HD. Crystalloid vs colloid in the etiology of pulmonary faillure after trauma: a randomized trial in man. Surgery. 1977;81:676-83.

45. Johnson SD, Lucas CE, Gerrick SJ, Ledgerwood AM, Higgins RF, et al. Altered coagulation after albumin supplements for treatment of oligemic shock. Arch Surg. 1979;114:379-83.

46. Foley EF, Borlase BC, Dzik WH, et al. Albumin supplementation in the critically ill. A prospective, randomized trial. Arch Surg. 1990;125:739-42.

47. Greenhalgh DG, Housinger TA, Kagan RJ, Rieman M, James L, Novak S, et al. Maintenance of serum albumin levels in pediatric burn patients: a prospective, randomized trial. J Trauma. 1995;39:67-73.

48. Human albbumin administration in critically ill patients: systematic review of randomized controlled trials. Cochrane Injuries Group Albumin Reviewers. BMJ. 1998;317:235-40.

49. Skillman JJ. Albumin-does the bell toll for thee? Transfusion. 1999;39:120-1.

50. Rock G, Shumak KH, Suton DM, et al. Cryosupernatant as replacement fluid for plasma exchange inthrombotic thrombocytopenic purpura. Br J Haematol. 1996;94:33-86.

51. Erstad BL, Gales B, Rappaport WD. The use of albumin in clinical practice. Arch Intern Med. 1991;151:901.

capítulo · 80

Reações Transfusionais Agudas

Antonio Fabron Junior

INTRODUÇÃO

As reações transfusionais agudas compreendem um grupo de reações que ocorrem durante ou logo após o término de uma transfusão. As principais reações transfusionais agudas, bem como suas prováveis etiologias estão listadas na Tabela 80.1. A avaliação clínica imediata do paciente é fundamental para o manejo dessas reações. Quando houver suspeita de uma reação transfusional aguda, a transfusão deve ser interrompida imediatamente e um acesso venoso deve ser mantido com soro fisiológico. É importante enfatizar que a unidade que está sendo infundida pode não ser aquela que provocou a reação do paciente.

Todo serviço de transfusão deve ter uma equipe treinada para o reconhecimento dos sinais e sintomas que podem estar relacionados com reações transfusionais agudas, bem como estar apta a tomar ações no sentido de preveni-las e tratá-las. Diante da suspeita de uma reação transfusional aguda, o serviço de transfusão deve ser imediatamente comunicado.

O diagnóstico diferencial das reações transfusionais agudas pode ser feito utilizando-se sinais e sintomas específicos (Tabela 80.2).

REAÇÃO HEMOLÍTICA AGUDA

▶ Apresentação

Por definição, Reação Hemolítica Aguda (RHA) é aquela que ocorre durante a transfusão ou em até 24 horas após seu término. A interação de anticorpos de classes IgM e IgG (principalmente IgG1 e IgG3) com um antígeno presente na membrana do eritrócito pode desencadear uma sequência de respostas neuroendócrinas, ativação do complemento, efeitos sobre a coagulação sanguínea e liberação de citocinas que resultam nas manifestações clínicas da RHA.

Os casos mais graves geralmente resultam da transfusão de glóbulos vermelhos incompatíveis no sistema ABO. Nas reações desencadeadas por outros anticorpos incom-

---

Tabela 80.1

▶ Reações transfusionais agudas e suas etiologias prováveis.

Tipo de reação	Etiologia
Causas Imunológicas	
■ Reação hemolítica aguda	■ Anticorpo contra antígenos eritrocitários
■ Reação febril não hemolítica	■ Anticorpo contra antígenos leucocitários do doador. Citocinas acumuladas no componente durante estocagem. Anticorpo contra proteínas plasmáticas do doador
■ Reação alérgica	
■ Reação anafilática	■ Anticorpo contra proteínas plasmáticas do doador (mais comumente anti-IgA)
■ TRALI	■ Anticorpo do doador contra antígeno leucocitário (HLA e/ou HNA) do receptor
Causas não imunológicas	
■ Contaminação bacteriana	■ Infusão de toxinas bacterianas
■ Sobrecarga de volume	■ Sobrecarga volumétrica
Hemólise não imunológica	Agentes químicos ou físicos

Tabela 80.2

▶ Sinais e sintomas que ocorrem em reações transfusionais agudas.

Tipos de reações	Sinais e sintomas					
	Cutâneos	Inflamatórios	Cardiovasculares	Respiratórios	Gastrointestinais	Dor
Hemolítica Aguda	Sangramento	Febre, tremores	Taquicardia, hipotensão	Dispneia	Náusea, vômito	Lombar, abdominal, torácica, cefaleia
Febril Não Hemolítica		Febre, tremores	Taquicardia		Náusea, vômito	Cefaleia
Alérgica	Prurido, urticária, eritema			Chiado, dispneia, taquipneia	Náusea, vômito, diarreia	Abdominal, subesternal
Anafilática			Taquicardia, hipotensão, arritmia, choque	Dispneia, Taquipneia		
Contaminação Bacteriana		Febre, tremores	Taquicardia, hipotensão	Dispneia	Náusea, vômito, diarreia	
TRALI	Cianose	Febre	Taquicardia, hipotensão	Dispneia, edema pulmonar		
Hemolítica Não Imune		Febre				
Sobrecarga de Volume	Cianose		Taquicardia, hipertensão, estase jugular	Dispneia, ortopneia, edema pulmonar		Cefaleia

Adaptado de Davenport RD. Management of transfusion reactions. In: Mintz PD (ed.). Transfusion therapy: clinical principles and practice. 3.ed. Bethesda, MD: AABB Press, 2011. p.757-84.

patíveis, que não do sistema ABO, a ativação do complemento é incompleta, não levando, geralmente, à hemólise intravascular. Entretanto, outras consequências da ativação incompleta, especialmente a liberação de citocinas, podem causar vários efeitos adversos.

Os principais sinais e sintomas incluem febre, calafrios, náusea, vômito, dor, dispneia, taquicardia, hipotensão, sangramento e hemoglobinúria.[1] A insuficiência renal é uma complicação mais tardia. A dor relatada durante uma RHA pode estar localizada nos flancos, costas, abdômen, tórax e cabeça. O sangramento quando ocorre pode ser devido à coagulação intravascular disseminada e pode ser a manifestação inicial durante procedimentos cirúrgicos.

Os principais achados laboratoriais numa RHA incluem a presença de hemoglobina livre no plasma, hemoglobinúria, elevação da desidrogenase lática, hiperbilirrubinemia e queda na haptoglobina. Em caso de insuficiência renal acompanhando o quadro, ocorrerá elevação da ureia e creatinina. O teste direto da antiglobulina (Coombs direto) pode ser positivo, com um padrão de campo misto, se hemácias incompatíveis transfundidas estão presentes na

circulação. Dependendo da especificidade e da quantidade de anticorpos no soro, a identificação de anticorpos eritrocitários pode ou não dar resultado positivo.

Embora a taxa de mortalidade causada por uma RHA geralmente depende da quantidade de hemácias incompatíveis transfundidas, mortes têm sido relatadas com a infusão de menos de 30 mL de hemácias.[2] A transfusão de plaquetas e plasma ABO incompatível também podem desencadear uma RHA. Deve-se dar atenção especial para a transfusão de plaquetas do grupo O, obtidas por aférese, para pacientes do grupo A, pois constituem um grande risco de hemólise aguda.

As principais condições clínicas a serem consideradas no diagnóstico diferencial de uma RHA incluem: anemia hemolítica autoimune, doença da hemaglutinina fria, anemia hemolítica congênita, hemoglobinopatias, deficiência de glicose 6-fosfato desidrogenase, hemoglobinúria paroxística noturna, disfunção de válvulas cardíacas artificiais, anemia hemolítica microangiopática, hemólise droga-induzida, e infecções (malária, clostridium).[1] Uma RHA também pode ser causada por hemólise de etiologia não imune, como veremos mais adiante.

Tratado de Hematologia

▶ Tratamento

Na suspeita de RHA, a transfusão deve ser **interrompida imediatamente** e deve ser mantido um acesso venoso. A identidade do paciente e a da unidade ou unidades de hemácias devem ser reconfirmadas. É importante enfatizar que a gravidade da RHA tem relação direta com a quantidade de hemácias incompatíveis que foram transfundidas. Assim, o rápido reconhecimento da reação, a interrupção da transfusão e a prevenção de transfusões de hemácias incompatíveis adicionais são os primeiros passos essenciais do tratamento.

Devido à carga de hemácias incompatíveis na circulação ditarem a gravidade do curso da RHA, uma transfusão de troca com sangue antígeno negativo pode ser considerada, uma vez que apresenta condições de reduzir a chance de morbidade e mortalidade.

Como a insuficiência renal é o problema mais importante na maioria dos pacientes, deve ser dada especial atenção para a sua prevenção. Os tratamentos precoces da hipotensão e da CID são as intervenções mais importantes para limitar a possível extensão da lesão renal. A manutenção da taxa de excreção urinária com líquidos e diuréticos (manitol ou furosemida) é fundamental para o sucesso do tratamento. Hidratação com salina normal dextrose a 5% (1:1), a uma taxa de 3.000 mL/m²/dia, e a administração de bicarbonato de sódio para manter o pH urinário acima de 7,0 têm sido recomendadas. A infusão inicial de manitol a 20%, na dose de 100 mL/m², em 30 a 60 minutos, seguido por 30 mL/m² por hora nas 12 horas subsequentes também tem sido recomendada. O uso de agentes vasopressores que atuam diretamente como vasodilatadores da vasculatura renal, tais como doses baixas de dopamina (1,5 µg/kg/minuto), pode também ser considerado. A prevenção e o tratamento da coagulação intravascular disseminada são controversos, e devem-se limitar à transfusão de plasma fresco congelado ou de plaquetas para pacientes com sangramento ativo, uma vez que esses componentes podem agravar a hemólise, principalmente quando a incompatibilidade é a causa da RHA.[3]

A avaliação sorológica e a tomada de decisão devem ser feitas sem pressa, uma vez que os erros humanos são os mais frequentemente cometidos nessa reação.

▶ Prevenção

A identificação apropriada do receptor da transfusão e das amostras de sangue para os testes pré-transfusionais é de longe o aspecto mais importante na prevenção da RHA, uma vez que é a causa mais comum de RHA.[4] Nesse sentido, estratégias próprias devem ser adotadas por cada instituição na tentativa de minimizar a possibilidade de ocorrência de RHA.

A realização adequada dos testes pré-transfusionais é essencial para a prevenção de reações transfusionais hemolíticas. Sistemas de código de barra que ligam o paciente às amostras de seu sangue e à unidade a ser transfundida podem melhorar a segurança transfusional.

REAÇÃO FEBRIL NÃO HEMOLÍTICA

▶ Apresentação

A Reação Febril Não Hemolítica (RFNH) é definida como um aumento de temperatura de 1 °C ou mais, ocorrendo geralmente durante a transfusão ou até uma hora após seu término. A febre pode ser acompanhada por sensação de frio e calafrios ou tremores.[5] Em algumas reações os tremores e a febre não são evidentes dentro dos primeiros 30 minutos. Sintomas secundários podem acompanhar o aumento de temperatura e incluem cefaleia, náusea e vômitos.

A RFNH não coloca em risco de vida o paciente, no entanto a avaliação clínica precoce é importante para excluir outras causas de febre. O diagnóstico diferencial da RFNH inclui a RHA, contaminação bacteriana, Insuficiência Pulmonar Aguda Associada à Transfusão (TRALI) e doenças ou tratamentos que cursam com febre. Em alguns pacientes pode ser impossível distinguir entre a RFNH e uma febre relacionada a alguma doença. Portanto, sempre é necessário investigar a causa da febre que ocorre durante a transfusão de um hemocomponente.

▶ Tratamento

Quando surge febre, a transfusão deve ser imediatamente interrompida e o paciente deve ser tratado com antitérmicos, tais como dipirona e acetaminofen. Lembrar que a RFNH é, geralmente, autolimitada e os sintomas desaparecem dentro de 2 a 3 horas, muitas vezes sem a necessidade de antitérmicos. É sempre importante descartar uma reação transfusional hemolítica ou contaminação bacteriana da unidade. Tremores cessarão em segundos com a administração de 25 a 50 mg de meperidina por via endovenosa. No entanto, devem ser tomados cuidados com a administração de meperidina, uma vez que essa droga pode causar depressão respiratória.

Existe controvérsia se a transfusão pode ser reiniciada após o diagnóstico e tratamento da reação. Argumentos contra o reinício da transfusão incluem a possibilidade de o paciente manter a reação febril para aquela unidade, e, se uma reação hemolítica ou de contaminação bacteriana não tiver sido definitivamente excluída, pode seguir-se uma reação grave.

▶ Prevenção

Embora usada com certa frequência, a eficácia de antipiréticos previamente à transfusão não está bem estabelecida. Recentemente, um estudo randomizado falhou na tentativa de mostrar a prevenção das reações febris pelo uso de acetaminofen e difenidramina.[6] No entanto, acetaminofem pode ser usado se o paciente teve duas ou mais reações febris prévias, quando transfundido com um hemocomponente. Além disso, é improvável que o uso de acetamonifen como medicação pré-transfusão possa mascarar reações sérias, tais como hemólise imune ou contaminação bacteriana. Outras pré-medicações comuns, tais como difenidramina ou esteroides, não desempenham papel na prevenção de reações febris.

A RFNH tem sido associada com Anticorpos Antileucocitários (HLA ou HNA) presentes em pacientes politransfundido ou que tiveram gravidezes anteriores, que reagem com os antígenos leucocitários ou plaquetários presentes na unidade transfundida. Para a prevenção de reações febris, o componente transfundido deveria conter no máximo 5×10^6 leucócitos.

A leucorredução universal pré-estocagem mostra-se mais eficaz na prevenção de RFNH quando comparada com a redução de leucócitos feita imediatamente antes da transfusão.[7] Uma explicação é o fato de que reações febris também ocorrerem pelo acúmulo de citocinas pirogênicas e de CD40 solúveis em unidades durante a estocagem,[8, 9] e o uso de filtração no momento da transfusão não removeria as citocinas pirogênicas das unidades. Métodos de preparação de unidades de plaquetas, que resultam num baixo número de leucócitos nos componentes, tais como pela técnica de *buffy coat* e por aférese, podem ter menos acúmulo de citocinas e causar menos reação febril.[10] Os mediadores inflamatórios acumulados durante a estocagem podem ser removidos pela redução de plasma ou pela lavagem dos componentes celulares.

REAÇÃO ALÉRGICA

▶ Apresentação

Reações alérgicas leves são muito comuns e podem ocorrer com qualquer tipo de componentes do sangue, incluindo concentrado de glóbulos vermelhos autólogos. Os sintomas mais comuns incluem prurido, urticária, eritema e rubor cutâneo. Aproximadamente 10% das reações alérgicas têm sinais e sintomas pulmonares.

Para o diagnóstico diferencial de uma reação alérgica considerar: reação a drogas, alergia para fitas e plásticos, condições alérgicas de base, tais como asma, condições clínicas coincidentes, tais como embolia de pulmão, e sensibilidade ao óxido de etileno. Quando existir dispneia, considerar o diagnóstico diferencial de TRALI e sobrecarga de volume.

▶ Tratamento

Numa reação alérgica a transfusão deve ser interrompida e deve ser mantido um acesso venoso. Reações alérgicas leves responderão bem ao uso de anti-histamínico, tal como a difenidramina, na dose de 50 a 100 mg, por via endovenosa. Reações mais graves podem exigir o uso de epinefrina e, no caso de o paciente apresentar edema de laringe, pode ser necessária a intubação endotraqueal. Terapia com oxigênio deve ser administrada se houver sinais de dispneia ou evidência de queda de saturação do oxigênio. Quando há reações cutâneas leves, a transfusão pode ser reiniciada após o tratamento, sem a recorrência ou piora dos sintomas.

▶ Prevenção

Com a exceção da deficiência de IgA e de haptoglobina (como veremos a seguir), não é geralmente identificado um antígeno específico para o qual o paciente reage. Portanto, é quase impossível selecionar um componente de sangue antígeno negativo. Alguns pacientes com crioglobulinemia ou com a doença da hemaglutinina fria podem ser beneficiados, eliminando os sintomas alérgicos, pelo aquecimento do componente a ser transfundido. Outros mecanismos postulados para o desenvolvimento de reações alérgicas incluem anticorpos para antígenos leucocitários e infusão de substâncias vasoativas, tais como C3a e C5a, histamina, e ativadores de mastócitos, tais como os leucotrienos.[11]

A difenidramina, na dose de 25 a 50 mg, administrada oralmente ou por via endovenosa, previamente à transfusão, pode prevenir reações alérgicas leves. Pacientes com manifestações alérgicas repetitivas podem beneficiar-se do uso de corticosteroide, tal como a metilprednisolona 125 mg, embora a eficácia de corticosteroides não tenha sido provada. Além disso, esses pacientes podem também ter algum benefício com o uso de componentes celulares pela lavagem dos glóbulos. Entretanto, o uso rotineiro de componentes lavados para pacientes com reações alérgicas não é justificável.

A leucorredução de componentes celulares do sangue, por filtração, parece ter pequeno efeito na incidência de reações alérgicas.[12]

REAÇÃO ANAFILÁTICA

▶ Apresentação

Uma reação anafilática apresenta geralmente os sinais de uma reação alérgica típica, seguida da instalação rápida de um quadro grave caracterizado por uma instabilidade cardiovascular, que inclui hipotensão, taquicardia, perda de consciência, arritmia cardíaca, choque e morte. O diagnóstico diferencial de uma reação transfusional anafilática é similar àquele de outras reações alérgicas; no entanto, devem ser mais consideradas as hipóteses de TRALI, sobrecarga circulatória, contaminação bacteriana e reações hemolíticas.

▶ Tratamento

Na ocorrência de uma reação anafilática, interromper imediatamente a transfusão e manter um acesso venoso com solução salina. Instituir rapidamente terapia de suporte que pode incluir oxigênio e intubação endotraqueal. Epinefrina deve ser aplicada imediatamente. Em pacientes com hipotensão não responsiva a medidas de suporte ou com broncoespasmo, pode ser feita aplicação de 0,3 a 0,5 mg de epinefrina subcutânea (0,3 a 0,5 mL de uma solução 1:1000). Essa dose pode ser repetida a cada 20 a 30 minutos, por até 3 doses. Para hipotensão refratária, alternativamente, pode ser dado 0,5 mg de epinefrina endovenosa (5 mL de uma solução 1:10.000), e repetida a cada 5 a 10 minutos.[3]

Tratado de Hematologia

Um anti-histamínico tal como a difenidramina, 50 a 100 mg, pode ser dado EV, particularmente quando houver manifestação de urticária. Aminofilina (dose de 6 mg/kg) pode ser útil quando houver broncoespasmo. Corticosteroides geralmente não ajudam na fase aguda, contudo, se os sintomas persistirem, a hidrocortisona (500 mg) poderia ser dada.[3]

▶ Prevenção

Pacientes com deficiência de IgA que desenvolvem anti-IgA podem ter reação anafilática. Em reações alérgicas graves, os pacientes deveriam ser avaliados quanto às suas quantidades de IgA, podendo também ser avaliada a presença de anti-IgA. A prevenção de uma reação anafilática pode ser feita com sucesso pela remoção de IgA pela infusão de hemácias e plaquetas lavadas com salina.[13]

CONTAMINAÇÃO BACTERIANA

▶ Apresentação

Embora nos últimos anos tenha havido uma diminuição na incidência de reação transfusional por sangue contaminado, devido ao uso de bolsas plásticas descartáveis e sistemas fechados de coleta e processamento de sangue e componentes, a eliminação completa do risco de contaminação do sangue por agentes bacterianos parece pouco provável.

A apresentação clínica de uma reação transfusional causada por contaminação do componente sanguíneo é geralmente dramática. Na maioria dos casos os sintomas acontecem durante a transfusão do hemocomponente ou logo após seu término. Os sintomas mais comumente relatados são febre, calafrios, hipotensão, choque, náusea e vômito.[14] Febre alta e hipotensão durante ou logo após a transfusão são fortes indícios de que pode ter sido transfundida uma unidade contaminada. As complicações clínicas devido à contaminação bacteriana são significantes, frequentemente resultando em choque, insuficiência renal, coagulação intravascular e morte.

A taxa de mortalidade é alta e depende do tipo de hemocomponente envolvido, do tipo e quantidade do organismo causativo, e das condições clínicas do paciente. Os fatores de risco para fatalidade incluem contaminação por bactérias do tipo bastonete **gram-negativa**, pacientes mais **velhos** e maiores **volumes** do componente transfundido. O organismo envolvido depende do tipo e estocagem do componente sanguíneo. Nos concentrados de glóbulos vermelhos têm sido encontrados mais frequentemente *Acinetobacter, Escherichia, Staphylococcus, Yersinia* e *Pseudomonas species.*[14] Por outro lado, bactérias cocus gram-positivo, tais como *Staphylococcus* e *Streptococcus*; bastonetes gram-negativo, tais como *Acinetobacter, Klebsiella, Salmonella, Scherichia* e *Serratia*; e bastonetes gram-positivo, tais como *Propionibacterium*, têm sido mais relatados em concentrado de plaquetas.[15]

O diagnóstico diferencial inclui a RHA, RFNH, TRALI e sepses não relacionadas à transfusão. O diagnóstico é estabelecido pela cultura da unidade implicada e do sangue do paciente, bacterioscopia da unidade, teste de endotoxinas, ou por métodos de microbiologia baseados em DNA. Os segmentos selados da unidade não são suficientes para cultura ou bacterioscopia, uma vez que eles podem estar estéreis, enquanto o conteúdo da bolsa pode estar contaminado. Uma cultura de sangue positiva do paciente sem a confirmação da presença da mesma bactéria na unidade transfundida não é suficiente para o diagnóstico.

▶ Tratamento

Devido à gravidade da reação por contaminação bacteriana, o tratamento deve ser iniciado antes da identificação do organismo que possa ter causado a reação. Se ocorrer uma reação, interromper a transfusão e enviar a unidade e equipos para análise. Material para cultura do paciente deve ser coletado de uma região diferente daquela em que foi feita a punção para a transfusão. Terapia de suporte visando manter a circulação e a respiração deve ser iniciada tão logo seja necessário. A terapia inicial com antibióticos deveria incluir a cobertura de amplo espectro com um β-lactamato e um aminoglicosídeo até que a bacterioscopia ou as culturas indiquem um organismo causativo. Se a unidade implicada na reação for de GVs, incluir cobertura para *Pseudomonas.*[3]

▶ Prevenção

Os métodos para limitar uma contaminação bacteriana incluem a **cultura,**[16] a **inspeção** dos concentrados de plaquetas por "swirling"[17] e o uso de plaquetas por **aférese.**[18] Atualmente, estes são os três métodos aprovados pelo FDA para a determinação da contaminação bacteriana em concentrados de plaquetas, os quais utilizam cultura de sangue, determinação do consumo de oxigênio e detecção de antígenos bacterianos por imunodifusão. No entanto, na prática, algumas medidas simples, tais como a seleção cuidadosa de doadores, a antissepsia rigorosa do local de punção e cuidados na preparação dos componentes, têm sido propostas para reduzir a incidência de contaminação bacteriana. Além disso, o desvio dos primeiros 10 mL de sangue coletados tem se mostrado uma medida efetiva na redução da incidência de contaminação bacteriana, provavelmente por prevenir a entrada de bactérias da flora da pele para o componente.[19] Tecnologia para fazer a inativação de patógenos pode, no futuro, reduzir de modo significativo, se não eliminar, a contaminação bacteriana.

INSUFICIÊNCIA PULMONAR AGUDA RELACIONADA À TRANSFUSÃO

▶ Apresentação

Embora ainda não haja consenso, a Insuficiência Pulmonar Aguda Associada à Transfusão (TRALI) tem sido definida como uma complicação da transfusão de componentes do sangue alogênico, que contenha plasma, caracterizada por dispneia, cianose, febre, taquicardia e hipotensão, que ocorrem geralmente durante ou dentro de 4 horas de terminada a transfusão. Febre e hipotensão, quando presentes, são geralmente sintomas moderados e respondem rapidamente ao uso de antipiréticos e à infusão de líquidos. O RX de tórax revela a presença de edema pulmonar bilateral. A gasometria arterial revela sinais de hipoxemia, tais como saturação de O2 < 90% e PaO2/FIO2 < 300 mmHg. Por definição, não existe sinais de insuficiência cardíaca, como mostrado pela normalidade da pressão dos capilares pulmonares, concomitante com o quadro de TRALI. Postula-se que TRALI seja desencadeada por um mecanismo imune, em que a transferência de anticorpos leucocitários (anti-HLA e/ou neutrófilos específicos – HNA) do doador, presentes no componente sanguíneo transfundido, possa interagir com antígenos leucocitários (geralmente, granulócitos) do receptor. A frequência de TRALI não é conhecida e é possível que seja pouco diagnosticada. Pacientes com doença cardíaca ou hemopatias malignas parecem apresentar maior risco para TRALI.[20] A taxa de mortalidade de aproximadamente 20% depende da severidade da insuficiência pulmonar e da doença de base que acomete o paciente. O diagnóstico diferencial inclui sobrecarga circulatória, contaminação bacteriana, reações alérgicas, Síndrome da Angústia Respiratória do Adulto (SARA), embolia pulmonar e hemorragia pulmonar. O diagnóstico clínico é estabelecido pelo achado do edema pulmonar não cardiogênico. Caracteristicamente, TRALI se resolve dentro de 48 a 96 horas do início do processo. Um decréscimo na contagem de plaquetas ou de leucócitos pode ser uma indicação de TRALI causada por anticorpos anti-HLA classe I.

▶ Tratamento

O tratamento de TRALI é basicamente a manutenção do equilíbrio hemodinâmico do paciente. Na ocorrência de TRALI, a transfusão deve ser descontinuada e as bolsas de componentes que foram recentemente transfundidas devem ser recuperadas para avaliação laboratorial (Tabela 80.3). O suporte ventilatório, que varia da oxigenação nasal até a intubação orotraqueal com ventilação mecânica, é requerido pela quase totalidade dos pacientes e deve ser instituído o mais precocemente possível. Devido à hipotensão, que ocorre na maioria dos pacientes, não responder à infusão de líquidos, o uso de vasopressores pode ser necessário. Corticosteroides parecem ter pequeno ou nenhum valor.

▶ Prevenção

TRALI tem sido atribuída à presença de anticorpos no plasma de uma unidade transfundida, que são dirigidos contra antígenos HLA, ou a granulócitos presentes nos leucócitos do receptor. TRALI também têm sido atribuídas à presença de mediadores inflamatórios na unidade, que ativam os neutrófilos do receptor e causam alteração dos capilares pulmonares e extravasamento de líquidos para o interstício.[21] A identificação de anticorpos na unidade transfundida e a confirmação do correspondente antígeno no receptor não têm utilidade para o manejo agudo da reação, no entanto, têm implicações com relação ao doador. Doadores implicados em caso de TRALI, com anticorpos demonstrados, por apresentarem um maior risco de desencadear reações em outros receptores, devem ser descartados de novas doações, principalmente para o preparo de plaquetas ou plasma, mesmo sabendo que nem todos os receptores desencadearão TRALI em face da incompatibilidade.[21]

Plasma de doadoras que tiveram três ou mais gestações, denominadas de multíparas, pode carrear um maior risco de TRALI e, portanto, uma estratégia para reduzir o risco seria a exclusão de tais doadoras.[22] Uma alternativa seria usar componentes celulares lavados e o plasma proveniente dessas doadoras ser encaminhado para o fracionamento industrial. Em 2003, o Serviço de Transfusão do Reino Unido instituiu uma política de transfundir preferencialmente plasma de doadores do sexo masculino. Com essa medida houve uma redução importante na incidência de TRALI.[23] A viabilidade de testar anticorpos

---

Tabela 80.3

▶ Investigação Laboratorial em casos suspeitos de TRALI.

- ■ Examinar todos os componentes transfundidos dentro de 6 horas antes da reação
- ■ Iniciar pelos doadores de maior risco (multíparas), primeiro os que doaram PFC, e pelos componentes mais recentemente transfundidos

- ■ Doador: testar anticorpos anti-HLA classes I e II e antigranulócitos
- ■ Ainda não há consenso quanto ao método mais adequado
- ■ Se possível, identificar a especificidade do anticorpo

- ■ Receptor: fazer as tipagens HLA Classes I e II e granulocitária, se possível
- ■ Testar anticorpos, se anticorpos não foram identificados no doador

- ■ Realizar *cross-match* se forem encontrados anticorpos

HLA no doador ainda está em discussão.[24] Não existe, até o momento, métodos práticos para a investigação de mediadores lipídicos nas unidades. O acúmulo de mediadores lipídicos pode ser reduzido pela leucorredução antes da estocagem do componente, ou pela diminuição do tempo de estocagem do componente celular, particularmente concentrados de plaquetas.

REAÇÃO HEMOLÍTICA NÃO IMUNE

▶ Apresentação

Uma reação hemolítica de causa não imune pode ocorrer devido à infusão de glóbulos vermelhos que sofreram hemólise em consequência da estocagem, da manipulação, ou de condições da transfusão. Pacientes que recebem GVs lisados podem não sofrer grandes consequências. No entanto, o paciente pode ter alteração transitória da função hemodinâmica, pulmonar e renal. Os sinais clínicos geralmente são de hemoglobinúria e hemoglobinemia. Hiperpotassemia pode ocorrer, especialmente em pacientes com alteração da função renal. Febre também pode ocorrer. A presença de GVs lisados na unidade transfundida e a exclusão de outras causas, tais como reações transfusionais hemolíticas onde frequentemente um anticorpo antieritrocitário é identificado, estabelecem o diagnóstico.

O diagnóstico diferencial de hemólise não imune inclui RHA, hemólise autoimune, contaminação bacteriana, sepse, hemoglobinúria paroxística noturna, hemólise induzida por droga, doença da aglutinina fria, estresse oxidativo gerado pela deficiência de glicose 6-fosfato desidrogenase, e causas de hematúria. A avaliação laboratorial com o sangue do paciente inclui a investigação de anticorpos e a pesquisa direta da antiglobulina, hematócrito seriado e a dosagem das bilirrubinas. Os níveis de hematócrito e de hemoglobina do plasma documentarão a extensão da hemólise. A cultura da bolsa, sem sinais de contaminação bacteriana, não é indicada.

▶ Tratamento

Na ocorrência de uma hemólise não imune suspender a transfusão e manter um acesso venoso. Guardar a bolsa de sangue juntamente com o equipo para eventual investigação. A dosagem do nível de potássio e um eletrocardiograma podem trazer informações quanto à necessidade de tratar uma eventual hiperpotassemia. O tratamento é geralmente de suporte. Manter a excreção de urina com adequada hidratação, como visto para uma RHA.

▶ Prevenção

Uma hemólise não imune é prevenida com apropriadas práticas de estocagem, manipulação e transfusão. Soluções diferentes de cloreto de sódio 0,9% não devem ser administradas ou misturadas com GVs. Bombas de infusão, aquecedores de sangue e refrigeradores para a estocagem de componentes devem ser mantidos apropriadamente. A retirada de glicerol de unidades de GVs congelados deve ser apropriadamente realizada.

SOBRECARGA CIRCULATÓRIA

▶ Apresentação

A sobrecarga circulatória é uma reação transfusional comum e evitável. Ela se apresenta como insuficiência cardíaca congestiva durante ou logo após transfusão. Os sinais e sintomas mais comuns são de dispneia, ortopneia, cianose, taquicardia, elevação da pressão arterial, estase jugular, cefaleia e edema de pulmão. O diagnóstico diferencial inclui TRALI, reações alérgicas e causas de insuficiência congestiva não relacionada à transfusão, tais como doenças das válvulas cardíacas. Pacientes pediátricos e com doença cardíaca preexistente apresentam um risco maior de sobrecarga circulatória relacionada à transfusão. O diagnóstico clínico e radiológico pode ser difícil. Elevação do Peptídeo Natriurético Cerebral (BNP) pode ser útil para fazer o diagnóstico diferencial, principalmente com TRALI.[25]

▶ Tratamento

Na ocorrência de sobrecarga circulatória, suspender a transfusão e manter um acesso venoso, tendo o cuidado de limitar a infusão de líquidos. Administrar oxigênio e colocar o paciente em decúbito elevado. A hipervolemia e o edema pulmonar devem ser tratados como quaisquer outras causas de insuficiência cardíaca congestiva. A flebotomia tem sido o tratamento de escolha e prontamente instituído para a melhora da insuficiência cardíaca congestiva.

▶ Prevenção

Especial atenção deve ser dada a pacientes com risco aumentado de desenvolver sobrecarga de volume, tais como idosos e cardíacos. Nessa situação, transfundir lentamente (1 mL/kg peso/hora) e administrar diuréticos previamente a ou durante a transfusão. Embora uma transfusão deva ser completada geralmente em 4 horas, se mais tempo for necessário, considerar a infusão de pequenos volumes, com tempo adequado entre as transfusões para permitir a diurese. A unidade pode também ser concentrada, pela remoção de plasma.

Capítulo 80 • Reações Transfusionais Agudas

REFERÊNCIAS BIBLIOGRÁFICAS

1. Davenport RD. Hemolytic transfusion reactions. In: Popovsky MA (ed.). Transfusion reactions. 3.ed. Bethesda, MD: AABB Press, 2007. p.1-56.

2. Sazama K. Reports of 355 transfusion-associated deaths: 1976 through 1985. Transfusion. 1990;30:583-90.

3. Davenport RD. Management of transfusion reactions. In: Mintz PD (ed.). Trasnfusion therapy: clinical principles and practice. 3.ed. Bethesda, MD: AABB Press, 2011. p.757-84.

4. Stainsby D. ABO incompatible transfusions-experience from the UK Serious Hazards of Transfusion (SHOT) scheme. Transfus Clin Biol. 2005;12:385-8.

5. Heddle NM. Febrile nonhemolytic transfusion reactions. In: Popovsvy MA (ed.). Transfusion reactions. 3.ed. Bethesda, MD: AABB Press, 2007. p.57-104.

6. Kennedy LD, Case LD, Hurd DD, et al. A prospective, randomized, double-blind controlled trial of acetaminophen and diphenhydramine pretransfusion medication versus placebo for the prevention of transfusion reactions. Transfusion. 2008;48:2285-91.

7. Dzik WH, Anderson JK, O'Neill EM, et al. A prospective, randomized clinical trial of universal WBC reduction. Transfusion. 2002;42:1114-22.

8. Muylle L, Joos M, Wonters E, et al. Increased tumor necrosis factor α (TNF α), interleukin 1, and interleukin 6 (IL-6) levels in the plasma of stored platelets concentrates: Relationship TNF α and IL-6 levels and febrile transfusion reactions. Transfusion. 1993;33:195-9.

9. Blumberg N, Gettings KF, Turner C, et al. An association of soluble CD40 ligand (CD154) with adverse reactions to platelet transfusions. Transfusion. 2006;46:1813-21.

10. Muylle L, Wouters E, Peetermans ME. Febrile reactions to platelet transfusion: The effect of increased interleukin 6 levels in concentrates prepared by the platelet-rich plasma method. Transfusion. 1996;36:886-90.

11. Vanvakas EC. Allergic and anaphylactic reactions. In: Popovsky MA (ed.). Transfusion reactions. 3.ed. Bethesda, MD: AABB Press, 2007. p.105-56.

12. Dzieczkowski JS, Barrett BB, Nester D, et al. Characterization of reactions after exclusive transfusion of white-cell--reduced cellular blood components. Transfusion. 1995;35:20-5.

13. Davenport RD, Burnie KL, Baar RM. Transfusion management of patients with IgA deficiency and anti-IgA during liver transplantation. Vox Sang. 1992;63:247-50.

14. Kuehnert MJ, Roth VR, Haley NR, et al. Transfusion-transmitted bacterial infection in the United States, 1998 through 200. Transfusion. 2001;41:1493-9.

15. Goldman M, Blajchman MA. Blood product-associated bacterial sepsis. Transfus Med Rev. 1991;5:73-83.

16. AuBuchon JP, Cooper LK, Leach MF, et al. Experience with universal bacterial culturing to detect contamination of apheresis platelet units in a hospital transfusion service. Transfusion 2002;42:855-61.

17. Wagner SJ, Rubinette D. Evaluation of swirling, pH, and glucose tests for the detection of bacterial contamination in platelets concentrates. Transfusion. 1996;36:989-93.

18. Ness P, Braine H, King K, et al. Single-donor platelets reduce the risk of septic platelet transfusion reactions. Transfusion. 2001;41:857-61.

19. Benjamin RJ, Kline L, Dy BA, et al. Bacterial contamination of whole-blood-derived platelets: The introduction of sample diversion and prestorage pooling with culture testing in the American Red Cross. Transfusion. 2008;48:2348-55.

20. Silliman CC, Boshkov LK, Mehdizadehkashi Z, et al. Transfused-related acute lung injury: Epidemiology and a prospective analysis of etiologic factors. Blood. 2003;101:454-62.

21. Kopko PM, Popovsky MA. Transfusion-related acute lung injury. In: Popovsky MA (ed.). Transfusion reactions. 3.ed. Bethesda, MD: AABB Press, 2007. p.201-28.

22. Kopko PM, Marshall CS, MacKenzie MR, et al. Transfusion-related acute lung injury: Report of a clinical look-back investigation. JAMA. 2002;282:1968-71.

23. Chapman CE, Stainsby D, Jones H, et al. Ten years of hemovigilance reports of transfusion-related acute lung injury in the United Kingdon and the impact of preferential use of male donor plasma. Transfusion. 2009;49:440-52.

24. Triulzi DJ, Kleinman S, Kakaiya RM, et al. The effect of previous pregnancy and transfusion on HLA alloimmunization in blood donors: Implications for a transfusion-related acute lung injury risk reduction strategy. Transfusion. 2009; 49:1825-35.

25. Zhou L, Giacherio D, Cooling L, Davenport RD. Use of B-nautiuretic peptide as a diagnostic marker in the differential diagnosis of transfused-associated circulatory overload. Transfusion. 2005;45:1056-63.

capítulo • 81

Reações Adversas Tardias

José Orlando Bordin

INTRODUÇÃO

Reação transfusional representa qualquer sinal ou sintoma que ocorra no início, durante ou após a transfusão e que possa ter sido causado por ela. Assim, as indicações clínicas das transfusões devem ser sempre criteriosas para que as reações transfusionais adversas possam ser evitadas. De modo geral, as reações transfusionais são denominadas agudas (imediatas) quando ocorrem até 24 horas após a transfusão, e tardias (mediatas) quando ocorrem pelo menos um dia após a transfusão. Neste capítulo serão discutidas as reações transfusionais adversas tardias de origem não infecciosa (Tabela 81.1).

Tabela 81.1

▶ Reações transfusionais adversas tardias.

- Reação hemolítica tardia
- Aloimunização
- Reação enxerto-contra-hospedeiro
- Imunomodulação
- Sobrecarga de ferro
- Púrpura pós-transfusional
- Complicações infecciosas

REAÇÃO TRANSFUSIONAL HEMOLÍTICA TARDIA

O risco geral de um paciente ser aloimunizado para um antígeno eritrocitário é estimado em 1 a 1,5% para cada concentrado de hemácias transfundido. Entretanto, a taxa de aloimunização eritrocitária depende não só do número de unidades transfundidas, mas também da resposta imune, da frequência de certos Antígenos do Sistema de Histocompatibilidade (HLA), e da compatibilidade fenotípica entre a população dos doadores de sangue e dos pacientes

transfundidos em determinada população.[1,2] Os aloanticorpos formados são detectáveis entre sete e dez dias após a transfusão, permanecem circulando por muitos meses, e cerca de 50% deles deixam de ser detectáveis no plasma dos pacientes dois anos após a imunização.[1,2]

A reação transfusional hemolítica tardia ocorre três a 21 dias após transfusão de hemácias, devido à destruição das hemácias transfundidas por aloanticorpos eritrocitários do paciente que, presentes em baixa concentração, não eram detectáveis no momento da prova de compatibilidade pré-transfusional. Esses anticorpos, resultantes de sensibilização prévia por transfusão ou gravidez, pertencem à classe IgG; em geral são especificamente dirigidos contra antígenos do sistema Rh ou Kidd, e causam hemólise extravascular. Porém, aloanticorpos anti-Kidd podem fixar complemento e provocar hemólise intravascular com complicações semelhantes às da reação transfusional hemolítica aguda. A prevenção desse tipo de reação transfusional é difícil, uma vez que o título do anticorpo é muito baixo para ser detectado na pesquisa rotineira de anticorpos irregulares. Após a transfusão, o título do anticorpo aumenta devido à resposta imunológica anamnéstica com recrutamento de IgG do espaço extravascular. Além disso, a quantidade de anticorpo pode aumentar devido à resposta imunológica primária contra o novo estímulo antigênico. O diagnóstico de reação transfusional hemolítica tardia deve ser lembrado quando ocorre diminuição no nível da hemoglobina do paciente transfundido, eventualmente associada à icterícia e esplenomegalia inexplicadas. Um em cada 2 mil pacientes transfundidos pode desenvolver apenas a chamada reação transfusional sorológica tardia com o aparecimento do anticorpo no soro, porém sem sinais clínicos de hemólise.[1,2]

ALOIMUNIZAÇÃO PLAQUETÁRIA

As transfusões de plaquetas são fundamentais para o tratamento clínico de suporte de pacientes com tumor sólido ou leucemia que são submetidos a cirurgia, quimioterapia ou radioterapia, e que apresentam plaquetopenia devido à hipoplasia medular megacariocítica. Entretanto, 20 a 50% dos pacientes politransfundidos desenvolvem aloanticorpos e apresentam menor resposta clínica às transfusões de plaquetas. Essa situação, denominada refratariedade à transfusão de plaquetas, é definida como um aumento insatisfatório da contagem de plaquetas pós-transfusional (veja o Capítulo 75 para o cálculo do incremento esperado do número de plaquetas após transfusão). A Tabela 81.2 resume as principais causas de refratariedade à transfusão de plaquetas em ordem decrescente de frequência. Se forem detectados anticorpos anti-HLA no receptor, poderá haver melhor resposta clínica após transfusão de plaquetas compatíveis para antígenos do sistema HLA, ou após uso de plaquetas compatíveis selecionadas em prova de compatibilidade pré-transfusional entre o doador e o receptor. Outras medidas preventivas da aloimunização plaquetária incluem esforços para diminuir o número de transfusões; a filtração de hemocomponentes celulares transfundidos para reduzir o número de leucócitos alogênicos que carregam antígenos do sistema HLA; e o uso da radiação ultravioleta-B (UV-B) para diminuir a imunogenicidade das células apresentadoras de antígenos presentes nos hemocomponentes transfundidos. Métodos alternativos para prevenir ou tratar a aloimunização e refratariedade plaquetária incluem redução da expressão de HLA nas plaquetas transfundidas e bloqueio do sistema macrófagos-monócitos por meio de infusões endovenosas de imunoglobulina IgG.[3-7]

O sistema ABO também possui antígenos não específicos presentes na superfície plaquetária. Em geral, pacientes politransfundidos apresentam resposta laboratorial menor, mas clinicamente não diferente às transfusões de plaquetas ABO incompatíveis, especialmente plaquetas do grupo A. Provavelmente, anticorpos anti-A e anti-B presentes no receptor interagem com substâncias A e B das plaquetas transfundidas resultando na retirada prematura das plaquetas da circulação. Por outro lado, a participação de aloanticorpos plaquetários específicos na refratariedade transfusional é relativamente pequena, ocorrendo em aproximadamente 2 a 5% dos pacientes, e pode ser confirmada caso os pacientes apresentem refratariedade somente às transfusões de plaquetas que possuam o aloantígeno alvo, não ocorra concomitância de outros fatores responsáveis pelo estado de refratariedade, e não exista simultaneamente incompatibilidade aos sistemas HLA ou ABO. A identificação da especificidade desses aloanticorpos pode ser obtida com métodos imuno-hematológicos de terceira geração tais como: radioimunoprecipitação, imunoblot ou captação de antígenos por anticorpos monoclonais.[6-8]

Além das medidas para prevenir a aloimunização plaquetária citadas acima, as estratégias utilizadas para tratar pacientes já aloimunizados incluem transfusão de plaquetas tratadas com vinblastina, tratamento com ciclosporina A, imunoadsorção com colunas de proteína A de estafilococos; uso de plaquetas tratadas com ácido cítrico, e plasmaférese.[7,9]

REAÇÃO ENXERTO-CONTRA-HOSPEDEIRO ASSOCIADA À TRANSFUSÃO DE SANGUE

A doença enxerto-contra-hospedeiro associada à transfusão de sangue é uma reação transfusional grave, potencialmente fatal, mediada imunologicamente pelo enxerto de linfócitos alogênicos T, viáveis, nos tecidos do receptor da transfusão. Transfusões de sangue total ou de hemácias têm sido implicadas na maioria dos casos, mas concentrados de granulócitos, plaquetas ou plasma fresco também têm sido associados a essa reação. O diagnóstico é baseado no quadro clínico, mas a histopatologia da pele mostrando infiltração linfocitária com disqueratose pode ajudar a distinguir essa reação transfusional de reações medicamentosas ou infecção da pele.[10-12]

A doença é desencadeada por uma rede de interações que envolve células efetoras, múltiplas vias de citocinas, e células alvo. Células-tronco hematopoéticas e células epiteliais representam as células alvo, enquanto que os linfócitos T e células NK agem como efetores do doador alogênico. Embora células NK ativadas possam causar citólise apenas por contato celular direto, as lesões teciduais podem ocorrer devido à liberação de TNF-α, TNF-β, e IL-1 pelas células efetoras. A ocorrência da reação depende da competência imunológica do receptor, da similaridade genética entre doador e receptor, e do número de células T viáveis presentes no hemocomponente transfundido.

Em geral, a doença ocorre em pacientes com comprometimento do sistema imunológico devido à prematuridade, imunodeficiência congênita, doença hematológica maligna, tumor sólido, ou transplante de medula óssea. O risco dessa reação ocorrer em pacientes não imunocomprometidos é maior se existir maior identidade entre o sistema HLA do doador e do receptor, como acontece nas transfusões entre parentes de primeiro grau.[10-12]

Tabela 81.2

▶ Causas de refratariedade clínica à transfusão de plaquetas em ordem decrescente de frequência.

1. Mecanismos não imunológicos

- Septicemia
- Febre
- Coagulação intravascular disseminada
- Drogas (anfotericina-B)
- Hiperesplenismo
- Consumo de plaquetas em hemorragia

2. Aloanticorpos plaquetários não específicos

- Anticorpos HLA
- Anticorpos ABO

3. Aloanticorpos plaquetários específicos

4. Autoanticorpos plaquetários

A irradiação de hemocomponentes com radioisótopos que emitem raios-γ é o único método atualmente aceito para prevenir a doença enxerto-contra-hospedeiro associada à transfusão. Assim, para pacientes com risco, todos os hemocomponentes que possam conter linfócitos T viáveis devem ser irradiados antes da transfusão. Os concentrados de hemácias leucorreduzidos também devem ser irradiados, uma vez que não está estabelecido qual é o número mínimo de linfócitos T viáveis transfundidos a partir do qual a reação ocorre. As normas técnicas em hemoterapia recomendam uma dose central de pelo menos 2.500 cGy (25 Gy) e dose mínima periférica de 1.500 cGy (15 Gy) para diminuir em 90% a resposta de linfócitos a mitógenos, sem comprometer a função de outras células do sangue. O período máximo de armazenamento para concentrados de hemácias irradiados é de 28 dias, desde que seja respeitado o tempo máximo de armazenamento permitido para concentrados não irradiados. Por outro lado, o período de armazenamento de concentrados de plaquetas não precisa ser modificado. Alguns autores recomendam que os concentrados de hemácias usados para transfusão intrauterina ou recém-nascidos devam ser lavados para redução do nível de potássio acumulado na unidade irradiada.[13]

IMUNOMODULAÇÃO PÓS-TRANSFUSIONAL

Vários estudos sugerem que transfusões de sangue alogênico podem estar clinicamente associadas a efeitos imunomodulatórios nos pacientes transfundidos, e que essa imunomodulação possa influenciar negativamente o prognóstico clínico geral de pacientes submetidos a cirurgia para tratamento de tumores malignos, uma vez que as transfusões alogênicas administradas no período perioperatório poderiam provocar distúrbios na regulação do sistema imunológico permitindo crescimento tumoral descontrolado. Além disso, os estudos também têm associado a imunossupressão do sangue alogênico com possível aumento na incidência de infecções bacterianas no período pós-operatório de cirurgias abdominais, torácicas ou ortopédicas. Em contraste, os efeitos imunossupressores associados às transfusões alogênicas poderiam ser benéficos para grupos selecionados de pacientes. Tais efeitos poderiam prolongar a sobrevida de enxertos renais, reduzir o número de crises recidivantes em pacientes com doenças intestinais inflamatórias, e diminuir a taxa de recorrência de abortos espontâneos em gestantes (Tabela 81.3).[4,14-17]

Tem sido descrito que pacientes transfundidos com hemocomponentes alogênicos podem apresentar diversas alterações quantitativas ou qualitativas da função imunológica que poderiam contribuir para o desencadeamento de complicações clínicas pós-transfusionais (Tabela 81.4).[14,18]

▶ Transfusão de sangue e câncer

Efeitos negativos de transfusões de sangue alogênico foram observados em aproximadamente 60% dos estudos

---

Tabela 81.3

▶ Efeitos da imunomodulação associada às transfusões alogênicas.

1. Adversos

- Aumento da taxa de recidiva de câncer
- Aumento da prevalência de infecção bacteriana pós-operatória

2. Benéficos

- Melhora da sobrevida de enxerto renal
- Redução da prevalência de abortamento espontâneo
- Redução do índice de recidiva da doença de Crohn
- Imunoterapia em recaída de LMC após transplante de medula óssea

---

Tabela 81.4

▶ Alterações imunológicas associadas à transfusão de hemocomponentes alogênicos.

- Diminuição de células CD4+
- Diminuição da relação CD4/CD8
- Diminuição da resposta linfocitária a mitógenos
- Redução na reação de hipersensibilidade tardia
- Diminuição da função de células NK
- Ativação de células B
- Hipergamaglobulinemia
- Diminuição da produção de citocina tipo Th1 (IL-2)
- Supressão da blastogênese linfocitária
- Diminuição da função fagocitária de monócitos e macrófagos
- Aumento da produção de anticorpos anti-idiotípicos
- Aumento da produção de anticorpos anticlonotípicos

---

que avaliaram pacientes transfundidos que apresentavam grande variedade de doenças malignas tais como: tumores de mama, pulmão, rim, próstata, estômago, colo de útero, vulva, cabeça e pescoço, laringe, tecidos moles, ossos e metástases hepáticas. Por outro lado, em cerca de 40% dos estudos os efeitos imunomodulatórios adversos associados às transfusões alogênicas não foram detectados. Embora a correlação entre transfusão de sangue alogênico e pior prognóstico de neoplasias não tenha sido adequadamente demonstrada, estudos experimentais com animais de laboratório têm demonstrado que camundongos ou coelhos transfundidos com sangue alogênico não modificado, antes ou após a inoculação de células tumorais, desenvolvem tumores mais volumosos, e maior número de metástases pulmonares que os animais que não são transfundidos ou que são transfundidos com sangue singênico. Desse modo, a hipótese de associação de transfusão alogênica com a recidiva precoce de câncer ainda deve ser confirmada por estudos clínicos prospectivos bem elaborados.[15,19,20]

Capítulo 81 • Reações Adversas Tardias

▶ Transfusão de sangue e infecção bacteriana pós-operatória

Os estudos que analisam a associação entre transfusão alogênica e infecções bacterianas pós-operatórias também não oferecem evidências concretas de que transfusão de sangue alogênico no período perioperatório represente fator prognóstico independente para complicações sépticas pós-operatórias. Porém, com base nos dados clínicos disponíveis, é possível estimar que o índice de infecção bacteriana em pacientes transfundidos com sangue alogênico não modificado varia entre 20 e 30%, enquanto que essas complicações infecciosas são diagnosticadas em 5 a 10% dos pacientes que não são transfundidos, ou são transfundidos com sangue autólogo ou sangue alogênico leucorreduzido. A definição do termo "infecção" nesses pacientes, também, deve ser muito criteriosa, uma vez que se delimitarmos a definição de complicações infecciosas apenas para os indivíduos com culturas positivas, a prevalência de infecção poderá ser subestimada, enquanto que se ampliarmos a definição de infecção incluindo febre, a prevalência poderá ser superestimada.[4,21,22]

SOBRECARGA DE FERRO (HEMOSIDEROSE)

Cada unidade de concentrado de hemácias contém aproximadamente 200 mg de ferro. Pacientes que são transfundidos repetidamente, por longos períodos, por exemplo, os pacientes com talassemia maior podem acumular quantidades elevadas de ferro, que é nocivo às mitocôndrias celulares. Após transfusão de mais de cem unidades de concentrados de hemácias, o depósito de ferro nos tecidos pode interferir na função do coração, fígado e das glândulas endócrinas. Assim, os pacientes politransfundidos devem receber aplicações regulares de agentes quelantes de ferro tais como a desferrioxamina, que previnem o acúmulo de ferro tecidual e, portanto, reduzem o estoque de ferro armazenado de modo inadequado.[23]

PÚRPURA PÓS-TRANSFUSIONAL

A púrpura pós-transfusional é uma reação transfusional pouco comum, que ocorre quase exclusivamente em mulheres multíparas transfundidas, e que leva a uma diminuição acentuada do número de plaquetas e lesões purpúricas aproximadamente uma semana após a transfusão. Alguns pacientes desenvolvem aloanticorpo plaquetário específico, em geral de especificidade anti-HPA-1a (anti-Pl^{A1}), que não somente destrói as plaquetas HPA-1a positivas transfundidas, como também as plaquetas autólogas HPA-1a negativas. Embora o quadro clínico seja autolimitado e de evolução clínica favorável, a plaquetopenia é acentuada e alguns pacientes necessitam de plasmaférese terapêutica para remoção dos anticorpos plaquetários circulantes. Obviamente, as transfusões de plaquetas são contraindicadas.[24]

REFERÊNCIAS BIBLIOGRÁFICAS

1. Moreira Junior G, Bordin JO, Kuroda A, Kerbauy J. Red blood cell alloimmunization in sickle cell disease: The influence of racial and antigenic pattern differences between donors and recipients in Brazil. Am J Hematol. 1996;52:197-200.

2. Fluit CRMG, Kunst VAJM, Drenthe-Schonk AM. Incidence of red blood cell antiboides after multiple blood transfusion. Transfusion. 1990;30:532-5.

3. Legler TJ, Fischer I, Dittmann J, Simson G, Lynen R, Humpe A, et al. Frequency and causes of refractoriness in multiply transfused patients. Ann Hematol. 1997;74:185-9.

4. Bordin JO, Heddle NM, Blajchman MA. Biologic effects of leukocytes present in transfused cellular blood products. Blood. 1994;84:1703-21.

5. Heddle NM, Blajchman MA. The leukodepletion of cellular blood products in the prevention of HLA-alloimmunization and refractoriness to allogeneic platelet transfusions. Blood. 1995;85:603-6.

6. TRAP Study. Leukocyte reduction and ultraviolet B irradiation of platelets to prevent alloimmunization and refractoriness to platelet transfusions. The Trial to reduce alloimmunization to platelets study group. N Engl J Med. 1997; 337:1861-9.

7. Phekoo KJ, Hambley H, Schey SA, Win N, Carr R, Murphy MF. Audit of practice in platelet refractoriness. Vox Sang. 1997;73:81-6.

8. Heal J, Rowe J, McMican A, Masel D, Finke K, Blumberg N. The role of ABO matching in platelet transfusion. Eur J Haematol. 1993;50:110-7.

9. Andreu G, Boccaccio C, Klaren J, Lecrubier C, Pirenne F, Garcia I, et al. The role of UV radiation in the prevention of human leukocyte antigen alloimmunization. Transfus Med Rev. 1992;6:212-8.

10. Anderson KC, Weinsteins HJ. Transfusion-associated graft-versus-host disease. N Engl J Med. 1990;323:315-9.

11. Brubaker DB. Immunopathogenic mechanisms of posttransfusion graft-vs-host-disease. Proc Soc Exp Med Biol. 1993; 202:122-30.

Tratado de Hematologia

12. Ferrara JL, Deeg HJ. Graft-versus-host disease. N Engl J Med. 1991;324:667-73.
13. Moroff G, Luban NLC. The irradiation of blood and blood components to prevent graft-versus-host disease: Technical issues and guidelines. Transfus Med Rev. 1997;11:15-26.
14. Bordin JO, Blajchman MA. Transfusion-associated immunosuppression. In: Rossi EC, Simon TL, Moss GA – Principles of Transfusion Medicine 2. ed. Baltimore: Williams & Wilkins, 1996. p.803-12.
15. Vamvakas EC. Perioperative blood transfusion and cancer recurrence: meta-analysis for explanation. Transfusion. 1995; 35:760-8.
16. Opelz G, Vanrenterghem Y, Kirste G, Gray DWR, Horsburgh T, Lachance JG, et al. Prospective evaluation of pretransplant blood transfusions in cadaver kidney recipients. Transplantation. 1997;63:964-8.
17. Coulam CB, Clark DA, Collins J, Scott JR, Schlesselman JS. Worldwide collaborative observational study and meta-analysis on allogeneic white blood cell immunotherapy for recurrent spontaneous abortion. Am J Reprod Immunol. 1994;32:55 72.
18. Dzik S, Blajchman MA, Blumberg N, Kirkley SA, Heal JM, Wood K. Current research on the immunomodulatory effect of allogeneic blood transfusion. Vox Sang. 1996;70:187-94.
19. Bordin JO, Blajchman MA. Immunosuppressive effects of allogeneic blood transfusions: Implications for the patient with a malignancy. Hematol Oncol Clin North Amer. 1995;9:205-18.
20. Vamvakas EC. Transfusion-associated cancer recurrence and postoperative infection: meta-analysis of randomized, controlled clinical trials. Transfusion. 1996;36:175-86.
21. Blajchman MA. Allogeneic blood transfusions, immunomodulation, and postoperative bacterial infection: Do we have the answers yet? Transfusion. 1997;37:121-5.
22. Houbiers JG, van de Velde CJ, van de Watering LM, Hermans J, Schreuder S, Bijnen AB, et al. Transfusion of red blood cells is associated with increased incidence of bacterial infection after colorectal surgery: a prospective study. Transfusion. 1997;37:126-34.
23. Hershko C, Link G, Cabantchik I. Pathophysiology of iron overload. Ann N Y Acad Sci. 1998;850:191-201.
24. Mueller-Eckhardt C. Post-transfusion purpura. Br J Haematol. 1986;64:419-24.

capítulo 82

Aféreses Terapêuticas

Alfredo Mendrone Júnior

INTRODUÇÃO

Aférese pode ser descrita como o processo pelo qual o sangue total de um doador ou paciente é removido, separado em componentes, permitindo que um ou mais componentes sejam retidos enquanto os elementos remanescentes retornam ao doador ou paciente. De acordo com o componente retirado pode ser classificada em **plasmaférese**, **citaférese** ou **aférese seletiva** (quando apenas uma substância presente no plasma é retida e não o plasma como um todo). Pode ser utilizada com finalidade terapêutica ou para obtenção de um hemocomponente com fins transfusionais.

Os procedimentos de aférese terapêutica têm como objetivo a remoção de um elemento patogênico presente do sangue. Este elemento anômalo ou presente em concentração anormal no sangue, e relacionado com a patogênese da doença, pode ser uma proteína plasmática, uma imunoglobulina, uma lipoproteína, eritrócitos, leucócitos, plaquetas etc. Pela possibilidade de remoção de diferentes elementos anormais presentes no sangue, os procedimentos de aférese terapêutica têm sido utilizados no tratamento de diversas patologias, incluindo doenças neurológicas, hematológicas, autoimunes, renais e metabólicas. Em determinadas patologias a aférese terapêutica é considerada terapia de primeira linha; em outras, é considerada terapia secundária ou adjuvante.

Como o procedimento pode ser utilizado no tratamento de inúmeras doenças de naturezas diversas, sendo que na maioria delas não existem trabalhos prospectivos e randomizados definindo o real papel terapêutico da aférese, a Sociedade Americana de Aférese (ASFA) e Associação Americana de Bancos de Sangue (AABB), baseadas em evidências, classificaram as patologias com possibilidade de tratamento por aférese em quatro categorias (Tabela 82.1).[1]

Tabela 82.1

▶ Classificação das Patologias com possibilidade de tratamento por Aférese – ASFA 2010.

Categoria	Descrição
I	Inclui condições em que a aférese é terapia de primeira escolha, aplicada isoladamente ou em associação com outras modalidades terapêuticas. (Ex.: Troca plasmática na síndrome de Guillain-Barré; troca plasmática na *miastenia gravis*)
II	Inclui patologias em que a aférese é aceita como terapia de segunda linha, aplicada isoladamente ou em associação com outras modalidades terapêuticas. (Ex.: Troca plasmática na encefalomielite aguda disseminada, refratária ao tratamento com corticosteroide; fotoférese no tratamento da doença do enxerto contra o hospedeiro, refratária)
III	Inclui patologias em que a eficácia e o risco/benefício da terapia com aférese ainda não estão estabelecidos. A decisão deve ser individualizada para cada caso. (Ex.: Troca plasmática no tratamento da sepse)
IV	Inclui patologias nas quais as evidências publicadas demonstram ou sugerem que a aférese é ineficaz no seu tratamento. (Ex.: Troca plasmática no tratamento da artrite reumatoide)

MÉTODOS DE SEPARAÇÃO DOS COMPONENTES SANGUÍNEOS

A separação dos componentes sanguíneos durante um procedimento de aférese pode ser realizada através de centrifugação, filtração ou adsorção.

- **Centrifugação**: os componentes sanguíneos são separados por força centrífuga, com base no princípio das diferenças entre suas densidades (Tabela 82.2).[2] É o método de separação utilizado pela grande maioria dos equipamentos de aférese atualmente disponíveis no mercado. O sangue total do doador ou paciente é bombeado para o interior de uma câmara de separação, a qual é submetida à centrifugação com consequente separação em componentes sanguíneos. A fração do sangue desejada é retida e os elementos remanescentes retornam para o doador/paciente.

Tabela 82.2

▶ Densidades dos componentes sanguíneos.

Componente sanguíneo	Densidade
Plasma	1.025-1.029
Plaquetas	1.040
Linfócitos	1.070
Granulócitos	1.087-1.092
Hemácias	1.093-1.096

- **Filtração**: Utilizando um filtro com uma membrana, esse processo permite a remoção terapêutica de constituintes anormais presentes no plasma. Nos equipamentos que utilizam a filtração como método de separação, o sangue total flui através de uma membrana contendo poros de tamanhos definidos. Maior pressão exercida no lado sanguíneo da membrana empurra os constituintes plasmáticos menores que o tamanho do poro para o lado do filtrado da membrana. A variação no tamanho dos poros permite maior ou menor seleção de substâncias plasmáticas removidas.
- **Adsorção**: Tanto os equipamentos que utilizam tecnologia de centrifugação quanto de filtração podem ter adaptadas colunas de adsorção após a fase de separação celular, os quais removem seletivamente constituintes plasmáticos específicos solúveis no plasma. Um exemplo é a remoção seletiva de Lipoproteínas de Baixa Densidade (LDL) que tem sido realizada em pacientes com hipercolesterolemia familiar homozigótica utilizando colunas de imunoafinidade (anti-LDL) ou de afinidade química

(sulfato de dextran). Outros exemplos são as Colunas de Proteína A estafilocócica, de anticorpos monoclonais, de substâncias de grupos sanguíneos e polímeros com agregados de IgG as quais podem ser utilizadas para remoção seletiva de anticorpos, antígenos e imunocomplexos. O retorno do plasma depletado da substância que se pretendeu remover, juntamente com os componentes celulares separados na primeira fase do procedimento, reduz ou elimina a necessidade de fluidos de reposição no procedimento.

EQUIPAMENTOS

Os separadores celulares utilizados nos procedimentos de aférese podem ser classificados de acordo com o fluxo sanguíneo em: fluxo contínuo e fluxo intermitente.

- **Fluxo intermitente**: O sangue total é retirado do doador/paciente, bombeado para dentro da câmara de centrifugação e separado em componentes. Uma vez que o volume de sangue a ser retirado é atingido, a retirada do sangue é interrompida e a centrífuga é temporariamente desativada, permitindo que os elementos remanescentes retornem para o doador/paciente. Esse ciclo de retirada do sangue total e devolução dos elementos remanescentes é repetido sucessivamente de acordo a necessidade de cada procedimento.
- **Fluxo contínuo**: O sangue total é retirado do doador/paciente, separado, o componente sanguíneo desejado é retido, e os remanescentes são devolvidos de forma contínua ao doador/paciente, sem que haja interrupção ao processo de retirada do sangue e centrifugação.

ACESSO VENOSO

Um acesso venoso adequado é condição absoluta para a realização de qualquer modalidade de procedimento de aférese terapêutica e este acesso venoso deve permitir um fluxo sanguíneo em torno de 60 a 150 mL por minuto, a depender do tipo de procedimento e do fluido de reposição utilizado.

- **Acesso venoso periférico**: Sempre que possível, deve ser escolhido um acesso venoso periférico para realização de procedimentos de aférese, diminuindo riscos associados à utilização de cateter venoso central, como infecção, hemorragia e trombose. As veias centrais localizadas na fossa antecubital dos membros superiores são as mais recomendadas para punção, uma vez que estão localizadas próximas à superfície, são calibrosas o suficiente para acomodar agulhas de 16-18G, não estão próximas a estruturas nervosas, e são capazes de proporcionar um fluxo sanguíneo de até 120 mL por minuto.

Tratado de Hematologia

- **Acesso venoso central**: Para pacientes muito debilitados, crianças, pacientes sem condição de acesso venoso periférico ou quando o plano terapêutico requer grande número de procedimentos de aférese em curto espaço de tempo, a opção deve ser a implantação de um cateter venoso central em veia subclávia ou jugular interna (no caso de tratamento mais prolongado) ou em veia femoral (quando a necessidade é temporária). Cateteres utilizados em procedimentos de hemodiálise são especialmente efetivos para procedimentos de aférese, uma vez que apresentam dupla via (condição necessária principalmente para procedimentos com equipamentos de fluxo contínuo) e paredes rígidas, proporcionando um fluxo sanguíneo adequado.

Com o objetivo de prevenir complicações, os cateteres devem ser manipulados por pessoal treinado. Devem ser lavados regularmente e deve ser utilizada heparina em cada lúmen, após cada uso, para prevenir obstrução por coágulos. Antissepsia cuidadosa e adequada em todo o manuseio é fundamental para evitar infecção secundária.

Febre persistente em pacientes com cateter central sem outra causa aparente deve sempre chamar atenção para a possibilidade de infecção de cateter, condição grave, que pode levar à sepse, especialmente em pacientes que estão recebendo corticoesteroides ou outros imunossupressores.

ANTICAOGULAÇÃO

Assim como na coleta de componentes celulares por aférese, procedimentos de aférese terapêutica também requerem anticoagulação. O citrato de sódio, um quelante do cálcio, é o anticoagulante utilizado preferencialmente nesses procedimentos. Efeitos colaterais relacionados com hipocalcemia decorrente da infusão de citrato devem ser sempre pesquisados, especialmente em procedimentos nos quais hemocomponentes citratados são utilizados como fluido de reposição. Como a metabolização do citrato é rápida, geralmente esses sintomas são de natureza leve, e não se faz necessária a reposição com cálcio nem a monitorização de testes da coagulação durante sua infusão. Anticoagulação com heparina é necessária em procedimentos de LDL aférese e para um grupo restrito de pacientes potencialmente suscetíveis a hipocalcemia (crianças de baixo peso). Nesta situação, a monitorização com tempo de trombina e tempo de tromboplastina parcial ativado pode ser útil no manejo da dose de heparina a ser administrada.

I – PLASMAFÉRESE OU TROCA DE PLASMA

O objetivo do procedimento de troca plasmática é remover do plasma uma proteína, anticorpo, complexo de alto peso molecular ou outra substância solúvel relacionada com a patogênese da doença. Adicionalmente, a troca plasmática também pode ser utilizada para repor uma substância normal que se encontra deficiente no paciente, como uma enzima ou um fator de coagulação. As indicações estão resumidas na Tabela 82.3.[1]

Tabela 82.3

▶ Principais indicações de tratamento de aférese terapêutica, modalidade "Troca Plasmática".

Condição patológica	Categoria ASFA 2010
Doenças Hematológicas	
Púrpura trombocitopênica trombótica	I
Púrpura Pós-transfusional	I
Infusão de células progenitoras hematopoéticas com incompatibilidade ABO maior	II
Inibidor de fator da coagulação	II
Hiperviscosidade secundária a gamopatias monoclonais	II
Mieloma múltiplo e insuficiência renal aguda	II
Anemia aplástica ou aplasia pura de série vermelha	III
Doenças neurológicas	
Síndrome de Guillain-Barré	I
Polirradiculoneurite desmielinizante inflamatória crônica	I
Miastenia gravis	I
Polineuropatia Paraproteinêmica (IgG/IGA)	I
Polineuropatia Paraproteinêmica (IgM)	II
Coreia de Sydenham	II
Síndrome miastênica de Eaton Lambert	II
Encefalite de Rassmussen	III
Doenças renais	
Síndrome de Goodpasture	I
Granulomatose de Wegener	II
Glomerulonefrite rapidamente progressiva	II
Glomeruloesclerose focal segmentar	III
Síndrome hemolítica urêmica idiopática	III
Doenças autoimunes e reumatológicas	
Crioglobulinemia	I
Lúpus eritematoso sistêmico (outras manifestações que não nefrite)	III
Esclerose sistêmica progressiva	III
Nefrite lúpica	IV
Doenças metabólicas	
Doença de Refsum	I
Hipercolesterolemia familiar heterozigótica	II
Falência hepática aguda	III

▶ Volume de troca, frequência e número total de procedimentos

A remoção contínua do plasma, que ocorre durante um procedimento de troca plasmática, leva à redução progressiva na concentração de várias substâncias plasmáticas. A eficácia do procedimento em remover determinada substância patológica depende da sua concentração plasmática, do volume sanguíneo processado, da troca entre os compartimentos intra e extravascular, e do metabolismo da substância.

Alguns modelos matemáticos já foram utilizados para avaliar a eficiência da remoção de um componente plasmático durante o procedimento de aférese. Em termos práticos, esses modelos se aplicam bem para substâncias como Imunoglobulinas tipo M (IgM), complexos imunes e outras moléculas de alto peso molecular como o LDL-colesterol, as quais são predominantemente intravasculares. Entretanto, para substâncias em contínua síntese, catabolismo e/ou mobilização para o compartimento extravascular, o procedimento resultará em menor redução da substância alvo, mesmo que a sua concentração sérica seja alta e um grande volume sanguíneo tenha sido processado.

Uma vez que, durante a troca plasmática a redução da concentração sérica das substâncias segue um modelo logarítmico, o procedimento é mais eficiente no seu início e menos eficiente no final. Em tese, a troca de um volume plasmático levará à redução de aproximadamente 2/3 da concentração inicial da substância. Por esta razão, o volume de troca geralmente é limitado em 1,0-1,5 volume plasmático por procedimento. Trocas maiores trarão pequeno acréscimo na eficiência da remoção, com maior risco de desencadear efeitos indesejáveis diretamente relacionados com o procedimento (Figura 82.1).[3]

O índice de equilíbrio entre o espaço extra e o intravascular da substância a ser removida, o seu grau de síntese e fração de catabolismo, ditarão o intervalo ideal entre as sessões de plasmaférese. O tipo de patologia e a resposta clínica e laboratorial do paciente indicarão o número total de sessões que devem ser realizadas para se obter o efeito terapêutico desejado.[4] Na Tabela 82.4 estão apresentadas sugestões com relação ao volume de troca plasmática em cada sessão, intervalos entre as sessões e tempo de tratamento, de acordo com algumas substâncias patogênicas que se deseja remover com o procedimento. Logicamente isso representa apenas uma sugestão, devendo cada caso ser avaliado individualmente.

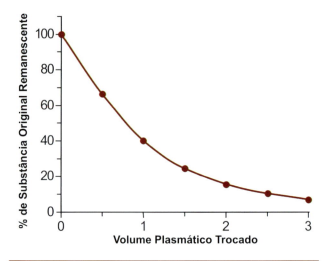

Figura 82.1 Relação entre o volume plasmático removido durante a plasmaférese e a porcentagem remanescente no plasma de determinada substância.

▶ Cálculo do volume plasmático

Para diminuir o risco de hipovolemia durante a troca plasmática, em qualquer momento do procedimento, o volume extracorpóreo não deve exceder 15% da volemia do paciente.

Antes do início da aférese, o volume sanguíneo total, o volume hemático e o volume plasmático devem ser calculados para se poder estimar a fração do volume plasmático e hemático que estarão no circuito extracorpóreo durante o procedimento e para calcular o volume da troca plasmática que será realizada.

Tabela 82.4

▶ Sugestão de volume de troca, intervalo entre as sessões e tempo de tratamento em função da substância a ser removida com a troca plasmática.

Substância a ser removida	Volume de troca (mL/kg)	Intervalo (em horas)	Tempo de tratamento
Autoanticorpos	40-60	24-48	4-6 sessões
Complexos imunes	40-60	24-48	Tratar até a resposta
Paraproteínas	40-60	24	Tratar até a resposta
Crioproteínas	40-60	24-48	Tratar até a resposta
PTT	40-60	24	Tratar até remissão

O volume sanguíneo total pode ser estimado de forma prática, com base na seguinte fórmula baseada somente no peso e idade do paciente:[5]

---

volume sanguíneo total (volemia) =

peso paciente (kg) × 70 mL (para adultos do sexo masculino); × 65 (para adultos do sexo feminino); × 80 mL (para crianças menores); × 80-90 mL (para neonatos)

---

volume plasmático = volume sanguíneo circulante × (1,0 – Hematócrito)

Exemplo:

Paciente adulto, pesando 70 kg e com hematócrito de 40%:

Volume sanguíneo total = 70 × 70 = 4.900 mL

Volume plasmático = 4.900 × (1,0 – 0,4) = 4.900 × 0,6 = 2.940 mL

Volume hemático = 4.900 – 2940 = 1.960 mL

▶ Fluido de reposição

Durante um procedimento de troca plasmática, o volume de plasma removido é simultaneamente substituído por um determinado fluido de reposição. Os fluidos mais comumente utilizados para reposição do volume plasmático removido, suas vantagens, desvantagens e indicações estão resumidos na Tabela 82.5.

Apesar de a reposição geralmente ser isovolumétrica, o procedimento de troca plasmática permite uma flexibilidade no volume de reposição de acordo com as condições clínicas do paciente. Balanços hídricos positivos ou negativos podem ser estabelecidos em qualquer momento do procedimento, caso as condições hemodinâmicas do paciente assim exigirem.

Embora na grande maioria dos procedimentos de troca plasmática o volume de plasma removido seja reposto com soluções isentas de fatores da coagulação e imunoglobulinas (solução de albumina 5%), correções específicas de deficiências proteicas induzidas pelo tratamento com plasmaférese raramente são necessárias. No entanto, pacientes submetidos a múltiplas sessões em curto espaço de tempo podem apresentar hipofibrinogenemia e/ou queda dos níveis plasmáticos de IgG. Na primeira condição, a infusão de crioprecipitado após o procedimento deve ser considerada quando os níveis séricos de fibrinogênio caírem abaixo de 70 mg/dL. No caso de hipogamaglobulinemia, embora a reposição não esteja ainda totalmente estabelecida, alguns autores utilizam a infusão de 0,4 g/kg de gamaglobulina intravenosa (IVIG) para pacientes com níveis plasmáticos de IgG < 200 mg/dL, particularmente se o paciente estiver em uso de corticosteroides e/ou outros imunossupressores.

▶ Efeito da troca plasmática nos constituintes normais do plasma[6]

1. **Eletrólitos e pequenas moléculas:** Eletrólitos e pequenas moléculas não são removidos eficazmente pela plasmaférese. Isso ocorre devido ao grande intercâm-

Tabela 82.5

▶ Fluidos de reposição mais frequentemente utilizados em procedimentos de troca plasmática.

Fluido de reposição	Vantagens	Desvantagens	Indicações
Plasma Fresco Congelado	■ Iso-oncótico ■ Mantém níveis normais de complemento, imuno-globulinas, fatores da coagulação, anticoagulantes naturais, ADAMTS-13 e outras proteínas	■ Risco de transmissão de doenças infecciosas ■ Reações alérgicas ■ Sobrecarga de citrato ■ Compatibilidade ABO necessária	■ Púrpura trombocitopênica trombótica ■ Púrpura pós-transfusional ■ Doença hepática grave ■ Coagulação intravascular disseminada
Solução Fisiológica 0.9%	■ Baixo custo ■ Hipoalergênico ■ Isento de risco de transmissão de doenças infecciosas	■ Hipo-oncótico ■ Isento de proteínas, fatores da coagulação, complemento, imunoglobulinas e outras proteínas plasmáticas	■ Utilizado em procedimentos destinados à redução da viscosidade plasmática
Solução de Albumina 5%	■ Iso-oncótica ■ Não contém mediadores inflamatórios ■ Isento de risco de transmissão de doenças infecciosas	■ Alto custo ■ Isento de fatores da coagulação, complemento, Ig e outras proteínas plasmáticas	■ Todas as outras situações, representando o fluido de reposição utilizado em cerca de 90% dos procedimentos de plasmaférese

bio entre os compartimentos intra e extravascular, e aos mecanismos homeostáticos responsáveis por manter suas concentrações dentro de limites normais. De particular significado clínico é a redução na concentração sérica do cálcio, que acompanha rápidas infusões de PFC, e de outros componentes que contenham citrato utilizados como fluidos de reposição. Esse efeito é causado pelo complexo do citrato com o cálcio. Exceto em disfunções hepáticas e renais coexistentes, o ritmo de infusão de citrato na ordem de 0,03 mL/kg/min é bem tolerado, não necessitando reposição de cálcio.

2. **Imunoglobulinas:** Apenas 45% do *pool* total de Imunoglobulina G (IgG) encontra-se no compartimento intravascular, sendo que esta classe de imunoglobulina sofre grande difusão do meio extravascular para o intravascular após redução de suas concentrações séricas. Esse fator torna difícil estimar a redução dos níveis séricos de IgG provocada por um procedimento de troca plasmática. Além disso, a depleção abrupta nos níveis séricos da IgG causados pela troca plasmática é capaz de provocar um aumento rebote nos níveis de IgG após o término do tratamento. Esse aumento rebote ocorre principalmente em decorrência de um aumento na sua síntese e/ou diminuição na sua fração de catabolismo. Por outro lado, por ser um componente predominantemente intravascular e a sua fração de síntese e/ou catabolismo não estar relacionada com seus níveis séricos, a remoção da IgM é mais seguramente estimada através da curva logarítmica de queda, com redução de 60-65% da concentração após a troca de 1-1,5 volume plasmático.

3. **Complemento:** Os componentes C3 e C4 do complemento são eficazmente removidos pela troca plasmática, com redução aproximada de 65% de seus níveis séricos após troca de um volume plasmático.

4. **Fatores da coagulação:** Todos os fatores da coagulação sofrem redução após a troca de um volume plasmático. A redução dos níveis dos fatores de coagulação é responsável pelo prolongamento dos Tempos de Protrombina (TP), de Tomboplastina Parcial Ativado (TTPa) e de Trombina (TT) frequentemente observado após o término do procedimento. Embora essas alterações laboratoriais sejam observadas, complicações hemorrágicas e/ou trombóticas raramente são descritas. Com exceção dos pacientes portadores de hepatopatias, as provas laboratoriais da coagulação geralmente encontram-se normais 24-48 horas após o término do procedimento. Pacientes que necessitam ser submetidos a procedimentos invasivos nas primeiras 12 horas após o término da aférese deverão receber terapia de reposição antes da intervenção.

▶ Efeitos adversos dos procedimentos de troca plasmática

A incidência das complicações nos procedimentos de aférese varia de 5-17%, sendo que a maioria das reações é de natureza leve. Os efeitos adversos mais comumente observados durante os procedimentos de troca plasmática são: hipocalcemia citrato-induzida, reação alérgica (especialmente quando se utiliza um hemocomponente como fluido de reposição), reação vasovagal e hipovolemia.[7-9]

O aspecto mais importante no tratamento é o diagnóstico correto e precoce da complicação. Na Tabela 82.6 estão relacionados os principais efeitos adversos que podem ocorrer durante um procedimento de troca plasmática.

II – CITAFÉRESES

O objetivo de um procedimento de citaférese é remover leucócitos, eritrócitos ou plaquetas anormais ou presentes no sangue em número excessivo. As principais indicações de citaféreses e suas respectivas classificações de acordo com as categorias ASFA 2010 podem ser vistas na Tabela 82.7.[1]

O tratamento de pacientes com leucemia aguda que se apresentam com contagem elevada no número de células circulante (> 100.00/mm^3) permanece um desafio em razão da gravidade do quadro clínico, já que a hiperleucocitose pode estar associada à disfunção endotelial, anormalidades metabólicas, coagulopatia, síndrome de lise tumoral e falência de múltiplos órgãos. A falha em reconhecer os sintomas decorrentes da hiperleucocitose ou a demora em instituir o tratamento pode levar ao óbito em até 60% dos pacientes.

Tabela 82.6

▶ Efeitos adversos dos procedimentos de troca plasmática.

Vasculares	Relacionadas com o procedimento	Tardias
■ Periférico: hemorragia, esclerose, trombose ■ Cateter: perfuração infecção, trombose	■ Toxicidade pelo citrato: parestesias, tremores, tetania, arritmia, náuseas ou vômitos ■ Reação vasovagal ■ Hipo ou hipervolemia ■ Hemólise ■ Hipotermia	■ Infecção bacteriana ou viral ■ Hipoproteinemia ■ Redução dos fatores de coagulação ■ Hipogamaglobulinemia ■ Ferropenia

808 Tratado de Hematologia

Tabela 82.7

▶ Principais indicações de aférese terapêutica, modalidade "Citaféreses".

Condição patológica/procedimento	Categoria ASFA 2010
Hiperleucocitose/leucaférese	I
Trombocitose sintomática/trombocitaférese	II
Anemia falciforme + Síndrome torácica aguda/troca de volume hemático	I
Anemia falciforme + Profilaxia de acidente vascular cerebral/troca de volume hemático	II
Eritrocitose ou policitemia vera sintomáticas/troca de volume hemático	II
Malária grave ou babesiose/troca de volume hemático	II

A apresentação clínica da hiperleucocitose depende da linhagem celular primária da célula tumoral, do número de blastos circulante, da idade do paciente, de seu *"performance status"* e da coexistência de distúrbios metabólicos e de coagulopatia. Os sintomas podem ser decorrentes do envolvimento de qualquer órgão, porém comprometimento neurológico e insuficiência respiratória são os mais comuns e representam as principais causas de óbito. O quadro é decorrente da hiperviscosidade associada ao grande número de células, com leucostase na microcirculação, oclusão vascular, infiltração perivascular pelas células leucêmicas, dano endotelial e diminuição do fluxo sanguíneo.

Clinicamente se caracteriza por desconforto respiratório, hipoxemia, com ou sem infiltrados intersticiais ao raio X de tórax, alteração visual e sinais e sintomas neurológicos que incluem confusão mental, sonolência, cefaleia, estupor e coma. À fundoscopia, podemos observar edema de papila, distensão de veia retiniana, hemorragia retiniana etc. Ocasionalmente o exame neurológico revela comprometimento de pares cranianos. Febre está presente na maioria dos casos, normalmente acima de 38,5 °C.

A leucaférese terapêutica está indicada quando se deseja uma rápida redução da leucocitose para alívio dos sintomas ou apenas para redução da carga tumoral circulante. Em pacientes com hiperleucocitose e com sinais e sintomas de leucostase, o procedimento de citaférese deve ser prontamente instituído, configurando-se em uma emergência clínica. Um procedimento de leucaférese com processamento de 1,5 a 2,0 volemias do paciente é capaz de reduzir a quantidade de blastos circulantes em aproximadamente 50%. Os pacientes que mais se beneficiam dessa modalidade terapêutica são aqueles que apresentam hiperleucocitose decorrente da presença de células tumorais de grande volume celular, especialmente leucemia mieloide aguda, e cuja cifra leucocitária seja igual ou superior a 100.00/mm. O uso de HidroxiEthylStarch (HES) aumenta a sedimentação de eritrócitos e pode aumentar a eficiência do procedimento. O procedimento deve ser repetido diariamente até total resolução dos sintomas relacionados com a leucostase e redução significativa da leu-

cometria. Medidas de suporte como hidratação, profilaxia da síndrome de lise tumoral, oxigenoterapia são fundamentais e a quimioterapia citorredutora deve ser introduzida o mais rápido possível.[10,11]

A trombocitaférese terapêutica geralmente é reservada para pacientes com doença mieloproliferativa associada ao aumento acentuado no número de plaquetas circulantes. Nessas condições, deve ser rapidamente instituída, especialmente em pacientes sintomátios e com contagem plaquetária igual ou superior a 1.000.000/mm³. Os sintomas podem ser trombóticos e/ou hemorrágicos. Em média, um procedimento de trombocitaférese com processamento de 1,5 a 2,0 volemias reduz o número de plaquetas circulantes em 30-50% e deve ser realizado até que o controle dos sintomas tenha sido atingido e/ou a redução na contagem plaquetária se encontre em níveis seguros.[12]

A Anemia Falciforme (AF) é uma doença hereditária, causada pela mutação de ponto (GAG por GTG) no gene da globina β da hemoglobina, originando uma hemoglobina anormal, denominada hemoglobina S (HbS), ao invés de hemoglobina A (HbA). Essa mutação leva à substituição de um ácido glutâmico por uma valina na posição 6 da cadeia β, com consequente modificação físico-química da molécula de hemoglobina. Em determinadas situações essa molécula pode sofrer polimerização, com falcização das hemácias, ocasionando encurtamento da vida média dos glóbulos vermelhos, fenômenos vaso-oclusivos e episódios de dor e lesão orgânica. Os ossos, baço, trato geniturinário, pele, retina, sistema nervoso central e pulmões são os sítios mais afetados pela vaso-oclusão.[13]

A denominação "anemia falciforme" é reservada para a forma da doença que ocorre na homozigose SS. O gene da HbS pode se combinar com outras anormalidades hereditárias da hemoglobina, como hemoglobina C (HbC), hemoglobina D (HbD), β-talassemia, entre outros, gerando combinações como hemoglobinopatia SC, hemoglobinopatia SD etc. O conjunto de todas essas formas sintomáticas do gene HbS, em homozigose ou em combinação, são conhecidas como "doenças falciformes".

Rápida redução do nível de HbS está indicada no tratamento de situações de emergência das doenças falciformes tais como: síndrome torácica aguda, priapismo, acidente vascular cerebral isquêmico, síndrome de falência de múltiplos órgãos, crise anêmica secundária a sequestro esplênico, dor óssea refratária, e no preparo de pacientes que serão submetidos a cirurgias sob anestesia geral ou exames contrastados. Essa redução pode ser obtida através da transfusão simples de dois ou três concentrados de hemácias, com consequente queda da hemoglobina S a níveis iguais ou inferiores a 40% decorrentes da diluição da hemoglobina anormal. Entretanto, em pacientes com hematócrito prévio superior a 30%, a transfusão simples leva a aumento do risco ou ao agravamento de complicações relacionadas à presença de hemoglobina S. Nessas condições, a terapia ideal é a realização de eritrocitaférese (mais corretamente denominada troca do volume hemático).[14-16]

O procedimento de troca do volume hemático possibilita a substituição de parte ou da totalidade do volume hemático do paciente por hemácias normais contendo hemoglobina A. A reposição do volume eritrocitário retirado durante o procedimento de aférese deve ser feita com concentrado de hemácias lavadas e preferencialmente leucorreduzidas. Se a reposição for isovolêmica, o hematócrito final do paciente será igual ao hematócrito do início do procedimento. A troca de volume hemático em um procedimento de eritrocitaférese reduz, em média, o nível de hemoglobina S para valor igual ou inferior a 30%.

Em pacientes com malária, a troca do volume hemático por aférese deve ser fortemente considerada quando a parasitemia for igual ou superior a 10%, ou naqueles com complicações graves como malária cerebral ou insuficiência renal aguda. Em um paciente adulto, para redução rápida e significativa da parasitemia em nível igual ou inferior a 1%, geralmente é necessária a troca de volume eritrocitário equivalente a 8-10 unidades de concentrado de hemácias em um único procedimento de aférese. Igualmente, a reposição do volume eritrocitário retirado durante o procedimento de aférese deve ser feita com concentrado de hemácias lavadas e preferencialmente leucorreduzidas. A introdução de drogas esquizonticidas deve ser imediatamente realizada, para diminuir o risco de novo incremento acentuado no nível de parasitemia.[17]

III – FOTOFÉRESE (FOTOQUIMIOTERAPIA EXTRACORPÓREA)

Fotoférese é o procedimento em que a camada de células mononucleares é coletada do sangue total por aférese, tratada no circuito extracorpóreo com 8-Metosypsoralen (8-MOP) e luz Ultravioleta A (UVA) e reinfundida no paciente. O 8-MOP é biologicamente inerte até sua ativação pelos raios UVA. Uma vez ativado, se conjuga com bases pirimidinas do DNA. Essa conjugação inibe a proliferação dos linfócitos com subsequente apoptose das células tratadas.

Atividade clínica e biológica do tratamento com fotoférese tem sido demonstrada em pacientes com linfoma cutâneo de células T, em pacientes com Doença do Enxerto Contra o Hospedeiro (DECH) e na rejeição de enxerto de órgãos sólidos.[18-20]

Na Tabela 82.8 estão listadas as condições em que a fotoférese tem sido utilizada para tratamento ou profilaxia.[1]

Vários mecanismos de ação têm sido propostos para caracterizar a atividade da fotoquimioterapia extracorpórea nas doenças em que essa terapia tem sido utilizada.

No caso de linfomas cutâneos, a fotodestruição direta das células tumorais circulantes parece desempenhar um papel importante na resposta da doença. Além disso, tem sido demonstrado que a ligação do 8-MOP com o DNA, induzida pela irradiação UVA, inibe a proliferação celular e induz a apoptose dos linfócitos T tratados. A indução de apoptose nessas populações de linfócitos pode levar ao desenvolvimento de resposta imune celular. Em modelos animais foi demonstrado que uma resposta de células T supressoras antígeno específicas foi induzida quando células T efetoras alorreativas foram tratadas com psoralen e UVA, e infundidas em animais singênicos.

Tabela 82.8

▶ Principais indicações de aférese terapêutica, modalidade "Fotoférese".

Condição patológica	Categoria ASFA 2010
Linfoma cutâneo de células T eritrodérmico	I
Rejeição transplante cardíaco: profilaxia	I
Rejeição transplante cardíaco: tratamento	II
Manifestações cutâneas da doença do enxerto contra- hospedeiro crônica	II
Manifestações não cutâneas da doença do enxerto contra- hospedeiro crônica	III
Rejeição transplante cardíaco: tratamento	III
Pênfigo vulgar	III
Linfoma cutâneo de células T, não eritrodérmico	IV

Tabela 82.9

▶ Principais indicações de aférese seletiva.

Condição patológica/procedimento	Categoria ASFA 2010
Hipercolesterolemia familiar homozigótica/LDL-aférese	I
Hipercolesterolemia familiar heterozigótica/LDL-aférese	II
Púrpura trombocitopênica imunológica/Proteína A	II
Artrite reumatoide refratária/Proteína A	II
Síndromes neurológicas paraneoplásicas/Proteína A	III
Inibidor de fator da coagulação	III

No caso de rejeição de órgãos sólidos, tem sido proposto que a fotoférese elimina clones de células T alorreativos contra o órgão enxertado e que a infusão de células T fotoalteradas pode induzir a supressão do clone dirigido contra o órgão transplantado.

Estudos sobre a fotoférese na DECH têm elucidado vários de seus efeitos biológicos. Efeitos imunológicos observados após fotoférese em pacientes com DECH crônica incluíram normalização ou inversão das células CD4/CD8, aumento das células Natural Killer (NK) CD3+CD56+ e diminuição no número de células dendríticas circulantes CD80+ e CD123+. Esses resultados sugerem que a fototerapia modula tanto populações de células NK quanto populações de células apresentadoras de antígenos.

Outro potencial mecanismo imunomodulatório da fotoquimioterapia extracorpórea envolve alteração na secreção de citocinas. A fotoférese induz a secreção de fator de necrose tumoral e Interleucina-6. Estudos em pacientes com DECH crônica demonstraram que a resposta com a fotoférese está associada com um desvio da resposta Th1 para Th2.[21]

IV – AFÉRESES SELETIVA

A remoção seletiva de LDL pode ser obtida através da passagem do plasma por uma coluna de sulfato dextran celulose (Liposorber, KanekaPharma America, New York), a qual remove seletivamente o LDL. Um método alternativo conhecido como HELP System (B. Braun Medical Inc, Bethlehem, PA) utiliza precipitação e remoção do complexo LDL-Heparina em plasma acidificado. Ambos são aprovados para o tratamento da hipercolesterolemia refratária a tratamento medicamentoso. Os procedimentos de LDL aférese produzem acentuda redução nos níveis de LDL com mínimo efeito sobre o HDL. O tratamento deve ser repetido semanalmente, por um período indefinido. Pelo fato de a remoção ser seletiva, poupando o plasma do paciente, o procedimento não necessita de fluido de reposição, nem produz as depleções clássicas de outras proteínas plasmáticas decorrentes do tratamento crônico com troca plasmática. A desvantagem sobre o procedimento de troca plasmática não seletiva é o alto custo.[22]

Imunoglobulinas da classe IgG podem ser seletivamente removidas pela passagem do plasma por uma coluna de proteína A estafilocócica ligada à sílica. A coluna liga aproximadamente 1 grama de IgG e complexos imunes. Embora controverso, o provável mecanismo de ação está relacionado com a remoção de autoanticorpos e complexos imunes patogênicos.[23,24] As principais indicações de aféreses seletivas podem ser observadas na Tabela 82.9.[1]

Na Figura 82.2 estão representadas de forma resumida e esquemática todas as modalidades de aféreses terapêuticas, convencionais e não convencionais, com suas respectivas sub classificações. O Quadro 82.1 discute as questões que devem ser consideradas ao se avaliar um novo paciente candidato ao tratamento com aférese terapêutica, independente da modalidade a ser utilizada.

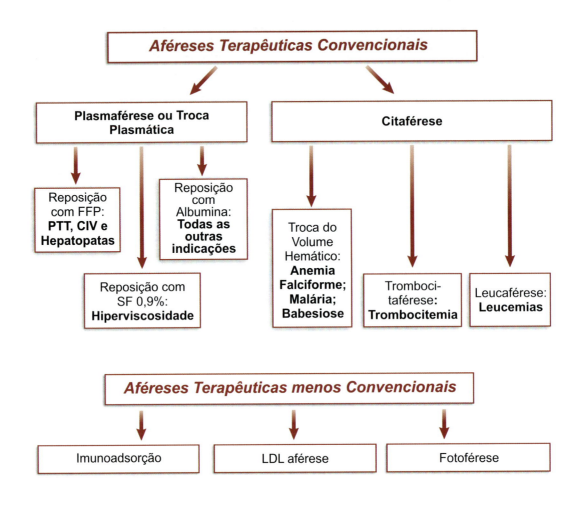

Figura 82.2 Representação esquemática das modalidades de aférese terapêutica.

---

quadro 82.1 Questões que devem ser consideradas ao se avaliar um novo paciente candidato ao tratamento com aférese terapêutica

1. **Racional:** A análise inicial deve incluir: o racional para indicação do procedimento de aférese, uma breve discussão sobre os resultados de estudos publicados previamente, os riscos do paciente, e em qual categoria ASFA 2010 a patologia se classifica. As seguintes perguntas devem ser feitas: Qual é a patogênese da doença? Qual modalidade de aférese terapêutica é a mais apropriada para o caso? Quais outras opções terapêuticas devem ser levantadas?
2. **Impacto:** Avaliar o impacto do procedimento de aférese nas comorbidades do paciente e nas medicações que ele está recebendo. Qual é a condição clínica do paciente com relação à sua função renal, cardiovascular, pulmonar e coagulação? Quais exames laboratoriais basais são relevantes e devem ter seus resultados avaliados antes do início do tratamento?
3. **Aspectos técnicos:** Definir: tipo de anticoagulante e fluido de reposição a ser utilizado, acesso vascular e volume sanguíneo que será processado em cada procedimento.
4. **Plano terapêutico** = Planejar previamente o número e a frequência dos procedimentos terapêuticos.
5. *Endpoints*: Parâmetros clínicos e laboratoriais devem ser estabelecidos para monitorar a eficácia do tratamento. Critérios para interrupção do tratamento também devem ser previamente definidos.
6. **Local para realização dos procedimentos:** De acordo com a condição clínica e a gravidade do quadro deve ser estabelecido previamente o local onde os procedimentos serão realizados: Unidade de terapia Intensiva, Unidade de Internação, Ambulatório, Banco de Sangue.

REFERÊNCIAS BIBLIOGRÁFICAS

1. Szczepiorkowki ZM, Winters JL, Bandarenko N, Kim HC, et al. Guidelines on the use of therapeutic apheresis in clinical practice-evidence based approach from the Apheresis Applications Committee of the American Society for Apheresis. J Clin Apher. 2010;25:83-177.

2. Edwin A. Burgstaler. Current instrumentation for apheresis. In: Bruce C. McLeod (ed.). Apheresis: principles and practice. Bethesda, Maryland: AABB Press, 1997. p.86.

3. Robertson D. Davenport. Therapeutic apheresis. In: Johan D. Roback, Martha Rae Combs, Brenda J Grossman and Chistopher D. Hillyer (eds.). AABB Technical Manual 16 ed. Bethesda, MD: AABB Press; 2008. p.697-713.

4. Okafor C, Ward DM, Mokrzycki MH, et al. Introduction and overview of therapeutic apheresis. J Clin Apher. 2010;25: 240-9.

5. Shelat SG. Practical considerations for planning a therapeutic apheresis procedure. Am J Med. 2010;123(9):777-84.

6. Crookston KP, Simon TL. Physiology of apheresis. In: MacLeod BC, Price TH, Weinstein R (eds.). Apheresis: principles and practices. 2. ed. Bethesda, MD: AABB Press, 2003. p.71-90.

7. McLeod BC, Sniecinski I, Ciavarella D, et al. Frequency of immediate adverse effects associated with therapeutic apheresis. Transfusion. 1999;39(3):282-8.

8. Couriel D, Weinstein R. Complications of therapeutic plasma exchange: a recent assessment. J Clin Apher. 1994;9:1-5.

9. Weinstein F. Hypocalcemic toxicity and atypical reactions in therapeutic plasma exchange. J Clin Apher. 2001;16:210-1.

10. Porcu P, Farag S, Marcucci G, et al. Leukocytoreduction for acute leucemia. Ther Apheresis. 2002;6:15-33.

11. William B, Pierluigi P. Therapeutic apheresis in hyperleukocytosis and hyperviscosity syndrome. Semin Thromb Hemost. 2007;33(4):350-4.

12. Greist A. The role of blood component removal in essential and reactive thrombocytosis. Ther Apher. 2002 Feb;6(1):36-44.

13. Gualandro SFM. Hemoglobinopatias. In: Antonio Carlos Lopes (ed.). Diagnóstico e tratamento. Barueri, SP: Manole, 2006. p.887-9.

14. Lawson SE, Oakley S, Smith NA, Bareford D. Red cell exchange in sickle cell disease. Clin Lab Haematol. 1999;21:99-102.

15. Stuart MJ, Setty BN. Sickle cell acute chest syndrome: pathogenesis and rationale for treatment. Blood. 1999;94:1555-60.

16. Lee MT, Piomelli S, Granger S, et al. Stroke prevention trial in sickle cell anemia (Stop): extended follow-up and final results. Blood. 2006;108:847-52.

17. Mark E. Brecher. Therapeutic practices. In: Brecher ME (ed.). Look this Up, Too! (A quick reference in apheresis). Baltimore, MD: AABB Press, 2009. p.154.

18. Greinix HT, Volc-Platzer B, Knobler RM. Extracorporeal photochemotherapy in the treatment of severe graft-versus--host-disease. Leuk Lymphoma. 2000;36:425-34.

19. Flowers ME, Apperley JF, van Bisen K, et al. A multicenter prospective phase 2 randomized study of extracorporeal photopheresis for treatment of chronic graft-versus-host disease. Blood. 2008;112:2667-74.

20. Marques MB, Tuncer HH. Photopheresis in solid organ transplant rejection. J Clin Apher. 2006;21:72-7.

21. Bladon J, Taylor PC. Extracorporeal photopheresis: A focus on apoptosis and cytokines. J Dermatol Sci. 2006;43:85-94.

22. Thompson RG. Lipoprotein apheresis. Curr Opin Lipidol. 2010;21:487-91.

23. Bosch T. Therapeutic apheresis--state of the art in the year 2005. Ther Apher Dial. 2005 Dec;9(6):459-68.

24. Poullin P, Announ N, Mugnier B, Guis S, Roudier J, Lefèvre P. Protein A-immunoadsorption (Prosorba column) in the treatment of rheumatoid arthritis. Joint Bone Spine. 2005 Mar;72(2):101-3.

Parte · 20

Princípios da Abordagem Laboratorial das Doenças Hematológicas

Resumo dos capítulos

Capítulo 83 Bases Técnicas do Hemograma e suas Aplicações

Capítulo 84 Análise do Exame Hematológico. Alterações dos Eritrócitos

Capítulo 85 Leucocitoses e Leucopenias. Alterações Sanguíneas em Doenças não Hematológicas

Capítulo 86 Testes Laboratoriais nas Anemias Hemolíticas

Capítulo 07 Avaliação Laboratorial da Hemostasia. Possibilidades e Limitações

Capítulo 88 Imunofenotipagem por Citometria de Fluxo

capítulo · 83

Bases Técnicas do Hemograma e suas Aplicações

Samuel Ricardo Comar • Ricardo Pasquini

INTRODUÇÃO

A inspeção do sangue humano há muito tempo tem sido uma ferramenta básica de diagnóstico e as invenções relacionadas à análise dos componentes do sangue sempre foram caracterizadas por observações cuidadosas e meticulosas, que resultaram em técnicas avançadas para sua época. Na década de 1850, contagens mais precisas e exatas de eritrócitos, leucócitos e plaquetas tornaram-se possíveis devido à introdução das câmaras de contagem ou hemocitômetros por Welker e Cramer. A primeira tentativa para se determinar a concentração de hemoglobina no sangue foi realizada por Gowers em 1878. Contudo, o método da cianometa-hemoglobina, atualmente recomendado pelo *International Council for Standardization in Haematology* (ICSH) como método de referência, foi introduzido por Stadie em 1920. O emprego da técnica de centrifugação para a determinação do hematócrito foi aperfeiçoado por Wintrobe em 1929. O desenvolvimento das colorações do tipo Romanowsky, uma mistura de corantes ácidos e básicos, incluindo Leishman (1901), May & Grunwald (1902) e Wright (1902) abriu um novo horizonte para o exame morfológico das células sanguíneas através de um microscópio, possibilitando o estabelecimento de relações entre as observações microscópicas e a acepção clínica. Na década de 1950, Coulter desenvolveu o método da impedância, que se tornou amplamente utilizado para contar células sanguíneas. A partir dessa época, o incremento das pesquisas aliado à evolução tecnológica fez com que a utilidade clínica do hemograma se consolidasse e o mesmo passou a ser solicitado rotineiramente para grande número de pacientes com o propósito de diagnosticar doenças e fazer acompanhamento de terapias específicas.

PRINCÍPIOS DAS TÉCNICAS HEMATOLÓGICAS

Para se determinar os parâmetros do hemograma podem ser utilizadas técnicas manuais e automatizadas. As técnicas manuais são geralmente de baixo custo em relação a equipamentos e reagentes, contudo requerem mais trabalho. Já as técnicas automatizadas, mais caras, conferem maior rapidez na execução do exame, são mais precisas e exatas além de fornecer parâmetros que não possuem equivalentes nas técnicas manuais. Contudo, apesar dos avanços tecnológicos, os métodos manuais ainda são utilizados em situações com amostras que possuem características diferentes das normais e que podem fornecer resultados equivocados pelos equipamentos automatizados. Além disso, algumas técnicas manuais são necessárias como método de referência para padronização de técnicas automatizadas.

O anticoagulante de escolha para o hemograma é o EDTA e o seu mecanismo de ação envolve a quelação do cálcio do sangue. O $EDTAK_2$ (dipotássico) é o sal recomendado para uso pelo ICSH. Devem-se tomar cuidados relativos à correta coleta das amostras e seu transporte ao laboratório, a fim de que resultados confiáveis sejam fornecidos. A análise deve ser realizada preferencialmente dentro das seis primeiras horas após a coleta.

▶ Procedimentos manuais

Eritrócitos e leucócitos

Atualmente são utilizadas apenas em situações em que a automação não está disponível.

Plaquetas

A contagem manual de plaquetas pode ser realizada por métodos diretos e indiretos. Nos métodos diretos a contagem manual é realizada em um hemocitômetro, utilizando a microscopia de contraste de fase, que facilita a melhor identificação das plaquetas.

Os métodos indiretos são utilizados habitualmente para se estimar e eventualmente validar a contagem eletrônica, pois esta poderá não estar correta devido aos problemas relacionados à coleta do sangue. As plaquetas são contadas em extensões sanguíneas devidamente bem confeccionadas e coradas para posteriormente serem correlacionadas com a contagem de eritrócitos. O método indireto mais conhecido é o de Fonio, contudo existem muitos outros métodos que podem ser utilizados com segurança e confiabilidade.

Apesar de a contagem automatizada de plaquetas ser mais precisa e exata que a contagem manual, há um risco potencial para contagens falsamente baixas ou altas nos analisadores hematológicos. Assim, a coagulação parcial da amostra, presença de agregados plaquetários induzidos pelo EDTA, macroplaquetas, plaquetas gigantes, satelitismo plaquetário, processos infecciosos e a presença de aglutininas plaquetárias frias podem conduzir a resultados falsamente diminuídos na contagem automatizada de plaquetas, ao passo que fragmentos eritrocitários, fragmentos citoplasmáticos de células leucêmicas, micrócitos com volume próximo ao limite de corte (ver Método elétrico – Impedância), lipemia, bactérias e leveduras podem conduzir a resultados falsamente aumentados, o que torna a contagem de plaquetas por métodos manuais diretos e indiretos uma ferramenta essencial para identificar e contornar essas causas de contagens espúrias de plaquetas.

Reticulócitos

A contagem manual de reticulócitos baseia-se na observação microscópica dos restos de RNA ribossomal evidenciados por colorações supravitais, geralmente compostas de azul de metileno novo ou azul de cresil brilhante. A variabilidade interobservadores na identificação morfológica, o número total de células contadas, variações na coloração e a qualidade da extensão sanguínea constituem as principais fontes de imprecisão na contagem manual de reticulócitos.

Hemoglobina

A dosagem de hemoglobina baseia-se na absorção espectrofotométrica de uma solução de cianeto de potássio e ferricianeto de potássio, chamada de reagente de Drabkin, misturada com uma pequena amostra de sangue. Chamado de método da cianometa-hemoglobina, ele apresenta elevada precisão analítica e quando somado à baixa variação fisiológica existente em indivíduos normais, torna a hemoglobina um dos parâmetros mais estáveis e confiáveis do hemograma.

Hematócrito

O hematócrito é a relação do volume ocupado pelos eritrócitos em um volume de sangue total e é determinado manualmente pela transferência de sangue total para um tubo graduado e especialmente projetado (tubo de Wintrobe) ou para um tubo capilar selado, seguido de centrifugação em alta velocidade e posterior determinação do comprimento da coluna de eritrócitos compactados em relação ao comprimento total da coluna de eritrócitos mais plasma. No ponto de separação entre a coluna de plasma e de eritrócitos, pode-se visualizar uma camada de cor clara, chamada *buffy coat*, que contém leucócitos e plaquetas (Figura 83.1).

O hematócrito determinado manualmente é um método confiável e de baixo custo, e ainda é muito utilizado, sobretudo em bancos de sangue para triagem de doadores.

Constantes (índices) corpusculares

Utilizando-se os resultados da contagem de eritrócitos da dosagem de hemoglobina e do hematócrito é possível determinar as constantes corpusculares, as quais foram descritas por Wintrobe em 1929. São elas: o Volume Corpuscular Médio (VCM), a Hemoglobina Corpuscular Média (HCM), e a Concentração de Hemoglobina Corpuscular Média (CHCM). Esses índices estimam o tamanho dos eri-

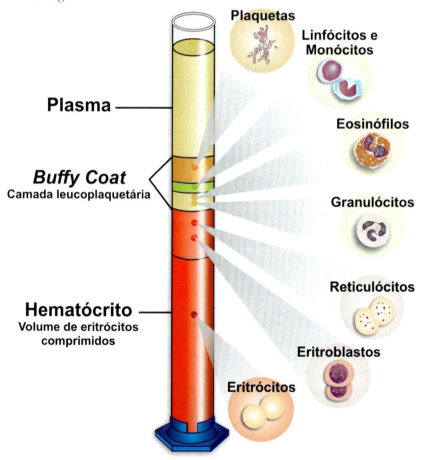

Figura 83.1 Separação dos elementos do sangue no método de microematócrito (adaptado de DeNicola, 2011).

trócitos e o conteúdo de hemoglobina e são calculados da seguinte maneira:

VCM (fl) =
Hematócrito (%) × 10 ÷ Eritrócitos (×10⁶/μL)

HCM (pg/eritrócito) =
Hemoglobina (g/dL) × 10 ÷ Eritrócitos (×10⁶/μL)

CHCM (g/dL) =
Hemoglobina (g/dL) × 100 ÷ Hematócrito (%)

O VCM é uma medida de volume dos eritrócitos. Contudo, na observação microscópica de uma extensão sanguínea corada, auxilia a estimar o tamanho dos eritrócitos. O HCM expressa a quantidade absoluta de hemoglobina presente nos eritrócitos e o CHCM reflete a intensidade relativa da coloração dos eritrócitos. Todos esses parâmetros possibilitaram a classificação das anemias com base nas diferenças de tamanho e conteúdo de hemoglobina dos eritrócitos. Esses índices provaram ser muito úteis na classificação e no entendimento das anemias e são relatados por todos os analisadores hematológicos automatizados.

Exame microscópico da extensão sanguínea

Nos tempos atuais, em que tecnologias avançadas são utilizadas no diagnóstico de muitas doenças, o exame microscópico de uma extensão sanguínea ainda se destaca como uma ferramenta de diagnóstico rápido e barato, e que é realizada na maioria dos laboratórios clínicos. Portanto, compreender quando se deve analisar uma extensão sanguínea e como fazer tal procedimento é fundamental para o uso eficiente desse recurso. Neste sentido, critérios de triagem baseados nos valores das contagens automatizadas e na presença ou não de alertas morfológicos podem ser programados com o sistema de informação dos analisadores hematológicos e se os resultados de determinada amostra não satisfazem tais critérios, a verificação microscópica da extensão sanguínea torna-se compulsória. A revisão microscópica também deve ser realizada em decorrência de aspectos clínicos observados pelos médicos, tais como esplenomegalia e linfadenopatia.

A *International Society for Laboratory Hematology* (ISLH) publicou um conjunto de 41 diretrizes que podem ser aplicadas como critérios de revisão de resultados de hemogramas automatizados (disponíveis em: <www.islh.org>).

Para se realizar o exame microscópico é fundamental o preparo adequado de uma extensão sanguínea, a qual após ser corada é levada ao microscópio ótico para que as células sanguíneas sejam examinadas, no intuito de se constatar anormalidades quantitativas e qualitativas das células sanguíneas. O exame microscópico pode se limitar a um rastreamento rápido da extensão, para confirmar ou refutar os valores fornecidos pela automação ou pode incluir um exame completo incluindo contagem diferencial manual de leucócitos e revisão morfológica das células sanguíneas com quantificação das alterações e emissão de comentários interpretativos.

A quantidade de hemogramas que necessitam de revisões microscópicas pode variar muito entre os laboratórios, alcançando taxas de revisão entre 5 e 90% dos hemogramas de uma rotina laboratorial. Essa tarefa é altamente dependente da habilidade e acuidade visual do observador e da qualidade da coloração e da extensão sanguínea. Quando benfeita fornece muitas informações diagnósticas importantes para grande número de situações. Contudo, cabe ressaltar que a subjetividade interobservadores e a diferenciação de apenas cem leucócitos resultam em grande variação das contagens manuais quando comparadas com as contagens automatizadas, as quais são muito confiáveis para tipos celulares normais. Apesar disso, esse método ainda se mantém como o cerne da identificação das células do sangue, sobretudo pelo fato de muitas células anormais e alterações morfológicas de eritrócitos, leucócitos e plaquetas ainda não serem totalmente reconhecidas pelos analisadores hematológicos, conforme Tabela 83.1.

▶ Sistemas automatizados em hematologia

A automação no setor de hematologia vem crescendo substancialmente nos últimos anos e os fabricantes oferecem cada vez mais inovações em seus analisadores hematológicos com o intuito de diminuir os custos, a intervenção humana e o tempo de liberação dos resultados, possibilitando que mais diagnósticos e tratamentos sejam realizados em tempo adequado. Ademais, os resultados são mais precisos e exatos que os dos métodos manuais, e, desde a década de 1980, os analisadores hematológicos automatizados vêm substituindo totalmente os métodos manuais de contagem, com exceção, em certas situações, da contagem diferencial de leucócitos e de plaquetas por microscopia de contraste de fase.

Os analisadores hematológicos utilizam vários recursos de medição, sendo as principais delas: a medida da impedância em baixas e altas frequências, a medida do desvio da luz, a qual pode ser incidida frontal e lateralmente, e, ainda, emissão de fluorescência e reações de absorção da luz precedida de reações citoquímicas.

Tecnologia de detecção e contagem de células do sangue

Todos os analisadores hematológicos notam a presença de uma célula quando a mesma provoca uma alteração durante a passagem por um campo eletromagnético. Contudo, diferentes tecnologias são empregadas para criar o campo eletromagnético e, como resultado, diferentes propriedades biofísicas das células são responsáveis pela criação do sinal a ser detectado. Em relação à frequência de oscilação do campo, constatou-se que sinais de baixa frequência definem o tamanho da célula enquanto sinais elétricos de alta frequência são influenciados pela estrutura interna das células. Quando a detecção das células é feita em um campo elétrico estático, tradicionalmente denomina-se impedância elétrica, enquanto que um campo de frequência ótica é denominado método ótico ou de dispersão da luz.

Tabela 83.1

▶ Achados morfológicos de grande contribuição no diagnóstico e tratamento de doenças e que não são precisamente detectáveis e quantificáveis pelos analisadores hematológicos atuais.

Achados observados na extensão sanguínea	Condições clínicas
Faggot cells	LMA M3
Hipogranulação e degranulação de neutrófilos e plaquetas	Síndromes Mielodisplásicas (SMD)
Eritroblastos	múltiplas
Pelger Huët, "Anomalia" de Pelger-Huët e pseudo Pelger-Huët	Doenças hereditárias dos leucócitos e SMD
Granulações tóxicas, corpúsculos de Döhle e vacúolos citoplasmáticos	Infecção e doenças hereditárias dos leucócitos
Neutrófilos hipersegmentados	Anemia megaloblástica
Plasmócitos e formação de *Rouleaux*	Mieloma múltiplo, macrogrobulinemia
Bastonete de Auer	Leucemias mieloides agudas
Linfócitos clivados, lobulados e foliares	Doenças linfoproliferativas
Esferócitos e aglutinação eritrocitária	Anemia hemolítica autoimune
Esferócitos e policromatofilia	Esferocitose hereditária
Cristais de hemoglobina C	Hemoglobinopatia C
Ponteado basófilo	Intoxicação pelo chumbo e talassemias
Howell-Jolly e acantócitos	Pós-esplenectomia
Eliptócitos	Eliptocitose hereditária
Codócitos	Talassemias e doenças hepáticas
Acantócitos	Acantocitose hereditária e abetalipoproteinemia
Estomatócitos	Estomatocitose hereditária
Drepanócitos	Anemia falciforme e hemoglobinopatia SC
Dacriócitos	Mielofibrose com metaplasia mieloide
Hemoparasitas	Malária
Fragmentos eritrocitários ou esquistócitos	Anemia hemolítica microangiopática, coagulação intravascular disseminada
Linfócitos atípicos ou reativos	Viroses
Hairy cells	Tricoleucemia
Linfoblastos pequenos	Leucemias linfoides agudas
Plaquetas cinzentas	SMD e síndrome das plaquetas cinzentas

Nota: As condições clínicas apresentadas são apenas exemplos, não se restringindo à ocorrência dos achados morfológicos a essas condições. Achados morfológicos como *Faggot cells* e esquistócitos são clinicamente relevantes, pois as doenças a eles associadas exigem diagnóstico urgente, de modo que o tratamento possa ser iniciado mais precocemente, contribuindo para a redução significativa da mortalidade e morbidade.

Método elétrico – Impedância

O primeiro contador de células sanguíneas que utilizou o princípio da impedância foi o Coulter *Counter* Modelo A. Esse método tornou possível aumentar o número de contagens de células em cem vezes quando comparado aos métodos manuais e, adicionalmente, diminuiu o tempo de enumeração de células de 30 minutos para 15 segundos e reduziu o erro em um fator de dez vezes.

O método da impedância elétrica baseia-se na determinação de mudanças na condutividade de um meio condutor, como solução salina, durante a passagem das células sanguíneas, consideradas partículas não condutoras de ele-

820 Tratado de Hematologia

tricidade, através de uma pequena abertura entre dois eletrodos. A pequena abertura por onde as células passam possui diâmetro e comprimento predefinido, de acordo com o tipo celular que se deseja contar e a região ao redor desse orifício chama-se zona de detecção. Mudanças na condutividade do meio ou impedância são proporcionais aos volumes das células, que possibilitam, além de contá-las, separá-las por tamanho através do estabelecimento de limites de corte (*threshold*). Quando as células atravessam a zona de detecção, uma a uma em fila simples, pode-se determinar com exatidão sua contagem. Contudo, quando duas ou mais células passam ao mesmo tempo, contagens inexatas são fornecidas. A magnitude desse erro de coincidência aumenta simultaneamente com a concentração da suspensão de células e, para eliminar esse erro nos resultados relatados, estabeleceu-se o uso de diluições apropriadas das amostras e uma fórmula de correção da coincidência que é integrada ao sistema de informação dos analisadores (Figura 83.2).

Alternativamente, foram desenvolvidos métodos que produzem um fluxo controlado de amostra através da abertura, induzindo as células a passarem no centro da zona de detecção, em fila simples, para evitar distorções. A focalização hidrodinâmica é um desses métodos e tem sido implantada em vários analisadores hematológicos. Na focalização hidrodinâmica um fluxo constante de diluente passa pelo orifício de contagem e a suspensão de células é injetada nessa massa líquida em movimento, de modo a formar uma corrente fina de células que passam praticamente uma a uma pela abertura. Após a passagem através da abertura, a amostra diluída é envolvida por outra corrente de fluxo do mesmo diluente, e é então removida. Isso impede que os eritrócitos e as plaquetas, nesta área, recirculem, impedindo a geração de falsos pulsos e, consequentemente, contagens espúrias(Figura 83.3).

Método ótico – dispersão da luz

O método ótico pode ser utilizado como metodologia primária ou em combinação com o método da impedância para analisar eritrócitos, leucócitos e plaquetas. Há muitos detalhes exclusivos para os analisadores atuais, embora os princípios básicos para a análise por citometria de fluxo sejam semelhantes. Nos sistemas óticos, um fluxo centraliza-

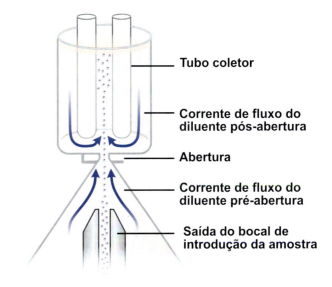

Figura 83.3 Focalização hidrodinâmica (adaptado de Tatsumi *et al.*, 1999).

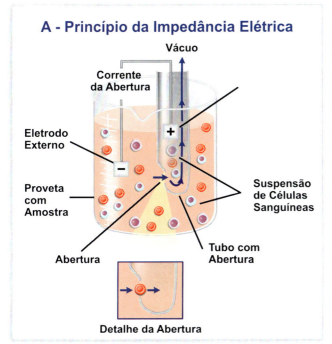
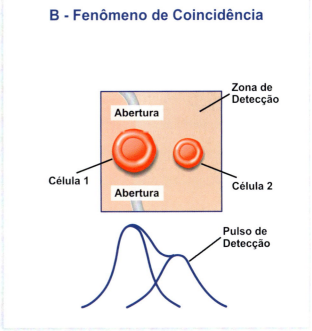

Figura 83.2 Princípio da impedância elétrica e fenômeno de coincidência (adaptado de Fujimoto, 1999).

do de amostra, geralmente obtido por focalização hidrodinâmina, é direcionado através de uma câmara de fluxo por onde passa uma fonte de luz *laser* monocromática em fase. Durante esse trajeto, as células provocam alterações no feixe de luz e o número de vezes que a luz dispersa incide sobre o fotodetector possibilita a enumeração das células (Figura 83.4).

A interação das células com o feixe de luz provoca a dispersão da luz em várias direções, assim como fenômenos de absorção, difração, refração e reflexão, os quais podem ser acentuados *in vitro* através de reações citoquímicas com fluorocromos, enzimas como a peroxidase dentre outras técnicas especializadas (Figura 83.5). Com a ajuda de um computador, as diferentes interações entre as células e a luz *laser* podem ser esboçadas em gráficos para gerar citogramas e histogramas com informações qualitativas e quantitativas das células sanguíneas.

A Tabela 83.2 mostra, resumidamente, informações técnicas importantes sobre os principais analisadores hematológicos comercializados no Brasil.

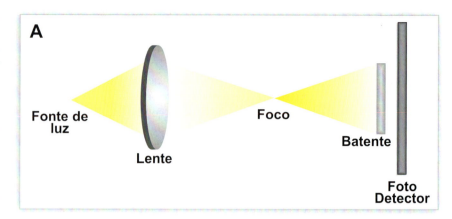
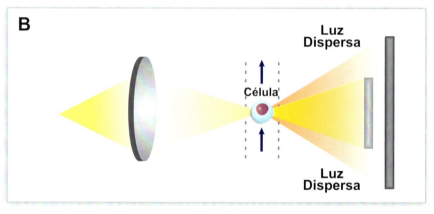

Figura 83.4 Disposição ótica de um sistema de dispersão de luz. O batente impede que a luz atinja o foto detector (A), a menos que uma célula disperse a luz (B) (adaptado de England, 1991).

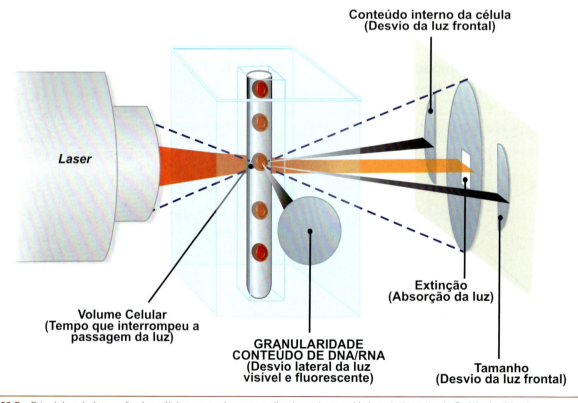

Figura 83.5 Princípios de interação das células com a luz em analisadores hematológicos (adaptado de DeNicola, 2011).

822 Tratado de Hematologia

Tabela 83.2

▶ Informações técnicas e tecnologia empregada nos principais analisadores hematológicos comercializados no Brasil.

	Beckman Coulter	Sysmex	Abbott Diagnostics	Siemens Diagnostics	Horiba Medical	Mindray
Origem	Hialeah, Florida – EUA	Kobe – Japão	Abbott Park, Illinois – EUA	Tarrytown, New York – EUA	Montpellier – França	Shenzhen – China
Analisador hematológico	Coulter LH 780	XE-5000	CELL-DYN SAPPHIRE	ADVIA 2120i	PENTRA DX 120	BC 6800
Capacidade de processamento (testes/hora)	110	150	100	120	120	125
Leucócitos	Impedância	Impedância	Ótico	Ótico	Impedância	Impedância
Eritrócitos	Impedância	Impedância	Ótico e impedância	Ótico	Impedância	Impedância
Hemoglobina	Cianometahemoglobina modificado	Livre de cianeto com Lauril Sulfato de Sódio	Livre de cianeto com Imidazol	Cianometahemoglobina ou livre de cianeto com óxido de dimetil laurilamina e ótico	Cianometahemoglobina ou livre de cianeto através de espectrofotometria de compostos de oxidação do ferro do grupamento heme	Cianometahemoglobina
Volume Globular	(Eritrócitos × VCM)/10	Medição direta pela soma dos pulsos de RBC	(Eritrócitos × VCM)/10	(Eritrócitos × VCM)/10	(Eritrócitos × VCM)/10	(Eritrócitos × VCM)/10
VCM	Média do volume dos eritrócitos obtido do histograma de distribuição	(Volume Globular/Eritrócitos) × 10	Média do volume dos eritrócitos obtido do histograma de distribuição	Média do volume dos eritrócitos obtido do histograma de distribuição	Média do volume dos eritrócitos obtido do histograma de distribuição	Média do volume dos eritrócitos obtido do histograma de distribuição
HCM	(Hemoglobina/Eritrócitos) × 10	(Hemoglobina/Eritrócitos) × 10	(Hemoglobina/Eritrócitos) × 10	(Hemoglobina/Eritrócitos) × 10	(Hemoglobina/Eritrócitos) × 10	(Hemoglobina/Eritrócitos) × 10
CHCM	(Hemoglobina/Volume Globular) × 100	(Hemoglobina/Volume Globular) × 100	(Hemoglobina/Volume Globular) × 100	(Hemoglobina/Volume Globular) × 100	(Hemoglobina/Volume Globular) × 100	(Hemoglobina/Volume Globular) × 100
RDW	Coeficiente de variação e desvio padrão do histograma de eritrócitos	Coeficiente de variação e desvio padrão do histograma de eritrócitos	Coeficiente de variação do histograma de eritrócitos	Coeficiente de variação do histograma de eritrócitos	Coeficiente de variação do histograma de eritrócitos	Coeficiente de variação e desvio padrão do histograma de eritrócitos
Plaquetas	Impedância	Impedância e ótico	Impedância, ótico e imunológico com CD61	Ótico	Impedância	Impedância e ótico
VPM	Média do volume das plaquetas obtido do histograma de distribuição	(Plaquetócrito/Plaquetas × 10³/μL) × 10000	Média do volume das plaquetas obtido do histograma de distribuição	Média do volume das plaquetas obtido do histograma de distribuição	Média do volume das plaquetas obtido do histograma de distribuição	Média do volume das plaquetas obtido do histograma de distribuição
Reticulócitos	Coloração supravital com azul de metileno novo e detecção do volume, condutividade e dispersão da luz (Tecnologia VCS)	Coloração supravital com Polimetina e detecção ótica da fluorescência	Coloração com Cianina (Sybr II) e detecção ótica da dispersão da luz e da fluorescência	Coloração supravital com Oxazina 750 e detecção ótica da dispersão da luz e da absorbância	Coloração com laranja de Thiazol e detecção ótica da fluorescência e por impedância	Coloração supravital com corante fluorescente patenteado e detecção ótica da fluorescência
Neutrófilos	VCS	Método ótico e coloração fluorescente	Detecção ótica da fluorescência e da dispersão da luz polarizada e despolarizada em múltiplos ângulos	Coloração pela peroxidase + método ótico	Impedância + citoquímica + método ótico	Método ótico e coloração fluorescente
Linfócitos						
Monócitos						
Eosinófilos						
Basófilos		Lise diferencial + Método ótico		Lise diferencial + método ótico	Lise diferencial + impedância	Lise diferencial + Método ótico

VCM: Volume Corpuscular Médio; HCM: Hemoglobina Corpuscular Média; CHCM: Concentração de Hemoglobina Corpuscular Média; RDW: *Red Cell Distribution Width* (Índice de distribuição dos volumes eritrocitários); VPM: Volume Plaquetário Médio; VCS: *Volume, Condutivity, Scatter* (Volume, condutividade e dispersão da luz).

Capítulo 83 • Bases Técnicas do Hemograma e suas Aplicações

Os resultados fornecidos pelos analisadores hematológicos podem ser reportados para o laboratório através de contagens numéricas, histogramas e citogramas (Figura 83.6). Os resultados numéricos são apresentados na forma de números simples, os quais representam a concentração celular em número por unidade de volume. No caso das subclasses de leucócitos, a concentração pode também ser representada como uma porcentagem da subclasse em questão em relação ao total de leucócitos. Os histogramas são exibidos graficamente, e ilustram, por meio de uma distribuição de frequência, a concentração de células em sua distribuição por tamanho. Nos casos de contagem de células com método ótico, onde um detector é usado para determinar a luz dispersa por célula, e o outro para determinar a luz absorvida, os dois sinais podem ser utilizados para gerar um gráfico chamado citograma. Nesse tipo de gráfico, cada célula é um ponto no gráfico cuja distância do ponto de origem é representada pela amplitude do sinal em cada um dos dois canais de detecção.

Determinação automatizada da concentração de hemoglobina

Muitos analisadores hematológicos ainda determinam a concentração de hemoglobina através de uma modificação do método manual da cianometa-hemoglobina, entretanto, muitos fabricantes de analisadores automatizados estão substituindo esse método por outros que possam reduzir possíveis danos ambientais causados pelo cianeto, particularmente no que diz respeito ao tratamento dos grandes volumes de resíduos gerados na rotina laboratorial. Nesses novos métodos o cianeto vem sendo substituído por lauril sulfato de sódio, imidazol, dodecil sulfato de sódio e óxido de dimetil-lauril-amina, os quais geram novos derivados estáveis da hemoglobina que também podem ser mensurados espectrofotometricamente.

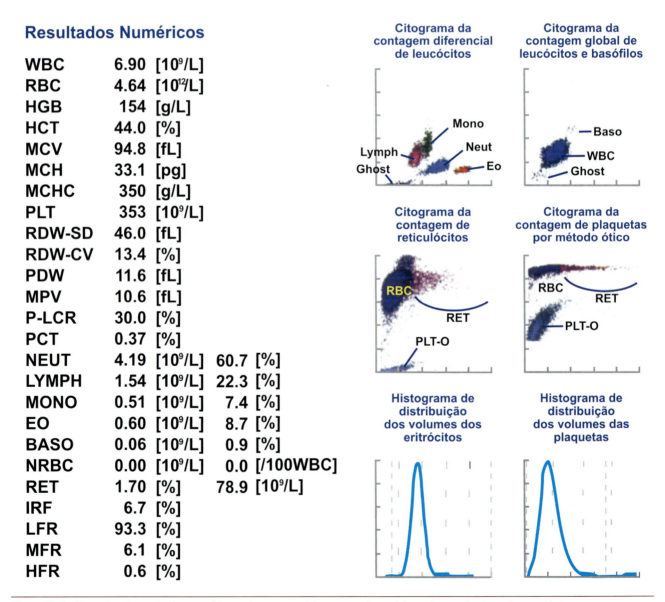

Figura 83.6 Exemplos de resultados numéricos, citogramas e histogramas fornecidos pelos analisadores hematológicos.

Determinação automatizada do volume globular (hematócrito)

A maioria dos analisadores hematológicos determina o volume corpuscular médio dos eritrócitos e, a partir dele e da contagem de eritrócitos, o volume globular (hematócrito). Outros analisadores determinam o volume globular (hematócrito) diretamente, pelo método da detecção dos pulsos gerados por eritrócito que passa pela zona de detecção. Nesse método, os volumes de todas as células que passam pela zona de detecção são somados, considerando-se a diluição da amostra e o volume injetado durante um período de tempo determinado. A diferença básica entre volume globular e hematócrito é que o último possui uma pequena quantidade de plasma aprisionado de cerca de 1 a 2% em indivíduos normais, podendo ultrapassar 5% em pacientes com anemia falciforme, e outras situações que alterem a deformabilidade dos eritrócitos.

Alertas morfológicos

Apesar dos grandes avanços observados nos analisadores hematológicos, ainda existem problemas associados com amostras de sangue anormais. Pode-se facilmente compreender a dificuldade que um analisador encontra ao avaliar células anormais, incluindo blastos, granulócitos imaturos, linfócitos atípicos, leucócitos com inclusões citoplasmáticas e até mesmo amostras com hemoparasitas. De modo geral, os contadores são projetados para reconhecer células normais e quando há um número significativo de células anormais, com alterações no tamanho e forma, possíveis problemas de identificação das células serão encontrados. Algumas limitações dos analisadores são substituídas por uma série de alertas ou "*flags*" que indicam dificuldades na identificação das células. Tais alertas sugerem a presença de determinados tipos celulares diferentes dos normais. Portanto, é um resultado qualitativo, que implica na necessidade de verificação, geralmente através da revisão microscópica da lâmina de sangue periférico. Esses "*flags*" devem ser respeitados e as recomendações do fabricante devem ser seguidas para garantir a qualidade resultados.

CONFIABILIDADE DOS ANALISADORES HEMATOLÓGICOS

▶ Monitoramento da calibração

A obrigação ética de produzir resultados confiáveis e reprodutíveis jamais pode ser deixada em segundo plano e, para isso, os laboratórios de hematologia devem adotar práticas que garantam o fornecimento de resultados inequívocos e relevantes para o problema clínico em questão. Neste sentido, entre as tarefas mais importantes estão a calibração inicial dos analisadores hematológicos e o seu correto monitoramento. Os calibradores próprios para analisadores possuem composição semelhante ao sangue humano, contudo sua principal característica seja o fato de possuírem um estreito intervalo de aceitabilidade para cada parâmetro hematológico, o que permite aproximar os valo-

res fornecidos pelo instrumento dos valores reais conhecidos. Este fato distingue os calibradores de outros materiais, como amostras de controles comerciais, as quais possuem variação aceitável mais ampla. Amostras de pacientes, processadas e validadas em determinado equipamento, nunca devem ser utilizadas como calibrador para outros equipamentos, pois não há como garantir que os valores alvo estejam livres de fontes de variação, as quais podem provocar desvios analíticos significativos nos resultados do analisador a ser calibrado.

O monitoramento da calibração é realizado através de práticas de controle de qualidade, as quais visam a detectar erros que ocorrem nas análises, prevenir a liberação de resultados incorretos, e garantir que o desempenho dos analisadores seja estável ao longo do tempo. Entre as abordagens mais utilizadas no laboratório de hematologia estão incluídas a utilização de controles comerciais, de amostras retidas de pacientes e a verificação da consistência das médias móveis dos pacientes ao longo do tempo. Também pode-se utilizar o procedimento chamado "*Delta Check*", em que se compara o resultado atual de um paciente com alguns de seus resultados anteriores a fim de se detectar discrepâncias que não sejam justificadas pela situação clínica em questão.

▶ Precisão, exatidão e sensibilidade clínica

O desempenho analítico dos analisadores hematológicos é tradicionalmente avaliado por meio de testes de precisão, exatidão e sensibilidade clínica. A precisão tem como base o coeficiente de variação de uma série de repetições da mesma. Já a exatidão é o grau de concordância entre o valor médio obtido e o valor de referência aceito. A falta de exatidão e precisão na determinação dos parâmetros hematológicos pode ter como consequência um posicionamento equivocado dos resultados em relação aos valores limítrofes estabelecidos para os intervalos de referência e limites de corte para tomada de decisões clínicas. Pode, ainda, diminuir a sensibilidade ou especificidade de um teste, dependendo da direção do desvio analítico.

A sensibilidade clínica é definida como a habilidade do analisador em fazer a distinção entre amostras normais e patológicas em termos de anormalidades quantitativas e qualitativas tais como a presença de células imaturas e alterações morfológicas significativas dos eritrócitos. Atualmente, a sensibilidade dos analisadores hematológicos ainda necessita de avanços adicionais, embora o uso combinado de anormalidades quantitativas e alertas morfológicos permita a construção de algoritmos de tomada de decisão com uma taxa de resultados falsos-negativos menores que 5%.

Apesar de a confiabilidade dos analisadores hematológicos ser satisfatória para a maioria dos parâmetros do hemograma, quando se interpretam tais resultados é importante saber que estes podem variar devido a três principais fatores: influências pré-analíticas, erros analíticos dos contadores, variação biológica normal e inerente ao estado de saúde dos indivíduos. As influências pré-analíticas dizem respeito ao preparo do paciente para a coleta da amostra e ao procedimento de coleta propriamente dito. Os erros analíticos (imprecisão e inexatidão) aos quais os analisadores hematológicos estão sujeitos possuem causas específicas e, embora não possam ser totalmente eliminadas, elas podem ser minimizadas por práticas adequadas de garantia da qualidade.

▶ Situações que interferem nas análises automatizadas

As Tabelas 83.3 e 83.5 resumem várias situações que podem provocar interferência na maioria dos analisadores hematológicos e fornece sugestões para correção dos resultados.

Tabela 83.3

▶ Condições que causam interferência na maioria dos analisadores.

Condição	Parâmetro afetado	Motivo	Indicadores	Ação corretiva
Aglutininas frias (crioaglutininas e criofibrinogênio)	GV↓, VCM↑, CHCM↑, LEU↑, Plaq↑	Aglutinação de GV e formação de micro- grumos de fibrinogênio	Dupla população ou desvio à direita no histograma de GV	Aquecer a amostra a 37 °C e reanalisar
Lipemia e icterícia	Hb↑, HCM↑	O aumento da turbidez afeta a leitura espectrofotométrica	Hb × 3 ≠ VG±3	Substituição do plasma por igual quantidade de diluente
Hemólise	GV↓, VG↓	Os GV lisados não são contados	Hb × 3 ≠ VG±3	Requisitar nova amostra
Eritrócitos resistentes à lise com Hb anormal	LEU↑, Hb↑	GV contendo Hb S, C ou F podem resistir à lise e ser contados como LEU	Presença de ruídos nos histogramas e citogramas de LEU	Realizar diluições manuais e conceder tempo de incubação para que ocorra a lise
Micrócitos e esquistócitos	GV↓, Plaq↑	Micrócitos e esquistócitos < que o limite de corte inferior para GV	Desvio à esquerda no histograma de GV. O VCM é sinalizado se for menor que o limite inferior	Revisar a lâmina. Estimativa do número de plaquetas por método indireto
Eritroblastos e fragmentos de núcleo de megacariócitos	LEU↑	Ambos são contados como LEU	Alerta morfológico de eritroblastos	Contar eritroblastos e fragmentos de núcleo de megacariócitos e corrigir LEU
Agregados plaquetários	Plaq↓, LEU↑	Agregados plaquetários podem ser contados como LEU	Alerta morfológico de agregados plaquetários	Recoletar a amostra em citrato de sódio e multiplicar o resultado por 1,1
LEU > 100.000/μL	GV↑, Hb↑, HCT incorreto, índices hematimétricos anormais	Aumento da turbidez para Hb, LEU são contados juntos com GV	Hb × 3 ≠ VG±3, contagem de LEU pode estar acima da linearidade	Fazer micro-hematócrito Fazer Hgb após substituição do plasma por igual quantidade de diluente. Corrigir GV em função de LEU. Recalcular índices. Se LEU acima da linearidade, diluir amostra para corrigir contagem
Fragmentos citoplasmáticos de células nucleadas (leucemias e linfomas)	LEU falsamente↓, Plaq falsamente ↑	LEU frágeis geram fragmentos de citoplasma que são contados como Plaq	Contagem de plaquetas é inconsistente com resultados anteriores	Revisar a lâmina. Contar plaquetas por microscopia com contraste de fase ou outro método alternativo
Amostras antigas. Acima de 8 horas após a coleta se armazenadas entre (18 a 25 °C) e acima de 24 horas se armazenadas a 4 °C	VCM↑, VPM↑, Plaq↓, contagem diferencial de LEU pode estar incorreta	GV incham à medida que amostra envelhece. Plaq incham e degeneram. Os leucócitos são afetados por longos períodos de exposição ao EDTA	Presença de agrupamentos anormais nos histogramas e citogramas de LEU	Estabelecer critérios de aceitação e rejeição de amostras

↑: aumentado; ↓: diminuído; Hb: Hemoglobina; VG: Volume Globular; GV: Eritrócitos; LEU: Leucócitos; Plaq: Plaquetas; VCM: Volume Corpuscular Médio; HCM: Hemoglobina Corpuscular Média; CHCM: Concentração de Hemoglobina Corpuscular Média; VPM: Volume Plaquetário Médio. (Adaptado de Longbach *et al.*, 2012; Zandecki *et al.*, 2012.)

Nota: As condições clínicas apresentadas são apenas exemplos, não se restringindo à ocorrência dos achados morfológicos a essas condições. Achados morfológicos como *Faggot cells* e esquistócitos são clinicamente relevantes, pois as doenças a eles associadas exigem diagnóstico urgente, de modo que o tratamento possa ser iniciado mais precocemente, contribuindo para a redução significativa da mortalidade e morbidade.

826 Tratado de Hematologia

NOVOS PARÂMETROS HEMATOLÓGICOS

Os analisadores hematológicos estão cada vez mais sofisticados, e o número de parâmetros disponíveis e reportáveis vem aumentando. Tais parâmetros possuem grande potencial para serem utilizados na prática médica e laboratorial, e podem permitir o desenvolvimento de novos indicativos para doenças específicas e anormalidades morfológicas. Esses novos parâmetros requerem conhecimento especializado no que se refere a sua interpretação e limitações analíticas, o que torna necessária a realização de constantes atualizações por parte dos médicos e profissionais do laboratório. A Tabela 83.4 relaciona alguns dos novos parâmetros hematológicos com grande potencial de trazer informações úteis para a prática clínica.

Tabela 83.4

▶ Novos parâmetros hematológicos e suas potenciais utilidades clínicas.

Parâmetro	Sigla e unidade	Analisador hematológico	Princípio de detecção	Proposta de aplicação clínica
Fração de reticulócitos imaturos	IRF (%)	Advia 2120 (Siemens) XE-2100, XE-5000 e XT-4000i (Sysmex); Pentra DX 120 (Horiba Medical); Cell Dyn Sapphire (Abbott Diagnostics); LH 780 (Beckman Coulter)	Por citometria de fluxo e com base no conteúdo de RNA, os reticulócitos são divididos em três populações: de alta, média e baixa fluorescência. IRF = soma das frações de média e alta fluorescência	Pode ser útil para distinguir anemias com elevada produção medular (ex: anemias hemolíticas ou perda de sangue) de anemias com atividade medular reduzida (ex: insuficiência renal crônica). Também é útil no monitoramento do tratamento. É um indicador de regeneração medular após transplante ou quimioterapia.
Volume reticulocitário médio	VCMr (fL)	Advia 2120 (Siemens); Pentra DX 120 (Horiba Medical); Cell Dyn Sapphire (Abbott Diagnostics); LH 780 (Beckman Coulter)	Método ótico com peculiaridades conforme o analisador hematológico empregado	Em indivíduos com estoques diminuídos de ferro, o VCMr aumenta rapidamente logo após o início da terapia do ferro e diminui igualmente com a instalação de uma eritropoese deficiente de ferro. A multiplicação do VCMr pelo número de reticulócitos fornece o hematócrito dos reticulócitos, que permite avaliar possível abuso de eritropoetina em atletas. O aumento da relação VCMr/VCM pode indicar precocemente o aumento da resposta eritropoética após um transplante de medula óssea
Conteúdo de hemoglobina dos reticulócitos	CHr (pg) Ret-He (pg)	Advia 2120 (Siemens) XE-2100, XE-5000 e XT-4000i (Sysmex)	Método ótico com peculiaridades conforme o analisador hematológico empregado	Fornece o teor de hemoglobina dos reticulócitos recém-produzidos, oferecendo informações em tempo real sobre a oferta de ferro para a eritropoese. Os valores aumentam dentro de 3 a 4 dias do início da terapia com ferro. É útil para diferenciar anemia por deficiência de ferro de anemia de doença crônica e monitorar tratamento com eritropoetina durante diálise. Diferentemente da ferritina e transferrina, não sofre interferência em estados inflamatórios. Valores abaixo de 28 pg são considerados diminuídos.
Granulócitos imaturos	IG (%)	XE-2100, XE-5000 e XT-4000i (Sysmex)	Baseado em citometria de fluxo após coloração do RNA e DNA das células por um corante fluorescente (Sysmex)	Diagnóstico de infecções bacterianas e estados inflamatórios. IG constitui como uma alternativa à contagem de bastões, na qual o critério morfológico é muito variável
Eritroblastos	NRBC (%) e NRBC/ 100WBC	Advia 2120 (Siemens); XE-2100, XE-5000 e XT-4000i (Sysmex); Pentra DX 120 (Horiba Medical); Cell Dyn Sapphire (Abbott Diagnostics); LH 780 Beckman Coulter),	De um modo geral a contagem de eritroblastos é realizada por método ótico com peculiaridades conforme o analisador hematológico empregado	Diagnóstico e prognóstico de doenças hematológicas. Em sangue de cordão umbilical, a contagem de eritroblastos auxilia na verificação da viabilidade das amostras. Correção da contagem automatizada de leucócitos quando necessário

IRF: *Immature Reticulocyte Fraction*; VCMr: Volume Reticulocitário Médio; CHr: Conteúdo de Hemoglobina do Reticulócito; Ret-He: Equivalente de Hemoglobina do Reticulócito; IG: *Immature Granulocytes*; NRBC: *Nucleated Red Blood Cells*; HPC: *Hematopoietic Progenitor Cells*; HypoHe: Eritrócitos com pouca hemoglobina; HDW: *Hemoglobin Distribution Width*; MSCV: *Mean Sphered Corpuscular Volume*; RDW: *Red Cell Distribution Width*; FRC: *Fragmented Red Cell*; VPM: Volume Plaquetário Médio; PLT: plaquetas; IPF: *Immature Platelet Fraction*; WVF: *White Cell Viability Fraction*.

Fonte: Adaptado de BAIN *et al*, 2012; BRIGGS, 2009; BURRARELLO; PLEBANI, 2008.

Continua

Capítulo 83 • Bases Técnicas do Hemograma e suas Aplicações

Tabela 83.4

▶ Novos parâmetros hematológicos e suas potenciais utilidades clínicas. *(Continuação)*

Parâmetro	Sigla e unidade	Analisador hematológico	Princípio de detecção	Proposta de aplicação clínica
Células progenitoras hematopoéticas (Células CD34+)	HPC (%) e HPC valor absoluto	XE-2100 e XE-5000 (Sysmex)	Utiliza-se uma combinação de impedância de baixa e alta frequência e lise seletiva para identificar as células progenitoras hematopoéticas (CD34+)	Definir o momento ideal de se realizar a aférese para se obter um número suficiente de células progenitoras na circulação periférica, após sua mobilização através de fatores de crescimento hematopoiéticos. Estimativa da quantidade de células tronco em sangue de cordão umbilical
Porcentagem de eritrócitos hipocrômicos	HypoHe (%)	Advia 2120 (Siemens); XE-2100, XE-5000 e XT-4000i (Sysmex); Cell Dyn Sapphire (Abbott Diagnostics)	Método ótico com peculiaridades conforme o analisador hematológico empregado	Indicador de deficiência de ferro. Monitoramento do tratamento com eritropoetina durante diálise. Auxilia na identificação de dimorfismo eritrocitário em pacientes com SMD
Variação na concentração de hemoglobina dos eritrócitos, análogo ao RDW	HDW (g/dL)	Advia 2120 (Siemens)	Obtido do histograma de distribuição das concentrações de hemoglobina de cada eritrócito analisado	Monitoramento de anemia ferro priva em tratamento de em transfusões sanguíneas. O HDW é uma medida semi-quantitativa da anisocromia
Volume corpuscular esférico médio	MSCV (fL)	LH 780 (Beckman Coulter)	Obtido durante a contagem de reticulócitos sob condições de baixa osmolaridade. Os eritrócitos são capazes de sofrer uma expansão osmótica enquanto os esferócitos não, e assim se fragmentam quando atingem um volume crítico, que é consistente com a diminuição do MSCV	Este achado se constitui um aperfeiçoamento confiável para rastrear amostras de pacientes com esferocitose hereditária e algumas anemias hemolíticas autoimunes quando o MSCV for menor que o VCM
RDW-CV (coeficiente de variação) e RDW-SD* (desvio padrão)	RDW-CV (%) RDW-SD (fL)	Advia 2120 (Siemens) XE-2100*, XE-5000* e XT-4000i* (Sysmex); Pentra DX 120 (Horiba Medical); Cell Dyn Sapphire (Abbott Diagnostics); LH 780* (Beckman Coulter); BC 6800* (Mindray)	Obtidos do histograma de distribuição dos volumes eritrocitários	Indicam um aumento da variabilidade do tamanho dos eritrócitos. Um RDW aumentado é comumente observado nas deficiências, como a de ferro, folato e vitamina B_{12}. O RDW pode ser considerado uma medida semi-quantitativa da anisocitose
Contagem de fragmentos eritrocitários	FRC (%) e FRC valor absoluto	Advia 2120 (Siemens) XE-2100, XE-5000 e XT-4000i (Sysmex)	Por método ótico, são identificados com base no tamanho e no conteúdo de hemoglobina, independente da sua forma, portanto, outras partículas tais como eritrócitos pequenos ou mesmo fragmentos de membrana podem ser incluídos na contagem	Pode ser utilizado para diagnóstico e monitoramento de microangiopatias, quando clinicamente apropriado, contudo um exame microscópico para confirmar a presença de esquistócitos é necessário para os resultados positivos

IRF: *Immature Reticulocyte Fraction*; VCMr: Volume Reticulocitário Médio; CHr: Conteúdo de Hemoglobina do Reticulócito; Ret-He: Equivalente de Hemoglobina do Reticulócito; IG: *Immature Granulocytes*; NRBC: *Nucleated Red Blood Cells*; HPC: *Hematopoietic Progenitor Cells*; HypoHe: Eritrócitos com pouca hemoglobina; HDW: *Hemoglobin Distribution Width*; MSCV: *Mean Sphered Corpuscular Volume*; RDW: *Red Cell Distribution Width*; FRC: *Fragmented Red Cell*; VPM: Volume Plaquetário Médio; PLT: plaquetas; IPF: *Immature Platelet Fraction*; WVF: *White Cell Viability Fraction*.

Fonte: Adaptado de BAIN *et al*, 2012; BRIGGS, 2009; BURRARELLO; PLEBANI, 2008.

Continua

Tratado de Hematologia

Tabela 83.4

▶ Novos parâmetros hematológicos e suas potenciais utilidades clínicas.　　　　　　　　　(*Continuação*)

Parâmetro	Sigla e unidade	Analisador hematológico	Princípio de detecção	Proposta de aplicação clínica
Volume plaquetário médio	VPM (fL)	Advia 2120 (Siemens); Série XE e XT (Sysmex); Pentra 120 (Horiba Medical); Cell Dyn (Abbott Diagnostics); Série LH (Beckman Coulter); Série BC (Mindray)	Os parâmetros de volume plaquetário são determinados tanto por analisadores que utilizam o método da impedância como ótico	Diagnóstico diferencial entre trombocitopenias adquiridas e entre as hereditárias. Diferenciação entre trombocitose reativa e trombocitose em decorrência de uma doença mieloproliferativa. Diagnóstico de estados pré-trombóticos em doenças coronarianas. A metodologia tem um impacto significativo sobre a determinação do VPM e é imperativo que o anticoagulante utilizado, o tempo decorrido da coleta até a análise, a temperatura de armazenamento e a tecnologia empregada sejam especificadas nos laudos dos hemogramas para fins de interpretação
Contagem de plaquetas com anticorpos monoclonais	PLT/μL	Cell Dyn Sapphire (Abbott Diagnostics)	Utiliza anticorpos monoclonais específicos e fluorescentes contra as glicoproteínas da superfície da membrana plaquetária, CD41 (GPIIa) e CD61 (GPIIIa), conjuntamente com análise por citometria de fluxo	Substitui alguns protocolos dos citômetros de fluxo tradicionais. Tem sido proposto pela ISLH como o novo método de referência para contagem de plaquetas
Fração de plaquetas imaturas ou plaquetas reticuladas	IPF (%) e IPF valor absoluto	XE-5000 (Sysmex)	Método ótico, com o uso da citometria de fluxo e corantes fluorescentes que se ligam ao RNA das plaquetas	Diagnóstico diferencial de trombocitopenias. Predição da recuperação da contagem de plaquetas após quimioterapia ou transplante de medula óssea. Marcador de risco de trombose em pacientes com trombocitose. Avaliação da produção de plaquetas
Fração viável de leucócitos	WVF (ratio)	Cell Dyn Sapphire (Abbott Diagnostics)	Dispersão da luz polarizada e despolarizada em múltiplos ângulos	Separa os leucócitos íntegros dos leucócitos não viáveis, que estão velhos e degenerados. É um parâmetro útil na identificação de amostras envelhecidas que são enviadas ao laboratório, as quais podem ser liberadas com resultados duvidosos. Também se constitui um bom método para quantificar células apoptóticas, podendo ser útil para predizer a resposta à quimioterapia e para avaliar o valor preditivo da indução da apoptose in vitro antes de começar um protocolo de quimioterapia
Neut-X e Neut-Y	Sem unidade	XE-2100, XE-5000 e XT-4000i (Sysmex)	São os valores médios da difração da população de neutrófilos e que representa a estrutura interna destas células	Valores baixos de NEUT-X e NEUT-Y se correlacionam com hipogranulação em neutrófilos e quando considerado conjuntamente com anemia, torna-se altamente sugestivo de mielodisplasia. Em contrapartida, valores elevados de NEUT-X indicam alto conteúdo de grânulos nos neutrófilos e pode estar associado com estados infecciosos. São parâmetros de pesquisa

IRF: *Immature Reticulocyte Fraction*; VCMr: Volume Reticulocitário Médio; CHr: Conteúdo de Hemoglobina do Reticulócito; Ret-He: Equivalente de Hemoglobina do Reticulócito; IG: *Immature Granulocytes*; NRBC: *Nucleated Red Blood Cells*; HPC: *Hematopoietic Progenitor Cells*; HypoHe: Eritrócitos com pouca hemoglobina; HDW: *Hemoglobin Distribution Width*; MSCV: *Mean Sphered Corpuscular Volume*; RDW: *Red Cell Distribution Width*; FRC: *Fragmented Red Cell*; VPM: Volume Plaquetário Médio; PLT: plaquetas; IPF: *Immature Platelet Fraction*; WVF: *White Cell Viability Fraction*.

Fonte: Adaptado de BAIN *et al*, 2012; BRIGGS, 2009; BURRARELLO; PLEBANI, 2008.

Capítulo 83 • Bases Técnicas do Hemograma e suas Aplicações　**829**

Tabela 83.5

▶ Condições que causam interferência na maioria dos analisadores.

Condição	Parâmetro afetado	Motivo	Indicadores	Ação corretiva
Aglutininas frias (crioaglutininas e criofibrinogênio)	GV↓, VCM↑, CHCM↑, LEU↑, Plaq↑	Aglutinação de GV e formação de micro-grumos de fibrinogênio	Dupla população ou desvio à direita no histograma de GV	Aquecer a amostra a 37 ˚C e reanalisar
Lipemia e icterícia	Hb↑, HCM↑	O aumento da turbidez afeta a leitura espectrofotométrica	Hb × 3 ≠ VG±3	Substituição do plasma por igual quantidade de diluente
Hemólise	GV↓, VG↓	Os GV lisados não são contados	Hb × 3 ≠ VG±3	Requisitar nova amostra
Eritrócitos resistentes à lise com Hb anormal	LEU↑, Hb↑	GV contendo Hb S, C ou F podem resistir à lise e ser contados como LEU	Presença de ruídos nos histogramas e citogramas de LEU	Realizar diluições manuais e conceder tempo de incubação para que ocorra a lise
Micrócitos e esquistócitos	GV↓, Plaq↑	Micrócitos e esquistócitos < que o limite de corte inferior para GV	Desvio à esquerda no histograma de GV. O VCM é sinalizado se for menor que o limite inferior	Revisar a lâmina. Estimativa do número de plaquetas por método indireto
Eritroblastos e fragmentos de núcleo de megacariócitos	LEU↑	Ambos são contados como LEU	Alerta morfológico de eritroblastos	Contar eritroblastos e fragmentos de núcleo de megacariócitos e corrigir LEU
Agregados plaquetários	Plaq↓, LEU↑	Agregados plaquetários podem ser contados como LEU	Alerta morfológico de agregados plaquetários	Recoletar a amostra em citrato de sódio e multiplicar o resultado por 1,1
LEU > 100.000/μL	GV↑, Hb↑, HCT incorreto, índices hematimétricos anormais	Aumento da turbidez para Hb, LEU são contados juntos com GV	Hb × 3 ≠ VG±3, contagem de LEU pode estar acima da linearidade	Fazer micro-hematócrito Fazer Hgb após substituição do plasma por igual quantidade de diluente. Corrigir GV em função de LEU. Recalcular índices. Se LEU acima da linearidade, diluir amostra para corrigir contagem
Fragmentos citoplasmáticos de células nucleadas (leucemias e linfomas)	LEU falsamente↓, Plaq falsamente ↑	LEU frágeis geram fragmentos de citoplasma que são contados como Plaq	Contagem de plaquetas é inconsistente com resultados anteriores	Revisar a lâmina. Contar plaquetas por microscopia com contraste de fase ou outro método alternativo
Amostras antigas. Acima de 8 horas após a coleta se armazenadas entre (18 a 25 ºC) e acima de 24 horas se armazenadas a 4 ºC	VCM↑, VPM↑, Plaq↓, contagem diferencial de LEU pode estar incorreta	GV incham à medida que amostra envelhece. Plaq incham e degeneram. Os leucócitos são afetados por longos períodos de exposição ao EDTA	Presença de agrupamentos anormais nos histogramas e citogramas de LEU	Estabelecer critérios de aceitação e rejeição de amostras

↑: aumentado; ↓: diminuído; Hb: Hemoglobina; VG: Volume Globular; GV: Eritrócitos; LEU: Leucócitos; Plaq: Plaquetas; VCM: Volume Corpuscular Médio; HCM: Hemoglobina Corpuscular Média, CHCM: Concentração de Hemoglobina Corpuscular Média; VPM: Volume Plaquetário Médio.
(Adaptado de Longbach *et al.*, 2012; Zandecki *et al.*, 2012.)

Nota: As condições clínicas apresentadas são apenas exemplos, não se restringindo à ocorrência dos achados morfológicos a essas condições. Achados morfológicos como *Faggot cells* e esquistócitos são clinicamente relevantes, pois as doenças a eles associadas exigem diagnóstico urgente, de modo que o tratamento possa ser iniciado mais precocemente, contribuindo para a redução significativa da mortalidade e morbidade.

Tratado de Hematologia

REFERÊNCIAS CONSULTADAS

1. Bain BJ. Diagnosis from the blood smear. N Engl J Med. 2005;353(5):498-507
2. Bain BJ, Bates I, Laffan MA, Lewis SM. Dacie and Lewis practical haematology. 11 ed. China: Churchill Livingstone, 2012.
3. Barnes PW, Mcfadden SL, Machin SJ, Simson E. The international consensus group for hematology review: suggested criteria for action following automated CBC and WBC differential analysis. Lab Hematol. 2005;11(2):83-90
4. Barth D. Approach to peripheral blood film assessment for pathologists. Semin Diagn Pathol. 2012;29(1):31-48.
5. Briggs C. Quality counts: new parameters in blood cell counting. Int J Lab Hematol. 2009;31(3):277-97.
6. Buttarello M, Plebani M. Automated blood cell counts: state of the art. Am J Clin Pathol. 2008;130:104-16.
7. Chapman M. Hematology analyzers offer new technology and user-friendliness. Lab Med. 2000;31(3):146-50.
8. Comar SR, Silva PH. Determinação laboratorial e aplicação clínica dos parâmetros de volume plaquetário. Rev Bras Anal Clin. 2009;41(4):257-65.
9. Comar SR, Danchura HSM, Silva PH. Contagem de plaquetas: avaliação de metodologias manuais e aplicação na rotina laboratorial. Rev Bras Hematol Hemoter. 2009;31(6):431-36.
10. Cornbleet PJ. Clinical utility of the band cell. Clin Lab Med. 2002;22(1):101-36.
11. Coulter WH. High speed automatic blood cell counter and cell size analyzer. Proc Natl Electron Conf. 1956;12:1034-40.
12. DeNicola DB. Advances in hematology analyzers. Top Companion Anim Med. 2011;26(2):52-61.
13. England JM. Blood Cell Sizing. In: Koepke JA. Practical laboratory hematology. New York: Churchill Livingstone, 1991. p.9-30.
14. Fraser CG, Petersen PH. Analytical performance characteristics should be judged against objective quality specifications (editorial). Clin Chem. 1999;45:321-23.
15. Fujimoto K. Principles of measurement in hematology analyzers manufactured by Sysmex Corporation. Sysmex J Int. 1999;9(1):31-44.
16. Groner W, Simson E. Practical guide to modern hematology analyzers. Chichester: John Wiley & Sons Ltd., 1995.
17. Gulati G, Song J, Florea AD, Gong J. Purpose and criteria for blood smear scan, blood smear examination, and blood smear review. Ann Lab Med. 2013;33(1):1-7.
18. Houwen B. The differential cell count. Lab Hematol. 2001;7:89-100.
19. Lehner J, Greve B, Cassens U. Automation in hematology. Transf Med Hemother. 2007;34:329-39.
20. Longanbach S, Chapman DH, Miers MK. Automated cell-counting instrumentation. In: Rodak BF, Fritsma GA, Keohane EM. Hematology: clinical principles and applications. 4. ed. China: Elsevier Saunders, 2012. p.598-625.
21. Okada T. Development and problem of automated hematology analyzer. Sysmex J Int. 1999;9(1):52-7.
22. Peterson P, McNeil S, Gulati G. Cellular morphologic analysis of peripheral blood. In: Kottke-Marchant K, Davis BH. Laboratory hematology practice. Singapore: Wiley-Blackwell, 2012. p.10-25.
23. Pierre RV. Red cell morphology and the peripheral blood film. Clin Lab Med. 2002;22(1):25-61.
24. Pierre RV. Reticulocytes: their usefulness and measurement in peripheral blood. Clin Lab Med. 2002;22(1):63-79.
25. Rinder HM, Muns VJ, Ault KA, Bonan JL, Smith BR. Reticulated platelets in the evaluation of thrombopoietic disorders. Arch Pathol Lab Med. 1993;117(6):606-10.
26. Rowan RM, England JM. Automation and quality assurance in haematology. London: Blackwell Scientific, 1986.
27. Rumke CL. Imprecision of ratio-derived differential leukocyte counts. Blood Cells. 1985;11(2):311–14.
28. Segal HC, Briggs C, Kunka S, Casbard A, Harrison P, Machin SJ, et al. Accuracy of platelet counting haematology analysers in severe thrombocytopenia and potencial impact on platelet transfusion. Br J Haematol. 2005;128(4):520-25.
29. Tatsumi N, Tsuda I, Furota A, Takubo T, Hayashi M, Matsumoto H. Principle of blood cell counter – Development of electrical impedance method. Sysmex J Int. 1999;9(1):8-20.
30. Wintrobe MM. The volume and hemoglobin content of the red blood corpuscle: simple method of calculation, normal findings, and value of such calculations in the anemias. Am J Med Sci. 1929;177(4):513-23.
31. Zandecki M, Genevieve F, Gérard J, Godon A. Spurious counts and spurious results on hematology analyzers: platelets. In: Kottke-Marchant K, Davis BH. Laboratory Hematology Practice. Singapore: Willey-Blackwell, 2012. p.66-78.

capítulo · 84

Análise do Exame Hematológico. Alterações dos Eritrócitos

Sandra Fátima Menosi Gualandro

ERITRÓCITOS NORMAIS

O eritrócito é uma célula altamente especializada, cuja função primordial é transportar oxigênio para os tecidos. Sua forma é de um disco bicôncavo, com diâmetro médio de 7,5 µm (7,2 a 7,9 µm), diâmetro grosseiramente semelhante ao núcleo do linfócito pequeno. No esfregaço de sangue periférico corado sua forma é arredondada, com uma área de palidez central que ocupa em torno de um terço da célula.[1,2]

As células da linhagem eritrocítica são produzidas na medula óssea e sua produção depende da integridade da mesma, da presença de fatores de crescimento especialmente a eritropoetina, e da presença de elementos essenciais para a produção de eritrócitos como ferro, folatos e vitamina B_{12}. As células vermelhas (eritroblastos) perdem o núcleo, transformando-se em reticulócitos, antes de serem liberadas para a circulação. Apenas em condições anormais são visualizadas células vermelhas nucleadas no sangue periférico.

Na circulação o eritrócito tem de ser fluido e se comportar como uma gota de líquido. Para isto são importantes a integridade da membrana eritrocitária, o conteúdo enzimático para gerar energia e proteger a célula contra oxidação, a quantidade e qualidade da hemoglobina, assim como condições plasmáticas adequadas. Quando existe alteração em algum desses componentes, por doenças constitucionais, doenças adquiridas, agentes agressores (químicos, físicos, imunológicos, infecciosos ou parasitários) ou medicamentos, os eritrócitos podem sofrer alterações no tamanho, na forma, nas propriedades de coloração, na sua distribuição no esfregaço de sangue e podem apresentar, eventualmente, inclusões em seu interior.

Os índices hematimétricos obtidos a partir do hemograma, a análise da morfologia eritrocitária no esfregaço de sangue periférico assim como o número de reticulócitos

são importantes para a abordagem diagnóstica nos casos de alterações da série vermelha.

Embora na análise do esfregaço de sangue seja relevante avaliar as alterações quantitativas e qualitativas dos elementos presentes, no caso da série vermelha, diferentemente dos leucócitos e das plaquetas, é difícil avaliar as alterações quantitativas, mas a análise da morfologia com avaliação do tamanho, da forma, da presença de inclusões ou de aglutinação dos eritrócitos pode fornecer informações muito úteis para o diagnóstico.

Esta análise deve ser feita em local onde as hemácias estejam distribuídas lado a lado, evitando-se as áreas onde o esfregaço esteja muito espesso ou muito fino, pois são áreas sujeitas à presença de artefatos. Nos locais de maior espessura as hemácias podem aparecer empilhadas e nas áreas de espessura muito fina pode desaparecer a palidez central e as hemácias ficam com aspecto esferocítico.

A seguir estão descritas as principais alterações encontradas na análise dos eritrócitos no esfregaço de sangue periférico, e algumas de suas possíveis causas.

As alterações de tamanho dos eritrócitos são chamadas de **anisocitose** e as de forma de **poiquilocitose**.

ALTERAÇÕES DE TAMANHO (ANISOCITOSE)

- **Microcitose.** É a denominação utilizada para os eritrócitos de tamanho menor do que o normal. Micrócitos são células com diâmetro abaixo de 7 µm.[2] Para facilitar a identificação dos micrócitos pode-se comparar o diâmetro do eritrócito com o núcleo do linfócito pequeno (Figura 84.1). São microcíticas as anemias ferropênicas, as talassemias e as anemias sideroblásticas. As anemias das doenças crônicas, quando severas, também podem ser discretamente microcíticas.[3]

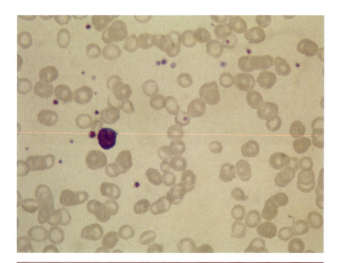

Figura 84.1 Esfregaço de sangue periférico. Microcitose e hipocromia em paciente com deficiência de ferro. Observe o diâmetro reduzido dos eritrócitos em comparação com o núcleo do linfócito pequeno.

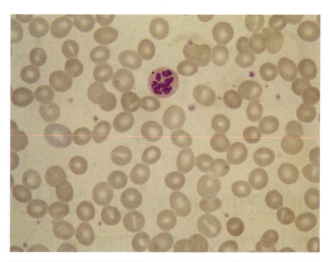

Figura 84.2 Esfregaço de sangue periférico. Macrocitose em paciente com anemia megaloblástica por deficiência de vitamina B_{12}. Observe a presença característica de macro-ovalócitos e de um neutrófilo hipersegmentado.

- **Macrocitose.** Esta é a denominação utilizada para referir eritrócitos de tamanho acima dos limites normais. O volume corpuscular médio varia de 80-99 fl (femto litro, ou seja, $80-99 \times 10^{-15}$ litro); quando o VCM excede 100 fl dizemos que há macrocitose. Na observação do esfregaço, os eritrócitos com mais do que 9 µm de diâmetro e bem hemoglobinizados são chamados de macrócitos. Os macrócitos podem ser arredondados ou ovais (macro-ovalócitos) com significados clínicos diferentes.[1] A presença de macrocitose pode ser decorrente de reticulocitose, uma vez que os reticulócitos são maiores que as hemácias maduras. A contagem de reticulócitos pode, portanto, auxiliar na abordagem diagnóstica desses casos porque, quando elevada, sugere hemólise ou sangramento recente. Se não estiver elevada, a macrocitose pode decorrer de deficiência de vitamina B12 ou ácido fólico, predominando nesses casos os macro-ovalócitos (Figura 84.2). Outras causas que devem ser consideradas são as doenças endócrinas (particularmente hipotireoidismo), as doenças hepáticas, e os distúrbios da medula óssea, especialmente as insuficiências medulares.[3] Alguns casos de anemias diseritropoéticas congênitas podem apresentar macrócitos excepcionalmente grandes[4] (Figura 84.3). O excesso de ingestão de álcool também é causa comum de macrocitose, assim como o uso de medicamentos, que sempre deve ser cuidadosamente investigado.[5]

ALTERAÇÕES NA COLORAÇÃO

- **Hipocromia.** Os eritrócitos normais se coram pela eosina dos corantes Romanowsky, particularmente na periferia devido à biconcavidade.[4] O termo hipocromia refere-se à presença de eritrócitos com coloração mais pálida que o normal. Quando existe

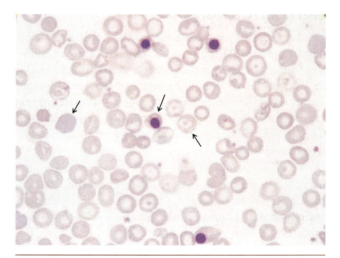

Figura 84.3 Esfregaço de sangue periférico. Hipocromia e microcitose associadas a hemácias em alvo, policromasia e eritroblastos circulantes (setas) em paciente com β-talassemia.

redução do conteúdo de hemoglobina a área de palidez central aumenta. A hemoglobina é formada por quatro grupos heme, onde está localizado o ferro, e por quatro cadeias globínicas. Quando há redução da síntese de heme ou de cadeias globínicas existe diminuição na produção de hemoglobina e a hemácia torna-se hipocrômica. A causa mais comum de redução da síntese de heme é a deficiência de ferro. Uma causa muito menos comum é a anemia sideroblástica. As talassemias, que são doenças hereditárias, caracterizam-se pela redução ou ausência de produção de uma ou mais cadeias globínicas da molécula de hemoglobina. A mais comumente encontrada na prática clínica é a β-talassemia menor. Tanto as anemias ferropênicas (Figura 84.1) e sideroblásticas congênitas quanto as talassemias (Figura 84.3) são caracteristicamente hipocrômicas e micro-

cíticas. As anemias associadas à inflamação podem ser discretamente hipocrômicas e microcíticas.
- **Policromasia.** Policromasia ou policromatofilia (Figura 84.4) é o termo utilizado para descrever a coloração róseo-azulada dos eritrócitos imaturos, particularmente os reticulócitos jovens. Essas células, devido à presença de RNA ribossômico e hemoglobina, absorvem simultaneamente corantes básicos e eosina. Elas são liberadas durante estímulo medular quando os altos níveis de eritropoietina levam à liberação de reticulócitos imaturos.[1,3]

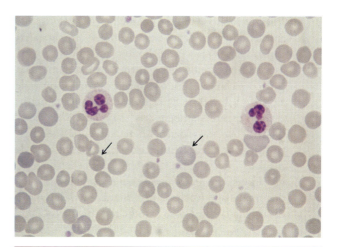

Figura 84.5 Esfregaço de sangue periférico. Esferócitos e policromasia em esfregaço de sangue periférico de paciente com esferocitose hereditária.

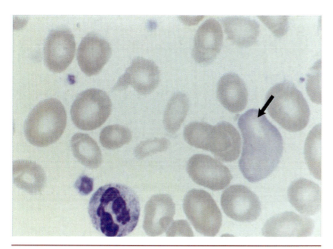

Figura 84.4 Esfregaço de sangue periférico. Policromasia e macrocitose (seta) em paciente com anemia diseritropoética congênita.

ALTERAÇÕES NA FORMA (POIQUILOCITOSE)

Alterações na forma dos eritrócitos ocorrem em múltiplas condições anormais,[3] podendo decorrer da produção de eritrócitos anormais pela medula óssea ou da lesão das células na circulação. Algumas alterações são típicas de doenças determinadas, como veremos nos exemplos que seguem.

- **Esferócitos.** Esferócitos (Figura 84.5) são eritrócitos de forma esférica porque perderam porções de membrana. Como conservam o mesmo conteúdo com continente menor, como resultado, perdem a característica palidez central, e no esfregaço parecem ser células de menor diâmetro e mais intensamente coradas. Isso ocorre na esferocitose hereditária, onde existe um defeito no citoesqueleto da membrana eritrocitária, mas pode ocorrer também em condições adquiridas como nas anemias imuno-hemolíticas, nas quais porções de membrana com anticorpos ou complemento ligados a elas são removidas pelos macrófagos ou devido à ação de toxinas bacterianas.[6] A fragmentação de eritrócitos presente nas anemias hemolíticas microangiopáticas pode originar microesferócitos, que são esferócitos que apresentam não apenas redução do diâmetro, mas também do volume eritrocitário.[1] Esferoequinócitos (esferócitos "crenados") podem estar presentes em esfregaço de sangue de pacientes que receberam transfusão de sangue armazenado.[4]
- **Eliptócitos e ovalócitos.** Embora muitas vezes eliptócitos e ovalócitos sejam usados como sinônimos, o termo eliptócito refere-se às células cujo maior eixo é pelo menos duas vezes o menor. Os ovalócitos são as células cujo maior eixo é inferior ao dobro do eixo menor.[1] Os eliptócitos ou ovalócitos podem aparecer em várias condições hereditárias e adquiridas. Quando muito numerosos, geralmente são decorrentes de eliptocitose hereditária, uma doença causada por uma alteração hereditária da membrana do glóbulo vermelho[7] (Figura 84.6).

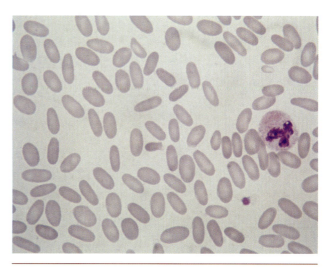

Figura 84.6 Esfregaço de sangue periférico. Eliptócitos e ovalócitos em paciente com eliptocitose hereditária.

- **Estomatócitos.** Os estomatócitos são células que apresentam uma fenda semelhante a uma boca na região central da célula. Podem ocorrer de forma esporádica em indivíduos normais, e em numerosas situações clínicas, sendo as mais comuns o abuso de álcool e a hepatopatia alcoólica. Os estomatócitos estão presentes também nas estomatocitoses hereditárias, que são doenças hereditárias da membrana do glóbulo vermelho associadas a distúrbios de regulação de volume (alteração na permeabilidade de cátions) existindo duas variantes: a hiperidratada, denominada hidrocitose hereditária, e a desidratada, denominada xerocitose hereditária[8] (Figura 84.7).

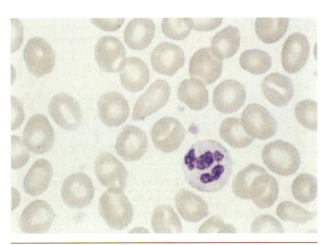

Figura 84.7 Esfregaço de sangue periférico. Estomatócitos e macrócitos em paciente com estomatocitose hereditária.

- **Hemácias em lágrima ou dacriócitos.** As hemácias em forma de lágrima ou dacriócitos aparecem quando existe fibrose da medula óssea ou diseritropoese grave. Podem ocorrer, também, em algumas anemias hemolíticas e nas anemias megaloblásticas. É característica da mielofibrose tanto idiopática (Figura 84.8) quanto secundária às infiltrações da medula óssea.[2]

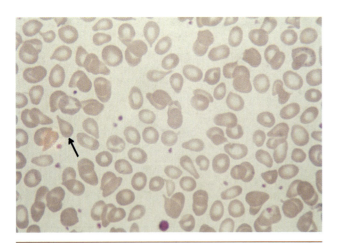

Figura 84.8 Esfregaço de sangue periférico. Hemácias em lágrima em paciente com mielofibrose idiopática.

- **Eritrócitos em alvo.** Distribuição anormal de hemoglobina pode resultar na formação de uma célula com uma mancha central de hemoglobina rodeada por uma área de palidez, chamada célula em alvo (Figura 84.9). São formadas devido a um excesso de membrana em relação ao volume do citoplasma. Isso pode ocorrer quando existe excesso de lípides na membrana, como na icterícia obstrutiva e nas hepatopatias graves, ou quando existe redução do conteúdo citoplasmático sem redução da membrana como ocorre nas talassemias, na deficiência de ferro, e em algumas hemoglobinopatias[2-4] (Figuras 84.3, 84.9 e 84.10).

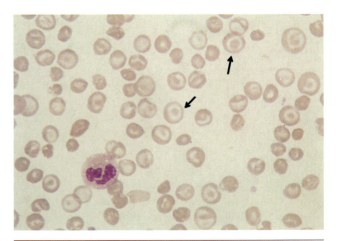

Figura 84.9 Esfregaço de sangue periférico. Numerosas hemácias em alvo em paciente com hemoglobinopatia C.

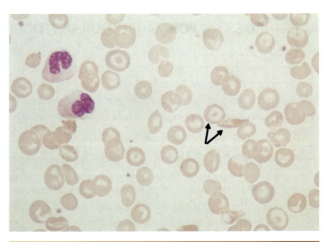

Figura 84.10 Esfregaço de sangue periférico. Presença de hemácias em alvo e em forma de foice em paciente com hemoglobinopatia SC.

- **Eritrócitos falciformes (drepanócitos).** Aparecem nas doenças falciformes (SS, SC, Sβ-talassemia e outras combinações de hemoglobinas anormais com a hemoglobina S). A desoxi-hemoglobina S tende a formar polímeros que se alinham em fibras paralelas, que tracionam a membrana do eritrócito que adquire a forma de foice ou crescente, característica dessas doenças[3] (Figura 84.11).

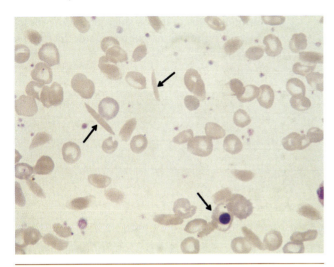

Figura 84.11 Esfregaço de sangue periférico. Eritrócitos em foice e eritroblasto circulante em paciente com anemia falciforme.

anemias hemolíticas microangiopáticas (Figura 84.13), mas podem ser encontrados em múltiplas situações que incluem anemia megaloblástica,[11] coagulação intravascular disseminada, púrpura trombocitopênica trombótica, síndrome hemolítico-urêmica, carcinomas disseminados, eclâmpsia e pré-eclâmpsia, próteses valvares cardíacas e queimaduras graves.[12]

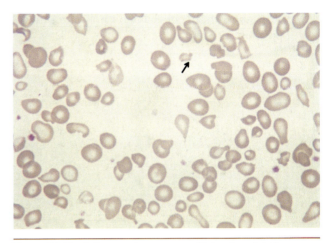

Figura 84.13 Esfregaço de sangue periférico. Esquizócitos e queratócitos em paciente com anemia hemolítica microangiopática.

- **Células espiculadas.** Barbara Bein[1] recomenda que as células espiculadas sejam denominadas utilizando os termos sugeridos por Bessis:[9] **equinócitos ou hemácias crenadas** (dez a trinta pequenas espículas regulares), **acantócitos** (duas a vinte espículas de comprimento e distribuição irregulares), **queratócitos** (geralmente um par de espículas, às vezes quatro ou seis), e **esquizócitos** (fragmentos eritrocitários, muitos dos quais espiculados).[9,10] A causa mais comum de hemácias crenadas (Figura 84.12) é o artefato de estocagem, mas pode ocorrer em pacientes urêmicos e em pacientes em estado crítico. Os acantócitos podem ser observados na abetalipoproteinemia, nas doenças hepáticas e pós-esplenectomia, e decorrem de alteração no conteúdo lipídico da membrana celular. Os queratócitos e esquizócitos são células fragmentadas por trauma na microvasculatura, decorrente de depósito de fibrina ou trauma mecânico na circulação por anormalidades do coração e grandes vasos. O exame do esfregaço de sangue é o método mais prático para detectar esquizócitos.[2] Eles são característicos das

INCLUSÕES ERITROCITÁRIAS

As células vermelhas podem apresentar inclusões devido à presença de remanescentes de material nuclear ou de mitocôndrias ou à presença de micro-organismos no seu interior.

- **Corpúsculos de Howell-Jolly.** Os corpúsculos de Howell-Jolly[13] são remanescentes de material nuclear presentes no interior dos eritrócitos. Eles são pequenos, basofílicos e geralmente únicos. Normalmente são removidos pelo baço. Aparecem no sangue periférico após esplenectomia ou em situações de hipoesplenismo ou asplenia funcional, por exemplo, nas doenças falciformes[14] (Figura 84.14).

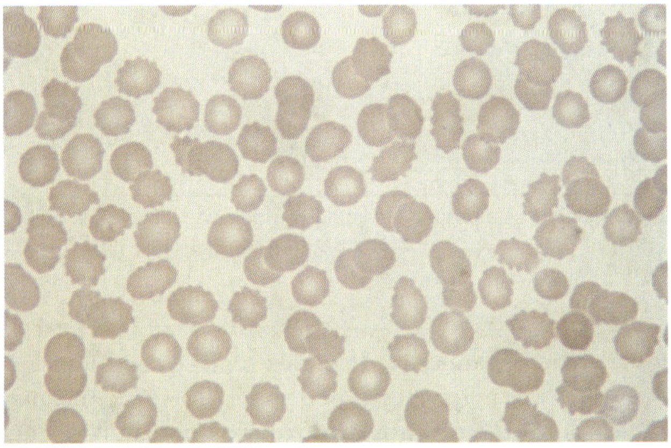

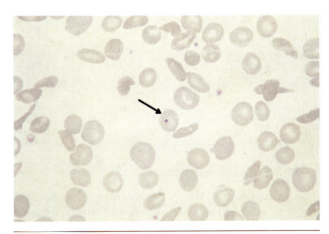

Figura 84.12 Esfregaço de sangue periférico. Equinócitos (hemácias crenadas) decorrentes de artefato de estocagem.

Figura 84.14 Esfregaço de sangue periférico. Corpúsculos de Howell-Jolly em paciente com anemia falciforme.

- **Pontilhado basófilo.** Consiste de pequenas e numerosas inclusões contendo RNA dispersas no citoplasma dos eritrócitos.[1] Podem aparecer como pontilhado fino em diferentes condições clínicas, que incluem anemias hemolíticas, megaloblásticas e diseritropoéticas, mielofibrose idiopática (Figura 84.15), hepatopatias, e como pontilhado grosseiro nas talassemias, nas hemoglobinas instáveis (Figura 84.16), na deficiência de pirimidina 5' nucleotidase, na intoxicação por chumbo e por outros metais pesados.[2,4]

correspondem aos grânulos sideróticos dos siderócitos. Estão presentes na sobrecarga de ferro e no hipoesplenismo.[2,4]

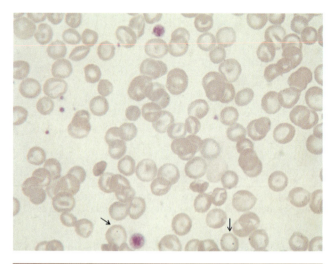

Figura 84.17 Esfregaço de sangue periférico. Corpúsculos de Pappenheimer (setas) em paciente com anemia hemolítica e sobrecarga de ferro.

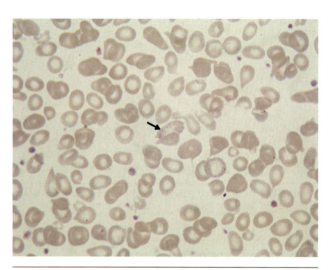

Figura 84.15 Esfregaço de sangue periférico. Pontilhado basófilo em sangue periférico de paciente com mielofibrose idiopática.

- **Anéis de Cabot.** Os anéis de Cabot[15] (Figura 84.18) são restos nucleares semelhantes a anéis azulados que podem ser observados nas anemias megaloblásticas, nas anemias hemolíticas e após esplenectomia.[2]

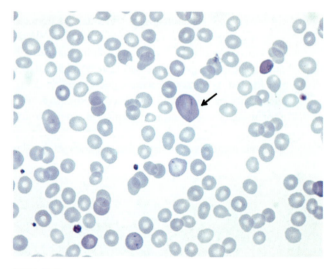

Figura 84.18 Esfregaço de sangue periférico – Anel de Cabot (seta) em paciente com anemia hemolítica (cortesia do Dr. Paulo Silveira).

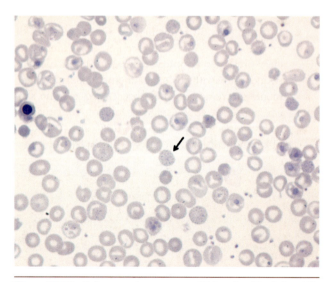

Figura 84.16 Esfregaço de sangue periférico. Pontilhado basófilo (seta) em paciente com hemoglobina instável (cortesia do Dr. Paulo Silveira).

- **Corpúsculos de Pappenheimer.** São inclusões basofílicas, pequenas, (Figura 84.17) compostas de hemossiderina, presentes na periferia da célula que

- **Microrganismo.** Além dos remanescentes nucleares e de mitocôndrias podem ser observados no interior dos eritrócitos **protozoários parasitas** (Figura 84.19) assim como outros **micro-organismos**.[1]

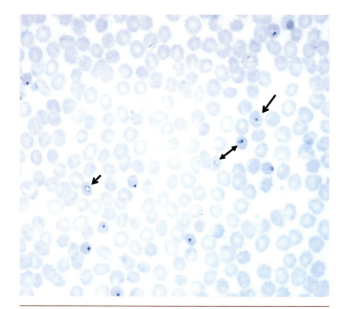

Figura 84.19 Esfregaço de sangue periférico. Malária causada por *Plasmodium falciparum* (setas).

AGLUTINAÇÃO, FORMAÇÃO DE ROULEAUX E DE ROSETAS

Os eritrócitos, quando revestidos por anticorpos, podem aglutinar-se. Aglutinação maciça pode ocorrer nas anemias hemolíticas autoimunes causadas por anticorpos frios devido à presença das crioaglutininas (Figura 84.20). Nesses casos, os índices hematimétricos determinados pelos contadores eletrônicos dão resultados falsamente alterados como Volume Corpuscular Médio (VCM) e Hemoglobina Corpuscular Média (HCM) falsamente elevados, porque os glóbulos aglutinados são medidos como uma única célula.

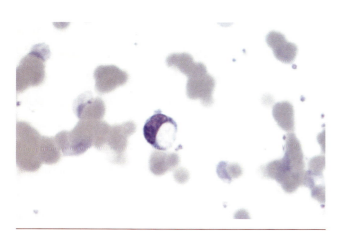

Figura 84.20 Esfregaço de sangue periférico. Autoaglutinação, policromasia e eritrofagocitose em paciente com hemoglobinúria paroxística a frio.

Quando há aumento de proteínas plasmáticas de alto peso molecular as hemácias podem se empilhar, como se fossem pilhas de moedas. Esse fenômeno é chamado de ***rouleaux***, termo francês traduzido por "cilindros" ou "rolos" (Figura 84.21).

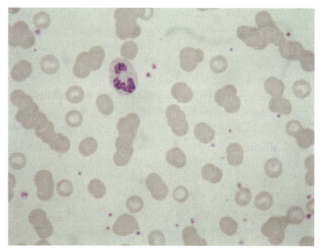

Figura 84.21 Esfregaço de sangue periférico. Hemácias empilhadas formando *rouleaux* em paciente com mieloma múltiplo.

Outro fenômeno, este muito raro, é a presença de **rosetas** em torno de neutrófilos encontrado em algumas anemias hemolíticas provavelmente de etiologia imunológica[1] (Figura 84.22).

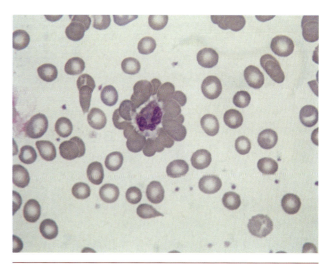

Figura 84.22 Esfregaço de sangue periférico. Formação de roseta em torno de neutrófilo em paciente com anemia hemolítica de etiologia provavelmente imunológica.

Capítulo 84 • Análise do Exame Hematológico. Alterações dos Eritrócitos

REFERÊNCIAS BIBLIOGRÁFICAS

1. Bein BJ. Morfologia das células sanguíneas. In: Bain, BJ (ed.). Células sanguíneas: um guia prático São Paulo: Artmed, 2002. p.64-169.

2. Perkins, SL. Examination of the blood and bone marrow. In: Greer JP, Foerster J, Rodgers GM, ParaskevasF, Glader B, Arber DA, et al (eds.). Wintrobe's Clinical Hematology.Philadelphia: Lippincott Williams & Wilkins, 2009. p.1-20.

3. Means RT, Glader B. Anemia: general considerations. In: GreerJP, Foerster J, Rodgers GM, Paraskevas F, Glader B, Arber DA, et al (eds.). Wintrobe's Clinical Hematology. Philadelphia: Lippincott Williams & Wilkins, 2009. p.779-809.

4. Bain BJ. Blood cell morphology in health and disease. In: Lewis SM, Bain BJ, Bates I (eds.). Dacie and Lewis practical haematology. Philadelphia: Churchill Livingstone Elsevier, 2006. p.79-113.

5. Savage DG, Ogundipe A, Allen RH, Stabler SP, Lindenbaum J. Etiology and diagnostic evaluation of macrocytosis. Am J Med Sci. 2000;319:343-52.

6. Packman CH. Historical review: the spherocytic haemolytic anaemias. Br J Haematol. 2001;112:888-99.

7. Iolascon A, Perrotta S, Stewart GW. Red blood cell membrane defects. Rev Clin Exp Hematol. 2003;7:22-56.

8. Delaunay J. The hereditary stomatocytoses: genetic disorders of the red cell membrane permeability to monovalent cations. Semin Hematol. 2004;41:165-72.

9. Bessis M. Red cell shapes: an illustrated classification and its rationale. Nouv Rev Fr Hematol. 1972;12:721-45.

10. Bessis M, Lessin LS. The discocyte-echinocyte equilibrium of the normal and pathologic red cell. Blood. 1970;36:399-403.

11. Bain BJ. Schistocytes in megaloblastic anemia. Am J Hematol. 2010;85:599.

12. Franchini M. Thrombotic microangiopathies: an update. Hematology. 2006;11:139-46.

13. Sears DA, Udden MM. Howell-Jolly bodies: a brief historical review. Am J Med Sci 2011 Sep 22. [Epub ahead of print].

14. Lammers AJ, de Porto AP, Bennink RJ, van Leeuwen EM, Biemond BJ, Goslings JC, et al. Hyposplenism: comparison of different methods for determining splenic function. Am J Hematol. 2012;87:484-9.

15. Cabot RC. Ring bodies (nuclear remnants?) in anemic blood. J Med Res. 1903;9:15-18.

capítulo • 85

Leucocitoses e Leucopenias.
Alterações Sanguíneas em Doenças não Hematológicas

Lígia Niero-Melo • Lucilene Silva Ruiz e Resende • Rafael Dezen Gaiolla

VARIAÇÕES DOS NÚMEROS DE LEUCÓCITOS

Os leucócitos, a saber, granulócitos (neutrófilos, eosinófilos e basófilos), monócitos e linfócitos compõem o sistema de defesa proporcionada pelas células sanguíneas, formadas a partir da célula-tronco, e que, quando atingem os estágios finais de maturação, integram uma consistente rede de alerta e de resposta defensiva às mais diversas agressões corporais.[1]

Cada um desses tipos celulares tem características cinéticas e de comportamento biológico peculiares, com controles estreitos e rigorosos que buscam manter o estado de saúde, o que permite a utilização de suas alterações (numéricas ou funcionais, quantitativas ou qualitativas) observadas em avaliações hematológicas de rotina (hemograma, por exemplo) para fundamentar diagnóstico de doenças variadas.[2]

Para cada setor hematopoético podem ocorrer alterações constatadas ao hemograma, e que sempre devem ser avaliadas dentro de um contexto clínico, transformando números em dados, estes em informações, e estas, por fim, em conhecimento. É possível formar o raciocínio clínico sustentado por alterações observadas ao hemograma.[3] Essas alterações podem ser resultantes não apenas de doenças hematológicas primárias, como muito comumente representam alterações sanguíneas em medicina interna (de doenças não hematológicas), sendo estas últimas o escopo do presente capítulo.

As respostas de leucócitos podem ser de elevação (**leucocitoses**) ou de diminuição (**leucopenias**), em relação à faixa de normalidade para idade e sexo (que deve ser sempre consultada para cada faixa etária na infância). O presente capítulo basear-se-á, por convenção, na tabela normativa para adultos.

Para avaliar um paciente com leucocitose ou leucopenia é importante determinar qual(is) classe(s) ou setor(es) de células sanguíneas está ou estão elevados ou diminuídos, ou seja, se são células linfoides ou mieloides (granulócitos e monócitos), em separado. Deve-se sempre avaliar elevação ou diminuição em números absolutos (número de células/μL) e não com base apenas no valor porcentual (%), lembrando que as variações normais geralmente encontram-se dentro de uma faixa ±2 desvios-padrão (SD) em relação à média em grandes amostras populacionais[1] para grande número de variáveis. Adicionalmente, em nossa experiência clínica, todas as vezes que ocorrem leucocitoses ou leucopenias, uma das primeiras preocupações do médico é a de **excluir** uma doença hematológica primária em vista do que isso possa representar, ou seja, é a preocupação do diagnóstico diferencial entre doença hematológica primária e alteração hematológica resultante de doença não hematológica.

Leucocitoses ou leucopenias ocorrem em muitas doenças, hematológicas ou não hematológicas. Para cada setor leucocitário (granulocítico, monocitário, linfocítico), há que se observar o valor obtido no hemograma do paciente em comparação com os valores normais para aquela idade (Tabela 85.1). Muito relevante ressaltar as grandes variações das faixas normais no recém-nascido, assim como as diferenças em relação à idade adulta durante toda a infância (Figura 85.1).

Para quaisquer desses tipos celulares, o raciocínio sobre leucocitoses e citopenias sempre deve se iniciar com duas questões: Qual a função ou funções desse tipo de célula? Por que estaria seu número aumentado (maior solicitação) ou diminuído (maior consumo ou menor produção)?

Tabela 85.1
▶ Valores dos diferentes tipos de leucócitos em adultos normais.

Tipo de leucócito	Faixa normal (células/μL)	Aumento (células/μL)	Redução (células/μL)
Neutrófilos segmentados	2.000-7.000	>7.000	<2.000
Neutrófilos bastonetes	0-250	>250	
Eosinófilos	0-450	>450	
Basófilos	0-120	>120	
Monócitos	80-800	>800	<80
Linfócitos	1.000-4.000	>4.000	<1.000

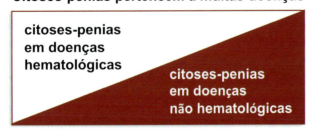

Figura 85.1 Alterações dos leucócitos (*citoses* ou *penias*) podem significar doenças hematológicas primárias ou alterações em doenças não hematológicas.

GRANULÓCITOS NEUTRÓFILOS: NEUTROFILIA E NEUTROPENIA

Se a função primordial dos neutrófilos é fagocitar, como parte do sistema inato (natural) da resposta de defesa, é certo que permitem uma resposta imediata a um agente agressor, independentemente de exposição prévia ao mesmo, promovendo vigilância rápida e sensível de proteção ao hospedeiro. Essas células originam-se das células-tronco da medula óssea, em processo hierárquico ordenado, com produção de 1 bilhão de neutrófilos/kg peso/dia, demorando, dentro da medula, por volta de 19 dias para sua produção e maturação completas.[4] Dentro de um processo hierárquico absolutamente controlado, o **compartimento proliferativo** (ou *pool* mitótico) é composto de:

a) células progenitoras = 0,1-0,2% das células medulares;
b) mieloblastos = 1%, que permanecem 15 horas nesta fase;
c) promielócitos = 3%, permanecem 24 horas nesta fase;
d) mielócitos = 12%, que necessitam de 4,3 dias até atingirem a fase seguinte de metamielócitos; estes últimos não proliferam, apenas amadurecendo até bastonetes e segmentados que, por sua vez, constituem o ***pool* de reserva**.[5]

Toda essa carga produzida em um dia garante um arsenal de reserva pronto para atuar na fagocitose de agentes agressores. Após migrarem para o sangue periférico e permanecerem aí por 6-10 horas, os neutrófilos transmigram para os tecidos, via diapedese, onde morrem por apoptose (se não forem "utilizados").[5]

Para tanto, sempre devemos lembrar que a produção de neutrófilos responde à lógica de estímulos periféricos que determinam a necessidade de produção medular e que esses neutrófilos abandonam a medula óssea para seguir para os tecidos de onde partiram os estímulos. Esses estímulos são representados por mediadores inflamatórios (não necessariamente infecciosos) como exo e endotoxinas, e citocinas, que recrutam os neutrófilos para os sítios inflamatórios, onde vão digerir os agentes agressores, oxidar e desgranular efetuando sua função fagocítica.[1,5]

O **aumento de neutrófilos** (>7.000/μL) pode ocorrer em decorrência de doenças primárias hematológicas ou não hematológicas, devendo seu valor diagnóstico sempre ser avaliado no contexto clínico (Figura 85.2). Entretanto, a **neutrofilia** não resulta, necessariamente e *per se*, em manifestações clínicas específicas, embora neutrófilos em número exageradamente aumentado (leucocitoses extremas, em número >100.000/μL) possam induzir dano vascular e tecidual por **leucostase**.

Vale ressaltar a ocorrência de leucocitoses com neutrofilia extrema, com células maduras e sem dispoese, tipo "reação leucemoide" em tumores sólidos. Em nossa experiência pessoal temos visto as neoplasias de pâncreas como mais frequentes neste particular, **independentemente** de infiltração medular pelo tumor. Esses achados são distintos daqueles observados em mielopatias infiltrativas por tumores sólidos, contemplados com a resposta medular denominada **reação leucoeritroblástica**.[3]

Assim também a **neutropenia**,[5] avaliada segundo os valores de neutrófilos (bastonetes+segmentados) circulantes, pode ser mensurada como neutropenia quando <1.000/μL ou, numa condição mais extrema, como agranulocito-

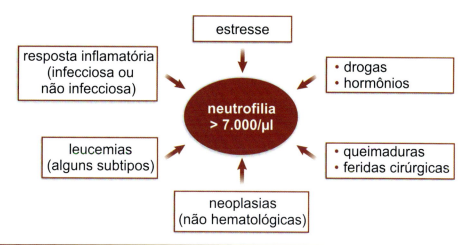

Figura 85.2 Representação esquemática das principais causas de neutrofilia.

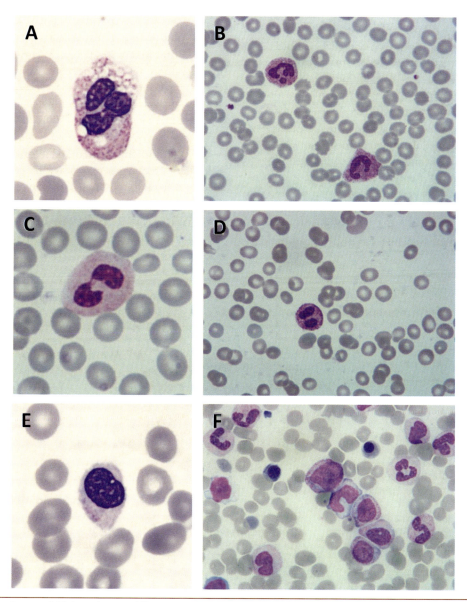

Figura 85.3 Alterações morfológicas de neutrófilos. A e B: granulações tóxicas e microvacúolos; C e D: pseudo-Pelger; E: alteração de Pelger, neutrófilo sem segmentação, cromatina nuclear grosseira "em placas"; F: reação leucemoide leucoeritroblástica (Figuras cedidas pelo dr. Edgar G. Rizzatti).

se quando <500/μL. Nestes termos, muitos achados de neutropenia podem ser transitórios (em crianças e idosos, principalmente), associados à ingestão deficiente de folatos (com provável reserva marginal deste elemento), a situações de infecção ou de necessidade de produção neutrofílica medular urgente. Nossa prática clínico-laboratorial permite afirmar que esta tem sido uma causa bastante relevante e crescente de neutropenia em nosso meio.

Para a condição de neutropenia, há que se valorizar o curso clínico da condição em questão, uma vez que citopenias sustentadas podem ser indicativas de doenças hematológicas primárias (por exemplo, em síndromes mielodisplásicas)[6] e que não podem ser subestimadas no seu diagnóstico ou seguimento (Figura 85.4).

Há que se ressaltar, pela frequência em nosso meio, as neutropenias observadas no alcoolismo, causadas não só pela mielotoxicidade direta induzida pelo álcool, como também pela multiplicidade de fatores associados (como sequestro esplênico na esplenomegalia congestiva por cirrose hepática, desnutrição proteico-energética, inibição da absorção de folatos, estresse infeccioso, maior exigência de resposta medular aguda). Assim, é comum um mesmo paciente alcoolista apresentar-se com neutropenia ocasionada pela ação e concomitância de múltiplos desses fatores.

Também merecem ser assinaladas as neutropenias em situações de estresse medular inflamatório, em que seria de se esperar uma resposta medular com neutrofilia. Nessas condições, entretanto, por deficiência relativa de folato (intracelular, não sérico), em decorrência de polimorfismo gênico na codificação das enzimas que fazem o metabolismo deste nutriente, temos observado, com muita frequência, grande resposta desses pacientes neutropênicos à reposição de ácido fólico (ou ácido folínico), independentemente da idade ou condição social. Temos constatado esta recuperação, em algumas horas, com pronta resposta medular, que vai rapidamente de neutropenia para neutrofilia nesses pacientes (gestantes, portadores de síndrome de Down, etilistas submetidos a longo tempo de internação).[7]

LINFÓCITOS: LINFOCITOSE E LINFOPENIA

Assim como fagócitos (neutrófilos e monócitos) exercem papel fundamental nas defesas naturais, o tecido linfoide, por sua vez, ocupa função primária de reconhecimento imune, seja por meio de moléculas especiais (as imunoglobulinas), seja em expressão celular (linfócitos T e *natural-killer*), garantindo diversidade e especificidade a todo o sistema imunomediado. Esse sistema, então, é o grande responsável pelas nossas defesas permanentes (memória imunológica) e contra agressões antigênicas, cuja ontogênese, hierarquia, aquisição de competências e maturação, por ser extensa e extremamente minuciosa, foram abordados em capítulos anteriores.

As **linfocitoses** (>4.000/μL), consideradas segundo a idade (valores absolutos normais são mais altos em crianças), bem como as linfopenias (<1.000/μL) devem ser sempre avaliadas, em primeira instância, sob dois grandes pontos de vista: reacionais ou tumorais (Figura 85.5).

Excluídos os fatores herdados (genéticos e decorrentes de polimorfismo gênico), os fatores etiológicos adquiridos têm frequência expressiva na prática clínica, pelas causas inflamatórias e/ou iatrogênicas que comumente levam a alterações quantitativas dos linfócitos.

A observação de linfocitose obriga-nos a caracterizar os seguintes parâmetros clínico-laboratoriais:

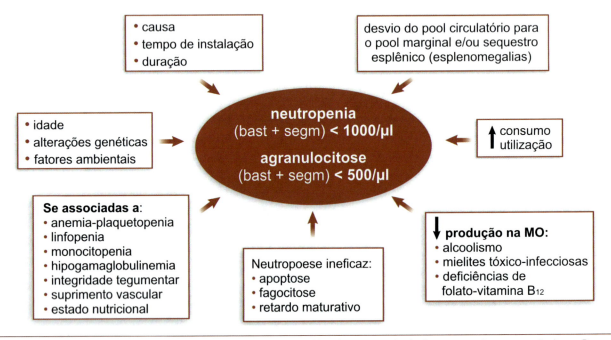

Figura 85.4 Múltiplas condições fisiopatológicas que devem ser consideradas na ocorrência de neutropenia ou agranulocitose. Para cada um desses mecanismos apontados devemos considerar, ainda, outras múltiplas causas e fatores etiológicos.

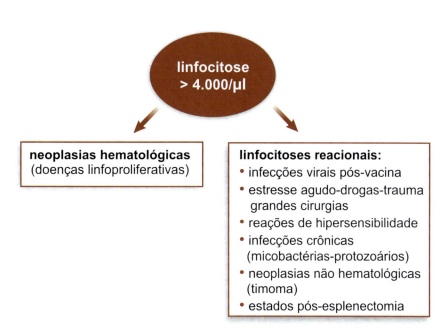

Figura 85.5 Abordagem geral de linfocitose: reacional ou neoplásica.

- quadro clínico (presença de doença ou achado fortuito no hemograma);
- características citológicas ao hemograma (tamanho, forma, citoplasma, cromatina, nucléolos, pleomorfismo ou monomorfismo das células linfoides), que indiquem grau de maturação ou transformação antigênica;
- busca ativa de dados clínicos que possam caracterizar a doença em questão.

Recomendamos, sempre, que se observe, à avaliação clínica, se a linfocitose é sustentada (por quatro ou mais semanas, em duas avaliações sequenciais) ou se apresenta variações numéricas e qualitativas no curso evolutivo do estado clínico neste período.

Isto se deve ao fato de que, uma vez que não exista urgência em medidas clínicas, possa se acompanhar a persistência de linfocitose sustentada (>5.000/μL) que, frequentemente, é indicativa de doença linfoproliferativa de baixo grau (como a leucemia linfoide crônica).

Assim, também, o achado de **atipia linfocitária** traduz morfologicamente a transformação antigênica observada quando os linfócitos fazem migração orientada (*homing*)[8] em estados que exigem modificações (modulação pós-estimulação antigênica, proliferação, retomada de estados intermediários de maturação, maturação final e retorno à circulação) para adequação ao estímulo agressor. Tais linfócitos reacionais, frequentemente observados nas lâminas de esfregaço de sangue periférico, variam desde a morfologia de imunoblastos, até linfoplasmócitos ("*plymphs*") e plasmócitos, compondo uma gama de alterações citológicas que dá nome ao linfócito atípico.

Dentre as causas de linfocitoses reacionais mais observadas na prática médica de rotina, as síndromes mononucleósicas (e suas variações) têm papel expressivo, bem como quadros de coqueluche (*Bordetella pertussis*).[9]

À linfocitose (>5.000/μL) sustentada, por duas avaliações distadas por quatro semanas, deve-se seguir a busca de monoclonalidade, com caracterização de marcadores de superfície em citometria de fluxo, para confirmação de doença linfoproliferativa de baixo grau (como leucemia linfoide crônica).

A **linfopenia** (<1.000/μL), excluídas as causas herdadas, pode ser abordada a partir da representação esquemática da Figura 85.6.

As linfopenias adquiridas compreendem os quadros associados à depleção circulatória de linfócitos (embora o *pool* corporal total possa estar aumentado), resultantes do *homing* que essas células sofrem em situações de estímulo antigênico expressivo, para que possam se modular nos seus sítios de origem e, assim, proliferar, já capazes de combater os antígenos agressores. A partir desta enorme modificação de diversidade e especificidade, voltam a recircular, aptas a desempenhar suas tarefas de defesa.[6] Estima-se que o ciclo circadiano de recirculação linfocitária, que permite aos linfócitos fazerem o percurso: sangue periférico – local de estimulação antigênica – linfa aferente e tecidos linfoides – linfa eferente – ducto torácico ou canal linfático direito – sangue periférico, ocorra dez vezes a cada 24 horas,[10] ou seja, um sistema de vigilância permanente e altamente difusor de mudanças e alterações imunes.

É necessário salientar que, pela importância epidemiológica e gravidade, a linfopenia da Síndrome de Imunodeficiência Adquirida (Aids) resulta da morte linfocitária por apoptose ou depuração dos linfócitos T-CD4 (auxiliares)

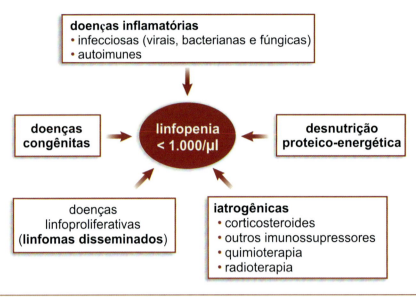

Figura 85.6 Representação esquemática das causas mais comuns de linfopenia.

infectados pelo vírus em questão. Por esse motivo, a contagem periférica de linfócitos é parâmetro de seguimento clínico-laboratorial nesses pacientes.

GRANULÓCITOS EOSINÓFILOS: EOSINOFILIA E EOSINOPENIA

Essa população celular de granulócitos eosinofílicos, estreitamente produzida em resposta à secreção de Interleucina 5 (IL5), é comumente relacionada a respostas imunes do sistema TH2 (subcompartimento de linfócitos CD4), sendo fonte principal da produção de IL-4 e geradora de IgE. Assim que são liberados da medula óssea, vivem em média por 18 horas em sangue periférico, quando adentram os tecidos, sendo capazes de gerar vários outros mediadores inflamatórios. Nesses tecidos, eosinófilos estacionam em barreiras mais superficiais como pele, trato gastrointestinal e mucosa brônquica.[11] Os eosinófilos, ao se degranularem durante a resposta inflamatória, liberam o seu conteúdo enzimático, podendo também causar lesão tecidual nesse processo de defesa imune.

Eosinofilia ocorre, muitas vezes, na dependência da ação de linfócitos T. A secreção de IL5 resulta em eosinofilia em várias doenças (parasitárias, imuno-alérgicas e neoplásicas), embora outras citocinas estejam envolvidas na diferenciação final dos eosinófilos.

A contagem de eosinófilos também deve ser sempre avaliada em números absolutos (normal: de 0-450/μL), com as seguintes magnitudes: i) discreta (até 1.000/μL); ii) moderada (1.000-5.000/μL); iii) importante (>5.000/μL), variações que dependem não só da causa, como também da resposta individual do paciente.

Dentre as doenças hematológicas que cursam com **eosinofilia**, a leucemia mieloide crônica e os linfomas Hodgkin são as mais comuns. Linfomas não Hodgkin T e alguns subtipos de leucemias linfoides agudas-T mais raramente se apresentam com eosinofilia. Exceto para leucemia mieloide crônica e leucemia eosinofílica crônica, em que a eosinofilia faz parte da proliferação clonal, os outros exemplos citados mostram eosinofilia reacional, com essas células apresentando cariótipo normal e resultando do cenário de citocinas que medeiam o componente inflamatório associado a essas doenças clonais (Figura 85.7).

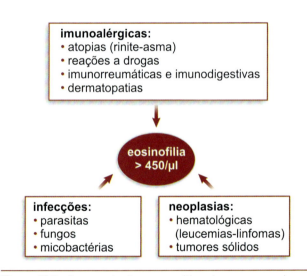

Figura 85.7 Representação esquemática das causas mais comuns de eosinofilia.

Assim, de forma objetiva, sugerimos a seguinte formulação de trabalho face ao achado de eosinofilia em hemograma:

- **história clínica, com ênfase em**: uso de drogas, medicações ou vacinas; sintomas B; alergias e atopias; infecções ou infestações; queixas digestivas, reumáticas, broncopulmonares; contatos, circunstantes;
- **exame físico**: busca criteriosa de visceromegalias, linfonodomegalias, lesões de pele;

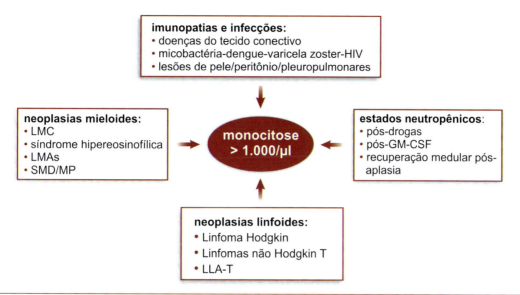

Figura 85.8 Representação esquemática das causas mais comuns de monocitose.

- **hemograma**: outras alterações associadas à eosinofilia (anemia, outras leucocitoses ou citopenias);
- **outros exames laboratoriais**: protoparasitológicos, dosagens de imunoglobulinas, sorológicos.

A formulação acima busca, em última instância, estabelecer se a eosinofilia é reacional ou neoplásica, devendo abranger exames mais refinados e específicos (punção e biópsia de medula óssea, citogenética, análises moleculares, tomografias), em caso de negatividade dos exames citados.

MONÓCITOS: MONOCITOSE E MONOCITOPENIA[10]

Monócitos e seus derivados, os macrófagos, constituem células de origem hematopoética, dispersos por todo o organismo, cuja função primordial de defesa é bastante elaborada, contribuindo para uma vigilância atenta e refinada (por suas várias subpopulações, aptas à fagocitose, e apresentação de antígenos), tanto em sangue periférico como em compartimentos extravasculares. Têm origem medular, compartilham precursores com os granulócitos e, à medida que adquirem as características da diferenciação monocitária, abandonam a medula óssea e saem para o sangue periférico, onde podem viver em média por cinco dias (variando de um dia a vários meses, na dependência de estímulos).[12] Têm características morfológicas peculiares e seus números absolutos no hemograma variam na faixa de 80- 800/μL em adultos normais.

A ocorrência de **monocitose** sempre deve implicar a distinção entre condição reativa ou neoplásica, ressaltando-se que, uma vez que sua função primordial é fagocitar e apresentar antígenos, deve-se primeiramente abordar doenças em que haja estado neutropênico associado, ou seja, uma espécie de vicariância monocítica (Figura 85.8).

A **monocitopenia** pode ser observada em doenças da célula-tronco, como a aplasia de medula óssea (anemia aplástica) sendo marcante, pela frequência em tricoleucemia, na qual é um dos achados diagnósticos. Além dessas ocorrências, monocitopenia pode também ser observada após uso de glicocorticoides e pós-diálise (neste caso, retornando a níveis normais em algumas horas).

Reiteramos que, para quaisquer alterações observadas na avaliação de leucócitos, é imperativo que se leve em conta os achados clínicos, bem como possíveis alterações nas outras linhagens hematológicas compondo, assim, um raciocínio sistêmico.

quadro 85.1 Algumas alterações numéricas, morfológicas ou funcionais de leucócitos

- **Reação leucoeritroblástica**: quadro observado no sangue periférico, caracterizado por desvio à esquerda na linhagem mieloide, com presença de mielócitos, acompanhado de eritroblastos. Com frequência, o número total de neutrófilos está aumentado. Pode ser observado em grande diversidade de situações, como irritação medular pela presença de metástases de carcinomas ou outros tumores, metaplasia mieloide no baço, mielofibrose, grandes hemólises, grandes sangramentos.
- **Leucostase**: síndrome clínica provocada pelo aumento muito grande do número de leucócitos em circulação (em geral

acima de 100.000/μL). Os sintomas derivam do aumento da viscosidade, agregação de leucócitos e das lesões em pequenos vasos, afetando principalmente cérebro e pulmões: cefaleia, ataques isquêmicos transitórios, distúrbios visuais; o comprometimento pulmonar pode provocar dispneia e outras manifestações que simulam tromboembolia.

■ **Desvio à esquerda**: aumento da proporção de neutrófilos bastonetes em relação aos neutrófilos segmentados, acompanhado ou não do aparecimento de metamielócitos ou mielócitos em circulação. Observado com frequência em quadros reacionais em que há aceleração e maior liberação de neutrófilos da medula óssea, como as reações infecciosas.

■ **Desvio à direita**: presença de neutrófilos polissegmentados (seis ou mais lobos) acompanhada ou não de aumento da proporção de neutrófilos com 4-5 lobos. Observado nas anemias megaloblásticas, em especial na anemia perniciosa.

■ **Anomalia de Pelger-Huët**: alteração hereditária em que os neutrófilos não se segmentam adequadamente, tendo apenas dois lobos (aspecto de "óculos" ou bilobulados), tendo a cromatina um aspecto grosseiro. Exame cuidadoso revela que também os eosinófilos têm aspecto anormal. Suspeite dessa anomalia (rara) se a contagem de bastonetes for muito elevada, na ausência de leucocitose e sinais de infecção ou inflamação. Esta é a forma heterozigótica da anomalia causada por uma mutação do gene receptor da laminina B (LBR); a forma homozigótica pode estar associada a um espectro amplo de anormalidades clínicas. Em algumas leucemias e síndromes mielodisplásicas pode ser observada uma forma adquirida desse defeito conhecida por pseudo-Pelger.

■ **Alterações tóxicas dos neutrófilos**: são provocadas pela produção rápida e curto período de trânsito medular (não representam o efeito direto de "toxinas" sobre as células), incluindo basofilia citoplasmática, corpos de Döhle (corpos de cor azul pálido que são restos de retículo endoplasmático), vacúolos citoplásticos e granulações tóxicas (granulações avermelhadas mais grosseiras que o fino granulado dos neutrófilos). As alterações tóxicas, em geral, são observadas em presença de reações inflamatórias, e são com frequência acompanhadas de leucocitose e desvio à esquerda.

■ **Linfócitos atípicos**: representam proliferação policlonal de linfócitos em uma resposta imune. São células grandes (até 30 μm), citoplasma abundante em geral cinza ou azul pálido ou intenso, núcleo de formas variadas (redondo, endentado ou dobrado), podendo conter vacúolos ou grânulos azurófilos. Sua morfologia é muito semelhante à de linfócitos estimulados por fito-hemaglutinina, sendo observados em diversos tipos de reações imunes, como em transplantes, imunizações, doenças autoimunes, reações a drogas, e infecções, bacterianas ou virais tais como hepatite, citomegalovírus e vírus Epstein-Bar da mononucleose infecciosa. Os linfócitos atípicos observados em mononucleose infecciosa e infecção por citomegalovírus eram conhecidos pelo nome de "células de Downey" (Figura 85.3).

REFERÊNCIAS BIBLIOGRÁFICAS

1. Nauseef WM, Clark RA. Granulocytic phagocytes. In: Mandell GL, Bennett JE, Dolin R (eds.). Principles and practice of infectious diseases. 7. ed. Philadelphia,PA: Churchill Livingstone-Elsevier, 2010. p.99-127.

2. Turgeon ML. Hematopoiesis. In: Clinical hematology. Theory & Procedures. Baltimore, MD: Lippincot Williams & Williams, 2012. p.73-88.

3. Niero-Melo L. Mielopatias infiltrativas: II) Aspectos Fisiopatológicos. Jornal Brasileiro de Medicina. 1993;(64):107-11.

4. Bain B. The normal bone marrow. In: Bain BJ, Clark DM, Wilkins BS (eds.). Bone marrow pathology. Chichester, West Sussex, UK: Wiley -Blackwell, 2010. p.1-53.

5. Lichtman MA. Classification and clinical manifestations of neutrophil disorders. In: Kaushansky K, Lichtman MA, Beutler E, Kipps TJ, Seligsohn U, Prchal JT (eds.). China: Williams Hematology. McGraw Hill, 2010. p.933-8.

6. Niéro-Melo L, Resende LSR, Gaiolla RD, Oliveira CT, Domingues MA C, Moraes Neto FA. Diretrizes para diagnóstico morfológico em síndromes mielodisplásicas. Revista Brasileira de Hematologia e Hemoterapia. 2006;(28):167-74.

7. Dale DA. Neutropenia and neutrophilia. In: Kaushansky K, Lichtman MA, Beutler E, Kipps TJ, Seligsohn U, Prchal JT (eds.). China: Williams Hematology. McGraw Hill, 2010. p.939-50.

8. Abbas AK, Lichtman AH, Pillai S. Cells and tissues of the adaptive immune system. In: Abbas AK, Lichtman AH, Pillai S (eds.) Cellular and molecular immunology. Saunders -Elsevier, 2010. p.47-71.

9. Kipps TJ. Lymphocytosis and lymphocytopenia. In: Kaushansky K, Lichtman MA, Beutler E, Kipps TJ, Seligsohn U, Prchal JT (eds.) China: Williams Hematology. McGraw Hill, 2010. p.1141-51.

10. Jandl JH. Blood Cell Formation. In: Blood. Textbook of hematology. Boston, USA: Little Brown, 1996. p.1-69.

11. Wardlaw AJ. Eosinophils and their disorders. In: Kaushansky K, Lichtman MA, Beutler E, Kipps TJ, Seligsohn U, Prchal JT (eds.) China:Williams Hematology. McGraw Hill, 2010. p.897-913.

12. Lichtman MA. Classification and clinical manifestations of disorders of monocytes and macrophages. In: Kaushansky K, Lichtman MA, Beutler E, Kipps TJ, Seligsohn U, Prchal JT (eds.) Williams Hematology. McGraw Hill, 2010. p.1035-39.

13. Lichtman MA. Monocytosis and monocytopenia. In: Kaushansky K, Lichtman MA, Beutler E, Kipps TJ, Seligsohn U, Prchal JT (eds.). China: Williams Hematology. McGraw Hill, 2010. p.1041-6.

capítulo · 86

Testes Laboratoriais nas Anemias Hemolíticas

Marco Antonio Zago • Ana Cristina Silva Pinto • Dimas Tadeu Covas

TESTE DE COOMBS

Teste da antiglobulina ou teste de Coombs destina-se a detectar a presença de anticorpos antiglóbulos vermelhos, que eventualmente poderiam ser responsáveis por uma anemia hemolítica imune. O anticorpo pode estar aderido às hemácias ou pode estar no plasma, e para isso são usadas duas modalidades do teste denominadas, respectivamente, *teste de Coombs* **direto** e *teste de Coombs* **indireto**.

▶ Teste de Coombs direto

Neste caso, procura-se demonstrar a existência de anticorpos humanos ou de complemento fixados na superfície das hemácias. Para isso, o sangue a ser testado é colhido e centrifugado, e as hemácias são colocadas em contato com um anticorpo de coelho que foi produzido contra imunoglobulina humana (isto é, um antissoro anti-imunoglobulina humana), chamado **antissoro de *Coombs***. Se houver anticorpos (imunoglobulina) fixados à superfície das hemácias, a adição do anticorpo presente no reativo de Coombs determinará a aglutinação das hemácias. Assim, um teste de Coombs direto positivo indica a presença de autoanticorpos na superfície das hemácias.

O teste é hoje feito usando tecnologia de gel. Os anticorpos ligados às hemácias podem também ser detectados por citometria de fluxo, método mais trabalhoso, mas extremamente sensível. Esta última técnica é particularmente útil quando há baixo número de moléculas do anticorpo ligadas a cada hemácia; neste caso, embora o teste clássico possa não detectar as moléculas (sendo portanto "negativo"), elas são suficientes para provocar a hemólise.

O teste pode ser refinado de duas formas:

a) usando diluições crescentes do antissoro de Coombs, e indicando a diluição mais alta com que as hemácias ainda reagem; como regra geral, quanto mais alta a diluição que ainda dá um teste positivo, maior a concentração de anticorpos na hemácia;

b) usando anticorpos monoclonais contra diferentes frações de imunoglobulinas ou de componentes do complemento: IgG1, IgG3, anti-C' etc.

Aplicação. O teste é utilizado na presença de uma anemia hemolítica, em especial em anemia hemolítica autoimune por anticorpos a quente, lúpus eritematoso, síndrome de Evans, anemia hemolítica da leucemia linfoide crônica, anemia hemolítica desencadeada por metildopa. O teste serve também para testar se há anticorpos maternos ligados às hemácias do recém-nascido no diagnóstico e seguimento da evolução da doença hemolítica do recém-nascido (doença hemolítica do recém-nascido Rh D, doença hemolítica do recém-nascido ABO, anti-Kell e outras). Lembrar que o teste "clássico" pode deixar de detectar os anticorpos nas hemácias se sua concentração for baixa, causando uma anemia hemolítica autoimune Coombs negativa ("falsamente" negativa); neste caso, a pesquisa de anticorpos usando citometria de fluxo pode revelar-se positiva.

▶ Teste de Coombs indireto

Usado quando se busca detectar anticorpos no plasma do paciente. Por isso, o sangue deve ser centrifugado, e o plasma será testado, incubando-se com hemácias de um perfil antigênico conhecido contra o qual se deseja saber se o paciente tem anticorpos. Por exemplo, para detectar anticorpos anti-Rh no soro de uma grávida suspeita de estar sendo sensibilizada utilizam-se hemácias tipo O Rh-positivo. Em seguida, as hemácias são lavadas em soro fisiológico (para eliminar proteínas que aderiram inespecificamente) e testadas contra o antissoro de Coombs, como no teste direto. Se as hemácias aglutinarem, o teste é positivo, indicando que as hemácias estão recobertas de imunoglobulinas que estavam no plasma do paciente.

Aplicação. As duas principais situações em que o teste de Coombs indireto é utilizado são: a) para detectar anticorpos do tipo IgG que se desenvolvem durante a gravidez, podem atravessar a placenta e causar a doença hemolítica do recém-nascido. Essa sensibilização mais comumente ocorre contra o sistema Rh (ou seja, mãe Rh-negativo com uma gravidez Rh-positivo, mas pode também ser dirigida contra outros sistemas sanguíneos, como ABO e Kell); observe que o teste indireto avalia a presença de anticorpos no sangue da grávida, enquanto o teste direto mede os anticorpos maternos ligados às hemácias do recém-nascido; b) para detectar anticorpos no plasma de um receptor de transfusão, em especial pacientes politransfundidos ou mulheres que tiveram mais de uma gestação; neste caso o receptor pode estar "sensibilizado", ou seja, dispor de anticorpos que podem causar reação hemolítica nas hemácias transfundidas que vai receber. Para isso, o teste de Coombs é realizado testando o plasma do receptor com as hemácias do doador (cross-matching).

HEMOGLOBINOPATIAS

Os principais exames laboratoriais para diagnosticar as hemoglobinopatias incluem: a) quantificação de HbA_2, que serve para detectar os portadores (heterozigotos) da forma mais comum de β-talassemia; b) dosagem de HbF (hemoglobina fetal) cujos maiores aumentos ocorrem em talassemias homozigóticas, aumentos moderados em doenças falciformes, e elevações menos importantes ocorrem em certas formas de persistência hereditária de HbF; c) eletroforese de hemoglobina, que permite identificar variantes estruturais de hemoglobina, assim como a presença de quantidades elevadas de HbF; d) exames de biologia molecular.

▶ Preparo do hemolisado

Para a maioria dos testes laboratoriais de hemoglobinopatias é necessário preparar uma solução de hemoglobina com eliminação da maioria das outras proteínas e detritos celulares. Para isso, o sangue anticoagulado é centrifugado, a camada plasmática e o *buffy-coat* são descartados, e as hemácias são lavadas duas vezes com cloreto de sódio a 0,9%. Depois da última lavagem as células são hemolisadas pela adição de um volume igual de água destilada; em seguida acrescenta-se um pequeno volume de tetracloreto de carbono, agitando-se vigorosamente por curto tempo. A suspensão opaca é centrifugada por 5 minutos, obtendo-se um hemolisado transparente sob uma camada de tetracloreto de carbono, que retêve as membranas e outros detritos. Esse hemolisado pode ser mantido em geladeira a 4 °C por uma semana ou em *freezer* por alguns anos; a degradação e oxidação da hemoglobina podem ser evitadas acrescentando-se uma gota de uma solução de cianeto (altamente venenoso!).

▶ Quantificação de HbA₂

A HbA_2 é um componente menor da hemoglobina humana, formada pela associação de duas cadeias α e duas cadeias δ ($\alpha_2\delta_2$). Depois do primeiro ano de vida, a concentração de HbA2 corresponde a cerca de 2,5% do total

de hemoglobina; esse valor dobra em heterozigotos para β-talassemia. Os métodos de quantificação de HbA_2 baseiam-se na separação dessa hemoglobina por eletroforese ou cromatografia.

- **Eletroforese.** Quando se usa a **eletroforese** em tampão em pH alcalino sobre acetato de celulose, a quantidade de hemolisado aplicado é maior do que quando se faz a análise qualitativa de hemoglobinas. Após a migração pela aplicação de uma diferença de potencial de 300 volts, as manchas correspondentes à HbA e à HbA_2 são claramente distinguíveis, sendo recortado o acetato de celulose, e cada mancha é colocada em um tubo de ensaio com água destilada, esperando 20-30 minutos para a hemoglobina eluir no meio. Então, é feita a leitura em espectrofotômetro da concentração em cada tubo e, finalmente, calcula-se a concentração de HbA em relação ao total. O método é trabalhoso e exige dedicação e cuidado. A eletroforese seguida de densitometria não é método confiável e resulta em valores superestimados.
- **Cromatografia**. O método mais recomendado hoje é cromatografia de alta resolução (HPLC = *High Performance Liquid Chromatography*) (veja abaixo).
- **Cuidados na interpretação**. A única situação em que a elevação daHbA_2 tem valor diagnóstico é a heterozigose para β-talassemia, sempre associada à microcitose e à hipocromia; diminuição da concentração pode ocorrer em casos de anemia ferropriva, α-talassemia ou na presença de grande elevação da HbF, não tendo significado diagnóstico. A migração da HbA_2 em eletroforese é idêntica à de HbC, de forma que não é possível quantificar HbA_2 na presença de HbC. Também a separação da HbA_2 pode ser prejudicada pela presença de outras hemoglobinas anormais, como HbS, mesmo usando um teste preciso, como o HPLC. É comum que a dosagem de HbA_2 em pacientes com HbS seja ligeiramente elevada por razões técnicas. A HbA_2 está genuinamente elevada na presença de HbS nos casos de HbS/β-talassemia (ou seja, heterozigose dupla para HbS e β-talassemia) (Figuras 86.1, 86.2, 86.3)

▶ Eletroforese de hemoglobinas

Usualmente, no laboratório para fins diagnósticos é feita em acetato de celulose com tampão de pH alcalino. Ocasionalmente, outros meios de suporte podem ser utilizados, como eletroforese em gel em pH ácido.

A eletroforese separa as proteínas com base na sua carga elétrica, de modo que mutações que mudam a carga podem fazer a hemoglobina migrar mais ou menos rapidamente, mas a simples mudança não identifica a mutação. Assim, a alteração mais comum das hemoglobinas humanas é a HbS, que tendo troca de uma glutamina por uma valina, ou seja, um aminoácido positivo por um neutro, leva à perda de uma carga positiva, e por isso a HbS migra menos que

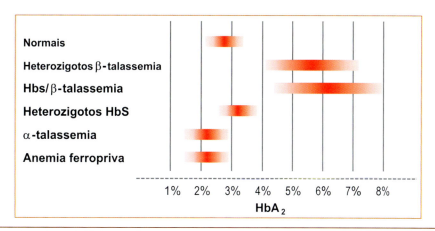

Figura 86.1 Distribuição dos valores de HbA$_2$ em diferentes situações clínicas (modificado de Mosca A *et al*. J. Clin. Pathol 2013; 62:13-17).

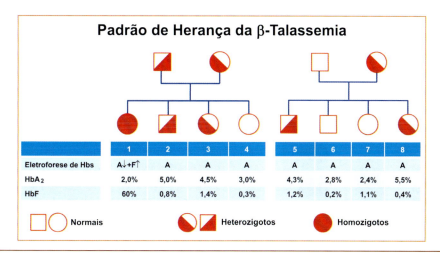

Figura 86.2 Heredogramas mostrando o padrão de herança na β-talassemia. Na primeira família o casamento de dois portadores (heterozigotos) origina filhos normais, heterozigotos e homozigotos (clinicamente sintomático), enquanto que, na segunda família, um portador casado com um cônjuge normal somente origina filhos normais ou portadores.
1: Homozigoto (afetado). 4, 6, 7: Normais. 2, 3, 5, 8: Heterozigotos (portadores).

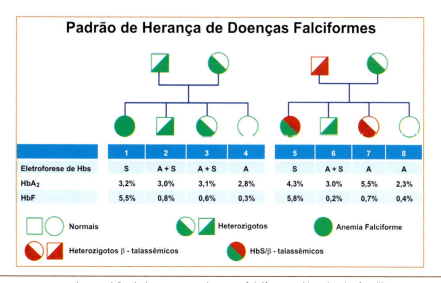

Figura 86.3 Heredogramas mostrando o padrão de herança em doenças falciformes. Na primeira família o casamento de dois portadores da HbS (heterozigotos) origina filhos normais, heterozigotos e homozigoto (ou seja, com anemia falciforme). Na segunda família, um portador de β-talassemia casado com uma portadora de HbS origina descendentes normais, heterozigotos para um dos dois defeitos, e também portadores de ambas as anormalidades (HbS/β-talassemia) cujo quadro clínico é muito semelhante ao da anemia falciforme.
1: Homozigoto (anemia falciforme). 4, 8: Normais. 2, 3, 6: Heterozigotos (portadores de HbS). 7: Heterozigoto (portador de β-talassemia); 5: Heterozigoto composto (HbS/β-talassemia).

a HbA em tampão alcalino (migração de + → –); na HbC ocorre a troca de uma glutamina por lisina, um aminoácido positivo por um negativo, ou seja, a perda de duas cargas positivas e, por isso, a HbC migra ainda mais lentamente que a HbS (Figura 86.4).

Assim, a detecção de uma hemoglobina anormal na eletroforese exige a confirmação da sua identidade por outro método. No caso da HbS, a variante mais comum, isso pode ser feito por numerosas abordagens; eletroforese em gel ácido, teste de solubilidade em tampão fosfato concentrado, cromatografia líquida de alta performance ou mesmo pelo clássico teste de falcização em lâmina.

Qualquer hemoglobina anormal detectada pode ser finalmente identificada pelo uso de sequenciamento de aminoácidos ou técnicas de biologia molecular que podem demonstrar a mutação responsável; na maioria das vezes essa identificação tem apenas interesse acadêmico, de vez que a grande maioria das mutações não está associada a doença clínica.

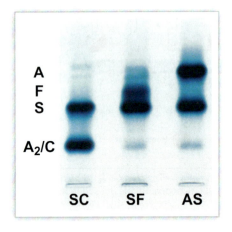

Figura 86.4 Eletroforese de hemoglobina em pH alcalino. Da esquerda para a direita: um heterozigoto duplo SC (observa que não é possível identificar a HbA$_2$ pois a HbC migra na mesma posição), um recém-nascido homozigoto para anemia falciforme (tem predomínio de HbF e um pouco de HbS, sem HbA), e um heterozigoto AS. Nos dois exemplos à direita é possível ver a HbA$_2$.

- **Triagem neonatal.** A triagem para defeitos genéticos vem progressivamente incorporando o teste para HbS no "teste do pezinho", ou seja, uma gota de sangue do recém-nascido colhida em papel de filtro. No laboratório, o sangue da mancha do papel é eluído e testado por cromatografia ou por eletroforese em acetato de celulose. No momento do nascimento há predominância de HbF (cerca de 60 a 70% do total), mas é possível identificar com segurança os presumíveis heterozigotos AS e os presumíveis homozigotos HbS. Aqueles assim identificados, a família deve ser notificada e chamada para exames confirmatórios. É nesse momento que os pais serão testados (um homozigoto deve ter ambos os pais heterozigotos), e a identidade da hemoglobina de migração lenta de-

verá ser confirmada (é mesmo HbS ou será outra hemoglobina mais rara de migração lenta?). Somente após a confirmação da identidade da hemoglobina e da homozigose deve o lactente receber o diagnóstico de afetado pela "anemia falciforme", condição que implica cuidados médicos e atenção pelo restante da vida. É nesse momento, também, que deve ser feita a diferenciação de homozigose HbS (anemia falciforme) e heterozigose dupla HbS/β-talassemia, cujo quadro na triagem neonatal é idêntico.

- **Cromatografia.** A cromatografia de alta resolução (HPLC = *High Performance Liquid Chromatography*) utiliza o princípio de troca catiônica entre a hemoglobina estudada e o tampão usado para eluir a coluna. As diversas hemoglobinas possuem propriedades físico-químicas diferentes entre si, tornando possível sua separação de acordo com o tempo necessário para completar a troca iônica entre o aparelho e a hemoglobina, chamado de tempo de retenção; a propriedade de retenção da hemoglobina pela resina vai variando com o tempo, conforme vai variando a força iônica (ou seja, a concentração salina) do tampão. O resultado é expresso na forma de gráfico de absorbância (%) x tempo (min), como na Figura 86.5. Diferentes programas de variação da concentração salina do tampão em relação ao tempo permitem separar diferentes tipos de hemoglobinas. Dois programas utilizados para detecção de hemoglobinas variantes são o *sickle cell short program* e o *beta-thal short program* (Bio-Rad laboratories, Hercules, CA – USA). O primeiro é indicado para uso na triagem neonatal, por ser um teste rápido e por detectar as seis hemoglobinas mais prevalentes no recém-nascido (F, A, S, C, D e E). Já o segundo é usado na confirmação da triagem neonatal e no diagnóstico das hemoglobinopatias no adulto, por detectar um número maior de hemoglobinas variantes e por quantificar muito precisamente as frações das diversas hemoglobinas.

▶ Quantificação da hemoglobina fetal

- **Quantificação.** Uma avaliação grosseira da HbF pode ser feita pela observação da eletroforese de hemoglobinas, quando ocorrem grandes elevações da HbF, como as observadas em talassemias ou em algumas formas de persistência hereditária de hemoglobina fetal. Uma quantificação mais precisa pode ser feita com base na propriedade da HbF de resistir mais à destruição por álcali do que a HbA. Assim, se uma mistura de HbA e HbF é submetida a tratamento com NaOH por 30 segundos, a HbA é destruída enquanto a HbF resiste intacta; se a reação for então parada pela neutralização do álcali, a hemoglobina degradada é eliminada por filtração, e a quantidade de hemoglobina álcali resistente pode ser calculada. Na maioria dos adultos normais, esse valor é menor do que 1%.

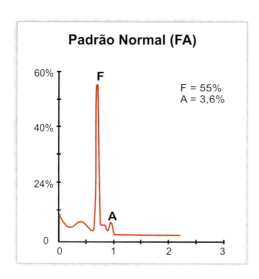 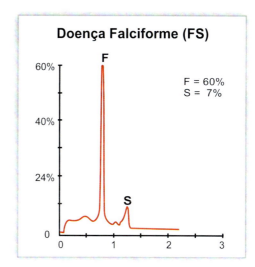

Figura 86.5 Cromatografia líquida de alta resolução para triagem de hemoglobinas variantes e quantificação da hemoglobina fetal.

- **Interpretação.** A hemoglobina fetal predomina durante o desenvolvimento fetal, e semanas antes do nascimento sua síntese começa a reduzir-se, sendo progressivamente substituída pela HbA. No momento do nascimento a HbF predomina (60-90%), mas com um ano de vida já corresponde a menos de 5% do total. Em adultos há resquícios de HbF, em geral de menos de 1% do total. Em algumas famílias normais, a porcentagem de HbF permanece elevada durante toda a vida, sem qualquer significado clínico; essas condições, heterogêneas, são chamadas de persistência hereditária da HbF (Tabela 86.1).

A HbF está elevada em numerosas hemoglobinopatias hereditárias. Nas β-talassemias homozigóticas pode ser a única hemoglobina produzida (além de 1-3% de HbA$_2$) nas formas chamadas de β^0-talassemias, enquanto nas outras formas de talassemia maior ou intermediária a HbF está elevada de forma variável, em geral correspondente de 8 a 70% do total. Na forma mais comum de β-talassemia heterozigótica (portador), a HbF não está elevada (sendo a HbA$_2$ elevada), mas existe uma forma mais rara de β-talassemia heterozigótica em que a HbF está elevada e a HbA$_2$ esta normal (chamada δβ-talassemia). A HbF está também moderadamente elevada nas doenças falciformes (anemia falciforme e HbS/β-talassemia), em geral na faixa de 2-12%; elevações maiores da HbF ocorrem nas formas de anemia falciforme do Senegal e árabe-indiana, com níveis de 6-30%, e nessas condições a grande elevação da HbF contribui para a maior benignidade da doença.

Elevações adquiridas da HbF ocorrem quando há distúrbio da hematopoese, como na anemia aplástica, em algumas formas de leucemias, como a leucemia mielomonocítica juvenil (na qual os valores podem ser significativamente elevados), e após quimioterapia. Convém ressaltar, também, a elevação de HbF na anemia de Fanconi, em geral moderada, mas bastante frequente a ponto de ter valor diagnóstico. Cerca de 40-50% dos pacientes com anemia de Diamond-Blackfan têm elevações da HbF.

- **Células F.** Os resquícios de HbF em indivíduos adultos distribuem-se em menos de 8% das hemácias. Essas hemácias portadoras de HbF são chamadas células F e podem ser demonstradas pelo uso de anticorpos monoclonais contra HbF, quer em esfregaços (observando a imunofluorescência) ou por citometria de fluxo. O método é altamente sensível, permitindo detectar elevações muito sutis da HbF. A elevação da HbF está associada à elevação da porcentagem de células F no sangue periférico. Nas condições denominadas "persistência hereditária de HbF", a HbF pode estar homogeneamente distribuída em todas as hemácias (PHHF pancelular) ou apenas em uma porcentagem das hemácias (PHHF heterocelular).

RESISTÊNCIA OSMÓTICA OU RESISTÊNCIA GLOBULAR

As hemácias, quando colocadas em uma solução hipotônica, sofrem hemólise, que será tanto mais intensa e completa quanto menor for a concentração salina da solução. Um teste tradicional para detectar alterações da membrana eritrocitária consiste em colocar pequenas amostras de hemácias em soluções de osmolaridade decrescente, e após alguns minutos centrifugar os tubos de ensaio, colher o sobrenadante e medir quanta hemoglobina foi liberada. A quantidade de hemoglobina liberada em cada tubo é proporcional ao grau de hemólise ocorrido naquele tubo (ou seja, naquela concentração de NaCl). A curva que relaciona a quantidade de hemólise em cada concentração de NaCl

Tabela 86.1

▶ Condições hereditárias ou adquiridas associadas com elevação de HbF.

Condição	HbF %
Talassemias	
β⁰-Talassemia Homozigótica	~98%
β⁺-Talassemia Homozigótica	15-70%
β-Talassemia Heterozigótica (portador)	<3%
δβ-Talassemia Heterozigótica (portador, rara)	3-6%
Doenças falciformes	
Anemia Falciforme	2-15%$
HbS/β-Talassemia	2-15%
Heterozigoto de Anemia Falciforme (portador)	<1%
Persistência hereditária da HbF (mais de 70 mutações)	
PHHF várias formas *	1-5%
PHHF heterocelular	Até 15%
PHHF pancelular	Até 35%
Condições adquiridas	
Anemia Aplástica	↑modesto
Leucemia Mielomonocítica Juvenil	20-80%
Outras Leucemias	↑modesto
Gravidez	↑modesto
Mola hidatiforme	Até 6%
Anemias constitucionais	
Anemia de Fanconi	Até 20%
Síndrome de Shwachman-Diamond Anemia de Blackfan-Diamond	Até 10%

$ Na forma árabe-indiana de anemia falciforme os valores variam na faixa de 10-30%

*A distribuição da HbF em uma população de adultos normais não é uma curva normal simétrica, mas sim desviada para a direita, de forma que 2,8% terão níveis de HbF acima de 0,8%, e 0,8% dos indivíduos terão HbF acima de 1,1%. Esses valores ligeiramente elevados de HbF são herdados geneticamente, e a condição era conhecida por "persistência hereditária suíça". Não tem significado clínico.

é denominada **curva de fragilidade osmótica** (também chamada de **Curva de Resistência Osmótica ou Resistência Globular**): em condições normais tem aspecto sigmoide. Os pacientes com esferocitose têm hemácias mais frágeis à lise osmótica (Figura 86.6).

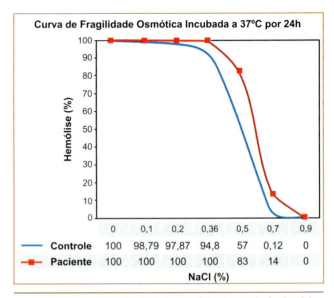

Figura 86.6 Curva de fragilidade osmótica (ou resistência globular). Incubam-se as amostras de sangue a 37 °C por 24 horas para aumentar a sensibilidade do teste. Na esferocitose hereditária (paciente), ocorre lise das hemácias em meio menos hipotônico que o necessário para lisar as hemácias de indivíduos normais (controle).

TESTES QUALITATIVOS PARA DEFICIÊNCIA DE GLICOSE-6-FOSFATO DESIDROGENASE

O diagnóstico definitivo da deficiência de G6PD exige a medida da atividade enzimática, que pode ser feita por alguns laboratórios especializados, e se baseia na análise espectrofotométrica quantitativa da razão de produção de NADPH a partir de NADP. No entanto, o **teste qualitativo de Motulsky** (*dye-decolouration test*) é um bom indicador para detecção de candidatos à deficiência enzimática. O teste baseia-se na produção de NADPH a partir de NADP, catalisada pela G6PD. O NADPH, por sua vez, libera H para reduzir um corante azul (*diclorofenol indofenol*) que, na presença de um sistema enzimático intacto, vai perdendo a cor. Como no tubo de reação foram colocadas hemácias do paciente, se elas tiverem conteúdo normal de G6PD, a cor da solução de reação vai mudando de azul para marrom; na deficiência da G6PD, como não há produção de NADPH, a mistura de ração permanece azul após uma hora a 37 °C (Figura 86.7).

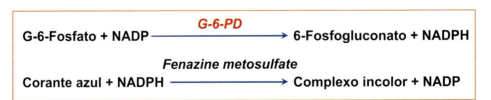

Figura 86.7 Teste qualitativo para detecção de deficiência de G6PD. Na presença de hemácias normais, a G6PD produz NADPH que, por sua vez, vai descorar o corante azul, e a mistura de reação muda de cor para marrom-escuro. Na deficiência de G6PD, não há mudança de cor após uma hora de incubação.

Há também reagentes comerciais que permitem realizar o teste qualitativo, como *Trinity Biotech G6PD Procedure*.

Em qualquer situação, o diagnóstico de deficiência de G6PD exige a medida da **atividade enzimática**.

REFERÊNCIAS CONSULTADAS

1. Beutler E. Glicose-6-phosphate dehydrogenase and other red cell enzyme abnormalities in erythrocytes In Williams Hematology, 6th ed, por Beutler, Lichtman, Coller, Kipps e Seligsohn, Mc Graw Hill Co Inc, New York, 2001. p.527-45.
2. Mosca A, Pleari R, Ivaldi G, Galanello R, Giordano PC. The role of haemoglobin A2 testing in the diagnosis of thalassaemias and related haemoglobinopathies. J Clin Pathol. 2013;62:13-7.
3. Petz LD, Garratty G. Antiglobulin test: Past, present, future. Transfusion. 1978;18:257.
4. Sokol RJ, Hewitt S, Booker DJ, Stamps J. Small amounts of erythrocyte-bound immunoglobulins and autoimmune hemolysis. J Clin Pathol. 1987;40:254.
5. Thein SL, Menzel S. Discovering the genetics underlying foetal haemoglobin production in adults. Br J Haemaol. 2009;145:455-67.
6. Weatherall DJ, Clegg JB. The Thalassaemia Syndromes. 3rd ed. Blackwell: Oxford, 1981.
7. Wood WG. Increased HbF in adult life. Baillières Clin Haematol. 1993;6:177-213.
8. Zago MA, Wood WG, Clegg JB, Weatherall DJ, O'Sullivan M, Gunson H. Genetic control of F cells in human adults. Blood. 1979;53:977-86.

capítulo 87

Avaliação Laboratorial da Hemostasia. Possibilidades e Limitações

Erich Vinícius de Paula

INTRODUÇÃO

Embora a compreensão dos mecanismos da hemostasia tenha sido profundamente modificada na última década, com o advento do chamado "modelo celular da hemostasia",[1] as ferramentas laboratoriais usadas na avaliação de pacientes com doenças hemorrágicas ou trombóticas não mudaram significativamente, consistindo em testes com princípios baseados na divisão didática da hemostasia em três etapas (hemostasia primária, secundária e fibrinólise)[2]. Desta forma, a avaliação laboratorial da hemostasia depende do conhecimento dessas duas formas de descrever o processo da hemostasia, que aqui chamaremos de modelo clássico e modelo celular (Figura 87.1).

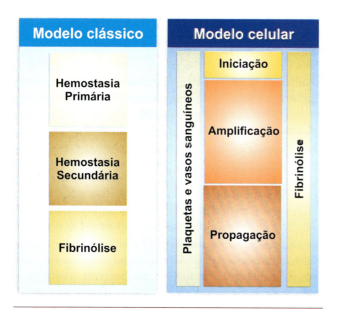

Figura 87.1 Modelos da hemostasia. Esquema ilustrativo dos dois modelos utilizados para descrição da coagulação, destacando o conceito de concomitância de todos os processos no modelo celular.

MODELO CLÁSSICO DA HEMOSTASIA

De acordo com este modelo, bastante útil do ponto de vista didático, a hemostasia é divida em três etapas, que atuariam sequencialmente para a manutenção do sangue fluido dentro dos vasos, objetivo principal do sistema hemostático. Essas etapas compreendem a hemostasia primária, a hemostasia secundária e a fibrinólise. A **hemostasia primária** consiste da etapa da qual participam plaquetas, vasos sanguíneos e o Fator de Von Willebrand (FVW), e na qual as plaquetas formam uma primeira linha de contenção em locais de perda da integridade da linha endotelial, auxiliadas pelo FVW (receptor para adesão plaquetária ao subendotélio). O componente vascular participa por meio da resposta vasoconstritora, que auxilia na redução do fluxo para áreas lesadas. A **hemostasia secundária** representa o processo de formação da fibrina, que ocorre pela ativação das vias extrínseca e intrínseca da coagulação. Essas vias representam modelos teóricos por meio dos quais a ruptura do endotélio levaria à ativação de uma cascata de reações enzimáticas que culmina com a transformação do fibrinogênio em fibrina. De acordo com este modelo, essa ativação se daria por vias ativadas pelo contato do plasma com dois elementos normalmente segregados ao espaço extravascular: o fator tissular (via extrínseca) ou os fosfolipídeos de carga negativa do subendotélio (via intrínseca). Por fim, a **fibrinólise** representa o conjunto de reações que tem como objetivo a eliminação da fibrina da circulação no momento em que esta não for mais necessária. Como veremos mais adiante, a grande maioria dos testes de coagulação, na verdade, são tentativas de simular *in vitro* essas etapas, medindo desta forma a integridade funcional de cada um desses compartimentos da hemostasia.

MODELO CELULAR DA HEMOSTASIA

A partir de algumas inconsistências no modelo clássico, uma nova forma de descrever a hemostasia se desenvolveu nos anos 2000.[1] O chamado modelo celular de hemostasia tem como base o papel central do fator tissular, uma proteína extravascular cujo contato com o plasma sinaliza a necessidade de ativação da coagulação e da trombina, proteína que atua como reguladora central da hemostasia. Neste modelo, a coagulação é dividida em três fases:

1. iniciação, em que o fator tissular entra em contato com o plasma, levando à formação de pequenas quantidades de trombina pelo mesmo caminho da via entrínseca;
2. amplificação, em que a trombina ativa várias reações de *feedback* positivo, que aumentam exponencialmente a geração da trombina; e
3. propagação, quando a concentração de trombina ultrapassa um valor capaz de converter fibrinogênio em fibrina, levando à formação do coágulo propriamente dito.

Neste modelo, a via intrínseca entra no processo a partir da ativação do fator XI pela trombina na fase de amplificação, atuando pois como linha auxiliar para geração de trombina. Outro aspecto importante deste modelo é que a chegada e a ativação das plaquetas nos sítios de lesão ocorrem concomitantemente à geração de trombina, sendo a trombina um importante ativador plaquetário *in vivo*. Desta forma, hemostasia primária, secundária e fibrinólise ocorrem de modo simultâneo e sob fina regulação, para que deficiências ou exageros na resposta do organismo a uma lesão não resultem em sangramentos ou tromboses.

AVALIAÇÃO LABORATORIAL DA HEMOSTASIA: O MÉTODO IDEAL

Com base nas informações desses dois modelos, é possível sintetizar as características de um método laboratorial ideal para avaliação da hemostasia. Idealmente, este método deveria: a) avaliar a capacidade hemostática global de um paciente, levando em conta a participação de todos os componentes da hemostasia; 2) discernir alterações da hemostasia tanto na direção da redução quanto do aumento da capacidade hemostática, traduzidas clinicamente pelo risco de hemorragias ou tromboses; 3) não apenas informar sobre a presença de uma alteração, mas também definir ou ao menos dar pistas sobre qual elemento da hemostasia (plaquetas, fatores etc.) é responsável pela alteração; 4) oferecer parâmetros quantitativos correlacionados à clínica do paciente, que permitam a definição de gravidade ou o monitoramento da resposta a um tratamento; 5) apresentar custo aceitável e acesso rápido, já que distúrbios da hemostasia apresentam alta prevalência e ocorrem frequentemente em situações de urgência; e 6) apresentarem robustez satisfatória no que diz respeito à reprodutibilidade sob condições relativamente adversas como grandes sangramentos, choque, entre outras.

Infelizmente este método não existe. E, de fato, os testes atualmente disponíveis raramente apresentam mais de duas dessas características. Desta forma, para o bom uso do laboratório de hemostasia na prática clínica, o hematologista deve conhecer não apenas as possibilidades, mas principalmente as limitações dos testes que solicita. Isso torna muito importante a interação entre o hematologista e o profissional do laboratório, bem como a qualidade do laboratório e de seus resultados. Apesar de todas essas limitações, pretendemos demonstrar que, satisfeitas essas condições, e de posse do conhecimento fisiopatológico necessário, a grande maioria das situações-problema em hemostasia pode ter uma solução apontada com o auxílio das ferramentas laboratoriais hoje disponíveis.

ASPECTOS GERAIS DA AVALIAÇÃO LABORATORIAL DA HEMOSTASIA

As situações em que o laboratório de hemostasia pode auxiliar na prática clínica podem ser divididas em: 1) avaliação de pacientes com sangramentos; ou 2) avaliação de pacientes sem sangramentos, mas que apresentam algum teste de hemostasia alterado. Na primeira situação, a avaliação clínica (Tabela 87.1) é fundamental para a definição da relevância dos achados laboratoriais, e para a decisão sobre a profundidade da avaliação laboratorial que será feita. Este último aspecto é de fundamental importância, já que pacientes com história hemorrágica frustra e inconsistente, especialmente se já expostos a múltiplas situações de estresse hemostático, podem ter o diagnóstico de coagulopatia excluído a partir de testes simples como TP, TTPa e um hemograma. No outro extremo, pacientes com história hemorrágica significativa, especialmente aqueles com queixas consistentes de sangramento após procedimentos invasivos, devem realizar uma investigação da hemostasia completa até a elucidação diagnóstica. Em geral, a sequência desta avaliação é guiada pela prevalência dos distúrbios da hemostasia, iniciando pelos testes de triagem (hemograma completo, TP e TTPa), seguidos pelos testes para pesquisa da Doença de Von Willebrand (DVW), trombopatias e, finalmente, coagulopatias mais raras como deficiência de fator XIII, pesquisa de inibidores de fatores da coagulação e hiperfibrinólise. Diante da limitação relativa dos testes da hemostasia, pacientes com clínica hemorrágica consistente podem muitas vezes receber o diagnóstico de uma coagulopatia não especificada, mesmo quando todos os testes forem normais. Cabe ao hematologista definir o benefício de dar ao paciente esse tipo de diagnóstico, reconhecendo não apenas as implicações positivas, mas também as negativas associadas ao diagnóstico de uma coagulopatia hereditária.[3]

A segunda situação em que o laboratório é importante na avaliação da hemostasia é na investigação de um teste de triagem da hemostasia alterado em um **paciente assintomático**. Neste caso, além dos cuidados anteriormente citados, deve-se considerar sempre a possibilidade de erro laboratorial, em geral devido às chamadas variáveis pré-analíticas, que incluem a coleta e o transporte das amostras. Testes de coagulação são especialmente sensíveis à influência dessas

Tratado de Hematologia

Tabela 87.1

▶ Pontos críticos da avaliação clínica da hemostasia.

Anamnese de hemostasia	Locais preferenciais de sangramento Duração dos sangramentos Necessidade de intervenção médica para controle
Antecedentes pessoais	Exposição a situações de estresse hemostático Sangramentos em situações de estresse hemostático (destaque para extrações dentárias)
Exame físico	Petéquias, equimoses, hematomas Estigmas de hepatopatia ou insuficiência renal
Medicações concomitantes	Uso de antiagregantes, anticoagulantes, quimioterápicos Intoxicação por supercumarínicos
Coagulopatias agudas	Presença de sepse, coagulopatia do trauma

variáveis, de modo que a investigação pormenorizada da hemostasia em um paciente assintomático só deve ser iniciada após a confirmação da alteração laboratorial que a motivou. Nesses casos, a investigação tem como objetivo tão somente a explicação da alteração encontrada, de modo que não há justificativa para a realização de investigações abrangentes, sem relação com a alteração original. Uma vez explicada a alteração, o desafio seguinte é dar ao paciente um diagnóstico correto que não superestime a importância dos achados laboratoriais, e transforme um achado muitas vezes incidental em uma condição com impacto elevado na vida do paciente.

FERRAMENTAS DISPONÍVEIS NO LABORATÓRIO DE HEMOSTASIA

A seguir apresentaremos os testes laboratoriais mais usados na avaliação rotineira de pacientes com distúrbios da hemostasia. Serão discutidos aqueles testes de utilidade consagrada na prática clínica, ainda que muitas vezes restritos a laboratórios de referência (Tabelas 87.2 e 87.3). Omitiremos

Tabela 87.2

▶ Principais testes laboratoriais para avaliação da hemostasia primária.

Teste	Características
Tempo de sangramento	■ Teste de triagem da hemostasia ■ Baixa sensibilidade; não estima risco hemorrágico ■ Não segrega DVW de outros distúrbios
Agregação plaquetária	■ Teste laborioso e de baixa reprodutibilidade ■ Padrão-ouro para determinação de trombopatias ■ Experimental no monitoramento de antiagregantes

Tabela 87.3

▶ Principais testes laboratoriais para avaliação da hemostasia secundária e fibrinólise.

Teste	Características
TP	■ Ativação com fator tissular, simulando via extrínseca ■ Prolongamento isolado indica deficiência de fator VII ■ Sem inibidores clinicamente relevantes
TTPa	■ Ativação com fosfolipídeos, simulando via intrínseca ■ Prolongamento isolado pode ser deficiência ou inibidor ■ Anticoagulante lúpico é principal causa de prolongamento em pacientes assintomáticos
TTPa 50%	■ Separa deficiência de fatores X inibidores ■ Há várias formas de avaliar se houve ou não "correção"
TT	■ Útil na identificação da contaminação por heparina ■ Tempo de reptilase é teste análogo, insensível à heparina
Dosagem de fatores	■ Realizada conforme o resultado do TP e TTPa, e dados clínicos
Dímeros D	■ Marcador indireto da ativação da coagulação e da fibrinólise (é um produto de degradação da fibrina) ■ Útil na exclusão de TVP/TEP em pacientes selecionados ■ Útil na avaliação do risco de TVP/TEP recorrente ■ Marcador laboratorial para diagnóstico de CIVD (sem utilidade no manejo prático)

Capítulo 87 • Avaliação Laboratorial da Hemostasia. Possiblidades e Limitações

detalhes metodológicos, na medida em que o objetivo deste capítulo é dar ao leitor uma visão global sobre como utilizar as diversas ferramentas que o laboratório clínico oferece. Por razões didáticas, os testes serão apresentados conforme o compartimento da hemostasia que avaliam.

A AVALIAÇÃO DA HEMOSTASIA PRIMÁRIA

- **Tempo de sangramento.** O Tempo de Sangramento (TS) é o teste clássico para a avaliação da hemostasia primária, sendo que se propõe a mimetizar uma hemorragia cutânea que pode ser controlada pela ação de plaquetas, vasos sanguíneos e FVW, sem a participação da hemostasia secundária. Assim, a proposta do TS é servir como teste de triagem para a presença de distúrbios da hemostasia primária. O TS pode ser realizado pela metodologia de Duke ou Ivy, sendo a primeira considerada inadequada.[4] Embora a ideia de funcionar como teste de triagem da hemostasia primária seja atrativa, o TS apresenta várias limitações, tais como: sua natureza invasiva, a necessidade de um operador por teste (por cerca de 30 minutos), e principalmente a baixa sensibilidade, limitação inaceitável para um teste de triagem. O TS tampouco oferece informações sobre o risco hemorrágico em pacientes sob antiagregação. Por esses motivos, esse teste vem sendo aos poucos abandonado, sem grandes consequências para a qualidade da avaliação da hemostasia. Ao mesmo tempo, uma série de novas tecnologias foi lançada nos últimos anos com o objetivo de ocupar o nicho de teste de triagem da hemostasia primária. Equipamentos como o PFA-100 e VerifyNow propõem-se a oferecer as mesmas informações prometidas pelo TS, de forma não invasiva, em plataformas automatizadas, e com um refinamento na qualidade da informação que permita, por exemplo, a avaliação da resposta a agentes antiagregantes. No entanto, a capacidade desses equipamentos em oferecer informações relevantes para a avaliação do paciente com distúrbios da hemostasia ainda não foi comprovada de forma definitiva.[5] Em especial, nenhum desses testes se mostrou capaz de segregar de forma eficaz pacientes com diferentes distúrbios da hemostasia primária como DVW e trombopatias.[6] Finalmente, na medida em que a trombocitopenia pode, por si só, levar a defeitos funcionais na hemostasia primária, a realização de testes de triagem como TS em pacientes com trombocitopenia, em geral, não se justifica (Tabela 87.2).
- **Teste de agregação plaquetária.** Uma vez demonstrada a presença de um distúrbio da hemostasia primária, seja por um dos testes citados acima ou, mais frequentemente, pela suspeita clínica, o teste padrão-ouro para demonstração de um distúrbio da hemostasia primária é o Teste de Agregação Plaquetária (TAgP). No TAgP, a agregação plaquetária é induzida por agonistas relativamente inespecíficos como ADP, adrenalina, colágeno, entre outros, e medida

por transmissão de luz em plasma rico em plaquetas ou, mais raramente, por impedância em sangue total. O padrão de resposta permite, em alguns casos, a identificação de trombopatias específicas como a trombastenia de Glanzmann. Mais frequentemente, a redução da agregação com alguns agentes, em associação a um quadro clínico compatível, indica a presença de um distúrbio funcional de plaquetas, cuja classificação específica não é possível, pois exigiria a realização de testes acessíveis apenas em laboratórios com interesse acadêmico nas vias de sinalização plaquetária. Por este motivo, o TAgP é frequentemente a última linha de teste para pacientes com trombopatias hereditárias. Por sua baixa reprodutibilidade, a valorização de um achado nesse teste deve incluir a confirmação da alteração em uma segunda amostra, associado à presença de quadro clínico compatível. O uso do TAgP para avaliação da eficácia da terapia antiagregante deve ser considerado experimental, pela dificuldade de padronização dos resultados obtidos em diferentes laboratórios. Finalmente, o uso desse teste para indicação de transfusão de plaquetas não tem amparo na literatura (Tabela 87.2).

Nos últimos anos, a disponibilidade de anticorpos monoclonais contra glicoproteínas plaquetárias como o complexo Ib/IX ou IIb/IIIa permitiram o diagnóstico mais simples e preciso da síndrome de Bernard Soulier e trombastenia de Glanzmann por citometria de fluxo.[7]

AVALIAÇÃO LABORATORIAL DA DOENÇA DE VON WILLEBRAND (DVW)

O diagnóstico laboratorial da DVW é importante pela elevada prevalência desta condição em pacientes com queixas hemorrágicas, mas apresenta vários fatores complicadores. O primeiro desses fatores diz respeito ao fato de as formas leves de DVW apresentarem quadro clínico frustro, muitas vezes restrito a sangramentos após procedimentos invasivos. Como os testes de triagem da hemostasia (TP e TTPa) podem estar normais na DVW, a única maneira de excluir formalmente sua presença é com base na realização dos dois testes de triagem para DVW, que medem respectivamente o antígeno e a atividade do FVW (fator de Von Willebrand): a **dosagem do antígeno** é feita por ensaio imunoenzimático, enquanto que a **atividade** é geralmente medida pela determinação da atividade cofator de ristocetina, que mede a aglutinação de plaquetas mediadas pelo FVW, na presença de um indutor (ristocetina). Esse teste, determinante para o diagnóstico da DVW, tem como limitação a alta variabilidade das metodologias disponíveis, mas é fundamental tanto para a confirmação quanto para a exclusão da DVW. Um segundo fator complicador do diagnóstico da DVW diz respeito à escolha de valores de referência adequados. No passado, com frequência, os valores no limite inferior da normalidade eram considerados compatíveis com o diagnóstico da DVW, conduta não mais recomendada a partir da demonstração de que muitos pacientes com valores limítrofes, e mesmo discretamente inferiores aos valores de referência, não apresentam esse diagnóstico quando avaliados por sequenciamento gênico.[8] Daí a importância da avaliação clínica e da presença de sintomas hemorrágicos significativos nesses pacientes. Um último aspecto prático relevante diz respeito ao uso de contraceptivos orais no momento da coleta, que assim como a gestação, pode apresentar resultados falso-negativos.

Assim, com a determinação do antígeno do FVW, da atividade cofator de ristocetina, e de uma boa anamnese da hemostasia (há escores de sangramentos padronizados especificamente para este fim), é possível a confirmação ou a exclusão da DVW na grande maioria dos casos investigados.

A AVALIAÇÃO DA HEMOSTASIA SECUNDÁRIA

Testes de triagem

A avaliação da hemostasia secundária deve sempre ser iniciada pelos dois testes de triagem: Tempo de Protrombina (TP) e Tempo de Tromboplastina Parcial Ativada (TTPa) (Tabela 87.3). Esses dois testes medem o tempo para formação de fibrina no plasma após a adição de ativadores que simulam as vias extrínseca (TP) e intrínseca (TTPa) da coagulação (Figura 87.2). A escolha da formação da fibrina como *endpoint* dessa avaliação baseia-se na facilidade dessa mensuração, que pode ser feita a olho nu nos métodos manuais, ou através de técnicas de baixo custo nos coagulômetros modernos. A crítica à escolha da formação de fibrina como parâmetro nos testes de triagem da hemostasia é de fácil compreensão quando retomamos o modelo celular da hemostasia, no qual a trombina, e não a fibrina, atua como regulador principal da hemostasia. Na verdade, embora o TP e o TTPa usem como ativadores o fator tissular ou fosfolipídeos, que de fato simulam as vias extrínseca e intrínseca, as concentrações de ativadores nesses testes é superior à fisiológica em várias ordens de grandeza, o que na prática os deixa insensíveis para avaliação das fases de iniciação e amplificação da coagulação, restringindo-os à avaliação da fase de propagação. Na prática, esses testes se tornam incapazes de avaliar distúrbios no polo da hipercoagulabilidade, servindo tão somente para a triagem de pacientes com reduções importantes na concentrações de fatores da coagulação suficientes para reduzir a formação de fibrina.

Uma vez detectado o prolongamento do TP ou TTPa em uma amostra, deve-se partir para a determinação da causa desse prolongamento. O mesmo pode decorrer da deficiência de fatores da via extrínseca (prolongamento isolado do TP), intrínseca (prolongamento isolado do TTPa), ou da via final comum (prolongamento do TP e TTPa). O prolongamento associado do TP e do TTPa é mais comumente associado à deficiência de múltiplos fatores da coagulação como nas hepatopatias e nas deficiências de vitamina K (nutricionais ou induzidas pelo uso de dicumarínicos). Já o prolongamento do TTPa associa-se à deficiência dos fatores da via intrínseca da coagulação. No entanto, antes da dosagem individual desses fatores, recomenda-se a realização da mistura do plasma do paciente com um volume igual de plasma normal (com concentração de fatores de cerca de 100%). O plasma resultante dessa mistura (chamado de TTPa mix, TTPa 50%, teste da mistura, entre outros), terá concentrações de fatores de pelo menos 50% do normal, o que é suficiente para a normalização do TTPa. Assim, a correção do TTPa após a mistura com plasma normal confirma a presença de uma deficiência de fator da coagulação, e indica a dosagem dos fatores suspeitos. Por outro lado, a não correção do teste indica que o prolongamento se deve à presença de algum inibidor da coagulação, que pode ser direcionado contra um fator específico (em geral fator VIII) ou contra a substância usada para ativar o TTPa (fosfolipídeos). O anticorpo antifosfolipídeo mais comum é conhecido como anticoagulante lúpico, uma causa frequente de prolongamento de TTPa em pacientes sem sangramento. A confirmação da presença desse anticorpo é feita em seguida, por ensaio de coagulação específico. Em relação aos inibidores específicos contra fatores da coagulação, como os inibidores dos fatores VIII ou IX, o diagnóstico laboratorial é semelhante, baseando-se no prolongamento do TTPa, sem correção com a mistura, e confirmado por teste específico (teste de Bethesda). Do ponto de vista clínico, essas duas condições são de fácil separação, já que pacientes com inibidores específicos tendem a apresentar quadro clínico de sangramentos, o que não ocorre em pacientes com anticoagulante lúpico, mesmo quando o TTPa é extremamente prolongado.

Além da avaliação laboratorial de distúrbios da hemostasia, o TP e TTPa são muito usados no monitoramento de tratamento com anticoagulantes, e na avaliação de coagulopatias agudas como sepse, CIVD, entre outras.

Um aspecto técnico que merece destaque no caso desses testes diz respeito à variabilidade da sensibilidade dos reagentes

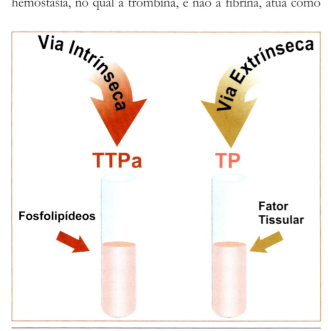

Figura 87.2 Testes de triagem da hemostasia. O TTPa é um teste que simula as reações da via intrínseca da coagulação, utilizando fosfolipídeos como ativadores. O TP simula a via extrínseca, e utiliza o fator tissular como ativador.

usados no laboratório. Diferentes reagentes produzem tempos diferentes no mesmo plasma. No caso do TP, isto é normalizado pelo uso do ISI, que padroniza o valor da relação entre o tempo do paciente e o tempo do controle para diferentes reagentes, e permite a comparação de RNIs de diferentes laboratórios. Isso não ocorre no caso do TTPa, no qual há grande variabilidade entre reagentes ativadores.[2] Desta forma, a comparação entre TTPa de diferentes laboratórios deve ser feita com ressalvas, fato muito importante quando esse teste é usado para monitoramento do tratamento com heparina não fracionada. Por este motivo, laboratórios que utilizam o TTPa para este fim devem idealmente padronizar a faixa terapêutica do TTPa não pelo intervalo de R, mas sim pelo intervalo de concentração de heparina considerado terapêutico (em U/mL).

Tempo de trombina

Outro teste que avalia uma parte da hemostasia secundária, de uso bem mais restrito, é o Tempo de Trombina (TT), que mede a taxa de conversão de fibrinogênio em fibrina no último passo da via final comum. Sua maior utilidade é na avaliação de condições em que há redução nessa conversão, como na presença de heparina, de produtos de degradação de fibrina, paraproteínas ou, ainda, na presença de disfibrinogenemias. Na avaliação da contaminação da amostra por heparina, o tempo de reptilase é útil por medir o mesmo fenômeno que o TT, sem influência da heparina.

Dosagem de fatores específicos

Quanto à dosagem de fatores específicos, quando indicada, esta deve ser feita guiada pelos resultados do TP e TTPa. Pacientes com prolongamento do TP devem realizar a dosagem do fator VII, ao passo que pacientes com prolongamento do TTPa devem realizar a dosagem dos fatores VIII, IX, XI e XII. Em pacientes assintomáticos, a dosagem do fator XII deve ser realizada inicialmente, já que essa deficiência não cursa com sangramentos, mesmo nas formas "graves". A inexistência de sangramentos na deficiência de fator XII é bem explicada pelo modelo celular da hemostasia, já que a trombina "convoca" a via intrínseca a auxiliar na geração de trombina a partir da ativação do fator XI, e não do XII. Desta forma, embora a ativação do fator XII ocorra *in vitro* durante o TTPa, ela não tem papel relevante para a coagulação *in vivo*.

AVALIAÇÃO DOS DISTÚRBIOS DA FIBRINÓLISE

Dentre todos os compartimentos da hemostasia, a fibrinólise é certamente aquela cuja avaliação laboratorial apresenta as maiores limitações. Na verdade, com exceção de situações dramáticas como a CIVD grave, ou situações muito específicas como a coagulopatia pós--transplante hepático ou da leucemia promielocítica, há muito poucas evidências associando alterações da fibrinólise com quadros hemorrágicos ou trombóticos. Isso

acaba relegando a avaliação da fibrinólise a um lugar secundário na avaliação do paciente com sangramentos ou tromboses, exceto nas situações descritas anteriormente. Do ponto de vista do laboratório, o arsenal de testes para avaliação da fibrinólise reflete essa realidade, na medida em que não há testes de triagem com sensibilidade e robustez adequados para caracterização de distúrbios nessa área. O principal candidato a teste de triagem, o tempo de lise de euglobulina, é de difícil padronização e baixa sensibilidade para a detecção de alterações em pacientes ambulatoriais.[10] A alternativa mais promissora para este nicho são testes que avaliam a fibrinólise por tromboelastografia, após o uso de ativadores da fibrinólise como o tPA. Ainda assim, a baixa utilização desses testes na prática clínica reflete suas limitações em termos de sensibilidade e reprodutibilidade.

Nas situações em que alterações do sistema fibrinolítico sabidamente exercem papel relevante nas coagulopatias, o laboratório é mais útil no monitoramento da gravidade do que na caracterização do distúrbio, muitas vezes dispensável. Esse monitoramento acaba sendo feito essencialmente através de testes que medem as consequências indiretas da ativação da fibrinólise passíveis de correção tais como: TP, TTPa, contagem de plaquetas e dosagem de fibrinogênio. Neste contexto, a confirmação da ativação da fibrinólise através da dosagem de dímeros D, por exemplo, acaba sendo útil apenas naquelas situações em que o quadro clínico deixa dúvidas sobre a associação entre alterações nos testes de triagem e a presença de hiperfibrinólise. Uma situação clássica desta natureza é o paciente com malformações vasculares e CIVD crônico. Raramente temos situações em que a demonstração da hiperfibrinólise pode levar a mudanças na conduta, como por exemplo o uso de antifibrinolíticos. Exemplo clássico é a coagulopatia pós-transplante hepático. Nessas situações, a tromboelastografia, mesmo sem o uso de ativadores da fibrinólise, é uma excelente ferramenta para o laboratório clínico.

AVALIAÇÃO LABORATORIAL DO RISCO TROMBÓTICO

Embora uma discussão detalhada do papel do laboratório na avaliação do risco trombótico não seja o objetivo deste capítulo, alguns conceitos básicos devem ser mencionados. Em primeiro lugar, é importante reconhecer a imensa discrepância entre expectativa e realidade no que diz respeito àquilo que o laboratório pode oferecer a esses pacientes. Tromboses, especialmente as arteriais em pacientes jovens, são eventos graves, que geram grande ansiedade nos pacientes e nos médicos sobre potenciais causas relacionadas à presença de hipercoagulabilidade. No entanto, em cerca de 40 a 50% dos pacientes com tromboses venosas, e em quase todos os pacientes com tromboses arteriais, a avaliação da hemostasia não é capaz de identificar causas ou mesmo fatores de risco que expliquem os eventos. Isso deve estar claro para o paciente no momento da solicitação dos testes.

862 Tratado de Hematologia

Do ponto de vista prático, a chamada "pesquisa de trombofilia" em geral inclui a dosagem de anticoagulantes naturais (proteínas C, S e antitrombina), a pesquisa molecular de mutações associadas ao aumento do risco trombótico (fator V Leiden e mutação G20210A no gene da protrombina), além da pesquisa da Síndrome do Anticorpo Antifosfolipídeo (SAAF). De todos esses exames, a pesquisa da SAAF é a mais importante, por ser o teste com potencial de modificar claramente a conduta nesses pacientes. Nos últimos anos, a dosagem de dímeros D, cerca de trinta dias após a suspensão da anticoagulação, vem ganhando importância como preditor do risco de recorrência de tromboses venosas.[11]

TESTES GLOBAIS DA HEMOSTASIA

Uma das grandes críticas à avaliação tradicional da hemostasia pelos métodos descritos acima é o fato de elas compartimentalizarem um processo que, na prática, ocorre simultaneamente, dependendo de plaquetas, endotélio, fatores da coagulação e até mesmo de outros elementos como hemácias e leucócitos. Por este motivo, a busca pelo que chamamos de "testes globais da hemostasia" sempre foi um objetivo comum de cientistas de laboratório nessa área.[12] No entanto, embora intuitivamente mais interessantes por recapitularem de forma mais precisa os fenômenos *in vivo*, a aplicabilidade clínica desses testes ainda dá seus primeiros passos, embora sua história remonte há mais de cinquenta anos em alguns casos. Nos últimos anos, dois testes foram reintroduzidos na prática laboratorial com plataformas automatizadas e mais modernas.

A Tromboelastografia (TEG) consiste na avaliação das propriedades viscoelásticas do sangue durante o processo de coagulação. É em geral feita em sangue total, após a adição de ativadores que simulam as vias intrínseca e extrínseca da coagulação. No entanto, com o objetivo de tornar o teste mais fisiológico, grandes esforços de padronização vêm sendo empreendidos na TEG ativada com baixíssimas concentrações de fator tissular, mais próximas aos valores encontrados na fase de iniciação da coagulação. A TEG oferece resultados em tempo real, gerando um traçado informativo sobre o tempo para início e velocidade de formação, firmeza e lise do coágulo, entre outros (Figura 87.3). Suas utilidades mais promissoras são o manejo de pacientes com coagulopatias agudas (cirurgias e trauma) e monitoramento de terapias com agentes de *bypass* em pacientes com hemofilia e inibidores. Como foi mencionado, grandes desafios relacionados à reprodutibilidade dos resultados e ao controle de qualidade externo ainda limitam o uso racional e sistemático desta metodologia, mesmo nas indicações acima.[13]

Um segundo teste global da coagulação que vem sendo extensamente investigado é o Teste de Geração de Trombina (TGT), que consiste da avaliação contínua da geração de trombina no plasma após a adição de ativadores. Assim como na TEG, há uma tendência para o uso de fator tissular em doses baixas como ativador. O grande atrativo do TGT é o fato de ele medir a formação de trombina que, como vimos, é a principal reguladora da hemostasia. O uso de doses baixas de ativador permite a progressão lenta da geração de trombina, recapitulando os processos de iniciação, amplificação e propagação do modelo celular de hemostasia. O resultado final é uma curva, chamado de trombograma, cuja área deve refletir o potencial trombogênico do indivíduo (Figura 87.4). Sua sensibilidade permite e detecção de alterações tanto de hipo quando de hiper, e sua realização em plasma rico em plaquetas permite a avaliação do papel desses elementos. O TGT vem sendo usado na releitura da ativação da hemostasia em várias situações tais como: cirrose, sepse, câncer, doença falciforme, doença arterial oclusiva, hemofilias, entre outras. Do ponto de vista prático, suas utilidades mais promissoras são a avaliação do risco de trombose venosa recorrente em pacientes com TVP, e o monitoramento da terapia com novos anticoagulantes ou com agentes de *bypass*. Grandes desafios na padronização, que vêm sendo abordados de forma ativa pelos principais fabricantes, ainda limitam seu uso rotineiro.

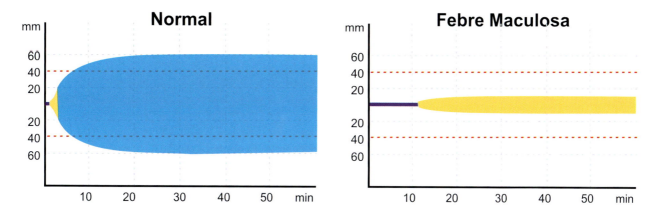

Figura 87.3 Tromboelastografia. Traçados de tromboelastografia, que avalia as propriedades viscoelásticas do sangue, comparando um resultado normal com aquele obtido de um paciente com febre maculosa, que apresentava coagulação intravascular disseminada grave, com trombocitopenia, prolongamento do TP e TTPa, e hipofibrinogenemia.

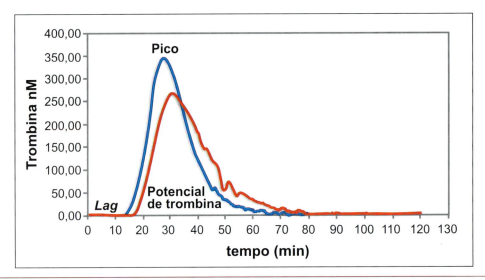

Figura 87.4 Teste da geração da trombina. Trombograma obtido de paciente com Coagulação Intravascular Disseminada (CIVD), mostrando os principais parâmetros gerados pelo teste: pico de trombina, *lag* (tempo até detecção da geração de trombina) e potencial de trombina, que reflete a geração total de trombina durante a análise. As duas curvas representam a análise em duplicata.

Finalmente, é importante reconhecer que a tendência de a tecnologia ser mais rápida do que a capacidade do saber médico em assimilá-las resulta invariavelmente na disponibilidade cada vez maior de testes da coagulação em plataformas cada vez mais atraentes. Nesse contexto, o conhecimento da fisiopatologia, assim como dos reais problemas clínicos vividos por pacientes com distúrbios da hemostasia são fundamentais para que o profissional da saúde saiba lidar com as novas tecnologias com bom senso.

A INTEGRAÇÃO CLÍNICO-LABORATORIAL NO PACIENTE COM DISTÚRBIOS DA HEMOSTASIA

Um dos grandes desafios que o hematologista enfrenta na avaliação laboratorial da hemostasia é lidar com um grau de incerteza em relação ao significado clínico dos resultados obtidos, que normalmente não fazem parte do paradigma decisório de outras áreas da hematologia. Parâmetros como a dosagem ou atividade do FVW apresentam ampla zona cinza, onde os conceitos de doença e normalidade se sobrepõem, podendo gerar a incômoda impressão de desacerto diagnóstico caso o hematologista não reconheça que, em muitos casos, a resposta procurada simplesmente ainda não existe. Desta forma, a integração clínico-laboratorial na hemostasia exige, além das habilidades clássicas de diagnóstico, a capacidade de perceber os verdadeiros dilemas clínicos e terapêuticos de cada paciente. Com isto, será possível o manejo e a comunicação adequada com os mesmos, mesmo quando os resultados oferecidos pelo laboratório não parecerem conclusivos.

REFERÊNCIAS BIBLIOGRÁFICAS

1. Roberts HR, Hoffman M, Monroe DM. A cell-based model of thrombin generation. Semin Thromb Hemostasis. 2006; 32;(Suppl 1):32-8
2. Chitlur M. Challenges in the laboratory analyses of bleeding disorders. Thromb Res. 2012;130(1):1-6.
3. Lippi G, Franchini M, Guidi GC. Diagnostic approach to inherited bleeding disorders. Clinical chemistry and laboratory medicine: CCLM/FESCC. 2007;45(1):2-12.
4. Poller L, Thomson JM, Tomenson JA. The bleeding time: current practice in the UK. Clin Lab Haematol. 1984;6(4):369-73.
5. Michelson AD. Methods for the measurement of platelet function. Am J Cardiol. 2009;103(3 Suppl):20A-6A.
6. Castaman G, Tosetto A, Goodeve A, Federici AB, Lethagen S, Budde U, et al. The impact of bleeding history, von Willebrand factor and PFA-100((R)) on the diagnosis of type 1 von Willebrand disease: results from the European study MCMDM-1VWD. Br J Haematol. 2010;151(3):245-51.
7. Favaloro EJ, Lippi G, Franchini M. Contemporary platelet function testing. Clinical chemistry and laboratory medicine: CCLM/FESCC. 2010;48(5):579-98.

8. James PD, Lillicrap D. Von Willebrand disease: clinical and laboratory lessons learned from the large von Willebrand disease studies. Am J Hematol. 2012;87 Suppl 1:S4-11.
9. Bowyer A, Kitchen S, Makris M. The responsiveness of different APTT reagents to mild factor VIII, IX and XI deficiencies. Int J Lab Hematol. 2011;33(2):154-8.
10. Prisco D, Paniccia R, Bandinelli B, Filippini M, Brunelli T, Zarone N, et al. Euglobulin lysis time in fresh and stored samples. Am J Clin Pathol. 1994;102(6):794-6.
11. Baglin T. Using the laboratory to predict recurrent venous thrombosis. Int J Lab Hemato. 2011;33(4):333-42.
12. Van Geffen M, van Heerde WL. Global haemostasis assays, from bench to bedside. Thromb Res. 2012;129(6):681-7.
13. Chitlur M, Lusher J. Standardization of thromboelastography: values and challenges. Semin Thromb Hemostasis. 2010;36(7):707-11.

capítulo · 88

Imunofenotipagem por Citometria de Fluxo

Alex Freire Sandes • Edgar Gil Rizzatti

IMUNOFENOTIPAGEM

Imunofenotipagem refere-se à detecção de antígenos (mais frequentemente proteínas) expressos por células ou outras partículas (e.g., corpos apoptóticos) com o emprego de métodos imunológicos (e.g., anticorpos monoclonais ou policlonais). Esses antígenos podem estar localizados na membrana, no citoplasma ou no núcleo das células. No passado, as reações antígeno/anticorpo eram detectadas por meio de técnicas enzimáticas (imunocitoquímica) ou fluorescentes (imunofluorescência), ambas analisadas por microscopia. A partir da década de 1990, a citometria de fluxo multiparamétrica passou a ser amplamente utilizada como método preferencial para realização de imunofenotipagem.

A citometria de fluxo é uma técnica capaz de estudar células dispersas em suspensão líquida e analisar a expressão de antígenos em células individuais por meio de um ou mais anticorpos conjugados a fluorocromos. Quando comparada às outras técnicas de imunofenotipagem, que requerem o emprego de microscopia, a citometria de fluxo oferece algumas vantagens e maior sensibilidade, pois permite a quantificação simultânea de múltiplos antígenos em grande número de células de forma bastante rápida, sendo o método de eleição para o estudo de amostras biológicas que contenham células em suspensão (Tabela 88.1).

Tradicionalmente, os anticorpos utilizados para a identificação dos antígenos por citometria de fluxo são marcados com moléculas fluorescentes (fluorocromos) com espectro característico de absorção e emissão de luz. Os fluorocromos são excitados por *lasers* com diferentes comprimentos de onda, próximos ao seu espectro de absorção dos fluorocromos. A marcação do antígeno pelo anticorpo pode ser direta, quando o fluorocromo é conjugado ao próprio an-

Tabela 88.1

▶ Comparação entre duas técnicas convencionais de imunofenotipagem.

	Citometria de fluxo	Microscopia convencional
Velocidade	Alta	Baixa
Número de células analisadas	Alto (milhares)	Baixo (centenas)
Contagem absoluta de células	Acurada	Inacurada
Sensibilidade	Alta	Moderada/baixa
Especificidade	Alta	Alta
Número de parâmetros	>6	<3
Informação de expressão antigênica	Quantitativa	Qualitativa
Informação de localização do antígeno	Limitada (Superfície/Intracelular)	Detalhada
Parâmetros morfológicos	2	>10

ticorpo com especificidade para o antígeno de interesse; ou indireta, quando o anticorpo marcado com o fluorocromo tem especificidade para a porção Fab de um outro anticorpo, este sim com especificidade para o antígeno de interesse. Devido à complexidade e menor especificidade na marcação indireta, atualmente a marcação direta é o método de escolha para reação antígeno-anticorpo multiparamétrica.

De acordo com o tipo de tecido a ser analisado, três categorias são consideradas: 1) espécimes de células contendo hemácias (e.g., medula óssea e sangue periférico); 2) suspensões de células livres de hemácias (e.g. liquor); 3) tecidos sólidos. Nesta última categoria, faz-se necessária a desagregação mecânica do tecido para obter uma suspensão de células antes da marcação com anticorpos monoclonais para análise por citometria de fluxo. No caso das duas primeiras categorias, os anticorpos podem ser adicionados diretamente à amostra, exceto quando os antígenos a serem marcados estão presentes em grande quantidade no meio extracelular (e.g. amostras de soro contendo cadeias leves de imunoglobulina) ou são expressos na superfície de hemácias, presentes em elevada quantidade nas amostras de sangue (e.g., glicoforina-A e CD59). Em ambas as condições, recomenda-se um processo de lavagem da amostra antes da marcação; e se a amostra contiver sangue, a pré-incubação com um agente que provoque a lise de hemácias antes da marcação com os anticorpos monoclonais. Em todas as outras situações, amostras derivadas de tecidos hematopoéticos são preferencialmente marcadas primeiro com os anticorpos monoclonais, e só depois são lisadas e lavadas.

Após a marcação com os anticorpos, a amostra é levada para o citômetro de fluxo, onde passará pelos processos de aquisição da suspensão de células pelo equipamento, armazenamento dos dados, e posterior análise em *softwares* dedicados. O citômetro de fluxo é composto por quatro componentes: o sistema de fluidos, o *laser*, o sistema óptico e o eletrônico (Figura 88.1). O sistema de fluidos é responsável pela aspiração da amostra no citômetro, e irá conduzir as células individualmente, em fila indiana, até a câmara de fluxo, onde as células passarão através de um *laser*. O feixe de raio *laser* ao entrar em contato com cada célula individual sofrerá dispersão de luz (i.e., refração e reflexão). A refração de luz é detectada por meio de um sensor localizado na frente do feixe luminoso e, por este motivo, essa variável é denominada *Forward Light Scatter* (FSC). Quanto maior a refração, maior será o tamanho da célula. Além de ser útil como um estimador do tamanho celular, o FSC também pode oferecer informações sobre o conteúdo de DNA e a viabilidade celular. A reflexão de luz é medida por meio de um detector localizado a 90° da câmara de fluxo; uma variável chamada *Side Light Scatter* (SSC), que guarda relação com a granularidade e complexidade interna das células. Ao passarem pela câmara de fluxo, os fluorocromos dos anticorpos que estiverem ligados às células serão estimulados pelo *laser* e emitirão ondas de luz de comprimentos e cores diferentes para cada fluorocromo avaliado. As emissões de luz são então filtradas e direcionadas, pelo sistema óptico do citômetro, até o seu respectivo detector de fluorescência, que mede a quantidade de luz emitida. A quantidade de fluorescência de um dado fluorocromo é proporcional ao número de anticorpos ligados à célula, e a depender do número de *lasers* e detectores de fluorescência de cada equipamento, o equipamento poderá avaliar simultaneamente de dois a treze antígenos distintos por cada célula (4 a 15 parâmetros, incluindo o FSC e SSC), sendo esta a razão pela qual o termo "multiparamétrica" comumente acompanha o nome da técnica (citometria de fluxo multiparamétrica).

O sistema eletrônico do equipamento transformará os sinais de dispersão de luz e fluorescência de cada célula, individualmente, num arquivo informatizado (analógico ou digital, denominado arquivo *fcs*), que poderá ser então analisado e interpretado com *softwares* específicos. Os dados captados serão analisados através da representação gráfica dos parâmetros adquiridos em histogramas (um parâmetro), gráficos de pontos (*dot plots*), de contorno (dois parâmetros), e até mesmo em três dimensões (três parâmetros). *Dot plots* com as combinações de SSC *versus* FSC; e SSC *versus* CD45 permitem uma rápida visualização e quantificação das populações hematopoéticas presentes em sangue periférico e medula óssea (Figura 88.2). Mais recentemente, através da Análise por Componente Principal (PCA), novos

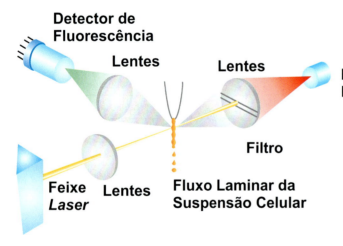

Figura 88.1 Esquema do funcionamento de um citômetro de fluxo. O feixe de *laser* incide sob um fluxo laminar de células. Aquelas que estiverem marcadas pelos anticorpos conjugados a fluorocromos emitirão ondas luminosas de diferentes comprimentos, de acordo com o tipo de fluorocromo. Detectores de fluorescência captam essas ondas, que serão convertidas a impulsos elétricos, analisáveis por um microcomputador (*imagem gentilmente cedida pelo prof. dr. Roberto Passetto Falcão*).

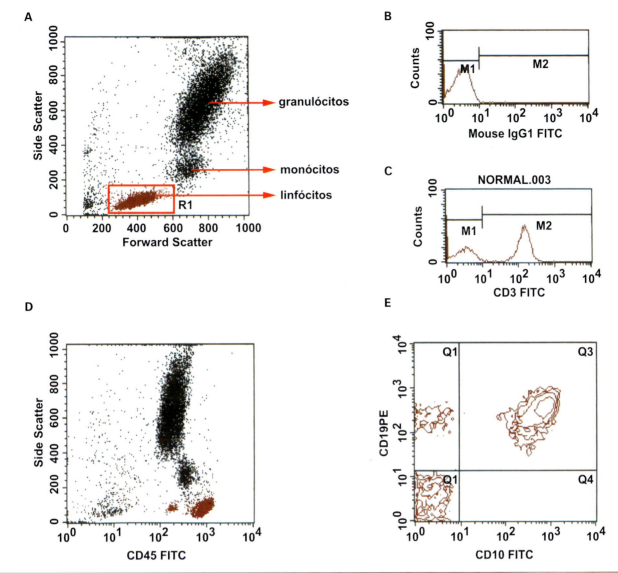

Figura 88.2 Exemplos ilustrativos de resultados obtidos por citometria de fluxo. (A) Gráfico *dot plot* de uma amostra de medula óssea normal. No eixo X estão representados os valores de *Forward Light Scatter* (FSC), diretamente proporcionais ao tamanho da célula, e no eixo Y estão representados os valores de *Sideward Light Scatter* (SSC), diretamente proporcionais à complexidade citoplasmática das células. As subpopulações celulares estão indicadas. O retângulo R1 mostra a *gate* linfocitária e os linfócitos encontram-se representados em vermelho. (B) Histograma mostrando a análise do controle negativo da imunofenotipagem. As barras M1 e M2 indicam a região de distribuição das células negativas e positivas, respectivamente. (C) Histograma mostrando a análise de uma amostra contendo uma subpopulação negativa (M1) e uma subpopulação positiva para marcação com CD3 (M2). (D) Gráfico *dot plot* mostrando a análise concomitante de SSC e CD45. As células da *gate* R1 no painel A (linfócitos) estão representadas em vermelho. (E) Gráficos de contorno de um paciente com leucemia linfoide aguda. No quadrante (Q1) estão as células negativas para a marcação de ambos os antígenos pesquisados (CD10 e CD19); no quadrante Q2 estão as células positivas somente para o CD19; no Q3 estão as células duplo positivas; e no Q4 aquelas positivas só para o CD10 (nenhuma). Abreviações: Imunoglobulina G, IgG; Isocianato de Fluorosceína, FITC; Ficoeritrina, PE *(imagem gentilmente cedida pelo prof. dr. Roberto Passetto Falcão)*.

softwares conseguem representar todos os parâmetros obtidos em um único gráfico, denominado Separador Automático de Populações (APS), que pode ser de grande utilidade para avaliar as vias normais de expressão antigênica durante a maturação das diferentes linhagens hematopoéticas.

APLICAÇÕES DE IMUNOFENOTIPAGEM

Nas últimas duas décadas, muitas das aplicações de imunofenotipagem têm sido de grande utilidade clínica nas áreas de Hematologia e Imunologia. Em geral, a marcação de células com anticorpos monoclonais pode ser usada para identificar, quantificar e caracterizar qualquer tipo de célula ou componente celular. A imunofenotipagem de células hematopoéticas é uma das mais relevantes aplicações clínicas da citometria de fluxo, podendo ser aplicada no diagnóstico, na classificação, no prognóstico e na avaliação de efetividade do tratamento (doença residual mínima) das neoplasias hematológicas (Tabela 88.2).

Tabela 88.2

▶ Aplicações clínicas de imunofenotipagem por citometria de fluxo.

Doença	Diagnóstico	Classificação	Prognóstico/ Estadiamento	Monitoramento
Leucemias agudas	Sim	Sim	Sim	Sim
Doença linfoproliferativa crônica	Sim	Sim	Sim	Sim
Mielodisplasia	A ser estabelecido	Não	A ser estabelecido	A ser estabelecido
Mieloma múltiplo	Sim	Não	Sim	Sim
Mastocitose	Sim	Sim	Não	Sim
HPN	Sim	Sim	Não	Sim
Leucemia mieloide crônica	A ser estabelecido	Não	Não	Sim
Linfoma de Hodgkin	A ser estabelecido	Não	Não	Não

Inicialmente, a citometria de fluxo era apenas utilizada na caracterização de células neoplásicas e classificação de leucemias e linfomas depois que o diagnóstico estivesse estabelecido por outros métodos. Durante esse período, a imunofenotipagem provou ser de grande valor para: 1) diferenciação entre leucemia mieloide aguda, leucemia linfoide aguda e leucemia de fenótipo misto; 2) subclassificação de leucemia linfoide aguda; 3) diagnóstico de LMA com diferenciação mínima, leucemia eritroide aguda e leucemia megacarioblástica aguda; 4) reconhecimento de doenças linfoproliferativas crônicas de células B e T (Tabela 88.3). Progressivamente, alguns marcadores imunofenotípicos passaram a ser associados ao prognóstico de algumas doenças, e os painéis foram gradualmente expandidos para incluir a avaliação de marcadores que tivessem relevância na estratificação de prognóstico, como é o caso da pesquisa de CD38 na membrana e da expressão da proteína ZAP-70 no citoplasma das células da leucemia linfocítica crônica.

Na última década, a imunofenotipagem por citometria de fluxo passou a ser cada vez mais utilizada como um mé-

Tabela 88.3

▶ Distribuição celular dos principais marcadores imunofenotípicos de células hematopoéticas.

Antígeno	Distribuição celular
CD1a-e	Timócitos corticais, células de Langerhans e células dendríticas
CD2	Timócitos, células T e células NK
CD3	Antígeno pan T
CD4	Timócitos, células T do tipo auxiliares, monócitos, macrófagos
CD5	Células T e algumas células B
CD6	Células T do sangue, timócitos medulares e raros timócitos corticais
CD7	Timócitos, algumas células T, monócitos, células NK, células progenitoras hematopoéticas
CD8	Células T citotóxicas, algumas células NK e a maior parte dos timócitos
CD9	Plaquetas, monócitos, células pré-B, linfócitos T ativados, eosinófilos, basófilos
CD10	Células pré-B e pré-T, linfócitos B dos centros germinais, alguns polimorfonucleares, células epiteliais

CD: *Cluster of Differentiation*

(*Continua*)

Tratado de Hematologia

Tabela 88.3

▶ Distribuição celular dos principais marcadores imunofenotípicos de células hematopoéticas. (*Continuação*)

Antígeno	Distribuição celular
CD11a	Linfócitos, polimorfonucleares, monócitos, macrófagos
CD11b	Monócitos, macrófagos, polimorfonucleares, células dendríticas, algumas células B e algumas células NK
CD11c	Monócitos, polimorfonucleares, algumas células B
CD11d	Macrófagos da polpa vermelha, alguns glóbulos brancos do sangue
CDw12	Monócitos, polimorfonucleares, células NK
CD13	Células mielóides
CD14	Monócitos, células dendríticas
CD15	Polimorfonucleares, eosinófilos, monócitos
CD15s	Polimorfonucleares, basófilos, monócitos, células mieloides, algumas células T
CD16A	Células NK, macrófagos, mastócitos
CD16B	Polimorfonucleares
CDw17	Polimorfonucleares, basófilos, plaquetas, monócitos, algumas células B
CD18	A mesma de CD11a-d combinados
CD19	Todas as células B, todos os precursores B
CD20	Células B, mas não plasmócitos
CD21	Células B, células epiteliais da faringe e cervicais, raras células T e astrócitos
CD22	Células B maduras, mas não plasmócitos
CD23	Células B que expressam IgM ou IgD na superfície celular, monócitos, algumas células T, eosinófilos, células NK e plaquetas
CD24	Células B, pré-B, polimorfonucleares, células epiteliais, menos de 2% dos timócitos
CD25	Linfócitos T ativados, linfócitos B ativados, alguns timócitos, células mieloides maduras
CD26	Células epiteliais intestinais, tubulo renal proximal, duto bilioso, próstata, células T ativadas ou de memória, timócitos medulares
CD27	Algumas células B, T e NK, timócitos medulares
CD28	95% das células T CD4$^+$, 50% das células CD8$^+$
CD29	Plaquetas e todos os leucócitos especialmente em células T de memória
CD30	Células B e T ativadas, células de Reed-Sternberg
CD31	Monócitos, células mieloides, plaquetas, junções célula a célula do endotélio, algumas células T
CD32	Monócitos, macrófagos, plaquetas, células B e polimorfonucleares
CD33	Células da linhagem mielomonocítica, mas não em células progenitoras
CD34	1 a 4% das células da medula óssea, incluindo a célula progenitora hematopoética e também endotélio
CD35	Monócitos, polimorfonucleares, células dendríticas, células B, algumas células T, alguns astrócitos, algumas células glomerulares
CD36	Plaquetas, monócitos, macrófagos, adipócitos, algumas células epiteliais, algumas células glomerulares

CD: *Cluster of Differentiation*

(*Continua*)

Capítulo 88 • Imunofenotipagem por Citometria de Fluxo

Tabela 88.3

▶ Distribuição celular dos principais marcadores imunofenotípicos de células hematopoéticas. (*Continuação*)

Antígeno	Distribuição celular
CD37	Células B maduras, algumas células T, monócitos
CD38	Plasmócitos, linfócitos B ativados, algumas células T ativadas, timócitos, monócitos, células NK, alguns progenitores mieloides
CD39	Células endoteliais, macrófagos, células dendríticas, algumas células NK, B ou T ativadas
CD40	Células B maduras, monócitos, células dendríticas, algumas células epiteliais
CD41	Plaquetas e megacariócitos
CD42a	Plaquetas e megacariócitos
CD42b	Plaquetas e megacariócitos
CD42c	Plaquetas e megacariócitos
CD42d	Plaquetas e megacariócitos
CD43	Timócitos, células T, polimorfonucleares, macrófagos, monócitos, células NK, plaquetas, células B ativadas, plasmócitos, células progenitoras hematopoéticas
CD44	A maior parte das células, exceto plaquetas, hepatócitos, músculo cardíaco, epitélio tubular, renal, testículos
CD44R	Células epiteliais, hemácias, monócitos e leucócitos ativados
CD45	Todas as células hematopoéticas exceto hemácias
CD45RA	Células B, também uma subpopulação de células CD4 *naïve*, monócitos
CD45RB	Subpopulação de células T de memória, monócitos, polimorfonucleares
CD45RC	Algumas células T
CD45RO	Timócitos ativados, alguns linfócitos T de memória
CD46	Células endoteliais, células epiteliais, fibroblastos, placenta, esperma, todas as células sanguíneas exceto hemácias
CD47	Todas as células hematopoéticas
CD48	Todas as células hematopoéticas, exceto polimorfonucleares, plaquetas, hemácias
CD49a	Monócitos, endotélio, músculo liso, linfócitos T e B ativados
CD49b	Monócitos, plaquetas, linfócitos B, T e NK, timócitos, fibroblastos, endotélio, osteoclácitos, epitélio
CD49c	Monócitos, células B e T, glomerulorrenal, tireoide, membrana basal
CD49d	Células T, B e NK, eosinófilos, monócitos, eritroblastos, timócitos, mastócitos, células dendríticas, basófilos, mieloblastos
CD49e	Timócitos, células T, monócitos, plaquetas, células B muito imaturas ou células B ativadas
CD49rf	Plaquetas, macrófagos, monócitos, timócitos, células T, epitélio
CD50	Timócitos, células T e B, monócitos, polimorfonucleares
CD51	Células endoteliais, monócitos, macrófagos, plaquetas, algumas células B
CD52	Linfócitos, monócitos, alguns polimorfonucleares, vesículas seminais, epidídimo, espermatozoides
CD53	Leucócitos, plaquetas, osteoblastos, osteoclastos

CD: *Cluster of Differentiation*

(Continua)

Tabela 88.3

▶ Distribuição celular dos principais marcadores imunofenotípicos de células hematopoéticas. *(Continuação)*

Antígeno	Distribuição celular
CD54	Leucócitos, células epiteliais e endoteliais, a sua expressão aumenta com a ativação
CD55	Todas as células em contato com o soro, sistema nervoso central e células epiteliais
CD56	Células NK, células embriônicas, músculo, células neurais, epitélio, algumas células T ativadas
CD57	Células NK, algumas células T, raras células B, algumas células Schwann
CD58	A maior parte das células hematopoéticas, fibroblastos, endotélio
CD59	Leucócitos, hemácias, células epiteliais e endoteliais, placenta, espermatozoide, fluidos orgânicos
CD60	Subpopulação de células T, plaquetas, alguns monócitos, melanócitos
CD61	Plaquetas, megacariócitos, monócitos, macrófagos, células endoteliais
CD62E	Endotélio
CD62L	Células B, células T, polimorfonucleares, timócitos, monócitos, eosinófilos, basófilos, precursores eritróides e mielóides, células NK
CD62p	Plaquetas, células endoteliais, megacariócitos
CD63	Plaquetas ativadas, monócitos, macrófagos, grânulos secretores de algumas células endoteliais, grânulos densos das plaquetas
CD64	Monócitos, macrófagos, polimorfonucleares ativados
CD65	Células mieloides, algumas células monocitoides
CD66a	Polimorfonucleares, histiócitos, algumas células progenitoras mieloides, algumas células epiteliais das bordas em escova do colo
CD66b	Polimorfonucleares
CD66c	Restrito à linhagem mieloide, raras células pré-B
CD66d	Polimorfonucleares
CD66e	Tecidos derivados das três camadas germinativas durante a embriogênese, células epiteliais colônicas no adulto
CD66f	Tecidos derivados das três camadas germinativas durante a embriogênese, células epiteliais colônicas no adulto
CD68	Monócitos, macrófagos, osteoclastos, mastócitos, grânulos citoplasmáticos, alguns grandes linfócitos
CD69	Plaquetas, linfócitos ativados, timócitos, $Cd4^+$ ou $CD8^+$
CD70	Linfócitos B ativados, alguns linfócitos T ativados
CD71	Células ativadas ou em proliferação
CD72	Todas as células B (exceto plasmócitos), fraca marcação para macrófagos
CD73	Algumas células B e T, timócitos, células epiteliais e endoteliais, células dendríticas
CD74	Células B, monócitos, células dendríticas, células T ativadas
CDw75	Células B maduras, mas não plasmócitos
CDw76	Células B maduras (particularmente células da zona do manto), algumas células T, melanócitos, células endoteliais, hepatócitos, túbulos renais
CD77	Células B do centro germinativo, endotélio, algumas células epiteliais

CD: *Cluster of Differentiation*

(Continua)

Capítulo 88 • Imunofenotipagem por Citometria de Fluxo

Tabela 88.3

▶ Distribuição celular dos principais marcadores imunofenotípicos de células hematopoéticas. (Continuação)

Antígeno	Distribuição celular
CDw78	Células B, alguns macrófagos tissulares
CD79a	Células B
CD79b	Células B
CD80	Linfócitos B ativados, monócitos
CD81	Vários tipos celulares, incluindo linfócitos
CD82	Epitélio, endotélio, monócitos, polimorfonucleares, plaquetas, linfócitos ativados
CD83	Células dendríticas, células de Langerhans, células B ativadas, células reticulares interdigitantes
CDw84	Monócitos, plaquetas, células B do centro germinativo, células B da zona do manto
CD85	Células plasmáticas, células NK, células B, monócitos, *hairy cell leukemia*
CD86	Monócitos, células B e T ativadas, células dendríticas
CD87	Monócitos, polimorfonucleares, células NK ativadas e *large granular lymphocytes*
CD88	Polimorfonucleares, macrófagos, eosinófilos, mastócitos, hepatócitos, células do músculo liso, endotélio
CD89	Polimorfonucleares, monócitos, macrófagos, mucosa, algumas células B e T
CD90	Protimócitos, cérebro, alguns tecidos não linfoides
CD91	Monócitos, macrófagos, astrócitos, fibroblastos, células epiteliais
CDw92	Polimorfonucleares, monócitos e uma expressão baixa de linfócitos, endotélio
CDw93	Polimorfonucleares, monócitos, células endoteliais
CD94	Células NK e raras células T
CD95	Linfócitos ativados, fibroblastos, monócitos, polimorfonucleares, fígado, células T e NK
CD96	Células T e NK
CD97	Polimorfonucleares, monócitos, células T e B ativadas
CD98	Expressão forte em monócitos, células do miocárdio e linfócitos T ativados, expressão fraca em células T, B e NK
CD99	Todos os glóbulos brancos especialmente timócitos; são encontrados na superfície de hemácia Xg(a^+) e no citoplasma de hemácias Xg (a^-)
CD100	Células B, T e NK, a maior parte das células mieloides, sua expressão aumenta com a ativação
CD101	Polimorfonucleares, monócitos, algumas células T de mucosa e linfócitos ativados
CD102	Células endoteliais, plaquetas, algumas subpopulações linfocitárias, monócitos, células dendríticas, sinusoides esplênicos
CD103	Intraepitelial 1 a 2% dos linfócitos do sangue, testículos, próstata, ovário e pâncreas
CD104	Epitélio, timócitos, algumas células neuronais, membrana basal e células de Schwann
CD105	Endotélio, monócitos ativados, macrófagos, proeritroblastos
CD106	Células endoteliais ativadas, macrófagos, células dendríticas, estroma da medula óssea, mieloblastos, raros macrófagos, mielotúbulos

CD: *Cluster of Differentiation*

(Continua)

Tabela 88.3

▶ Distribuição celular dos principais marcadores imunofenotípicos de células hematopoéticas. (*Continuação*)

Antígeno	Distribuição celular
CD107a	Plaquetas ativadas, polimorfonucleares, células T, macrófagos, células dendríticas, células endoteliais, epitélio tonsilar
CD107b	Plaquetas ativadas, polimorfonucleares, células endoteliais ativadas, epitélio tonsilar, melanoma
CDw108	Expressão fraca em alguns linfócitos, mieloides, células estromais
CD109	Endotélio, plaquetas, células T ativadas
CD110	Receptor da trombopoetina (MPL), células-tronco hematopoéticas, progenitores megacariocíticos
CD115	Placenta, macrófagos, monócitos e seus precursores
CDw116	Monócitos, polimorfonucleares, células endoteliais, células dendríticas, fibroblastos
CD117	Progenitores hematopoéticos, mastócitos, melanócitos, espermatogônias, oócitos, algumas células NK
CD119	Macrófagos, monócitos, células T, B e NK, polimorfonucleares, células epiteliais, endotélio, fibroblastos
CD120a	Células de diferentes tipos – os níveis mais altos são expressos em células epiteliais, células do centro germinativo, células dendríticas
CD120b	Células de diferentes tipos – os níveis mais altos são expressos em células epiteliais, células do centro germinativo, células dendríticas
CDw121a	Células T, timócitos, condrócitos, células sinoviais, células endoteliais, fibroblastos, queratinócitos, hepatócitos
CDw121b	Células B, monócitos, polimorfonucleares, macrófagos
CD122	Células T ativadas, células B, monócitos, células NK
CDw123	Células hematopoéticas progenitoras
CD124	Células B maduras, células T, epitélio, endotélio, precursores hematopoéticos, fibroblastos
CD125	Células hematopoéticas em geral, em especial eosinófilos e basófilos
CD126	Plasmócitos, células B ativadas, baixa expressão em leucócitos, células epiteliais, fibroblastos, células neuronais, hepatócitos
CD127	Precursores B, timócitos, células T maduras, monócitos
CDw128	Polimorfonucleares, basófilos, monócitos, queratinócitos, algumas células T
CD129	Células T ativadas, células B, precursores mieloides e eritroides, mastócitos
CD130	A maior parte dos leucócitos, células epiteliais, fibroblastos, hepatócitos, células neurais
CDw131	Células mieloides, sangue, células progenitoras, neutrófilos, algumas células B
CD132	Timócitos, a maior parte dos leucócitos, a expressão aumenta com a ativação
CD133	Progenitores hematopoéticos imaturos que coexpressam CD34 e CD117
CD134	Célula progenitora hematopoética
CD135	Monócitos, células epiteliais
CDw136	Monócitos, células epiteliais
CDw137	Células T ativadas, timócitos, algumas células não linfoides
CD138	Células pré-B, linfócitos B imaturos, plasmócitos, células epiteliais e mesenquimais

CD: *Cluster of Differentiation* (Continua)

Capítulo 88 • Imunofenotipagem por Citometria de Fluxo 875

Tabela 88.3

▶ Distribuição celular dos principais marcadores imunofenotípicos de células hematopoéticas. *(Continuação)*

Antígeno	Distribuição celular
CD139	Células B, monócitos, algumas células dendríticas, células endoteliais
CD140a	Células mesenquimais, plaquetas, diferentes formas de neoplasias
CD140b	Células mesenquimais, polimorfonucleares, monócitos, diversas neoplasias
CD141	Células endoteliais, polimorfonucleares, queratinócitos, músculo liso, megacariócitos, monócitos e células sinoviais
CD142	Queratinócitos, epitélio, células adventícias, células estromais, monócitos ativados, células endoteliais, alguns polimorfonucleares
CD143	Células endoteliais, túbulo proximal renal, células neuronais, mesenquimais, algumas células T
CD144	Endotélio
CDw145	Endotélio, células estromais
CD146	Endotélio, músculo liso, subpopulação de células T, algumas células dendríticas
CD147	Linfócitos ativados, monócitos, leucócitos em repouso
CD148	Polimorfonucleares, monócitos, plaquetas, fibroblastos, células dendríticas, neurônios
CDw149	Linfócitos do sangue, expressão fraca em plaquetas, polimorfonucleares, monócitos
CDw150	Timócitos, alguns linfócitos T de memória, alguns linfócitos B, linfócitos ativados
CD151	Plaquetas, megacariócitos, monócitos, células epiteliais e endoteliais
CD152	Células T ativadas
CD153	Células T ativadas, macrófagos ativados, neutrófilos, células B
CD154	Células T CD4$^+$, células T CD8$^+$ ativadas
CD155	Monócitos
CD156	Monócitos, polimorfonucleares
CD157	Monócitos, polimorfonucleares, estroma da medula óssea, algumas células dendríticas, células sinoviais, células endoteliais
CD158a	Subpopulação de células NK, algumas células T
CD158b	Subpopulação de células NK, algumas células T
CD161	Células NK, expressão fraca em algumas células T, monócitos
CD162	Polimorfonucleares, monócitos, a maior parte dos linfócitos
CD163	Monócitos, macrófagos
CD164	Células epiteliais, monócitos, estroma da medula óssea
CD165	Plaquetas, timócitos, células T, B e NK, alguns monócitos
CD166	Células do epitélio tímico, linfócitos T ativados, células da medula óssea CD34$^+$, células endoteliais
CD169	Macrófagos perifoliculares do baço e macrófagos da medula óssea e sinusoidais e subcapsulares dos linfonodos
CD178	FAS ligante. Células T ativadas, Células NK não ativadas, neutrófilos, células da glia e vários tecidos não hematopoéticos
CD179a/b	Precursores linfoides B
CD183	Expresso em linfócitos T de memória/ativados mas não em linfócitos T naive
CD200	Expresso por linfócitos B e uma subpopulação T. Expresso em doenças linfoproliferativas B e no mieloma múltiplo
CD203c	Expresso por basófilos e mastócitos
CD231	Expresso por blastos da leucemia linfoide aguda T
CD233	Reconhece a banda 3 dos eritrócitos

CD: *Cluster of Differentiation*

(Continua)

Tabela 88.3

▶ Distribuição celular dos principais marcadores imunofenotípicos de células hematopoéticas. *(Continuação)*

Antígeno	Distribuição celular
CD235a	Reconhece a glicoforina A, expressa por precursores eritroides, bem como por eritrócitos
CD243	Glicoproteína P, resistência a múltiplas drogas 1, distribuição ubíqua
CD244	Expresso por células NK, aproximadamente 80% dos linfócitos CD8+, 75% das células T γδ, basófilos e monócitos

CD: *Cluster of Differentiation*

todo altamente sensível e específico para a identificação de células neoplásicas, mesmo quando estas estão presentes em mínima proporção na amostra. Isso se deve principalmente ao perfil aberrante de expressão antigênica das células neoplásicas, e ao conhecimento detalhado dos perfis imunofenotípicos de maturação normal, reacional e regenerativa de células precursoras das principais linhagens hematopoéticas (Figura 88.3). Fenótipos aberrantes associados à leucemia/linfoma são facilmente detectados na maioria dos casos (infidelidade de linhagem, expressão antigênica assíncrona, hiperexpressão ou perda de antígenos, fenótipos restritos a tecidos específicos e vias de maturação anormal). Além disso, novas aplicações da citometria no diagnóstico de neoplasias hematológicas vêm sendo cada vez mais empregadas, como nas síndromes mielodisplásicas, mieloma múltiplo, leucemia mieloide crônica, mastocitose sistêmica e, mais recentemente, no linfoma de Hodgkin clássico e tumores sólidos, principalmente em crianças.

Uma aplicação já bastante tradicional da citometria de fluxo é no estabelecimento da natureza clonal da expansão de linfócitos em sangue periférico, medula óssea e outros tecidos, como linfonodos e baço. Diagnóstico de clonalidade B e T é tipicamente baseada na identificação específica de uma população de linfócitos expressando fenótipos anormais, claramente diferentes do perfil de expressão antigênica dos linfócitos normais.

A suspeita clínica e morfológica (e.g., leucemia aguda, linfoma) e o tipo de estudo a ser realizado (e.g., diagnóstico, doença residual mínima) são os principais direcionadores do painel de anticorpos monoclonais a serem utilizados para determinar a linhagem celular acometida, detectar e quantificar as células neoplásicas, e identificar e caracterizar a presença de fenótipos aberrantes, cujo estudo é importante para embasar as pesquisas de doença residual mínima subsequentes. Sugestões atuais de painéis imunofenotípicos podem ser encontradas nas recomendações do *LeukemiaNet* (Bene *et al*, 2011), do consórcio *Euroflow* (Van Dongen *et al* 2012) e, mais recentemente, nas recomendações nacionais do Grupo Brasileiro de Citometria de Fluxo (www.gbcflux.com.br).

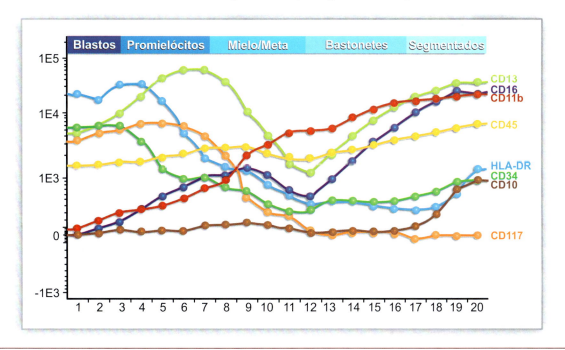

Figura 88.3 Gráfico de maturação de neutrófilos, obtido através da combinação dos antígenos *CD34, CD117, CD45, HLA-DR, CD13, CD11b, CD10* e *CD16* em citômetro de fluxo de oito cores.

▶ Leucemias agudas

Leucemias agudas são neoplasias de células hematopoéticas precursoras caracterizadas pela presença de número igual ou superior a 20% de blastos em sangue periférico e medula óssea, conforme quantificado por métodos morfológicos. A classificação das leucemias agudas é realizada por uma combinação de achados morfológicos, imunofenotípicos, citogenéticos e moleculares, de acordo com os critérios da Classificação de Tumores Hematolinfoides da Organização Mundial da Saúde (OMS). Apesar de a análise morfológica ser considerada o padrão-ouro para a quantificação de blastos, a combinação de mais de um marcador de células imaturas (e.g., CD34, CD117, HLA-DR e CD45 para células mieloides; e CD34, CD45 e nTdT para células linfoides) permite identificar e quantificar os blastos por citometria de fluxo com alta reprodutibilidade e boa correlação como métodos morfológicos.

O acometimento da linhagem mieloide nas LMAs é confirmado pela detecção de Mieloperoxidase intracitoplasmática (MPO) e marcadores monocíticos nos blastos, com exceção de casos de LMA com mínima diferenciação, que podem não apresentar a expressão de MPO, mas expressam outros marcadores mieloides, como CD117, CD13 e CD33. Os casos de LMA são classificados de acordo com o estágio maturativo, com comprometimento das linhagens neutrofílica (CD117, CD13 e CD33), monocítica (CD64, CD36, CD14, CD4 e CD11c), megacariocítica (CD61, CD41, CD42), eritroide (CD71, CD36, CD235a), e, menos frequentemente, das linhagens dendrítica plasmocitoide (CD123, CD303 e TCL1), basofílica (CD203c e CD123) e mastocitária (CD117, CD203c). Vale ressaltar o papel da citometria no diagnóstico da leucemia promielocítica aguda, que identifica promielócitos anômalos com FSC e SSC elevado, expressão dos antígenos CD117, CD13 heterogêneo, CD33 homogêneo e MPO intracitoplasmática, em associação à ausência de expressão dos antígenos CD34, HLA-DR e CD15 (Figura 88.4).

Para definição de linhagem B, os blastos devem expressar o antígeno CD19 em associação a um ou mais marcadores de linhagem B, como o CD79a intracitoplasmático, CD10 e CD22. De acordo com o grupo EGIL, as Leucemias Linfoides Agudas de células B (LLA-B) podem ser classificadas em quatro grupos, levando-se em conta os diferentes estágios de diferenciação do precursor de células B, pela expressão dos antígenos CD10 e imunoglobulina de cadeia pesada IgM: LLA Pró-B (BI; CD10-; $_C$IgM-); LLA comum (BII; CD10+; $_C$IgM-); LLA Pré-B (BIII; $_C$IgM+) e LLA-B de células maduras (BIV; $_S$IgM+).

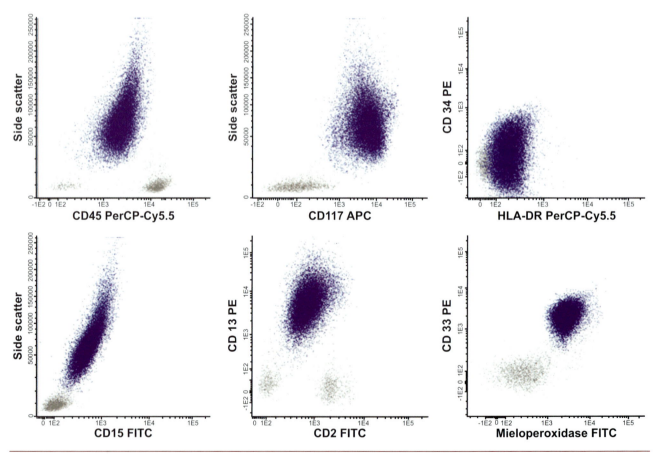

Figura 88.4 Gráficos *dot plot* de citometria de fluxo de um caso de leucemia promielocítica aguda. Os promielócitos anômalos expressam os antígenos CD117, CD13 heterogêno, CD33 homogêneo, mieloperoxidase intracitoplasmática de elevada intensidade, mas não expressam os antígenos CD34, HLA-DR e CD15.

Leucemia Linfoide Aguda de Células T (LLA-T) é confirmada pela expressão de CD3 na superfície ou no citoplasma dos blastos, e os casos também podem ser classificados de acordo com a similaridade com o estágio maturativo dos precursores T normais. Casos de LLA-T que apresentam apenas expressão de cCD3 e CD7 são denominados LLA pró-T, enquanto a classificação pré-T é reservada para casos em que CD2 é expresso, associado ou não com CD5. A expressão de CD1a e coexpressão de CD4 e CD8 são os principais achados da LLA-T cortical, enquanto a expressão de CD3 de superfície e ausência de CD1a caracteriza a LLA-T medular.

Alguns casos de LLA-T têm um fenótipo mais primitivo, possivelmente tendo como célula de origem timócitos em estágios iniciais de diferenciação. Casos desse subtipo, denominados recentemente de LLA de células T precursoras iniciais (*early T-cell precursor leukemia*), podem ser identificadas pelo seu imunofenótipo característico, composto por CD5 de baixa intensidade, ausência de CD1a e CD8, e coexpressão de um ou mais antígenos de células precursoras (CD34 e HLA-DR) ou mieloides (CD117, CD13, CD33, CD65 e CD11b) (Figura 88.5). Esse subtipo de LLA-T é extremamente agressivo e sua identificação é crítica para direcionar o tratamento, uma vez que esses pacientes se beneficiam de protocolos de tratamento mais agressivos.

▶ **Neoplasias de células B maduras**

Imunofenotipagem por citometria de fluxo é indispensável para diagnóstico e classificação de neoplasias de células B maduras, pois permite não apenas a identificação de células maduras e anômalas da linhagem B, como também o reconhecimento dos perfis imunofenotípicos característico das entidades que irão compor o diagnóstico diferencial.

A natureza neoplásica dos linfócitos B pode ser demonstrada de duas formas: restrição de cadeia leve de imunoglobulina e expressão antigênica aberrante. Diferentemente dos linfócitos B normais/reacionais que apresentam uma relação kappa:lambda de 2:1 a 3:1, as neoplasias de células B maduras geralmente representam um clone de células que expressam apenas uma classe de cadeia leve (kappa ou lambda). No entanto, a restrição de cadeia leve não deve ser isoladamente considerada, por si só, como equivalente a um processo neoplásico, e seu resultado deve ser sempre interpretado em conjunto com os dados clínicos, morfológicos e demais dados imunofenotípicos (expressão antigênica aberrante).

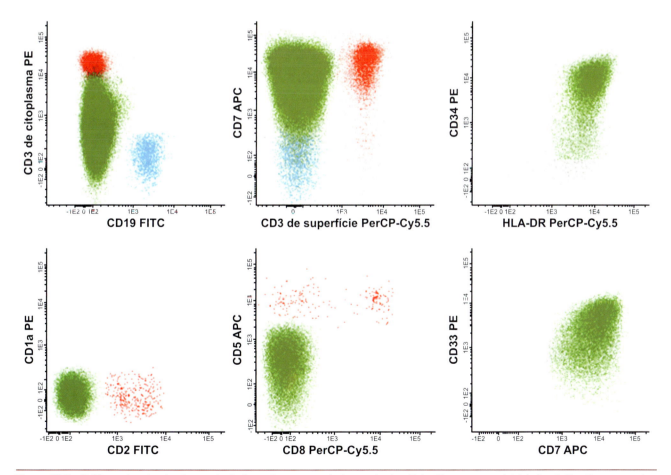

Figura 88.5 Gráficos *dot plot* de citometria de fluxo de um caso de leucemia de células T precursoras iniciais (*early T cell precursor leukemia*). Os blastos (verde) apresentam expressão de CD3 de citoplasma, CD7 e CD5 de baixa intensidade, em associação aos antígenos HLA-DR, CD34 e CD33 e ausência de expressão de CD8 e CD1a. Os linfócitos T normais residuais estão indicados em vermelho; e os linfócitos B, em azul.

A semelhança imunofenotípica com um dado estágio de diferenciação das células B normais é uma característica relevante na classificação dessas neoplasias, ressaltando o papel essencial da citometria de fluxo na classificação dos linfomas B. Neste contexto, a identificação de CD5 e CD10 na superfície das células neoplásicas restringe as possibilidades diagnósticas dentre os vários subtipos de linfomas de células B, auxiliando na seleção de métodos diagnósticos subsequentes para o diagnóstico definitivo (Tabela 88.4).

As associações mais frequentes são CD5+/CD10-, cujas principais hipóteses são Leucemia Linfocítica Crônica (LLC) e Linfoma de Células do Manto (LCM); CD5-/CD10+, representada pelo linfoma folicular, Linfoma Difuso de Grandes Células B (LDGCB) e linfoma de Burkitt; e linfomas CD5-/CD10-, exemplificados pelo linfoma da zona marginal, linfoma esplênico de células vilosas, tricoleucemia e linfoma linfoplasmocítico.

Os casos de LLC tipicamente expressam os antígenos CD23 e CD200, apresentam os antígenos CD20 e imunoglobulina de cadeia leve com baixa intensidade de expressão na membrana, e não expressam os antígenos FMC-7 e CD79b. A maior parte dos casos de LCM apresenta um perfil imunofenotípico característico, com ausência de expressão de CD23 e principalmente CD200 (Figura 88.6)

Os casos de linfoma folicular e LDGCB CD10+ apresentam sobreposição fenotípica importante, que muitas vezes não permite distinção entre as duas entidades, utilizando-se a citometria de fluxo isoladamente. No entanto, casos de linfoma folicular podem ser reconhecidos por baixa expressão de CD19, associado à elevada expressão de Bcl2 intracitoplasmático. Casos de linfoma de Burkitt apresentam restrição de cadeia leve na membrana, com elevada expressão dos antígenos CD20, CD38 e CD81, e ausência de expressão de marcadores de células precursoras, como TdT nuclear e CD34.

No subgrupo CD5-/CD10-, a tricocitoleucemia clássica é facilmente caracterizada pela presença de elevado tamanho celular e expressão dos antígenos CD11c, CD25, CD103, CD123 e CD305 (LAIR-1), enquanto o linfoma esplênico de células vilosas expressa apenas os antígenos CD11c e CD25, mas não CD103 e CD123.

Os linfócitos do linfoma da zona marginal, linfoma linfoplasmocítico e LDGCB CD10- também apresentam elevada sobreposição fenotípica, necessitando de exames complementares adicionais para o diagnóstico final. No entanto, a presença de plasmócitos clonais com o mesmo tipo de cadeia leve dos linfócitos clonais, e ausência de expressão anômala de CD56 (comum nos plasmócitos do

Tabela 88.4

▶ Perfil imunofenotípico dos principais subtipos de neoplasias de células B maduras.

Neoplasia de células B maduras	Características imunofenotípicas
CD5+/CD10-	
Leucemia linfocítica crônica	Fenótipo típico: CD20 fraco, CD22 fraco, sIg fraca, CD23+, FMC-7-, CD79b -/fraco, CD200+
Linfoma de células do manto	CD20++, CD23-, sIg++, FMC-7+, CD79b+, CD200-
Leucemia prolinfocítica B	Fenótipo variável
Linfoma de zona marginal	Fenótipo variável
CD5-/CD10+	
Linfoma folicular	CD19 fraco, bcl-2++
Linfoma difuso de grandes células B	Fenótipo variável, bcl-2+
Linfoma de Burkitt	CD38++, CD81++, bcl-2-
CD5-/CD10-	
Tricocitoleucemia	CD103+, CD123+, CD11c++, CD25+, CD305+, CD200++
Linfoma esplênico de zona marginal com vilos	CD11c+, CD25+, CD103-, CD123-, CD200-/+
Linfoma de zona marginal	Fenótipo variável
Linfoma linfoplasmocítico	Fenótipo variável. Plasmócitos clonais
Linfoma difuso de grandes células B	Fenótipo variável, bcl-2+
CD5+/CD10+	
Linfoma do manto, linfoma folicular, linfoma difuso e linfoma de Burkitt	Mesmo fenótipo descrito acima

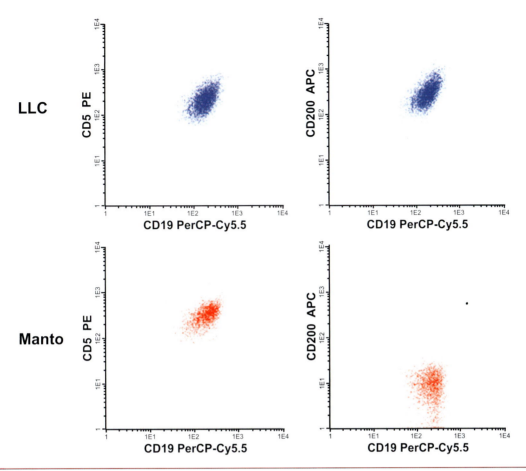

Figura 88.6 Gráficos *dot plot* de citometria de fluxo de um caso de leucemia linfocítica crônica (azul) e linfoma de células do manto (vermelho). O CD200 é expresso com elevada intensidade nas células da LLC, mas não é expresso pelas células do linfoma de células do manto.

Tabela 88.5

▶ Perfil imunofenotípico dos principais subtipos de neoplasias de células T maduras.

Neoplasia de células T maduras	Características imunofenotípicas
CD4+/CD8-	
Micose fungoide/síndrome de Sézary	CD7-, CD26-, CD25-/fraco, CD28+
Leucemia Prolinfocítica T (PLT)	CD7+, CD26+, CD25-, TCL1+
Leucemia/Linfoma de Células T do Adulto (ATLL)	CD7-, CD26-, CD25++
Linfoma anaplásico de grandes células	CD30+, CD7-/+, CD5-/+, CD13+/-
Linfoma angioimunoblástico	CD3 fraco, CD7 fraco, CD279+, CD10+
Linfoma de células T periférico NOS	Fenótipo variável
CD4-/CD8+	
Linfoma de linfócitos grandes granulares	CD5 fraco, CD7 fraco, CD16+, CD57+, CD56+, CD94+, granzima B+, perforina+
CD4+/CD8+	
PLT e ATLL	Mesmo fenótipo descrito acima
CD4-/CD8-	
Linfoma de células T hepatoesplênico gama-delta	CD5-, CD7+, TCR gama-delta+

mieloma múltiplo) é altamente sugestiva de linfoma linfoplamocítico.

▶ Neoplasias de células T

Neoplasias de células T maduras podem ser identificadas por citometria de fluxo através da restrição de subpopulações de células T (e.g., linfocitose com predomínio de células CD4+ ou CD8+ e alteração da relação CD4:CD8) e através da expressão antigênica aberrante, como diminuição ou ausência de antígenos pan-T (CD2, CD5 e CD7) e expressão de antígenos não expressos em células T normais, como os antígenos mieloides (CD13 e CD33). No entanto, deficiência de antígenos pan-T também pode ser encontrada em linfócitos T reacionais ou em pequenas subpopulações de células T, e o diagnóstico definitivo deve ser realizado sempre em conjunto com o quadro clínico, morfologia das células anômalas, e resultados dos demais exames complementares.

Clonalidade de células T pode ser estabelecida por biologia molecular, através do estudo do Receptor de Células T (TCR), ou por citometria de fluxo pelo estudo das famílias da região variável da cadeia β do TCR (Figuras 88.7). Casos clonais apresentam restrição de expressão de uma das famílias (identificação direta) ou ausência de expressão das famílias de TCRVβ (identificação indireta) na população de linfócitos T suspeita.

De forma geral, a expressão de CD4 e CD8 pode ser utilizada para formular uma lista de possibilidades diagnósticas e determinar os exames adicionais necessários para o diagnóstico definitivo (Figura 88.5).

Casos CD4+/CD8- incluem a Leucemia Prolinfocítica T (LPT), Micose Fungoide e Síndrome de Sézary (MF/SS), Leucemia/Linfoma de Células T do Adulto (ATLL), Linfoma Angioimunoblástico (LAIB), linfoma anaplásico de grandes células e raros tipos de leucemia de linfócitos grandes granulares CD4+.

A combinação dos antígenos CD7, CD26 e CD25 é útil no diagnóstico diferencial entre LPT, MF/SS e ATLL. LPT é caracterizada por linfocitose absoluta, ausência de perda de antígenos pan-T (CD3, CD2, CD7 e CD5) e expressão de CD26. Além disso, esse subtipo é frequentemente associado com a t(7;14)(q35;q32.1), que ocasiona hiperexpressão da proteína TCL1 intracitoplasmática, que pode ser investigada por citometria de fluxo. Por sua vez, os casos de MF/SS e ATLL apresentam frequentemente perda de expressão dos antígenos CD7 e CD26. Nesses casos, o antígeno CD25 é fundamental para o diagnóstico diferencial, uma vez que é expresso com elevada intensidade nos casos de ATLL, mas negativo na MF/SS.

O linfoma anaplásico de grandes células é uma doença nodal e cutânea de linfócitos CD4+ e CD2+, mas que frequentemente apresenta ausência de expressão de outros antígenos pan-T, como CD5 e CD7. Esse subtipo de linfoma caracteristicamente apresenta expressão do antígeno CD30 e a expressão de antígenos mieloides, que pode estar associada a casos de ALK+.

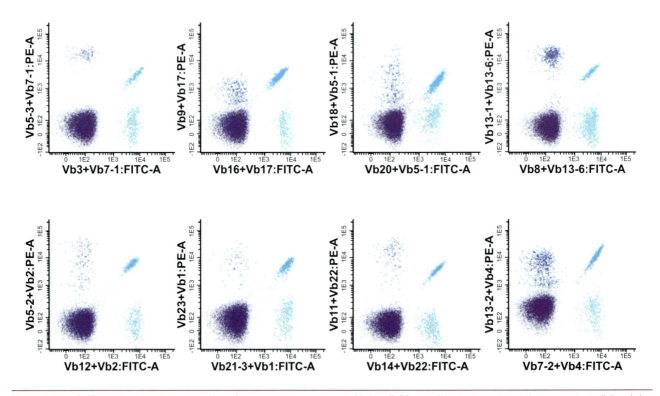

Figura 88.7 Gráficos *dot plot* de citometria de fluxo em população de linfócitos T CD4 positivos, demonstrando expansão policlonal das 24 famílias da região variável da cadeia β do TCR.

O linfoma angioimunoblástico geralmente apresenta expressão do antígeno CD3 de baixa intensidade, associada à expressão dos antígenos CD10 e CD279.

Dentre os linfomas CD4-/CD8+, o subtipo predominante é a leucemia de linfócitos grandes granulares CD8+. Esta doença é caracterizada por diminuição de expressão de CD5 e CD7, e expressão de antígenos de células NK e citotóxicos, como CD16, CD56, CD57, CD94, perforina e granzima-A. O diagnóstico de LGL é realizado por meio de achados clínicos, morfológicos e imunofenotípicos, e pode estar associado a doenças autoimunes, como a artrite reumatoide.

Dentre os linfomas CD4-/CD8-, o principal representante é o linfoma hepatoesplênico gama/delta+, que geralmente apresentam expressão de CD56 e ausência de CD5.

▶ Hemoglobinúria paroxística noturna

A análise da expressão de Proteínas Ligadas a GPI (PA-GPI) em hemácias e leucócitos de sangue periférico por Citometria de Fluxo (CF) é a técnica de escolha para o diagnóstico da HPN, substituindo muitos dos estudos bioquímicos convencionais (teste da sacarose e teste de Ham), baseados na demonstração de hemólise *in vitro* das células HPN. Para avaliação inicial, recomenda-se a análise de pelo menos dois antígenos ancorados pela GPI, com a finalidade de excluir deficiência hereditária e isolada de uma única PA-GPI ou erro técnico.

Amplo número de anticorpos monoclonais para PA-GPI encontra-se disponível. Para melhor avaliação recomenda-se uma estratégia combinada de três ou mais AcMo, utilizando anticorpos para antígenos linhagem-específicos não ancorados pela GPI (ex.: Glicoforina A para eritrócitos, CD15 e CD33 para granulócitos e monócitos), em associação a anticorpos ancorados PA-GPI (Tabela 88.1). De acordo com os mais recentes *guidelines*, os principais marcadores para a identificação de clones HPN são: CD59 para hemácias, CD24 e FLAER para neutrófilos, e CD14 e FLAER para neutrófilos. O marcador FLAER é uma proteína derivada de uma toxina bacteriana (aerolisina) que se liga com alta especificidade diretamente à âncora de GPI, sendo o marcador mais sensível existente de leucócitos do clone HPN.

A análise por CF, além de identificar a população de células deficientes de PA-GPI, pode quantificar células anormais, permitindo identificar discretas populações com graus diferentes de deficiência, especialmente em eritrócitos. Hemácias com deficiência completa de PA-GPI são chamadas de HPN tipo III, aquelas com deficiência parcial são denominadas HPN tipo II, e aquelas com expressão normal de HPN tipo I (Figura 88.8). Diferentemente dos eritrócitos, a vida média dos granulócitos da HPN é normal e a análise da expressão de PA-GPI em granulócitos reflete acuradamente o tamanho do clone HPN, que não é afetado por transfusões de hemocomponentes.

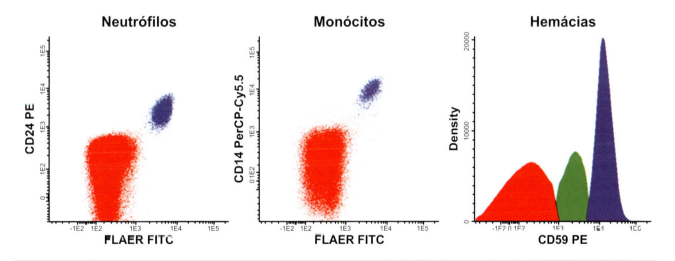

Figura 88.8 Gráficos *dot-plot* e histograma de citometria de fluxo demonstrando a presença de clones HPN com deficiência de antígenos ligados a GPI em neutrófilos (FLAER e CD24), monócitos (FLAER e CD14) e hemácias (CD59). População HPN I – azul; população HPN II – verde; população HPN III – vermelho.

REFERÊNCIAS CONSULTADAS

1. Bene MC, Nebe T, Bettelheim P, Buldini B, Bumbea H, Kern W, et al. Immunophenotyping of acute leukemia and lymphoproliferative disorders: a consensus proposal of the European LeukemiaNet Work Package 10. Leukemia. 2011; 25(4):567-74.

2. Borowitz MJ, Craig FE, DiGiuseppe JA, et al. Guidelines for the diagnosis and monitoring of paroxysmal nocturnal haemoglobinuria and related disorders by flow cytometry. Cytometry Part B (Clinical Cytometry). 2010;(78B)211-30.

3. Craig FE, Foon KA. Flow cytometry immunophenotyping for haematologic neoplasms. Blood. 2008;111:3941-67.

4. Van Dongen JJ, Lhermitte L, Bottcher S, et al. EuroFlow antibody panels for standardized n-dimensional flow cytometric immunophenotyping of normal, reactive and malignant leukocytes. Leukemia. 2012;26(9):1908-75.

Índice Remissivo

A

Abordagem do paciente com manifestações clínicas, 57

Aféreses terapêuticas, 803
  acesso venoso, 804
  aférese seletiva, 811
  anticoagulação, 805
  citaféreses, 808
  equipamentos, 804
  fotoférese (fotoquimioterapia extracorpórea), 810
  métodos de separação dos componentes sanguíneos, 804
  plasmaférese ou troca de plasma, 805
    cálculo do volume plasmático, 806
    efeitos, 807, 808
      adversos dos procedimentos de troca plasmática, 808
      da troca plasmática nos constituintes normais do plasma, 807
    fluido de reposição, 807
    volume de troca, frequência e número total de procedimentos, 806

Algumas alterações numéricas, morfológicas ou funcionais de leucócitos, 847

Análise do exame hematológico: alterações dos eritrócitos, 833
  aglutinação, formação de *rouleaux* e de rosetas, 839
  alterações, 833, 835
    de tamanho (anisocitose), 833
    na coloração, 833
    na forma (poiquilocitose), 835
  eritrócitos normais, 833
  inclusões eritrocitárias, 837

Anemia aplástica, 95
  classificação, 97
  definição e incidência, 95
  diagnóstico diferencial, 98
  etiologia, 95
  exames laboratoriais, 97
  fisiopatologia, 96
    manifestações clínicas, 97
    prognóstico, 98
    tratamento, 98

Anemia das doenças crônicas, da insuficiência renal e das doenças endócrinas, 119
  anemia
    da insuficiência renal, 120
    das doenças crônicas, 119
    das doenças endócrinas, 121

Anemia de Fanconi, 109
  diagnóstico, 111
  diagnóstico diferencial, 112
  fisiopatologia, 109
  quadro clínico e laboratorial, 109
  tratamento, 112
    outras formas de tratamento, 114
    transplante, 112
    tratamento de suporte e hormonal, 112

Anemia falciforme, 205
  cinética da falcização, 206
  diagnóstico laboratorial, 210
  fatores genéticos moduladores da gravidade da anemia Falciforme, 211
  fisiopatologia, 205
  manifestações clínicas, 211
    complicações
      cardíacas, 214
      geniturinárias, 216
      hepatobiliares, 215
      neurológicas, 215
      oftalmológicas, 217
      osteoarticulares, 217
      pulmonares, 215
    crises
      aplásticas, 213
      de falcização, 211
      de sequestro esplênico, 214
      hemolíticas, 214
      vaso-oclusivas, 211

gravidez, 217
infecções, 214
infertilidade e contracepção, 218
manifestações cutâneas, 217
morbidade e mortalidade perinatal, 218
padrões da herança na anemia falciforme, 208
anemia falciforme, 209
genética populacional das síndromes falciformes, 208
hemoglobinopatia SC, 209
heterozigose para hemoglobina S, 209
S/ß-talassemia, 209
síndrome, doença e anemia falciforme, 208
processo vaso-oclusivo, 206
tratamento, 218
aumento na síntese de hemoglobina fetal, 219
condutas na gestante com doenças falciformes, 221
crises vaso-oclusivas, 219
prevenção, diagnóstico pré-natal e pré-implantação, 222
terapêutica transfusional, 220
transplante de células-tronco hematopoéticas e terapêuticas experimentais, 222
tratamento das infecções, 219
Anemia ferropriva e do metabolismo do ferro, 135
Anemia por deficiência de ferro, 145
clínica, 145
diagnóstico, 146
fisiopatologia e etiologia, 145
profilaxia, 149
tratamento, 148
oral, 148
parenteral, 148
resistência, 148
Anemias
hemolíticas, 159
megaloblásticas, 123
por insuficiência de medula óssea, 93
Anemias hemolíticas imunes, 239
anemia hemolítica autoimune, 239
AHAI causada por anticorpos
a frio, 242
a quente, 240
AHAI por anticorpos a frio pós-infecção, 244
classificação, 239
doença da aglutinina a frio, 243
hemoglobinúria paroxística aguda a frio, 244
anemia hemolítica induzida por drogas, 244
adsorção
da droga (hapteno), 244

de imunocomplexos, 245
não imunológica de proteínas, 245
indução de autoimunidade, 245
Anticoagulantes: indicações e complicações, controle da anticoagulação, 693
anticoagulação oral, 696
controle da anticoagulação, 702
manuseio, 699
de INR fora da faixa terapêutica, 699
perioperatório da anticoagulação oral, 699
heparinas, 693
de baixo peso molecular, 695
não fracionada, 693
trombocitopenia induzida pela heparina, 696
novos anticoagulantes orais, 703
principais indicações de anticoagulação, 704
doenças envolvendo as válvulas cardíacas, 705
infarto agudo do miocárdio, 705
fibrilação atrial, 706
tromboembolismo venoso tratamento e profilaxia, 704
Antígenos de histocompatibilidade, 731
antígenos secundários de histocompatibilidade, 738
desequilíbrio de ligação, 735
estrutura e função das proteínas HLA, 732
proteínas HLA de classe I, 732
proteínas HLA de classe II, 732
herança, 733
influência dos antígenos de histocompatibilidade no transplante de células progenitoras hematopoéticas, 741
metodologia para tipificação HLA, 739
métodos, 739
celulares, 739
moleculares, 739
sorológico, 739
pesquisa de anticorpos anti-HLA, 741
nomenclatura, 735
denominação, 736
das especificidades HLA (Proteínas), 736
dos alelos HLA, 736
dos genes HLA, 736
organização do complexo principal de histocompatibilidade humana, 731
polimorfismo, 734
resposta alogênica, 737
alorreconhecimento, 737, 738
direto, 737
indireto, 738
restrição da resposta imune pelo complexo principal de histocompatibilidade, 733

seleção de doadores de células progenitoras hematopoéticas, 741

Aspectos diagnósticos e terapêuticos das anemias por defeitos de membrana, 169

alterações das hemácias por defeitos que afetam grupos sanguíneos, 179

complicações e modificadores da expressão clínica das doenças da membrana eritrocitária, 180

gene *in(Lu)*, 180

síndrome de deficiência de Rh, 179

sindrome de McLeod, 180

defeitos da permeabilidade da membrana: as estomatocitoses hereditárias, 178

diagnóstico diferencial das alterações hereditárias da membrana eritrocitária, 181

eliptocitose esferocítica, 177

ovalocitose do sudeste asiático, 178

eliptocitose hereditária (ElH), 174

diagnóstico, 177

ElH em neonatos, 177

etiopatogenia, 175

manifestações clínicas, 175

esferocitose hereditária (EsH), 170

diagnóstico, 173

EsH em neonatos, 172

etiopatogenia, 171

manifestações clínicas, 171

problemas no diagnóstico da EsH, 173

estrutura da membrana eritrocitária, 169

piropoiquilocitose hereditária (PPH), 177

terapêutica das doenças da membrana eritrocitária, 181

complicações da esplenectomia, 181

falha da esplenectomia, 182

indicações de esplenectomia, 182

Avaliação laboratorial da hemostasia, 583

avaliação da atividade fibrinolítica, 587

coagulação sanguínea, 585

hemostasia primária, 583

sistemas reguladores da coagulação, 587

teste de geração de trombina, 589

testes globais da coagulação, 588

Avaliação laboratorial da hemostasia: possibilidades e limitações, 857

aspectos gerais da avaliação laboratorial da hemostasia, 858

avaliação da hemostasia, 860, 861

primária, 860

secundária, 861

dosagem de fatores específicos, 862

tempo de trombina, 862

avaliação dos distúrbios da fibrinólise, 862

avaliação laboratorial

da doença de Von Willebrand (DVW), 860

da hemostasia: o método ideal, 858

do risco trombótico, 862

ferramentas disponíveis no laboratório de hemostasia, 859

integração clínico-laboratorial no paciente com distúrbios da hemostasia, 864

modelos, 857, 858

celular da hemostasia, 858

clássico da hemostasia, 857

testes globais da hemostasia, 863

B

Bases moleculares das neoplasias hematopoéticas, 269

alterações citogenéticas nas neoplasias, 281

alterações epigenéticas nas neoplasias, 283

metilação do DNA, 283

modificação das histonas com remodelação dos nucleossomos, 284

alterações fundamentais envolvidas na oncogênese, 269

alteração da resposta inflamatória, 272

angiogênese, 273

aquisição de habilidade invasiva e de produzir metástases, 272

comprometimento do metabolismo energético, 278

escape da vigilância imunológica, 270

instabilidade genômica, 274

multiplicação indefinida (resistência à senescência), 272

proliferação independente de estímulos como fatores de crescimento, 276

resistência à apoptose, 274

resistência adquirida a sinais inibitórios da proliferação celular, 269

mecanismos de lesão gênica em câncer, 278

amplificações, 280

aneuploidias, 280

deleções, 280

mutações pontuais, 280

translocações cromossômicas, 278

Bases técnicas do hemograma e suas aplicações, 817

confiabilidade dos analisadores hematológicos, 825

monitoramento da calibração, 825

precisão, exatidão e sensibilidade clínica, 825

situações que interferem nas análises automatizadas, 826

novos parâmetros hematológicos, 827

princípios das técnicas hematológicas, 817

procedimentos manuais, 817

sistemas automatizados em hematologia, 819

Biologia celular, molecular e imunologia dos linfomas, 469

associações patogênicas, 474

estados de imunodeficiência e doenças linfoproliferativas, 474

papel dos agentes infecciosos na patogênese das doenças linfoproliferativas, 475

doenças linfoproliferativas são neoplasias clonais do sistema imune, 473

estrutura do sistema linfoide, 469

órgãos linfoides

primários, 469

secundários, 470

ontogenia dos linfócitos B, 471

etapa antígeno-dependente: refinamento da resposta humoral imune no centro germinativo, 471

etapa antígeno-independente, 471

ontogenia dos linfócitos T, 472

patogênese molecular da neoplasia linfoide, 473

anormalidades cromossômicas no linfoma de Burkitt, 474

implicações dos rearranjos da região variável nos linfomas, 474

translocação 14;18 no linfoma folicular, 474

C

Carências de folatos ou vitamina B_{12}, anemias megaloblásticas, 125

causas de carências, 126

de folatos, 128

de vitamina B_{12} ou cobalamina, 126

diagnóstico de anemia megaloblástica, 129

avaliação laboratorial, 130

diagnóstico diferencial, 131

quadro clínico, 129

fisiopatologia, 125

manifestações clínicas, 126

testes terapêuticos, 132

tratamento, 132

da carência de folato, 132

da carência de vitamina B_{12}, 132

resposta ao tratamento, 132

Classificação das leucemias agudas: citologia, citoquímica, imunofenotipagem, citogenética e genética molecular, 335

leucemias com anormalidades cromossômicas recorrentes, 339

Classificação das neoplasias hematológicas, marcadores, imunofenotipagem, 287

classificação das neoplasias hematológicas, 287

linfoides, 287

mieloides, 288

imunofenotipagem, 298

marcadores imunofenotípicos, 289

da linhagem B, 296

da linhagem T, 296

mieloides, 297

Classificação morfológica e aspectos histológicos principais dos linfomas não Hodgkin, 503

classificação dos linfomas não Hodgkin (LNH), 504

diagnóstico dos linfomas, 508

diagnóstico morfológico, 508

imunofenotipagem, 511

rotina em hematopatologia, 508

histórico, 503

linfoma de Burkitt (LB), 512

linfomas de células T e NK, 516

leucemia/linfoma de células T do adulto (LLTA), 517

linfoma de células T angioimunoblástico (LTAI), 517

linfoma de células T periféricas, sem outra especificação (LTP, SOE), 516

linfoma de grandes células anaplásicas (LGCA), ALK positivo e ALK negativo, 517

linfoma de células B inclassificáveis (linfomas de zona cinzenta), 516

linfoma de grandes células B do mediastino (tímico) (LGCB-Med), 514

linfoma de grandes células B rico em linfócitos T e histiócitos (LGCB-RTH), 513

linfoma difuso de grandes células B, sem outras especificações (LDGCB, SOE), 512

linfomas de células T/NK

de apresentação leucêmica, 518

de localização cutânea, 518

predominantemente extranodais, 518

linfomas de grandes células B, 512

outros linfomas de grandes células B, 515

neoplasias de células linfoides precursoras – leucemia/ linfoma linfoblástico, 519

outros linfomas foliculares, 512

Classificação morfológica e os aspectos histológicos do linfoma de Hodgkin, 479

aspectos macroscópicos, 480

celularidade mista, 481

depleção linfocitária, 481

esclerose nodular, 481

expressão imunofenotípica, 482

LH clássico rico em linfócitos, 482

linfoma de Hodgkin predomínio linfocitário nodular, 482

linfoma de Hodgkin clássico, 480

888 Tratado de Hematologia

linfomas de "zona cinzenta" e o diagnóstico diferencial com o linfoma de Hodgkin, 483

    linfomas de zona cinzenta entre linfoma de Hodgkin clássico e linfoma difuso de grandes células B do mediastino, 483

    linfomas de zona cinzenta entre linfoma de Hodgkin clássico e linfoma difuso de grandes células B rico em células T/histiócitos, 484

outros tipos histológicos, 482

sistemas de classificação do linfoma de Hodgkin, 479

Coagulação intravascular disseminada, 647

    definição e fisiopatologia, 647

    diagnóstico da CIVD, 648

    tratamento da CIVD, 649

D

Defeitos, 591, 625

    da coagulação sanguínea, 625

    da hemostasia primária, 591

Defeitos da hemostasia primária, 593

    defeitos da hemostasia de origem vascular, 593

        outras púrpuras, 594

        púrpura de Henoch-Schönlein, 594

        telangiectasia hemorrágica hereditária, 594

    hemostasia primária, 593

Defeitos funcionais das plaquetas, 621

    abordagem, 623

    quadro clínico, 622

Defeitos hereditários das hemoglobinas, 199

    alterações moleculares dos genes de globinas, 199

    defeitos funcionais das hemoglobinas com alterações estruturais, 200

    dinâmica populacional das hemoglobinopatias, hemoglobinopatias no Brasil, 202

    hemoglobinas com alterações estruturais (hemoglobinopatias estruturais), 200

    persistência hereditária da hemoglobina fetal, 201

Deficiência de glicose-6-fosfato desidrogenase, 185

    bioquímica, 186

    controle, 190

    diagnóstico de deficiência de G6PD, 188

    epidemiologia e seleção pela malária, 187

    manifestações clínicas, 188

        anemia hemolítica congênita não esferocítica, 190

        anemia hemolítica

            induzida por drogas, 188

            induzida por infecção, 189

        deficiência de G6PD em outros tecidos, 190

        favismo, 189

        icterícia neonatal, 189

Distúrbios dos plasmócitos e doenças correlatas, 555

amiloidose sistêmica primária (AL), 563

    definição, 563

    diagnóstico, 564

    epidemiologia, 563

    manifestações clínicas, 564

    patogênese, 563

    prognóstico, 564

    tratamento, 564

doenças da cadeia pesada, 565

formas variantes do mieloma, 560

    leucemia plasmocitária, 561

    mieloma osteoesclerótico (POEMS), 561

    plasmocitoma extramedular, 560

    plasmocitoma ósseo solitário, 560

gamopatia monoclonal de significado indeterminado (GMSI), 562

    acompanhamento da proteína monoclonal, 563

    definição, 562

    diferenciação entre GMSI e MM, 562

    epidemiologia, 562

    evolução de GMSI para MM, 562

gamopatias monoclonais, 555

mieloma múltiplo, 556

    epidemiologia, 556

    etiologia, 556

    exames laboratoriais e radiológicos, 557

    manifestações clínicas e diagnóstico, 557

    patogênese, 556

    prognóstico, 558

    tratamento, 558

Distúrbios dos plasmócitos e seus precursores, 553

Doença de von Willebrand, 637

    classificação, 639

        doença de von Willebrand, 639-641

            tipo 1, 639

            tipo 2, 640

            tipo 3, 641

    diagnóstico, 638

        avaliação laboratorial inicial, 638

        história clínica e exame físico, 638

        outros exames laboratoriais para definição e diagnóstico da doença de von Willebrand, 639

    fator von Willebrand, 637

    tratamento, 641

        abordagem geral, 641

        tratamento da doença de von Willebrand durante a gestação e o parto, 644

Doenças

    linfoproliferativas malignas, 449

    mieloproliferativas crônicas, 417

Doenças infecciosas transmissíveis por transfusões sanguíneas, 767

principais doenças transmissíveis por transfusões, 768

doenças virais, 768

infecções, 774, 775

bacterianas, 774

por outros agentes, 775

por protozoários, 775

E

Eritrocitoses, 253

Eritropoese e eritropoetina: produção e destruição de hemácias, 15

destruição de hemácias, 20

eritropoetina, 18

variações dos níveis de eritropoetina e do seu receptor, 19

produção de hemácias, 15

células eritroides na medula óssea, 15

contagem de reticulócitos, 17

controle da produção de hemácias, 18

eritropoese ineficaz, 17

reticulócitos, 16

Estrutura e funções das células endoteliais e das plaquetas, 571

células endoteliais, 571

estrutura, 571

funções, 571

plaquetas, 573

estrutura, 573

funções, 573

Estrutura, síntese e genética das hemoglobinas, 193

estrutura e função, 193

ontogenia da hemoglobina, 195

síntese de hemoglobina, 194

F

Fisiologia da coagulação, fibrinólise e controle da coagulação, 577

coagulação, 578

amplificação, 578

iniciação, 578

propagação, 578

fibrinólise, 579

regulação da coagulação, 579

considerações sobre as vias intrínseca e extrínseca e sobre o modelo de cascata de coagulação, 580

considerações sobre o endotélio vascular e plaquetas, 581

Fundamentos e biologia do transplante de células-tronco hematopoéticas, 711

compatibilidade, 716

complicações, 716

doença do enxerto contra o hospedeiro (DECH), 716

infecções, 716

outras complicações, 717

fontes das células-tronco hematopoéticas (CTH), 715

indicações, 718

doenças hematológicas malignas, 720

doenças não malignas, 718

transplantes, 711, 715

alogênico, 711

autogênico, 715

G

Granulócitos: produção, dinâmica e função, 23

basófilos, 29

eosinófilos, 28

neutrófilos, 23

circulação dos neutrófilos, 25

fagocitose, 27

granulações, 24

migração dos neutrófilos, 25

produção dos neutrófilos, 23

H

Hematopoese: regulação e microambiente, 11

hematopoese: definição e desenvolvimento, 11

microambiente e fatores de crescimento, 12

fatores de crescimento, 13

microambiente, 12

Hemocomponentes e hemoderivados: principais indicações, 777

albumina, 785

expansão de volume, 786

líquido de reposição em plasmaférese, 786

paracentese, 786

síndrome nefrótica, 786

uso racional, 786

crioprecipitado, 783

fator IX concentrado, 784

concentrado de complexo protrombínico (CCP), 784

concentrado de fator IX de alta pureza, 785

desenvolvimento de anticorpos inibidores do fator IX, 785

dose e administração de fator IX, 785

tratamento do paciente com inibidor de fator IX, 785

fator VII concentrado, 783

concentrado de fator VIII derivado de plasma, 784

concentrado de fator VIII recombinante, 784

desenvolvimento de anticorpo inibidor do fator VIII, 784

dose e administração de fator VIII, 784

tratamento do paciente com inibidor de fator VIII, 784

hemácias, 777

resposta fisiológica à anemia, 778

plaquetas, 779

indicações de transfusão de plaquetas, 780

produtos plaquetários, 779

plasma fresco congelado, 781

indicações clínicas do uso do PFC, 782

plasma fresco congelado de doador retestado (PFC-DR), 782

pool de plasma tratado por solvente/detergente, 782

plasma preservado, 783

Hemofilias, 627

complicações, 633

artropatia hemofílica crônica, 633

inibidores contra fator VIII ou fator IX, 634

pseudotumor hemofílico ou cistos hemorrágicos, 634

diagnóstico diferencial, 629

diagnóstico e classificação das hemofilias, 628

classificação, 628

exames laboratoriais, 628

epidemiologia, 627

genética, 627

manifestações clínicas, 629

hemartroses, 630

hematomas, 630

hematúria, 631

outros sangramentos, 631

sangramento, 631

em sistema nervoso central, 631

gastrintestinal, 631

tratamento, 631

outras, 633

terapia de substituição, 632

Hemoglobinúria paroxística noturna, 103

classificação, 106

diagnóstico, 105

diagnóstico diferencial, 105

fundamentos, 103

prognóstico, 106

quadro clínico, 104

tratamento, 106

Hemostasia normal, 569

Heterogeneidade das células do sangue: órgãos hematopoéticos e linfopoéticos, 3

glóbulos brancos, 5

basófilos, 9

eosinófilos, 9

linfócitos, 5

monócitos, 7

neutrófilos, 7

plasmócitos, 6

glóbulos vermelhos, 3

órgãos hematopoéticos, 10

plaquetas, 9

I

Imunofenotipagem por citometria de fluxo, 867

aplicações de imunofenotipagem, 869

hemoglobinúria paroxística noturna, 883

leucemias agudas, 877

neoplasias de células B maduras, 879

neoplasias de células T, 880

imunofenotipagem, 867

Infecções no paciente com neoplasia hematológica: diagnóstico, tratamento e prevenção, 317

diagnóstico, 322

identificando a imunodeficiência em neoplasias hematológicas, 317

medidas de prevenção, 328

tratamento, 325

L

Leucemia linfocítica crônica e linfocitose B monoclonal, 451

leucemia linfocítica crônica (LLC), 451

achados laboratoriais, 453

características biológicas, 452

definição, etiopatogenia, incidência, 451

estadiamento, 454

fatores prognósticos, 455

quadro clínico, 453

tratamento, 455

linfocitose B monoclonal (LBM), 457

Leucemia linfoide aguda do adulto, 373

alterações citogenéticas e moleculares, 377

classificação da LLA, 374

imunológica, 375

morfológica, 374

diagnóstico laboratorial, 374

doença residual mínima (DRM), 378

métodos de detecção da DRM, 379

significado clínico da doença residual mínima, 380

fatores prognósticos, 378

manifestações clínicas, 373

terapêutica, 381

como melhorar os resultados, 383

LLA PH1 positiva, 385

quimioterapia, 382

terapêutica de suporte, 381

terapêutica na recaída e nos casos refratários, 386

transplante de células-tronco hematopoéticas, 386

tratando adultos como crianças, 383

utilização de anticorpos monoclonais no tratamento da LLA, 384

Leucemia linfoide da criança e do adolescente, 391

diagnóstico, 393

avaliação diagnóstica do paciente com suspeita de leucemia, 395

diagnóstico diferencial, 394

exames laboratoriais e complementares, 393

manifestações clínicas, 393

epidemiologia, 391

patogenia, 392

tratamento, 396

efeitos tardios do tratamento das leucemias, 400

fatores prognósticos, 396

leucemia no lactente, 398

recidivas da leucemia linfoide aguda, 398

tratamento de suporte, 399

tratamento específico da LLA, 397

Leucemia mieloide aguda na infância e adolescência, 351

classificação das leucemias mielocíticas agudas, 353

epidemiologia, 351

etiologia, 351

fatores de prognóstico, 354

aberrações citogenéticas, 354

análise genômica, 357

doença residual mínima, 356

leucemia de linhagem mista, 362

leucemia mieloide aguda em pacientes com síndrome de Down, 359

tratamento, 360

leucemia promielocítica aguda, 360

quadro clínico da LPMA, 360

quadro laboratorial da LPMA, 361

tratamento da LPMA, 361

leucemia transitória nos pacientes com síndrome de Down, 359

patogenia, 352

perspectivas para o futuro, 368

sinais e sintomas, 357

sarcoma granulocítico, 358

tratamento após as recidivas, 366

tratamento da leucemia mielocítica aguda, 363

tratamento de suporte, 366

fatores de crescimento hematopoético, 368

infecções, 367

viroses, 368

tratamento e prevenção da LMA no SNC, 365

tratamento pós-remissão, 364

Leucemia mieloide aguda no adulto, 343

achados laboratoriais, 343

classificação, 344

leucemia mieloide aguda associada com anormalidades citogenéticas específicas, 344

leucemia mieloide aguda com alterações relacionadas à mielodisplasia, 346

neoplasias mieloides relacionadas à terapia, 346

neoplasma blástico de células dendríticas plasmacitoides, 346

proliferações mieloides relacionadas à síndrome de Down, 346

sarcoma mieloide, 346

definição e epidemiologia, 343

diagnóstico, 344

fatores prognósticos da LMA, 347

fisiopatogenia, 346

manifestações clínicas, 343

tratamento da LMA, 348

no paciente adulto jovem, 348

no paciente idoso, 349

tratamento da LPA, 349

Leucemia mieloide crônica: variantes, 419

como tratar o paciente com LMC na prática clínica, 428

diagnóstico diferencial, 422

genética molecular da LMC, 419

manifestações clínicas e achados laboratoriais, 419

crise blástica, 421

fase crônica, 420

prognóstico, 422

terapêutica, 422

α-Interferon, 422

agentes citostáticos, 422

inibidores de tirosinocinase, 423

tratamentos medicamentosos experimentais, 427

transplante de células-tronco hematopoéticas, 427

Leucemia pró-linfocítica, 459

leucemia pró-linfocítica de células B (LPL-B), 459

diagnóstico diferencial, 460

epidemiologia, 459

exames laboratoriais, 459

fisiopatogenia, 459

prognóstico, 460

quadro clínico, 459

tratamento, 460

leucemia pró-linfocítica de células T (LPL-T), 460

epidemiologia, 460

fisiopatogenia, 461

quadro clínico, 461

exames laboratoriais, 461

tratamento, 462

Leucemias agudas, 333

Leucocitoses e leucopenias: alterações sanguíneas em doenças não hematológicas, 841

granulócitos, 842, 846

eosinófilos: eosinofilia e eosinopenia, 846

neutrófilos: neutrofilia e neutropenia, 842

linfócitos: linfocitose e linfopenia, 844

monócitos: monocitose e monocitopenia, 847

variações do número de leucócitos, 841

Linfoma de Hodgkin, 485

aspectos epidemiológicos e etiológicos, 485

diagnóstico, 487

estadiamento, 488

biópsia de medula óssea no estadiamento do linfoma de Hodgkin, 488

métodos de imagem no estadiamento do linfoma de Hodgkin, 489

fatores prognósticos no linfoma de Hodgkin, 490

na doença avançada, 490

na doença localizada, 490

papel do PET durante o tratamento como fator prognóstico, 491

linfoma de Hodgkin com predomínio linfocítico nodular, 500

quadro clínico, 485

tratamento do linfoma de Hodgkin, 491

avaliação da resposta ao tratamento e acompanhamento a longo prazo, 498

desafios na interpretação do PET/TC, 497

introdução à quimioterapia no linfoma de Hodgkin, 492

introdução à radioterapia no linfoma de Hodgkin, 491

perspectivas da incorporação do PET/TC aos protocolos de tratamento, 497

tratamento da doença avançada, 495

tratamento da recaída e do linfoma refratário, 499

tratamento do linfoma de Hodgkin localizado, 493

Linfomas B agressivos, 543

casos intermediários, 550

linfoma B não classificado, com características intermediárias entre LDGCB e linfoma de Burkitt, 550

linfoma B não classificado, com características intermediárias entre LDGCB e linfoma de Hodgkin, 550

linfoma de Brurkitt, 550

linfoma difuso de grandes células B, 543

apresentação clínica e fatores prognósticos, 544

avaliação de resposta, 547

epidemiologia e classificação, 543

etiologia, 544

imunofenótipo e origem celular, 544

tratamento, 546

linfoma em pacientes com HIV, 550

outros linfomas de grandes células B, 548

ALK positivo, 549

associado a inflamação crônica, 549

granulomatose linfomatoide, 549

intravascular, 549

plasmablástico, 549

primário de efusão, 549

primário do mediastino (tímico), 548

transformado da doença de Castleman associado ao vírus HHV8, 549

subtipos linfoma difuso grandes células B, 548

idoso relacionado ao vírus EBV, 548

primário cutâneo, tipo perna, 548

primário do sistema nervoso central, 548

rico em células T/histiócitos, 548

Linfomas de células T/NK, 531

linfoma linfoblástico T, 531

linfomas de células T com apresentação predominante nodal, 533

linfoma de células T anaplásico (ALCL), 534

linfoma de células T angioimunoblástico (AITL), 533

linfoma de células T periféricas sem outras especificações (LCTP-SOE), 533

linfoma de células T com comprometimento predominante extranodal, 535

linfoma de células T com comprometimento predominante extranodal cutâneo, 537

linfoma de células T com comprometimento predominante leucêmico, 536

linfoma de células T γ/δ hepatoesplênico, 535

linfoma de células T tipo paniculite subcutânea, 536

linfoma de células NK/T, 535

linfoma de células T tipo enteropatia (ETTL), 535

micose fungoide, 537

síndrome de Sézary, 538

leucemia dos grandes linfócitos granulosos (LGL), 537

leucemia prolinfocítica T, 537

leucemia/linfoma de células T do adulto, 536

linfoma de células T/NK periféricas, 532

linfomas derivados da linhagem T/NK, 531

Linfomas indolentes, 521

linfoma das células do manto, 526

linfoma folicular, 521

estadiamento do linfoma folicular, 522

índice FLIPI (índice internacional de prognóstico para o linfoma folicular), 522

Tratamento

da doença avançada, 522

da doença precoce, 522

de manutenção, 523

linfoma(s) de células da zona marginal, 523

da zona marginal esplênico, 525

linfoplasmocítico/macroglobulinemia de Waldenstrom (MW), 526

nodal da zona marginal, 525

tipo MALT (associados às mucosas), 524

M

Medicina transfusional, 745

aloimunização plaquetária, 763

antígenos eritrocitários, 747

classificação e terminologia dos grupos sanguíneos, 747

importância clínica e biológica dos grupos sanguíneos, 747

principais grupos sanguíneos, 749

antígenos eritrocitários, leucocitários e plaquetários, 747

antígenos granulocitários, 758

bioquímica e biologia molecular, 758

importância clínica dos anticorpos antineutrófilos, 761

nomenclatura, 758

antígenos plaquetários humanos, 761

Metabolismo do ferro, 137

dieta e absorção de ferro, 138

entrega do ferro aos tecidos, 140

excreção e perdas de ferro, 141

ferro no organismo, 137

homeostase intracelular do ferro, 140

transporte de ferro, 140

Mielodisplasias, 403

Mielofibrose primária ou metaplasia mieloide agnogênica, 431

avaliação laboratorial, 432

quadro clínico, 432

tratamento e prognóstico, 433

Monócitos e macrófagos: sistema de fagócitos mononucleares, 33

células dendríticas, 34

monócitos e macrófagos, 33

sistema de fagócitos mononucleares, 33

sistema reticuloendotelial, 34

N

Neoplasias: fundamentos da biologia, classificação e tratamento, 267

O

Ontogênese e diferenciação do sistema linfoide, dinâmica dos linfócitos, imunidade humoral e celular, 37

deficiências imunológicas primárias e secundárias, 49

diferenciação de linfócitos, 38

B, 39

NK, 42

T, 40

funções do sistema linfoide: imunidade humoral e celular, 42

órgãos linfoides primários e secundários, 37

resposta imunológica contra agentes microbianos, 44

imunidade adquirida, 46

imunidade inata, 44

Outras anemias hemolíticas, 249

anemia hemolítica causada por bactérias, 250

batonelose, 250

clostrídio, 250

outras bactérias, 250

anemia hemolítica causada por protozoários, 249

calazar, 249

malária, 249

anemia hemolítica causada por

agentes físicos, 251

drogas não oxidantes, 250

drogas oxidantes, 250

hipofosfatemia, 251

venenos, 250

Outras anemias hipoplásticas hereditárias, 115

agranulocitose congênita (síndrome de Kostmann), 116

aplasia pura de série vermelha congênita: anemia de Blackfan Diamond, 115

ausência do rádio, 117

disceratose congênita, 115

púrpura amegacariocítica, 116

síndrome de Shwachman-Diamond, 116

Outras coagulopatias adquiridas, 651

coagulopatia associada à transfusão maciça, 654

coagulopatias associadas a inibidores dos fatores de coagulação, 653

doença de von Willebrand adquirida (DVWA), 653

hemofilia A adquirida (HAA), 653

coagulopatias relacionadas com os fatores dependentes de vitamina K, 651

associada à doença hepática, 652

decorrente da deficiência de vitamina K, 652

decorrente de intoxicação por antagonistas da vitamina K, 651

P

Paciente com anemia, 59

análise da observação clínica, 64

conceito de anemia, 59

etiopatogenia, 59

anemias

por maior destruição das hemácias, 62

por menor produção de hemácias, 60

hemorragia aguda, 59

manifestações clínicas, 62

intoxicações e hipóxia tecidual, 64

outras manifestações, 63

sintomas ocasionados

pela hipóxia, 62

pelos mecanismos compensatórios, 62

Paciente com eritrocitose, 87

avaliação diagnóstica do paciente com eritrocitose, 89

biópsia de medula óssea, 89

determinação da massa eritrocitária, 90

dosagem da eritropoetina sérica, 89

formação de colônias eritroides endógenas, 90

hemograma, 89

mutação de JAK2, 89

saturação de oxigênio arterial, 89

testes bioquímicos, 90

ultrassonografia abdominal, 89

classificação das eritrocitoses, 87

absoluta, 87

relativa, 87

definições, 87

investigação do paciente com eritrocitose, 90

manifestações clínicas, 88

manifestações clínicas sugestivas de policitemia vera, 88

Paciente com esplenomegalia, 67

causas de esplenomegalias, 68

anemias hemolíticas, 69

doenças inflamatórias não infecciosas, 69

esplenomegalias congestivas, 69

esplenomegalias infecciosas, 69

hipertrofia de depósito, 70

neoplasias, 70

outras anemias, 70

cistos e abscessos, 72

esplenomegalia, 67

estrutura do baço, 67

manifestações clínicas e laboratoriais, 67

Paciente com linfonodomegalia, 75

características dos gânglios, 75

causas de linfonodomegalia, 78

doenças

de etiologia desconhecida com linfoadenopatia proeminente, 80

infiltrativas não neoplásicas, 80

neoplásicas metástases, 79

reacionais: infecções, 78

Paciente com manifestações hemorrágicas, 81

avaliação laboratorial, 83

exame físico, 82

história clínica, 81

Policitemia (eritrocitose) secundária, 255

causas de eritrocitose secundária, 257

altitude, 257

anormalidades da hemoglobina, 258

cardiopatias congênitas, 258

hipoventilação, 258

outras causas de eritrocitose, 258

pneumopatias, 257

investigação do paciente com eritrocitose absoluta, 256

dosagem da eritropoetina sérica, 256

exame da medula óssea e do cariótipo, 256

ferritina, vitamina B_{12} e ácido fólico, 256

gasometria (oximetria), 256

hemograma, 256

mutações do JAK2, 257

outros testes laboratoriais, 257

testes para função renal e hepática, 256

ultrassonografia abdominal, 256

policitemia relativa, 258

Policitemia vera, 261

alterações laboratoriais, 262

diagnóstico, 262

história natural da doença e intervenções terapêuticas, 263

α-Interferon, 264

anagrelide, 264

fósforo radioativo e agentes alquilantes, 263

hidroxiureia, 264

papel da aspirina na policitemia vera, 264

resposta ao tratamento, 264

sangria, 263

manifestações clínicas, 261

Princípios da abordagem laboratorial das doenças hematológicas, 816

Produção, dinâmica e função das células sanguíneas, 1

Púrpura trombocitopênica imunológica, 605

diagnóstico, 605

PTI, 609

na gravidez, 609

na infância, 609

tratamento, 606

agonistas do receptor da trombopoetina, 609

corticoides, 607

esplenectomia, 608

imunoglobulina em alta dose, 608

outros tratamentos, 608

tratamento de emergência, 609

Púrpura trombocitopênica trombótica, 613

adamts13, 616

classificação, 616

diagnóstico, 615

fisiopatologia, 613

microangiopatia trombótica, 613

prognóstico, 618

quadro clínico, 615

achados laboratoriais, 615

manifestações clínicas, 615

síndrome hemolítico-urêmica, 618

atípica, 618

típica, 618

tratamento, 616

da PTT congênita (síndrome de Upshaw-Schulman), 618

da PTT idiopática, 616

Q

Questões que devem ser consideradas ao se avaliar um novo paciente candidato ao tratamento com aférese terapêutica, 812

Quimioterapia e radioterapia: recaída, remissão e doença residual mínima, 303

abordagem clínica do paciente com neoplasia hematológica em tratamento, 303

avaliação da resposta ao tratamento, 304

avaliação pré-tratamento, 303

características biológicas do tecido neoplásico, 305

cinética do crescimento tumoral, 305

resistência genética, 306

introdução à quimioterapia, 306

combinação de quimioterápicos, 307

drogas antineoplásicas: classificação e mecanismos de ação, 307

principais efeitos tardios da quimioterapia, 311

principais toxicidades imediatas da quimioterapia e seu manejo clínico, 310

terapias inovadoras dirigidas a alvos moleculares, 309

introdução à radioterapia, 311

campos de irradiação, 312

efeitos colaterais imediatos da radioterapia, 312

equipamentos e aspectos técnicos, 312

histórico, 311

mecanismos de ação da radioterapia, 311

R

Reações adversas tardias, 797

aloimunização plaquetária, 797

imunomodulação pós-transfusional, 799

transfusão de sangue e câncer, 799

transfusão de sangue e infecção bacteriana pós-operatória, 800

púrpura pós-transfusional, 800

reação enxerto-contra-hospedeiro associada à transfusão de sangue, 798

reação transfusional hemolítica tardia, 797

sobrecarga de ferro (hemosiderose), 800

Reações transfusionais agudas, 789

contaminação bacteriana, 793

apresentação, 793

prevenção, 793

tratamento, 793

insuficiência pulmonar aguda relacionada à transfusão, 793

apresentação, 793

prevenção, 794

tratamento, 794

reação alérgica, 792

apresentação, 792

prevenção, 792

tratamento, 792

reação anafilática, 792

apresentação, 792

prevenção, 792

tratamento, 792

reação febril não hemolítica, 791

apresentação, 791

prevenção, 791

tratamento, 791

reação hemolítica aguda, 789

apresentação, 789

prevenção, 791

tratamento, 791

reação hemolítica não imune, 795

apresentação, 795

prevenção, 795

tratamento, 795

sobrecarga circulatória, 795

apresentação, 795

prevenção, 795

tratamento, 795

S

Síndrome hemolítica, fisiopatologia e clínica, classificação, 161

classificação, 167

conceito de anemia hemolítica, 163

consequências da hemólise exacerbada, 163

compensação pela medula óssea, 164

destruição excessiva de hemácias, 163

mecanismos de destruição das hemácias, 161

fagocitose pelos macrófagos (hemólise extravascular), 161

hemólise intravascular, 162

mecanismos de hemólise, 164

alterações da estrutura ou função da membrana, 164

anormalidades da hemoglobina, 165

anormalidades das enzimas eritrocitárias, 166

fatores extrínsecos à hemácia, 166

Síndromes mielodisplásicas, 405

aspectos biológicos e fisiopatológicos, 412

classificação, 410

diagnóstico, 406

aspectos citogenéticos e moleculares, 408

aspectos fenotípicos e imunofenotipagem, 409

atipias celulares, 407

medula óssea, 406

sangue periférico, 406

síndrome mielodisplásica como diagnóstico de exclusão, 410

etiologia, 412

fatores prognósticos, 413

incidência e aspectos clínicos, 405

tratamento, 413

Sobrecarga de ferro, hemocromatose primária e secundária, 151

diagnóstico da sobrecarga de ferro, 154

ferritina e saturação da transferrina, 154

ressonância magnética (RM), 155

susceptometria (Squid), 154

hemocromatose

primária (hereditária), 152

africana, 153

juvenil, 153

relacionada à ferroportina, 153

relacionada ao gene HFE (HH-HFE), 152

relacionada ao receptor 2 da transferrina (TfR2), 153

secundária (adquirida), 153

hepcidina e sobrecarga de ferro, 152

prognóstico, 156

tratamento da hemocromatose, 155

primária, 155

secundária, 155

Suporte transfusional de pacientes com neoplasias hematopoéticas, 313

concentrado de hemácias (CH), 313

concentrado de plaquetas (CP), 313

efetividade, 314

resistência às transfusões de CP, 314

seleção de plaquetas, 314

irradiação, 315

transfusão de granulócitos, 315

T

Talassemias, 225

ß-talassemias, 225

diagnóstico, 229

fisiopatologia, 225

formas clínicas, 229

manifestações clínicas, 227

patologia molecular, 225

tratamento, 230

α-talassemia, 232

genética populacional das talassemias, 232

Testes laboratoriais nas anemias hemolíticas, 849

hemoglobinopatias, 850

eletroforese de hemoglobinas, 850

preparo do hemolisado, 850

quantificação, 850, 852

da hemoglobina fetal, 852

de HbA2, 850

resistência osmótica ou resistência globular, 853

teste de COOMBS, 849

direto, 849

indireto, 849

testes qualitativos para deficiência de glicose-6-fosfato desidrogenase, 854

Transplantes de células progenitoras hematopoéticas, 709

Tricoleucemia ou leucemia de células pilosas, 463

diagnóstico diferencial, 465

epidemiologia, 463

exames laboratoriais, 464

fisiopatogenia, 463

prognóstico, 466

quadro clínico, 463

tratamento, 465

variante de leucemia de células pilosas (LCP-variante), 466

Trombocitemia essencial, 437

apresentação clínica, 438

definição, 437

diagnóstico, 439

critérios diagnósticos, 441

investigação de trombocitose, 439

epidemiologia, 437

fisiopatologia, 437

fisiologia da produção de plaquetas, 437

mutação JAK2V617F, 438

outras mutações, 438

recomendações para situações especiais, 445

cirurgias, 446

gestantes, 445

sangramentos, 445

tratamento dos eventos trombóticos, 445

tratamento, 441

ácido acetilsalicílico (AAS), 443

estratificação de risco trombótico, 442

inibidores da JAK2, 445

modificação do estilo de vida e redução dos fatores de risco cardiovasculares, 443

terapia citorredutora, 443

Trombocitopenias, 597

causas de trombocitopenias, 599

hiperesplenismo, 601

infecções, 601

púrpura pós-transfusão maciça, 601

púrpura pós-transfusional, 601

trombocitopenia induzida por drogas, 599

tratamento, 602

Trombocitopoese, 53

controle fisiológico da produção de plaquetas, 54

dinâmica das plaquetas, 55

função da trombopoetina, 54

trombopoetina, 53

Trombofilias adquiridas, 665

associação entre evento trombótico venoso e câncer oculto, 672

câncer e trombose, 670

epidemiologia, 670

fatores de risco trombótico relacionados, 670

câncer, 670

tratamento do câncer, 670

histórico, 670

fisiopatologia, 671

manifestações clínicas, 672

mecanismos protrombóticos e progressão tumoral, 672

outros fatores de risco trombótico, 671

síndrome antifosfolípide, 665

critérios de classificação da síndrome antifosfolípide, 668

epidemiologia, 666

histórico, 665

manifestações clínicas, 667

patogênese, 666

tratamento, 669, 672

Trombofilias hereditárias, 659

conceitos básicos, 659

diagnóstico, 660

classificação das trombofilias hereditárias, 660

deficiências dos anticoagulantes naturais: proteína C, proteína S e antitrombina, 660

diagnóstico clínico, 660

diagnóstico laboratorial, 661

epidemiologia, 659

etiologia e patogenia, 659

prognóstico, 663

propedêutica, 662

tratamento, 662

profilaxia primária, 662

profilaxia secundária, 663

tratamento dos eventos agudos, 662

Tromboses arteriais, 685

biomarcadores de risco para doença ou trombose arterial, 687

dímeros-D, 687

fatores de coagulação, 687

homocisteína plasmática (Hcy), 687

lipoproteína a (LPa), 688

PAI-1, 687

proteína C Reativa (PCR), 688

teste de geração de trombina, 687

trombofilias hereditárias e polimorfismos genéticos, 687

da aterogênese à trombose arterial, 685

fatores de risco para tromboses arteriais: papel do hematologista, 686

papel de proteínas envolvidas na hemostasia na fisiopatologia das tromboses arteriais, 685

tratamento e profilaxia da trombose arterial, 688

agentes antiplaquetários, 688

aspectos terapêuticos da doença arterial oclusiva de interesse do hematologista, 690

terapia trombolítica, 689

Tromboses venosas, 675

fisiopatologia, 675

trombose venosa profunda e embolia pulmonar – tromboembolismo venoso, 675

diagnóstico do tromboembolismo venoso, 677

epidemiologia do tromboembolismo venoso, 675

perspectivas futuras na profilaxia e no tratamento do tromboembolismo venoso, 682

profilaxia do tromboembolismo venoso, 681

síndrome pós-trombótica, 681

tratamento do tromboembolismo venoso, 678

trombose venosa superficial, 682

Tromboses, 657

V

von Willebrand, doença de, 637, 639-641

classificação, 639

tipo 1, 639

tipo 2, 640

tipo 3, 641

diagnóstico, 638

avaliação laboratorial inicial, 638

história clínica e exame físico, 638

outros exames laboratoriais para definição e diagnóstico da fator von Willebrand, 637

tratamento, 641

abordagem geral, 641

tratamento da doença de von Willebrand durante a gestação e o parto, 644